Thieme

Medizinische Virologie

Grundlagen, Diagnostik, Prävention und Therapie viraler Erkrankungen

Herausgegeben von
Hans W. Doerr
Wolfram H. Gerlich

2., komplett überarbeitete und erweiterte Auflage

Mit Beiträgen von

J. Aberle
R. Bartenschlager
S. Becker
A. Berger
R. W. Braun
I. Brierley
H. Büning
H. Burkhardt
G. Caspari
J. Cinatl
K.-K. Conzelmann
J. Denner
U. Desselberger
T. Dobner
H. W. Doerr
K. Dörries
C. Drosten
M. Eggers
M. Eickmann
G. Enders
M. Enders
A. Erhardt
B. Fleckenstein
I. Furlan
B. Gärtner
W. H. Gerlich
D. Glebe
R. Grassmann †
J. Gray
G. Gross
H.-P. Grunert
S. Günther
L. Gürtler
A. Halenius
O. Haller
W. Hammerschmidt
A. Heim
F. X. Heinz
H. Hengel
S. Herold
H. H. Hirsch
H. Holzmann
A. Jansen
W. Jilg
M. Kann
F. Kirchhoff
H.-D. Klenk
U. Koszinowski
C. Krempl
D. H. Krüger
J. Lohmeyer
H. Maidhof
B. Maisch
M. P. Manns
T. C. Mettenleiter
M. Michaelis
S. Modrow
N. Müller-Lantzsch
F. Neipel
M. Nevels
C. Niemeyer
G. Nisius
J. Peveling-Oberhag
H. Pfister
U. Pleyer
W. Preiser
H. F. Rabenau
A. Rethwilm
M. Roggendorf
J. Rohayem
M. A. Rose
R. S. Roß
C. Sarrazin
A. Sauerbrei
S. Schaefer
H. M. Schätzl
M. Schmidt
M. F. G. Schmidt
H. Schmitz
S. Schneider-Schaulies
A. Schwantes
I. Schwebke
S. Pankuweit
A. Paul
E. Seifried
T. Sieber
K. Stark
S. Staszewski
G. Steger
K. Stiasny
M. Stürmer
Y. Süzer
G. Sutter
F. Trostdorf
D. von Laer
F. M. E. Wagenlehner
M. Wahle
B. Weber
R. Weimer
E. Wimmer
K. Wursthorn
P. Wutzler
H. Zeichhardt
S. Zeuzem
J. Ziebuhr

293 Abbildungen
115 Tabellen

Georg Thieme Verlag
Stuttgart · New York

Bibliografische Information
der Deutschen Nationalbibliothek

Die Deutsche Nationalbibliothek verzeichnet diese Publikation in der Deutschen Nationalbibliografie; detaillierte bibliografische Daten sind im Internet über
http://dnb.d-nb.de abrufbar.

1. Aufl. 2002

Wichtiger Hinweis: Wie jede Wissenschaft ist die Medizin ständigen Entwicklungen unterworfen. Forschung und klinische Erfahrung erweitern unsere Erkenntnisse, insbesondere was Behandlung und medikamentöse Therapie anbelangt. Soweit in diesem Werk eine Dosierung oder eine Applikation erwähnt wird, darf der Leser zwar darauf vertrauen, dass Autoren, Herausgeber und Verlag große Sorgfalt darauf verwandt haben, dass diese Angabe **dem Wissensstand bei Fertigstellung des Werkes** entspricht.
Für Angaben über Dosierungsanweisungen und Applikationsformen kann vom Verlag jedoch keine Gewähr übernommen werden. **Jeder Benutzer ist angehalten**, durch sorgfältige Prüfung der Beipackzettel der verwendeten Präparate und gegebenenfalls nach Konsultation eines Spezialisten festzustellen, ob die dort gegebene Empfehlung für Dosierungen oder die Beachtung von Kontraindikationen gegenüber der Angabe in diesem Buch abweicht. Eine solche Prüfung ist besonders wichtig bei selten verwendeten Präparaten oder solchen, die neu auf den Markt gebracht worden sind. **Jede Dosierung oder Applikation erfolgt auf eigene Gefahr des Benutzers.** Autoren und Verlag appellieren an jeden Benutzer, ihm etwa auffallende Ungenauigkeiten dem Verlag mitzuteilen.

Rüdigerstraße 14
70469 Stuttgart
Deutschland
Telefon: +49/(0)711/8931-0
Unsere Homepage: www.thieme.de

Printed in Germany

Zeichnungen: Karin Baum, Paphos, Zypern; BITmap, Mannheim; Günther Bosch, Münsingen; Adrian Cornford, Reinheim-Zeilhardt
Umschlaggestaltung: Thieme Verlagsgruppe
Satz: Fotosatz Buck, Kumhausen
gesetzt in InDesign CS3
Druck: Firmengruppe APPL, aprinta druck, Wemding

ISBN 978-3-13-113962-7 1 2 3 4 5 6

Vorwort

Viren sind für einen Großteil aller Krankheiten des Menschen verantwortlich. Trotzdem nimmt die Medizinische Virologie einen vergleichsweise bescheidenen Platz in Studium und Weiterbildung der Ärzte des deutschen Sprachraums ein. Auch in der Biologie führt die Virologie nur ein randständiges Dasein. Das steht in bemerkenswertem Gegensatz zu der Tatsache, dass Viren schon bald nach ihrer Entdeckung als subzellulär strukturierte Infektionserreger zu bevorzugten Studienobjekten der Lebenswissenschaften geworden sind. Zell-, Molekular- und Immunbiologie haben durch die Virusforschung entscheidende Impulse erhalten. Die Assoziation bestimmter Viren zur Tumorentstehung hat zur Entdeckung der Onkogene und Anti-Onkogene und zum Durchbruch in der Krebsforschung und -bekämpfung geführt.

In den letzten drei Jahrzehnten hat die Virologie auch in Klinik und Praxis zunehmend an Bedeutung gewonnen. Eine Fülle von Untersuchungsmethoden erlaubt es dem Virologen, aber auch dem virologisch versierten Laborarzt, der Bakteriologie vergleichbar, rasch und routinemäßig Laboratoriumsbefunde für die zuverlässige virologische Differenzialdiagnose, für die Therapie und Verlaufsbeurteilung von Infektionskrankheiten oder für den Ausschluss einer viralen Ätiologie bereitzustellen. Infektionskrankheiten sind der häufigste Anlass, ärztliche Hilfe in Anspruch zu nehmen. Daher sollten Ärzte und virologisch tätige Naturwissenschaftler – gerade auch im Hinblick auf die Kostenexplosion im Gesundheitswesen – in der Lage sein, die virologischen Methoden für die Diagnose, Therapie und Verhütung der Infektionskrankheiten sinnvoll zu nutzen. Voraussetzung dafür ist ein tieferes Verständnis der viralen Pathogenese. Infektionen und Infektionskrankheiten des Menschen durch Viren und andere Mikroben sind ein Bestandteil der natürlichen Evolution und im Wechselspiel von Virulenz- und Resistenzfaktoren einem ständigen Wandel unterworfen. Das Auftreten von AIDS, Prionkrankheiten, SARS und neuen Influenzaviren hat dies in den letzten Jahrzehnten nachdrücklich in Erinnerung gebracht.

Vor rund 110 Jahren ist die wissenschaftliche Virologie in Deutschland mit begründet worden. Bei der Erforschung der Maul- und Klauenseuche durch Loeffler, Frosch und Uhlenhut wurde der Begriff Virus, lat. für (infektiöses) Gift, genauer als zuvor durch Iwanowski und Beijerinck definiert und von dem durch Bakterien oder Pilze sezernierten Toxin, griech. für (nicht infektiöses) Gift, abgegrenzt. In der Folgezeit war jedoch die Virologie in Deutschland im klinischen Bereich lange Zeit nur ein Anhängsel der Hygiene und Medizinischen Mikrobiologie, während *Virology* in der angelsächsischen Medizin schon seit langem Thema zahlreicher Veröffentlichungen und eigenständiger Lehrbücher war.

Inzwischen hat sich die Virologie auch im deutschen Kulturraum zu einem eigenständigen Zweig der Krankenversorgung und Forschung entwickelt, nicht zuletzt erheblich stimuliert durch das Auftreten der AIDS-Epidemie und weiterer neu auftauchender Erreger. Ein zunehmender Anteil von immundefizienten Patienten – bedingt durch HIV-Infektionen, Krebstherapie, Organtransplantationen oder Autoimmunleiden – hat die Zahl „opportunistischer" Virus-Infektionen gewaltig erhöht und macht fundierte virologische Kenntnisse unentbehrlich. An den meisten deutschen Universitäten sind eigenständige Lehrstühle für Medizinische Virologie entstanden, die auf hohem internationalem Niveau arbeiten. Die Früchte dieser Arbeit werden dem an Virologie interessierten Leser in diesem Buch dargelegt. Viren von ausschließlich veterinärmedizinischem oder phytopathologischem Interesse wurden bewusst ausgespart.

Vor sieben Jahren war es für den Thieme Verlag ein echtes Wagnis, ein Lehrbuch speziell über Medizinische Virologie herauszugeben, zumal für die naturwissenschaftliche bzw. molekulare Virologie bereits gute Standardwerke etabliert waren und im angelsächsischen Sprachraum kein Mangel an *Textbooks on Medical Virology* bestand. Ermutigt durch den Erfolg der 1. Auflage haben sich Herausgeber und Verlag dazu entschlossen, die 2. Auflage herauszubringen. Die Neuauflage wurde dabei auf ganzer Linie optimiert: Deutlich mehr Umfang wird den Lesern jetzt in einem vierfarbigen Layout präsentiert. Der Umfangszuwachs spiegelt den qualitativ hochwertigen und vielseitigen Inhalt wider, mit dem die Neuauflage aufwarten kann. Dies gelang nicht zuletzt auch, weil eine Reihe auf ihrem Arbeitsgebiet international führender Autoren – auch aus dem Ausland – hinzugewonnen werden konnten. Allen Autoren sei von ganzem Herzen für ihre exzellenten Beiträge gedankt.

Das Buch richtet sich wie bisher an Studenten, Ärzte und im medizinischen Bereich tätige Naturwissenschaftler, aber auch an den wissenschaftlich interessierten Bürger, der, von stets neuen Alarmmeldungen über neu auftretende Viruskrankheiten beunruhigt, sich aus erster Spezialistenhand informieren möchte.

Die Herausgeber sind ihren Sekretariaten (Frau Sabine Meinert, Frankfurt, sowie Frau Sibylle Hirzmann und Elke Kaiser, Gießen) für unermüdliches Engagement und für nie erlahmende Geduld im Kontakt mit über 100 Autoren zu großem Dank verpflichtet. Nicht weniger gilt ihr Dank den Mitarbeitern im Thieme Verlag, vor allem Herrn Dr. Brands, Frau Dr. Heike Tegude und Frau Marion Holzer für ihre kompetente und engagierte Arbeit.

Frankfurt und Gießen, Hans W. Doerr
Wolfram H. Gerlich

Anschriften

PD Dr. med. Judith Aberle
Klinisches Institut für Virologie
Medizinische Universität Wien
Kinderspitalgasse 15
1095 Wien
Österreich

Prof. Dr. Ralf Bartenschlager
Department für Infektiologie
Molekulare Virologie
Im Neuenheimer Feld 345
69120 Heidelberg

Prof. Dr. Stephan Becker
Institut für Virologie
Universität Marburg
Hans-Meerwein-Str. 2
35043 Marburg

PD Dr. Annemarie Berger
Institut für Medizinische Virologie
Klinikum der Johann Wolfgang Goethe-Universität
Paul-Ehrlich-Str. 40
60596 Frankfurt a. M.

Prof. Dr. med. Rüdiger W. Braun
Labor Prof. G. Enders & Partner
Hirschlandstr. 97
73730 Esslingen

PhD Ian Brierley
Division of Virology
Department of Pathology
University of Cambridge
Tennis Court Road
Cambridge CB2 1QP
Großbritannien

PD Dr. Hildegard Büning
Klinik I für Innere Medizin
Klinikum der Universität zu Köln
ZMMK Forschungsgebäude
Robert Koch-Str. 21
50931 Köln

Prof. Dr. Harald Burkhardt
Abteilung Rheumatologie
Medizinische Klinik II
Klinikum der Johann Wolfgang Goethe-Universität
Theodor-Stern-Kai 7
60590 Frankfurt a. M.

PD Dr. med. habil. Gregor Caspari
LADR GmbH MVZ Berlin
Alt-Moabit 91a
10559 Berlin

Prof. Dr. rer. nat. Jindrich Cinatl
Institut für Medizinische Virologie
Klinikum der Johann Wolfgang Goethe-Universität
Paul-Ehrlich-Str. 40
60596 Frankfurt a. M.

Prof. Dr. Karl-Klaus Conzelmann
Genzentrum
Max-von-Pettenkofer-Institut
Feodor-Lynen-Str. 25
81377 München

Dr. Joachim Denner
Robert Koch-Institut
Nordufer 20
13353 Berlin

apl. Prof. Dr. med. Ulrich Desselberger
Department of Medicine
University of Cambridge
Level 5, Box 157
Addenbrooke's Hospital
Cambridge CB2 0QQ
Großbritannien

Prof. Dr. Thomas Dobner
Heinrich-Pette-Institut
für Experimentelle Virologie und Immunologie
an der Universität Hamburg
Martinistr. 52
20251 Hamburg

Prof. Dr. med. Hans W. Doerr
Institut für Medizinische Virologie
Klinikum der Johann Wolfgang Goethe-Universität
Paul-Ehrlich-Str. 40
60596 Frankfurt a. M.

Dr. rer. nat. Kristina Dörries
Institut für medizinische Mikrobiologie und Hygiene
Universitätsmedizin Mannheim
Theodor-Kutzer-Ufer 1–3
68167 Mannheim

Prof. Dr. med. Christian Drosten
Institut für Virologie
Universitätsklinikum Bonn
Sigmund-Freud-Str. 25
53127 Bonn

PD Dr. rer. nat. Maren Eggers
Labor Prof. G. Enders & Partner und
Institut für Virologie, Infektiologie und Epidemiologie e.V.
Rosenbergstr. 85
70193 Stuttgart

Dr. rer. nat. Markus Eickmann
Institut für Virologie
Universität Marburg
Hans-Meerwein-Str. 2
35043 Marburg

Prof. Dr. med. Gisela Enders
Labor Prof. G. Enders & Partner und
Institut für Virologie, Infektiologie und Epidemiologie e.V.
Rosenbergstr. 85
70193 Stuttgart

Dr. med. Martin Enders
Labor Prof. G. Enders & Partner und
Institut für Virologie, Infektiologie und Epidemiologie e.V.
Rosenbergstr. 85
70193 Stuttgart

PD Dr. med. Andreas Erhardt
Klinik für Gastroenterologie, Hepatologie
und Infektiologie
Universitätsklinikum Düsseldorf
Moorenstr. 5
40225 Düsseldorf

Prof. Dr. Bernhard Fleckenstein
Institut für Klinische und Molekulare Virologie
Schloßgarten 4
91054 Erlangen

Dr. med. univ. Ingrid Furlan
Zentrum für Kinder- und
Jugendmedizin
Universitätsklinikum Freiburg
Mathildenstraße 1
79106 Freiburg

Prof. Dr. med. Barbara Gärtner
Institut für Virologie
Universitätsklinikum des Saarlandes
Haus 47
Kirrberger Straße
66421 Homburg/Saar

Prof. Dr. phil. nat. Dr. h.c. Wolfram H. Gerlich
Institut für Medizinische Virologie
Justus-Liebig-Universität Gießen
Frankfurter Str. 107
35392 Gießen

PD Dr. Dieter Glebe
Institut für Medizinische Virologie
Justus-Liebig-Universität Gießen
Frankfurter Str. 107
35392 Gießen

Prof. Dr. rer. nat. Dr. med. habil.
Ralph Grassmann †
Institut für Klinische und Molekulare Virologie
Schloßgarten 4
91054 Erlangen

PhD Jim Gray
Enteric Virus Unit – Virus Reference Department
Centre for Infections
Health Protection Agency
61 Colindale Avenue
London NW9 5DF
Großbritannien

Prof. Dr. med. Gerd Gross
Klinik und Poliklinik für Dermatologie und Venerologie
Universitätsklinikum Rostock AöR
Strempelstr. 13
18057 Rostock

Dr. rer. nat. Hans-Peter Grunert
Institut für Virologie
Campus Benjamin Franklin
Charité Universitätsmedizin Berlin
Hindenburgdamm 27
12203 Berlin

Prof. Dr. Stephan Günther
Abteilung für Virologie
Bernhard-Nocht-Institut für Tropenmedizin
Bernhard-Nocht-Str. 74
20359 Hamburg

Prof. Dr. Dr. med. Lutz Gürtler
Spitzelberger Straße 10
82166 Gräfelfing

Dr. rer.nat. Anne Halenius
Institut für Virologie
Heinrich-Heine-Universität Düsseldorf
Universitätsstr. 1
40225 Düsseldorf

Prof. Dr. med. Otto Haller
Institut für Medizinische
Mikrobiologie und Hygiene
Abt. Virologie
Hermann-Herder-Str. 11
79104 Freiburg

Prof. Dr. Wolfgang Hammerschmidt
Helmholtz Zentrum München
Deutsches Forschungszentrum für Gesundheit
und Umwelt
Abteilung Genvektoren
Marchioninistr. 25
81377 München

PD Dr. med. Albert Heim
Institut für Virologie
Carl-Neuberg-Str. 1
30625 Hannover

Univ.-Prof. Dr. phil. Franz X. Heinz
Medizinische Universität Wien
Klinisches Institut für Virologie
Kinderspitalgasse 15
1095 Wien
Österreich

Prof. Dr. Hartmut Hengel
Institut für Virologie
Heinrich-Heine-Universität Düsseldorf
Universitätsstr. 1
40225 Düsseldorf

Dr. med. Susanne Herold
Medizinische Klinik und Poliklinik II
Universitätsklinikum Gießen und Marburg GmbH
Standort Gießen
Klinikstr. 36
35392 Gießen

Prof. Dr. Hans H. Hirsch
Institut für Medizinische Mikrobiologie
Departement Biomedizin
Universität Basel
Petersplatz 10
4003 Basel
und Klinik für Infektiologie und Spitalhygiene
Universitätsspital Basel
Petersgraben 4
4031 Basel
Schweiz

Ao. Univ.-Prof. Dr. med. Heidemarie Holzmann
Klinisches Institut für Virologie
Medizinische Universität Wien
Kinderspitalgasse 15
1095 Wien
Österreich

Dr. med. Andreas Jansen
Abteilung für Infektionsepidemiologie, FG35
Robert Koch-Institut
DGZ-Ring 1
13086 Berlin

Prof. Dr. med. Wolfgang Jilg
Institut für Medizinische Mikrobiologie und Hygiene
Universität Regensburg
Franz-Josef-Strauß-Allee 11
93053 Regensburg

Prof. Dr. Michael Kann
UMR CNRS 5234 –
Microbiologie cellulaire et moléculaire et Pathogénicité
146 rue Léo Saignat
33078 Bordeaux Cedex
Frankreich

Prof. Dr. Frank Kirchhoff
Institut für Molekulare Virologie
Universitätsklinikum Ulm
Meyerhofstr. 1
89081 Ulm

Prof. Dr. med. Hans-Dieter Klenk
Institut für Virologie
Universitätsklinik Marburg
Hans-Meerwein-Str. 2
35043 Marburg

Prof. Dr. Ulrich Koszinowski
Max von Pettenkofer-Institut
Pettenkoferstr. 9a
80336 München

Dr. Christine Krempl
Institut für Virologie und Immunbiologie
Julius-Maximilians-Universität Würzburg
Versbacher Str. 7
97078 Würzburg

Prof. Dr. med. Detlev H. Krüger
Charité Campus Mitte
Institut für Medizinische Virologie
Helmut-Ruska-Haus
Chariteplatz 1
10117 Berlin

Prof. Dr. Jürgen Lohmeyer
Medizinische Klinik und Poliklinik II
Universitätsklinikum Gießen und Marburg GmbH
Standort Gießen
Klinikstr. 36
35392 Gießen

Dr. rer. nat. Heinrich Maidhof
Informationsstelle des Bundes für
biologische Sicherheit – IBBS
Robert Koch-Institut
DGZ-Ring 1
13086 Berlin

Prof. Dr. med. Bernhard Maisch
Klinik für Kardiologie
Universitätsklinikum Gießen und Marburg GmbH
Standort Marburg
Baldingerstraße
35043 Marburg

Prof. Dr. med. Michael P. Manns
Zentrum Innere Medizin
Klinik für Gastroenterologie, Hepatologie
und Endokrinologie
Medizinische Hochschule Hannover
Carl-Neuberg-Str. 1
30625 Hannover

Prof. Dr. Dr. h.c. Thomas C. Mettenleiter
Friedrich-Loeffler-Institut
Südufer 10
17493 Greifswald-Insel Riems

PD Dr. phil. nat. Dr. med. habil. Martin Michaelis
Institut für Medizinische Virologie
Klinikum der Johann Wolfgang Goethe-Universität
Paul-Ehrlich-Str. 40
60596 Frankfurt a. M.

Prof. Dr. rer. nat. Susanne Modrow
Institut für Medizinische Mikrobiologie
und Hygiene
Universität Regensburg
Franz-Josef-Strauß-Allee 11
93053 Regensburg

Prof. Dr. rer. nat. Nikolaus Müller-Lantzsch
Institut für Virologie
Universitätsklinikum des Saarlandes
Haus 47
Kirrberger Straße
66421 Homburg/Saar

PD Dr. med. Frank Neipel
Institut für Klinische und Molekulare Virologie
Schloßgarten 4
91054 Erlangen

Dr. Michael Nevels
Institut für Medizinische Mikrobiologie und Hygiene
Universität Regensburg
Franz-Josef-Strauß-Allee 11
93053 Regensburg

Prof. Dr. med. Charlotte Niemeyer
Zentrum für Kinderheilkunde und
Jugendmedizin
Universitätsklinikum Freiburg
Mathildenstraße 1
79106 Freiburg

Dr. med. Gabriele Nisius
HIV-Center
Haus 68
Klinikum der Johann Wolfgang Goethe-Universität
Theodor-Stern-Kai 7
60590 Frankfurt a. M.

PD Dr. Sabine Pankuweit
Klinik für Kardiologie
Universitätsklinikum Gießen und Marburg GmbH
Standort Marburg
Baldingerstraße
35043 Marburg

Dr. Aniko Paul
Department of Molecular Genetics and Microbiology
School of Medicine
Stony Brook University
Stony Brook, N.Y. 11794-5222
USA

Dr. med. Jan Peveling-Oberhag
Zentrum der Inneren Medizin
Medizinische Klinik I
Klinikum der Johann Wolfgang Goethe-Universität
Theodor-Stern-Kai 7
60590 Frankfurt a. M.

Prof. Dr. rer. nat. Herbert Pfister
Institut für Virologie
Universität zu Köln
Fürst-Pückler-Str. 56
50935 Köln

Prof. Dr. med. Uwe Pleyer
CharitéCentrum für Audiologie und Phoniatrie
Augen- und HNO-Heilkunde
Augenklinik Campus Virchow-Klinikum
Augustenburger Platz 1
13353 Berlin

Prof. Dr. med. Dr. med. habil. Wolfgang Preiser
DTM&H MRCPath
Division of Medical Virology
Department of Pathology
Faculty of Health Sciences
Stellenbosch University
(Tygerberg Campus)
PO Box 19063
7505 Tygerberg
Südafrika

Prof. Dr. rer. med. Holger F. Rabenau
Institut für Medizinische Virologie
Zentrum der Hygiene
Klinikum der Johann Wolfgang Goethe-Universität
Paul-Ehrlich-Str. 40
60596 Frankfurt a. M.

Prof. Dr. Axel Rethwilm
Institut für Virologie und Immunbiologie
Julius-Maximilians-Universität Würzburg
Versbacher Straße 7
97078 Würzburg

Prof. Dr. med. Michael Roggendorf
Institut für Virologie
Universitätsklinikum Essen
Robert-Koch-Haus
Virchowstr. 179
45147 Essen

PD Dr. med. Jacques Rohayem
Institut für Virologie
Technische Universität Dresden
Fiedlerstr. 42
01307 Dresden

PD Dr. Markus A. Rose, MPH
Zentrum der Kinder- und Jugendmedizin
Klinikum der Johann Wolfgang Goethe-Universität
Theodor-Stern-Kai 7
60590 Frankfurt a. M.

Prof. Dr. med. R. Stefan Roß
Institut für Virologie
Universitätsklinikum Essen
Robert-Koch-Haus
Virchowstr. 179
45147 Essen

Prof. Dr. Christoph Sarrazin
Zentrum der Inneren Medizin
Medizinische Klinik I
Klinikum der Johann Wolfgang Goethe-Universität
Theodor-Stern-Kai 7
60590 Frankfurt a. M.

Prof. Dr. med. habil. Andreas Sauerbrei
Institut für Virologie und Antivirale Therapie
Universitätsklinikum Jena
Beutenberg Campus
Hans-Knöll-Str. 2
07745 Jena

Prof. Dr. med. Stephan Schaefer
Institut für Medizinische Mikrobiologie,
Hygiene und Virologie
der Universität Rostock
Abteilung Virologie
Schillingallee 70
18055 Rostock

Prof. Dr. Hermann M. Schätzl
Institut für Virologie
der TU München
Trogerstr. 30
81675 München

PD Dr. med. Michael Schmidt
Blutspendedienst Hessen DRK
Institut für Transfusionsmedizin und
Immunhämatologie
Klinikum der Johann Wolfgang Goethe-Universität
Sandhofstr. 1
60528 Frankfurt a. M.

Prof. Dr. Michael F.G. Schmidt
Institut für Immunologie und Molekularbiologie
Freie Universität Berlin
Philippstr. 13
10115 Berlin

Prof. Dr. med. Herbert Schmitz
Bernhard-Nocht-Institut
für Tropenmedizin
Bernhard-Nocht-Str. 74
20359 Hamburg

Prof. Dr. Sibylle Schneider-Schaulies
Insititut für Virologie und Immunbiologie
Julius-Maximilians-Universität Würzburg
Versbacher Str. 7
97078 Würzburg

Dr. Astrid Schwantes
Forschungsgruppe 2/01
Abteilung Virologie
Paul-Ehrlich-Institut
Paul-Ehrlich-Str. 51–59
63225 Langen

Dr. Ingeborg Schwebke
Angewandte Infektions- und Krankenhaushygiene
Robert Koch-Institut
Nordufer 20
13353 Berlin

Prof. Dr. med. Dr. h. c. Erhard Seifried
Institut für Transfusionsmedizin
und Immunhämatologie
Klinikum der Johann Wolfgang Goethe-Universität
Sandhofstr. 1
60528 Frankfurt a. M.

Dr. Timo Sieber
Heinrich-Pette-Institut für Experimentelle
Virologie und Immunologie
Universität Hamburg
Martinistr. 52
20251 Hamburg

Prof. Dr. Klaus Stark
Abteilung für Infektionsepidemiologie, FG35
Robert Koch-Institut
DGZ-Ring 1
13086 Berlin

Prof. Dr. Schlomo Staszewski
HIV-Center
Haus 68
Klinikum der Johann Wolfgang Goethe-Universität
Theodor-Stern-Kai 7
60590 Frankfurt a. M.

Dr. rer. nat. Gertrud Steger
Institut für Virologie
Universität Köln
Fürst-Pückler-Str. 56
50935 Köln

PD Mag. Dr. Karin Stiasny
Klinisches Institut für Virologie
Medizinische Universität Wien
Kinderspitalgasse 15
1095 Wien
Österreich

PD Dr. phil. nat. Dr. med. habil. Martin Stürmer
Institut für Medizinische Virologie
Klinikum der Johann Wolfgang Goethe-Universität
Paul-Ehrlich-Str. 40
60596 Frankfurt a. M.

Dr. Yasemin Süzer
Forschungsgruppe 2/01
Abteilung Virologie
Paul-Ehrlich-Institut
Paul-Ehrlich-Str. 51–59
63225 Langen

Prof. Dr. med. vet. Gerd Sutter
Lehrstuhl für Virologie
Veterinärwissenschaftliches Department
Ludwig-Maximilians-Universität München
Veterinärstr. 13
80539 München

Dr. Frank Trostdorf
Neurologische Klinik
Asklepios Klinik St. Georg
Lohmühlenstr. 5
20099 Hamburg

Prof. Dr. Dorothee von Laer
Angewandte Virologie & Gentherapie
Georg-Speyer-Haus
Paul-Ehrlich-Str. 42
60596 Frankfurt a. M.

PD Dr. med. Florian M.E. Wagenlehner
Klinik und Poliklinik für Urologie, Kinderurologie
und Andrologie
Universitätsklinikum Gießen und Marburg GmbH
Justus-Liebig-Universität Gießen
Rudolf-Buchheim-Str. 7
35392 Gießen

PD Dr. med. Matthias Wahle
Abteilung Rheumatologie
Medizinische Klinik II
Klinikum der Johann Wolfgang Goethe-Universität
Theodor-Stern-Kai 7
60590 Frankfurt a. M.

Prof. Dr. med. Bernard Weber
Laboratoires Réunis
38, rue Hiehl Z.A.C.
Laangwiss
6131 Junglinster
Luxemburg

Prof. Dr. Rolf Weimer
Zentrum für Innere Medizin
Universitätsklinikum Gießen und Marburg GmbH
Standort Gießen
Klinikstr. 36
35392 Gießen

Prof. Dr. Eckard Wimmer
Department of Molecular Genetics and Microbiology
School of Medicine
Stony Brook University
Stony Brook, N.Y. 11794-5222
USA

Dr. med. Karsten Wursthorn
Klinik für Gastroenterologie, Hepatologie
und Endokrinologie (OE 6810)
Medizinische Hochschule Hannover
Carl-Neuberg-Str. 1
30625 Hannover

Prof. Dr. med. Peter Wutzler
Institut für Virologie und Antivirale Therapie
Universitätsklinikum Jena
Beutenberg Campus
Hans-Knöll-Str. 2
07745 Jena

Prof. Dr. rer. nat. Heinz Zeichhardt
Institut für Virologie
Campus Benjamin Franklin
Charité Universitätsmedizin Berlin
Hindenburgdamm 27
12203 Berlin

Prof. Dr. med. Stefan Zeuzem
Zentrum der Inneren Medizin
Medizinische Klinik I
Klinikum der Johann Wolfgang Goethe-Universität
Theodor-Stern-Kai 7
60590 Frankfurt a. M.

Prof. Dr. John Ziebuhr
Centre for Infection and Immunity
School of Medicine, Dentistry and Biomedical Sciences
The Queen's University of Belfast
97 Lisburn Road
Belfast BT9 7BL
Großbritannien

Inhaltsverzeichnis

Allgemeine Virologie

1 Historische Entwicklung und Grundbegriffe

H. W. Doerr

Die Erforschung der Viruskrankheiten mit modernen wissenschaftlichen Methoden beginnt mit der Entwicklung der Pockenimpfung durch den englischen Landarzt Edward Jenner im letzten Drittel des 18. Jahrhunderts (Tab. 1.**1**).

Tabelle 1.**1** Meilensteine der Virologie.

Schutzimpfung gegen Pocken mit Krustenmaterial	Variolation im Mittelalter
Impfung mit Kuhpockenlymphe	Jenner 1796
Tollwut-Schutzimpfung mit dem Hirngewebsextrakt infizierter Kaninchen	Pasteur 1885
Entwicklung des modernen Virusbegriffes; Nachweis der Virusätiologie des Gelbfiebers	Iwanowsky, Beijerinck, Loeffler u. Frosch 1897; Reed 1901
Nachweis der Virusätiologie bei Geflügelleukämie/-lymphomatose sowie Geflügelsarkomen; später als Folge einer Retrovirusinfektion aufgeklärt	Ellermann u. Bang 1908, Rous 1911
Entdeckung der Bakteriophagen und Entwicklung von In-vitro-Testmethoden in der Virologie	d'Hérelle 1917
Elektronenmikroskopie	Ruska 1929
Virusisolierung im embryonierten Hühnerei	Goodpasture 1931
Reinkristallisation von Viren	Stanley 1935
Virusisolierung in Zellkulturen	Enders, Robbins u. Weller 1949
Entschlüsselung des genetischen Codes; Beginn der molekularbiologischen Erforschung von Virusinfektionen	Watson u. Crick 1953
Entdeckung der Restriktionsenzyme; Beginn der Gentechnologie	Arber 1969
Entdeckung der reversen Transkriptase in „Retro"viren	Temin u. Baltimore 1970
Monoklonale Hybridomzellkulturen für die In-vitro-Antikörperproduktion und Netzwerktheorie des Immunsystems	Köhler, Milstein u. Jerne 1974/75
Entdeckung zellulärer Onkogene durch die Retrovirusforschung	Bishop u. Varmus 1976
Entdeckung des p53-Tumorsuppressorproteines durch die DNA-Tumorvirusforschung	Lane 1979
Nachweis der HPV-Ätiologie des Gebärmutterhalskrebses und nachfolgende Entwicklung einer Vakzine	zur Hausen 1983
Entdeckung des HIV mit den Methoden der Retrovirusforschung	HIV-Entdeckung: Montagnier u. Barre-Sinoussi 1983; Methoden: Temin u. Gallo
Erfindung der Polymerasekettenreaktion (PCR) zur gezielteren Amplifikation (viraler) Genomsequenzen	Mullis 1983
Gentechnologische Produktion von Antigenen für die Serodiagnostik und Vakzinen	HBV-Impfung gegen die Hepatitis-B-Virusinfektion 1984
Definition der unkonventionellen Virusinfektion: Prion (= proteinaceous infectious organism) als Verursacher der übertragbaren Amyloidose	Prusiner 1982, Gajdusek 1988
Entdeckung des Hepatitis-C-Virus mit den Methoden der Gentechnologie	1989

Dr. Jenner nahm eine Bauernregel ernst, nach welcher jeder, der die harmlosen Kuhpocken durchgemacht habe, gegen die lebensgefährlichen Pocken des Menschen gefeit sei. Ohne eine Ahnung von Infektion oder Infektionserregern zu haben, konnte Dr. Jenner an Freiwilligen beweisen, dass eine Hautskarifikation mit Kuhpocken-„lymphe" tatsächlich diesen wirksamen Schutz vermittelt. Darüber hinaus gab er eine Methode an, wie diese **Vakzination** (lat. vacca = Kuh) in Serie von Mensch zu Mensch durchzuführen sei. Dabei griff er technologisch auf ein seit vielen Jahrhunderten gebräuchliches Verfahren, die **Variolation** (lat. variola major = Pocken), zurück. Bei der Variolation erfolgte die Hautskarifikation mit Krustenmaterial von Pockenkranken. Diese Impfung war zu Anfang des 18. Jahrhunderts aus dem Osmanischen Reich, wo sie häufig angewandt wurde, nach England eingeführt worden. Bei einer Komplikationsrate von über 10% Pockenerkrankungen durfte sie in der Armee der freien amerikanischen Bürger im Unabhängigkeitskrieg zunächst nicht angewandt werden, während das britische Söldnerheer durchvarioliert war. Variolation und Vakzination hatten zwar noch keine naturwissenschaftliche, wohl aber eine einwandfreie, medizinisch-empirische Grundlage (Levine u. Enquist 2007, Oldstone 1998).

Das Wesen der mikrobiellen Infektion wurde Mitte des 19. Jahrhunderts von dem französischen Chemiker Louis Pasteur in exakten Experimenten aufgeklärt. Pasteur erkannte, dass die skurrilen, einzelligen Lebewesen, wie man sie seit der Erfindung des Mikroskopes in der Mitte des 17. Jahrhunderts sichtbar machen konnte, über einen Stoffwechsel verfügen, von dem pathobiologische Wirkungen auf Menschen, Tiere und Pflanzen ausgehen können. Insbesondere konnte er so elementare biologische Vorgänge wie Vergärung, Fäulnis, Verwesung und Wundeiterung auf die Aktivität dieser **Mikroben** zurückführen. Was die Naturforscher seit Aristoteles als Urzeugung ansahen, entpuppte sich als Verkeimung, z. B. mit Fliegeneiern, aus denen Larven ausschlüpfen. Durch Erhitzen („Pasteurisieren") keimfrei gemachtes Material erwies sich als erstaunlich konserviert. Der preußisch-deutsche Landarzt Robert Koch griff die Ideen Pasteurs begeistert auf und widmete sein weiteres Leben der Erforschung krank machender Mikroben. Seine wesentliche Leistung bestand in der Entwicklung von Technologien, diese Kleinstlebewesen in geeigneten flüssigen und auf festen Nährböden anzuzüchten und präparativ rein zu isolieren. R. Koch gilt seitdem als Begründer der medizinisch-mikrobiologischen Labordiagnostik (Levine u. Enquist 2007, Oldstone 1998). In der Begeisterung der ersten Jahre kam es allerdings häufig vor, dass von Patienten mit derselben Krankheit verschiedene Mikroben isoliert wurden. Auf Drängen des Pathologen J. Henle, bei dem Koch Vorlesungen gehört hatte, wurden daher **Postulate** (Kriterien) formuliert, die erfüllt sein müssen, um eine Mikrobe als ätiologisches Agens der Krankheit zu akzeptieren:

1. Von allen Patienten mit derselben Krankheit muss (unter anderem) diese Mikrobe isolierbar sein.
2. Die isolierte Mikrobe soll ex vivo vermehrbar sein.
3. Die Inokulation dieser Mikrobe bei einem anderen Menschen (oder Versuchstier) soll zu einer entsprechenden Krankheit führen.
4. Von diesem Menschen oder Versuchstier soll wieder die gleiche Mikrobe isolierbar sein.

Aus diesen Überlegungen heraus hat man den Infektionsbegriff präzise definiert.

! Unter einer **Infektion** versteht man das Haften, Eindringen **und** Vermehrung einer Mikrobe in einem Makroorganismus. Der Makroorganismus als Infektionswirt (engl. host) ist ein- bis vielzellig, der Mikroorganismus ist meist einzellig oder subzellulär strukturiert. Der subzellulär strukturierte Infektionserreger wird als **Virus** bezeichnet. Neuerdings wird davon das subvirale **Prion** unterschieden (s. u.). Die Schädigung des Infektionswirtes wird als **Infektionskrankheit** bezeichnet.

Natürlich gab es von Anfang auch kritische Einwände gegen die neue Theorie der übertragbaren Krankheiten. Man darf nicht vergessen, dass im 17. und 18. Jahrhundert die moderne **Hygiene** begründet worden war und entscheidend zur Seuchenbekämpfung beigetragen hatte. Man hatte damals den Nutzen sauberer Wohnverhältnisse und guter, ausgewogener Ernährung für die Erhaltung der Volksgesundheit erkannt. Den führenden Köpfen der wissenschaftlichen Hygiene (griech. Hygiea = Gesundheit), wie z. B. Max v. Pettenkofer, erschien die neue Infektionslehre von Pasteur und Koch daher nur von zweitrangiger Bedeutung. Heute wissen wir, dass beide Aspekte für die Pathologie der Infektionskrankheiten wichtig sind: Infektionserreger sind die notwendige, aber nicht unbedingt hinreichende Voraussetzung einer Infektionskrankheit.

Infektionen und Infektionskrankheiten von Makroorganismen durch Mikroben sind ein Phänomen der Evolution und im Wechselspiel von **Virulenz-** und **Resistenzfaktoren** einem ständigen Wandel unterworfen. Die Schädigung des Makroorganismus durch die Mikrobe deutet auf einen entwicklungsgeschichtlich jungen Infektionsvorgang, wenn die gegenseitige Anpassung („Darwin's survival of the fittest") noch unvollkommen ist. „Neue" Infektionskrankheiten treten z. B. auf, wenn eine Mikrobe auf eine andere Spezies von Makro- bzw. Wirtsorganismen übergreift, auf der sie bisher nicht adaptiert war (Tab. 1.**2**).

Ein weiterer wichtiger Einwand gegen die neue Mikrobiologie war das Unvermögen, bestimmte mikrobielle Infektionserreger, z. B. den der Pocken, mit den neuen Methoden nachzuweisen. Aus dem Bemühen der ersten Mikrobiologen, auch hier erfolgreich zu sein, entstand die **Virologie**. 1885 entwickelte Pasteur die Tollwutschutzimpfung mit einer E. Jenners Arbeiten noch ähnlichen Methodik, indem er infektiöses Material von Kaninchen zu Kaninchen intrazerebral verimpfte. Noch lange Zeit waren

Tabelle 1.2 Grundbegriffe der viralen Infektion und Infektionskrankheit.

Begriff	Definition
Infektion	Eindringen und Vermehrung einer Mikrobe (Infektionserreger) in einen Makroorganismus (Infektionswirt; engl. host)
Virus	subzellulär strukturierter Infektionserreger
Prion	subviral (nukleinsäurefrei) strukturierter Infektionserreger
latente Virusinfektion	Eindringen und Verbleib des Virus(genomes) in Zellen des Makroorganismus ohne Virusvermehrung
Infektionskrankheit	infektionsbedingte Schädigung des Makroorganismus
Krankheitsentstehung (Pathogenese) durch	• neue Viren und Virulenzfaktoren > Resistenzfaktoren • neue Wirtspopulationen (Speziesbarriere) • neue Infektionswege (ärztlicher Eingriff, Bluttransfusion) • Minderung von Resistenz und Immunabwehr des Wirts (Mangelernährung, Immunsuppression)
Virulenzfaktor	krankmachende Eigenschaft des Virus
Resistenzfaktor	krankheitsverhütende Eigenschaft des Infektionswirtes
Pathogenitätsfaktor	krankmachende Virus-Wirtsinteraktion

die Wissenschaftler in der Erforschung der Viruskrankheiten auf den Tierversuch angewiesen. Erst Ausgang des 19. Jahrhunderts wurden die experimentellen Grundlagen geschaffen, die zur Definition des Virus führten. Fünf Wissenschaftler haben die Virologie begründet: Dimitrij Iwanowsky in Russland, Martinus Beijerinck in den Niederlanden, Friedrich Loeffler und Paul Frosch in Deutschland, Walter Reed in den USA (Scott 1990).

Iwanowsky und Beijerinck waren Biologen, die sich mit den Ursachen der übertragbaren „Mosaik"-Krankheit der Tabakpflanzen beschäftigten. Beide gingen streng nach den Koch'schen Methoden vor. Sie versuchten, von den erkrankten Pflanzen einen Infektionserreger zu isolieren, indem sie Blätter zermörserten und mit dem Pflanzensaft Nährbouillons beimpften. Anschließend gelang es, damit neue Pflanzen pathogen zu infizieren. Das zweite Postulat nach Henle und Koch erwies sich jedoch als nicht erfüllbar: Der Infektionserreger ließ sich nicht präparativ darstellen oder mikroskopisch sichtbar machen. Schlimmer noch, es wurde überhaupt zweifelhaft, ob es sich wirklich um eine Mikrobe oder um ein Pflanzenzellgift handele. Der hypothetische Infektionserreger konnte durch keine der mikrobiologisch etablierten Filtrationstechniken aus dem Pflanzensaft entfernt werden. In mit Nährmedium verdünntem Pflanzensaft wuchs das Agens nicht nach, sodass die pathogene Wirkung wie bei einem Gift austitriert werden konnte. Ein Nachzüchten war jedoch möglich bei Inokulation intakten Zellgewebes. Iwanowsky beendete seine Versuchserie 1892 mit der Schlussfolgerung, es handele sich um ein besonders kleines und schwer anzüchtbares Bakterium. Heute wissen wir, dass solche obligat parasitären, sehr kleinen Bakterien, die nur in Zellkulturen vermehrt werden können, tatsächlich existieren (Chlamydien, viele Mykoplasmen, Rickettsien). Beijerinck dachte revolutionär und formulierte ambivalent: Der Erreger der Mosaikkrankheit von Tabakpflanzen sei ein Doppelwesen, das sich in Gegenwart von Wirtszellen wie eine konventionelle Mikrobe verhält, in zellfreiem Nährmedium wie ein Gift. Etwa zeitgleich führten Löffler und Frosch im Auftrag der preußischen Regierung ganz ähnliche Experimente zur Aufklärung der Maul- und Klauenseuche bei Rindern durch. Sie untersuchten die Ultrafiltrierbarkeit und entdeckten ebenfalls die Doppelnatur des Infektionserregers (1898). Der lateinische Terminus **Virus**, von den Mikrobiologen damals als Oberbegriff für (infektiöses) Gift synonym zu Mikrobe verwendet, wurde in der Folgezeit für diese Art von Infektionserregern reserviert und ganz klar von dem **Toxin** (griech.-neulat. = Giftstoff), das von Bakterien und Pilzen sezerniert wird, unterschieden. Der amerikanische Militärarzt W. Reed wies 1900 in heroischen Selbstversuchen als erster ein Virus beim Menschen nach, als er nach dem Erreger des Gelbfiebers suchte, und bestätigte Moskitos als Infektionsüberträger. Subzellulär strukturiert, haben Viren als Grenzgänger des Lebendigen stets gleichzeitig das Interesse der naturwissenschaftlichen und der medizinischen Forschung gefunden.

Viren infizieren nicht nur Pflanzen, Tiere und Menschen: 1917 entdeckte der Kanadier d'Herelle, ein Wissenschaftler des Pariser Pasteur-Institutes, bei der Untersuchung eines Ausbruches von Shigellen-Ruhr bei Soldaten, dass die in Kultur genommenen Bakterien von einem „Virus" lysiert wurden. In den nächsten Jahren hat er die Grundlagen für eine Virusforschung in vitro geschaffen und Untersuchungsmethoden entwickelt, die später der ganzen Virologie zugute gekommen sind (z. B. Virustitration, Plaquetests, Plaque-Aufreinigung und Isolierung des Virus-„Klones").

Die Erforschung der „Bakteriophagen", wie d'Herelle diese Viren nannte, diente lange Zeit als Schrittmacher der animalen Virologie, also der Erforschung viraler Infektionserreger von Mensch und Tier, und hat wesentliche Impulse für die junge Wissenschaft Genetik geliefert.

Sichtbar wurden die Viren erst nach Erfindung des Elektronenmikroskops durch Ruska. Großes Aufsehen erregte die Reinkristallisation von Viren (zuerst des Tabakmosaikvirus), die dem Amerikaner Wendell Stanley 1935 gelang. Sie belebte erneut die seit der Antike von den Philosophen geführte Diskussion um die Kriterien des Lebens, der Unterscheidung von toter Materie und lebendem Organismus. Wenige Jahre vorher war es in den USA Goodpasture gelungen, für virologische Experimente das Versuchstier durch das vorbebrütete, „embryonierte" Hühnerei zu ersetzen. Auf der Chorioallantoismembran ließ sich das Geflügelpocken-, in der Amnionhöhle das Influenzavirus züchten. Noch heute wird der Influenzaimpfstoff weitgehend mit der Brutei-Technologie produziert.

Nach dem zweiten Weltkrieg verlagerte sich die Virusforschung mehr und mehr in die Vereinigten Staaten. Bahnbrechend war 1952 der endgültige Beweis durch Hershey und Chase, dass DNA die Erbsubstanz darstellt. Sie fanden unter Verwendung radioaktiv markierter Bakteriophagen, dass das Eindringen der DNA genügt, die Infektion auszulösen, während die markierten Proteine außerhalb der Zelle blieben. Hier gelang auch der Durchbruch zur Medizinischen Virologie, als Enders, Robbins und Weller erstmals Polioviren in Zellkulturen von menschlichem Gewebe und von Affennieren anzüchteten (Tab. 1.**1**). In unserer schnelllebigen Zeit ist es bereits wieder vergessen, dass die Poliomyelitis (infektiöse Kinderlähmung) damals als eine nicht viel geringere Bedrohung der Menschheit angesehen wurde als heute AIDS. Überall bildeten sich Vereinigungen zur Bekämpfung speziell dieser Infektionskrankheit. Medizinhistorisch interessant, handelt es sich bei der Poliomyelitis um eine schon in antiken Darstellungen beschriebene Atrophie der Skelett- und Atemmuskulatur (als Folge einer Erkrankung des Zentralnervensystems), deren Ausbreitung durch verbesserte Lebens- und Wohnverhältnisse, wie sie sich in Nordamerika und Westeuropa seit 100 Jahren entwickelt haben, paradoxerweise gefördert wurde. Der gestiegene sanitäre Standard verlangsamte nämlich die sonst sehr rasche Ausbreitung dieser fäko-oralen Infektion. Während sie im Säuglings- und Kleinkindesalter gewöhnlich subklinisch bleibt – im ersten Lebensjahr besteht auch noch der „Nestschutz" diaplazentar übertragener mütterlicher Antikörper –, kommt es in späteren Lebensjahren häufiger zur Kranheitsmanifestation im Zentralnervensystem. Neben den Polioviren wurden weitere Enteroviren isoliert (zuerst 1947 in der amerikanischen Kleinstadt Coxsackie), von denen allerdings viele nicht in Zellkulturen gehalten, sondern bis jetzt nur im Tierversuch („Säuglingsmäuse") analysiert werden können (Falke 1993). Die Enterovirusinfektionen verlaufen meist subklinisch, können jedoch mitunter für ein weites Krankheitsspektrum verantwortlich sein, darunter Meningitis, Myokarditis, Pleuritis sowie hämorrhagische Konjunktivitis (durch das Enterovirus 68). Typisch ist die „Sommergrippe". Andere Enteroviren waren nur schwer mit Krankheiten zu assoziieren und wurden daher „Enteric human cytopathogenetic Orphans" (ECHO) genannt, als man sie aus Stuhlproben isolierte. Die Differenzialdiagnostik der infantilen Diarrhö liegt heute überwiegend in den Händen der Virologie (Entdeckung der Rotaviren 1969).

Abgesehen von einigen Ausnahmen ermöglicht es die Zellkulturtechnologie, viele humanpathogene Viren in beliebiger Menge anzuzüchten. Dies war nicht nur die Voraussetzung für die Impfstoffproduktion, sondern auch für die Bereitstellung von Antigenen zur infektionsserologischen Virusdiagnostik. Eine erhebliche Vereinfachung des Virusnachweises resultierte aus der Entdeckung, dass bei einigen Viren die Fähigkeit, Zellen zu infizieren, korreliert ist mit der Eigenschaft, sich an bestimmte tierische Erythrozyten zu absorbieren. Die Virusserologie wurde zunächst mit konventionellen Untersuchungsmethoden aufgebaut (Flüssigphasen-Tests): Hämagglutinations(hemm)test, Infektions-Neutralisationstest mit Zellkulturen, Komplementbindungsreaktion u. a. ermöglichen die routinemäßige Prüfung von Infektions- und Immunstatus bei vielen Viruserkrankungen. Die ersten Festphasenimmunoassays waren der (indirekte) Immunfluoreszenz- und der Radioimmuntest. In den letzten 10 Jahren wurden sie weitgehend von Enzymimmunoassays verdrängt. Ein weiteres sehr empfindliches Signalsystem in der Messung markierter Immunkomplexe ist die Chemolumineszenz.

Einen wesentlichen Antrieb erhielt die Entwicklung der Virusdiagnostik mit der Erkenntnis der teratogenen Wirkung von bestimmten Viren bei Infektionen während der Frühschwangerschaft und der Störung der Kindesentwicklung bei Infektionen in späteren Schwangerschaftsstadien sowie durch die Assoziation einiger Viren mit Tumorkrankheiten. Schon 1908 bzw. 1911 haben die Dänen Ellermann und Bang sowie der Amerikaner Rous in Übereinstimmung mit den Koch-Henle'schen Postulaten gezeigt, dass bestimmte Krebserkrankungen der Hühner durch Viren hervorgerufen werden. Die jahrzehntelange Erforschung dieser und ähnlicher RNA-Tumorviren führte schließlich zur Entdeckung der Onkogene und ihrer zellulären Herkunft durch Michael Bishop und Harold Varmus. Daneben wurden DNA-Tumorviren an Versuchstieren und in Zellkulturen erforscht, was zur Entdeckung des ersten Tumorsuppressorgens durch David Lane führte. Bald danach wurde von Harald zur Hausen im Deutschen Krebsforschungszentrum gezeigt, dass bestimmte Papillomvirustypen für das Zervixkarzinom der Frauen verantwortlich sind, indem sie Tumorsuppressorproteine inaktivieren. Diese Erkenntnisse zur Regulation von Zellproliferation und induziertem Zelltod haben die Zellbiologie entscheidend beeinflusst. Weitere wesentliche Beiträge der Virologie zur Molekular- und Zellbiologie waren z. B. die Entdeckung

Transposons etc. statt. Diese Symbiose dient nicht nur dem Evolutionsvorteil des Virus, sondern ebenso dem Evolutionsvorteil der Zelle und ist eine wesentliche Triebfeder der Evolution.

2.1.1 RNA-Viren

RNA-Viren stellen die größte und heterogenste Virusgruppe dar. RNA bildet komplexere Raumstrukturen als DNA und kann eigene enzymatische Funktionen entwickeln. RNA-Polymerasen haben keine Fehlerkorrekturfunktion. Die daraus resultierenden häufigen Mutationen erlauben eine rasche Evolution („Evolution im Zeitraffer").

Die RNA-Viren unterteilen sich grundsätzlich in die **Retroviren** (Replikation über DNA-Intermediat) und die **Riboviren** (Replikation nur über RNA-Intermediate). Es wird spekuliert, dass einige Riboviren direkt von replikationskompetenten RNA-Einheiten (sog. RNA-Replikons) abstammen, während andere durch Rekombination oder Reassortment aus zellulärer RNA hervorgegangen sind. Auffällig ist, mit welcher Leichtigkeit Reassortment bei bestimmten Riboviren auftreten kann (z. B. Influenzaviren) und mit welcher Geschwindigkeit sich neue Virusvarianten etablieren können. Auch die Rekombination zwischen verschiedenen Riboviren ist kein ungewöhnliches Ereignis, wie das Beispiel des Western-Equine-Enzephalitisvirus zeigt, welches aus dem Eastern-Equine-Enzephalitisvirus und Verwandten des Sindbis-Virus entstanden ist. Rekombination kann auch zwischen dem viralen und zellulären Genom stattfinden und damit zur Diversität der Viren beitragen. Ein bekanntes Beispiel sind die schnell transformierenden Retroviren (z. B. das Rous-Sarkoma-Virus), die ein von der Wirtszelle abgeleitetes Gen, sog. Onkogen, aufgenommen haben, das z. B. an der Regulation des Zellzyklus beteiligt ist. Nach der Infektion wird dieses Gen, das häufig noch Mutationen enthält, in die Zelle eingeschleust und kann zu deren Immortalisierung und Transformation führen (s. Kap. 7).

Die hohe Mutationsfrequenz von RNA-Viren, die im Wesentlichen auf einer geringen Ablesetreue der Nukleinsäurepolymerasen beruht, aber auch von zellulären, Nukleinsäure modifizierenden Enzymen (z. B. dsRNA Adenosin-Deaminase; ADAR) ausgelöst werden kann, hat sowohl evolutionäre als auch medizinische Folgen. Unter evolutionären Aspekten verschafft sich das Virus hierdurch einen Überlebensvorteil, indem es sich sehr rasch an veränderte Umweltbedingungen (Wirtszellen, Immunreaktionen) anpassen kann. Durch die hohe Mutationsfreudigkeit entsteht eine Vielzahl von Varianten desselben Virus (Quasispezies) mit z. T. unterschiedlichen biologischen Eigenschaften. Ein sehr gutes Beispiel hierfür ist das HIV (humanes Immundefizienzvirus), bei dem eindeutig gezeigt werden konnte, dass durch die Entstehung von Quasispezies bei HIV-infizierten Patienten bereits vor Beginn der AZT-Therapie AZT-resistente Mutanten vorhanden sind (AZT = 3'-Azido-3'-desoxythymidin, Zidovudin). Unter Therapie wird also eine bereits vorher vorhandene entsprechend resistente Quasispezies selektioniert. Zudem zeichnet sich mehr und mehr ab, dass unterschiedliche Krankheitsverläufe im individuellen Patienten bei Infektionen mit RNA-Viren (Mumps-, Masern-, Polio-, Enteroviren) nicht nur dem individuellen immunologischen Reaktionsmuster des Patienten, sondern auch der Bildung von Quasispezies der Viren zuzuschreiben sind.

Neben diesem aus Sicht des Virus eindeutigen Vorteil einer hohen Mutationsfrequenz entstehen aber auch Nachteile durch eine Akkumulation von Letalmutanten. Grundsätzlich gilt, dass die Mutationsfrequenz pro Nukleotid und Vermehrungszyklus bei maximal ca. 1/V liegt (V = Länge des Genoms in Basen), da sonst die Zahl überlebensfähiger Viren ab- statt zunimmt.

2.1.2 DNA-Viren

Viele kleinere DNA-Viren sind vermutlich aus Neukombination zellulärer Gene und/oder beweglicher genetischer Elemente (Plasmide, Transposons etc.) entstanden. Hepadnaviren sind vermutlich Retroviren, die im Zuge der Evolution die Fähigkeit erhalten haben, das DNA-Replikationsintermediat in das Kapsid einzubauen. Grundsätzlich gilt, dass insbesondere große DNA-Viren zelluläre Gene in ihr Genom aufnehmen und auf diese Weise weitergeben können.

Bereits Transposons, Retrotransposons oder Plasmide erfüllen abgesehen davon, dass sie in der Regel keine Kapsidproteine bilden und somit nicht aus der Wirtszelle freigesetzt werden, alle Anforderungen an ein selbstreplizierendes genetisches System. Die Fähigkeit zur Freisetzung infektiöser Nachkommen unterscheidet grundsätzlich Viren von anderen beweglichen und zur Selbstreplikation befähigten Elemente. Das Intermediat zwischen beiden stellt der Bakteriophage Mu dar, der als temperenter Phage in das Bakterienchromosom integrieren kann. Kopien von Mu können dann als Transposons an anderer Stelle ebenso integriert werden, wobei Mu nun gleichzeitig für ein Kapsidprotein kodiert, das ebenso seine Verbreitung als Virus sicherstellt.

Auch bei den DNA-Viren gibt es Mutation, Transposition und Rekombination. Die Fähigkeit zur Rekombination erlaubt dabei den DNA-Viren auch zelluläre Gene zu akquirieren. Beispiele hierfür sind die Thymidinkinasegene der Herpesviren oder der Pockenviren. Andere Beispiele sind immunmodulatorische Gene, die im Rahmen der Integration in das Virusgenom auch häufig verändert werden und insbesondere bei großen DNA-Viren (Herpes-, Pockenviren) zu finden sind. Dazu gehören beispielsweise Gene zur Abwehr der Immunantwort, gelegentlich aber auch Gene, deren Produkte zur Transformation von Zellen führen können (z. B. HHV-8 und das Kaposisarkom).

Diese Symbiose zwischen Virus und Wirt dient, wie im Beispiel des HHV-8, sowohl dem Überleben des viralen Genoms als auch dem Überleben der befallenen Zelle. Ähnliche Verhältnisse gelten auch bei den onkogenen Retroviren, z. B. dem humanen T-Zell-Leukämievirus. Es überrascht nicht, dass solche Viren die Tumorbildung begünstigen, da bei der Zellteilung das Virusgenom mit vermehrt wird.

Auch DNA-Viren unterliegen Mutationen, wobei die Mutationsrate bei den DNA-Viren (außer bei den Hepadnaviren, die über eine reverse Transkription replizieren) grundsätzlich niedriger ist als bei RNA-Viren. Insoweit ist die Heterogenität der Quasispezies deutlich weniger ausgeprägt. Trotzdem bleibt auch hier die Mutationsfähigkeit der Viren von therapeutischem und diagnostischem Interesse, z. B. bei der Entstehung Aciclovir-resistenter Mutanten des Herpes-simplex-Virus oder Ganciclovir-resistenter Mutanten des Zytomegalievirus. Die Entstehung solcher Varianten ist jedoch aufgrund der höheren genetischen Stabilität dieser DNA-Viren im Vergleich zu den RNA-Viren deutlich verlangsamt.

2.1.3 Defekte Viren

Defekte Viren sind Viren, die ohne ein Helfervirus nicht zur Vermehrung befähigt sind. Während defekte Viren sehr oft im Verlauf der Replikation aus replikationskompetenten Wildtyp-Viren (wt-Viren) entstehen können, gibt es auch Virusarten, die prinzipiell defekt sind und von anderen Viren abhängen. Diese defekten Viren werden deshalb als Satellitenviren bezeichnet. Hierzu gehören bestimmte Parvoviren, wie das Adenovirus-assoziierte Virus (AAV), oder das Hepatitis-D-Virus, das lediglich zusammen mit dem Hepatitis-B-Virus produktiv repliziert.

Defekte Viren entstehen aus wt-Viren während der Replikation unter verschiedenen Umständen, z. B. durch den (ungenauen) Wechsel der Nukleinsäurepolymerase auf ein anderes Template. Wichtig ist, dass defekte Genome mit wt-Genomen um den Replikationsapparat des Virus und der Zelle konkurrieren und, soweit Verpackungssequenzen in den defekten Genomen vorhanden sind, auch um Kapside und Hüllen. Defekte Viren sind jedoch ohne Helfer nicht zur eigenständigen Replikation befähigt und interferieren daher häufig mit der Replikation des wt-Virus. Eine wesentliche Rolle spielen diese **defekten interferierenden Viren** vor allem bei der Züchtung von Viren in vitro, wo ihre Anhäufung zu einem dramatischen Abfall des Titers infektiöser Viren führen kann. Daneben kann dieses Phänomen in vivo bei der Etablierung einer persistenten Infektion eine Rolle spielen, indem die Vermehrung des wt-Virus so stark reduziert wird, dass es vom Immunsystem nicht mehr effizient erkannt wird.

2.2 Morphologie

Die Struktur von Viren ist zwar vielgestaltig, aber grundsätzlich von relativ einfachen Bauprinzipien bestimmt. Ein einzelnes Viruspartikel, das im einfachsten Fall aus dem viralen Genom und der schützenden Proteinkapsel besteht, wird als **Virion** bezeichnet. Die Proteinschicht bezeichnet man als **Kapsid**, den inneren, die Nukleinsäure enthaltenden Kern, als **Core**. Folgen noch weitere Proteinschichten, sog. Hüllen (Envelope) oder Tegumente, so wird die innere diskrete Substruktur als **Nukleokapsid** bezeichnet. Das Nukleokapsid enthält somit sowohl die Nukleinsäure als auch Proteine (Abb. 2.**1a–c**). Aus morphologischer Sicht bestehen Kapside aus distinkten Substrukturen, den sog. **Kapsomeren**, die sich im elektronenmikroskopischen Bild klar bezeichnen lassen (z. B. spezifische Oberflächenstrukturen). Strukturell betrachtet bestehen Kapside aus Untereinheiten, die man auch als **Protomere** bezeichnet. Diese müssen nicht mit Kapsomeren identisch sein und können aus einer oder mehreren Proteinuntereinheiten bestehen.

Die Möglichkeit zur Bildung symmetrischer Strukturen aus asymmetrischen Protomeren ist begrenzt. Grundsätzlich möglich sind helikale Strukturen wie beim Tabakmosaikvirus oder Ikosaederstrukturen wie z. B. bei den Adeno-, Herpes- oder Picornaviren.

Zusätzlich können die helikalen oder Ikosaederkapsidstrukturen von Hüllen umgeben sein (umhüllte Viren). Diese Hüllen leiten sich von Lipidmembranen der Wirtszelle ab. Auch sog. komplexe Strukturen kommen vor (z. B. Pockenviren), bei denen kein definierbares Kapsid, wohl aber verschiedene Hüllstrukturen vorliegen (Abb. 2.**14**).

Die einzelnen Kapsidproteine müssen mindestens **4 Funktionen** erfüllen:

1. Sie müssen das virale Genom, das häufig eine **Verpackungssequenz** besitzt, **erkennen** und **binden** und bei der Kondensation des viralen Genoms im Kapsid die starken negativen Ladungen der Nukleinsäure neutralisieren.
2. Sie müssen an **weitere Kapsidproteine andocken** können, um die Bildung einer räumlichen Kapsidstruktur zu ermöglichen und die Nukleinsäure völlig zu verpacken.
3. Sofern es sich um unbehüllte Viren handelt, müssen sie nach Freisetzung aus einer infizierten Zelle **Oberflächenstrukturen** der nächsten Wirtszelle **erkennen** und an sie binden, um einen weiteren Replikationszyklus zu ermöglichen. Bei umhüllten Viren übernehmen diese Aufgabe die Hüllproteine. Hier müssen die Kapsidproteine den Kontakt mit der Hülle herstellen.
4. Nach Infektion einer neuen Zelle müssen die Kapside das **Genom wieder freigeben,** damit neue Genom- und Virusproteinkopien entstehen können.

Insbesondere die Molekularbiologie hat in Verbindung mit der Strukturbiologie in der Vergangenheit entscheidend dazu beigetragen, die molekularen Strukturen der beteiligten Interaktionsflächen aufzuklären und deutlich

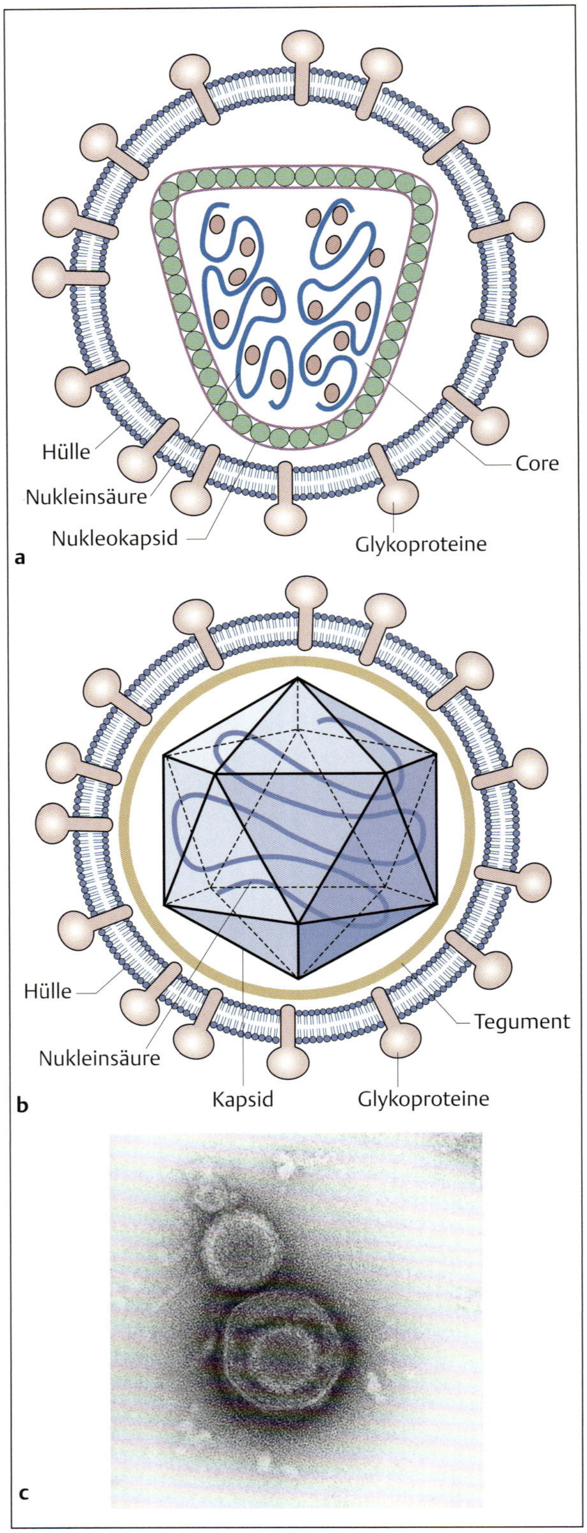

Abb. 2.**1** Schematischer Aufbau von Viren.
a HIV.
b Herpesvirus.
c Elektronenmikroskopische Aufnahme eines Herpesvirus (mit freundlicher Genehmigung von H. Zentgraf, Heidelberg).

zu machen. Die Kenntnis dieser Strukturen eröffnet in vielen Fällen auch neue Wege zur Auffindung antiviraler Substanzen.

2.2.1 Viren mit Ikosaederstruktur

Beispiele für Viren mit dieser Struktur sind die Picornaviren, die Adenoviren, die Papillom- und Polyoma-Viren sowie viele Bakteriophagen (z. B. phiX174). Ikosaeder sind 20-Flächner, die aus Dreiecken gebildet werden. Aufgrund ihrer Struktur haben Ikosaeder 2-, 3- und 5fache Rotationssymmetrie (Abb. 2.**2a–c**, Abb. 2.**3a–c**).

Kapside mit Ikosaederstruktur sind grundsätzlich aus identischen Untereinheiten aufgebaut. Strukturell unterscheidet man Penton-Protomere und Hexon-Protomere (Abb. 2.**4**). Penton-Protomere treten hierbei mit 5 weiteren identischen Protomeren in Verbindung, während Hexon-Protomere an 6 weitere identische Untereinheiten gebunden sind. Hierbei ergibt sich aus Hexonen eine flächige, aus Pentonen eine räumliche Struktur (Abb. 2.**5**). Ein Penton besteht also aus 5, ein Hexon grundsätzlich aus 6 Protomeren (Abb. 2.**4**), beim Adenovirus jedoch nur aus 3 Protomeren (Abb. 2.**6a, b**).

Aus Symmetriegründen sind sehr kleine ikosaederförmige Viren nur aus Penton-Protomeren, größere aus Penton- und Hexon-Protomeren aufgebaut. So bestehen die Picornaviren aus insgesamt lediglich 12 Penton-Protomeren. Diese Struktur ist die kleinste theoretisch mögliche und besitzt neben den 20 Dreiecksflächen 30 Kanten und 12 Spitzen. Insofern bilden jeweils 3 Protomere die Fläche eines Dreiecks (Abb. 2.**7a–c**). Die Anzahl der Subflächen der Dreiecke wird dabei mit der Triangulationszahl T angegeben (Abb. 2.**7**). Für eine effiziente Verpackung der viralen Nukleinsäure ist weniger der exakte geometrische Aufbau des Kapsids als vielmehr seine Rotationssymmetrie entscheidend.

Die Picornaviren stellen die kleinsten humanpathogenen Viren dar, bei denen das Bauprinzip des Ikosaeders verwirklicht wurde. Die nächstgrößeren Caliciviren (z. B. Norwalk-Virus) bestehen bereits aus 32 Hexonuntereinheiten. Die weiteren theoretisch möglichen Formen mit 42 Hexonen sind im Kapsid der Hepadnaviren (plus Envelope), 72 bei den Papovaviren und 92 Kapsomeren bei den Reoviren (Abb. 2.**8**) verwirklicht. Das Kapsid der Herpesviren besteht bereits aus 162 Hexonuntereinheiten (plus Envelope) und das Kapsid des Adenovirus schließlich aus 240 Hexonuntereinheiten und 12 Pentoneinheiten, an denen sog. Spikes sitzen und die die „Ecken" des Kapsids bilden (Tab. 2.**1**).

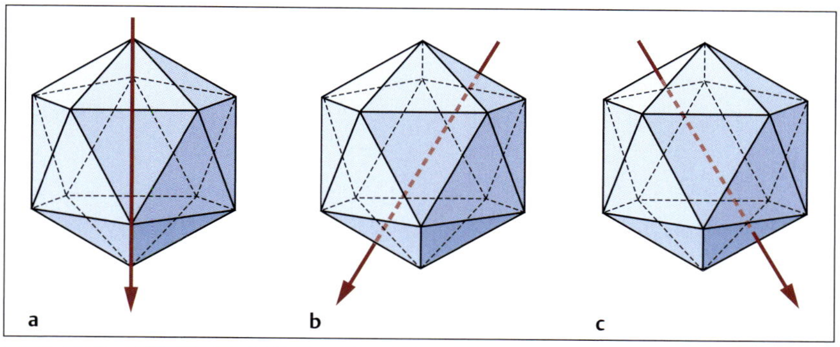

Abb. 2.**2** Rotationssymmetrie von Ikosaedern.
a 5fache Rotationssymmetrie.
b 3fache Rotationssymmetrie.
c 2fache Rotationssymmetrie.

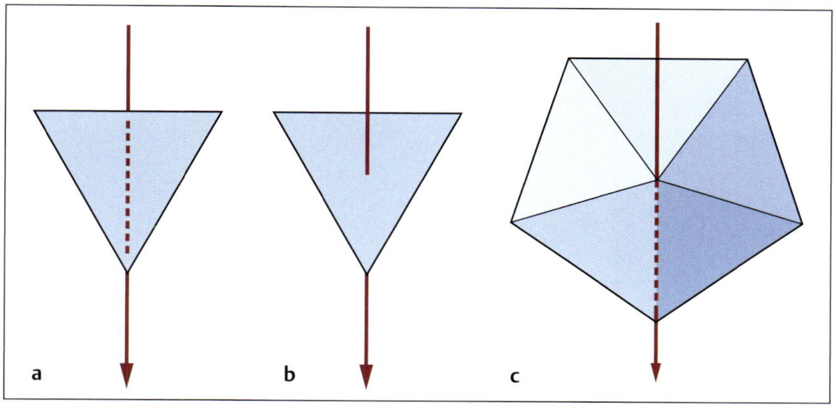

Abb. 2.**3** Rotationssymmetrie von gleichseitigen Dreiecken und Pentagonen.
a 2fache Rotationssymmetrie.
b 3fache Rotationssymmetrie.
c 5fache Rotationssymmetrie.

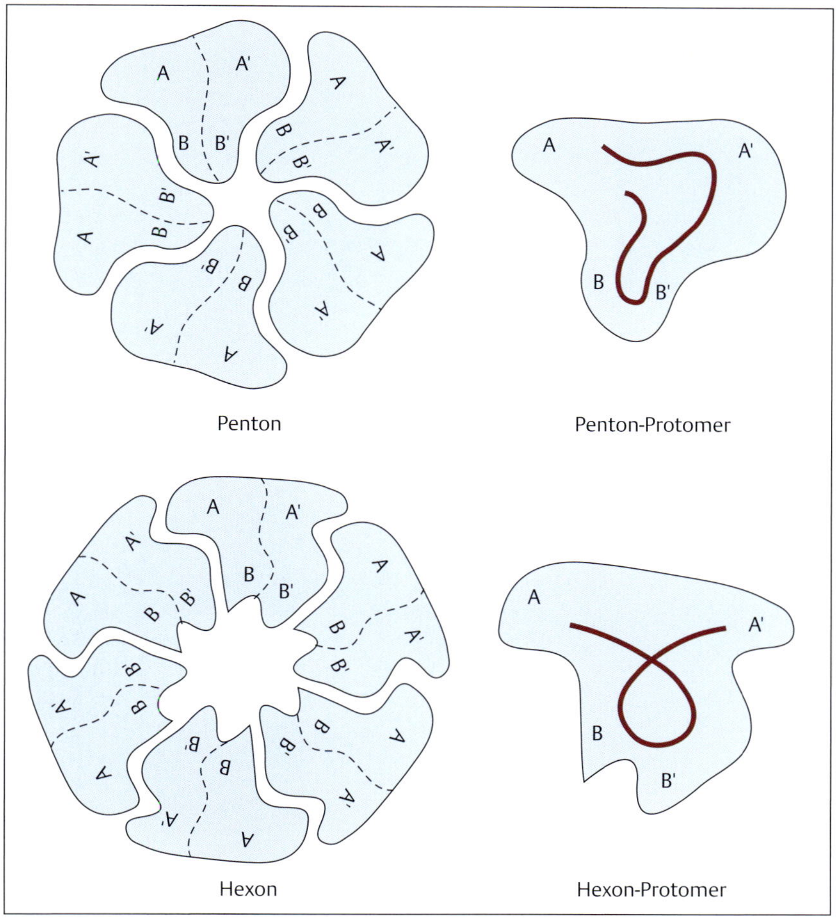

Abb. 2.**4** Schematischer Aufbau von Pentonen und Hexonen. A-A', B-B': Bindungshomologe zwischen den Protomeren.

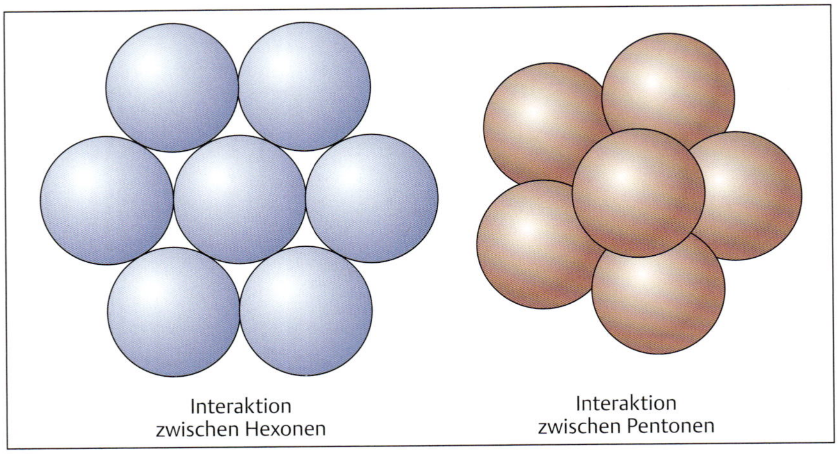

Abb. 2.**5** Hexon- und Pentonsymmetrie; flächige Struktur bei Hexonen, räumliche Struktur bei Pentonen.

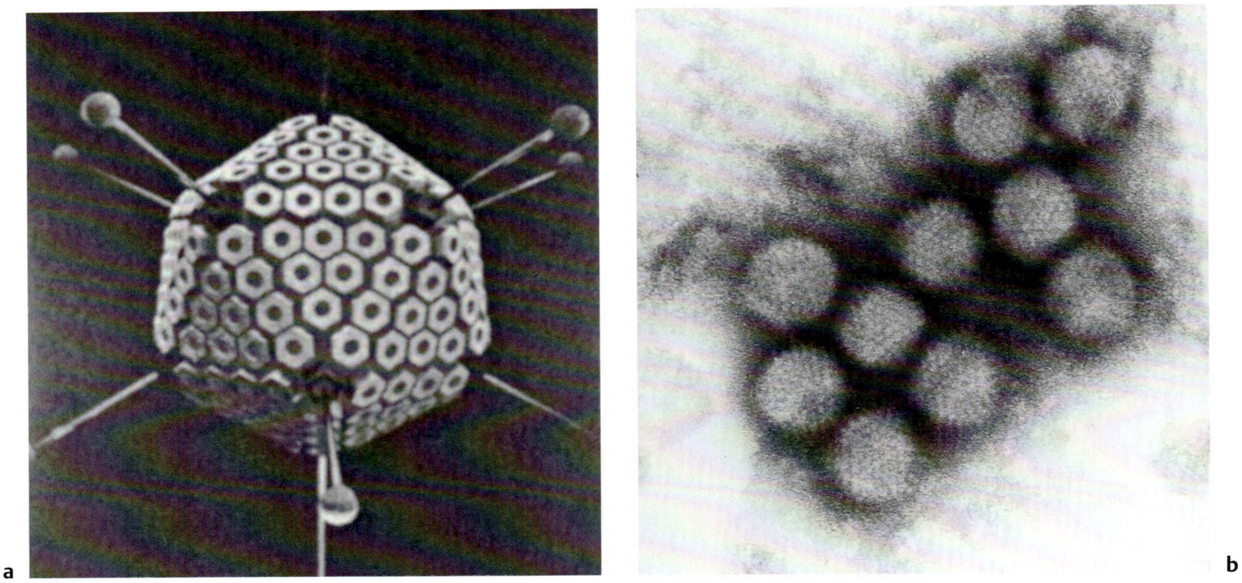

Abb. 2.**6** Adenovirus.
a Modell.
b Elektronenmikroskopische Aufnahme (mit freundlicher Genehmigung von J. Kühn, Münster).

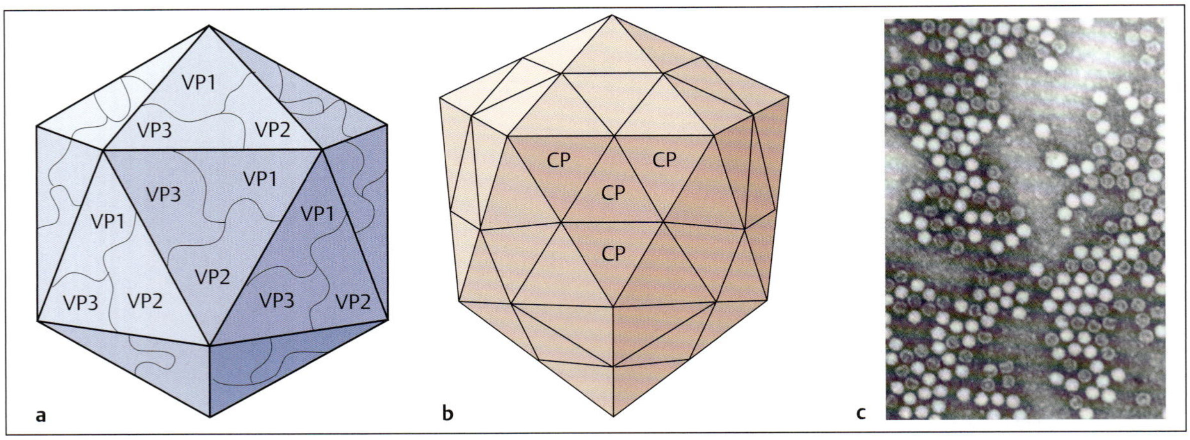

Abb. 2.**7** Ikosaederförmige Viren.
a Schematischer Aufbau eines Picornaviruskapsids (T = 3).
b Schematischer Aufbau eines Togaviruskapsids (T = 4).
c Elektronenmikroskopische Aufnahme von Picornaviren (mit freundlicher Genehmigung von J. Kühn, Münster).

Tabelle 2.1 Kapsomerenzahl einiger Viren mit Ikosaederstruktur.

Kapsomere (Anzahl)	Virus	Kapsidgröße (nm)
012	Parvoviren (AAV) Picornaviren (Entero-, Cardio-, Rhino-, Hepato-, Aphthoviren)	20–27
032	manche Pflanzenviren	28
042	Hepadnaviren	27
072	Polyoma-, Papillomaviren	45 und 55
092	Reoviren	70
162	Herpesviren	100
252	Adenoviren	60–90

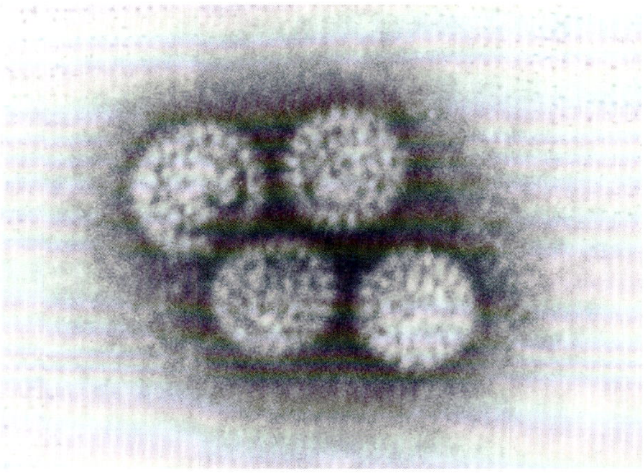

Abb. 2.8 Rotaviren mit doppeltem Kapsid (mit freundlicher Genehmigung von J. Kühn, Münster).

2.2.2 Viren mit helikaler Struktur

Helikale Kapside sind zylindrisch und daher in ihrem Aufbau relativ einfach (z. B. Tabakmosaikvirus; Abb. 2.**9a**). Ihr Aufbau besteht aus Protomeren, von denen jedes 6 Bindungsstellen für benachbarte Protomere aufweist (Abb. 2.**9b**). Diese mehrfache Bindung verleiht helikalen Kapsiden eine beträchtliche Stabilität.

Durchmesser und Steigung der Helix bestimmt sich aus den Charakteristika der Protomeren, die Länge nach der zu verpackenden Nukleinsäure.

Beispiele für Viren mit helikalen Kapsiden sind die Ortho- und Paramyxoviren, die Rhabdoviren sowie die Coronaviren. Alle 3 Virusfamilien besitzen eine zusätzliche Hülle (Abb. 2.**10a, b**).

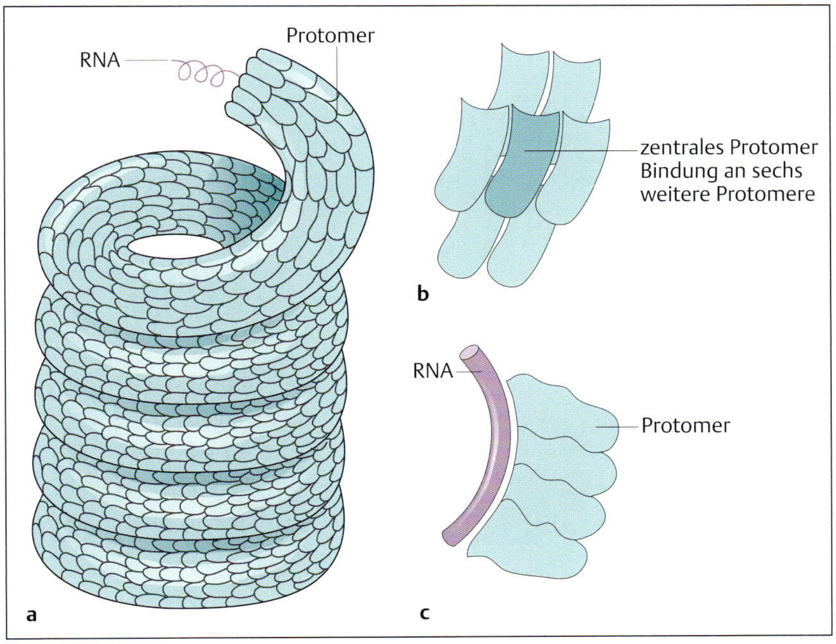

Abb. 2.9 Aufbau von helikalen Kapsiden.
a Schematische Struktur eines helikalen Kapsids.
b Protomere.
c Zusammenlegung RNA und Protomere.

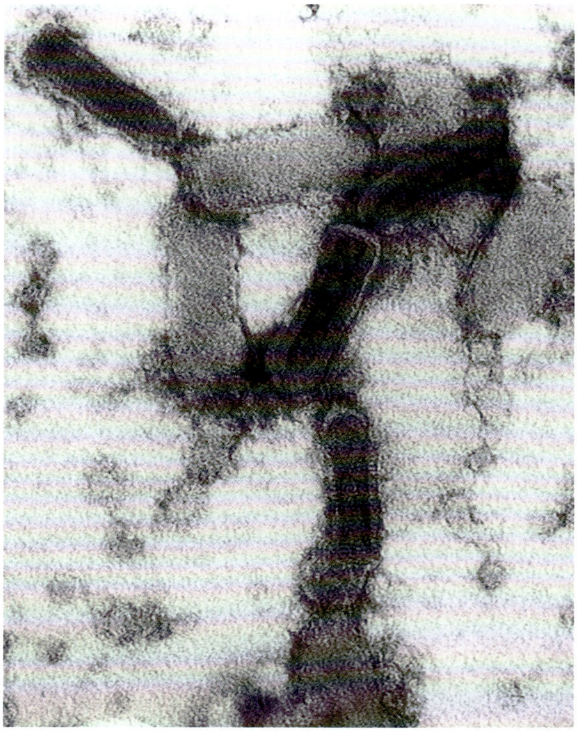

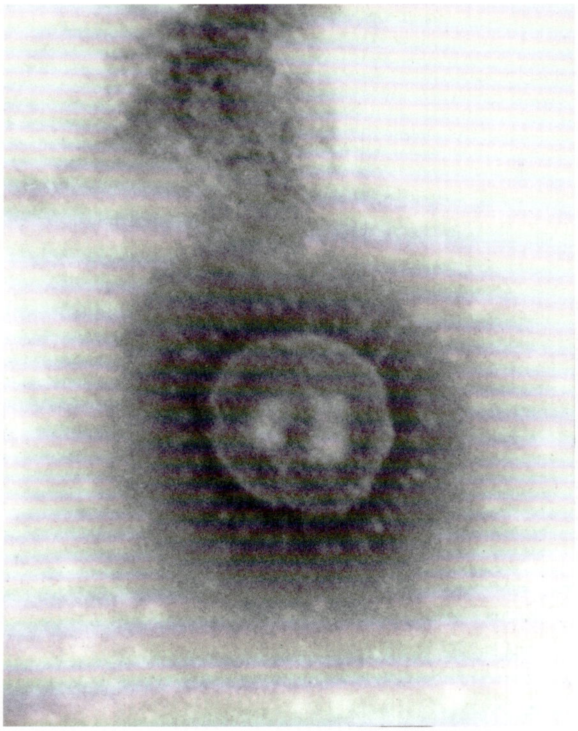

Abb. 2.**10** Elektronenmikroskopische Aufnahmen von Viren mit helikalen Kapsiden (mit freundlicher Genehmigung von J. Kühn, Münster).
a Rhabdoviren (Rabies).
b Coronavirus.

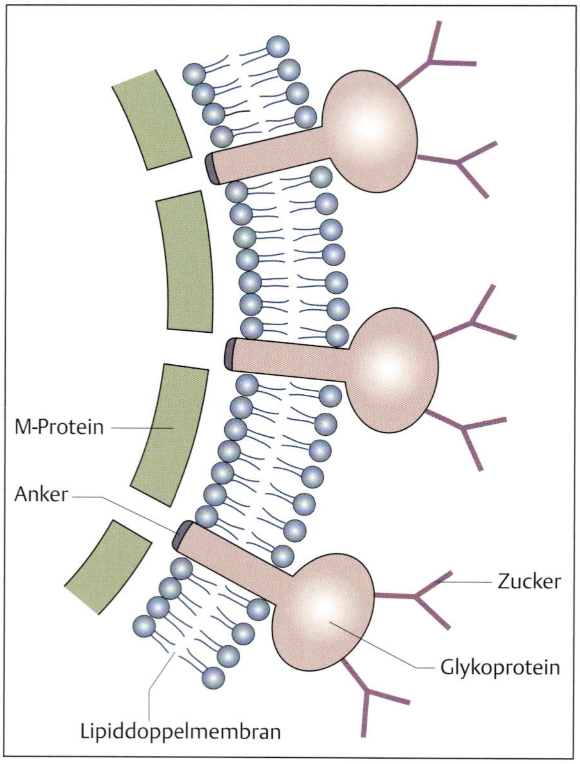

Abb. 2.**11** Schematischer Aufbau der Virushülle und Interaktion mit M-Protein.

2.2.3 Komplexe Viren

Manche Viren, wie die Pockenviren, besitzen kein eigentliches Kapsid, sondern die virale Nukleinsäure wird direkt von verschiedenen Schichten Lipoprotein umgeben. Dieser Lipoprotein-Nukleinsäure-Komplex wird als Nukleoid bezeichnet, die Viren als „komplexe" Viren.

2.2.4 Virushülle

Viele Viren besitzen zusätzlich zum Kapsid eine Hülle, die beim Durchtritt des Kapsids durch zelluläre Membranen (Membran von Kern, Zytoplasma oder endoplasmatischem Retikulum/Golgi) entsteht. Bei umhüllten Viren spielt die Virushülle eine wesentliche Rolle bei der Freisetzung des Virus aus der infizierten Zelle sowie für die Infektiosität und den Erhalt der Infektiosität. Die Virushülle setzt sich aus der zellulären Lipid-Membran, viralen Matrixproteinen (M-Proteinen; meist nicht glykosyliert) und viralen Glykoproteinen zusammen (Abb. 2.**11**). Daneben kann die Virushülle auch zelluläre Membranproteine enthalten.

M-Proteine sind zytosolisch orientierte Membranproteine, die die Anheftung des Kapsids an die Innenseite der Hülle vermitteln und daher für die Architektur der umhüllten Viren wesentlich sind.

Im Gegensatz zu den M-Proteinen besitzen Glykoproteine umfangreiche externe Domänen und sind meistens lediglich mit einer kurzen lipophilen Sequenz in der Hülle verankert (Ankersequenz). Ist das carboxyterminale Ende des Glykoproteins nach innen gerichtet, handelt es sich um ein Typ-I-Glykoprotein. Wird das Protein mit dem aminoterminalen Ende verankert, handelt es sich um ein Typ-II-Protein. Das aminoterminale hydrophobe Ende von Typ-I-Glykoproteinen stellt häufig eine Signalsequenz (mindestens 11 Aminosäuren lang) dar, mit deren Hilfe das am Ribosom wachsende Glykoprotein an das endoplasmatische Retikulum (ER) herangeführt und durch die Membran des ER transferiert wird. Diese Signalsequenz wird nach der Einschleusung in das ER in der Regel enzymatisch durch eine Signalpeptidase abgeschnitten. Das Glykoprotein wird anschließend in das Lumen des ER hineinsynthetisiert, bis eine weitere hydrophobe Sequenz das Protein in der Membran des ER verankert. Eine mehr oder weniger kurze Sequenz ragt dann noch in das Zytoplasma. Bereits im Lumen des ER erfolgt kotranslational eine erste Glykosylierung der luminalen Domäne des Hüllproteins. Danach erfolgt zumeist ein Transport der in der ER-Membran verankerten Glykoproteine zum Golgi-Apparat, wo die Zuckerreste modifiziert werden. Sodann wird das Glykoprotein zur Zelloberfläche oder anderen Kompartimenten transportiert und in deren Membranen inseriert. Je nachdem, an welche Aminosäure der Zucker angehängt wird, unterscheidet man N- und O-Glykosylierung (N-Glykosylierung: Asparagin; O-Glykosylierung: Serin, Threonin). Die N-Glykosylierung ist oft für die richtige Faltung und den Transport der Hüllproteine nötig. Eine weitere wesentliche Eigenschaft der Glykosylierung besteht im Schutz des eigentlichen Proteins vor Proteaseabbau und damit im Erhalt der Infektiosität des Virus. Glykoproteine dienen häufig der Anheftung des Virus an die Zellmembran sowie der Penetration der Zelle. Die Funktion der Glykoproteine bei der Anheftung von Viren spiegelt sich auch in deren Fähigkeit zur Bindung an Zellrezeptoren sowie zur Fusion der Virushülle mit der Zellmembran wider. Beispiele sind das Hämagglutinin des Influenzavirus oder das F-Protein der Paramyxoviren.

! Die Virushülle umfasst damit die folgenden **Funktionen:**

- **Anheftung** an eine Wirtszelle,
- **Fusion** der Hülle mit der äußeren Zellmembran oder nach rezeptorvermittelter Aufnahme mit einer inneren Zellmembran und damit
- **Durchtritt** des Kapsids in das Zytosol.

Im Vergleich zu einem reinen Kapsid erhöht die **größere Variabilität** einer Virushülle die Anpassungsfähigkeit des Virus.

Die **Freisetzung** des Kapsids durch die Zytoplasma- oder Kernmembran mittels einer Hülle (Exozytose) ist ohne Zerstörung der Wirtszelle möglich. Die Hülle **schützt** das Virus zusätzlich vor Umwelteinflüssen, aber auch vor dem Angriff des Immunsystems, da die viralen Glykoproteine meistens weit weniger immunogen sind als die Kapside. Die Lipidhülle macht die Viren aber anfälliger gegen organische Lösungsmittel, Detergenzien oder Austrocknung.

2.3 Genetik

Nach Art ihrer Nukleinsäure und ihres Replikationsmodus lassen sich grundsätzlich 3 Arten von Viren unterscheiden: Viren mit RNA-Genom und Replikation über RNA-Intermediate mittels RNA-Polymerasen (Riboviren), Viren mit Genomreplikation über RNA- und DNA-Intermediate mittels reverser Transkriptase (Retroviren bzw. Pararetroviren) und Viren mit DNA-Genom und Replikation mittels DNA-Polymerasen (DNA-Viren).

Die Größe (Anzahl der Basen [b], bzw. Molmasse [M_R]) der viralen RNA-Genome spannt sich über weite Bereiche. So enthält das Genom des Deltavirus ca. 1,7 kb (M_R ca. 550 kDa), während Coronaviren bis zu 32 kb RNA enthalten. Bei den DNA-Viren erstreckt sich die Größenvariabilität des Genoms über einen noch weiteren Bereich von ca. 1,7 kb bei den Circoviren des Schweins bis 1,18 Mbp bei Mimivirus, einem Virus von Amöben. Im Vergleich zu eukaryotischen Genomen ist der Anteil nicht kodierender Bereiche gering und die Kodierungskapazität von Viren pro Genomlänge sehr hoch.

Um eine möglichst große Menge genetischer Information in ihrem Genom zu speichern, haben Viren eine Anzahl unterschiedlicher Strategien entwickelt, den Informationsgehalt der Nukleinsäure zu erhöhen. Hierzu gehören:

- die Transkription von beiden Strängen einer ds-Nukleinsäure
- überlappende Leseraster, Splicing von mRNA (Abb. 2.**12a–c**)
- alternatives Splicing
- ribosomaler Frameshift
- die Verwendung alternativer Initiations-, Start- und Stopp-Codons pro Leserahmen
- die Transaktivierung von Genen der Wirtszelle und deren Nutzung für die virale Replikation
- alternative proteolytische Spaltung des viralen Polyproteins und andere mehr

Um sich besser an veränderte Wirtszell- und Umweltbedingungen anpassen zu können, haben Viren ein Arsenal von Instrumenten entwickelt, das ihre genetische Heterogenität erhöht. Bereits oben wurde auf die Bedeutung von Mutationen in viralen Genomen und die Signifikanz einer geringen Ablesetreue viraler Nukleinsäurepolymerasen hingewiesen. Hierzu kommt im Weiteren die Segmentierung viraler Genome, z. B. bei Influenzaviren, Reoviren und einigen Pflanzenviren, die ein schnelles Austauschen von Genomsegmenten und damit Reassortment der einzelnen Gene erlaubt. Daneben ist bei vielen Virusarten auch Re-

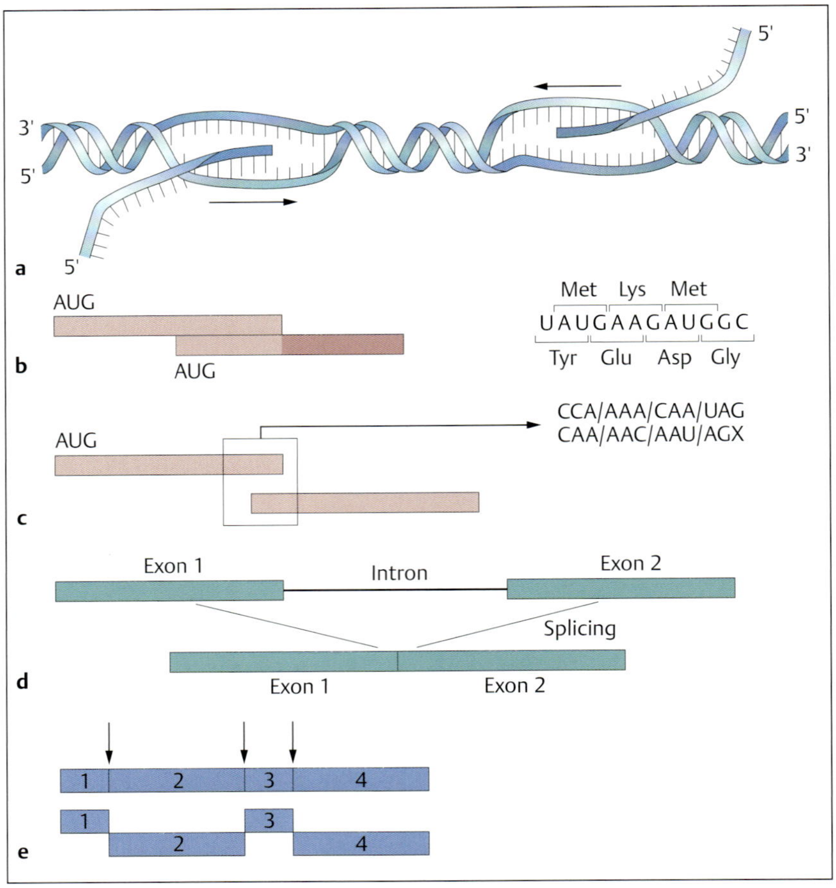

Abb. 2.**12** Strategien von Viren zur Erhöhung des Informationsgehalts der Nukleinsäure.
a Transkription von beiden Nucleinsäuresträngen
b Überlappende Leserahmen.
c Leserasterwechsel.
d Splicing von RNA.
e Polyprotein.

kombination zwischen 2 innerhalb einer Zelle gleichzeitig vorhandenen Genomvarianten möglich.

Nukleinsäuren sind lineare asymmetrische Polymere. Es entspricht internationaler Konvention, die Polarität der mRNA mit „plus" festzulegen. Die Einzelstrang-Genome der RNA-Viren können daher nach diesem Kriterium definiert werden. So besitzen beispielsweise die Picornaviren eine plussträngige ssRNA als Genom, während die Myxoviren Minusstrang-ssRNA als Genom beherbergen. Arena- und zu einem gewissen Teil auch die Bunyaviren (Subgenus Phlebovirus) besitzen im Gegensatz zu den anderen tierpathogenen Viren eine sog. Ambisense-RNA, eine RNA also, die in einigen Teilen Pluspolarität, in anderen Minuspolarität besitzt. Hierdurch ergibt sich bei diesen Viren eine Kontrolle über die Proteinexpression, indem der Plusstrangteil nach Einschleusen in die Zelle direkt abgelesen werden kann, der Minusstrangteil aber erst nach der RNA-Replikation, d. h. nach dem Umschreiben in einen Plusstrang. Bei anderen Viren sind komplexere Regulationsmechanismen notwendig.

Die Art der Nukleinsäure eines Virus entscheidet weiterhin auch über den Ort der Virus- bzw. Nukleinsäurereplikation. So replizieren DNA-Viren mit Ausnahme der Pockenviren, die über eine eigene DNA-abhängige RNA-Polymerase verfügen und damit Kern-unabhängig mRNA direkt nach der Infektion synthetisieren können, im Kern der Wirtszelle. Umgekehrt replizieren die meisten Riboviren vollständig im Zytoplasma (Ausnahme: Orthomyxo- und Bornaviren). Dies gilt insbesondere für Viren mit Plusstrang-RNA, da bei diesen die RNA direkt nach dem Eintritt in die Zelle als mRNA fungieren kann und auch direkt für die Synthese der RNA-abhängigen RNA-Polymerase genutzt wird.

Da die DNA von dsDNA-Viren und Retroviren in der Regel von zellulären DNA-abhängigen RNA-Polymerasen abgelesen wird, ist die Nukleinsäure der meisten DNA-Viren per se infektiös. Schleust man nackte Virus-DNA in eine Zelle ein, entstehen Nachkommenviren. Dies gilt wiederum nicht für die Pockenviren, da bei Transfektion die viruseigene RNA-Polymerase fehlt. Auch das RNA-Genom von Plusstrang-RNA-Viren ist infektiös, da es direkt als mRNA dient. Umgekehrt benötigen Viren mit einem Minusstrang-RNA-Genom eine eigene RNA-Polymerase als Bestandteil ihres Nukleokapsids, da die Zelle keine RNA-abhängigen RNA-Polymerasen besitzt. Insofern ist die RNA von Minusstrang-RNA-Viren selbst nicht infektiös. Die RNA von Retroviren ist, obwohl plussträngig, nicht infektiös, da hier die reverse Transkriptase aus dem Kapsid fehlt.

2.4 Replikation

Die Replikation von Viren unterteilt sich in verschiedene Phasen (Abb. 2.**13**):

- Adsorption
- Penetration
- Uncoating
- evtl. Genomreifung (z. B. Retro- und Pararetroviren)

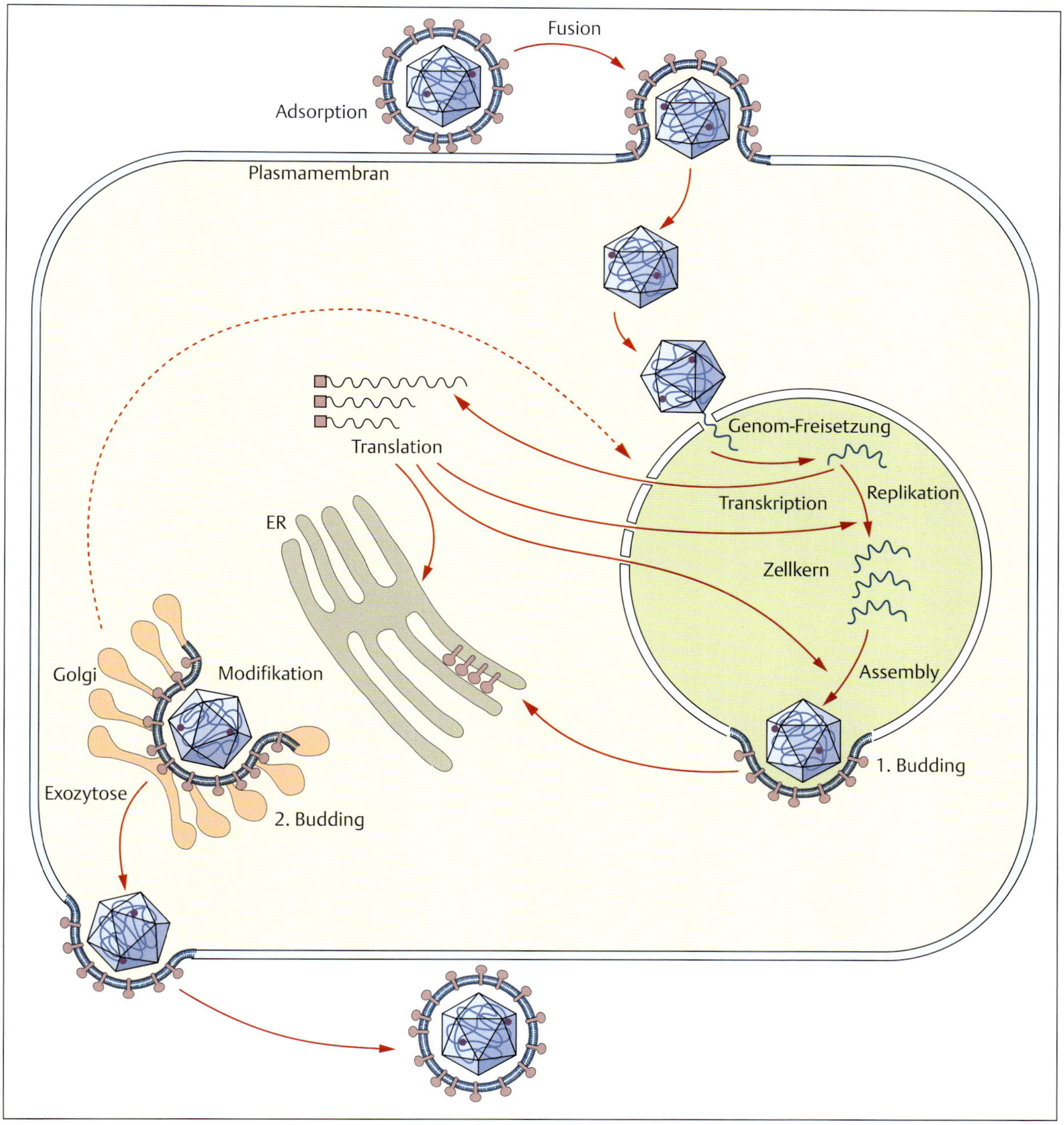

Abb. 2.**13** Schematischer Ablauf der Virusreplikation am Beispiel des Herpes-simplex-Virus. Nach der Adsorption des Viruspartikels an die Plasmamembran verschmilzt diese mit der Virushülle und das Kapsid wird in das Zytosol freigesetzt. Dieses wird zur Kernhülle transportiert, wo das virale Genom in den Zellkern freigesetzt wird. Das Virusgenom wird transkribiert und die mRNAs im Zytosol translatiert. Ein Teil dieser Proteine dient der Vermehrung des viralen Genoms (Replikation), ein anderer Teil dem Zusammenbau neuer Viruspartikel (Assembly), die vermutlich durch Knospung an der inneren Kernmembran eine Lipidhülle erhalten. Man nimmt an, dass die Viren dann zum ER (endoplasmatisches Retikulum) oder dem Golgi-Apparat transportiert werden und über weitere Reifungsschritte (Modifikation), die zum Teil im Golgi-Apparat stattfinden, per Exozytose die Zelle verlassen.

- mRNA-Synthese (entfällt bei ss-Plusstrang-RNA-Viren)
- Proteinsynthese („frühe“ Proteine bei DNA-Viren)
- Replikation der viralen Nukleinsäure
- evtl. Genomreifung
- weitere Transkription und Translation („späte“ Proteine bei DNA-Viren)
- Zusammenbau und Reifung der Viruspartikel
- Freisetzung aus der Wirtszelle

Der pathogene Effekt, der von dem Virus auf die Wirtszelle oder den Wirtsorganismus ausgeübt wird, entsteht dabei auf unterschiedliche Weise:

- Durch die Virusinfektion kann es zu einer Lyse der Wirtszelle, z. B. aufgrund toxischer viraler Genprodukte kommen.
- Manche Viren kodieren auch für Proteine, die in der Wirtszelle ein Suizidprogramm (Apoptose) auslösen.
- Bei nicht lytischen Infektionen wiederum kann das Immunsystem des Wirtsorganismus zum Untergang der infizierten Zelle führen, ggf. sogar durch überschießende Reaktion zu Autoimmunreaktionen (para-/postinfektiöse Symptomatik) oder zu Organversagen führen (z. B. fulminante Hepatitis).
- Weiterhin kann die Virusinfektion durch Insertion viraler Gene oder Expression transregulierender Proteine zu Modifikationen des Wirtsstoffwechsels bis hin zur Tumorentstehung führen.

2.4.1 Adsorption

Das Auftreffen eines Virus auf die Oberfläche einer Zelle ist zunächst ein diffusionsgesteuertes physikalisches Ereignis. Die darauf folgende Bindung an die Zelloberfläche ist jedoch im Weiteren häufig rezeptorvermittelt, d. h. es kommt zu einer spezifischen Interaktion zwischen definierten Strukturen auf der Oberfläche des Virus und der Zelle. Diese Bindungen sind häufig recht stabil und abhängig vom umgebenden Milieu (Ionenkonzentration). Beispiele für zelluläre Rezeptorstrukturen sind in Tab. 2.**2** aufgeführt.

Nicht jedes Virus geht jedoch für die Adsorption spezifische Antigen-Rezeptor-Bindungen ein. Insbesondere komplexere Viren, z. B. Herpes-simplex-Virus, adsorbieren nicht über spezifische Rezeptoren, sondern über eine Vielzahl schwächerer Wechselwirkungen an die Zelloberfläche. Häufig werden Viren durch solche Wechselwirkungen zuerst an der Oberfläche einer Zelle gebunden, bis sie mit dem eigentlichen Rezeptor interagieren.

Die Präsenz passender Rezeptoren auf der Wirtszelle bestimmt in weiten Teilen die Suszeptibilität der Zelle oder eines Organs für eine Virusinfektion, da Zellen ohne die passenden Rezeptoren gegenüber einer Infektion in der Regel resistent sind. Wird jedoch die nackte infektiöse Nukleinsäure in eine solche Zelle transfiziert, kann es dennoch zur produktiven Virusvermehrung mit Bildung von Nachkommenviren kommen. Die Zelle ist somit nicht **suszeptibel**, sehr wohl aber **permissiv** für die Infektion.

2.4.2 Penetration

Viren werden häufig über zahlreiche schwache Wechselwirkungen an der Zelloberfläche gebunden, bis sie mit dem eigentlichen Rezeptor (z. B. CD4 bei HIV) interagieren. In vielen Fällen bedarf es noch weiterer Interaktionen mit

Tabelle 2.**2** Rezeptoren von Viren (Beispiele).

Virus	Rezeptor(en)
Adenovirus	Coxsackie-Adenovirus-Rezeptor, Integrine
Coronavirus	Aminopeptidase-N, Angiotensin Converting Enzyme
EBV (Epstein-Barr-Virus)	Komplement-C3d-Rezeptor = CD21
Hepatitis-C-Virus	LDL-Rezeptor, Scavenger-Rezeptor-B Typ I, CD81, Claudin-1
HIV (gp 120)	CD4+ Korezeptoren (CCR 5, CXCR 4, CCR 2)
Influenza-A-Virus	Sialinsäure-haltige Strukturen
lymphozytäres Choriomeningitis-Virus	α-Dystroglykan
Masernvirus	CD46, SLAM/CD150
Parvovirus B19 (VP2)	Blutgruppenantigen P
Polioviren	Ig-Superfamily-Protein CD155
Rhinoviren	ICAM 1
Rabiesvirus	Acetylcholinrezeptor, NCAM, p75NTR

einem oder mehreren Korezeptoren (z. B. der CXCR4- oder der CCR5-Korezeptor bei HIV) für eine produktive Infektion.

Bei Viren mit einer Hülle gibt es zwei grundsätzliche Mechanismen der Penetration. Entweder die Virushülle verschmilzt direkt mit der Plasmamembran (z. B. HIV) oder das Virus wird per Endozytose aufgenommen und die Virushülle fusioniert mit der Endosomenmembran, was häufig durch niedrigen pH-Wert im Endosom ausgelöst wird (z. B. Influenza-Virus). In beiden Fällen wird die Membranverschmelzung durch virale Fusionsproteine vermittelt, wonach das Nukleokapsid in das Zytoplasma entlassen wird. Nicht umhüllte Viren gelangen häufig durch rezeptorvermittelte Endozytose in das Zellinnere.

Bereits in dieser frühen Phasen der Virusinfektion einer Zelle kann es zur Umstellung des zellulären Stoffwechsels auf die Bedürfnisse des Virus kommen. So enthält beispielsweise das Herpes-simplex-Viruspartikel ein Strukturprotein, welches zur Abschaltung der zellulären Proteinsynthese in den infizierten Zellen durch Desintegration der Polyribosomen führt (virus-host shut-off protein; vhs).

Uncoating

Die Phase des Uncoating umfasst einerseits die Freisetzung der viralen Nukleinsäure aus dem Kapsid, häufig durch pH-Wert-Erniedrigung oder Ionenverschiebung im Endosom, andererseits aber auch den Transport des Nukleinsäure-Kapsid-Komplexes oder der freien Nukleinsäure an den Zielort innerhalb der Zelle, d. h. in ein Kompartiment, in dem Transkripton und Replikation stattfinden können. Da Pockenviren eine eigene DNA-abhängige RNA-Polymerase mitbringen, kann deren Replikation im Zytoplasma erfolgen. Die meisten anderen DNA-Viren sind für ihre Replikation aber auf zelluläre Hilfe angewiesen und replizieren daher im Zellkern, wo die notwendigen Zellfaktoren vorhanden sind und wohin die Viren auch transportiert werden müssen. Viele Virusgenome besitzen Proteinkomponenten mit Kerntransportsignalen, die die viralen Nukleinsäuren zu Kernporen leiten, wo sie aktiv hindurchtransportiert werden.

Eukaryotische Zellen besitzen keine RNA-abhängige RNA-Polymerase. RNA-Viren sind also für ihre Vermehrung auf eigene Enzyme angewiesen. Bei Plusstrang-RNA-Viren fungiert die infizierende RNA selbst als mRNA, sodass diese Viren keine RNA-Polymerase im Kapsid mitbringen müssen. Die virale RNA-Polymerase wird vielmehr direkt vom viralen RNA-Genom translatiert. Bei Minusstrang-RNA-Viren muss die virale RNA-Polymerase zusammen mit der RNA in die Zelle eingebracht werden, um zunächst eine funktionale mRNA-Kopie herzustellen. Während die meisten Minusstrangviren ihr Genom im Zytoplasma transkribieren und replizieren, müssen bei Influenza- und Bornaviren die genomischen Ribonukleoproteinkomplexe in den Zellkern importiert werden.

2.4.3 Replikation des viralen Genoms

Wie bereits ausgeführt, unterscheidet man DNA- und RNA-Viren, sowie innerhalb dieser Gruppen Viren mit ds- und ss-Genom und bei RNA-Genomen zusätzlich deren Polarität (Plus- und Minusstrang). Diese Unterschiede in der Art der Nukleinsäure führen zu verschiedenen Replikationsstrategien dieser Viren, die im Folgenden separat betrachtet werden sollen.

Viren mit Minusstrang-ssRNA-Genom

Zu dieser Gruppe gehören die **Orthomyxoviren, Paramyxoviren, Rhabdoviren, Filoviren, Bornaviren, Arenaviren** und mit Einschränkung die **Bunyaviren**.

Die Genome der Paramyxoviren, der Filoviren (Marburg-, Ebola-Virus), der Rhabdoviren (Tollwutvirus) und der Bornaviren sind nicht segmentiert. Man fasst diese Virusfamilien in der Ordnung **Mononegavirales** zusammen, da sie eine Reihe von Ähnlichkeiten in Genomorganisation und Replikationsstrategie aufweisen. Die anderen Familien besitzen dagegen segmentierte Genome. Bei den Arenaviren liegt eine Segmentierung in 2 Segmente vor. Die Bunyaviren schließlich besitzen 3 Segmente von RNA, von denen ein Teil aus Minusstrang-RNA, ein anderer aus sog. Ambisense-RNA besteht, d. h. ein Teil der RNA ist plus-, der andere minus-strängig. Das Genom der Orthomyxoviren ist segmentiert (Influenza-A- und -B-Virus 8 Segmente; Influenza-C-Virus 7 Segmente; Thogoto-Virusgruppe 6 oder 7 Segmente). Alle diese Viren besitzen eine Hülle, die nach Anheftung an die Zellmembran mit dieser verschmilzt und das Kapsid freisetzt. Replikation findet im Kern oder Zytoplasma statt.

Viren dieser Gruppe enthalten ferner eine **RNA-abhängige RNA-Polymerase** im Virion (Ribonukleoprotein) und beginnen nach Infektion sofort mit der mRNA-Synthese. Bei den Orthomyxoviren dient ein kurzes cap-haltiges RNA-Fragment, das von zellulärer RNA durch ein virales Protein (bei Influenzavirus PB2) abgespalten wird als Primer für die virale mRNA-Synthese. Nach Translation dieser mRNAs erfolgt mithilfe der dann bereitgestellten Genprodukte die Neusynthese genomischer RNA, die Primer-unabhängig initiiert und die wiederum auch als Matrize für mRNA dient. Die Ausschleusung der Viren erfolgt durch **Knospung** (budding) an der Plasmamembran.

Hepatitis-Delta-Virus

Das Hepatitis-Delta-Virus (HDV) ist ein **ssRNA-Virus** mit einem zirkulären Negativstranggenom, das aber ansonsten keinerlei Ähnlichkeit mit anderen Minusstrangviren zeigt. HDV ist insofern ein defektes Virus, als es seine Hülle von Hepadnaviren (HBV) bezieht und nur mit deren Hilfe freigesetzt werden kann. Außerdem nimmt das HDV eine Zwischenstellung zwischen den Virusoiden und den Viren ein. Das HDV-Partikel besteht aus einem Nukleokapsid, gebildet von dem HDV-Protein (HDAg oder Delta-Antigen) und der RNA, und wird umgeben von der HBsAg-Hülle. Nach Infektion der Wirtszelle erfolgt Replikation im Zellkern, vermutlich auf irreguläre Weise mit Hilfe der zellulären DNA-abhängigen RNA-Polymerase II. Die Transkription in den Plusstrang und dann in den Minusstrang erfolgt im Rolling-Circle-Verfahren, wie bei Viroiden, wobei RNA von mehr als Einheitslänge gebildet wird. Diese wird aufgrund der viroidtypischen Ribozymaktivität (autokatalytische Nukleaseaktivität) der HDV-RNA in Einheitslänge gespalten und danach in HDAg-haltige Kapside eingebaut. Die HBsAg-haltige Hülle wird durch Knospung in das ER-Lumen akquiriert.

Viren mit Plusstrang-ssRNA-Genom

Zu diesen Viren gehören die **Picornaviren, Caliciviren, Flaviviren, Togaviren, Coronaviren** u. a. sowie formal betrachtet die **Retroviren** (s. unten). Aufgrund ihrer völlig anders gearteten Replikation über ein DNA-Intermediat werden die Retroviren separat behandelt.

Die Nukleinsäure der ss-Plusstrang-RNA-Viren ist per se infektiös. Da die Zelle keine RNA-abhängige RNA-Polymerase besitzt, müssten Viren dieser Klasse dieses Enzym entweder in die Zelle mit einschleusen, was nicht der Fall ist, oder es muss nach Infektion zunächst eine Translation des viralen Genoms mit Synthese einer RNA-abhängigen RNA-Polymerase erfolgen. Die RNA dieser Viren enthält am 5'-Ende Strukturen, die eine Bindung von Ribosomen herbeiführt. Es kann dies, wie bei normaler zellulärer mRNA eine Cap-Struktur (z. B. bei der Gattung Flavivirus) oder eine interne Ribosomeneintrittsstelle (IRES) sein (Picorna-, Pesti-, Hepacivirus). Am 3'-Ende findet sich oft eine Poly-A-Sequenz, die zur Translation der viralen RNA beiträgt. Es entsteht zunächst ein Polyprotein, welches durch virale, aber auch zelluläre Proteasen prozessiert wird. Der carboxyterminale Anteil dieses Polyproteins enthält häufig die RNA-Polymerase. Beginnend vom 3'-Ende der parentalen RNA wird durch die RNA-Polymerase im Zusammenwirken mit anderen viralen und zellulären Faktoren ein Minusstrang synthetisiert und von diesem wiederum mehrere Plusstränge. Diese dienen als Matrize (template) für weitere Minusstränge oder als mRNA für die weitere Proteinsynthese oder als genomische RNA für den Aufbau der Nachkommenviren. Die Replikation dieser Viren findet im Zytoplasma statt. Bei Picornaviren und Flaviviren gibt es nur eine Plusstrang-RNA-Art. Bei anderen Viren dieser Klasse, wie z. B. den Togaviren und Caliciviren, wird zunächst nur der für die RNA-Polymerase kodierende Anteil des Genoms translatiert. Nach darauffolgender Synthese der Minusstrang-RNA werden davon Plusstrang-RNAs in voller Länge transkribiert, die wiederum als genomische RNA dienen, sowie kürzere RNAs, die dem bisher nicht translatierten Anteil des Genoms entsprechen. Diese subgenomischen RNA werden in großen Mengen hergestellt. Sie kodieren die Strukturproteine, die für die Virusproduktion in großer Menge benötigt werden. Auch bei den Coronaviren finden sich mehrere subgenomische RNAs verschiedener Länge.

Viren mit dsRNA-Genom

Zu diesen Viren gehört die Familie der **Birnaviridae** mit 2 RNA-Segmenten sowie der **Reoviridae**, die 10 bis 12 Segmente und ein doppelschaliges Kapsid besitzen. Genera sind die humanpathogenen **Reo-** und **Rotaviren** sowie die mehrheitlich tierpathogenen **Orbi-** und **Coltiviren**.

Nach Infektion der Wirtszelle läuft der gesamte Vermehrungszyklus der Reoviren im Zytoplasma ab. Die genomische Plusstrang-RNA dient bei den Reoviren nicht als mRNA. Nach einer teilweisen Öffnung des viralen Kapsids kommt es zur Aktivierung der viralen RNA-Polymerase (Bestandteil des Virus) und im Kapsid zu einer Transkription des Minusstrangs in mRNA, die aus dem Kapsid, das weitgehend erhalten bleibt, entlassen wird. Diese mRNA wird zur Synthese regulatorischer und Strukturproteine genutzt und dann in ein Vorläuferkapsid eingebunden, wo sie als Template für die Synthese des zweiten Strangs durch die virale RNA-Polymerase dient, sodass am Ende Vorläuferkapside mit doppelsträngigen Genomsegmenten stehen. Diese Präkapside werden komplettiert und knospen durch das ER, wo sie ihr zweites Kapsid wie eine Hülle erhalten. Die Freisetzung erfolgt durch Lyse der Zelle.

Retroviren

Retroviren sind ebenfalls **einzelsträngige RNA-Viren mit Plusstranggenom**, replizieren jedoch über eine DNA-Zwischenstufe. Hierzu bedarf es der Synthese von DNA an einem RNA-Template und damit einer RNA-abhängigen DNA-Polymerase (reverse Transkriptase). Die Entdeckung dieses Enzyms durch die Virologen Howard Temin und David Baltimore war ein wichtiger Schritt in der Geschichte der Virologie und Biologie, da es bis dahin als Dogma galt, dass der Informationsfluss immer von DNA über RNA zu Protein läuft und eine Umkehrung nicht möglich sei.

Die Retroviren besitzen eine Hülle und ein Kapsid, das neben mindestens 2 Kopien der genomischen RNA auch die reverse Transkriptase (mit RNAse-H-Aktivität) und die Integrase enthält. Bei Infektion der Zelle kommt es zunächst zur Verschmelzung der Hülle mit der Zellmembran und dadurch zur Freisetzung des Kapsids in das Zytoplasma, wo die reverse Transkription beginnt. Es erfolgt zunächst die Synthese eines DNA-RNA-Hybrids, anschließend der Abbau des RNA-Strangs durch die RNAse-H-Aktivität der reversen Transkriptase und die diskontinuierliche Synthese des zweiten DNA-Strangs. Die nun entstandene dsDNA wird mithilfe der Integrase in das Chromosom der Wirtszelle integriert. Dieses Integrat wird als Provirus bezeichnet. Bei den meisten Retroviren gibt es keinen Mechanismus für den nukleären Import der viralen DNA, sodass die Infektion nur in sich teilenden Zellen ohne Zellkernmembran möglich ist. Die so genannten Lentiviren, zu denen auch das HIV gehört, haben jedoch einen solchen Mechanismus und können somit auch ruhende Zellen infizieren. Die provirale DNA wird an beiden Enden von repetitiven Sequenzen, sog. „Long Terminal Repeats“ (LTR) flankiert, über die der Einbau in das Wirtszellchromosom erfolgt. Die virale RNA besitzt am 3’-Ende eine Poly-A-Sequenz, sowie am 5’-Ende eine Cap-Struktur. Distal der Cap-Struktur ist die t-RNA-Bindungsstelle lokalisiert. Die reverse Transkriptase benötigt zum Start der DNA-Synthese wie alle DNA-Polymerasen einen Primer, der bei Retroviren eine zelluläre t-RNA ist. Durch die Bindung dieser t-RNA nahe dem 5’-Ende der genomischen RNA kann die reverse Transkription an dieser Stelle initiieren und läuft auf das 5’-Ende zu. Da die RNAse H gleichzeitig das RNA-Template abbaut, kann entweder nach intramolekularer Basenpaarung und daraus resultierendem Ringschluss die DNA-Synthese auf demselben RNA-Strang weiterlaufen (intramolekulare Synthese) oder die reverse Transkriptase auf das zweite RNA-Genom überspringen (intermolekulare Synthese).

Eingerahmt von den LTRs finden sich im Genom der Retroviren die Gene *gag* (gruppenspezifisches Antigen; dies sind die Strukturproteine des Kapsids und der Matrix), *pol* (Protease, Polymerase, RNAse H, Integrase), *env* (Hüllproteine) und bei den tumorerzeugenden Retroviren ein tumorerzeugendes Gen, häufig zellulären Ursprungs, z. B. das *src*-Gen. Daneben und dazwischen liegen bei den komplexen Retroviren wie beispielsweise HIV regulatorische Gene in verschiedenen Leserahmen.

Wesentlich ist, dass in den LTRs regulatorische Sequenzen liegen, die mit zellulären Transkriptionsfaktoren interagieren, wodurch es bei Aktivierung der Zelle auch zu einer Aktivierung des Provirus kommt.

Vom proviralen Genom ausgehend kommt es in Abhängigkeit vom Aktivierungszustand der Zelle zur Transkription der viralen Gene durch zelluläre RNA-Polymerasen. Dabei werden sowohl Transkripte in voller Länge als auch kürzere gespleißte Transkripte gebildet. Virale Faktoren können zur Verstärkung der Transkription beitragen (z. B. *tat* bei HIV) sowie das Spleißen und den Transport der RNA in das Zytoplasma regulieren (z. B. *rev* bei HIV). Aus der genomlangen RNA entsteht durch Translation an den Polyribosomen zunächst ein *gag-pol*- und *gag*-Polyprotein, das im Wesentlichen durch die virale Protease in die funktionalen Proteine geschnitten wird. Die Protease kann sich dabei selbst aus ihrem Vorläuferprotein ausschneiden.

Die viralen Hüllproteine sowie die Regulationsproteine werden durch gespleißte RNAs erzeugt. Bei den meisten Retroviren werden die viralen Hüllproteine in die Zellmembran eingelagert, wo es zur Ausknospung neuer Viren kommt, in die nur genomlange RNAs verpackt werden. Die Reifung der durch „Budding“ freigesetzten Viren erfolgt außerhalb der Zelle, indem die virale Protease das *gag*-Protein in die Srukturproteine spaltet.

Hepadnaviren

Die Familie der Hepadnaviridae wird formal zu den Doppelstrang DNA-Viren gerechnet, ähnelt aber in vieler Hinsicht den Retroviren und wird daher im Anschluss an diese behandelt. Die Familie beinhaltet das Genus Orthohepadnavirus mit dem humanpathogenen Hepatitis-B-Virus sowie einige tierpathogene Analoga, wie z. B. das Woodchuck-Hepatitisvirus oder „Ground Squirrel Hepatitis B Virus“ und das Genus Avihepadnavirus mit einer Reihe HBV-ähnlicher Viren bei verschiedenen Vogelarten.

Das HBV besteht aus einem Nukleokapsid, das aus 240 Kopien des HBc-Proteins gebildet wird. Das Nukleokapsid enthält neben der viralen DNA auch die reverse Transkriptase und ist von einer HBsAg-haltigen Lipidhülle umgeben. Das komplette Virion (nach dem Entdecker Dane-Partikel genannt) misst 45 nm, das Nukleokapsid 27 nm im Negativkontrast. Neben den infektiösen Viren sind große Mengen an leeren, nicht infektiösen Virushüllen mit einem Durchmesser von ca. 20 nm sowie Filamente unterschiedlicher Länge im Serum zu finden.

Nach Anheftung an die Wirtszelle und Transport des freigelegten Kapsids zur Kernpore wird das Genom in den Zellkern entlassen, die zirkuläre, partiell einzelsträngige und stark modifizierte DNA im Zellkern zunächst komplettiert, repariert und in eine kovalent geschlossene zirkuläre DNA (cccDNA) überführt. Ausgehend von mehreren Promotern und endend an einem gemeinsamen Stopp-Signal wird dann ein geschachtelter koterminaler Satz von mRNAs hergestellt. Diese dienen der Synthese der DNA-Polymerase/reversen Transkriptase und der Virionproteine. Die längste mRNA kodiert bicistronisch für das HBc-Protein und für die DNA-Polymerase und dient zugleich aber auch als Template für die reverse Transkription. Die reverse Transkription beginnt an einer Hydroxylgruppe eines Tyrosins in einer Domäne der multifunktionellen viralen Polymerase. Wie bei den Retroviren baut die RNAse H den maternalen RNA-Strang ab bis auf ein kurzes Oligonukleotid, das dann als Primer für die virale DNA-Polymerase zur Synthese des Zweitstrangs dient.

Die reverse Transkription findet im Zytoplasma innerhalb der assemblierten HBc-Partikel statt. Nach Umschreiben des Genoms in eine DNA-Kopie erhält das Nukleokapsid seine Hülle beim Durchtritt durch intrazelluläre Membranen der multivesikulären Körperchen. Freisetzung erfolgt durch Exozytose.

Die Infektion mit Hepadnaviren kann langfristig zur Transformation der Wirtszelle führen. Wichtige Schritte hierfür scheinen die Integration der viralen DNA in das Wirtszellgenom sowie möglicherweise die Wirkung viraler Proteine auf Zellwachstum und Zellüberleben zu sein. Von Relevanz sind vermutlich das HBx- und die Prä-S-Proteine sowie die Dauer und Aktivität der chronischen Hepatitis.

Einzelstrang-DNA-Viren

Zu dieser Gruppe gehört im Wesentlichen die Familie der **Parvoviren** mit den Genera **Parvo-**, **Erythro-** (B19-Virus), **Dependo-** (AAV) und **Densovirus** (Insekten). Darüber hinaus unterscheidet man die **autonomen Parvoviren** und die **defekten Parvoviren** (AAV), die zur Replikation ein Helfervirus benötigen. Die Parvoviren besitzen eine lineare ssDNA als Genom, die sowohl Plus- als auch Minuspolarität besitzen kann.

Die Genomgröße liegt zwischen 4 und 6 kb. Obwohl die Dependoviren, von besonderen Umständen (Zugabe von Mutagenen etc.) abgesehen, für ihre Replikation die Hilfe von Adeno- oder Herpesviren benötigen, unterscheiden sie sich in ihrer Replikation nicht wesentlich von den autonomen Parvoviren.

Parvoviren besitzen in ihrem Kapsid neben den Strukturproteinen keine weiteren funktionalen Proteine und sind für ihre Genom-Replikation sehr weitgehend auf die DNA-Polymerase der Wirtszelle bzw. eines Helfervirus angewiesen. Daher muss für eine Replikation der autonomen Parvoviren die Zelle die S-Phase durchschreiten, d. h. Parvoviren benötigen sich teilende Zellen für ihre produktive Vermehrung.

Parvoviren heften sich mithilfe eines Rezeptors an die Zellmembran an und werden über Endosomen ins Zytoplasma und dann zum Kern transportiert, wo das Uncoating erfolgt. Die DNA-Replikation findet im Kern mithilfe zellulärer DNA-Polymerasen statt. Dabei werden die palindromischen repetitiven Sequenzen am 3'-Ende des Genoms rückgefaltet und dienen als Primer für die Initiation der DNA-Synthese. Die DNA-Synthese erfolgt dann kontinuierlich als Einzelstrangsynthese, wobei das entstehende ds-Intermediat als Template für die RNA-Synthese und für die Synthese neuer genomischer DNA dient. Der letzte Schritt der DNA-Synthese erfolgt in Präkapsiden, die dann fertiggestellt und durch Lyse der Zelle ausgeschleust werden.

Eine wesentliche Eigenschaft der Parvoviren besteht in ihrer Interaktion mit Tumorzellen. Da Parvoviren nur in sich teilenden Zellen vermehren, können sie in Tumorzellen besonders gut replizieren und aufgrund ihrer lytischen Eigenschaften diese Zellen zum Absterben bringen, während in ruhenden Geweben eine latente Infektion mit Integration der DNA in das zelluläre Genom erfolgt. Latente Infektionen mit Parvoviren sind häufiger als früher angenommen. Bei aviären Parvoviren konnte sogar eine vertikale Infektion nachgewiesen werden. Durch ihre Reaktivierung bei Zellaktivierung kommt es dann zur Interferenz mit der Tumorzelle. Bei Tieren konnte gezeigt werden, dass die Infektion mit Parvoviren die Rate experimenteller Tumoren reduziert („onkolytische" Viren).

Die Familie der Circoviridae (ringförmige ssDNA) beinhaltet tierpathogene Viren (z. B. Circovirus des Schweins). Auch das TT-Virus (Genus Anellovirus) des Menschen hat ein zirkuläres ssDNA-Genom. Es hat keine bekannte Pathogenität.

Doppelstrang-DNA-Viren

Zu den Viren mit dsDNA gehören die **Polyoma- und Papillom-Viren** mit zirkulärer dsDNA, sowie die **Adeno-**, **Herpes-** und **Poxviridae** mit linearer dsDNA.

Polyoma- und Papillom-Viren

Beide Virusfamilien haben eine ähnliche Replikations- und Überlebensstrategie. Daher wurden sie früher in der Familie Papovaviridae zusammengefasst, jedoch sind nach heutiger Auffassung die Unterschiede in der Genomorganisation zu groß, um sie in einer Familie zu belassen.

Viren dieser beiden Familien besitzen ein Kapsid mit Ikosaedersymmetrie und 72 Kapsomeren ohne Hülle. Ihr Genome bestehen aus einem Molekül zirkulärer dsDNA mit einer Größe von ca. 5 kbp (Polyomaviren) bzw. 8 kbp (Papillomviren).

Das Genom der Polyomaviren teilt sich in eine früh und eine spät transkribierte Region. Nach Aufnahme des Virus durch Endozytose erfolgt Transport zur Kernmembran und dort Uncoating. Es kommt zunächst zur Transkription der frühen mRNAs, in denen die verschiedenen Tumor-Antigene (T-Antigene; large, small, middle) exprimiert werden, die für die Regulation der Replikation essenziell sind. Vermutlich aufgrund der DNA-Bindungseigenschaften sowie der Helikaseaktivität des großen T-Antigens wird die DNA-Replikation am „Origin of Replication" initiiert. Die Replikation selbst erfolgt durch zelluläre DNA-Polymerasen in einem „Rolling Circle", wobei ein Strang kontinuierlich, der andere diskontinuierlich synthetisiert wird (semidiskontinuierliche Synthese), wie dies auch bei der Replikation zellulärer DNA in der Regel der Fall ist. Aufgrund dieser bidirektionalen Replikation entstehen als replikative Intermediate sog. Concatenate, also ineinander hängende DNA-Ringe, die durch entsprechende Prozessierung getrennt werden.

Nach Beendigung der DNA-Replikation kommt es zur Expression der späten Proteine. Dies sind im Wesentlichen die Strukturproteine, die zum Kern transportiert werden. Dort erfolgt die Verpackung der viralen DNA zusammen mit zellulären Histonproteinen und sodann Fertigstellung und Ausschleusung der neuen Viruspartikel.

Die Replikation der Papillomviren ist aufgrund der Schwierigkeiten, die Viren in vitro zu züchten, weniger verstanden. Auch bei den Papillomviren ist das Genom jedoch funktional in eine frühe (Early; E-Gene für regulatorische Proteine) und eine späte Region (Late; L-Gene für Strukturproteine) geteilt. Replikation erfolgt ebenfalls im Zellkern. Allerdings findet eine produktive Replikation nur in den differenzierten oberen Zellschichten der Epidermis statt, während in den Basalzellen die virale DNA in Plasmidform vorliegt und jeweils zusammen mit der Zell-DNA repliziert wird. Auf diese Weise wird sichergestellt, dass bei Ausdifferenzierung der Zelle das Virus jeweils zu den oberflächlichen Hautschichten vordringt und sich dort vermehrt.

Den „Papovaviren" gemeinsam ist ihre Fähigkeit zur Induktion von Transformation bzw. Tumoren (s. Kap. 7). Bei den Polyomaviren spielen die T-Antigene, v. a. das Large-T-Antigen hierbei eine wesentliche Rolle. So kann das T-Antigen die Tumorsuppressorproteine p53 und Rb105 binden und inaktivieren, aber auch Apoptose der Zelle verhindern. Ähnlich können verschiedene regulatorische Proteine der Papillomviren Transformation induzieren. So binden die E7-Proteine vieler humanpathogener Papillomviren (HPV) ebenfalls Rb105 und besitzen transaktivierende Aktivität. E6 vieler HPV-Typen bindet an p53 und destabilisiert es.

Adenoviren

Die Familie der Adenoviren umfasst u. a. die Genera Mastadenovirus mit human- und tierpathogenen Adenoviren und Aviadenovirus mit den Adenoviren der Vögel. Adenoviren besitzen keine Hülle, das Virion besteht aus 252 Kapsomeren mit 240 Hexonen und 12 Pentonen. Aus diesen stehen sog. Fiberproteine heraus, die der Anheftung an die Wirtszelle dienen (Abb. 2.**6**). Das Genom umfasst eine lineare dsDNA mit 36 bis 38 kbp, die allerdings durch dimerisierte kovalent gebundene 5'-terminale Proteine quasi-zirkularisiert vorliegt.

Die Infektion der Wirtszelle erfolgt rezeptorvermittelt über Endozytose oder Makropinozytose und darauf folgenden Teilabbau des Kapsids an den Pentonbasen in den Endosomen. Diese angedauten Kapside treten durch die endosomale Membran und gelangen durch aktiven Transport entlang der Mikrotubuli an die Kernpore, wo die virale DNA in den Kern freigesetzt wird. Dort erfolgt zunächst eine sofortige „frühe" Transkription der sog. E1A-Region und deren Translation. E1A (E: Early) wirkt transaktivierend auf die Promotoren anderer viraler Proteine, aber auch auf den Stoffwechsel der Zelle (durch E1A kann es auch zur ungehemmten Proliferation und Immortalisierung von Zellen kommen). Hierauf kommt es zur Expression weiterer früher Genprodukte, nämlich die Gene E1B, E2, E3 und E4. E2 enthält neben anderen Proteinen auch die virale DNA-Polymerase, sodass nach Expression der frühen Proteine die virale DNA-Synthese beginnt. Diese startet von beiden Enden des parentalen Genoms und nutzt ein Serin-Hydroxyl im viruskodierten terminalen Protein als Primer. Nach der viralen DNA-Replikation werden die mRNAs für die späten Virusproteine synthetisiert, zu denen v. a. die Strukturproteine gehören. Alle späten Gene besitzen eine gemeinsame Leadersequenz, ihre Vielfalt entsteht durch umfangreiche Splice-Vorgänge.

Der Zusammenbau neuer Viren erfolgt im Zellkern. Dorthin werden zuerst die fertigen Strukturproteine transportiert. Die Hexone formen ein Präkapsid, in welches die DNA und weitere Proteine über Verpackungssequenzen eingebaut werden. Zum Schluss werden die Pentonbasen eingebaut. Die Freisetzung aus dem Zellkern erfolgt im Wesentlichen durch die Lyse der Wirtszelle.

Herpesviren

Die Familie der Herpesviridae besteht aus folgenden Subfamilien:

- Alphaherpesvirinae mit den Genera Simplex-Varicellovirus, und Mardivirus (Marek's-Disease-ähnliche Viren)
- Betaherpesvirinae mit den Genera Cytomegalo-, Muromegalo- und Roseolovirus (HHV-6 und HHV-7)
- Gammaherpesvirinae mit den Genera Lymphocryptovirus (Epstein-Barr- und ähnliche Viren), und Rhadinovirus (Kaposi-Sarkom-Virus: HHV-8 sowie Saimiri-Ateles-ähnliche Viren).

Herpesviren besitzen neben einer Hülle ein Tegument, das zwischen Kapsid und Hülle liegt und das regulatorische Proteine enthält, die in der Frühphase der Infektion eine wichtige Rolle spielen. Das Kapsid besteht aus 162 Kapsomeren und enthält eine lineare dicht gepackte dsDNA. Die Virionen haben einen Durchmesser von 160 bis 200 nm, die DNA umfasst je nach Virusart 120 bis 230 kbp. Das Genom der Herpes-simplex-Viren ist in einen langen und einen kurzen Abschnitt unterteilt, die jeweils von repetitiven Sequenzen flankiert sind. Durch Inversion dieser Abschnitte können bis zu 4 DNA-Isomere entstehen, die in äquimolaren Mengen vorliegen. Auch die anderen Herpesviren enthalten komplex angeordnete repetitive Elemente.

Die Infektion der Wirtszelle erfolgt über Rezeptoren und/oder eine Vielzahl schwacher molekularer Wechselwirkungen. Nach Fusion der Virushülle mit der Zellmembran kommt es zur Freisetzung des Kapsids, dessen mikrotubulären Transport an Kernporen und nachfolgend zur aktiven Einschleusung der viralen DNA in den Zellkern.

Dort erfolgt zunächst durch die zelluläre RNA-Polymerase II die Transkription sog. Immediate-Early-Gene (IE-Gene), die die Transkription der Early- und Late-Proteine (E-Proteine, L-Proteine) steuern. Die Replikation der Herpesviren erfolgt somit kaskadenartig in 3 sukzessiven Stufen. Nach Synthese der IE-Proteine erfolgt die Transkription und Translation der E-Proteine, zu denen auch die virale DNA-Polymerase sowie bei den Alphaherpesviren die Thymidinkinase gehört. Nach der folgenden Replikation der DNA, die über eine Rolling-Circle-Synthese abläuft, kommt es zur Transkription und Translation der L-Proteine, zu denen hauptsächlich die viralen Strukturproteine für den Aufbau des Kapsids und der Hülle gehören. Die Bildung neuer Kapside erfolgt im Zellkern. Die Kapside sprossen durch die Kernmembran, erhalten aber ihre endgültige Hülle mit den viralen Glykoproteinen erst im Zytoplasma.

Alle Herpesviren sind zur Etablierung lebenslanger Infektionen auf dem Wege der Latenz befähigt, wobei der Latenzort je nach Virusart unterschiedlich ist. Hierfür spielen je nach Herpesvirusart die latenzassoziierten Transkripte (LAT), aber auch virale und/oder zelluläre Proteine sowie so genannte microRNAs eine wesentliche Rolle. Auf welchem Wege Latenzetablierung und Reaktivierung aus der Latenz erfolgen, ist Gegenstand intensiver Forschung.

Pockenviren

Die Familie der Pockenviren umfasst 2 Subfamilien, die Chordopoxvirinae mit den Pockenviren der Vertebraten und die Entomopoxvirinae mit den Pockenviren der Insekten. Die Chordopoxvirinae unterteilen sich wiederum in die Genera Orthopockenvirus (Variola-vera-Virus und Vacciniavirus), Parapockenvirus (Orf-Virus), Avipockenvirus (Geflügelpockenvirus), Capripockenvirus (Schafspockenvirus), Suipockenvirus (Schweinepockenvirus), Yatapockenvirus (Yaba- und Tanapockenvirus), Molluscipockenvirus (Molluscum-contagiosum-Virus) und Leporipockenvirus (Myxomvirus).

Pockenviren gehören zu den größten bekannten Viren mit einer Länge von bis zu 450 nm und einer Breite bis zu 260 nm in rautenförmiger Gestalt (noch größere Viren, z. B. das Mimivirus, werden nur bei Protisten gefunden). Unterhalb der Hülle befinden sich zusätzlich 2 Polkörperchen. Das Core beinhaltet eine lineare dsDNA, die auf Proteine aufgewickelt vorliegt. Die Enden sind kovalent geschlossen (Hairpin-Struktur). Das Virion umfasst mehr als 100 Proteine und Enzyme, die zur Replikation eingesetzt werden, wie u. a. virale DNA- und RNA-Polymerasen.

Nach Infektion der Zelle erfolgt im Zytoplasma zunächst eine Transkription der Early-Gene im Core des Virus durch viruskodierte Enzyme. Die Genprodukte wiederum führen zu einem weiteren Uncoating und darauf zur Replikation der viralen DNA an bestimmten Stellen im Zytoplasma (Viroplasma; Virusfabriken). Nach Synthese der DNA kommt es zur Transkription und Translation der späten Virusproteine, der Strukturproteine und Enzyme, die im Core verpackt werden. Der gesamte Replikationszyklus läuft im Zytoplasma ab. Die Freisetzung der umhüllten Viren erfolgt durch „budding“ an Stellen, an denen zuvor virale Glykoproteine in die Zellmembran eingelagert wurden. Wird die Zelle zuvor zerstört, so entstehen Viren ohne Hülle, die ebenfalls infektiös sind.

2.4.4 Zusammenbau und Freisetzung von Viren

Der Zusammenbau neuer Viruspartikel erfolgt in Abhängigkeit von der Art des Virus und seiner Nukleinsäure in mehreren Schritten. Dabei lassen sich zwei Grundprinzipien unterscheiden. Entweder bilden sich durch Zusammenlagerung der einzelnen Kapsidbestandteile genomfreie Präkapside, in die anschließend das virale Genom über spezifische Transport und Portal-Proteine eingeschleust wird (z. B. bei Herpesviren,) oder die Kapsidproteine lagern sich an das virale Genom und bilden dabei die Nukleokapsidstruktur aus (z. B. Tabakmosaikvirus). In einigen Fällen lagern sich Kapsidbestandteile zu hochmolekularen Komplexen zusammen, die als Bausteine für die Kapsidmontage dienen (z. B. die Pentonbasen bei Adenovirus; Abb. 2.**6**). Häufig ist die Nukleokapsidbildung ein selbstregulierter Prozess, der durch Interaktionen zwischen den Kapsidbausteinen getrieben wird. In vielen Fällen spielen aber auch zelluläre oder virale Hilfsfaktoren (Chaperone) eine entscheidende Rolle bei der Bildung und Reifung des Nukleokapsids. Die Inkorporation des viralen Genoms wird zumeist durch spezifische Interaktionen zwischen einem oder mehreren Kapsidbausteinen und dem Genom, das ein so genanntes Verpackungsssignal besitzen kann, vermittelt. Kapsidbestandteile oder Präkapside können an bestimmten Stellen innerhalb der Zelle akkumulieren und bilden die häufig bereits lichtmikroskopisch zu beobachtenden Einschlusskörperchen. Hierzu gehören die zytoplasmatischen Einschlusskörperchen bei der Tollwut (Negri-Körperchen), Guarnieri-Einschlusskörperchen beim Pockenvirus oder die Kerneinschlüsse bei Infektionen mit Herpes- oder Adenoviren. Bei DNA-Viren können die Präkapside wieder in den Kern zurückwandern, wo es zu Enkapsidierung der viralen DNA aufgrund spezifischer Sequenzinteraktionen zwischen der Nukleinsäure und den Kapsidproteinen kommt.

Eine Freisetzung kann bei Viren ohne Hülle durch Lyse der Wirtszelle, aber auch durch Exozytose, bei umhüllten Viren häufig durch „Budding“ erfolgen. Als „Budding“ (Sprossung) bezeichnet man den Durchtritt des Nukleokapsids durch eine zelluläre Membran (Kern-, ER-, Golgi- oder Zytoplasmamembran) an Stellen, an denen bereits virale Proteine, Matrix- und Glykoproteine, in diese Membran eingelagert sind. An diesen Stellen kommt es dann zu einer spezifischen Interaktion zwischen viralen Membranproteinen und Nukleokapsidproteinen, die den Budding-Prozess ermöglichen. Während Retro-, Orthomyxo-, Paramyxo- und Rhabdoviren durch die Plasmamembran sprossen, erhalten Rotaviren ein zweites Kapsid durch „Budding“ am endoplasmatischen Retikulum (ER) und Corona- und Bunyaviren ihre Hülle durch „Budding“ am ER und Golgi-Apparat. Bei den Herpesviren erfolgt ein erstes „Budding“ an der inneren Kernmembran in das ER-Lumen (Abb. 2.**13**). Das Virus verliert diese Hülle jedoch wieder beim Austritt aus dem ER und durchläuft nach Transport des Nukleokapsids zum Golgi einen zweiten „Budding“-Prozess in das Lumen des Golgi-Apparats.

Während der Virusmontage, z.T. aber auch erst nach dem Ausschleusen (z.B. HIV) kann es zu einer Reifung des Viruspartikels kommen, die mit strukturellen Umlagerungen einhergehen. Diese werden häufig durch virale Proteasen ausgelöst, die in das Viruskapsid eingebaut werden und durch Spaltung von Kapsidbestandteilen die Umlagerungen überhaupt ermöglichen. Eine Blockade dieser Reifung führt zu nicht infektiösen Viren, eine Eigenschaft, die man sich bei der HIV-Therapie mit Proteasehemmern zunutze macht.

2.5 Ordnungsprinzipien und Taxonomie

In früheren Jahren wurden Viren gegenüber Bakterien in erster Linie aufgrund ihrer physikochemischen Eigenschaften abgegrenzt. Viren wurden als ultrafiltrierbar, im Lichtmikroskop nicht sichtbar und auf konventionellen Nährböden nicht züchtbar bezeichnet. Aufgrund dieser Charakteristika war eine weitere Einteilung der Viren nicht möglich. Erst in den 1950er Jahren mit Etablierung serologischer Methoden, Reinigungsmethoden durch Ultrazentrifugation und Untersuchungsmöglichkeit durch die Elektronenmikroskopie wurde die Erfassung weiterer Charakteristika möglich. Gleichzeitig erfolgte aufgrund neuer Methoden, vor allem auch der Möglichkeit der Virusanzucht, zunächst im bebrüteten Hühnerei, später in Zellkultur, in kurzer Zeit die Entdeckung neuer Viren. Entsprechend dem damaligen Wissen erfolgte eine Klassifizierung in erster Linie nach Art der Krankheitssymptome sowie nach Größe und morphologischen Kriterien. Mit der Entdeckung der DNA-Doppelhelix durch Watson und Crick hielt jedoch auch die Molekularbiologie Einzug in die Virologie, was dazu führte, dass vorwiegend molekularbiologische Kriterien wie die Art des viralen Genoms oder der Replikationsmodus in taxonomische Betrachtungen eingingen.

Bereits 1966 gründete eine Gruppe engagierter Virologen das bis heute bestehende „International Committee on Taxonomy of Viruses“ (ICTV), welches sich mit allen taxonomischen Fragen und viralen Ordnungspriniziplen befasst. Die derzeitigen taxonomischen Kriterien richten sich in erster Linie nach dem Typ der Nukleinsäure, dem Grad der Sequenzhomologie mit bekannten Viren, der Art des Kapsids und dem Vorhandensein einer Hülle. Hieraus ergeben sich dann in absteigender Reihenfolge Virusfamilien, die als „-viridae“ bezeichnet werden, Subfamilien mit dem Suffix „-virinae“, Virusgenera mit der Bezeichnung „-virus“ und Spezies ebenfalls mit der Bezeichnung „-virus“. Unterhalb der Klassifikation als Spezies existiert noch der Virusstamm. Hauptkriterien für die Zusammenfassung von Viren in einer Familie ist ein gemeinsamer evolutionärer Ursprung, abgrenzbare Genomstruktur, vergleichbarer Replikationsmodus und abgrenzbare Morphologie. Diese Kriterien treffen auch auf die Mitglieder einer Virussubfamilie und eines Virusgenus zu, werden dort jedoch zunehmend enger ausgelegt. Insbesondere der gemeinsame evolutionäre Ursprung spielt hier eine entscheidende Rolle. Einige verwandte Virusfamilien wurden zu Ordnungen zusammengefasst, z.B. die Virusfamilien mit einem nicht segmentierten Minusstrang-RNA-Genom zur Ordnung Mononegavirales. Für die meisten Virusfamilien gibt es allerdings keine Ordnungen. Die wichtigste taxonomische Stufe ist die Spezies. Sie definiert sich zusätzlich zu den oben genannten Kriterien nach einheitlichen strukturellen und physikochemischen Eigenschaften, sowie einheitlichen molekularbiologischen, biochemischen und serologischen Kriterien.

Neben dem taxonomischen System der ICTV gibt es noch weitere Systeme der Virusklassifikation, deren bekanntestes das Baltimore-Schema ist (benannt nach dem Nobelpreisträger David Baltimore). Hierbei werden die Viren in Abhängigkeit von ihrem Genom (DNA, RNA, Doppelstrang, Einzelstrang) und ihrer Replikationsstrategie (Minus- oder Pluspolarität des Genoms, reverse Transkription) in die einzelnen Klassen eingeteilt. Hierbei umfassen die Viren der Baltimore-Gruppe I die Viren mit doppelsträngiger DNA als Genom, Viren der Baltimore-Gruppe II solche mit einzelsträngiger DNA als Genom, die Gruppe III Viren mit Doppelstrang-RNA, die Gruppe IV Viren mit positiver Einzelstrang-RNA, die Gruppe V Viren mit negativer Einzelstrang-RNA, die Gruppe VI Viren mit positiver Einzelstrang-RNA und reverser Transkription und die Gruppe VII Doppelstrang-DNA, die zur Replikation einen RNA Zwischenschritt benutzt (z.B. Hepdnaviridae).

Eine Liste der derzeit angewandten Kriterien zur taxonomischen Erfassung von Viren findet sich in Tab. 2.**3**, eine Übersicht über die Virusfamilien, Genera und Spezies in Tab. 2.**4** sowie eine Übersicht über die morphologischen Eigenschaften der einzelnen Virusfamilien in Abb. 2.**14**.

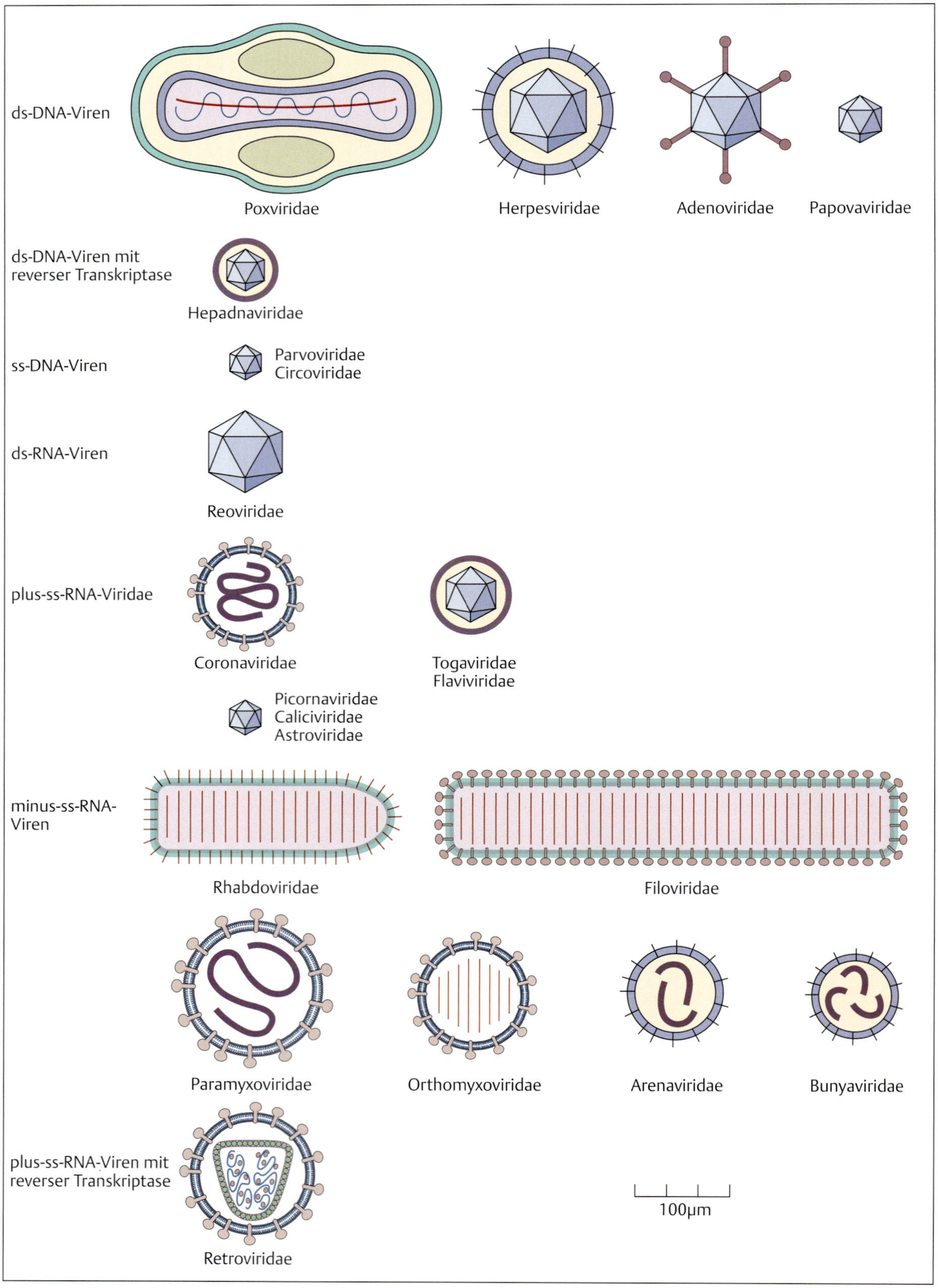
ds-DNA-Viren
Poxviridae
Herpesviridae
Adenoviridae
Papovaviridae
ds-DNA-Viren mit reverser Transkriptase
Hepadnaviridae
ss-DNA-Viren
Parvoviridae
Circoviridae
ds-RNA-Viren
Reoviridae
plus-ss-RNA-Viridae
Coronaviridae
Togaviridae
Flaviviridae
Picornaviridae
Caliciviridae
Astroviridae
minus-ss-RNA-Viren
Rhabdoviridae
Filoviridae
Paramyxoviridae
Orthomyxoviridae
Arenaviridae
Bunyaviridae
plus-ss-RNA-Viren mit reverser Transkriptase
Retroviridae
100µm

Abb. 2.**14** Morphologie verschiedener Virusfamilien.

Tabelle 2.3 Kriterien für die taxonomische, physikalische und biologische Zuordnung von Viren.

Genomstruktur	• Art der Nukleinsäure: DNA/RNA • Einzel- oder Doppelstrangnukleinsäure (ss oder ds) • Polarität: plus/minus/ambisense • linear oder zirkulär • unsegmentiert/segmentiert/Zahl der Segmente • Genomlänge, Basenzahl • Zahl und Anordnung verwandter Gene • Sequenzhomologie • 5'-terminale kovalent gebundene Proteine • 5'-Capstruktur • Poly-A-Sequenz am 3'-Terminus • Variabilität, Genotypen, Subtypen
Replikation, Expression	• Ort der Nukleinsäurereplikation • Art der Nukleinsäurereplikation • Transkription • RNA-Prozessierung, z. B. Spleißen • Translation • posttranslationale Modifikation • Ort der Virusmontage, Virogenese und Reifung • Art der Freisetzung
Proteine	• Zahl und Größe (Molmasse) der Proteine • Strukturproteine/Nichtstrukturproteine • Funktion der Proteine – bei der Anheftung und Einschleusung (Fusionsproteine, Hämagglutinine etc.), – im Replikationszyklus (Polymerasen, Proteasen, Transaktivatoren etc.), – beim Aufbau des Virions und dessen Ausschleusung • Aminosäuresequenzähnlichkeit • Antigenität der Proteine (Gruppenantigene) • Kreuzneutralisierbarkeit
Eigenschaften des Virions	• Größe • Morphologie (ikosaederförmig/helikal etc.) • Aufbau des Kapsids aus Kapsomeren und Protomeren • evtl. Vorliegen von Tegumenten • Vorliegen einer Hülle
physikalische Eigenschaften (diese Eigenschaften werden nicht zur Einteilung in Virusfamilien herangezogen)	• Thermostabilität • pH-Stabilität • Licht- (UV-) und Strahlenstabilität • Lösemittelstabilität • Detergenzstabilität
biologische Eigenschaften (diese Eigenschaften werden nicht zur Einteilung in Virusfamilien herangezogen)	• Wirtsspektrum • Organtropismus • Krankheitsspektrum • Pathogenität • Latenz/Persistenz • Zytopathischer Effekt • Art der Übertragung • Vektorabhängigkeit • geografische Verbreitung

Tabelle 2.4 Übersicht über ausgewählte Virusfamilien, Genera und Spezies mit besonderer Berücksichtigung humanpathogener Viren.

Typ Nukleinsäure	Genom (Größe kb)	Hülle Struktur	Virusfamilie	Subfamilie	Genus	wichtige Spezies/ Besonderheiten
dsDNA	linear, kovalent geschlossene Enden (130–175)	rautenförmiges Virus mit Länge von 230–330 nm und Breite von 170–260 nm, externe Hülle, 2 Polkörperchen	Poxviridae	Chordopoxvirinae	Orthopoxvirus	Variola-Virus Vaccinia-Virus Extromelia-Virus
					Parapoxvirus	Orf-Virus Pseudocowpox-Virus
					Molluscipoxvirus	Molluscum-Contagiosum-Virus
					Yatapoxvirus	Yaba-monkey-tumor-Virus Tanapox-Virus
	linear (125–240)	Virus mit Glykoproteinhülle und 162 Kapsomeren, Tegument Ø 150–220 nm, ikosaedrisches Kapsid (12 Pentone, 150 Hexone) mit Ø ca. 100 nm	Herpesviridae	Alphaherpesvirinae	Simplexvirus	Humanes Herpesvirus 1 (HSV-1) Humanes Herpesvirus 2 (HSV-2) Cercopithecines Herpesvirus 1, 2 (B-Virus)
					Varicellovirus	Humanes Herpesvirus 3 (Varizella-Zoster-Virus) Schweineherpesvirus 1 (Pseudorabies-Virus) Rinderherpesvirus 1 (Rindertracheitisvirus)
				Betaherpesvirinae	Cytomegalovirus	Humanes Herpesvirus 5 (Cytomegalievirus)
					Roseolovirus	Humanes Herpesvirus 6 Humanes Herpesvirus 7
				Gammaherpesvirinae	Lymphocryptovirus	Humanes Herpesvirus 4 (Epstein-Barr-Virus)
					Rhadinovirus	Humanes Herpesvirus 8 (Kaposi-Sarkom-assoziiertes Herpesvirus) Saimiriines Herpesvirus 2 Atelines Herpesvirus 2 (Herpesvirus saimiri und ateles)
	linear, 5' terminales Protein (28–45)	keine Hülle, Ø ca. 60–90 nm, 240 Hexone, 12 Pentone mit Fibern	Adenoviridae		Mastadenovirus	Humanes Adenovirus A 12, 18, 31 Humanes Adenovirus B 3, 7, 11, 14, 16, 21, 34, 35, 50 Humanes Adenovirus C 1, 2, 5, 6 Humanes Adenovirus D 8–10, 13, 15, 17, 19, 20, 22–30, 32, 33, 36–39, 42–49, 51 Humanes Adenovirus E 4 Humanes Adenovirus F 40, 41

Fortsetzung Tabelle 2.**4**

Typ Nukleinsäure	Genom (Größe kb)	Hülle Struktur	Virusfamilie	Subfamilie	Genus	wichtige Spezies/ Besonderheiten
	zirkulär, kovalent geschlossen, superhelikal, Histon-assoziiert (5)	keine Hülle, Ikosaederform, 72 Kapsomere, Ø 45–55 nm	Polyomaviridae		Polyomavirus	BK Polyomavirus JC Polyomavirus Simian Virus 40
	zirkulär, kovalent geschlossen, superhelikal, Histon-assoziiert (7–8)	keine Hülle, Ikosaederform, 72 Kapsomere, Ø 45–55 nm	Papillomaviridae		Papillomavirus	Humanes Papillomavirus 1–82
ssDNA	linear plus/minus (4–6)	keine Hülle, Ikosaederform, 32 Kapsomere, T = 3, Ø 18–26 nm	Parvoviridae	Parvovirinae	Erythrovirus Dependovirus	B19-Virus Humanes Bocavirus 1, 2 Adeno-associated Virus 1–6
partiell ds/ssDNA (RT)	offen zirkulär, 5'terminales Protein am Minus-Strang, gecappter 5'RNA-Primer am Plus-Strang (3)	Hülle Ø 45 nm Kapsid (Ø 34 nm)	Hepadnaviridae		Orthohepadnavirus Avihepadnavirus	Hepatitis-B-Virus Woodchuck-Hepatitis-Virus Enten-HBV
ssRNA RT	linear, Dimer, plus (7–12)	Hülle, sphärisch Ø 80–100 nm, Kapsid	Retroviridae	einfache Retroviren	Alpharetrovirus	Rous-Sarcom-Virus
				Komplexe Retroviren	Deltaretrovirus	Humanes T-lymphotropes Virus 1 und 2
					Lentivirus	Humanes Immundefizienz-Virus 1, Gruppen M,N,O Humanes Immundefizienz-Virus 2, Clades A, B
dsRNA	linear, 10–12 Segmente (19–32)	keine Hülle, Doppelkapsid in Ikosaederform, Ø 80 nm	Reoviridae		Orthoreovirus	(Mammalian) Orthoreovirus Typ 1–3
					Rotavirus	Rotavirus A–E, F, G
					Orbivirus	Blauzungenkrankheit der Rinder und Schafe
					Coltivirus	Subgruppe A: Colorado-tick-fever-Virus 1, 2 Eyach-Virus Subgruppe B: Banna-Virus
ssRNA	linear, minus (6)	Hülle	Bornaviridae		Bornavirus	Borna-Disease-Virus
	linear, minus (19)	Hülle, unregelmäßig gekrümmte Fäden, Länge bis 1000 nm, Ø 80 nm, Nukleokapsid helikal, Ø 50 nm	Filoviridae		Marburg-Virus	Marburg-Virus
					Ebola-Virus	Côte-d'Ivoire-Ebola-Virus Reston-Ebola-Virus Sudan-Ebola-Virus Zaire-Ebola-Virus

Fortsetzung Tabelle 2.**4**

Typ Nukleinsäure	Genom (Größe kb)	Hülle Struktur	Virusfamilie	Subfamilie	Genus	wichtige Spezies/ Besonderheiten
	linear, minus (15)	Hülle Ø 150–300 nm, Nukleokapsid helikal, Ø 12–18 nm	Paramyxoviridae	Paramyxovirinae	Respirovirus	Humanes Parainfluenza-Virus 1 und 3 Sendai-Virus
					Rubulavirus	Humanes Parainfluenza-Virus 2 und 4 (4a und 4b) Mumps-Virus Newcastle-Disease-Virus
					Morbillivirus	Masernvirus Rinderpestvirus
				Pneumovirinae	Pneumovirus	Humanes Respiratory-Syncytial-Virus (A2, B1, S2)
					Metapneumovirus	Humanes Metapneumovirus
					Henipavirus	Nipahvirus Hendravirus Menanglevirus Tiolmanvirus
	linear, minus (11–15)	Hülle Gewehrkugelform, Länge 130–150 nm, Ø 70–90 nm, Nukleokapsid helikal, Ø 50 nm	Rhabdoviridae		Vesiculovirus	Chandipura-Virus Cocal-Virus Piry-Virus Vesicular-stomatitis-Alagoas-Virus Vesicular-stomatitis-Indiana-Virus Vesicular-stomatitis-New-Jersey-Virus
					Lyssavirus	Australian-bat-Lyssavirus Duvenhage-Virus European-bat-Lyssavirus 1 und 2 Mokolavirus Rabiesvirus
	linear, minus, 6–8 Segmente (10–15)	Hülle pleomorph, Ø 90–120 nm, Nukleokapsid helikal, Ø 9–15 nm	Orthomyxoviridae		Influenzavirus A Influenzavirus B Influenzavirus C Thogotovirus	Influenza-A-Virus Influenza-B-Virus Influenza-C-Virus
	linear, minus, 3 Segmente (11–12)	Hülle Ø 90–120 nm, 3 Nukleokapside helikal	Bunyaviridae		Bunyavirus	Batama-Virus Bunyamwera-Virus Bwamba-Virus California-Encephalitis-Virus Caraparu-Virus Guama-Virus Marituba-Virus Oriboca-Virus Oropouche-Virus Tacaiuma-Virus Tete-Virus

Fortsetzung Tabelle 2.**4**

Typ Nukleinsäure	Genom (Größe kb)	Hülle Struktur	Virusfamilie	Subfamilie	Genus	wichtige Spezies/ Besonderheiten
					Hantavirus	Andes-Virus Bayou-Virus Dobrava-Belgrade-Virus El-Moro-Canyon-Virus Hantaan-Virus Isla-Vista-Virus New-York-Virus Puumala-Virus Seoul-Virus Sin-Nombre-Virus Tula-Virus
					Nairovirus	Krim-Kongo hämorrhagisches Fieber-Virus Dugbe-Virus Sakhalin-Virus
					Phlebovirus	Chandiru-Virus Punta-Toro-Virus Rift-Valley-Fever-Virus Sandfly-Fever-Naples-Virus Uukuniemi-Virus
	linear, plus/ minus, 2 Segmente (11)	Hülle pleomorph, Ø 50–360 nm, 2 Nukleokapside helikal, pleomorph	Arenaviridae		Arenavirus	Alte Welt: Ippy-Virus Lassa-Virus Lymphocytic Choriomeningitis-Virus Mopeia-Virus Neue Welt: Guanarito-Virus Junin-Virus Machupo-Virus Sabia-Virus Tacaribe-Virus Arroyo-Virus u. a.
ssRNA viroidartig	zirkulär, minus (1,7)		Deltavirus		Hepatitis-Delta-Virus	HDV Genotyp 1 (USA, Europa, China), 2 (Japan), 3 (S-Amerika) Afrikanische Claden
ssRNA	linear, plus (7–8)	keine Hülle, Ikosaederform, 12 Kapsomere, T = 3, Ø 28–30 nm	Picornaviridae		Enterovirus	Human Enterovirus A: (Coxsackievirus A2, 3, 5, 7, 8, 10, 12, 14, 16, Enterovirus 71) Human Enterovirus B: (Coxsackievirus B1–6, A9, Echovirus 1–7, 9, 11–21, 24–27, 29–33, Enterovirus 69) Human Enterovirus C: (Coxsackievirus A1, 11, 13, 15, 17–22, 24) Human Enterovirus D: (Enterovirus 68, 70) Poliovirus: (Poliovirus 1–3)
					Rhinovirus	Human Rhinovirus A: (Rhinovirus 1, 2, 7, 9, 11, 15, 16, 21, 29, 36, 39, 49, 50, 58, 62, 65, 85, 89) Human Rhinovirus B: (Rhinovirus 3, 14, 72)

Fortsetzung Tabelle 2.**4**

Typ Nuklein-säure	Genom (Größe kb)	Hülle Struktur	Virus-familie	Sub-familie	Genus	wichtige Spezies/ Besonderheiten
					Cardiovirus	Encephalomyocarditis-Virus Theilovirus: (Vilynisk human Encephalomyelitis-Virus)
					Aphthovirus	(Maul- und Klauenseuche-Virus)
					Hepatovirus	Hepatitis-A-Virus
					Parechovirus	Human Parechovirus (1, 2)
		Keine Hülle, Ikosaederform, 32 Kapsomere, T = 3, Ø 35–40 nm	Caliciviridae		Norovirus	Norovirus (Norwalk-Virus)
					Sapovirus	Sapporo-Virus
	linear, plus (7)	keine Hülle, Ø 27–34 nm	Hepeviridae		Hepevirus	Hepatitis-E-Virus
	linear, plus (7–8)	keine Hülle, Ikosaederform, Ø 35–40 nm	Astroviridae		Astrovirus	Human Astrovirus (1–8)
	linear, plus (27–31)	Hülle 120–160 nm, Kapsid helikal, Ø 20 nm	Coronaviridae		Coronavirus	Human Coronavirus 229E, OC43 SARS-Virus
					Torovirus	Human Torovirus
	linear, plus (10–12)	Hülle Ø 40–50 nm, Nukleokapsid sphärisch Ø 30–35 nm	Flaviviridae		Flavivirus	Tick-borne: Kyasanur Forest-disease-Virus Omsk Hemorrhagic-fever-Virus Powassan-Vvirus Tick-borne Encephalitis-Virus (FSME, RSSE) Mosquito-borne: Aroa-Virus Dengue-Virus (1–4) Japanese Encephalitis-Virus Murray-Valley Encephalitis-Virus St.-Louis Encephalitis-Virus Usutu-Virus West-Nile-Virus Yellow-Fever-Virus Kunjin-Virus u. a.
					Hepacivirus	Hepatitis-C-Virus(Cluster1–6) Cluster 1: Genotyp 1a, b Cluster 2: Genotyp 2a, b Cluster 3: Genotyp 3a, 10a Cluster 4: Genotyp 4a Cluster 5: Genotyp 5a Cluster 6: Genotyp 6a, 11a
		Hülle Ø 60–70 nm, Kapsid Ikosaederform	Togaviridae		Alphavirus	Chikungunya-Virus O'nyong-nyong-Virus Ross-River-Virus Semliki-Forest-Virus Sindbis-Virus
					Rubivirus	Rubella-Virus (Rötelnvirus)

3 Eintritt und intrazellulärer Transport

M. Kann

3.1 Einleitung

Nach dem makroskopischen Anhaften oder Eindringen in den Wirt kann der Infektionsvorgang von Viren in drei übergeordnete Etappen unterteilt werden:

- das Finden und Anheftung an die Zielzellen,
- das Eindringen in die Zelle und
- den intrazellulären Transport in das zelluläre Kompartiment, in dem das virale Genom multipliziert wird. Der Ort der Multiplikation hängt von den benötigten Wirtsproteinen ab und kann entweder im Zytoplasma (die meisten RNA-Viren außer z. B. Influenza) oder im Kern (alle DNA-Viren außer Poxviridae) stattfinden. Vergesellschaftet mit dem intrazellulären Transport ist die Freisetzung des Genoms aus der umhüllenden viralen Proteinstruktur (Uncoating).

3.2 Bindung an die Zelle und Signalinduktion

Da Viren unterschiedliche Rezeptoren erkennen, wird diesbezüglich auf die jeweiligen virusspezifischen Kapitel verwiesen. Dennoch gibt es einige gemeinsame Charakteristika, die hier erwähnt werden sollen. Dazu gehört, dass man zwischen relativ unspezifischen **Anheftungsfaktoren** und spezifischen **Rezeptoren** unterscheiden kann. Während die Anheftungsfaktoren Viren auf der Zelloberfläche konzentrieren, können Rezeptoren Strukturänderungen der Viren induzieren und auch zumeist intrazelluläre **Signalkaskaden** aktivieren, die den Eintritt des Virus in die Zelle fördern (Marsh u. Helenius 2006).

Ungeachtet einer spezifischen Bindung zwischen dem einzelnen Rezeptormolekül und Virus ist die Affinität häufig nur gering. Die Bindung der repetitiv vorhandenen viralen Oberflächenproteine an viele Rezeptormoleküle bewirkt jedoch eine starke, nahezu irreversible Virusanheftung. Die dadurch ausgelöste Akkumulation von Rezeptoren an der Bindungsstelle ist vielfach die molekulare Grundlage für die Induktion von Signalkaskaden und/oder einer lokalen Anreicherung von intrazellulären Molekülen, die die Aufnahme des Virus bewirken. Adenoviren z. B. aktivieren durch die Bindung an Integrine und andere Rezeptoren Proteinkinasen, die eine lokale Polymerisation von Aktin und Clathrin bewirken, was wiederum die Virusaufnahme über Endozytose initiiert. Systematische Untersuchungen von Proteinkinasen, die an dem Eindringen von Viren über Endozytose oder Cavaeolae (s. unten) beteiligt sind, zeigen ein überaus komplexes Bild: Unter 590 untersuchten Proteinkinasen waren 208 in mindestens eine der beiden Aufnahmepfade eingebunden (Pelkmans et al. 2005).

3.3 Eintritt in die Zelle

Generalisiert gilt, dass **umhüllte Viren** über Fusion ihrer Virushülle mit einer zellulären Membran in die Zelle eindringen, wohingegen **nicht umhüllte Viren** eine Pore in der zellulären Membran formen müssen, oder die Membran lysieren. Die zu passierende Membran ist entweder die Plasmamembran oder die Membran des Vesikels in das das Virus aufgenommen wurde. Eine Übersicht über die verschiedenen Wege ist in Abb. 3.**1** dargestellt.

Die einfachste Form, die Fusion mit der Plasmamembran, ist für etliche umhüllte Viren beschrieben. Unter ihnen sind Herpesviren (Herpes-simplex-Virus 1 [HSV 1]), Paramyxoviren (z. B. Sendai-Virus) und etliche Retroviren inkl. HIV. Eine Gemeinsamkeit ist ein pH-unabhängiges hydrophobes **Fusionspeptid**, das nach Anheftung an die zellulären Rezeptoren exponiert wird. Das Peptid inseriert in die Zellmembran wobei es Hemifusion noch ohne Porenbildung auslöst. Benachbart zum Fusionspeptid befindet sich ein Bündel von 6 interagierenden alpha-Helices, die durch Umklappen die virale mit der zellulären Membran völlig verschmelzen und dann die Fusionspore erzeugen. Durch diese Pore gelangen die Nukleokapside in das Zytosol (Abb. 3.**2**).

Im Gegensatz dazu scheinen nicht umhüllte Viren die Plasmamembran nicht direkt zu durchdringen, sondern zunächst in ein Vesikel – wie z. B. Endosomen – aufgenommen zu werden. Ein Problem bei den Untersuchungen zur Virusaufnahme ist jedoch, dass viele Viren nicht nur einen, sondern mehrere verschiedene Aufnahmewege benutzen können. Vielfach ist dabei unklar, welcher Pfad zu einer produktiven Infektion führt.

Der beststudierte und wohl häufigste Aufnahmemodus ist die Clathrin-vermittelte Endozytose. Hierbei polymerisiert das Protein Clathrin an der Innenseite der Plasmamembran, gegenüberliegend der viralen Bindungsstelle. Über den Zwischenschritt einer Invagination formt sich ein mit einem Clathrin-Netzwerk umgebenes Vesikel, von dem sich nach Abschnürung von der Plasmamembran – vermittelt durch das zelluläre Protein Dynamin – und Eindringen in das Zytoplasma, die Clathrinmoleküle wieder lösen. Diesen Mechanismus nutzen z. B. Influenza-, Adeno-,

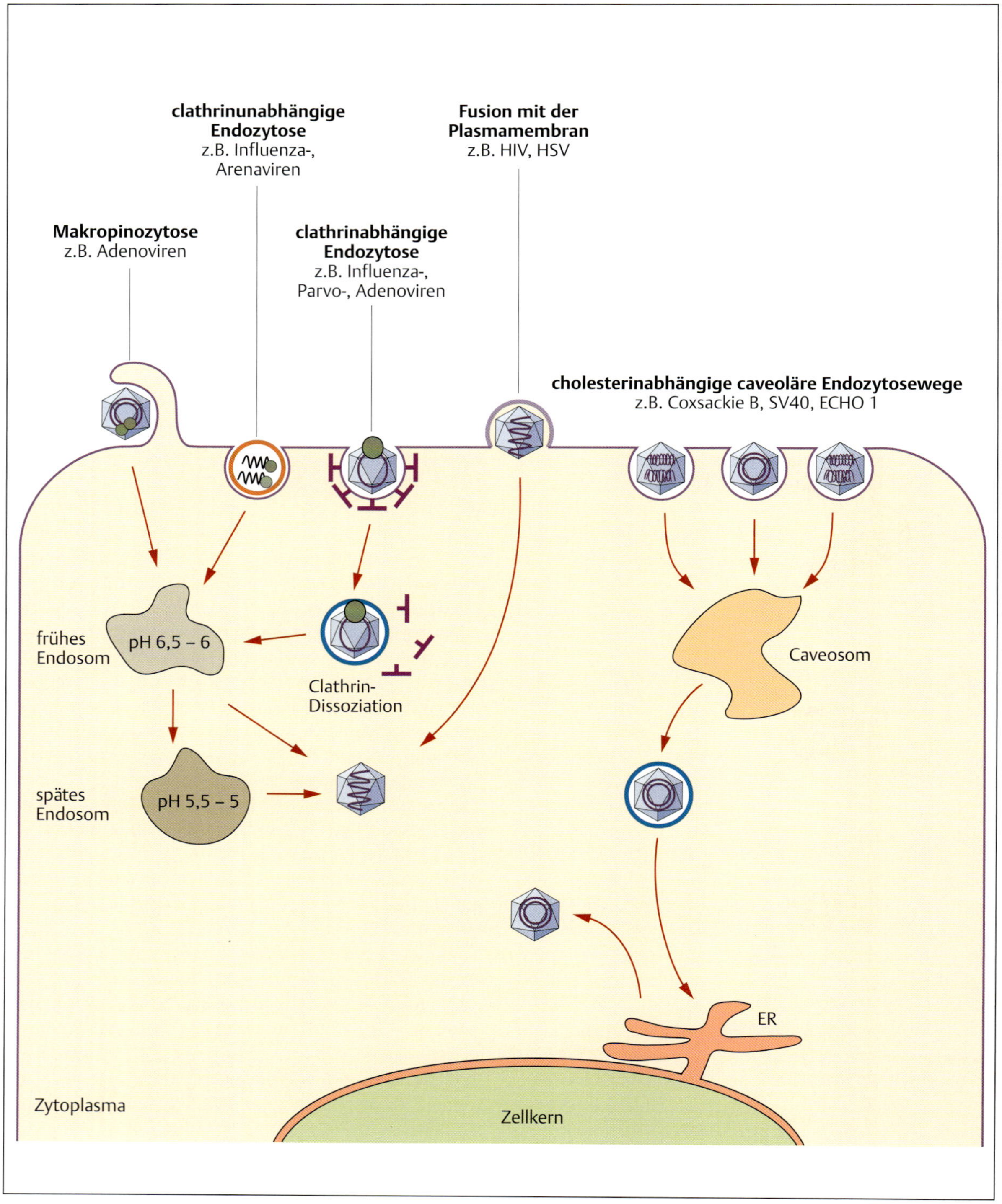

Abb. 3.**1** Aufnahme von Viren in die Zelle.
Schematische Darstellung der Aufnahmepfade. Die Pfeile stellen den Ablauf der Infektionen dar. Die **T** stellen Clathrin-Moleküle dar. Die genannten Viren stellen Beispiele dar. Weitere Beschreibungen finden sich im Text (Quelle: Marsh u. Helenius 2006).

Parvo-, Ebolaviren, sowie das Vesikuläre-Stomatitis-Virus (VSV) und das SARS-Coronavirus. Die Virionen werden innerhalb der Endosomen zum einen in Richtung Zellkern transportiert, zum anderen einer zunehmenden Ansäuerung ausgesetzt. So beträgt der pH in frühen Endosomen 6,5 bis 6,0, in späten Endosomen 5,5 bis 5,0. Die Ansäuerung bewirkt eine Strukturänderung der Virushülle, die die Exposition des hydrophoben Fusionspeptids bewirkt. Der weitere Ablauf ist wie oben und detailliert für das Influenzavirus beschrieben, welches im sauren pH mit der endosomalen Membran interagiert und eine Pore bildet, durch die viralen RNA-Protein-Komplexe in das Zytoplasma gelangen.

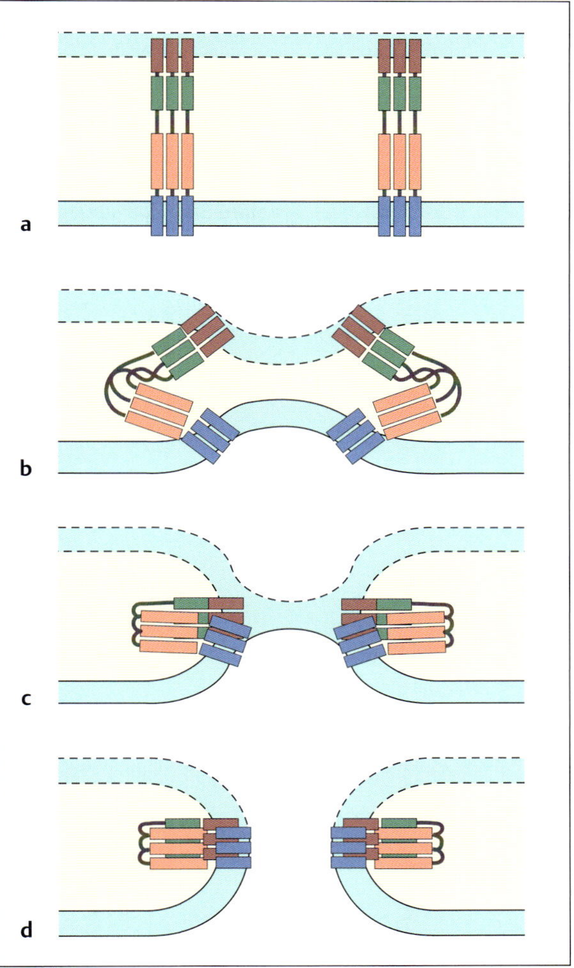

Abb. 3.**2** Schematische Darstellung von Fusionspeptid-bedingten Membranfusionen. Das abgebildete Schema ist dem Fusionsvorgang von Influenzaviren nachempfunden und bezieht sich auf so genannte Klasse-I-Fusionsproteine. Das Prinzip ist auch auf Klasse-II-Fusionsproteine und unabhängig von der zellulären Membran anwendbar. (Quelle: Jardetzky u. Lamb 2004).

a Das Fusionspeptid (in violett) wird in die zelluläre Membran (gepunktete Linie) inseriert. Über 2 alpha-Helices (grün/braun) ist das Peptid mit einer in der Virusmembran (durchgezogene Linie) inserierten Ankerdomäne (in Dunkelblau) verbunden.

b Die Insertion in die zelluläre Membran verursacht eine Umfaltung, die zur Annäherung der Membran führt.

c Diese führt zur Verschmelzung der äußeren Membranen von Virushülle und zellulärer Membran (Hemifusion).

d Durch weitere Annäherung der Ankerdomäne mit dem Fusionspeptid kommt es schließlich zur Porenbildung.

Neben der Ansäuerung unterliegen einige Viren zusätzlich noch Modifikationen durch pH-abhängige Proteasen (z. B. Cathepsin L und B), die erst die Freisetzung der Viren ins Zytoplasma erlauben (z. B. Ebola, SARS-Coronavirus und Reoviren).

! Unabhängig vom Mechanismus gilt jedoch, dass ein koordiniertes „Entkommen“ aus den Endosomen essenziell für die Infektion ist: Ein Verweilen in den Vesikeln würde entweder eine Degradation der Viren im Lysosom nach sich ziehen, oder – im Fall des Recyclings von Endosomen – zur Wiederfreisetzung der Viren aus der Zelle an der Plasmamembran führen.

Neben der Clathrin-vermittelten Endozytose existieren noch weitere – Clathrin-unabhängige – Pfade. Arenaviren, aber auch ein gewisser Anteil der Influenzaviren wird durch Clathrin-unabhängige Endozytose aufgenommen. Ein Teil der Adenoviren dringt über Makropinozytose – die eigentlich der Flüssigkeitsaufnahme dient – in die Zelle ein. Beide Aufnahmewege münden jedoch in der Fusion mit frühen Endosomen, sodass der weitere Weg der Viren identisch ist mit dem der Viren, die über Clathrin-vermittelte Endozytose aufgenommen werden (Abb. 3.**1**).

Daneben existieren weitere Eintrittsmechanismen, die pH-unabhängig sind. Diese Wege unterscheiden sich anhand einiger Schlüsselkomponenten (Caveolin, Dynamin 2) deren Diskussion aber der Spezialliteratur überlassen bleiben muss. Polyomaviren, das Coxsackie-B-Virus und das ECHO-1-Virus dringen über diese Pfade in ihre Zielzellen ein, die physiologisch der Aufnahme von Lipiden dienen. In so genannten Caveolae werden sie zu Caveosomen transportiert, wo eine „Umsortierung“ der Lipide stattfindet. In neue Vesikel verpackt werden die Viren von dort aus zum ER transportiert, wo die wenig verstandene Freisetzung ins Zytoplasma erfolgt.

3.4 Intrazytoplasmatischer Transport

Zur Replikation ihres Genoms und ihrer Proteine verwenden alle Viren verschiedene wirtseigene Mechanismen. Von besonderer Bedeutung sind dabei die Vervielfältigung viraler DNA, die Transkription und die Translation. Da die dazu notwendigen zellulären Enzyme in unterschiedlichen Kompartimenten vorhanden sind, müssen Viren ihr Genom zunächst an den passenden Ort transportieren (lassen).

Von besonderer Bedeutung ist hierbei der Zellkern, in dem die verschiedenen zellulären DNA-anhängigen Polymerasen vorhanden sind. Das Genom von Viren mit einer nukleären Phase muss dabei zunächst das Zytoplasma passieren. Die hohe Proteinkonzentration des Zytoplasmas, ca. 30% (v/w) bzw. 300 mg/ml, bewirkt dabei eine hohe Viskosität, die in etwa dem 500-fachen einer wässrigen Lösung entspricht. Makromolekül-Komplexe – wie eben auch Viren – können daher nur sehr eingeschränkt diffundieren. So zeigten Mikroinjektionen von farbmarkierten Latexkügelchen, dass ein Durchmesser über 50 nm eine signifikante Diffusion verhindert.

Es existieren zwei unterschiedliche Möglichkeiten, wie Viren im Zytoplasma transportiert werden können: innerhalb oder außerhalb von Vesikeln (Abb. 3.**3**). Dabei sind jedoch sowohl die Vesikel als auch die Viren in der Regel größer als 50 nm. So haben z. B. Adenoviren einen Durchmesser von 70 bis 90 nm und HSV-Kapside einen Durchmesser von 100 bis 110 nm. Daher bedienen sich solche Viren, aber auch die Vesikel, **aktiver, gerichteter Transportmechanismen**. Vermutlich aus Gründen der Infektionseffizienz gilt dies aber auch für kleinere Viren wie Parvoviren (18 bis 26 nm) oder Hepatitis-B-Viren (HBV; Kapsid-Durchmesser: 32 und 36 nm), die theoretisch per diffusionem den Zellkern erreichen könnten.

Zum intrazytosolischen Transport stellt die Zelle zwei Systeme zur Verfügung: **Aktinfilamente** (auch als Mikrofilamente bezeichnet) und **Mikrotubuli**. Der Transport mittels Aktinfilamente erfolgt meist über Polymerisation des Proteins Aktin, welches zu wachsenden Filamenten führt, die dann die gekoppelte Fracht „durch die Zelle schieben". Für den Transport von Viren – im Gegensatz zu intrazellulären Bakterien wie Listerien – scheint dieser Transport nur selten verwendet zu werden; so z. B. für das Nuclear-Polyhydrosis-Virus und für Vacciniaviren. Viel häufiger werden Mikrotubuli verwendet; so z. B. beim Transport von Adenoviren, HSV-1-Kapsiden, Parvoviren, Polyomaviren und HBV-Kapsiden, die alle im Zellkern repliziert werden.

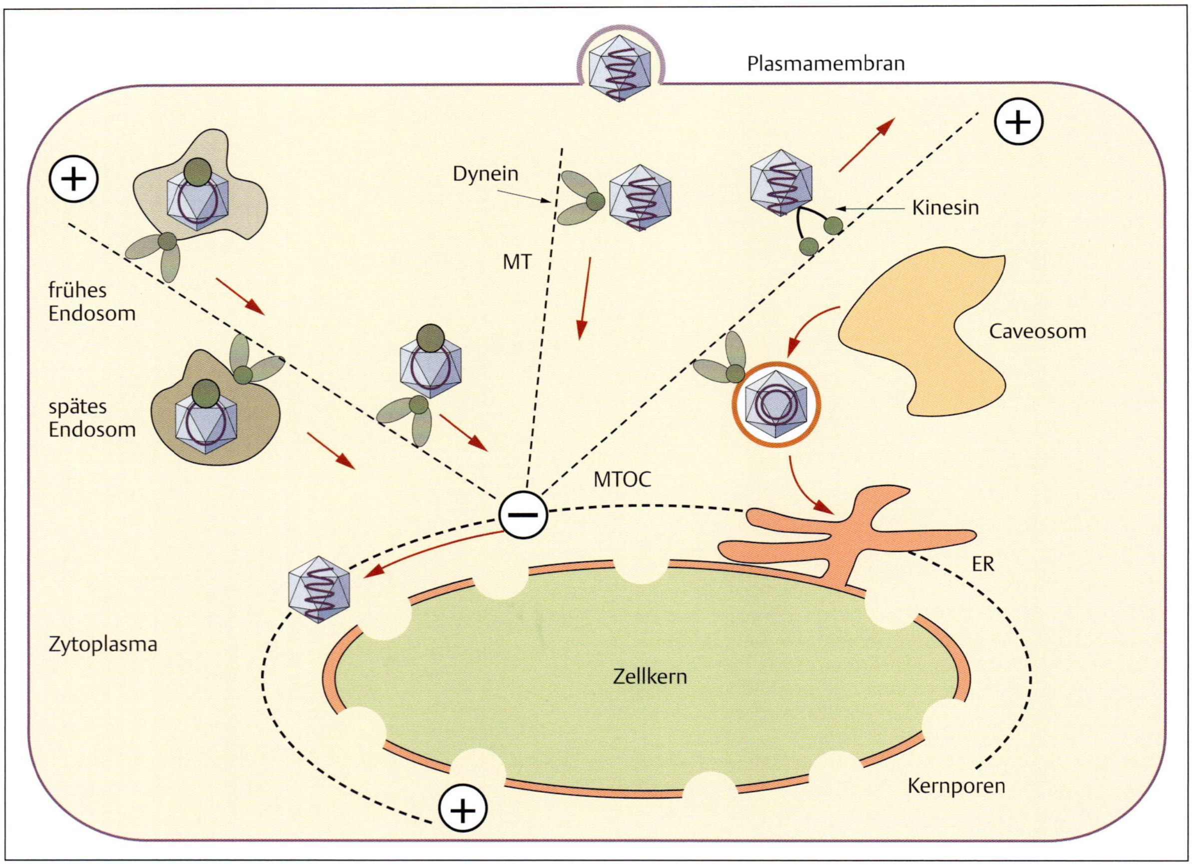

Abb. 3.**3** Intrazytosolischer Transport von Viren entlang von Mikrotubuli – schematische Darstellung. Sowohl intrazytoplasmatische Vesikel (z. B. Endosomen), wie auch freigesetzte Viren/Viruskapside werden entlang von Mikrotubuli (MT) mittels Dynein-Motorkomplexen zum MTOC transportiert. Dort können sie die Mikrotubuli als auch vermutlich die Motorproteine wechseln, um zu verschiedenen Stellen der Kernmembran zu gelangen. Die gleichen Motorproteine (Kinesine) sind am zentrifugalen Transport beteiligt. Die Mikrotubuli sind als gestrichelte Linien dargestellt. Ihre Enden sind mit (+) oder (–) gekennzeichnet.

Physiologisch dienen Mikrotubuli dem Transport zellulärer Organellen, wie z. B. Endosomen und Mitochondrien und einige kleinere Strukturen (RNA, Proteine wie p53).

Mikrotubuli sind polare Zylinder mit einem Durchmesser von 25 nm, die aus den Proteinen Tubulin Alpha und Beta aufgebaut sind. Sie weisen ein schnell wachsendes Plus-Ende und ein weniger dynamisches Minus-Ende auf. Letzteres ist typischerweise am so genannten Mikrotubuli-Organisationszentrum (Microtubule Organising Centre, MTOC) in der Peripherie des Zellkerns verankert. Die Dynamik der Mikrotubuli, d. h. die Polymerisation und Depolymerisation, kann zum Transport genutzt werden, z. B. in der Chromosomensegregation. Für Viren scheint diese Art des Transports jedoch unbedeutend zu sein.

Meistens stellen Mikrotubuli die Straßen dar, an denen entlang der Transport über so genannte Motorproteine/-komplexe stattfindet. Aufzuzählen wären hier die Kinesine und die Dyneine, deren Auswahl auch die Orientierung des Transports – zentrifugal oder zentripetal – determinieren. Die Bewegung wird hierbei durch Hydrolyse von ATP bewirkt.

Kinesine werden in drei Klassen unterteilt (Kin-N, Kin-1, Kin-C). Kinesine der Klassen N und 1 wandern zentrifugal in Richtung auf das Plus-Ende der Mikrotubuli, wohingegen sich Kin-C zentripetal, auf das MTOC hin, bewegen. Da es bislang keine Belege gibt, dass Kinesine der Klasse C in den intrazellulären Transport von Viren beteiligt sind bedeutet dies, dass Kinesine ausschließlich in den zentrifugalen Transport im Rahmen der Virussekretion oder der peripheren Virusmorphogenese beteiligt sind.

Von zentraler Bedeutung für den Transport von Viren zum Zellkern hin sind zytosolische **Dynein-Motorprotein-Komplexe** der Gruppe 1, die Organellen wie Endosomen und Mitochondrien, aber auch nicht membranäre Strukturen wie Aggresomen (ein Einschlusskörper, der aus aggregierten Proteinen besteht) und Neurofilamente transportieren. Im Gegensatz zu den relativ simplen Kinesinen, die aus einem Heterodimer (Kin-1) bzw. Heterotrimer (Kin-N) bestehen, sind Dyneine hoch komplexe Strukturen, die aus 11 Proteinketten aufgebaut sind (für Details s. Döhner u. Sodeik 2005).

Unter den Viren, die Dyneine für den intrazytosolischen Transport verwenden, finden sich sowohl Viren, deren Genom im Zellkern vermehrt wird (z. B. Adenoviren, HSV, HBV und Parvoviren), aber auch Viren, deren Replikation im Zytoplasma stattfindet (z. B. Reoviren, das Tollwutvirus, Polioviren und Vacciniaviren). Die Transportgeschwindigkeiten variieren stark; 1 µm/Sekunde ist typisch. Dies bedeutet, dass ein intrazytosolisches Virus in einer kompakten Zelle nur Sekunden bis Minuten benötigt, um zum Zellkern transportiert zu werden. Anschaulicher ist die Notwendigkeit des aktiven Transports für HSV-1-Kapside in Neuronen (Sodeik 2000): HSV-1 dringt über Fusion mit der Plasmamembran in die Axone der Neuronen ein, muss aber zur Replikation in den mehrere Zentimeter entfernten Zellkern gelangen. Die hypothetische Dauer einer Diffusion im Zytoplasma würde 231 Jahre pro Zentimeter dauern, wohingegen der aktive, Dynein-vermittelte Transport nur 2 bis 3 Stunden dauert.

Wie mittels Lebend-Zell-Mikroskopie von fluoreszenzmarkierten Viren in den letzten Jahren gezeigt werden konnte, erfolgt die Bewegung entlang der Mikrotubuli nicht kontinuierlich sondern in Phasen, unterbrochen von Bewegungspausen. Die Ursache dafür ist Gegenstand von Hypothesen; als eventuelle Ursache wird eine Dissoziation der Viren von dem Dynein-Motorkomplex vermutet. Tatsächlich muss man davon ausgehen, dass die Interaktion der beiden Partner nicht extrem stabil sein darf, da am Ende des intrazytosolischen Transports eine Dissoziation stattfinden muss. Wie gezeigt wurde, weist ein geringer Prozentsatz von Viren sogar eine Bewegungsumkehr auf, d. h., sie wandern statt zum MTOC in Richtung auf die Zellperipherie hin. Die molekulare Grundlage hierzu ist wie die der Transportpausen weitgehend unbekannt, wobei unterschiedliche Virusstrukturen oder andere virusassoziierte Proteine die Ursache sein können.

Myosine, die ebenfalls intrazytoplasmatische Transportvorgänge vermitteln, wurden bislang nicht als wesentlicher Faktor für die intrazytoplasmatische Translokation von Viren beobachtet. Es gibt jedoch Beispiele, in denen einzelne virale Proteine Myosine für ihre intrazelluläre Verlagerung verwenden. Dazu gehören sowohl das G-Protein des VSV, als auch das Haupttegument-Protein VP22 des HSV-1. Im Gegensatz zu den zuvor erwähnten Kinesinen und Dyneinen verwenden Myosine nicht Mikrotubuli sondern die aus Aktin bestehenden Mikrofilamente als Transportwege.

Am MTOC endet der Dynein-basierte Transport, doch es bleibt noch die Distanz zwischen MTOC und Zellkernmembran. Auch bei deren Überbrückung scheint es sich nicht einfach um eine Diffusion zu handeln, da kurz nach experimenteller Infektion von Zellen in Kultur mit HSV-1 oder HBV eine weitgehend homogene Verteilung der Viren um den Zellkern herum – und nicht nur in sterischer Nähe des MTOC – beobachtet wurde. Dies impliziert, dass am MTOC Viren ihre Transportrichtung ändern können, um entlang der um den Kern gruppierten Mikrotubuli mit Orientierung auf das Plus-Ende verteilt werden zu können. Dies würde einen Wechsel des Motorproteinkomplexes von Dynein zu Kinesinen bedeuten, was tatsächlich durch erste experimentelle Belege anhand des HSV-1 unterstützt wird.

Dessen ungeachtet bleibt offen, ob die Dissoziation von den Mikrotubuli als Voraussetzung für die Interaktion mit dem Zellkern gerichtet stattfindet, oder – wie beim Pausieren während des Transportes zum MTOC – zufällig erfolgt.

3.5 Transport in und aus dem Zellkern

In sich nicht teilenden Zellen sind die tunnelartigen, ca. 40 nm langen Kernporen die einzige Verbindung zwischen Zytosol und Karyoplasma. Diese sind jedoch hoch selektiv, da sie nur den Transport kleiner Moleküle wie Ionen *per diffusionem* oder die Passage so genannter karyophiler Proteine über einen aktiven Transport erlauben. Kernporen sind supramolekulare Strukturen mit einer Masse von ~125 MDa, die aus ~30 verschiedenen Proteinen – so genannten Nukleoporinen (Nup) – bestehen (Fahrenkrog u. Aebi 2003). Da sich die Funktionen der einzelnen Nukleoporine erst innerhalb der letzten Jahre sukzessive erschlossen haben, werden sie zumeist nach ihrem Molekulargewicht bezeichnet (z. B. Nup153: Nukleoporin mit 153 kDa Masse).

> **!** Nukleinsäuren, also auch alle viralen Genome sind nicht per se karyophil. Sie sind alleine nicht in der Lage, die Kernporen zu passieren.
> Für Viren, die sich im Zellkern replizieren, kann somit das virale Genom über zwei verschiedene Strategien in den Zellkern gelangen:
> - das Genom muss warten, bis die Kernmembran im Rahmen der Zellteilung aufgelöst wird oder
> - das Genom liegt im Komplex mit karyophilen Proteinen vor und kann aktiv in den Zellkern importiert werden.

Viren, die der ersten Strategie folgen (alle Orthoretroviren mit Ausnahme von HIV) können keine Zellen infizieren, die sich nie oder nur selten teilen. Der prominenteste Vertreter humanpathogener Viren dieser Gruppe ist das HTLV-1 (Human T Cell Leukemia Virus), das CD4+ und CD8+ T-Zellen infiziert und in den Kern eindringt, während die Zellen sich bei Stimulation teilen.

Weitaus häufiger folgen Viren jedoch der zweiten Strategie, indem sie den Transport ihres Genoms in den Kern teilungsunabhängig bewirken (Whittaker et al. 2000). Kernporen weisen einen maximalen funktionellen Durchmesser von 39 nm auf, sodass der Komplex aus Proteinen und Virusgenom notgedrungen kleiner sein muss. Die meisten Viruskapside überschreiten dieses Größenlimit. Unter den relevanten animalen Viren liegen einzig Parvoviren und HBV-Kapside unterhalb des Kernporen-Durchmessers. Kapside mit größeren Radien müssen daher ihr Genom vor dem Transport in den Zellkern freisetzen. Der Ort dieser Freisetzung ist dabei virusspezifisch: HIV-Kapside entlassen ihr Genom nach dessen Konversion in DNA in Form des 28 nm messenden so genannten Präintegrationskomplexes (PIC). Obwohl die molekulare Zusammensetzung des PIC noch nicht abschließend geklärt ist, ist außer der viralen DNA noch zumindest ein virales, karyophiles Protein, die HIV-Integrase, assoziiert. Bemerkenswerterweise kann die virale Integrase anscheinend nicht nur die Kernporen passieren, sondern auch mit den zellulären Motorkomplexen vom Dynein-Typ interagieren und so den PIC durch das Zytoplasma transportieren.

Der Transport in den Zellkern kann in verschiedene Etappen unterteilt werden, unabhängig davon, ob es sich um eine virale Struktur oder um ein einzelnes karyophiles Protein handelt. Der erste Schritt ist die Bindung eines so genannten nukleären Import-Rezeptors (Importine/Karyopherine), der mit einer Domäne auf der Oberfläche des Proteins bzw. Proteinkomplexes wechselwirkt. Es sind zurzeit etliche nukleäre Import-Rezeptoren beschrieben (z. B. Importin β, Importin 7, Transportin, Snurportin, RanBP5, RanBP7). Der bekannteste – aber keineswegs der bedeutendste – ist der Importin-α-/Importin-β-Komplex, der mit einem so genannten Kerntransportsignal (NLS: Nuclear Localisation Signal) interagiert. Das Importin α stellt dabei das Adaptermolekül dar, welches auf der einen Seite mit dem aus basischen Aminosäuren bestehenden NLS wechselwirkt und auf der anderen Seite – durch eine Importin-β-bindende Domäne (IBB) – das Importin β bindet. Letzteres stellt dabei das eigentliche Effektormolekül dar, das den Transport vermittelt. Daher kann auch Importin β alleine den Kerntransport vermitteln, sofern das karyophile Protein eine IBB auf der Oberfläche exponiert. Ein Analog zum Importin β stellt das Transportin dar, welches jedoch mit einer M9 genannten Glycin-reichen Aminosäuresequenz interagiert. Importin β oder Transportin binden zunächst an die Nukleoporine der zytosolischen Seite der Kernpore, gefolgt von der eigentlichen Translokation durch die Kernpore. Experimentelle Daten lassen den Schluss zu, dass ca. 800 Makromoleküle, wie Proteine, eine Kernpore pro Sekunde passieren können.

Die Translokation endet im nukleären Basket, einer durch acht Filamente gebildeten Struktur aus verschiedenen Nukleoporinen. Der Importkomplex wird dort durch eine Wechselwirkung zwischen den Transportrezeptoren und dem nukleären Protein Ran (Ras-related Nuclear Protein) in seiner GTP-gebundenen Form dissoziiert. Während der Transportrezeptor-RanGTP-Komplex ins Zytoplasma exportiert, also „recycled" wird, kann das karyophile Protein (oder der karyophile Komplex) tiefer ins Karyoplasma diffundieren. Eine umfassende Darstellung der Transportmoleküle und der Transportmechanismen ist von Görlich und Kutay publiziert worden (Görlich u. Kutay 1999).

Viren benutzen weitgehend den gleichen Mechanismus, sowohl für den Transport einzelner Proteine, als auch für den nukleären Import ihres Genoms. Das Genom von Viren, die ihr Genom bereits während des Eindringens in die Zelle (z. B. Influenzaviren) oder im Zytoplasma freisetzen (z. B. HIV), liegt dabei in einem flexiblen Komplex mit assoziierten Proteinen vor, die direkt nach Bindung der Transportrezeptoren die Kernporen passieren können. Bei Viren, deren Genom in einem ikosaedrischen Kapsid zum Kern transportiert wurde, scheint die Assoziation der viralen Kapside mit der Kernpore immer mit der Genomfreisetzung vergesellschaftet zu sein (Abb. 3.**4**).

Der Kerntransport ist zurzeit nur für wenige virale Genome detailliert untersucht. So erfolgt der Transport des HBV-Genoms innerhalb des Kapsids. Nur Kapside mit einem reifen DNA-Genom exponieren ein NLS, welches von Importin α/β gebunden wird. Aufgrund ihres geringen Durchmessers wird der Komplex durch die Kernpore in den nukleären Basket importiert, in dem höchstwahrscheinlich die Genomfreisetzung erfolgt. Adenoviren weisen ebenfalls ein NLS auf, sind aber zu groß, um die Kernporen zu passieren. Nach sequenzieller proteolytischer Prozessierung während des Eindringens in die Zelle und dem Transport zum Zellkern binden sie an die Kernporen, wo die Freilegung des Virusgenoms erfolgt. Das Genom bleibt aber weiterhin mit viralen karyophilen Proteinen assoziiert, darunter das Hexon- und das „terminale Protein" (TP). Anscheinend bindet dann ein Histon an das Hexonprote-

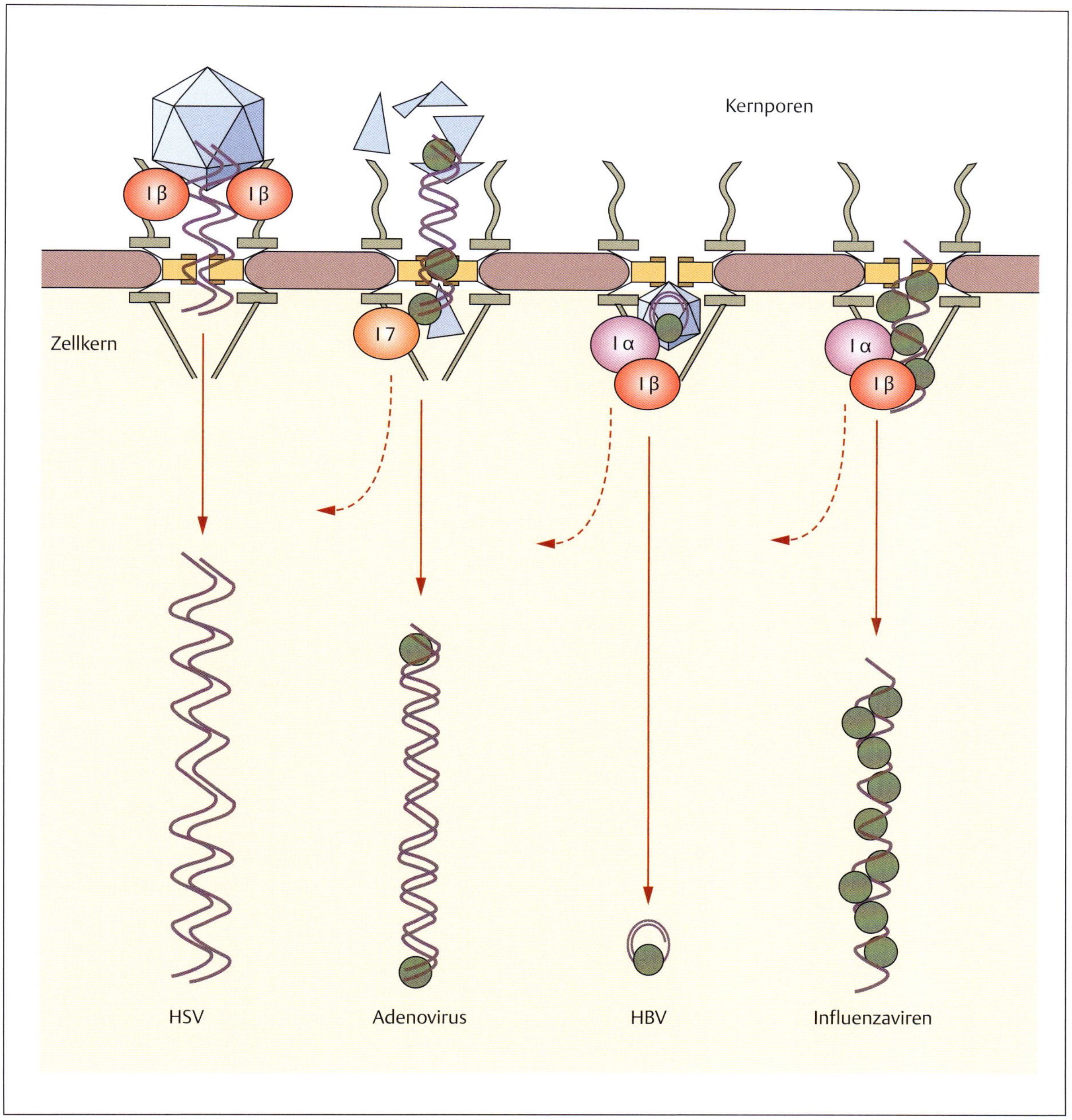

Abb. 3.**4** Nukleärer Import von Virusgenomen. Schematische Darstellung. Die Transportfaktoren Importin α sind mit I α, Importin β als I β und Importin 7 als I 7 gekennzeichnet. Die aufgeführten Viren sind Beispiele für das Prinzip. Nähere Erläuterungen befinden sich im Text.

in, welches direkt an der Kernpore exponiert ist, worauf die Importfaktoren Importin β und/oder Importin 7 den Komplex in den Zellkern translozieren. Die ebenfalls zu großen HSV-1-Kapside exponieren eine IBB, die direkt an Importin β bindet. Nach dem Binden an die Kernpore wird durch einen unbekannten Mechanismus, der weitere Proteine auf der Kernmembran mit einbezieht, das Kapsid an der der Kernpore gegenüber gelegenen Seite geöffnet. Bedingt durch den Assemblierungsvorgang befindet sich das Genom unter Spannung, sodass die Öffnung des Kapsids eine injektionsartige Translokation durch die Pore nach sich zieht.

Trotz detaillierter Untersuchungen bleibt der Kerntransport einiger Viren mysteriös. Parvoviren scheinen z. B. ein NLS auf ihrem großen Kapsidprotein (VP1) zu exponieren, dessen ungeachtet kann jedoch keine Passage des Kapsids in den Zellkern beobachtet werden. Polyoma- und Papillom-Viren sind wiederum für eine Passage durch die Kernporen zu groß (45 bis 55 nm), scheinen aber dennoch als intakte Kapside in den Kern zu gelangen. Bedingt durch die Aufnahme dieser Viren durch Caveolae, die mit dem ER verschmelzen, wird daher eine Aufnahme aus dem ER – unter Umgehung der Kernporen – nicht ausgeschlossen. Ein ähnlich geartetes Beispiel, bei dem die Kernporen umgangen werden, lässt sich in dem Export herpesviraler Kapside finden, die in einem Exozytose-artigen Prozess die Kernmembran passieren.

Die Bedeutung der Kernporen in viralen Lebenszyklen ist nicht auf den Import des Genoms oder viraler Proteine beschränkt. So werden einige Proteine sowohl importiert, als auch exportiert („Shuttle"-Proteine). Ähnlich den zellulären Importfaktoren vermitteln sie je nach Orientierung der Translokation unterschiedliche Transportfunktionen. Ein Beispiel ist das Influenzavirus-NP-Protein (NP: Nukleokapsid-Protein). Nach Freisetzung der viralen Segmente vermittelt das genomgebundene NP den Transport des Genoms in den Zellkern. Zur Bildung neuer Segmente im Zellkern muss aber auch neu synthetisiertes NP in den Kern importiert werden. Nach Bindung an die virale genomische RNA jedoch scheint NP den Export der Segmente aus dem Zellkern in das Zytoplasma zu vermitteln, da die sich anschließende Morphogenese der Virionen an Plasmamembran stattfindet. Die Orientierung des Transports ist für NP nicht geklärt. Bekannt ist aber für andere Shuttle-Proteine, dass posttranslationale Modifikationen und die jeweiligen Bindungspartner eine wichtige Rolle spielen können.

Natürlich benötigen alle Viren, deren Genom im Zellkern vervielfältigt wird, die Kernporen nicht nur für die oben genannte Zwecke, sondern auch zum Export ihrer mRNAs. Hierbei werden überwiegend die physiologischen Transportprozesse von zellulären, gespleißten mRNAs genutzt. Ausnahmen existieren bei HBV, deren mRNAs anscheinend nicht gespleißt werden und bei einigen retroviralen mRNAs. Diese RNAs weisen Strukturen auf, die entweder direkt oder indirekt mit zellulären Exportfaktoren interagieren können (Simian Type D Retrovirus: Constitutive Transport Elements [CTE]; HIV: Rev. Responsive Element [RRE]; HBV: Post translational Regulatory Element [PRE]).

Literatur

Döhner K, Sodeik B. The role of the cytoskeleton during viral infection. Curr Top Microbiol Immunol 2005; 285: 67–108

Fahrenkrog B, Aebi U. The nuclear pore complex: nucleocytoplasmic transport and beyond. Nat Rev. Mol Cell Biol 2003; 4: 757–766

Görlich D, Kutay U. Transport between the cell nucleus and the cytoplasm. Annu Rev. Cell Dev Biol 1999; 15: 607–660

Jardetzky TS, Lamb RA. Virology: A class act. Nature 2004; 427: 307–308

Marsh M, Helenius A. Virus entry: open sesame. Cell 2006; 124: 729–740

Pelkmans L, Fava E, Grabner H et al. Genome-wide analysis of human kinases in clathrin- and caveolae/raft-mediated endocytosis. Nature 2005; 436: 78–86

Sodeik B. Mechanisms of viral transport in the cytoplasm. Trends Microbiol 2000; 8: 465–472

Whittaker GR, Kann M, Helenius A. Viral Entry into the Nucleus. Annu Rev. Cell Dev Biol 2000; 16: 627–657

4 Verlaufsformen viraler Infektionen

H. W. Doerr

4.1 Einleitung

Im Wechselspiel von Virulenz- und Resistenzfaktoren des jeweiligen Erregers und des individuellen Menschen kann eine Virusinfektion einen ganz unterschiedlichen Verlauf nehmen und je nach resultierenden Pathogenitätsfaktoren eine Infektionskrankheit auslösen oder inapparent bleiben. Im Folgenden sollen die prinzipiellen Verlaufsformen einer Virusinfektion und -ausbreitung im Organismus erörtert werden.

4.2 Virus-Zell-Interaktionen

Zellbiologische und molekularbiologische Methoden haben aufgezeigt, dass Viren als subzellulär strukturierte Infektionserreger nicht nur obligate Zellparasiten sind, sondern sich auf prinzipiell andere Weise vermehren als Zellen: Das in die Zelle eingeschleuste Genom veranlasst die Maschinerie des Zellstoffwechsels Virus-„Bausteine" (Proteine, Nukleinsäure) zu produzieren, die dann prozessiert und zu neuen Viren zusammengesetzt werden. Die vollständig ablaufende Virusinfektion einer Zelle führt (definitionsgemäß) zur Produktion neuer infektiöser Viren (Virionen). Bei einer Vielzahl von Viren entstehen während einer **produktiven Infektion** daneben auch nicht infektiöse defekte Viruspartikel, beispielweise beim Herpes-simplex-Virus bis zu einem Verhältnis von 1000/1 Virion. Dringt das Virus in die Zelle ein, ohne dass es zur Virusproduktion kommt, spricht man von einer **abortiven** (abgebrochenen) Infektion. Dennoch kann auch eine abortive Infektion folgenschwer sein, z. B. wenn virale Genomfragmente die Zelle zu unkontrolliertem Wachstum befähigen (s. unten) und dabei während der Zellteilung weitergegeben werden. Die eingedrungenen Viren werden ansonsten restlos degradiert. Einige Viren (z. B. HSV) besitzen die Fähigkeit, von einer produktiven auf eine **latente Infektion** umzuschalten. Auch hier unterbleibt die Virusproduktion; das komplette virale Genom persistiert jedoch im Zellkern als „Provirus", indem dieses entweder ringförmig episomal neben dem zellulären Genom verbleibt oder darin einfach oder multipel integriert wird. Sehr gut untersucht sind die Papillomviren als Verursacher von Warzen und malignen Tumoren, wobei im letzteren Fall die Integration des viralen DNA-Genomes die Voraussetzung für die **onkogene Infektion** darstellt. Latente Infektionen mit RNA-Viren entstehen durch reverse Transkription des Genomes zu einer proviralen, integrierten cDNA. Namensgebend sind hier die onkogenen Retroviren zu nennen. Die latente Infektion animaler Viren entspricht somit den lysogenen (temperenten) Bakteriophagen. Wie bei diesen kann die latente Virusinfektion animaler Zellen zu einer produktiven Infektion reaktiviert werden. Viele Viren verfügen über das Potenzial, Zellen zur Proliferation zu stimulieren bzw. zu unreguliertem Wachstum zu transformieren. Meist wirkt sich dies nicht aus, weil die Virusproduktion die Zelle mehr oder weniger schädigt bzw. abtötet. Dieser zytopathogene Effekt ist in Zellkultur für viele Viren so charakteristisch, dass er mikroskopisch für eine erste Labordiagnose ausgenutzt werden kann. Dabei findet sich eine große Bandbreite von scheinbar non-zytopathogenen bis **zytolytischen Infektionen**. In einigen Fällen ist er für das Virus sogar namensgebend geworden wie z. B. für das Respiratory-Syncytial-Virus.

4.3 Klinischer Verlauf

Auf **makroskopischer Ebene** sind grundlegende Erkenntnisse über den Verlauf von Viruskrankheiten bereits durch die Beobachtung von übertragbaren Krankheiten gewonnen worden, noch bevor deren Erreger später als Viren identifiziert wurden. Nach Begründung der wissenschaftlichen Virologie wurde es möglich, die Festsetzung und Ausbreitung eines Virus im Organismus anhand von klinischem Probenmaterial aufzuklären und im Tierversuch näher zu analysieren.

Pocken und Poliomyelitis waren die beiden Infektionskrankheiten, deren Bekämpfung wesentlich die Erforschung von Verlauf und Pathogenese **akuter Virusinfektionen** vorangetrieben hat. Windpocken sind ein Beispiel einer Erkrankung durch eine Virusinfektion, die trotz Abheilung lebenslang im Organismus latent persistiert und später bei einem Teil der Infizierten zu einem **Krankheitsrezidiv** (Gürtelrose) führt. Die „Serumhepatitis", verursacht durch die Infektion mit dem Hepatitisvirus B oder C, kann nach akutem oder subakutem (schleichendem) Beginn einen **chronischen Verlauf** nehmen und (10 bis 30 Jahre) später in ein Leberkarzinom übergehen. Aus Gründen, die bisher nicht voll verstanden sind, versagt bei diesen Patienten das Immunsystem zumindest partiell. Chronische, meist inapparente HBV-Infektionen, die perinatal erworben sind, verursachen im ausreifenden Immunsystem eine virusspezifische „Immunparalyse" gegenüber infizierten Hepatozyten. Die Hepatitis selbst wird nur durch zytoxische Immunreaktionen hervorgerufen.

Papillomviren setzen in der Haut oder Schleimhaut eine Infektion, die bei Kleinkindern mit noch ungeprägtem Immunsystem Warzen (als benigne Tumoren) hervorruft. Einige durch Intimkontakt übertragene Papillomavirustypen können Jahre bis Jahrzehnte später das Zervixkarzinom auslösen.

Neben Infektionen, die nur ein Organ betreffen, gibt es solche, die sich systemisch ausbreiten und den ganzen Organismus schädigen können. Neurotrope Virusinfektionen zeigen das ganze Spektrum von akuten, subakuten, chronischen und inapparent persistierenden und schubweise rezidivierenden Verläufen. Manche Virusinfektionen des Menschen haben nach dem infektiösen Kontakt eine extrem lange Inkubationszeit, ehe die Krankheit manifest wird (z. B. AIDS).

Nach klinischen Gesichtspunkten kann man also die Virusinfektionen einteilen nach

- dem akuten, subakuten oder chronischen Ablauf,
- dem Organtropismus,
- dem Manifestationsindex (Zahl der Erkrankten/Infizierten).

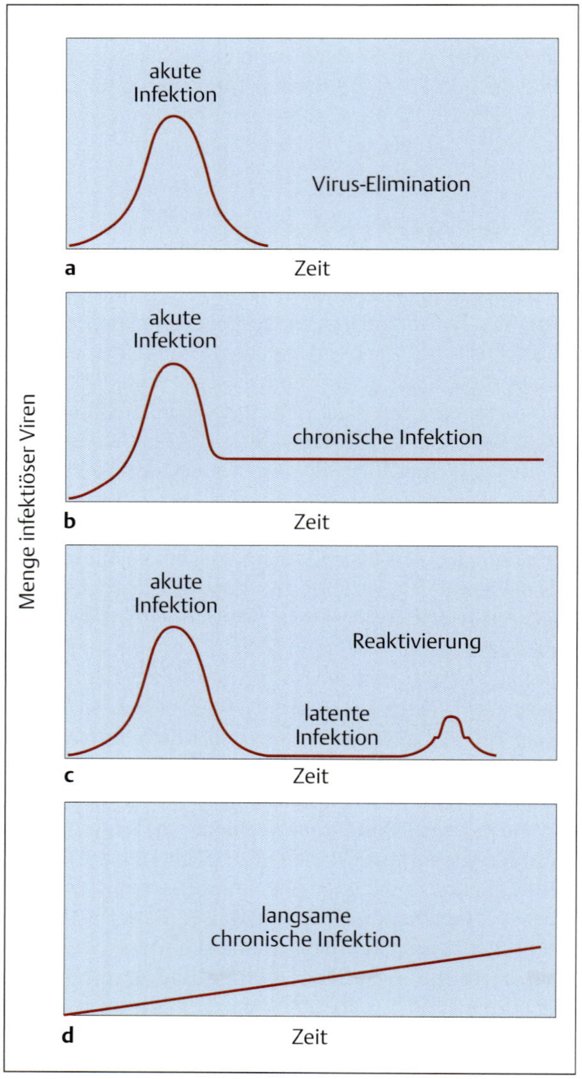

Abb. 4.**1** Verlauf einer Virusinfektion.

Abb. 4.**1** gibt einen Überblick über die Kinetik der Virusinfektionen. Die akute, limitierte Infektion ist typisch für die meisten Viren, welche den Respirations- und Gastrointestinaltrakt befallen, aber auch für viele klassische Kinderkrankheiten wie Masern, Mumps und Röteln. In der Regel wird der Infektionserreger aus dem Organismus eliminiert und eine mehr oder minder lang dauernde und belastbare, z. T. lebenslange Immunität aufgebaut. Schwere Infektionen wie das virale hämorrhagische Fieber finden auch durch das Versterben eines Individuums oder gar einer ganzen Population ein Ende.

Aus einer akuten kann sich eine chronische Infektion entwickeln, wobei es dem Erreger gelingt, in irgendeiner Weise den Immunreaktionen zu entkommen. Im Laufe der Evolution haben die Viren ganz verschiedene Strategien entwickelt, die Immunabwehr zu unterlaufen oder sich in immunprivilegierten Organen wie dem Zentralnervensystem (ZNS) festzusetzen: Eine virusinfizierte Zelle des ZNS (und ihre Nachbarzellen), z. B. in der Augennetzhaut, wird wegen der durch die Blut-Hirn-Schranke verzögerten Attraktion von zytotoxischen Lymphozyten nicht so schnell und wirksam von der Immunabwehr beseitigt wie Zellen anderer Organe. Der evolutionäre Sinn liegt evtl. darin, dass ein rascher immunzytotoxischer Effekt evtl. schwerer wiegt als die Infektion mit einem mehr oder weniger zytopathogenen Virus. Folglich ist das ZNS oft der Ort einer persistierenden, mäßig produktiven Virusinfektion, die sich kaum oder erst nach Jahren bemerkbar macht („Slow-Virus-Disease"). Im Extremfall bleibt das Virus latent, d. h. die Infektion bleibt unvollständig, indem die Virusproduktion abgeschaltet ist. Klassische Beispiele dafür sind die Herpesviren und endogene Retroviren. Ausgelöst durch bestimmte Stressfaktoren oder nachlassende Immunabwehr kommt es dann früher oder später zu Rezidiven mit oder ohne Krankheitsexazerbation. Bei Patienten mit Immundefekt oder unter immunsuppressiver bzw. -kompromittierender Therapie werden latente oder mäßig produktiv

Mechanismen zur Umgehung des Immunsystems
- Unterdrückung der viralen Genexpression
- Unterdrückung der Expression viraler Komponenten auf der Zelloberfläche
- Infektion an Orten, die vom Immunsystem nur schwer erreicht werden
- große Antigenvariation
- Unterdrückung der Zell-Oberflächenmoleküle, die zur T-Zell-Erkennung benötigt werden, z. B. HLA-Moleküle
- Expression viraler Moleküle, die mit antiviralen Zytokinen interagieren
- immunologische Toleranz
- Immunsuppression

persistierende Virus- und andere Infektionen reaktiviert, die neben ebenfalls „opportunistisch" sich entwickelnden Tumoren das Krankheitsbild bestimmen.

Um in einen Organismus einzudringen, benutzen die Viren natürliche „Eintrittspforten" (Abb. 4.**2**). Nach einer im lokalen Gewebe erfolgten ersten Virusvermehrung breiten sich viele Erreger über die Blut- und Lymphbahnen im Körper aus und erreichen so ihre eigentlichen Zielorgane, deren Infizierbarkeit durch spezifische Zellrezeptoren prädestiniert ist (Abb. 4.**3**).

Wie bereits erwähnt, ist die Infektionsausbreitung abhängig von Virulenz- und Resistenzfaktoren. Die Virusfreisetzung aus dem Organismus erfolgt – wie ihr Eindringen – ebenfalls sowohl über natürliche als auch artifizielle

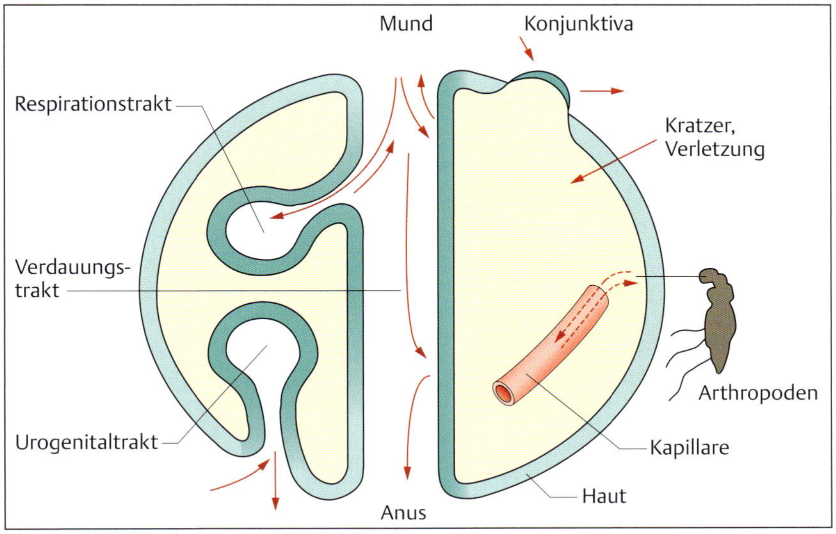

Abb. 4.**2** Eintrittspforten eines Virus in den Wirt.

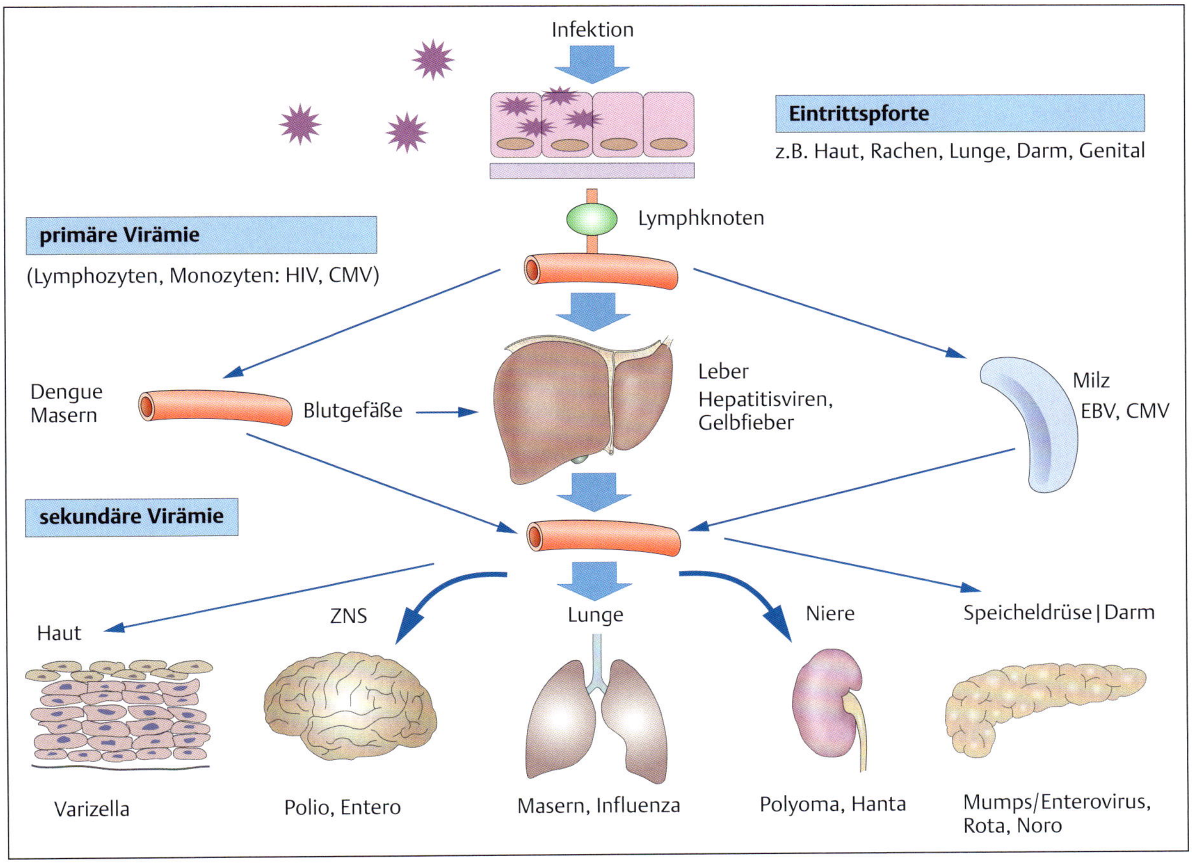

Abb. 4.**3** Die Ausbreitung von Viren im Körper.

Körperöffnungen und Läsionen (Haut/Schleimhauteffloreszenzen, Insektenstiche, ärztliche Eingriffe).

4.3.1 Beispiel: Verlauf der Varizellen/Zoster-Infektion (Windpocken und Gürtelrose)

Am Beispiel der Windpocken und Gürtelrose (Varizellen/Zoster) kann der Ablauf einer akuten, dann latent persistierenden, später rekurrenten, im Wechsel klinisch manifesten und inapparenten Virusinfektion beschrieben werden (Abb. 4.**4**, Abb. 4.**5**). Eintrittspforte für die Infektion des Varizellen-Zoster-Virus (VZV) ist der Rachenraum. Im lymphoepithelialen Gewebe des Pharynx wird das Virus produktiv vermehrt. Nach ein bis drei Tagen klagen die Kinder über vorübergehende Halsschmerzen, evtl. begleitet von einer Fieberzacke. Das Virus wird als Aerosol an Rachentröpfchen mit der Atemluft in großen Mengen freigesetzt und so von anderen Kindern aufgenommen. Daneben besteht die Möglichkeit der oralen Aufnahme von Viren durch Schmierkontakt mit Vesikelmaterial des Windpocken- bzw. Gürtelrosenexanthems. Die im Rachenraum replizierten Viren werden zunehmend über das Lymphbahnsystem, vor allem aber über die Blutbahn ausgestreut. Diese Virämie trägt die Viren in praktisch alle

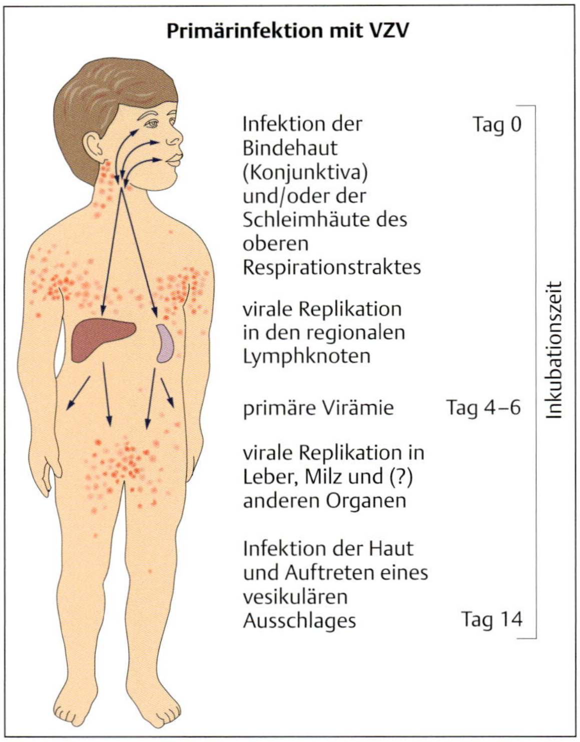

Abb. 4.**4** Primärinfektion mit VZV.

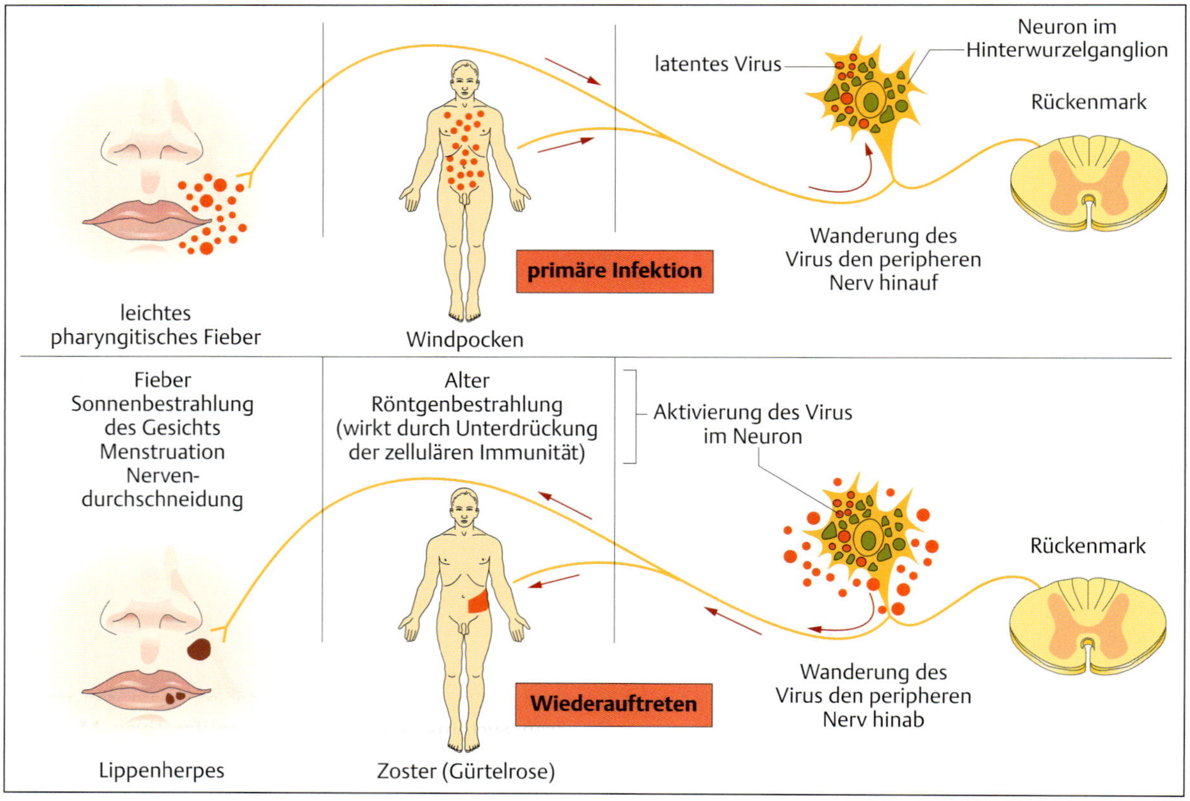

Abb. 4.**5** Pathogenese der VZV-Infektion im Vergleich zur HSV-Infektion.

Körperorgane, deren Zellen mäßig infiziert die Erreger in einer sekundären Virämie weiter ausstreuen.

Nach zwei bis drei Wochen ist die Haut als Hauptzielorgan des VZV an multiplen Stellen des Kopfes und Rumpfes, weniger der Extremitäten infiziert. Es entwickeln sich zahlreiche Herde, die den klassischen Ablauf einer Entzündung zeigen: flächige Rötung (rubriforme Macula), Schwellung (Papula), Exsudation zu einer Vesicula, die zunächst mit Viren und dann mit Leukozyten (Granulozyten, Lymphozyten, Makrophagen) angefüllt ist und dadurch zu einer Pustula wird. Die Abheilung führt zu einer Resorption der Flüssigkeit und Granulation, schließlich zu einer Vernarbung bzw. Verkrustung. Sobald diese ausgebildet ist, besteht keine Infektiosität mehr. Der Ablauf der Effloreszenzen ist sehr unregelmäßig, sodass Macula, Papula, Vesicula und Verkrustung nebeneinander eine „bunte Sternenkarte" auf der Haut bilden.

Der Patient leidet an hohem Fieber und starkem Juckreiz. Die Prognose der typischen Kinderkrankheit ist gut. Die Abheilung ist nach ein bis zwei Wochen Krankheitsdauer abgeschlossen. Danach besteht eine lebenslange Immunität gegenüber Folgeinfektionen, die bereits im Rachenraum durch IgA-Antikörper behindert und durch Serum-IgG-Antikörper an einer virämischen Streuung gehindert werden.

Einige Viren haben auch die Endfasern sensorischer Hautnerven infiziert. Mit dem Zytoplasmastrom erreichen sie den Zellkern des Neurons im paravertebralen Umschaltganglion, wo sie als ringförmig geschlossenene (provirale) DNA episomal verbleiben. Gelegentliche Reaktivierungen dieser latenten Infektion als Folge bestimmter Stressfaktoren (Abb. 4.**5**) bleiben subklinisch. Auch exogene Reinfektionen sind im Allgemeinen nur noch durch Boosterung der Serumantikörper erkennbar. Wenn im höheren Lebensalter die Zahl der virusspezifischen Memory-T-Lymphozyten weitgehend reduziert ist, kann es zu einem massiven Rezidiv aus einem Ganglion kommen, wahrscheinlich am ehesten aus demjenigen, das während der in der Kindheit durchgemachten Windpocken am meisten belastet war. Die Viren gelangen über den axonalen Zytoplasmastrom zurück zu den neuronalen Endfasern der Haut und induzieren in diesem gürtelförmigen Hautfeld (Dermatom) erneut Miniwindpocken als sog. Gürtelrose (griech. Herpes Zoster). Die Exazerbation der latenten VZV-Infektion aus den anderen Ganglien wird durch die stimulierte Immunabwehr unterdrückt. Die produktive Virusinfektion im krankheitsrelevanten Ganglion kann so massiv sein, dass es zu einer Ganglionitis mit sehr starken Schmerzen und einer Aussaat des VZV in den Liquorraum kommt. Beim Herpes Zoster findet sich daher häufig eine Begleitmeningitis. Defektheilungen im Ganglion verursachen bei einem Teil der Patienten persistierende Schmerzen (postzosterische Neuralgie, PZN). Zum Teil werden auch motorische Nervenfasern geschädigt, sodass z. B. eine Fazialisparese entstehen kann. Auch innere Organe erleiden eine „Gürtelrose", die sich über Schmerzsyndrome bemerkbar macht und differenzialdiagnostisch Probleme aufwerfen kann, z. B. Herzbeschwerden (DD Herzinfarkt) oder enteritische Irritatitionen (DD Appendizitis). Es handelt sich um einen Herpes Zoster sine Herpete, also ohne Hauteffloreszenzen.

4.3.2 Beispiel: Verlauf der HIV-Infektion

Die HIV-Infektion verursacht eine akut beginnende, dann latente, schließlich subakut reaktivierte und chronisch-letale Viruskrankheit (Abb. 4.**6**). Die Infektionsübertragung erfolgt durch Blut- und Intimkontakt, wobei freies Virus und virushaltige Zellen übertragen werden. Zielzellen der Infektion exprimieren auf ihrer Membran das für die Immunregulation wichtige CD4-Molekül als Hauptrezeptor und einen von drei Korezeptoren, die gemeinsam das HIV-Envelope-Glykoprotein 120 binden und somit die Virusadsorption als ersten Infektionsschritt einleiten. Als Korezeptoren fungieren Galaktosylceramid auf den Mikrogliazellen des ZNS, die CXRC4-Chemokin-Membranstruktur auf CD4-Helfer-Lymphozyten und der CRC5-Chemokinrezeptor auf Makrophagen, der ebenfalls das CD4-Molekül exprimiert, wenn auch viel weniger dicht als die Lymphozyten. Folglich sind Helfer-Lymphozyten, Makrophagen und Makrophagen-abgeleitete Zellen (dendritische Zellen, Mikrogliazellen, mononukleär-phagozytierende Zellen, retikuläre Zellen) die wesentlichen Träger der Infektion. Die in hoher Variabilität vorliegenden HIV-Stämme sind primär lympho- oder makrophagotrop. Aufgrund der besonderen Dichte von dendritischen Zellen im Rektum ist der Analverkehr für die HIV-Übertragung besonders gefährlich. Das Virus vermehrt sich in den ersten Zielzellen mit hoher Replikationsrate; nach einer Woche besteht eine starke Virämie, die in ein bis zwei weiteren Wochen die Zahl der CD4-Helfer-Lymphozyten drastisch, d. h. um 30 bis 70 % des Normwertes absenkt (500 bis 1000 Zellen/µl Vollblut). Die Infektion ruft eine starke Immunreaktion und Proliferation zytotoxischer CD8-Effektor-Lymphozyten hervor, welche die infizierten Zellen angreifen und zerstören, soweit sie nicht bereits durch den zytopathogenen Effekt der HIV-Infektion zugrunde gehen. Der „Bürgerkrieg" der Lymphozyten führt in den Lymphknoten zu einer entzündlichen Reaktion und tastbaren Lymphknotenschwellung. Im Blutbild findet sich eine Mononukleose der CD8-Zellproliferation. Der Patient erlebt den Infekt als mehr oder minder schweren „grippalen Infekt". In den meisten Fällen wird die Infektion durch die Immunreaktion erfolgreich gestoppt; die Zahl der CD4-Lymphozyten und Monozyten nimmt durch verstärkte Zellregeneration aus dem Knochenmark wieder fast auf Normalwerte zu.

Das HIV überlebt in Zellen des monozytären-retikulären Systems sowie in nicht proliferativen Memory-Lymphozyten (im Gehirn neben den Mikrogliazellen auch Astrozyten). In diesen Zellen verläuft die HIV-Infektion nur gedrosselt, zumal sie auf ihrer Oberfläche wesentlich

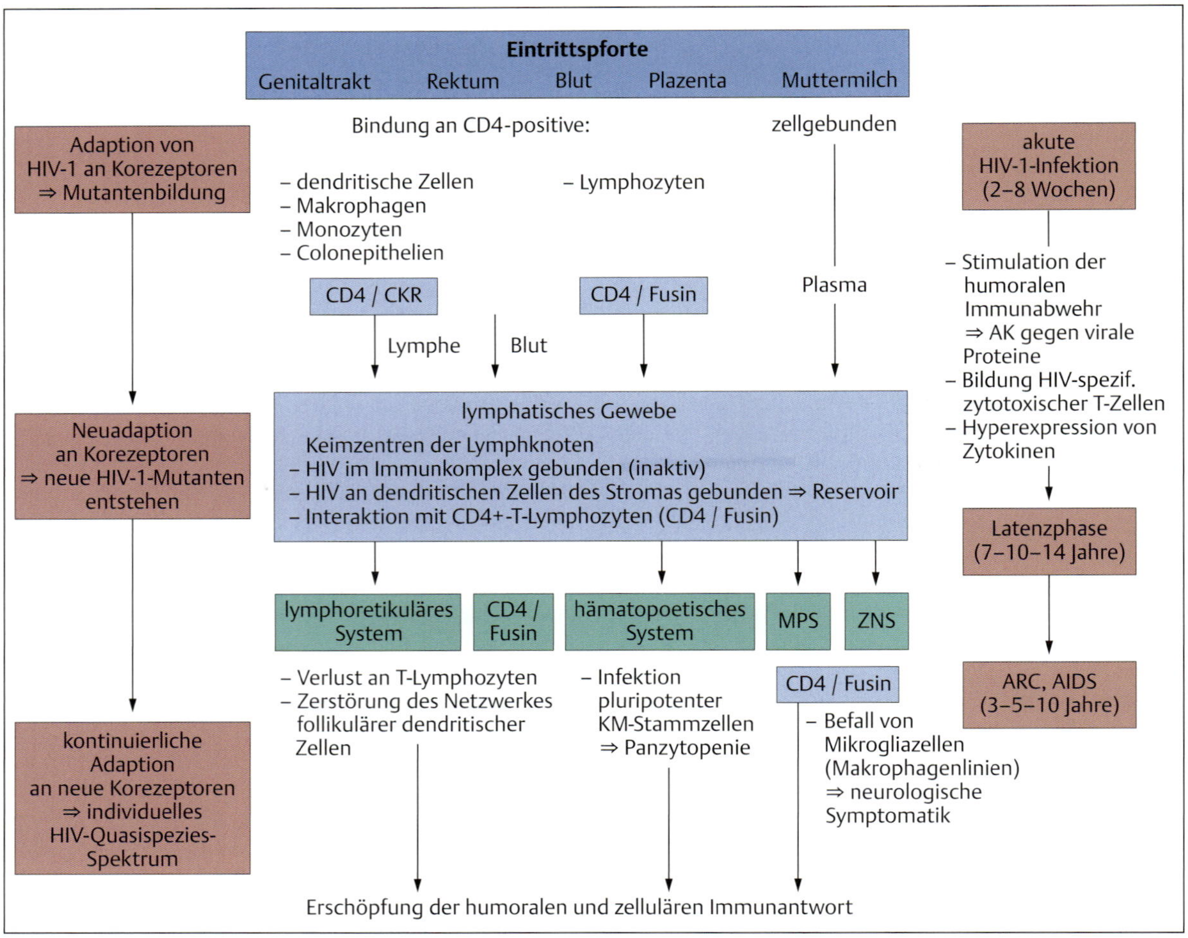

Abb. 4.**6** Ausbreitung der HIV-Infektion im Organismus.

weniger Haupt- und Korezeptoren exprimieren. Die Infektion geht jetzt – individuell sehr verschieden – in eine Latenzphase über, die bis zu 25 Jahren dauern kann (im Durchschnitt 10 Jahre). In dieser Zeit wird das Immunsystem ständig aktiviert durch die hohe antigene Varianz des HIV, das nicht als einheitliche Spezies, sondern hoch variable Quasispezies im Körper fortlaufend in Erscheinung tritt, sodass nach und nach eine Immunerschöpfung eintritt. Dabei werden die CD4-Helferlymphozyten dezimiert und die Immunabwehr geschwächt. In dieser Phase des AIDS-related-Komplex treten opportunistisch sonst latent bzw. inapparent persistierende Virus- und mikrobielle Infektionen pathogen in Erscheinung, wodurch das Immunsystem weiterhin strapaziert wird und schließlich dekompensiert. Zusätzlich erscheinen „opportunistische" Tumoren, vor allem Lymphome, die neben den vielfältigen Infektionen aller viszeralen Organe und des Gehirns das letale Krankheitsbild AIDS definieren.

4.4 Pathogenesemechanismen

Varizellen/Zoster und AIDS sind Beispiele für zytopathogene Virusinfektionen, die akut, subakut oder chronisch verlaufen. Werden dadurch wichtige Zellsysteme ausgeschaltet, kommt es zur Organschädigung und Krankheit. Abwehr- und spezifische Immunreaktionen, die die Infektion eindämmen und eliminieren sollen, sind oft selbst pathogen. Das ist durch „Entzündungskrankheiten" auf Haut und Schleimhaut allgemein bekannt. Bei bestimmten Virusinfektionen, die wenig zytopathogen sind, kann die Immunreaktion den wesentlichsten Pathogenitätsfaktor darstellen. So entsteht z. B. das Masernexanthem überwiegend durch die Aktivierung zytotoxischer CD8-T-Lymphozyten gegen infizierte Hautkapillaren. Bei genetisch bedingtem Lymphozytenmangel kommt es zu „weißen" Masern, die lebensgefährlich sind, weil die Infektion ungehemmt in das Gehirn disseminieren kann. Die Virushepatitis ist Folge der Immunabwehr gegen die wenig zytopathogenen Viren, wobei durch Zytokinsekretion auch nicht infizierte Leberzellen abgetötet werden. Wie bereits oben erwähnt,

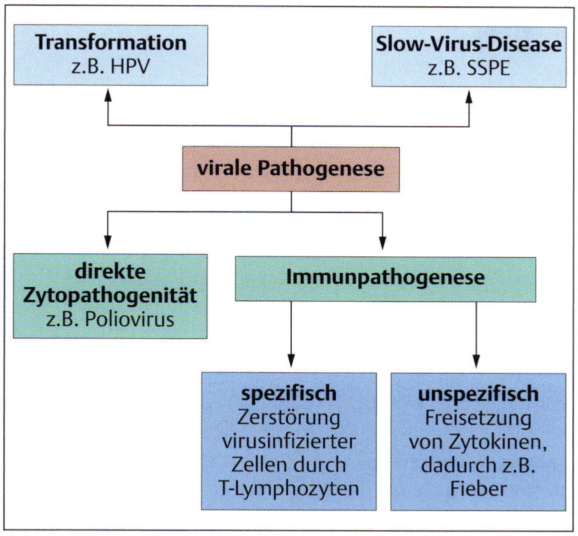

Abb. 4.**7** Schema der viralen Pathogenese.

verfügen viele Viren über ein onkogenes Potenzial, wobei sich die eigentliche Malignisierung, d. h. Krebsentstehung, in einem mehrstufigen Schädigungsprozess durch weitere Kofaktoren meist erst über Jahre hinweg ausbildet.

Abb. 4.**7** fasst schematisch die verschiedenen Pathogenesemechanismen der Viruskrankheiten zusammen, die je nach Virus und Wirtsorganismus unterschiedlich zusammenwirken.

Weiterführende Literatur

Nathanson N, ed. Viral Pathogenesis and Immunity. 2. Aufl. Amsterdam: Elsevier; 2007

Preiser W, Rabenau H, Doerr HW. Viren – Viruserkrankungen. Steinen: ZETT; 2002

5 Angeborene Immunabwehr

O. Haller

5.1 Einleitung

Die angeborene Immunabwehr (engl. „Innate Immunity") stellt die erste Verteidigungslinie gegen Virusinfektionen dar und ist essenziell für das Überleben des infizierten Wirtes. Sie beruht einerseits auf der Aktivität spezialisierter Abwehrzellen, wie Monozyten, Makrophagen, plasmazytoide dendritische Zellen sowie natürliche Killerzellen. Andererseits sind humorale Faktoren beteiligt, wie das Komplement- und Interferonsystem. Charakteristisch ist, dass diese frühen Abwehrreaktionen nach einem genetisch vorgegebenen Programm in fast immer gleicher Weise ablaufen und nur kurzfristig aktiv sind, ohne ein immunologisches Gedächtnis zu hinterlassen. Deshalb werden diese Reaktionen auch als angeborene oder natürliche Immunabwehr bezeichnet im Gegensatz zur erworbenen oder adaptiven Immunantwort des Immunsystems. Die Ausstattung des angeborenen Immunsystems ist entwicklungsgeschichtlich alt und beruht auf Komponenten und Signalwegen, die bereits bei Invertebraten wie der Fruchtfliege Drosophila ausgebildet sind; als Beispiele seien die Toll-like-Rezeptoren (TLR) oder die STAT-Signalmoleküle genannt. Die angeborenen Immunreaktionen werden nach einem Virusbefall sofort aktiv und sind darauf ausgerichtet, die Virusvermehrung zu limitieren. Die dadurch bedingte Verzögerung der Virusausbreitung gewährt dem Immunsystem die dringend notwendige Zeitspanne zum Aufbau der spezifischen, adaptiven Immunantwort als zweite Abwehrfront. Die große Bedeutung der natürlichen Abwehrmechanismen ist durch zwei Beobachtungen klar belegt. Erstens können sich auch relativ ungefährliche Viren bei genetisch bedingten Störungen der angeborenen Abwehr sofort ungehemmt ausbreiten, was zu schweren Verläufen mit oft tödlichem Ausgang führt. Zweitens haben hochpathogene Viren, die auch den Immungesunden krank machen, die Fähigkeit erworben, die angeborene Immunabwehr des Wirtes teilweise zu umgehen oder auszuschalten. Auf den folgenden Seiten sollen die wirksamen Komponenten der angeborenen antiviralen Immunabwehr kurz dargestellt werden und die neuesten Erkenntnisse zur Gegenstrategie der Viren dargelegt werden.

5.2 Komponenten der angeborenen Immunabwehr gegen Viren

Die angeborene Immunität äußert sich auf zwei unterschiedlichen Ebenen. Einmal manifestiert sie sich auf der Ebene der infizierten Wirtszellen. Man nennt diese Art der Immunität auch induzierbare zellautonome Immunität. Sie wird vermittelt durch das Zusammenspiel verschiedener Zytokine, wobei die Interferone eine herausragende Rolle spielen. Zum anderen werden angeborene Abwehrmechanismen durch mobile Immunzellen vermittelt. Dazu gehören in erster Linie die Monozyten/Makrophagen, die konventionellen und die plasmazytoiden dendritischen Zellen sowie die natürlichen Killerzellen. Die Granulozyten sind für die Abwehr bakterieller Erreger zuständig – ihre Rolle bei der Virusabwehr ist weniger klar.

5.2.1 Effektorzellen

Monozyten, Makrophagen und konventionelle dendritische Zellen. Die drei genannten Zelltypen sind wichtige Effektorzellen des angeborenen Immunsystems und der antimikrobiellen Abwehr. Sie dienen zudem als Zielzellen für bestimmte Virusinfektionen und spielen daher eine bedeutende Rolle in der Pathogenese und Virusabwehr. Im Vordergrund steht neben der Antigenpräsentation die Ausschüttung von immunmodulatorischen Zytokinen, die die angeborene und erworbene Immunantwort stark beeinflussen.

Natürliche Killer-Zellen (NK-Zellen). NK-Zellen sind spezialisierte Lymphozyten des angeborenen Immunsystems. Sie sind in der Lage, Tumorzellen oder virusinfizierte Zellen sehr schnell zu zerstören. Dazu setzen sie zytolytische Substanzen wie Serinproteasen (Granzyme) und ein porenbildendes Protein (Perforin) aus vorgebildeten granulären Vakuolen frei. Sie verfügen daher über ein ähnliches Instrumentarium wie zytotoxische T-Zellen, ohne aber ihre Zytotoxizität in einem Lernprozess erst erwerben zu müssen. Dennoch benötigen sie eine gewisse Aktivierung, die durch Typ-I-(α,β)-Interferone (IFN) und pro-inflammatorische Zytokine, wie Interleukin-15 (IL-15), IL-12 und IL-18 bewerkstelligt wird. NK-Zellen produzieren ihrerseits IFN-γ, das wiederum die Reifung und Effektorfunktionen von Monozyten, Makrophagen und dendritischen Zellen beeinflusst, welche als Hauptproduzenten der NK-aktivierenden Zytokine angesehen werden. NK-Zellen sind also präformierte Killerzellen, die ihre Umgebung nach infizierten oder anderweitig veränderten Zellen absuchen. Sie verfügen über ein ausgeklügeltes Repertoire von genetisch determinierten Rezeptoren, die zwischen normalen Zellen und transformierten oder infizierten Zellen zu unterscheiden vermögen. Die detaillierte Darstellung der bisher entdeckten Erkennungsmechanismen würde den Rahmen dieses Kapitels sprengen. Entscheidend ist, dass die NK-Zellaktivität durch aktivierende und inhibierende Rezeptoren reguliert wird. Inhibierende Rezeptoren erkennen Histokompatibilitäts-Klasse-I-Moleküle (MHC: Major Histocompatibility Complex) oder viruskodierte homologe Strukturen auf der Oberfläche von Zielzellen. Die MHC-I-Bindung führt zu einem hemmenden Signal, das die NK-Aktivität unterdrückt. Dies verhindert eine unerwünschte Aktivierung gegen unveränderte, gesunde Wirtszellen. Erst eine fehlende oder verminderte MHC-I-Expression erlaubt die Auslösung der zytolytischen Aktivität durch aktivierende Rezeptoren, die bestimmte Liganden auf transformierten oder virusinfizierten Zellen erkennen. Alle Zellen, die Liganden von aktivierenden Rezeptoren exprimieren, jedoch keine MHC-I-Expression zeigen, werden nach dieser „Missing self"-Hypothese selektiv zerstört. Etliche Viren verhindern aktiv die Akkumulation von MHC-I-Molekülen auf der Zelloberfläche. Solche virusinfizierte Zellen können zwar den zytotoxischen T-Zellen entkommen, werden aber von NK-Zellen attackiert. In einem evolutionären Rennen von Abwehr und Gegenwehr haben bestimmte Viren (insbesondere Herpesviren) ihre eigenen Proteine so gestaltet, dass sie von NK-Zellen für zelleigene MHC-I-Moleküle gehalten werden und die Lyse unterbleibt. Die protektive Rolle von NK-Zellen ist in gewissen Mausmodellen eindeutig nachgewiesen worden. Aufgrund von NK-Fehlfunktionen gibt es auch beim Menschen gute Hinweise darauf, dass NK-Zellen wesentlich zur Wirtsabwehr gegen humanpathogene Viren beitragen.

Plasmazytoide dendritische Zellen. Die plasmazytoiden dendritischen Zellen (pDC) sind auf die Produktion von Typ-I-(α,β)-IFN spezialisiert und werden deshalb auch als professionelle IFN-produzierende Zellen (IPC) bezeichnet. pDC sind außergewöhnlich, da sie sowohl die Toll-like-Rezeptoren TLR7/8 und TLR9 für Viruserkennung exprimieren, als auch einen konstitutiv hohen Gehalt an Transkriptionsfaktor IRF7 für die Signalvermittlung besitzen. Die Stimulation dieser TLRs führt über den MyD88-Signalweg zur Aktivierung des vorgebildeten IRF7 und als Folge zur raschen Expression einer Vielzahl von IFN-α-Genen (s. unten). Die auf Viruserkennung und Interferonproduktion spezialisierten pDC garantieren so eine sehr frühe IFN-Antwort. Sie erkennen das eindringende Virus vor der intrazellulären Vermehrung und sind daher vor einer Blockade durch IFN-antagonistische Wirkungen der infizierenden Viren gefeit (s. unten).

5.2.2 Interferone und Zytokine

Interferon (IFN) wurde erstmals 1957 von Alick Isaacs und Jean Lindenmann beschrieben. In einem klassischen Experiment konnten die beiden Forscher zeigen, dass Viren in geeigneten Zellen die Ausschüttung eines Botenstoffes stimulieren, der andere Zellen generell vor Virusbefall schützt. Heute ist bekannt, dass IFN eine Vielzahl von Aktivitäten entfaltet, indem es in das Immungeschehen eingreift, das Zellwachstum beeinflusst und vielerlei weitere zelluläre Prozesse reguliert. Die verschiedenen IFN werden heute in 3 Typen eingeteilt (Tab. 5.**1**).

Die **Typ-I-IFN** werden durch Viren induziert. Der Mensch besitzt 13 IFN-α-Gene (*IFNA*), die für 12 verschiedene IFN-α-Subtypen kodieren (die Genprodukte von *IFNA1* und *IFNA13* sind identisch), sowie ein Gen für IFN-β. Die IFN-α-Proteine haben auf Aminosäure-Ebene eine Sequenzidentität von 76 bis 99%. Nach Abspaltung der Signalsequenz von 23 Aminosäuren besteht die reifen Proteine aus 166 Aminosäuren, mit Ausnahme des in der IFN-Therapie (s. unten) oft benutzten IFN-α2, das aufgrund einer Deletion nur aus 165 Aminosäuren besteht. Außerdem gibt es von einigen Subtypen polymorphe Varianten, wie z. B. IFN-α2a, IFN-α2b und IFN-α2c. IFN-β besteht ebenfalls aus 166 Aminosäuren und hat eine Aminosäureidentität zu den IFN-α-Subtypen von 25 bis 32%. Die Struktur der Typ-I-IFN ist stark konserviert und besteht aus 5 alphahelikalen Bündeln („α-Helices"), die durch vier Schlaufen („Loops") verbunden sind. Charakteristisch für die IFN-α-Familie sind vier hochkonservierte Cysteine, die zwei intramolekulare Disulfidbrücken ausbilden (IFN-β hat nur eine Disulfidbrücke).

Die meisten Körperzellen sind zur Typ-I-IFN-Produktion befähigt, wobei je nach Zelltyp und induzierendem Virus unterschiedliche Mengen der Subtypen gebildet werden. Weitere Mitglieder der Typ-I-Interferonfamilie des Menschen sind IFN-κ (virusinduziert in Keratinozyten, Monozyten und konventionellen DC), IFN-ε (hormonell induziert) und IFN-ω (virusinduziert). Die Vielfalt der Typ-I-IFN-Gene ist überraschend, wenn man bedenkt, dass sie alle einen einzigen Rezeptor benutzen, der ein uniformes Signal auslöst. Der Grund für diese Vielfalt könnte daran liegen, dass die Pharmakokinetik und die Verfügbarkeit der einzelnen Subtypen verschieden sind. Auch ist die Regulation der Genexpression der verschiedenen Subtypen wohl unterschiedlich und garantiert so eine gewebespezifische Abstufung der IFN-Antwort.

Das **Typ-II-IFN** wird ausschließlich von T-Zellen und NK-Zellen während der Immunreaktion gebildet und wird auch als Immun-IFN oder IFN-γ bezeichnet. Es wirkt über einen eigenen Rezeptor/Signalweg und entfaltet neben immunregulatorischen Eigenschaften ebenfalls antivirale Aktivität. IFN-γ aktiviert unter anderem die Expression des zentralen Transregulators CIITA für die Transkription der MHC-Klasse-II-Moleküle, die für die zelluläre Immunantwort gegen Viren unentbehrlich sind und stimuliert direkt die Aktivität von Makrophagen, Monozyten, DC, T-Zellen und NK-Zellen.

Die **Typ-III-IFN** mit den 3 Subtypen IFN-λ1 (IL-29), IFN-λ2 (IL-28A), und IFN-λ3 (IL-28B) sind erst kürzlich beschrieben worden und noch unzureichend untersucht. Interessanterweise aktivieren die Typ-III-IFN gleichfalls den Typ-I-IFN-Signalweg, obschon ein anderer Rezeptor (IFNLR) benutzt wird. Sowohl die Produktion von IFN-λ als auch seine Wirkung scheinen hochgradig zelltypspezifisch zu sein und vor allem Epithelien zu betreffen. Es wird vermutet, dass IFN-λ eine wichtige Rolle zur Bekämpfung von Viren beim Eintritt über die Schleimhäute des Nasen-Rachen-Raumes und des Darmes haben könnte.

Weitere Zytokine. Viele weitere Zytokine sind für die Virusabwehr essenziell. Wie die IFN werden diese Zytokine zu einem frühen Zeitpunkt der Infektion gebildet und beeinflussen auch die nachfolgende adaptive Immunantwort. Zu den im Infektionsgeschehen wichtigen Zytokinen gehören die Interleukine (IL), Chemokine, transformierende Wachstumsfaktoren (TGF), koloniestimulierende Faktoren (CSF) und Tumornekrosefaktoren (TNF). Einige Vertreter dieser Zytokinfamilie fördern Entzündungsprozesse und werden deshalb als pro-inflammatorische Zytokine bezeichnet (IL-1, IL-6, IL-17, IL-18, IL-22, TNF-α, TNF-β, IFN-γ), während andere eher anti-inflammatorisch wirken (IL-4, IL-10, TGF-β). Die Zytokinbildung scheint streng reguliert zu sein. Offensichtlich ist die richtige Mischung von entzündungsfördernden und entzündungshemmenden Zytokinen in den betroffenenen Organen für den Krankheitsverlauf ausschlaggebend. Eine überschießende Zytokinreaktion (in der Fachliteratur gelegentlich „Zytokin-Sturm" genannt) kann sich negativ auf das Infektionsgeschehen auswirken. Die ungehemmte Zytokinproduktion ist Ausdruck einer temporären Überreaktion des Immunsystems, bei der aktivierte Makrophagen, T-Zellen und NK-Zellen unkontrolliert Zytokine freisetzen und sich dabei gegenseitig zusätzlich

Tabelle 5.**1** Klassifikation der Interferone.

	Typ-I-(α/β)-IFN	**Typ-II-(γ)-IFN**	**Typ-III-(λ)-IFN**
Subtypen	IFN-β: 1 IFN-α: 12	1	3
Lokalisation der Gene	Chromosom 9 (13 Gene) ein einziges Exon	Chromosom 12 mehrere Exons	Chromosom 19 mehrere Exons
sezerniertes Protein	166 (165) Aminosäuren	146 Aminosäuren	154 Aminosäuren
Säurestabilität	ja	nein	ja
Glykosylierung	IFN-β: ja IFN-α: nein (außer IFN-α2, IFN-α14)	ja	nur IFN-λ1
Produktion	die meisten Zellen, speziell plasmazytoide dendritische Zellen (pDC)	T-Zellen NK-Zellen	viele Zelltypen
Induktion	Virus	antigener Stimulus	Virus
Rezeptoren	IFN-α/β-Rezeptor (IFNAR), bestehend aus den Untereinheiten IFNAR1 und IFNAR2 (beide Gene auf Chromosom 21) Expression auf allen Körperzellen	IFN-γ-Rezeptor (IFNGR), bestehend aus den Untereinheiten IFNGR1 und IFNGR2 (Chromosom 6 und 21) Expression v. a. auf Zellen des Immunsystems	IFN-λ-Rezeptor (IFNLR), bestehend aus den Untereinheiten IFN-λR1 (IL-28Rα) und IL-10R2 (Chromosomen 1 und 21) Expression gewebespezifisch, v. a. auf Epithelien
Signalvermittlung	STAT1/STAT2/IRF-9-Komplex (= ISGF-3)	STAT1/STAT1-Homodimere (= GAF)	STAT1/STAT2/IRF-9-Komplex (= ISGF-3)
responsives Kontrollelement im Promotorbereich der ISG	ISRE	GAS	ISRE
antivirale Aktivität	++++	++	+++ (zelltypspezifisch)
immunmodulatorische Aktivität	+	++++	+

ISG *IFN-stimulierbare Gene*
STAT *Signal-Transkriptoren und Aktivatoren der Transkription*
ISRE *Interferon-Stimulated Response Element*

stimulieren. Im Vordergrund stehen dabei TNF-α und IL-6, die zu Gewebeschädigungen führen können, z. B. des Lungenepithels oder der Blutgefäßendothelien. Ein klassisches Beispiel ist die Reaktion des Immunsystems auf bakterielle Superantigene. Auch wird das schwere akute Atemnotsyndrom nach Infektion mit besonders aggressiven Influenzaviren, wie H5N1 Vogelgrippe-Viren oder dem Virus der Spanischen Grippe von 1918, mit einem „Zytokin-Sturm" in Verbindung gebracht.

5.3 Zentrale Rolle der Interferone in der Virusabwehr

Zu Beginn einer Infektion muss das Virus verschiedene Hindernisse bewältigen. Damit das Virus sich an der Eintrittsstelle vermehren kann, muss es zuerst physikalische und chemische Barrieren überwinden. Ferner verfügen potenzielle Wirtszellen oft über Restriktionsfaktoren, die das Angehen einer Virusvermehrung verhindern. Ein erfolgreiches Virus muss diese so genannte „intrinsische" oder intrazelluläre Immunität überwinden. Dazu dienen viruseigene Virulenzfaktoren (Abb. 5.**1**). Ein Beispiel dafür ist der Virulenzfaktor vif des humanen Immundefizienzvirus HIV-1, der den zellulären Restriktionsfaktor APOBEC3G unwirksam macht. Die Virusvermehrung führt sodann zur Aktivierung des IFN-Systems als Teil der angeborenen Immunantwort. Es kommt zur Produktion und Sekretion der Typ-I-(α,β)-IFN und der Typ-III-(λ)-IFN. Diese Botenstoffe zirkulieren in den Gewebeflüssigkeiten und im Blut und verbreiten das Gefahrensignal im Körper. Sie regen noch nicht infizierte Zellen zur Bildung von antiviralen Proteinen an, die die Zelle vor Infektion schützen. Auf diese Weise wird die weitere Virusausbreitung begrenzt. Um dennoch einen gewissen Grad an Virusvermehrung sicherzustellen, besitzen viele Viren so genannte IFN-Antagonisten. Diese spezialisierten Virusproteine hemmen entweder die IFN-Produktion oder den Aufbau eines antiviralen Zustandes. Auch können die intrazellulären antiviralen Proteine direkt inaktiviert werden. Jedes Virus scheint seine ganz eigene und höchst ausgeklügelte Vorgehensweise zur Aushebelung des IFN-Systems zu haben (s. unten). Nach einiger Zeit wird, wie oben beschrieben, die erworbene Immunantwort aktiv, bei der das Typ-II-(γ)-IFN neben anderen Zytokinen eine herausragende Rolle spielt. Es mag erstaunen, dass die meisten Viren einerseits die IFN-Systeme ankurbeln und andererseits erfolgreich drosseln. Eine mögliche Erklärung dafür liegt auf der Hand. Das Fortbestehen eines Virus in der Natur ist nur dann gewährleistet, wenn das Virus es schafft, sich so gut im Wirt zu vermehren, dass es an einen neuen Wirt weitergegeben wird, bevor der alte Wirt stirbt oder immun wird. Das Ausbalancieren einer optimalen Immunantwort mit nicht zuviel und nicht zuwenig induzierter Abwehr könnte genau diesem Zweck dienen.

5.4 Wie Viren erkannt werden

5.4.1 Sensoren und Signalwege

Die zellulären Vorgänge zur Erkennung von Viren sind entwicklungsgeschichtlich alt. Das angeborene Immunsystem kann eigene (selbst) von fremden (nicht selbst) Strukturen meist problemlos unterscheiden, ohne dafür trainiert worden zu sein. Die Erkennung beruht auf einer Reihe von angeborenen und durch Evolution verfeinerten Rezeptoren, die entweder an der Zelloberfläche, in Endosomen oder im Zytoplasma lokalisiert sind. Erkannt werden komplexe Strukturen, die erst unter einer Infektion auftreten. Diese Gefahrensignale nennt man pathogenassoziierte molekulare Strukturen (englisch PAMP für „Pathogen-Associated Molecular Patterns"). Im Fall von

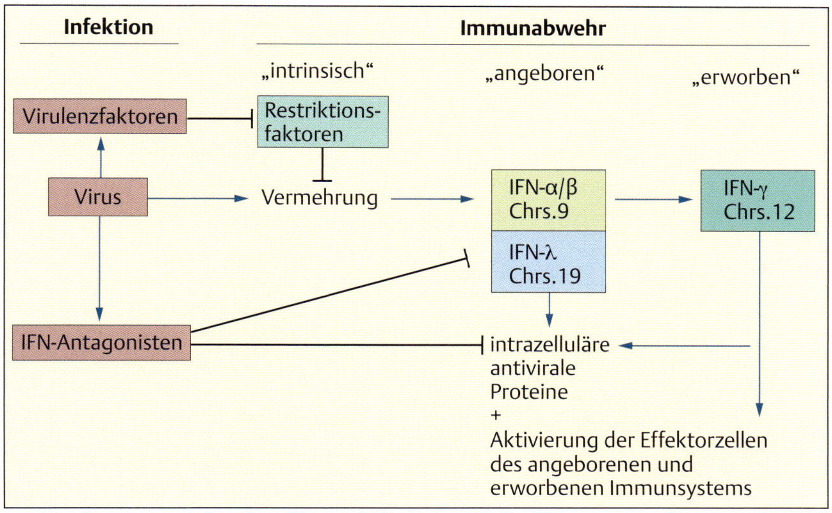

Abb. 5.**1** Virusvermehrung und Immunabwehr. Die zentrale Rolle der Interferone (IFN) und intrazellulären Restriktionsfaktoren für die intrinsische, angeborene und erworbene Immunabwehr ist dargestellt (für Details s. Text). Chrs. = Chromosom.

Viren sind dies meist virale Nukleinsäuren. Dazu zählen Doppelstrang-RNA-Gebilde, die in infizierten Zellen als Intermediate der Virusvermehrung entstehen, sowie genomische Einzelstrang-RNA oder virale DNA (Abb. 5.**2**). Gewisse strukturelle Eigenheiten charakterisieren diese Nukleinsäure-Moleküle als PAMPs. Die genomische RNA der Einzelstrang-RNA-Viren (wie z. B. Influenzaviren) besitzt am 5'-Ende ein Triphosphat als verräterisches Kennzeichen ihrer viralen Herkunft. Die Genome der DNA-Viren verraten sich durch ihre G-C-reiche Zusammensetzung sowie eventuell durch eine Lokalisierung im Zytoplasma. Doppelstrang-RNA kommt nur in virusinfizierten Zellen vor. Die Wirtszellen besitzen spezifische Sensoren im Zytoplasma, um diese viralen Nukleinsäure-Formen zu erkennen (Abb. 5.**2a**). Doppelstrang-RNA-Gebilde werden durch die zytoplasmatischen Rezeptoren MDA-5 oder RIG-I sowie die Proteinkinase R (PKR) erkannt. RIG-I erkennt ferner 5'-phosphorylierte Einzelstrang-RNA. MDA-5 und RIG-I sind zelluläre Helikasen, die nach RNA-Bindung ihre Konformation ändern. Die Konformationsänderung führt zur Exposition einer Interaktionsdomäne (CARD) die mit einer gleichartigen Domäne auf dem Adaptorprotein IPS-1 wechselwirken kann. IPS-1 („IFN-β Promoter Stimulator Protein-1") sitzt auf der Oberfläche von Mitochondrien

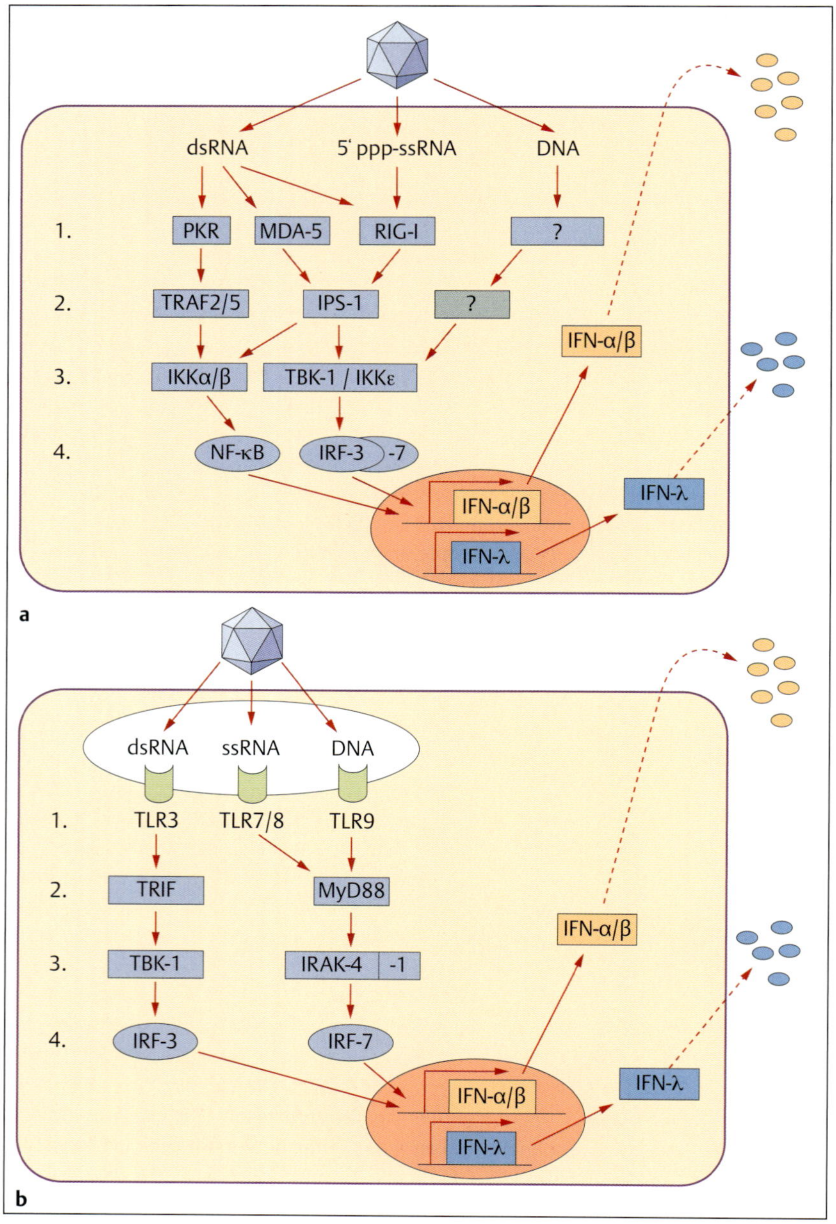

Abb. 5.**2** Induktion der IFN-Synthese durch Viren. Die Signalvermittlung zur IFN-Genexpression geschieht entweder über intrazelluläre oder extrazelluläre (meist endosomale) Rezeptoren. Die Signalwege sind sehr ähnlich und involvieren (1.) die Aktivierung spezifischer Rezeptoren, (2.) zelluläre Adaptoren, (3.) spezifische Kinasen und (4.) selektive Transkriptionsfaktoren. Dieselben binden an regulatorische Sequenzen im Promotorbereich der IFN-Gene (für Details s. Text).

- **a** Signalvermittlung über zytosolische Rezeptoren.
- **b** Signalvermittlung über membranständige Rezeptoren.

und wird deshalb auch als MAVS („Mitochondrial Antiviral Signaling Protein“) bezeichnet. Die Bildung eines Komplexes zwischen RIG-I oder MDA-5 mit IPS-1 führt zur Rekrutierung zellulärer Kinasen. Aktiviert werden TBK-1 oder IKK-ε, welche die Interferon-Regulierungsfaktoren 3 und 7 (IRF-3 bzw. IRF-7) phosphorylieren. Die phosphorylierten Transkriptionsfaktoren wandern als Homo- oder Heterodimer in den Zellkern und aktivieren die IFN-α/β- sowie IFN-λ-Genexpression. Zusätzliche Faktoren sind NFκB, das in virusinfizierten Zellen ebenfalls aktiviert wird, und weitere Komponenten des zellulären Polymerasekomplexes. Die Erkennung viraler DNA geschieht über noch ungenügend charakterisierte Sensoren im Zytoplasma, die ebenfalls die Phosphorylierung der IRF-Transkriptionsfaktoren für die IFN-Genexpression aktivieren.

Es gibt eine zweite Ebene der Erkennung viraler Strukturen. Die Effektorzellen des angeborenen Immunsystems nutzen dazu Toll-like-Rezeptoren (TLR). Diese Rezeptoren sind membrangebunden und befinden sich überwiegend in Endosomen. Sie erkennen entsprechend Virusmaterial, das von Zellen aufgenommen wird (Abb. 5.**2b**). Doppelstrang-RNA-Moleküle binden an TLR-3. Über die Rekrutierung von TRIF wird die Kinase TBK-1 aktiviert und IRF-3 nach Phosphorylierung in den Zellkern transloziert. TLR7 und TLR8 erkennen Einzelstrang-RNA, während TLR9 an virale DNA bindet. Die drei letztgenannten Rezeptoren aktivieren die Interferon-Genexpression über den MyD88-Signalweg. Die Rekrutierung des Adaptorproteins MyD88 bewirkt die Aktivierung der Kinase IRAK4 welche ihrerseits die Kinase IRAK1 aktiviert und zur Phosphorylierung von IRF7 führt. Die TLR-vermittelten Signalwege sind mithin ganz ähnlich zu den Signalwegen der zytosolischen Rezeptoren und benutzen teilweise gemeinsame Komponenten. Auf jeden Fall resultieren alle diese Wege in einer raschen aber vorübergehenden Hochregulation der Typ-I- und Typ-III-IFN-Produktion.

Zusammengefasst ergibt sich folgendes einfache Bild der IFN-Induktion (Abb. 5.**2**): sie wird bewerkstelligt durch Aktivierung spezifischer Rezeptoren (1.), die an zelluläre Adaptoren (2.) binden und über spezifische Kinasen (3.) spezifische Transkriptionsfaktoren (4.) aktivieren. Dieselben binden an regulatorische Sequenzen im Promotorbereich der IFN-Gene.

5.4.2 Regulation der IFN-Gene

Die regulatorischen Sequenzen der IFN-Gene befinden sich in einer Region, die bis zu 500 Basenpaare oberhalb des Transkriptionsstarts einnimmt. Die Virusinduzierbarkeit wird durch eine virusspezifische Enhancer-Region im Promotor-Bereich bewerkstelligt, die „Virus Response Element“ (VRE) heißt. Am besten untersucht ist der IFN-β-Promotor. Innerhalb seines VRE befinden sich vier positiv-regulatorische Domänen (PRD I–IV) und ein negativ-regulatorisches Element. Die virusinduzierten Transkriptionsfaktoren IRF-1, -2 und -3 binden an PRD I, NF-κB bindet an PRD II, IRF-3 bindet an PRD III und weitere aktivierende Transkriptionsfakoren binden an PRD IV. Die besetzten PRD wirken zusammen als sog. „Enhanceosome“ und aktivieren die IFN-β-Transkription.

5.5 Interferon-Wirkung

5.5.1 Rezeptorbindung und Signalvermittlung

Die während einer Virusinfektion sezernierten IFN binden an spezifische Rezeptoren. Alle Typ-I-IFN binden an den IFN-α/β-Rezeptor (IFNAR), der als Heterodimer aus den beiden Untereinheiten IFNAR1 und IFNAR2 besteht (Tab. 5.**1**). Die Typ-III-IFN binden an den IFN-λ-Rezeptor (IFNLR), bestehend aus den Untereinheiten IFN-λR1 (auch IL-28Rα genannt) und IL-10R2. In beiden Fällen führt die Rezeptorbindung zu einem Signal von außen in den Zellkern, das die transkriptionelle Aktivierung einer Vielzahl zellulärer Gene anregt, die man zusammenfassend als IFN-stimulierbare Gene (ISG) bezeichnet. Das Signal wird über den so genannten JAK-STAT-Signalweg geleitet. Er ist aus wenigen Komponenten vergleichsweise einfach aufgebaut und daher wenig störanfällig. Am Anfang steht eine Konformationsänderung des jeweiligen IFN-Rezeptors, die zur Aktivierung von Proteinkinasen der JAK-Familie führt. Diese Kinasen phosphorylieren und aktivieren zwei Transkriptionsfaktoren der STAT-Familie. STAT steht für „Signal-Transkriptoren und Aktivatoren der Transkription“ und bezeichnet die Eigenschaft dieser Proteine, als Signalvermittler direkt in den Zellkern zu gelangen und dort als Transkriptionsfaktoren der Genexpression zu wirken. Es wird ein Transkriptionskomplex aus STAT-1, STAT-2 und IRF9 gebildet, der als ISGF-3 („Interferon-stimulated Gene Factor 3“) bezeichnet wird. ISGF-3 bindet an ein Kontrollelement im Promotorbereich der ISGs, das ISRE („Interferon-stimulated Response Element“) heißt. In IFN-behandelten Zellen werden also gleichzeitig Hunderte von Genen transient hochreguliert, was die Eigenschaften dieser Zellen vorübergehend stark verändern kann. Zum einen werden Transkriptionsfaktoren wie IRF7 und IRF3 hochreguliert, die bei Virusbefall der Zelle phosphoryliert werden und zur Aktivierung zusätzlicher IFN-α-Gene beitragen. Die vermehrte IFN-Synthese bewirkt eine positive Rückkopplung und eine Verstärkung der Interferonbildung. Zum anderen werden zelluläre antivirale Proteine neu oder vermehrt gebildet, die gemeinsam den antiviralen Zustand ausmachen. Als zelluläre Gegenregulation werden sodann hemmende Stoffe produziert, wie SOCS („Suppressor of Cytokine Signaling“) und PIAS („Protein Inhibitor of activated STAT“), die den Interferon-Signalweg herunterregulieren. Die Interferon-Wirkung ist somit auf schnelles Ansprechen, enorme Verstärkung und anschließende Rückbildung programmiert, was der Dynamik der Virusinfektion entspricht.

5.5.2 Antivirale Proteine

Bisher wurden drei IFN-induzierte Enzymsysteme näher charakterisiert. Zusätzlich gibt es eine Reihe weiterer ISG-Produkte, denen klar eine antivirale Funktion zugeschrieben werden kann. In der Regel betreffen die IFN-induzierten antiviralen Mechanismen die frühen Schritte der Virusvermehrung. Im Vordergrund stehen die Hemmung der viralen Transkription und Genomreplikation. Ebenso wird die Translation der viralen Boten-RNA auf vielfältige Weise gehemmt. Weitere antivirale Aktivitäten betreffen intrazelluläre Transportmechanismen oder den Zusammenbau und die Ausschleusung neuer Viruspartikel.

Doppelstrang-RNA-abhängige Enzyme. Dazu gehören die Proteinkinase PKR sowie die 2'-5'-Oligoadenylatsynthase (OAS). Die beiden Enzyme liegen konstitutiv in Zellen vor, werden aber unter IFN-Wirkung verstärkt exprimiert. Die konstitutiv vorhandenen oder IFN-induzierten Enzyme sind in nicht infizierten Zellen inaktiv. Sie benötigen die Bindung an Doppelstrang-RNA zur enzymatischen Aktivierung. Dadurch ist gewährleistet, dass nur in virusinfizierten Zellen die beiden Enzyme aktiv werden (Abb. 5.**3b**). So erklärt sich die selektive antivirale Wirkung, die bei beiden Enzymen bestens untersucht ist. Die PKR inaktiviert durch Phosphorylierung den für die zelluläre Proteinsynthese erforderlichen Initiationsfaktor eIF-2α. Folglich wird die virale und zelluläre Proteinsynthese der virusinfizierten Zellen gehemmt, sodass eine reguläre Virusproduktion unterbleibt. Die OAS katalysiert die Veresterung von bis zu 5 Adenosintriphosphaten (ATP) zu 2'-5'-gebundenen Oligoadenylaten. Diese binden an eine im Zytoplasma latent

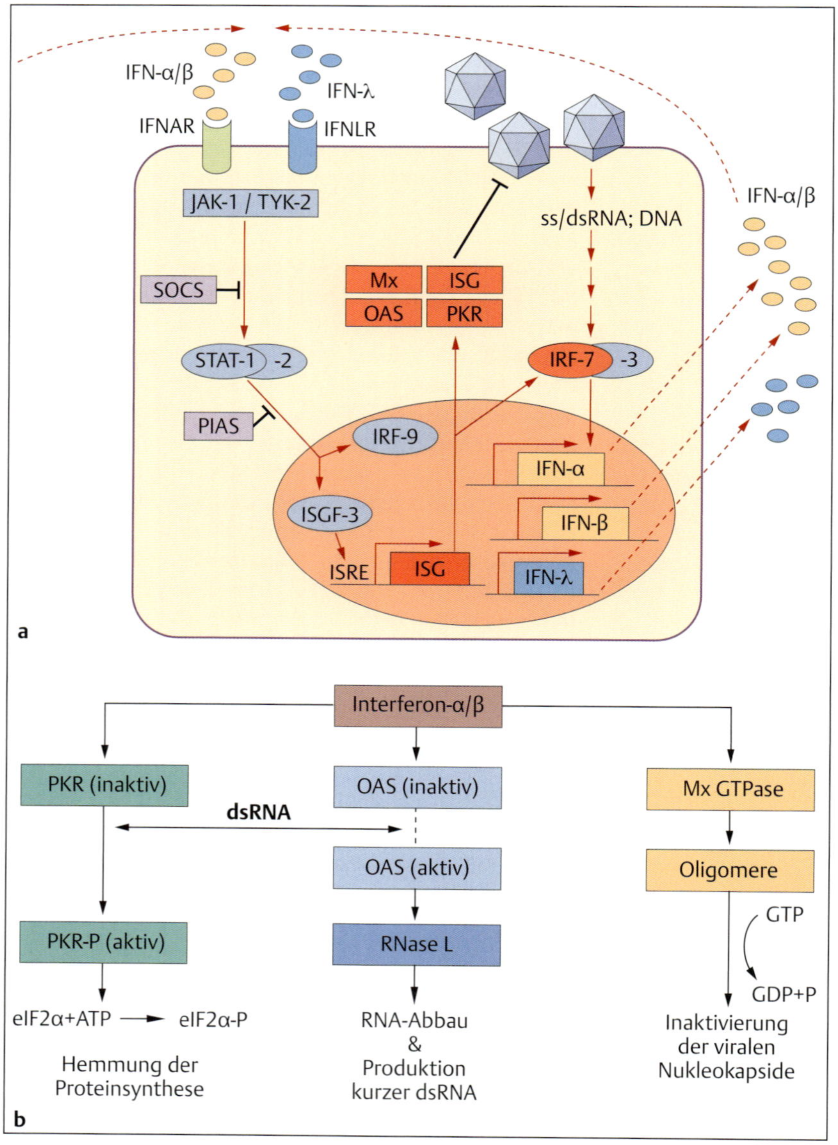

Abb. 5.**3** IFN-Wirkung und antivirale Enzymsysteme.
a Interferone (IFN) binden an spezifische Rezeptoren auf der Zelloberfläche und lösen den JAK-STAT-Signalweg aus (s. Text). Viele IFN-stimulierbare Gene (ISG) werden verstärkt exprimiert. Dazu gehören auch die Gene für die Transkriptionsfaktoren IRF-3 und IRF-7. Bei Virusbefall werden die neu gebildeten Faktoren aktiviert und bilden ein Heterodimer, das die Expression der IFN-α-Gene stark anregt. Auf diese Weise kommt es zu einer autokrinen positiven Rückkoppelung, welche die IFN-Produktion verstärkt. Die Gegenregulation findet über zelluläre Proteine der SOCS- und PIAS-Familien statt (s. Text). Ferner werden viele antiviral wirksame Proteine neu synthetisiert.
b Die drei häufigsten Enzyme sind die Proteinkinase PKR, das OAS/RNaseL-Enzymsystem und die MxGTPasen. Zur Aktivierung der PKR und der OAS wird Doppelstrang-RNA gebraucht (dsRNA, s. Text).

(d.h. inaktiv) vorkommende Ribonuklease (RNaseL), die virale und zelluläre RNA abbaut. Wiederum ist die Spezifität der OAS/RNaseL-Wirkung dadurch gewährleistet, dass die katalytische Aktivität der OAS durch dsRNA-Gebilde aktiviert werden muss, die erst bei Virusbefall in der Zelle auftreten.

Mx-GTPasen. Mx-Proteine sind 80kD-große GTPasen, die mit Dynamin und Dynamin-ähnlichen GTPasen verwandt sind. Das MxA-Protein des Menschen hemmt die Transkription und Replikation einer Reihe von RNA-Viren, indem es die Nukleokapside dieser Viren erkennt und inaktiviert. Betroffen sind Influenzaviren und andere Orthomyxoviren (Mx steht für Orthomyxovirus-Resistenz), ferner Paramyxoviren (Masernvirus), und Bunyaviren (Hantaviren, La Crosse-Virus, Krim-Kongo Fieber-Virus u.a.). Die Inaktivierung der viralen Nukleokapside ist energieaufwendig und erfordert die Hydrolyse von GTP zu GDP (Abb. 5.**3b**).

Weitere IFN-induzierbare Proteine und microRNAs mit antiviraler Aktivität. ISG-20 kodiert für eine zelluläre 3'-5'-Exonuklease, die spezifisch Einzelstrang-RNA-Moleküle abbaut. Sie entfaltet antivirale Aktivität gegenüber gewissen RNA-Viren. Die Produkte der ISG-56-Genfamilie scheinen ebenfalls antiviral aktiv zu sein, indem sie die virale und zelluläre Proteinsynthese hemmen. ISG-15 ist ein Ubiquitin-ähnliches Protein, das an zahlreiche Proteine kovalent gebunden wird und deren Funktion verändert. Die ISG-15-Modifikation von Komponenten des IFN-Systems scheint deren antivirale Funktionen zu unterstützen. PML („Promyelocytic Leukaemia Protein") ist eine Komponente der PML-Kernkörperchen („Nuclear Bodies"), die bei der Vermehrung der Herpesviren und anderer DNA-Viren sowie der Retroviren eine hemmende Rolle spielen. APOBEC3F und 3G werden in IFN-behandelten Zellen vermehrt exprimiert und wirken antiviral gegen Retroviren und das Hepatitis-B-Virus. Ebenso wird der antiretrovirale Restriktionsfaktor TRIM5α („Tripartite Motif 5α") durch IFN hochreguliert. Dies gilt auch für ADAR1-L, die große Form des RNA-editierenden Enzyms Adenosin-Deaminase. Viele weitere IFN-stimulierbare Proteine, deren Funktion erst noch aufgeklärt werden muss, tragen vermutlich zum antiviralen Zustand bei. Ferner wurde am Beispiel des Hepatitis-C-Virus erstmals gezeigt, dass IFN-induzierbare miRNAs eine antivirale Wirkung entfalten können, was ein weiteres großes Forschungsfeld eröffnet.

5.6 Gegenstrategien der Viren

Um große Mengen an Nachkommenviren produzieren zu können, müssen Viren, die den Vertebratenwirt befallen, das IFN-System umgehen oder aushebeln. Eine gute Lösung ist, die sonst als Gefahrensignal erkennbaren Viruskomponenten zu tarnen und unentdeckt zu bleiben. Beispiele dafür sind gewisse RNA-Viren (Krim-Kongo Fieber-Virus, Borna-Disease-Virus und Hantavirus), die ihr genomisches 5'-Ende so modifizieren, dass es kein Triphosphat aufweist. Ein anderes Beispiel sind SARS-Coronaviren, die ihr Genom in einem Konvolut von interzellulären Membranen als Schutzwall verstecken. Die meisten Viren verfügen über viruseigene, spezialisierte Proteine, die als IFN-Antagonisten wirken. Diese Antagonisten sind oft nichtstrukturelle Proteine, die früh in der infizierten Zelle gebildet werden. Sie sind für die Virusvermehrung in Abwesenheit von IFN entbehrlich, nicht jedoch für das Viruswachstum im IFN-kompetenten Wirt. Die viralen IFN-Antagonisten sind hochwirksame Pathogenitätsfaktoren. Viren, die aufgrund von Mutationen die antagonistischen Funktionen verloren haben, sind im normalen Wirt stark attenuiert. Dieser Sachverhalt wird heute experimentell genutzt, um hochpathogene Viren durch eine einfache genetische Manipulation in gut verträgliche (attenuierte) Varianten zu verwandeln.

Viren greifen das IFN-System an allen erdenklichen Angriffspunkten an. Man kann grob unterscheiden zwischen der Hemmung der IFN-Produktion (Abb. 5.**4a**) und der Hemmung der IFN-Wirkung (Abb. 5.**4b**).

5.6.1 Hemmung der IFN-Produktion

Hier wird auf unterschiedlichen Ebenen operiert. Gewisse Antagonisten, wie z.B. das NS1-Protein des Influenza-A-Virus, binden sowohl an die virale RNA als auch an die intrazellulären Sensoren RIG-I und PKR. Dadurch werden die für Influenzaviren zuständigen Erkennungsvorgänge blockiert. Viele Viren hemmen die nachfolgenden Signalwege, welche zur IFN-Genexpression führen. Es wird dafür gesorgt, dass die Phosphorylierung und der Kerntransport des spezifischen Transkriptionsfaktors IRF3 bzw. IRF7 unterbleibt. Alternativ dazu wird die Aktivität der zellulären RNA-Polymerase und/oder deren Kofaktoren gestört, was letztlich zu einem generellen Abschalten der zellulären Genexpression führt. Einige IFN-Antagonisten sind multifunktionell und greifen auf allen genannten Ebenen ein, wie das NS1-Protein des Influenza-A-Virus. Oft besitzen Viren mehrere Proteine mit IFN-antagonistischer Wirkung, die unterschiedliche Angriffspunkte haben (Abb. 5.**4a**).

5.6.2 Hemmung der IFN-Wirkung

Einige Pockenviren produzieren IFN-bindende Proteine, die als lösliche Rezeptoren von der infizierten Zelle abgegeben werden und das zirkulierende IFN abfangen. Diese rezeptorähnlichen Proteine werden als Virozeptoren bezeichnet. Viren können den JAK-STAT-Signalweg blockieren, indem sie entweder die JAK/TYK-Tyrosin-

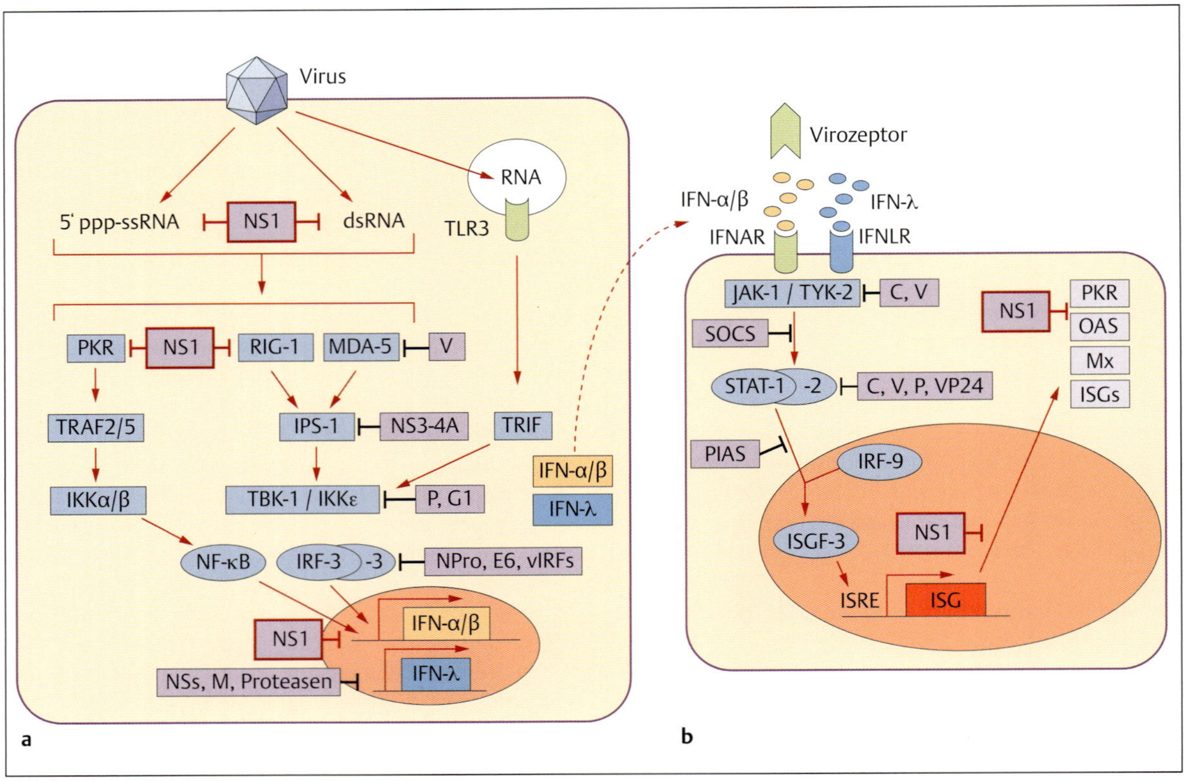

Abb. 5.**4** Angriffspunkte viraler IFN-Antagonisten. Die meisten Viren verfügen über ein oder mehrere spezialisierte Genprodukte, die negativ in das IFN-System eingreifen. Hier sind exemplarisch nur einige wenige Beispiele gezeigt, welche die IFN-Produktion (a) oder die IFN-Wirkung (b) hemmen. Das Nichtstrukturprotein NS1 des Influenza-A-Virus inaktiviert verschiedene Komponenten des Systems auf unterschiedlichen Ebenen (s. Text). Weitere IFN-Antagonisten sind: C- und V-Proteine der Paramyxoviren, die NS3-4A-Serinprotease des Hepatitis-C-Virus, das P-Protein des Tollwutvirus, das G1-Glykoprotein des Hantavirus, das NPro-Protein des klassischen Schweinepestvirus, das E6-Protein des humanen Papillomvirus Typ 16, der vIRF des humanen Herpesvirus 8 (der virale IRF hemmt den zellulären IRF in dominant-negativer Weise), das Nichtstrukturprotein NSs des Rift-Valley Fieber-Virus, das M-Protein des Virus der vesikulären Stomatitis und das VP24-Protein des Ebolavirus.
a Hemmung der IFN-Produktion.
b Hemmung der IFN-Wirkung.

kinasen hemmen, oder die STAT-Proteine zum Abbau an die Proteosomen führen. Die Genexpression der ISG kann ebenfalls modifiziert werden. So hemmt das NS1-Protein die ordentliche posttranskriptionelle Prozessierung der Transkripte und den Transport der mRNA aus dem Zellkern. Weiterhin können die IFN-induzierten Effektorproteine direkt betroffen und in ihrer antiviralen Funktion gestört werden (Abb. 5.**4b**).

5.6.3 Virusinduzierte Aktivierung und Hemmung des IFN-Systems als Regelkreis

Eine Synopsis des bisher Gesagten wird in Abb. 5.**5** grafisch dargestellt. Die Abbildung verdeutlicht, wie die Virusvermehrung den Regelkreis der IFN-Antwort anschiebt und wie die viralen IFN-Antagonisten dagegenhalten. Die gegenläufigen Wirkungen haben eine enorme Dynamik und enden erst mit der Elimination des Virus aus dem Körper oder dem Tod des Wirtes (s. auch Legende zu Abb. 5.**4**).

5.7 Medizinische Anwendung der IFN

Die wichtigsten menschlichen Interferone sind heute gentechnisch herstellbar und stehen in großen Mengen zur Verfügung. Typ-I-Interferone sind mit 166 Aminosäuren relativ klein und instabil. Deshalb werden heute für die antivirale Therapie bevorzugt pegylierte IFN eingesetzt. Die Bindung mit Polyethylenglykol (PEG) verleiht dem PEG-IFN eine höhere Stabilität, die eine ausreichende und anhaltende Stimulation der Abwehrreaktionen gewährleistet. Behandelt werden standardmäßig die chronischen Verläufe der Hepatitis B und Hepatitis C (letztere in Kombination mit der antiviralen Subtanz Ribavirin), sowie notfallmäßig Infektionen mit Viren, die hämorrhagische Fieber oder andere lebensbedrohliche Zustände hervorrufen können (z. B. Lassavirus, SARS-Coronavirus). Weitere Anwendungen betreffen Infektionen mit humanen Papillomviren, die Behandlung der Multiplen Sklerose mit IFN-β und die Tumortherapie.

5.8 Ausblick

Die hier dargestellten Zusammenhänge zur angeborenen Immunität sind vorläufig, denn das IFN-System ist erst ansatzweise verstanden. Das gilt in gleicher Weise auch für die Regulation und Funktion der NK-Zellen, die Natur der PAMP sowie der PAMP-Erkennungsstrukturen. Das Aufdecken genetischer Polymorphismen und das Auftreten neuer Viren werden zu neuen Erkenntnissen führen. Als

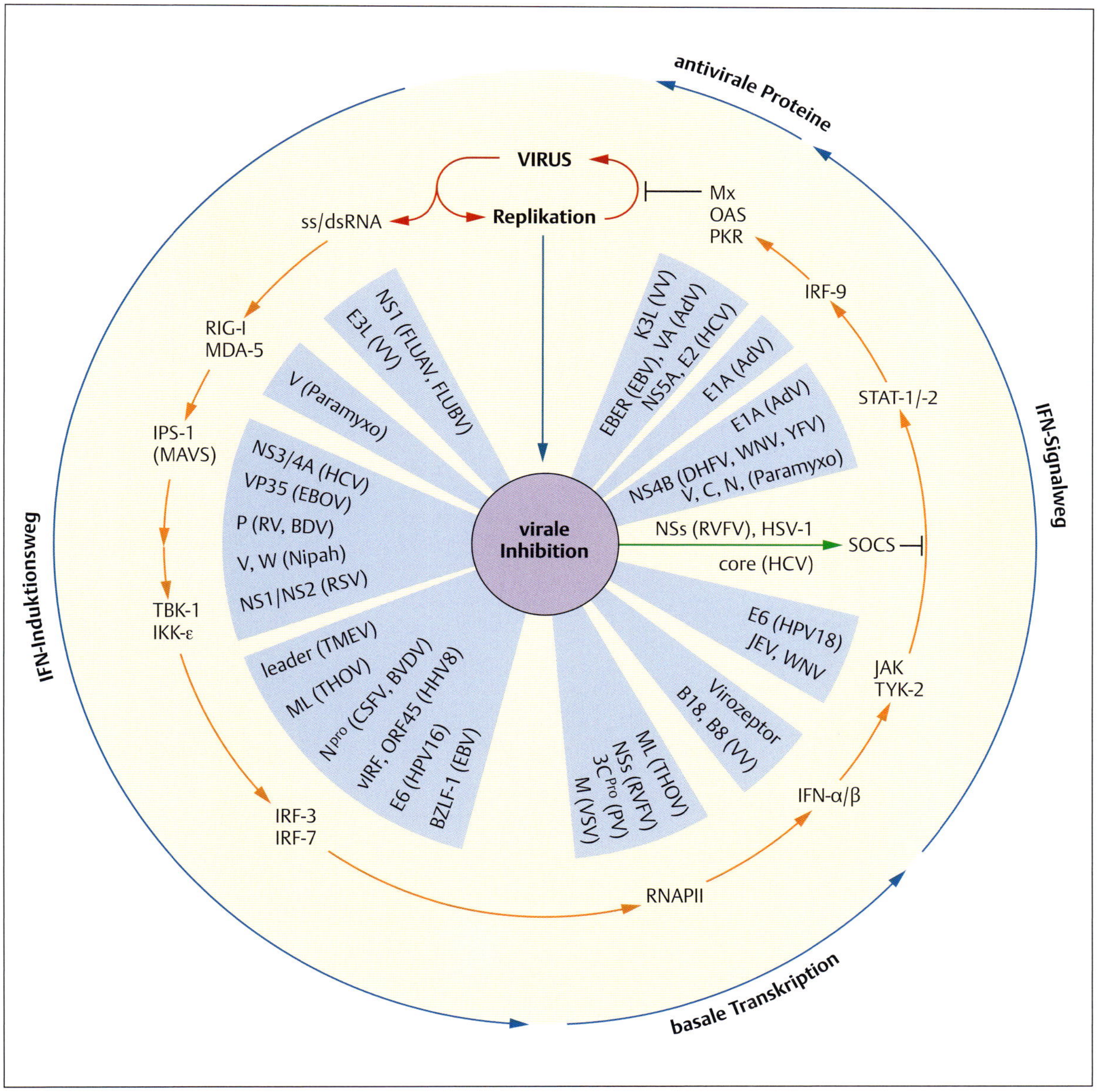

Abb. 5.**5** Virusinduzierte Aktivierung und Hemmung des IFN-Systems als Regelkreis. Es wird ersichtlich, wie die Virusvermehrung die IFN-Antwort anschiebt und wie die viralen IFN-Antagonisten diesen Kreislauf bremsen. Der äußere Kreis zeigt den kaskadenförmigen Ablauf der IFN-Induktion und -Wirkung. Initial verläuft die Virusvermehrung ungehindert und wird später durch die antiviralen Effektorproteine gebremst. Die viralen Inhibitoren (im Zentrum des Diagramms dargestellt, die Bezeichnung der Viren sind in Klammern gesetzt) greifen fächerförmig in den IFN-Regelkreis ein und mindern dessen antivirale Potenz. (Quelle: Haller et al. 2006).

gesichert darf gelten, dass die angeborene Immunität eine fundamental wichtige Rolle bei der Abwehr von Infektionserregern und dem Überleben des Wirtes spielt.

Literatur

Haller O, Kochs G, Weber F. The interferon response circuit: induction and suppression by pathogenic viruses. Virol 2006; 344(1): 119–130

Meager A, ed. The Interferons: Characterization and Application. Weinheim: WILEY-VCH Verlag; 2006

Lanier LL. Evolutionary struggles between NK cells and viruses. Nat Immunol 2008; 8: 259–268

Randall RE, Goodburn S. Interferons and viruses: an interplay between induction, signalling, antiviral responses and virus countermeasures. J Gen Virol 2008; 89: 1–47

Sommereyns C, Paul S, Staeheli P et al. IFN-Lambda (IFN-γ) is expressed in a tissue-dependent fashion and primarily acts on epithelial cells in vivo. PLos Pathog 2008; 4(3): e1000017, DOI: 10.1371/journal.ppat.1000017

6 Adaptive Immunabwehr

H. Hengel, A. Halenius

6.1 Einleitung

Virusinfektionen lösen eine komplexe Kaskade aufeinander folgender Immunantworten aus. Die initiale Antwort umfasst Schutzmechanismen der natürlichen oder angeborenen Immunität (s. Kap. 5). Einige Infektionen können von diesen ersten Abwehrmechanismen beseitigt werden, doch viele Erreger werden nur abgeschwächt oder können sich infolge von erregerkodierten Immunevasionsmechanismen erfolgreich schützen und auf diese Weise eine persistierende Infektion etablieren. Daher ist in vielen Fällen für eine Kontrolle der Virusreplikation eine erregerspezifische Antwort des Immunsystems unentbehrlich. Diese adaptive Immunantwort erfolgt, im Gegensatz zur angeborenen Immunität, die in gleicher Weise auf jede Infektion reagiert, maßgeschneidert für den jeweiligen Erreger. Die erreger- und antigenspezifische Antwort von Immunzellen basiert auf der Verfügbarkeit hochvariabler, klonotypischer Rezeptoren, die eine hochaffine Erkennung von Antigenen nach dem Schlüssel-Schloss-Prinzip erlauben. Entsprechend den unterschiedlichen Effektorleistungen der Immunzellen werden die humorale Immunität, gebildet von den B-Lymphozyten und die zellvermittelte Immunität, vertreten durch T-Lymphozyten, unterschieden. B-Lymphozyten sind nach antigenspezifischer Aktivierung zur Bildung von Antikörpern befähigt. T-Lymphozyten durchlaufen ihre Ontogenese im Thymus. Ihre Effektorleistungen sind einerseits zytotoxisch, andererseits produzieren T-Lymphozyten wichtige lösliche Faktoren zur Steuerung der Immunantwort. Antikörper entsprechen löslichen B-Zell-Rezeptorketten und sind in der Lage, die Konformation von biochemisch unterschiedlichen Antigenen zu erkennen, z. B. von Virionen. T-Zellen tragen T-Zellrezeptoren (TCR), die prozessierte lineare Peptide auf der Oberfläche der antigenpräsentierenden Zelle erkennen. Die unterschiedlichen Erkennungsstrategien von fremden Strukturen ist die besondere Stärke des adaptiven Immunsystems und ermöglicht die gezielte Erkennung und Beseitigung einer maximalen Vielfalt von Antigenen.

Zwei grundlegende Eigenschaften unterscheiden das adaptive Immunsystem von der natürlichen Immunität: Einerseits die schon erwähnte antigenspezifische Reaktionsweise durch die selektive Rekrutierung von Immunzellen, die mit klonotypischen Rezeptoren ausgestattet sind. Andererseits die Lernfähigkeit der antigenspezifischen Reaktion, deren Ergebnis als immunologisches Gedächtnis bezeichnet wird. Ein Teil der primär aktivierten B- und T-Zellen bildet einen langlebigen Pool von Lymphozyten, die eine niedrigere Aktivierungsschwelle erworben haben und daher sehr schnell und effizient auf ein Wiederauftreten der Infektion durch die Ausbildung von Effektorleistungen reagieren. Gegen bestimmte Virusinfektionen entsteht auf diese Weise eine sog. sterile Immunität, d. h. die völlige Vermeidung einer erneuten Replikation des Erregers. Diese Eigenschaften der T- und B-Zellen sind die Grundlage von Schutzimpfungen.

Nach der erfolgreichen Beseitigung des Infektionserregers muss die Immunantwort wieder gebremst werden. Dafür sind regulatorische T-Zellen (Treg), die hemmend wirken, verantwortlich. Darüber hinaus sind IgG-bindende hemmende Fc-Rezeptoren für die Dämpfung von Immunzellen entscheidend.

6.2 Zellen des adaptiven Immunsystems

B- und T-Lymphozyten sind die zentralen Zelltypen des adaptiven Immunsystems (Abb. 6.**1**). Nach ihrer Selektion und Maturation (T-Zellen im Thymus, B-Zellen im Knochenmark) zirkulieren die antigenunerfahrenen, naiven Lymphozyten im Blut und in den sekundären (peripheren) Lymphorganen (Lymphknoten, Milz).

Naive B-Zellen exprimieren membrangebundene Antikörper, die sog. B-Zell-Rezeptoren (BCR: B-cell Receptor), auf der Zelloberfläche. Wird ein Antigen von einem klonotypischen BCR gebunden und sind zusätzliche aktivierende Signale vorhanden, proliferiert die B-Zelle und differenziert zur Plasmazelle, die große Mengen antigenpezifischer Antikörper sezerniert.

T-Lymphozyten wandern durch die Lymphorgane, um die Präsentation von Antigenen auf dendritischen Zellen (DC: Dendritic Cells) zu prüfen. Trifft die T-Zelle auf eine zu ihrem TCR passende peptidantigenpräsentierende Zelle, kommt es zur Aktivierung, Differenzierung und klonalen Proliferation. T-Lymphozyten können in CD4+ T-Helferzellen (T_H) und CD8+ zytotoxische T-Effektorzellen eingeteilt werden. Zu den Leistung der T_H-Zellen gehört die Regulation der Immunantwort und die Aktivierung von B-Zellen durch die Ausschüttung von Zytokinen. CD8+ T-Zellen produzieren u. a. Zytokine mit antiviraler Wirkung, ihre besondere Wirkung besteht aber in der Eliminierung von infizierten Zellen durch die Induktion von Apoptose.

Bei der Aktivierung des adaptiven Immunsystems spielen professionelle antigenpräsentierende Zellen (APC: Anti-

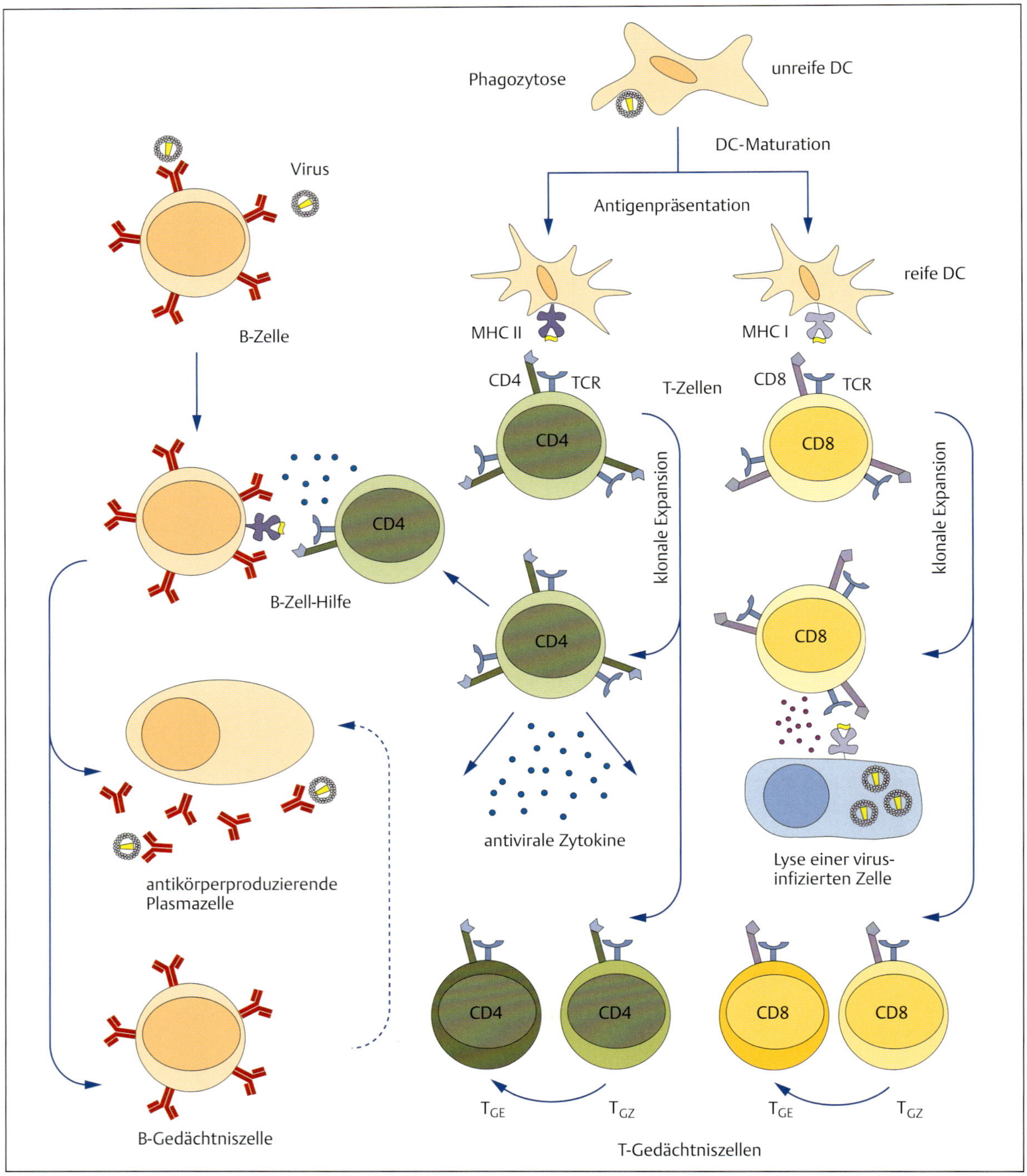

Abb. 6.1 Die Zellen des adaptiven Immunsystems. Die humorale Immunität (linke Bildhälfte) wird von B-Zellen und Antikörpern gebildet. Die Aktivierung der B-Zell-Antwort beginnt mit der Bindung eines Antigens an den B-Zellrezeptor einer Vorläufer-B-Zelle. In Gegenwart von B-Zell-Hilfe durch aktivierte CD4+ T_H-Zellen kommt es zur Differenzierung in eine antikörperproduzierende Plasmazelle. Daneben entstehen B-Gedächtniszellen mit hoher Affinität für das Antigen, aus denen bei erneuter Aktivierung neue Plasmazellen entstehen können. Zur Aktivierung des zellvermittelten Immunsystems (rechte Bildhälfte) sind maturierte dendritische Zellen (DC) erforderlich, die den T-Zellrezeptor unreifer T-Zellen durch Präsentation von Antigen über MHC-I- bzw. MHC-II-Moleküle aktivieren. Es folgt eine klonale Expansion und Differenzierung zu T-Effektorzellen. MHC-I-restringierte CD8+ T-Effektorzellen können durch lytische Granula virusinfizierte Zielzellen lysieren. CD4+ T-Zellen wirken bei der Aktivierung der B-Lymphozyten mit (B-Zell-Hilfe) und bilden antivirale Zytokine. T-Zellen bilden wie B-Zellen ein antigenspezifisches Gedächtnis, das sehr schnell auf eine erneute Antigenexposition reagieren kann. T-Gedächtniszellen werden in zentrale und Effektor-Gedächtniszellen (T_{GZ} und T_{GE}) eingeteilt. Zentrale T-Gedächtniszellen zirkulieren in peripheren Lymphorganen und im Blut, während Effektor-Gedächtniszellen im Gewebe und Blut zirkulieren. Nähere Erläuterungen siehe Text.

gen presenting Cell) eine entscheidende Rolle. Zu den APC gehören DC, Makrophagen und B-Zellen. Bei der initialen Induktion der virusspezifischen T-Zell-Antwort sind DC von entscheidender Bedeutung.

6.3 B-Zellen

Das primäre B-Zellrepertoire ist groß genug, um eine maximale Vielgestaltigkeit biologischer Stoffe und ihrer Raumstrukturen durch Antikörper zu erkennen bzw. zu differenzieren. Diese sind in der Lage, dreidimensionale Formen zu erkennen, können aber auch Strukturen aus linearen Sequenzen binden. Das Epitop wird von 15 bis 20 Aminosäuren geformt, was einer Oberfläche von 700 bis 900 $Å^2$ entspricht. Oft sind prominente Strukturen des Viruspartikels Ziel der Antikörpererkennung. Allerdings können Viren die antigenen Konformationen durch Glykosylierungen oder durch Bildung von Multimeren schützen. Viele Viren (z. B. Influenza und HIV) haben darüber hinaus die Fähigkeit entwickelt, gut zugängliche antigene Strukturen durch Mutationen zu variieren.

6.3.1 Natürliche Antikörper

Man kann Virusinfektionen in zwei grobe Gruppen einteilen: durch zytopathogene oder nicht zytopathogene Viren verursacht. Die Replikation von zytopathogenen Viren verursacht starke Gewebeschäden und muss daher schnell kontrolliert werden. Nicht zytopathogene Viren induzieren keine direkten Schäden der infizierten Zielzelle und replizieren häufig langsamer. Interessanterweise werden unterschiedliche Wirkungen von Antikörpern auf die zwei Gruppen von Viren beobachtet (Hangartner et al. 2006). Viele zytopathogene Viren können von sog. natürlichen Antikörpern der Subklassen IgM und IgG neutralisiert werden. Es handelt sich bei den natürlichen Antikörpern um vorbestehende Antikörper, die T-Zell-unabhängig gebildet werden und daher im Falle einer Infektion sofort wirksam sind. Die Existenz der natürlichen Antikörpern verhindert eine unkontrollierte Pathogenität akuter Virusinfektionen und ist für eine ausgewogene Balance von Virus und Wirt von Vorteil. Nicht zytopathogene Viren haben offenbar Mechanismen entwickelt, um der Erkennung durch natürliche Antikörper zu entgehen.

6.3.2 Antikörpervariabilität

Die Grundstruktur der Antikörper besteht aus zwei schweren Ketten und zwei leichten Ketten. Die Variabilität des Antikörpers entsteht durch somatische Rekombination von Gensegmenten in der Keimbahn. Die variable Region der schweren Kette entsteht aus einer Kombination von 40 V-, 27 D- und 6 J-Segmenten, woraus sich $6{,}5 \times 10^3$ Variationsmöglichkeiten ergeben. Die leichten Ketten können aus 365 Variationen von λ- und κ-Segmenten geformt werden: 33 V_λ und 5 J_λ oder 40 V_κ und 5 J_κ. Werden die schweren Ketten mit den leichten Ketten kombiniert, resultieren 10^6 mögliche Zusammensetzungen. Darüber hinaus ist die Kombination des V-Segments mit (D)J ungenau, woraus sich eine zusätzliche Variabilität ergibt.

6.3.3 Aktivierung

Die Quervernetzung des BCR erfolgt in Form membrangebundener IgM-Moleküle auf der Zelloberfläche durch ein virales Antigen. Dies stößt so eine Kaskade von intrazellulären Signalen an, die zur Phosphorylierung des ITAM-Motivs (ITAM: Immunoreceptor Tyrosine Activation Motif) des Igα-/Igβ-Heterodimers führen. Diese Verstärkung der Signalkaskade aktiviert anschließend Transkriptionsfaktoren wie NFκB und AP-1. Letztere induzieren die Transkriptionsprogramme, die zur Proliferation und Differenzierung der B-Zelle führen. Die Bildung des BCR-Ko-Rezeptorkomplexes aus CD19, CD22 und CD81 ist für die Verstärkung des Aktivierungssignals entscheidend.

Ist ein Virusantigen von den IgM-Rezeptoren der B-Zelle gebunden worden, wird es internalisiert und intrazellulär weiter prozessiert. Dabei entstehende Antigenfragmente können in Form von Oligopeptiden auf MHC-II-Moleküle geladen und anschließend auf der Zelloberfläche präsentiert werden. Trifft die antigenpräsentierende B-Zelle nun auf eine CD4+ T-Zelle, die schon von dem gleichen Peptid aktiviert worden ist, entsteht aus dieser Interaktion zwischen beiden Zellen die erneute Aktivierung der antigenspezifischen T-Zell-Antwort. Hierbei spielen Korezeptoren eine kritische Rolle, etwa die Wechselwirkung zwischen dem B-Zell-exprimierten CD40 und seinem Liganden CD40L auf der T-Zelle. Dies führt zur Bildung von B-Zell-Helferfaktoren (z. B. IL-4) und vermittelt die Vermehrung der B-Zelle. In den extrafollikulären Bereichen der Lymphorgane proliferieren die B-Zellen dann zu Plasmazellen. Diese produzieren große Mengen Antikörper, die aber in diesem Stadium noch keine Selektion durch somatische Hypermutation durchlaufen haben. Diese frühen Antikörper bilden aber eine sehr wichtige, initiale humorale Immunantwort.

Anschließend wird in den germinalen Zentren die Qualität der Antikörper durch die sog. Affinitätsmaturation verbessert. Hierbei spielen Fc-Rezeptor tragende Follicular Dendritic Cells (FDC) eine entscheidende Rolle, da sie Immunkomplexe binden und eine optimale Quervernetzungsmatrix für B-Zellen darstellen. Die genetische Grundlage der Affinitätsmaturation ist die somatische Hypermutation durch sog. non-templated Punktmutationen. Die Diversifizierung der Antikörperantwort bezüglich ihrer Effektorfunktion resultiert aus dem Immunglobulin-Isotypwechsel, der von CD4+ T-Zellen kontrolliert wird. In der Maus ist dieser Wechsel sehr gut definiert: Sind von der B-Zelle

T_{H2}-Zellen aktiviert worden, wird IL-4 produziert, das zu einem Wechsel zu den Subklassen IgG1 und IgE führt und die Subklassen IgM, IgG2a und IgG3 inhibiert. Interagieren dagegen B-Zellen mit T_{H1}-Zellen, wird IFN-γ produziert. IFN-γ fördert den Wechsel zu IgG2a und IgG3, die starke antivirale Mechanismen vermitteln (z. B. Aktivierung von NK-Zellen), inhibiert aber IgM, IgG1 und IgE. B-Zellen, die durch die Affinitätsmaturation selektiert wurden, maturieren entweder zu Gedächtniszellen oder zu Plasmazellen, die im Knochenmark Antikörper produzieren. Auch nach der Beseitigung des Erregers bleibt der Serumtiter der Antikörper auf diese Weise noch lange erhalten. Dabei ist nicht ganz klar, ob Plasmazellen tatsächlich sehr langlebig sind, oder ob Gedächtniszellen kontinuierlich aktiviert werden und zu Plasmazellen differenzieren.

6.3.4 Effektormechanismen

Ein spezifischer Vorteil von Antikörpern ist, dass sie sowohl auf freie Antigene und Viruspartikel als auch auf infizierte Zellen wirken können (Abb. 6.**2**, Abb. 6.**3**). Die Neutralisation von Virionen ist bei Virusinfektionen wichtig, bei denen die Virusausbreitung über freies Virus erfolgt. Neutralisation wird definiert als die Inaktivierung der Infektiosität des Virions durch die alleinige Bindung des Antikörpers ohne eine Beteiligung weiterer Komponenten. Die neutralisierende Wirkung von Antikörpern wird durch verschiedene Modelle erklärt. Im einfachsten Falle führt der Antikörper zu einer sterischen Hinderung des Virions bei der Bindung an den zellulären Rezeptor. Hierbei ist das Epitop, das gebunden wird, oft weniger von Bedeutung als die Menge und die Größe des Antikörperbesatzes. In anderen Modellen ist das Epitop der kritische Punkt. Die Bindung des Antikörpers verhindert dann die Funktion der gebundenen Struktur durch Fixierung oder Induktion konformationeller Veränderungen. Eine weitere Möglichkeit der Neutralisation beruht nicht auf der Verhinderung von Anheftung oder Eintritt, sondern der Hemmung späterer Schritte der Infektion, z. B. des Uncoating.

Weitere Effektormechanismen werden durch den Fc-Teil des Antikörpers exekutiert (Abb. 6.**2**, Abb. 6.**3**). Nach Bindung des Antigens erfolgt über den konstanten Teil des Antikörpers zuerst die Bindung der Komplementkomponente C1q und nachfolgend die Aktivierung der Komplementkaskade. Dies kann zu einer effektiveren Neutralisation, zur Lyse des Virions (Virolyse) und zur Aktivierung der komplementabhängigen Zytotoxizität führen. Über

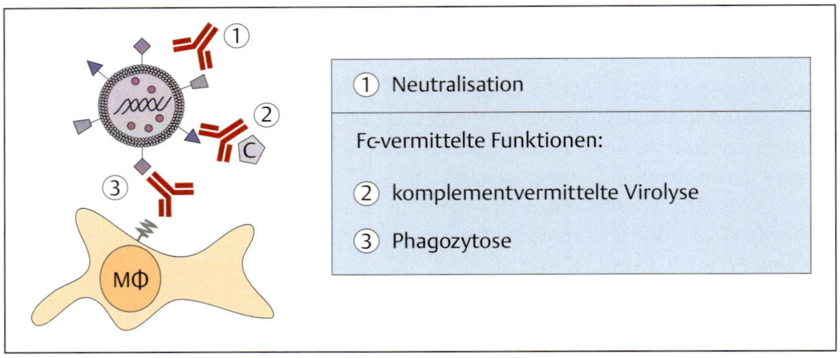

Abb. 6.**2** Antikörpervermittelte Effektor-Funktionen gegen das Virion.

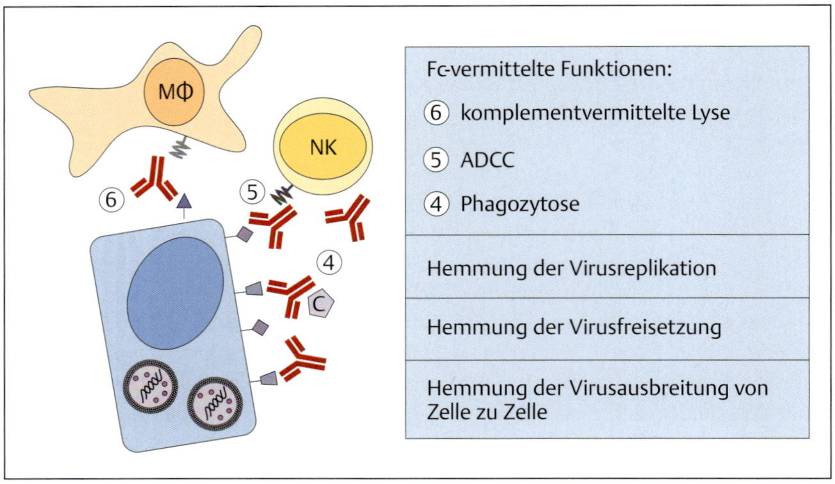

Fc-vermittelte Funktionen:
⑥ komplementvermittelte Lyse
⑤ ADCC
④ Phagozytose
Hemmung der Virusreplikation
Hemmung der Virusfreisetzung
Hemmung der Virusausbreitung von Zelle zu Zelle
MΦ
NK
C

Abb. 6.**3** Antikörpervermittelte Effektor-Funktionen gegen die virusinfizierte Zelle.

Fc-Rezeptoren vermitteln Antikörper außerdem die Phagozytose von Immunkomplexen und deren Einschleusung in die MHC-vermittelten Antigenpräsentationswege.

Die Bindung virusspezifischer Antikörper an virale Antigene auf infizierten Zellen ist zudem Grundlage der Aktivierung von Immunzellen über Fc-Rezeptoren. Hierbei ist FcγRIII/CD16 für die Aktivierung von NK-Zellen und die antikörperabhängige zellvermittelten Zytotoxizität (ADCC: Antibody-dependent cell-mediated Cytotoxicity) von besonderer Bedeutung.

6.3.5 B-Zell-Gedächtnis

Das B-Zell-Gedächtnis liegt in zwei verschiedenen Formen vor. Ein Teil besteht aus Gedächtnis-B-Zellen, die virusspezifische BCR auf der Zelloberfläche exprimieren. Der andere Teil wird aus den im Serum vorhandenen hochaffinen virusspezifischen IgG-Antikörpern gebildet, die vermutlich von langlebigen Plasmazellen stammen.

Nach Beseitigung einer viralen Infektion akkumulieren Gedächtnis-B-Zellen in Milz und Lymphknoten, wobei sie sich in einem Ruhezustand befinden und ihren klonalen Oberflächenantikörper exprimieren. Die erneute Exposition mit dem viralen Antigen führt zu einer Aktivierung und einer sekundären Antikörper-Immunantwort. Die rasche Proliferation und Differenzierung der Gedächtnis-B-Zellen ist CD4+ T-Zell-abhängig. Es kommt zu einer massiven Expansion von Plasmazellen und der Produktion von großen Antikörpermengen.

Versuche an Mäusen sprechen für die Existenz von zwei Populationen von Plasmazellen mit unterschiedlicher Lebensdauer. Kurzlebige Plasmazellen bestehen nur für wenige Tage, spielen aber für die frühe Immunantwort eine wichtige Rolle. Für die langfristige Bildung virusspezifischer Antikörper sind langlebige Plasmazellen verantwortlich. Die langlebigen Plasmazellen sind terminal differenzierte, nicht proliferierende Zellen, die große Antikörpermengen produzieren. Ihr langfristiges Überleben ist an das Knochenmark gebunden. Es wird vermutet, dass Plasmazellen im Menschen für Jahre bestehen können und dadurch einen langfristigen Schutz bieten. Daneben gibt es allerdings auch die Theorie, dass Plasmazellen aus Gedächtnis-B-Zellen stammen, die nach wiederholter Begegnung mit dem Antigen zu Plasmazellen differenziert wurden.

6.4 Antigenprozessierung

6.4.1 Dendritische Zellen

Dendritische Zellen (DC) bilden eine spezifische Gruppe migratorischer Leukozyten, die dem Knochenmark entstammen. Im unreifen Zustand befinden sie sich in peripheren Geweben und besitzen eine hohe Fähigkeit, antigenes Material aufzunehmen, es enzymatisch zu prozessieren und zur Präsentation für T-Zellen einzusetzen. DC erkennen sowohl mikrobielle Produkte als auch verletztes Gewebematerial, das sie durch Phagozytose oder Endozytose internalisieren. Das internalisierte Material wird zu Peptiden prozessiert und in die MHC-Klasse-I- oder -II-Antigenpräsentationswege (MHC: Haupthistokompatibilitätskomplex, Major Histocompatibility Complex) eingeschleust. MHC-Moleküle stellen hierbei die prinzipiellen Präsentationsstrukturen für antigene Peptide auf der Zelloberfläche dar. Während des Prozesses der Antigenverarbeitung maturieren DC und verändern ihre Ausstattung mit zahlreichen Oberflächenmolekülen, die eine wichtige Rolle bei der Aktivierung von T-Zellen spielen. Reife DC wandern in die Lymphknoten, um dort T-Zellen zu aktivieren. Sie besitzen in Verbindung mit der konstitutiven MHC-II-Expression die ko-stimulierenden Liganden CD80, CD86 und CD40. Zusätzlich produzieren sie Chemokine, um damit T-Zellen aktiv anzulocken. DC kontrollieren somit die Entwicklung der T-Zell-Antwort auf entscheidende Weise. Das Ausmaß und die Qualität der aktivierten T-Zellen (CD8+, CD4+ oder regulatorische T-Zellen) wird von den DC und den von ihnen ausgeschütteten Zytokinen bestimmt. CD4+ T_H-Zellen können in zwei verschiedenen funktionellen Ausprägungen aktiviert werden. T_{H1}-Zellen erwerben eine sehr starke antivirale Wirkung, während T_{H2}-Antworten effektiv gegen extrazellulären Antigene und Parasiten wirken.

6.4.2 Antigenpräsentation

Die klassische Unterscheidung der Antigenprozessierungs- und -präsentationswege erfolgt gemäß dem Ursprung der Antigene in eine endogenen bzw. eine exogene Präsentationsroute. Für die Beschreitung des endogenen Präsentationsweges muss das Antigen in der infizierten Zelle gebildet werden. Auf diese Weise gelangt das Protein in Kontakt mit den Proteasen des Zytosols. Die entstehenden Peptide werden von MHC-Klasse-I-Molekülen gebunden und geschützt zur Zelloberfläche transportiert. Exogene Antigene können von professionellen APC in das endozytotische Kompartiment internalisiert und die entstehenden Peptide auf MHC-II-Moleküle geladen werden.

MHC-I

Der MHC-I-Antigenpräsentationsweg präsentiert vorwiegend Peptide, die vom Ubiquitin- Proteasomensystem im Zytosol und Zellkern generiert worden sind. Die enstandene Peptide werden von einem spezialisierten Peptidtransporter, TAP (Transporter associated with Antigen Processing), in das endoplasmatische Retikulum (ER) transportiert. Das MHC-I-Molekül, das sich aus einer transmembranösen schweren Kette (HC: Heavy Chain) und einer löslichen Untereinheit (β_2-Mikroglobulin) bildet, wird durch die Bindung eines antigenen Peptids stabilisiert. Bei der Assemblierung stabiler MHC-I-Komplexe ist die Mitwirkung zahlreicher Chaperone (Calreticulin, Tapasin, ERp57 und TAP) in Form des sog. Peptidbeladungskomplexes kritisch. Dieser dient nicht nur der Stabilisierung der MHC-Moleküle, sondern auch der Selektion und Beladung optimaler Peptide. Nach der Beladung wird der MHC-I-Peptidkomplex aus dem ER ausgeschleust und zur Zelloberfläche transportiert, wo der Kontakt der Epitope zu CD8+ T-Zellen entsteht.

MHC-II

Der Antigenpräsentationsweg über MHC-II-Moleküle ist anders aufgebaut. Hier werden insbesondere exogene, d. h. durch Endozytose oder Phagozytose aufgenommene Antigene nach ihrer Proteolyse eingeschleust. Die spezifische Ausstattung der MHC-Klasse-II-Kompartimente mit Proteasen und niedrigen pH-Werten (frühe und späte Endosomen, Lysosomen) führen zur Entstehung anderer Peptidmuster als im Zytosol, wo MHC-I-Antigene produziert werden. Die Biosynthese der MHC-II-Moleküle erfolgt im ER. Um eine vorzeitige Beladung im ER zu verhindern, bilden die MHC-II α- und β-Ketten einen Komplex mit der sog. invarianten Kette. Diese Kette stellt den Transport der unbeladenen MHC-II-Moleküle zu den endosomalen Kompartimenten sicher. Anschließend wird das MHC-II-Molekül von der invarianten Kette befreit und interagiert mit einem MHC-ähnlichen Chaperon, DM. DM stabilisiert MHC-II und selektiert geeignete antigene Peptide. Stabile MHC-II-Peptidkomplexe dissoziieren von DM ab und gelangen zur Zelloberfläche, wo sie für die TCR auf CD4+ T-Zellen zugänglich werden.

Kreuz-Präsentation

Die Tatsache, dass auch CD8+ T-Zellen gegen solche Antigene aktiviert werden, deren Biosynthese nicht in DC stattfindet und so nicht Anschluss an den zytosolischen MHC-Klasse-I-Antigenpräsentationsweg erhalten, hat zum Konzept der Kreuz-Präsentation geführt (Sigal et al. 1999). Inzwischen ist klar, dass DC exogene Antigene auf MHC-I-Molekülen präsentieren können. Die Einzelheiten des Prozesses und die Kommunikation zwischen den beteiligten Zellkompartimenten sind jedoch noch nicht vollständig verstanden.

6.5 T-Zellen

T-Zellen erkennen im Gegensatz zu B-Zellen (die zur Wahrnehmung von räumlichen Strukturen befähigt sind) lineare Epitope, die von MHC-Molekülen präsentiert werden. T-Zellen exprimieren hierzu klonotypische T-Zellrezeptoren (TCR), die aus einem α/β-Heterodimer gebildet werden. Daneben gibt es auch TCR aus variablen γ- und δ-Ketten. Die Wechselwirkung des TCR ist dabei nicht auf das antigene Peptid begrenzt, sondern schließt das MHC Molekül mit ein, sodass es zu einer Restriktion der Erkennung auf spezifische „Selbst"-MHC-Allele kommt. TCR erkennen dabei nur diejenigen MHC-Typen, für die sie während der Ontogenese im Thymus positiv selektiert worden sind. T-Zellen exprimieren neben dem TCR als Korezeptoren CD4- oder CD8-Moleküle auf der Zelloberfläche. CD4+ T-Zellen erkennen Peptide, die auf MHC-Klasse-II-Moleküle geladen sind, während die CD8+ Zellen MHC-Klasse-I-Peptide erkennen. Daher entscheidet die Beschreitung des Prozessierungsweges (MHC-I oder MHC-II) darüber, welche T-Zellsubpopulation von einem definierten Antigen aktiviert wird.

6.5.1 T-Zell-Aktivierung

Die Aktivierung der T-Zellen erfolgt in den peripheren Lymphorganen. APC, darunter hauptsächlich DC, präsentieren naiven T-Zellen die prozessierten Peptide und induzieren die T-Zell-Antwort. Die Kreuzvernetzung des TCR/CD3-Komplexes führt zur Phosphorylierung von ITAM-Motiven in den zytosolischen Bereichen des CD3-Komplexes. Die Mitwirkung der Ko-Rezeptoren CD4 oder CD8 sowie weiterer Signalgeber ist hierbei zusätzlich entscheidend. Die resultierenden Signale unterstützen die Ausprägung eines supramolekularen Aktivierungskomplexes, auch immunologische Synapse genannt, zwischen der APC und der T-Zelle. Deren Entstehung ist für die Aktivierung der T-Zelle erforderlich und initiiert eine Serie spezifischer Signalkaskaden. Die kombinatorische Wirkung der Transkriptionsfaktoren NFκB, $NFAT_C$ und AP-1 löst in Verbindung mit CD28-abhängigen Signalen die Proliferation und Differenzierung der T-Zelle aus. Der weitere Differenzierungsweg (besonders für T_H-Zellen) wird von dem umgebenden Zytokinmilieu bestimmt. IL-12 wird von aktivierten DC gebildet und fördert die Differenzierung von CD8+ T-Zellen und T_{H1}-Zellen. IFN-γ, das von NK-Zellen sowie CD8+ und CD4+ T-Zellen produziert wird, bewirkt die T_{H1}-Polarisierung und unterstützt die CD8+ T-Zell-Aktivierung. Auf auto- und parakrine Weise fördern T-Zellen durch die Ausschüttung von IL-2 und IL-15 die T-Zellexpansion, wie auch über IL-4 die Differenzierung von T_{H2}-Zellen.

Die klonale Proliferation erlaubt eine rasche Expansion antigenspezifischer T-Zellen. Nach der Begegnung mit dem Antigen kann das adaptive Immunsystem auf diese Weise bei den allermeisten Virusinfektionen innerhalb von weniger als fünf bis sieben Tagen sowohl Effektorzellen als auch B-Zell-aktivierende Helferzellen produzieren.

6.5.2 Effektormechanismen

Die Differenzierung in CD4+ und CD8+ T-Zellen unterscheidet nicht nur zwischen der MHC-abhängigen Antigenerkennung, sondern korreliert auch mit unterschiedlichen funktionellen Konsequenzen und Immuneffektormechanismen. CD8+ T-Effektorzellen können nach Erkennung von Antigen die Zielzelle destruieren. Sie produzieren außerdem antivirale Zytokine wie IFN-γ und TNF-α. Die primäre Aufgabe von CD4+ T-Effektorzellen ist die Produktion von Zytokinen (IFN-γ oder IL-4/IL-5). In einigen Fällen können CD4+ T-Zellen auch zytotoxische Effektorfunktionen ausführen.

6.5.3 CD8+ T-Effektorzellen

CD8+ T-Effektorzellen spielen bei der Immunkontrolle von intrazellulären Pathogenen und somit bei Viren eine herausragende Rolle. Nach Aktivierung in den sekundären Lymphorganen folgt die CD8+ Effektorzelle einem Chemokingradienten, um den Ort der Infektion zu finden. Nach der Erkennung eines passenden MHC-I-Peptidkomplexes auf einer virusinfizierten Zelle bildet sich eine immunologische Synapse heraus, wobei der Kontakt durch die Interaktion von LFA-1 (T-Zelle) und ICAM-1 (Zielzelle) stabilisiert wird. CD8+ T-Effektorzellen besitzen zwei verschiedene zytotoxische Effektormechanismen, durch die sie einen programmierten Zelltod (Apoptose) der Zielzelle auslösen können:

1. Zytolyse durch lytische Granula.
   Durch Signale, die von der immunologischen Synapse ausgehen, werden lytische Granula der T-Effektorzelle zur Kontaktfläche mit der Zielzelle gelenkt und dort freigesetzt. Die Granula beinhalten zwei wichtige Komponenten für eine erfolgreiche Destruktion der Zielzelle, nämlich Perforin und Granzym. Perforin durchdringt die Zellmembran und ermöglicht damit das Eindringen von Granzymen in das Zytosol der Zielzelle. Granzyme bilden eine Familie von Serinproteasen, die sowohl die direkte Aktivierung der Caspase-vermittelten Apoptose bewirken als auch die Caspasen-unabhängige mitochondriale Apoptose induzieren können.
2. Fas-Ligand-induzierte Apoptose.
   Nach TCR-Aktivierung kann durch spezifische Oberflächenproteine der TNF-Rezeptorfamilie wie Fas-Ligand (FasL, CD154, CD95L) eine Apoptose von Zielzellen induziert werden, die Fas (CD95, Apo-1) auf der Zellmembran exprimieren. Fas führt über eine intrazytoplasmatische Todesdomäne zur Rekrutierung von Caspasen und apoptotischem Zelltod.

Daneben produzieren CD8+ T-Effektorzellen IFN-γ und TNF-α. IFN-γ induziert die verstärkte Expression von MHC Klasse I und II sowie vieler Komponenten des Antigenpräsentationswegs. Darüber hinaus induziert es einen antiviralen Zustand. IFN-γ hat eine aktivierende Wirkung auf Makrophagen, was die Aufnahme und Zerstörung von Viren und virusinfizierten Zellen fördert. TNF-α bewirkt Apoptose von virusinfizierten Zielzellen und die Produktion von pro-inflammatorischen Zytokinen.

6.5.4 CD4+T-Effektorzellen

Eine der wichtigsten Aufgaben von CD4+ T-Effektorzellen ist die Mitwirkung bei der Aktivierung von B-Zellen. Außerdem besitzen CD4+ Effektorzellen eine wesentliche Rolle bei der Entwicklung und Erhaltung von CD8+ Gedächtniszellen. Die Wirkung von CD4+ T-Effektorzellen manifestiert sich durch die Ausschüttung von Zytokinen. Nach Aktivierung (infolge Erkennung eines MHC-II-Peptidkomplexes) produzieren T_{H1}-Effektorzellen IFN-γ und in geringeren Mengen TNF-α. T_{H2}-Zellen produzieren IL-4, IL-5 und IL-10, die bei der Bekämpfung von Parasiten wichtig sind, aber auch eine Rolle bei der Begrenzung bzw. der Gegenregulation antiviraler T-Zell-Antworten spielen. Eine klare Trennung zwischen T_{H1}- und T_{H2}-Effektorzellen ist jedoch nicht bei allen Infektionen möglich. Das Immunsystem ist in der Lage, CD4+ T-Zellen zu generieren, die sowohl T_{H1}- als auch T_{H2}-Effektormechanismen besitzen. Über die Aufgaben von IL-17-produzierenden T_H-Zellen (sog. T_{H17}-Zellen), die bei bakteriellen Infektionen wichtige Effektorfunktionen besitzen, ist bei Virusinfektionen bisher sehr wenig bekannt.

6.5.5 Regulatorische T-Zellen

Regulatorische T-Zellen (Treg) können durch die Expression spezifischer Marker, wie des IL-2-Rezeptors (CD25) und des Transkriptionsfaktors Foxp3, charakterisiert werden und verhindern eine Überreaktion des Immunsystems und damit Autoimmunkrankheiten. Auch bei Virusinfektionen kontrollieren regulatorische T-Zellen die Immunantwort. Die genauen Mechanismen sind noch nicht in allen Einzelheiten bekannt, jedoch produzieren Treg anti-inflammatorische Zytokine wie IL-10 und TGF-β (transforming growth factor β). IL-10 inhibiert die Bildung von TNF und IL-12 durch DC und Makrophagen, TGF-β inhibiert u. a. T_{H1}-Immunantworten.

6.5.6 T-Zell-Gedächtnis

Im Gegensatz zu B-Zellen weisen T-Zellen keine Affinitätsmaturation auf. Die Fähigkeiten des T-Zell-Gedächtnisses beruhen daher auf der klonalen Expansion antigenerfahrener T-Zellen und einer erniedrigten Aktivierungsschwelle, bei der geringe Korezeptor-Signale wie z. B. CD28 eine Aktivierung auslösen können. Damit können ohne Proliferation in kürzester Zeit nach Anregung durch den TCR IFN-γ und TNF-α ausgeschüttet werden. Die Aufrechterhaltung von Gedächtnis-T-Zellen wird von homöostatischen Zytokinen wie IL-2, IL-7 und IL-15 durch den Jak-STAT-Signalweg bewirkt. IL-7 unterstützt ein langfristiges Überleben durch die Unterdrückung von Apoptoseaktivität, IL-15 bewirkt eine langsame Proliferation der T-Zellen.

CD4+ und CD8+ Gedächtnis-T-Zellen können auf der Basis des Adhäsionsmoleküls CD62L und des Chemokinrezeptors CCR7 in zwei Prototypen unterschieden werden (Sallusto et al. 1999): Zentrale Gedächtnis-T-Zellen (T_{GZ}) zirkulieren ähnlich wie naive T-Zellen im Blut und in peripheren Lymphorganen. Sie benötigen wahrscheinlich eine Aktivierung und Expansion, um Effektormechanismen zu entwickeln. Periphere Effektor-Gedächtnis-T-Zellen (T_{GE}) exprimieren dagegen weniger Adhäsionsmoleküle und Chemokinrezeptoren. Anders als T_{GZ} lokalisieren sie deswegen nicht in den peripheren Lymphorganen, sondern zirkulieren im Blut und peripheren Gewebe. Die T_{GE} sind daher nahe am Ort der Infektion und können rasch mit Effektorleistungen antworten.

6.6 Virale Immunevasionsstrategien

Viren passen sich in vielfältiger Weise an die adaptive Abwehr ihrer Wirte an, um ihre Replikationsstrategien auf diese Weise zu optimieren. Dies gilt besonders für die Viren, die persistente Infektionen etablieren und daher

Tabelle 6.1 Virale Mechanismen zur Evasion des adaptiven Immunsystems (Beispiele).

Mechanismus	Virus (*Gen*/Protein)
Mechanismen zur Unterdrückung von MHC-I- und -II-Antigenpräsentation	
Modulation der MHC-I-Oberflächenexpression	
Degradation von MHC-I	HCMV (*US2, US11*), KSHV (K3, K5), HHV-7 (U21)
Endozytose von MHC-I	HIV-1 (Nef)
Retention von MHC-I	HCMV (*US3*), Adenovirus (E3/19K)
Inhibition des MHC-I-Peptidbeladungskomplexes	
Inhibition von TAP[1]	HSV-1/2 (ICP47), HCMV (*US6*), EBV (BNLF2a), Varizellovirus (*UL49.5*)
Inhibition von Tapasin und PDI[2]	HCMV (*US3*)
Inhibition der Antigenprozessierung	
Inhibition der proteasomalen Prozessierung des EBNA1-Antigens	EBV (EBNA1)
Hemmung der MHC-II-Oberflächenexpression	
Inhibition der MHC-II-Oberflächenexpression	HCMV (*US2, US3*)
Inhibition von MHC-II-Transkription	HCMV (Inhibition des IFN-γ-Rezeptor-Signalwegs)
Inhibition der CD8+ T-Zell-vermittelten Lyse	
Inhibition von Fas-vermittelter Lyse durch Inhibition von FADD[3]	KSHV (vFLIP)
Inhibition von Antikörpern	
„Antibody-bipolar-Bridging"	HSV-1 (gE), HCMV (gp34, gp68)
Antigenvariation	
Evasion neutralisierender Antikörper	HIV-1 (Env),
Evasion neutralisierender Antikörper durch Antigendrift	Influenza A, B (HA)
Mutation von T-Zell-Epitopen	HCV, HIV

[1] *TAP Transporter associated with Antigen Processing*
[2] *PDI Protein Disulfidisomerase*
[3] *FADD FAS-associated Death Domain Protein*

unter einem permanenten Selektionsdruck der antigenspezifischen Immunität stehen.

Es lassen sich folgende grundlegende Evasionsstrategien beschreiben (Alcami u. Koszinowski 2000), (Tab. 6.**1**):

1. Durch Punktmutationen können Viren Antigene kontinuierlich verändern (antigene Variation), um die Erkennung durch Antikörper und TCR zu verhindern. Diese Strategie wird von RNA-Viren verfolgt und ist für HIV, HCV und Influenzaviren besonders gut belegt.
2. Eine generelle Hemmung der MHC-I- und -II-vermittelten Antigenpräsentation kann auf verschiedenen Ebenen erreicht werden. Bezüglich der Transkription dieser Gene wurde beispielsweise gezeigt, dass der MHC-I-Promoter von dem HIV-kodierten Tat-Protein bis zu 12-fach reduziert wird. DNA-Viren sind genetisch weniger flexibel als RNA Viren und haben andere Gegenstrategien entwickelt (Tab. 6.**1**). Hierbei handelt es sich um viruskodierte Proteine, welche die Antigenpräsentation generell blockieren. Der Peptid-Transporter TAP wird von mehreren Herpesviren durch spezifische Inhibitoren blockiert (z. B. bei HSV-1/2, HCMV, EBV). Die selektive Hemmung der MHC-I-Zelloberflächenexpression ist auch bei Adenoviren bekannt. Das adenovirale E3/19K-Protein bindet MHC-I-Moleküle und verhindert den Transport zur Zelloberfläche. Gleichzeitig interagiert das Protein mit TAP und verhindert eine optimale Peptidbeladung von MHC I. Die HCMV-kodierten Inhibitoren US2 und US11 induzieren die rasche proteasomale Degradation von MHC-Klasse-I-Molekülen im Zytosol.
3. Eine weitere Möglichkeit der gezielten Beeinträchtigung der Antigenpräsentation und der Modulation der adaptiven Immunantwort ist die Bildung spezifischer Zytokine. Einige Viren haben Gene für antiinflammatorische Zytokine (z. B. IL-10) in ihren Besitz gebracht. Virales IL-10 von HCMV und EBV reduziert die Expression von MHC I und II. Darüber hinaus wirkt das EBV-kodierte IL-10 inhibitorisch auf T_{H1}-Zellen.
4. Die Fas-abhängigen Lyse, die durch FasL-exprimierende aktivierte T-Lymphozyten herbeigeführt wird, kann von verschiedenen Viren (z. B. KSHV) vermieden werden. Unabhängig davon induzieren verschiedene Viren (z. B. HIV, HCMV) die verstärkte Expression von FasL oder TRAIL und erreichen dadurch die Lyse von Fas-exprimierenden T-Zellen und so eine gezielte Subversion der virusspezifischen T-Zell-Antwort.
5. Durch die Expression von viruskodierten Fcγ-bindenden Proteinen auf der Zelloberfläche erreichen Herpesviren eine Attenuierung virusspezifischer IgG-Antikörper durch Blockade Fc-vermittelter Effektorfunktionen.

Literatur

Alcami A, Koszinowski UH. Viral mechanisms of immune evasion. Trends Microbiol 2000; 8: 410–418.

Hangartner L, Zinkernagel RM, Hengartner H. Antiviral antibody responses: the two extremes of a wide spectrum. Nat Rev. Immunol 2006; 6: 231–243

Sallusto F, Lenig D, Förster R et al. Two subsets of memory T lymphocytes with distinct homing potentials and effector functions. Nature 1999; 14: 708–712

Sigal LJ, Crotty S, Andino R et al. Cytotoxic T-cell immunity to virus-infected non-haematopoietic cells requires presentation of exogenous antigen. Nature 1999; 4: 77–80

7 Onkogene Viren

J. Cinatl, M. Michaelis
(Koautor in der Vorauflage: J.-U. Vogel)

7.1 Entdeckungsgeschichte virusinduzierter Tumoren

Die ersten Befunde zur Übertragbarkeit von hyperproliferativen Erkrankungen stammen von Untersuchungen an gutartigen Warzen. 1898 zeigten M'Fadyan und Hobday, dass Warzen über zellfreie Extrakte zwischen Hunden übertragen werden konnten. Giuseppe Ciuffo publizierte 1907 ähnliche Ergebnisse beim Menschen. Die dänischen Tierärzte Vilhelm Ellermann und Oluf Bang induzierten 1908 mit zellfreiem Plasma aus leukämieerkrankten Hühnern Leukämien in gesunden Tieren. Kurze Zeit später verursachte Peyton Rous mit filtrierten Tumorextrakten Sarkome in Hühnern. Das hierfür verantwortliche Virus wurde später Rous-Sarkom-Virus (RSV) genannt und in die Gruppe der Retroviren eingeordnet. Erst nach Jahrzehnten setzte sich die Vorstellung durch, dass Viren auch beim Menschen Krebs verursachen. 1966 erhielt Peyton Rous für seine Befunde den Nobelpreis für Medizin.

Neben Retroviren können auch DNA-Viren an der Entstehung von Tumoren beteiligt sein. 1933 zeigten Richard Shope und E. Weston Hurst, dass in filtrierten Extrakten von Warzen von Wildkaninchen das Shope-Papillomvirus (später Cottontail Rabbit Papillomavirus, CRPV) enthalten und für die Übertragung der Warzen verantwortlich war. Peyton Rous und Joseph Beard entdeckten 1935 das tumorigene Potenzial von CRPV. In Hauskaninchen, einer anderen Spezies, induzierte es keine Warzen, sondern führte nach einer verlängerten Inkubationszeit zu Karzinomen in der Haut.

Die Grundlagen der viralen Tumorgenese wurden in Experimenten an Labormäusen erarbeitet. John Bittner erkannte 1936, dass bei C3H-Mäusen die Prädisposition zur Entwicklung eines Brustkrebses von der Mutter durch die Milch auf ihre Nachkommen über einen „Milchfaktor" übertragen wurde. Dieser „Milchfaktor" wurde später als Retrovirus identifiziert (Mausmammatumorvirus, MMTV). Weitere Arbeiten zeigten, dass MMTV auch als in den Chromosomen integriertes Provirus mit den Keimzellen übertragen werden kann. Außer an Brustkrebs können Retroviren in Mäusen auch an der Entstehung von Leukämien beteiligt sein. Ludwig Gross gewann 1951 aus den Tumorzellen von an T-Zell-Lymphomen erkrankten AKR-Mäusen replikationsfähige Viren (Mausleukämievirus, MLV) die auch in anderen Mausstämmen Tumoren induzierten.

Es dauerte fast 60 Jahre, bis der Nachweis erbracht wurde, dass Viren auch an der Entstehung humaner Tumoren beteiligt sind. 1964 isolierten Michael Epstein, Bert Achong und Yvonne Barr ein Herpesvirus aus einer Burkitt-Lymphom-Zelllinie, das später Epstein-Barr-Virus (EBV) genannt wurde. 1966 lieferten Werner und Gertrude Henle den serologischen Nachweis, dass das EBV an der Entstehung des Burkitt-Lymphoms beteiligt ist. 1975 entdeckte Baruch Blumberg mit seinen Mitarbeitern einen Zusammenhang zwischen chronischer Hepatitis-B-Virus-Infektion (HBV: Hepatitis-B-Virus) und dem hepatozellulären Karzinom. 1981 zeigten Palmer Beasley und Kollegen, dass eine chronische HBV-Infektion mit einem 100-fach erhöhten Risiko, an einem hepatozellulären Karzinom zu erkranken, verbunden ist. Harald zur Hausen postulierte 1974, dass humane Papillomviren (HPV) für Zervixkarzinome verantwortlich seien. In den 1980er Jahren wies er mit seinen Mitarbeitern die DNA bisher unbekannter HPV-Typen in Zervixkarzinomen nach. Heute ist bekannt, dass HPV-16 und HPV-18 für ca. 70 % der Zervixkarzinome verantwortlich sind. Zwei Papillomvirusimpfstoffe (Gardasil, Cervarix) sind zur Prophylaxe des Zervixkarzinoms zugelassen. Harald zur Hausen erhielt für seine Arbeiten 2008 den Nobelpreis. Es wird geschätzt, dass mindestens 20 % der Krebserkrankungen des Menschen durch Infektionen mit Tumorviren verursacht werden. Damit sind Virusinfektionen nach dem Rauchen die zweithäufigste bekannte Ursache für die Entstehung von Krebserkrankungen.

Die für die Entstehung von menschlichen Tumorerkrankungen relevanten Viren gehören zu verschiedenen taxonomischen Gruppen, die sich grob in RNA- und DNA-Viren unterteilen lassen (Tab. 7.**1**). Die humanpathogenen DNA-Viren werden in sechs Familien eingeteilt. Fünf Familien weisen Mitglieder mit transformierendem Potenzial auf, aber lediglich Mitglieder von drei Familien induzieren erwiesenermaßen Krebserkrankungen (Tab. 7.**1**). Adenoviren, Pockenviren und Polyomaviren verfügen zwar über virale Onkogene, jedoch ist die Bedeutung von Mitgliedern dieser Virusfamilien für die Krebsentstehung beim Menschen noch nicht abschließend geklärt. Das Torque-teno-Virus, ein Mitglied der Circoviridae, wurde ebenfalls mit Krebserkrankungen in Verbindung gebracht. Den nicht autonomen Parvoviren (Genus Dependovirus) wird eine antionkogene Wirkung zugeschrieben. Innerhalb der 13 humanpathogenen RNA-Virusfamilien weisen nur Mitglieder der Familie der Retroviren und das zu den Flaviviren gehörende Hepatitis-C-Virus onkogene Eigenschaften auf.

Obwohl Retroviren nicht als die bedeutendsten Verursacher virusbedingter Krebserkrankungen gelten, lieferte die moderne Retrovirologie dennoch den Schlüssel zum Verständnis der eukaryotischen Zellwachstumskontrolle

Tabelle 7.1 Humanpathogene Tumorviren.

Virusfamilie	Virus	assoziierte Tumoren	Kofaktoren
DNA-Viren			
Hepadnaviren	HBV	hepatozelluläres Karzinom	Alkohol, Aflatoxine, Rauchen, andere Viren
Herpesviren	EBV	Burkitt-Lymphom nasopharyngeales Karzinom Lymphome	Malaria Nitrosamine Immunsuppression
	HHV-8	Kaposi-Sarkom Castleman-Tumoren	HIV-Infektion
Papillomaviren	HPV-16, -18, -33, -39	anogenitale Tumoren	Rauchen, Herpes-simplex-Virus?, Immunsuppression
		Tumoren des oberen Respirationstraktes	Rauchen, radioaktive Strahlung
		Hauttumoren	UV-Strahlung, genetische Erkrankungen
Polyomaviren	BK, JC, SV40	neurale Tumoren? Insulinome? Mesotheliome?	Immunsuppression
RNA-Viren			
Flaviviren	HCV	hepatozelluläres Karzinom B-Zell-Lymphome?	Alkohol, Aflatoxine, Rauchen, andere Viren
Retroviren	HTLV-I, -II	T-Zell-Leukämien	

und Differenzierung. Das Rous-Sarkom-Virus (RSV) wurde zu einem Modell der viralen Karzinogenese und führte 1970 zur Entdeckung der reversen Transkriptase durch Howard Temin und David Baltimore (Nobelpreis 1975) und des *src*-Onkogens. 1976 erkannten Michael Bishop und Harold Varmus, dass das *src*-Gen zellulären Ursprungs war (Nobelpreis 1989). Die Erforschung der Retroviren führte so zur Entdeckung der Onkogene und zur Aufklärung der Funktion der Protoonkogene als positive Wachstumsregulatoren. Das Studium der kleinen DNA-Viren, die unter experimentellen Bedingungen transformierendes Potenzial besitzen, z. B. Adenovirus, Polyomavirus, Simian-Virus-40 (SV40), trug zur Entdeckung der Tumorsuppressorgene bei. 1979 entdeckten David Lane, Arnold Levine und Kollegen die Wechselwirkung des SV40-Large-T-Antigens mit dem Protein p53. 1989 zeigten Bert Vogelstein und Kollegen, dass es sich bei p53 um ein Tumorsuppressorprotein handelt. Bereits ein Jahr zuvor hatten Ed Harlow und David Livingston mit Kollegen gezeigt, dass das kurz zuvor als Tumorsuppressorprotein identifizierte Retinoblastomgenprodukt von dem Adenovirus-E1A-Protein und dem SV40-Large-T-Antigen durch Komplexbildung in seiner Funktion gehemmt wird. Die Inaktivierung von Tumorsuppressorproteinen durch virale Onkoproteine ist ein Hauptmechanismus der DNA-Virus-induzierten malignen Transformation.

7.2 Virale Onkogene

Im physiologischen Zustand entscheiden positive und negative Regulatorproteine der Zelle über ihren Wechsel vom Ruhezustand G_0 in den Replikationszyklus, d. h. in die Zellzyklusprogression und die Zellvermehrung. Die intrazellulären Regulatorproteine werden von extrazellulären Signalmolekülen, wie Wachstumsfaktoren oder Hormonen, und interzellulären Kontakten über Adhäsionsmoleküle beeinflusst. Genetische Veränderungen, die eine Störungen des Gleichgewichts zwischen stimulierenden und hemmenden Regulatoren zur Folge haben, führen zum Verlust der Zellzykluskontrolle und tragen zur Entstehung von Krebserkrankungen bei. Dabei kann es zur Aktivierung von wachstumsstimulierenden Genen (Onkogene) und/oder zur Inaktivierung von wachstumshemmenden Genen (Tumorsuppressorgene) kommen. Humane Tumorviren beeinflussen auf vielfältige Weise den Zellzyklus und damit das Zellwachstum.

7.2.1 Retrovirale Onkogenese

Retroviren können normale Zellen auf unterschiedliche Arten transformieren. Sie können die Onkogenese unabhängig von einer produktiven Virusreplikation induzieren. Die Replikation onkogener Retroviren führt meist nicht zur Lyse der infizierten Zelle, weshalb eine onkogene Transformation mit der Produktion infektiöser Viren einhergehen kann. Man teilt transformierende Retroviren in drei Gruppen ein (Abb. 7.**1** und Tab. 7.**2**):

- Transduzierende Retroviren enthalten in ihrem Genom Onkogene zellulären Ursprungs (z. B. RSV).
- Cis-aktivierende Retroviren beeinflussen die Expression bzw. Funktion zellulärer Gene durch Integration in das zelluläre Genom (z. B. MLV).
- Trans-aktivierende Retroviren enthalten in ihrem Genom eigene virale Onkogene (z. B. HTLV).

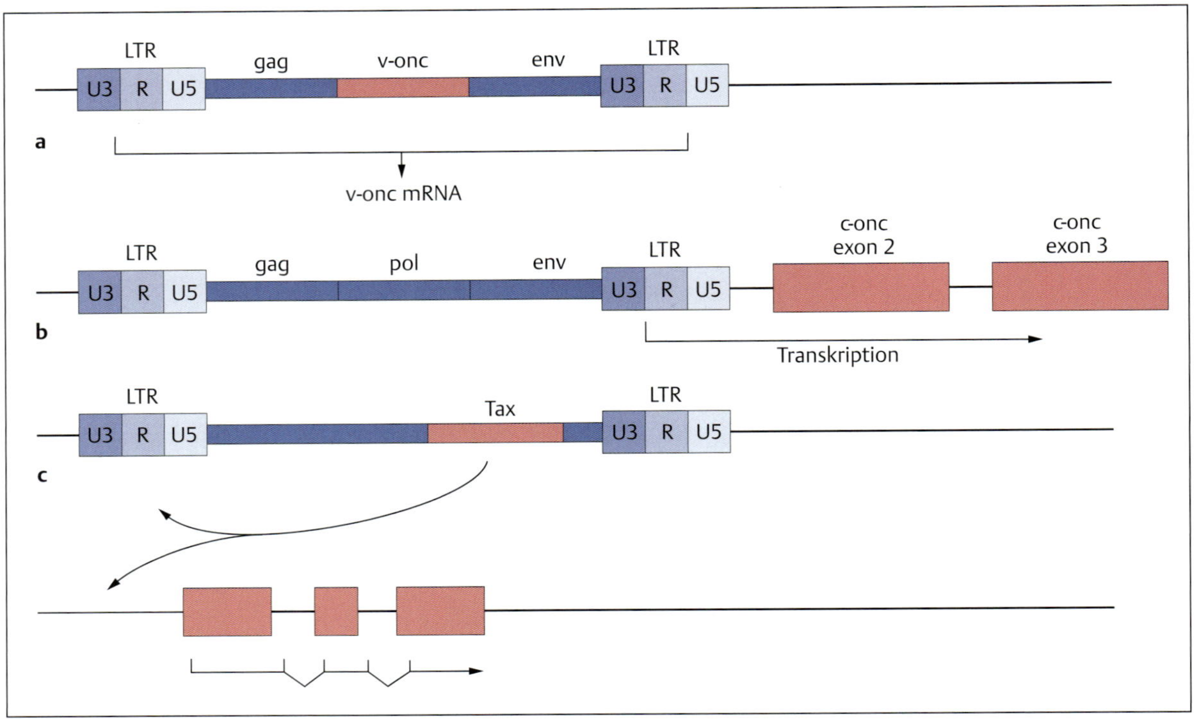

Abb. 7.**1** Verschiedene Modelle zur Onkogenaktivierung durch Retroviren.
a Darstellung eines defekten transduzierenden Retrovirus, welches ein virales Onkogen (v-*onc*) trägt.
b Integration eines Provirus in der Nähe eines Onkogens. Durch die viralen Promoter und/oder Enhancer in den „Long Terminal Repeat"-LTRs (s. a. Abb. 7.**3**) kann es zur Hochregulierung zellulärer Onkogene kommen, wobei die Integration des Retrovirus sowohl „upstream", als auch „downstream" vom Onkogen erfolgt sein kann.
c Transkriptionelle Aktivierung zellulärer Onkogene durch das virale Tax-Gen.

Tabelle 7.**2** Onkogenitätsmechanismen bei Retrovirusinfektionen.

Viruskategorie	tumorale Latenzzeit	Effizienz der Tumorbildung	onkogener Effektor	Vorkommen des viralen Genoms	Fähigkeit zur Zelltransformation
transduzierende Retroviren	akute Transformation, Tumorentstehung bereits nach wenigen Tagen	hoch, in Tierversuchen bis zu 100 %	zelluläres Onkogen, das im viralen Genom integriert ist	Mischung aus viralen und zellulären Anteilen, meist replikationsdefizient	vorhanden
cis-aktivierende Retroviren (chronische Infektion)	Tumorentstehung erst nach wenigen Wochen bzw. Monaten	unterschiedlich hoch	zelluläres Onkogen, das in situ durch ein Provirus aktiviert wird	Infektionskompetentes Genom, komplett vorliegend	alleine nicht möglich
trans-aktivierende Retroviren	Tumorentstehung erst nach mehreren Monaten bzw. Jahren	sehr gering, unter 5 %	viral kodiertes regulatorisches Protein, kontrolliert Transkription	Infektionskompetentes Genom, komplett vorliegend	alleine nicht möglich

Transduzierende Retroviren

Die Onkogene (v-*onc*) der meisten transduzierenden Retroviren spielen für die virale Replikation keine Rolle. Sie zeigen große Sequenzhomologien mit Genen der Wirtszelle. Vermutlich entstanden sie durch Rekombination der mRNA zellulärer Gene (Protoonkogene; c-*onc*) mit der viralen RNA durch Template-Wechsel der reversen Transkriptase (Transduktion) (Tab. 7.**3**, Abb. 7.**1a**). Transduktionen dieser Art lassen sich nur sporadisch bei einigen Tumorformen nachweisen und tragen wohl nur in geringem Maße zur Pathogenese bei. Bei Hauskatzen, die mit dem felinen Leukämievirus (FeLV) infiziert sind, ist jedoch eine Tumorentstehung direkt mit einer De-novo-Transduktion zellulärer Gene assoziiert.

Die meisten zellulären Protoonkogene (c-*onc*) blieben im Laufe der Evolution hoch konserviert. So werden das *ras*-Onkogen und Teile des *jun*-Onkogens in einfachen Eukaryoten (wie Hefen) bis hin zum Menschen gefunden. Diese evolutionäre Stabilität der Protoonkogenstrukturen lässt darauf schließen, dass sie für ein breites Spektrum an fundamentalen Lebensfunktionen unentbehrlich sind. Die v-*onc* häufen aufgrund der Rekombination und der ungenauen retroviralen Replikation Deletionen und Mutationen an und verlieren dabei oft negative Regelelemente. Fast alle transduzierenden Retroviren haben Teile ihrer viralen genetischen Information im Austausch mit zellulären Sequenzen verloren und sind daher für ihre Reproduktion auf nah verwandte Helferviren angewiesen. Sie sind hocheffektive **akut transformierende** Karzinogene, die Zellkulturen transformieren und nach einer kurzen Latenzphase, oft nach wenigen Tagen, Tumoren verursachen können. Durch das Studium der viralen Onkogene konnten häufig ihre zellulären Homologe identifiziert und die physiologische Rolle der zellulären Gene besser verstanden werden (Tab. 7.**3**).

Tabelle 7.**3** Onkogene transduzierender Retroviren und ihre zellulären Homologe.

Lokalisation, funktionelle Klasse des Genprodukts	transduzierendes Retrovirus	assoziierter Tumor	virales Onkogen	virales Onkoprotein	normale Funktion des zellulären Homologs
sekretorischer Wachstumsfaktor	Simian-Sarcoma-Virus (SSV)	Sarkom	v-*sis*	$p28^{env\text{-}sis}$	PDGF
Tyrosinkinase Wachstumsfaktor Rezeptoren	Avian-Erythroblastosis-Virus (AEV)-ES4, AEV-R, AEV-H	Erythroblastose	v-*erbB*	$gp65^{erbB}$	EGF-Rezeptor
	McDonough-Felines-Sarcoma-Virus (FeSV)	Fibrosarkome	v-*fms*	$gp180^{gag\text{-}fms}$	CSF-1-Rezeptor
	S13-Avian-Erythroblastose-Virus	myeloproliferative Erkrankung	v-*sea*	$gp160^{env\text{-}sea}$	Rezeptor, Ligand ist unbekannt
	Hardy-Zuckerman-4-FeSV	Fibrosarkome	v-*kit*	$gp80^{gag\text{-}kit}$	hämatopoetischer Rezeptor
	UR2-Avian-Sarcoma-Virus	–	v-*ros*	$gp68^{gag\text{-}ros}$	Rezeptor, Ligand ist unbekannt
	Maus-Myeloproliferatives-Leukämie-Virus	myeloproliferative Erkrankungen	v-*mpl*	$gp31^{env\text{-}mpl}$	Mitglied der Hämatopoetin-Rezeptorfamilie
	Avian-Retrovirus RPL30	–	v-*eyk*	$gp37^{eyk}$	Rezeptor, Ligand ist unbekannt
Hormonrezeptoren	AEV-ES4, AEV-R	Erythroblastose	v-*erbA*	$p75^{gag\text{-}erbA}$	Thyroid Hormonrezeptoren
G-Proteine	Harvey-Murines-Sarcoma-Virus (MSV)	Sarkome	H-*ras*	$p21^{ras}$	GTPase
	Kirsten-MSV	Sarkome	K-*ras*	$p21^{ras}$	GTPase
Adaptorproteine	CT10, ASV-1	Sarkome	v-*crk*	$p47^{gag\text{-}crk}$	Signaltransduktion
Tyrosinkinasen ohne Rezeptorfunktion	Rous-Sarkom-Virus (RSV)	Fibrosarkome	v-*src*	$pp60^{src}$	Signaltransduktion
	Abelson-Murines-Leukämie-Virus (MuLV)	B-Zell-Leukämie, Fibrosarkome	v-*abl*	$p460^{gag\text{-}abl}$	Signaltransduktion

Fortsetzung Tabelle 7.**3**

Lokalisation, funktionelle Klasse des Genprodukts	transduzierendes Retrovirus	assoziierter Tumor	virales Onko-gen	virales Onkoprotein	normale Funktion des zellulären Homologs
	Fujinami-ASV, PRC-11-ASV	Fibrosarkome	*v-fps*	p130$^{gag\text{-}fps}$, p105$^{gag\text{-}fps}$	Signaltransduktion
	Snyder-Theilen-FeSV	Fibrosarkome	*v-fes*	p85$^{gag\text{-}fes}$	Signaltransduktion
Serin-Threonin-Kinasen	Moloney-MSV	Sarkome	*v-mos*	p37$^{env\text{-}mos}$	Reifung der Keimzellen
	3611-MSV	Sarkome, Karzinome	*v-raf*	p75$^{gag\text{-}raf}$	Signaltransduktion
	MH2-Avian-Myelocytoma-Virus	Sarkome, Karzinome	*v-mil*	p100$^{gag\text{-}mil}$	Signaltransduktion
nukleäre Proteine	ASV-17	Sarkome	*v-jun*	p65$^{gag\text{-}jun}$	Transkriptionsfaktor (AP-1 Komplex)
	Finkel-Biskis-Jenkins-MSV	Sarkome	*v-fos*	p55^{fos}	Transkriptionsfaktor (AP-1 Komplex)
	MC-29-Avian-Myelocytoma-Virus, CM-II-Avian-Myelocytoma-Virus, OK-10-Avian-Myelocytoma-Virus, MH2-Avian-Myelocytoma-Virus	Myelozytomatose, Lymphome	*v-myc*	p100$^{gag\text{-}myc}$, p90$^{gag\text{-}myc}$, p200$^{gag\text{-}pol\text{-}myc}$, p59$^{gag\text{-}myc}$	Transkriptionsfaktor
	Avian-Myelocytoma-Virus (AMV) BAI/A, AVM-E26	Myeloblastose	*v-myb*	p45^{myb}	Transkriptionsfaktor
	AVM-E26	---	*v-ets*	p135$^{gag\text{-}myb\text{-}ets}$	Transkriptionsfaktor
	Avian-Retikuloendotheliosis-Virus T	Retikuloendotheliose	*v-rel*	p64^{rel}	Transkriptionsfaktor (NFkB)
	Avian-Retrovirus AS42	–	*v-maf*	p100$^{gag\text{-}maf}$	Transkriptionsfaktor
	SKV-ASV	–	*v-ski*	p110$^{gag\text{-}ski\text{-}pol}$	Transkriptionsfaktor
	Avian-Retrovirus ASV31	–	*v-qin*	p90$^{gag\text{-}qin}$	Transkriptionsfaktor (Forkheadfamilie)

Gemäß ihrer Funktion können die Onkogene nach ihrer Lokalisation im zellulären Signalnetzwerk unterschieden werden (Abb. 7.**2**).

cis-aktivierende Retroviren

Obwohl viele Retroviren keine Onkogene haben, können sie in Tieren klonale Tumoren induzieren, indem ihr Genom als provirale DNA in spezifische Regionen der WirtsDNA integriert wird (Abb. 7.**1b**). Diese Viren werden als cis-aktivierende Retroviren bezeichnet. Bereits die Integration des Provirus kann durch die Beeinflussung der Aktivität benachbarter zellulärer Gene zur Transformation führen. Durch diesen sekundären Mechanismus aktivieren tierische Retroviren das latente onkogene Potenzial der Zelle häufig ohne transformierende Gene zu übertragen. Bei humanen Retroviren konnte dieser Mechanismus bislang noch nicht belegt werden. Tierische cis-aktivierende Retroviren (z. B. MMTV) werden als chronische oder langsame (Slow-acting) Tumorviren bezeichnet. Gewöhnlich führen sie nur in Kombination mit weiteren mutagenen Einflüssen zur Krebsentstehung. Lange Latenzphasen zwischen Infektion und Auftreten einer Krebserkrankung sind die Regel.

Anders als bei den akut transformierenden Retroviren sind die durch chronische Tumorviren induzierten Tumoren stets monoklonal, d. h. sie entwickeln sich aus nur einer transformierten Zelle. Jede der Tochterzellen enthält an der gleichen Stelle des Chromosoms eine provirale Sequenz. Obwohl die Infektion durch ein intaktes Virus beginnt, das einige Replikationszyklen durchläuft, sind die in den Tumoren gefundenen Proviren in der Regel defekt und enthalten nur Teile des viralen Genoms. Als konservierter Genomteil ist immer eine „Long Terminal Repeat"-Sequenz

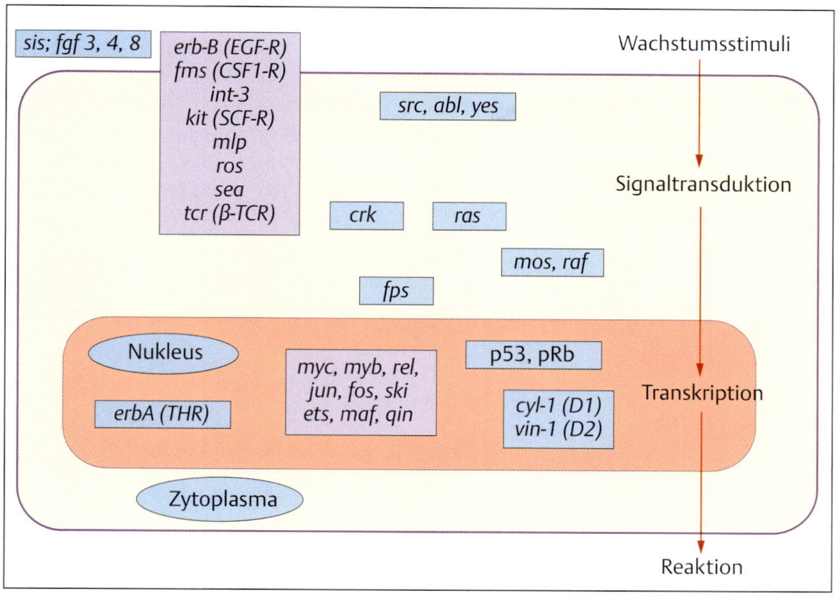

Abb. 7.**2** Lokalisation und Funktion von Onkogenen sowie Tumorsuppressorgenen innerhalb einer Zelle. Wachstumsfaktoren: *sis*, *fgf 3, 4, 8*; integrierte Plasmaproteine mit der Struktur von Wachstumsfaktor-Rezeptoren, die gleichzeitig tyrosinspezifische Proteinkinasen sind: *erb-B (EGF-R)*, *fms (CSF1-R)*, *int-3*, *kit (SCF-R)*, *mlp*, *ros*, *sea*, *tcr (β-TCR)*; membrangebundene tyrosinspezifische Proteinkinasen ohne Rezeptorfunktion; *src*, *abl*, *yes*; G-Proteine, GTPase: *ras*; zytosolisches Serin-Threonin: *mos*, *raf*; Tyrosin-Proteinkinase: *fps*; Transkriptionsfaktoren: *jun*, *fos*, *rel*, *myb*, *myc*, *ets*, *ski*, *maf*, *qin*; Hormonrezeptoren: *erbA*.

(LTR) vorhanden, wohingegen große Teile bis zur gesamten proteinkodierenden Sequenz fehlen können. Daher wird die virusproteinkodierende Sequenz für die Aufrechterhaltung der Transformation vermutlich nicht benötigt.

Die Insertion der proviralen DNA in das zelluläre Genom führt zu einer Veränderung der zellulären DNA an der Insertionsstelle. Hierdurch können Gene aktiviert oder inaktiviert werden. Häufig kommt es durch provirale Insertion zur Aktivierung eines benachbarten Gens durch die Veränderung seiner Eigenschaften oder durch die Steigerung seiner Expression. Die „insertionale Aktivierung" („cis-Aktivierung") zellulärer Onkogene kann durch den Einbau von Promotoren oder Enhancern erfolgen. B-Zell-Lymphome, die mit dem aviären Leukosevirus (ALV) infiziert sind, entstehen durch Transformationen, bei denen das ALV-Provirus klonal in der Nähe des c-*myc*-Gens integriert. Bei der Promotorinsertion integriert das ALV-Provirus „upstream" vom c-*myc*-Gen in gleicher Orientierung. Durch die duplizierten Promotorelemente im 3'-LTR kommt es zu einer bis zu 100-fach erhöhten Transkriptionsrate des c-*myc*-Gens. Das Transkript weist dabei keine Mutationen auf. Zur Enhancerintegration kommt es, wenn das ALV-Provirus „downstream" vom c-*myc*-Gen, in gegenläufiger Orientierung zum Gen, integriert, und die Enhancerelemente innerhalb des LTR zu einer verstärkten Genexpression führen (Abb. 7.**1b**).

Die beiden Onkogenesemechanismen der Retroviren (die Genentnahme sowie die insertionale Mutagenese) sowie die Entwicklung der Protoonkogenhypothese lassen sich exemplarisch anhand der Entdeckungsgeschichte des *myc*-Gens aufzeigen. Zunächst wurde das v-*onc*-Homolog des *myc*-Gens in transformierenden Retroviren entdeckt. Die Integration des nicht onkogenen Retrovirusgenoms in das c-*onc* führte in ähnlicher Weise zur Transformation. Es entstanden Proteinhybriden mit transformierenden Eigenschaften. 5'-LTR gesteuerte RNAs können ebenfalls zu einer protoonkogenen Transkription führen.

Die Insertionsmutagenese wird häufig bei Woodchucks (Waldmurmeltieren), die mit dem Woodchuck-Hepatitis-Virus (WHV aus der retroiden Familie Hepadnaviridae), infiziert sind, beobachtet. Konnatal infizierte Woodchucks entwickeln häufig nach einigen Jahren hepatozelluläre Karzinome. Das WHV aktiviert im Verlauf der Lebertumorentstehung entweder das c-*myc*- oder das N-*myc*-Gen.

Eine Genaktivierung durch retrovirale Insertion ist häufiger als eine Geninaktivierung. Bei der durch das Friend-Mausleukämievirus induzierten Erythroleukämie kann das Tumorsuppressorgen p53 durch eine provirale Insertion inaktiviert werden. Hierdurch verliert es seine Funktion als negativer Regulator der Zellzyklusprogression und der Zellteilung. Außerdem wird die Funktion des Gens NF-E2 durch eine provirale Insertion des Friend-Mausleukämievirus in den *fli*-2-Lokus beeinträchtigt. Durch den Verlust der NF-E2-Funktion kommt es vermutlich zu einem Differenzierungsblock und einer Akkumulation teilungsfähiger Zwischenstufen.

trans-aktivierende Retroviren

Bei einigen eng verwandten Retroviren (Genus Deltaretrovirus) wie dem Rinderleukämievirus (BLV), dem humanen T-Zell-Leukämievirus (HTLV-I) sowie dem Affenleukämievirus (STLV-I), kann eine Onkogenese durch transkriptionelle Transaktivierung erfolgen. Hierbei fungieren nichtstrukturelle virale Proteine als Transkriptionsregulatoren, welche die Expression verschiedener zellulärer Gene modulieren, die entscheidend für das zelluläre Wachstum sind (Abb. 7.**1c**).

HTLV-I ist mit der adulten T-Zell-Leukämie (ATLL) assoziiert, die endemisch in Südjapan, Afrika, Südamerika, der Karibik und im Südosten der USA vorkommt. Das HTLV-I-Provirus wurde bei allen untersuchten ATLL nachgewiesen. ATLL sind monoklonal. Folglich führen HTLV-I-Infektionen offenbar nur selten zur onkogenen Transformation. Von derzeit weltweit geschätzten 10 bis 20 Mio. HTLV-I-Infizierten entwickeln nur ca. 2 bis 5 % eine ATLL. Zusätzliche karzinogene Ereignisse können die onkogene Transformation begünstigen. Von der HTLV-I-Infektion bis zum Ausbruch einer ATLL können 20 bis 30 Jahre vergehen.

Regulatorische Wirkungen von Tax

Im HTLV-I-Genom befindet sich ein zur Transformation notwendiger Sequenzabschnitt, die pX-Region (lokalisiert zwischen *env* und 3'-LTR), der für mehrere nichtstrukturelle, für die Virusreplikation essenzielle Proteine wie Tax und Rex sowie für eine Reihe kleinerer akzessorischer Proteine wie p12^{I}, p13^{II} und p30^{II} kodiert (Abb. 7.**3**). Rex reguliert posttranskriptionell die virale Genexpression und kontrolliert so die Expression der Strukturproteine. Tax ist ein 40-kDa-Protein, das aus einer zweifach gespleißten mRNA hervorgeht. Es dient als positiver Transaktivator der viralen sowie zellulären Transkription. Die Transaktivierung erfolgt auf indirektem Weg. Tax aktiviert zelluläre transkriptionelle Faktoren, die an Tax-gesteuerte (responsive) Elemente wie TRE-1 und TRE-2, die in der U3-Region des 5'-LTR des Provirus lokalisiert sind, binden.

An TRE-1 binden Mitglieder der c-AMP-gesteuerten (responsive) Element-bindenden Proteine (CREB) und aktivierende Transkriptionsfaktoren-Familien (ATF), die zu den Proteinen mit „Basic Domain Leucine Zipper Motifs" (bZIP) gehören. CREB und c-AMP (c-AMP: zyklisches Adenosinmonophosphat)-gesteuerte (responsive) modulierende Elemente (CREM) binden an Tax und bilden CREB-/Tax- sowie CREM-/Tax-Komplexe, die wiederum an TRE-1 binden. TRE-2 enthält Erkennungsstellen für eine Reihe unterschiedlicher Transkriptionsfaktoren wie Sp1,

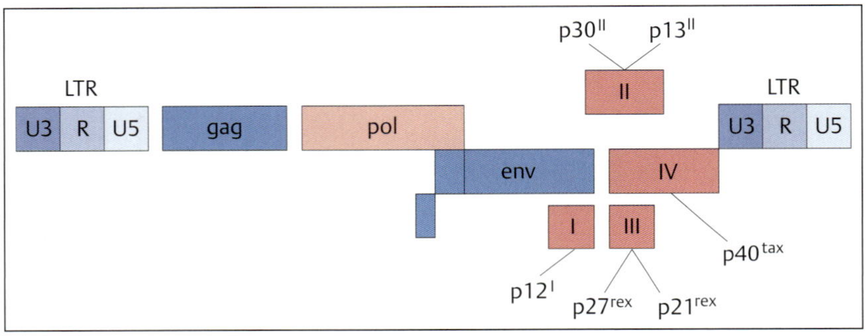

Abb. 7.**3** Schematische Darstellung des Genomaufbaus des humanen T-lymphotropen Virus Typ 1 (HTLV-I). Das ca. 9 kb große provirale Genom besteht aus offenen Leserahmen (ORF), die von „Long Terminal Repeats" (LTR) flankiert werden. Die Gene *env* und *gag* kodieren die Haupt-Strukturproteine. Das Gen *pol* kodiert die reverse Transkriptase. Die Gene *rex* und *tax* stellen zwei Nicht-Strukturproteine dar.

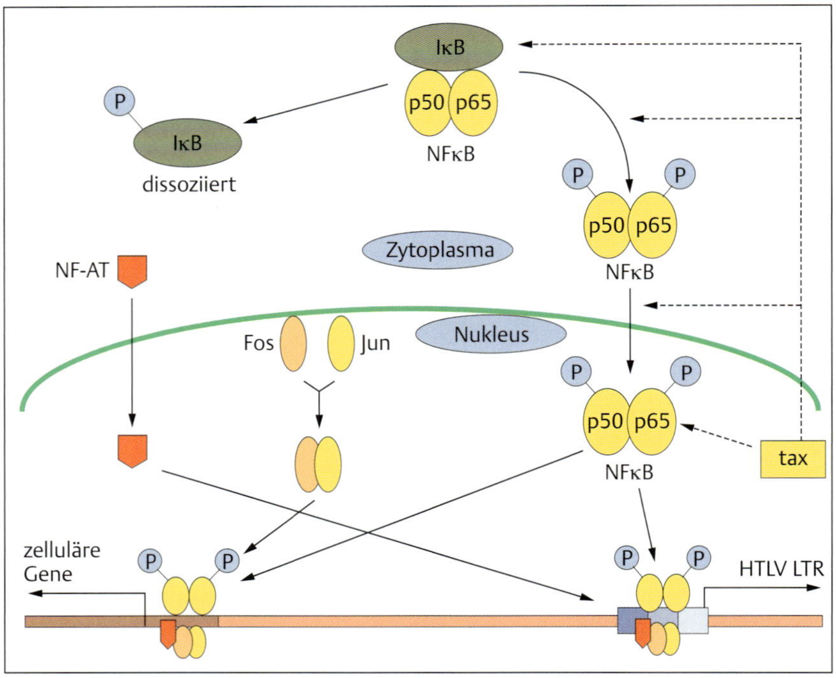

Abb. 7.**4** Schematische Darstellung der Transaktivierung von NFκB durch das *tax*-Gen des HTLV. NFκB ist eines der zentralen Proteine bei der Kontrolle der zellulären und viralen Transkription sowie der Aktivierung von lymphoiden Zellen.

TIF-1, Ets1 und Myb. Auf ähnliche Weise transaktiviert Tax eine Vielzahl zellulärer Gene, die für Zytokine/Chemokine und deren zellulären Rezeptoren kodieren, die im onkogenen Prozess eine wichtige Rolle spielen (Abb. 7.**1c**, Tab. 7.**3**). Für die Tax-Transaktivierung der zellulären Gene spielt der Transkriptionsfaktor NFκB eine wichtige Rolle. NFκB wird über unterschiedliche Mechanismen durch Tax aktiviert (Abb. 7.**4**).

Die besondere Rolle des Tax-Proteins bei der HTLV-I-vermittelten Zelltransformation belegen Versuche, bei denen das *tax*-Gen durch virale Vektoren in Empfängerzellen eingebracht wurde und zu einem veränderten Wachstumsverhalten führte. Tax kann T-Lymphozyten immortalisieren. In humanen Lymphozyten ist die Aktivierung des CREB/ATF und/oder des SRF-Signaltranduktionswegs Voraussetzung für die klonale Expansion von CD4+ und CD8+ T-Zellen. CREB fördert die Proliferation und das Überleben von hämatopoetischen Zellen und wird deshalb als Protoonkogen betrachtet. Die alleinige Expression von Tax reicht jedoch zur Transformation humaner T-Lymphozyten nicht aus. Hierfür werden offensichtlich weitere virale Proteine benötigt.

Die ATLL ist gekennzeichnet durch reife T-Lymphozyten, die den Differenzierungsmarker CD4 exprimieren. Im Gegensatz zu normalen ruhenden T-Zellen exprimieren ATLL-Zellen sowie T-Zellen, die in vitro durch HTLV-I transformiert wurden, verstärkt die α-Kette des IL-2-Rezeptors (IL-2R). Außerdem aktiviert Tax die Expression des IL-2-Gens. Dadurch kann es zu einer autokrinen Rückkopplung kommen, die die kontinuierliche Proliferation infizierter Zellen stimuliert. Höchstwahrscheinlich tragen weitere durch Tax transaktivierte Gene zum autokrinen Wachstum von ATLL-Zellen bei (Tab. 7.**4**). Beispiele hierfür sind IL-13

Tabelle 7.**4** Gene und deren Promotoren, die durch Tax transreguliert werden.

Wirkungsweise	Genkategorie	Beispiele
Transaktivierung	Viren	HTLV-I und -II (LTR [21bp Repeat]), HIV (LTR), CMV (Major Immediate-Early Enhancer) SV40 (Enhancer) Adenovirus (Early Region Enhancer)
	Zytokine	IL-2, IL-3, IL-4, IL-5, IL-6, IL-9, IL-13, IL-15 IFN-γ
	Wachstumsfaktoren	GM-CSF (Granulocyte-Macrophage Colony-Stimulating Factor) G-CSF (Granulocyte Colony-Stimulating Factor) TNF-α und -β1 c-sis (PDGF-β) (Platelet-Derived Growth Factor) NGF (Nerve Growth Factor)
	Zytokinrezeptoren und Effektor-Moleküle	IL-2R α, IL-15R α c-jun jun-B, jun-D c-fos fra-1 egr-1 c-myc
	kostimulatorische T-Zellmoleküle und ihre Liganden	OX40 OX40L/gp34 4-IBB/CD137 4-IBBL/CD137L
	weitere	NFκB-2 MDR-1 Lyn Vimentin gp34 LFA-3 CD30 Proenkephalin Calpain II Integrine Zink Finger 225 humanes Globin-β und -π PHRP (Parathyroid Hormone-related Protein) humanes IG κ light chain hTERT Cyclin D6 Cdk6
Transrepression		humane Polymerase β

und IL-9. Neben den Effekten auf Zytokine und Zytokinrezeptoren stimuliert Tax die Expression kostimulatorischer T-Zellmoleküle, z. B. von Mitgliedern der TNF-Rezeptor-Familie (TNFR).

Außerdem interagiert Tax mit zellulären Zellzyklusproteinen. Hierbei ähneln die zellulären Transformationsmechanismen denen der kleinen DNA-Tumorviren (s. Kap. 7.2.2). So stimuliert das Tax-Protein z. B. die Aktivität der cyclinabhängigen Kinasen (Cdk: Cyclin-dependent Kinase) und inhibiert die transaktivierende Funktion des Tumorsuppressors p53. Die funktionelle Inaktivierung von p53 durch Tax fördert die Entstehung von chromosomalen Anomalien und Mutationen im Rahmen der chronischen HTLV-I-Infektion. Neben dem Einfluss auf p53 interagiert Tax mit zwei weiteren Tumorsuppressorproteinen, dem Retinoblastomprotein (pRb) (Abb. 7.**5**; s. Kap. 7.2.2, Abschnitt „Einfluss der Interaktion viraler Onkoproteine mit Tumorsupressorproteinen auf den Zellzyklus") und dem Protein Drosophila discs large (DLG). Darüber hinaus aktiviert Tax E2F durch Stimulierung des E2F1-Promotors über eine ATF-Bindungsstelle und den Promotor des „Proliferating Cell Nuclear Antigen" (PCNA), einem Faktor, der die Reparaturkapazität der DNA-Polymerase δ beeinflusst. Hierdurch entsteht ein Ungleichgewicht im Verhältnis von PCNA zu seinen Inhibitoren, und die DNA-Synthese wird erhöht. In der Folge kommt der Zellzyklus nicht mehr in der G1-Phase zum Stillstand, wodurch die Kontrolle der DNA-Integrität und die DNA-Reparatur beeinträchtigt werden. Tax unterdrückt außerdem die Expression verschiedener DNA-reparierender Enzyme.

Regulatorische Wirkungen der akzessorischen HTLV-I-Proteine

Die akzessorischen Proteine $p12^{I}$, $p13^{II}$ und $p30^{II}$ beeinflussen die zelluläre Signaltransduktion und sind dadurch von Bedeutung für die HTLV-I-Infektion und Replikation. Sie sind jedoch für die Transformation von Lymphozyten entbehrlich. $p12^{I}$ wird im ersten offenen Leserahmen (Open Reading Frame, ORF) des HTLV-I-Gens pX kodiert (Abb. 7.**3**). Es aktiviert ruhende Lymphozyten, was sie empfänglich für die HTLV-I-Infektion macht. Außerdem hemmt $p12^{I}$ über verschiedene Mechanismen die Immunantworten sowohl des angeborenen als auch des erworbenen Immunsystems. ORF II kodiert für $p13^{II}$ und $p30^{II}$ (Abb. 7.**3**). $p13^{II}$ reichert sich in den Mitochondrien an. Es spielt eine Rolle bei der Aufrechterhaltung hoher Virustiter, wurde aber mit einer verringerten Zellproliferation und verringertem Tumorwachstum in Verbindung gebracht. $p30^{II}$-deletierte Virusmutanten zeigen eine Persistenz bei niedrigen Virustitern und neigen zur Reversion zum Wildtyp. $p30^{II}$ beeinflusst den Zellzyklus in der G2/M-Phase durch Phosphorylierung regulatorischer Proteine wie Cell Division Cycle 25c (CDC25c), Checkpoint Kinase 1 (Chk1) und Polo-Like Kinase 1 (Plk1).

Der Negativ-(komplementäre oder Antisense)-Strang von HTLV-I-pX kodiert für HBZ. Dieses Leucin-Zipper-Protein hemmt die CREB-2-Bindung an den viralen Promotor und ist so ein Gegenspieler von Tax. Mutationsexperimente zeigten, dass die mRNA von HBZ zur T-Zellproliferation beiträgt.

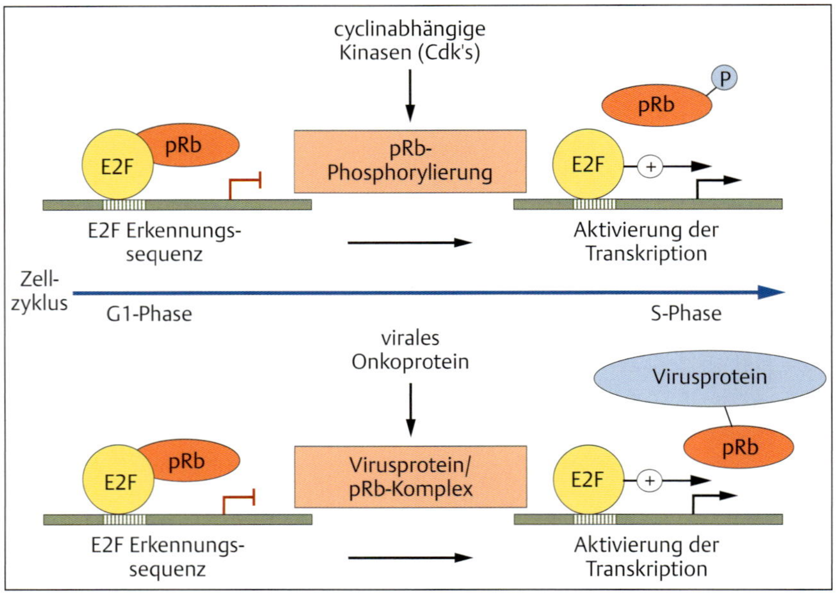

Abb. 7.**5** Aktivierung der Genexpression durch virale Onkoproteine. Das hypophosphorylierte Retinoblastom-Protein (pRb) unterdrückt physiologisch die Transaktivierung des E2F-Promotors durch Bindung des E2F1-Transkriptionsfaktors. Beim Übergang in die G1-Phase des Zellzyklus wird pRB phosphoryliert. Dadurch wird E2F1 freigesetzt und die Repression aufgehoben. Virale Onkoproteine können ebenfalls diese Repression durch Bildung eines Komplexes mit pRb und in der Folge Freisetzung von E2F1 aufheben und somit zur unkontrollierten Zellproliferation beitragen.

7.2.2 Die Onkogene der DNA-Tumorviren

Anhand der zeitlichen Abfolge der Expression der viralen Gene, die für die virale DNA-Replikation benötigt werden, wird die Infektion mit DNA-Viren in ein frühes und ein spätes Stadium unterteilt. Im Allgemeinen kodieren die frühen Gene Proteine, welche die infizierte Zelle auf die virale Replikation vorbereiten. Die späten Gene kodieren für virale Strukturkomponenten. Die transformierenden Gene der onkogenen DNA-Viren gehören zur Gruppe der frühen Genprodukte. Sie besitzen, ähnlich wie das HTLV-Tax-Protein, keine enge Verwandtschaft zu zellulären Genprodukten. Wird der virale Replikationszyklus nach Expression der frühen Genprodukte unterbrochen (abortiver Replikationszyklus), führt dies zur Persistenz des Virus und zur Transformation der Zelle. Solche abortiven Replikationszyklen induzieren vielfältige Veränderungen in der Wirtszelle. So kann die Zelle z. B. der Immunerkennung durch geringe Expression viralen Antigens entgehen, was die Etablierung einer latenten oder persistierenden Infektion begünstigt.

Interferenz viraler Onkoproteine mit zellulären Tumorsuppressorproteinen

DNA-Tumorviren, wie z. B. Papillom-, Polyomaviren oder Adenoviren stehen vermutlich in keiner entwicklungsgeschichtlichen Beziehung zueinander. Dennoch weisen die Transformationsmechanismen dieser drei Virusfamilien bemerkenswerte Ähnlichkeiten auf. Hierbei ist die Interaktion viraler Onkoproteine mit zellulären Tumorsuppressorproteinen für die maligne Zelltransformation von besonderer Bedeutung. Das Konzept der Tumorsuppressorgene wurde 1971 von Knudson entwickelt. Er postulierte, dass für diesen Mechanismus der Tumorentstehung zwei unabhängige Ereignisse notwendig sind, um die beiden Allele eines Gens zu inaktivieren, das gegen maligne Transformation schützt.

Zu der stetig wachsenden Gruppe der Tumorsuppressorgene zählen zwei für die Tumorvirologie besonders wichtige Gene, das Retinoblastomgen (Rb) und das p53-Gen (Tab. 7.**5**). Die Inaktivierung dieser Gene führt zu einer vererbbaren erhöhten Anfälligkeit gegenüber Krebserkrankungen. Vererbte Mutationen des Rb-Gens können zur Entwicklung eines Retinoblastoms führen. Rb-Mutationen sind auch in über 90 % der kleinzelligen Lungenkarzinome, in ca. ⅔ der Osteosarkome und in ⅓ der Mammakarzinome nachweisbar. Das Li-Fraumeni-Syndrom, eine familiäre Prädisposition, die die frühzeitige Ausbildung unterschiedlicher Tumorformen begünstigt, ist auf eine p53-Mutation zurückzuführen. Das p53-Gen ist das am häufigsten mutierte Gen in menschlichen Tumoren. Etwa die Hälfte aller Tumoren weisen Veränderungen im p53-Gen auf.

Tumorsuppressorgene sind nicht direkt an der Proliferation und Differenzierung der Zelle beteiligt, sondern regulieren über Genaktivierungskaskaden die Expression anderer Gene. Sie wirken als physiologische Barrieren gegen ein unkontrolliertes klonales Zellwachstum. Eine funktionelle Inaktivierung von Tumorsuppressorgenen kann zu einer malignen Zelltransformation beitragen. Wichtige Mechanismen, die zu einer Inaktivierung von Tumorsuppressorgenen führen können, sind

- Mutationen auf DNA-Ebene,
- chromosomale Umlagerungen und mitotische Rekombinationen,
- Interaktionen von Tumorsuppressorproteinen mit anderen zellulären Proteinen,
- Interaktionen von Tumorsuppressorproteinen mit viralen Onkoproteinen.

Interaktionen mit viralen Onkoproteinen scheinen bei humanpathogenen Tumorviren eine dominante Rolle für die Inaktivierung der Tumorsuppressorproteine zu spielen.

Tabelle 7.**5** Interaktion von Genprodukten der DNA-Tumorviren mit Tumorsuppressorproteinen.

Ziel	Virus	Effektor
p53	SV40	LT-Antigen
	Adenovirus	E1B-Protein
	HPV	E6-Protein
	EBV	EBNA-5
	HCMV	IE2-86
	HBV	HBx
	HHV-8	VIRF1
pRb	SV40	LT-Antigen
	Polyomavirus BK	LT-Antigen
	Adenovirus	E1A-Protein
	HPV	E7 Protein
	EBV	EBNA-5
	HCMV	IE2-86
	HCMV	pp71

Einfluss der Interaktion viraler Onkoproteine mit Tumorsuppressorproteinen auf den Zellzyklus

Der Zellzyklus ist ein lineares Fortschreiten von der für die ruhende Zelle charakteristischen G_0-Phase zur mitotischen M-Phase mit zwei sog. G-Checkpoints. Diese Checkpoints stehen unter der Kontrolle der pRb- und p53-Tumorsuppressorproteine. Die Progression des Zellzyklus wird durch einen Proteinkomplex positiv kontrolliert, der sich aus regulatorischen Untereinheiten (Cyclinen) und katalytischen Untereinheiten (Cdks) zusammensetzt. Die Zusammensetzung des Proteinkomplexes hängt von der Zellzyklusphase ab: Cyclin D und Cyclin E sind in der G_1-Phase, Cyclin A in der S- und der G_2-Phase, und Cyclin B in der G_2- und M-Phase aktiv. Die aktivierten Cdks phosphorylieren Proteine, die den Übergang in die nächste Zellzyklusphase vermitteln. Die Cycline werden durch Protease-Abbau und durch Cdk-Inhibitoren (Cdk-I), welche z. B. durch p53 aktiviert werden, kontrolliert. Cdk-I hemmen sowohl die Bildung des Cyclin/Cdk-Komplexes als auch die Aktivierung der Cdk-aktivierenden Kinase. Es werden zwei Klassen von Cdk-I in Bezug auf ihre Spezifität unterschieden. Die Proteine der p21-Familie hemmen die Cyclin-D-/Cdk-4-, Cyclin-E-/Cdk-2- und Cyclin-A-/Cdk-2-Komplexe. Die Proteine der p16-Familie sind spezifische Cdk-4- und Cdk-6-Inhibitoren. DNA-Tumorviren beeinflussen das Fortschreiten des Zellzyklus vornehmlich durch die Interaktion ihrer Onkoproteine mit den pRb- und p53-Tumorsuppressorproteinen.

Interaktion viraler Onkoproteine mit pRb

Das Retinoblastomprotein (pRb) übt seine regulatorische Funktion durch Interaktion mit dem E2F-Transkriptionsfaktor aus (Abb. 7.**5**). Die Aktivierung der E2F-Proteine erfolgt durch Ausbildung heterodimerer Komplexe mit den E2F-abhängigen Transkriptionsfaktoren DP1, DP2 oder DP3. Diese Heterodimere aktivieren die Transkription der Gene, deren Genprodukte den Eintritt in die S-Phase vermitteln, und der Gene, deren Genprodukte am Nukleinsäurestoffwechsel beteiligt sind: TK (Thymidinkinase), DHFR (Dihydrofolatreduktase), DNA-Polymerase α sowie einige Protoonkogene. In der G1-Phase bildet sich ein inaktiver E2F-/pRb/c-abl-Komplex. pRb wird durch den Cyclin-D-/Cdk-4- oder -6-Komplex (in der späten Phase durch den Cyclin-E-/Cdk-2-Komplex) phosphoryliert. Durch die Phosphorylierung von pRb wird E2F aus dem Komplex freigesetzt (Abb. 7.**5**). Das freigesetzte E2F induziert durch Aktivierung seiner Zielgene die Progression des Zellzyklus. Neben E2F können weitere Transkriptionsfaktoren wie c-myc, Elf-1 und myoD an der Zellzyklusprogression beteiligt sein.

Mehrere virale Onkoproteine können pRb binden und die E2F-inhibierenden Effekte aufheben. Hierzu gehören das E7 des humanen Papillomvirus (HPV), das E1A des Adenovirus, das EBNA3c (EBV Nuclear latent Antigen 3c, auch als EBNA6 bezeichnet) des Epstein-Barr-Virus (EBV), das LTAg (Large Tumor Antigen) der Polyomaviren SV40 und BK, das NS5B (Non-structural Protein 5B) des Hepatitis-C-Virus (HCV) und das IE2–86 (Immediate Early Protein 86) sowie das pp71 (Phosphoprotein 71) des humanen Zytomegalievirus (HCMV) (Tab. 7.**5**). Hierdurch findet, ähnlich wie bei Rb-Mutationen, eine unkontrollierte Induktion E2F-abhängiger Gene und eine unspezifische Aktivierung der Zellproliferation statt. Außerdem kann die Bindung von pRb durch virale Onkoproteine die Histondeacetylase-vermittelte Hemmung (HDAC: Histondeacetylase) des E2F-Promotors lösen. Virale Onkoproteine inaktivieren pRb durch unterschiedliche Mechanismen. E7 (HPV) induziert den proteasomalen pRb-Abbau über die Bildung eines Cullin-2-Ubiquitin-Ligase-Komplex. EBNA3c (EBV) vermittelt in unterschiedlichen Zelltypen über verschiedene molekulare Mechanismen den Abbau von pRb. In primären Rattenfibroblasten bewirkt EBNA3c einen SCF^{S-kp2}-Ubiquitin-Ligase-vermittelten pRb-Abbau (SCF: SKP1/cul1/F-box Complex). In B-Lymphozyten bindet es an das Protein MRPS 18-2, wodurch dieses in den Zellkern gelangt. Dort bindet EBNA3c an die hypo- und hyperphosphorylierten Formen von pRb, blockiert die E2F-Bindungsstelle von pRb und setzt E2F1 frei. NS5B (HCV) induziert den proteasomalen Abbau von pRb durch Aktivierung der E3-Ubiquitin-Ligase E6AP (E6-associated Protein). Das HCMV-Protein pp71 fördert ubiquitinunabhängig den proteasomalen Abbau von pRb.

Die Untersuchung der Bedeutung des E1A-Proteins (Adenoviren) bei der viralen Transkription führte zur Entdeckung weiterer E1A-assoziierter Proteine, wie z. B. der pRb-verwandten Proteine p107 und p130 und der Transkriptionskoaktivatoren p300 und CBP (CREB-binding Protein). Diese Proteine sind ähnlich wie pRb wichtige Regulatoren des Zellzyklus. E1A hemmt die Funktion von p107 und p130 durch Blockierung der konservierten „pRb-Tasche" (pRb Pocket).

Interaktion viraler Onkoproteine mit Proteinen der p53-Familie

Das p53-Protein spielt bei der Aufrechterhaltung der zellulären Genomintegrität eine zentrale Rolle. DNA-Schäden induzieren eine erhöhte p53-Aktivität, die zu einem Zellzyklusblock in der G_1-Phase führt. Dieser Zellzyklusblock kann durch transkriptionsabhängige Mechanismen induziert werden. p53 transaktiviert die Transkription von $p21^{WAF1}$. Das p21-Genprodukt hemmt die Funktion von fast allen Cdks und dadurch die Phosphorylierung und Inaktivierung von pRb. $P21^{WAF1}$ ist der einzige Cdk-I, der PCNA (eine Untereinheit des DNA-Polymerase-δ-Enzymkomplexes, der sowohl an der DNA-Replikation als auch der DNA-Reparatur beteiligt ist) hemmt. Es bleibt zu klären, ob die inhibitorischen Effekte von $p21^{WAF1}$ auf die DNA-Synthese primär durch die Bindung an Cdks, an PCNA oder beide verursacht werden.

P53 kann die DNA-Synthese auch transkriptionsunabhängig hemmen, indem es an die putativen Initiationsstellen der Transkription bindet und so die Initation und das Entwinden an der Replikationsgabel verhindert. Die Bildung von Protein-Protein-Komplexen von p53 mit zellulären Proteinen, die an der DNA-Synthese beteiligt sind, wie z. B. RPA (Replicating Protein Antigen), hemmt deren Aktivität. Die Bedeutung der p53-Aktivität für die Hemmung des Zellzyklus konnte durch die Injektion von anti-p53-Antikörpern in gealterte humane Fibroblasten gezeigt werden. Nach Injektion der Antikörper kam es zur Reinitiation der DNA-Synthese und der Zellteilung. Der p53-induzierte Block in der G1-Phase dient der Reparatur von DNA-Schäden. Hierbei führt p53 zu einer transkriptionellen Aktivierung des GADD45-Gens (GADD: Growth-Arrest-DNA-Damage-inducible), dessen Genprodukt an der DNA-Reparatur beteiligt ist. Die Bindung von $p21^{WAF1}$ an PCNA bewirkt die Hemmung der DNA-Synthese und ermöglicht die Reparatur von DNA-Schäden. Darüber hinaus ist p53 durch seine Interaktion mit Proteinen wie RPA, Xeroderma-pigmentosum-B-DNA-Helicase (XPB), Xeroderma-pigmentosum-D-DNA-Helikase (XPD), p62, Topoisomerase I und Cockayne-Syndrom B (CSB) an der DNA-Reparatur beteiligt.

Die durch virale Onkoproteine induzierte p53-Hemmung verhindert einen G1-Block als Reaktion auf eine DNA-Schädigung und damit eine Reparatur der DNA-Schäden. Die daraus resultierende genetische Instabilität erhöht die Wahrscheinlichkeit, dass Veränderungen in regulatorischen Genen, wie Onkogenen und Tumorsuppressorgenen, auftreten.

Viele virale Proteine können p53 inaktivieren, so z. B. E6 des HPV, LTAg, IE2-86-kDa (HCMV), E1B-55-kDa-Protein/E4-orf6 (Adenovirus), EBNA5/BZLF1 (EBV), Latent Membrane Protein (LMP) 1 oder 2 (EBV), viral Interferon Regulatory Factor 1 (vIRF1) des humanen Herpesvirus Typ 8 (HHV-8) und evtl. das Hepatitis-B-Virus-X-Protein (HBx) (Tab. 7.**5**). Tumorviren hemmen p53 durch unterschiedliche Mechanismen (Abb. 7.**6**). Das E1B-55-kDa-Onkoprotein des Adenovirus sowie das SV40-LTAg-Onkoprotein bilden einen stabilen inaktiven Komplex mit p53. Das E6-Onkoprotein des humanen Papillomvirus führt durch einen ubiquitinabhängigen Weg zum proteolytischen Abbau von p53. Ubiquitiniertes p53 wird durch das 26S-Proteasom, einen großen Proteasenkomplex, erkannt. Das HPV-E6-Protein bildet einen Komplex mit E6AP, das eine E3-Ligase-Aktivität besitzt. Der p53-Spiegel ist in E6-immortalisierten Zellen oder in HPV-positiven Zervixkarzinomzellen im Durchschnitt zwei- bis dreimal niedriger als in gesunden Zellen. HBx bindet über seine C-terminale Region an p53 und verhindert dessen transkriptionelle Aktivität durch Hemmung des p53-Kerntransports. VIRF1 inaktiviert p53 durch Komplexbildung und Vermittlung des proteolytischen Abbaus im Zytoplasma HHV-8-infizierter Zellen.

Die Proteine p63 und p73 sind evolutionäre Vorfahren von p53 und haben ebenfalls Tumorsuppressor-Aktivität. Sie wirken bei der Apoptoseinduktion und Zellzyklushemmung zusammen mit p53. Im Gegensatz zu p53, das das RB1-Gen transaktiviert, induzieren p63 und p73 die Expression der Cdk-I p57. Beide Aktivitäten tragen zur Hypophosphorylierung von pRb1 bei und hemmen so den Zellzyklus. Obwohl die Mechanismen nur unvollständig verstanden sind, gibt es Anzeichen, dass zumindest p73 bei durch onkogene Viren wie HPV und EBV verursachten Krebserkrankungen eine Rolle spielt. In EBV-assoziierten Magenkarzinomen führte die Methylierung des p73-Promotors zu einem Verlust der p73-Expression. Im Gegensatz zu p53 wird p73 nicht durch E6 (HPV-16) degradiert. E1B (Adenovirus), LTAg und E6 binden nicht an p73. Tax und E1A binden und inaktivieren hingegen sowohl p53 als auch p73. Die Aktivität von p73 und p53 wird durch das aminoterminal verkürzte dominant-negative ΔNp73 kontrolliert. ΔNp73 hemmt sowohl den p73- und p53-induzierten Zellzyklusarrest als auch die p73- und p53-induzierte Apoptose. Die Aktivierung von p73 und p53

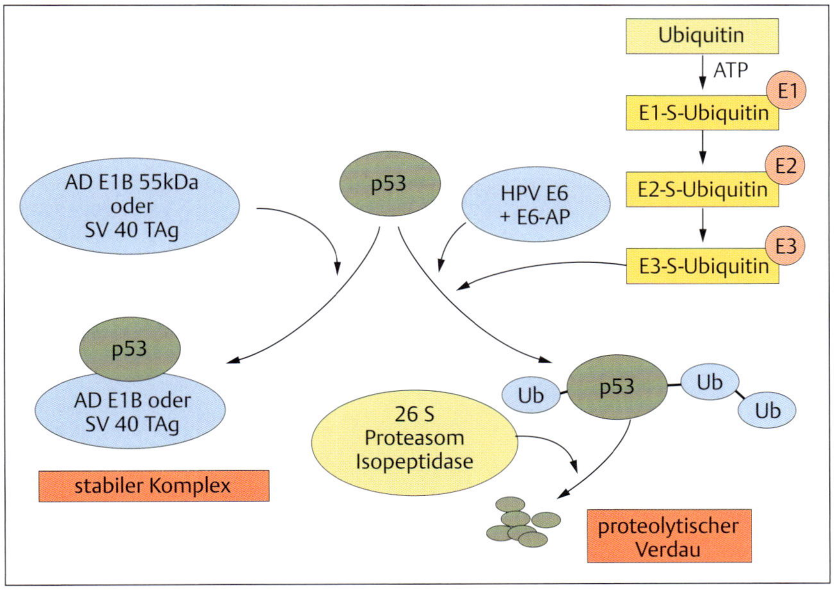

Abb. 7.**6** Inaktivierung der physiologischen Funktion des zellulären Tumorsuppressorproteins p53 durch virale Proteine. Während das E1B-55kDa-Onkoprotein des Adenovirus 5 sowie das SV40-TAg-Onkoprotein p53 durch Komplexierung inaktivieren, bewirkt das E6-Onkoprotein des humanen Papillomvirus im Komplex mit dem E6-AP-Protein einen raschen proteolytischen Abbau des p53-Proteins, wodurch seine Funktion als Tumorsuppressor ausgeschaltet wird.

führt durch Aktivierung von ΔNp73 zu einer negativen Rückkopplung, die die Funktion der beiden Proteine kontrolliert. In hepatozellulären Karzinomen (HCC) kommt es zur Akkumulation von ΔNp73 und p73.

Einfluss viraler Onkoproteine auf DNA-Reparaturprozesse

Wie bereits erwähnt können Viren durch p53-Inaktivierung und der daraus resultierenden Störung der DNA-Reparaturmechanismen zur Karzinogenese beitragen. Hierzu tragen eine Verringerung der GADD45-Expression sowie anderer für die DNA-Reparatur benötigter zellulärer Genprodukte bei. Allerdings gibt es eine Reihe weiterer Mechanismen, durch die onkogene Viren DNA-Reparaturprozesse in infizierten Zellen beeinflussen können.

Viele Viren können auch mit DNA-Reparaturfaktoren wie Ataxia-Telangiectasia Mutated (ATM) und Ataxia-Telangiectasia and Rad3-related (ATR), die beide Phosphoinositid-3-Kinase-verwandte Kinasen sind und die durch DNA-Schäden verursachte Signaltransduktion zu den Checkpoint-Control Proteinen vermitteln, interferieren (Abb. 7.**7**). Dies kann zur Aktivierung oder zur Hemmung von DNA-Reparaturmechanismen führen. Nach DNA-Schädigung werden ATM und ATR aktiviert, was direkt oder indirekt zur Phosphorylierung und Aktivierung einer Vielzahl von nachgeordneten Checkpoint-Control-Proteinen, DNA-Reparaturproteinen und Apoptose-induzierenden Proteinen wie p53, CHK1 und CHK2 führt. CHK1 und CHK2 spielen eine essenzielle Rolle bei der Reaktion auf DNA-Schäden. Die Hemmung des ATM/CHK2-Signalwegs führt zu einem Verlust der G2/M-Checkpointkontrolle und einer erhöhten Empfindlichkeit gegenüber ionisierender Strahlung. Eine Mutation von CHK2 wird mit Krebserkrankungen im Rahmen des Li-Fraumeni-Syndroms in Zusammenhang gebracht.

Da Suppressoren von Proteinen der ATM- und ATR-Familie die Replikation bestimmter Viren begünstigen, wurde angenommen, dass die Aktivierung der zellulären DNA-Reparatur die Virusreplikation begünstigt. Die Infektion mit SV40 führt z. B. zur Aktivierung von ATM und zur Phosphorylierung des SV40-Onkogens LTAg. Eine durch die Infektion induzierte ATM-abhängige LTAg-Phosphorylierung korrelierte mit dem Beginn der viralen DNA-Replikation.

Im Rahmen der Transformation wird die Virusreplikation gehemmt und Tumorviren induzieren Mechanismen, die die ATM/ATR-vermittelte DNA-Reparatur verhindern. In HPV-16-infizierten Schwammzellkarzinomen ist der ATM/p53-Signaltransduktionsweg gehemmt. Die HCV-Proteine NS3 und 4A interagieren mit ATM, wenn sie ektopisch exprimiert werden, beeinträchtigen die DNA-Reparatur und erhöhen die zelluläre Empfindlichkeit gegenüber ionisierender Strahlung. EBNA3c bindet an CHK2, das durch ATM/ATR-Signaltransduktionswege aktiviert wird. Diese

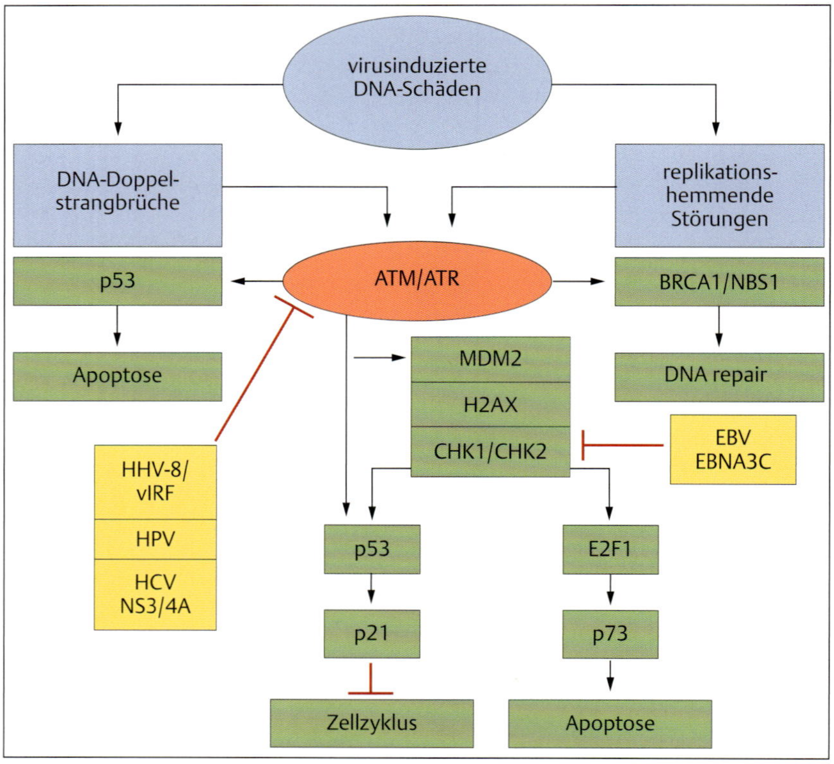

Abb. 7.**7** Modell für die durch die ATM- und ATR-induzierten Signaltransduktionswege (ATM: Ataxia-Telangiectasia Mutated, ATR: Ataxia-Telangiectasia and Rad3-related), die Zellzyklus-Checkpoints kontrollieren. ATM und ATR können direkt durch DNA-Doppelstrangbrüche oder indirekt durch Replikationshemmung und mit der Replikationshemmung verbundenen Signaltransduktionswegen aktiviert werden. Nach Aktivierung phosphorylieren ATM/ATR verschiedene Substrate, einschließlich der Checkpoint-Kinasen CHK1 und CHK2, des Histons 2AX (H2AX) und der E3-Ubiquitin-Ligase MDM 2. Andere Substrate von ATM/ATR sind p53, NBS1 (Nibrin) und das Protein BRCA1, das für die Entstehung von Brustkrebs prädestiniert. Die durch ATM und ATR induzierten Signaltransduktionswege können zur Apoptose, zur DNA-Reparatur oder zum Zellzyklusarrest führen. Tumorviren hemmen die ATM/ATR-induzierten Signaltransduktionswege über verschiedene Mechanismen.

Wechselwirkung führt zur Phosphorylierung der zellulären Phosphatase Cdc25 und ihrer Lokalisierung im Zytoplasma. Damit wird durch Cyclin B-Cdc2-Aktivierung der G2/M-Zellzyklus-Checkpoint umgangen. Das vIRF1-Protein von HHV-8 interagiert mit ATM über seine Carboxyl-terminale Transaktivierungsdomäne und hemmt so die durch DNA-Schäden induzierte ATM-Kinaseaktivität. In der Folge reduziert die vIRF1-Expression die p53-Phosphorylierung an Serin 15. Dies führt zur p53-Ubiquitinylierung und zum p53-Abbau. Da vIRF1 auch die transkriptionelle Aktivität von p53 hemmt, unterdrückt HHV-8 umfassend die durch DNA-Schäden induzierten ATM/p53-vermittelten Signaltransduktionswege.

Einfluss viraler Onkoproteine auf den Cyclin-/Cdk-Komplex

Virale Onkoproteine können auch die Funktion der Cyclin-/Cdk-Komplexe beeinflussen. Dies geschieht durch

- direkten Kontakt mit Cyclin/Cdk,
- Stimulierung der Cdk-Aktivität und
- Synthese von Proteinen mit Cyclin-/Cdk-ähnlichen Eigenschaften.

Virale Onkoproteine der kleinen DNA-Tumorviren interagieren direkt mit cyclinabhängigen Kinasen (Cdks) und Cyclinen. Zusätzlich zur Bindung an pRb bindet E1A an Cdk2 und die Cycline A und E. Dadurch kann E1A einen Zellzyklusblock beim Übergang von der G1- in die S-Phase aufheben. Weiterhin wurde eine Interaktion von Cyclin A/Cdk mit SV40 LTAg und HPV-16 E7 beobachtet. In HPV-16-infizierten Zellen, die das Protein E7 exprimieren, ist Cyclin E erhöht. Die Cyclin-E-Regulierung erfolgt sowohl auf Transkriptionsebene, durch erhöhte Aktivität von E2F, als auch posttranskriptionell u. a. durch Cyclin-E-Freisetzung aus dem Komplex mit pRb. Dadurch stimuliert E7 über verschiedene Mechanismen den Übertritt von Zellen aus der G_1- in die S-Phase. Auch andere DNA-Tumorviren induzieren eine erhöhte Expression von Cyclinen. Das E1A-Onkoprotein des Adenovirus führt, ähnlich dem HPV-16-E7-Onkoprotein, zur Expression des Cyclin-E-Gens über E2F. Obwohl das HPV-16-E6-Onkoprotein vor allem in späteren Stadien der Onkogenese eine Rolle spielt, wurde auch eine durch E6 vermittelte Expression von E2F-Zielgenen einschließlich Cyclin E beschrieben.

Die EBV-Onkoproteine EBNA-2 und EBNA-LP induzieren die Expression des Cyclin-D2-Gens, während BARF1 (*Bam*H1 A Rightward Open Reading Frame 1) Cyclin D1 induziert. Das EBV-Protein LMP1 (EBV Latent Membrane Protein 1) fördert die Akkumulation von Cyclin D1. Es wurde mit der Proliferation von EBV-induzierten Nasopharynx-Karzinomen in Verbindung gebracht. Auch das EBV-Protein EBNA-6 trägt zur Überwindung der Zellzyklus-Checkpoints u. a. durch Wirkung auf Cyclin A, p27, den Ubiquitin-Ligase Komplex SCF(Skp2), pRb und c-Myc bei.

Eine natürliche Mutante des Hepatitis-B-Virus (HBV) mit einer Deletion in der prä-S2-Region (ΔS2-LHB) erhöht die Cyclin-A-Expression und induziert die klonale Proliferation von Leberzellen (Hepatozyten). ΔS2-LHB führt so zu einem Wachstumsvorteil von Hepatozyten und könnte zur Karzinogenese von Lebertumoren beitragen.

Das Herpesvirus Saimiri und das verwandte HHV-8 (Genus Rhadinovirus) kodieren für cyclinähnliche Proteine. Der offene Leserahmen 72 des HHV-8 besitzt eine Sequenzhomologie zu dem zellulären Cyclin D. Experimentelle Arbeiten mit dem HHV-8-Cyclin (v-Cyclin) haben gezeigt, dass es zur Zelltransformation durch Bildung eines aktiven Komplexes mit der zellulären CDK6 beiträgt. Der HHV-8-Cyclin/CDK6-Komplex interagiert mit einer größeren Bandbreite an Substraten als Cyclin D/CDK-Komplexe und wird nicht durch CDK-Inhibitoren gehemmt. Das HHV-8-Cyclin kann auch, ähnlich wie die zellulären Cycline D und E, die Transkription von Cyclin A in ruhenden Zellen zu aktivieren.

Neben den Onkoproteinen der DNA-Viren interagieren auch virale Onkoproteine von RNA-Viren wie HTLV-I (s. Kap. 7.2.1, Abschnitt „Regulatorische Wirkungen von Tax") und HCV (s. Kap. 7.2.3) mit zellulären Cyclin/CDK-Komplexen.

7.2.3 Onkogenität des Hepatitis-C-Virus (HCV)

Epidemiologische Beobachtungen zeigten, dass HCV eine Rolle bei der Entstehung des hepatozellulären Karzinoms (HCC) spielt. In Japan sind rund 80 % aller HCC mit HCV assoziiert. Dafür, dass HCV direkt zur Onkogenese beiträgt, spricht die Tatsache, dass in HCV-assoziierten HCC in der Regel HCV-RNA nachweisbar ist. Zum Mechanismus der Onkogenese gibt es zum Teil widersprüchliche Befunde. Zusätzlich zu ihrer Rolle im Rahmen der HCV-Replikation interagieren die Proteine und die RNA von HCV mit verschiedenen Wirtszellfaktoren. Verschiedene HCV-Proteine, insbesondere das Kapsid-Protein und die Nichtstrukturproteine NS3 und NS5A, sind an der HCV-induzierten Karzinogenese beteiligt.

Die Expression des HCV-Kapsids führte in transgenen Mäusen zur Bildung einer Fettleber (Steatosis hepatis), einem Risikofaktor für Leberkrebs. Außerdem fördert das HCV-Kapsidprotein im Mausmodell die Proliferation von Leberzellen (Hepatozyten). Ähnliche Effekte wurden für das HBx-Protein des Hepatitis-B-Virus (HBV) nachgewiesen. Das HCV-NS3-Protein kann Rattenfibroblasten immortalisieren. Die NS3-immortalisierten Fibroblasten sind tumorigen in Mäusen. Die Rolle des HCV-Proteins NS5A ist noch nicht vollständig geklärt. Insbesondere sind inhibitorische Wirkungen auf p53 und die Apoptose beschrieben.

Die meisten extrahepatischen Manifestationen des HCV beruhen auf der vermutlich unspezifischen Stimulation von B-Lymphozyten, die zu Immunkomplexerkrankungen und möglicherweise zu Lymphomen führt. Dadurch kann es in einem frühen Stadium zur Expansion naiver CD27-negativer B-Zellen kommen, einem Schritt in Richtung autonomer B-Zellproliferation, Immundisregulation und der Entstehung von B-Zell-Krebserkrankungen.

Die Induktion von oxidativem Stress ist ein weiterer potenziell kanzerogener Mechanismus von HCV. In transgenen Mausmodellen führte das HCV-Kapsid-Protein zu erhöhtem oxidativen Stress durch verstärkte Bildung des Radikals Stickstoffmonoxid (NO) sowie von reaktiven Sauerstoffspezies (ROS). Dies kann zu mitochondrialen Schäden und DNA-Doppelstrangbrüchen führen, die in der Folge die Mutation von Genen, einschließlich Protoonkogenen und Tumorsuppressorgenen fördern. Erhöhte Mengen von NO und/oder ROS können außerdem zu einer verstärkten Zellproliferation, zu einer Apoptosehemmung und zur zellulären Transformation durch Onkoproteine beitragen und damit eine Erklärung für die erhöhte Inzidenz von hepatozellulären Karzinomen und lymphoproliferativen Erkrankungen bei Hepatitis-C-Patienten bieten.

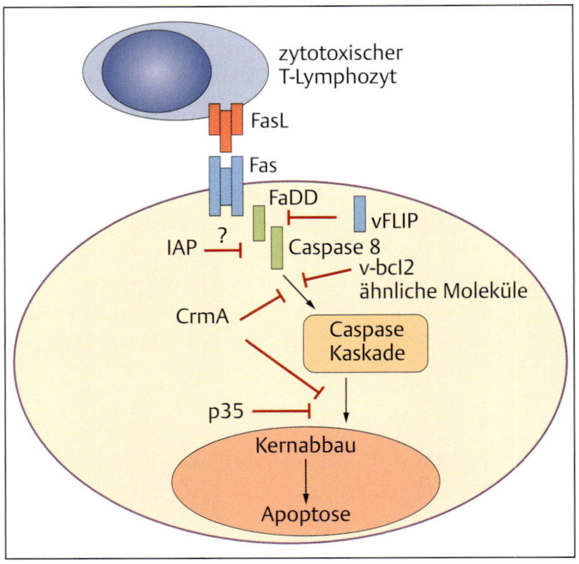

Abb. 7.**8** Virale Inhibierung endogener sowie durch zytotoxische T-Lymphozyten induzierter Apoptosesignalwege. Tumorviren können Proteine mit ähnlichen Eigenschaften wie Proteaseinhibitoren (CRMA, p35, IAP etc.) produzieren, wodurch die Aktivierung der Caspasen blockiert wird. Neben der direkten Hemmung der Caspasen kann die Caspase-Aktivierung durch Wechselwirkung mit Fas oder FADD oder durch virale Bcl-2-ähnliche Moleküle (v-bcl2) inhibiert werden.

7.2.4 Hemmung der Todesrezeptor-vermittelten Apoptose

Extrinsische Apoptose wird durch Bindung der sog. Todesliganden an ihre Rezeptoren auf der Zelloberfläche induziert. Die Rezeptoren sind Fas (Synonyme: CD95, APO-1), Death Receptor 4 (DR4), DR5, Tumour Necrosis Factor Receptor 1 (TNFR1) und TNFR2. Die Liganden sind der Fas Ligand (FasL, bindet an Fas), der Tumornekrosefaktor α (TNF-α, bindet an TNFR1 und TNFR2) und der TNF-Related Apoptosis-Inducing Ligand (TRAIL, bindet an DR4 und DR5). Die Interaktion von Ligand und Rezeptor führt zur Bildung des Death Inducing Signaling Complex (DISC), der die Procaspase 8 (und/oder 10) in ihre aktive Form spaltet (Abb. 7.**8**). Der DISC besteht aus dem jeweiligen Todesrezeptor, der FADD (Fas-associated Death Domain, bestehend aus der DED [Death Effector Domain] und der DD [Death Domain]) und der Caspase 8 (und/oder 10). Die FADD bindet im DISC die Caspasen 8/10 oder das Flice-like inhibitory protein (FLIP) über DED-DED-Wechselwirkungen. FLIP kann die Caspaseaktivierung hemmen oder fördern. Daneben kann die Bindung von Todesliganden an ihre Rezeptoren auch entzündliche Prozesse hervorrufen.

Tumorviren können eine Resistenz gegen die FasL-/TNF-vermittelte Apoptose vermitteln. Die Adenovirusproteine E3-14,7-kDa und E3-10,4-kDa führen zur Verringerung der Fas-Expression auf der Zellmembran. Außerdem hemmen sie die FasL/TNF-vermittelte Apoptose über Hemmung der Arachidonsäure-Freisetzung. Virale Apoptoseinhibitorproteine (IAP), die mit den RING-Finger-TNFR-2-Proteinen verwandt sind, können die Fas- und die TNFR-vermittelte Apoptose hemmen. Virale FLIP-Proteine (vFLIP), die die Fas-/TNFR-Kaskaden hemmen, wurden in humanpathogenen Poxviren und verschiedenen γ-Herpesviren (Herpesvirus Saimiri, equines Herpesvirus 2, bovines Herpesvirus 4, Kaposi-Sarkom-assoziiertes HHV-8) nachgewiesen. Ähnlich den FLIP enthalten vFLIP-Proteine DED-Sequenzen, die mit dem Adaptorprotein FADD reagieren und die Aktivierung von Caspase 8 inhibieren. VFLIP spielt bei der Virusreplikation, der Etablierung einer persistierenden Infektion und der Zelltransformation eine Rolle. Das HHV-8-Gen K13 ist ein vFLIP, das für zwei homologe DED-Proteine kodiert. Im Gegensatz zu anderen vFLIPs wirkt K13 durch selektive NFκB-Aktivierung. Das HHV-8-Protein K1 hemmt selektiv die FasL-induzierte Apoptose durch Interferenz mit der DISC-Bildung und Caspase-8-Aktivierung, ohne jedoch eine durch TRAIL oder γ-Strahlung induzierte Apoptose zu beeinflussen.

TNF, FasL und TRAIL können bei der Pathogenese HCV- oder HBV-assoziierter chronischer Lebererkrankungen eine wichtige Rolle spielen. Leberinfiltrierende Lymphozyten werden durch virale Antigene auf der Hepatozytenoberfläche aktiviert und exprimieren Todesliganden, die die Todesrezeptoren auf der Hepatozytenoberfläche aktivieren. Dies kann zu einer erhöhten lokalen Entzündungsreaktion führen, die kritisch für chronische Leberschädigungen, die Persistenz der viralen Infektion und möglicherweise die Entstehung und Progression von hepatozellulären Karzinomen (HCC) zu sein scheint. In HCV- und HBV-assoziierten chronischen Lebererkrankungen wird außerdem eine verstärkte Fas-vermittelte Apopose in Hepatozyten beobachtet. Dies ist vermutlich die Folge einer erhöhten Fas/FasL-Expression in den chronisch geschädigten Lebergeweben, die im Rahmen der Leberzirrhose ihren Höhepunkt erreicht. Im Rahmen der Krebsentstehung kommt es dann jedoch zur Abschaltung der vermehrten Apoptose.

Eine erhöhte FasL-Expression auf der Zellmembran kann virusinfizierte Zellen vor Immunzellen schützen. Ursprünglich nahm man an, dass die Expression von FasL auf T-Lymphozyten und natürliche Killerzellen beschränkt ist. Der Nachweis von FasL in immunologisch privilegierten Zellen (z. B. Stromazellen des Auges, Sertoli-Zellen des Hodens), zeigte die Bedeutung von FasL bei der Aufrechterhaltung des Immunprivilegs. Man nimmt an, dass beim Eindringen aktivierter pro-inflammatorischer Zellen in das Auge oder den Hoden diese infolge Fas-vermittelter Apoptose sterben. Dieser Mechanismus spielt auch beim „Immune Escape" einiger Tumoren, die FasL exprimieren, eine Rolle. EBV erhöht die FasL-Expression in B-Zellen und Makrophagen. Eine Transfektion von Hepatozyten mit dem HBV-Genom oder mit HBx führt ebenfalls zur FasL-Expression.

Inhibition der Caspasen

Die Caspasen (Cystein-Aspartat-Proteasen), wichtige Effektormoleküle in der Apoptose, liegen als Procaspasen (Zymogene) vor, die durch enzymatische Spaltung aktiviert werden. Sie lösen so eine Kaskade aus, die zum programmierten Zelltod führt. Das Crm-A-Protein des Kuhpockenvirus ist ein Proteaseinhibitor der Serpinfamilie, der die Apoptose durch Caspase-Hemmung verhindert. Das Vacciniavirus kodiert für ein CrmA homologes Protein.

Die HPV-Proteine E6 und E7 können mit Caspasen interagieren. Das E6-Protein des Hochrisiko-HPV-Stamms HPV-16, nicht jedoch die E6-Proteine von Niedrigrisiko-Stämmen, erniedrigen die zellulären Procaspase-8-Spiegel. Durch alternatives Splicing entstehen eine große und eine kleine E6-Isoform. Die große Isoform fördert die Apoptose in infizierten Zellen durch Spaltung und Aktivierung der Procaspase 8. Die kleine Isoform stabilisiert die Procaspase 8 und hemmt ihre Aktivierung. Niedrigrisiko-HPV-Stämme exprimieren lediglich die proapoptotische große Isoform. Daher wird angenommen, dass die Expression der E6-Isoformen zu den unterschiedlichen onkogenen Potenzialen von HPV-Stämmen beiträgt.

7.2.5 Kooperation viraler Onkoproteine

Viele RNA-Viren und DNA-Tumorviren benötigen zur Zelltransformation die Aktivität von zwei oder mehreren viralen Onkogenen.

Kooperation der Onkoproteine bei RNA-Viren

Das Retrovirus Avian-Erythroblastosis-Virus (AEV) besitzt das Gen *erb B* (ein virales Homolog der humanen EGF-Rezeptoren), welches ein transmembranes Protein kodiert, das als ein EGF-Rezeptor fungiert, sowie das Gen *erb A*, welches ein nukleäres Protein kodiert, das als ein Thyroidhormonrezeptor fungiert. *erb B* ist notwendig und hinreichend, um die pathogenen Effekte bei AEV-Infektionen, Erythroblastosen und Fibrosarkomen zu erzeugen. *erb A* verstärkt die Onkogenität von *erb B*, indem es die Differenzierung der Zellen verhindert und die Abhängigkeit von Wachstumsfaktoren senkt.

Durch Integration des retroviralen Genoms in die Wirts-DNA, können Onkogene aktiviert und Tumorsuppressorgene inaktiviert werden (mutagene Insertion). Dadurch kann die Retrovirusinfektion zur Aktivierung zellulärer Gene führen. Bei Mäusen, die Träger eines transgenen Onkogens sind, kommt es nach Retrovirusinfektion zu einer beschleunigten Tumorentstehung durch mutagene Insertionen. Beispielsweise führt die Infektion von *pim-1*-transgenen Mäusen mit dem Moloney-Murine-Leukemia-Virus zu einer raschen Entstehung von Tumoren, wobei es entweder zu Insertionen in das *c-myc*-Gen oder N-*myc*-Gen kommt.

Kooperation der Onkoproteine bei DNA-Viren

Ein Beispiel für das Zusammenwirken von Onkoproteinen bei DNA-Virusinfektionen ist die Infektion mit tumorassoziierten humanen Papillomavirus-Stämmen (HPV). Bei den tumorassoziierten HPV-Stämmen weisen sowohl das virale Onkoprotein E6 als auch das Onkoprotein E7 ein eigenständiges transformierendes Potenzial auf. Ursprünglich wurde E7 als dominantes Onkogen identifiziert. E7-transgene Mäuse entwickelten nach 6 Monaten Östrogenbehandlung Tumoren in allen reproduktiven Organen. Nach 9-monatiger Östrogentherapie entwickelten auch E6-transgene Mäuse Zervixtumoren, aber in deutlich verringertem Ausmaß. Die Koexpression beider Proteine verstärkte die Krebsentstehung. Die alleinige Expression des E7-Onkoproteins kann, durch die Inhibition von pRb, zu einer unkontrollierten DNA-Synthese, einer gesteigerten Zellproliferation und einer fehlerhaften Zelldifferenzierung führen. Die Zellen reagieren auf diese Deregulationsphänomene mit einer Induktion der p53-vermittelten Apoptose als Sicherungsmechanismus. Bei der gleichzeitigen Expression des viralen E6-Proteins, das p53 inaktiviert, entfällt diese Sicherungsfunktion.

Virale Onkoproteine interagieren auch mit zellulären Onkoproteinen. Die E6/E7-Onkoproteine von HPV-16 kooperieren z. B. mit dem zellulären ErbB2 (HER2/neu)-Rezeptor aus der EGF-Rezeptor-Familie durch β-Catenin-Aktivierung. Diese Interaktionen könnten bei verschiedenen Krebserkrankungen (z. B. kolorektaler Krebs, Brustkrebs) eine Rolle spielen, die sowohl mit HPV-16/-18-Infektionen als auch mit einer Deregulation von ErbB2 assoziiert sind. Im Gegensatz zu transgenen Mäusen, die lediglich ErbB2 oder E6/E7 exprimierten, entwickelten transgene Mäuse, die ErbB2 und E6/E7 exprimierten, innerhalb von sechs Monaten große, stark invasive Tumoren.

Am raschen Wachstum HPV-transformierter Zellen sind auch Gene beteiligt, die für die eigentliche Transformation nicht benötigt werden. Das schwach onkogene HPV-16-Protein E5 verstärkt die durch den EGF-Rezeptor (EGF: epidermaler Wachstumsfaktor) vermittelten wachstumsfördernden Einflüsse durch Hemmung des EGF-Rezeptor-Abbaus.

Virale Onkoproteine können außerdem zur Entstehung zellulärer onkogener Fusionsproteine führen. So induziert und selektioniert das EIA-Protein von Adenoviren das onkogene Fusionsprotein EWS/FLI1 durch gerichtete chromosomale Translokation (t 11:12). Dieses Fusionsprotein hat die Eigenschaft eines Transkriptionsfaktors und ist charakteristisch für Ewing-Sarkome. Das Burkitt-Lymphom ist sowohl mit einer EBV-Infektion als auch mit einer spezifischen Chromosom-8-Translokation (z. B. t 8:14) assoziiert. Außerdem können bereits in das Genom integrierte regulatorische Sequenzen von Retroviren durch chromosomale Translokationen an der Bildung onkogener Fusionsproteine beteiligt sein.

7.3 Einfluss von Tumorviren auf die zelluläre Immortalisierung

Die Immortalisierung von Zellen ist ein entscheidender Schritt in der Krebsentstehung. Tumorviren können zur Immortalisierung von Zellen beitragen. Das geschieht durch verschiedene Mechanismen, wie der Reaktivierung der Telomerasen oder der Interaktion viraler Onkoproteine mit zellulären Proteinen, die bei der Zellalterung involviert sind. Primäre Fibroblastenkulturen haben in Gewebekulturen eine begrenzte Teilungsfähigkeit von ca. 40 bis 60 Zyklen. In humanen Fibroblastenkulturen wird die Zahl der Zellteilungen durch die fortschreitende Verkürzung der Telomere limitiert. Die Telomere befinden sich als repetitive DNA-Sequenzen ($[TTAGGGT]_n$ bei Menschen) an den Enden linearer Chromosomen. Zum Zeitpunkt der Geburt bestehen die Telomere aus ca. 2000 repetitiven TTAGGGT-DNA-Elementen, die bei jeder Zellteilung kürzer werden, wodurch die Chromosomen instabil werden. Bei jeder Zellteilung verliert ein Chromosom zwischen 3 bis 30 Elemente. Nach ca. 100 dieser Telomerverkürzungen kann sich die Zelle nicht mehr teilen. Diese Entdeckung hat zu der Hypothese geführt, dass die Länge der Telomere die Anzahl der Zellteilungen limitiert.

In den meisten Organismen können Telomerasen (Ribonukleoproteine, die aus einer reversen Transkriptase [hTERT] und einer RNA-Untereinheit bestehen) die Telomere wieder verlängern. Die hTERT-Expression wird transkriptionell, posttranskriptionell und epigenetisch reguliert. Darüber hinaus wird der Zugang der Telomerasen zu den Telomeren über den Shelterin-Komplex, bestehend aus verschiedenen Proteinuntereinheiten, reguliert. Derzeit geht man davon aus, dass zur Immortalisierung von normalen Zellen mindestens zwei Kontrollmechanismen umgangen werden müssen. Die sog. Mortalitätstufe 1 (M1) wird durch die Tumorsuppressorproteine p53 und pRb gebildet. Bei Inaktivierung der M1 kommt es zur Krise, die auch als Mortalitätstufe 2 (M2) bezeichnet wird. Die Überwindung der M2 ist in der Mehrzahl der Fälle mit einer Stabilisierung der Telomerlänge durch Reaktivierung der Telomerasenaktivität verbunden. Allerdings wurden bei ungefähr 10 % der untersuchten Tumoren lange Telomere gefunden, obwohl keine Telomeraseaktivität beobachtet wurde.

Außerdem beeinflussen weitere Moleküle die Zellmortalität. Das Gen *morf 4* (Mortality Factor from Chromosome 4) ist das erste Gen, das spezifisch mit der Immortalisierung in Zusammenhang gebracht wurde. Es wird in gealterten ruhenden Zellen verstärkt, in sich schnell teilenden Zellen vermindert exprimiert. Bei einigen Tumoren wurden Mutationen dieses Gens festgestellt. *morf* 4 gehört zu einer großen Familie von Transkriptionsfaktoren, zu der auch *morf*-verwandte Gene auf dem humanen Chromosom 15 (MRG15) und auf dem humanen X-Chromosom (MRGX) gehören.

In malignen, mit Tumorviren (EBV, HHV-8, HPV, HBV, HCV, HTLV-I) assoziierten Zellen wurde eine erhöhte Telomeraseaktivität festgestellt. Im Falle von EBV, HHV-8, HPV und HTLV-I konnte die erhöhte Telomeraseaktivität zumindest teilweise einer Transaktivierung des hTERT-Promotors durch virale Proteine (EBV: LMP1; HHV-8: LANA; HPV: E6; HBV: HBx, HTLV-I: Tax) zugeschrieben werden. HPV und HBV können darüber hinaus vermutlich die Telomerasetranskription durch cis-Aktivierung vermitteln und die Telomerasen posttranskriptionell durch Proteinkinase-C-vermittelte Phosphorylierung, verstärkte nukleäre Translokation durch NFκB und Stabilisierung der hTERT-mRNA beeinflussen. HPV erhöht die Telomeraseaktivierung offenbar zusätzlich über epigenetische Mechanismen.

Neben seiner Rolle bei der Aufrechterhaltung der Telomerlänge werden hTERT noch weitere physiologische Funktionen zugeschrieben, die zur Krebsentstehung und -progression beitragen können. hTERT vermittelt z. B. eine verringerte Empfindlichkeit gegenüber zellulärem Stress, die von der Telomeraseaktivität unabhängig ist.

7.4 Indirekte Mechanismen der viralen Onkogenese

Neben den direkten Mechanismen, die über eine Virusinfektion zur Entwicklung neoplastischer Zellen führen, gibt es auch indirekte Mechanismen, die alleine oder gemeinsam mit den bereits beschriebenen Mechanismen zur Onkogenese beitragen können. Für die indirekte oder extrinsische Tumorinduktion müssen weder der Tumor noch seine Vorläuferzellen mit dem auslösenden Virus infiziert sein. Hier wird die Onkogenese durch Wechselwirkungen nicht infizierter Zellen mit virusinfizierten Zellen ausgelöst. Je nach betroffenem Zelltyp können der virusbedingte Zelltod oder virusbedingte zelluläre Funktionseinschränkungen verschiedene Auswirkungen haben. Zwischen hämatopoetischen Zellen kann es durch den Tod oder die Proliferation bestimmter Zellspezies zu Gleichgewichtsverschiebungen kommen, die das Immunsystem beeinträchtigen. Dies begünstigt auch die Proliferation von Zellen, die virusunabhängig ein neoplastisches Potenzial erworben haben. Klinisch zeigt sich dies durch ein erhöhtes Auftreten eines relativ kleinen Spektrums von Tumoren, die mit einer viralen Infektion assoziiert sind. In virusinfizierten Geweben kann es als Reaktion auf die Virusinfektion im Rahmen der Regeneration zu einer vermehrten Proliferation kommen, die die Entstehung von Krebserkrankungen begünstigt. Entsprechende Mechanismen tragen vermutlich zur Entstehung primärer hepatozellulärer Karzinome in Folge chronischer Hepatitis-B- oder -C-Erkrankungen bei.

Die virale Stimulation der zellulären Produktion immunsuppressiver Zytokine begünstigt das Überleben sowohl virusinfizierter Zellen als auch benachbarter nicht infizierter Zellen. Das BCRF1-Protein des EBV z. B. zeigt eine Homologie mit IL-10. BCRF1 ist wie IL-10 ein negativer Regulator des IL-12 und vermindert die Aktivität zytotoxischer T-Lymphozyten und natürlicher Killerzellen. Ein Homolog zum humanen IL-6 ist im Genom des HHV-8 identifiziert worden. Im Knochenmark aus Myelomen konnte dieses virale IL-6 (vIL-6) in dendritischen Zellen identifiziert werden. vIL-6 hat dieselben biologischen Eigenschaften wie IL-6 und ist in vivo ein potenter Stimulator des Zellwachstums von Myelomen. Es wird vermutet, dass die HHV-8-induzierte vIL-6-Produktion die Entstehung des multiplen Myeloms aus nicht infizierten Zellen beim Menschen begünstigt. vIL-6 ist zudem ein starker Stimulator der Angiogenese. Durch seine multifunktionelle Bedeutung als Zytokin spielt vIL-6 auch in der Pathogenese des Kaposi-Sarkoms eine wichtige Rolle.

Ein weiteres Beispiel für die indirekte Förderung des Tumorwachtums durch Viren ist die Stimulation des B-Zell-Lymphom-Wachstums durch Kontakt mit HIV-infizierten Endothelzellen. HIV fördert das Wachstum der Lymphomzellen, indem es die Anlagerung an HIV-infizierte MVECs (Microvascular endothelial Cells) fördert. Die HIV-Infektion führt zu einer verstärkten Expression von CD40 auf der Endothelzelloberfläche. B-Zellen binden über den CD40-Liganden (CD40L) an MVECs, wodurch ihre Proliferation verstärkt wird.

Ein Sonderfall der indirekten viralen Onkogenese ist die virusvermittelte Fusion von Zellen. Die Infektion mit verschiedenen (Tumor-)Viren (z. B. EBV, HHV-8, HTLV-1) führt zur Zellfusion, was üblicherweise zum Zellzyklusarrest führt. Bei Störungen der Zellzyklusregulation in einer Zelle (infolge der Virusinfektion oder unabhängig von dieser) kann es jedoch zu einer asymmetrischen Mitose und in der Folge zu einer chromosomalen Instabilität kommen, die wiederum die Krebsentstehung und -progression begünstigen.

7.5 Ausblick

In den letzten Jahren konnten durch die Erforschung von Tumorviren einige der genetischen Ursachen von Krebserkrankungen entdeckt werden, wodurch ein wichtiger Beitrag zur Grundlagenforschung bei Krebs im Allgemeinen geleistet wurde. Einige Viren stellen Risikofaktoren dar, die neben anderen Faktoren eine wichtige Rolle bei der Entstehung von Tumorerkrankungen des Menschen spielen. Zurzeit wird geschätzt, dass ca. 20 % der Tumorerkrankungen durch Viren ausgelöst werden, wobei sich durch die Verbesserung der diagnostischen und molekularbiologischen Techniken wahrscheinlich der Kreis der Tumorviren vergrößern wird. Obwohl die Gefahr der Induktion von Tumoren durch Viren nicht immer leicht einzuschätzen ist, stellen Viren dennoch zumindest zum Teil vermeidbare Risikofaktoren dar. Die vermehrte Verfügbarkeit von Impfmöglichkeiten, insbesondere die neu eingeführte HPV-Impfungen, sowie die Entwicklung von wirksamen antiviralen Medikamenten wecken die Hoffnung auf die Vermeidung bzw. gezielte Bekämpfung viral induzierter Krebsformen. Ein erfolgreiches Beispiel für die Vermeidung viral bedingter Krebserkrankungen ist die Einführung der HBV-Impfung in Taiwan im Jahre 1984. Nach Einführung der Impfung sank die Zahl der jährlich diagnostizierten hepatozellulären Karzinome von 0,70/100 000 Kinder auf 0,36/100 000 Kinder in der Altersgruppe der 6- bis 14-Jährigen und von 0,52/100 000 Kinder auf 0,13/100 000 Kindern bei den 6- bis 9-Jährigen.

Literatur

Branzei D, Foiani M. Regulation of DNA repair throughout the cell cycle. Nat Rev. Mol Cell Biol 2008; 9: 297–308

Danial NN, Korsmeyer SJ. Cell death: critical control points. Cell 2004; 116: 205–219

Hahn WC, Weinberg RA. Rules for making human tumor cells. N Engl J Med 2002; 347: 1593–1603

Javier RT, Butel JS. The history of tumor virology. Cancer Res. 2008; 68: 7693–7706

Kasprzak A, Adamek A. Role of hepatitis C virus proteins (C, NS3, NS5A) in hepatic oncogenesis. Hepatol Res. 2008; 38: 1–26

Liao JB. Viruses and human cancer. Yale J Biol Med 2006; 79: 115–122

Matsuoka M, Jeang KT. Human T-cell leukaemia virus type 1 (HTLV-1) infectivity and cellular transformation. Nat Rev. Cancer 2007; 7: 270–280

McLaughlin-Drubin ME, Munger K. Viruses associated with human cancer. Biochim Biophys Acta 2008; 1782: 127–150

Michaelis M, Doerr HW, Cinatl J Jr. The story of human cytomegalovirus and cancer: increasing evidence and open questions. Neoplasia 2009; 11(1): 1–9

Talbot SJ, Crawford DH. Viruses and tumours – an update. Eur J Cancer 2004; 40: 1998–2005

Tan A, Yeh SH, Liu CJ et al. Viral hepatocarcinogenesis: from infection to cancer. Liver Int 2008; 28: 175–188

Taylor G. Molecular aspects of HTLV-I infection and adult T-cell leukaemia/lymphoma. J Clin Pathol 2007; 60: 1392–1396

Verdonck K, González E, Van Dooren S et al. Human T-lymphotropic virus 1: recent knowledge about an ancient infection. Lancet Infect Dis 2007; 7: 266–281

Viswanatha DS, Dogan A. Hepatitis C virus and lymphoma. J Clin Pathol 2007; 60: 1378–1383

zur Hausen H. Oncogenic DNA viruses. Oncogene 2001; 20: 7820–7823

8 Virale Vektoren für die Gentherapie

D. von Laer, H. Büning

8.1 Hintergrund

Der Transfer von Genen in Zellen zur Expression rekombinanter Proteine ist zu einer grundlegenden Technologie in der molekularbiologischen Forschung sowie in der pharmazeutischen Produktion von therapeutischen Genprodukten, z.B. von Antikörpern und Wachstumsfaktoren, geworden. Zusätzlich in Zellen eingebrachte Gene werden als Transgene bezeichnet. Der therapeutische Gentransfer in körpereigene Zellen eines Patienten, die so genannte Gentherapie, ist zwar noch keine etablierte Therapieform, hat sich aber bereits für einige Erbkrankheiten als hochwirksam erwiesen und birgt ein großes therapeutisches Potenzial für weitere schwere Erkrankungen wie Krebs und AIDS. Weltweit wurden bislang über 1000 klinische Gentherapiestudien durchgeführt (Abb. 8.**1**), wobei es sich größtenteils um frühe Stadien der klinischen Entwicklung (Phase I, II) handelt. Die weitaus häufigste Indikation ist Krebs, gefolgt von kardiovaskulären Erkrankungen, monogenetischen Erbkrankheiten und Infektionskrankheiten.

Eine Reihe physikochemischer Transfektionsmethoden, wie die Lipofektion und Elektroporation, sind etablierte Verfahren, um Nukleinsäuren in Zellen einzuschleusen. Viren wiederum sind natürliche Gentransfervehikel, die durch Koevolution mit ihrem Wirt Mechanismen für Transfer und Expression ihres Genoms in der Wirtszelle optimiert haben. Durch die Methoden der modernen Molekularbiologie lassen sich inzwischen fast alle Virusarten rekombinant herstellen und genetisch modifizieren, wodurch Viren leicht zu Gentransfervehikeln, den so genannten viralen Vektoren, umgerüstet werden können. Hierzu wird das zu transferierende Gen (Transgen) in das Virusgenom eingebaut oder ersetzt dieses vollständig. Solche Vektoren gibt es inzwischen für fast alle in diesem Lehrbuch beschriebenen Virusfamilien. Die Biologie des zugrunde liegenden Virus bestimmt dabei die Eigenschaften und Anwendungsmöglichkeiten eines viralen Vektors. Für die Gentherapie besonders geeignet erscheinen derzeit Vektoren, die auf Adenoviren, Adeno-assoziierten Viren (AAV), Herpes-simplex-Viren und Retroviren beruhen (Abb. 8.**1**). Diese vier Vektortypen werden im Folgenden etwas genauer beschrieben. Einige wenig pathogene Viren, wie z.B. das Vacciniavirus, können zum Transfer fremder Antigene für therapeutische oder prophylaktische Impfungen eingesetzt werden. Details zu rekombinanten Impfstoffen finden sich in Kap. 11.

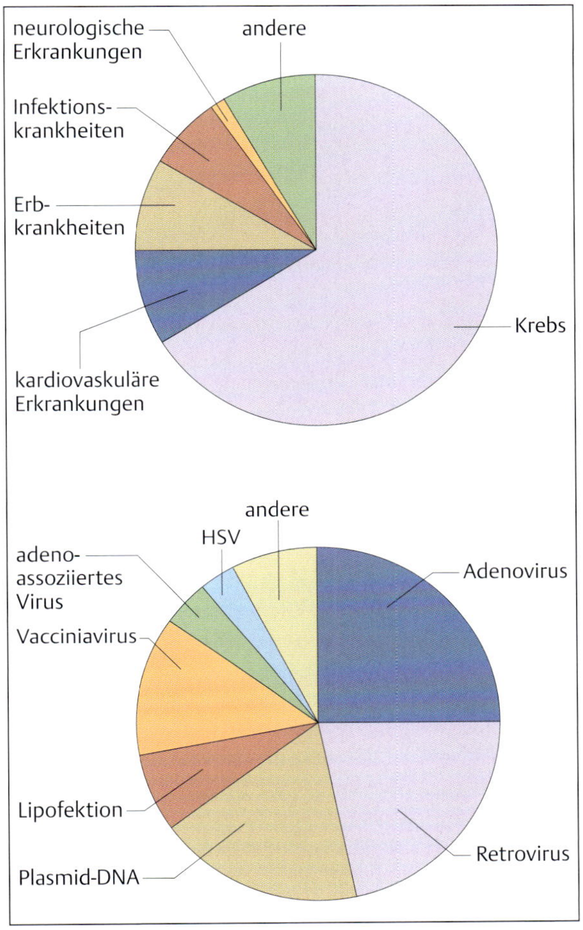

Abb. 8.**1** Indikationen und Vektortypen in klinischen Gentherapiestudien. Die Anteile beziehen sich auf 1347 weltweit registrierte und in der Datenbank des Journals of Gene Medicine zusammengeführte klinische Gentherapie-Studien (Quelle: http://www.wiley.co.uk/genetherapy/clinical/; Stand: Mai 2008).

8.2 Grundsätzliches zum Vektoraufbau

Virale Vektoren werden unterteilt in replikationsfähige Vektoren, die Nachkommen produzieren können und in solche, die replikationsinkompetent sind. Replikationsfähige Viren werden vor allem als onkolytische Viren, die sich lytisch in Tumorzellen vermehren, eingesetzt (s.a. Kap. 7) (Kelly u. Russell 2007). Bei einigen Viren, wie z.B.

Tabelle 8.1 Vergleichende Übersicht der verschiedenen Vektortypen.

Eigenschaft	Ad	AAV	HSV	RV/LV	RNA
Infektion ruhender Zellen	ja	ja	ja	nein/ja	ja
regelhafte Integration ins Wirtsgenom	nein	nein	nein	ja/ja	nein
stabile Expression in ruhenden Zellen	ja	ja	ja	ja/ja	nein
stabile Expression in teilenden Zellen	nein	nein	nein	ja/ja	nein
maximale Verpackungskapazität (kb)	> 30[1]	4,4–5,2	> 100[1]	8–10	var
Hochskalieren der Produktion unproblematisch	ja[2]	ja	ja[2]	ja/nein	var
vorbestehende Immunität gegen Vektor	ja	ja	ja	nein/nein	oft
Ausgangsvirus pathogen im Menschen	ja	nein	ja	(ja)/ja	oft

[1] *Angabe gilt für gutless-Vektoren. Vektoren der ersten und zweiten Generation haben eine Verpackungskapazität von bis zu 15 kb, je nach Größe des deletierten viralen Genomsbereichs.*
[2] *Produktion für gutless-Vektoren ist allerdings noch problematisch.*
Ad Adenovirusvektoren
AAV AAV-Vektoren
HSV HSV-Vektoren
RV MLV-Vektoren
LV lentivirale Vektoren
RNA RNA-Virus-Vektoren
var unterschiedlich je nach Vektortyp

den Negativ-Strang RNA-Viren, lässt sich zusätzlich ein Gen in das vollständige virale Genom einfügen, ohne dass die Verpackungseffizienz dieses überlangen viralen Genoms vermindert ist. Die meisten Viren können jedoch überlange Genome nicht verpacken und es müssen Teile des viralen Genoms eliminiert werden, um Platz für ein Transgen zu schaffen. Soll der virale Vektor replikationskompetent sein, können nur nicht essenzielle Gene des Virus deletiert werden. Ein Beispiel ist das *nef*-Gen von HIV-1.

Allerdings werden in der Gentherapie sowie in der molekularbiologischen Forschung überwiegend replikationsinkompetente virale Vektoren eingesetzt. Diese infizieren die Zielzelle, exprimieren in dieser das Transgen, können aber keine Nachkommen produzieren. In solchen replikationsdefekten Vektoren sind essenzielle Gene deletiert. Zur Herstellung von replikationsdefekten Vektoren werden das Vektorgenom und die fehlenden essenziellen Genprodukte in Produzentenzellen exprimiert. Ein typisches Beispiel sind Adenovirusvektoren der ersten Generation (s. unten).

Eine radikale Deletion aller viralen Gene im Vektorgenom ist möglich, wenn im Virusgenom kodierende und regulierende Sequenzen nicht überlappen, d. h. wenn virale Sequenzen, die in cis die Replikation und Verpackung regulieren, eindeutig von Sequenzen, die für virale Proteine kodieren, getrennt sind. Vektoren, in deren Genom nur die cis Elemente viralen Ursprungs sind, werden als gutless-Vektoren bezeichnet. Sie sind für viele Anwendungen von Vorteil, da in der Zielzelle keine potenziell toxischen oder immunogenen viralen Genprodukte exprimiert werden. Zur Produktion dieser gutless-Vektoren werden in einer Verpackungszelle das Vektorgenom und zusätzlich, in trans, alle essenziellen viralen Proteine exprimiert. Tab. 8.1 enthält einen vergleichenden Überblick über die wichtigsten Eigenschaften der im Folgenden behandelten viralen Vektoren (s.a. Shen u. Post 2007).

8.3 Adenovirale Vektoren

8.3.1 Aufbau adenoviraler Vektoren

Adenoviren sind DNA-Viren mit einem linearen doppelsträngigen Genom von ca. 36 kb. Adenoviren können aus Vögeln und Säugetieren isoliert werden, wobei es allein mehr als 50 humane Serotypen gibt (s. Kap. 60). Das Viruskapsid besteht aus drei Hauptproteinen, den Hexon-, Penton- und Fiber-Proteinen. Die globuläre Verdickung am Ende des Fiber-Proteins bindet an einen Adenovirusrezeptor (z. B. Coxsackie- und Adenovirus-Rezeptor [CAR]) auf der Zielzelle. Adenoviren werden über Endozytose in die Zelle aufgenommen und infizieren sowohl ruhende als auch sich teilende Zellen. Das Genom wird im Zellkern repliziert, wobei die virale Genexpression in zwei Phasen verläuft, eine frühe (Early) und eine späte (Late) Phase. Initial werden die Early-Gene (E) exprimiert, die die Zelle auf die Replikation des viralen Genoms vorbereiten. Die Replikation des Genoms induziert dann wiederum die Expression der Late-Genprodukte (L), zu denen die viralen Strukturproteine gehören. Die produktive Infektion führt schließlich zur Lyse der infizierten Zelle.

Klassische Klonierungsverfahren sind für die genetische Modifikation des großen Adenovirusgenoms ungeeignet.

Adenovirale Vektoren werden daher meist durch homologe Rekombination in der Zellkultur hergestellt. Man unterscheidet drei Typen replikationsdefekter adenoviraler Vektoren: Vektoren der ersten und zweiten Generation sowie so genannte Helfervirus-abhängige (gutless) Vektoren der dritten Generation (Abb. 8.**2**). In den Vektoren der ersten Generation wird der essenzielle E1-Bereich (Early) mit ca. 3 kb durch die Expressionskassette für das Transgen ersetzt. In einigen dieser Vektoren der ersten Generation ist außerdem der für die Replikation nicht essenzielle E3-Bereich deletiert, was weitere 3 kb Verpackungskapazität für Fremdsequenzen schafft. Da die Virusvermehrung von der E1-Expression abhängig ist, sind diese Vektoren nicht vermehrungsfähig. Sie werden in Zelllinien (z. B. 293), die stabil E1-Gene exprimieren produziert. Ein Problem dieses Vektortyps ist einerseits, dass während der Produktion des Vektors durch homologe Rekombination wieder vermehrungsfähige E1-positive Adenoviren (RCA: Replication Competent Adenovirus) entstehen können. Außerdem exprimieren diese Adenovirusvektoren noch geringe Mengen viraler Proteine. Dies kann eine antiadenovirale Immunantwort auslösen, was die Expressionsdauer dieser Vektoren in vivo limitiert. In Vektoren der zweiten Generation sind E1-, E2/E4- und teilweise auch E3-deletiert. Diese Vektoren werden in E1-, E2/E4-exprimierenden Zellen produziert und weisen eine geringere Toxizität und Immunogenität auf als Vektoren der ersten Generation.

Die jüngste Entwicklung ist ein Helfervirus-abhängiger Adenovirus-Vektor (3. Generation, gutless-Vektor; Abb. 8.**2**) (Imperiale u. Kochanek 2004). Im Genom dieser Vektoren sind vom Adenovirus nur die cis-aktiven Sequenzen für die Replikation und Verpackung des viralen Genoms verblieben. Neben Expressionskassetten für das Transgen enthält das Genom noch so genannte nicht kodierende Stuffer-DNA, da die optimale Verpackungsgröße eines adenoviralen Genoms zwischen 27 und 38 kb liegt. Dieser Vektortyp ist nicht toxisch, von sehr geringer Immunogenität und ermöglicht eine monatelange Expression des Transgens in vivo in ruhenden Zellen. Zur Produktion dieser gutless-Vektoren wird ein Helfervirus benötigt, das alle Genprodukte für die Replikation und Verpackung des Vektorgenoms bereitstellt. Die Vektorpräparationen sind daher stets mit replikationskompetenten Helferviren kontaminiert. Verschiedene Verfahren, um Helferviruskontaminationen zu vermindern wurden entwickelt. Für eine Anwendung in der Klinik in großem Maßstab sind diese Verfahren jedoch noch ungeeignet.

8.3.2 Anwendung adenoviraler Vektoren

In klinischen Studien werden adenovirale Vektoren überwiegend zur Therapie solider Tumoren eingesetzt, insbesondere da einige onkolytische Adenovirusvarianten selektiv in Tumorzellen replizieren, nicht aber in normalen Körperzellen. Es gibt zwei Typen dieser so genannten konditional replizierenden (cr) oder onkolytischen Adenoviren: Adenoviren, die in den Early-Genprodukten deletiert

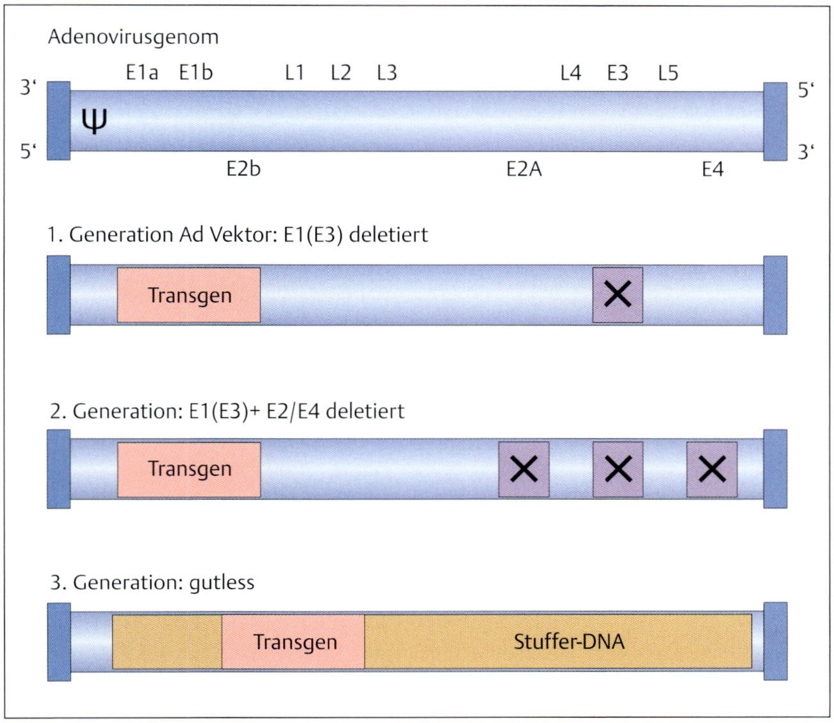

Abb. 8.**2** Schematische Darstellung verschiedener Adenovirus-Vektor-Varianten. Gezeigt ist das Adenovirusgenom (Ad5) mit den terminalen ITRs (Inverted Terminal Repeats, dunkelblaue Balken), dem Verpackungssignal (Ψ) und den Early- und Late-Transkriptionseinheiten (E, L). Für die darunter gezeigten diversen Vektorvarianten sind die Expressionskassette des Transgens (Transgen) sowie die deletierten Genombereiche (X) bzw. die durch Stuffer-DNA ersetzten Genombereiche („Stuffer") dargestellt.

wurden und Adenoviren, bei denen die Expression der für die Replikation essenziellen Genprodukte unter der Kontrolle tumorspezifischer Promotoren steht (Nettelbeck 2003). In der E1A- und der E1B-Region adenoviraler Genome finden sich Genprodukte, die für die Replikation in nicht transformierten Zellen notwendig, aber in Tumorzellen entbehrlich sind. Gene im E1-Bereich blockieren beispielsweise p53 bzw. das Retinoblastom-Protein (Rb), welche die Replikation von Adenoviren hemmen können. In vielen Tumorzellen sind die von p53 bzw. Rb kontrollierten Signalwege jedoch gestört, was eine Blockierung durch die adenoviralen Genprodukte unnötig macht. Ob allerdings die Defekte in p53 bzw. Rb allein für die selektive Permissivität von Tumorzellen für E1-deletierte Adenoviren verantwortlich sind, wird noch kontrovers diskutiert. Ein Beispiel für ein onkolytisches Adenovirus mit einer Deletion im Bereich E1b55k, das sich bereits in der Phase I/II der klinischen Prüfung befindet, ist Onyx-15. Dieses cr-Adenovirus zeigte in diesen Studien eine gute Verträglichkeit und Wirksamkeit in der Behandlung von Tumoren im Kopf und Halsbereich. Eine tumorselektive Replikation von Adenoviren kann außerdem durch die Expression essenzieller adenoviraler Gene mittels tumorspezifischer Promotoren erreicht werden (Nettelbeck 2008).

Nicht vermehrungsfähige Vektoren der ersten und zweiten Generation werden für den Transfer therapeutischer Gene eingesetzt. Der häufigste Anwendungsbereich ist die gentherapeutische Behandlung von Tumoren. Ein Beispiel ist ein in China für die Behandlung von Kopf- und Halstumoren bereits 2004 zugelassener adenoviraler Vektor, der p53 exprimiert. Dieser wird unter dem Namen Gendecine vermarktet, auch wenn die der Zulassung zugrunde liegende Datenlage außerhalb Chinas umstritten ist (Peng 2005). Für einen weiteren Adenovirusvektor, Cerepro, wurde ein Zulassungsantrag für die Behandlung bösartiger Gliome bei den europäischen Behörden eingereicht. Dieser Vektor kodiert für ein Suizidgen, die HSV-Thymidinkinase (TK). Dieses Enzym aktiviert nicht toxische Nukleosidanaloga wie Ganciclovir (Prodrug) zu zelltoxischen Monophosphaten. Hierdurch wird nach der Gabe von hohen Dosen Ganciclovir in Zellen, die das Suizidgen exprimieren, ein Selbstmordprogramm (Apoptose) ausgelöst. Diese Behandlung zeigte in einer Phase-II-Studie eine signifikante Verlängerung des Überlebens von Patienten mit bösartigen Hirntumoren bei guter Verträglichkeit der Behandlung (Immonen et al. 2004).

Die Hauptlimitation für die Anwendung adenoviraler Vektoren ist die begrenzte Expressionsdauer in vivo, insbesondere in sich teilenden Zellen. Außerdem ist ein Großteil der Bevölkerung immun gegen die Serotypen 2 und 5, von denen die meisten adenoviralen Vektoren abgeleitet sind. Adenoviren, deren Kapsidproteine sich von selteneren Serotypen ableiten, sind in der Entwicklung.

Es gibt eine Reihe von Indikationen für den Einsatz von Adenoviren außerhalb der Onkologie, präferenziell dort, wo eine kurzfristige Transgenexpression therapeutisch wirksam sein kann. Beispiele sind rekombinante Vektor-Impfstoffe oder die adenovirale Expression von Wachstumsfaktoren zur Stimulierung der Regeneration von Gefäßen oder Nerven.

8.4 Herpes-simplex-Virus-Vektoren (HSV-Vektoren)

8.4.1 Aufbau von HSV-Vektoren

Innerhalb der Familie der Herpesviren lassen sich praktisch alle Viren zu Vektoren umrüsten. Die breiteste Anwendung in der Gentherapie fanden bislang die Herpes-simplex-Virus-Typ-1-Vektoren. Das Herpes-simplex-Virus 1 (HSV-1) ist ein großes, umhülltes DNA-Virus. Das doppelsträngige lineare Genom ist 152 kb lang und kodiert für 90 Proteine. Die Genexpression verläuft in drei Phasen, initiiert durch die Expression der Immediate-Early-Gene (IE) gefolgt von der Expression der Early- und schließlich der Late-Gene (s.a. Kap. 61). Viele der viralen Genprodukte sind für die Replikation nicht essenziell. Die entsprechenden Bereiche können aus den Genomen deletiert und durch Expressionskassetten mit einem Transgen ersetzt werden. Es gibt drei Grundtypen von HSV-1-Vektoren. Wie bereits bei den onkolytischen Adenoviren beschrieben, besitzt auch HSV-1 Gene, die essenziell für die Replikation in „normalen“ Zellen sind, aber in Tumorzellen nicht benötigt werden (s. unten). Daher wurden entsprechende Deletionen in Herpesviren eingeführt, um ihre Replikation auf Tumorzellen zu beschränken und sie somit onkolytisch zu machen. Des Weiteren gibt es eine Reihe replikationsinkompetenter HSV-1-Vektoren, in denen essenzielle Gene wie das IE4 und IE27 aber auch VP16, allein oder in Kombination, deletiert wurden. In den gutless-HSV-1-Vektoren, die als Amplikon-Vektoren bezeichnet werden, sind alle kodierenden Sequenzen entfernt und nur die für die Genomreplikation und Verpackung notwendigen Sequenzen erhalten. Die Produktion dieser Amplikon-Vektoren ist Helfervirus-abhängig. Dadurch enthalten die Amplikon-Vektorpräparationen Helferviruskontaminationen. Eine mögliche Strategie, um die Helferviruskontamination so gering wie möglich zu halten, ist die Deletion des Verpackungssignals aus dem Genom des Helfervirus durch spezifische Rekombination. Alternativ können übergroße Helfervirusgenome, die nicht verpackt werden können, verwendet werden (Todo 2008).

8.4.2 Anwendung von HSV-Vektoren

Klinisch werden HSV-Vektoren fast ausschließlich in der Krebstherapie als onkolytische virale Vektoren eingesetzt. Häufig ist das ICP34.5-Gen deletiert. ICP34.5 ist eine Phosphatase, die die PKR-vermittelte Phosphorylierung von eIF2 rückgängig macht. Da diese Interferon induzierte Proteinkinase PKR in vielen Tumorzellen ohnehin inaktiv ist, wird ICP34.5 zur Vermehrung dort nicht benötigt. G207 z. B. ist ein onkolytisches HSV-1, in dem das ICP34.5-Gen sowie U_L39 fehlen. In OncoVex^{GM-CSF} fehlen ICP34.5 sowie ICP47, dessen Genprodukt die Antigenpräsentation in infizierten Zellen hemmt, zudem wurde das immunstimulierende GM-CSF als Transgen eingeführt. Beide Viren finden sich in der frühen klinischen Testung (Kasuya et al. 2005).

8.5 Adenoassoziiertes Virus (AAV)

8.5.1 Aufbau und Produktion von AAV-Vektoren

AAV gehört wie das Parvovirus B19 (s. Kap. 56) zur Familie der Parvoviren ist aber im Gegensatz zu B19 apathogen. Es ist ein kleines, nicht umhülltes Virus mit einer einzelsträngigen DNA von 5 kb. AAV benötigt zur Replikation und Freisetzung ein nicht verwandtes Helfervirus wie z. B. ein Adeno- oder Herpesvirus. Die Nachkommen beider Viren, AAV und Helfervirus, werden durch Lyse der infizierten Zellen freigesetzt, wobei das Helfervirus für die Zelllyse verantwortlich ist. Das AAV-Genom enthält zwei offene Leserahmen, rep und cap. Rep kodiert für die viralen Nichtstrukturproteine, die u. a. für die Replikation und Verpackung des Genoms notwendig sind, cap kodiert dagegen für die drei Strukturproteine, die das virale Kapsid aufbauen. Der kodierende Bereich wird von zwei identischen palindromischen Sequenzen flankiert, den ITRs (Inverted Terminal Repeats), die das 5'- und 3'-Ende des Genoms bilden und eine T-förmige Struktur ausbilden. Die ITRs enthalten alle cis-Elemente, die für die Replikation, Verpackung und Integration des AAV-Genoms nötig sind.

Zur Generierung eines Vektors werden alle kodierenden Sequenzen des AAV-Genoms entfernt und durch die Expressionskassette, bestehend aus Promoter, Transgen und polyA-Signal, ersetzt. Für die Verpackung des AAV-Vektorgenoms werden drei Elemente benötigt: 1. Ein Plasmid, in dem das Vektorgenom enthalten ist, 2. ein Verpackungsplasmid, das für die verschiedenen Rep- und Cap-Proteine kodiert und 3. die Helfervirusfunktion. Letztere wird entweder von einem vollständigen Virus bereitgestellt, wobei hier vor allem Adenovirus Typ 5 verwendet wird, oder sie wird ebenfalls mithilfe eines Plasmids eingebracht, das für die adenoviralen Gene E2A, E4orf6 und VA RNA kodiert. Die ebenfalls essenziellen Adenovirus-E1A- und E1B-Genprodukte können von der Verpackungszelllinie 293 beigesteuert werden, die diese stabil exprimiert. Ein Hauptproblem bei der Produktion von AAV-Vektoren ist, dass es bislang keine stabilen Verpackungszelllinien gibt und die Vektorherstellung eine DNA-Transfektion mit transienter Genexpression erfordert. Allerdings konnte die Vektorausbeute durch Optimierung des Verfahrens in den letzten Jahren erheblich gesteigert werden (Büning et al. 2008).

AAV-Vektoren haben einen sehr breiten Zelltropismus und somit ein sehr breites Anwendungsspektrum. Durch die Modifikation des Kapsids mit zellspezifischen Liganden lassen sich AAV-Vektoren mit einem spezifischen Tropismus generieren. Eine Besonderheit der Wildtyp-AAVs ist ihre Fähigkeit zur ortsspezifischen Integration in das humane Chromosom 19. Hierzu werden die ITR-Strukturen und die viralen Rep-Proteine benötigt. Die herkömmlich verwendeten AAV-Vektoren enthalten keine für Rep kodierenden Sequenzen. Daher fehlt ihnen die Fähigkeit zur ortspezifischen Integration, weshalb die Vektorgenome in der Zelle episomal vorliegen. Dies hat zur Konsequenz, dass die AAV-vermittelte Transgenexpression in sich teilenden Zellen nur transient ist. In ruhenden Zellen kann das AAV-Vektorgenom jedoch langfristig episomal persistieren und das Transgen exprimieren.

8.5.2 Anwendung von AAV-Vektoren

Da AAV-Vektoren langfristig ein Transgen in ruhenden Zellen exprimieren können und dabei im Vergleich zu anderen viralen Systemen nur wenig immunogen sind, eignen sie sich besonders für die Gentherapie bestimmter monogenetischer Erbkrankheiten. Eine Reihe klinischer Studien wurden zur genetischen Korrektur von Mukoviszidose, Hämophilie B, α-anti-Trypsindefizienz, Lipoproteinlipasedefizienz und der neuronalen Ceroid-Lipofuszinose durchgeführt. Die klinischen Studien zeigten eine gute Verträglichkeit der AAV-Vektoren und für die neuronale Ceroid-Lipofuszinose weisen erste Berichte auf eine Wirksamkeit der Therapie hin. Außerdem sind AAV-Vektoren besonders für die Gentherapie am Auge geeignet. Kürzlich wurde ein erster Erfolg bei der Behandlung von Patienten mit einer angeborenen Retinopathie (Leber'sche kongenitale Amaurose) erzielt. Viele weitere Therapieansätze zur Behandlung von Erkrankungen des Auges sind in der präklinischen und klinischen Entwicklung (Bainbridge et al. 2008, Maguire et al. 2008).

8.6 Retrovirale Vektoren

8.6.1 Aufbau retroviraler Vektoren

Retroviren sind umhüllte Viren mit einem RNA-Genom von ca. 10 kb. Während der Replikation wird das Genom durch die virale reverse Transkriptase in doppelsträngige DNA umgeschrieben, die mit Hilfe der viralen Integrase als provirale DNA in das Genom der Wirtszelle integriert. Einfache Retroviren, wie das Murine Leukämievirus (MLV), exprimieren die Gene gag (Strukturproteine), pol (Replikationsenzyme) und env (Hüllproteine, s. a. Kap. 35). Komplexe Retroviren, wie das Lentivirus HIV-1, exprimieren zusätzlich ein Reihe von akzessorischen Genen mit überwiegend regulatorischer Funktion.

Vektoren lassen sich von einer Vielzahl verschiedener Retroviren ableiten. Die Fähigkeit, das Genom regelhaft in das Erbgut einer Zelle zu integrieren und damit auch in allen Nachkommen dieser Zelle zu exprimieren, unterscheidet retrovirale Vektoren von allen anderen gängigen Vektortypen. MLV- und von HIV-1 abgeleitete lentivirale Vektoren sind bereits in der klinischen Prüfung. MLV-Vektoren lassen sich in stabilen Produzentenzellen herstellen, während lentivirale Vektoren, aufgrund der Toxizität viraler Genprodukte, nur durch transiente Expression der Verpackungskonstrukte hergestellt werden können. Dies limitiert die Menge an Vektoren, die für klinische Studien produziert werden können.

Retrovirale Vektoren sind gutless, d. h. alle Bereiche, die für virale Proteine kodieren, wurden entfernt. Das retrovirale Vektorgenom enthält nur jene cis-Elemente, die für die Replikation und Verpackung des Genoms notwendig sind. Dieses sind für MLV-Vektoren die Primerbindungsstelle für die reverse Transkription, die LTRs (endständige repetitive Sequenzen) sowie das Verpackungssignal. Das lentivirale Vektorgenom benötigt zur effizienten Vektorproduktion weitere kurze RNA-Elemente (Polypurintract, RRE, Central Flap). Zur Produktion des Vektors werden zusätzlich zum Vektorgenom in trans gag, pol sowie ein virales Hüllprotein in der Verpackungszelle exprimiert (Abb. 8.**3**). Lentivirale Vektoren benötigen zusätzlich das Rev-Protein zur Stabilisierung der genomischen RNA und zur effizienten Verpackung des Genoms. Anstatt des genuinen retroviralen Hüllproteins (Env) lassen sich auch fremde virale Hüllproteine in die Hülle retroviraler Vektoren einbauen. So verleiht das Hüllprotein G des Vesikular-Stomatitis-Virus (ein Rhabdovirus) retroviralen Vektoren einen sehr breiten Tropismus. Andererseits wird ein MLV-Vektor für CD4+ Zellen spezifisch, wenn man die Hüllproteine von HIV-1 (Env: gp120/gp41) in die MLV-Vektorhülle einbaut (Bartosch u. Cosset 2004).

8.6.2 Anwendung retroviraler Vektoren

MLV-Vektoren wurden weltweit bereits in mehr als 300 klinischen Studien für eine große Zahl verschiedener Indikationen eingesetzt. Lentivirale Vektoren fanden dagegen erst in wenigen Studien Verwendung, primär bei HIV-Infizierten und bei Patienten mit monogenetischen Erbkrankheiten (z. B. Adrenoleukodystrophie). Beide retrovirale Vektortypen haben aber im Prinzip das gleiche Indikationsspektrum. MLV integriert die provirale DNA nur in mitotische Zellen, deren Kernmembran aufgelöst ist, während lentivirale Vektoren auch ruhende Zellen infizieren können. Wie erwähnt, ist jedoch die Produktion von MLV-Vektoren im klinischen Maßstab gut etabliert, wohingegen es für lentivirale Vektoren noch kein geeignetes Verfahren gibt.

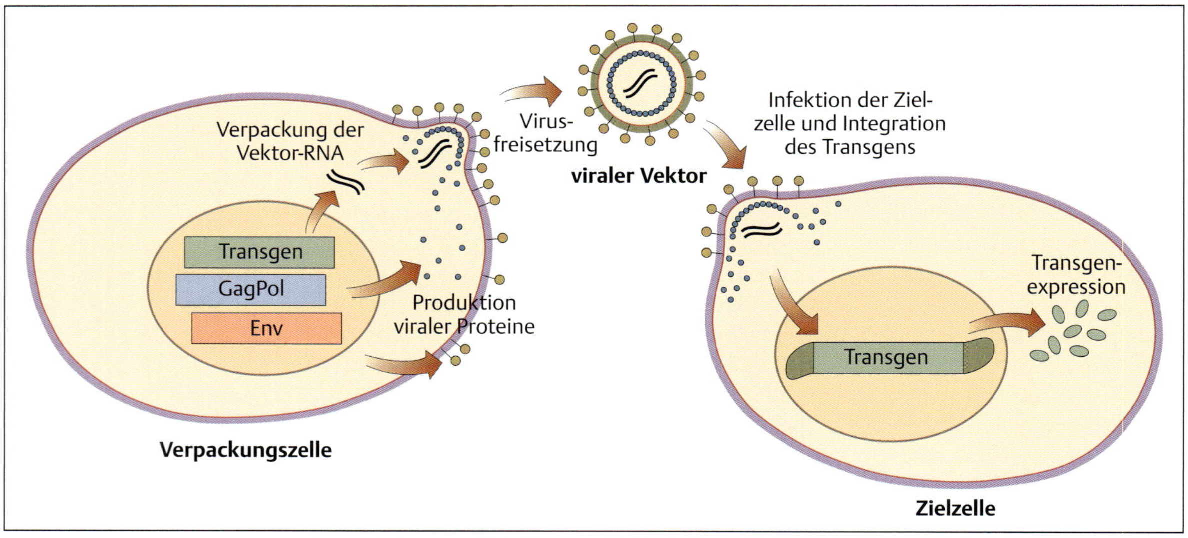

Abb. 8.**3** Produktion retroviraler Vektoren. Für die Produktion eines retroviralen Vektors werden entweder transient oder stabil die genomische Vektor-RNA, die für ein Transgen kodiert, sowie die durch gag kodierten viralen Strukturproteine, die durch pol kodierten viralen Enzyme und ein Hüllprotein in einer Verpackungszelle exprimiert. Als Hüllprotein kann ein retrovirales Env, aber auch die Hüllproteine anderer Viren (z. B. Vesikular-Stomatitis-Virus-G-Protein) dienen. Das retrovirale Genom enthält ein Verpackungssignal sowie die für die reverse Transkription und Integration notwendigen cis-Elemente, die Primerbindungsstelle und die LTRs. Die gag-, pol- und env-Expressionskonstrukte hingegen enthalten keine retroviralen cis-Elemente und die mRNAs können nicht in retrovirale Partikel verpackt werden. Die retroviralen Vektorpartikel sprossen von der Zellmembran in den Überstand. Nach Infektion und Integration in das Genom der Zielzelle wird von dem retroviralen Vektorgenom nur noch das Transgen exprimiert.

MLV-Vektoren wurden klinisch vielfach zur Übertragung von Suizid- und immunstimulatorischen Genen zur Therapie solider Tumoren eingesetzt, Anwendungen für die sich allerdings oft andere Vektortypen, wie die Adenovirus-Vektoren, als geeigneter erwiesen haben. Ferner werden MLV-Vektoren in der adoptiven Immuntherapie von Leukämien zur Ex-vivo-Modifikation von allogenen Spenderlymphozyten mit einem Suizidgen eingesetzt. Das Suizidgenprodukt wandelt ein Prodrug in ein toxisches Produkt um. Dieses Prodrug wird dem Patienten verabreicht, falls die allogenen Spenderlymphozyten eine Spender-gegen-Wirt-Reaktion (GvHD) auslösen. Dieser Ansatz hat bereits bei vielen Patienten in klinischen Studien seine Effektivität erwiesen und durchläuft derzeit eine große Phase-III-Studie (Bonini et al. 2007). Ein weiterer viel versprechender Ansatz ist die ex vivo retrovirale Übertragung von tumorspezfischen T-Zell-Rezeptor-Genen auf autologe T-Zellen zur Immuntherapie von malignen Tumoren (Hombach u. Abken 2007).

Eine Vielzahl von Strategien zur Gentherapie der HIV-Infektion mittels MLV- oder lentiviralen Vektoren wurde entwickelt und klinisch getestet (von Laer et al. 2006). Ähnlich der Immuntherapie von Tumoren, wurden HIV-spezifische artifizielle T-Zell-Rezeptoren retroviral in autologen T-Lymphozyten eingeführt, allerdings ohne deutliche antivirale Wirkung in den behandelten Patienten. Die Ursachen für die mangelnde Effizienz dieser genetisch aufgerüsteten T-Lymphozyten ist nicht klar, möglicherweise verlieren T-Lymphozyten während der Ex-vivo-Stimulierung, die der retroviralen Transduktion vorausgeht, an Funktionalität. Des Weiteren wurden mehrere antivirale Gene entwickelt, die die Replikation von HIV-1 in der Wirtszelle hemmen. Genprodukte, die bereits die Integration des HIV-Provirus verhindern, sind besonders viel versprechend. Hierzu gehören Ribozyme, siRNAs und Antisense-RNAs gegen den HIV-Korezeptor CCR5 sowie membranverankerte antivirale Peptide, die die Fusion von Virus und Zellmembran und damit den Viruseintritt verhindern. Auch wenn alle diese Ansätze in vitro hochgradig wirksam waren, reichte der Anteil an modifizierten T-Helferzellen in klinischen Studien bisher nicht aus, um die Viruslast in den behandelten HIV-infizierten Patienten zu senken. Ideal wären sekretierte antivirale Genprodukte, die über einen „Bystander"-Effekt auch nicht modifizierte Zellen schützen, und somit bei einem geringem Anteil genmodifizierter Zellen im Patienten die Virusreplikation systemisch unterdrücken.

Als hochgradig wirksam gilt die Stammzellgentherapie mit retroviralen Vektoren bei angeborenen Immundefekten, wie der chronischen Granulomatose und den schweren Immundefizienzen (SCID) durch Defekte der Adenosin-Deaminase (ADA) oder der Gamma-Kette des Interleukin-2-Rezeptors (X-linked SCID). Nach retroviraler Transduktion und anschließender Transplantation der autologen hämatopoetischen Stammzellen rekonstituiert sich das Immunsystem mit genetisch korrigierten Immunzellen fast vollständig (Alexander et al. 2007).

In diesen klinischen Studien hat sich allerdings auch gezeigt, dass die Genotoxizität von retroviralen Vektoren, die völlig zufällig in das Wirtsgenom integrieren, erheblich sein kann. In der Umgebung der Integrationsstelle können benachbarte zelluläre Protoonkogene aktiviert (oder seltener Tumor-Suppressor-Gene inaktiviert) werden, was wiederum zur malignen Transformation der genetisch modifizierten Zellen führen kann. Diese Aktivierung erfolgt meist durch die sehr aktiven Enhancer-Elemente in den retroviralen LTRs (s. Kap. 35). Dieses Phänomen der Insertionsmutagenese ermöglichte die Entdeckung einer Vielzahl verschiedener zellulärer Onkogene. So fand man in Leukämien, die sich in MLV-infizierten Mäusen entwickelten, häufig retrovirale Integrationen in der Nähe von Genen wie myc oder myb.

In den Gentherapiestudien für X-linked SCID induzierten MLV-Vektoren in einem Teil der behandelten Kinder durch Insertionsmutagenese T-Zell-Leukämien. Die Integration des Vektors fand sich in jedem der T-Zell-Malignome in der Nähe bekannter T-Zell-Onkogene wie z. B. dem LMO2. Diese Studien haben das große Potenzial, aber auch das hohe genotoxische Risiko der Gentherapie mit integrierenden Vektoren aufgezeigt. Hauptziel der Forschung ist daher, retrovirale Vektoren mit geringerer Genotoxizität aber weiterhin hoher therapeutischer Potenz zu entwickeln (Baum et al. 2006).

8.7 RNA-Virus-Vektoren

Eine Vielzahl von Vektoren, die sich von RNA-Viren ableiten, sind derzeit in der Entwicklung. Die Transgenexpression durch RNA-Virus-Vektoren ist zeitlich limitiert, weshalb diese Vektoren sich am ehesten für die onkolytische Krebstherapie oder als rekombinante Impfstoffe eignen. Vorteilhaft für die Anwendung in onkolytischen Therapien ist die Fähigkeit vieler RNA-Viren, sich bevorzugt in transformierten Zellen zu replizieren. Dies beruht auf einer defekten Interferon-Antwort in Tumorzellen, die in normalen Zellen antiviral wirkt. Über Jahrzehnte wurde versucht, verschiedene Tumoren mit zytopathischen RNA-Viren, die bevorzugt in Tumorzellen replizieren, zu behandeln, allerdings ohne signifikante Erfolge. Beispiele hierfür sind das Newcastle-Disease-Virus (NDV) und das Masernvirus, beides Paramyxoviren. In den letzten Jahren ist es gelungen, auch das Genom von RNA-Viren mittels reverser Genetik zu modifizieren. So können jetzt auch onkolytische RNA-Viren mit zytotoxischen oder immunstimulierenden Genen für die Tumortherapie genetisch aufgerüstet werden, um so ihre therapeutische Potenz zu erhöhen. Die Ergebnisse in Tiermodellen sind viel versprechend.

Viele RNA-Virus-Vektoren, wie z. B. Alphavirus-Vektoren, die sich vom Sindbis- oder Semliki-Forest-Virus ableiten, ermöglichen kurzfristig eine sehr hohe Expression des Transgens. Zusammen mit ihren unspezifisch immunstimulierenden Eigenschaften eignen sich solche Viren auch zur Entwicklung rekombinanter Impfstoffe (s.a. Kap. 11).

8.8 Ausblick

Die technologischen Möglichkeiten der modernen Molekularbiologie, durch die fast jedes Virus in einen viralen Vektor umgewandelt werden kann, hat ein völlig neues Arbeitsgebiet in der Virologie eröffnet, die „Vektorologie". Basierend auf der genauen Kenntnis viraler Replikationsstrategien und der Virus-Wirt-Interaktionen können spezifisch für die jeweilige Anwendung die am besten geeigneten viralen Vektoren selektiert und optimiert werden. Ziele einer solchen Vektor-Optimierung sind effiziente Herstellungsmethoden, ein spezifischer und effektiver Gentransfer in die Zielzelle, ein hohes Expressionsniveau des Transgens, idealerweise nur in der gewünschten Zielzelle, eine möglichst geringe Toxizität für den Wirt und in vielen Fällen eine langfristige Expression des Transgens. Wie in diesem Kapitel dargestellt, konnten bei einer Reihe von viralen Vektortypen viele dieser Ziele bereits erreicht werden, allerdings erfüllt noch keiner der beschriebenen Vektoren alle genannten Anforderungen. Die größte Herausforderung für die Gentherapie mit viralen Vektoren ist derzeit der gezielte Gentransfer in eine spezifische Zellpopulation nach systemischer Applikation des Vektors. Durch den weitgehend unspezifischen Zelltropismus der gängigen viralen Vektoren werden diese derzeit nur lokal oder ex vivo, z. B. für Blutstammzellen und T-Zellen, eingesetzt. Erst wenn diese zentrale Hürde genommen ist, wird ein breiter Einsatz viraler Vektoren im Rahmen der Gentherapie möglich sein.

Literatur

Alexander BL, Ali RR, Alton EW et al. Progress and prospects: gene therapy clinical trials (part 1). Gene therapy 2007; 14: 1439–1447

Bainbridge JW, Smith AJ, Barker SS et al. Effect of gene therapy on visual function in Leber's congenital amaurosis. N Engl J Med 2008; 358: 2231–2239

Bartosch B, Cosset FL. Strategies for retargeted gene delivery using vectors derived from lentiviruses. Current gene therapy 2004; 4: 427–443

Baum C, Kustikova O, Modlich U et al. Mutagenesis and oncogenesis by chromosomal insertion of gene transfer vectors. Human gene therapy 2006; 17: 253–263

Bonini C, Bondanza A, Perna SK et al. The suicide gene therapy challenge: how to improve a successful gene therapy approach. Mol Ther 2007; 15: 1248–1252

Büning H, Perabo L, Coutelle O et al. Recent developments in adeno-associated virus vector technology. The journal of gene medicine 2008; 10 (7): 717–733

Hombach A, Abken H. Costimulation tunes tumor-specific activation of redirected T cells in adoptive immunotherapy. Cancer Immunol Immunother 2007; 56: 731–737

Immonen A, Vapalahti M, Tyynela K et al. AdvHSV-tk gene therapy with intravenous ganciclovir improves survival in human malignant glioma: a randomised, controlled study. Mol Ther 2004; 10: 967–972

Imperiale MJ, Kochanek S. Adenovirus vectors: biology, design, and production. Curr Top Microbiol Immunol 2004; 273: 335–357

Kasuya H, Takeda S, Nomoto S et al. The potential of oncolytic virus therapy for pancreatic cancer. Cancer gene therapy 2005; 12: 725–736

Kelly E, Russell SJ. History of oncolytic viruses: genesis to genetic engineering. Mol Ther 2007; 15: 651–659

Maguire AM, Simonelli F, Pierce EA et al. Safety and efficacy of gene transfer for Leber's congenital amaurosis. N Engl J Med 2008; 358: 2240–2248

Nettelbeck DM. Cellular genetic tools to control oncolytic adenoviruses for virotherapy of cancer. J Mol Med 2008; 86: 363–377

Nettelbeck DM. Virotherapeutics: conditionally replicative adenoviruses for viral oncolysis. Anti-cancer drugs 2003; 14: 577–584

Peng Z. Current status of gendicine in China: recombinant human Ad-p53 agent for treatment of cancers. Human gene therapy 2005; 16: 1016–1027

Shen Y, Post L. Viral vectors and their applications. In: Knipe DN, Howlex PM, eds. Fields Virology. Philadelphia: Lippincott Williams & Wilkins; 2007: 539–564

Todo T. Oncolytic virus therapy using genetically engineered herpes simplex viruses. Front Biosci 2008; 13: 2060–2064

von Laer D, Hasselmann S, Hasselmann K. Gene therapy for HIV infection: what does it need to make it work? The journal of gene medicine 2006; 8: 658–667

9 Labordiagnostik

H. W. Doerr, R. W. Braun, H.-P. Grunert, H. Zeichhardt

9.1 Einleitung

Die Labordiagnostik einer viralen Erkrankung zielt auf die Detektion einer Virusinfektion, die auf drei Wegen erbracht werden kann – als 1. Isolierung und Anzüchtung des Virus, 2. direkter Nachweis des Virus (Antigennachweis, Nachweis des Virusgenoms) und seiner zytopathogenen Effekte im Untersuchungsmaterial oder 3. indirekter Virusnachweis durch die Immunantwort des Wirts (virusspezifische Antikörper).

Prinzipielle Möglichkeiten der virologischen Labordiagnostik sind:

- **Infektionsversuch** mit Zellkulturen, Brutei, Versuchstier.
- **Virusnachweis** ohne Vermehrung:
  - lichtmikroskopische Untersuchung (Einschlusskörperchen),
  - Elektronenmikroskopie,
  - antigenspezifische Immunassays,
  - Nachweis viraler DNA und RNA.
- **Analyse der Immunantwort auf Virusinfektion:**
  - humorale Immunantwort,
  - zelluläre Immunantwort,
  - unspezifisch: Interferon und durch Interferon induzierte Enzyme.

Grundsätzlich ist anzumerken, dass der Nachweis einer Virusinfektion zwar die notwendige, aber nicht hinreichende Bedingung für die Krankheitsdiagnose darstellt. Viele Virusinfektionen verlaufen subklinisch und können daher als Zufallsbefund während einer Krankheit anderer Ätiologie entdeckt werden. Nur ein Teil der virusdiagnostischen Methoden hat unmittelbar pathognomonische Bedeutung.

Die **Virusanzüchtung** ist im Sinne der Henle-Koch-Postulate zur Aufklärung einer Virusinfektion der diagnostische Goldstandard und die beste Voraussetzung für wissenschaftliche und chemotherapeutische Untersuchungen aller Art. Die Virusanzüchtung im Versuchstier, embryonierten Hühnerei oder in Kulturzellen gelingt nur mit infektiösem Untersuchungsmaterial. Ggf. kann eine latente Virusinfektion in ein produktives Stadium überführt werden, wenn die explantierten Körperzellen (z. B. Lymphozyten) in vitro zum Wachstum stimuliert werden. Der klassische Virusisolierungsversuch ist mit wenigen Ausnahmen vergleichsweise zeit-, arbeits- und kostenintensiv. Durch den immunologischen Nachweis replikationsfrüher Virusantigene in der Zellkultur lässt sich die Zeitdauer des Versuchs jedoch in einigen Fällen erheblich abkürzen (Shell Vial Culture Test). Auch die Gefahr einer bakteriellen Kontamination der Zellkultur wird dadurch drastisch reduziert.

Die **Zyto-** und **Histopathologie** mit Abstrichen und Biopsien stellt bei jeder neu entdeckten Viruserkrankung den Surrogatmarker, bis virusspezifische Methoden entwickelt sind (siehe z. B. übertragbare Amyloidose/spongiforme Enzephalopathie): Durch Antikörper- und Gensonden werden virale Proteine und Nukleinsäuresequenzen identifiziert. Solche **immunologischen** und **molekularbiologischen Methoden** sind meist schnell durchzuführen und erlauben die Feinanalyse des Virus bis hin zu seiner genomischen Organisation. Speziell die latente oder onkogene Virusinfektion macht die molekularbiologische Diagnostik erforderlich. Nur wenn im Stadium der latenten/onkogenen Infektion bestimmte (Tumor-)Antigene in der Zelle exprimiert werden, kann auch eine immunhistologische Methodik erfolgreich eingesetzt werden.

Mithilfe der Nukleinsäureamplifikationstechnologie (NAT) gelingt der Virusgenomnachweis auch bei sehr geringer Erregerzahl und ist vielfach geeignet als Surrogatmarker für das infektiöse Virus.

Die **Infektionsserologie** befasst sich mit dem Direktnachweis von viralen Antigenen und Antikörpern. Im Allgemeinen werden nur von wenigen Viren nach Infektion so viele Antigene in Körperflüssigkeiten, Exkreten und Exkrementen freigesetzt, dass sie mit markierten Antikörpern in sensitiven Immunassays nachweisbar sind. Dasselbe gilt für die elektronenoptische Virusdarstellung. Dagegen ist die Antikörperproduktion meist so groß und persistierend, dass dadurch leicht auf die Infektion zurückgeschlossen werden kann. Daher ist der HIV-Antikörpertest bei AIDS-Risiko die Screeningmethode der Wahl. Durch eine Analyse der Immunglobulinklassenzugehörigkeit der nachgewiesenen Virusantikörper lässt sich der Zeitpunkt vieler Infektionen approximieren (s. Abschnitt 9.5.2, IgM-Diagnostik).

Bei Krankheiten als Folge des direkt zytopathogenen Effekts der Virusinfektion, wie z. B. Influenza und anderen respiratorischen Infekten, ist die Messung der Antikörperbildung (Ende der zweiten Krankheitswoche) für die Frühdiagnostik nicht brauchbar.

9.2 Methoden zum direkten Nachweis des Virus im Untersuchungsmaterial – Licht- und Elektronenmikroskopie

Aus der Histopathologie ist seit langem bekannt, dass viele Virusinfektionen in den Zellen eines infizierten Gewebes Einschlusskörperchen verursachen, die sich mit sauren und alkalischen Farbstoffen darstellen lassen. Man findet sowohl intranukleäre als auch intrazytoplasmatische Einschlüsse. Die Differenzialdiagnose der Einschlusskörperchen ist gewöhnlich erst post mortem oder am getöteten Versuchstier durchführbar. Nur bei wenigen Viruskrankheiten können die Einschlüsse als pathognomisch beurteilt werden, z. B. bei der Tollwut („Negri-Körperchen" im Zytoplasma) oder der Zytomegalie („Eulenaugen" im Zellkern). Intra vitam kann diese Labordiagnostik zur ersten Abklärung einer virusbedingten vesikulären Hauteffloreszenz angewandt werden (z. B. bei Windpocken, Herpes), gelegentlich auch bei der Beurteilung von Zellen im Urinsediment (z. B. Decoy-Zellen bei Polyoma-BK-Virusinfektion).

Bevorzugtes Untersuchungsmaterial ist der Bläschengrundabstrich. Herpes-simplex- und Varizella-Zoster-Virusinfektionen verursachen intranukleäre, Poxviren – darunter das Pocken(impf)virus – intrazytoplasmatische Einschlüsse. Auch die Effloreszenzen des Molluscum contagiosum (hervorgerufen durch das Dell- oder Wasserwarzen-Virus) weisen Einschlüsse im Zytoplasma der infizierten Zelle auf. Ferner können Papillomatosen anhand einer typischen Zytologie erkannt werden.

Da die Viren mit Ausnahme des Poxvirus kleiner als 250 nm im Durchmesser sind, können sie lichtmikroskopisch nicht dargestellt werden. Ihre Anwesenheit in zytologisch auffälligen Zellen lässt sich daher nur mit dem **Elektronenmikroskop** verifizieren. Um Viren elektronenmikroskopisch darstellen zu können, müssen sie im Untersuchungsmaterial in einer Weise kontrastiert werden, dass sie den **Elektronenstrahl absorbieren** (Transmissionselektronenmikroskopie, Abb. 9.**1a–c**). Dazu steht eine Reihe von bewährten Techniken zur Verfügung. Am häufigsten wird Phosphorwolframsäure als Kontrastmittel eingesetzt. Zur Darstellung der Oberflächenstruktur dient die Rasterelektronenmikroskopie. In der **Immunelektronenmikroskopie** wird das Virus von **markierten Antikörpern** erkannt und konzentriert. Als Markermolekül wird elektronendichtes Material (Gold, Ferritin) eingesetzt. Die Elektronenmikroskopie ist eine apparativ zwar aufwendige, aber elegante Methode der Schnelldiagnostik, setzt jedoch eine relativ hohe Viruspartikelkonzentration im Untersuchungsmaterial voraus. Die Einsendung von vorgekühltem Untersuchungsmaterial ist notwendig, wenn kein rascher Transport in das Laboratorium gewährleistet ist. Mit dem Elektronenmikroskop kann vor allem die virologische

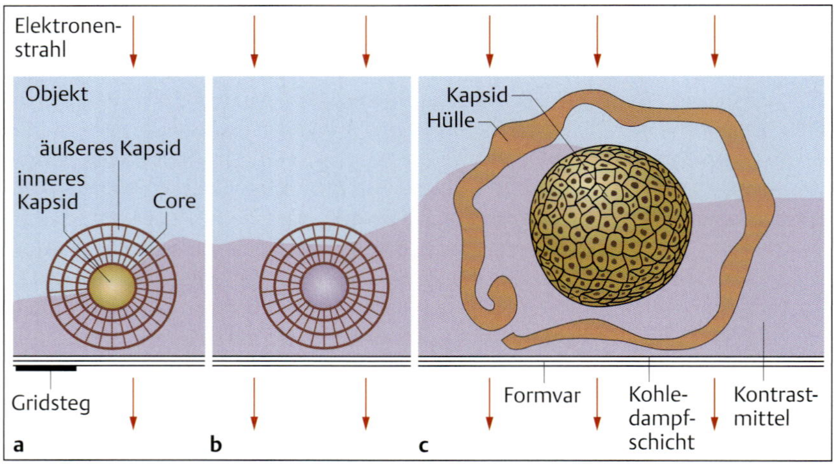

Abb. 9.**1** Transmissionselektronenmikroskopie. Darstellung von Viruspartikeln mit dem Negativkontrastverfahren. Liegt ein Viruspartikel nur teilweise (z. B. bis in seine halbe Höhe) und nicht vollständig eingebettet im Kontrastmittel, so ist seine Struktur beurteilbar (Quelle: Doerr 1996).
a „Intaktes" Rotaviruspartikel, bei dem äußeres und inneres Kapsid unverletzt, d. h. undurchlässig für das Kontrastmittel erscheinen. Die dunklen Stellen auf dem Kapsid zeugen von Kontrastmittelablagerungen auf dem Kapsid.
b Rotaviruspartikel weist ein zerstörtes äußeres und inneres Kapsid auf, sodass das Kontrastmittel in das Virus-Core eindringen konnte.
c Umhülltes Virus der Herpesgruppe mit „intaktem" Kapsid, aber verletzter äußerer Hülle, sodass das Kontrastmittel den Raum zwischen Kapsid und äußerer Hülle ausfüllen konnte. Ein elektronenmikroskopisch intaktes Virus ist nicht als infektionstüchtiges Virion zu betrachten, da die Behandlung des Partikels mit dem Elektronenstrahl auf jeden Fall die zur Infektionstüchtigkeit erforderliche Nukleinsäure im Inneren des Partikels so weit schädigt, dass das Partikel nicht mehr infektiös ist.

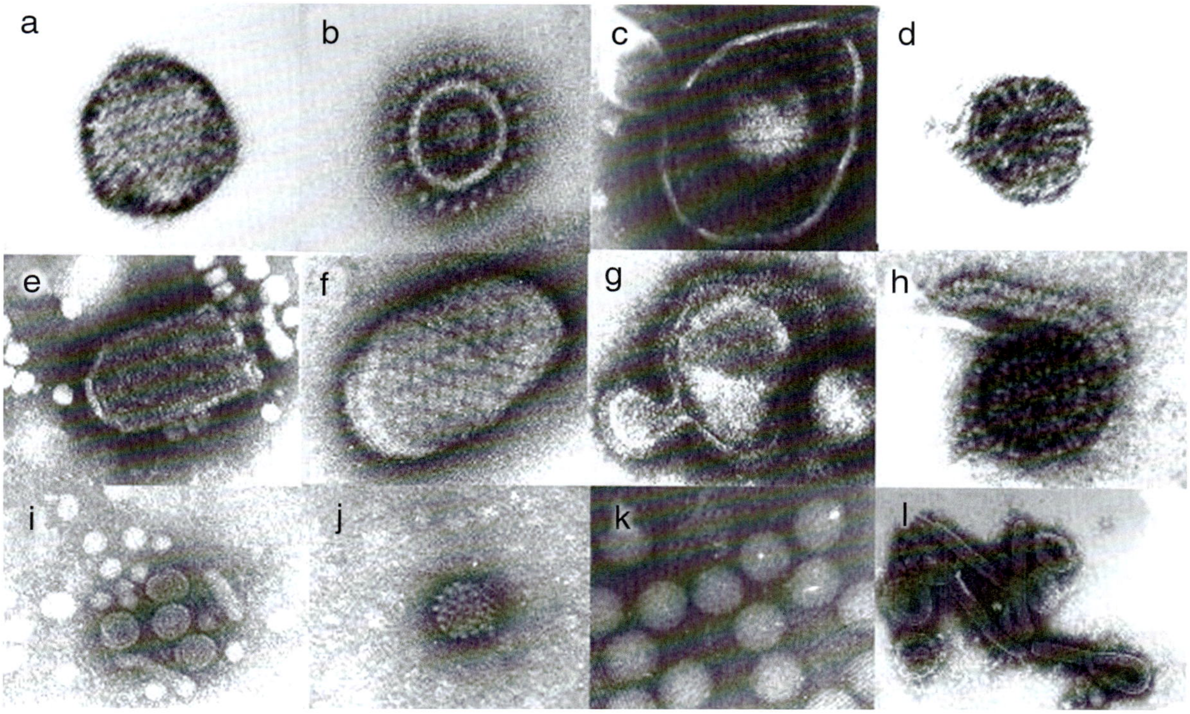

Abb. 9.**2** Elektronenmikroskopische Bilder.
a Adenovirus (80 nm).
b Coronavirus (80–160 nm).
c Herpesvirus (180 nm).
d Rotavirus (80 nm).
e Tollwutvirus (50 nm, Länge = 200 nm).
f Molluscum-contagiosum-Virus (100 × 200 × 300 nm).
g Influenzavirus (80–120 nm).
h Parainfluenzavirus (100–200 nm).
i Parvovirus (22 nm).
j Polyomavirus (50 nm).
k Enteroviren (30 nm).
l Ebola-Virus (80 nm Durchmesser, Länge = 1000 nm).

Stuhldiagnostik effizient durchgeführt werden. Auch Fälle unklarer Virusisolierungsversuche mit Zellkulturen lassen sich so am einfachsten überprüfen (Abb. 9.**2a–l**). Allerdings sollte man die Elektronenmikroskopie nur einsetzen, wenn keine einfacheren Tests zur Verfügung stehen (Antigennachweis mit Immunassays oder Häm-Adsorptions- und -Agglutinationsmethoden).

9.3 Zellbiologische Untersuchungsmethoden (Virusisolierung)

Die Anzüchtung und Isolierung eines Virus kann mit Versuchstier, Brutei und Zellkultur vorgenommen werden. Versuchstiere und Brutei sind weitgehend von den Zellkulturen verdrängt worden. Nur noch wenige Viren können so nicht angezüchtet werden.

Versuchstier und **Brutei** bleiben für besondere Fragestellungen erhalten:

- als „Mouse Antibody Production Test“ bei der Überprüfung biotechnologischer Pharmazeutika auf Viruskontaminationen,
- in der Herstellung des Influenzaimpfstoffs u. a., und
- in der Verträglichkeits- und Wirksamkeitstestung von virostatischen Substanzen (Versuchstiere).

Für eine effektive und rasche Laboratoriumsdiagnostik sind solche zellbiologischen Systeme am besten geeignet, in welchen sich die Virusinfektionen schnell und sensitiv als zytopathogener Effekt (CPE) bemerkbar machen. Man unterscheidet **primäre** und **sekundäre Zellkulturen** sowie **Zell-Linien**. Im Allgemeinen sind primäre, d. h. aus frisch entnommenen Gewebe angelegte Zellkulturen am sensitivsten, um Viren in einer produktiven, Zell-lytischen Infektion anzuzüchten. Die Virusinfektion kann dann über den erregerspezifischen zytopathogenen Effekt oder über die Induktion von viralen Antigenen in verschiedenen Zellkompartimenten und in der Zellmembran nachgewiesen werden. Membranantigene sind leicht feststellbar, wenn sie hämadsorbierende Eigenschaften haben und überschichtete Erythrozyten binden (**Hämadsorptionstest**). Immunologische Techniken, z. B. **Immunfluoreszenztests** oder Immunperoxidaseassays mit **monoklonalen Antikörpern**, ermöglichen die Identifikation viraler Antigene im Zytoplasma oder Zellkern. Über den Nachweis von früh im Virusreplikationszyklus erscheinenden Antigenen kann man eine für die klinische

Relevanz sehr wertvolle (24-Stunden-)Kurzzeitkultur etablieren. Zur Verbesserung der Viruszelladsorption werden im Untersuchungsmaterial evtl. vorhandene Virusaggregate auf die Zellkultur zentrifugiert **(Shell Vial Culture)**. Ist im Probenmaterial nur wenig Virus vorhanden, kann eine Infektion der kultivierten Zellen zunächst unbemerkt bleiben. Nach etwa 1 Woche erfolgt eine Umsetzung der Zellen in andere Kulturgefäße. Einerseits weisen die suspendierten Zellen eine erhöhte Infektionssuszeptibilität auf, andererseits kommt es durch diesen Wachstumsreiz zur Stimulation der Virusvermehrung und Ausbildung eines zytopathogenen Effekts. Ggf. muss man noch weitere „Passagen“ durchführen, ehe eine produktive oder lytische Virusinfektion in Gang kommt. Dieselbe Technik dient als „Kokultivation“ auch zur Isolierung latenter Viren aus explantiertem Gewebsmaterial.

Oft stehen primäre, d. h. frisch angelegte Zellkulturen nicht zur Verfügung, sondern man verwendet sekundäre Kulturen, die bereits mehrere Passagen hinter sich haben. Nach der 50. Propagation, z. T. aber auch schon früher, zeigen die meisten diploiden Zellkulturen so viele Degenerationseffekte, dass sie nicht mehr für die Virusisolierung geeignet sind. Stabiler sind immortalisierte „Zell-Linien“ (permanente Zelllinien) bzw. entsprechende Kulturen, die man aus Tumorgewebe angelegt hat. Im Hinblick auf die Ausbildung einer produktiv lytischen Virusinfektion sind sie jedoch weniger sensibel. Wie in vivo, so sind auch in vitro die Zellkulturen verschiedener Organgewebe unterschiedlich infektionsempfänglich. Die Gewebsexplantation führt häufig zum Verlust alter und zur Expression anderer Virusrezeptoren, sodass sich das Virusspektrum eines Zelltyps in vivo und in vitro erheblich unterscheiden kann. Der Virologe benötigt daher stets eine bestimmte Mindestanzahl von Zellkulturen, um ein breites diagnostisches Spektrum zu gewährleisten. Tab. 9.**1** gibt einen Überblick über die diagnostisch wichtigsten Zellkulturen.

Eine wesentliche Rolle für die Sensitivität und Spezifität der virusdiagnostischen Zellkultur spielt das Nährmedium. Es sollte frei von jeglichen Kontaminationen mit anderen Infektionserregern sein (Cave: Mykoplasmen!). Zur Propagierung der Zellkulturen werden spezielle Wachstumsfaktoren benötigt. Sie werden im Allgemeinen durch den Zusatz tierischen Serums dem Kulturmedium zugeführt. Dadurch können kontaminierende Keime und Antikörper in die Kultur gelangen, die durch Kreuzreaktion die Anzüchtung eines humanpathogenen Virus blockieren. (Man bevorzugt fötales Kalbsserum, das aber auch nicht völlig antikörperfrei ist). Daher sind in den letzten Jahren spezielle, chemisch voll definierte Medien entwickelt worden.

Neben der qualitativen Virusdiagnostik ist es vielfach erforderlich, auch eine **quantitative Bestimmung** der Infektionsdosis im Untersuchungsmaterial vorzunehmen. Diese Messung ist u. a. wichtig für die In-vitro-Beurteilung einer antiviralen Therapie („virologisches Antibiogramm“). Da oft neben vergleichsweise wenigen infektiösen Virionen eine Vielzahl nicht infektiöser (infektionsdefekter) Viren gebildet werden, kann die Quantifizierung nicht morphologisch (elektronenoptisch) oder biochemisch erfolgen, sondern muss funktionell durchgeführt werden. Hierfür ist der klassische Test der **Plaqueassay**. Dabei werden die in einem

Tabelle 9.**1** Diagnostisch wichtige Zellkulturen; +/± = deutliche/mäßige Ausbildung eines zytopathogenen Effekts (Quelle: Doerr 1996).

Familie	Virus	primäre menschliche embryonale Lunge	primäre menschliche embryonale Niere	menschliches Amnion	HeLa	WI-38	LLc-MK 2	Vero	H 9/ Molt 4
Poxviridae	Variola-major-Virus				+	+			
	Vacciniavirus		+		+	+	+		
Herpes-viridae	Herpes-simplex-Virus 1, 2	+	+	+	+	+	+	±	
	Herpes-B-Virus	+	+	+	+	+	+		
	Varizella-Zoster-Virus	+		+		+	+		
	Zytomegalie-virus	+							
	Humanes Herpesvirus 6, 7								+
Adeno-viridae			+	+	+	+	+	±	

Fortsetzung Tabelle 9.**1**

Familie	**Virus**	**primäre menschliche embryonale Lunge**	**primäre menschliche embryonale Niere**	**mensch-liches Amnion**	**HeLa**	**WI-38**	**LLc-MK 2**	**Vero**	**H 9/ Molt 4**
Polyoma-viridae	Polyoma-BK-Virus		+	+		+			
	Polyoma-JC-Virus		±	±					
Reoviridae	Reo-1-, -2-, -3-Virus		+	±	+	±	+	±	
	Rotavirus						±		
Togaviridae	Rötelnvirus		+	+		+	+	+	
Flaviviridae	Gelbfiebervirus		+		±		+		
	Dengue-Fieber-Virus				+		+		
Paramyxo-viridae	Parainfluenza-1-, -4-Virus		+				+		
	Parainfluenza-2-, -3-Virus	±	+	+	±	+	+	+	
	Masernvirus		±	+	+	+	+	±	
	Mumpsvirus			+	+	+	+		
	Respiratory-Syncytial-Virus			+	±		+		
Rhabdo-viridae	Tollwutvirus					+			
Orthomy-xoviridae	Influenza-A-, -B-Virus	+	+			+	+		
	Influenza-C-Virus					+	+		
Retro-viridae	Human Immu-nodeficiency-1-, -2-Virus								+
Picorna-viridae	Polio-1, -2, -3-Virus	+	+	+	+	+	+	+	
	Coxsackie-A-Virus	±	±	±	±	+	±	±	
	Coxsackie-B-Virus	+	+	+	+	+	+	±	
	ECHO-Virus		+	±	±	+	+		
	Rhinovirus		+		±	+			
Astro-viridae	Astro-1- bis -5-Virus		±						

+ *empfängliche Zelle*
± *beschränkt empfängliche Zelle*
HeLa *menschliches Zervixkarzinom*
WI-38 *diploide menschliche embryonale (weibliche) Lungenfibroblasten (diploider Zellstandard)*
LLc-MK 2 *Nierenepithelzellen vom erwachsenen Rhesusaffen*
Vero *haploide Nierenfibroblasten der afrikanischen grünen Meerkatze (Affenart)*
H 9/Molt 4 *menschliche T4-Zell-Lymphoblasten*

Zellkulturrasen lokalisierten zytopathogenen Effekte der angeimpften Virusinfektion als sog. Plaques ausgezählt. In Vorversuchen muss das Testsystem so eingestellt werden, dass die gemessenen Plaquezahlen (PZ) mit den Verdünnungen einer Testprobe linear korrelieren. Mathematische Analysen haben ergeben, dass die Werte wiederholter Messungen einer Poisson-Verteilung folgen. Daraus können eine Messstreuung von s^2 = PZ (s = Standardabweichung) und ein 95 %-Konfidenzintervall von PZ ± 2s geschätzt werden. Eine alternative Schätzung kann (aufwendiger) aus dem Mittelwert realer Wiederholungsuntersuchungen und dessen Standardabweichung errechnet werden. Eine bewährte Methode, Plaques sich gut sichtbar entwickeln zu lassen, besteht darin, dass man das Zellkulturmedium nach der Virusinokulation und Virus-Zelladsorption durch eine geeigneten Agar ersetzt, der die ungehemmte Ausbreitung der von den Zellen nachproduzierten Viren im Nährmedium verhindert. Die Auszählung von immunhistologisch angefärbten virusantigenhaltigen Zellen (s. oben, Shell Vial Culture) kann ebenfalls quantitativ wie ein Plaqueassay ausgewertet werden, wenn sie so früh erfolgt, dass noch keine Freisetzung von neuen Viren in die Nährlösung erfolgt ist.

Auch die Titration (Ausverdünnung) des Untersuchungsmaterials ermöglicht die Bestimmung der Infektionsdosis. Üblicherweise erfolgt die Titration mit dem Verdünnungsfaktor 10, also auf der Basis des dekadischen Logarithmus. Mathematisch lässt sich zeigen, dass nicht die 100 %-Endpunktverdünnung des zytopathogenen Effekts (CPE) der Virusinfektion, sondern der 37 %-Effekt die Infektionsdosis am besten approximiert. In der Praxis erfolgt am einfachsten die Berechnung der 50 %-Infektionsdosis (ID_{50}). Bei parallelen Vielfachansätzen entspricht die Infektionsdosis, d. h. die Zahl der ID_{50}, derjenigen höchsten (reziproken) Verdünnung der Testlösung, bei welcher genau in der Hälfte der Ansätze ein CPE nachweisbar ist. In der realen experimentellen Durchführung weichen die Einzelmessungen mehrerer Parallelansätze meist etwas vom 50 %-Wert ab, der daher in einer Näherungsrechnung interpoliert werden muss. Dafür haben Spearman und Kärber eine einfache Formel angegeben:

$$-\lg ID_{50} = k - d\,(S - 0{,}5)$$

mit der Standardabweichung s bzw. der Varianz:

$$s^2 = d^2\,\Sigma\,(Pi \times [1\text{-}Pi])/ni - 1.$$

Dabei sind: k = niedrigste lg-Verdünnung der Testprobe; d = lg Verdünnungsfaktor; P = Prozentsatz der CPE-positiven Kulturen pro Verdünnungsstufe der Testprobe: 100; S = Summe der einzelnen P-Werte; n = Zahl der parallel angesetzten Kulturen pro Verdünnungsstufe der Testprobe; i = Index von P und n. Ein Beispiel findet sich in Tab. 9.**2**.

Die ID_{50} ist auf das Volumen des Inokulums aus der Testprobe zu beziehen und wird üblicherweise als ID_{50}/ml angegeben. Das 95 %-Konfidenzintervall berechnet sich aus -lg ID_{50} ± 2s. Es beträgt im Beispiel -lg 4,13 ± 0,62, reicht also von 3236 bis 56 234 ID_{50}.

Die Abschätzung der ID_{50} und ihrer Streuung ist in dieser Weise nur sinnvoll, wenn eine Mindestzahl von 4 Parallelkurven/Probenverdünnungen angesetzt werden.

Eine in der Praxis bewährte Interpolationsrechnung wurde von Reed und Muench angegeben. Danach beträgt die

$$-\lg ID_{50} = k - d \times (pl - 50)/(pl - p2)$$

und wird im oben genannten Beispiel folgendermaßen ermittelt:

$$-\lg ID_{50} = -3 - 2 \times (88 - 50)/(88 - 25) = -4{,}21.$$

p1 und p2 sind die der 50 %-Marke benachbarten p-Werte, k = lg Verdünnung bei p1. In diesem Fall ist d = 2 (sonst = 1, wenn kein p-Wert auf 50 % fällt). Aus diesem Grund ist hier bei gleicher Gewichtung von p1, p2 und p (50 %) eine zusätzliche Interpolation berechtigt, sodass sich ergibt: lg ID_{50} = 4,14.

Tabelle 9.**2** Beispiel für die Berechnung von ID_{50}. $-\lg ID_{50} = -1 - 1\,(3{,}63 - 0{,}5) = -4{,}13$; ID_{50} = 13 490; $S^2 = 1\,(0{,}88 \times 0{,}12/7 + 0{,}5 \times 0{,}5/5 + 0{,}25 \times 0{,}75/7)$; S = 0,29.

Index	virushaltige Probenverdünnung (lg 10)	Zahl CPE-positiver Kulturen/alle Kulturen	Anteil P
1.	−1	8/8	1
2.	−2	7/7	1
3.	−3	7/8	1
4.	−4	3/6	0,88
5.	−5	2/8	0,25
6.	−6	0/7	0
7.	−7	0/8	0
			S = 3,63

Die Standardabweichung beträgt nach Reed und Muench:

$s = \sqrt{0{,}79\ d\ r/n}$

mit r = lg Verdünnungsstufe bei p = 75 % minus lg Verdünnungsstufe bei p = 25 %.

Im Beispiel sind r = 2 und d = 2 und n = 7,43 (Durchschnitt), also s = 0,65.

Somit ergeben sich aus dieser Schätzung ganz ähnliche Werte der Infektionsdosis.

Die Rechnung nach Reed und Muench ist im Allgemeinen etwas bequemer, jedoch weniger exakt als nach Spearman und Kärber. Bei ersterer sollte in den Kulturen aller Verdünnungsstufen die Zahl der Parallelansätze möglichst gleich groß sein. Alternativ können konventionell Mittelwert und Standardabweichung aus Wiederholungsuntersuchungen geschätzt werden.

Für diese Berechnungen u. a. Ansätze (z. B. Maximum-Likelihood-Methode) sind Computerprogramme im Handel erhältlich.

9.4 Molekularbiologische Untersuchungsmethoden

Definitionsgemäß versteht man darunter Tests, die das Erbgut der Viren (DNA oder RNA) oder davon abgelesene Boten-RNA (mRNA) nachweisen. Die Methoden lassen sich in Gruppen einteilen.

9.4.1 Gelelektrophoretische Analyse von RNA-Segmenten und DNA-Fragmenten

Bei manchen RNA-Virusinfektionen kann **genomische Nukleinsäure** leicht in ausreichender Menge aus dem Untersuchungsmaterial extrahiert und **gelelektrophoretisch** dargestellt werden. Diese sog. „Elektrophoretypisierung" der viralen Nukleinsäure hat sich bei der Rekonstruktion von Rotavirusinfektketten bewährt. Die Rotaviren sind die Infektionserreger des massiven Brechdurchfalls von Säuglingen. Sie sind sehr stabil und daher auch gefürchtete Hospitalismuskeime. Ihr Genom besteht aus 11 Segmenten doppelsträngiger RNA. Die elektrophoretische Darstellung der Segmentprofile ist virusstammspezifisch. Auch bei einigen DNA-Viren kann man auf diese Weise molekulare Epidemiologie betreiben. Dazu wird z. B. aus Adeno- oder Herpesviren nach Zellkulturpropagation die doppelsträngige DNA extrahiert und mit bakteriellen Restriktionsenzymen in endsequenzspezifische Fragmente zerlegt. Sie lassen sich dann ebenfalls leicht gelelektrophoretisch darstellen. Die serologische Virustypisierung wurde auf diesem Wege bestätigt und um eine intratypische Virusstammidentifikation vertieft. Auch einzelsträngige Virusnukleinsäure kann nach einem (reversen) Transkriptions- bzw. Polymerisationsschritt auf diesem Weg charakterisiert werden.

Restriktionsfragmente von Nukleinsäuresequenzen lassen sich über geeignete Vektoren (Plasmide, Bakteriophagen) in pro- und eukaryonte Zellen insertieren und so als „Klon" amplifizieren. Auf diese Weise kann die Heterogenität (Quasispezies) eines viralen Genomes in einem Virusstamm dargestellt werden. Diese gentechnologischen Methoden, mit denen z. B. das Hepatitis-C-Virus entdeckt wurde, können auch zur Identifizierung neuer Viren eingesetzt werden, sind aber für die Routinediagnostik noch zu aufwendig.

9.4.2 Nukleinsäuresequenzierung

Insgesamt gibt es heute mehrere Methoden, mit denen sich Nukleinsäuren sequenzieren lassen. Dabei erfolgt in der Regel eine Sequenzierung immer ausgehend von der DNA, sodass RNA-Moleküle zunächst durch reverse Transkription in DNA überschrieben werden.

Ursprünglich war von Maxam und Gilbert bereits 1977 eine chemische Methode zur DNA-Sequenzierung beschrieben worden, die über viele Jahre das standardmäßige Vorgehen darstellte. Grundlage der Methode nach Maxam-Gilbert war die radioaktive Markierung eines gegebenen DNA-Fragments am 5'-Ende und dessen Inkubation in 4 Ansätzen mit basenspezifischen DNA-degradierenden Chemikalien. Aufgrund limitierter Inkubationszeiten erfolgte nun die Spaltung an unterschiedlichen Positionen des DNA-Fragments nach dem Zufallsprinzip, sodass in jedem Ansatz alle theoretisch möglichen Teilfragmente entstanden, die nun durch Gelelektrophorese aufgetrennt und in einem Autoradiogramm analysiert werden konnten. Aufgrund der Komplexität der Methode werden Sequenzierungen nach Maxam-Gilbert heute praktisch nicht mehr durchgeführt.

Die heutigen Sequenzierungsverfahren beruhen im Wesentlichen auf der **Didesoxymethode nach Sanger**, die ebenfalls 1977 beschrieben wurde. Hierbei wird eine zu sequenzierende Nukleinsäure, in der Regel DNA, denaturiert und mit sog. Primern, also kurzen, zum jeweils zu sequenzierenden Strang antikomplementären Oligonukleotiden, Nukleosidtriphosphaten (NTP) und DNA-Polymerase inkubiert. Es erfolgt nun die Neusynthese eines Zweitstrangs, ausgehend von der gebundenen Primersequenz. Durch Zugabe von entsprechenden Didesoxynukleotiden (in 4 verschiedenen Ansätzen je ddA, ddC, ddG, ddT) zum Reaktionsgemisch kommt es jeweils bei Einbau des Didesoxynukleotids zum Kettenabbruch, da eine Weiterverknüpfung über den Zucker nicht mehr möglich ist. Dieser Kettenabbruch erfolgt entsprechend der anteiligen Konzentration der Didesoxynukleotide nach einer Zufallsverteilung an allen Stellen, an denen ddA, ddC, ddG oder ddT eingebaut wird. Bei anschließender gelelektrophoretischer Auftrennung der neu synthetisierten DNA in 4 verschiedenen Gelspuren (je eine Spur pro Ansatz) wandern die DNA-Fragmente entsprechend ihrer Länge. Da bekannt ist, in welcher Spur der Kettenabbruch durch Einbau eines bestimmten dd-Nukleotids verursacht wurde, kann durch Vergleich der Kettenlänge in den 4 Spuren die antikomplementäre DNA-Sequenz ausgelesen werden. Die Sichtbarmachung der einzelnen Banden als „Sequenzleiter" geschieht dabei entweder durch Autoradiografie oder durch anderweitige Markierung mit entsprechenden Farbreaktionen (Digoxygenierung, Biotinylierung, Fluoreszeinierung; Abb. 9.**3**).

Mittlerweile sind eine Reihe von Technologien entwickelt worden, die eine weitgehend **automatisierte Durchführung** und **computergestützte Auslesung** solcher Sequenzierreaktionen erlauben, auch durch den Einsatz von **LASER-Technologie**. Hierdurch wurde die rasche Sequenzierung auch komplexer DNA-Moleküle, wie z. B. im humanen Genomprojekt, möglich. Auch die DNA-Sequenzen der wesentlichen humanpathogenen Viren sind daher heute bekannt und in computerisierten Genbanken gespeichert, aus denen sie für Homologieprüfungen, Typisierungen und feinepidemiologische Studien herangezogen werden.

Eine weitere verbreitete Methode der automatisierten DNA-Sequenzierung ist das so genannte „Pyrosequencing". Das Verfahren macht sich zunutze, dass bei der Anknüpfung eines Nukleosidtriphosphates an eine bestehende DNA-Kette Pyrophosphat (PPi) entsteht. In Anwesenheit von Adenosin-5-phosphosulfat (APS) wird PPi durch Sulfurylase in ATP umgewandelt. ATP als Energielieferant schließlich wandelt Luciferin in Anwesenheit von Luciferase zu Oxiluciferin um, wobei Licht frei wird. Dieser Lichtblitz in der Luciferase-katalysierten Reaktion kann dann entsprechend gemessen werden. Summe und Intensität aller Lichtblitze sind dabei proportional zur eingebauten Menge von dNTP. Sobald der dNTP-Einbau und die anschließenden Sulfurylase-/Luciferase-Katalysator-Reaktion abgelaufen sind, wird unverbrauchtes dNTP durch Zugabe von Apyrase in Oxinucleotid-Diphosphat plus Oxinucleotid-Monophosphat und Phosphat umgewandelt, desgleichen wird ATP in ADP plus AMP plus Phosphat umgewandelt. Ab diesem Zeitpunkt kann die Reaktion dann durch Zugabe eines neuen dNTP frisch gestartet werden. Ähnlich wie bei der Sanger-Methode wird auch beim Pyrosequencing die DNA-Polymerase zur Strangverlängerung eingesetzt. Die Stärke der Methode liegt darin, dass im Grunde eine Real-time-Beobachtung der Sequenzierung möglich wird und Signale quantitativ ausgewertet werden können. So ist die Methode besonders zur Auffindung von SNPs bei Mutationen geeignet. Die gute Automatisierbarkeit ist ebenfalls vorteilhaft. Des Weiteren sind Methoden entwickelt worden, **einzelne** DNA-Moleküle direkt zu amplifizieren und zu sequenzieren. Dies erlaubt die Analyse komplexer DNA-Gemische ohne vorherige Klonierung in kürzester Zeit, z. B. die Identifizierung einer Therapie-resistenten Variante noch bevor sie zur dominierenden Spezies wird.

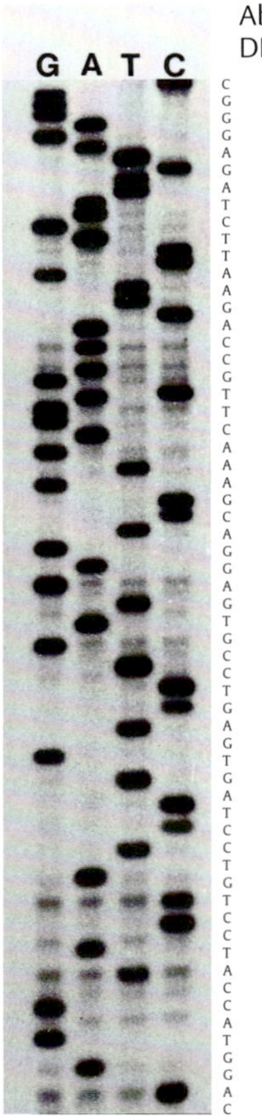

Abb. 9.**3** Sequenzgel und entsprechende DNA-Sequenz.

9.4.3 Hybridisierung

So wie die Immunassays die zwischen Antigen und Antikörpern bestehenden Bindungskräfte ausnutzen, können virale Nukleinsäuresequenzen über die Nebenvalenzen der Nukleotidbasenpaarungen nach Watson und Crick diagnostisch aufgespürt werden.

Das entscheidende Werkzeug ist die **„Gensonde"**, eine in vitro präparierte und mit einem chemolumineszenten, fluoreszierenden, enzymatischen oder radioaktiven Markermolekül oder dazu komplementären Molekül konjugierte kurze, zur Zielsequenz des Virusgenoms antikomplementäre DNA, die in einer Hybridisierungsreaktion sich spezifisch an die gesuchte virale Nukleinsäure anlagert. In den letzten Jahren hat man in Konkurrenz zur hoch sensitiven PCR-Technik (s. Abschnitt 9.4.4) vielfach verzweigte DNA-Gensonden entwickelt, die eine exponentielle Signalamplifikation erlauben (branched DNA). Vor der Hybridisierung muss doppelsträngige Virus-DNA „aufgeschmolzen" werden. Diese DNA-De- und Renaturierungen lassen sich durch Anheben und Absenken der Reaktionstemperatur bzw. des pH-Werts im Reaktionsmilieu leicht erreichen. Die Untersuchung wird an Gewebsschnitten („In-situ-Hybridisierung") oder mit

Nukleinsäureextrakten aus dem Patientenmaterial auf einer Nitrozellulose oder Nylonmembran durchgeführt (Dot-Blot-Hybridisierung). Die **Blot-Hybridisierung** nach gelelektrophoretischer Auftrennung der DNA-Fragmente wurde von Southern als Spezifitätskontrolle entwickelt (**Southern-Blot**; entsprechende RNA-Analysen werden als **Northern-Blot** bezeichnet). Die Dot-Blot-Hybridisierung ist weitgehend von einer kombinierten **Fluid-Phase-** und **Solid-Phase-Technologie** verdrängt worden, nach welcher alle De- und Renaturierungen (Hybridisierungen) zunächst in einer Reaktionslösung erfolgen und das Reaktionsprodukt (Nukleinsäurehybrid) erst sekundär an der Wand des Reaktionsträgers fixiert wird. Insbesondere die In-situ-Hybridisierung besitzt, ggf. auch in Verbindung mit Amplifikationstechniken, eine wesentliche diagnostische Bedeutung, da sie es erlaubt, auch die Lokalisation einer Nukleinsäure sichtbar zu machen. Das Vorliegen einer viralen Nukleinsäure in einer aus Biopsiematerial gewonnenen Zelle kann somit direkt nachgewiesen werden. Hierbei ist auch eine Kombination mit verschiedenen Nachweis- und Färbetechniken möglich, sodass gleichzeitig Art und Aktivität der Wirtszelle bestimmt werden können.

9.4.4 Polymerasekettenreaktion

Bereits oben wurde die DNA-Sequenziertechnik nach Sänger mithilfe von DNA-Polymerasen beschrieben. Schon früher gab es auf ähnlicher Basis Techniken der Nukleinsäureamplifikation, indem ein DNA-Doppelstrang durch Inkubation bei Temperaturen oberhalb seines Schmelzpunkts Tm (Formel zur Berechnung des DNA-Schmelzpunkts: $Tm = 81{,}5 - 16{,}6\ [lg\{Na^+\}] + 0{,}41\ \{\%\ G{+}C\} - \{600/N\}$; N = Anzahl Nukleotide) denaturiert wurde und anschließend mit entsprechenden Primern und Desoxynukleosidtriphosphaten (dNTP) sowie unter Zugabe von DNA-Polymerase inkubiert wurde. Man erhielt somit eine Verdoppelung der DNA-Stränge, da jeweils ein antikomplementärer Strang neu gebildet wurde. Um eine weitere Verdoppelung zu erreichen, muss die De- und Renaturierung zur Anlagerung der Primer sowie die Inkubation mit DNA-Polymerase wiederholt werden. Dies war mühsam, solange nur temperatursensitive DNA-Polymerasen bekannt waren. Sie mussten bei jedem Schritt erneut zugegeben werden. Außerdem enthielten die früher erhältlichen Präparate von DNA-Polymerasen leichte DNA-Verunreinigungen, die im Laufe mehrerer Zugaben kumulierten und die Resultate beeinträchtigten. Mit der Entdeckung thermophiler Bakterien in den 1980er Jahren wurden eine Fülle temperaturresistenter und sehr stabiler Enzyme entdeckt, von denen mittlerweile viele in der Biotechnik, aber auch im Haushalt eine wesentliche Rolle spielen (z. B. Proteasen in Waschmitteln). Ein solches Enzym ist z. B. auch die temperaturresistente DNA-Polymerase des Bakteriums Thermophilus aquaticus. Diese sog. **Taq-DNA-Polymerase** übersteht selbst Inkubationen bei annähernd 100 °C, sodass ein mehrfaches De- und Renaturieren von DNA unter Erhalt der Enzymaktivität möglich ist. Diese Eigenschaft temperaturstabiler DNA-Polymerasen wurde zur Grundlage bei der Etablierung der sog. **Polymerasekettenreaktion** (Polymerase Chain Reaction; PCR) durch Mullis 1986. Mithilfe der PCR kann eine beliebige Nukleinsäure (DNA und – nach reverser Transkription – RNA) um 8 und mehr Zehnerpotenzen amplifiziert werden, sodass auch geringste Nukleinsäuremengen nachweisbar werden. Das Verfahren findet mittlerweile breite Anwendung auf vielen Gebieten, wie z. B. in der Forensik, Biologie, Genetik, biomedizinischen Forschung und vor allem in der Infektiologie zum Nachweis von Genom- und mRNA-Kopien vieler Infektionserreger.

Für die **Durchführung einer PCR** (Abb. 9.**4**) wird zunächst die Nukleinsäure (darunter die viralen Genomsequenzen) aus dem Probenmaterial extrahiert.

Soll **RNA** nachgewiesen werden, so erfolgt in vitro anschließend eine reverse Transkription in DNA mithilfe der reversen Transkriptase. Diese DNA wird nun mit sog. Primern (kurze Oligonukleotide, die jeweils zu den flankierenden Bereichen des zu polymerisierenden DNA-Strangs komplementär sind; s. Abschnitt 9.4.2) sowie Desoxynukleosidtriphosphaten (dNTP) und Taq-Polymerase in einem Reaktionsgemisch vereint, welches in einem sog. Thermocycler inkubiert wird. Als erstes erfolgt nun die Erhitzung auf eine Temperatur, die oberhalb des Schmelzpunkts der Ziel-DNA liegt, welche dadurch denaturiert, d. h. in ihre Einzelstränge aufgeschmolzen wird. Nun wird die Temperatur gesenkt in einen Bereich, der die Anlagerung der Primer an die Einzelstrang-DNA erlaubt. Diese Primerbindung stellt den Startpunkt für die Neusynthese eines jeweiligen Zweitstrangs durch die Taq-Polymerase dar, die bei entsprechender Temperatur abläuft. Die Reaktion wird nach einigen Sekunden bis Minuten durch erneuten Temperaturanstieg unterbrochen, wenn unter Berücksichtigung der Taq-Polymerasesynthesegeschwindigkeit voraussichtlich der Primerbindungsbereich des neuen DNA-Strangs in 3'-Richtung überschritten ist. Durch die Erhitzung stellt die Taq-Polymerase die Synthese ein und der neu gebildete DNA-Doppelstrang wird jetzt seinerseits denaturiert. Die weiteren Schritte schließen sich wie oben beschrieben (Kettenreaktion) an. Durch mehrfache Wiederholung des Reaktionsablaufs (20- bis 40-mal) erfolgt jeweils eine Verdoppelung der ursprünglich vorhandenen Ziel-DNA-Stränge. Theoretisch erhält man so 2^{20} bis 2^{40} (1 Mio. bis 1 Trillion) Moleküle. Wenn auch die tatsächliche Effizienz der PCR etwas geringer ist, so ist der Verstärkungseffekt doch enorm hoch.

Es muss jedoch beachtet werden, dass biologisches Material eine Reihe von Inhibitoren und Störfaktoren der Polymerase enthalten kann, welche die Durchführung einer **PCR deutlich erschweren**:

- Heparin
- Proteinasen
- Harnstoff
- Phenol

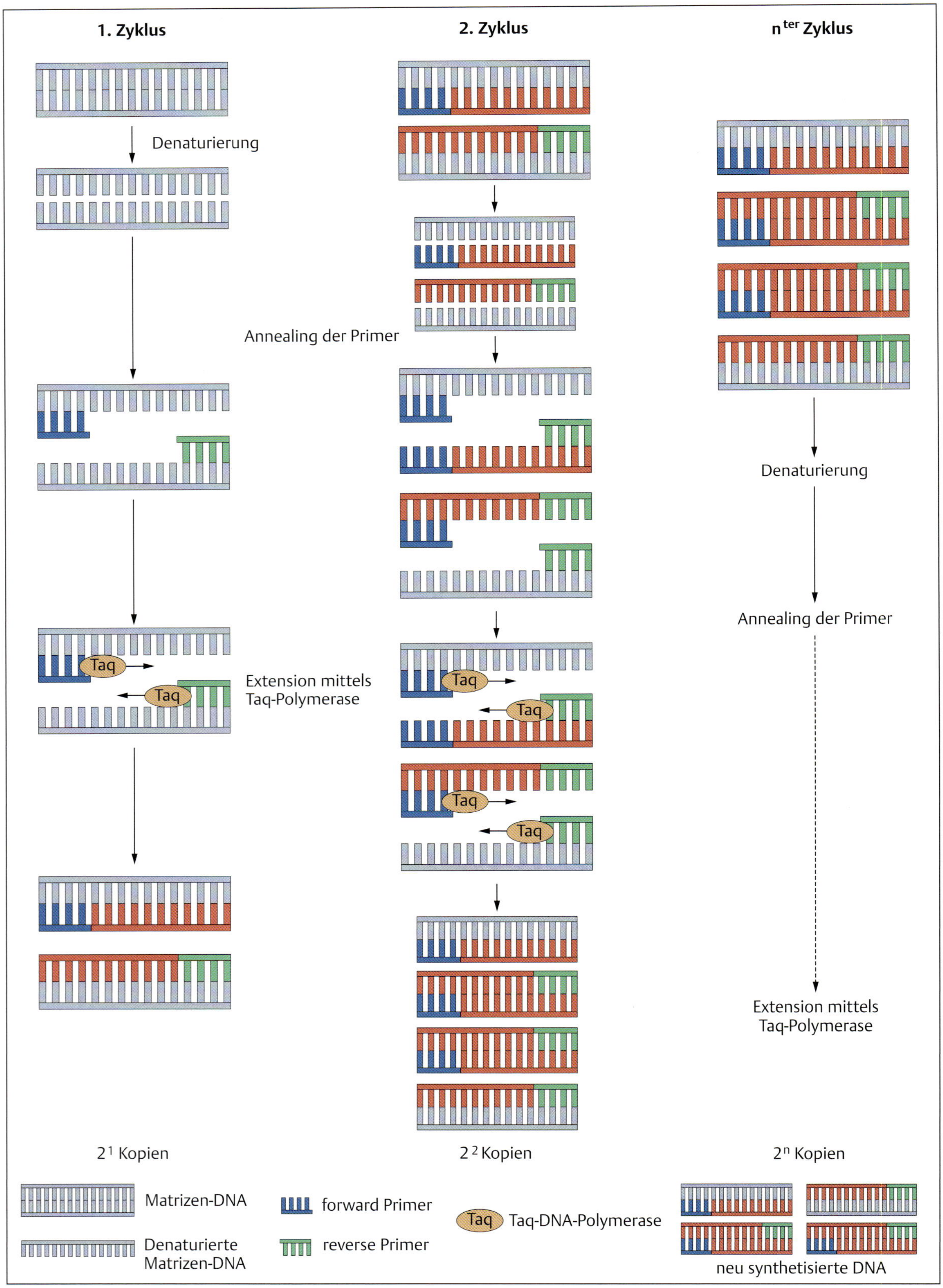

Abb. 9.**4** Übersichtsschema zur PCR.

- Detergenzien
- Formalin
- Paraffin
- Salze
- Antibiotika (Chinolone)

Zum Nachweis der **PCR-Amplifikate** kann die Gelelektrophorese mit Anfärbung der DNA-Fragmente wie oben beschrieben herangezogen werden. Um falsche Reaktionen und Biosynthesen auszuschließen (Kontrolle der Spezifität), wird nicht nur die Länge des gesuchten Genomamplifikats gelelektrophoretisch überprüft, sondern auch mit einer Gensonde hybridisiert (Southern-Blot-Technik, s. Abschnitt 9.4.3). Eine weitere Spezifitätskontrolle kann mithilfe sequenzspezifischer Amplifikatspaltung durch Restriktionsenzyme erfolgen (= Restriktionsfragmentlängen-Polymorphismus-Analyse, RFLP). Am zuverlässigsten ist die Sequenzierung des Amplifikationsproduktes.

Diese Verfahren sind für einen routinemäßigen Gebrauch zu aufwendig. Einfacher zu handhaben ist der Einbau markierter dNTP in das Amplifikat. Verbreitet ist die Markierung mit Digoxigenin, das mit einem ELISA quantitativ bestimmt werden kann und so unter Berücksichtigung der Zyklenzahl eine erste Abschätzung der in die Amplifikation eingegangene Menge der Ziel-DNA bzw. -RNA (virale Genomkopienzahl, s. unten) ermöglicht (Abb. 9.**5**).

Die hohe **Sensitivität der PCR**, mit der im Prinzip einzelne DNA-Moleküle pro Ansatz nachgewiesen werden können, bringt naturgemäß Spezifitätsprobleme mit sich. In unerfahrenen Laboratorien sind falsch-positive Ergebnisse durch Kontamination mit Amplifikaten aus anderen Proben nicht selten. Die Arbeit mit der PCR, insbesondere in der Routinediagnostik, erfordert daher peinlich sauberes

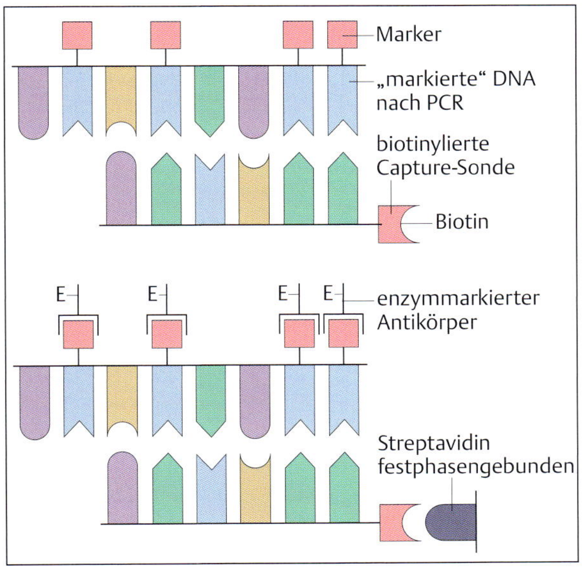

Abb. 9.**5** Quantitativer Nachweis von PCR-Produkten im ELISA.

Arbeiten, eine Trennung der Arbeitsbereiche für Reagenzienherstellung, Probenextraktion und Amplifikationsreaktionen sowie entsprechende Schritte zur Inaktivierung von Amplifikaten (z. B. durch Einbau von dUTP statt dTTP mit anschließender Uracil-N-Glykanase-Inkubation [Amperase]). Das gilt besonders für hoch sensitive PCR-Varianten wie die sog. „nested PCR“. Hierbei wird nach Durchführung einer ersten PCR eine weitere mit dem zuerst erhaltenen Amplifikat als neuem Ausgangsmaterial durchgeführt. Für die Primer dieser zweiten Reaktion werden weiter innen gelegene Nukleotidsequenzen gewählt. Durch diese Steigerung der Sensitivität (und Spezifitätskontrolle der ersten PCR) wird der Nachweis einzelner DNA-Moleküle ermöglicht.

Die **Quantifizierung** der PCR (Tab. 9.**3**; s.a. Kasten „Definitionen“) kann in grober Annäherung durch Vorverdünnung des Untersuchungsmaterials analog der Bestimmung eines Infektionstiters erfolgen. Exakter ist die Verwendung eines „internen Standards“. Dabei wird dem Reaktionsgemisch eine definierte Nukleinsäuresequenz zugegeben, die über die gleichen Primer amplifiziert werden kann, jedoch zu einem sequenzspezifisch unterschiedlichen Amplifikat führt. Die veränderte Sequenz wird durch Restriktionsanalyse oder mithilfe einer Gensonde erkannt, mengenmäßig über eine Eichkurve abgeschätzt und zur gesuchten Testsequenzmenge über eine z. B. spektroskopische oder photometrische Massenbestimmung (Scanning) ins Verhältnis gesetzt.

Eine neue Qualität der PCR wurde durch die Messung der Amplifikatmenge im PCR-Reaktionsgefäß zwischen jedem Amplifikationsschritt in „Echtzeit“ bzw. Real Time erreicht. Hier soll beispielhaft die von Roche/Boehringer entwickelte **LightCycler-Technologie** beschrieben werden. Wesentlicher Unterschied zur konventionellen PCR ist die Durchführung in einer Glaskapillare, die kleinere Volumina und somit schnellere Aufheiz- und Abkühlphasen erlaubt, was zu deutlich verkürzten Zykluszeiten führt. Weiterhin wird bereits im Prozess ein Fluoreszenzfarbstoff (SYBR-Green) eingesetzt, der vorzugsweise an Doppelstrang-DNA (dsDNA) bindet. Aufgrund des optisch gemessenen Fluoreszenzsignals kann daher bereits im Prozess durch die entsprechend hinterlegten Algorithmen die Menge der gebildeten DNA berechnet werden. Weiterhin kann hierdurch auch im Prozess eine genaue Schmelzpunktberechnung erfolgen, die Rückschlüsse auf die Spezifität der PCR zulässt, da die Bindung von SYBR-Green am Schmelzpunkt der DNA gelöst wird. Dadurch können die längeren spezifischen Amplifikate von kürzeren Primer-Dimeren unterschieden werden.

Eine noch genauere und empfindlichere Analyse ist mit der Kombination aus Schmelzpunktberechnung und Hybridisierungsproben nach dem **FRET-Prinzip** möglich. FRET bezeichnet Fluoreszenz-Resonanz-Energie-Transfer und beruht auf dem Prinzip, dass auf einen fluoreszierenden Farbstoff (in diesem Fall Fluoresceinisothiocyanat; FITC) einstrahlendes Licht bestimmter Wellenlänge die Freisetzung von Licht einer weiteren Wellenlänge aus-

Tabelle 9.3 Molekularbiologische Methoden zur Bestimmung der Viruslast.

	Arbeitsaufwand	Kosten	Sensitivität	Präzision
Amplifikation und Detektion mittels Gelektrophorese, Quantifizierung mittels				
• externer Standardkurve	+++	++	++	+
• internem Standard	++	++	++	+
Amplifikation und anschließende Hybridisierung, Quantifizierung mittels				
• externer Standardkurve	++	+	+++	++
• internem Standard bzw. Standardkurve	+ ++	++ +++	+++ +++	++ +++
• Kombination aus externer Standardkurve und internem Standard	++	+++	+++	+++
direkte Hybridisierung, Quantifizierung mittels externer Standardkurve				
• ohne Signalamplifikation	+	+	+	++
• mit Signalamplifikation	++	+++	+++	+++[1]
zeitgleiche Amplifikation und Detektion („Taqman"-Prinzip), Quantifizierung mittels				
• externer Standardkurve	++	+++	+++	++
• interner Standardkurve[2]	++	+++	+++	+++

[1] bei Automatisierung bzw. Doppelbestimmung
[2] nicht mit jedem System möglich

Definitionen

- **Amplifikation:** Vermehrung virusspezifischer Nukleinsäuresequenzen; gängige kommerziell verfügbare Verfahren: z. B. PCR (Polymerasekettenreaktion), LCR (Ligasekettenreaktion), NASBA (Nucleic Acid based Amplification), TMA (Transcription mediated Amplification).
- **Hybridisierung:** Nachweis spezifischer Nukleinsäuresequenzen durch Anlagerung (Hybridisierung) komplementärer DNA- oder RNA-Sonden, mit anschließender physikalischer oder Immundetektion (ELISA, Chemolumineszenz).
- **Signalamplifikaktion:** gängige kommerziell verfügbare Verfahren; z. B. „branched DNA" (b-DNA), Hybrid-Capture.
- **Externer Standard:** Probe mit bekannter Virusmenge, die zusätzlich im Testverfahren mit untersucht wird.
- **Interner Standard:** DNA- bzw. RNA Fragment, das in jeder Probe gleichzeitig mitamplifiziert wird (Koamplifikation oder kompetitive Amplifikation), Unterscheidung vom „Wildtyp"-Amplifikat durch unterschiedliche Sondenspezifität (bei Hybridisierung) oder Länge (bei Gelelektrophorese).

löst. Befindet sich der fluoreszierende Farbstoff in räumlicher Nähe (wenige Å) zu einem weiteren Fluorophor (hier LC Red 640 oder Cy5), welches auf die ausgesandten Lichtquanten reagiert, so wird nach Anregung Licht einer dritten Wellenlänge frei, welches über Photosensoren gemessen werden kann. Die Menge der freigesetzten Lichtquanten liegt dabei im Verhältnis zu der Anzahl benachbarter Fluorophormoleküle. Dieses Verfahren kann in der LightCycler-Technologie nun benutzt werden, indem eine intern der Amplifikationsprimer gelegene Hybridisierungssonde an ihrem 3'-Ende mit FITC markiert wird, während eine zweite benachbarte Hybridisierungssonde 5' mit Cy5 oder LC Red markiert ist. Beide Oligonukleotide müssen allerdings direkt benachbart sein. Bei Erreichen des Schmelzpunkts löst sich die Hybridisierungsprobe vom Gegenstrang, sodass keine Signalgeneration mehr erfolgen kann. Durch Schmelzpunktbestimmung kann hier also entweder die Sequenzkonformität oder das Vorliegen einer entsprechenden Mutation nachgewiesen werden. Modifikationen der oben genannten Technik durch Einsatz unterschiedlicher Primer und Sondensequenzen sind natürlich möglich.

Insgesamt eröffnet sich durch die „Real time"-PCR eine neue Dimension der quantitativen Nukleinsäureamplifikation, die eine schnelle und akkurate genetische Analyse mit Inprozesskontrolle auf verschiedenen Ebenen erlaubt. Hervorzuheben ist dabei auch die geringe Anfälligkeit des Systems gegenüber äußeren Einflüssen, v. a. Verunreinigungen, da ausschließlich im geschlossenen System gearbeitet wird. Aufgrund der vielfältigen Analysemöglichkeiten kann erwartet werden, dass diese und ähnliche Systeme in der

Zukunft auch zur Beantwortung von Fragestellungen (z. B. genetische Resistenzbestimmung) eingesetzt werden, die derzeit noch eine Sequenzierung der DNA (s. unten) erfordern.

Weitere Amplifikationsverfahren bzw. -systeme

Transkriptionsbasierte Amplifikationssysteme (TMA und NASBA) sind besonders für die **RNA-Detektion** geeignet. Die TMA-Methode basiert auf einer DNA-Synthese mit anschließender RNA-Transkription. Im Gegensatz zur PCR arbeitet die TMA isotherm, d. h. bei konstanter Temperatur, und ermöglicht innerhalb kürzester Zeit eine Amplifikation um den Faktor 10^6.

Für die Routinediagnostik spielt u. a. auch die sog. **Ligasekettenreaktion** (LCR) eine Rolle. Diese macht sich die Tatsache zunutze, dass ein Primerpaar, welches sich an einen antikomplementären DNA-Strang anlagert und so ausgewählt ist, dass zwischen den Primern keine Lücke verbleibt, durch die Ligase zu einem Einzelstrang verbunden wird. Auch diese Reaktion lässt sich durch Denaturierung und Wiederholung des Reaktionszyklus zur Amplifikation einer bekannten DNA-Sequenz nutzen. Auch die Ligasekettenreaktion erreicht eine hohe Sensitivität und Spezifität. Sie kann ähnlich wie die PCR gut automatisiert werden.

Mehr und mehr verbreitet hat sich in den letzten Jahren die **Strand Displacement Amplification** (SDA), die mit entsprechenden Modifikationen ebenso wie die LightCycler-PCR eine Real-time-Detektion und Verfolgung des Amplifikationsprozesses ermöglicht. Das Verfahren arbeitet in mehreren Schritten. Zunächst wird durch Auswahl geeigneter Primerpaare die ausgewählte Target-Region auf dem Genom so amplifiziert, dass eine bestimmte Zielsequenz (CTC GGG) entsteht, die für alle zu untersuchenden Genomregionen gleich ist. In einem zweiten Schritt wird diese Zielsequenz dann weiter amplifiziert. Die Amplifikation erfolgt über einen durch das Restriktionsenzym BsoB1 gesetzten Nick in der Zielsequenz mit nachfolgender Amplifikation durch die DNA-Polymerase. Wichtig ist, dass das C an der Erkennungsstelle von BsoB1 im ersten Schritt thioliert wird, sodass durch BsoB1 kein Doppelstrangschnitt, sondern lediglich ein Nick erfolgen kann. Dieser dient der DNA-Polymerase als Ansatzpunkt für die weitere Amplifikation. Beidseits der BsoB1-Erkennungsstelle existieren Fluoreszenzmarkierungen, einerseits mit Fluoreszein, andererseits mit Rhodamin. Da sich durch die spezifische Schnittstellensequenz eine Stem-Loop-Struktur ausbildet, kommen Fluoreszein und Rhodamin in direkte Nachbarschaft, sodass das vom Fluoreszein auf Anregung ausgestrahlte Licht durch das Rhodamin weitgehend gelöscht wird. Bei weiterer Amplifikation durch die DNA-Polymerase wird allerdings ein nicht thioliertes CTP eingebaut, sodass im Folgenden durch BsoB1 ein vollständiger Schnitt der dsDNA erfolgt. Hierdurch wird die räumliche Nähe zwischen Fluoreszein und Rhodamin aufgelöst. Bei Anregung des Fluoreszein mit UV-Licht wird infolgedessen ein Lichtblitz frei, der proportional zur Menge der amplifizierten DNA ist und gemessen werden kann.

Die Methode hat den Vorteil, dass sie abgesehen von der Denaturierung der Zielsequenz unter isothermen Bedingungen abläuft. Sie ist weiterhin sehr effizient und liefert in einer Reaktion bis zu 10^9 DNA-Kopien, wodurch sie sehr sensitiv wird.

Wie oben erwähnt, wurde auch die einfache **Hybridisierungsreaktion** durch die Amplifikation des Testsignals gegenüber der PCR auch hinsichtlich ihrer Sensitivität wieder konkurrenzfähig. Für die standardisierte und gut reproduzierbare Quantifizierung von Virusgenomsequenzen ist die Signalamplifikation mithilfe der Branched-DNA-Technologie der PCR nicht unterlegen. Im Gegensatz zur PCR wird die Reproduzierbarkeit dieser Methode nicht durch die Effizienz von Nukleinsäureextraktion, reverser Transkription und Amplifikation beeinflusst. Es sind kommerzielle Testkits für die quantitative Bestimmung von HIV-, HBV- und HCV-RNA verfügbar.

Der hohe Stellenwert, den die molekularbiologische Diagnostik von Infektionskrankheiten besitzt, hat schon früh zum Nachdenken über verschiedene Möglichkeiten der weitergehenden Automatisierung geführt. Derzeit werden hierfür verschiedene **Chip-Array-Technologien** favorisiert. Hierbei werden auf einen Chip verschiedene DNA-Einzelstrangfragmente bekannter Spezifität an definierter Position fixiert, die bei dem entsprechenden Erreger hoch konserviert sind. Wird der Chip nun mit einer Probenlösung inkubiert, die ebenfalls denaturierte DNA eines Erregers enthält, welche komplementär zu der auf dem Chip fixierten DNA ist, so kommt es zur Ausbildung eines entsprechenden Doppelstrangs an dieser Position. Diese wird durch einen Farbstoff sichtbar gemacht, der nur an dsDNA bindet. Da die Position jeder DNA auf dem Chip bekannt ist, gibt nun die Farbreaktion an einer bestimmten Stelle, die automatisch vermessen wird, Auskunft über die Art der DNA im Probenmaterial.

Die Techniken der Chipbeladung sind mittlerweile so weit fortgeschritten, dass auf einem Chip mit 1 cm Kantenlänge mehrere zehn- bis hunderttausend DNA-Fragmente aufgebracht werden können. Es ist zu erwarten, dass diese Technik innerhalb der nächsten Jahre in den Routineeinsatz gebracht wird und dort zu einer noch schnelleren Erregeridentifizierung, aber auch zur Erfassung von Resistenzgenen u. a. eingesetzt wird.

Weitere Techniken zur Nukleinsäuredetektion sind in der Entwicklung und werden in den nächsten Jahren als kommerziell verfügbare Testkits zur Verfügung stehen.

9.4.5 Bewertung molekularbiologischer Tests

Der molekularbiologische bzw. gentechnologische Virusnachweis ist heute in vielen Bereichen nicht mehr als aufwendige Spezial-, sondern als Standarduntersuchung anzusehen. Er könnte in Zukunft noch mehr eingesetzt werden, wenn die auf diesem Arbeitsgebiet eingeleitete Automatisierung weiterhin entscheidende Fortschritte macht. Trotzdem sollte für den Einsatz molekularbiologischer Methoden in der Virusdiagnostik eine dem Untersuchungsaufwand adäquate Indikationsstellung erfolgen.

Im Wesentlichen sind die molekularbiologischen Tests für 3 Fragestellungen relevant:

- **Kontrolle der Infektiosität,** z. B. einer Blutprobe, eines Blutprodukts (Nachweis genomspezifischer Sequenzen von HIV, HBV, HCV, CMV etc.) oder eines aus biologischem Ausgangsmaterial hergestellten Pharmazeutikums. Die gemessene Zahl an Genom-Molekülen wird hier als Surrogatmarker angesehen.
- **Nachweis** eines nicht anzüchtbaren oder latenten und potenziell **onkogenen Virus** in Gewebsproben oder zytologischen Material. Im Wesentlichen sind hier Papillomatosen sowie HBV- u. HCV-Infektionen der Leber zu nennen. Da jedoch der Tumorenentstehung gewöhnlich eine lange Latenzzeit der Infektion vorausgeht (10 bis 20 Jahre), haben die Untersuchungen vor allem wissenschaftlichen Wert. Im Einzelfall kann eine Ausschlussdiagnostik klinisch relevant sein.
- **Virusnachweis** in **schwierig** zu **gewinnendem Material** (Fruchtwasser, Liquor) bei **geringer Infektionsdosis** (HSV-Enzephalitis, pränatale Infektionen wie Röteln, CMV, Parvovirus u. a.) Neuerdings kommt die quantitative PCR auch zum Einsatz für das Monitoring einer antiviralen Chemotherapie von HBV- und HCV-Infektionen.

Die hochempfindliche, quantitative Bestimmung der HIV-RNA-Plasmaspiegel (Viral Load), z. B. mit der quantitativen RT-PCR ist ein wesentlicher Verlaufsmarker, der relativ früh auf eine antiretrovirale Therapie anspricht oder die Entstehung bzw. Vermehrung resistenter HIV-Varianten ankündigt.

Einen festen Stellenwert haben die verschiedenen Methoden des Nukleinsäurenachweises von Viren insbesondere bei der Diagnostik von Transplantatpatienten hinsichtlich der (reaktivierten) Infektion mit Zytomegalievirus, aber auch mit anderen Viren der Herpesgruppe. Bei den Hepatitisviren B und C sind sie unerlässlich, ebenso bei Nierentransplantationen zum Monitoring des BK-Virus.

9.5 Immunologische Untersuchungsmethoden

9.5.1 Antigennachweis

Prinzipiell ist es möglich, mit einem Antikörper bekannter Spezifität nach einem Virusantigen zu fahnden oder umgekehrt mit einem definierten Virusantigen(-gemisch) die spezifische Antikörperproduktion eines Patienten zu überprüfen. Der Antigennachweis hat sich bei vielen Infektionskrankheiten auch viraler Ätiologie als **Schnelltest** und als gute Möglichkeit der **Frühdiagnostik** erwiesen. Ein weiterer Vorteil ist, dass kaum Materialkonservierung betrieben werden muss, da die Antigene recht stabil sind. Am weitesten verbreitet in der medizinischen Virologie sind der HBs-Antigentest zum Nachweis einer HBV-Infektion mit einer Serumprobe und die Untersuchung von Diarrhö-Stühlen auf Rotavirusantigen. Inzwischen ist die Palette erheblich erweitert worden. Der Nachweis von Antigenen respiratorischer Viren ermöglicht eine viel schnellere Labordiagnose als die Virusanzüchtung oder Antikörpertestung, ist allerdings weniger sensitiv. Voraussetzung ist die korrekte Materialentnahme. Der Antigennachweis wird gewöhnlich mit der Technik der **Festphasenimmunassays** nach dem Sandwichprinzip durchgeführt. Mithilfe trägerfixierter (Capture) Antikörper wird im ersten Arbeitsschritt das gesuchte Antigen aus der Probenflüssigkeit immunadsorbiert. Als Trägermaterial dienen der Boden eines Reagenzglases, die Vertiefung einer Mikrotiterkunststoffplatte oder (Mikro-)Kunststoffkügelchen. Anschließend wird der Träger gründlich gespült, gewöhnlich mit einer detergenzhaltigen Waschlösung, und mit einem markierten Antikörper, der gegen das gesuchte Antigen gerichtet ist (Tracer Antibody), überschichtet. Nach einer erneuten gründlichen Waschlösung wird das Signal des Markermoleküls gemessen. Es handelt sich dabei um eine Fluoreszenz, Chemilumineszenz, Radio- oder Enzymaktivität. Mithilfe einer Antigeneichlösung kann der Test im Sinne einer „Einpunktmessung" in einem bestimmten Konzentrationsbereich quantitativ abgelesen werden. Für exakte Messungen wird eine Titration benötigt (vgl. Antikörpermessung).

Der Messbereich von Festphasenassays für Antigene ist abhängig von

- der Kapazität (Anzahl an Bindungsstellen) des insolubilisierten Antikörpers und seiner Affinität,
- der Bindungskapazität des markierten Antikörpers,
- der Linearität zwischen der Zahl der gebundenen markierten Antikörpermoleküle und der Signalerzeugung durch den Marker, sowie
- der Geometrie des Reaktionsgefäßes.

Das Ergebnis ist grundsätzlich in einer physikalisch-chemischen Maßeinheit (z. B. g/l) definierbar. Praktische Probleme ergeben sich dabei durch Epitopvarianten. Oft werden willkürlich („arbiträr“) definierte Antigen- oder Antikörpereinheiten verwendet.

Wesentliche Störquelle eines Tests dieser Art ist die unspezifische Bindung des markierten (und durch die Markierung oft aggregierten) Tracer-Antikörpers. Eine solche Bindung kann z. B. durch einen Rheumafaktor (speziesübergreifender Autoantikörper gegen aggregiertes IgG) verursacht werden, der Capture- und Tracer-Antikörper miteinander verbindet. Bei positivem Testausfall wird daher eine „Bestätigungsreaktion“ angeschlossen, welche die Spezifität der Immunreaktion belegen oder ausschließen muss. Dabei wird ein anderes Assayprinzip oder eine andere Methode gefordert. Die Bestätigung eines vorläufig positiven Antigennachweises erfolgt üblicherweise durch einen kompetitiven Assay, bei dem ein „neutralisierender“ Antikörper je nach Inkubationsmodus mit dem Capture-Antikörper, dem Tracer-Antikörper oder mit beiden um die Antigenbindung konkurriert. Eine Testsignalreduktion um mindestens 50% gilt im Allgemeinen als Bestätigung für eine spezifische Reaktion im ersten Test. In einer anderen Technik kann ein markiertes Referenzantigen mit dem Testantigen um die Bindungsstelle am Capture-Antikörper konkurrieren.

Die Testsensitivität hängt u. a. vom Signalsystem ab. Dabei gilt in der Regel folgende Reihenfolge fallender Testempfindlichkeit: Radioaktivität = Chemilumineszenz > Enzymaktivität > Fluoreszenz. Allerdings können durch erweiterte Sandwichsysteme, z. B. markierte Anti-Marker-Antikörper, im Allgemeinen erhebliche Verbesserungen erzielt werden, die vorrangig in der Immunhistologie Anwendung finden. Fluorogene Substrate eines für die Markierung verwendeten Enzyms können ebenfalls die Sensitivität steigern.

9.5.2 Antikörpernachweis

Die Antikörpertestung dient zum **indirekten Nachweis** der Virusinfektion und zur Bestimmung des Immunstatus. Sensitivität und Spezifität (s. unten) richten sich hauptsächlich nach der Qualität der Antigenpräparation. Bei vielen Virusinfektionen zeigen die Antikörper eine (klinische) Immunität an (Reinfektionen verlaufen subklinisch). Es gibt jedoch auch Virusinfektionen, bei denen die Antikörper nicht mit einer Immunität assoziiert sind, selbst wenn sie in vitro die Virusinfektiosität neutralisieren. Dies ist der Fall bei latenten oder persistierenden Infektionserregern wie z. B. Herpesviren, HCV und HIV. Hier stellt der Antikörpernachweis die beste Screeningmethode da, weil das latente bzw. persistierende Virus der Routinediagnostik oft nicht zugänglich ist. Bei zytopathogenen Virusinfektionen ist die Antikörperdiagnostik nicht zur Frühdiagnose geeignet (z. B. Grippe!), sondern kann die Krankheitsätiologie erst ex post beurteilen. Bei immunpathogenen Virusinfektionen findet man die Antikörperbildung dagegen meist schon kurz nach dem Krankheitsausbruch (z. B. Virushepatitis), aber nicht in der hochinfektiösen Inkubationszeit. Die Antikörpertestung ist nicht nur die häufigste virusdiagnostische Untersuchung, sondern auch die uneffektivste, wenn nicht eine sorgfältige Testindikation beachtet wird.

Technologisch steht eine Vielzahl von Methoden zur Verfügung.

Biologische Verfahren (Flüssigphasenimmunassays)

Hierbei erfolgt die Immunreaktion in der Flüssigkeit des Testansatzes. Die Antikörpermessung wird über ein biologisches Signal registriert, das ausgelöst oder blockiert wird: Neutralisation, (Häm-)Agglutination, Komplementbindungsreaktion (KBR) (Tab. 9.**4**, Tab. 9.**5**).

Der **Infektionsneutralisationstest** ist die historisch älteste und immer noch eindeutigste Methode zur Überprüfung der Immunität. Für eine Reihe von Viren hat man herausgefunden, dass ihre Fähigkeit, Zellen zu infizieren, mit ihrer Fähigkeit, Erythrozyten zu agglutinieren, parallel geht. Daher ersetzt der **Hämagglutinationshemmtest**

Tabelle 9.**4** Prinzip des Hämagglutinationshemmtests.

Arbeitsschritte	Anmerkungen
1. Ausfällung/Absorption unspezifischer Seruminhibitoren	mit Heparin-Manganchlorid, Kaolin u. a.
2. Erstellung einer Serumverdünnungsreihe (1:8, 1:16, 1:32, ...)	
3. Inkubation der Serumverdünnungen mit einem hämagglutinierenden Virusantigen	das Virusantigen muss in einer Hämagglutinationstitration auf optimale Konzentration eingestellt werden = kleinste wirksame Agglutinationsdosis
4. Zugabe agglutinierbarer Erythrozyten	vom Mensch (Blutgruppe 0), von Kühen oder Schafen
5. Ablesung auf Sedimentbildung = Hämagglutinationshemmung höchste Serumverdünnung mit Hämagglutinationshemmung = Serumantikörpertiter	

Tabelle 9.5 Prinzip der Komplementbindungsreaktion zum Nachweis virusspezifischer Antikörper.

Arbeitsschritte	Anmerkungen
1. Inaktivierung des Eigenkomplements der Testserumprobe durch Erhitzen auf 56 °C für 30 Min.	die Reagenzien müssen in Vorversuchen auf optimale Konzentration eingestellt werden bei Verwendung von humanem Komplement lässt sich der Test wesentlich sensitiver einstellen
2. Erstellung einer Serumverdünnungsreihe (1:8, 1:16, 1:32, ...)	
3. Einfüllen eines Virusantigens (bzw. Kontrollantigenes) und von Komplementlösung (= frisches Meerschweinchenserum) Inkubation des Reaktionsgemischs für 18–24 Stunden bei 4 °C	
4. Einfüllen des hämolytischen Indikatorsystems (Schafserythrozyten, die mit [Kaninchen-]Antikörpern beladen sind) Inkubation für 1 Stunde bei 37 °C	
5. Ablesung auf Hämolyse oder sedimentierbare, intakt gebliebene Erythrozyten höchste Serumverdünnung mit intakten Erythrozyten = Titer der komplementbindenden Serumantikörper	

vielfach das aufwendigere und viel zeitintensivere Neutralisationsverfahren. Je nach Virus kommen Erythrozyten verschiedener (tierischer) Herkunft und Präparation zum Einsatz. Mitunter müssen Lipoproteine aus dem Serum durch Vorabsorption entfernt werden, weil sie mit der viralen Hämagglutination interferieren und somit nicht vorhandene spezifische Serumantikörper vortäuschen können.

Die Komplementbindungsreaktion ist ein relativ komplexes System, in dem Antikörper durch ihre Fähigkeit, Komplement zu aktivieren nachgewiesen werden. Die Reaktion beruht darauf, dass es bei der Inkubation der jeweiligen Serumverdünnung zur Bindung des Antikörpers an das in definierter Menge vorgelegte Antigen kommt. Dabei kommt es zu einer strukturellen Veränderung des Ig-F_c-Teils, wodurch das in definierter Menge zugegebene Komplement (nach Inaktivierung des Eigenkomplements durch mäßiges Erhitzen) über den klassischen Weg aktiviert wird. Der Komplementverbrauch wird durch nachfolgende Zugabe eines „hämolytischen Systems" (antikörperbeladene Schafserythrozyten) sichtbar gemacht. Neben der klassischen KBR in flüssiger Phase gibt es eine sehr sensitive Modifikation, bei welcher die Immunreaktion in einem Gel dargestellt wird **(Hämolysis-in-Gel-Test; HiG)**. Komplementaktivierend sind in erster Linie Antikörper der Klasse IgM sowie der IgG-Subklassen 1 und 3. IgG 4 ist nicht komplementbindend.

Mit den verschiedenen Methoden erfasst man unterschiedlich **„aktive" Antikörper**. Komplementbindende Antikörper erscheinen z. B. in höheren Titerwerten nur bei akuter oder reaktivierter Infektion (Ausnahme: z. B. Herpes-simplex-Virus, Zytomegalievirus). Dagegen findet man mit dem Neutralisations- oder Hämagglutinationshemmtest noch jahrelang nach Infektion oder Impfung hohe Antikörperaktivitäten im Serum. Daher sollte die KBR nur zur Abklärung einer (relativ) frischen Infektion eingesetzt werden, während die anderen Methoden sich besser für die Bestimmung des Immunstatus eignen. Die Antikörperaktivität wird als Titer semiquantifiziert. Darunter versteht man die höchste Stufe einer in log-2-Folge ansteigenden Serumverdünnung, mit der in einem definierten Testverfahren noch ein positives Resultat angezeigt wird. Ein infektionsbeweisender („signifikanter") Titeranstieg beträgt mindestens 2 Verdünnungsstufen, wobei die Serumprobe in demselben Untersuchungsansatz („Parallelversuch") getestet sein müssen. Cave: Scheinbarer Titeranstieg bei Verlaufsuntersuchungen in verschiedenen Laboratorien, die unterschiedliche Reagenzien benutzen und deren Teste daher nicht dieselbe Sensitivität aufweisen.

Festphasen-Immunassays

Hierbei erfolgt die Immunreaktion mit einem **definierten Antigen**, das auf einem geeigneten Trägermaterial fixiert ist. Man unterscheidet Antigene als Virusstrukturbestandteile von früher im viralen Replikationszyklus auftretenden Early- bzw. Immediate-Early-Antigenen. Diese sind meist etwas weniger immunogen als die viralen Late-Antigene, deren Antikörper länger persistieren. Auch „Tumorantigene" spielen in der Virusserologie eine Rolle. Im weiteren Sinne gehören dazu z. B. die Kernantigene der EBV-Infektion (EBNA = EBV-assoziierte nukleäre Antigene). Der Immunkomplex wird durch einen **Zweitantikörper** (Tracer), der gegen humanes Serumimmunglobulin gerichtet und mit einem fluoreszierenden, enzymatisch wirksamen oder radioaktiven Molekül gekoppelt ist, sichtbar gemacht (IFT, EIA bzw. ELISA, RIA). Die Antikörper werden mit und ohne Berücksichtigung der Ig-Klassenzugehörigkeit nachgewiesen. Beim „Capture Assay" wird primär die gewünschte Serum-Ig-Klasse (z. B. IgM) über einen immobilisierten isotypspezifischen Antikörper an den Reaktionsträger immunadsorbiert und sekundär durch Antigenzugabe die Virusspezifität geprüft. In anderen Testmodifikationen lässt man das gesuchte Serumimmunglobulin mit einem bekannten Indikatorantikörper um die Antigenbindungsstelle konkurrieren (Kompetitionsassay; Abb. 9.**6a–d**). Am besten eingeführt sind die virusspezifischen IgG- und IgM-Tests. IgG-Antikörper belegen eine zu unbekanntem Zeitpunkt durchgemachte Infektion. IgA-Antikörper nehmen häufig eine mittlere Kinetik ein und zeigen Rezidivinfektionen sensitiver an als IgM-Tests. Speziell bei Immunsupprimierten oder -kompromittierten Patienten kann ihre ergänzende Messung sinnvoll sein. IgM-Antikörper zeigen meist eine frische Infektion an, können in geringerer Menge aber auch bei chronischen Infektionen vorliegen. Weitere Untersuchungen von IgG-Subklassenantikörpern oder IgE-Antikörpern bleiben speziellen Fragestellungen vorbehalten (Abb. 9.**7**).

Die Entwicklung neuer definierter Antigenpräparationen aus verschiedenen Stadien der Virusreplikation, vor allem der Einsatz gereinigter gentechnologisch erzeugter Virusproteine oder synthetischer Peptide, hat eine beträchtliche Ausweitung virusserologischer Methoden zur Folge. Früher nur wissenschaftlich eingesetzte Techniken, mit denen ein ganzes Spektrum definierter Virusantigene geprüft werden kann, stehen heute auch der laufenden Labordiagnostik zur Verfügung **(Immunoblot, Radioimmunpräzipitation)**. Wegen ihrer Aufwendigkeit setzt man sie jedoch im Allgemeinen nur zur Überprüfung von Routinetests (EIA, RIA) ein.

9.5.3 Quantitative Messung der Antikörperaktivität

Die Bestimmung der Antikörperaktivität gegenüber mikrobiellen oder viralen Antigenen während oder nach einer Infektion stellt eine integrierende Messung von Antikörpermenge (Konzentration) und Antikörperbindungskapazität dar (Avidität = Affinität × Zahl potenzieller Bindungsstellen). Im Rahmen einer polyklonalen Immunantwort

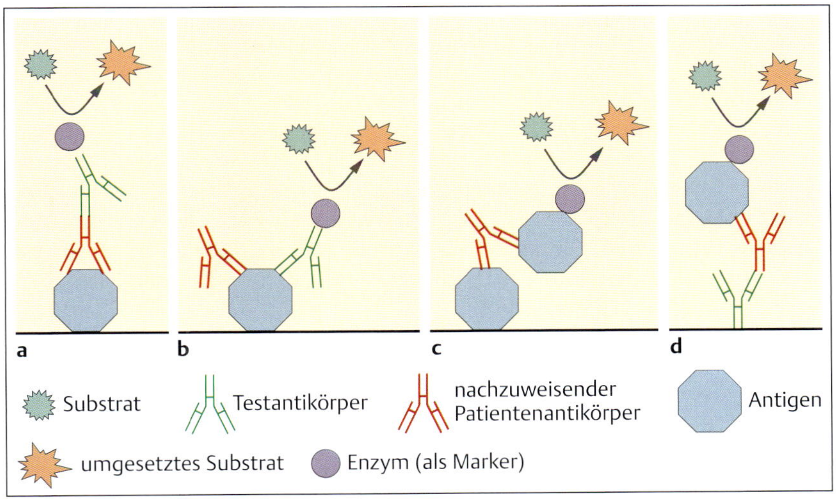

Abb. 9.**6** Modifikationen des Festphasenimmunassays zum Antikörpernachweis.
a Indirekter Sandwich-Assay.
b Kompetitionsassay.
c Direkter Sandwich-Assay.
d Inverser Capture-Assay.

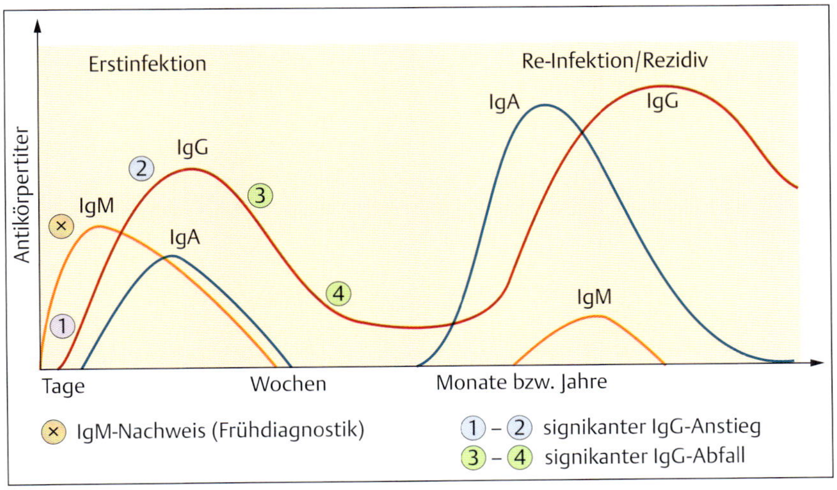

Abb. 9.**7** Verlauf der Antikörperkinetik in verschiedenen Klassen bei Primär- und Rezidivinfektion.

p.i. nehmen sowohl Konzentration als auch Avidität der Antikörper zu. Der Anstieg der Antikörperkonzentration erfolgt exponentiell, da sich die immunkompetenten Zellen durch Zweiteilung vermehren. Die Elimination der Immunglobuline folgt ebenfalls einer exponentiellen Kinetik.

Die Antikörperaktivität sollte in Analogie zur Enzymaktivität durch die Bestimmung des gebundenen Antigens gemessen werden. Diese Methodik konnte jedoch bisher nicht realisiert werden, weil diese Messungen wegen des Gemischs vieler und verschiedener Epitope in einer Antigenpräparation und wegen des großen Serumverbrauchs viel zu aufwendig wäre. Nur in Einzelfällen wurden solche Techniken beschrieben. Sie sind nicht überregional standardisiert.

Mangels besserer Methoden gilt die **Serumtitration** in vielen Fällen als die adäquate, experimentelle Approximation zur Bestimmung der Antikörperaktivität. Dabei wird die Testflüssigkeit so lange ausverdünnt (üblicherweise um den Faktor 2), bis sie in dem angewandten Messverfahren eben noch ein positives Resultat zeigt. Diese Endverdünnung korreliert weitgehend mit der Antikörperaktivität.

Nachteil der Methode ist eine relative Unsicherheit im hohen Verdünnungsbereich, in welchem sich zunehmend auch Pipettierfehler bemerkbar machen. Wichtig für die Ablesung ist ein klar erkennbares Testsignal. Die Sensitivität darf nicht extrem sein. Werden z. B. auch einzelne Antikörpermoleküle erfasst, sind komplizierte Titrationen analog der Virusinfektiositätsmessung erforderlich (Parallelansätze zur Bestimmung der 50%- Effektdosis u. a.), weil sich die Verdünnungskurve dann asymptotisch dem Null-Wert nähert und dies auch nicht durch Logarithmierung ausgeglichen werden kann.

Der Hämolysis-in-Gel-Test zum Nachweis von Antikörpern gegen Rötelnvirus u. a. ist z. B. eine Titrationsmethode, welche im **Einpunktverfahren** durchgeführt werden kann. Dabei wird das Serum in das Loch eines präformierten Agars einer Petrischale gegeben, in welchem antigenbeladene Erythrozyten suspendiert sind. Die Antikörper diffundieren radial in den Agar und werden dabei im Quadrat zur Entfernung ausverdünnt. Innerhalb eines Antigen-Antikörper-Äquivalenzbereichs werden die Antikörper auf den Erythrozyten fixiert. Nach einer gewissen Inkubationszeit überschichtet man den Agar mit komplementhaltiger Flüssigkeit und die immunkomplexbeladenen Erythrozyten werden hämolysiert. Der Durchmesser des Hämolysehofs korreliert mit der Antikörperaktivität des Testserums. Bei stationärem Immunstatus kann die so ermittelte Rötelnantikörperaktivität mit den Serumantikörpertitern des Hämagglutinationshemmtests sehr gut korreliert werden.

Bei den modernen Festphasenimmunassays besteht die Möglichkeit, das Testsignal in den einzelnen Serumverdünnungsstufen zu graduieren. Um den großen Arbeits- und Materialaufwand einer Titration einzusparen, versucht man, aus der Testsignalstärke einer einzigen, definierten Arbeitsverdünnung auf das Grenzwertsignal der maximal möglich Serumverdünnung (Titer) zurückzuschließen (Einpunktmethode). Noch einfacher ist es, sich bei der „Antikörperquantifizierung" auf die Angaben der Signalstärke (Radio- oder Enzymaktivität, Lumineszenz etc.) zu beschränken. Man verzichtet dann auf eine Korrelation zur tatsächlichen Antikörperaktivität (Titer). Dasselbe gilt auch für alle Verfahren, die in irgendeiner Weise einen Indexwert ausrechnen, der das Signal der Testprobe in ein Verhältnis setzt zum Signal eines Referenzwerts (cutoff, % Antikörperaktivität einer stark positiven Probe etc.). Der Vorteil der Verhältnismethode liegt darin, den testmethodischen Fehler, wenn er Test- und Referenzproben gleichermaßen betrifft, rechnerisch zu eliminieren.

Um die tatsächlich Antikörperaktivität zu approximieren, erscheint den meisten Autoren die Titration eines oder mehrerer Referenzseren bzw. ihre Testung in der Arbeitsverdünnung der jeweiligen Methode der geeignete „Goldstandard". Dabei wird stillschweigend vorausgesetzt, dass die Signalstärken der Test- und Referenzseren zueinander in demselben Verhältnis stehen wie ihre Titerwerte (= Antikörperaktivitäten). Tatsächlich kann man parallele Titrationskurven von Test- und Referenzseren annehmen, wenn man einen weitgehend stationären Immunstatus untersuchen möchte. Handelt es sich jedoch um Kontrollen der Antikörperaktivität bei (relativ) frischer bzw. rekurrierender Infektion oder bei Immunisierung, findet man in der Regel aufgrund der polyklonalen Immunreaktion, die ein Antikörpergemisch mit unterschiedlichen Anteilen verschieden avider Antikörper im Verlauf der Immunantwort zur Folge hat, keine parallelen Serumverdünnungskinetiken.

Mithilfe einer mathematischen Approximation lässt sich jedoch aus den Kinetiken vieler Einzelserien eine mittlere „Eichkurve" angeben. Eine überregionale Teststandardisierung lässt sich erreichen, wenn man geeignete Referenzseren auswählt, deren Antikörperaktivität, gemessen in Titer und ELISA-Signal, der mathematischen Kurve möglichst nahe kommt. Erfahrungsgemäß ist eine exaktere Kurvenablesung als in den konventionellen Titerstufen nicht gerechtfertigt, auch wenn sie in vielen kommerziellen Testkits empfohlen wird. Solange keine vergleichsweise einfachen Methoden zur Bestimmung der durch das Testserum gebundenen Antigenmenge zur Verfügung stehen, wird das Standardkurvenprinzip weiterhin die Säule der überregionalen Standardisierung von Immunassays zum Nachweis von erregerspezifischen Antikörpern bleiben.

9.5.4 Avidität von Antikörpern

Aufgrund genetischer Vorgänge (v. a. Rearrangement und Splicing) während der Synthese von Antikörpern entstehen im Laufe des Lebens und nach Infektionen Antikörper mit steigender **Antigenbindungsfähigkeit** (Avidität). So werden im Verlauf einer Infektion zunächst IgM- und IgA-

Tabelle 9.**6** Konzentration, Molmasse und Halbwertszeit von Serumantikörpern.

Antikörper	Molmasse MR (kDa)	Konzentration (mg/dl)	HWZ (Tage)
IgM	970 000	100–150	05
IgA_1	160 000	270	07
IgA_2	160 000	030	07
IgG_1	150 000	840	23
IgG_2	150 000	240	23
IgG_3	150 000	080	09
IgG_4	150 000	040	23

Tabelle 9.**7** Vierfeldertafel und Formeln zur Beurteilung eines neuen Testverfahrens im Vergleich zu einer Referenzmethode; üblicherweise wird das Ergebnis mit 100 multipliziert und in % angegeben.

	neue Methode	
	+	–
Referenzmethode		
+	I	II
–	III	IV

I, II, II, IV	Anzahl der mit der neuen und der Referenzmethode untersuchten Proben
I/(I + II)	Sensitivität
IV/(III + IV)	Spezifität

Antikörper, bald darauf IgG-Antikörper gebildet. Dieser „Class Switch" ist T-Zell-gesteuert und kann daher bei T-Zelldefekten gestört sein. Während die Avidität von IgM-Antikörpern an das jeweilige Antigen relativ niedrig ist, ist die Avidität von IgG-Antikörpern bereits etwas höher und steigt im Verlauf der Zeit nach der Infektion weiter an. Während die Halbwertszeit von IgM (5 Tage) und IgA (7 Tage) relativ kurz ist, sind Halbwertszeit und Serumkonzentration von IgG-Antikörpern erheblich höher (Tab. 9.**6**). Die nach einer Infektion verbleibende „Serumnarbe" einer Infektion besteht im Wesentlichen aus IgG. Während also im Frühstadium einer Infektion IgM-, IgA- und kurz darauf IgG-Antikörper nachweisbar sind, lassen sich einige Wochen später meist nur noch IgG-Antikörper nachweisen, deren Avidität noch mehrere Wochen lang weiter ansteigt. Daher kann durch eine Aviditätsbestimmung zwischen einer früheren und relativ frischen Infektion differenziert werden: Hierzu wird in einem konventionellen **ELISA** oder anderem Immunassay eine gewisse Menge Harnstoff zugefügt, die dafür sorgt, dass niedrig avide Antikörper nicht binden können. Nur wenn hoch avide Antikörper vorliegen, fällt der Test positiv aus. Das Ergebnis kann für die Abschätzung des Infektionszeitpunkts, z. B. vor oder in der Schwangerschaft, wesentlich sein.

9.6 Sensitivität und Spezifität eines Untersuchungsverfahrens

Um die Leistungsfähigkeit eines (neuen) Untersuchungsverfahrens zu beurteilen, muss man es mit einer anderen, bereits etablierten gleich- oder andersartigen Referenzmethode bewerten. Dabei bezeichnet man als Sensitivität, Spezifität, positiven bzw. negativen Vorhersagewert des neuen (bezüglich des etablierten) Tests jeweils ein Verhältnis zwischen der Zahl positiver und negativer Ergebnisse, wie in der Vierfeldertafel der Tab. 9.**7** angegeben.

Üblicherweise wird das Ergebnis mit 100 multipliziert und in % angegeben:

$$\textbf{Testspezifität}\ (\%) = \frac{(\text{richtig negativ})}{(\text{richtig negativ}) + (\text{falsch positiv})} \times 100.$$

$$\textbf{Testsensitivität}\ (\%) = \frac{(\text{richtig positiv})}{(\text{richtig positiv}) + (\text{falsch negativ})} \times 100.$$

Per definitionem sind Sensitivität, Spezifität und Vorhersagewert keine absoluten, sondern relative Messlatten. Als „Goldstandard" verschiedener Methoden zur Messung eines Parameters wird diejenige bezeichnet, welche die empirisch besten Resultate liefert.

Die Einstellung eines Testverfahren auf möglichst große Spezifität gelingt oft nur zu Lasten der Empfindlichkeit (Sensitivität), indem nicht ganz sicher positive Resultate verworfen werden. Werden diese dagegen im Interesse einer möglichst guten Sensitivität akzeptiert, geht dies auf Kosten der Spezifität. Die Testeinstellung richtet sich danach, ob die Vermeidung einer Fehldiagnose oder das Übersehen einer Erkrankung wichtiger erscheint. So wird man bei der HIV-Infektion zunächst immer versuchen, zu Lasten der Spezifität eine hohe Sensitivität des Screeningtestes zu gewährleisten, um keine falsch negativen Befunde entstehen zu lassen. In Abhängigkeit von der Prävalenz der Erkrankung im untersuchten Kollektiv führt dies allerdings zu einem weniger guten positiven Vorhersagewert des Testergebnisses, da zwangsläufig eine hohe Zahl falsch positiver Befunde entsteht. Insoweit ist bei dieser Untersuchung im positiven Fall ein Bestätigungstest unerlässlich. Umgekehrt wird man bei der Suche nach Immunitätslücken (z. B. bei Röteln) die Spezifität optimieren, um alle nicht immunen Patienten sicher zu erkennen. In dieser Situation nimmt man einen niedrigen negativen Vorhersagewert daher in Kauf. Der Vorhersagewert ergänzt somit die Beurteilung von Sensitivität und Spezifität eines Tests vor dem Hintergrund der jeweiligen epidemiologischen Situation.

9.7 Klinische Diagnose und Testauswahl

Nach dem ersten Henle-Koch-Postultat wird einer definierten Infektionskrankheit ein bestimmter Erreger in dem Sinne zugeordnet, dass dieser Erreger bei einem Versuchstier oder Freiwilligen die entsprechende Symptomatik verursacht. Nur wenige Viruskrankheiten sind jedoch so typisch, dass ihre Diagnose ohne Laboratoriumsmethoden gestellt werden kann. Gewöhnlich gibt es eine Vielzahl von Viren und anderen Infektionserregern, die ein ähnliches, mit den Methoden des klinischen Labors nicht weiter differenzierbares Krankheitsbild verursachen. Im Sinne einer arbeits-, zeit- und kostenbewussten Diagnostik muss daher im Einzelfall sorgfältig überlegt werden, welche Virusinfektion für die Differenzialdiagnose infrage kommen (s. Tab. 9.**11**).

Eine **Virusinfektion** führt erst dann zur Krankheit, wenn sie eine Mindestzahl von Zellen eines Organs erfasst hat oder eine (immunologische bzw. immunpathogene) Reaktion auslöst, sodass die Organfunktion gestört wird. Bei einer Reihe von Virusinfektionen nimmt die Virusreplikation und -ausscheidung dann bereits wieder ab, sodass die Methoden des direkten Erregernachweises jetzt weniger erfolgreich sein können als die indirekten, zumal wenn der Patient erst bei ausgeprägten Krankheitssymptomen zum Arzt kommt. Der Erregernachweis bei Hepatitis A z. B. ist daher eher Gegenstand einer prophylaktischen Umgebungsuntersuchung. Neben der technischen Einfachheit ist dies ein wesentlicher Grund für die breite Anwendung der Antikörpertestung in der medizinischen Virologie. Dazu gibt es bemerkenswerte Ausnahmen: Enteroviren lassen sich oft noch viele Wochen nach Krankheitsbeginn aus einer Stuhlprobe isolieren. Diese Untersuchung ist sicher wesentlich kostengünstiger als eine wegen der Typenvielfalt zwangsläufig breit angelegte Antikörpertestung. Influenzavirusinfekte führen oft erst in der 3. Krankheitswoche zu einer deutlichen Antikörperbildung, deren Messung meist nur nachträglich die Virusätiologie bestätigen kann.

Für eine **effiziente virologische Laboratoriumsdiagnostik** ist somit eine gut eingespielte Zusammenarbeit zwischen den Ärzten der direkten und mittelbaren Krankenversorgung die beste Voraussetzung. Dabei fällt dem Virologen nicht nur die Aufgabe zu, die geeignete Laboruntersuchung auszuwählen und durchzuführen, sondern auch eine fachkundige Beratung vorzunehmen und das Testergebnis zu interpretieren. Ganz wesentlich ist dabei die Kenntnis, zu welchem Zeitpunkt der Pathogenese das Virus in einem gut erreichbaren Untersuchungsmaterial zu finden ist und spezifische Antikörper im Blut bzw. Liquor nachweisbar sind. Er kann dies allerdings nur bei ausreichender klinischer Hintergrundinformation leisten. Dazu gehören mindestens der Untersuchungsanlass bzw. die (Verdachts-)Diagnose, der Zeitpunkt der Materialgewinnung und ggf. der (geschätzte) Krankheitsbeginn. Darüber hinaus sind anamnestische Angaben erforderlich (aktive oder passive Impfungen, Bluttransfusionen, Tierkontakte, Tropenaufenthalt etc.). Wichtig sind auch Angaben über eine evtl. vorbestehende Immunstörung oder immunsuppressive Therapie, weil dadurch eine Reihe „opportunistischer" Infektionen reaktiviert werden und die Immunantwort modifiziert wird bzw. ausbleibt. Die meisten Methoden der Infektionsserologie sind nicht überregional standardisiert. Auch aus immunbiologischen Gründen ist die Angabe von Normwerten nicht oder nur eingeschränkt möglich. Daher sollte der Arzt in der Klinik und Praxis auch hier auf der Interpretation der Testresultate durch den Spezialisten bestehen. Zur Materialgewinnung, -konservierung und -versendung (Tab. 9.**8**, Tab. 9.**9**) gilt im Prinzip Folgendes: Antikörper und meist auch Antigene sowie virale Nukleinsäure können im nicht konservierten Nativmaterial nach Postversand noch gut gemessen werden. Wo immer möglich, ist ein Abseren der Blutproben und ein Kühltransport wünschenswert. Für die molekularbiologische Bestimmung der „Viruslast" wird EDTA- oder Citratplasma bevorzugt.

Zur Virusanzüchtung soll die Infektiosität am besten durch Abkühlung auf Kühlschranktemperatur und Verwendung eines von den Laboratorien gestellten Transportmediums sichergestellt werden. Für die langfristige Materialaufbewahrung empfiehlt sich ein Einfrieren auf unter −70 °C, wobei allerdings die Infektiosität bereits in Mitleidenschaft gezogen wird. Auch für die Elektronenmikroskopie ist eine Materialkonservierung zu empfehlen.

Zur **richtigen Testauswahl** ist Folgendes zu berücksichtigen: Bei den meisten nicht persistierenden Virusinfektionen erfolgt die Virusausscheidung im Prodromalstadium zunächst an der Eintrittspforte, sodann während der Virämie in Körpersekreten, -exkrementen und Effloreszenzen. Mit Beginn der Immunreaktionen nach Ablauf der Inkubationszeit bzw. am Anfang der Rekonvaleszenzphase lassen sich viele Viren bzw. Virusantigene in den gängigen Untersuchungsmaterialien kaum noch nachweisen. Stattdessen ist jetzt dem Virusantikörper der Vorzug zu geben, wobei in der Regel 2 Blutproben im Abstand von 1 bis 2 Wochen zur Erfassung eines Antikörperanstiegs untersucht werden sollen. In der ersten Blutprobe ermöglicht der Nachweis virusspezifischer IgM-Antikörper in vielen Fällen eine Frühdiagnose. Tab. 9.**10** gibt einen Überblick über Zeit- und Arbeitsaufwand, Sensitivität sowie Spezifität der verschiedenen Methoden des Virus- und Antikörpernachweises unter Berücksichtigung der klinischen Fragestellung (z. B. Immunstatus, akute Infektion). Tab. 9.**11** gibt Hinweise zur Testauswahl bei organbezogener klinischer Symptomatik.

Tabelle 9.**8** Für den Virusnachweis geeignetes Probenmaterial (Quelle: Doerr 1996).

Probenmaterial	Nachweis von
Urin	CMV, Röteln-, Masern-, BK- und JC-Polyomavirus, (Marburg-Virus)
Stuhl	Rota-, Entero-, Adenoviren, HAV, HEV, Caliciviren, Noro-Virus, Astro-, Coronaviren
Liquor	Mumpsvirus, Enteroviren, HIV, HSV, Masernvirus, CMV (Virusisolierungen insgesamt wenig aussichtsreich, Antikörpernachweis Erfolg versprechender)
Bronchiallavage	CMV, HSV, EBV, Adenoviren, RSV, Parainfluenza-1, -2-, -3-Viren
Sputum	CMV, Mumpsvirus, EBV, Adenoviren, Parainfluenza-1, -2-, -3-Viren, HSV
Rachenabstrich	Influenza-A-, -B-Viren, Parainfluenza-1-, -2-, -3-Viren, RSV, Adenoviren, Coronaviren
Rachengurgelwasser	Mumpsvirus, Masernvirus, HSV, Influenza-A-, -B-Viren, Parainfluenza-1-, -2-, -3-Viren, RSV, Enteroviren
Bläschenflüssigkeit	HSV, VZV
Hautabstriche	HSV, VZV, Molluscum-contagiosum-Virus, Enteroviren
Abstrich vom Auge	Adenoviren, HSV, VZV, Enteroviren
Augenkammerwasser	CMV
Urogenitalabstriche	HSV, Papillomviren (Genitalabstrich)
Citratblut (Leukozyten)	CMV, HIV, HHV-6
Serum	HIV, HBV, HCV
Gewebe/Biopsien	Enteroviren, Masernvirus, HSV, VZV, CMV, Rötelnvirus

Tabelle 9.**9** Einsatz virologischer Methoden in der Diagnostik von Viruskrankheiten unter Berücksichtigung von Leistungsfähigkeit und Zeitaufwand (Quelle: Doerr 1996).

	Zeitaufwand	Arbeitsaufwand	Sensitivität	Spezifität	Untersuchungsanlass	Zeitpunkt der Materialentnahme
Virusnachweis						
Mikroskopie	< 1 Stunde	+	+	+	Hauteffloreszenzen von Herpesviren (HSV, VZV); Urinsediment (CMV)	Vollbild der Krankheit
Elektronenmikroskopie	Stunden	+++	++	+++	Analyse von Stuhl, Liquor, Ex- und Sekreten	Vollbild der Krankheit
Infektionsversuch mit Zellkultur (Ei, Versuchstier)	Tage bis Wochen	++++	++++	++++	Analyse von Stuhl, Liquor, Ex- und Sekreten, Rachenabstrich und Rachenspülwasser	Prodromalstadium bis 1. Krankheitswoche bei persistierend-rezidivierenden Infektionen: im Rückfall
Infektionsversuch mit Nachweis des „Frühantigens“	1–2 Tage	++	+++	+++	Urindiagnostik, mononukleäre Zellen und Bronchiallavage (CMV)	s. oben
Antigentest (RIA, EIA, Agglutinationstest)	Stunden	++	+ (HIV) bis +++ (HBV)	+++	Analyse von Serum/Plasma (HBV, HIV); Stuhl (Rota-, Adenoviren); Lymphozyten (CMV); Rachen-/Nasenabstriche (Influenzaviren, RSV)	Prodromalstadium bis 1. Krankheitswoche HBV und HIV: im späteren Krankheitsverlauf auch als prognostische Marker

Fortsetzung Tabelle 9.9

	Zeitaufwand	Arbeitsaufwand	Sensitivität	Spezifität	Untersuchungsanlass	Zeitpunkt der Materialentnahme
„Mouse Antibody Production Test"	1–3 Wochen	++++	+++	+++	Nachweis nicht anzüchtbarer Viren, speziell bei Prüfung von Biotechnologika	–
Genomnachweis						
Ohne Amplifikation: Southern (DNA) oder Northern (RNA) Blot-Hybridisierung, Dot-Blot-Hybridisierung, In-situ-Hybridisierung	Stunden bis 2 Tage	+++	++	+++	Nachweis und Quantifizierung in relativ großen Mengen vorliegender Viren (HBV, Parvo B19), Typisierung (Rota, Papilloma)	etablierte, oft auch subklinische Infektion
Mit Signalamplifikation: branched DNA Signalamplifikation (bDNA), „Hybrid Capture"-Signalamplifikation	Stunden bis 2 Tage	+++	+++	+++	Infektionsnachweis; Genomquantifizierung („Viruslast"-Testung) (HBV, HIV, HCV, CMV)	etablierte Infektion, als prognostischer Marker und zur Therapieverlaufskontrolle
Mit Zielsequenz-Amplifikation: Polymerase-Kettenreaktion (PCR) und Reverse-Transkriptions-PCR (RT-PCR), Ligase-Kettenreaktion (LCR), Nukleinsäure-Sequenz-basierte Amplifikation (NASBA, TMA), selbsterhaltende Sequenzreplikation (3SR)	Stunden bis 2 Tage	+++	+++	+++	Infektionsnachweis (HSV, VZV, Polyoma); Infektionsausschluss (Blutspenden); Genomquantifizierung („Viruslast"-Testung) (HBV, HIV, HCV, CMV); Genotypisierung (Infektionskettennachweis, Resistenztestung)	frische oder etablierte Infektion, als prognostischer Marker, zur Therapieverlaufskontrolle
Antikörpernachweis						
konventionelle Methoden (Flüssigphasentests)						
Neutralisationstest (NT) mit Zellkulturen	3–7 Tage	++++	++++	+++	Erfassung lang persistierender Antikörper; Immunität? speziell bei Polio-, Coxsackie- und ECHO-Viren, (CMV)	„Serumnarbe": unabhängig vom Gesundheitszustand
Hämagglutinationshemmtest (HHT)	Stunden	++	+++	+++	Erfassung lang persistierender Antikörper; Immunität? speziell bei Rötelnviren, (Influenzaviren)	Antikörperstimulation bei akuter Infektion: Krankheitsbeginn (z. B. Polioparalysen) bis 2. Krankheitswoche (z. B. Influenza)
Hämolysis-in-Gel-Test (HIG)	Stunden	+	+++	+++	s. oben	s. oben bzw. 2.–3. (bis 4.) Krankheitswoche (spätes IgG)
Komplementbindungsreaktion (KBR)	Stunden	++	++	++	Erfassung weniger lang persistierender Antikörper	1.–2. (bis 3.) Krankheitswoche
moderne Methoden („Festphasentests")						
RIA, EIA, (ELISA), IFT mit Ig-Klassendifferenzierung	Stunden	++	+++	+++	IgM (IgA, IgG_3): (relativ) frische Infektion? IgG (IgG_1): Immunstatus	Krankheitsdauer unabhängig vom Gesundheitszustand

Tabelle 9.10 Hinweise zu Materialentnahme und -transport (Quelle: Doerr 1996).

Untersuchung/Material	Hinweise
serologische Untersuchungen	Serum oder Nativblut einsenden – bei Verdacht auf akute Erkrankung möglichst Serumpaare im Abstand von 10–14 Tagen
Virusnachweis	Probengewinnung möglichst in der Frühphase der klinischen Symptome vorzunehmen; das Material sollte gekühlt transportiert werden **Ausnahme:** Urin zur CMV-Isolierung sollte handwarm ins Labor gebracht und nur bei längeren Transporten auf 4 °C gekühlt werden; nicht einfrieren!
Virusnachweis in Leukozyten	Citratblut einsenden
Gewebe, PE-Material, Biopsien	dürfen nicht austrocknen! in steriler physiologischer Kochsalzlösung transportieren
Virusisolierungen:	
• aus Liquor	bei 4 °C aufbewahren und transportieren
• aus Rachengurgelwasser	mit physiologischer steriler Kochsalzlösung gurgeln lassen
• aus Bläschenflüssigkeit	entweder mit steriler physiologischer Kochsalzlösung oder einem aus den Laboratorien zu beziehenden Medium vor dem Eintrocknen schützen
Abstriche	in feuchtem Transportmedium aufbewahren
Nur die Beachtung der Hinweise gewährleistet eine optimale Untersuchung.	

Tabelle 9.11 Hinweise zur Testauswahl bei organbezogener klinischer Symptomatik (s.a. entsprechende Kapitel 17–32).

Diagnose	Infektionsinzidenz
Enzephalitis	HSV, VZV, Parainfluenza-/Influenzaviren, Polioviren, Masernvirus, FSME, (HIV, EBV, CMV), Chikungunya-Virus u. a. Alphaviren, Flaviviren (WNFV, Dengue, Gelbfieber)
Meningitis	s. Enzephalitis sowie Mumps, LCMV, Coxsackie-, ECHO-Viren
Neuritis	s. Enzephalitis sowie CMV, EBV, (Adenoviren), Coxsackie-, ECHO-Viren
Konjunktivitis	Adenoviren, Enterovirus, Masernvirus
Keratitis	HSV, VZV, Adenoviren
Retinitis	CMV, HSV, VZV
Otitis	Parainfluenza-/Influenzaviren, RSV, Masernvirus
Hörsturz	s. Otitis sowie Coxsackie-, ECHO-Viren
Rhinitis	Rhinoviren, s. Pharyngitis
Pharyngitis	Adenoviren, Parainfluenza-/Influenzaviren, Coxsackie-, ECHO-Viren, Coronaviren, EBV, HSV
Tonsillitis	EBV, s. Pharyngitis
Thyreoiditis	Mumps-, Influenzaviren, CMV
Tracheitis/Laryngitis	Adeno-, Parainfluenza-/Influenzaviren, RSV, Metapneumovirus, Coronaviren, Enteroviren (Coxsackie-, ECHO-Viren)
Bronchitis	s. Tracheitis/Laryngitis, WU/KI-Polyomavirus
Pneumonie	s. Tracheitis/Laryngitis/Brochitis; VZV, Masernvirus, bei Immunsuppression: CMV, EBV, HSV, HHV-6
Pleurodynie	Coxsackie-Viren
Myokarditis (Perikarditis)	(Parainfluenza-), Influenzaviren, Coxsackie-Viren, (ECHO-Viren, Polioviren), RSV, CMV, EBV, Mumpsvirus, Parvovirus B19
Vaskulitis	HBV, HCV, Masernvirus, CMV, (Parainfluenza-), Influenzaviren, Denguevirus, HHV-8

Fortsetzung Tabelle 9.11

Diagnose	Infektionsinzidenz
Parotitis	Mumps-, (Parainfluenza-), Influenza-, Adenoviren, Coxsackie-Viren, (CMV)
Ösophagitis	CMV, HSV
Gastroenteritis	Noro- (Calici-), Rota-, Adeno-, Corona-, Astro-, ECHO-, Coxsackie-Viren
Kolitis	CMV, HIV
Hepatitis	HAV, HBV, HCV, HDV, HEV, CMV, HHV-6, EBV, (HSV), Coxsackie-Viren, Gelbfiebervirus, Parvovirus B19
Pankreatitis	Mumpsvirus, Enteroviren
Diabetes	Coxsackie-Viren, (CMV)
Nephritis	Hanta-Virus, Masernvirus, HBV, Mumpsvirus, BK-Polyomavirus
Zystitis	Adenoviren, BK-Polyomaviren
Urethritis	HSV
Genitalinfektion	Mumpsvirus, HSV, VZV, Papillomaviren
Myalgie (isoliert)	Coxsackie-Viren
Arthritis	Parvovirus B19, Chikungunyavirus, Coxsackie-Viren, Rötelnvirus, HBV
Exanthem	Masern-, Rötelnviren, Parvovirus B19, Adenoviren, EBV, Coxsackie-, ECHO-Viren, HHV-6
Vesikel	HSV, VZV, Coxsackie-Viren, Enteroviren, MKS-Virus, Molluscum-contagiosum-Virus
Papillome	HPV, Molluscum-contagiosum-, Orf-Virus u. a.
Lymphadenopathie, Splenomegalie	HIV, EBV, CMV, HHV-6, Röteln-, Mumps-, Adenoviren
Lymphom	EBV
Leukämie	HTLV 1, 2
Störung der Hämatopoese	Parvovirus B19
Zytomegalie	CMV, (EBV)
Vertikalinfektion (pränatal/perinatal)	Rötelnvirus, CMV, Parvovirus B19, CMV, HSV, VZV, Coxsackie-Viren, HIV, HBV, HCV
Tropenvirose	Gelbfiebervirus, Denguevirus u. a. Flaviviren (z. B. Japanenzephalitis, Westnilfieber, St. Louis-Enzephalitis), Marburg-/Ebola-Virus, Tollwutvirus, Chikungunya u. a. Alphaviren

9.8 Qualitätskontrolle und Standardisierung in der Virusdiagnostik

9.8.1 Qualitätsmanagementsystem

Mit Inkrafttreten der Richtlinie 98/79/EG des Europäischen Parlaments und des Rates über In-vitro-Diagnostika vom 27.10.1998 (IVD-Richtlinie, zuletzt geändert 31.10.2003) sowie des deutschen Medizinproduktegesetzes (MPG, zuletzt geändert 14.6.2007) sind medizinische Laboratorien verpflichtet, qualitätssichernde Maßnahmen durchzuführen. Damit soll die Zuverlässigkeit der erzielten Messergebnisse sichergestellt werden. Grundlage dafür ist, dass die angewendeten In-vitro-Diagnostika eine jeweils zuverlässige Qualität, Sicherheit und Leistung haben und das Labor die Anforderungen eines Qualitätsmanagementsystems (QMS) nach den Prinzipien der Guten Laborpraxis (GLP) erfüllt. Die Basis für ein QMS ist in der internationalen Norm DIN EN ISO 15189 (2007–08) formuliert, die damit auch die Grundlage für die Akkreditierung von medizinischen Laboratorien bildet. Wesentliche Elemente dieser Norm sind in Deutschland in der Richtlinie der Bundesärztekammer (RiLiBÄK) zur Qualitätssicherung laboratoriumsmedizinischer Untersuchungen (RiLiBÄK 2008) übernommen, die am 1. April 2008 mit einer Übergangszeit bis 31. März 2010 in Kraft getreten ist.

Die einzelnen Elemente eines QMS sind in der Norm DIN EN ISO 15189 (2007–08) formuliert (Tab. 9.**12**; zur Übersicht s. Schörner 2009, AML und ZLG 2004) und für das jeweilige Labor in einem Qualitätsmanagementhandbuch auszuführen.

9.8.2 Externe und interne Qualitätskontrolle für die Virusdiagnostik

Wie in Tab. 9.**12** dargestellt, beinhaltet ein QMS für virologische Laboratorien in großem Umfang organisatorische und strukturelle Maßnahmen, die schriftlich fixiert sicherstellen sollen, dass die diagnostischen Aufgaben in der täglichen Routine richtig und zuverlässig durchgeführt werden. Die formale Vorgehensweise soll garantieren, dass dies auch bei Wechsel von Personal, Methoden und Reagenzien gewährleistet ist und bei Abweichungen die geeigneten Korrekturen durchgeführt werden. Die Maßnahmen zur Sicherstellung der Qualität der Untersuchungsverfahren (Tab. 9.**12**, Punkt 2.6), die im Wesentlichen auf der externen und internen Qualitätskontrolle basieren, sind die Hauptelemente des QMS, in denen Messergebnisse im Inter- und Intralaborvergleich analysiert werden. Diese Ergebnisse zeigen in konsequenter Weise, ob die organisatorischen und strukturellen Anforderungen an das Management und die technischen Gegebenheiten zur geforderten richtigen und zuverlässigen Virusdiagnostik führen.

Der Einsatz von bekannten positiven, schwach positiven und negativen Kontrollproben für die arbeitstägliche Überwachung diagnostischer Verfahren ist ein wesentlicher Bestandteil der **internen Qualitätskontrolle** (Abb. 9.**8**). In diesem **Intralaborvergleich** wird longitudinal überprüft, ob die erwarteten qualitativen oder quantitativen Ergebnisse innerhalb einer definierten Schwankungsbreite im zeitlichen Verlauf reproduzierbar sind. Bei kommerziellen Testen sind diese internen Qualitätskontrollproben in aller Regel Bestandteil der Testpackung. Bei eigenhergestellten (= In-Haus) Testen hat das Labor selbst für geeignete Kontrollproben zur internen Qualitätskontrolle zu sorgen (s. dazu die Empfehlung von Rabenau et al. 2007). Diese Empfehlung ist ebenfalls eine Grundlage für die Akkreditierung von virologischen Laboratorien, die In-Haus-Teste anwenden (Näheres s. auch die Websites der GfV und DVV – www.dvv-ev.de, Stand: 18.06.2009).

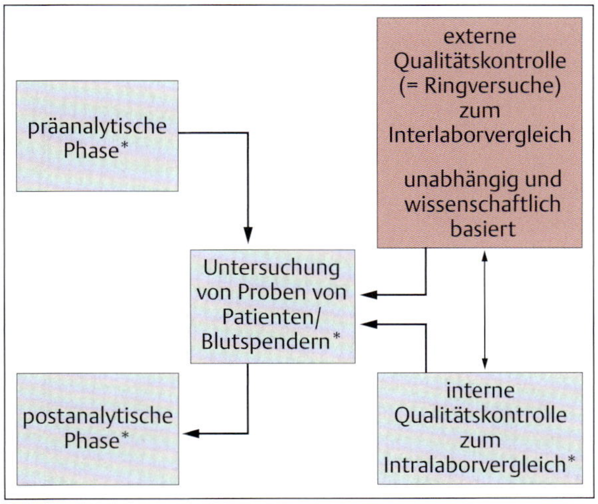

Abb. 9.**8** Bedeutung der externen und internen Qualitätskontrolle für die Diagnostik von Untersuchungsmaterialien von Patienten und Blutspendern.

* Aufgaben, die in der Eigenverantwortung des Labors liegen.

Während die Durchführung der internen Qualitätskontrolle hauptsächlich in der Eigenverantwortung des Labors liegt, ist die von einer unabhängigen Referenzinstitution organisierte **externe Qualitätskontrolle mit Ringversuchen** das wesentliche Überwachungselement, bei dem Messergebnisse mit einheitlichen und definierten Kontrollproben im **Interlaborvergleich** Auskunft über die Leistungsfähigkeit des Labors sowie der eingesetzten Testverfahren geben (Abb. 9.**8**).

Die externe Qualitätskontrolle basiert auf mehrmals jährlich durchgeführten Ringversuchen (External Quality Assessment Schemes = EQASs), die in einer „Momentaufnahme" zu einem bestimmten Zeitintervall einen Überblick über die Leistungsfähigkeit verschiedener Testverfahren geben und damit auch eine Funktion bei der Marktüberwachung haben.

Die Deutsche Vereinigung zur Bekämpfung der Viruskrankheiten (DVV) hat schon sehr früh Ringversuche zur Leistungsfähigkeit der Serodiagnostik (Haas et al. 1977) und Workshops mit praktischen Übungen durchgeführt. Die Problematik, die sich aus der Ablösung konventioneller Titrations-Methoden (NT, HHT, KBR) durch moderne Monodilutionstests (d. h. mit nur einer Arbeitsverdünnung des Serums) ergeben, wurde herausgearbeitet und zu einer Basis der Standardisierung von Festphasenimmunoassays, vor allem des ELISA (Doerr u. Geiger 1988). Nach Beginn der AIDS-Epidemie in Deutschland erfolgte eine erste landesweite Qualitätsbeurteilung zur „Sensitivität und Spezifität von HIV-Antikörpertests: Evaluation eines Ringversuches deutscher Laboratorien" (Enzensberger et al. 1988). Eine entsprechende internationale multizentrische Studie wurde 1995 für die diagnostische Evaluation von Testen zum gleichzeitigen Nachweis von Antikörpern gegen HIV-1 inklusive Subtyp O sowie Antikörper gegen HIV-2 unter Mitwirkung von DVV-Mitgliedern durchgeführt (Bachmann et al. 1995).

INSTAND e.V. (Gesellschaft zur Förderung der Qualitätssicherung in medizinischen Laboratorien e.V., Düsseldorf; früher Institut für Standardisierung und Dokumentation im medizinischen Laboratorium; vormals Hämometerprüfstelle) hat in den Jahren 1979 bis 1985 virologische Ringversuche für Antikörperbestimmungen gegen Röteln-Antigen durchgeführt (Merten 1987). Für die Diagnostik der Hepatitis B (HBsAg/Subtypen ad und ay, Anti-HBs, HBe-

Tabelle 9.**12** Anforderungen an die Qualität und Leistungsfähigkeit medizinischer Laboratorien (entsprechend der Gliederung der Norm DIN EN ISO 15189 [2007–08]).

1	**Anforderungen an das Management**	
1.1	Organisation und Management	Organigramm, Leitungsstrukturen, Verantwortlichkeiten
1.2	Qualitätsmanagementsystem	Erfassung von Regelungen, Abläufen, Programmen, Verfahren in Verfahrensanweisungen, Standardarbeitsanweisungen und Betriebsanweisungen; Laborinformationssystem; Leistungsverzeichnis
1.3	Lenkung der Dokumentation	Regelung zum Umgang mit Dokumenten, Aufzeichnungen und Regelwerken
1.4	Prüfung von Verträgen	Verfahren zur Prüfung von Verträgen (Erfordernisse für technische, personelle und informatorische Mittel)
1.5	Untersuchung durch Auftragslaboratorien	Regelung der Vergabe von Unteraufträgen und Weitergabe von Untersuchungen
1.6	Externe Dienstleistungen und Lieferungen	Regelung für die Verwendung extern erworbener Dienstleistungen, Geräte und Verbrauchsgüter
1.7	Beratungsleistungen	Beratung bei klinischen Visiten
1.8	Klärung von Beschwerden	Regelung des Reklamationswesens
1.9	Feststellung und Bearbeitung von Fehlern	Vorgehen und Verantwortlichkeit bei der Rücknahme von Untersuchungsergebnissen
1.10	Korrekturmaßnahmen	Festlegung, Überwachung und Dokumentation geeigneter Maßnahmen zur Fehlerkorrektur
1.11	Vorbeugende Maßnahmen	Analyse von Daten der internen und externen Qualitätskontrolle
1.12	ständige Verbesserung	zielgerichtete Überprüfungen, Audits, Aus-, Fort- und Weiterbildung
1.13	Qualitäts- und technische Aufzeichnungen	Verfahren für Kennzeichnung, Sammlung, Verzeichniserarbeitung, Zugänglichkeit, Aufbewahrung, Erhaltung und sichere Entsorgung der Qualitäts- und technischen Aufzeichnungen
1.14	Interne Audits	regelmäßige Überprüfung der Umsetzung des QMS durch Qualitätsmanager
1.15	Überprüfungen durch das Management	Überprüfung des QMS zur Neubestimmung der Ziele und Maßnahmenpläne
2	**Technische Anforderungen**	
2.1	Personal	Organisationsplan, Personalregelungen und Tätigkeitsbeschreibungen/Qualifikation und Kompetenz, Arbeitsschutz
2.2	Räumlichkeiten und Umgebungsbedingungen	bauliche und technische Ausstattung, Klimatisierung, Trennung bestimmter Arbeitsbereiche/Sterilräume, Ausstattung und Reinigung, Abfallbeseitigung
2.3	Laboratoriumsausrüstung	Ausstattung, Bedienungsanweisung und Dokumentation, Überwachung der Kalibrierung von Geräten, Reagenzien und Analysesystemen, Wartung und Reparatur, Laborsicherheit
2.4	Präanalytische Maßnahmen	Identifizierung des Patienten, Probennahme und Transport, Kriterien für Annahme/Nichtannahme von Patientenproben, Lagerung, Einsendeschein, Rückverfolgbarkeit
2.5	Untersuchungsverfahren	Standardarbeitsanweisungen, Validierung, Durchführung, Dokumentation, Einsatz von kommerziellen und In-Haus-Testen, Aufstellung der Untersuchungsverfahren
2.6	Sicherstellung der Qualität der Untersuchungsverfahren	regelmäßige Teilnahme an externer Qualitätskontrolle (Ringversuchen) zur Überprüfung der Leistungsfähigkeit des Labors und zur Marktüberwachung; regelmäßige interne Qualitätskontrolle (ggf. arbeitstäglich); Bestimmung der Messunsicherheit, Programm zur Kalibrierung der Messsysteme, Verifizierung der Richtigkeit und Präzision der Ergebnisse
2.7	Postanalytische Maßnahmen	Freigabe von Untersuchungsergebnissen, technische und medizinische Validierung, Befunderstellung und Freigabe, Aufbewahrung von Proben, Untersuchungsnachforderungen, sichere Entsorgung
2.8	Befundberichte	Ergebnismitteilung und Befundübermittlung mit Ergebnisinterpretation

Ag, Anti-HBe, Anti-HBc und Anti-HBc-IgM führten Profs. Thomssen und Gerlich am Nationalen Referenzzentrum für die Virushepatitis in Zusammenarbeit mit INSTAND im Jahr 1984 einen ersten Ringversuch durch (Thomssen et al. 1984).

Neben INSTAND werden international virologische Ringversuche u. a. von folgenden Organisationen angeboten: College of American Pathologists (CAP, USA), UK National External Quality Assessment Schemes (UKNEQAS, Großbritannien), Schweizerisches Zentrum für Qualitätskontrolle (CSQC, Schweiz) und Europäisches Netzwerk für Quality Control for Molecular Diagnostics (QCMD, Schottland).

Gegenwärtig werden für Labors in Deutschland und kooperierende Labors im Ausland insgesamt 35 virologische Ringversuchsprogramme von INSTAND in Kooperation mit den Ringversuchsleitern H. Zeichhardt und H.-P. Grunert am Institut für Virologie, Charité Berlin, Campus Benjamin Franklin, Collaborating Center of the International Consortium for Blood Safety (ICBS, New York) seit 1988 organisiert. INSTAND ist eine nach der mandatierten und harmonisierten Norm DIN EN 14136 akkreditierte EQAS-Organisation und organisiert als gemeinnützige wissenschaftliche Fachgesellschaft die virologischen Ringversuche. Als Referenzinstitution der Bundesärztekammer und als WHO Collaborating Center for Quality Assurance and Standardization in Laboratory Medicine führt INSTAND die virologischen Ringversuche im Auftrag der wissenschaftlich medizinischen Fachgesellschaften, Deutsche Vereinigung zur Bekämpfung der Viruskrankheiten (DVV) und Gesellschaft für Virologie (GfV), durch. Als Grundlage für die virologische Diagnostik dienen die Leitlinien „Diagnostik und Therapie von Viruskrankheiten" der GfV (Mertens et al. 2004) in Abstimmung mit der DVV (Doerr et al. 2008).

Die **Gemeinsame Diagnostikkommission der DVV und GfV** stimmt die Ringversuchsprogramme ab und erarbeitet bei auftretenden Schwierigkeiten mit bestimmten Testformaten eine Problemlösung unter Einbeziehung der betroffenen Testhersteller. Mitglieder der Gemeinsamen Diagnostikkommission sind ernannte Sollwert-Laboratorien für die INSTAND-Ringversuche, nationale und internationale Referenzlabore und Behörden inklusive Robert-Koch-Institut und Paul-Ehrlich-Institut. Die Sollwert-Laboratorien übernehmen die Aufgabe der Testung der Ringversuchsproben vor und während der Ringversuche. Damit wird gewährleistet, dass die Ringversuchsproben für die Untersuchung in allen kommerziellen und In-Haus-Testen geeignet sind und die erwarteten Testergebnisse erbringen. Die Ringversuchsteilnehmer erhalten bis zu viermal im Jahr Probensätze (2 bis 12 Proben pro Ringversuchsprogramm). Die Probenmaterialien werden möglichst patientennah konfiguriert, damit sie sich in derselben Matrix wie in der Routinediagnostik befinden (Serum, Plasma, Stuhl, Biopsien).

INSTAND übernimmt in seiner Funktion als WHO Collaborating Center for Quality Assurance and Standardization in Laboratory Medicine und Collaborating Center of the International Consortium for Blood Safety (ICBS, New York) die Aufgabe, Schwellen- und Entwicklungsländern Hilfestellung beim Aufbau von nationalen Qualitätskontrollprogrammen für die Virusdiagnostik und Sicherheitstestung von Blut und Blutprodukten zu geben. Dabei werden ausgewählte nationale Referenzzentren in die virologischen INSTAND-Ringversuche mit einbezogen.

In ausführlichen Berichten stehen die Auswertungen der Ringversuchsergebnisse allen Ringversuchsteilnehmern, Blutbanken, Referenzinstitutionen, dem Robert-Koch-Institut und Paul-Ehrlich-Institut, den Zulassungsstellen, allen Testherstellern und weiteren interessierten Kreisen auf der INSTAND-Homepage in deutscher und englischer Sprache zur Verfügung (Zeichhardt und Grunert, regelmäßig publiziert auf der INSTAND-Homepage www.instandev.de). In Deutschland sind die erteilten Ringversuchs-Zertifikate eine wesentliche Grundlage für

- die Erfüllung der Anforderungen an die Qualitätssicherung laboratoriumsmedizinischer Untersuchungen (RiLiBÄK 2008),
- die Kostenerstattung durch die Kassenärztlichen Vereinigungen (KV) in ausgewählten KV-Regionen und
- die Laborakkreditierung entsprechend der Norm DIN EN ISO 15189 (2007–08).

An den nationalen Ringversuchen nahmen im Jahr 2008 insgesamt mehr als 1050 Labors aus 37 Ländern teil. Insgesamt sind seit 1988 bis Mitte 2009 fast 940 000 Proben untersucht worden. Gegenwärtig bietet INSTAND die in Tab. 9.**13** gezeigten Ringversuchsprogramme in der Virusimmunologie und zum Virusgenom-Nachweis für die Virusdiagnostik an.

Die Auswertungen der nationalen Ringversuche seit 1988 ergaben, dass die Durchführung der diagnostischen Teste in der Virusimmunologie und zum Virusgenom-Nachweis im Allgemeinen in den Laboratorien zufriedenstellend bis sehr gut war (Schweiger et al. 1997, Zeichhardt et al. 1994, Zeichhardt et al. 1999; s.a. www.instandev.de, Stand 18.06.2009). Vor allem die virusdiagnostischen Teste der höchsten Risikokategorie zum Nachweis, zur Bestätigung und zur quantitativen Bestimmung von Markern von HIV-Infektionen (HIV-1 und -2) sowie Hepatitis B, C und D (definiert in der IVD-Richtlinie, Anhang II, Liste A; Gemeinsame Technische Spezifikationen für In-Vitro-Diagnostika, GTS 2002) werden mit hoher Zuverlässigkeit durchgeführt, was sich in Erfolgsquoten von 95 bis 100 % richtigen Ergebnissen zeigte. Ähnlich gute Erfolgsquoten wurden bei den Untersuchungen erzielt, die für die Schwangerschaftsdiagnostik wichtig sind, wie Anti-Röteln- und Anti-Zytomegalie-Teste.

Diese Ringversuche sind ein Instrument zur Hilfe und Selbsthilfe für die teilnehmenden Laboratorien. Sollten Laboratorien Probleme bei den Ringversuchen haben, stehen ihnen zusätzlich zu direkter Beratung durch die Ringversuchsleiter auch Restproben aus zurückliegen-

Tabelle 9.**13** Virologische INSTAND-Ringversuchsprogramme im Jahr 2009.

Virusimmunologie			
	pro Jahr		pro Jahr
HIV-1/2	4×	Zytomegalievirus	4×
HIV-1 p24-Ag	4×	Epstein-Barr-Virus	2×
Hepatitis-A-Virus	4×	Varizella-Zoster-Virus	2×
Hepatitis-B-Virus Prog. I	4×	Herpes-simplex-Viren	2×
Hepatitis-B-Virus Prog. II	4×	Masernvirus	2×
Hepatitis-C-Virus	4×	Mumpsvirus	2×
Hepatitis-D-Virus	2×	Respiratory-Syncytial-Virus (Ag und Genom)	2×
Hepatitis-E-Virus	2×	FSME-Virus	2×
Rötelnvirus	2×	Hantaviren	2×
Parvovirus B19	2×	Influenza A/B Ag (inkl. aviäre Influenza A/H5N1 und Neue Influenza A/H1N1[1]	2×
Virusgenom-Nachweis			
	pro Jahr		pro Jahr
HIV-1 (RNA)	4×	Herpes-simplex-Virus Typ 1 und 2	2×
Hepatitis-B-Virus	4×	Epstein-Barr-Virus	2×
Hepatitis-C-Virus	4×	Parvovirus B19	4×
Hepatitis-C-Virus/Genotypisierung[2]	1×	Adenoviren	2×
Hepatitis-A-Virus	4×	Enteroviren	2×
Zytomegalievirus	4×	Enteroviren (Anzüchtung + Typisierung)	[3]
Varizella-Zoster-Virus	2×	Humane Papilloma-Viren	2×
		Influenza A/B (inkl. aviäre Influenza A/H5N1 und Neue Influenza A/H1N1[1]	2×
Anzahl getesteter Proben (1988–2009): > 939 000 (Stand: Juni 2009)			

[1] ab März 2006 erstmals inkl. Nachweis von Influenza A/H5N1, in Kooperation mit Dr. B. Schweiger, Robert Koch-Institut, und PD Dr. Timm Harder, Friedrich-Loeffler-Institut des Bundesforschungsinstitutes für Tiergesundheit, Greifswald – Insel Riems; ab Sommer 2009 erstmals inkl. Nachweis von Neuem Influenza A/H1N1, in Kooperation mit Dr. B. Schweiger, Robert Koch-Institut

[2] in Kooperation mit Prof. Dr. M. Roggendorf und Prof. Dr. S. Ross, Nationales Referenzzentrum für Hepatitis C, Universität Essen

[3] in Kooperation mit Prof. Dr. E. Schreier und Dr. S. Diedrich, Nationales Referenzzentrum für Poliomyelitis und Enteroviren, Robert Koch-Institut (ab 2006: alle 2 Jahre)

den Ringversuchen zur Verfügung, um in einem Trainingsprogramm zu einer Problemlösung zu kommen. Die Restproben sind durch eine Vielzahl von Laboratorien mit Testen verschiedener Testprinzipien und Hersteller hervorragend charakterisiert. Mit diesen Restproben wird dadurch eine Verknüpfung der externen mit der internen Qualitätskontrolle auf der Trainingsebene erreicht (Abb. 9.**8**).

Sollten bei den Ringversuchen testimmanente Probleme mit einem bestimmten Testformat eines Herstellers auftreten, werden dem Hersteller in gleicher Weise Restproben zurückliegender Ringversuche zur Problemlösung zur Verfügung gestellt. Dieses Vorgehen der Post-Marketing-Überwachung hat den Vorteil, dass der Hersteller zeitnah unter Einbeziehung der Repräsentanten der wissenschaftlichen Fachgesellschaften, nationalen und internationalen Referenzinstituten und Behörden inklusive Robert Koch-Institut und Paul-Ehrlich-Institut und unter Berücksichtigung wissenschaftlicher Daten ggf. Korrekturmaßnahmen durchführen kann. Dies ist von besonderer Bedeutung bei etwaigen Problemen virologischer Teste der höchsten Risikokategorie, wie Teste zum Nachweis, zur Bestätigung und zur quantitativen Bestimmung von Markern von HIV-Infektionen (HIV-1 und -2), HTLV-I und

-II sowie Hepatitis B, C und D in Proben menschlichen Ursprungs (IVD-Richtlinie, Anhang II, Liste A; Gemeinsame Technische Spezifikationen für In-Vitro-Diagnostika, GTS 2002) sowie virusdiagnostische Teste zum Nachweis von Infektionen mit Rötelnvirus und Zytomegalievirus beim Menschen (IVD-Richtlinie, Anhang II, Liste B).

Die nationalen Ringversuche haben sich mehrmals als wichtiges Instrument bewährt, mit dem die Leistungsfähigkeit von Testsystemen für „Emerging Diseases" unter zeitlich synchronisierten Feldbedingungen überprüft wurde, was weder durch die Zulassungsprozeduren staatlicher oder nicht staatlicher Stellen noch durch die Anwendung der internen Qualitätskontrolle in den Laboratorien möglich ist (Tab. 9.**13**). Beispiele dafür sind die Einführung von Ringversuchen für den Nachweis von

- BSE-Prionen in Rinderhirn,
- aviärer Influenza A/H5N1 und Neuer Influenza A/H1N1 (Swine-origin Influenza A/H1N1) und
- Antikörpern gegen Hantaviren.

Auf Initiative des Präsidiums der DVV wurde im Jahr 2001 in Kooperation mit dem Friedrich-Loeffler-Institut/ Nationales Referenzlabor für BSE (Prof. M. H. Groschup) ein Programm zur externen Qualitätskontrolle etabliert, das vom Bundesministerium für Gesundheit und später vom Bundesministerium für Bildung und Forschung bis 2006 gefördert wurde. In Kooperation mit dem Robert Koch-Institut, Nationales Referenzzentrum für Influenza (Dr. B. Schweiger), und dem Friedrich-Loeffler-Institut, Nationales Referenzlabor für Aviäre Influenza (Dr. T. C. Harder), wurde jeweils zeitnah bei Auftreten von menschlichen Influenza-A-Virusinfektionen durch H5N1- bzw. H1N1- und H3N2-Viren abgestimmte Ringversuche eingeführt. Für die zunehmend häufiger auftretenden Fälle von hämorrhagischem Fieber mit renalem Syndrom (HFRS) durch Hantaviren wurden in Zusammenarbeit mit der Charité Berlin – Campus Mitte, Institut für Virologie/Nationales Konsiliarlaboratorium für Hantaviren (Prof. D. H. Krüger und Dr. J. Hofmann) Ringversuche für den Nachweis von IgG- und IgM-Antikörpern gegen die verschiedenen Hantavirus-Serotypen im Frühjahr 2009 etabliert.

9.8.3 Externe Qualitätskontrolle zur Verbesserung und Standardisierung der Virusdiagnostik

Verbesserung der Virusdiagnostik

Die Ergebnisse der nationalen Ringversuche werden in Berichten hinsichtlich Testhersteller und Testformat differenziert dargestellt. Durch diese Auswertung ist es möglich, leistungsfähige von weniger leistungsfähigen Testen zu unterscheiden. Am Beispiel der serologischen Diagnostik von Frühsommermeningoenzephalitis (FSME) konnte gezeigt werden, dass die Ringversuche der **Qualitätsverbesserung** der Virusdiagnostik dienen. Für den Zeitraum 2000 bis 2005 zeigte sich, dass die Ringversuchsteilnehmer vereinzelt die Komplementbindungsreaktion (KBR) zur Bestimmung „frischer" und „alter" FSME-Virusinfektionen anwendeten. Die Betrachtung der Erfolgsquoten (richtige Analysen pro Gesamtzahl der Analysen) im zeitlichen Verlauf ergab, dass die FSME-KBR im Vergleich zu den Ligandentesten zum Nachweis von Anti-FSME-IgG (ELISA und IFT) eine wesentlich geringere Sensitivität aufweist, was sich wiederholt durch niedrige Erfolgsquoten in den Ringversuchsergebnissen dokumentiert (Tab. 9.**14**). Während die Erfolgsquoten für ELISA und IFT durchweg zwischen 92 und 100% richtige Ergebnisse lagen, waren die Erfolgsquoten für die KBR über mehrere Jahre meist deutlich unter 40%.

Die Gemeinsame Diagnostikkommission von DVV und GfV ist zu dem Schluss gekommen, dass die KBR zum Nachweis von Antikörpern gegen FSME-Virus nur noch mit Einschränkung als Screening-Methode in der Routinediagnostik zu empfehlen ist. Diese einschränkende Empfehlung schließt weiterhin die KBR zum Nachweis von Antikörpern gegen Masern-, Mumps-, Rötelnvirus sowie Polio-, Coxsackie-, Echo- und andere Enteroviren mit ein. Das Sektorkomitee „Medizinische Laboratorien" der Zentralstelle der Länder für Gesundheitsschutz bei Arzneimitteln und Medizinprodukten (ZLG) verabschiedete im April 2006 entsprechend der Entscheidung der Gemeinsamen Diagnostikkommission der DVV und GfV (März 2006), dass die KBR zum Nachweis der Antikörper gegen die zuvor genannten Viren bei der Laborakkreditierung nicht mehr anerkannt werden soll (s. www.zlg.de). Zur Begründung heißt es, dass andere zuverlässige und sensitivere Methoden (vor allem auf ELISA-Basis) zur Verfügung stehen, die falsch negative Ergebnisse vermeiden.

Standardisierung der Virusdiagnostik

Zur Standardisierung der Virusdiagnostik über Ringversuche haben sich zwei Wege als erfolgreich erwiesen:

- Verwendung von bekannten Referenzmaterialien während des Ringversuchs und
- Einsatz von identischen Ringversuchsproben in aufeinander folgenden Ringversuchen.

Beim ersten serologischen INSTAND-Ringversuch für den Nachweis von Antikörpern gegen HIV-1 im November 1988 wurde den Ringversuchsteilnehmern zusätzlich zu zwei unbekannten Serumproben eine aufgedeckte Probe mit bekannter Positivität für Anti-HIV-1 zur Verfügung gestellt. Die Ringversuchsteilnehmer erhielten ein „WHO working reference human serum, Lot 86, Anti-HIV-1 positive" (Garrett et al. 1988) zusammen mit einer Evaluationskarte für Westernblots zur Bestätigung von Anti-HIV-1. Dabei zeigte die Evaluationskarte eine Verdünnungsreihe des „WHO

Tabelle 9.**14** FSME-Serologie im Ringversuch – Vergleich der Erfolgsquoten für Anti-FSME-IgG (ELISA und IFT) und FSME-KBR.

RV-Termin	RV-Probe	FSME-Infektions-status	Nachweis von Anti-FSME-IgG alle Methoden ohne KBR (ELISA und IFT) Erfolgsquote in % („richtige" Analysen/Gesamtzahl der Analysen)	Nachweis von Anti-FSME KBR Erfolgsquote in % („richtige" Analysen/Gesamtzahl der Analysen)
Apr 2000	1317	frische Inf.	100 % (142/142)	66,7 % (14/21)
Nov 2000	1320	frische Inf.	99,2 % (123/124)	58,8 % (10/17)
Apr 2001	1322	alte Inf.	98,7 % (151/153)	25,0 % (4/16)
Nov 2001	1323	alte Inf.	99,2 % (128/129)	40,0 % (6/15)
Nov 2001	1324	frische Inf.	92,2 % (119/129)	20,0 % (3/15)
Apr 2002	1326	alte Inf.	99,4 % (160/161)	38,5 % (5/13)
Nov 2002	73002	alte Inf.	99,2 % (128/129)	33,3 % (4/12)
Apr 2003	73003	alte Inf.	96,8 % (151/156)	20,0 % (2/10)
Apr 2003	73004	alte Inf.	96,8 % (150/155)	20,0 % (2/10)
Nov 2003	73006	alte Inf.	97,0 % (130/134)	12,5 % (1/8)
Apr 2004	73007	frische Inf.	99,4 % (154/155)	83,3 % (10/12)
Nov 2004	73009	alte Inf.	98,7 % (149/151)	25,0 % (1/4)
Apr 2005	73011	alte Inf.	99,4 % (154/155)	0,0 % (0/4)
Apr 2005	73012	alte Inf.	96,8 % (150/155)	0,0 % (0/4)
Nov 2005	73014	alte Inf.	97,4 % (150/154)	33,3 % (2/6)

working reference human serum", um die Sensitivität des HIV-1-Westernblots einschätzen zu können.

Zum Training der Westernblot-Methode organisierte die DVV zusammen mit der Weltgesundheitsorganisation im Juni 1986 einen WHO Training Course on „Diagnosis of LAV/HTLV III-Infections" in Berlin. Im Jahr 1987 veröffentlichte die DVV dann eine Empfehlung zur Interpretation von HIV-1-Immunoblots (Koch et al. 1987), die im Jahr 1992 noch einmal überarbeitet wurde und – basierend auf dem Muster der nachgewiesenen Reaktionsbanden – die minimale Voraussetzung zur Interpretation eines Westernblots als „Anti-HIV-1-positiv" definierte (Habermehl et al. 1992).

Diese Empfehlung diente als Grundlage für die mit der DVV abgestimmte DIN-Norm DIN 58969-41:1994–07 „Medizinische Mikrobiologie; Serodiagnostik von Infektionskrankheiten; Immunoblot (IB); Teil 41: Spezielle Anforderungen für den Nachweis von Antikörpern gegen Human-Immunschwäche-Virus HIV-1 oder HIV-2".

Der Stellenwert des indirekten Immunfluoreszenzassay (IFA) als kombinierte Screening- und Bestätigungsmethode war bereits in einem großen Ringversuch der deutschen Blutbanken deutlich geworden (Enzensberger et al. 1988). In diesem Ringversuch war neben Serumproben mit AntiHIV-1 auch eine Probe mit Anti-HIV-2 verteilt worden.

In diesem Zusammenhang ist zu erwähnen, dass die Standardisierung der Virusdiagnostik seit Jahrzehnten ein Schwerpunkt der Arbeit der DVV darstellt. Abgestimmt mit der DVV hat der DIN-Normenausschuss Medizin NAMED/AA E9 „Serologische und molekulare Diagnostik von Infektions- und Immunkrankheiten", der bis 2007 von L. Gürtler (München und Greifswald) geleitet wurde, in der DIN 58969-Reihe u. a. Normen zur Herstellung und Durchführung von Immunoblots zum Nachweis von Antikörpern bzw. PCRs zum Genomnachweis von HIV-1 und HIV-2 erstellt (DIN 58969-41:1994-07; DIN 58969-61:1997-04).

Stets ist der wissenschaftliche Ansatz die Grundlage für die Verbesserung und Standardisierung der virusdiagnostischen Tests. Ein Beispiel dafür ist der erstmalige Nachweis des neuen HIV-1-Subtyps O von Gürtler et al. (1994), der unmittelbaren Einfluss auf die Verbesserung der kommerziellen Anti-HIV-Suchteste durch die Erweiterung des Antigenspektrums hatte. Über die INSTAND-Ringversuche wurde nachgewiesen, dass die modifizierten kommerziellen Anti-HIV-Suchteste in den Routinelabors nach wie vor die in Zentraleuropa hauptsächlich vorkommenden Antikörper gegen die HIV-1-Subtypen der Gruppe M sowie

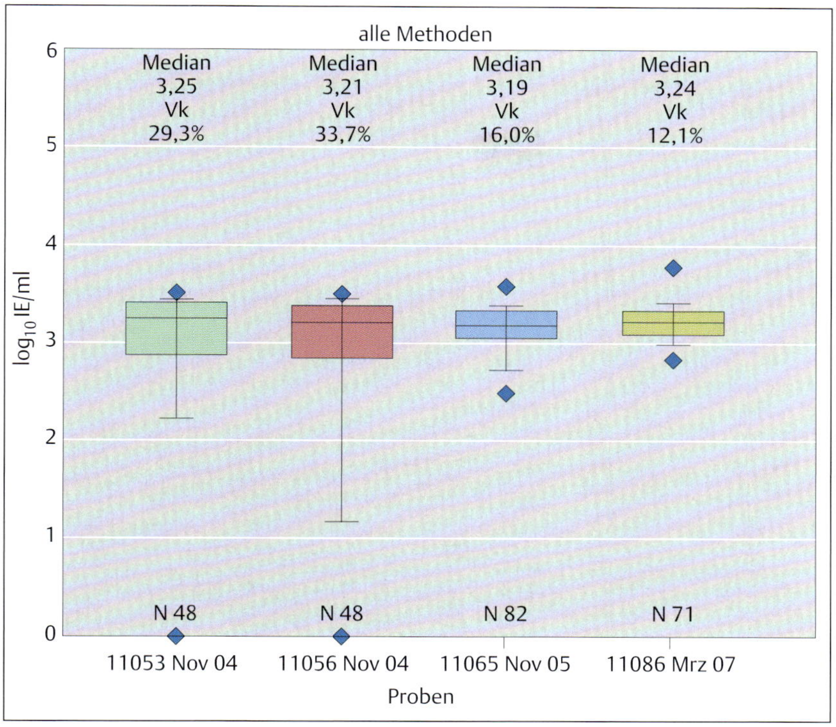

Abb. 9.**9** Virusgenom-Nachweis von Hepatitis-B-Virus im Ringversuch – Vergleich der Variationskoeffizienten (Vk) für identisches Probenmaterial. Die Bezeichnung der Proben beinhaltet jeweils die Proben-Nr. und den Ringversuchstermin im Zeitraum von November 2004 bis März 2007. Die Ergebnisse repräsentieren Resultate, die mit folgenden Testformaten erzielt wurden: Standard- und nested-PCR, Realtime-PCR, Multiplex-PCR und Branched-DNA.

HIV-2 hinsichtlich Sensitivität und Spezifität zuverlässig nachweisen.

Der Einsatz von identischen Ringversuchsproben in aufeinander folgenden Ringversuchen bewährte sich für die Standardisierung des Virusgenom-Nachweises von Hepatitis-B-Virus. Bei Ringversuchen im Zeitraum von November 2004 bis März 2007 wurden identische Ringversuchsproben, die in großer Menge hergestellt und durch Lyophilisierung stabilisiert wurden, zur Beurteilung der Leistungsfähigkeit von Laboratorien sowie von kommerziellen und eigenhergestellten Testen eingesetzt. Mit diesen Proben wurde überprüft, wie sich die Schwankungsbreite der quantitativen Ergebnisse in den verschiedenen Laboratorien in diesem Zeitraum veränderte (Abb. 9.**9**). Die entsprechenden Restproben wurden weiterhin von einer Vielzahl von Ringversuchsteilnehmern für Trainingszwecke im eigenen Labor verwendet.

Für den quantitativen Virusgenom-Nachweis von Hepatitis-B-Virus in Plasma wurde gezeigt, dass sich die Variationskoeffizienten der Ergebnisse der Ringversuchsteilnehmer im angegebenen Zeitraum wesentlich verringert haben (quantitative Angaben in IE pro ml). Während im November 2004 die Variationskoeffizienten von jeweils 48 Analysen mit zwei identischen Proben noch zwischen 29,3 % und 33,7 % schwankten, verringerte sich der Variationskoeffizient für dasselbe Probenmaterial im November 2005 bei 82 Analysen auf 16,0 % und im März 2007 bei 71 Analysen auf 12,1 %. Dieses Ergebnis zeigt, dass identische Ringversuchsproben geeignet sind, die **Standardisierung** von Testmethoden voranzutreiben und messbar zu machen.

Literatur

AML und ZLG. Medizinisches Labor – Qualitätsmanagement und Akkreditierung. Stuttgart: Wissenschaftliche Verlagsgesellschaft; 2004

Bachmann P, Beyer J, Brust S et al. Multicentre Study for Diagnostic Evaluation of an Assay for Simultaneous Detection of Antibodies to HIV-1, HIV-2 and HIV-1 Subtype 0 (HIV-0). Infection 1995; 23(5): 322–333, Addendum

DIN. DIN 58969-41: 1994–07. Medizinische Mikrobiologie; Serodiagnostik von Infektionskrankheiten; Immunoblot (IB); Teil 41: Spezielle Anforderungen für den Nachweis von Antikörpern gegen Human-Immunschwäche-Virus HIV-1 oder HIV-2. Beuth Verlag, Berlin.

DIN. DIN 58969-61: 1997–04: Medizinische Mikrobiologie; Serodiagnostik von Infektionskrankheiten; Teil 61: Polymerase-Kettenreaktion (PCR); Spezielle Anforderungen für den Nachweis von Nukleinsäuresequenzen der Human-Immunschwäche-Viren HIV-1 oder HIV-2. Beuth Verlag, Berlin.

DIN. DIN EN 14136: 2004–05. Verwendung externer Qualitätssicherungsprogramme bei der Bewertung der Durchführung von Untersuchungsverfahren in der In-vitro-Diagnostik. Berlin: Beuth Verlag

DIN. DIN EN ISO 15189: 2007–08. Medizinische Laboratorien – Besondere Anforderungen an die Qualität und Kompetenz. Berlin: Beuth Verlag

Doerr HW, Caspari GC, Gerlich WH. Viruskrankheiten. In: Thomas L, Hrsg. Labor und Diagnose. 7. Aufl. Frankfurt/Main: TH-Books; 2008: 1659–1720

Doerr HW, Geiger S. Optimierung der quantitativen Antikörpermessung mit dem ELISA unter Berücksichtigung der klinischen Plausibilität. Lab Med 1988; 12: 142–146

Doerr HW. Prinzipien der virologischen Laboratoriumsdiagnostik. In: Porstmann T, Hrsg. Virusdiagnostik. Berlin: Blackwell; 1996: 1–30

Doerr HW. Virusdiagnostik. In: Hofmann F. Handbuch der Infektionskrankheiten. Landsberg/Lech: ecomed Medizin, Verlagsgruppe Hüthig Jehle Rehm GmbH; ständig aktualisierte Loseblattsammlung: III-6, 2008: 1–21

Enzensberger R, Hühn S, Kauk U et al. Sensitivity and Specificity of HIV Antibody Tests: Evaluation of a Proficiency Test Performed by German Laboratories. AIFO 1988; 11: 622–628

Garrett AJ, Seagroatt V, Supran EM et al. Measurement of antibodies to human immunodeficiency virus: an international collaborative study to evaluate WHO reference sera. Bull WHO 1988; 66(2): 197–202

GTS. Gemeinsame Technische Spezifikationen für In-Vitro-Diagnostika, Amtsblatt Nr. L 131 vom 7. Mai 2002: 17–34

Gürtler, L. G., P. H. Hauser, J. Eberle, A. von Brunn, S. Knapp, L. Zekeng, J. M. Tsague and L. Kaptue. 1994. A New Subtype of Human Immunodeficiency Virus Type 1 (MVP-5180) from Cameroon. J Virol 68(3): 1581–1585

Haas R, Doerr HW, Petersen EE et al. Über die Vergleichbarkeit virusserologischer Befunde. Bundesgesundheitsblatt 1977; 20: 289–294

Habermehl K-O, Maass G, Braun R et al. Interpretation der Immunoblots zum Nachweis von Antikörpern gegen HIV-1 und HIV-2. Mitteilung der Deutschen Vereinigung zur Bekämpfung der Viruskrankheiten (DVV). Klin Lab 1992; 38: 71–72

IVD-Richtlinie. Richtlinie 98/79/EG des Europäischen Parlaments und des Rates vom 27. Oktober 1998 über In-vitro-Diagnostika, Amtsblatt Nr. L 331 vom 7. Dezember 1998: 1; zuletzt geändert durch Verordnung (EG) Nr. 1882/2003, Amtsblatt Nr. L 284 vom 31. Oktober 2003: 1–44

Koch MA, Deinhardt F, Habermehl K-O. Untersuchungen auf HIV-Antikörper – Suchtest allein genügt nicht. Dtsch Ärzteblatt 1987; 22: 1574–1578

Merten UP. Antikörperbestimmungen gegen Rötelnantigen. Externe Qualitätssicherung: Ergebnisse der INSTAND-Ringversuche 1979–1985. Lab Med 1987; 11: 31–39

Mertens Th, Haller O, Klenk H-D, Hrsg. Diagnostik und Therapie von Viruskrankheiten. Leitlinien der Gesellschaft für Virologie. 2. Aufl. München/Jena: Elsevier; 2004

MPG. Gesetz über Medizinprodukte (Medizinproduktegesetz – MPG) vom 2. August 1994 in der Neufassung vom 7. August 2002 (BGBI I: 3147–3164), zuletzt geändert durch Artikel 1 des Gesetzes zur Änderung medizinprodukterechtlicher und anderer Vorschriften. vom 14. Juni 2007 (BGBl. I: 1066)

Preiser W, Rabenau H, Doerr HW. Viren – Viruskrankheiten. Steinen: Zett; 2002

Rabenau HF, Kessler KK, Kortenbusch M et al. Verification and validation of diagnostic laboratory tests in clinical virology. J Clin Virol 2007; 40: 93–98

RiLiBÄK. Richtlinie der Bundesärztekammer (RiLiBÄK) zur Qualitätssicherung laboratoriumsmedizinischer Untersuchungen (Teil A und B1). Dtsch Ärzteblatt 2008; 105(7): A 341–355

Schörner C. Qualitätsmanagement im medizinisch-mikrobiologischen Labor In: Neumeister B, Geiss HK, Braun RW, Kimmig P, eds. Mikrobiologische Diagnostik. Stuttgart, New York: Georg Thieme Verlag; 2009: 47–61

Schweiger B, Pauli G, Zeichhardt H et al. A multicentre quality assessment study to monitor the performance of HIV-1 PCR. J Virol Methods 1997; 67: 45–55

Thomssen R, Gerlich W, Uy A et al. Auswertung vom INSTAND-Ringversuch Hepatitis B-Gruppe. Düsseldorf: INSTAND; 1984: 461–463

Zeichhardt H, Grunert H-P, Habermehl K-O. Quality control in virological diagnostics: Elimination of problems in virus genome detection and immunological methods. In: Proceedings of the XX World Congress of Pathology and Laboratory medicine, Sao Paulo, Brazil, 17–21 September 1999. Bologna, Italy: Monduzzi Editore; 1999: 3–11

Zeichhardt H, Sawitzky D, Stöffler-Meilicke M et al. Experience with the External Quality Assessment Scheme in Virology in Germany since 1988 – Detection of test problems. Med Microbiol Letters 1994; 3: 263–271

10 Wege zur Entdeckung neuer Viren

C. Drosten

Die Charakterisierung neuer Viren und die Suche nach viralen Krankheitsursachen stellt ein Kerngebiet der medizinischen Virologie dar. Durch die Charakterisierung neuer viraler Erreger für beschriebene Krankheitsbilder ergeben sich neue Möglichkeiten in der Diagnostik und Therapie von Erkrankungen, sowie Wege zu ihrer Prävention. Im Zeitalter von Klimawandel, Bevölkerungswachstum, Verstädterung und Globalisierung kommt der Charakterisierung neuer Viren eine immer größere Bedeutung zu. Ereignisse wie die SARS-Epidemie im Jahr 2002/2003 zeigen nachdrücklich, wie vulnerabel die Menschheit gegen neue oder neu auftretende Viren ist. In diesem Zusammenhang ergibt sich eine wichtige Verbindung der medizinischen Virusökologie mit der Zoonosenforschung. Aber auch für lange bekannte Krankheitsbilder, deren Ätiologie bislang als idiopathisch eingestuft wurde, wurden in der Vergangenheit neue Viren als Erreger identifiziert.

10.1 Historisches

Bereits die Beschreibung der Ursache der Tabakmosaikkrankheit durch Mayer, Iwanowski und Beijerinck, die gemeinhin als Startpunkt der Virologie angesehen wird, ist vom Ansatz her die Charakterisierung eines neuen Virus (s.a. Kap. 1). Der auf Beijerinck zurückgehende Virusbegriff als kontagiöse lebendige Flüssigkeit, sowie die Definition eines Virus als filtrierbares Agens und damit als eine Entität von subbakterieller Partikelgröße sind erste Beispiele dafür, wie im Zuge der Aufklärung von Krankheitsursachen bereits physikalische Eigenschaften von Viren beschrieben wurden. Im engen Zusammenhang mit dem Verständnis des Virus als übertragbare Entität steht auch die Beschreibung des Übertragungswegs selbst. Ein frühes historisches Beispiel etwa ist die Entdeckung der Übertragung des Gelbfiebervirus über Moskitos durch Carlos Finlay, Jesse Lazear und Walter Reed. Bevor es möglich war, Viruspartikel oder Virusgenome durch spezifische Analytik sichtbar zu machen, fand dementsprechend die Charakterisierung neuer Viren immer aus dem Blickwinkel der Krankheitsätiologie statt. Heute machen es moderne Methoden der Molekularbiologie möglich, diesen Ansatz vollkommen herumzudrehen und primär nach Viren zu suchen. Erst sekundär wird heute nach ätiologischen Verbindungen neu entdeckter Viren mit Krankheiten gesucht.

Entsprechend den am Ende des 19. Jahrhunderts vorherrschenden Vorstellungen der Koch'schen Postulate, wonach ein Krankheitserreger kultivierbar sein und im Versuchstier Krankheitssymptome hervorrufen musste, wurden in der Anfangszeit der Entdeckung neuer Viren regelmäßig gesunde Tiere oder gesunde Pflanzen mit ultrafiltrierten Flüssigkeiten aus kranken Tieren oder kranken Pflanzen infiziert. Konnte hierdurch die Krankheit hervorgerufen werden, und war es möglich, einen Verdünnungseffekt durch erneute Infektion eines Tieres oder einer Pflanze zu kompensieren, wurde vom Vorliegen eines Virus ausgegangen und eine syndromorientierte Beschreibung durchgeführt. In den ersten Jahrzehnten des 20. Jahrhunderts zeigten sich bereits Bemühungen, die aufwendigen Versuche mit lebenden Tieren zu reduzieren. Hierbei ist als Alternativtechnik insbesondere die Verwendung des bebrüteten embryonierten Hühnereis zu nennen. Dies ermöglichte die Isolierung von Viren im größeren Maßstab und eröffnete erstmals auch die Möglichkeit, in nennenswerter Größe Parallelexperimente durchzuführen. Einen großen Durchbruch in der Vorstellung von Viren lieferte in den 1930er Jahren der Einsatz des Elektronenmikroskops durch den deutschen Arzt Helmut Ruska. Es wurde klar, dass Viren partikulärer Natur sind und in unterschiedlichster Morphologie existieren.

Es dauerte allerdings noch geraume Zeit, bis der Nutzen der Elektronenmikroskopie in der Virologie anerkannt wurde. Erst die ebenfalls in den 1930er Jahren an mehreren Orten entwickelte Zellkultur erbrachte die Möglichkeit, aus Körperflüssigkeiten erkrankter Personen Virus zunächst zu vermehren und dann qualitativ hochwertige Bilder im Elektronenmikroskop zu erhalten. Die neuen Möglichkeiten der Monolayerzellkultur bestätigten auch die Vorstellung von der Partikelnatur der Viren. Sanford, Eagle und Enders hatten in den 1940er Jahren eine Methodik perfektioniert, mit der man Zellen als Einzelzellschicht kultivieren und passagieren konnte. Am Beispiel des Poliovirus wurde gezeigt, dass durch Endpunktverdünnung von infektiösen Flüssigkeiten Infektionsereignisse auf Zellkulturrasen in Form von Flecken (Plaques) entstanden. Die Virusflüssigkeit musste also infektiöse Einheiten (Partikel) enthalten.

Mit der Fortentwicklung des Konzepts der Immundiagnostik wurden Antikörpertests auch zur Suche von viralen Krankheitserregern eingesetzt. Ausgelöst wurde dies durch das im Jahr 1968 zufällig beobachtete Auftreten des Australia-Antigens bei Patienten mit Serumhepatitis (= Hepatitis B). Ursprünglich 1963 von B.S. Blumberg (Nobelpreis 1976) bei der Suche nach genetischen Markern entdeckt, zeigte dieses Protein aus dem Serum eines australischen Aboriginees eine immunologische Reaktion mit Serumantikörpern von Patienten, die viele Bluttransfusionen erhalten hatten und (eventuell unbemerkt) eine Serumhepatitis überstanden hatten. 1970 gelang auf der Basis dieses Wissens die elektronenoptische Visualisierung von Hepatitis-B-Viren als Virionen. Nach dem Beschreiber D.S. Dane wurden diese Partikel zunächst Dane-Partikel genannt (s.a. Kap. 36). Die endgültige Charakterisierung dieser Partikel als Erreger der Hepatitis B gelang durch die Identifizierung der viralen DNA anhand der endogenen DNA-Polymerase-Reaktion.

Einen weiteren Meilenstein in der Geschichte der Entdeckung neuer Viren stellte die Charakterisierung des Hepatitis-C-Virus dar. Nachdem das Hepatitis-B-Virus in den frühen 1970er Jahren als Ursache von Posttransfusionshepatitiden erkannt worden war, stellte sich heraus, dass noch mindestens ein weiterer Hepatitiserreger existieren musste, der durch Blut übertragen wird. Jahrelange Versuche, diesen Erreger in der Elektronenmikroskopie darzustellen, in der Zellkultur anzuzüchten, oder nach dem Muster von HBV anhand seiner Antigene zu erkennen, scheiterten jedoch. Durch aufwendige Infektionsversuche an Schimpansen (kein anderes Labortier war für die typische Non-A-, Non-B-Hepatitis empfänglich), zeigte Mitte der 1980er Jahre D. Bradley, dass es sich beim Erreger um ein sehr kleines behülltes Virus, eventuell ein Toga- oder Flavivirus, handeln musste. Durch serielle Passage von infektiösem Serum von Non-A-, Non-B-Hepatitispatienten stellte er in Schimpansen einen Pool von infektiösem Plasma her, welcher einen sehr hohen Gehalt an Virus erwarten ließ. Mitte der 1980er Jahre nutzte die Arbeitsgruppe von Michael Houghton die Fortschritte der rekombinanten DNA-Technologie und suchte in diesem Pool nach dem HCV-Genom. Nach Extraktion der hypothetischen viralen Nukleinsäure und deren vorsorglicher reverser Transkription wurde durch „Shotgun"-Klonierung eine Lambda-Expressions-cDNA-Bibliothek der enthaltenen Nukleinsäure hergestellt, die in der Lage war, Peptidsequenzen des unbekannten Virus zu synthetisieren. Die resultierenden Bakterienklone wurden dann auf Antikörperbindung mit Seren von Menschen mit und ohne Non-A-, Non-B-Hepatitis getestet. Ein einziger Klon in der Expressionsbibliothek zeigte eine Reaktivität ausschließlich mit Seren von Non-A-, Non-B-Hepatitis-Patienten und nicht mit Seren von Gesunden. Hieraus konnte durch die mittlerweile gut entwickelte Technik der DNA-Sequenzierung ein erster Abschnitt des Hepatitis-C-Virusgenoms analysiert werden. Die Komplettierung des Genoms aus der klonierten Expressionsbibliothek war dann durch Hybridisierungstechniken relativ einfach. Das Hepatitis-C-Virus war damit das erste Virus, das primär auf der Basis seiner Genomsequenz identifiziert wurde (s. Kap. 39). Gleichzeitig war dieses Virus auch der erste Organismus, dessen Genom als Ganzes patentiert wurde – ein Vorgang, der bis heute kontrovers diskutiert wird, aber zum Regelfall geworden ist.

Ebenfalls in den 1980er Jahren wurde der Erreger von AIDS entdeckt. Die Charakterisierung des damals zunächst Lymphadenopathie-assoziiertes Virus genannten Erregers gelang im Institut Pasteur durch die klassische Kombination von Zellkultur und Elektronenmikroskopie sowie durch den Nachweis der viralen reversen Transkriptase in den Zellkulturen. Nach Vorliegen des neuen Virus in Zellkultur konnte dann in den National Institutes of Health ein Antikörpertest entwickelt werden, welcher im ELISA- und Westernblotformat den Nachweis von Anti-HIV-Antikörpern in Patienten mit AIDS und mit hohem Risiko für die spätere Entwicklung einer AIDS-Erkrankung ermöglichte (und nur dort). Françoise Barré-Sinoussi und Luc Montagnier erhielten für die Entdeckung von HIV im Jahre 2008 den Nobelpreis für Medizin.

Im selben Jahr wurde an den deutschen Virologen Harald zur Hausen der Nobelpreis für Medizin für die Entdeckung einer weiteren wichtigen viralen Krankheitsursache verliehen. Durch diffizile molekularbiologische Untersuchungen konnte er in den 1980er Jahren zeigen, dass der Gebärmutterhalskrebs, eine der bedeutendsten Krebserkrankungen des Menschen, durch bestimmte Typen der zu diesem Zeitpunkt schon bekannten humanen Papillomviren hervorgerufen wurde. Auf dieser Basis war die Entwicklung des ersten Impfstoffs möglich, der primär zur Vorbeugung von Krebserkrankungen eingesetzt wird (s. Kap. 58).

Tab. 10.**1** fasst die zeitliche Abfolge wichtiger Virusentdeckungen zusammen.

10.2 Methodik

Die erwähnten klassischen Methoden, wie Tierversuch, Zellkultur, Elektronenmikroskopie und serologische Untersuchung, haben bis heute ihre Bedeutung bei der Suche nach neuen Viren behalten. Jedoch haben viele Viren ein sehr enges Wirtsspektrum, sodass keine geeigneten Versuchstiere oder Zellkulturen verfügbar sind. Die Menge der Viren im Material von infizierten Patienten ist außerdem oftmals so gering, dass Elektronenmikroskopie oder Immunassays nicht empfindlich genug sind. Hier kann der Einsatz der Nukleinsäureanalytik den entscheidenden Durchbruch ermöglichen, wie im Falle von HCV oder den onkogenen Papillomviren gezeigt. Die rasante Entwicklung der Molekularbiologie hat darüber hinaus Methoden zur Verfügung gestellt, die über Sequenzanalyse eine nicht gekannte Informationstiefe über Genome von Wirt und Erreger ermöglichen.

10.2.1 Zufallsamplifikationsverfahren

Die Polymerasekettenreaktion (PCR) als gezielte diagnostische Labormethode der Virologie wird an anderer Stelle dieses Werkes behandelt (s. Kap. 9). Während in der diagnostischen PCR spezifische Amplifikationsprimer verwendet werden, um mit hoher Selektivität ein vermutetes Virus in einem Patienten zu amplifizieren, kann diese Methode

Tabelle 10.**1** Entdeckungsdaten exemplarischer Viren.

Jahr	Virus	Beschreiber	Methode
1892/1898	Tabakmosaikvirus	Ivanovsky, Beijerinck	Feldversuch
1898	Maul- und Klauenseuche-Virus	Löffler, Frosch	Tierversuch
1901	Gelbfiebervirus	Reed, Lazear, Sternberg	Menschenversuch, Moskitozucht
1901	Aviäres Influenzavirus	Lode, Gruber	Tierversuch
1908	Poliovirus	Landsteiner, Popper	Tierversuch
1911	Rous-Sarkom-Virus	Rous	Tierversuch
1911	Masernvirus	Goldberger, Anderson	Tierversuch
1924	Herpes-simplex-Virus	Grüter	Tierversuch
1930	Rifttalfieber-Virus	Daubney	Tierversuch
1930	Erstes Alphavirus (WEEV)	Meyer	Tierversuch
1931	Porcines Influenzavirus	Shope	Tierversuch
1933	Humanes Influenzavirus	Smith	Tierversuch + versehentliche Laborinfektion eines Menschen
1933	Lymphozytäres Choriomeningitis-virus	Armstrong	Tierversuch
1937	Erstes Coronavirus (IBV)	Beaudette	Tierversuch
1945	Mumpsvirus	Habel/Enders	Hühnerei-Infektion
1948	Coxsackievirus	Dalldorf	Tierversuch
1951	Hantaan-Virus	Lee	klinische Studie
1953	Adenovirus	Hilleman, Rowe	Zellkultur
1953	Varizella-Zoster-Virus	Weller	Zellkultur
1956	Chikungunyavirus	Ross	Tierversuch
1956	Parainfluenzavirus 1	Chanock	Ei/Zellkultur
1956/1957	Respiratorisches Synzytialvirus	Morris, Channock	Zellkultur
1956/1957	Rhinovirus	Pelon, Price	Zellkultur
1962	Herpes-simplex-Virus Typ 2	Schneweis	Serologie, Zellkultur
1962	Rötelnvirus	Parkman, Weller	Zellkultur
1963/1973	Hepatitis-B-Virus	Blumberg, Dane, Robinson	Immuntest, EM, DNA-Polymerase
1964	Epstein-Barr-Virus	Epstein, Barr	Zellkultur/EM
1967	Marburgvirus	Peters, Müller, Slenczka	Zellkultur/EM
1971	JC-Virus/BK-Virus	Padgett, Gardner	Zellkultur
1972	Norovirus	Kapikian	EM
1973	Rotavirus	Bishop	EM
1973	Hepatitis-A-Virus	Feinstone, Purcell	EM
1975	Astrovirus	Madeley	EM
1977/1980	Hepatitis-D-Virus	Rizzetto/Gerin	Immunfluoreszenz, Tierversuch

Fortsetzung Tabelle 10.1

Jahr	Virus	Beschreiber	Methode
1983	Humanes Immundefizienzvirus	Barre-Sinoussi, Montagnier	EM, reverse Transkriptase, Zellkultur
1983	Hepatitis-E-Virus	Balayan, Reyes	Selbstversuch, EM, RDA
1983/84	Humane Papillomviren 16/18	zur Hausen	DNA-Hybridisierung
1986	Humanes Herpesvirus 6	Salahuddin	Zellkultur
1989	Hepatitis-C-Virus	Houghton	Expressionsklonierung
1990	Humanes Herpesvirus 7	Frenkel	Zellkultur
1994	Humanes Herpesvirus 8	Chang	RDA
1994	Hendravirus	Murray	Zellkultur, EM
1999	Nipahvirus	Chua	Zellkultur, EM
2001	Humanes Metapneumovirus	van den Hoogen	Zellkultur, EM, Zufalls-PCR
2003	SARS-Coronavirus	Drosten und Doerr, Ksiazek, Peiris	Zellkultur, Zufalls-PCR
2004	Humanes Coronavirus NL63	van der Hoek, Fouchier	Zellkultur, Zufalls-PCR
2005	Humanes Coronavirus HKU1	Woo	Genus RT-PCR
2005	Humanes Bocavirus	Allander	Library Sequencing
2006	XMRV	Urisman, Fischer	Microarrays
2007	Humanes Polyomavirus WU	Gainor, Wang	Library Sequencing
2007	Humanes Polyomavirus KI	Allander	Library Sequencing
2008	Merkelzell-Polyomavirus	Feng	Transkriptomanalyse
2008/9	Humanes Cardiovirus	Jones, Drexler, Chiu	Zellkultur, Genus-PCR, Virus-Array

durch Herabsetzung der Amplifikationsstringenz auch dazu benutzt werden, weniger gezielt zu amplifizieren und damit auch unbekannte Erreger zu erfassen. Zur Erlangung einer verringerten Amplifikationsstringenz kommen im Wesentlichen zwei Ansätze in Frage: die Verwendung kurzer Amplifikationsoligonukleotide oder das Einfügen von so genannten Wobble-Positionen in Oligonukleotide, sowie auf der anderen Seite das Herabsetzen der physikalischen Amplifikationsstringenz etwa durch Verwendung von niedrigen Anlagerungstemperaturen. Diffizile Variationen dieser Verfahren, etwa durch das vorherige Durchführen von Restriktionsverdauen und Ligation von bekannten Adaptersequenzen, wurden in verschiedenen Varianten beschrieben, aber konnten in der Regel die Effizienz der Zufallsamplifikation nicht wesentlich steigern. Die Zufallsamplifikation stellt heute eine solide Universalmethode dar, die jedoch aufgrund ihrer geringen Sensitivität kaum zum direkten Nachweis neuer Viren in Probenmaterial führen kann. Da in der Regel etwa 1 Mio. Genomkopien pro Nachweisreaktion notwendig sind, um ein Zufallsamplifikationsprodukt zu erzeugen, ist die Anwendung der Zufalls-PCRs besonders dann erfolgreich, wenn vorher eine Anzucht des Erregers auf Zellkultur gelungen ist. Die Zellkultur dient hierbei nicht nur der numerischen Vermehrung der zu suchenden Viren, sondern stellt gleichzeitig auch eine Reinigung der Probe dar. In Gewebeproben oder Blutzellen von Patienten findet sich nämlich ein hoher Hintergrund an menschlicher Nukleinsäure, welcher bei Zufallsamplifikationsverfahren mit der Vervielfältigung von Virusnukleinsäure kompetiert. Günstiger sind die Verhältnisse bei der Suche in zellarmen Körperflüssigkeiten, z. B. Serum.

Eine Abreicherung des DNA-Hintergrundes kann neben der Zellkultur auch durch andere Ansätze erreicht werden. Insbesondere die physikalischen Eigenschaften der Viren, die sie vom zellulären Hintergrund unterscheiden, werden hierbei ausgenutzt. Virusnukleinsäuren sind partikelgebunden. Die Virushülle und das Viruskapsid können dabei die verpackte Nukleinsäure vor Nukleaseverdauen schützen. Inkubiert man also eine zu testende Patientenprobe zunächst mit einer Nuklease, wird ein großer Teil der menschlichen Nukleinsäure vor der Anwendung des

Zufallsverfahrens verdaut. Erst in einem zweiten Schritt öffnet man durch physikochemische Extraktionsverfahren die Virushülle und setzt damit die zu identifizierende virale Nukleinsäure frei. Physikalische Virusanreicherungsverfahren werden sowohl in Kombination mit Zufallsamplifikationsmethoden verwendet, als auch in Kombination mit allen anderen modernen Virussuchmethoden, die im Folgenden beschrieben sind. Beispielhaft für die erfolgreiche Anwendung einer Zufallsamplifikationsmethode in Verbindung mit der Zellkultur ist etwa die Beschreibung des Erregers von SARS (Drosten et al. 2003). Auch ein anderes Coronavirus, das menschliche Erkältungsvirus hCOV-NL63, wurde durch eine Kombination von Zellkultur und Zufallsamplifikation entdeckt (van der Hoek et al. 2004) (s. Kap. 46). Weitere Beispiele betreffen neue Picornaviren, z. B. bestimmte neue Typen des humanen Parechovirus (de Souza et al. 2008, Pyrc et al. 2008).

10.2.2 Subtraktive Amplifikation

Eine große Schwäche der oben beschriebenen Zufallsamplifikationsverfahren ist ihre weitgehende Unfähigkeit, einen Direktnachweis aus Patientenmaterial zu erlangen, ohne das gesuchte Virus in der Zellkultur zu amplifizieren. Viele Viren sind jedoch in der Zellkultur nicht kultivierbar. Anfang der 1990er Jahre entwickelte das russische Forscherehepaar Lisitsyn eine zunächst in der Humangenetik eingesetzte Methode zur subtraktiven Amplifikation zweier verschiedener Nukleinsäurelösungen, bei der nur der molekulare Unterschied der einen Lösung gegenüber der anderen am Ende als Amplifikationsprodukt erhalten wurde (Lisitsyn et al. 1993). Diese Methode wird als RDA, oder Representational Difference Analysis bezeichnet. Ausgangspunkt dieser Methodik ist die Verfügbarkeit zweier genetisch fast identischer Proben, beispielsweise Tumor und Peritumorgewebe, oder Gewebe, welches möglicherweise durch ein Virus befallen ist (auch hier etwa ein Tumor) und gesundes Gewebe von demselben Patienten. Aus diesem Erfordernis zeigt sich bereits, dass der Einsatzbereich der RDA besonders im Gebiet der Suche nach Viren im Gewebe liegt (im Gegensatz zur Suche in Körperflüssigkeiten). Der prominenteste durch RDA identifizierte Erreger ist das HHV-8-Virus, oder auch Kaposi-Sarkom-Herpesvirus (s. Kap. 65). Dieses Gammaherpesvirus findet sich in hoher Kopienzahl in Tumorarealen des Kaposi-Sarkoms. Die Probe aus der vermeintlich virusbefallenen Lösung wird in diesem Zusammenhang Tester genannt, die Probe für die Kontrolle des Hintergrunds Driver. Chang et al. verwendeten Tumor- und Peritumorgewebe als Tester bzw. Driver (Chang et al. 1994). Eine genauere Beschreibung des Verfahrens findet sich in Abb. 10.**1**. Aufgrund von thermodynamischen Gegebenheiten ist durch RDA die Identifizierung eines genetischen Unterschiedes keineswegs effizient und spezifisch. Vielmehr kommt es vielfach zu falschen Befunden, bei der eine Nukleinsäure, die in Wirklichkeit in beiden Lösungen vorliegt, als vermeintlich einzigartig identifiziert und amplifiziert wird. Trotzdem ist die RDA ein erster gelungener Ansatz in Richtung einer vollkommen zellkulturunabhängigen Methodik zur Suche nach neuen Viren.

10.2.3 Virale Oligonukleotidarrays

Im Feld der Genetik wurde zur Charakterisierung von chromosomalen genetischen Unterschieden die Microarray-Technik entwickelt. Die methodische Grundlage dieser Technologie basiert auf der Tatsache, dass Oligonukleotide auf Glasoberflächen gekoppelt werden können. Diese einzelsträngigen Oligonukleotide können nun mit Nukleinsäurelösungen hybridisiert werden. Wird die Nukleinsäure vorher durch einen Fluoreszenzfarbstoff markiert, kann ein Hybridisierungserfolg qualitativ und quantitativ erfasst werden (hierzu kommen Laserscanner/Laserfluorimeter zum Einsatz). Neben der Identifikation von mutationsbasierten Unterschieden im Chromosom kann die DNA-Microarray-Technologie auch zur Analyse von Regulationsunterschieden in der mRNA-Transkription eingesetzt werden. Hierzu wird ein quantitativer Vergleich der Hybridisierungsrate von einer Vielzahl an mRNA-Transkripten an Oligonukleotidsonden angestellt. Da die Abwesenheit bzw. das Vorhandensein von Messenger-RNAs in Proben sehr der Situation einer existierenden oder nicht existierenden Virusinfektion gleicht, wurden Ende der 1990er Jahre die ersten Microarrays hergestellt, welche statt mRNA-spezifischer Hybridisierungssonden virusspezifische Sonden trugen. In einer Pionierarbeit von David Wang und Joseph DeRisi von der Universität San Francisco wurde ein erster panviraler Microarray hergestellt (Wang et al. 2002). Dieser Microarray enthielt in redundanter Auslegung Hybridisierungssonden gegen jede bis zu diesem Zeitpunkt in der Genbank hinterlegte Virussequenz. Mithilfe dieser Technologie gelang die Charakterisierung verschiedener Viren ohne vorherige Zellkultur, z. B. die eines neuen humanen Rhinovirus (Rhinovirus C). Auch wenn keine abschließende Bewertung dieser noch sehr aktuellen Technologie möglich ist, so scheint es, dass auch hier eine effiziente Detektion von Viren vor allem dann möglich ist, wenn die Viren vorher durch eine Zellkultur angezüchtet worden sind. Eine weitere Stärke dieser Technologie scheint im Nachweis von integrierten DNA-Virusgenomen zu liegen. Kürzlich wurde mithilfe dieser Technologie ein neues humanes Retrovirus identifiziert (XMRV), welches möglicherweise mit der Inzidenz von Prostatakarzinomen assoziiert ist, wenn bei den Patienten ein Defekt der zellulären RNAse L vorliegt (Urisman et al. 2006). Die entsprechenden epidemiologischen Untersuchungen sind jedoch noch nicht abgeschlossen.

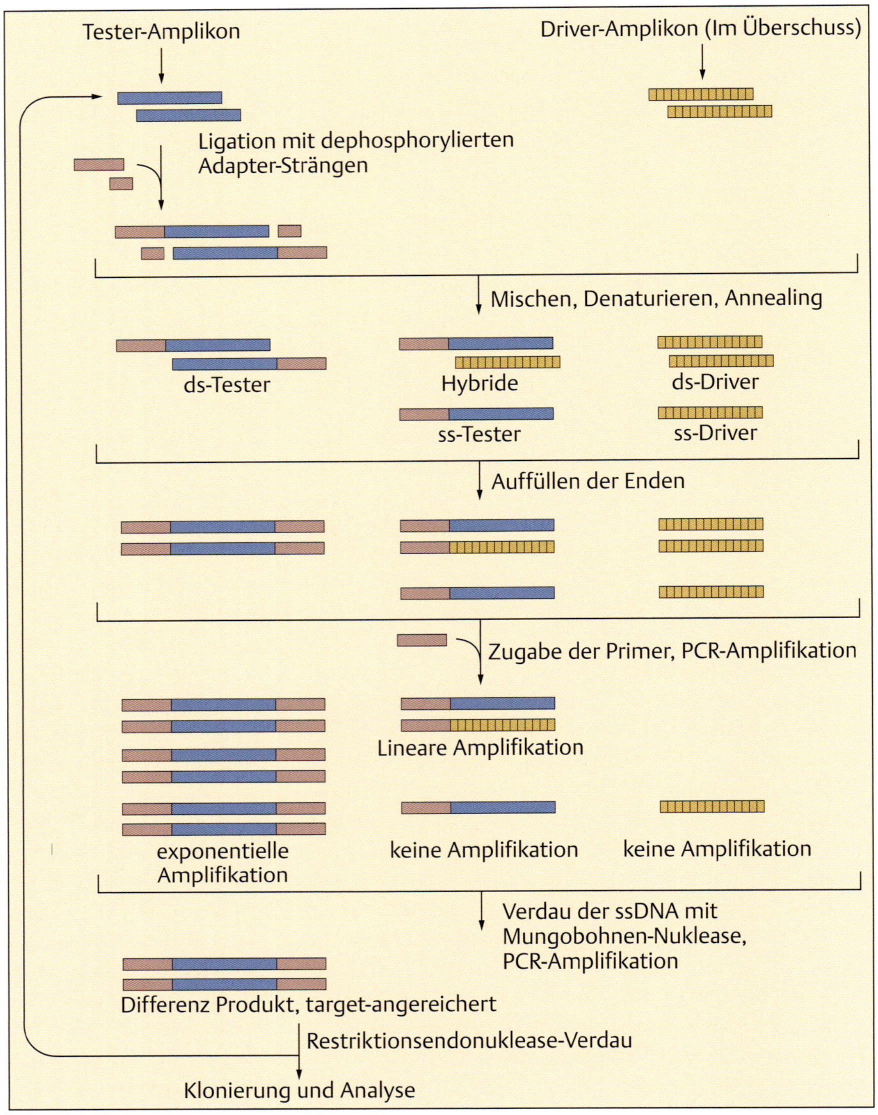

Abb. 10.**1** Zur Durchführung der RDA werden Tester- und Driver-Gewebeproben mit einem häufig schneidenden Restriktionsenzym geschnitten. Nach dem initialen Restriktionsverdau werden sowohl an die Tester- als auch an die Drivernukleinsäure bekannte Oligonukleotidadaptoren ligiert – die Ligationsschnittstelle entspricht der des zuvor verwendeten Enzyms. Nach der Ligation erfolgt eine Amplifikation per PCR mithilfe von Primern, die genau auf die zuvor anligierten Adapter passen. Hierbei erfolgt eine exponentielle Amplifikation von kleinen Fragmenten in der Größenordnung 500 bis 1500 Basenpaare aus beiden Lösungen. Die Gesamtheit dieser amplifizierten Nukleinsäurefragmente wird auch als genetische Repräsentanz bezeichnet (daher die Bezeichnung Representational Difference Analysis). In einem nächsten Analyseschritt werden durch Verdau mit denselben Restriktionsenzymen die Adaptoren wieder entfernt und physikalisch abgereinigt. Übrig bleiben Tester- und Driverlösung mit erneut offenen Restriktionsenden. Nur in der Testerlösung werden nun an die offenen Enden erneut Oligonukleotidadaptoren ligiert. Die Sequenz dieser Adaptoren ist nur an den Ligationsstellen identisch mit denen der vorher verwendeten, unterscheidet sich aber in der restlichen Sequenz. Es wird nun unligierte Driverlösung im stöchiometrischen Überschuss zur Testerlösung hinzugegeben. Nach einem Schmelz- und Hybridisierungsvorgang liegen in der Lösung DNA-Doppelstränge vor, die in fast allen Fällen entweder ein Hybrid aus Driver und Driver, oder ein Hybrid aus Testereinzelstrang und Drivereinzelstrang darstellen. Nur die genetische Differenz (also das zu suchende Virus), findet in der Driverlösung keinen im Überschuss vorhandenen Bindungspartner. Die Virusnukleinsäure aus der Testerlösung hybridisiert also mit sich selbst und liegt weiterhin als Doppelstrang mit beidseitigen Oligonukleotidadaptoren vor. In einer nachfolgenden Analysestufe wird wiederum eine PCR-Amplifikation durchgeführt. Hierbei kann eine exponentielle Amplifikation nur bei dem Virusfragment erfolgen, denn nur dieses hat an beiden Enden einen anligierten Oligonukleotidadapter, der durch die Primer in dieser Amplifikationsrunde gezielt wird. Bei den Hemihybriden und Vollhybriden aus der Driverlösung ist entweder keine oder nur eine lineare Amplifikation möglich, welche im Zuge der PCR-Zyklen nicht ins Gewicht fällt. Es wird also aus dem Hintergrund der Driverlösung die genetische Differenz herausamplifiziert. Aufgrund der limitierten Effizienz dieses theoretisch reizvollen Verfahrens muss die Reaktion in wiederholten Zyklen durchgeführt werden.

10.2.4 Library Sequencing

Der bereits für die Identifizierung des Hepatitis-C-Virus verfolgte Ansatz der Klonierung einer cDNA-Bibliothek wurde Ende der 1990er Jahre wieder aufgenommen. Durch die Gruppe von Tobias Allander am Karolinska-Institut wurde ein aufwendiges stufenweises Verfahren entwickelt, welches zunächst eine physikalische Viruspartikelanreicherung benutzt (Allander et al. 2001). Aus den angereicherten Nukleinsäuren wird eine cDNA-Bibliothek angelegt. Diese ist jedoch im Gegensatz zum Ansatz bei der Hepatitis-C-Virus-Charakterisierung keine Expressionsbibliothek, sondern begnügt sich mit dem reinen Hinterlegen von Zufalls-cDNA-Sequenzen. In einem weiteren Analyseschritt erfolgt dann das komplette Durchsequenzieren der cDNA-Bibliothek, d. h., Bakterienklone werden manuell oder automatisiert selektiert, kultiviert und die in den Klonen enthaltenen Bakterienplasmide durch eine Standard-Sanger-Sequenzierung analysiert. Hierbei werden Sequenzierprimer verwendet, die auf den flankierenden Vektorsequenzen liegen und deshalb für alle Klone gleich sind. In vielen Aspekten gleicht diese Technologie den Ansätzen, die in den 1990er Jahren zur effizienteren Sequenzierung des humanen Genoms verfolgt wurde (Shotgun Sequencing). Eine Analyse der sequenzierten Plasmidinserts über das Internet beinhaltet dann einen Vergleich mit der NCBI-Genbank, wobei in der Regel durch eine translatierte BLAST-Analyse (TBlastX) ein Abgleich in allen sechs möglichen Leserahmen erfolgt. Die große Masse der BLAST-Treffer entfällt hierbei natürlicherweise auf die in den Proben enthaltenen humanen Nukleinsäuresequenzen. Für die Identifizierung eines neuen Virus reicht jedoch auch eine geringere Treffereffizienz aus, etwa in der Größenordnung von 1 auf 1000 Klone. Ist erst einmal in einem Klon ein kleiner Abschnitt eines Erregergenoms identifiziert worden, wird durch klassische PCR-Techniken (Primer Walking) der Rest des Genoms ermittelt. Prominentestes Beispiel für ein Virus, welches mit dieser Methode identifiziert wurde, ist das humane Bocavirus (Allander et al. 2005). Dieses Parvovirus wurde in Kohorten von Kindern mit respiratorischen Erkrankungen gefunden, konnte aber in vielen weltweit durchgeführten Folgeuntersuchungen nicht überzeugend mit einer respiratorischen Pathogenese assoziiert werden. Auch hier kann kein abschließendes Urteil hinsichtlich der Pathogenität gefällt werden, die epidemiologischen Untersuchungen dauern noch an.

10.2.5 Massiv-Parallelsequenzierung

Eine neue Sequenziertechnik und Neuentwicklungen in der Nanotechnologie haben es ermöglicht, die Anlage und Analyse von cDNA-Bibliotheken zu automatisieren. Zur Herstellung dieser cDNA-Bibliothek ist durch den nanotechnologischen Einsatz erstmals nicht die Klonierung von Plasmiden in E. coli oder Hefe erforderlich, sondern es erfolgt eine reine In-vitro-Amplifikation von einzelnen Molekülen der zu hinterlegenden cDNA-Sequenzen. Die zweite Neuerung liegt bei der Art der Sequenzermittlung. Es wird hier keine klassische Sanger-Sequenzierung durchgeführt, sondern eine Pyrosequencing-Reaktion. Die Reaktionsschritte im Einzelnen sind in Abb. 10.**2** erläutert.

Durch den Einsatz der 454-Sequenziertechnologie ist innerhalb von wenigen Stunden die Produktion von Nukleinsäuresequenzen im Megabasenmaßstab möglich. Durch automatisierte Sequenzanalyse werden aus den entstandenen Leseläufen einzelne Sequenzen rekonstruiert. Die Einzelsequenzen werden automatisiert zu einem Genomic Contig zusammengebaut. Hierbei werden in den einzelnen Reaktionspositionen überlappende DNA-Sequenzen als Richtlinie für das Contig Assembly benutzt. Bei Anwendungen zur Virussuche erfolgt der Zusammenbau nur kleiner Contigs. Die entstandenen Contigs werden dann automatisch mit der Genbank verglichen, wobei nach einem rechenintensiven Verfahren am Ende diejenigen Sequenzen identifiziert werden können, die nicht mit dem in der Genbank hinterlegten humanen Genom identisch sind. Diese Sequenzen stellen dann Kandidatensequenzen für neue Krankheitserreger (unter anderem neue Viren) dar, die dann mit klassischen Methodiken (PCR, Expression von rekombinanten Proteinen und serologische Studien) weiter analysiert werden können.

Es sind weitere Varianten der Massiv-Parallelsequenzierung im Gebrauch, die sich im Wesentlichen durch die Auslegung der Hybridisierungs- und Sequenzanalysemethodik unterscheiden. Hierbei ist in einigen Ansätzen nicht die Verwendung von mikrosphärengekoppelter Amplifikationen erforderlich, sondern es wird direkt auf der Festphase hybridisiert und amplifiziert. Aufgrund der Neuheit dieser Verfahren ist noch keine Bewertung ihrer unterschiedlichen Eignung für die Virussuche möglich. Derzeit scheitert der breite Einsatz in der akademischen Forschung noch an den Kosten: Der Preis für einen Analyselauf liegt bei nahezu 20 000 € (Stand Mai 2009). Es ist jedoch in den kommenden Jahren mit einem rapiden Preisverfall zu rechnen. Die Verfügbarkeit von Massiv-Parallelsequenzierungsmethoden wird die Perspektive der Virologie auf die Virusökologie grundlegend verändern.

10.3 Perspektiven

Die neuen Methoden der Metagenomik eröffnen einen neuen Blickwinkel auf Mikrobiota. In der Humanmedizin bedeutet die neue Möglichkeit der Entdeckung einer breiten Virusökologie im Menschen eine große Herausforderung, nämlich die der Definition einer möglichen viralen Standort- oder Transientflora. In diesem Zusammenhang müssen jeweils neue Virusbefunde hinsichtlich ihrer pathogenetischen Relevanz bewertet werden. In der Vergangenheit

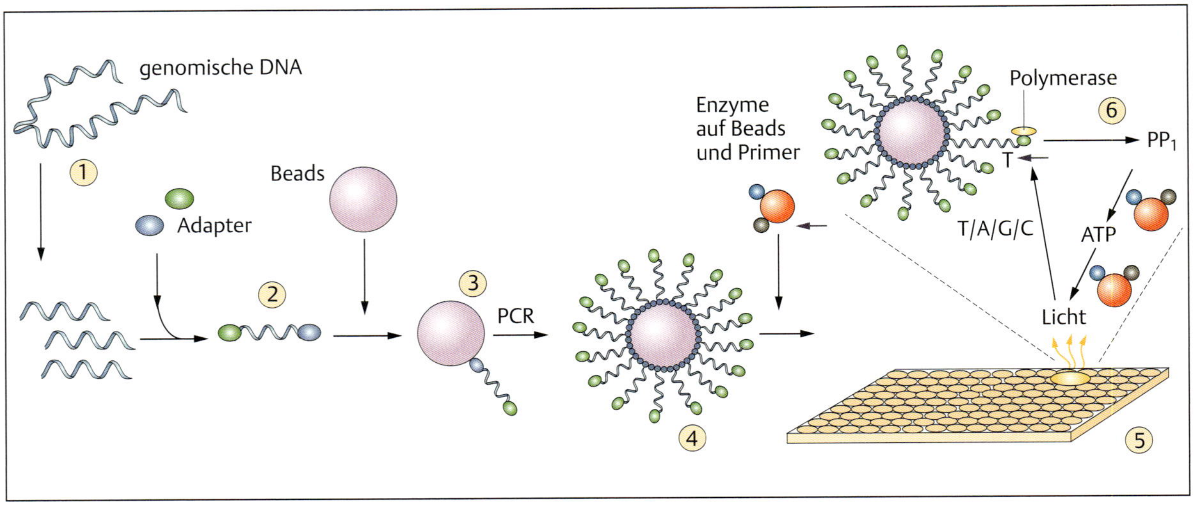

Abb. 10.**2** 454-Sequenzierung. Eine zu untersuchende Nukleinsäurelösung, die unter anderem auch gesuchte Virussequenzen erhalten kann, wird zunächst mit Adapterprimern ligiert. Es folgt eine Kopplung der entstandenen Amplifikationsfragmente an Oligonukleotide, welche auf Nanosphären (Beads) kovalent gebunden sind. Die Nanosphären werden in eine Wasser-in-Öl-Emulsion gebracht, sodass diese von einer Wasserhülle umgeben sind. Die Wasserhülle enthält alle Reaktionskomponenten für eine PCR. Durch Temperaturwechsel reichert sich um jede Nanosphäre ein hochkonzentriertes PCR-Produkt an. Da zu Beginn des Verfahrens mehr Nanosphären als Start-DNA-Fragmente eingesetzt wurden, ist statistisch in jeder Nanosphäre nur ein einziges Nukleinsäurefragment aus der Ausgangslösung amplifiziert worden. Es handelt sich beim Amplifikationsprodukt also um ein „klonales" PCR-Produkt, welches zusammen mit seinen Parallelreaktionen eine cDNA-Bibliothek bildet. In sehr kleinen Reaktionskavitäten, die im Mittel nur einer einzigen Nanosphäre Platz bieten, wird das immer noch partikelgebundene PCR-Amplifikationsprodukt nun mithilfe des Pyrosequencing-Verfahrens analysiert. Wie bei der Sanger-Sequenzierung basiert auch das Pyrosequencing auf einer Primerextension durch ein Enzym. Anders als bei der Sanger-Sequenzierung wird jedoch nicht der Einbau eines Terminator-Didesoxynukleotidtriphosphats durch anschließende Elekrophorese gemessen, sondern es wird das Freisetzen von Pyrophosphat als Ergebnis der Terminator-ddNTP-Einbaureaktion durch eine sekundäre Sulfurylase/Luciferase-Reaktion ausgelesen. PPi: Pyrophosphat; A/C/G/T: Nukleotide; ATP: Adenosin-Triphosphat

waren die meisten der Virusneuentdeckungen durch eine gerichtete Suche hinsichtlich eines Krankheitssyndroms getrieben. Zusätzlich waren die identifizierten Viren meist in Zellkultur angezüchtet worden. Auch wenn experimentelle Beweise ausstehen, liegt die Vermutung nahe, dass besonders die pathogenen Viren des Menschen eher auf menschlichen Zellkulturen anzuzüchten sind als die in unbekannter Zahl existierenden apathogenen Viren. Möglicherweise hat die Schwierigkeit der Viruskultur unseren Blickwinkel für die menschliche Virusökologie und -flora eingeschränkt. Neuere Studien zur Virussuche bringen zunehmend Befunde von Viren, deren Relevanz erst in großen klinischen Studien bestätigt werden muss. Hierbei reicht vielfach nicht die Suche nach der Assoziation mit einem bestimmten klinischen Syndrom aus, sondern es muss eine breite Palette menschlicher Erkrankungen hinsichtlich des neuen Virus untersucht werden. Der Nachweis von Viren etwa bei Patienten mit Enteritis oder respiratorischer Erkrankung ist also keineswegs ätiologisch bedeutend. Da der Respirations- und Gastrointestinaltrakt eine generelle Eintrittspforte von Viren darstellen, werden hier auch Viren nachgewiesen, während sie eine Primärinfektion setzten. Ihre organspezifische Pathogenese kann an vollkommen anderer Stelle liegen. Auch die Besiedlung des Menschen mit Mitgliedern einer hypothetischen viralen Normalflora kann über den Respirations- und Gastrointestinaltrakt erfolgen. Systematische und koordinierte klinische Studien werden in diesem Zusammenhang an Bedeutung gewinnen, während reine Neubefunde von Viren bereits jetzt nachhaltig an Sensationscharakter verlieren und zunächst in ihrer klinischen Relevanz immer erst einmal angezweifelt werden müssen. Eine ganz neue Perspektive wird sich in Zukunft aus der Frage nach der physiologischen Bedeutung apathogener Viren ergeben.

Literatur

Allander T, Emerson SU, Engle RE et al. A virus discovery method incorporating DNase treatment and its application to the identification of two bovine parvovirus species. Proc Natl Acad Sci U S A 2001; 98: 11609–11614

Allander T, Tammi MT, Eriksson M et al. Cloning of a human parvovirus by molecular screening of respiratory tract samples. Proc Natl Acad Sci U S A 2005; 102: 12891–12896

Chang Y, Cesarman E, Pessin MS et al. Identification of herpesvirus-like DNA sequences in AIDS-associated Kaposi's sarcoma. Science 1994; 266: 1865–1869

de Souza Luna LK, Baumgarte S, Grywna K et al. Identification of a contemporary human parechovirus type 1 by VIDISCA and characterisation of its full genome. Virol J 2008; 5: 26

Drosten C, Gunther S, Preiser W et al. Identification of a novel coronavirus in patients with severe acute respiratory syndrome. N Engl J Med 2003; 348: 1967–1976
Lisitsyn N, Lisitsyn N, Wigler M. Cloning the differences between two complex genomes. Science 1993; 259: 946–951
Pyrc K, Jebbink MF, Berkhout B et al. Detection of new viruses by VIDISCA. Virus discovery based on cDNA-amplified fragment length polymorphism. Methods Mol Biol 2008; 454: 73–89
Urisman A, Molinaro RJ, Fischer N et al. Identification of a novel Gammaretrovirus in prostate tumors of patients homozygous for R462Q RNASEL variant. PLoS Pathog 2006; 2:e25
van der Hoek L, Pyrc K, Jebbink MF et al. Identification of a new human coronavirus. Nat Med 2004; 10: 368–373
Wang D, Coscoy L, Zylberberg M et al. Microarray-based detection and genotyping of viral pathogens. Proc Natl Acad Sci U S A 2002; 99: 15687–15692

11 Schutzimpfungen gegen Virusinfektionen

W. Jilg

11.1 Impfstoffe: Definition, Wirkungsweise, Herstellung

Unter Impfung versteht man die Erzeugung von Immunität zur Verhütung von Infektionskrankheiten. Möglichkeiten dazu sind die **passive Immunisierung** – das Einbringen von spezifischen, gegen bestimmte Erreger gerichteten Antikörpern in den Organismus – und die **aktive Immunisierung**, bei der abgeschwächte oder abgetötete Erreger oder Erregerbestandteile verabreicht werden. Die aktive Immunisierung induziert eine körpereigene Immunantwort, die zur Bildung spezifischer Antikörper und spezifischer zellulärer Abwehrmechanismen führt.

Neben hygienischen Vorkehrungen sind Schutzimpfungen die wichtigsten Maßnahmen zur Prophylaxe von Infektionskrankheiten. Die aktive Immunisierung vermittelt nicht nur einen Individualschutz, sondern kann bei genügend hoher Durchimpfungsrate innerhalb einer Population häufig auch die Erkrankungsrate bei Nichtgeimpften senken und auf diese Weise eine Infektionskrankheit eliminieren. Wie das Beispiel der Pocken zeigt, ist durch konsequente Schutzimpfungen selbst eine vollständige Ausrottung eines Erregers möglich, sofern der Mensch einziger Wirt ist. Damit stellt die aktive Schutzimpfung einen Eckpfeiler in der Bekämpfung von Infektionskrankheiten dar.

11.1.1 Passive Immunisierung

Bei der passiven Immunisierung werden dem Organismus Antikörper mit Spezifität gegen bestimmte Erreger zugeführt, üblicherweise durch intramuskuläre, in bestimmten Fällen auch durch intravenöse Applikation. Die verabreichten Antikörperpräparationen sind in der Regel menschlichen Ursprungs, nur in wenigen Fällen werden noch tierische Seren verwendet. Daneben gibt es seit einiger Zeit einen gegen das Respiratorische Synzytial-Virus (RSV) gerichteten humanisierten monoklonalen Antikörper. Weitere monoklonale Antikörper gegen eine Reihe körpereigener potenziell schädlicher Proteine werden zur anti-inflammatorischen Therapie (z. B. gegen Tumornekrosefaktor α) oder in der Tumortherapie (z. B. gegen CD20)eingesetzt.

Die zugeführten antiviralen Antikörper können das Angehen einer Infektion verhindern oder wenigstens ihren klinischen Verlauf mildern. Ihre Wirkung setzt sehr schnell ein: nach intramuskulärer Injektion ist mit einem Schutz nach wenigen Stunden zu rechnen, nach intravenöser Gabe sofort. Sie werden aber, wie die körpereigenen Immunglobuline auch, im Organismus mit einer Halbwertszeit von 3 bis 5 Wochen abgebaut; ihre Wirkung ist daher zeitlich begrenzt und hält in Abhängigkeit von der applizierten Menge und dem Gehalt an spezifischen neutralisierenden Antikörpern einige Wochen bis maximal 2 bis 3 Monate an. Spezifische Immunglobuline zur Prophylaxe von Virusinfektionen stehen zur Bekämpfung der Hepatitis A und B, der Zytomegalie, der Tollwut und der Varizellen zur Verfügung. Diese Präparate enthalten neutralisierende Antikörper gegen die entsprechenden Erreger in besonders hoher Konzentration. Das Antikörperspektrum der so genannten normalen Immunglobuline entspricht dem des normalen Mitteleuropäers (und enthält daher z. B. kaum Antikörper gegen Tollwut- oder FSME-Viren). Normales Immunglobulin eignet sich aber zurzeit noch für die Prophylaxe weit verbreiteter Infektionen wie etwa der Masern. Die Verwendung monoklonaler Antikörper gegen Infektionserreger steht erst am Anfang. Der humanisierte monoklonale Antikörper Palivizumab wird zur Prophylaxe von RSV-Infektionen bei Frühgeborenen und Kleinkindern mit schweren Herz- und Lungenerkrankungen eingesetzt.

11.1.2 Aktive Impfung

Bei der aktiven Immunisierung, der **„Vakzination"**, wird durch die Verabreichung eines Impfstoffes (Vakzine) aus abgeschwächten Erregern (Lebendimpfstoff) oder abgetöteten Erregern oder Erregerbestandteilen (Totimpfstoff) eine körpereigene Immunantwort induziert. Diese hat meist eine für Jahre bis Jahrzehnte anhaltende Immunität zur Folge. Die volle Schutzwirkung tritt allerdings erst nach einer gewissen Latenzzeit von mehreren Tagen bis Wochen ein. Träger der Immunität nach aktiver Impfung sind ebenso wie nach natürlicher Infektion Antikörper der Klasse IgG im Serum, in manchen Fällen, wie etwa der Impfung mit Poliolebendimpfstoff, auch sekretorische IgA-Antikörper. Diese Antikörper sind in der Lage, Viren zu neutralisieren. Ihre Wirkung beruht im Wesentlichen auf ihrer Bindung an Proteine der Virusoberfläche, wodurch die Kontaktaufnahme zwischen Virus und Virusrezeptor auf der Oberfläche der Zielzelle unterbunden und/oder das Eindringen des Erregers in die Zielzelle verhindert wird. Dabei kann es zu einer direkten Blockade von Rezeptorstrukturen kommen oder zu ihrer Inaktivierung durch Konformationsänderungen, die durch die Antikörperbindung ausgelöst werden. Die meisten Impfstoffe führen zur Ausbildung eines **immunologischen Gedächtnisses**, das auch nach dem Verschwinden spezifischer Antikörper bei Kontakt mit dem Erreger oder erneuter Impfung sehr rasch wieder zu einer ausgeprägten Antikörperantwort führt („Anamnestic Response"). Die Ausbildung eines immunologischen Gedächtnisses ist auf die Aktivierung von T-Helfer-Zellen durch den Impfstoff angewiesen, kann also nur bei Immunisierung mit T-Zell-abhängigen Antigenen stattfinden.

11.1.3 Herstellung und Eigenschaften antiviraler Impfstoffe

Totimpfstoffe bestehen aus abgetöteten Erregern bzw. Erregerbestandteilen. Zu ihrer Herstellung werden zunächst die Viren auf tierischen oder menschlichen Zellkulturen oder bebrüteten Hühnereiern gezüchtet, dann gereinigt und anschließend inaktiviert. Häufigste Inaktivierungsmethode ist die Behandlung mit Formalin, die zu inter- und intramolekularer Quervernetzung von Proteinen und Nukleinsäuren der Erreger führt; dadurch verlieren die Erreger ihre Vermehrungsfähigkeit, behalten aber ihre Antigenität bei. Nach der Inaktivierung werden die abgetöteten Erreger konzentriert und meist mit Adjuvanzien versetzt.

Adjuvanzien führen zu einer Verstärkung der Immunantwort, wobei ihre genaue Wirkungsweise nicht restlos geklärt ist. Die meisten Adjuvanzien führen zu einer verstärkten Aufnahme von Antigenen durch dendritische Zellen oder Makrophagen und verbessern ihre Prozessierung und Präsentation gegenüber den Lymphozyten (Vogel u. Hem 2008). Die bislang am häufigsten eingesetzten Aluminiumverbindungen besitzen eine gewisse Depotwirkung, durch die das Antigen nur langsam freigesetzt wird. Darüber hinaus rufen sie eine lokale Entzündungsreaktion hervor, die zur Einwanderung von Lymphozyten und Makrophagen führt und dadurch einen intensiven Kontakt zwischen den verschiedenen Komponenten des Immunsystems und dem Impfantigen begünstigt (Morefield et al. 2005). Ähnlich wirken Adjuvanzien auf der Basis von Öl-in-Wasser-Emulsionen, wie das in einem Grippeimpfstoff eingesetzte MF59 (Dupuis et al. 2001). Monophosphoryl-Lipid A, ein Derivat des Lipopolysaccharids von Salmonella minnesota, aktiviert Makrophagen durch Interaktion mit dem Toll-like-Rezeptor TLR4. Durch dieses in einem Hepatitis-B-Impfstoff und einem der beiden Impfstoffe gegen humane Papillomviren eingesetzte Adjuvans werden immunmodulatorische Zytokine freigesetzt, die die Phagozytose des Antigens verbessern und die Expression von MHC-Antigenen auf der Zelloberfläche erhöhen. Darüber hinaus aktiviert die Substanz T-Helfer-Zellen (Ismaili et al. 2002).

Impfstoffe aus ganzen Erregern besitzen zwar meist eine gute Immunogenität, können aber gelegentlich zu stärkeren Nebenwirkungen wie ausgeprägten Lokalreaktionen mit Rötung und Schwellung oder Fieber führen. Außerdem muss die vollständige Inaktivierung der Vermehrungsfähigkeit zuverlässig validiert sein. Daher werden oft nur einzelne Bestandteile von Erregern als Impfstoff verwendet. Meist handelt es sich dabei um Strukturen der Erregeroberfläche, die die Bildung neutralisierender Antikörper induzieren. Derartige Strukturen werden isoliert und gereinigt und mit oder ohne Adjuvans als Impfstoff eingesetzt. Auch eine gentechnische Herstellung einzelner Erregerkomponenten ist möglich wie im Falle des Hepatitis-B-Oberflächenantigens (HBsAg), das als Impfstoff gegen Hepatitis B eingesetzt wird, oder der Kapsidproteine L1 der humanen Papillomviren. Vorteilhaft ist es, wenn diese Antigene virusähnliche (wie bei den Papillom-Impfstoffen) oder subvirale Partikel (wie bei HBsAg) bilden.

Als Hauptvorteil von Totimpfstoffen, insbesondere von solchen aus Erregerbestandteilen, gilt ihre Sicherheit. Sie können nicht, wie unter Umständen Lebendimpfstoffe (z. B. der Polio-Impfstoff), zum pathogenen Wildtyp rückmutieren (s. unten). Da von ihnen keine Infektionsgefahr ausgeht, sind sie ohne Bedenken auch bei Menschen mit Immundefekten einsetzbar. Verschiedene Totimpfstoffe können zusammen, aber auch in beliebigen Intervallen verabreicht werden; die Einhaltung von bestimmten Zeitabständen wie nach Lebendimpfungen ist nicht notwendig. Entscheidender Nachteil vieler Totimpfstoffe ist aber ihre gegenüber Lebendimpfstoffen oft deutlich geringere Immunogenität. So sind für eine Grundimmunisierung häufig zwei oder drei – manchmal sogar vier – Impfungen notwendig; der Impfschutz ist in seiner Dauer beschränkt und muss meistens nach einigen Jahren durch eine erneute Impfung wieder aufgefrischt werden. Außerdem ist die Menge an inaktivierten Erregern, die pro Dosis eines Totimpfstoffes eingesetzt werden muss, um ein Vielfaches höher als die für eine Dosis eines Lebendimpfstoffes eingesetzte Menge. Totimpfstoffe sind daher im Allgemeinen teuerer.

Zur Herstellung eines **Lebendimpfstoffes** werden Viren zunächst attenuiert. Dazu werden sie über mehrere Generationen vermehrt und aus den dabei entstehenden Mutanten diejenigen ausgewählt, die noch vermehrungsfähig sind, aber ihre Pathogenität eingebüßt haben. Sofern sich in weiteren Untersuchungen der Verlust der Pathogenität bestätigt und die Mutation stabil ist, d. h. der Erreger nicht in nachfolgenden Passagen wieder zum pathogenen Wildtyp rückmutiert, kann diese attenuierte Mutante als Impfstoff eingesetzt werden. Obwohl in der Vergangenheit eine Vielzahl von viralen Lebendimpfstoffen hergestellt wurden – vom Pockenimpfstoff über den Gelbfieber-, Polio-, Masern-, Mumps-, Röteln-Impfstoff bis zum Varizellenimpfstoff – ist über die der Attenuierung zugrunde liegenden genetischen Veränderungen bei den meisten Impfviren nur wenig bekannt. So ist bei den attenuierten Virusimpfstoffen weitgehend unklar, auf welche der im Virusgenom gefundenen Veränderungen der Verlust der Pathogenität zurückzuführen ist. Daher ist es bisher auch noch nicht gelungen, ein Virus durch gentechnische Manipulationen gezielt so zu attenuieren, dass es als Impfvirus eingesetzt werden kann – was theoretisch durchaus möglich und wünschenswert wäre.

Die Vorteile von Lebendimpfstoffen liegen in ihrer im Vergleich zu Totimpfstoffen meist deutlich besseren Schutzwirkung. Diese ist in erster Linie wohl darauf zurückzuführen, dass durch den Einsatz einer Lebendvakzine der natürliche Infektionsvorgang weitestgehend nachgeahmt wird. Die Folge ist zum einen eine gute Antikörperbildung schon nach einer einzelnen Impfung, die häufig zu einer lebenslangen Immunität führt. Zum anderen wird aber auch eine ausgeprägte zelluläre Immunantwort ausgelöst, die sich nicht nur auf die Stimulation von T-Helfer-Zellen und damit letztlich auf die Produktion von Antikörpern beschränkt, sondern auch zu einer Induktion von spezifischen zytotoxischen T-Zellen (CD8-Zellen) führt. Wenn auch deren genaue Rolle für die impfbedingte Immunität in den meisten Fällen noch ungeklärt ist, so kann man doch davon ausgehen, dass sie eine Bedeutung für die gute Schutzwirkung von Lebendimpfungen haben. Ein unter Umständen schwerwiegender Nachteil von Lebendimpfstoffen ist die Möglichkeit der Rückmutation zum pathogenen Wildtyp sowie die trotz Attenuierung potenzielle Gefährlichkeit für Menschen mit Immundefekten. Daneben besteht die Möglichkeit, dass sich das Impfvirus aufgrund unbeabsichtigter Inaktivierung (etwa durch falsche Lagerung), interferierender Infektionen oder vorübergehend vorhandener, passiv verabreichter Antikörpern nicht vermehrt und die Impfung somit versagt.

11.1.4 Neue Wege zur Impfstoffherstellung

Die ungenügende Wirksamkeit mancher auf herkömmlichem Weg hergestellten Impfstoffe, hohe Produktionskosten und aufwendige Sicherheitsmaßnahmen bei der Herstellung von Impfstoffen aus gefährlichen Erregern sind der Anlass für eine intensive Suche nach Alternativverfahren zur „klassischen" Impfstoffherstellung (Ellis 2008).

Die Möglichkeit, Proteine auf gentechnischem Weg herzustellen, wurde zum ersten Mal erfolgreich zur Produktion eines Impfstoffes gegen Hepatitis B eingesetzt. Zur Herstellung dieses ersten rekombinanten Impfstoffes wurde in Zellen von Saccharomyces cerevisiae (Bäckerhefe) ein Expressionsplasmid eingesetzt, das das Gen für HBsAg, das Oberflächenprotein des Hepatitis-B-Virus, enthielt. Auf ähnliche Weise wird der Impfstoff gegen humane Papillomviren hergestellt, der die Kapsidproteine L1 der verschiedenen HPV-Typen enthält.

Neben der Herstellung natürlich vorkommender Proteine erlaubt die Gentechnik auch die Schaffung von „künstlichen", also natürlicherweise nicht vorkommenden Proteinen. Mittels der Methode des „Gene Shuffling" wird das Gen, das für das als Impfstoff verwendete Protein kodiert, zerlegt und in zufälliger Reihenfolge wieder neu zusammengesetzt. Durch diese In-vitro-Mutagenese können Proteine mit höherer Immunogenität erzeugt werden (Locher et al. 2004). Ein weiterer Weg zur Schaffung wirksamerer Impfstoffe ist die Synthese von Fusionsproteinen, die aus dem eigentlichen Antigen und einem als Adjuvans wirkenden zweiten Anteil, einem Zytokin oder einem anderen immunstimulierenden Protein, bestehen (Chu et al. 2000).

Neben dem Einsatz von rekombinanten Proteinen als Totimpfstoffe lassen sich mit gentechnischen Methoden prinzipiell auch rekombinante Lebendimpfstoffe herstellen. Die Herstellung viraler Impfstoffe auf diesem Weg scheiterte bisher allerdings an der Tatsache, dass die für die Pathogenität des Erregers verantwortlichen Genombereiche bei den meisten humanpathogenen Viren nicht bekannt sind.

Eine weitere Möglichkeit der Herstellung rekombinanter Lebendvakzinen besteht in der Verwendung apathogener, vermehrungsfähiger Viren oder Bakterien als Träger antigener Strukturen anderer Erreger, gegen die Immunität erzeugt werden soll. Umfangreiche Versuche wurden in diesem Zusammenhang mit Vacciniaviren, den zur Pockenimpfung eingesetzten Impfviren, durchgeführt. Wegen der Größe ihres Genoms und des breiten Wirtszellspektrums eignen sich Vacciniaviren besonders gut als Träger fremder Gene. Rekombinante Vacciniaviren haben sich als experimentelle Lebendimpfstoffe gegen Hepatitis-B- oder Epstein-Barr-Virus als prinzipiell funktionsfähig erwiesen. Derzeit werden mehrere auf dieser Basis entwickelte experimentelle Impfstoffe gegen HIV getestet (Jaoko et al. 2008). Als alternative Trägersysteme für Fremdgene werden auch Adenoviren eingesetzt. Ebenfalls als potenzielle Kandidaten für die Schaffung neuer Lebendimpfstoffe kommen Sindbis- und andere Alphaviren in Frage, die sich durch ein weites Wirtsspektrum, die Fähigkeit, auch sich nicht teilende Zellen zu infizieren und eine hohe Expressionsrate pro infizierter Zelle auszeichnen. Durch rekombinantes Vesicular-stomatitis-Virus (VSV), das Proteine von Filovirusproteine exprimierte, konnten Mäuse vor einer Infektion mit Ebola- und Marburgvirus geschützt werden (Jones et al. 2005).

Ein völlig neuer Weg der Immunisierung wurde mit der Verwendung rekombinanter DNA als Impfstoff beschritten. Plasmid-DNA, die das Gen für das Impfantigen enthält, wird intramuskulär injiziert; dabei gelangt DNA auch in Zellen, die nun das entsprechende Protein synthetisieren. Dadurch wird einerseits die Bildung spezifischer Antikörper induziert, andererseits kommt es aber auch, wie nach der Applikation eines Lebendimpfstoffes, zur Prozessierung des gebildeten Antigens in der Zelle, zur Präsentation der Peptide auf der Zelloberfläche und dadurch zur Bildung spezifischer zytotoxischer T-Zellen. Ein weiterer Vorteil derartiger Impfstoffe ist die verhältnismäßig einfache und billige Herstellung und ihre Stabilität. Eine Reihe von experimentellen Impfstoffen, vor allem gegen virale Erreger, erwiesen sich im Maus-Modell als sehr wirksam (Ulmer et al. 1996). Ihre Anwendung beim Menschen stieß allerdings auf eine Reihe von Schwierigkeiten. In den anfänglichen klinischen Studien konnten DNA-Impfstoffe zwar ihre gute Verträglichkeit und Sicherheit unter Beweis stellen, erwiesen sich aber im Menschen oder Primaten als wenig immunogen; selbst der Einsatz großer Mengen von DNA führte nur selten zu Bildung spezifischer Antikörper. Deutlich besser war die Fähigkeit dieser Vakzinen, eine zelluläre Immunantworten zu induzieren, vor allem in Verbindung mit anderen Impfstoffen (Lu et al. 2008).

11.1.5 Anwendung antiviraler Impfstoffe

Antivirale Impfstoffe werden für Standardimpfungen, Indikationsimpfungen und Reiseimpfungen eingesetzt. Standardimpfungen werden für die gesamte Bevölkerung empfohlen, Indikationsimpfungen sind angezeigt für Angehörige bestimmter Berufsgruppen, für Patienten mit bestimmten Grunderkrankungen oder für Menschen unter bestimmten Lebensumständen (Kinderwunsch, besondere Freizeitaktivitäten, spezielle regionale Infektionsgefährdung z. B. durch FSME, Homosexualität). Tab. 11.**1** zeigt die Anwendung antiviraler Impfstoffe in Deutschland gemäß den Empfehlungen der Ständigen Impfkommission (STIKO) (Robert-Koch-Institut 2007).

11.2 Derzeit eingesetzte antivirale Impfstoffe

11.2.1 Impfstoff gegen Poliomyelitis (Kinderlähmung)

Es gibt zwei Impfstoffe gegen Poliomyelitis: der von Sabin entwickelte Lebendimpfstoff („Oral Polio Vaccine", OPV), der früher auch in Deutschland verwendet wurde, sowie der von Salk entwickelte Totimpfstoff („Inactivated Polio Vaccine", IPV).

Der **Poliolebendimpfstoff** enthält attenuierte Stämme der drei Poliovirustypen 1, 2 und 3. Alle drei Stämme wurden durch eine Serie von Passagen in Affennierenzellen und die Selektion von Mutanten mit geringer Neurovirulenz in Primaten gewonnen (Sabin 1985). Der Impfstoff wird oral verabreicht (Schluckimpfstoff). Neben spezifischen Antikörpern im Serum induziert die orale Poliovakzine auch die Bildung von spezifischen sekretorischen IgA-Antikörpern, die eine ausgeprägte intestinale Immunität vermitteln. Bei Kontakt mit dem Erreger wird die Virusreplikation im Darm entweder vollständig unterbunden oder verläuft nur abortiv. Eine so immunisierte Person wird bei einem Viruskontakt daher nicht nur nicht erkranken, sondern wird auch das Virus nicht weitergeben; Infektketten werden

Tabelle 11.**1** Einsatz antiviraler Impfstoffe.

Indikation	Impfung gegen	wichtige Zielgruppen
Standardimpfungen	Poliomyelitis, Hepatitis B	alle Säuglinge und Kleinkinder
	Masern, Mumps, Röteln, Varizellen	alle Kleinkinder
	Humane Papillomviren (HPV)	alle Mädchen von 12–17 Jahren
	Influenza	alle Menschen ab dem 60. Lebensjahr
Indikationsimpfungen	Hepatitis B	medizinisches Personal, Kontaktpersonen zu HBV-Trägern, Dialysepatienten, Homosexuelle, Drogenabhängige
	Influenza	medizinisches Personal, Menschen mit chronischen Grunderkrankungen
	FSME	Menschen, die sich häufig oder ständig in FSME-Endemiegebieten aufhalten
	Hepatitis A	medizinisches Personal in der Pädiatrie, Personal in Kinderkrippen und Kindergärten, Kanalisations- und Klärwerksarbeiter
	Tollwut	Tierärzte, Jäger, Forstarbeiter
Reiseimpfungen	Hepatitis A	Reisende mit Ziel südlicher und östlicher Mittelmeerraum, Türkei; Osteuropa, Naher Osten, Indien, Südostasien; Afrika, Lateinamerika
	Gelbfieber	Reisende mit Ziel Zentralafrika, Südamerika
	Japanische Enzephalitis	Reisende mit Ziel Indien, Südost- und Ostasien (bei längerem Aufenthalt in ländlichen Gebieten dieser Regionen)

dadurch unterbrochen. Der Impfstoff wird im Allgemeinen problemlos vertragen. Hauptgefahr der Impfung mit Poliolebendimpfstoff ist die – allerdings extrem seltene – Impfpoliomyelitis bzw. die Impfkontaktpoliomyelitis. Sie kann bei Impfung von Menschen mit Immundefekten auftreten, bei denen selbst die attenuierten Viren in seltenen Fällen eine paralytische Erkrankung auslösen können, oder durch die Infektion mit Impfviren, die während der Replikation im Darm des Impflings durch eine Rückmutation ihre Pathogenität wiedererlangt haben. Vor allem der Typ 3 weist eine verhältnismäßig hohe Rückmutationsfrequenz auf. Die Frequenz einer Impf- bzw. Impfkontaktpoliomyelitis wurde für Deutschland mit 1:4,4 Mio. angegeben (Leonhardt et al. 1997); dabei war das Risiko nach Verabreichung der ersten Dosis etwa zehnmal größer als nach allen folgenden Dosen. Nachdem aber in Deutschland Polioviren nicht mehr zirkulierten, war selbst dieses geringe Risiko inzwischen größer als das einer Infektion durch Wildvirus. Aus diesem Grund wird in Deutschland seit 1998 wie inzwischen in den meisten Industrienationen der Erde nur noch der Totimpfstoff verwendet.

Zur Herstellung des **Poliototimpfstoffes** werden Poliowildviren der drei Typen 1 bis 3 in Affennierenzellen oder menschlichen diploiden Zellen gezüchtet, konzentriert und gereinigt und anschließend durch Formaldehyd inaktiviert (Plotkin u. Vidor 2008).

Die Polioimpfung ist eine für alle Kinder empfohlene Impfung; eine in der Kindheit nicht durchgeführte Polioimpfung sollte auch beim Erwachsenen nachgeholt werden. Auffrischimpfungen sind für Menschen mit besonderer Poliogefährdung empfohlen, wenn die letzte Polioimpfung länger als 10 Jahre zurückliegt. Das gilt für Menschen, die im medizinischen Bereich tätig sind ebenso wie für Reisende in Gebiete, in denen Polio noch endemisch ist oder immer wieder eingeschleppt wird.

11.2.2 Impfstoff gegen Hepatitis B

Der Hepatitis-B-Impfstoff besteht aus **HBsAg**, dem „kleinen" Hüllprotein des Hepatitis-B-Virus (HBV). Der Impfstoff der ersten Generation wurde aus dem Plasma chronischer Virusträger hergestellt. Dazu wurden die so genannten 22-nm-Partikel, die nur aus HBsAg bestehen und nicht infektiös sind, aus Plasma isoliert und an Aluminiumhydroxid adsorbiert (Hilleman et al. 1981). Dieser so genannte Plasmaimpfstoff ist heute weitestgehend durch den gentechnisch hergestellten Hepatitis-B-Impfstoff ersetzt. Er besteht ebenfalls aus HBsAg, das aber in diesem Fall aus gentechnisch veränderten Hefezellen gewonnen wird. Zu seiner Herstellung wurde das für das HBsAg kodierende Gen zusammen mit genetischen Steuerelementen, die eine Expression des Gens erlauben, in ein Hefeplasmid eingesetzt. Mit dem modifizierten Plasmid wurden Zellen der Bäckerhefe (Saccharomyces cerevisiae) stabil transfiziert. Die gentechnisch veränderten Zellen produzieren HBsAg ebenfalls in Form sphärischer Partikel, die gereinigt und an Aluminiumphosphat adsorbiert werden. Morphologisch sind die in Hefe produzierten Partikel nicht von den aus Plasma gewonnenen zu unterscheiden, weisen allerdings keine Kohlenhydratseitenketten auf (McAleer et al. 1984) und sind zum Teil etwas anders gefaltet. HBV kommt in mindestens 8 verschiedenen Genotypen A bis H vor, die sich auch im HBsAg unterscheiden. Der Impfstoff enthält HBsAg des Genotyps A2, der im nördlichen Europa und den USA vorherrscht. Er schützt aber auch vor den anderen Genotypen. Schutz ist anzunehmen, wenn kurz nach der 3. Impfung Anti-HBs Antikörper mit > 10 internationalen Einheiten pro Liter nachweisbar waren. Nonresponder sind bei jungen gesunden Impflingen sehr selten, bei geschwächten oder älteren Personen häufig. Daher ist bei Risikopersonen eine Titerkontrolle ratsam.

Um die Immunogenität der Impfstoffe zu erhöhen, wurden bei bestimmten Hepatis-B-Impfstoffen neben dem kleinen HBsAg noch weitere Bestandteile der Oberflächenproteine des HBV (die Prä-S1 und Prä-S2-Domänen) eingesetzt. Derartige Impfstoffe sind immunogener, sind aber gegenwärtig nicht im Handel. Eine andere Möglichkeit, Impfstoffe mit höherer Immunogenität herzustellen, besteht in einer alternativen Adjuvantierung. Ein Hepatitis-B-Impfstoff enthält neben Aluminiumhydroxid noch Monophosphoryl-Lipid A. Er führt zu etwas höheren Serokonversionsraten und Antikörpertitern und ist speziell für Dialysepatienten in einigen Ländern zugelassen (Tong et al. 2005).

Der Hepatitis-B-Impfstoff wird intramuskulär appliziert; die Grundimmunisierung besteht aus drei Impfungen, die zu den Zeitpunkten 0, nach 4 Wochen und 6 bis 12 Monaten verabreicht werden. Die Schutzdauer bei erfolgreich Geimpften beträgt mindestens 10 bis 15 Jahre (Van Damme u. Van Herck 2007).

Die Hepatitis-B-Impfung war nach ihrer Einführung 1982 in Deutschland wie in den meisten Ländern mit niedriger Hepatitis-B-Inzidenz eine nur für Personen mit erhöhtem Risiko empfohlene Impfung. Seit Ende 1995 ist sie, entsprechend den Empfehlungen der Weltgesundheitsorganisation, für alle Kinder vorgesehen und wird zusammen mit den Impfungen gegen Tetanus, Diphtherie, Pertussis, Hämophilus influenzae Typ b und Poliomyelitis ab dem dritten Lebensmonat verabreicht, in der Regel als Kombinationsimpfstoff (Robert-Koch-Institut 2007). Generell geimpft werden sollten auch alle bisher ungeimpften Jugendlichen.

11.2.3 Masern-, Mumps- und Rötelnimpfstoff

Alle drei Impfstoffe sind Lebendimpfstoffe, die auf ähnliche Weise hergestellt werden. Sie werden in der Regel als Kombinationsimpfstoff verabreicht, Masern- und Rötelnimpfstoff sind auch monovalent erhältlich. Auch eine Kombination der drei Impfstoffe mit dem Varizellenimpfstoff ist verfügbar.

Der für den **Masernimpfstoff** ursprünglich verwendete Impfstamm Edmonston wurde durch zusätzliche Zellkulturpassagen in seiner Virulenz weiter abgeschwächt; dadurch wurden Impfvirusstämme erhalten, die bei gleicher Immunogenität zu deutlich weniger Nebenwirkungen führten. Die in Deutschland zugelassenen Masernimpfstoffe enthalten den Impfstamm Schwarz oder den Stamm Moraten („**mor**e **at**tenuated **En**ders"). Die Viren werden in Hühnerembryofibroblasten vermehrt.

Für den **Mumpsimpfstoff** werden mehrere attenuierte Impfstämme verwendet; in Europa und den USA wird überwiegend der Stamm Jeryl Lynn eingesetzt. Das Impfvirus wird ebenfalls auf Hühnerembryofibroblasten gezüchtet.

Der heute in Europa und den USA fast ausschließlich benutzte **Rötelnimpfstoff** enthält den attenuierten Rötelnvirusstamm RA27/3, der auf menschlichen diploiden Zellen vermehrt wird.

Masern-, Mumps- und Rötelnimpfung werden allen Kindern ab dem zwölften Lebensmonat verabreicht, in der Regel zusammen mit dem Varizellenimpfstoff. Um die Serokonversionsraten zu erhöhen bzw. Impflücken zu schließen, sollen diese Impfungen im zweiten Lebensjahr – frühestens nach 8 Wochen – wiederholt werden.

Die Masernimpfung induziert einen sehr lang anhaltenden, wahrscheinlich lebenslangen Impfschutz. Endgültige Daten zur Schutzdauer nach Mumps- und Rötelnimpfung liegen nicht vor; Berichte über Mumps- und Rötelninfektionen bei Geimpften lassen allerdings vermuten, dass zumindest einige Impflinge nach 10 bis 20 Jahren nicht mehr ausreichend geschützt sind (Plotkin u. Buser 1985, Dayan et al. 2008).

11.2.4 Impfstoff gegen Varizellen

Der Varizellen-Impfstoff ist ein Lebendimpfstoff, der auf menschlichen Fibroblasten gezüchtetes attenuiertes Virus enthält. Die Attenuierung des Wildvirus wurde durch serielle Passagen auf humanen embryonalen Fibroblasten und Meerschweinchenfibroblasten erreicht. Der resultierende Impfstamm (Oka-Stamm) ist so hoch attenuiert, dass er selbst bei (gering- bis mäßiggradig) immunsupprimierten Patienten keine schwerwiegenden Komplikationen hervorruft (Takahashi et al. 1975). Der Impfstoff wird zweimal im Abstand von 4 bis 8 Wochen subkutan injiziert. Die Schutzrate beträgt nach 2 Dosen innerhalb von 10 Jahren über 98 % (Kuter et al. 2004).

Der Impfstoff wird seit 2004 von der STIKO für alle Kinder ab dem 12. Lebensmonat empfohlen. Er wird in der Regel zusammen mit der Impfung gegen Masern, Mumps und Röteln verabreicht, auch als Kombinationsimpfstoff. Generell geimpft werden sollten auch alle bisher ungeimpften Jugendlichen ohne Varizellenanamnese.

Darüberhinaus ist die Varizellen-Impfung für alle angezeigt, für die eine Infektion mit dem Varizella-Zoster-Virus (VZV) eine besondere Gefahr darstellt: für VZV-empfängliche Patienten – in erster Linie also bisher noch ungeimpfte Kinder – vor einer Transplantation oder einer immunsuppressiven Therapie und nicht immune Frauen mit Kinderwunsch. Wegen der im Allgemeinen schwerer verlaufenden Erkrankungen im Erwachsenenalter, vor allem aber wegen der besonderen Gefährdung seronegativer Immunsupprimierter durch eine Infektion mit Varizella-Zoster-Virus, sollten alle Personen, die im pädiatrischen, onkologischen oder intensivmedizinischen Bereich tätig sind, auf ihre Immunität gegen VZV überprüft und ggf. geimpft werden (Robert-Koch-Institut 2007).

11.2.5 Impfstoff gegen Papillomviren

Impfstoffe gegen Papillomviren enthalten so genannte **„Virus-like Particles"** (VLPs), die aus dem **Hauptkapsidprotein L1** der Papillomviren bestehen. Diese L1-Proteine werden in gentechnisch veränderten Hefe- oder Insektenzellen produziert und bilden spontan sphärische Partikel mit einem Durchmesser von ca. 50 nm. Die Partikel ähneln Virionen (daher der Name „Virus-like Particles"), besitzen aber keine virale DNA und damit kein onkogenes Potenzial. Zur Impfstoffherstellung werden die L1-VLPs durch Aufbrechen der Zellen freigesetzt, gereinigt und mit Adjuvans versetzt.

Derzeit sind zwei Impfstoffe zugelassen und verfügbar. Ein Impfstoff besteht aus L1-VLPs der Papillomvirustypen HPV-6, -11, -16 und -18, die in Zellen von Saccharomyces cerevisiae (Bäckerhefe) produziert werden. Als Adjuvans ist Aluminium-Hydroxyphosphat-Sulfat zugesetzt. Er richtet sich gegen die onkogenen HPV-Typen HPV-16 und HPV-18 und zusätzlich gegen die genitale Warzen verursachenden HPV-6 und HPV-11.

Der zweite Impfstoff enthält nur L1-VLPs der HPV-Typen HPV-16 und HPV-18. Die VLPs werden mittels eines Bakulovirusvektors in Insektenzellen hergestellt. Adjuvantiert ist der Impfstoff mit Aluminiumhydroxid sowie Monophosphoryl-Lipid A (MPL).

Die Impfstoffe werden dreimal intramuskulär injiziert: zum Zeitpunkt 0, nach einem bzw. zwei und nach sechs Monaten. Wie lange der Impfschutz vorhält und ob bzw. wann eine Auffrischimpfung notwendig ist, ist derzeit noch unbekannt.

Die Impfung schützt zu fast 100 % vor persistierenden Infektionen mit HPV-16 oder HPV-18 sowie vor HPV-16- oder -18-assoziierten Präkanzerosen (CIN 2/3) oder Carcinomata in situ (Harper et al. 2006, Ault 2007). Nach Impfung gegen HPV-6 und -11 traten keine Genitalwarzen auf. Aufgrund der langen Latenzzeit von wenigstens 10 bis 20 Jahren zwischen Infektion mit HPV-16 oder -18 und der Entstehung eines Zervixkarzinoms konnte der Schutz vor einem Zervixkarzinom allerdings noch nicht gezeigt werden. Es besteht aber kein Zweifel, dass durch die Verhütung von Infektion und Karzinomvorstufen auch die

Ausbildung eines Karzinoms verhindert wird. Die Impfung gegen HPV-16 und -18 wird seit 2007 in Deutschland für alle Mädchen von 12 bis 17 Jahren empfohlen (Robert-Koch-Institut 2007).

11.2.6 Impfstoff gegen Influenza

Wichtigster Bestandteil des **Influenza-Totimpfstoffes** ist das Hämagglutinin der Virushülle, gegen das die neutralisierenden Antikörper gerichtet sind. Zur Herstellung des Impfstoffes werden Influenzaviren in befruchteten Hühnereiern, seit Kurzem auch in Zellkulturen aus MDCK-Zellen (MDCK: Madin Darby Canine Kidney) oder Verozellen gezüchtet. Zur Züchtung in Hühnereiern wird ein Virusstamm benutzt, der sich besonders gut in Eiern vermehren lässt und in den mittels genetischem „Reassortment" die jeweils benötigten Hämagglutinin- und Neuraminidasegene eingeführt werden. Dies geschieht durch Infektion einer Zelle mit diesem Stamm und dem Stamm, der die entsprechenden Hämaglutinin- und Neuraminidasegene trägt, und die anschließende Selektion der gewünschten Virusmutante. Die mittels Formaldehyd oder β-Propiolacton inaktivierten Viren können direkt als Vakzine verwendet werden. In der Regel werden heute die Lipide der Virusmembran mittels organischer Lösungsmittel oder Detergenzien entfernt und die resultierende Präparation als so genannte „Spalt"- oder „Split"-Vakzine eingesetzt. „Subunit"-Vakzinen werden durch weitere Reinigung der Virusproteine und Anreicherung des Hämagglutinins hergestellt. Spalt- und Subunit-Impfstoffe sind wesentlich besser verträglich als die früher benutzten Impfstoffe aus den kompletten, inaktivierten Viren. Neben der Mehrzahl der Influenza-Totimpfstoffe ohne Adjuvans gibt es zwei adjuvantierte Präparationen. In einem für Personen ab 65 Jahren vorgesehenen Impfstoff wird MF59 eingesetzt, eine Öl/Wasser-Emulsion, die als Bestandteile Squalen, oberflächenaktives Polysorbat (Tween 80) und Sorbitantrioleat (Span 85) enthält. Ein weiterer Grippeimpfstoff besteht aus so genannten Virosomen. Dabei handelt es sich um sphärische Partikel aus Lecithin, die auf ihrer Oberfläche das Hämagglutinin und die Neuraminidase des Influenzavirus tragen. Alle Influenza-Totimpfstoffe sind nach den Vorgaben der WHO bezüglich ihres Hämagglutiningehalts standardisiert und enthalten 15 µg des Proteins pro Dosis.

Influenza-Totimpfstoffe werden subkutan oder (besser) intramuskulär injiziert. Im Allgemeinen ist eine Einzeldosis ausreichend, da durch frühere Influenzavirus-Infektionen meistens eine Teilimmunität besteht. Kinder unter neun Jahren, die zum ersten Mal geimpft werden, sollten allerdings zwei Dosen im Abstand von 4 bis 8 Wochen erhalten.

In den USA (aber nicht in Europa) ist ein **Influenza-Lebendimpfstoff** zugelassen. Er besteht aus einem kälteadaptierten Influenzastamm, der sich bei einem Temperaturoptimum von 25 °C vermehrt und in den ebenfalls, wie für den Totimpfstoff, durch genetisches Reassortment die jeweils benötigten Hämagglutinin- und Neuraminidasegene eingeführt werden. Der Impfstoff wird intranasal verabreicht (Belshe et al. 2004).

Aufgrund der Variabilität des Influenzavirus muss der Impfstoff jedes Jahr neu hergestellt werden. Anhand der Daten aus einem weltumspannenden Netz von Referenzlabors bestimmt die WHO die in der kommenden Influenzasaison im Herbst und Winter zu erwartenden Influenzastämme, gegen die der neue Impfstoff gerichtet sein sollte. Der Impfstoff enthält Hämagglutinine von zwei Influenza-A- und einem Influenza-B-Stamm. Die Impfung sollte im Spätsommer bis Herbst durchgeführt werden. Die oben erwähnte Variabilität des Virus macht eine jährliche Neuimpfung mit einem Impfstoff mit aktueller Antigenkombination notwendig.

Die Influenzaimpfung ist bei allen Personen ab dem 60. Lebensjahr indiziert, sowie bei Kindern, Jugendlichen und Erwachsenen mit erhöhter Gefährdung infolge eines Grundleidens (chronische Lungen-, Herz-Kreislauf-, Stoffwechselkrankheiten). Ebenso sollten Personen mit hohem Expositionsrisiko geimpft werden. Dazu gehören neben Personal mit regem Publikumsverkehr vor allem alle im medizinischen Bereich Beschäftigten, die Kontakt mit Patienten haben. Die Impfung soll in diesen Fällen, neben dem Individualschutz vor einer meist nicht gefährlichen, aber doch unangenehmen Erkrankung, krankheitsbedingte Ausfälle unter dem Personal gerade zu Zeiten eines Influenza-Ausbruchs niedrig halten und vor allem die Gefährdung der Patienten durch möglicherweise infiziertes Personal verhindern.

Die Gefahr einer **Pandemie** mit dem Influenzastamm **H5N1**, dem Erreger der „Vogelgrippe", war Veranlassung zur Schaffung so genannter „präpandemischer Impfstoffe". Ein solcher Impfstoff ist seit Kurzem zugelassen. Er enthält ein neues Adjuvanssystem und ist gegen verschiedene Varianten des H5N1-Vogelgrippevirus wirksam (Leroux-Roels et al. 2007). Auf der Basis derartiger Impfstoffe erfolgte die Herstellung der Impfstoffe gegen den Erreger A/H1N1 der „Neuen Influenza", die im Juli 2009 zur Pandemie erklärt wurde (Clark et al. 2009).

11.2.7 Impfstoff gegen Rotaviren

Gegenwärtig stehen zwei Lebendimpfstoffe gegen Rotaviren zur Verfügung. Ein Impfstoff enthält den **attenuierten humanen Rotavirusstamm** RIX4414. Das Primärisolat wurde zunächst in „African green Monkey Kidney"-Zellen passagiert und dann nach „Plaque-Purification" in Verozellen weiterpassagiert. Der Impfstoff liegt in lyophilisierter Form vor und wird unmittelbar vor Gebrauch mit einer Kalziumkarbonat enthaltenden Pufferlösung (zur Neutralisierung der Magensäure) rekonstituiert. Zwei Dosen zu je 1 ml des rekonstituierten Impfstoffs werden im Abstand von 2 Monaten oral appliziert (Bernstein et al. 1998).

Der **pentavalente Impfstoff** enthält fünf Rotaviren, die durch genetisches Reassortment aus dem für den Menschen apathogenen bovinen Rotavirusstamm WC3 und fünf verschiedenen menschlichen Rotaviren hergestellt wurden. Dazu wurden Zellkulturen mit dem bovinen Virus WC3 und gleichzeitig einem menschlichen Rotavirus infiziert. Auf diese Weise erhielt man fünf verschiedene bovine Viren, die jeweils das Oberflächenprotein G1, G2, G3, G4, bzw. P1 aus humanpathogenen Rotavirusstämmen tragen (Heaton et al. 2005). Der Impfstoff liegt fertig zur Anwendung in 2 ml einer saccharosehaltigen Pufferlösung vor. Es werden drei Dosen in einem Mindestabstand von 4 Wochen oral verabreicht.

Weil bei älteren Säuglingen die Gefahr von durch den Impfstoff ausgelösten Invaginationen des Dünndarms nicht völlig ausgeschlossen ist, muss die Impfung vor Vollendung der 24. bis 26. Lebenswoche abgeschlossen sein.

Beide Impfstoffe schützen zu ca. 75% vor Rotavirus-Gastroenteritis; sehr schwere Erkrankungsfälle und Krankenhauseinweisungen wegen einer Rotaviruserkrankung wurden zu über 90% verhindert. Die Impfung ist gegen die meisten zirkulierenden Rotavirus-Serotypen wirksam (Ruiz-Palacios et al. 2006, Vesikari et al. 2006).

Der Nutzen einer generellen Impfung mit Rotavirusimpfstoff für Entwicklungs- und Schwellenländer, wo Rotavirusinfektionen häufig zu Todesfällen führen, steht außer Frage. Für Industrienationen kann angesichts der hohen Morbidität von Rotavirusinfektionen ein derartiger Impfstoff eine sinnvolle Ergänzung des Impfkatalogs darstellen.

11.2.8 Impfstoff gegen Frühsommer-meningoenzephalitis (FSME)

Der Impfstoff gegen FSME ist eine formalininaktivierte Ganzvirus-Totvakzine basierend auf dem westlichen FSME-Virussubtyp. Zur Impfstoffherstellung wird das Virus auf embryonalen Hühnerzellen gezüchtet, dann mit Formaldehyd inaktiviert und anschließend durch eine kontinuierliche Dichtegradienten-Zentrifugation hochgereinigt und konzentriert. Das gereinigte Virus wird an Aluminiumhydroxid als Adjuvans adsorbiert.

Zur Grundimmunisierung werden mindestens zwei Dosen im Abstand von 4 bis 12 Wochen und eine dritte Dosis 9 bis 12 Monate später intramuskulär verabreicht. Auffrischimpfungen werden bei Menschen unter 50 Jahren zunächst drei Jahre nach Grundimmunisierung, dann alle fünf Jahre empfohlen. Ab dem 50. Lebensjahr sollten wieder in 3-Jahres-Abständen aufgefrischt werden.

Die verfügbaren FSME-Impfstoffe sind hochimmunogen, die Serokonversionsraten liegen bei nahezu 100%.

Die Impfung ist indiziert für alle Personen mit wiederholtem oder dauerhaftem Aufenthalt in einem FSME-Endemiegebiet (= Indikationsimpfung in Abhängigkeit vom Expositionsrisiko) (Zent u. Bröker 2005).

11.2.9 Impfstoff gegen Hepatitis A

Der Hepatitis-A-Impfstoff ist ein Totimpfstoff, zu dessen Herstellung Hepatitis-A-Virus auf menschlichen Fibroblasten gezüchtet wird. Das Virus wird anschließend gereinigt, mittels Formaldehyd inaktiviert und an Aluminiumhydroxid adsorbiert. Ein Impfstoff eines weiteren Herstellers enthält inaktiviertes Hepatitis-A-Virus, das statt an Aluminiumhydroxid an Liposomen adsorbiert ist, die zusätzlich noch das Hämagglutinin des Influenzavirus enthalten.

Für eine Grundimmunisierung sind wegen der hohen Immunogenität des Impfstoffs nur zwei Impfungen im Abstand von 6 bis 12 Monaten erforderlich. Bereits nach einer Impfung besteht bei weit über 90% aller jungen (< 40 Jahre) gesunden Impflinge ein Schutz für mehrere Wochen. Wegen der langen Inkubationszeit der Hepatitis A und der sehr schnell einsetzenden Antikörperproduktion schützt eine Impfung sofort vor einer klinisch manifesten Infektion. Aus dem gleichen Grund kann die Impfung auch in den ersten Tagen nach Kontakt mit Hepatitis-A-Virus zur Postexpositionsprophylaxe eingesetzt werden (Victor et al. 2007).

Der Impfstoff wird intramuskulär verabreicht. Nach derzeitigem Kenntnisstand kann von einer Schutzdauer von bis zu 20 Jahren ausgegangen werden (Van Damme et al. 2003).

Die Impfung ist in erster Linie für Reisende in Hepatitis-A-Endemiegebiete indiziert, daneben aber auch für einige beruflich exponierte Gruppen, wie medizinisches Personal in Kinderkliniken, Infektionsabteilungen und Laboratorien für Stuhluntersuchungen, Personal in Kindertagesstätten und Kindergärten, Personal in Einrichtungen für geistig Behinderte sowie Kanalisations- und Klärwerksarbeiter empfehlenswert. Geimpft werden sollten auch homosexuell aktive Männer.

11.2.10 Impfstoff gegen Tollwut

Zur Herstellung der derzeit zugelassenen Totimpfstoffe werden zellkulturadaptierte Tollwutvirusstämme mit voll erhaltener Pathogenität auf verschiedenen Zell-Linien gezüchtet. Verwendet werden primäre menschliche Fibroblasten (Human Diploid Cell Vaccine, HDCV), primäre Hühnerfibroblasten (Primary Chick Embryo Cell Vaccine, PCECV) oder Verozellen (Purified Vero Rabies Vaccine, PVRV, in Deutschland nicht zugelassen). Der virushaltige Überstand wird konzentriert und mit β-Propiolacton inaktiviert.

Zur Grundimmunisierung vor Exposition wird der Impfstoff dreimal im Abstand von einem Monat i.m. appliziert, eine vierte Injektion erfolgt nach einem Jahr. Für eine schnellere Grundimmunisierung können die ersten drei Dosen auch an den Tagen 0, 7 und 21 verabreicht werden.

Auffrischimpfungen sollten nach einem Jahr und dann in 5-Jahres-Abständen erfolgen. Personen mit sehr hohem Tollwutrisiko, z. B. bei Umgang mit vermehrungsfähigem Virus, sollten in regelmäßigen Abständen (alle 6 bis 12 Monate) auf das Vorliegen von neutralisierenden Antikörpern getestet werden. Eine Auffrischimpfung sollte appliziert werden, wenn der Antikörpertiter unter den Wert von 0,5 IU/l abgesunken ist.

Nach Exposition muss auch nach korrekt durchgeführter prophylaktischer Impfung die Gabe von zwei (bzw. drei, je nach Hersteller) Dosen Impfstoff sofort und drei Tage später erfolgen.

Die **Postexpositionsprophylaxe** nach Biss durch ein tatsächlich oder wahrscheinlich tollwutkrankes Tier erfolgt durch die Gabe von Tollwutimmunglobulin sowie fünf Impfstoffinjektionen an den Tagen 0, 3, 7, 14 und 28. Diese Prophylaxe muss möglichst umgehend nach der Exposition begonnen werden; Erkrankungsfälle wegen einer verspäteten Durchführung sind mehrfach bekannt geworden.

Eine präexpositionelle Impfung ist indiziert für Tierärzte, Jäger und Forstpersonal, für Laborpersonal mit Tollwutrisiko, und für Reisende, die sich längere Zeit vor allem in ländlichen Gebieten einer tollwutgefährdeten Region (Indien, Afrika) aufhalten, z. B. Entwicklungshelfer.

Indikation für die postexpositionelle passiv-aktive Schutzbehandlung ist jeder Kontakt mit einem an Tollwut erkrankten Tier, der möglicherweise zu einer Infektion geführt hat. Dazu gehören alle Verletzungen, die die Haut durchdringen, wie Bissverletzungen oder Kratzwunden, sowie Kontamination von Schleimhäuten mit Speichel des Tieres oder Belecken verletzter Hautstellen (WHO 2007).

11.2.11 Impfstoff gegen Gelbfieber

Der Lebendimpfstoff enthält den Stamm 17D, der durch zahlreiche Passagen abwechselnd in Rhesusaffen und in Aedes-Aegypti-Moskitos, in Mäuseembryonen und schließlich Hühnerembryonen attenuiert wurde. Zur Herstellung der Vakzine wird das Virus in befruchteten Hühnereiern gezüchtet und der virushaltige Überstand lyophilisiert.

Zur Grundimmunisierung reicht eine Impfung aus. Der Impfstoff wird subkutan appliziert. Wiederimpfungen werden nach 10 Jahren empfohlen, der Impfschutz hält aber wahrscheinlich wesentlich länger an. Die Impfung ist indiziert für alle Reisenden in Gelbfieberendemiegebiete (Zentralafrika, Südamerika) (Monath et al. 2008).

Die Gelbfieberimpfung wird im Allgemeinen sehr gut vertragen. Allerdings wurden seit 1996 weltweit über 35 Fälle von schwer und in der Hälfte sogar tödlich verlaufende Erkrankungen mit multiplen Organschäden berichtet. Ein Kausalzusammenhang mit der Impfung muss angenommen werden, wobei der zugrunde liegende Pathomechanismus allerdings noch unklar ist. Am ehesten muss eine atypische Reaktion des Impflings angenommen werden, die bei Menschen über 60 Jahren häufiger vorzukommen scheint (Cetron et al. 2002).

Angesichts der großen Zahl der bisher durchgeführten Impfungen ist ein Auftreten der genannten Komplikationen als extrem selten anzunehmen. Die Indikation zur Impfung sollte aber unter Berücksichtigung der Notwendigkeit eines Schutzes und des individuellen Risikos streng gestellt werden, insbesondere bei älteren Menschen (Monath et al. 2008, Cetron et al. 2002).

11.2.12 Impfstoff gegen Japanische Enzephalitis

Ein attenuierter Lebendimpfstoff und zwei inaktivierte Vakzinen sind in Asien im Einsatz (Monath 2002). Ein Totimpfstoff ist auch international verfügbar. Zu dessen Herstellung wird das Virus in Mäusehirn gezüchtet, mit Formalin inaktiviert und anschließend gereinigt. Der Impfstoff kommt in lyophilisierter Form auf den Markt und wird mit sterilem Wasser rekonstituiert.

Erwachsene und Kinder über 3 Jahren erhalten je 1 ml Impfstoff an den Tagen 0, 7 und 28; eine Boosterdosis wird nach 2 Jahren appliziert. Weitere Auffrischimpfungen werden in dreijährigen Abständen durchgeführt. Alle Injektionen werden subkutan vorgenommen. Seit 2009 gibt es auch einen in Europa (auch in Deutschland) zugelassenen Impfstoff. Das dafür benutzte Virus wird in Verozellen gezüchtet und inaktiviert. Nach Aufreinigung wird es an Aluminiumhydoxid adsorbiert (Tauber et al. 2007)

Der Impfstoff wird in Endemiegebieten Asiens allen Kindern verabreicht. Für Bewohner der Industrienationen ist die Impfung bei längeren Reisen (über 4 Wochen) in Endemiegebiete empfohlen, wenn die Reise während der Übertragungszeit des Virus stattfindet und die Reisenden sich vorwiegend in ländlichen Gebieten aufhalten (Monath 2002).

Literatur

Ault KA, Future II Study Group. Effect of prophylactic human papillomavirus L1 virus-like-particle vaccine on risk of cervical intraepithelial neoplasia grade 2, grade 3, and adenocarcinoma in situ: a combined analysis of four randomised clinical trials. Lancet 2007; 369: 1861–1868

Belshe RB, Nichol KL, Black SB et al. Safety, efficacy, and effectiveness of live, attenuated, cold-adapted influenza vaccine in an indicated population aged 5–49 years. Clin Infect Dis 2004; 39: 920–927

Bernstein DI, Smith VE, Sherwood JR et al. Safety and immunogenicity of live, attenuated human rotavirus vaccine 89-12. Vaccine 1998; 16: 381–387

Cetron MS, Marfin A.A., Julian KG et al. Yellow fever vaccine. Recommendations of the Advisory Committee on Immunization Practices (ACIP) 2002. MMWR Recomm Rep 2002; 51 (RR-17): 1–11

Chu NR, Wu HB, Wu T et al. Immunotherapy of human papillomavirus (HPV) type 16 E7-expressing tumour by administration of fusion protein comprising Mycobacterium bovis

bacille Calmette-Guérin (BCG) hsp65 and HPV 16 E7. Clin Exp Immunol 2000; 121: 216–225
Clark TW, Pareek M, Hoschler K et al. Trial of Influenza A (H1N1) 2009 Monovalent MF59-Adjuvanted Vaccine – Preliminary Report. N Engl J Med 2009; Sep 10. [Epub ahead of print]
Dayan GH, Quinlisk MP, Parker A.A. et al. Recent resurgence of mumps in the United States. N Engl J Med 2008; 358: 1580–1589
Dupuis M, Denis-Mize K, LaBarbara A et al. Immunization with the adjuvant MF59 induces macrophage trafficking and apoptosis. Eur J Immunol 2001; 31: 2910–2918
Ellis RW. Technologies for making new vaccines. In: Plotkin SA, Orenstein WA, Offit PA, eds. Vaccines. 5th ed. Philadelphia: Saunders; 2008: 1335–1355
Harper DM, Franco EL, Wheeler CM et al., HPV Vaccine Study group. Sustained efficacy up to 4.5 years of a bivalent L1 virus-like particle vaccine against human papillomavirus types 16 and 18: follow-up from a randomised control trial. Lancet 2006; 367: 1247–1255
Heaton PM, Goveia MG, Miller JM et al. Development of a pentavalent rotavirus vaccine against prevalent serotypes of rotavirus gastroenteritis. J Infect Dis 2005; 192 (Suppl. 1): S17–21
Hilleman MR, Bunyak EB, McAleer WJ et al. Human hepatitis B vaccine. In: Krugmann S, Sherlock S, eds. Proceedings of the European Symposium on hepatitis B. Rahway: Merck Sharp and Dohme International; 1981: 120–139
Ismaili J, Rennesson J, Aksoy E et al. Monophosphoryl lipid A activates both human dendritic cells and T cells. J Immunol 2002; 168: 926–932
Jaoko W, Nakwagala FN, Anzala O et al. Safety and immunogenicity of recombinant low-dosage HIV-1 A vaccine candidates vectored by plasmid pTHr DNA or modified vaccinia virus Ankara (MVA) in humans in East Africa. Vaccine 2008; 26: 2788–2795
Jones SM, Feldmann H, Ströher U et al: Live attenuated recombinant vaccine protects nonhuman primates against Ebola and Marburg viruses. Nature Med 2005; 11: 786–790
Kuter B, Matthews H, Shinefield H et al. Study Group for Varivax. Ten year follow-up of healthy children who received one or two injections of varicella vaccine. Pediatr Infect Dis J 2004; 23: 132–137
Leonhardt I, Stück B, Fescharek R et al. Neue Impfstrategie gegen Poliomyelitis. Dt Ärztebl 1997; 94: A-2736–2741
Leroux-Roels I, Borkowski A, Vanwolleghem T et al. Antigen sparing and cross-reactive immunity with an adjuvanted rH5N1 prototype pandemic influenza vaccine: a randomised controlled trial. Lancet 2007; 370: 580–589
Locher CP, Soong NW, Whalen RG et al. Development of novel vaccines using DNA shuffling and screening strategies. Curr Opin Mol Ther 2004; 6: 34–39
Lu S, Wang S, Grimes-Serrano JM. Current progress of DNA vaccine studies in humans. Expert Rev. Vaccines 2008; 7: 175–191
McAleer WJ, Bunyak EB, Maigetter RZ et al. Human hepatitis B vaccine from recombinant yeast. Nature 1984; 307: 178–180
Monath TP, Cetron MS, Teuwen DE. Yellow fever vaccine. In: Plotkin SA, Orenstein WA, Offit PA, eds. Vaccines. 5th ed. Philadelphia: Saunders; 2008: 959–1055
Monath TP. Japanese encephalitis vaccines: current vaccines and future prospects. Curr Top Microbiol Immunol 2002; 267: 105–138
Morefield GL, Sokolovska A, Jiang D et al. Role of aluminum-containing adjuvants in antigen internalization by dendritic cells in vitro. Vaccine 2005; 23: 1588–1595
Plotkin SA, Buser F. History of RA27/3 rubella vaccine. Rev. Infect Dis 1985: 7 (Suppl.): S77–S78
Plotkin SA, Vidor E. Poliovirus vaccine – inactiveted. In: Plotkin SA, Orenstein WA, Offit PA, eds. Vaccines. 5th ed. Philadelphia: Saunders; 2008: 605–629
Robert-Koch-Institut. Empfehlungen der Ständigen Impfkommission (STIKO) am Robert-Koch-Institut/Stand Juli 2007. Epidem Bull 2007; 30: 267–286
Ruiz-Palacios GM, Perez-Schael I, Velazquez FR et al. Safety and efficacy of an attenuated vaccine against severe rotavirus gastroenteritis. N Engl J Med 2006; 354: 11–22
Sabin AB. Oral poliovirus vaccine: History of its development and use and current challenge to eliminate poliomyelitis from the world. J Infect Dis 1985; 151: 420–436
Takahashi M, Okuno Y, Otsuka T et al. Development of a live attenuated varicella vaccine. Biken J 1975; 18: 25–33
Tauber E, Kollaritsch H, Korinek M et al. Safety and immunogenicity of a Vero-cell-derived, inactivated Japanese encephalitis vaccine: a non-inferiority, phase III, randomised controlled trial. Lancet 2007; 370: 1847–53
Tong NK, Beran J, Kee SA et al. Immunogenicity and safety of an adjuvanted hepatitis B vaccine in pre-hemodialysis and hemodialysis patients. Kidney Int 2005; 68: 2298–2303
Ulmer JB, Sadoff JC, Liu MA. DNA vaccines. Curr Opin Immunol 1996; 8: 531–536
Van Damme P, Banatvala J, Fay O et al., International Consensus Group on Hepatitis A Virus Immunity. Hepatitis A booster vaccination: is there a need? Lancet 2003; 362: 1065–1071
Van Damme P, Van Herck K. A review of the long-term protection after hepatitis A and B vaccination. Travel Med Infect Dis 2007; 5: 79–84
Vesikari T, Matson DO, Dennehy P et al., Rotavirus Efficacy and Safety Trial (REST) Study Team. Safety and efficacy of a pentavalent human-bovine (WC3) reassortant rotavirus vaccine. N Engl J Med 2006; 354: 23–33
Victor JC, Monto AS, Surdina TY et al. Hepatitis A vaccine versus immune globulin for postexposure prophylaxis. N Engl J Med 2007; 357: 1685–1694
Vogel FR, Hem SL. Immunological adjuvants. In: Plotkin SA, Orenstein WA, Offit PA, eds. Vaccines. 5th ed. Philadelphia; Saunders; 2008: 59–71
WHO. Rabies vaccines. WHO position paper. Wkly Epidemiol Rec 2007; 82: 425–435
Zent O, Bröker M. Tick-borne encephalitis vaccines: past and present. Expert Rev. Vaccines 2005; 4: 747–755

12 Grundlagen der Therapie

M. Stürmer, H. W. Doerr, A. Berger, B. Weber, W. Preiser

12.1 Einleitung

Bakterien haben im Vergleich zu Viren einen autonomen Stoffwechsel, und ihre Vermehrung kann z. B. über die Hemmung spezifischer Enzyme und den Zusammenbau der Zellwand vermindert werden. Im Gegensatz zur Antibiotikatherapie bakterieller Infektionen gestaltet sich die antivirale Therapie ungleich schwieriger, da Viren zu ihrer Vermehrung die Synthesemaschinerie der infizierten Zelle benutzen und entweder gar keine oder nur wenige Enzyme haben, die sich wesentlich von denen der Zelle unterscheiden. Deshalb ist es meistens nicht ohne Weiteres möglich, die Virusreplikation selektiv zu inhibieren, ohne die nicht infizierten Zellen des Wirts ebenfalls zu schädigen. Hierbei steht die antivirale Therapie vor derselben Herausforderung wie die Krebstherapie. Während heute etwa hundert verschiedene Antibiotika mit zum größten Teil sehr breitem Wirkungsspektrum zur Verfügung stehen, gibt es kaum mehr als 50 verschiedene antivirale Substanzen mit erwiesener Wirksamkeit. Trotzdem wurden in den letzten 25 Jahren entscheidende Fortschritte in der Entwicklung neuer Virostatika gemacht. Voraussetzung war die Identifizierung virusspezifischer Angriffspunkte mithilfe virologischer, biochemischer und molekularbiologischer Methoden. Automatisierte Zellkulturtechniken ermöglichen ein Screening von mehreren tausend Molekülen auf ihre selektive antivirale Wirksamkeit und Zytotoxizität innerhalb kürzester Zeit. Mithilfe der Ermittlung der dreidimensionalen Struktur viraler Enzyme können auf theoretischer Basis Substanzen entwickelt werden (Molecular Design), von denen die

Tabelle 12.1 Ansatzpunkte von Virostatika im viralen Replikationszyklus.

Angriffspunkte	Substanz(-klasse)	Beispiele für Indikationen
Adsorption („Attachment") an die Wirtszelle, z. B. ICAM, Chemokinrezeptor	• kapsid- oder hüllbindende Substanzen • Rezeptor-Antagonisten • Fusionsinhibitoren	• Chemotherapie (experimentell) von Infektionen mit Entero- und Rhinoviren • HIV: Korezeptor-Antagonisten (CCR5) und Fusionsinhibitoren (FI) als Bestandteil der antiretroviralen Kombinationstherapie
Freisetzung der viralen Nukleinsäure („Uncoating") im Zytoplasma	Amantadin, Rimantadin	Influenza A: Prophylaxe und Chemotherapie
Replikation der viralen Nukleinsäure	Polymerase-Inhibitoren: Nukleosidanaloga, Nukleotidanaloga, allosterische Polymerasehemmer	• Herpesviren (HSV, VZV, CMV): Prophylaxe und Therapie • HIV: Reverse Transkriptase-Inhibitoren (RTI) als Bestandteil der antiretroviralen Kombinationstherapie (nukleosidische RTI = NRTI, nicht nukleosidische RTI = NNRTI) • Therapie der chronischen Hepatitis B • Ribavirin bei Negativstrangviren, z. B. Hantavirus
Integration der viralen Nukleinsäure	Integraseinhibitoren (InI)	HIV: als Bestandteil der antiretroviralen Kombinationstherapie
Translation der viralen Boten-RNA (mRNA)	• Interferone • „Antisense"-Präparate	• Therapie der chronischen Hepatitis B und C • Fomivirsen zur intravitrealen Behandlung der Zytomegalievirus-Retinitis bei AIDS
Reifung und Zusammenbau („Maturation, Cleavage and Assembly") der neu synthetisierten viralen (Vorläufer-)Proteine	Proteaseinhibitoren (PI)	• HIV: als Bestandteil der antiretroviralen Kombinationstherapie • HCV: klinische Studien der Phase III
Ausschleusung und Freisetzung der neu gebildeten Virionen	Neuraminidase-Inhibitoren	Influenzaviren: Prophylaxe und Chemotherapie

potenziellen antiviralen Wirkstoffe abgeleitet werden. Der Nachweis einer In-vitro-Aktivität erlaubt allerdings nur einen ersten Rückschluss auf die klinische Effizienz und Verträglichkeit. Hierzu sind Versuche im Tiermodell und umfangreiche klinische Studien erforderlich.

12.2 Potenzielle Angriffspunkte der antiviralen Chemotherapie und vorklinische Entwicklung

Die verschiedenen Etappen im Replikationszyklus eines Virus bieten theoretische Ansatzpunkte für eine antivirale Chemotherapie, beginnend bei der Interaktion zwischen zellulären und viralen Rezeptoren über die Adsorption, Penetration, Freisetzung der viralen Nukleinsäure, Nukleinsäure-Transkription, ggf. -Integration und -Translation, Zusammensetzung der neu gebildeten Virusbestandteile und letztendlich Freisetzung neuer Viruspartikel und deren Reifung (Tab. 12.**1**). Auch zelluläre Funktionen können Angriffspunkte für antivirale Mittel bieten; vorausgesetzt, diese Funktionen sind nicht essenziell für die Zelle (wohl aber für das Virus) oder sie werden nur in virusinfizierten Zellen ausgeschaltet (beispielsweise durch selektive Aktivierung eines Prodrugs ausschließlich in infizierten Zellen).

Die verschiedenen Virusfamilien benutzen unterschiedliche Strategien zur Replikation in Abhängigkeit vom Genomaufbau und von der Zusammensetzung des Nukleoproteinkomplexes. Virale RNA- oder DNA-Polymerasen können selektiv von antiviralen Substanzen bei niedrigen Konzentrationen, welche nicht (wesentlich) mit den zellulären Replikationsproteinen interferieren, gehemmt (inhibiert) werden. Die meisten klinisch eingesetzten Virostatika sind Hemmstoffe viraler Polymerasen. Die Transkriptionsregulation, die posttranslationale Prozessierung (z. B. proteolytische Spaltung von viralen Vorläuferproteinen) sowie die Ausschleusung von neu gebildeten Virionen stellen weitere, nicht nur für die HIV-Infektion Erfolg versprechende Ansatzpunkte der antiviralen Chemotherapie dar.

Nach der Identifizierung eines potenziellen antiviralen Wirkungsmechanismus werden Substanzen in automatisierten Screeningtests auf ihre Wirksamkeit gegenüber dem entsprechenden rekombinanten viralen Enzym untersucht. Zahlreiche antiretrovirale Substanzen (Reverse Transkriptase-, Protease- und Integraseinhibitoren) wurden mithilfe dieser empirischen Screeningverfahren entwickelt.

Liegen detaillierte Kenntnisse über die chemischen Interaktionen und Struktur des Zielmoleküls (z. B. Influenzavirus-Neuraminidase, HIV-1-Protease und Rhinovirus-Kapsid) vor, ist es möglich, spezifische Inhibitoren „maßgeschneidert" zu entwickeln. Eine Weiterentwicklung dieser Strategie sind computergestützter Entwurf, Synthese und Optimierung von Molekülen, welche ausschließlich mit einer definierten Struktur des viralen Zielmoleküls, aber nicht etwaiger verwandter zellulärer Proteine interagieren.

Der nächste Schritt bei der Entwicklung neuer Substanzen besteht in der In-vitro-Empfindlichkeitstestung mit verschiedenen Zellkultursystemen zur Ermittlung der minimalen inhibitorischen Konzentration (Minimum Inhibitory Concentration, MIC) gegenüber Laborstämmen und klinischen Virusisolaten sowie der Zytotoxizität. Schließlich wird noch das Virus in Gegenwart geringer Mengen der Substanz kultiviert, um die Entstehung und Häufigkeit von resistenten Mutanten zu erkennen.

Nach der In-vitro-Testphase werden in geeigneten Tiermodellen die verschiedenen Verabreichungsformen, Bioverfügbarkeit, Pharmakokinetik, Exkretionsmechanismen, Konzentrationen im infizierten Gewebe, Stabilität in Körperflüssigkeiten und Toxizität untersucht. Nur die In-vivo-Testung erlaubt Rückschlüsse, ob eine in vitro wirksame Substanz eine klinische Effizienz zeigt. Während es für z. B. Herpes-simplex-und Influenza-Virusinfektionen adäquate Tiermodelle gibt, bleibt es nach wie vor schwierig, anhand von Tiermodellen eine In-vivo-Aktivität gegenüber HIV-, HBV-, HCV- und Epstein-Barr-Virusinfektionen zu ermitteln. Hierfür sind klinische Studien erforderlich. Nur wenige Substanzen, etwa 1 ‰, welche in vitro eine antivirale Aktivität zeigen, gelangen in die klinische Erprobung. Häufig erweisen sie sich im Tiermodell als ineffizient bzw. toxisch.

Das „ideale" Virostatikum ist hoch selektiv, das heißt, es interferiert nicht mit dem Zell-Metabolismus, hoch wirksam gegen das Virus, leicht resorbierbar, untoxisch und weder karzinogen noch teratogen, wasserlöslich und chemisch sowie metabolisch stabil. In der Praxis gilt es, einen gangbaren Kompromiss zu finden, wobei bei Mitteln gegen lebensbedrohliche Virusinfektionen unter Umständen erhebliche Nebenwirkungen in Kauf genommen werden, die bei der Behandlung von klinisch weniger gravierenden Infektionen untragbar wären. Details zur virusspezifischen antiviralen Therapie sind auch in den jeweiligen speziellen Kapiteln nachzulesen.

12.3 Klinische Studien

Eine wesentliche Voraussetzung für die klinische Evaluierung ist die Produktion ausreichender Mengen an reiner Wirksubstanz unter pharmazeutisch einwandfreien Bedingungen (Good Manufacturing Procedures). Klinische Studien werden erst dann eingeleitet, wenn In-vitro-Versuche und Studien im Tiermodell erfolgreich sind. In den Phase-I-Pilotstudien werden anhand einer geringen Anzahl von freiwilligen, gesunden Versuchspersonen die optimale Dosierung, Pharmakokinetik und Toxizität ermittelt. Da Phase-I-Studien im Allgemeinen nicht placebokontrolliert sind, ist ein Rückschluss auf die In-vivo-Wirksamkeit meistens nicht möglich. Bewährt sich ein Virostatikum in Bezug auf Bioverfügbarkeit und Toxizität, beginnt die zweite Phase der klinischen Erprobung. Phase-II-Studien sind entweder placebokontrolliert oder es wird bei Verfügbarkeit eines bereits zugelassenen wirksamen Therapeutikums dieses als positive Kontrolle eingesetzt. Für Phase-II-Studien wird eine geringe Anzahl Patienten (n = 10 bis 100), die an der zu behandelnden Infektion erkrankt sind, einbezogen. Falls die Ergebnisse der Phase II Rückschlüsse auf eine potenzielle antivirale Wirksamkeit im Vergleich zum Placebo oder zur positiven Kontrolle erlauben, wird die Phase III der klinischen Erprobung eingeleitet. Phase-III-Studien werden meistens in mehreren spezialisierten Zentren mit einer hohen Zahl an erkrankten Patienten durchgeführt. Für diese doppelblinden placebokontrollierten Studien ist eine sorgfältige Planung und Auswertung erforderlich, um falsche Rückschlüsse zu vermeiden. Hierzu gehören ausreichend große Patientenkollektive, eine klare Definition der Aufnahmekriterien und Endpunkte, eine adäquate Randomisierung und Verlaufskontrolle. Eine neue antivirale Substanz wird erst dann zugelassen, wenn sie mindestens eine vergleichbare Effizienz zu einem bereits etablierten Therapeutikum zeigt bzw. eine statistisch signifikant höhere Wirksamkeit im Vergleich zum Placebo aufweist.

12.4 Therapie wichtiger Viruskrankheiten

12.4.1 Influenzavirus

Amantadin und Rimantadin

Amantadin und Rimantadin sind Derivate des polyzyklischen, hochsymmetrischen Kohlenwasserstoffs Adamantan. Beide Substanzen inhibieren in vitro und in vivo die Replikation von Influenza-A-Viren, sind aber gegenüber Influenza-B-Viren unwirksam.

Amantadin und Rimantadin inhibieren die Protonenpumpenaktivität des Influenza-A-Matrixproteins 2 (M2). Dies führt dazu, dass das M1-Protein nicht vom viralen Ribonukleoprotein-M1-Komplex freigesetzt wird, nachdem das Virus ins Zytoplasma gelangt ist, und somit das Ribonukleoprotein (RNP) nicht in den Zellkern aufgenommen wird. Zusätzlich senkt Amantadin den pH-Wert im Golgi-Vesikel, sodass eine vorzeitige konformatorische Änderung des Hämagglutinins verschiedener Influenza-A-Subtypen eintritt und keine infektiösen Partikel freigesetzt werden.

Amantadin und Rimantadin schützen vor allem prophylaktisch vor der Influenza-A-Infektion. Die Schutzrate vor einer Infektion schwankt zwischen 50 und 90%. Bis zu 48 Stunden nach Ausbruch der Symptome kann eine Amantadin- bzw. Rimantadintherapie den Schweregrad und die Dauer der Erkrankung um 50% reduzieren. Amantadin und Rimantadin stellen eine Alternative zur Impfung dar bei Kontraindikation (z. B. schwere Hühnereiweißallergie), bei verspäteter Impfung oder unzureichender Impfantwort (Immunsupprimierte) oder bei Epidemien mit einem vom Impfvirus abweichenden Subtyp. Amantadin und Rimantadin sind nicht besonders gut verträglich, es werden zentralnervöse Beschwerden wie Kopfschmerzen, Schlafstörungen und Konzentrationsschwierigkeiten beobachtet.

Aminosäuresubstitutionen im transmembranären Bereich von M2 führen zu einer Resistenz gegenüber Amantadin und Rimantadin. Diese Mutationen werden unter Behandlung bereits nach wenigen Tagen selektiert und sind genetisch stabil. Bereits nach 5 bis 7 Tagen sind fast 50% aller Patientenisolate resistent; diese können von Person zu Person übertragen werden und Sekundärerkrankungen hervorrufen. In alarmierender Weise hat sich in den letzten Jahren die Adamantan-Suszeptibilität zirkulierender Influenzaviren vermindert: In vielen Teilen der Welt sind mittlerweile die Mehrzahl der Influenza-A-H3N2- und ein wachsender Anteil der -H1N1-Viren resistent gegenüber den Adamantanen. Es wird spekuliert, ist aber nicht bewiesen, dass dies mit einem missbräuchlichen Einsatz der Adamantane in der Human- oder Veterinärmedizin zu tun hat.

Neuraminidase-Inhibitoren

Aus dieser völlig neuen, durch gezieltes „Drug Design" entwickelten Substanzgruppe sind mittlerweile zwei Medikamente zugelassen, das topisch, per Inhalation in Pulverform angewendete Zanamivir und das oral einzunehmende Oseltamivir (Abb. 12.**1**). Weitere sind in Entwicklung. Durch spezifische Hemmung der Neuraminidase von Influenza-A- und -B-Viren blockieren sie die Freisetzung neu gebildeter Virionen aus infizierten Zellen und somit die Ausbreitung der Infektion im Organismus.

Neuraminidase-Inhibitoren können prophylaktisch wie auch therapeutisch eingesetzt werden, letzteres allerdings nur innerhalb von maximal zwei Tagen nach Krankheitsbeginn. Durch rechtzeitige Behandlung lassen sich Krankheitsdauer und Schweregrad der Influenza reduzieren. Ein Problem ist die rasche und korrekte Indikationsstellung; die Verwendung von Schnelltests zum Virusnachweis kann für den gezielten Einsatz der Neuraminidase-Inhibitoren am Anfang einer Epidemie hilfreich sein.

> **!** Trotz der Verfügbarkeit der Neuraminidase-Inhibitoren darf die möglichst vollständige, jährliche Influenza-Impfung von Patienten aus Risikogruppen und von medizinischem Personal keinesfalls unterbleiben!

Von Interesse sind die Neuraminidase-Inhibitoren auch wegen ihrer Aktivität gegen für den Menschen neue, potenziell Pandemien auslösende Influenza-Stämme. Mehrere Staaten haben Vorräte von Neuraminidase-Inhibitoren

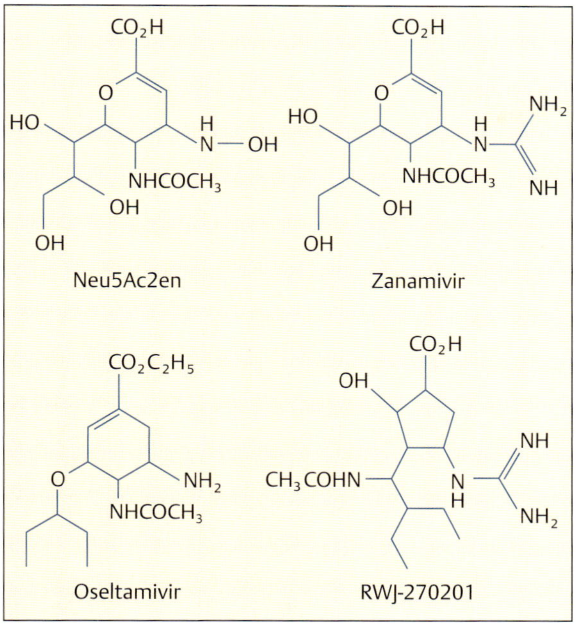

Abb. 12.1 Strukturformeln der Neuramidase-Inhibitoren Oseltamivir, Zanamivir und weiterer Entwicklungssubstanzen.

angelegt, um im Pandemiefall Teile ihrer Bevölkerung behandeln zu können. Resistente Virusvarianten wurden beschrieben und können unter Therapie selektioniert werden, allerdings weniger häufig als unter Amantidin. Die Prävalenz von resistenten Influenza-A- und -B-Viren schwankt derzeit (Stand 2008) zwischen 1 % (Mitteleuropa) bis 20 % (China). Die virale Neuraminidase spaltet die N-Acetylneuraminsäurereste am zellulären Rezeptor, der die neu gebildeten Virionen an die Zelle bindet. Der Neuramidaseinhibitor imitiert das natürliche Substrat und blockiert das aktive Zentrum des Enzyms und verhindert so die Freisetzung der Virionen und die Neuinfektion von Zellen. Die Möglichkeit der Ausbreitung der Oseltamivirresistenz wird seit mehreren Jahren diskutiert. So verfügen z. B. bestimmte Influenza-H1N1-Stämme über eine Mutation in ihrer Neuraminidase, die zu einer Resistenz gegenüber Oseltamivir führt. Die Bindung von Oseltamivir am aktiven Zentrum der Neuraminidase ist nur durch eine Konformationsänderung des Enzyms möglich. In den resistenten Virusstämmen wird dies durch eine Mutation verhindert. Im Gegensatz zu den bisher endemischen Influenza-H1N1-Varianten, die bis zu 100 % Oseltamivir-resistent sind, zeigt die 2009 neu aufgetretene H1N1-Variante bislang nur selten Resistenzen. Zanamivir dagegen hat eine höhere strukturelle Ähnlichkeit mit der N-Acetylneuraminsäure und kann daher dennoch binden und ist weiterhin wirksam.

12.4.2 Respiratory-Syncytial-Virus (RSV) u. a. RNA-Viren

Ribavirin

Ribavirin ist ein synthetisches Purinderivat und ähnelt in seiner Struktur Guanosin und Inosin. Ribavirin wird intrazellulär zur aktiven Triphosphatform phosphoryliert. Die antivirale Aktivität gegenüber RSV und anderen RNA-Viren beruht auf mehreren Interaktionen mit zellulären und viralen Enzymen, wobei letztendlich der genaue Mechanismus der antiviralen Aktivität noch nicht geklärt ist. Ribavirin-5'-monophosphat inhibiert die zelluläre Inosinmonophosphat-Dehydrogenase und führt somit zu einer Reduzierung des intrazellulären Pools von Guanosintriphosphat. Ribavirintriphosphat interferiert mit der Translation der viralen mRNA und der RNA-abhängigen RNA-Polymerase.

Ribavirin wurde als Aerosol zur Behandlung RSV-bedingter Infektionen der unteren Atemwege bei Kleinkindern verwendet, insgesamt mit wenig befriedigender Erfolgsrate. Die prophylaktische Wirksamkeit der Gabe von Palivizumab, eines monoklonalen Antikörpers gegen RSV, konnte dagegen in klinischen Studien belegt werden. Systemisch wird Ribavirin seit Längerem erfolgreich eingesetzt zur Therapie von hämorrhagischem Fieber, ausgelöst durch Arenaviren (Lassaviren) oder Bunyaviren (Hanta-, Rifttal-Fieber- und Krim-Kongo-Viren). Seit Anfang der 1990er Jahre ist die Gabe von Ribavirin oral in Kombination mit α-Interferon subkutan zur Behandlung der chronischen Hepatitis C Standard. Ribavirin alleine ist weder in vitro noch in vivo gegen HCV wirksam.

12.4.3 Alpha-Herpesviren: Herpes-simplex-Virus (HSV) und Varizella-Zoster-Virus (VZV)

Bereits in den frühen 1960er Jahren standen Virostatika zur Behandlung von Herpes-simplex-Virusinfektionen zur Verfügung. Mit dem damals neu entwickelten „plaque reduction assay" gelang es Herrman, eine antivirale Aktivität des Nukleosidanalogons 2'-Desoxy5-ioduridin (**Idoxuridin**), welches 1959 von Prusoff synthetisiert wurde, nachzuweisen. Damit war Idoxuridin die erste antivirale Substanz, die zur klinischen Anwendung zugelassen wurde. Bedingt durch eine niedrige Selektivität und hohe Toxizität wird Idoxuridin nur noch zur topischen Behandlung des Herpes simplex eingesetzt. Dasselbe gilt auch für andere Herpesvirostatika der 1. Generation (z. B. Trifluridin).

Der entscheidende Durchbruch in der antiviralen Therapie der Herpes-simplex- und Varizella-Zoster-Virusinfektionen gelang mit der Einführung von **Aciclovir** Anfang der 1980er Jahre. Neben der intravenösen Applikation zur Behandlung lebensbedrohlicher HSV- und VZV-Infektionen (Herpesenzephalitis, Herpes neonatorum, Varizellenpneumonie) bzw. schwerer mukokutaner Infektionen bei Immunsupprimierten ist Aciclovir zur oralen Therapie des primären oder rekurrenten Herpes genitalis und Herpes zoster sowie zur lokalen Behandlung des Herpes labialis und genitalis bzw. Herpes ophthalmicus zugelassen. Bis vor Kurzem war Aciclovir das einzige antivirale Medikament, das eine hohe antivirale Aktivität bei sehr niedriger Toxizität zeigt. Seit wenigen Jahren stehen noch weitere hoch selektive Substanzen, wie **Famciclovir** und **Valaciclovir**, deren Wirkungsspektrum über HSV und VZV hinausgeht, zur Verfügung.

Potenzielle Angriffspunkte der antiviralen Therapie

Tab. 12.**2** gibt einen Überblick über das Wirkungsspektrum, klinische Anwendungen und Wirkungsmechanismen von zugelassenen Virostatika zur Therapie von Infektionen mit Viren der Herpesvirusfamilie.

HSV-DNA-Polymerase

Aciclovir, Brivudin, Brovavir, Vidarabin

Der Wirkungsmechanismus fast aller Anti-HSV- und Anti-VZV-Virostatika beruht auf der selektiven Inhibition der viralen DNA-Polymerase (Tab. 12.**2**). Die Nukleosidanaloga Aciclovir und Brovavir (BVara-U, Sorivudine) werden als spezifisches Substrat von der viralen Thymidinkinase (TK) erkannt und von dieser in die Monophosphatform umgewandelt. Die anschließenden Di- und Triphosphorylierungsschritte werden von zellulären Enzymen übernommen. Hierbei entstehen Aciclovirtriphosphatkonzentrationen, welche in HSV-infizierten Zellen 200- bis 1000-fach höher sind als in nicht infizierten Zellen. Die HSV-1-TK unterscheidet sich von der zellulären TK dadurch, dass durch eine zusätzliche Thymidylatkinaseaktivität eine Umwandlung von Desoxythymidinmonophosphat in Desoxythymidindiphosphat möglich ist. Damit wird Brivudin direkt zur Diphosphatform in HSV-1-infizierten Zellen aktiviert. In HSV-2-infizierten Zellen findet zwar eine Phosphorylierung in Brivudinmonophosphat statt, allerdings werden keine Diphosphatderivate gebildet, da diese Thymidylatkinaseaktivität bei der HSV-2-TK fehlt. Da Vidarabin (Ara-A) sowohl durch die zelluläre als auch durch die virale TK aktiviert wird, besitzt es eine eingeschränkte Selektivität.

Aciclovirtriphosphat konkurriert mit Desoxguanosintriphosphat als Substrat für die virale DNA-Polymerase. Weil beim Aciclovirtriphosphat keine 3'-Hydroxygruppe zur Elongation der DNA-Kette vorhanden ist, kommt es zum Stopp der DNA-Synthese, bedingt durch einen Kettenabbruch und eine funktionelle Inaktivierung (Fixierung) der DNA-Polymerase. Nur ein geringer Bruchteil vom Aciclovirtriphosphat wird in die zelluläre DNA integriert, da es ein wesentlich besseres Substrat für die virale Polymerase als für die zelluläre DNA-Polymerase alpha darstellt.

Der Einbau von Brivudintriphosphat führt ebenfalls zu einem Abbruch der DNA-Kette. Brovavirtriphosphat wirkt primär als kompetitiver Inhibitor und der Einbau am 3'-Ende führt zu einem vorzeitigen Kettenabbruch. Sorivudin wurde 1993 in Japan kurz nach Einführung zurückgezogen, wegen letaler Komplikationen bei kombinierter Anwendung von 5-Fluorouracilderivativen.

Foscarnet

Foscarnet (Phosphonoformat, PFA), ein Pyrophosphatanalogon, inhibiert die DNA-Polymerase von Herpesviren und Hepatitis-B-Virus sowie die reverse Transkriptase von HIV-1. PFA wirkt als ein nicht kompetitiver Inhibitor durch die Interaktion mit der Pyrophosphatbindungsstelle der Polymerase. Zelluläre DNA-Polymerasen werden dagegen weniger in ihrer Aktivität durch Pyrophosphatanaloga beeinträchtigt. Bedingt durch relativ häufige und schwere Nebenwirkungen wird Foscarnet nicht zur Primärtherapie eingesetzt, sondern spielt vor allem eine Rolle in der Behandlung aciclovirresistenter HSV-Krankheiten bzw. ganciclovirresistenter CMV-Infektionen. Zu den häufigsten Nebenwirkungen zählen Nierenversagen, vorübergehende Absenkung des Kalziumserumspiegels, penile und vaginale Ulzerationen. Darüber hinaus kann Foscarnet nur intravenös verabreicht werden.

Antivirale Substanzen mit verbesserter Bioverfügbarkeit

Von den nach oraler Einnahme vergleichsweise schlecht resorbierbaren Substanzen Aciclovir (ACV) und Penciclovir (PCV, s. unten) sind mittlerweile orale Prodrugs verfügbar: der Valinester Valaciclovir (Val-ACV) und Famciclovir, welches in Penciclovir umgewandelt wird. Weder das Wirkspektrum noch der Mechanismus der Aktivierung durch Phosphorylierung und der Wirkung durch Inhibition der viralen Polymerase unterscheiden sich von denen der Stammsubstanzen. In der klinischen Anwendung erleichtern jedoch die oralen Prodrugs ganz wesentlich die Behandlung, insbesondere bei längerfristiger Einnahme, beispielsweise zur Prophylaxe häufiger Herpes-genitalis-Rezidive (Suppressionsbehandlung), oder wenn höhere Dosen erforderlich sind, etwa zur Behandlung des Herpes zoster. Während die Bioverfügbarkeit von Aciclovir nur 15 bis 30 % beträgt, aufgrund der eingeschränkten Resorption im Dünndarm, beträgt sie für Valaciclovir 54 %. Penciclovir selbst wird wegen seiner schlechten Bioverfügbarkeit lediglich topisch als Creme verwendet, während hingegen sein Prodrug Famciclovir eine Bioverfügbarkeit von 77 % besitzt.

Valaciclovir ist ein L-Valylester von Aciclovir, welcher kurze Zeit nach oraler Aufnahme über ein hepatisches Enzym, Valaciclovir-Hydrolase in Aciclovir umgewandelt

Tabelle 12.**2** Ansatzpunkte der antiviralen Therapie von HSV-, VZV-, HCMV- und EBV-Infektionen.

Ansatzpunkt	Wirksubstanz	Wirkungsspektrum bzw. klinische Anwendung	Wirkungsmechanismus	Kommentare
Synthese der frühen Virusproteine	Interferon alpha und beta	HSV	enzymatischer Abbau der viralen mRNA über die 2', 5'-Oligo-A-Synthetase	topische Anwendung
virale DNA-Polymerase	Aciclovir (ACV)	HSV, VZV	Aktivierung zu ACV-MP durch virale Thymidinkinase (TK) kompetitive Inhibition der DNA-Polymerase Kettentermination	orale, i.v. und topische Anwendung gut verträglich, schlechte orale Bioverfügbarkeit
	Valaciclovir (Val-ACV)	HSV, VZV	Konversion des Valinesters zu ACV in Dünndarm und Leber	orales ACV-Prodrug: hohe Bioverfügbarkeit, gut verträglich
	Famciclovir	HSV, VZV	Konversion zu Penciclovir in Dünndarm und Leber	hohe Bioverfügbarkeit, gut verträglich
	Brivudin (BVDU), Brovavir (BVaraU, Sorivudin)	HSV-1, VZV	Aktivierung zu Mono- und Diphosphat durch HSV-1-/VZV-TK Abbruch der DNA-Kette (BVDUTP) kompetitive Inhibition und Kettentermination (BVara-UTP)	orale Behandlung von HSV-1- und VZV-Infektionen
	Ganciclovir (GCV)	HCMV	Aktivierung zu GCV-MP durch virales Enzym (UL 97-Genprodukt) kompetitive Inhibition der viralen DNA-Polymerase Kettenabbruch	oral zur Prophylaxe von HCMV-Infektionen i.v. zur präemptiven Therapie der HCMV-Infektion i.v. zur Behandlung der manifesten HCMV-Erkrankung Knochenmarkstoxizität
	Valganciclovir (Val-GCV)	HCMV	Konversion zu GCV in Dünndarm und Leber orales GCV-Prodrug mit verbesserter Bioverfügbarkeit	Prophylaxe von HCMV-Infektionen
	Foscarnet (PFA)	HSV, VZV, HCMV	Pyrophosphatantagonist keine vorherige Aktivierung nicht kompetitiver Inhibitor der DNA-Polymerase	i.v. Behandlung ACV-resistenter HSV-Infektionen und GCV-resistenter HCMV-Infektionen
	Cidofovir (HPMPC)	HCMV, HSV, VZV, EBV (sowie weitere DNA-Viren, z. B. Adeno-, Papillom- und Pockenviren)	Phosphonat, bedarf nicht der initialen Phosphorylierung durch ein virales Enzym kompetitive Inhibition der viralen DNA-Polymerase Kettenabbruch	zur i.v. Therapie (einmal wöchentlich) von HCMV-Infektionen nephrotoxisch (intensive Hydrierung und Probenecidgabe obligatorisch)
	Idoxuridin (IDU), Trifluridin (TFT)	HSV	keine selektive Aktivierung durch virale TK kompetitive Inhibition der DNA-Polymerase	topische Behandlung der HSV-Keratitis
	Vidarabin (Ara-A)	HSV	Aktivierung zu Ara-MP über zelluläre TK	topische Behandlung der HSV-Keratitis

ACV-MP ACV-Monophosphat
BVDUTP BVDU-Triphosphat

wird. Es werden drei- bis vierfach höhere Wirkstoffkonzentrationen als nach oraler Gabe von Aciclovir erreicht. Die höheren Plasmakonzentrationen gehen mit einem ausgedehnteren Wirkungsspektrum gegenüber weniger empfindlichen Herpesviren (VZV, CMV und EBV) einher. Ein weiterer Vorteil der höheren Wirkstoffkonzentrationen ist, dass die Dosierungsintervalle verlängert werden und somit zu einer besseren Compliance führen. Valaciclovir zeigt die gleiche Effizienz wie Aciclovir für die Behandlung des rekurrierenden Herpes genitalis bei zweimal täglicher Verabreichung.

Penciclovir wurde von Ganciclovir durch den Austausch des Ethersauerstoffatoms in der azyklischen Seitenkette durch eine Methylenbrücke abgeleitet. Die orale Bioverfügbarkeit von Penciclovir ist sehr gering. Über eine Esterifizierung wurde ein Promedikament Famciclovir, welches für orale Formulierungen geeignet ist, entwickelt. Famciclovir wird durch Abspaltung von 2 Estergruppen im Dünndarm und in der Leber in Penciclovir umgewandelt. Der Aktivierungsmechanismus entspricht dem von Aciclovir. Obwohl Aciclovir ähnlich wie Penciclovir durch die virale TK zum Monophosphat umgewandelt wird, ist die Phosphorylierung wesentlich effizienter als bei Aciclovir.

Penciclovirtriphosphat übt eine kompetitive Hemmung auf die virale DNA-Polymerase aus, wird in die virale DNA-Kette eingebaut und führt vermutlich zu einer Verzögerung der Inkorporation weiterer Nukleotide. Während Aciclovirtriphosphat die DNA-Polymerase effizienter inhibiert als Penciclovirtriphosphat, bleiben bei Penciclovir wesentlich höhere Konzentration der Wirksubstanz über einen längeren Zeitraum in infizierten Zellen erhalten.

Andere Ziele der antiviralen Chemotherapie

Proteinaseinhibitoren

Die Proteinase der Herpesviren stellt im Prinzip einen effizienten Ansatzpunkt für die antivirale Therapie dar, weil für die Reifung zum replikationsfähigen und infektiösen Virus eine proteolytische Spaltung der Funktions- und Strukturproteine erforderlich ist. Während jedoch Proteaseinhibitoren einen wesentlichen Bestandteil einer hochaktiven antiretroviralen Therapie (HAART) bei HIV darstellen, steht die Entwicklung solcher Substanzen für die antivirale Therapie von Herpesviruskrankheiten noch weit zurück.

Helikase-Blocker

Helikase-Primase-Inhibitoren stellen eine neuartige Substanzklasse dar, die die HSV-Replikation effektiv in Zellkultursystemen und Tiermodellen hemmen. Mehrere Kandidaten befinden sich in der klinischen Entwicklung.

Interferon alpha

HSV führt in vitro nur zu einer schwachen Induktion von Interferon (IFN). Es wird aber angenommen, dass IFN eine wichtige Rolle in der antiviralen Abwehr von Herpesviren in vivo spielt, da ein großer Teil der Personen mit häufig rekurrierenden orofazialem Herpes wesentlich geringere IFN-Spiegel produzieren als solche ohne Rekurrenzen. Der Wirkungsmechanismus von IFN beruht auf der Interferenz der Translation früher mRNA. Die Synthese virusspezifischer Proteine wird damit blockiert, es kommt zu reduzierter Neubildung von Viren oder die Infektion wird abgebrochen. Die durch IFN aktivierte 2',5'-Oligoadenylsynthetase übt ihre antivirale Aktivität über einen enzymatischen Abbau der viralen RNA aus. IFN induziert zusätzlich eine Proteinkinase, welche die Proteinsynthese über die Phosphorylierung eines Initiationsfaktors inhibiert. In der topischen Anwendung zeigen IFN-α und IFN-β die gleiche Effizienz wie Aciclovir für die Behandlung des rekurrenten Herpes labialis oder genitalis. In der Kombination mit Trifluridin stellt IFN-α eine Alternative zu Foscarnet zur Behandlung Aciclovir-resistenter HSV-Infektionen dar.

Immuntherapie der Herpes-simplex-Viruskrankheiten

Es gibt zahlreiche Ansätze zur Entwicklung attenuierter bzw. Totimpfstoffe mit dem Ziel, die Rekurrenzrate zu reduzieren. Da die Reaktivierung in den Nervenganglien und der Transport des Virus entlang des Axons bis zur Oberfläche des Epithels nicht unter immunologischer Kontrolle stehen, sind die ersten Etappen der Reaktivierung nicht durch eine therapeutische Vakzine beeinflussbar. Neuronale Zellen besitzen an ihrer Oberfläche keine MHC-Antigene, sodass eine Erkennung durch CD4- bzw. CD8-Zellen nicht möglich ist. Eine therapeutische Vakzine kann deshalb frühestens die initiale produktive Infektion in Epithelzellen inhibieren und somit symptomatische Rekurrenzen unterdrücken. Das hoch konservierte Glykoprotein D (gD) enthält Epitope für neutralisierende Antikörper, antikörperabhängige Zytolyse (ADCC) und die virusspezifische zelluläre Immunantwort. Rekombinante gD-Vakzinen erwiesen sich als erfolgreich im Tiermodell und in placebokontrollierten klinischen Studien.

Virale Resistenz

Eine Resistenz gegenüber Aciclovir und verwandten Substanzen beruht meistens auf Mutationen der Thymidinkinase (TK) und seltener der DNA-Polymerase. Mutationen der TK werden in 3 Kategorien eingeteilt:

- Thymidinkinase-negativ (**TK-**; eine TK-Aktivität ist nicht nachweisbar),

- Thymidinkinase-reduziert (niedrige TK-Produktion; **TKr**; 1 bis 15% der normalen TK-Aktivität),
- Thymidinkinase-verändert (altered; **TKa**; mehr als 15% der normalen TK-Aktivität, aber keine Aciclovirphosphorylierung).

TK⁻- und TKa-Mutationen können im gesamten 1,3 Kilobasen (kb) umfassenden TK-Gen auftreten. Im Allgemeinen scheinen diese sich auf sog. „Hot Spots", bestehend aus Desoxyguanosin- oder Desoxycytosinhomopolymeren, zu konzentrieren. Vom TKr-Phänotyp wurden bis zum heutigen Zeitpunkt nur wenige Mutanten beschrieben.

Bei immunkompetenten Patienten stellt sich die Problematik der HSV-Resistenzentwicklung auch nach Aciclovir-Langzeittherapie selten. Dagegen kommt es bei Immunsupprimierten je nach Schweregrad der Immundefizienz mehr oder weniger rasch zur Selektion resistenter Mutanten.

Foscarnetresistente HSV-Isolate werden erst seit 1990 beobachtet, meistens bei HIV-Infizierten, welche nicht mehr auf die Aciclovirtherapie ansprechen. Die Foscarnetresistenz wird durch Aminosäuresubstitutionen der viralen DNA-Polymerase hervorgerufen. Abb. 12.**2** gibt einen Überblick über die möglichen Kreuzresistenzen zwischen HSV-Virostatika.

12.4.4 Beta-Herpesviren: Humanes Zytomegalievirus (HCMV), Humanes Herpesvirus 6, 7

HCMV

Ganciclovir

Ganciclovir (GCV, DHPG) wird zur Prophylaxe und Therapie der floriden Zytomegalie bei immunsupprimierten Patienten eingesetzt (Tab. 12.**1**). GCV, ein azyklisches Desoxyguanosinanalogon {2-Amino-1,9-dihydro-9-[2-hydroxy-1-(hydroxymethyl)ethoxymethyl]-6*H*-purin-6-on}, inhibiert selektiv und kompetitiv in seiner aktivierten Triphosphatform die HCMV-DNA-Polymerase. Obwohl bei GCV die 3'-Hydroxygruppe im Gegensatz zu Aciclovir vorhanden ist, könnte der primäre Effekt von GCV auf einer Kettentermination der viralen DNA beruhen. Ausgehend von dieser Hypothese wäre die DNA-Replikation nur teilweise gehemmt und somit wäre die nachgeschaltete Expression der Proteine nicht inhibiert, sondern reduziert.

Analog zu Aciclovir wird GCV selektiv über eine virale Kinase, welches vom UL97-Gen kodiert wird, zum Monophosphat umgewandelt. Die weitere Phosphorylierung zum Di- und Triphosphat geschieht durch zelluläre Kinasen.

Hauptnebenwirkung des Ganciclovir ist eine dosislimitierende Myelotoxizität mit Neutropenie bei 50% der Behandelten, die sich insbesondere bei Knochenmarktransplantierten nachteilig auswirkt.

Eine wesentliche Einschränkung für den Einsatz von GCV ist die Selektion resistenter Viren. Nach 3-monatiger Ganciclovirbehandlung können bei über 40% der behandelten AIDS-Patienten resistente HCMV-Isolate nachgewiesen werden. Eine GCV-Resistenz ist auf eine reduzierte Phosphorylierung von Ganciclovir, bedingt durch eine oder mehrere Mutationen von UL97, zurückzuführen.

Ganciclovir wird auch oral eingesetzt, was jedoch aufgrund der ungenügenden Bioverfügbarkeit problematisch ist. Daher wurde auch hiervon ein orales Prodrug entwickelt, das Valganciclovir (Val-GCV). Auch wenn zur Therapie schwerer HCMV-assoziierter Erkrankungen weiterhin zumindest initial eine intravenöse Gabe erforderlich ist, erleichtert das Val-GCV jedoch eine prophylaktische Verabreichung etwa bei Transplantierten oder bei AIDS-Patienten mit HCMV-Retinitis zur GCV-Erhaltungstherapie (Sekundärprophylaxe) nach anfänglicher intravenöser Induktionstherapie.

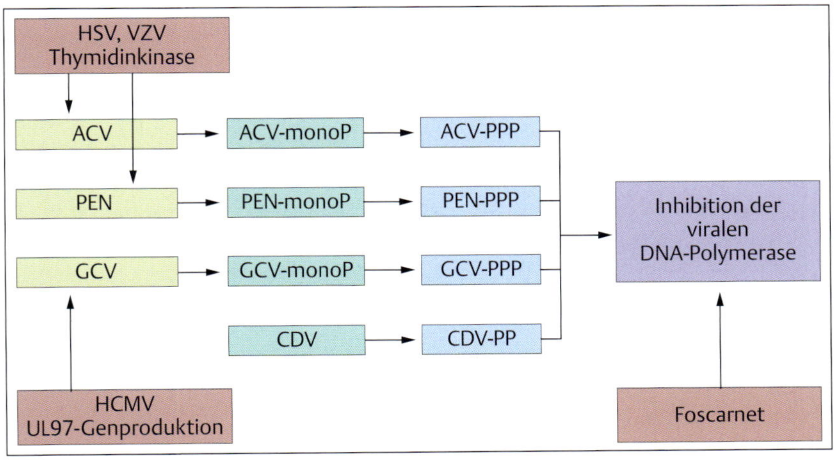

Abb. 12.**2** Mögliche Resistenzentwicklung gegenüber Herpesvirus-wirksamen Chemotherapeutika: Während die Nukleosidanaloga Aciclovir (ACV), Penciclovir (PEN, Prodrug: Famciclovir) und Ganciclovir zunächst von viruskodierten Enzymen monophosphoryliert werden müssen, entfällt dieser Schritt bei den dadurch gegen Mutationen in der viralen Thymidinkinase beziehungsweise dem UL97-Genprodukt unempfindlichen (jedoch sehr viel toxischer wirkenden) Mitteln Cidofovir und Foscarnet (Reservemittel). Hingegen können Mutationen im für die virale Polymerase kodierenden Gen zu einer Kreuzresistenz sowohl gegenüber den kompetitiven als auch gegenüber den nicht kompetitiven Polymeraseinhibitoren führen.

Das oral applizierbare Maribavir (Benzimidazol-Ribosid) blockiert die virale Proteinkinase UL97 und zeigte sich in vitro potenter gegen HCMV als Ganciclovir. Es hemmt den viralen DNA-Zusammenbau und die Freisetzung viraler Kapside aus dem Nukleus infizierter Zellen. Erste Ergebnisse einer Phase-III-Studie bei Patienten nach KMT (Knochenmarktransplantation) waren allerdings enttäuschend, die Studie wurde abgebrochen.

Foscarnet

Bei der HCMV-Infektion hat sich Foscarnet überwiegend zur Behandlung von AIDS-Patienten mit GCV-resistenten Stämmen bewährt (Tab. 12.**1**). Allerdings wurden bereits kreuzresistente HCMV-Stämme, die sowohl gegen Ganciclovir und Foscarnet resistent sind, isoliert. Diese Resistenzen basieren auf Mutationen der viralen DNA-Polymerase. Das Nebenwirkungsspektrum von Foscarnet mit Nephrotoxizität und Elektrolytstörungen unterscheidet sich von dem des Ganciclovir, was eine Kombinationstherapie möglich macht. Foscarnet ist bisher nur parenteral verfügbar.

Azyklische Nukleosidphosphonate

Azyklische Nukleosidphosphonate stellen eine neue Klasse von Polymerasehemmern dar, mit einem breiten Wirkungsspektrum gegen DNA-Viren einschließlich HSV-1, HSV-2, VZV, HCMV, EBV, Adeno- und Papillomviren. Azyklische Nukleosidphosphonate enthalten eine Phosphonatgruppe, die an die azyklische Seitenkette der Purin- oder Pyrimidinbasen gebunden ist. Im Gegensatz zu den natürlich vorkommenden Nukleotiden sind azyklische Nukleosidphosphonate resistent gegenüber einer proteolytischen Spaltung durch zelluläre Esterasen und werden damit unverändert in die Zelle aufgenommen. Durch die Präsenz der Phosphonatgruppe wird die erste virusabhängige Phosphorylierung umgangen.

Cidofovir (CDV, HPMPC) zeigt in vitro eine hervorragende Aktivität gegenüber klinischen HCMV- und HSV-Isolaten. Die Phosphorylierung zu Cidofovirdiphosphat (HPMPCpp) findet unabhängig von der Präsenz von Virus innerhalb der Zelle statt. Cidofovir hemmt die virale DNA-Synthese in wesentlich geringeren Konzentrationen als für die Inhibition der zellulären DNA-Polymerasen erforderlich sind. Die Halbwertszeit beträgt über 48 Stunden. Die relativ hohe Nephrotoxizität von HPMPC muss durch die gleichzeitige Gabe von Probenicid und ausreichender Flüssigkeitszufuhr verringert werden. In klinischen Studien wurde eine Anti-HCMV-Wirksamkeit nachgewiesen, welche über mehrere Tage nach initialer Verabreichung anhält. Kreuzresistenzen gegen Ganciclovir beruhen auf Mutationen im Polymerasegen (Abb. 12.**2**).

Antisense-Oligonukleotide

Oligodesoxynukleotide als sequenzspezifische Inhibitoren der genetischen Expression zeigen in vitro eine antivirale Aktivität. Es wurden bereits erste klinische Studien eingeleitet. Leider sind Phospodiesternukleotide relativ unstabil wegen des raschen Abbaus durch Nukleasen, sodass die Halbwertszeit im Serum sehr kurz ist. Modifizierungen, wie z. B. ein Austausch von Sauerstoff- durch ein Schwefelatom im Internukleotidphosphat, erhalten die elektrische Ladung und Lösbarkeit, erhöhen aber die Resistenz gegenüber Nukleasen. Phosphorothioat-Homopolymere inhibieren die RNA-Transkription oder wirken als kompetitive Inhibitoren der HSV-DNA-Polymerase in vitro. **Fomivirsen** (ISIS 2922), ist ein Phosphorothioatoligonukleotid, welches spezifisch die Replikation des humanen Zytomegalivirus in vitro und in vivo inhibiert und als erstes Antisense-Nukleotid zur antiviralen Therapie der Zytomegalie zugelassen wurde. Die Aktivität von Fomivirsen beruht auf der komplementären Bindung an Sequenzen der mRNA der Major-Immediate-Early-Genomregion. Unter intravitrealer Applikation bei Patienten mit HCMV-Retinitis wird eine stark verzögerte Progression der Läsionen beobachtet. Als Nebenwirkungen werden erhöhter intraokulärer Druck und Inflammation, welche meistens reversibel sind und auf Steroidtherapie ansprechen, beschrieben.

Hyperimmunglobuline

Hyperimmunglobuline wurden zur Prophylaxe der Zytomegalie vor allem bei Knochenmark- und Nierentransplantierten eingesetzt. Die bisherigen Ergebnisse haben gezeigt, dass sich durch die prophylaktische Gabe von HCMV-Immunglobulinen die Anzahl der Primär- und Sekundärinfektionen nicht reduzieren lassen, jedoch bei einigen Patienten die klinischen Manifestationen deutlich milder verlaufen. In dieser Hinsicht wäre es sinnvoll, für die Qualitätsverbesserung der Hyperimmunglobulinpräparate und zum Monitoring der Hyperimmunglobulinprophylaxe bei Organtransplantierten die neutralisierenden Antikörpertiter der Spenderseren zu bestimmen. Gegenwärtig werden Spender ausschließlich auf der Grundlage eines hohen HCMV-IgG-Antikörpertiters im konventionellen indirekten ELISA mit virusinfizierten Zellen ausgewählt. Es besteht aber nur eine schwache Korrelation zwischen neutralisierenden und mit dem ELISA nachgewiesenen HCMV-IgG-Antikörpern.

Strategien der antiviralen Therapie bei HCMV und Therapieüberwachung

Ein Hauptproblem der gegen HCMV gerichteten antiviralen Chemotherapie ist die geringe Erfolgsquote der Behandlung von HCMV-assoziierten Erkrankungen. Beispielsweise liegt die Letalität der HCMV-Pneumonie als häufigste Manifestationsform bei Knochenmarktransplantierten selbst unter Behandlung mit Ganciclovir plus Immunglobulin bei über 50%.

Eine prophylaktische Gabe von GCV kann bei Risikogruppen die Entwicklung einer aktiven HCMV-Infektion (in den meisten Fällen bedingt durch die Reaktivierung einer vorbestehenden, latenten Infektion) meist verhindern; allerdings bedingt dies eine unnötige (und teure) Mitbehandlung von Patienten, die ohnehin nicht an HCMV erkranken würden, jedoch trotzdem den toxischen Medikamentenwirkungen ausgesetzt sind. Bei Knochenmarktransplantierten beispielsweise verbessert sich die Gesamt-Überlebensrate bei GCV-Prophylaxe nicht, da diese zwar die Inzidenz von HCMV-Komplikationen vermindert, andererseits aber – aufgrund der Knochenmark-Toxizität – die von bakteriellen und Pilzinfektionen erhöht. Ausschlaggebend für eine effektive Kontrolle der HCMV-Infektion ist die immunologische Kapazität des Patienten; dies wird verdeutlicht durch den signifikanten Rückgang der Inzidenz von HCMV-Erkrankungen bei HIV-Patienten unter hochaktiver antiretroviraler Therapie.

Möglichkeiten des Managements von HCMV-Infektionen und -Erkrankungen bei Risikogruppen

I. Antivirale Behandlung manifester HCMV-assoziierter Erkrankungen

- vermeidet „unnötige“ Exposition gegenüber dem antiviralen Medikament (Toxizität, Kosten)
- oft erfolglos

II. Prophylaktische Therapie: alle Risikopatienten

- vermeidet HCMV-assoziierte Erkrankungen
- exponiert Patienten gegenüber dem toxischen und teuren antiviralen Medikament, die ohnehin nicht erkranken würden

III. Suppressive/präemptive Therapie

- basiert auf der regelmäßigen Testung des Patienten mit dem Ziel eines frühzeitigen Nachweises einer sich entwickelnden aktiven HCMV-Infektion (suppressive Therapie: in peripheren Kompartimenten z. B. Urin oder Abstrichen; präemptive Therapie: systemisch, d. h. HCMV-Nachweis im peripheren Blut)
- verbindet die Vorteile von I. (Beschränkung der Therapie auf die Patienten mit dem höchsten Erkrankungsrisiko und damit Vermeidung „unnötiger“ Exposition gegenüber dem antiviralen Medikament) mit denen von II. (Vermeidung HCMV-assoziierter Erkrankungen durch frühzeitige Behandlung der Infektion)
- erfordert verlässliche, schnelle und empfindliche Methoden zur regelmäßigen, engmaschigen Überwachung („Surveillance“) von Risikopatienten

Daher werden zunehmend andere Ansätze verfolgt: Durch regelmäßige, fortlaufende Überwachung („Surveillance“) von Risikopatienten auf Marker einer aktiven HCMV-Infektion (mittels Virusisolierung, Virusantigen-Nachweis aus dem Blut oder Testung auf virale Nukleinsäure) versucht man, eine beginnende aktive Infektion frühzeitig zu erfassen und gezielt zu behandeln, bevor sie zu einer klinisch manifesten Erkrankung führt. Auf diese Weise strebt man an, sowohl die Toxizität und Kosten einer ungezielten prophylaktischen Gabe an alle Patienten als auch die prognostisch ungünstige Therapie der manifesten Erkrankung zu vermeiden.

Sowohl zur routinemäßigen Überwachung im Rahmen einer solchen präemptiven Strategie als auch zur Überwachung des Therapieerfolges bei behandelten Patienten kommen vorzugsweise quantitative Virusnachweisverfahren zum Einsatz. Hierbei hängt es vom jeweiligen Patientenkollektiv ab, welche Methode am besten geeignet ist: Während Virusisolierung (der Schnelligkeit wegen mittels Nachweis von Frühantigen) und der Nachweis des viralen pp65-Antigens in peripheren Blutleukozyten für viele Zwecke eine ausreichende Empfindlichkeit besitzen, ist insbesondere bei Knochenmarktransplantierten eine quantitative Nukleinsäureamplifikationstechnik (NAT) aufgrund ihrer höheren Sensitivität vorzuziehen. Solche „Viruslast“-Tests dienen ebenfalls – analog zur Situation bei HIV – als Surrogatmarker für die Entwicklung einer antiviralen Resistenz bei Behandelten; eine phäno- oder genotypische Resistenztestung von HCMV ist derzeit nur in Speziallaboratorien möglich.

HHV-6, HHV-7

HHV-6 ist in vitro sensitiv gegenüber Ganciclovir und Foscarnet. Bislang gibt es aber hierzu keine klinischen Studien. Auch für HHV-7 gibt es keine etablierte Therapie. Beide Viren werden in der frühen Kindheit übertragen, in der eine Behandlung nicht erforderlich ist.

12.4.5 Gamma-Herpesviren, Epstein-Barr-Virus, HHV-8

Gamma-Herpesviren

Insgesamt ist die spezifische Therapie von Gamma-Herpesviren immer noch sehr unbefriedigend.

EBV

Es sind zurzeit keine Medikamente zur Therapie EBV-assoziierter Erkrankungen zugelassen. In vitro sind alle gegen Herpesviren wirksamen Medikamente auch wirksam gegen EBV, nicht jedoch in vivo. Bei Behandlung

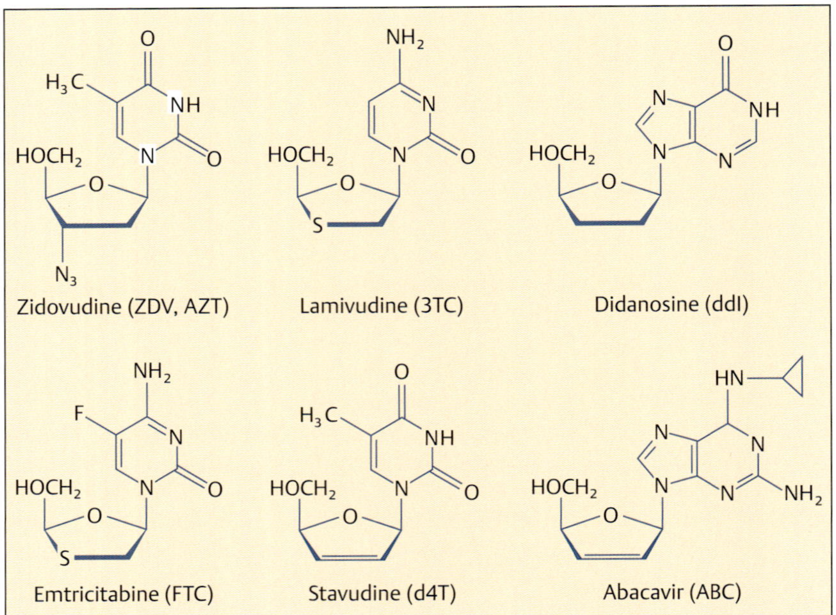

Abb. 12.**3** Chemische Struktur von nukleosidalen Inhibitoren der Reversen Transkriptase (NRTI).

lymphoproliferativer Erkrankungen ist die Reduktion der Immunsuppression Mittel der Wahl. In Einzelfällen war eine Cidofovirgabe erfolgreich. Die Gabe von anti-CD20-Antikörpern (Rituximab) ist in der präemptiven Therapie erfolgreich, führt aber zur massiven Immunsuppression und zur Reaktivierung von Hepatitis-B-Virus mit z. T. tödlichem Ausgang.

HHV-8, bezeichnet auch als KSHV (Kaposi-Sarkom-Herpesvirus)

Ganciclovir und Cidofovir sind in vitro ebenfalls gegen HHV-8 wirksam, die klinische Erfahrung belegt dagegen eine geringe Wirksamkeit. Die antiretrovirale Therapie bei HIV-Patienten bzw. die Reduktion der Immunsuppression bei Transplantationspatienten führen zu einer Reduktion bis zu einer Elimination der Kaposi-Sarkom-Läsionen.

12.4.6 HIV

Wenn sich HIV in einem geeigneten Zellkultursystem repliziert, gelingt es, mit einer Vielzahl von Stoffen die einzelnen Schritte von der Virus-Zelladsorption bis zur Virus-Zellausschleusung spezifisch zu unterbinden, ohne dass dadurch nicht infizierte und teilungsaktive Zellen nachhaltig geschädigt werden. Allerdings können unter Hunderten von in vitro wirksamen Virostatika nur ein Dutzend ohne größere toxische Nebenwirkungen in vivo eingesetzt werden.

Die aktuell zur Behandlung der HIV-Infektion zugelassenen Substanzen sind in Tab. 12.**3** aufgelistet. Wesentliche Angriffspunkte dieser Virostatika sind die reverse Transkription des viralen Genoms zur zellgenomintegrierbaren DNA (RT-Inhibitoren) und die Prozessierung der von dieser DNA exprimierten Vorläuferproteine der viralen Strukturbestandteile (Proteaseinhibitoren), sowie die Virus-Zell-Interaktion (Fusionsinhibitoren, Korezeptor-Antagonisten) und die Integration der proviralen cDNA (Integraseinhibitoren). Andere potenzielle Ansatzpunkte der antiretroviralen Therapie sind die Viruspenetration, Freisetzung der viralen RNA und verschiedene virusspezifische regulatorische Proteine.

Inhibitoren der Reversen Transkriptase

RT-Inhibitoren wirken der Etablierung des Provirus in der infizierten Zelle entgegen, sind aber ohne Einfluss auf die Virusbildung und den Eintritt von Virus in neu infizierte Zellen. Basierend auf dem Wirkungsmechanismus, unterscheidet man zwischen 2 Gruppen von RT-Inhibitoren (Tab. 12.**3**): **nukleosidale RT-Inhibitoren** (Nukleosidanaloga; NRTI) und **nicht nukleosidale RT-Inhibitoren** (NNRTI).

Zur ersten Gruppe gehören die 2',3'-Didesoxynukleoside (**Zidovudin, Stavudin, Emtricitabin, Lamivudin, Didanosin** und **Abacavir**; Abb. 12.**3**) und azyklische Nukleosidphosphonate (PMPA = **Tenofovir**; verabreicht als Prodrug **Tenofovir disoproxil fumarate**; Abb. 12.**4**). Alle Substanzen dieser Gruppe müssen erst durch zelluläre Enzyme in ihre antiretroviral wirksame Triphosphatform überführt werden. Der Vorteil der azyklischen Nukleosidphosphonate liegt darin, dass der erste, meistens limitierende Phosphorylierungsschritt wegfällt. Die NRTIs

Tabelle 12.**3** Antiretrovirale Substanzen, die aktuell zur Behandlung der HIV-1-Infektion zugelassen sind.

Medikament	Handelsname	Hersteller	Substanzklasse
Zidovudin (AZT, ZDV)	Retrovir	GlaxoSmithKline	NRTI
Didanosin (ddI)	Videx	Bristol-Myers-Squibb	NRTI
Stavudin (d4T)	Zerit	Bristol-Myers-Squibb	NRTI
Lamivudin (3TC)	Epivir	GlaxoSmithKline	NRTI
Emtricitabin (FTC)	Emtriva	Gilead	NRTI
Abacavir (ABC)	Ziagen	GlaxoSmithKline	NRTI
Tenofovir (TDF)	Viread	Gilead	NRTI
Kombination aus AZT+3TC	Combivir	GlaxoSmithKline	NRTI
Kombination aus 3TC+ABC	Kivexa	GlaxoSmithKline	NRTI
Kombination aus TDF+FTC	Truvada	Gilead	NRTI
Kombination aus AZT+3TC+ABC	Trizivir	GlaxoSmithKline	NRTI
Kombination aus TDF+FTC+EFV	Atripla	Gilead, Bristol-Myers-Squibb	NRTI+NNRTI
Nevirapin (NVP)	Viramune	Boehringer Ingelheim	NNRTI
Delavirdin (DLV)	Rescriptor	Pharmacia Upjohn (in Deutschland nicht zugelassen)	NNRTI
Efavirenz (EFV)	Sustiva	Bristol-Myers-Squibb	NNRTI
Etravirin (ETR)	Intelence	Tibotec	NNRTI
Saquinavir (SQV)	Invirase 500	Roche	PI
Ritonavir (RTV)	Norvir	Abbott	PI
Indinavir (IDV)	Crixivan	MSD	PI
Nelfinavir (NFV)	Viracept	Roche	PI
Amprenavir (APV)	Agenerase	GlaxoSmithKline	PI
Fos-Amprenavir (FPV)	Telzir	GlaxoSmithKline	PI
Lopinavir/r (LPV/r)	Kaletra	Abbott	PI
Atazanavir (ATV)	Reyataz	Bristol-Myers-Squibb	PI
Tipranavir (TPV)	Aptivus	Boehringer Ingelheim	PI
Darunavir (DRV)	Prezista	Tibotec	PI
Enfuvirtide (T20)	Fuzeon	Roche	FI
Maraviroc (MVC)	Celsentri	Pfizer	CCR5-A
Raltegravir (RAL)	Isentress	MSD	InI

NRTI *Nukleosid-/Nukleotid-Inhibitor der Reversen Transkriptase*
NNRTI *nicht nukleosidaler Inhibitor der Reversen Transkriptase*
PI *Proteaseinhibitor*
FI *Fusionsinhibitor*
CCR5-A *Korezeptorantagonist*
InI *Integraseinhibitor*

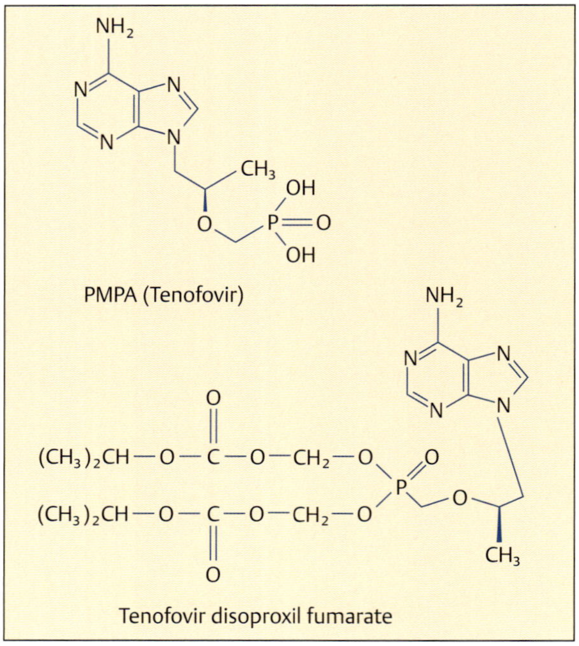

Abb. 12.**4** Chemische Struktur des azyklischen Nukleosidphosphonats Tenofovir (wird als „Prodrug" Tenofovir disoproxil fumarate eingesetzt).

wirken als kompetitiver Inhibitor der RT und als Nukleinsäurekettenterminator, indem sie z. B. aufgrund der chemischen Modifikation an der 3'-Position des Zuckerrings die Anbindung von weiteren Nukleosid-Triphosphaten mittels Phosphodiesterbindungen nicht mehr zulassen. Zidovudin (AZT), welches ursprünglich als Zytostatikum entwickelt wurde, ist seit 1987 zur Behandlung der HIV-Infektion verfügbar. Während bei AZT die hohe Knochenmarktoxizität häufig zu einem vorzeitigen Abbruch der Therapie führt, sind bei Didanosin periphere Neuropathien und Pankreatitiden die häufigsten Nebenwirkungen. Bei Stavudin besteht auch Neurotoxizität. Lamivudin (3TC) ist meistens gut verträglich, es werden aber bei Kindern akute Pankreatitiden beobachtet. Im Zusammenhang mit Abacavir sind Hypersensitivitätsreaktionen bekannt, die an HLA-B 5701 gebunden sind. Neuere Untersuchungen zeigen, dass die NRTIs in unterschiedlicher Stärke mit einer mitochondrialen Toxizität durch Inhibierung der DNA-Polymerase γ korreliert sind.

Mehr als 20 verschiedene Resistenzmutationen des RT-Gens können nach einer Monotherapie mit NRTIs bzw. nach Kombinationstherapien, die die Viruslast nicht optimal unterdrücken, beobachtet werden. Kreuzresistenzen innerhalb der NRTIs sind z. B. beschrieben zwischen Didanosin, Emtricitabin, Abavacir und Lamivudin durch die M184 V-Mutation (Aminosäure Methionin an Position 184 wird durch Valin ausgetauscht) sowie zwischen Zidovudin und Stavudin (möglicherweise auch andere NRTIs) durch die TAM-Mutationen (TAM: Thymidinanalogonmutationen; M41L, D67N, K70R, L210W, T215Y/F, K219Q/E).

Zwei weitere Mutationsmuster bewirken eine breite Kreuzresistenz innerhalb der NRTI: der Q151M- und der 6bp-Insertions-Komplex. Auf der anderen Seite kann das Vorhandensein einer Resistenzmutation auch die Sensitivität für ein anderes Medikament erhöhen (z. B. können die M184V-, L74V- und die Y181C-Mutation die Sensitivität eines Zidovudin-resistenten Virus wiederherstellen).

Bei den NNRTI handelt es sich um eine chemisch heterogene Gruppe von Wirkstoffen (Abb. 12.**5**). Die einzelnen Substanzen besitzen eine selektive Hemmwirkung auf die Reverse Transkriptase von HIV-1, aber nicht von HIV-2. Die NNRTI inhibieren wie die Nukleosidanaloga die RT. Die Substanzgruppen unterscheiden sich jedoch im Wirkungsmechanismus; die NNRTI sind keine kompetitiven Hemmstoffe und werden auch nicht intrazellulär phosphoryliert. Ihre Hemmwirkung kommt allosterisch durch eine direkte Bindung an die so genannte „Non Nucleoside Binding Pocket" an der Außenseite des Enzyms zustande. In Tab. 12.**4** sind die wichtigsten Charakteristika der nukleosidalen RT-Hemmer und NNRTI gegenübergestellt.

Tabelle 12.**4** Nukleosid-/Nukleotidanaloga (NRTI) und nicht nukleosidale Inhibitoren der Reversen Transkriptase (NNRTI) im Vergleich.

	NRTI	**NNRTI**
Wirkungsmechanismus	kompetitive Hemmung der RT/ Kettentermination	nicht kompetitive Hemmung der RT
Aktivierung	Phosphorylierung	keine Aktivierung
Wirkungsspektrum	HIV-1, HIV-2, SIV	HIV-1
Resistenz	Resistenzentwicklung nach Monaten meistens mehrere Mutationen des RT-Gens	Resistenzentwicklung innerhalb von Wochen eine einzige Mutation kann zum Aktivitätsverlust führen
wirksame Konzentrationen	mg	ng
Nebenwirkungen	ja	selten

Als erste NNRTI wurden **Nevirapin, Delavirdin** und **Efavirenz** zugelassen, inzwischen ist auch **Etravirin** als Zweit-Generations-NNRTI zugelassen. NNRTI sind meistens gut verträglich. Gelegentlich kommt es zu einem Exanthem und in seltenen Fällen wurde von einem tödlichen Stevens-Johnson-Syndrom berichtet. NNRTIs induzieren bzw. inhibieren die Cytochrom-P450-Oxidase und interferieren somit mit dem Metabolismus der Proteaseinhibitoren und z. B. Tuberkulostatika. Die Wirksamkeit gegenüber HIV ist meistens nur vorübergehend, bedingt durch die rasche Resistenzentwicklung. Es wurden bis zum heutigen Zeitpunkt mehr als 15 verschiedene Aminosäuresubstitutionen der RT unter Therapie beschrieben, welche zu NNRT-Resistenzen sowie zu Kreuzresistenzen zwischen den verschiedenen NNRTI führen, mit Ausnahme von Etravirin, bei dem die Kreuzresistenz gegenüber den anderen Substanzen nicht so ausgeprägt ist. Als Partner in einer Mehrfachkombination haben sich die NNRTIs allerdings sehr gut bewährt.

Proteaseinhibitoren (PI)

Im Unterschied zu den Hemmstoffen der Reversen Transkriptase, die ausschließlich die Synthese der proviralen DNA nach Aufnahme der Viruspartikel in bisher nicht infizierte Zellen verhindern, unterdrücken die Proteaseinhibitoren den viralen Reifungsprozess in den bereits infizierten Zellen und verhindern dadurch die Formation neuer infektionstüchtiger Viruspartikel.

Angriffspunkt für die Proteaseinhibitoren ist die HIV-1/2-spezifische Protease. Die Bedeutung dieses Enzyms bei der Virusvermehrung liegt in der proteolytischen Freisetzung der einzelnen *gag*- (p17 Matrix, p24 Kapsid, p7 Nukleokapsid, p6 Nukleokapsid) und *pol*-Produkte (p51 Reverse Transkriptase, p15 RNase H, p32 Integrase) aus den Vorläuferproteinen gag (p55) und gag-pol (p160). Die Protease spaltet sich zuvor autokatalytisch aus dem gag-Precursor (p55) ab. Bei Hemmung der Protease entstehen nur unreife, nicht infektiöse Viren (ohne die entsprechend gereiften Core-Proteine), die allerdings noch im Plasma über das virale RNA-Genom nachweisbar sind.

Die Aspartat-HIV-1/2-Protease ist nur als Dimer aktiv. Sie ähnelt bezüglich Struktur und Wirkungsweise den menschlichen Proteasen Renin und Pepsin. Sie unterscheidet sich jedoch von den humanen Proteasen durch ihre Fähigkeit, Peptidbindungen zwischen Tyrosin bzw. Phenylalanin und Prolin zu spalten. Die Proteaseinhibitoren sind in der Regel Oligopeptide, die den physiologischen Substraten der virusspezifischen Protease ähneln, allerdings ist bei ihnen die Bindung zwischen Tyrosin (Phenylalanin) und Prolin nicht hydrolysierbar.

Die Proteaseinhibitoren zeichnen sich durch eine im Vergleich zu NRTI höhere antiretrovirale Wirkung aus und bleiben auch gegenüber NRTI-resistenten Isolaten aktiv. Anfängliche Probleme, die sich dem klinischen Einsatz entgegenstellten, waren die schlechte Wasserlöslichkeit und die unzureichende orale Bioverfügbarkeit der vorhandenen Derivate. Durch Veränderungen an den Molekülstrukturen konnten diese Probleme teilweise gelöst werden. Dennoch

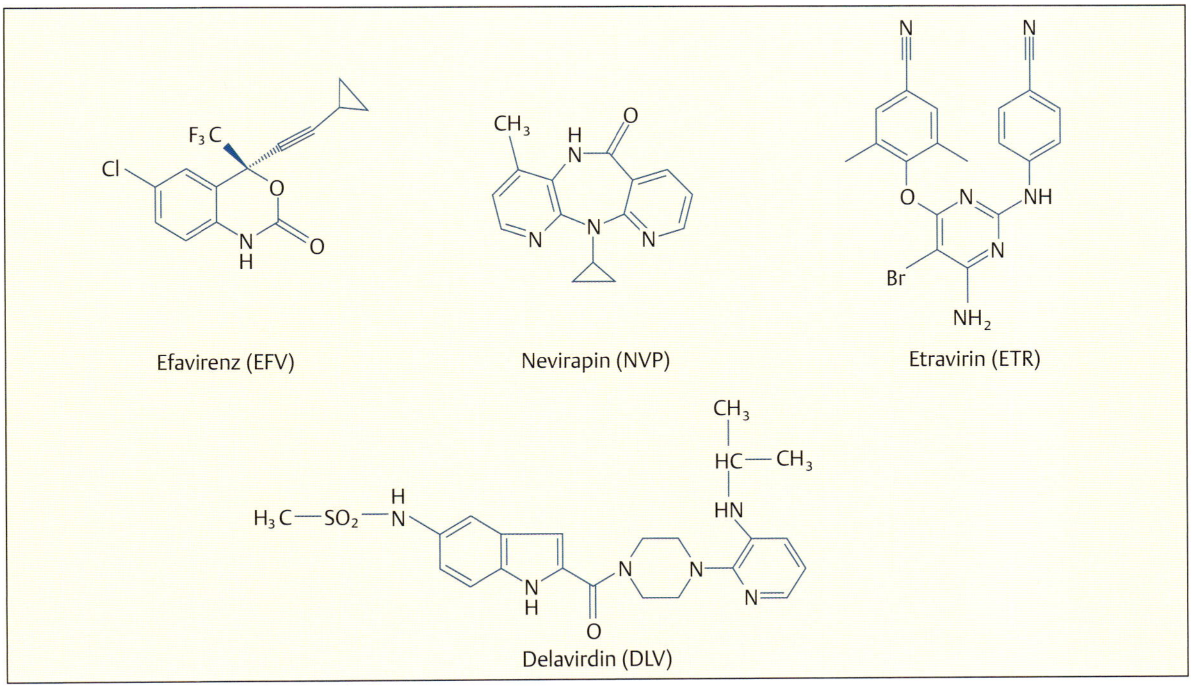

Abb. 12.5 Chemische Struktur verschiedener nicht nukleosidaler Inhibitoren der Reversen Transkriptase (NNRTI).

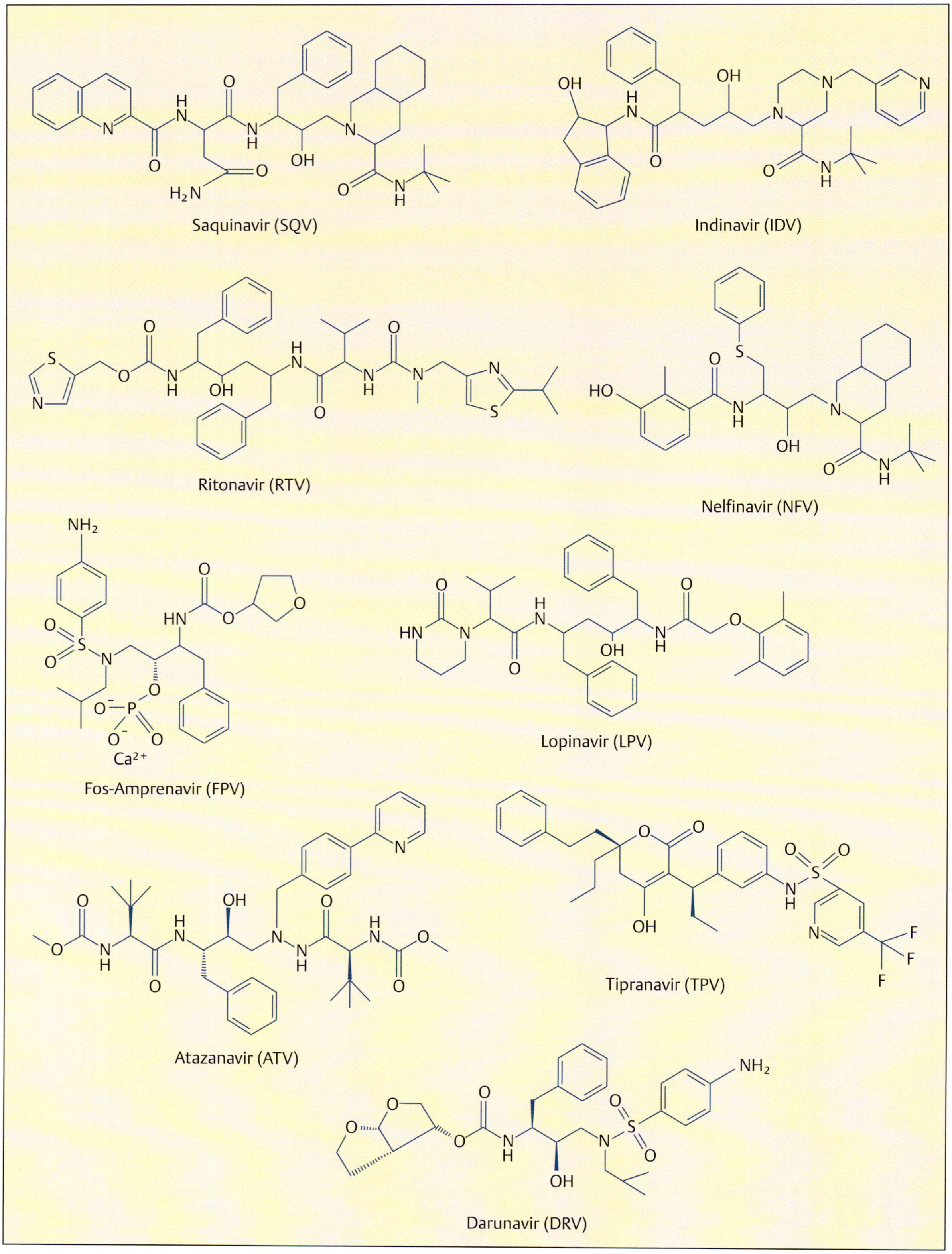

Abb. 12.**6** Chemische Struktur verschiedener Proteaseinhibitoren.

ist eine Langzeittherapie von Nebenwirkungen begleitet, insbesondere durch Störungen des Kohlenhydrat- und Fettstoffwechsels, gekennzeichnet u.a. durch eine Lipodystrophie.

Derzeit sind 10 Substanzen – **Saquinavir**, **Indinavir**, **Ritonavir**, **Nelfinavir**, **Amprenavir**, **Lopinavir**, **Fosamprenavir**, **Atazanavir**, **Tipranavir** und **Darunavir** – zur Behandlung der HIV-Infektion zugelassen (Abb. 12.**6**) und werden meistens in Form einer Kombination mit RT-Hemmern eingesetzt. Ritonavir wird allerdings nicht mehr als aktive Substanz eingesetzt, sondern dient nur noch als Modulator des Cytochrom-P450-Systems (s. Therapiestrategien), und Amprenavir wird nach und nach durch Fosamprenavir ersetzt.

Proteaseinhibitoren zeichnen sich durch eine relativ gute Verträglichkeit aus, allerdings führen Ritonavir und Nelfinavir zu gastrointestinalen Unverträglichkeiten (meist Diarrhö). Indinavir wird über die Nieren ausgeschieden und kann im Urin präzipitieren. Eine adäquate Flüssigkeitszufuhr soll die Bildung von Nierensteinen unterbinden.

Mehr als 40 verschiedene Mutationen wurden in der nur 99 Aminosäuren umfassenden HIV-Protease beschrieben. Klinisch relevante Resistenzen treten erst nach der Akkumulation mehrerer Mutationen in Erscheinung. Klinische Studien haben gezeigt, dass Kreuzresistenzen zwischen den verschiedenen Proteaseinhibitoren relativ häufig sind. Auch die Spaltstellen der Protease können Ziel von Resistenzmutationen sein.

Fusionsinhibitoren

Für die Fusion von HIV mit der Zielzelle ist die gp41-Region verantwortlich. Sie besteht aus zwei elementaren Einheiten, der HR1- und der HR2-Region (Heptad-Repeat 1 and 2), die beide als Trimer vorliegen. Nach Insertion des Fusionspeptids in die Membran der Zielzelle verbinden sich HR2 und HR1 zu einem Sechs-Helix-Bündel und ermöglichen so eine räumliche Nähe von Virus- und Zellmembran, die schließlich zur Fusion führt.

Als einziger Fusionsinhibitor ist zur Zeit das Enfurvitide (T20) zugelassen. Als Polypeptid entspricht T20 der HR2-Region aus gp41 (Abb. 12.**7**). T20 lagert sich anstelle der HR2-Region des Virus an HR1 an und verhindert so eine räumliche Annäherung der Membranen von Virus und Zielzelle. Damit wird – im Gegensatz zu den bisher beschriebenen Medikamenten – die Neuinfektion von Zellen verhindert.

T20 kann nicht oral gegeben werden, da das 36-Aminosäuren-Peptid die Magen-Passage nicht übersteht. Es wird deswegen als Depot subkutan appliziert. Diese Form der Darreichung ist mit Nebenwirkungen behaftet; es kann zu lokalen Hautreaktionen an den Einstichstellen kommen. Jedoch hat sich T20 zur Therapie bei multiresistenten Viren bewährt und im Rahmen einer Kombinationstherapie zu einer dauerhaften Unterdrückung der HIV-Replikation geführt. Wie bei den anderen Substanzen auch reichen wenige Mutationen aus, um die T20-Wirkung zu unterlaufen; es handelt sich um Aminosäuren-Austausche an den Positionen 36, 38, 40, 42, 43, 44 und 45.

Korezeptor-Antagonisten

Ebenso wie die Fusionsinhibitoren verhindern auch Korezeptor-Antagonisten die Neuinfektion von Zellen, der Zeitpunkt der Interaktion ist jedoch früher. Nach der initialen Bindung von gp120 mit dem CD4-Rezeptor der Zielzelle kommt es zu einer Konformationsänderung des gp120, sodass es mit einem Korezeptor auf der Zielzelle – entweder dem Chemokinrezeptor Typ 4 (CXCR4) oder 5 (CCR5) oder beiden – interagieren kann. Dadurch wird die Fusionsdomäne freigesetzt und es kommt – wie oben beschrieben – zur Fusion von Virus- und Zellmembran.

Im Gegensatz zu allen anderen anti-HIV-Medikamenten blockieren Korezeptor-Antagonisten kein virales Enzym sondern einen humanen Rezeptor. Die Entscheidung, Substanzen zur Blockade des CCR5-Rezeptors zu entwickeln, liegt darin begründet, dass bei ca. 1% der weißen Europäer ein homozygoter Gendefekt im CCR5-Gen vorliegt (Δ32: eine 32-Basen-Deletion). Trotz dieses Gendefekts sind die Betroffenen völlig gesund, d.h. der Verlust des Rezeptors wird anderweitig kompensiert. Aktuell ist nur ein Korezeptor-Antagonist zugelassen, es

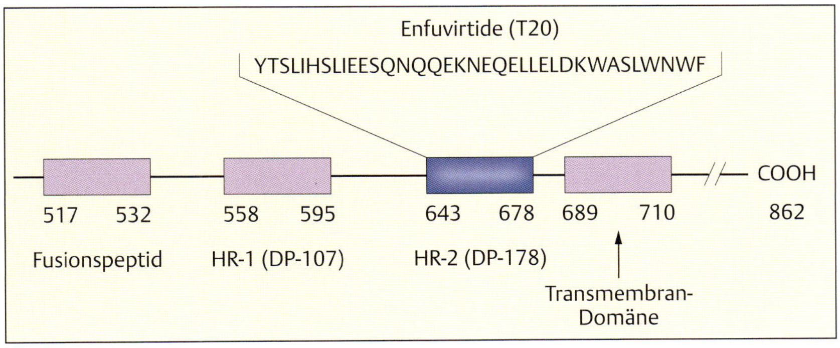

Abb. 12.**7** Chemische Struktur von Enfuvirtide.

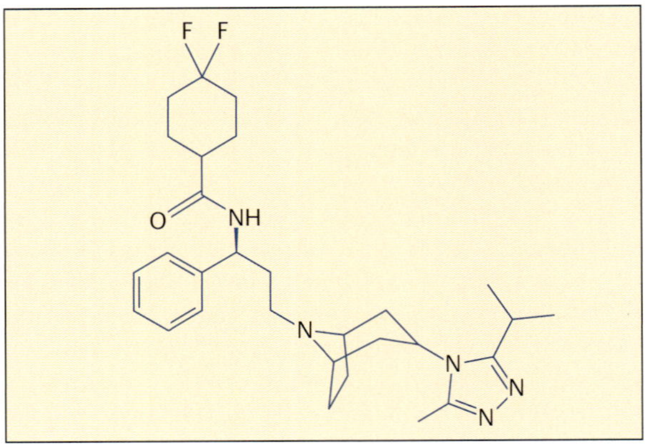

Abb. 12.**8** Chemische Struktur von Maraviroc.

handelt sich um den CCR5-Antagonisten Maraviroc (MVC; Abb. 12.**8**).

In den bisherigen Studien sind keine substanzspezifischen Nebenwirkungen aufgetreten, außer einer orthostatischen Hypotonie, die aber bei der Standarddosierung eher selten zu finden ist. Ein Therapieversagen unter MVC kann zwei Ursachen haben: zum einen kann es zur Selektion von minoritären CXCR4-tropen Viren kommen, gegen die MVC unwirksam ist (Korezeptor-Shift). Zum anderen gibt es auch Hinweise auf Mutationen in der V3-Region von HIV, die zu einer MVC-Resistenz führen, ohne dass sich der Tropismus ändert.

Integrase-Inhibitoren

Die Integrase ist ein weiteres Schlüsselenzym im HIV-1-Replikationszyklus. Ihre Aufgabe ist die Integration der von der Reversen Transkriptase produzierten viralen DNA in die Wirts-DNA im Zellkern.

Die einzige zurzeit zugelassene Substanz aus dieser Klasse ist Raltegravir (RAL; Abb. 12.**9**). Elvitegravir, welches ebenfalls die Integrase-Aktion inhibiert, befindet sich in klinischer Prüfung.

Das Fehlen eines Pendants zur viralen Integrase im menschlichen Enzym-Repertoire ist ein großer Vorteil der Integrase-Inhibitoren hinsichtlich der zu erwartenden Nebenwirkungen. In den bisherigen Studien konnten keine substanzspezifischen Nebenwirkungen beobachtet werden. Die Resistenzentwicklung geht relativ schnell, RAL hat eine relativ niedrige genetische Barriere. Es gibt zwei Schlüsselmutationen auf den Positionen 148 und 155, die in der Regel in Kombination mit weiteren Mutationen (148 und 138, 140 bzw. 155 und 74, 92, 97) auftreten. Raltegravir wirkt gegen HIV-1 und HIV-2.

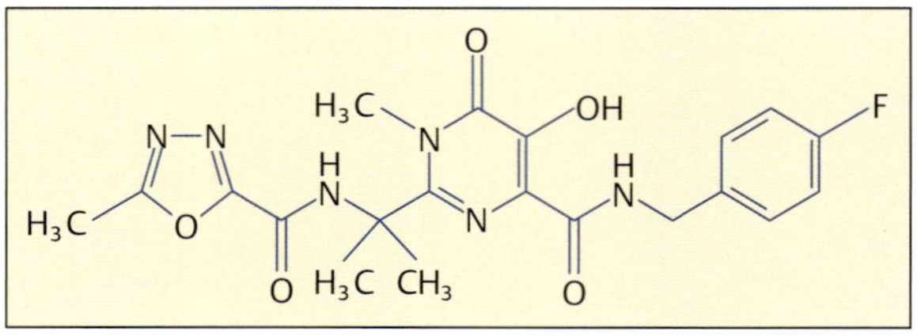

Abb. 12.**9** Chemische Struktur von Raltegravir.

Therapiestrategien

Das primäre Ziel einer antiretroviralen HIV-Therapie ist die möglichst vollständige Hemmung der Virusreplikation. Damit wird die Krankheitsprogression verhindert, werden HIV-bedingte Symptome zurückgebildet und das Immunsystem teilweise rekonstituiert. Die Dauer der virologisch definierten Wirksamkeit der Therapie wird wesentlich von der Tiefe des erreichten Nadirs (tiefster je gemessener Wert) bestimmt. Zusätzlich vermeidet man die Selektion bzw. Entstehung von resistenten Virusvarianten. Als sekundäres Therapieziel sollte die Lebensqualität des Patienten nicht vergessen werden, d. h. die Therapie sollte hinsichtlich Anzahl der einzelnen Medikamente, Einnahmeschemata und Nebenwirkungen für den jeweiligen Patienten optimiert werden, man spricht hier von einer individualisierten Therapie.

Um das Primärziel zu erreichen, ist eine hochaktive antiretrovirale Therapie (HAART), welche sich meistens aus zwei Nukleosidanaloga und einem Proteasehemmer oder einem NNRTI zusammensetzt, zurzeit die einheitliche Empfehlung der Fachgremien. Hierbei ist zu erwähnen, dass der PI in der Regel in Kombination einer niedrigen, antiretroviral nicht wirksamen Dosis Ritonavir gegeben wird. Man macht sich damit die pharmakokinetischen Eigenschaften des Ritonavir zunutze, nämlich durch Inhibition des Cytochrom-P450-Systems die wichtigsten pharmakokinetischen Parameter fast aller PIs zu verbessern (sog. Boosterung).

Umstritten ist jedoch der optimale Beginn der HAART-Therapie. Die aktuellen deutsch-österreichischen Empfehlungen orientieren sich am Krankheitszustand bzw. dem Immunstatus der Patienten. Bei Patienten mit Krankheitsstadium B oder C nach CDC-Klassifikation wird unabhängig von Viruslast und CD4-Zellzahl eine Therapie empfohlen, ebenso bei asymptomatischen Patienten mit einer CD4-Zellzahl unter 200 pro µl Blut. Patienten im CDC-Stadium A mit einer CD4-Zellzahl zwischen 200 und 350 pro µl wird zu einer Therapie geraten. Als vertretbar wird eine Therapie bei Patienten im CDC-Stadium A mit 350 bis 500 CD4/µl sowie bei Patienten mit akutem retroviralen Syndrom eingestuft, bei mehr als 500 CD4/µl ist eine Therapie nicht erforderlich.

Nach einem Therapieversagen (Definition s. nächsten Abschnitt) gibt es zurzeit zwei Möglichkeiten der Weiterbehandlung. Zum einen wird eine neue Therapie ausgewählt, die aufgrund der Laboruntersuchungen (Pharmakokinetik, Resistenztestung; siehe nächstes Kapitel) die Viruslast wieder optimal senken kann bzw. für den Patienten besser verträglich ist. Stehen keine Resistenztestungen zur Verfügung, sollten möglichst alle Substanzen ausgetauscht und eine neue Substanzklasse ausgewählt werden, was jedoch unter Umständen die Gefahr einer Monotherapie mit schneller Resistenzentwicklung beinhaltet. Zum anderen gibt es das Prinzip der Therapiepause. Dieses Prinzip wird in der Regel dann eingesetzt, wenn multiresistente Virusvarianten vorhanden sind. In einer Therapiepause kann sich der Wildtyp aufgrund seiner Replikationsvorteile (multiresistente Viren sind in der Regel weniger „fit“ als Wildtyp-Viren) wieder als dominante Population durchsetzen. Damit ergeben sich wieder verschiedenste Therapiemöglichkeiten. Jedoch wird diese Option eingeschränkt durch resistente Virusvarianten in latenten Reservoirs, die dann relativ schnell wieder zur dominanten Viruspopulation werden können. Aufgrund der Ergebnisse der Smart-Studie, die für Patienten in Therapiepausen eher Nachteile gezeigt hat, sprechen sich die meisten Experten jedoch gegen eine Empfehlung von Therapiepausen aus. Zu bedenken ist auf jeden Fall der Immunstatus der Patienten, da es bei den meisten Patienten in einer Therapiepause doch zu einem deutlichen Anstieg der Viruslast und einem Abfall der CD4-Zellzahl kommt.

Verlaufskontrolle der antiretroviralen Therapie

Die wichtigsten Laborparameter zur Verlaufskontrolle sind die Bestimmung der Viruslast (d. h. Anzahl der HIV-RNA-Kopien pro ml Plasma) sowie der CD4-Zellzahl. Zusätzlich sind in neuerer Zeit die Resistenztestung sowie die Bestimmung der Plasmaspiegel von Proteaseinhibitoren und nicht nukleosidalen RT-Hemmern wichtige Untersuchungen zur Therapieoptimierung.

Mithilfe der Viruslastbestimmung wird der Therapieerfolg überwacht. Eine erfolgreiche Therapie sollte die HIV-RNA-Menge unter die Nachweisgrenze des sensitivsten Tests senken (zurzeit 20 Kopien/ml). Die einzelnen Kriterien für Therapieerfolg bzw. -versagen sind in Tab. 12.**5** zusammengefasst.

Nach einem Therapieversagen lassen sich bei den meisten Patienten resistente Viren mithilfe eines Resistenztestes nachweisen. Dabei stehen generell zwei Methoden zur Verfügung, die Genotypisierung und die Phänotypisierung. Mithilfe der Genotypisierung werden die entsprechenden Gen-Sequenzen bestimmt und nach bekannten, mit Medikamentenresistenzen korrelierten Aminosäure-Mutationen gesucht. Aufgrund von Interpretationsschemata wird dann eine Einstufung der zurzeit vorhandenen Medikamente vorgenommen. Bei der Phänotypisierung wird das Viruswachstum der Patientenviren unter Anwesenheit der zu testenden Medikamente im Vergleich zu

Tabelle 12.**5** Bewertung der antiretroviralen Therapie anhand von Laborparametern.

Bewertung	Laborparameter
erfolgreiche Therapie	Viruslastreduktion > 2 $\log_{10}$ innerhalb von 4 Wochen, langsamer CD4-Zellzahl-Anstieg
initiales Therapieversagen	Viruslastreduktion < 1 $\log_{10}$ innerhalb von 4 Wochen; kein Abfall unter die Nachweisgrenze nach 6 Monaten
sekundäres Therapieversagen	Wiederanstieg der Viruslast nach initialem Abfall unter die Nachweisgrenze; deutlicher Abfall der CD4-Zellzahl unter Therapie; klinische Progression

einem Wildtypvirus gemessen. Die jeweiligen 50%-Inhibitorkonzentrationen ergeben dann einen Quotienten, der die Wirksamkeit des Medikamentes anzeigt.

Bei Versagen einer antiretroviralen Therapie sollte immer auch eine mangelnde Compliance des Patienten sowie die Bioverfügbarkeit der Medikamente überprüft werden. Bekanntermaßen werden sowohl die Protease- als auch die nicht nukleosidalen RT-Inhibitoren über das Cytochrom P450 metabolisiert. Dabei beeinflussen sich die Medikamente in unterschiedlicher Weise, sodass es in einigen Fällen zu suboptimalen Plasmaspiegeln kommen kann (s. oben). Mithilfe der Plasmaspiegelbestimmung kann dann die Dosierung optimiert werden, um wieder voll wirksame Plasmaspiegel zu erhalten.

HIV-infizierte Patienten sind häufig auch mit HBV infiziert. Bei fortgeschrittener Immundefizienz erreicht die HB-Virämie hohe Werte bzw. okkult vorhandenes HBV kann reaktivieren. Kommt es unter der erfolgreichen HIV-Therapie zur Immunrekonstitution, kann sich durch die zytotoxische T-Zell-Reaktion gegen HBV (Immunpathogenese) eine schwere Hepatitis B entwickeln. Daher ist bei HIV/HBV-Koinfizierten die Therapie so zu gestalten, dass auch HBV unterdrückt wird, wobei möglichst 2 HBV-wirksame NRT-Inhibitoren anzustreben sind. Lamivudin alleine führt zur raschen HBV-Resistenz (s. unten).

Neue Therapieoptionen

Inzwischen sind mehr als 20 antiretrovirale HIV-Medikamente zugelassen. Trotz der sich damit ergebenden Kombinationsmöglichkeiten ist u. a. wegen der schnellen Resistenzentwicklung der Bedarf an neuen Entwicklungen durchaus gegeben. Die bekannten Kreuzresistenzen sowie Langzeitnebenwirkungen schränken die möglichen Therapieoptionen gerade nach einem Therapieversagen ein.

Theoretisch ist jeder virusspezifische Schritt in der Virusvermehrung ein Angriffspunkt für eine antiretrovirale Therapie (s. Tab. 12.**1**). Zur HIV-Therapie befinden sich weitere Medikamente aus den bisher zugelassenen Substanzklassen – z. B. Apricitabine (NRTI), Rilpivirin (NNRTI), Vicriviroc (CCR5-A), Elvitegravir (InI) usw. – kurz vor der Zulassung, in der Phase III bzw. Phase II. Des Weiteren wird an Adsorptions-Inhibitoren (gp120), Antisense-Oligonukleotiden, Maturations-Inhibitoren, Transkriptions(Transaktivations)-Inhibitoren sowie einer Gentherapie geforscht.

12.4.7 Hepatitis-B-Virus

Bislang wird nur die chronische Virushepatitis behandelt (s.a. Kap. 36). **Interferon-α** wird seit Ende der 1970er Jahre bei chronischer Hepatitis B zur Therapie mit ca. 30% Erfolgsrate eingesetzt. Das ursprünglich verwendete natürliche leukozytenabgeleitete Interferon ist durch rekombinantes Interferon bzw. Lymphoblasteninterferon ersetzt worden. Inzwischen wird es weitestgehend nur noch als Polyethylenglykol-konjugiertes Interferon-α eingesetzt. Interferon wirkt sowohl direkt antiviral als auch immunmodulatorisch. Die Virämie wird innerhalb weniger Tage um einige Zehnerpotenzen erniedrigt, jedoch steigt sie nach zu frühem Absetzen der Therapie meist wieder auf die Anfangswerte. Interferon verhindert über Verlangsamung des Zellmetabolismus den Zusammenbau und/oder die Freisetzung der Viren, während die Expression des RNA-Prägenoms und der viralen Antigene kaum inhibiert wird. Eine Elimination der episomalen HBV-DNA-Genome im Zellkern der infizierten Hepatozyten erfordert zusätzlich deren zytotoxische Elimination durch T-Lymphozyten bzw. durch weitere nicht zytotoxische Mechanismen. Die Elimination der episomalen HBV-DNA ist meist mit einem Aufflackern der entzündlichen Aktivität und der Erhöhung der Transaminasen verknüpft, wozu unter Umständen das Interferon nach Wochen und Monaten beiträgt. Diese Elimination macht sich am langsamen Absinken und schließlich dem Verschwinden des HBeAg, mit Auftreten von anti-HBe, und meistens auch in der Abnahme des HBsAg bemerkbar. Die HBV-DNA-Menge im Plasma nimmt dabei ab und fällt unter Umständen unter die Nachweisgrenze der PCR. Wenn diese Konstellation vorliegt, ist meist ein bleibender Therapieerfolg erreicht, jedoch ist dies im Durchschnitt nur bei rund 30 bis 40% der Patienten der Fall. Bedenkt man, dass bei 10 bis 20% der Patienten eine solche Ausheilung auch spontan eintritt, ist die Erfolgsrate als mäßig zu beurteilen. Neben dem Wiedererscheinen der Virämie nach Absetzen gibt es auch primäre Therapieversager, wobei die Virämie nicht wesentlich verringert wird, und spontane Durchbrüche unter Therapie.

Die Indikation zu einer Therapie einer chronischen HBV-Infektion ist hauptsächlich an die Höhe nachweisbarer HBV-DNA im Blut (> 10 000 Kopien/ml entspr. > 2000 IU/ml) geknüpft, unabhängig vom HBeAg-Status, weniger an die Höhe der Serum-ALT (GPT) (Erhöhung über das Doppelte des Normwertes). Eine weitere Therapieindikation ist der histologische Nachweis einer signifikanten Entzündung und Fibrose der Leber und die zeitliche Progression der Zirrhose. Bei fortgeschrittener Zirrhose ist Interferon zu toxisch.

Die Aussichten auf einen bleibenden Therapieerfolg sind dann besonders gut, wenn die Virämie nicht zu hoch ist und die Transaminasen (> 60 U/l; 25°C-Methode) von Beginn an hoch sind. Auch eine mäßig hohe HBeAg-Konzentration (< 2000 PEI-Einheiten/ml [PEI: Paul-Ehrlich-Institut]) und HBsAg-Konzentration (< 30 µg/ml) sind von Vorteil. Der HBV-Genotyp A zeigt bessere Ansprechraten auf eine α-Interferontherapie als andere Genotypen. Bei HBeAg-negativen Patienten sind solche Aussagen nicht möglich, jedoch haben die Patienten keine schlechteren Aussichten auf einen bleibenden Therapieerfolg als HBeAg-positive Patienten. Falls die HBV-DNA im Plasma auf Dauer negativ bleibt, ist die Langzeitprognose auch bei diesen Patienten sehr gut. Standard ist heute eine Therapie mit 3 × 3–10 Millionen U Interferon pro Woche für mindestens 6 Monate. Die Myelotoxizität und die grippeähnlichen Symptome können zu einer Dosisverringerung oder zu einem völligen Absetzen führen. Autoantikörper und Depression sind weitere Nebenwirkungen. Angesichts der Kosten und der Nebenwirkung ist eine Interferontherapie nur bei Patienten mit klar positiver HBV-DNA und deutlich erhöhten ALT-Werten (Alanin-Aminotransferase) indiziert. Eine quantitative Kontrolle der HBV-DNA nach 2 bis 4 Wochen zeigt, ob die Therapie überhaupt anspricht. Bei Absetzen der Therapie sollte HBsAg, HBeAg, anti-HBe und HBV-DNA durch PCR kontrolliert werden. 6 Monate nach Absetzen ist zu prüfen, ob HBV-DNA wieder nachweisbar ist.

Der Anteil der Patienten, die gut für eine Interferontherapie geeignet sind, ist klein, sodass heute die meisten primär mit oralen Nukleosid- bzw. Nukleotidanaloga behandelt werden. Ist eine Interferontherapie nicht indiziert, können bei Patienten mit einer Viruslast < 1 Mio. Kopien/ml alle zugelassenen Nukleosi(t)de eingesetzt werden. Unter den Nukleosidanaloga wurde das bei HIV erfolgreich verwendete **Lamivudin** zuerst eingesetzt. Hier wie dort hemmt es die Reverse Transkriptase bzw. Polymerase. Anders als bei den Retroviren wird bei den Hepadnaviren das RNA-Prägenom noch vor der Virusfreisetzung in DNA umgeschrieben. Wird dieser Vorgang gehemmt, werden keine HBV-Partikel in das Plasma abgegeben. Angesichts einer Halbwertszeit der Viruspartikel von 1,5 Tagen kommt es zum raschen Absinken der Virämie und auch der Infektiosität des Bluts, jedoch werden die infizierten Hepatozyten davon kaum berührt. Nur 10 bis 20% der Patienten verlieren nach einem Jahr Therapie das HBeAg. Mindestens ebenso viele entwickeln aber eine Resistenz gegen Lamivudin (ca. 10% pro Jahr) und einen Wiederanstieg der Virämie.

Neuere, weniger resistenzanfällige Nukleosid/Nukleotidanaloga sind **Adefovir**, **Entecavir**, **Telbivudin** und **Tenofovir**. Insbesondere bei einer Viruslast > 1 Mio. Kopien/ml werden Substanzen wie Entecavir oder Tenofovir empfohlen, da sie eine wesentlich stärkere antivirale Wirkung als Lamivudin besitzen. Adefovir ist dagegen relativ schwach wirksam und sollte ebenso wie Lamivudin nicht mehr verwendet werden. Bei bestehender Resistenz gegen Lamivudin wird leider auch die Selektion von Telbivudin- oder Entecavir-resistenten Mutanten begünstigt, während die seltenere Adefovir-Resistenz die Tenofovir-Resistenz begünstigt.

Ziel der HBV-Therapie ist die HBeAg-Serokonversion bei HBeAg-positiven Patienten. Bei den meisten HBeAg-positiven und fast allen HBeAg-negativen Patienten muss die orale Nukleos(t)idgabe zunächst zeitlich unbegrenzt verabreicht werden. Im seltenen Fall eines HBsAg-Verlustes und anti-HBs-Serokonversion (> 100 IE/l) kann die Therapie nach weiteren 6 Monaten beendet werden. Laufende Kontrollen der HBV-DNA und des HBeAg sind während der Therapie (mind. alle 3 Monate) und auch bis 6 Monate nach Absetzen erforderlich, um eine unzureichendes Therapieansprechen oder eine Resistenzentwicklung frühzeitig zu erkennen. Nach Absetzen und Bildung von anti-HBs verschwinden resistente Mutanten meistens wieder.

Eine passive Immuntherapie mit **Hepatitis-B-Immunglobulin** (HBVIG) ist i.v. nur bei HBV-positiven Empfängern eines Lebertransplantats angebracht, wobei Plasmaspiegel von 100 IE/l erreicht und aufrechterhalten werden sollen. Bei hoher Ausgangsvirämie sind Durchbrüche trotzdem nicht sicher zu unterdrücken, selbst unter zusätzlicher Lamivudinprophylaxe. Dabei entstehen Escape-Mutanten (Fluchtmutanten) mit veränderten Epitopen im HBs-Hüllprotein. Eine laufende Kontrolle des Anti-HBs-Spiegels und des HBsAg ist also erforderlich.

Die therapeutische Impfung mit HBsAg ist in klinischer Erprobung mit bislang enttäuschenden Ergebnissen. Neben dem konventionellen HBsAg-Impfstoff aus Hefe gibt es auch PräS-haltige Impfstoffe aus Säugerzellen, die bei einigen Patienten besser wirksam sind.

Andere Kombinationstherapien sind in Erprobung. Eine Kombination von Interferon-α und Lamivudin zeigte keinen synergistischen Effekt. Es scheint sich jedoch eine Verbesserung der Therapieeffektivität zu zeigen, wenn zu einer versagenden Lamivudin-Therapie z.B. Adefovir als add-on gegeben wird, jedoch sind sowohl Entecavir als auch Tenofovir alleine so wirksam, dass eine Kombination bislang nicht erforderlich erscheint, um Resistenzen zu unterbinden.

Alle anderen Therapiekonzepte mit dominant negativen Core-Proteingenen, DNA-Vakzinen, Ribozymen u.ä. sind von einer klinischen Anwendung noch weit entfernt.

12.4.8 Hepatitis-D-Virus

Dies kleine viroidähnliche RNA-Virus hat sich bislang weitgehend der Therapie entzogen (s.a. Kap. 37). Interferon ist mehrfach mit einem gewissen Erfolg bei ca. 30% der Patienten geprüft worden. Die antivirale Therapie gegen das Helfervirus HBV mittels Lamivudin war dagegen ergebnislos.

12.4.9 Hepatitis-C-Virus

Interferon-α, seit geraumer Zeit als neuere Entwicklung in Form von PEG-Interferon-α (PEG: Polyethylenglykol), wird seit den frühen 1990er Jahren bei chronischer Hepatitis C eingesetzt und ist dafür zugelassen (s.a. Kap. 39.3). Die HCV-NS3-Protease spaltet Effektormoleküle der Interferoninduktion. Exogen zugeführtes Interferon ist dagegen meist wirksam. HCV scheint in seinem NS5A-Protein einen Inhibitor der interferoninduzierten Proteinkinase R (PKR) zu besitzen, der in wechselndem Umfang zur Interferonresistenz beitragen kann. Der Erfolg einer Monotherapie ist eher gering, sodass heute generell eine **Kombination mit Ribavirin** empfohlen wird, wenn nicht Kontraindikationen gegen Ribavirin bestehen. Ribavirin für sich alleine ist unwirksam gegen HCV. Der Wirkmechanismus ist umstritten. Eine wenig akzeptierte Theorie besagt, dass es von der viralen RNA-Polymerase als Tri-Phosphat mit einer reduzierten Spezifität eingebaut wird und so zu einer erhöhten Mutationsrate führt, die in einer geringeren Produktion infektiöser Viruspartikel mündet. Bei akuten HCV-Infektionen kann eine zügig eingeleitete Therapie die Chronifizierungsrate verringern oder zur Ausheilung führen. Eine Therapie ist insbesondere bei jungen Patienten indiziert, die über die folgenden Jahre ein hohes Risiko haben, einen Leberschaden zu erleiden, und bei Patienten mit einer deutlichen Fibrose oder Zirrhose. Der Therapieerfolg ist durch den negativen Nachweis der viralen RNA 24 Wochen nach Therapieende definiert.

Der Genotyp und die Viruslast beeinflussen den Therapieerfolg und somit auch die Therapiedauer. Dagegen haben weder Körpergewicht noch Alter bei Erwachsenen einen Einfluss (bei gewichtsadaptierter Dosierung). Eine Individualisierung der Therapie, sowohl der Dosis sowie der Dauer, in Abhängigkeit von Genotyp und Viruslast (vor und unter Therapie) verbessert die Erfolgsaussichten, wie zum Beispiel auch eine Verlängerung der Therapie auf 72 Wochen bei langsamen virologischen Ansprechen bzw. die Verkürzung bei sehr schnellem Verschwinden nachweisbarer HCV-RNA im Blut (Abb. 12.**10**). Eine erneute Therapie nach einem erfolglosen Behandlungszyklus wird nicht empfohlen, dagegen bei einem vorherigen Relapse befürwortet. Vor Therapie wird eine Leberbiopsie, eine HCV-Genotypisierung und eine HCV-RNA-Mengenbestimmung empfohlen. Bei Therapieende und nach 6 Monaten ist der Therapieerfolg durch quali-

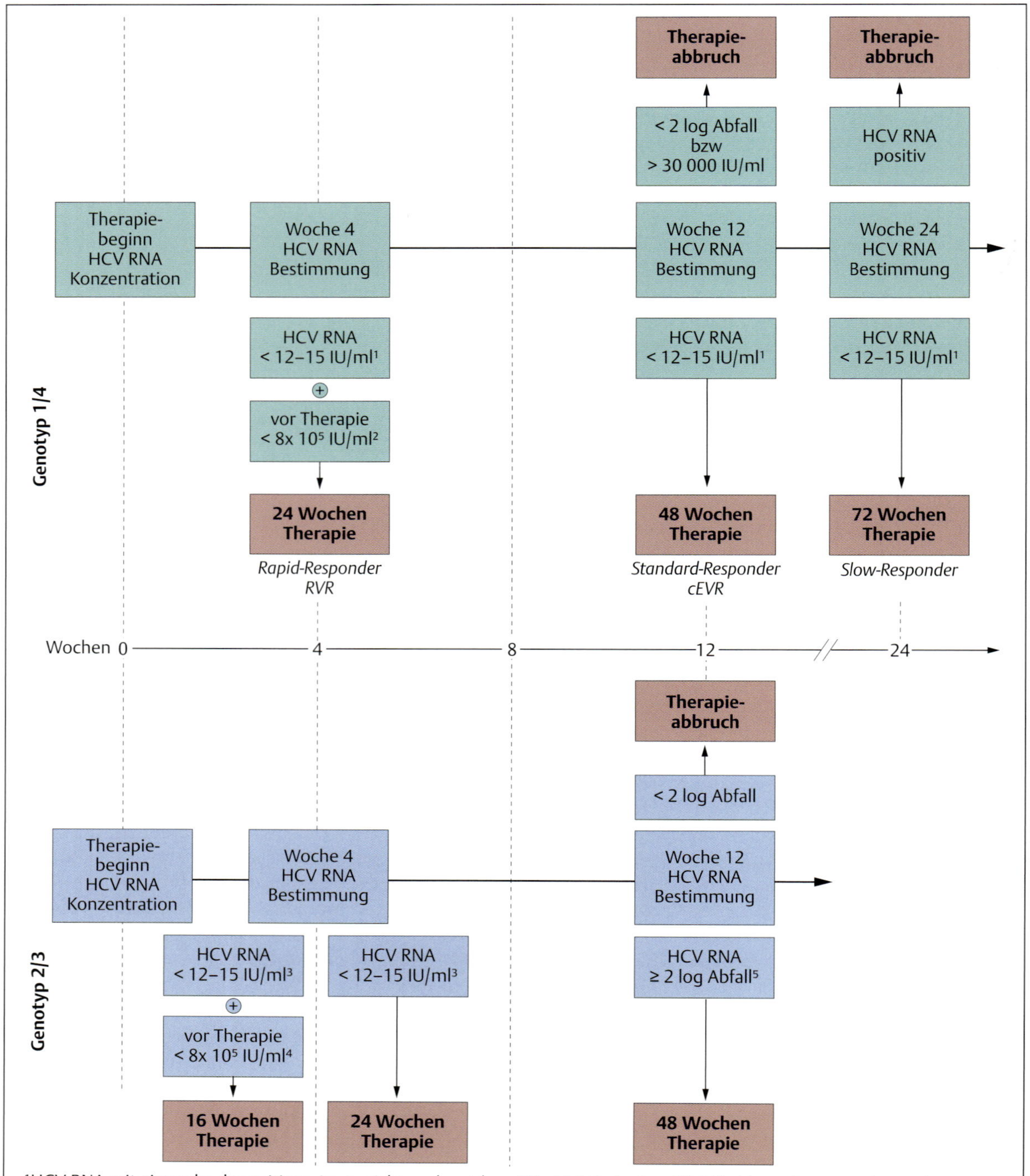

[1]HCV RNA mit einem hochsensitiven Assay nicht nachweisbar <12–15 IU/ml oder <50 IU/ml je nach verwendetem Assay.
[2]Grenzwert für Ausgangsviruslast vor Therapie in den zugrunde liegenden Studien für PEG-Interferon alfa 2b bei 600 000 und für PEG-Interferon alfa 2a bei 800 000 IU/ml. Ggf. keine Therapieverkürzung bei negativen Prädiktoren wie fortgeschrittener Fibrose/Zirrhose, metabolischem Syndrom, Insulinresistenz, Steatosis hepatis. Keine Daten bei Patienten mit normalen Transaminasen.
[3]HCV RNA mit einem hochsensitiven Assay nicht nachweisbar <12–15 IU/ml oder <50 IU/ml je nach verwendetem Assay.
[4]Die Therapieverkürzung ist bisher nicht zugelassen. Keine Therapieverkürzung bei negativen Prädiktoren wie fortgeschrittener Fibrose/Zirrhose. Ggf. Berücksichtigung weiterer negativer Prädiktoren wie Steatosis hepatis und niedrige ALT-Konzentration vor Therapiebeginn. Keine Daten bei Patienten mit normalen Transaminasen.
[5]Bei fehlendem Abfall der HCV RNA unter die Nachweisgrenze (<12–15 IU/ml) bis Woche 24 Therapieabbruch empfohlen.

Abb. 12.**10** Empfehlungen für eine individualisierte Therapie der Hepatitis C; nach den aktuellen Leitlinien der DGVS. Therapieschema bei Genotyp 1 und 4 (oben) und Genotyp 2 und 3 (unten).

tative HCV-RNA-Bestimmung und GPT-Bestimmung zu prüfen.

Trotz der Therapiefortschritte können heute nur ca. 50% aller Patienten mit chronischer Hepatitis C geheilt werden. Weitere Modifikation des Interferons, wie das Albuferon oder das Omega-Interferon und ein natürliches Interferon, sowie des Ribavirins, zum Beispiel das Prodrug Viramidin, das erst in der Leber zu Ribavirin umgewandelt wird, hat bislang nicht zu einer deutlichen Verbesserung der Ansprechraten geführt. Mit den viralen Enzymen RNA-Polymerase, NS2-/3- und NS3-Protease sowie Helikase sind Zielstrukturen für die Entwicklung neuer Pharmaka identifiziert worden. Potenzielle Protease-Inhibitoren sind Telaprevir und Boceprevir sowie Polymerase-Inhibitoren wie Valopicitabine. Ebenso sind dies die 5'- und 3'-terminalen RNA-Strukturen, die die Replikation und Translation des HCV ermöglichen. Auch das zunehmend bessere Verständnis der Immunevasion und Immunelimination eröffnet neue Ansätze für eine Immuntherapie. Jedoch sind die meisten dieser Ansätze noch in Phase II und III der klinischen Prüfung.

12.4.10 Humane Papillomviren (HPV)

Vor Behandlung ist es ratsam, den HPV-Typ zu bestimmen, besonders da HPV-16, -18, -31, -33, -35, -39, -45, -51, -52, -56, -58, -59 und -68 eine besonders onkogene Version des E7-Proteins kodieren und dadurch neoplastische oder präneoplastische Kapazität haben.

Neben der chirurgischen Abtragung oder chemischen (z.B. Trichloressigsäure) bzw. physikalischen Zerstörung der HPV-induzierten Veränderungen der Haut und Schleimhäute (Warzen, Kondylome und intraepitheliale Neoplasien) nimmt die antivirale und immunmodulatorische Therapie mit Interferon alpha oder gamma eine wesentliche Rolle als Adjuvans oder Monotherapie anogenitaler HPV-Infektionen ein. Die parenterale IFN-Gabe führt bei der Mehrzahl der Kondylompatienten zu einer kompletten Remission. Regelmäßige Verlaufskontrollen (Zytologie bzw. HPV-DNA-Nachweis) sind erforderlich, um rechtzeitig Rezidive zu erkennen. Während Interferon auch systemisch eingesetzt werden kann, ist der Immunmodulator (Interferon-Induktor) Imiquimod (eine Substanz aus der Gruppe der Aminoquinoline) lokal als 5%ige Creme zur Therapie genitaler Warzen zugelassen. Insbesondere bei rezidivierenden Genitalwarzen empfiehlt sich nach Abtragung die wiederholte lokale Applikation von Interferon-beta-Gel.

Zurzeit wird Cidofovir zur topischen Behandlung flacher anogenitaler Kondylome in klinischen Studien erprobt.

12.5 Zusammenfassung

Die klinische Anwendung spezifischer antiviraler Medikamente hinkte der Entwicklung antibakterieller Wirkstoffe lange hinterher. Mittlerweile gibt es jedoch ein ständig wachsendes Repertoire an Virostatika gegen HIV und eine Reihe weiterer wichtiger Viruskrankheiten des Menschen. Forschung und Entwicklung auf diesem Gebiet schreiten weiter rapide voran. Daher sollte sich jeder klinisch tätige Arzt regelmäßig mit Neuerungen vertraut machen.

Literatur

Coen DM, Richman DR. Antiviral Agents. In: Knipe DM, Howley PM. Fields Virology. 5th ed. Philadelphia: Lippincott, Williams & Wilkins; 2007: 447–485

Doerr HW, Allwinn R, Stürmer M. Virusinfektionen. In: Arzneimittelverordnungen. 22. Aufl. Köln: Deutscher Ärzte-Verlag; 2009

El-Sadr WM, Lundgren JD, Neaton JD et al. Strategies for Management of Antiretroviral Therapy (SMART) Study Group: CD4+ count-guided interruption of antiretroviral treatment. N Engl J Med 2006; 355(22): 2283–2296

Gemeinsame Erklärung der Deutschen AIDS-Gesellschaft (DAIG) und der Österreichischen AIDS-Gesellschaft (ÖAG). Antiretrovirale Therapie der HIV-Infektion. DMW 2009; S1: S4–S15

Gross G. Condylomata acuminata und andere HPV-assoziierte Krankheitsbilder des Genitale und der Harnröhre. Leitlinien der Deutschen STD-Gesellschaft. Hautarzt 2001; 52: 405–410

Niederau C. Aktuelle Therapie der chronischen Hepatitis B und C. Internist (Berl) 2008; 49(10): 1265–1273

Stürmer M, Berger A, Preiser W. HIV-1 genotyping: comparison of two commercially available assays. Expert Rev. Mol Diagn 2004; 4(3): 281–291

von Hentig N. [Measurement of the plasma concentration of antiretroviral drugs in HIV therapy]. Dtsch Med Wochenschr 2008; 133(5): 191–195

Wittek M, Stürmer M, Doerr HW et al. Molecular assays for monitoring HIV infection and antiretroviral therapy. Expert Rev. Mol Diagn 2007; 7(3): 237–246

13 Hygiene und Desinfektion zur Bekämpfung von Viren

H. F. Rabenau, I. Schwebke

13.1 Historie

„Totes oder lebendes Material in einen Zustand versetzen, dass es nicht mehr infizieren kann“ so lautet die Definition des Wortes „Desinfektion“ im Deutschen Arzneimittelbuch (DAB).

Das heißt, dass es sich bei der Desinfektion – anders als bei der Sterilisation, bei der die vollständige Abtötung der Infektionserreger angestrebt wird – um eine Keimreduktion handelt und zwar auf ein Maß, dass von den entsprechend behandelten Gegenständen/Oberflächen keine Infektionsgefahr mehr ausgeht.

Schon 1881 publizierte Robert Koch eine Arbeit „Über Desinfektion“, in der er die Prüfung von chemischen Desinfektionsverfahren mit unterschiedlichen Mikroorganismen wie Milzbrandsporen beschrieb. Damit schuf er in Deutschland die Basis für die Entwicklung der Desinfektionsmittelprüfung.

Schon Jahrhunderte zuvor hatte man sich Gedanken gemacht, wie Krankheiten von einer Person auf eine andere übertragen werden. Die „Atemluft als Vermittler von Krankheiten“ – so wurde die Infektionsübertragung in der Frühen Neuzeit (Anfang des 15. Jahrhunderts bis etwa 1800) betrachtet. Die bis dahin vorherrschenden Thesen der Miasmatiker, die von „üblem Dunst und Verunreinigung“ (Miasma – griechisch μιασμα) als Ursache von Krankheiten ausgingen, wurden von denen der Kontagionisten überlagert. Diese postulierten, dass das „contagium“ an Infizierten oder Dingen hingen.

Die (damals noch unzureichenden) Methoden der Desinfektion begannen mit der „Desodorierung“. So wurden gegen den übel riechenden Pesthauch Aromata eingesetzt. Auch das „Eau de Cologne“ (1742) diente ursprünglich gegen die als krankheitserzeugend angesehenen Ausdünstungen. Später wurden Chemikalien mit starkem Eigengeruch (z. B. Phenol) zur Überlagerung oder Beseitigung von Fäulnisgerüchen bei der Wundbehandlung eingesetzt.

Das Wissen, dass man (Infektions-)Krankheiten durch gezielte Maßnahmen zu Leibe rücken kann, ist allerdings schon viel älter. So lässt Homer Odysseus schon ca. 2800 Jahre früher, nach Rückkehr von seiner langen Irrfahrt anordnen, dass man ihm Feuer und Schwefel bringen solle, womit er sein Haus „reinigen“ wolle. Diese beiden Komponenten, durch die Schwefel zu Schwefeldioxid wird, dienten auch im Mittelalter als „Desinfektionsmittel“ gegen die Pest. Wenngleich Feuer und Schwefel in der heutigen Praxis der Desinfektion keine Rolle mehr spielen, so ruft in Krankenhäusern der Geruch von „Aromata“ (Desinfektionsmitteln) noch immer die Assoziation von „Reinlichkeit“ und „Keimfreiheit“ hervor.

Während in früheren Zeiten „Desinfektionsmittel“ häufig gleichermaßen an Oberflächen wie auch an Gegenständen und dem Menschen eingesetzt wurden, sind heute eine Vielzahl von Wirkstoffen für die unterschiedlichen Anwendungsbereiche im Einsatz. Das Auftreten von Ausbrüchen altbekannter und neu entdeckter virusbedingter Infektionskrankheiten (z. B. durch Noroviren, Influenzaviren, SARS-Coronavirus) unterstreicht die Notwendigkeit, desinfizierende Chemikalien sinnvoll einzusetzen – insbesondere in medizinischen oder Gemeinschaftseinrichtungen. Dabei gilt es insbesondere, die für das jeweilige Erregerspektrum geeigneten Desinfektionsmittel mit wirksamen Anwendungsbedingungen (Konzentration und entsprechender Einwirkzeit) anzuwenden, ohne dabei die Toxizität und die Auswirkungen auf die Umwelt außer Acht zu lassen.

13.2 Ziele der Virusdesinfektion

„Kann es wohl einen größeren Widerspruch geben als einen Spitalkeim? Ein Übel, welches man da erst bekommt, wo man sein eigenes loszuwerden gedenkt!“ (Johann Peter Frank [1745–1821], Professor für Innere Medizin, gilt als Begründer der öffentlichen Hygiene und eines sozialmedizinisch geprägten Gesundheitsdienstes).

Dieser Ausspruch könnte als Leitsatz der Ziele von Hygiene- und Desinfektionsmaßnahmen betrachtet werden. Deren Absicht ist die Prävention von nosokomialen (Virus-) Infektionen bzw. die Unterbrechung von Infektionsketten.

Sowohl in medizinischen als auch in nicht medizinischen Bereichen können Expositionsrisiken bestehen, eine Virusinfektion zu akquirieren. Neben anderen präventiven Handlungsweisen (wie z. B. persönliche Schutzausrüstung, Isolierung, Impfung) können Desinfektionsmaßnahmen einen wesentlichen Beitrag zur Vermeidung von Virusinfektionen leisten. Besondere Bedeutung kommt hierbei der Händedesinfektion, aber auch der Instrumenten- und Flächendesinfektion zu. Übertragungen von Viren über Hände bzw. Flächen wurden in zahlreichen Untersuchungen beschrieben (Ansari et al. 1988, Barker et al. 2004, Gwaltney u. Hendley 1982, Mbithi et al. 1992, von Rheinbaben et al. 2000).

Nach einer amerikanischen Studie sind ca. 2 bis 10 % aller Hospitalinfektionen virusbedingt und führen bei den betroffenen Patienten zu einer ca. 10 Tage längeren Liegedauer im Krankenhaus (Wright u. Bieluch 1993). Da die klassische Hygiene sich bisher nur vergleichsweise wenig der virologischen Labordiagnostik bedient, besteht eine hohe Dunkelziffer. Sicherlich ist ein deutlich höherer Anteil der Gesamtzahl der Infektionen als nosokomial bedingt einzustufen. Gerade neue virale Infektionserreger, wie z. B. das SARS-Coronavirus (SARS-CoV) zeigen, dass im Krankenhaus erworbene Infektionen erhebliche Bedeutung haben. Ca. 20 % aller tödlich verlaufenden SARS-Erkrankungen betrafen Mitarbeiter in Krankenhäusern. Diese Zahlen verdeutlichen die erhebliche gesundheitspolitische Relevanz und die wirtschaftlichen Folgen nosokomialer Virusinfektionen. Zu deren Verhütung bzw. zur Unterbrechung von entsprechenden Infektketten ist die Verwendung von viruswirksamen Desinfektionsmitteln von größter Bedeutung.

Die Desinfektion kann thermisch oder chemisch bzw. chemothermisch erfolgen. Auch UV- und ionisierende Strahlen können zur Desinfektion herangezogen werden. Von thermischer Desinfektion spricht man, wenn feuchte Wärme mit Temperaturen > 75 °C (z. B. in Reinigungs- und Desinfektionsgeräten) einwirkt. Unter chemothermischer Desinfektion versteht man das kombinierte Einwirken von chemischen Desinfektionsmittel bei einer Temperatur > 20 °C. Viele chemische Verbindungen, Substanzen oder Stoffgruppen können zur Inaktivierung von Viren führen. Dennoch werden nur eine begrenzte Anzahl davon als Desinfektionsmittel verwendet. Die Gründe hierfür sind u. a., dass neben den virusinaktivierenden Eigenschaften eine Reihe anderer Faktoren zu berücksichtigen sind. Hierzu zählen u. a. sowohl die dermatologische, toxikologische und ökologische Unbedenklichkeit als auch die Lagerstabilität und Materialverträglichkeit.

In den folgenden Abschnitten wird vorrangig auf die chemische Desinfektion, d. h. die Anwendung von chemischen Mitteln eingegangen.

Aufgrund der enormen biologischen Unterschiede zwischen Viren und Bakterien sind bakterizid wirksame Desinfektionsmittel nicht zwangsläufig auch wirksam gegenüber Viren. Und selbst innerhalb der Viren und z. T. innerhalb einzelner Virusfamilien zeigt sich eine beträchtliche Variabilität bezüglich deren Stabilität gegenüber Desinfektionsverfahren. In der Regel sind Viren mit Hülle, z. B. Herpesviren oder HIV, leichter zu desinfizieren als unbehüllte Viren, wie z. B. Rotaviren.

Für die praxisrelevante Anwendung wurde der Begriff der **„Viruzidie"** spezifiziert. So wird der Begriff **„begrenzt viruzid"** als „wirksam gegen behüllte Viren" und **„viruzid"** als „zusätzlich wirksam gegen unbehüllte Viren" definiert (Mielke et al. 2004). Diese Unterscheidung ist zweckmäßig, da „viruzide" Wirksamkeit schwieriger zu erzielen, jedoch auch nicht in allen Fällen erforderlich ist. In vielen Anwendungsfällen ist es ausreichend, wenn das Desinfektionsmittel gegen behüllte Viren wirksam ist – d. h., dass für diesen Wirkungsbereich eine größere Anzahl von Wirkstoffen zur Verfügung steht und die Desinfektionsmittel häufig in relativ niedrigen Anwendungskonzentrationen wirkungsvoll zum Einsatz gebracht werden können. Dies trifft insbesondere zu für die wichtigsten der durch Blut/Sekret übertragenen Viren, wie z. B. das Hepatitis-B-Virus (HBV), das Hepatitis-C-Virus (HCV) oder das Humane Immundefizienz-Virus (HIV). In der Konsequenz bedeutet dies, dass nur im Verdachtsfall einer Erkrankung mit unbehüllten Viren oder in bestimmten Risikosituationen eine „umfassende" Viruzidie (also Wirksamkeit gegen behüllte und unbehüllte Viren) erforderlich ist – Beispiele hierfür sind u. a. Infektionsausbrüche mit Rotaviren oder Noroviren.

Die Forderung, dass chemische Desinfektionsmittel auch gegen Viren wirksam sein müssen, wird seit Jahrzehnten von Virologen erhoben, findet jedoch erst in den letzten Jahren eine breitere Beachtung. Angaben zu Anwendungsbedingungen für diesen Wirkungsbereich enthält für die Humanmedizin vorläufig nur die Liste der geprüften und anerkannten Desinfektionsmittel und -verfahren gemäß § 18 Infektionsschutzgesetz, die vom Robert Koch-Institut (RKI) für behördlich angeordnete Desinfektionsmaßnahmen herausgegeben wird. Zertifikate der Deutschen Vereinigung zur Bekämpfung der Viruskrankheiten (DVV) sind unter www.dvv-ev.de zu finden. Die Deutsche Veterinärmedizinische Gesellschaft (DVG) veröffentlicht in ihrer Desinfektionsmittelliste für die Tierhaltung ebenfalls Angaben zu viruswirksamen Desinfektionsmitteln.

13.3 Strukturelle Angriffspunkte von Desinfektionsmitteln bei Viren

Die Struktur von Viren (das Virus, lat.: Gift) unterscheidet sie von allen anderen Mikroorganismen bzw. Infektionserregern und bedingt zugleich die Besonderheiten im Zusammenhang mit der Absicht, sie zu inaktivieren. Daher sei an dieser Stelle kurz auf den hierfür relevanten Aufbau von Viren eingegangen (s.a. Tab. 13.**1**):

Das Virusgenom (DNA oder RNA) bildet zusammen mit der es unmittelbar umgebenden Proteinhülle (Kapsid) das Nukleokapsid. Das Kapsid besteht seinerseits aus identischen Untereinheiten, den so genannten Kapsomeren. Diese können in verschiedenen Formen vorliegen (als Ikosaeder in unterschiedlicher Komplexität oder in Spiralform mit helikaler Symmetrie oder in einer noch komplexeren Struktur) (Preiser et al. 2002). Neben diesen unbehüllten Viren ist bei behüllten Viren das Nukleokapsid von einer mehr oder weniger ausgedehnten zytosolartigen Schicht (so genanntes Tegument) umgeben, welche locker konfiguriert und daher pleomorph ist. Außen wird das Tegument von einer Hüllmembran („Envelope") aus Glykoproteinen und Lipiden abgegrenzt (Abb. 13.**1**). Dieses „Envelope" besteht aus viralen Komponenten und solchen, die von der Wirtszelle stammen und beim Replikationsprozess – während des Ausknospens („Budding") durch die zelluläre Membran (Kern- oder Zytoplasma-Membran) – erworben werden.

Die Bindung des kompletten, infektionstüchtigen Viruspartikels an und die Aufnahme in die Zielzelle ist die Voraussetzung für eine Infektion. Dieser Prozess erfolgt meist über Zellrezeptoren und komplementäre Strukturen auf der Virusoberfläche, d. h. die Strukturbestandteile der Virusoberfläche (bei unbehüllten Viren auf dem Kapsid, bei behüllten auf dem „Envelope") müssen mit Rezeptoren auf der Oberfläche geeigneter Zielzellen in Interaktion treten. Dies bedingt die Wirtsorganismus- und Zelltyp-Spezifität eines Virus.

Zur Einteilung der Viren nach Verwandtschaftsgraden werden neben dem Vorhandensein bzw. Fehlen einer Virushülle verschiedene andere Merkmale berücksichtigt, wie z. B. Art des Genoms (DNA oder RNA, einzel- oder doppelsträngig, positiv- oder negativsinnig, segmentiert oder unsegmentiert; Genomstruktur), Struktur, Form und Größe des Virions.

Viren, die durch das Vorhandensein einer Hülle Lipide enthalten, besitzen „lipophile" Eigenschaften. Der Anteil der Membranproteine schwankt innerhalb der Virusgruppen erheblich. Demgegenüber sind unbehüllte Viren meist hydrophil – allerdings gibt es auch solche, die mit Lipiden

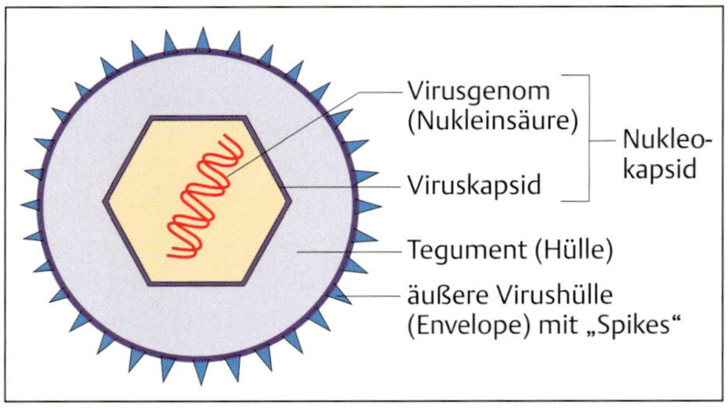

Abb. 13.**1** Aufbau eines Virions (Schemazeichnung). Viren ohne äußere Virushülle (Envelope) bestehen nur aus dem Nukleokapsid.

reagieren. Entsprechend kann man Viren anhand dieser Eigenschaften gruppieren in

- behüllte Viren mit hohem Lipidgehalt und hoher Lipophilie (z. B. Herpesviren, HIV, HCV),
- behüllte Viren mit geringem Lipidgehalt und geringerer Lipophilie (z. B. HBV, Pocken), sowie in
- unbehüllte, fettfreie, jedoch noch leicht lipophile oder gering hydrophile Viren (z. B. Rotaviren, Adenoviren, Astroviren) und
- unbehüllte, stark hydrophile Viren (z. B. Noroviren, HAV, Poliovirus, Parvovirus B19) (Tab. 13.**2**).

Tabelle 13.**1** Humanmedizinisch relevante Viren und ihre Übertragungswege.

Virusfamilie/-genus (einzelne Vertreter)	behüllt	unbehüllt	Hauptübertragungsweg				Impfung
			Kontakt	Tröpfchen	Blut	Vektoren	
Adenoviridae		+	+	+	+		
Arenaviridae							
• Lassavirus	+		+		+	+	
• Lymphozytäres Choriomeningitis-Virus (LCMV)	+		+		+	+	
Astroviridae		+	+				
Bornaviridae							
• Bornavirus	+				(+)	(+)	
Caliciviridae							
• Norovirus		+	+	+			
• Sapovirus		+	+				
Coronaviridae							
• SARS-CoV	+		+	+			
Filoviridae							
• Marburgvirus	+		+		+		
• Ebolavirus	+		+		+		

Fortsetzung Tabelle 13.**1**

Virusfamilie/-genus (einzelne Vertreter)	behüllt	unbehüllt	Hauptübertragungsweg				Impfung
			Kontakt	Tröpfchen	Blut	Vektoren	
Flaviviridae							
• Hepatitis-C-Virus	+		(+)[(1)]		+		
• West-Nil-Virus	+					+	
• Denguevirus	+					+	
• Gelbfiebervirus	+					+	+
• Japan-B-Enzephalitis-Virus	+					+	+
• FSME-Virus	+					+	+
Hepadnaviridae							
• Hepatitis-B-Virus (HBV)	+		+[1]		+		+
Hepevirus							
• Hepatitis-E-Virus (HEV)		+	+		(+)		
Herpesviridae							
• Herpes-simplex-Virus 1/2 (HSV)	+		+				
• Varizella-Zoster-Virus (VZV)	+		+	+			+
• Cytomegalovirus	+		+	+	+		
• Epstein-Barr-Virus (EBV)	+		+	+	+		
• Humanes Herpes-Virus 6 (HHV-6)	+		+				
• Humanes Herpes-Virus 7 (HHV-7)	+		+				
• Humanes Herpes-Virus 8 (HHV-8)	+		+		+		
Orthomyxoviridae							
• Influenzavirus A, B	+		+	+			+
Paramyxoviridae							
• Parainfluenzavirus	+		+	+			
• Masernvirus	+		+	+			+
• Mumpsvirus	+		+	+			+
• Respiratorisches Synzytial-Virus	+		+	+			
• Metapneumovirus	+		+	+			
• Nipa-Virus	+					+	
Papillomaviridae							
• Papillomviren		+	+[1]				(+)
Parvoviridae							
• Parvovirus B19		+	+	+	+		
Picornaviridae							
• Poliovirus 1–3		+	+	+			+

Fortsetzung Tabelle 13.**1**

Virusfamilie/-genus (einzelne Vertreter)	behüllt	unbehüllt	Hauptübertragungsweg				Impfung
			Kontakt	Tröpfchen	Blut	Vektoren	
• Coxsackievirus A/B		+	+	+			
• Hepatitis-A-Virus (HAV)		+	+		(+)		+
• Rhinovirus		+	+	+			
Polyomaviridae							
• BK-Virus		+	+	+			
• JC-Virus		+	+	+			
Poxviridae							
• Variolavirus	+		+	+			(+)
• Molluscum-Contagiosum-Virus	+		+				
Reoviridae							
• Rotavirus		+	+	(+)			+
• Reoviren		+	+	+			
Retroviridae							
• Humanes T-Zell-lymphotropes Virus Typ I/II (HTLV)	+		+[1]		+		
• Humanes Immundefizienz-Virus Typ 1/2 (HIV-1/-2)	+		+[1]		+		
Rhabdoviridae							
• Rabiesvirus	+		+		+		+
Togaviridae							
• Rubellavirus	+		+	+			+
• Chikungunya-Virus	+					+	
• Ross-River-Virus	+					+	

[1] Sexualkontakt

Tabelle 13.**2** Einteilung und Beispiele von Viren nach dem Grad ihrer Lipophilie (Quelle: von Rheinbaben u. Wolff 2002).

behüllte Viren		unbehüllte Viren	
Grad der Lipophilie		Grad der Hydrophilie	
hoch	gering	gering	hoch
enthalten **hohen** Anteil an Lipiden	enthalten **geringen** Anteil an Lipiden	enthalten **keine** Lipide	enthalten **keine** Lipide
gute Reaktivität mit Lipiden	begrenzte Reaktivität mit Lipiden	reagieren aber mit Lipiden	keine Reaktivität mit Lipiden
Beispiele: • HCV • Herpesviren • Retroviren	Beispiele: • HBV • Pockenviren	Beispiele: • Adenoviren • Noroviren • Rotaviren	Beispiele: • HAV • Picornaviren • Parvoviren

13.4 Wirkmechanismen von Desinfektionsmitteln

Bei der Inaktivierung behüllter Viren werden meist oberflächenaktive Substanzen in die Hülle inkorporiert. Ab einer bestimmten Wirkstoffkonzentration des Desinfektionsmittels wird hierdurch die Hülle aus Phospholipiden (mit eingelagerten Proteinen) alteriert oder zerstört.

Demgegenüber sind die Hauptwirkungen bei der chemischen Inaktivierung unbehüllter Viren (z.B. durch Alkylierung, kovalente Vernetzung oder Oxidation), die Alteration und/oder Zerstörung oder die Blockierung des Nukleokapsids und/oder die Veränderung der genetischen Information. Bei einer Vielzahl von Inaktivierungsvorgängen verliert die virale Nukleinsäure ihren Schutz durch das Kapsid und liegt frei vor. Dennoch kommt es nur bei einem Teil der Noxen zur Zerstörung der Nukleinsäure. Eine solche intakte, aber freiliegende Nukleinsäure ist in der Regel und unter natürlichen Bedingungen kaum bzw. nur begrenzt infektiös, da sie hierzu erst wieder in eine Zelle aufgenommen werden müsste.

In vielen Fällen sind die Virusantigene und die enthaltenen Epitope Angriffspunkt viruswirksamer Bekämpfungsstrategien. Werden die Anheftungsstellen an die Zelle durch Desinfektionsmittel beschädigt, ist das Virus nicht mehr infektiös.

Die Inaktivierung von Viren durch chemische Desinfektionsmittel erfolgt zeit-, konzentrations- und temperaturabhängig. Der Verlauf einer Inaktivierungskurve beginnt in der Regel mit einem initial schnellem Abfall und anschließendem asymptotischem Verlauf.

Als Faustregel zur Resistenz von Viren gegenüber Desinfektionsmitteln gilt:

- Behüllte Viren sind deutlich weniger resistent als unbehüllte Viren.
- Viren mit eng anliegender Hülle sind in der Regel stabiler als solche mit weiter Hülle.
- Unbehüllte Viren mit einfach gebauten, einlagigen Kapsiden weisen eine höhere Stabilität auf als solche mit komplexeren Kapsiden.
- Bei ikosaederförmigen Viren steigt die Resistenz gegen physikalische und chemische Einflüsse, je kleiner der Durchmesser ist und je weniger komplex sie gebaut sind.
- Je lipophiler ein Virus ist, desto geringer ist seine Stabilität (besonders gegen Detergenzien und Lösungsmittel).
- Zellgebundene behüllte Viren (z.B. Vaccinia) sind meist resistenter gegen Desinfektionsmittel als freie, nicht zellgebundene Viren.
- Die Resistenz wird stark beeinflusst durch Art und Menge der Begleitmaterialien (z.B. Blut oder andere Proteine), die an Oberflächen assoziieren oder beim Antrocknen eine Schutzhülle bilden.

Es ist ebenfalls festzuhalten, dass diese Regeln meist nur für präparativ gereinigtes Virus zutreffen und die Stabilität durch verschiedene Einflussfaktoren zum Teil erheblich erhöht werden kann (von Rheinbaben u. Wolff 2002).

Zu den Faktoren, die die Stabilität von Viren beeinflussen, zählen

- der Bau der Viruspartikel (unter Umständen bestehen sogar stammspezifische Unterschiede),
- der Aggregationsgrad der Viruspartikel (je höher, desto stabiler),
- der Reinheitsgrad der Viruspräparation (in der Regel: je höher, desto geringer die Resistenz – oder umgekehrt ausgedrückt: je höher die Menge der umgebenden Oberflächen[proteine], desto höher ist meist die Resistenz),
- die Trockenresistenz der Viruspartikel (an Oberflächen angetrocknete Viren sind meist wesentlich resistenter als suspendierte Viren),
- die Temperatur (zum Teil bestehen deutliche Unterschiede in Gegenwart von Stabilisatoren – z.B. bestimmten Salzen, Proteinen oder in Abhängigkeit vom Wassergehalt der Präparation), sowie
- die Sonnen- und UV-Lichteinstrahlung.

Zu den wesentlichen Wirkmechanismen von Desinfektionsmitteln zählt ihr Reaktionsvermögen mit lipophilen Komponenten auf der Oberfläche von Viren.

Je lipophiler, desto leichter kann ein Virus durch lipophile Desinfektionswirkstoffe inaktiviert werden. So werden unbehüllte, leicht lipophile Viren von den meisten Wirkstoffen noch inaktiviert (eingeschränkt wirksam z.B. quartäre Ammoniumverbindungen oder Phenole). Demgegenüber sind hydrophile Viren meist nur auf oxidativem Wege (z.B. oxidierende Desinfektionsmittel wie Peressigsäure) und zum Teil durch stark denaturierend wirkende Substanzen inaktivierbar. Behüllte Viren werden in der Regel durch sämtliche Wirkstoffe inaktiviert (jedoch bestehen deutliche Unterschiede bezüglich Einwirkzeit und Konzentration) (Rabeneau et al. 2001). Tab. 13.**4** gibt eine Übersicht zur relativen Wirksamkeit einiger Desinfektionswirkstoffe unter Berücksichtigung der Lipophilie. Diese Tabelle kann nur zur Orientierung dienen, da eine Wirksamkeit nur als gegeben gilt, wenn diese durch Tests nach anerkannten Methoden nachgewiesen wurde.

Viele Desinfektionsmittel, die vorrangig zur Händedesinfektion eingesetzt werden, basieren auf der Wirkungsweise von Alkoholen. Durch diese kommt es bei den Viren zur Proteindenaturierung. Alle Alkohole sind gegen behüllte Viren in der Regel wirksam. Ethanol (kurzkettiger Alkohol) allein ist gegen unbehüllte Viren mit leichter Lipophilie und unbehüllte Viren mit hoher Hydrophilie (cave: hautschädigend > 80%) von mittlerer Wirkeffizienz. Demgegenüber wirken langkettige Alkohole (n-Propanol und Isopropanol) gut gegen behüllte Viren und unbehüllte Viren mit leichter Lipophilie, aber nicht gegen unbehüllte

Viren mit hoher Hydrophilie. Die Wirksamkeit von Alkoholen nimmt in der Regel mit der Kettenlänge zu – d. h. die Rangordnung nach Wirksamkeit ist: Methanol < Ethanol < Isopropanol < n-Propanol (Rotter u. Koller 2001).

Neben Alkoholen zählen Aldehyde zu den wichtigsten virusinaktivierenden Desinfektionsmitteln (z. B. Formaldehyd, Glutardialdehyd). Allerdings weisen selbst nahe verwandte Verbindungen häufig deutliche Änderungen ihrer virusinaktivierenden Potenz auf. Die unterschiedliche Wirksamkeit basiert u. a. auf der Temperatur und dem pH-Wert, bei dem sie eingesetzt werden, sowie dem differierenden Grad der Lipophilie der Verbindungen, die einen deutlichen Einfluss auf das Löslichkeitsverhalten der Aldehyde hat. So wirken zweiwertige Aldehyde stärker vernetzend auf Eiweißverschmutzungen als einwertige Aldehyde, die durch Eiweißbelastungen weniger in ihrer virusinaktivierenden Effektivität beeinflusst werden (von Rheinbaben u. Wolff 2002).

Eine Liste der vom Robert Koch-Institut geprüften und anerkannten Desinfektionsmittel und -verfahren, einschließlich Einwirkzeiten und Wirkstoffkonzentrationen ist einsehbar auf der RKI-Homepage (http://www.rki.de). Die dort aufgeführten Desinfektionsmittel sind nach § 18 Infektionsschutzgesetz (IfSG) bei behördlich angeordneten Desinfektionsmaßnahmen einzusetzen. Für den routinemäßigen Einsatz von Desinfektionsmitteln mit dem Zweck einer prophylaktischen – also nicht behördlich angeordneten – Desinfektion, sind demgegenüber häufig geringere Wirkstoffkonzentrationen und kürzere Einwirkzeiten ausreichend. Beispiele für die Wirksamkeit bestimmter Desinfektionswirkstoffe gegenüber Polioviren und Adenoviren sind Tab. 13.**3** zu entnehmen.

Tabelle 13.**3** Beispiele effizient wirksamer Desinfektionswirkstoffe (Reduktionsfaktoren ≥ 4 $\log_{10}$) gegenüber Polioviren und Adenoviren. Angegeben ist die Mindesteinwirkzeit. (Quelle: von Rheinbaben u. Wolff 2002).

Desinfektionswirkstoff	Wirkstoffkonz. (in %)	Mindesteinwirkungszeit (in Min.) zum Erreichen eines Reduktionsfaktors von ≥ 4 $\log_{10}$	
		Poliovirus Typ 2	Adenovirus Typ 2
Formaldehyd	0,5	120	k.A.
	1	60	30
Glutaraldehyd	0,5	60	k.W. (60)
	1	30	k.W. (60)
Paraformaldehyd	1	120	k.A.
Ethanol	80	5	k.W. (60)
n-Propanol	80	k.W. (60)	30
Isopropanol	80	k.W. (60)	15

k.A. keine Angaben
k.W. keine ausreichende Wirksamkeit (nach x Min)

Tabelle 13.**4** Beispiele für die Wirksamkeit einiger Desinfektionswirkstoffe in Relation zu deren Lipophilie bzw. Hydrophilie (Quelle: von Rheinbaben u. Wolff 2002).

Wirkstoff	Viren				Beispiele für Anwendung
	behüllt, lipophil, z. B.: • HCV • Herpesviren • Retroviren	behüllt, schwach lipophil, z. B.: • HBV • Pockenviren	unbehüllt, schwach lipophil, z. B.: • Adenoviren • Noroviren • Rotaviren	unbehüllt, hydrophil, z. B.: HAV • Picornaviren • Parvoviren	
Aktivsauerstoff freisetzende Verbindungen	++	++	++	++	Oberflächen, Wäsche
Basen	+/-	+/-	+/-	+/-	Oberflächen

Fortsetzung Tabelle 13.**4**

Wirkstoff	Viren				Beispiele für Anwendung
Chlor, Chlordioxid	++	++	++	++	Instrumente, Wäsche
Ethanol	++	++	+	+/-	Oberflächen, Instrumente, Haut
Formaldehyd	++	++	++	++	Oberflächen, Instrumente
Glyoxal	++	++	+/-	+/-	Oberflächen, Instrumente
Glutardialdehyd	++	++	++	++	Oberflächen, Instrumente
Iod	++	+	+/-	+/-	Haut, Schleimhaut
kationische Tenside	++	++	-	-	Oberflächen
n-Propanol	++	++	++	-	Haut
Peressigsäure	++	++	++	++	Oberflächen, Instrumente
Phenole	++	+	+/-	-	Haut, Schleimhaut, Oberflächen, Instrumente
Säuren	+/-	+/-	+/-	+/-	Oberflächen (Veterinärmedizin)
Stickstoffverbindungen (z. B. quartäre Ammoniumverbindungen)	++	++	-	-	Oberflächen
Wasserstoffperoxid	++	++	+	+	Oberflächen, Instrumente, Wasser, Haut, Schleimhaut

13.5 Tenazität von Viren

Unter Tenazität versteht man die strukturelle Widerstandsfähigkeit von Organismen gegenüber Umgebungseinflüssen, d. h. ihre Beständigkeit bei nicht optimalen Bedingungen außerhalb ihres natürlichen Habitats. Die Fähigkeit von Viren, unter bestimmten Einflüssen wie erhöhten Temperaturen, unterschiedlicher Luftfeuchtigkeit, Antrocknung oder unter UV-Strahlung ihre Infektiosität zu bewahren, ist zum Teil durch ihre jeweilige Struktur bedingt, kann aber innerhalb einer Spezies sehr unterschiedlich sein. Bestimmte Eigenschaften können somit nicht nur dem Vorhandensein bzw. Fehlen der Virushülle zugeschrieben werden.

13.5.1 Viruspersistenz auf Oberflächen

Nicht nur unter dem Aspekt der nosokomialen Übertragung spielt das Überdauern von Viren auf Oberflächen, von denen sie über die Hände weitergegeben werden können, eine wesentliche Rolle. Tab. 13.**5** enthält Daten zur Persistenz einiger humanmedizinisch relevanter Viren auf verschiedenen Oberflächen (Kramer et al. 2006). Diese Werte wurden überwiegend durch Laborversuche ermittelt, in denen bestimmte Materialien (Papier, Glas, Metall, Porzellan) mit Viren, die in der Regel in schützende Substanzen eingebettet waren, kontaminiert wurden. Die verbliebene Infektiosität der Viren wurde nach vorgegebenen Zeiten bestimmt. Einige Untersuchungen zeigen eine Abhängigkeit von der Art des Trägermaterials – so ist Influenza-A-Virus auf Papiertüchern bis zu 12 Stunden, auf Edelstahl dagegen bis zu 3 Tagen nachweisbar (Bean et al. 1982). Die Art des Einbettungsmaterials hat

Tabelle 13.**5** Ergebnisse des experimentellen Nachweises zum Erhalt der Infektiosität von einigen medizinisch relevanten Viren auf trockenen Oberflächen (Quelle: Kramer et al. 2006).

Virusspezies	Angaben zur (Trocken)Persistenz
Adenovirus	7 Tage – 3 Monate
Astrovirus	7–90 Tage
Coronavirus	3 Stunden
SARS-CoV	72–96 Stunden
Coxsackievirus	> 2 Wochen
Cytomegalievirus	8 Stunden
Echovirus	7 Tage
Hepatitis-A-Virus	2 Stunden – 60 Tage
Hepatitis-B-Virus	> 1 Woche – 14 Tage
HIV	> 7 Tage
Herpes-simplex-Virus Typ 1/2	4,5 Stunden – 8 Wochen
Influenzavirus	1–2 Tage
Norovirus	12 Tage
Papillomvirus 16	> 7 Tage
Parvovirus	> 1 Jahr
Papovavirus	8 Tage
Poliovirus Typ I	4 Stunden – < 8 Wochen
Poliovirus Typ II	1 Tag – 8 Wochen
Pseudorabiesvirus	≥ 7 Tage
Respiratorisches Synzytial-Virus	bis zu 6 Stunden
Rhinovirus	2 Stunden – 7 Tage
Rotavirus	6–60 Tage
Vacciniavirus	3 Wochen – > 20 Wochen

ebenfalls Einfluss auf die verbleibende Infektiösität, z. B. verbesserte fäkales Material bei Adeno- und Poliovirus die Überlebenszeit, nicht jedoch bei HAV und Rotavirus (Abad et al. 1994). Einige Viren verlieren durch das Antrocknen einen Teil ihrer Infektiösität. Wenn sie in Begleitsubstanzen eingebettet sind, kann die übrige Infektiosität sehr lange erhalten bleiben (von Rheinbaben u. Wolff 2002).

Viren, die über Schmierinfektionen übertragen werden (s. Tab. 13.**1**), vor allem Viren aus dem Gastrointestinaltrakt, sind häufig durch eine höhere Umweltresistenz daran angepasst, dass sie ggf. längere Phasen ohne eine Wirtszelle überdauern müssen. Viren aus dem Respirationstrakt überdauern auf Flächen in der Regel weniger lange.

13.5.2 Persistenz auf Händen

In Untersuchungen mit künstlich kontaminierten Händen erwiesen sich einige Viren bis zu mehreren Stunden als infektiös. So konnten Hepatitis-A-Viren (HAV) in einer fäzeshaltigen Salzlösung länger als 7 Stunden nachgewiesen werden, Herpes-simplex-Virus Typ 1 (in Kulturmedium) > 2 Stunden und Rhinovirus (in Albumin) sowie Rotavirus (in Salzlösung mit Fäzes) > 4 Stunden. Parainfluenzaviren in Kulturmedium bleiben länger als eine Stunde auf Händen infektiös (Assar u. Block 2001). Rotavirus ist bei Übertragung von einer Hand auf die andere noch nach 60 Minuten nachweisbar (Ansari et al. 1988).

13.5.3 Einfluss der Temperatur

Der Einfluss der Temperatur auf die Überlebenszeit von Viren variiert sehr stark. Sogar innerhalb einer Virusfamilie lässt sich eine sehr unterschiedliche Temperaturstabilität feststellen: z. B. werden Polioviren bei 60 °C innerhalb von 2 Minuten inaktiviert, HAV, die ebenfalls zur Familie der Picornaviren zählen, bleiben bei dieser Temperatur bis zu 12 Stunden infektiös.

Umgebende Substanzen wie Blut, Proteine, Sekrete oder Exkrete erhöhen die Widerstandsfähigkeit gegen höhere Temperaturen u. a., da die Temperatur – vor allem bei fehlender Feuchtigkeit – die Viren durch diese „Ummantelung" nicht erreicht. Die überwiegende Mehrzahl von Viren wird bereits bei Temperaturen zwischen 56 °C und 65 °C inaktiviert. Eine mittlere Temperaturstabilität zwischen 65 °C und 80 °C findet man bei z. B. Pockenviren, Adenoviren, Orthomyxoviren oder auch Retroviren (von Rheinbaben u. Wolff 2002). Einzelne Spezies zeigen jedoch eine sehr hohe Stabilität. So wird die Zahl der ursprünglich vorhandenen Viren (Titer) bei HBV erst bei Temperaturen ≤ 98 °C in wenigen Minuten durch feuchte Wärme um maximal 5 Zehnerpotenzen reduziert (Kobayashi et al. 1984). Bei höheren Titern, die bei HBV häufig vorkommen, verlängert sich die Inaktivierungszeit erheblich. Bei Temperaturen von 60 °C, welche bei der Herstellung von temperaturlabilen Blutprodukten zur Virusinaktivierung angewendet werden, werden für eine solche Reduktion des Virustiters mindestens 10 Stunden benötigt. Noch temperaturstabiler sind Parvoviren und HAV. Die erforderliche Zeit, um diese Viren vollständig zu inaktivieren, ist neben dem Titer auch von der Art der umgebenden Substanzen abhängig (Parry u. Mortimer 1984, Murphy 1993).

Temperaturen unter 20 °C stabilisieren Viren. Die längste Überlebenszeit von Enteroviren wird bei Tiefkühltemperaturen erreicht. Bei –20 °C überlebt z. B. Coxsackievirus bis 255 Tage gegenüber 4 Tagen bei 22 °C (Assar u. Block 2001). Temperaturen < –70 °C können zur jahrelangen fast verlustfreien Lagerung von Viren im Labor genutzt werden. Unbehüllte Viren gelten in der Regel bei –20 °C als stabiler verglichen mit behüllten Viren. Das Freisetzen von Viren aus Zellkulturen durch abwechselndes Frieren und Tauen kann somit bei bestimmten Viren zu Titerverlusten führen und deshalb nicht bei allen Viren angewandt werden.

Auch in wässrigem Milieu zeigt sich, dass Viren bei geringeren Temperaturen stabiler sind als bei Raumtemperatur. Polioviren und HAV können in Mineralwasser bei 4 °C bis zu 1 Jahr infektiös bleiben, bei Raumtemperatur ist die Überlebenszeit mit 300 Tagen ebenfalls lang (Assar u. Block 2001). Aviäre Influenzaviren (AIV) sind in mit Fäzes kontaminiertem Wasser bis zu 4 Tage bei 22 °C und bei 0 °C mehr als 35 Tage infektiös (Hinshaw et al. 1979). Für einige Virusstämme wird die Nachweisbarkeit der Infektiosität in Wasser mit 30 bis 102 Tagen (bei 28 °C) bzw. 106 bis 207 Tagen (bei 17 °C) beschrieben (OSHA 2006).

13.5.4 Resistenz gegenüber Strahlung

Gegenüber UV-Licht sind alle Viren empfindlich. Besonders im Bereich der UV-Strahlenabsorption der Nukleinsäure – 260 nm – werden Viren effizient inaktiviert. Der Bau der Viren hat ebenfalls einen Einfluss auf die Wirkung von UV-Licht. Komplex gebaute Viren mit einem hohen Lipidanteil sowie einsträngige Viren werden in der Regel leicht inaktiviert (von Rheinbaben u. Wolff 2002). Voraussetzung ist jedoch der direkte Zugang der Strahlen zu den Viren. Einhüllende Substanzen schränken die Wirksamkeit der UV-Strahlen ein. Besonders stabil gegen UV-Licht erscheinen Adenoviren. Picornaviren wie Polio- oder ECBO-Viren können bereits bei geringer Strahlenintensität inaktiviert werden. Parvo-, Vaccinia und Paramyxoviren sind am empfindlichsten (von Rheinbaben u. Wolff 2002).

Ionisierende Strahlen können auch Viren innerhalb umhüllender Begleitmaterialien zerstören. Neben der Strahlendosis hat auch hier der Bau der Viren einen Einfluss. Ein hohes Molekulargewicht der Viren sowie eine komplexe Genomstruktur (doppelsträngige Nukleinsäure) erleichtern ihre Inaktivierung.

13.5.5 Einfluss des pH-Werts

Entsprechend ihrem natürlichen Milieu sind verschiedene Viren an unterschiedliche pH-Werte angepasst. Geringe Verschiebungen dazu werden toleriert. Herpesviren und Influenzaviren behalten nur in einem relativ engen Bereich ihre volle Infektiosität (pH 5,5 bis 8,8 bzw. 6,5 bis 8,5). Poliovirus bleibt über einen größeren Bereich (pH 2 bis 9) infektiös (von Rheinbaben u. Wolff 2002). Stark saure und alkalische pH-Werte führen bei der Mehrzahl der Viren zur Inaktivierung. Dies kann z. B. bei der Entwicklung von viruzid wirksamen Desinfektionsmitteln genutzt werden (Kramer et al. 2006).

13.5.6 Einfluss der Luftfeuchtigkeit

Die relative Luftfeuchte besitzt eine wesentliche Bedeutung beim Erhalt der Infektiosität von Viren. Die Auswirkungen sind jedoch unterschiedlich bei den verschiedenen Spezies. Beispielsweise sind Rotaviren, Influenza, HAV und Newcastle-Disease-Virus bei einer geringeren Luftfeuchte (20 oder 50 %) länger stabil, Polioviren dagegen überdauern besser bei hohen Feuchten (80 %) (Assar u. Block 2001).

13.6 Anforderungen an chemische Desinfektionsverfahren

Bei der Durchführung von Desinfektionsmaßnahmen unterscheidet man nach der Art des zu desinfizierenden Objekts verschiedene Anwendungsbereiche. Die wichtigsten – Hände-, Flächen-, Instrumenten- und Wäschedesinfektion – sollen im Folgenden beschrieben werden. Bei der Auswahl geeigneter Desinfektionsmaßnahmen sollten die Übertragungswege der verschiedenen Viren (s. Tab. 13.**1**) berücksichtigt und jeweils entsprechende Verfahren ausgewählt werden.

13.6.1 Flächendesinfektionsmittel

Bei der Flächendesinfektion wird eine relativ kleine Desinfektionsmittelmenge auf die zu desinfizierende Oberfläche aufgetragen. Ging man bei den bisher üblichen Feuchtwischverfahren noch von einer Menge von 40 bis 80 ml/m^2 aus, werden durch vorgetränkte Wischutensilien nur noch ca. 20 ml/m^2 ausgebracht. Durch eine mechanische Einwirkung (z. B. durch Wischen) werden die Krankheitserreger, die in der Regel in schützenden Substanzen (z. B. Blut, Sekret oder Exkrete) eingebettet sind, suspendiert und somit in intensiveren Kontakt mit dem Desinfektionsmittel gebracht und damit die Wirksamkeit des Mittels verbessert.

Auch für die Oberflächen von Geräten oder Instrumenten, die durch Wischen desinfiziert werden sollen, müssen Flächendesinfektionsmittel verwendet werden. Sofern es sich hierbei um Medizinprodukte handelt, unterliegen die entsprechenden Desinfektionsmittel dem Medizinproduktegesetz. Desinfektionsmittel für die übrigen Flächen fallen unter die Regelungen des Biozidgesetzes.

Bei gezielten Flächendesinfektionsmaßnahmen ist die Art des Erregers bekannt und das Wirkungsspektrum (begrenzt viruzid oder viruzid) kann in Abhängigkeit von dem zu inaktivierenden Virus festgelegt werden. Bei routinemäßigen Flächendesinfektionsmaßnahmen muss das Wirkungsspektrum aufgrund der zu erwartenden Viren bestimmt werden.

13.6.2 Instrumentendesinfektion

Im europäischen Raum versteht man unter chemischer Instrumentendesinfektion das Einlegen in eine Desinfektionsmittellösung. Hierbei ist darauf zu achten, dass alle inneren Oberflächen auch uneingeschränkt (z. B. ohne Lufteinschlüsse) dem Desinfektionsmittel zugänglich sind. In Nordamerika spricht man auch bei der Desinfektion von Instrumentenoberflächen von einer Instrumentendesinfektion, was jedoch zu unterschiedlichen Kriterien bei den Prüfanforderungen eines geeigneten Mittels führen kann. Sofern die zu desinfizierenden Instrumente Medizinprodukte sind, dürfen in Deutschland nur viruzid wirksame Mittel verwendet werden (Mielke et al. 2001), insbesondere dann, wenn keine abschließende Sterilisation erfolgen kann.

13.6.3 Händedesinfektion

Desinfektionsmittel zur Anwendung an den Händen im humanmedizinischen Bereich unterliegen in Deutschland (und einigen wenigen anderen europäischen Ländern) dem Arzneimittelgesetz, d. h. sie müssen durch das Bundesinstitut für Arzneimittel und Medizinprodukte zugelassen werden. Bei der Händedesinfektion wird nur eine kleine Menge Desinfektionsmittel auf die Hände aufgetragen und bis zum Trocknen verrieben. Während der vorgeschriebenen Einwirkzeit müssen die Hände feucht gehalten werden. Neben der Wirksamkeit muss bei diesen Mitteln auch die Hautverträglichkeit berücksichtigt werden, wodurch die Anzahl verfügbarer Wirkstoffe stark eingeschränkt wird. Die für die Händedesinfektion eingesetzten alkoholischen Lösungen besitzen meistens in den üblichen Einwirkzeiten (30 Sek.) nur eine begrenzt viruzide Wirksamkeit. Da bei der Händedesinfektion häufig der Schutz vor Viren, die durch Blut und Körperflüssigkeiten übertragen werden, im Vordergrund steht, können hierfür Mittel mit nachgewiesener, begrenzt viruzider Wirksamkeit verwendet werden. Durch geeignete Formulierungen können inzwischen auch alkoholische Desinfektionsmittel mit viruzider Wirksamkeit bei relativ kurzen Einwirkzeiten hergestellt werden.

13.6.4 Wäschedesinfektion

Diese Art der Desinfektion kann auf zwei Wegen erfolgen – als Einlegedesinfektion in eine Desinfektionsmittellösung oder als chemothermische Wäschedesinfektion in der Waschmaschine. Da hierbei auch die Vermeidung der Übertragung unbehüllter Viren wie HAV oder Noroviren im Vordergrund steht, wird für diese Verfahren in der Regel eine viruzide Wirksamkeit gefordert. Dies ist durch die Art der Prüfung – insbesondere der chemothermischen Verfahren – mit thermoresistenten Viren gegeben.

13.7 Evaluationssysteme zur Wirksamkeitsprüfung von Desinfektionsmitteln

13.7.1 Grundlagen der Wirksamkeitsprüfung von Desinfektionsmitteln gegen Viren

Die Prüfung von Desinfektionsmitteln gegen Viren unterscheidet sich wesentlich von Prüfungen gegen andere Mikroorganismen, da für den Nachweis von Viren jeweils lebende Zellen als Indikatorsystem erforderlich sind. Dazu werden Viren auf geeigneten Zellen kultiviert. Die Viren werden mit dem Zellkulturüberstand abgenommen und können, sofern eine ausreichende hohe Zahl von Viren (möglichst ≥ 10^8 $TCID_{50}$/ml [TCID: Tissue Culture Infectious Dosis] bzw. PFU/ml [PFU: Plaque Forming Units]) enthalten ist, direkt für Untersuchungen verwendet werden. Durch z. B. Ultrazentrifugation lassen sich ggf. auch höhere Titer (Anzahl der Viren/Volumeneinheit) erzielen. Die Viren werden dann entsprechend der jeweiligen Prüfvorschrift für die vorgesehene Einwirkzeit mit dem Desinfektionsmittel in Kontakt gebracht. Nachdem die Viren dem Desinfektionsverfahren ausgesetzt wurden, muss die zytotoxische Wirkung des Mittels durch Neutralisation, Verdünnung oder Abtrennung (z. B. durch absorbierende Säulen) beseitigt werden. Anschließend erfolgt eine erneute Kultivierung in Zellkulturen, um die Zahl der verbliebenen nicht inaktivierten Viren zu ermitteln. Somit werden ggf. die Zellen Desinfektionsmittel- und/oder Neutralisationsmittelresten ausgesetzt, die jedoch keine eigene Wirkung auf die Zellen haben dürfen, damit ausschließlich die Wirkung des Desinfektionsmittels auf die Viren erfasst wird.

Voraussetzung, dass ein Mittel als viruswirksam eingestuft wird, ist die Reduktion der Virusinfektiosität um mindestens 4 $\log_{10}$-Stufen. Anders ausgedrückt bedeutet dies eine Titerreduktion um 99,99 % bzw. dass 0,01 % der ursprünglich vorhandenen Viren noch infektiös sein können.

Als Testviren wurden Vertreter verschiedener Gruppen – DNA- und RNA-Viren, behüllte und unbehüllte Viren, ein- bzw. doppelsträngige Nukleinsäure – ausgewählt, die eine hohe Resistenz gegenüber verschiedenen Wirkstoffen besitzen.

Bei der Desinfektionsmittelprüfung werden 2 Gruppen von Tests angewandt: Suspensionstests und so genannte praxisnahe Tests.

- Bei den Suspensionstesten wird die Virussuspension mit dem Desinfektionsmittel üblicherweise im Verhältnis 1:10 gemischt, ggf. unter Zusatz von Belastungssubstanzen. Nach der Einwirkzeit wird qualitativ oder quantitativ ermittelt, inwieweit die Viren inaktiviert wurden. Die genauesten Ergebnisse erhält man, wenn die Kinetik der Virusinaktivierung verfolgt wird. Quantitative Suspensionsteste sind aussagekräftiger als qualitative, da hierbei die Inaktivierung der Viren zahlenmäßig erfasst werden kann. Diese Versuche eignen sich für orientierende Untersuchungen als Grundlage weiterführender Versuche und dienen ggf. auch der Ermittlung eines geeigneten Neutralisationsmittels für das Desinfektionsmittel. Aus den ermittelten Einwirkzeiten können in der Regel keine Anwendungskonzentrationen abgeleitet werden, da die Verhältnisse zwischen Desinfektionsmittel und zu desinfizierendem Objekt in der Praxis meistens erheblich ungünstiger sind. Sie ermöglichen jedoch grundlegende Vergleiche verschiedener Desinfektionsmittel und die Evaluierung gänzlich unwirksamer Mittel.
- Praxisnahe Untersuchungen berücksichtigen in stärkerem Maße die Gegebenheiten bei der Anwendung der Mittel, können allerdings auch nicht jeden einzelnen Anwendungsfall berücksichtigen. Sie beinhalten jedoch standardisierte Bedingungen, die einen objektiven Vergleich der Wirksamkeit unterschiedlicher Verfahren für einen bestimmten Anwendungsbereich ermöglichen. Hierbei können z. B. die unterschiedlichen Verhältnisse zwischen Desinfektionsmittelmenge und Oberfläche bei der Instrumentendesinfektion oder der Flächendesinfektion einbezogen werden. Deshalb ist es sinnvoll, Desinfektionsmittel für die unterschiedlichen Anwendungsbereiche mit jeweils angepassten Methoden zu prüfen.

Praxisnahe Methoden zur Prüfung von Desinfektionsmitteln auf Wirksamkeit gegen Viren liegen in Deutschland bisher (Stand: Oktober 2009) nur für Flächen- und Instrumentendesinfektionsmittel zur Anwendung im Rahmen des Infektionsschutzgesetzes sowie zur Flächendesinfektion für den veterinärmedizinischen Bereich vor. Europäische Normen für praxisnahe Prüfungen befinden sich noch in der Entwicklung.

Europäische Normen

Die europäischen Normen werden von drei Arbeitsgruppen für den medizinischen, veterinärmedizinischen und Lebensmittel- sowie institutionellen Bereich vom CEN TC 216 entwickelt. Sie gliedern sich in Basisteste (Phase I), quantitative Suspensionsteste (Phase II, Stufe 1) und praxisnahe Teste (Phase II, Stufe 2) sowie Feldstudien (Phase III). Für den Wirkungsbereich Viruzidie wurden für den medizinischen Bereich bisher nur Suspensionsversuche (Phase II, Stufe 1) veröffentlicht. Praxisnahe Tests werden gegenwärtig insbesondere für den veterinärmedizinischen Bereich erarbeitet. Die Tab. 13.**6** und Tab. 13.**7** enthalten Übersichten über die für alle drei Anwendungsbereiche gültigen Normen. Die Basisteste sollen gemäß der DIN EN 14885 (Anwendung der europäischen Normen) allerdings nur zur Prüfung der Eignung von Rohstoffen z. B. bei der Entwicklung von Desinfektionsmitteln angewendet werden. Für die Prüfung der Wirksamkeit von Desinfektionsmitteln werden nur die Tests der Phase 2 verwendet. Tests der Phase III liegen gegenwärtig noch nicht vor.

13.7.2 Prüfmethoden

Die Tab. 13.**6** und Tab. 13.**7** geben einen Überblick der zurzeit in Deutschland angewandten Prüfmethoden, deren Prinzipien nachfolgend erläutert werden. Einzelheiten zur Durchführung der verschiedenen Methoden können den jeweiligen detaillierten Beschreibungen entnommen werden (DIN EN 13610, DIN EN 14476, DIN EN 14675).

Tabelle 13.**6** Prüfmethoden für chemische Desinfektionsmittel – Suspensionstests.

Testmethode	Testviren	Wirkungsbereich		Belastungssubstanz	geforderte Reduktion der Infektiosität
		begrenzt viruzid	viruzid		
deutsche Leitlinien					
DVV/RKI	Poliovirus		X	10 % FKS	≥ 4 log_{10}
	Adenovirus		X		
	SV40		X		
	Vacciniavirus	X	X		
	BVDV	X			
	Bovines Parvovirus		X (nur chemothermische Verfahren)		
DVG	ECBO		X	bovines Serum	≥ 4 log_{10}
	Reo-Virus		X		
	Newcastle-Disease-Virus	X	X		
	Vacciniavirus	X	X		
europäische Normen					
Humanmedizin DIN EN 14476	Poliovirus Adenovirus Bovines Parvovirus			0,03 % Albumin oder je 0,3 % Albumin/Schaferythrozyten	≥ 4 log_{10}
Veterinärmedizin DIN EN 14675	ECBO			0,3 % Albumin oder je 1 % Albumin/Hefeextrakt	≥ 4 log_{10}
Lebensmittelbereich DIN EN 13610	Lactococcus lactis supsp. lactis Bakteriophagen P001 und P002			1 % Sauermolke (1 % Magermilch)	≥ 4 log_{10}

Tabelle 13.**7** Prüfmethoden für chemische Desinfektionsmittel – praxisnahe Tests.

Flächendesinfektion	Testviren	Belastungssubstanz	geforderte Reduktion der Infektiosität	Trägerfläche
RKI	Parvovirus	Blut	≥ 4 log_{10}	Mattglasstreifen
DVG	ECBO[1] Reo-Virus[1] Newcastle-Disease-Virus[1, 2] Vacciniavirus[1, 2]	Bovines Serum	≥ 4 log_{10}	Pappelholz Verbandsmull
europäische Normen				
Humanmedizin	Norm geplant			
Veterinärmedizin Entwurf	ECBO	0,03 % Albumin je 1 % Albumin/Hefe-extrakt	≥ 4 log_{10}	Metallplättchen
Instrumentendesinfektion				
RKI	resistentes Virus aus Suspensionsversuch	Blut	5 log_{10}	Mattglasstreifen

1 Testviren für viruzide Wirksamkeit
2 Testviren für begrenzt viruzide Wirksamkeit

Methoden zur Prüfung der Viruzidie wurden auch von der französischen Normungsorganisation AFNOR und mit einigen amerikanischen Normen (ASTM bzw. AOAC) veröffentlicht, die sich jedoch von den in Deutschland üblichen Methoden deutlich unterscheiden.

Suspensionstests

Die Prüfung der Wirksamkeit von Desinfektionsmitteln gegen Viren im humanmedizinischen Bereich erfolgt entsprechend der DVV/RKI-Leitlinie (Leitlinie der Deutschen Vereinigung zur Bekämpfung der Viruskrankheiten e.V. und des RKI zur Prüfung von chemischen Desinfektionsmitteln auf Wirksamkeit gegen Viren in der Humanmedizin 2008) oder der Europäischen Norm (DIN EN 14476). Die DVV/RKI-Leitlinie ermöglicht eine differenziertere Prüfung hinsichtlich der Wirksamkeit gegen behüllte bzw. unbehüllte Viren. Sie berücksichtigt außerdem ein größeres Spektrum als die Europäische Norm, da sie eine größere Zahl von Testviren einbezieht. Ein weiterer wesentlicher Vorteil dieser Methode liegt in der Ermittlung des Konfidenzintervalls der Virustiter und der Reduktionsfaktoren auf der Basis von zwei unabhängigen Versuchen. Das ermöglicht eine statistische Bewertung der Versuche. Beide Methoden finden zur Prüfung von Hände-, Flächen- und Instrumentendesinfektionsmitteln Anwendung. Chemothermische Verfahren können nach beiden Methoden mit thermoresistenten bovinen Parvoviren geprüft werden.

Der Vortest der DVG-Methoden (DVG 2006) beinhaltet ebenfalls einen Suspensionstest, der entweder mit allen 4 Testviren für die viruzide oder mit den beiden behüllten Viren zum Nachweis der begrenzt viruziden Wirksamkeit durchgeführt wird.

Praxisnahe Prüfmethoden

Tab. 13.7 gibt einen Überblick über die bereits vorhandenen praxisnahen Prüfmethoden. Wie auch bei den Suspensionsversuchen werden in den verschiedenen Anwendungsbereichen unterschiedliche Testviren und Prüfanschmutzungen verwendet, die aus den jeweiligen Anforderungen der Praxis resultieren.

Prüfmethoden des RKI

Die besonderen Anforderungen der Prüfmethoden des RKI ergeben sich aus dem Anwendungszweck der Desinfektionsmittelliste gemäß § 18 IfSG (Robert Koch-Institut), d. h., dass die in dieser Liste aufgeführten Produkte eine umfassende Wirksamkeit besitzen und auch bei deutlichen Verschmutzungen noch ausreichend wirksam sein müssen. Sie sind u. a. für den Havarie- oder Seuchenausbruchsfall vorgesehen.

Bei den Methoden für die Flächen- und Instrumentendesinfektion werden die Viren in gerinnendes Schafblut eingebettet. Als Testvirus bei der Prüfung von Flächendesinfektionsmitteln dient Bovines Parvovirus. Diese Methode berücksichtigt auch, dass bei der Anwendung von Flächendesinfektionsmitteln nur eine relativ kleine Desinfektionsmittelmenge (hier: 67 ml/m^2) ausgebracht wird. Instrumentendesinfektionsmittel werden mit dem Virus getestet, das sich als das resistenteste Virus im jeweiligen Suspensionsversuch (gemäß DVV/RKI-Leitlinie) erwiesen hat.

Methoden der Deutschen Veterinärmedizinischen Gesellschaft (DVG)

Die Richtlinien zur Prüfung chemischer Desinfektionsmittel der DVG (DVG 2006) wurden für zwei verschiedene Anwendungsbereiche entwickelt: den Lebensmittelbereich und die Tierhaltung; jedoch nur für den letzteren Bereich existieren Prüfungen zur Viruzidie. Auch diese Prüfrichtlinien sehen nach dem quantitativen Suspensionsversuch (Vortest) praxisnahe Tests vor. Wie im Vortest wird auch hier nach begrenzt viruzider und viruzider Wirksamkeit unterschieden.

13.8 Beispiele aus der Praxis

Trotz vieler Fortschritte und Bemühungen zur Standardisierung werden auch heute noch in der klinischen Praxis immer wieder Desinfektionsmittel eingesetzt, die nicht nach praxisrelevanten Gesichtspunkten auf ihre viruzide Wirksamkeit geprüft wurden und die „erwartete" Wirkung nicht ausreichend aufweisen.

Beispiele aus der Vergangenheit zeigen, dass der Einsatz von geeigneten Desinfektionsmitteln von entscheidender Bedeutung ist:

So konnte z. B. eine anhaltende Rotavirus-Epidemie auf einer pädiatrischen Station – trotz umfangreicher Desinfektionsmaßnahmen – nicht gestoppt werden. Als Desinfektionsmittel hatte man ein nicht zertifiziertes Desinfektionsmittel auf der Basis von quartären Ammoniumverbindungen eingesetzt. Erst nach Verwendung eines aldehydischen Desinfektionsmittels, das auch gegen nicht behüllte Enteroviren als wirksam getestet war, konnte die Epidemie gestoppt werden.

Auch bei den immer wieder auftretenden Ausbrüchen mit Noroviren in Krankenhäusern und Gemeinschaftseinrichtungen (z. B. Altenheimen, Kindergärten) ist es entscheidend, das neben weitreichenden anderen Hygienemaßnahmen (u. a. Isolierung und persönliche Schutzausrüstung) Hände- und Flächendesinfektionsmittel mit nachgewiesener viruzider Wirksamkeit eingesetzt werden.

Andererseits sollte der routinemäßige Einsatz von formaldehydhaltigen Desinfektionsmitteln zur Flächendesinfektion nicht mehr erfolgen. Stattdessen können andere Wirkstoffe – insbesondere „oxidierende Verbindungen" – verwendet werden. Der Einsatz formaldehydhaltiger Desinfektionsmittel kann jedoch – unter Beachtung entsprechender Arbeitsschutz- und organisatorischer Maßnahmen – ggf. bei behördlich angeordneten Maßnahmen erforderlich sein.

Die unerwartet hohe Tenazität von Noroviren zeigt sich auch im folgenden Bericht: In einem Krankenhaus sollte 3 Wochen nach einem durch Noroviren (elektronenmikroskopisch und mit PCR nachgewiesen) verursachten Ausbruch ein verschmutzter Teppich entfernt werden. Der letzte Kontakt mit einer Norovirus-Kontamination lag zum Zeitpunkt der Entfernung des Teppichs 12 Tage zurück. Der Teppich aus gummiertem Polypropylen war am Boden festgeklebt, sodass er durch intensive Handarbeit beim Entfernen in einzelne Stücke zerlegt werden musste. Beide Fußbodenleger erkrankten 36 bzw. 48 Stunden nach dieser Arbeit an einer nachgewiesenen Norovirus-Infektion. Nach der Verschmutzung waren in dem Raum alle abwischbaren Flächen desinfiziert, der Teppich jedoch täglich nur mit einem Staubsauger gereinigt worden. Dies lässt den Schluss zu, dass die Noroviren auch noch nach 12 Tagen auf dem Teppich infektiös blieben (Cheesbrough et al. 1997).

Internetadressen

- Desinfektionsmittel-Kommission im Verbund für Angewandte Hygiene e.V.: http://www.vah-online.de/
- Fachausschuss Virusdesinfektion der Deutschen Vereinigung zur Bekämpfung der Viruskrankheiten e.V. (DVV): http://www.dvv-ev.de, Stand: 18.06.2009
- Robert Koch-Institut (RKI): http://www.rki.de/Pfad: Infektionsschutz – Krankenhaushygiene – Desinfektion – Liste der vom Robert Koch-Institut geprüften und anerkannten Desinfektionsmittel und -verfahren, Stand: 18.06.2009
- Ausschuss Desinfektion in der Veterinärmedizin: http://www.dvg.net, Stand: 18.06.2009

Literatur

Abad FX, Pinto RM, Bosch A. Survival of enteric viruses on environmental fomites. Appl Environ Microbiol 1994; 60(10): 3704–3710

Ansari SA, Sattar SA, Springthorpe VS et al. Rotavirus survival on human hands and transfer of infectious virus to animate and nonporous inanimate surfaces. J Clin Microbiol 1988; 26(8): 1513–1518

Assar S, Block S. Survival of microorganisms in the environment. In: Block S, ed. Disinfection, Sterilization, and Preservation. 5. ed. Philadelphia: Lippincott Williams & Wilkins; 2001: 1221–1242

Barker J, Vipond IB, Bloomfield SF. Effects of cleaning and disinfection in reducing the spread of Norovirus contamination via environmental surfaces. J Hosp Infect 2004; 58(1): 42–49

Bean B, Moore BM, Sterner B et al. Survival of influenza viruses on environmental surfaces. J Infect Dis 1982; 146(1): 47–51

Cheesbrough JS, Barkess-Jones L, Brown DW. Possible prolonged environmental survival of small round structured viruses. J Hosp Infect 1997; 35(4): 325–326

Deutsches Arzneimittelbuch. Stuttgart: Dt. Apotheker Verlag; 2005

DIN EN 13610: Chemische Desinfektionsmittel und Antiseptika – Quantitativer Suspensionsversuch zur Bestimmung der viruziden Wirkung gegenüber Bakteriophagen von chemischen Desinfektionsmittel in den Bereichen Lebensmittel und Industrie. Prüfverfahren und Anforderungen (Phase 2/ Stufe 1). European Committee for Standardization (CEN) 2003

DIN EN 14476: Chemische Desinfektionsmittel und Antiseptika – Quantitativer Suspensionsversuch Viruzidie in der Humanmedizin verwendete chemische Desinfektionsmittel und Antiseptika – Prüfverfahren und Anforderungen (Phase 2/Stufe 1). European Committee for Standardization (CEN) 2005

DIN EN 14675: Chemische Desinfektionsmittel und Antiseptika – Quantitativer Suspensionsversuch zur Bestimmung der viruziden Wirkung chemischer Desinfektionsmittel und Antiseptika – Prüfverfahren und Anforderungen (Phase 2/ Stufe 2). European Committee for Standardization (CEN) 2006

DIN EN 14885: Leitfaden für die Anwendung der Europäischen Normen für chemische Desinfektionsmittel und Antiseptika 2007-01. European Committee for Standardization (CEN) 2006

DVG. Richtlinien für die Prüfung chemischer Desinfektionsmittel. In: e.V. DVG, ed. Verlag der Deutschen Veterinärmedizinischen Gesellschaft e.V. Gießen; 2007

Gwaltney jr. JM, Hendley JO. Transmission of experimental rhinovirus infection by contaminated surfaces. Am J Epidemiol 1982; 116(5): 828–833

Hinshaw VS, Webster RG, Turner B. Water-bone transmission of influenza A viruses? Intervirology 1979; 11(1): 66–68

Kobayashi H, Tsuzuki M, Koshimizu K et al. Susceptibility of hepatitis B Virus to disinfectants of heat. J Clin Microbiol 1984; 20: 214–216

Kramer A, Galabov AS, Sattar SA et al. Virucidal activity of a new hand disinfectant with reduced ethanol content: comparison with other alcohol-based formulations. J Hosp Infect 2006; 62(1): 98–106

Kramer A, Schwebke I, Kampf G. How long do nosocomial pathogens persist on inanimate surfaces? A systematic review. BMC infectious diseases 2006; 6: 130

Leitlinie der Deutschen Vereinigung zur Bekämpfung der Viruskrankheiten e.V. und des Robert Koch-Institutes (RKI) zur Prüfung von chemischen Desinfektionsmitteln auf Wirksamkeit gegen Viren in der Humanmedizin. Bundesgesundheitsblatt 2008; 51: 937–941

Mbithi JN, Springthorpe VS, Boulet JR et al. Survival of hepatitis A virus on human hands and its transfer on contact with animate and inanimate surfaces. J Clin Microbiol 1992; 30(4): 757–763

Mielke M, Attenberger J, Heeg P et al. Anforderungen an die Hygiene bei der Aufbereitung vom Medizinprodukten. Bundesgesundheitsbl-Gesundheitsforsch-Gesundheitsschutz. 2001; 44: 1115–1126

Mielke M, Pauli G, Schreier E et al. Prüfung und Deklaration der Wirksamkeit von Desinfektionsmitteln gegen Viren. Empfehlung Bundesgesundheitsbl – Gesundheitsforsch –Gesundheitsschutz 2004; 47: 62–66

Murphy P. Inactivation of hepatitis A virus by heat treatment in aqueous solution. J Med Virol 1993; 41(1): 61–64

OSHA Guidance Update on Protecting Employees from Avian Flu Viruses. Occupational Safety & Health Administration 2006, www.osha.gov

Parry JV, Mortimer PP. The heat sensitivity of hepatitis A virus determined by a simple tissue culture method. J Med Virol 1984; 14(3): 277–283

Preiser W, Rabenau H, Doerr H. Viruserkrankungen – Synopsis der Klinik, Diagnostik und Therapie viraler Erkrankungen. Steinen: Zett-Verlag; 2002: 1–228

Rabenau HF, Thraenhart O, Doerr HW, ed. Nosokomiale Virusinfektion – Erkennung und Bekämpfung. Papst Science Publishers; 2001

Robert Koch-Institut. Liste der vom Robert-Koch-Institut geprüften und anerkannten Desinfektionsmittel und -verfahren. http://www.rki.de, Pfad: Infektionsschutz-Krankenhaushygiene-Desinfektion. Aktuelle Fassung

Rotter M, Koller W. Desinfektion. In: Kramer A, Heeg P, Botzenhart K, eds. Desinfektion in Krankenhaus- und Praxishygiene. München: Urban&Fischer-Verlag; 2001

von Rheinbaben F, Schunemann S, Gross T et al. Transmission of viruses via contact in ahousehold setting: experiments using bacteriophage straight phiX174 as a model virus. J Hosp Infect 2000; 46(1): 61–66

von Rheinbaben F, Wolff M. Handbuch der viruswirksamen Desinfektionen. Springer-Verlag; 2002

Wright SA, Bieluch VM. Selected nosocomial viral infections. Heart Lung 1993; 22(2): 183–187

14 Biologische Sicherheit

M. Eickmann, S. Becker

14.1 Einleitung

Anfang der 1980er Jahre war die molekularbiologische Forschung soweit vorangeschritten, dass die Herstellung gentechnisch veränderter Organismen gängige Praxis in vielen biomedizinischen Laboratorien war. Als Reaktion auf die fortschreitende Entwicklung auf dem Sektor der biologischen Veränderungen von Organismen entstanden deshalb weltweit verschiedene Kommissionen, mit den Aufgaben der Aufklärung, der Entwicklung von Richtlinien und Standards, der Bildung von Expertengremien und der Ausbildung bezüglich biologischer Sicherheit. Der Begriff **„Biologische Sicherheit"** ist bis heute nicht eindeutig definiert. Im anglistischen Sprachgebrauch wird zwischen „Biosafety" und „Biosecurity" unterschieden:

- Unter **„Biosecurity"** werden eher die Maßnahmen und Strategien zusammengefasst, die einer Vermeidung von Schäden durch biologische Agenzien dienen. Berücksichtigt werden die ökonomischen und soziologischen Auswirkungen nach Verbreitung von Krankheitserregern (natürlich oder durch terroristische Aktionen).
- Unter **„Biosafety"** werden die technischen und organisatorischen Vorraussetzungen für den sicheren Umgang mit Infektionserregern oder gentechnisch veränderten Organismen (GVO) zusammengefasst. Dieser Themenschwerpunkt soll auch in diesem Kapitel aufgegriffen und weiter erläutert werden.

Ausführliche Informationen zu den für den Bereich Virologische Forschung angewendeten Rechtsvorschriften, die maßgebliche Auswirkungen auf die Biologische Sicherheit haben, werden im Kap. 16 gegeben.

Im Gentechnikgesetz (GenTG) wurde der Begriff Biologische Sicherheit in den Begriffen der Zentralen Kommission für Biologische Sicherheit (ZKBS) und dem Beauftragten für Biologische Sicherheit (BBS) aufgenommen. Die ZKBS ist ein Expertengremium, welches natürliche und gentechnisch veränderte Organismen (GVO) hinsichtlich der zur Bearbeitung nötigen Sicherheitsmaßnahmen einstuft, GVO auf mögliche Risiken für den Menschen, Tiere und die Umwelt prüft und Stellungnahmen dazu abgibt. Die Geschäftsstelle der ZKBS ist beim Bundesamt für Verbraucherschutz und Lebensmittelsicherheit (BVL) eingerichtet, welches eine Oberbehörde des Bundesministeriums für Ernährung, Landwirtschaft und Verbraucherschutz ist.

Der Beauftragte für die Biologische Sicherheit ist eine Person (oder auch mehrere Personen, dann: Ausschuss für Biologische Sicherheit), die die Erfüllung der Aufgaben

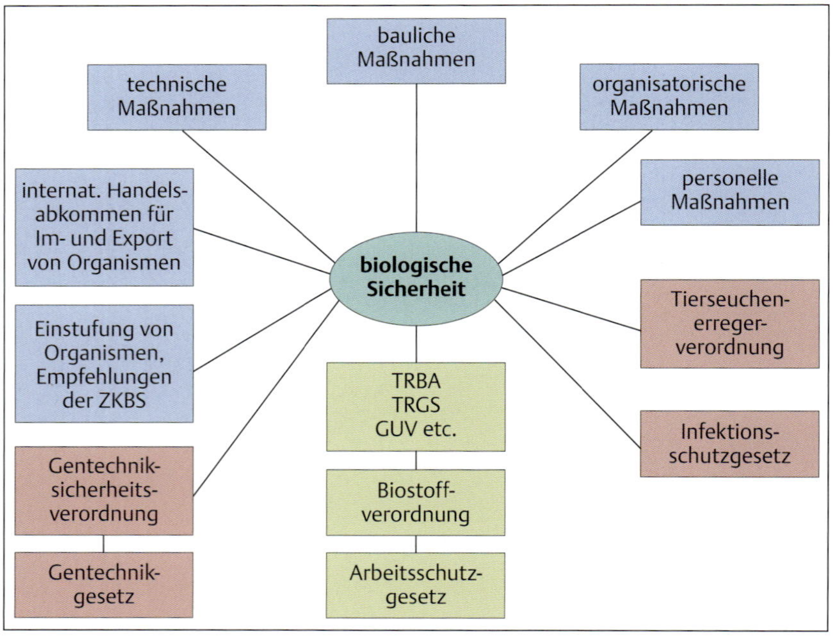

Abb. 14.**1** Maßnahmen, Gesetze, Richtlinien und Empfehlungen, die zur Definition der Biologischen Sicherheit herangezogen werden können.

des Projektleiters nach GenTG (z. B. der Arbeitsgruppenleiter) überprüft und den Betreiber (z. B. der Präsident oder der Direktor der Einrichtung) berät. Insofern ist der BBS eine interne Kontrollinstanz. Der Projektleiter, meistens der Arbeitsgruppenleiter, ist im Rahmen der Durchführung von gentechnischen Arbeiten verantwortlich für die Umsetzung aller Gesetze und Richtlinien, die die Biologische Sicherheit tangieren. Ähnlich verantwortliche Personen bzw. Kontrollinstanzen sind in der Biostoffverordnung (BiostoffV) oder im Infektionsschutzgesetz (IfSG) nicht vorgesehen.

Die Gewährleistung von Biologischer Sicherheit liegt in der primären Verantwortung jeder einzelnen Person und ist nicht nur die Aufgabe von Experten und Gremien für Biologische Sicherheit. Insofern muss jeder Arzt und jeder Virologe ein Grundwissen über Belange der Biologischen Sicherheit besitzen.

Im Folgenden werden die Sicherheitsstufen, die technischen und organisatorischen Vorraussetzungen für den Umgang mit tier- und humanpathogenen Viren, die Risiken und deren Prävention beim Umgang mit diesen Erregern sowie die gesetzlichen Vorgaben bei der Beschaffung von Erregern skizziert. Einen Überblick über die verantwortlichen Institutionen, Gesetze, Richtlinien und Maßnahmen gibt die Abb. 14.**1**.

14.2 Risikobewertung und Einstufung

Gesetze und Verordnungen: Das GenTG trifft eine eindeutige Einordnung von Organismen in **Sicherheitsstufen** und stellt über die Gentechnik-Sicherheitsverordnung eine Liste risikobewerteter Spender- und Empfängerorganismen für gentechnische Arbeiten zur Verfügung (s. Gentechnikseiten unter http://www.bvl.de, Stand: 18.06.2009). Gemäß den Schutzzielen des GenTG ist diese Liste sehr umfangreich, da dort auch pflanzen- und tierpathogene Organismen eingestuft werden.

Die Biostoffverordnung (BioStoffV), als Verordnung des Arbeitsschutzgesetzes, verweist auf die Richtlinie 2000/54/EG, in der im Anhang III auch eine Erregerliste, sortiert nach **Schutzstufen**, vorliegt. Hier werden nur humanpathogene Organismen berücksichtigt, da die BioStoffV dem Schutzziel des Arbeitsschutzes verpflichtet ist. Das Infektionsschutzgesetz bedient sich hinsichtlich der Bewertung von Erregern ebenfalls der Richtlinie 2000/54/EG.

14.2.1 Sicherheitsstufen

Die früher im Rahmen des Bundes-Seuchengesetzes eingestuften Arbeiten mit infektösen Agenzien wurden zur Definition der Sicherheitsstufe mit dem Buchstaben L (Level; Labor) und der Schutzstufe bezeichnet (z. B. L 2). Das Bundes-Seuchengesetz wurde durch das IfSG ersetzt. Seit Inkrafttreten des IfSG (2000/2001) wurde die Deklaration der Sicherheitsstufen an das GenTG angepasst, sodass heute nur noch der Buchstabe S, gefolgt von der Sicherheitsstufe (z. B. S 2) Verwendung findet. Analog erfolgt Abkürzung der Schutzstufe im Sinne der BioStoffV mit dem Buchstaben S (z. B. S 2).

Im internationalen Sprachgebrauch wird vorwiegend der Begriff „Biosafety Level" (z. B. BSL 4; s. WHO – Laboratory Biosafety Manual, 3rd edition) verwendet.

14.2.2 Definition der Sicherheitsstufen, Einstufung von Arbeiten/Organismen

Laut GenTG (§ 7) sind gentechnische Arbeiten, bei denen nach dem Stand der Wissenschaft nicht von einem Risiko für die menschliche Gesundheit und die Umwelt (inkl. Tiere, Pflanzen) auszugehen ist, der Sicherheitsstufe 1 zugeordnet. Bei geringem Risiko erfolgt die Einordnung in die Sicherheitsstufe 2, bei mäßigem Risiko in die Sicherheitsstufe 3 und bei hohem Risiko oder dem begründeten Verdacht auf ein hohes Risiko in die Sicherheitsstufe 4. Die Biostoffverordnung beinhaltet eine ähnliche Einstufung, jedoch mit dem ausschließlichen Bezug zur Gefährdung des Arbeitnehmers.

Durch die relativ grobe Einteilung eines von den Arbeiten ausgehenden Risikos in 4 Stufen kann es zu nicht vollkommen eindeutigen Einordnungen in eine Sicherheits-/Schutzstufe kommen. Bei gentechnischen Arbeiten der Sicherheitsstufe 1 sind der Betreiber und der Projektleiter mit Unterstützung des Beauftragten für Biologische Sicherheit für die Risikobewertung und Einstufung verantwortlich. Laut GenTG ist für die Sicherheitsstufen 2 bis 4 ein Zulassungsverfahren durchzuführen für die Errichtung und den Betrieb einer gentechnischen Anlage, wesentliche Änderungen einer gentechnischen Anlage sowie die Durchführung weiterer Arbeiten. In diesem Verfahren wird die vom Betreiber und Projektleiter vorgenommene Risikobewertung und Einstufung von der zuständigen Behörde überprüft. Die zuständige Behörde berücksichtigt dabei auch Empfehlungen der Zentralen Kommission für Biologische Sicherheit.

Infektiöse Organismen werden ebenfalls in vier Gefährdungsstufen eingeteilt. Folgende Organismenlisten dienen momentan der Einstufung der mit Bakterien, Viren und Pilzen durchgeführten Arbeiten:

1. die Organismenliste gemäß § 5 Abs. 6 GenTSV auf der Internetseite des Bundesministeriums für Ernährung Landwirtschaft und Verbraucherschutz,
2. die Organismenliste im Anhang III der Richtlinie 2000/54/EG sowie
3. die Liste der meldepflichtigen Erreger laut IfSG.

Anhand dieser Listen kann das Gefährdungspotenzial von unveränderten Erregern recht gut eingestuft werden. Zur

Einstufung von Viren in eine der vier Risikogruppen werden verschiedene Parameter berücksichtigt. Die Pathogenität, die Infektionsdosis, der Übertragungsweg, das Wirtsspektrum, die Verfügbarkeit von Präventionsmaßnahmen (Impfung) und die Therapiemöglichkeiten spielen bei der Einstufung die wichtigste Rolle. Zum Teil sind jedoch auch politische Aspekte relevant. Das SARS-Coronavirus wurde beispielsweise im Jahr 2003 in die Schutzstufe 3 eingeordnet, um zu Zeiten höchster Bedrohung möglichst vielen Laboratorien die Möglichkeit zu eröffnen mit diesem Erreger zu arbeiten, obwohl SARS-Coronavirus nach der weiter unten folgenden Definition eigentlich in die Stufe 4 eingeordnet werden müsste. Einige Beispiele und eine auf virologische Krankheitserreger abgestimmte Einstufung sind in Tab. 14.**1** zusammengefasst.

In der Praxis werden nach erfolgter Einstufung der Organismen in Risikogruppen die technischen und organisatorischen Voraussetzungen für den Umgang überprüft und umgesetzt (= Zuordnung der Arbeiten/Tätigkeit in eine Sicherheitsstufe). So kommt es dazu, dass im Anhang III der Richtlinie 2000/54/EG bestimmte Erreger, die in Gruppe 3 eingestuft sind, in der Liste mit zwei Sternchen versehen wurden. Diese bezeichnen Krankheitserreger, die zwar eine schwere Erkrankung auslösen (z. B. Hepatitis-B-Virus), bei denen das Infektionsrisiko für Arbeitnehmer aber begrenzt ist, da eine Infektion über den Luftweg normalerweise nicht erfolgen kann. Dies hat dann Auswirkungen auf die Sicherheitsmaßnahmen, die in solchen Fällen abgesenkt werden können. Hier ist allerdings anzumerken, dass sich die Einstufung Risikogruppe 3** nicht in der GenTSV wiederfindet. Stattdessen wird in der GenTSV bezüglich der technischen Ausstattung einer S3-Anlage eine Ausnahme formuliert, wenn mit nicht luftübertragbaren Organismen gearbeitet wird (vgl. Nr. 11 Anhang III Stufe 3 GenTSV). Das bedeutet beispielsweise, dass bei Arbeiten mit Hepatitis-B-Virus auf Unterdruck in der gentechnischen Anlage verzichtet werden kann – die betreffenden gentechnischen Arbeiten bleiben jedoch in der Sicherheitsstufe 3. Im Einzelfall, wenn durch die gentechnische Veränderung auch der Übertragungsweg von Organismen verändert werden kann, muss die technische Auslegung des Labors/der Anlagen entsprechend angepasst werden.

Bei der Einstufung von gentechnisch veränderten Organismen (GVO) müssen alle Komponenten (Spender, Empfänger, übertragene Nukleotidsequenzen und Vektoren) berücksichtigt werden. Zur Einstufen von Viren dient, wie bereits oben beschrieben, die Organismenliste des BVL gem. § 5 GenTSV, sowie der Anhang III der Richtlinie 2000/54/EG. Sind Organismen in diesen Listen nicht aufgeführt, so muss eine Einstufung an Hand der Kriterien des Anhangs I GenTSV erfolgen.

Zur Einschätzung der Risikogruppe, in die Zell-Linen und Vektoren eingeordnet werden, existieren Listen der ZKBS. Diese werden permanent aktualisiert und können auf der Internetseite der ZKBS bzw. auf der Seite des BVL abgerufen werden. Der Projektleiter muss vor der ersten Verwendung und mindestens einmal jährlich die Einstufung der Organismen überprüfen, die in seinem Verantwortungsbereich bearbeitet werden. Gelegentlich kommt es vor, dass Organismen aufgrund aktueller Geschehnisse oder neuer wissenschaftlicher Erkenntnisse in eine höhere oder niedrigere Stufe eingestuft werden. Als Beispiel für diese Hochstufung sind z. B. verschiedene Influenzavirusstämme zu nennen, für die in den vergangenen Jahren unterschiedliche Einstufungen von S1 bis hin zu S3 vorgenommen wurden.

Tabelle 14.**1** Beispiele für die Einordnung von Viren in Sicherheitsstufen. Die Definition hat erklärenden Charakter und keinen rechtlichen Anspruch.

Sicherheitsstufe	Definition	Beispiele
1	Viren, die als Lebendimpfstoff zugelassen sind und keine Pathogenität bei infizierten Organismen zeigen.	Masern-Impfvirus Mumps-Impfvirus
2	Viren, für die ein Impfstoff oder eine Therapiemöglichkeit zur Verfügung steht. Viren, die in der Bevölkerung verbreitet sind und die bei Immunkompetenten milde symptomatische Verlaufsformen zeigen.	Masernvirus humane Herpesviren Influenzaviren
3	Viren, die beim Infizierten eine ausgeprägte Symptomatik mit deutlicher Mortalität und Morbidität zeigen. Therapiemöglichkeiten können gegeben sein.	hochpathogene Influenzaviren SARS-CoV Tollwut-Virus
4	Viren, die beim Infizierten eine lebensbedrohliche Symptomatik auslösen. Die Mortalitätsraten sind hoch. Es bestehen keine Möglichkeiten der Impfung oder Therapie. Viren, die nicht (mehr) in der Bevölkerung verbreitet sind.	Filoviren Lassavirus Krim-Kongo Fieber-Virus Pockenvirus

14.3 Technische und organisatorische Voraussetzungen

Die baulichen und organisatorischen Voraussetzungen für die unterschiedlichen Sicherheitsstufen werden sowohl in der GenTSV (Anhang III–V) als auch in der Biostoffverordnung (Anhang V und VI der Richtlinie 2000/54/EG) definiert. Diese Anhänge zeigen viele Überschneidungen. Allerdings sind einige Vorgaben auch für die einzelnen Listen spezifisch oder werden dezidierter aufgeführt. Letztendlich müssen Wissenschaftler die Forderungen beider Listen erfüllen. Die Richtlinie 2000/54/EG verfügt über einen speziellen Anhang für industrielle Verfahren. Die GenTSV unterscheidet zwischen vier System- oder Anlagentypen: Labor- und Produktionsbereich, Gewächshäuser und Tierhaltungseinrichtungen. Je nach geplanten Vorhaben müssen die entsprechenden Anhänge berücksichtigt werden.

Es bleibt noch zu bemerken, dass Basisvoraussetzungen für Laboratorien in der Technischen Richtlinie Gefahrstoffe (TRGS) 526 – Laboratorien dargestellt werden.

Die vier Sicherheitsstufen entsprechen diversen organisatorischen Maßnahmen. Die Sicherheitsstufe 1 wird von den Ansprüchen der guten Laborpraxis abgedeckt. Mit Zunahme der Sicherheitsstufe verstärken sich auch die technischen, organisatorischen und personellen Maßnahmen. Zur Veranschaulichung ist in Abb. 14.**2** die persönliche Schutzausrüstung (PSA) für die verschiedenen Sicherheitsstufen dargestellt. In der S1- oder S2-Anlage reichen je nach Gefährdungspotenzial Schutzkittel und Handschuhe (ggf. ergänzt durch geeigneten Mund- und Augenschutz). In der S3-Anlage (hier am Beispiel der Arbeiten mit aerogen übertragbaren Erregern) ist der Schutzkittel durch einen Einmal-Anzug mit Einmalschürze ausgetauscht. Ferner gehören bis zu drei Paar Handschuhe, Überschuhe, eine Schutzbrille, eine spezielle Atemschutzmaske und spezielle Unterkleidung zu dieser Ausrüstung. In der Schutzstufe 4 kann eine optimaler Schutz der Mitarbeiter durch den Vollschutzanzug aus PVC und einer externen Atemluftversorgung gewährleisten werden.

Die Darstellung der technischen Voraussetzungen für die unterschiedlichen Sicherheitsstufen würde dieses Kapitel sprengen und es sei auf die weiter oben aufgeführten Richtlinien und Gesetze verwiesen. Zur Veranschaulichung zeigt Abb. 14.**3** die steigenden Anforderungen mit steigender Sicherheitsstufe. Die Abbildung hat keinen Anspruch auf Vollständigkeit.

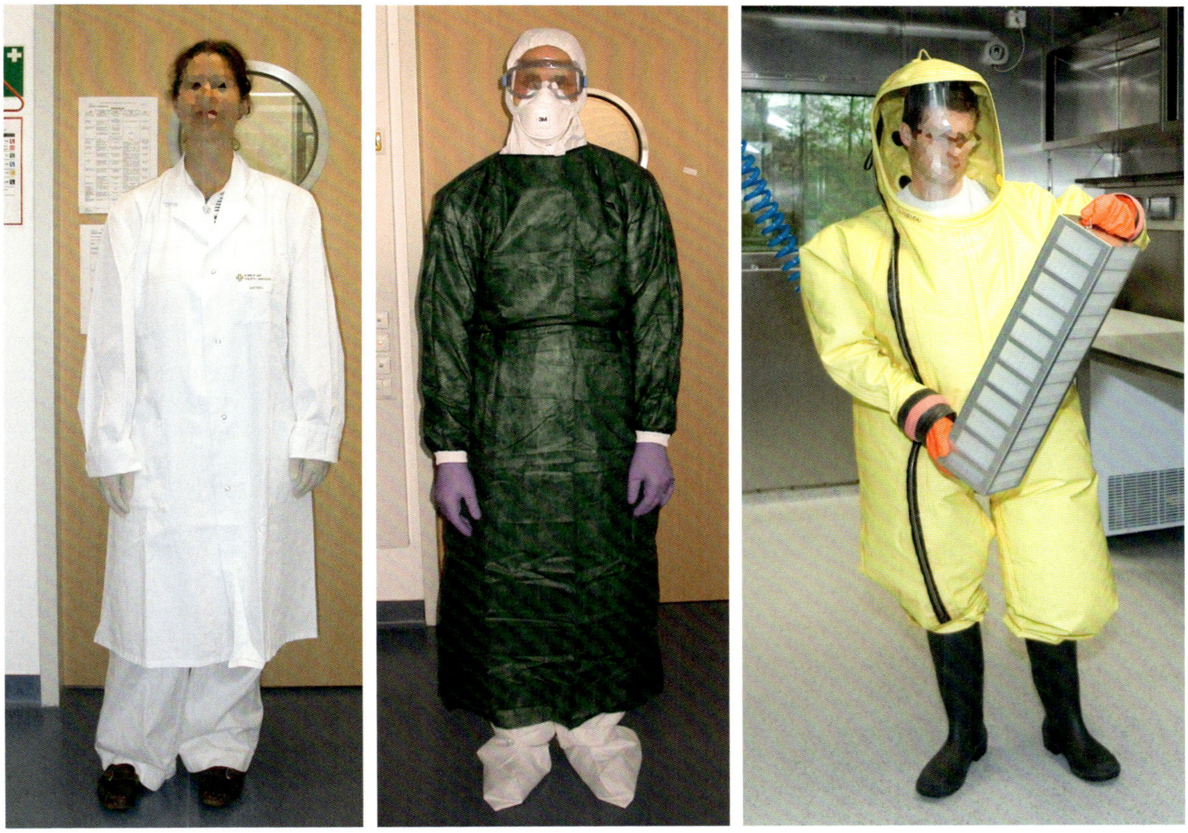

Abb. 14.**2** Die Anforderungen an die persönliche Schutzausrüstung steigen mit der Höhe der Sicherheitsstufen.

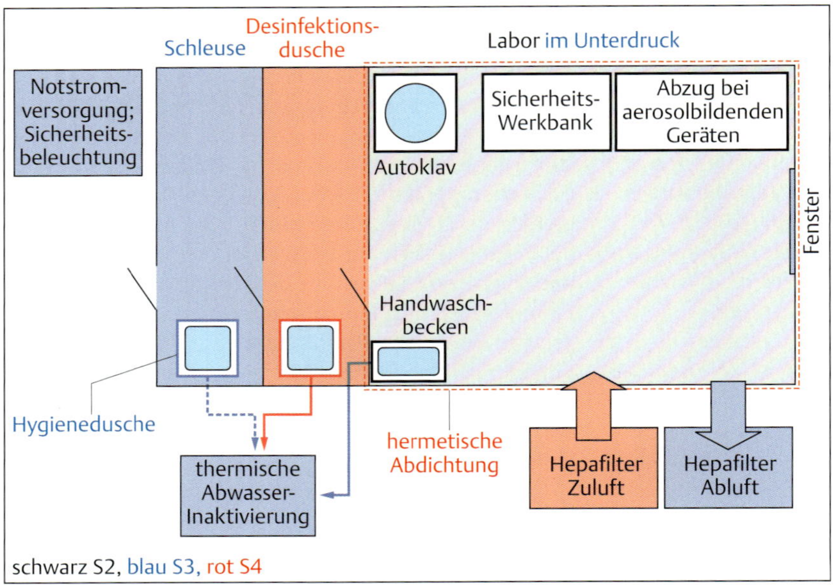

Abb. 14.**3** Beispielhafte Darstellung der technischen Voraussetzungen an die Labore der unterschiedlichen Sicherheitsstufen.

14.4 Welche Richtlinien und Gesetze müssen vor Aufnahme der Arbeiten berücksichtigt werden

Vor Beginn der Arbeiten muss klar dargestellt werden, welche Organismen auf welche Weise bearbeitet werden sollen. Die Abb. 14.**4** skizziert den Ablauf der Entscheidungskette. Zunächst muss festgestellt werden, ob es sich bei den Organismen um tier- oder humanpathogene Erreger handelt und ob die Organismen gentechnisch verändert werden sollen. Entsprechend müssen die Forderungen der Tierseuchenerregerverordnung, des Infektionsschutzgesetzes, der Biostoffverordnung (im Rahmen des Arbeitsschutzes) und/oder des Gentechnikgesetzes berücksichtigt werden. Die Vorschriften über Tätigkeiten mit Krankheitserregern (persönliche und fachliche Eignung, Schutzmaßnahmen, Räume, Einrichtung, Sicherheitsmaßnahmen, Entsorgung) des Infektionsschutzgesetzes (§§ 44 ff. IfSG) überschneiden sich mit den Vorschriften der Tierseuchenerreger-Verordnung und der Biostoffverordnung. Zur Vereinheitlichung der Bestimmungen sowie zur Verwaltungsvereinfachung erscheint es erforderlich, die entsprechenden Regelungen einheitlich zu gestalten. Trotz mehrfacher Hinweise hat der Gesetzgeber bisher jedoch keine entsprechenden Gesetzesvorschläge unterbreitet. Hier gibt es daher für die wissenschaftliche Gemeinschaft Handlungsbedarf, den Gesetzgeber aufzufordern, eine Vereinheitlichung der verschiedenen Regeln, Verordnungen und Gesetze herbeizuführen.

Gerade im Fall der viralen Zoonosen müssen oft verschiedene Gesetze und Richtlinien beachtet werden. Bei Arbeiten mit Tollwutviren müssen sowohl die Tierseuchenerregerverordnung, das Infektionsschutzgesetz als auch die Biostoffverordnung berücksichtigt werden. Werden die Tollwutviren gentechnisch verändert, so ist auch das Gentechnikgesetz zu befolgen. Zwar hat die Genehmigung der Arbeiten nach Gentechnikgesetz ab der Sicherheitsstufe 3 (optional auf Wunsch des Antragstellers ab S2) konzentrierende Wirkung hinsichtlich des Infektionsschutzgesetzes und des Arbeitsschutzes (u. a. BioStoffV). Trotz dieser Beteiligung sind aber für personenbezogene Erlaubnisse zum Umgang mit bestimmten Erregern zusätzlich separate Zustimmungen von den betreffenden Behörden einzuholen (z. B. Gesundheitsamt oder Veterinäramt).

Nach dem Erhalt der Genehmigung oder der Erlaubnis muss bei der Beschaffung der Organismen noch berücksichtigt werden, woher diese stammen. Werden die Organismen aus dem Inland beschafft so ist in den meisten Fällen nur noch eine Mitteilung erforderlich, die zum Inhalt hat, dass mit den entsprechenden Arbeiten begonnen wurde. Bei Importen aus dem europäischen Ausland sind bei einigen Viren Genehmigungen erforderlich (s. Kap. 16). Bei Importen aus außereuropäischen Ländern sind ebenfalls oft Genehmigungen erforderlich. Näheres zu diesem Thema ist in der Tierseuchenerregerverordnung, im Protokoll von Cartagena oder beim Bundesamt für Wirtschaft und Ausfuhrkontrolle (BAFA) niedergelegt. Das Protokoll über die Biologische Sicherheit (Biosafety Protocol; Protokoll von Cartagena) ist ein internationales Abkommen, in dem erstmals völkerrechtlich verbindliche Regeln über den grenzüberschreitenden Handel mit „lebenden gentechnisch veränderten Organismen" festgelegt sind. Das Protokoll wurde nach mehreren Verhandlungsrunden im Januar 2000 in Montreal verabschiedet. Rechtskräftig wurde das Protokoll im September 2003. Für die Sicherstellung der Einhaltung dieser Bestimmungen hat jede Vertragspartei

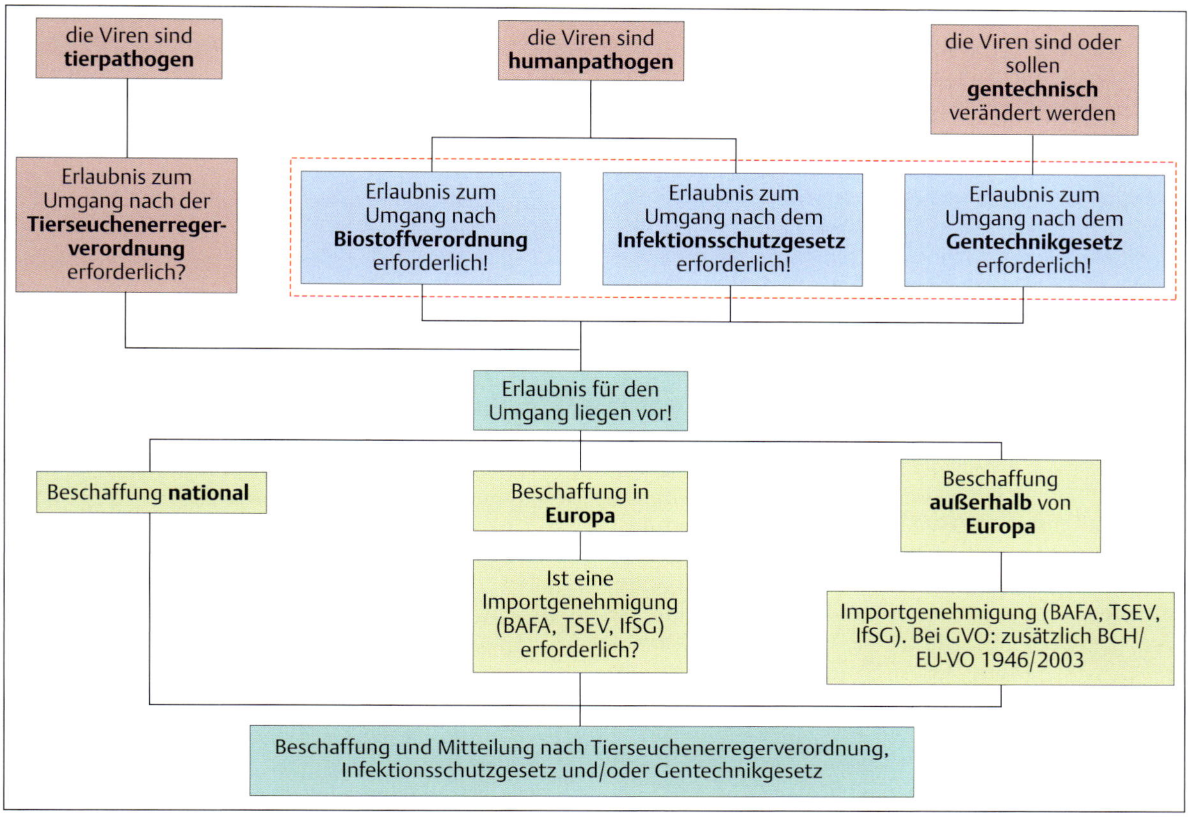

Abb. 14.**4** Rechtliche Vorbedingungen für das Arbeiten mit Viren.

als nationale Ansprechstelle ein **Biosafety Clearing House** einzurichten; in Deutschland ist das das BVL (vgl. Gentechnik-Internetseiten des BVL). In der EU wurden durch die Verordnung 1946/2003 die Vorschriften für den Im- und Export von GVO konkretisiert (enthält u. a. Vorgaben zur Kennzeichnung und zu Begleitpapieren).

Nach dem Erhalt der Importgenehmigung ist dann noch eine Meldung an die entsprechende Behörde über den Beginn der Arbeiten notwendig. Es ist zu berücksichtigen, dass bei einigen Gesetzen und Richtlinien bereits die Lagerung (z. B. GenTG) eine Arbeit mit dem Erreger darstellt.

14.5 Risiken und deren Prävention

Das größte Risiko im Zusammenhang mit Viren geht von natürlichen Infektionen aus. Freisetzungen von Viren aus Forschungs- oder Produktionseinrichtungen kommen zwar vor, waren aber in der Vergangenheit schnell einzudämmen (z. B. Maul- und Klauenseuche-Virus in Großbritannien 2007, SARS-Coronavirus in Singapur 2003)

Die meisten hochpathogenen Viren sind umhüllt und relativ leicht zu inaktivieren, indem die Lipidschicht zerstört wird. Nicht umhüllte Viren, wie das Poliovirus, sind dagegen teilweise sehr resistent gegenüber Temperatureinwirkung. Gemeinsam ist den Viren die Empfindlichkeit gegenüber UV-Strahlung. Überraschend ist aber, dass auch lipidumhüllte Viren wie SARS-Coronavirus und Influenzaviren z. B. in kaltem Wasser über längere Zeit (Tage) ihre Infektiosität bewahren können. Dies bietet in der Öffentlichkeit immer wieder Anlass zur Sorge, inwieweit man sich z. B. beim Baden in Seen mit hochpathogenen aviären Influenzaviren anstecken kann. Bislang ist dazu kein Fall bekannt geworden.

Viren, die sowohl Menschen als auch tierische Wirte befallen (zoonotische Viren, Arboviren), stellen aufgrund der zum Teil schwer zu kontrollierenden Vektorpopulationen ebenfalls ein beachtliches Risikopotenzial dar, wenn suszeptible Vektoren in der Umwelt vorhanden sind. Dafür ist die Besiedelung des amerikanischen Kontinents durch das West-Nil-Virus ein gutes Beispiel. Ferner sind Viren, die nach der Primärinfektion lebenslang im Wirt überdauern (z. B. HIV, Hepatitis-B- und Hepatitis-C-Virus) und somit über lange Zeitabschnitte zu einer Verbreitung der Infektion in der Bevölkerung führen können, mit einem relativ hohen biologischen Risiko behaftet.

Hochpathogene zoonotische Viren (z. B. Marburg- und Ebolavirus) stellen ein hohes Risiko für das infizierte Individuum dar, allerdings ist das Risiko der Übertragbarkeit nicht sehr hoch, da für die Mensch-zu-Mensch-Übertragung meist ein enger Kontakt, wie z. B. bei der Pflege von Erkrankten gegeben sein muss.

Eine Risikoabschätzung der Arbeiten mit Viren basiert somit einerseits auf den veröffentlichten Organismenlisten, andererseits muss immer auch der Einzelfall betrachtet werden.

Durch technische und organisatorische Maßnahmen kann das Risiko der Arbeiten mit Viren auf ein Minimum herabgesetzt werden. In letzter Zeit gewinnen aber personelle Maßnahmen immer mehr an Bedeutung, da die Vergangenheit gezeigt hat, dass der Mensch, wie in vielen technischen Bereichen, oft das schwächste Glied in der Maßnahmenkette ist. Ein besonderes Augenmerk ist folglich auf die Fachkompetenz der Personen zu legen, die mit Viren umgehen. Die wissenschaftliche Fachkenntnis und der Nachweis einer entsprechenden Qualifikation bildet die Grundlage für den sicherheitsbewussten Umgang mit Viren. Aber auch die praktische Kompetenz, die wesentlich schwerer zu bewerten ist, spielt eine entscheidende Rolle bei der Risikominimierung. Derzeit werden Trainingsprogramme ins Leben gerufen, die fachliche und praktische Kompetenz erhöhen, um bei personellen Maßnahmen ein höchstmögliches Maß an biologischer Sicherheit zu erlangen. Unerlässlich ist jedoch immer die gründliche persönliche Anleitung im praktischen Arbeiten durch den jeweiligen Laborleiter. Dazu gehört die Einweisung in den Umgang mit der persönlichen Schutzausrüstung und die erforderlichen Dekontaminationsmaßnahmen.

Für die Risikominimierung ist die Kommunikation über tatsächliche oder potenzielle Risiken von großer Bedeutung. Hier werden als Ziele Transparenz, Verlässlichkeit und größtmögliche Offenheit definiert. Der bewusste Umgang mit sicherheitsrelevanten Fragestellungen und der Austausch über sicherheitsrelevante Ereignisse können einen großen Beitrag zur Risikoprävention leisten. Es sollte eine Arbeitsatmosphäre herrscht, die das Einräumen von Fehlern erleichtert. Hier besteht noch Bedarf an Ausbildung und Bewertung.

Zusammenfassend kann festgestellt werden, dass die Maßnahmen zum sicheren Umgang mit Viren aufgrund des stetig wachsenden Verständnisses der Biologie dieser Erreger nach vielen Jahren Forschung, Definition, Anpassung und Verbesserung von Gesetzen und Richtlinien einen Status erreicht haben, der einen sicheren Umgang mit Viren erlaubt.

Internetadressen

Zuständige Behörden für GenTG, BiostoffV und IfSG in Deutschland

- BiostoffV: Kontaktdaten der zuständigen Behörden über den Länderausschuss Arbeitsschutz und Sicherheitstechnik (LASI). www.lasi.osha.de
- GenTG: Kontaktdaten der zuständigen Behörden über den Bund-/Länderausschuss Gentechnik (LAG). www.lag-gentechnik.de
- IfSG: Ansprechpartner ist das örtlich zuständige Gesundheitsamt. In bestimmten Bundesländern werden Erlaubnisse von anderen Behörden erteilt; entsprechende Auskünfte erteilt in jedem Fall das zuständige Gesundheitsamt.

Weitere Internetadressen

- Rechtliche Grundlagen, Risikobewertung (Organismen, Zellen, Vektoren) und Empfehlungen auf der Seite des Bundesamts für Verbraucherschutz und Lebensmittelsicherheit (BVL): http://www.bvl.bund.de, Stand: 18.06.2009
- Rechtliche Grundlagen (Gentechnikgesetz, Gentechniksicherheitsverordnung, Infektionsschutzgesetz, Tierseuchenerregerverordnung, Biostoffverordnung) auf der Seite des Bundesministerium der Justiz: https://ssl.bmj.de/, Stand: 18.06.2009
- Laboratory biosafety manual, 3rd edition auf der Seite der WHO: http://www.who.int/, Stand: 18.06.2009

Literatur

Rabenau H, Selb B, Doerr HW. Infektionssicherheit in virologischen Laboratorien. In: Porstmmann T, Hrsg. Virusdiagnostik, Diagnostische Bibliothek Band 1. Berlin – Wien: Blackwell Wissenschaft; 1996: 80–102

15 Epidemiologie viraler Infektionen

A. Jansen, K. Stark

15.1 Einleitung

Die moderne Epidemiologie ist eine interdisziplinäre Wissenschaft mit vielfältigen Aufgaben und Spezialisierungen, die von umweltmedizinischen Studien bis zum Einsatz komplexer molekulargenetischer Methoden reichen. Historisch ist sie aus der Infektionsepidemiologie des 19. Jahrhunderts hervorgegangen. Noch vor den grundlegenden Entdeckungen der Mikrobiologie (wie z. B. der Beschreibung der Mykobakterien durch Robert Koch im Jahre 1882) gelang es, alleine durch infektionsepidemiologische Analysen von Krankheitsausbrüchen und Sterbedaten und die aus diesen Beobachtungen resultierende Verbesserung sozialhygienischer Umstände eine Abnahme der Sterbefälle durch Infektionskrankheiten zu erreichen.

Nach der vermeintlichen Eindämmung der Infektionskrankheiten in der 2. Hälfte des letzten Jahrhunderts wurde der Schwerpunkt epidemiologischer Tätigkeit und Forschung dann auf chronische, nicht infektiöse Erkrankungen verlagert. Mit der Rückkehr und dem neuen Auftreten vor allem auch viraler Infektionen (s. Kap. 10) kam es in den letzten drei Jahrzehnten jedoch zu einer Neubelebung der Infektionsepidemiologie.

15.2 Grundlagen der Infektionsepidemiologie

Nach einer klassischen Definition befasst sich die Epidemiologie (griech. epi: „auf, über", demos: „Volk", logos: „Lehre") mit der Verbreitung, den Ursachen und den Folgen von gesundheitsbezogenen Zuständen und Ereignissen in umschriebenen Bevölkerungsgruppen. Ihr Ziel ist die Anwendung von wissenschaftlichen Daten zur Verhütung, Bekämpfung und Kontrolle von Gesundheitsproblemen. Die moderne Infektionsepidemiologie stellt als praktische Wissenschaft einen Teilbereich der Epidemiologie dar und befasst sich mit der Erhebung, Analyse und Bewertung von Daten zu Infektionskrankheiten. Hauptziele sind die Prävention und Eindämmung von Infektionen. Zudem überprüft sie Interventionen hinsichtlich ihrer Wirksamkeit.

Neben den „klassischen" epidemiologischen Methoden werden zunehmend auch fortgeschrittene Diagnosemethoden wie molekularbiologische oder genetische Untersuchungen sowie komplexe statistische und mathematische Modellierungen eingesetzt. Zu den weiteren wesentlichen Aufgaben gehört die Untersuchung und Begrenzung von Ausbrüchen von Infektionskrankheiten.

15.2.1 Epidemiologische Kennzahlen und Assoziationsmaße

Eine der Grundlagen der Epidemiologie ist die quantitative Bestimmung der Häufigkeiten – d. h. Prävalenzen und Inzidenzen – von Krankheiten oder anderen gesundheitsrelevanten Zuständen oder Ereignissen. Die **Prävalenz** beschreibt den Anteil einer bestimmten Bevölkerungsgruppe, bei dem zu einem bestimmten Zeitpunkt (Punktprävalenz) ein definierter gesundheitsrelevanter Zustand vorliegt (z. B. Diabetes mellitus oder Nachweis von HIV-Antikörpern). Die Prävalenz wird – abgesehen von sehr seltenen Krankheiten – meist in Prozent angegeben. Die **Inzidenz** gibt die Anzahl der Neuerkrankungen in einer bestimmten Bevölkerungsgruppe innerhalb eines Zeitraums an. Dies bezieht sich meist auf einen längeren Zeitraum (z. B. Jahresinzidenz).

Die ermittelten (Erkrankungs-)Häufigkeiten können zu bestimmten Faktoren in Beziehung gesetzt werden, gegenüber denen eine Bevölkerungs- oder Patientengruppe exponiert ist. Dabei geht man davon aus, dass bestimmte Expositionen wie z. B. Risikoverhaltensweisen oder genetische Faktoren beim Menschen die Wahrscheinlichkeit einer Erkrankung (epidemiologisch definiert als Zielgröße oder „outcome") erhöhen. Durch den statistischen Vergleich der Erkrankungsprävalenz und -inzidenz bei Exponierten und Nicht-Exponierten lassen sich Risikofaktoren, aber auch protektive Faktoren, identifizieren, die mit einer bestimmten Erkrankung assoziiert sind. Maßzahlen für solche Assoziationen sind das relative Risiko (RR) und das Quotenverhältnis („Odds Ratio", OR). Das RR ist der Quotient aus der Häufigkeit eines definierten „Outcome" in einer exponierten Gruppe und seiner Häufigkeit in einer nicht exponierten Gruppe. Das OR vergleicht hingegen Erkrankte und Nicht-Erkrankte bezüglich des Verhältnisses von Exposition zu Nicht-Exposition in diesen beiden Gruppen und wird vor allem in Fall-Kontroll-Studien verwendet (s. a. Kap. 15.3, Abschnitt „Analytische Epidemiologie").

Beide Assoziationsmaße werden klassischerweise aus Vier-Felder-Tafeln (2 × 2-Tafeln, Kontingenztafeln) errechnet (Abb. 15.**1**).

		Zielgröße (Outcome) Ja	Nein
Exposition	ja	a	b
	nein	c	d

RR = (a/a+b) / (c/c+d)
OR = (a/c) / (b/d)

		Tuberkulose ja	nein
HIV	ja	40	60
	nein	10	90

RR = (40/100) / (10/100) = 4

Abb. 15.**1** Vier-Felder-Tafel. Relatives Risiko (RR) und Odds Ratio (OR) werden als Assoziationsmaße aus der Vier-Felder-Tafel errechnet. Ergibt zum Beispiel eine Kohorten-Studie in einem afrikanischen Land, dass die Tuberkuloseinzidenz bei HIV-Patienten 40 % beträgt und bei HIV-freien Personen 10 %, so errechnet sich ein RR von 4.

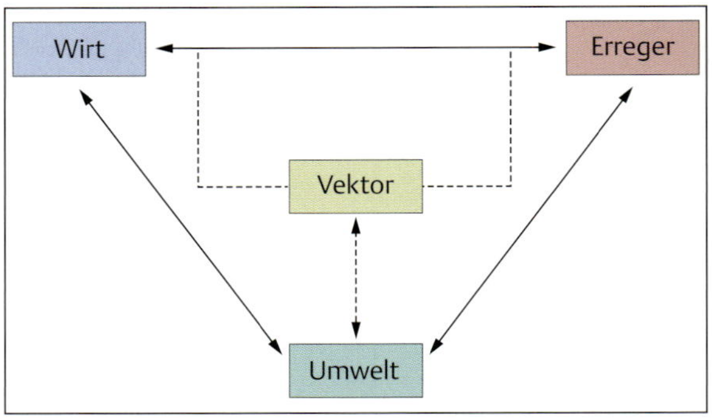

Abb. 15.**2** Epidemiologische Triade.

15.2.2 Übertragungsdynamik

Zu den Besonderheiten der Infektionsepidemiologie gehört, dass die Erkrankung von einem Infektionserreger oder seinen toxischen Produkten verursacht wird. Der Mensch kann dabei sowohl Ziel als auch Quelle der Infektion sein. Infektionskrankheiten können hinsichtlich ihrer Übertragung in drei verschiedene Gruppen eingeteilt werden:

- Bei Anthroponosen handelt es sich um Infektionen, die von Mensch zu Mensch übertragen werden (z. B. Röteln, Masern, HCV, HBV).
- Zoonosen werden von Tieren auf Menschen übertragen, wobei ggf. auch Vektoren wie Zecken eine Rolle spielen (z. B. Tollwut, Hantavirus, FSME).
- Bei den Sapronosen handelt es sich schließlich um Infektionskrankheiten, die von der Umwelt auf den Menschen übertragen werden (z. B. Clostridium tetani).

Auch Wirbeltiere oder Gliederfüßler (Arthropoden) können Infektionserreger auf den Menschen übertragen. Arthropoden sind grundsätzlich Krankheitsvektoren, d. h. sie übertragen den Erreger vom Reservoir bzw. Hauptwirt auf einen anderen Organismus. Viren, die so übertragen werden, bezeichnet man als Arboviren („**Ar**thropode-**bo**rne Viruses“).

Der Zusammenhang zwischen dem Erreger, dem Wirt (ggf. einem Vektor) und der Umwelt wird häufig als „epidemiologische Triade“ dargestellt (Abb. 15.**2**). Aus Veränderungen in diesem komplexen Beziehungsgefüge resultiert letztendlich das neue, erneute oder vermehrte Auftreten von Infektionskrankheiten.

Mit Blick auf die Umwelt sind ökologische, landwirtschaftliche und sozioökonomische Veränderungen sowie Missstände und Versäumnisse in den Bereichen Lebensmittelproduktion, Gesundheitsversorgung und gesundheitliche Infrastruktur zu beachten. Ökologische Veränderungen betreffen beispielsweise die Habitate von Tieren oder Arthropoden, die Erreger auf den Menschen übertragen.

Für eine Übertragung wichtige Erregereigenschaften sind die Infektiosität (Fähigkeit, einen Menschen zu infizieren), die Pathogenität (Fähigkeit, eine klinisch manifeste Erkrankung hervorzurufen) und die Virulenz (Schwere der verursachten Erkrankung) eines Erregers. Der Begriff Kontagiosität beschreibt hingegen, wie leicht oder schwer ein bestimmter Erreger auf den erregertypischen Infektionswegen direkt übertragen werden kann.

Auch die genetische Variabilität eines Erregers und sein Resistenzverhalten gegen antiinfektive Substanzen spielen eine wichtige Rolle. Auf Seiten des Wirts sind vor allem die Immunität gegen einen Erreger (durch Impfung oder natürlich erworben), aber auch Verhaltensänderungen (z. B. Art und Anzahl von Risikokontakten), prädisponierende Erkrankungen und Unterschiede in der genetischen Suszeptibilität für das Risiko und den Verlauf einer Infektion verantwortlich.

Beim zeitlichen Verlauf einer Infektion unterscheidet man die infektiöse Periode, die Inkubations- und die Latenzzeit der Infektion. Die infektiöse Periode beschreibt dabei den Zeitraum, während dem ein Erreger von einer infizierten Person auf eine andere Person übertragen werden kann. Die Inkubationszeit reicht von der Infektion bis zum Auftreten der ersten Symptome, während die Latenzzeit die Zeitspanne von der Infektion bis zum Beginn der infektiösen Periode ist.

Wie bakterielle und parasitäre Erreger weisen auch Viren charakteristische Übertragungswege auf. Viren, die akute und nur kurz andauernde Infektionen verursachen, haben im Laufe der Evolution besonders effiziente Transmissionswege entwickelt, die mit einer hohen Erregerausscheidung einhergehen und die sich üblicherweise auf gastrointestinalen (fäkal-oral, z.B. Rotaviren) oder respiratorischen (aerogen, z.B. Influenza-Virus) Wegen verbreiten. Bei chronischen Virusinfektionen ist häufig eine andere Strategie der Verbreitung zu beobachten. Da infizierte Menschen das Virus häufig für Jahre oder Jahrzehnte beherbergen können, erfolgt die Übertragung parenteral durch kleine Virusmengen im Blut (hämatogen, z.B. HIV, HCV) oder in Körpersekreten, z.B. durch Sexualkontakt (venerisch, z.B. HIV, HBV).

15.3 Methoden und Konzepte der Infektionsepidemiologie

Zwei grundlegende methodische Konzepte bestimmen die Infektionsepidemiologie. Die deskriptive Epidemiologie befasst sich mit der Beschreibung von Daten zu Infektionen in Bezug auf Zeit, Ort und Person. Die analytische Epidemiologie hat die Bestimmung von (kausalen) Zusammenhängen und Risiken zum Gegenstand. Hierzu gehören im weitesten Sinne auch mathematische Modellierungsansätze und der Einsatz von geografischen Informationssystemen (GIS). Schließlich ist hierunter auch die experimentelle oder klinische Epidemiologie zu zählen (Interventionsstudien).

15.3.1 Deskriptive Epidemiologie

Die exakte Deskription der erhobenen Daten ist das grundlegende Handwerk infektionsepidemiologischer Arbeit und die Voraussetzung für die Bildung von Hypothesen, die durch Studien überprüft werden. Die epidemiologische Beschreibung von Erkrankungen schließt stets **Zeit, Ort und Personenmerkmale** ein.

Zeitliche Phänomene umfassen einerseits die Saisonalität einer Erkrankung, andererseits säkulare Trends über lange Zeiträume. Zahlreiche virale Infektionen, wie z.B. durch Noroviren oder Rotaviren, weisen eine ausgesprochene Saisonalität auf (Abb. 15.**3**). Die Wiederholung jahreszeitlicher Zyklen hängt u.a. mit menschlichen Verhaltensweisen zusammen, die eine Übertragung begünstigen können, z.B. engere zwischenmenschliche Kontakte in der kalten Jahreszeit.

Trends von Erkrankungshäufigkeiten über längere Zeitreihen (säkulare Trends) stellen häufig die Grundlage für weiterreichende Untersuchungen dar (Abb. 15.**4**).

Die **räumliche** Verteilung von Infektionskrankheiten zeigt Endemiegebiete bestimmter Erkrankungen auf. So sind z.B. Hantavirus-Infektionen am häufigsten in Regionen von Baden-Württemberg, Bayern und Hessen zu beobachten, was mit der Verbreitung eines Reservoirtiers für diese Erkrankung (Rötelmäuse) zusammenhängt (Abb. 15.**5**).

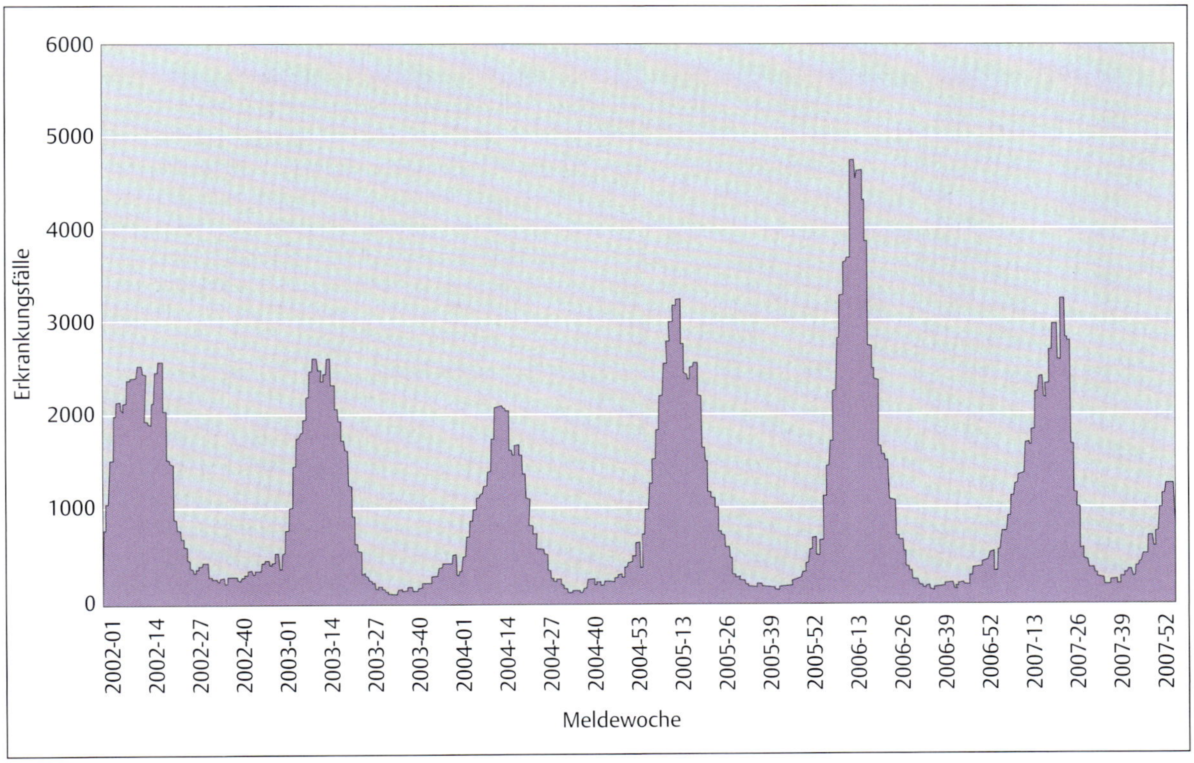

Abb. 15.**3** Rotavirus-Infektionen in Deutschland, 2002–2007. Deutliche Saisonalität mit einem Erkrankungsgipfel im Frühjahr.

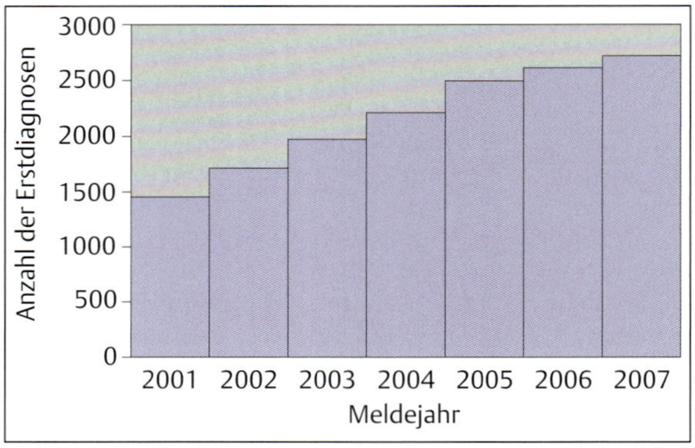

Abb. 15.**4** Anzahl der HIV-Erstdiagnosen, Deutschland, 2001–2007.

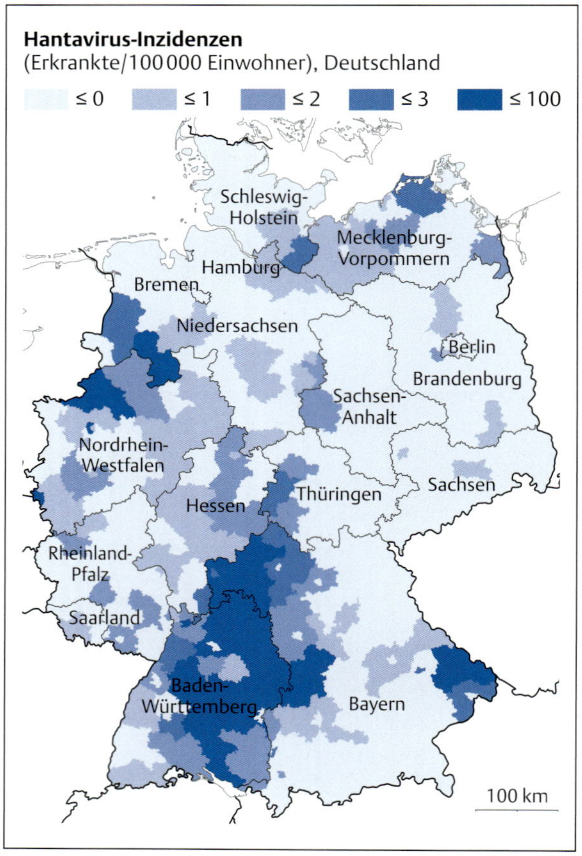

Abb. 15.**5** Übermittelte Hantavirus-Erkrankungen pro 100 000 Einwohner nach Kreis, Deutschland, 2007 (n =1 687)

Schließlich kann die Beschreibung der von einer bestimmten Infektion betroffenen **Personengruppe** (z. B. nach Alter, Geschlecht, Herkunft, Beruf) bereits entscheidende Hinweise auf einen Transmissionsweg und Risikofaktoren für eine erhöhte Infektionswahrscheinlichkeit enthalten.

15.3.2 Analytische Epidemiologie

Die analytische Epidemiologie verfolgt das Ziel, Ursachen und Risikofaktoren für Erkrankungen auszumachen. Mögliche Zusammenhänge zwischen Erkrankungen und Expositionsfaktoren werden wissenschaftlich mithilfe verschiedener Studiendesigns untersucht, wobei man grundsätzlich zwischen Beobachtungsstudien und experimentellen Studien unterscheidet (Abb. 15.**6**).

Bei Fall-Kontroll-Studien werden Fälle (Erkrankte) mit Kontrollen (nicht Erkrankte) hinsichtlich einer bestimmten Exposition zurückblickend (retrospektiv) verglichen. Dieser Studientyp eignet sich besonders für seltene Erkrankungen und ist wenig zeit- und mittelaufwendig. In einer Kohortenstudie (Longitudinalstudie) wird eine Gruppe gesunder Personen mit unterschiedlichen Expositionsrisiken prospektiv, d. h. über einen längeren Zeitraum hinweg, in Hinblick auf das Auftreten definierter Erkrankungen beobachtet. Dieser Studientyp ist für häufig auftretende Erkrankungen geeignet. Er ist zeit- und arbeitsaufwendiger als eine Fall-Kontroll-Studie, kann aber mehrere Erkrankungen gleichzeitig erfassen, und ist – da die zeitliche Abfolge von Exposition und Erkrankung eindeutig bestimmbar ist – eher in der Lage, kausale Zusammenhänge zu untersuchen.

Interventionsstudien (häufig randomisierte klinische Studien, „Randomized Clinical Trial", RCT) untersuchen schließlich die Effekte von therapeutischen oder prophylaktischen Maßnahmen bzw. Interventionen (z. B. Impfungen, antivirale Therapie) auf randomisierte, d. h. nach dem Zufallsprinzip der Interventions- bzw. Kontrollgruppe zugeteilte, Personen (meist Patienten mit einer bestimmten Erkrankung).

15.3.3 Modellierung

Mathematische Modelle werden zunehmend in der Infektionsepidemiologie eingesetzt. Besonders in der Pandemievorsorge in Bezug auf neue Erreger (z. B. humanpathogene Varianten des H5N1-Influenzavirus, SARS-Coronavirus) spielen sie inzwischen eine wichtige Rolle. Sie beruhen im Wesentlichen auf der Simulation von Infektketten im lokalen oder globalen Maßstab mithilfe mathematischer Modelle. In die Modelle fließen zum Teil reale Studiendaten, zum Teil aber auch extrapolierte Daten ein. Mit diesen Modellierungen kann man u. a.

- den möglichen zeitlichen Verlauf der zukünftigen Pandemie darstellen,

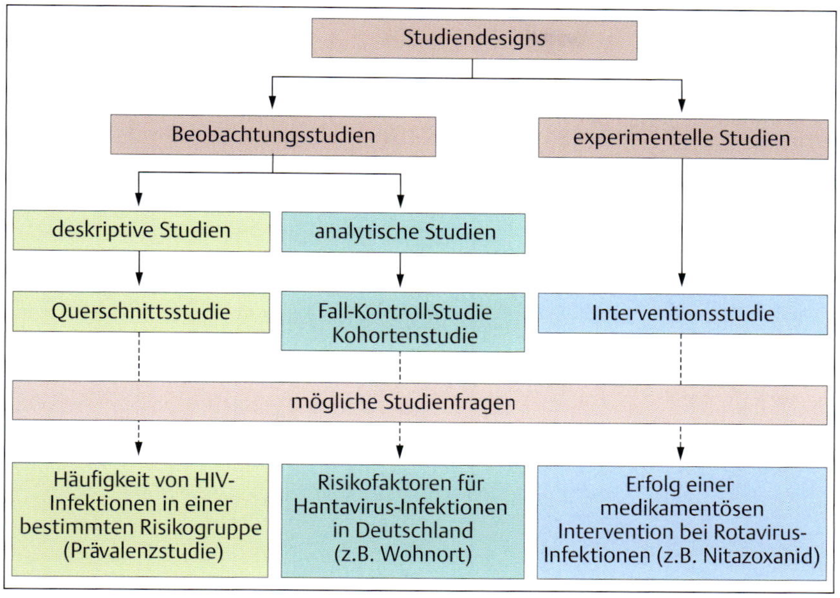

Abb. 15.**6** Epidemiologische Studiendesigns.

- die epidemiologischen und wirtschaftlichen Auswirkungen einer Pandemie beschreiben und
- die Effekte von pharmazeutischen und nicht pharmazeutischen Interventionsmaßnahmen auf den Verlauf der Pandemie untersuchen.

Der Verlauf einer Epidemie oder Pandemie hängt wesentlich von der Basis-Reproduktionszahl (R_0) ab. Sie beschreibt die durchschnittliche Anzahl der Personen, die eine infizierte Person innerhalb einer (vollständig empfänglichen) Bevölkerung ansteckt und ist von der Kontaktrate, der Wahrscheinlichkeit einer Übertragung bei Kontakt und der Dauer der Infektion abhängig. Wenn $R_0 > 1$ ist, kann eine Epidemie stattfinden. Ist $R_0 < 1$, kann sich eine Infektion nicht weiter ausbreiten.

15.4 Infektionsepidemiologische Surveillance

Unter Surveillance versteht man die kontinuierliche und systematische Erhebung und Analyse von gesundheitsrelevanten Daten und die zeitnahe Übermittlung dieser Daten an zuständige Personen oder Behörden, damit entsprechende Public-Health-Maßnahmen ergriffen werden können.

Die Surveillance stellt damit – neben gezielten Studien und Untersuchungen von Ausbrüchen – ein wichtiges Instrument zur Gewinnung von Daten in der Epidemiologie dar. Sie hat folgende Ziele:

- schnelle und umfassende Erfassung von Veränderungen in der Häufigkeit von Infektionen und damit Erkennen von Ausbrüchen
- Darstellung langfristiger Trends
- Evaluation von Interventionsmaßnahmen

Surveillance kann passiv oder aktiv durchgeführt werden. Die passive Surveillance beschränkt sich auf die Erfassung von gemeldeten Fällen (z. B. auf der Basis der gesetzlichen Meldepflicht), während die aktive Surveillance die Sammlung von Daten und Fallsuche (z. B. in Krankenhäusern, Laboren) aktiv betreibt (z. B. durch regelmäßige Nachrecherchen).

In Deutschland wird zur routinemäßigen Überwachung der Infektionskrankheiten ein umfassendes, passives Surveillance-System genutzt, welches durch das im Jahr 2001 in Kraft getretene Infektionsschutzgesetz geregelt wird. Die Daten zu den meldepflichtigen Infektionserkrankungen werden zentral am Robert Koch-Institut erfasst und ausgewertet, und stehen öffentlich zur Verfügung (www3.rki.de/SurvStat). Bei passiv erhobenen Surveillancedaten ist jedoch zu bedenken, dass immer nur ein Teil der tatsächlich auftretenden Fälle erfasst wird (Dunkelziffer, „Underreporting"). Aussagen über die tatsächliche Häufigkeit von Infektionen in einer Bevölkerung können daher nur eingeschränkt gemacht werden. Allerdings können in der Regel Ausbrüche und zeitliche Trends gut erkannt werden.

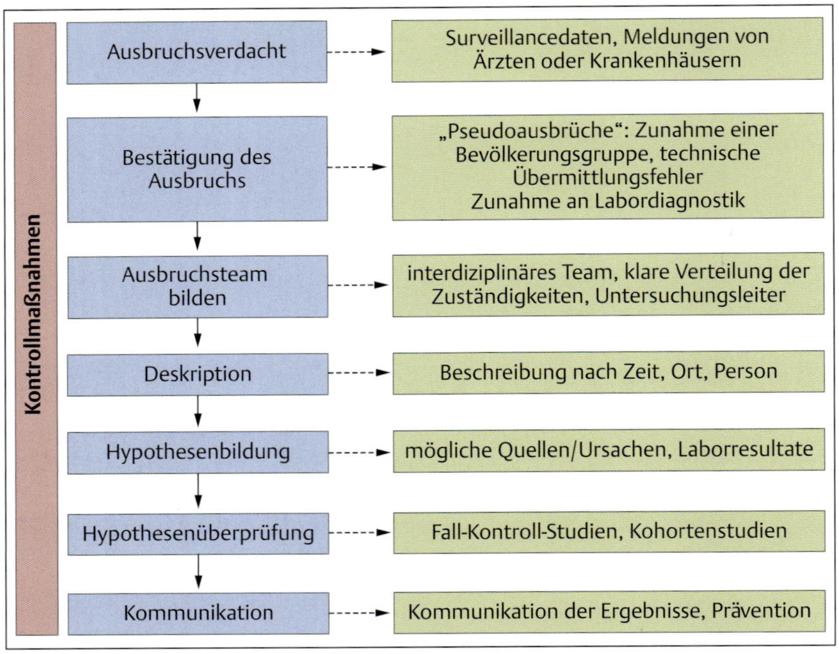

Abb. 15.**7** Ablaufschema einer Ausbruchsuntersuchung.

15.5 Ausbrüche und Ausbruchsuntersuchungen

Ein **Ausbruch** ist eine zeitliche und räumliche Häufung einer bestimmten Infektionserkrankung in einer definierten Population. Der Übergang zu einer **Epidemie** ist fließend und bezieht sich meist auf eine hohe Anzahl von Infizierten. Im Gegensatz dazu steht das endemische Auftreten von Infektionen: Darunter versteht man Infektionen, die ständig mit einer gewissen Prävalenz in bestimmten Gebieten vorkommen. Eine **Pandemie** ist schließlich die Ausbreitung einer Erkrankung in zahlreichen Ländern der Erde.

Ausbrüche reichen von lokal begrenzten Ereignissen bis zu großen, überregionalen Geschehen. Eine Ausbruchsuntersuchung dient der Ermittlung der Infektionsquelle und der Beendigung des Ausbruchsgeschehens und sollte einem festen Ablaufschema folgen (Abb. 15.**7**). Nachdem der Ausbruch bestätigt wurde, ermittelt ein Ausbruchsteam den genauen Verlauf des Ausbruchs (Deskription). Häufig schließen sich analytische Studien an (Fall-Kontroll-Studien, Kohortenstudien), um Risiken oder Infektionsquelle zu identifizieren. Hauptziel einer Ausbruchsuntersuchung ist die Beendigung des Ausbruchs durch die Etablierung entsprechender Maßnahmen zu jedem möglichen Zeitpunkt des Ausbruchgeschehens.

Bei Ausbruchsuntersuchungen werden häufig Methoden der molekularen Epidemiologie angewandt, hauptsächlich um einen Ausbruchsstamm eines Erregers eindeutig zu identifizieren.

Literatur

Giesecke J. Modern Infectious Disease Epidemiology. 2. Aufl. England: Arnold Publishers; 2002

Last JM, ed. A Dictionary of Epidemiology. 4. Aufl. New York: Oxford University Press; 2001

Nelson KE, Williams CFM. Infectious Disease Epidemiology: Theory Änd. Practice. 2. Aufl. USA: Jones & Bartlett Publishers; 2006

Rothman KJ. Epidemiology: An introduction. 1. Aufl. New York: Oxford University Press; 2002

Rothman KJ. Modern Epidemiology. 3. Aufl. Philadelphia: Lippincott Williams & Wilkins; 2008

16 Rechtsvorschriften in der Virologie

G. Caspari, H. Maidhof
Für juristische Beratung danken wir Herrn Dr. H. Fouquet, RKI, Berlin.

Rechtsvorschriften in der Virologie dienen dem Schutz der Allgemeinheit vor einer unbeabsichtigten oder beabsichtigten (z. B. Terrorismus) Ausbringung bzw. Verbreitung pathogener Erreger (Infektionsschutz, Hygiene) sowie dem Schutz der mit den Erregern umgehenden Mitarbeiter vor Infektionen.

16.1 Im Labor: Infektionsschutz, Arbeitsschutz und Hygiene

Die Fragen des Schutzes der Allgemeinheit vor einem unsachgemäßen Umgang mit humanpathogenen Viren im Labor sind im Wesentlichen im Infektionsschutzgesetz (IfSG), die des Umgangs mit tierpathogenen Viren in der Tierseuchenerregerverordnung (TierSeuchErV), die des Arbeitsschutzes im Wesentlichen in der Biostoffverordnung (BiostoffV), verschiedenen technischen Regeln für Biologische Arbeitsstoffe (TRBAs) und den Unfallverhütungsvorschriften der Berufsgenossenschaften geregelt. Darüber hinaus sind übergeordnete Gesetze und Verordnungen wie das Arbeitsschutzgesetz (ArbeitsschutzG) sowie Spezialgesetze (z. B. Mutterschutzgesetz [MutterschutzG], Jugendschutzgesetz [JugendschutzG]) selbstverständlich auch in virologischen Laboren gültig.

16.1.1 Zuständige Behörde

Die zuständigen Behörden werden nach § 54 Infektionsschutzgesetz bzw. § 2 Tierseuchengesetz durch landesrechtliche Regelungen bestimmt. Für die Umsetzung des IfSG sind in der Regel die Gesundheitsämter zuständig, für die Umsetzung des Tierseuchengesetzes gibt es je nach Bundesland unterschiedliche Zuständigkeiten.

16.1.2 Der Begriff des Krankheitserregers, Tierseuchenerregers und des ansteckungsgefährlichen Stoffes

Für die Anwendung der meisten Bestimmungen des IfSG ist der Begriff des **Krankheitserregers** von entscheidender Bedeutung. Er muss nach § 2 IfSG in der Lage sein, beim Menschen eine Infektion oder eine übertragbare Krankheit hervorzurufen. Der Begriff soll nach der amtlichen Begründung nur solche Agenzien und Organismen umfassen, die bei gesunden, nicht abwehrgeschwächten Menschen zu einer übertragbaren Krankheit führen können. Für den Menschen nicht oder nur fakultativ pathogene Mikroorganismen werden von der Definition des § 2 IfSG nicht erfasst. Ferner spielt für einige Bestimmungen die in § 7 IfSG geregelte Meldepflicht eine Rolle.

Die amtlichen Begründung zum neunten Abschnitt des IfSG, der die Tätigkeiten mit Krankheitserregern regelt, formuliert ferner: „An der bisherigen Auslegung des Bundesseuchengesetzes (BSeuchG), wonach **Untersuchungsmaterial** (Patientenmaterial, Bodenproben, Lebensmittelproben usw.) als solches nicht als Krankheitserreger definiert wird, soll festgehalten werden. So sollen beispielsweise serologische oder mikroskopische Untersuchungen, bei denen keine Anzucht von Krankheitserregern erfolgt, von den Regelungen des Gesetzes nicht erfasst werden." Damit fiele rein formal auch die Tätigkeit mit Untersuchungsmaterial von hochverdächtig an einem hämorrhagischen Fieber erkrankten Patienten nicht unter die Erlaubnispflicht nach § 44 IfSG, solange es nicht in Zellkulturen oder Versuchstieren vermehrt wird und solange es sich nicht auch um einen Tierseuchenerreger handelt. Die Regelungen zur Weitergabe nach § 52 IfSG umfassen hingegen auch Material, das Krankheitserreger enthält, also z. B. Untersuchungsmaterial von infektionsverdächtigen Patienten.

Die TierSeuchErV stellt lapidar auf „vermehrungsfähige Erreger *oder Teile von Erregern* [Hervorhebung durch die Autoren] anzeigepflichtiger **Tierseuchen** und anderer auf Haustiere oder Süßwasserfische übertragbarer Krankheiten (Tierseuchenerreger)" ab. Die anzeigepflichtigen Tierseuchen sind in der jeweils aktuellen Fassung der Verordnung über anzeigepflichtige Tierseuchen (Tierseuchenanzeigeverordnung, TierSeuchAnzV) aufgelistet, die anderen Tierseuchenerreger in einer (nicht abschließenden) Liste der Weltorganisation für Tiergesundheit OIE (OIE-listed Diseases).

Das Gefahrgutrecht, das auch den Transport **„ansteckungsgefährlicher Stoffe"** regelt, definiert die Gefahrgüter der Klasse 6.2 (ansteckungsgefährliche Stoffe) dergestalt, dass nicht nur solche Stoffe dieser Klasse zuzuordnen sind, von denen bekannt ist, dass sie Krankheitserreger enthalten, sondern auch solche Stoffe, bei denen dies lediglich anzunehmen ist. Danach müsste Untersuchungsmaterial von hochverdächtig an einem hämorrhagischen Fieber erkrankten Patienten, obwohl nicht dem IfSG unterfallend, sehr wohl nach den Regeln für höchstgefährliche Erreger der Klasse 6.2, Kategorie A, transportiert werden.

16.1.3 Erlaubnis für Tätigkeiten mit Infektionserregern

Wer mit (humanpathogenen) Krankheitserregern tätig ist, bedarf nach § 44 des IfSG grundsätzlich der Erlaubnis durch die zuständige Behörde. Der Begriff der Tätigkeit umfasst dabei die in § 44 aufgeführten Tatbestände des
- Verbringens in den Geltungsbereich dieses Gesetzes,
- Ausführens,
- Aufbewahrens,
- Abgebens und
- Arbeitens.

Für den Export von Krankheitserregern muss neben der Export-Genehmigung nach § 44 IFSG unter bestimmten Umständen auch eine Ausfuhrgenehmigung des Bundesamtes für Wirtschaft und Außenkontrolle beantragt werden. Die Ausnahmen nach § 45 IfSG von der Erlaubnispflicht für Arbeiten mit Krankheitserregern kommen für Virologen und Laborärzte regelmäßig nicht in Betracht.

Die Erlaubnis wird nach IfSG im Gegensatz zum früheren Bundesseuchengesetz nur für natürliche, nicht aber juristische Personen (z. B. Institute, Gesellschaften) erteilt. Aufgrund des BSeuchG für juristische Personen erteilte Erlaubnisse sind inzwischen nach § 77 IfSG nicht mehr gültig, die Gültigkeit ad personam erteilter Erlaubnisse wird von den Behörden in der Regel nicht mehr anerkannt.

Die Voraussetzungen für die Erteilung der Erlaubnis nach § 44 IfSG hängen nach § 47 IfSG ab von der Sachkenntnis und der Zuverlässigkeit der betreffenden Person, die dort weiter spezifiziert sind. Die Erlaubnis kann unter Umständen auf bestimmte Tätigkeiten und bestimmte Erreger zu beschränken oder mit Auflagen zu verbinden sein, z. B. wenn sich die erforderliche Sachkenntnis auf bestimmte Erreger beschränkt. Nach § 24 IfSG dürfen nur Ärzte im Rahmen der berufsmäßigen Ausübung der Heilkunde den direkten oder indirekten Nachweis von Krankheitserregern zur Feststellung einer Infektion oder übertragbaren Krankheit führen; folglich kann eine entsprechende Tätigkeit nach § 47 Nichtärzten auch nicht erlaubt werden. Ausnahmen von dieser Einschränkung gibt es für Laborarbeiten im Auftrag eines Arztes, Zahnarztes oder Tierarztes sowie für Untersuchungen in Krankenhäusern für die unmittelbare Behandlung der Patienten des Krankenhauses. Einer Erlaubnis nach § 44 IfSG bedarf nicht, wer unter Aufsicht desjenigen, der eine Erlaubnis besitzt oder nach § 45 keiner Erlaubnis bedarf, tätig ist (§ 46 IfSG). Ein Verstoß gegen § 44 IfSG, also eine Tätigkeit mit Krankheitserregern ohne behördliche Erlaubnis, ist eine Straftat (§ 75 IfSG, Freiheitsstrafe bis zu 2 Jahren oder Geldstrafe).

Die Tierseuchenerregerverordnung nimmt in § 3 Abs. 1 einige, in der Regel für Virologen nicht relevante Arbeiten sowie in § 3 Abs. 2 die diagnostische Tätigkeit für die eigene Praxis oder Tierklinik von der Erlaubnispflicht aus. Ferner sind nach diesem Absatz von der Erlaubnispflicht ausgenommen (im Gegensatz zum IfSG) tierärztlich oder ärztlich geleitete
- staatliche oder kommunale Veterinärämter,
- Veterinäruntersuchungsämter,
- Medizinaluntersuchungsämter,
- Hygieneinstitute,
- Gesundheitsämter und
- Tiergesundheitsämter sowie
- öffentliche Forschungsinstitute und Laboratorien, deren Aufgabe das Arbeiten mit Tierseuchenerregern erfordert.

In diesen Fällen besteht eine Anzeigepflicht nach § 6 TierSeuchErV.

16.1.4 Anzeigepflicht

Unabhängig von der Erlaubnis zum Umgang mit Krankheitserregern hat nach § 49 IfSG jeder, der eine Tätigkeit im Sinne des § 44 erstmalig aufnehmen will, sofern er nicht nach § 46 unter Aufsicht tätig wird, dies der zuständigen Behörde mindestens 30 Tage vor Aufnahme anzuzeigen. Hierfür sind erforderlich
- die Erlaubnis oder Angaben zur Erlaubnisfreiheit nach § 45,
- Angaben zu Art und Umfang der beabsichtigten Tätigkeiten sowie Entsorgungsmaßnahmen,
- Angaben zur Beschaffenheit der Räume und Einrichtungen.

Die zuständige Behörde untersagt Tätigkeiten, wenn eine Gefährdung der Gesundheit der Bevölkerung insbesondere wegen unzureichender Räume, Einrichtungen oder Entsorgungsmaßnahmen zu befürchten ist.

Nach § 50 IfSG ist ebenso jede wesentliche Änderung von Tätigkeiten nach § 44 IfSG, der Räumlichkeiten und Einrichtungen sowie der Entsorgungsmaßnahmen, anzuzeigen. Weitere Anzeigepflichten sind in der Biostoffverordnung festgehalten.

Die Anzeigepflicht nach §§ 5 und 6 TierSeuchErV bezieht sich nicht auf die Entsorgungsmaßnahmen, die Vorlauffrist beträgt mindestens 2 Wochen.

16.1.5 Aufzeichnungspflichten

Für die Arbeit mit biologischen Arbeitsstoffen gibt es nach der Biostoffverordnung, für die mit Tierseuchenerregern nach § 9 TierSeuchErV umfangreiche Aufzeichnungspflichten.

16.1.6 Klassifizierung der Infektionserreger

Krankheitserreger werden nach dem von ihnen ausgehenden Infektionsrisiko in 4 Risikogruppen eingeteilt, wobei 1 die mit dem geringsten und 4 die mit dem höchsten Gefährdungsgrad darstellt. Die Zuordnung ergibt sich für Viren aus §§ 3 und 4 BioStoffV, die sich ihrerseits auf den Anhang III der Richtlinie 90/679/EWG beziehen. Letztere wurde inzwischen in die inhaltlich weitestgehend unveränderte Richtlinie 2000/54/EG überführt. Eine weitere Quelle ist die TRBA 462: Einstufung von Viren in Risikogruppen. Die Begriffsbestimmung der gezielten bzw. ungezielten Tätigkeit mit diesen Erregern findet sich in § 2 der BioStoffV. Für eine gezielte Tätigkeit müssen 3 Voraussetzungen erfüllt sein:

1. Der biologische Arbeitsstoff muss mindestens der Spezies nach bekannt sein.
2. Die Tätigkeiten müssen auf einen oder mehrere biologische Arbeitsstoffe unmittelbar ausgerichtet sein.
3. Die Exposition der Beschäftigten im Normalbetrieb ist hinreichend bekannt oder abschätzbar.

Trifft mindestens eines der 3 genannten Kriterien nicht zu, handelt es sich um eine nicht gezielte Tätigkeit.

16.1.7 Bauliche Voraussetzungen, Laborausstattung und Schutzmaßnahmen beim Umgang mit Viren im Labor

Die baulichen Voraussetzungen für die Arbeit mit Erregern im Allgemeinen sowie mit Erregern einer bestimmten Gefährdungsstufe sowie weitere Schutzmaßnahmen sind in § 10 und Anhang II und III der Biostoffverordnung aufgeführt. Durch § 10 werden auch die vom Ausschuss für biologische Arbeitsstoffe ermittelten und vom Bundesministerium für Wirtschaft und Arbeit im Bundesarbeitsblatt bekannt gegebenen Regeln (TRBAs) und Erkenntnisse verbindlich gemacht. Alternative Schutzmaßnahmen mit mindestens gleicher Schutzwirkung sind zulässig, hier trifft aber den Arbeitgeber die Nachweispflicht der Gleichwertigkeit.

16.1.8 Gefährdungsbeurteilung, Betriebsanweisung, Unterweisung des Arbeitnehmers

Vor Aufnahme der Tätigkeit mit biologischen Arbeitsstoffen sowie bei maßgeblichen Veränderungen hat der Arbeitgeber eine Gefährdungsbeurteilung durchzuführen und die geeigneten Schutzmaßnahmen festzulegen (§§ 5 bis 8 BioStoffV). Auf der Grundlage dieser Gefährdungsbeurteilungen hat er dann im Rahmen seiner Unterrichtungspflichten arbeitsbereichs- und stoffbezogene (erregerbezogene) Betriebsanweisungen mit möglichen Gefahren, Schutzmaßnahmen, Verhalten bei Unfällen und Betriebsstörungen zu erstellen. Die Beschäftigten sind anhand dieser Betriebsanweisungen vor Aufnahme der Tätigkeit arbeitsplatzbezogen zu unterweisen. Diese Unterweisungen sind bei Veränderung der Arbeitsbedingungen, bei der Feststellung einer Kontamination oder einer tätigkeitsbezogenen Erkrankung sowie bei gesundheitlichen Bedenken des Betriebsarztes zu wiederholen. Alle Unterweisungen sind schriftlich mit Zeitpunkt und Gegenstand der Unterweisung sowie Unterschrift des Unterwiesenen zu dokumentieren.

16.1.9 Weitere Verpflichtungen des Arbeitgebers, Arbeitsschutz

Zu den weiteren Verpflichtungen des Arbeitgebers zählt z. B. die Verpflichtung zur arbeitsmedizinischen Vorsorge. Dazu gehört das Angebot und die Veranlassung arbeitsmedizinischer Vorsorgeuntersuchungen einschließlich des Angebots einer Impfprophylaxe (z. B. Verordnung zur arbeitsmedizinischen Vorsorge, ArbMedVV).

16.1.10 Beschäftigung von Schwangeren, stillenden Müttern, Praktikanten

Die Details der notwendigen Maßnahmen zum Schutz werdender und stillender Mütter finden sich in der Verordnung zum Schutz der Mütter am Arbeitsplatz (MuSchArbV). Danach ist nach Anlage 1 der Verordnung für jede Tätigkeit, durch die eine werdende oder stillende Mutter gefährdet werden könnte, eine Gefährdungsbeurteilung durchzuführen (§ 1). Über das Ergebnis und die zu treffenden Maßnahmen sind die Mutter, die anderen Arbeitnehmer sowie, falls vorhanden, Personal- oder Betriebsrat zu unterrichten (§ 2). Ergibt sich eine Gefährdung, müssen Arbeitsbedingungen und/oder -zeiten umgestaltet oder, falls nicht möglich, der Arbeitsplatz gewechselt werden. Ist auch dies nicht möglich, ist die werdende oder stillende Mutter freizustellen (§ 3). Insbesondere darf eine solche Person nicht ohne ausreichende Immunität mit Rötelnviren arbeiten (§ 4), ebenso nicht Stoffen, Zubereitungen und Erzeugnissen ausgesetzt sein, die ihrer Art nach erfahrungsgemäß Krankheitserreger auf die werdende oder stillende Mutter übertragen könnten (§ 5). Darüber hinaus gibt es eine Reihe von Beschäftigungsbeschränkungen für den Umgang mit chemischen Gefahrstoffen (§ 5). Zuwiderhandlungen sind strafbewehrt bzw. sind Ordnungswidrigkeiten.

Nach dem Jugendarbeitsschutzgesetz (JArbSchG), § 22, dürfen Jugendliche unter 18 Jahren nicht mit Arbeiten mit biologischen Arbeitsstoffen der Gruppen 3 und 4 beschäftigt werden, bei denen sie schädlichen Einwirkungen durch diese Stoffe ausgesetzt sind; mit Arbeitsstoffen der Gruppen 1 und 2 dürfen sie nur arbeiten, soweit dies zur Erreichung ihres Ausbildungsziels erforderlich ist. Dabei muss ihr Schutz durch die Aufsicht eines Fachkundigen gewährleistet sein. Für Schulpraktikanten gilt die gleiche Beschränkung. Diese dürfen aber grundsätzlich nur mit leichten und für sie geeigneten Tätigkeiten beschäftigt werden (§7).

16.1.11 Überwachung des Arbeitsschutzes

Nach §3 des Arbeitsschutzgesetzes ist der Arbeitgeber verpflichtet, die zum Arbeitsschutz getroffenen Maßnahmen regelmäßig zu überprüfen, anzupassen und zu verbessern.

16.2 Abgabe und Transport von Infektionserregern

Wer Krankheitserreger an wen abgeben darf, ist in §52 IfSG und §8 TierSeuchErV geregelt. Für den Transport ansteckungsgefährlicher Stoffe gibt es ein umfangreiches Gefahrgutrecht, insbesondere das Gefahrgutbeförderungsgesetz (GGBefG) und die Gefahrgutverordnung Straße und Eisenbahn (GGVSE) und eine Reihe von speziellen Regelwerken für die Beförderung auf Straße (ADR = European **A**greement concerning the International Carriage of **D**angerous Goods by **R**oad), Schiene, auf Wasserwegen, sowie in der Luft (ICAO TI = International Civil Aviation Organization Technical Instructions, bzw. IATA DGR = International Air Transport Association Dangerous Goods Regulations).

16.2.1 Abgabe an Andere (Tätigkeitserlaubnis, Exportlizenz, Kriegswaffenkontrollgesetz)

Nach §52 IfSG und §8 TierSeuchErV dürfen Krankheitserreger sowie Material, das Krankheitserreger enthält, nur an Personen abgegeben werden, die eine Erlaubnis für Tätigkeiten mit den entsprechenden Krankheitserregern besitzen, unter Aufsicht eines Erlaubnisinhabers tätig sind oder einer Erlaubnis nicht bedürfen. Da ein Verstoß gegen diese Vorschrift straf- und bußgeldbewehrt ist, ist es notwendig, sich vor der Abgabe von der entsprechenden Erlaubnis zu überzeugen. Die Überprüfung der adäquaten Erlaubnis des Empfängers darf nur dann entfallen, wenn es sich um eine staatliche human- oder veterinärmedizinische Untersuchungseinrichtung handelt. Für die Abgabe ins Ausland kann eine Exportgenehmigung erforderlich sein. Der Export bestimmter Erreger, bei denen **auch** ein Missbrauch für kriegerische oder terroristische Zwecke denkbar ist (vgl. (http://www.ausfuhrkontrolle.info/ausfuhrkontrolle/de/gueterlisten/anhaenge_egdualusevo/anhang_1_kat_1.pdf, Stand: 18.06.2009), unterliegt den Restriktionen des Außenwirtschaftsgesetzes und der Dual-Use-Verordnung (EG) Nr. 1334/2000. Abgabe oder Erwerb von Krankheitserregern, um daraus biologische Waffen zu entwickeln, ist aufgrund §18 Abs. 1 Kriegswaffenkontrollgesetz immer verboten.

16.2.2 Transport

Ansteckungsgefährliche Stoffe werden im Gefahrgutrecht auch als Stoffe der Klasse 6.2 bezeichnet. Im Gegensatz zu Chemikalien, die in der Regel nur transportiert werden, wenn sowohl ihre Zusammensetzung als auch die von ihnen möglicherweise ausgehenden Gefahren bekannt sind, ist die Natur von infektiösen Stoffen, insbesondere von Proben, die zur Diagnostik ins Labor verschickt werden, oft recht unklar. Der Absender ist jedoch verpflichtet, eine sachgerechte Klassifizierung unter Einbeziehung aller vorliegenden Informationen vorzunehmen. Abgesehen von den Fällen, in denen die gefahrgutrechtlichen Bestimmungen nicht anzuwenden sind – beispielsweise wenn sich die Erregerkonzentration auf einem in der Natur vorkommenden Niveau befindet und bei denen nicht davon auszugehen ist, dass sie ein bedeutsames Infektionsrisiko darstellen – oder andere Befreiungsgründe vorliegen (das ADR gilt z. B. nicht für getrocknete Bluttropfen auf Filterpapier) – sind verschiedene Klassifizierungen denkbar. Zuerst muss geprüft werden, ob bekannt oder anzunehmen ist, dass das zu transportierende Material Krankheitserreger enthält. Sollte es sich um hochpathogene Erreger gemäß der Indikativliste des ADR bzw. der IATA DGR handeln, so sind diese als Kategorie-A-Erreger einzustufen. Wie allen Gefahrstoffen wird auch hochpathogenen Krankheiterregern eine vierstellige UN-Nummer zugeordnet. Diese Gefahrstoffnummer (UN-Nummer) ist in den „Model Regulations" der Vereinten Nationen festgelegt und wurde in alle internationale Gefahrgutregelwerke übernommen. Somit wird eine eindeutige Kennzeichnung von Versandstücken mit Gefahrgütern ermöglicht. Für humanpathogene Erreger der Kategorie A lautet die korrekte Bezeichnung UN 2814 (ANSTECKUNGSGEFÄHRLICHER STOFF, GEFÄHRLICH FÜR MENSCHEN) bzw. UN 2900 (ANSTECKUNGSGEFÄHRLICHER STOFF, nur GEFÄHRLICH FÜR TIERE). Diese Stoffe sind gemäß der Verpackungsanweisung P620 [P620] zu verpacken. Beispiele hierfür wären eine Patientenprobe mit dringendem Verdacht auf Lassafieber oder eine Kultur des Maul-und-Klauenseuche-Virus. Solche Proben werden in der Regel nur in Laboratorien der Sicherheitsstufen 3 und 4 anfallen.

Infektiöse Stoffe, welche die Kriterien für die Kategorie A nicht erfüllen, sind als „BIOLOGISCHER STOFF; KATEGORIE B" (UN 3373) zu klassifizieren. Bei Einhaltung der dazugehörenden Verpackungsanweisung P650 sind die Transportvorschriften erheblich vereinfacht.

Auch Patientenproben mit einer minimalen Wahrscheinlichkeit, dass sich darin Krankheitserreger befinden (z. B. Urinproben zur Überprüfung eines Hormonspiegels) können ohne große Auflagen transportiert werden. Im

Wesentlichen handelt es sich bei den Anforderungen um die deutliche Kennzeichnung als „freigestellte medizinische Probe“ und die Verwendung einer Dreifachverpackung. Dabei müssen sowohl Primär- wie Sekundärgefäß der Dreifachverpackung wasserdicht sein, es muss genügend absorbierendes Material zur Aufnahme der gesamten Flüssigkeit (im Falle einer Leckage) eingesetzt werden und das Außenmaterial muss ausreichende Festigkeit sowie eine Mindestgröße von 100×100 mm aufweisen.

16.2.3 Infektiöser Abfall

Infektiöse Abfälle werden in virologischen Laboratorien in der Regel nicht anfallen, da verschiedene Vorschriften die wirkungsvolle Inaktivierung potenziell infektiösen Materials verlangen, bevor dieses Material als Abfall entsorgt werden darf. Diese Anforderung ergibt sich beispielsweise aus der TRBA 100.

16.3 Konsequenzen der Feststellung von Infektionen

Die Diagnose bestimmter übertragbarer Krankheiten bzw. Infektionserreger kann zu direkten Maßnahmen im Krankenhaus, z. B. Isolierung oder Kohortenisolierung, zur Verhinderung nosokomialer Infektionen, Meldepflichten gegenüber den zuständigen Behörden und daraus resultierenden behördlichen Maßnahmen sowie Tätigkeitseinschränkungen für Infizierte mit bestimmten Tätigkeiten führen.

16.3.1 Maßnahmen zur Vermeidung der nosokomialen Weiterverbreitung der Infektion

Art und Umfang der Isolierungsmaßnahmen (Schleuse, Kittel, Mundschutz, eigene Toilette, eigenes Essbesteck usw.) in Abhängigkeit vom Erreger sind Gegenstand der Krankenhaushygiene (s. Kap. 13).

16.3.2 Meldepflichten

Meldepflichten aufgrund von Erregernachweisen sind in § 7 IfSG aufgeführt. § 8 IfSG behandelt die zur Meldung verpflichteten Personen, § 9 das Verfahren der namentlichen und § 10 das Verfahren der nicht namentlichen Meldung. Die in § 7 genannten Erreger sind nur zu melden, sofern ihr Nachweis auf eine akute Infektion hinweist, bei der Feststellung einer Hepatitis-C-Virus-Infektion ist jeder Nachweis zu melden, soweit nicht bekannt ist, etwa durch Mitteilung des Einsenders der Probe, dass eine chronische Infektion vorliegt. Zur Meldung verpflichtet sind beim Erregernachweis nach § 7 IfSG die Leiter von Medizinaluntersuchungsämtern und sonstigen privaten oder öffentlichen Untersuchungsstellen, und zwar unabhängig von der Meldung durch den behandelnden Arzt über den Verdacht auf eine meldepflichtige übertragbare Krankheit nach § 6. Die namentliche Meldung muss nach § 9 unverzüglich, spätestens jedoch 24 Stunden nach erlangter Kenntnisnahme gegenüber dem für den Einsender zuständigen Gesundheitsamt erfolgen, und zwar mit den in § 9 Abs. 2 genannten Angaben. Nicht namentliche Meldepflichten gibt es nach § 7 Abs. 3 in der Virologie für den Nachweis von HIV und konnatalen Rötelninfektionen; die Meldung hat innerhalb von 2 Wochen gegenüber dem Robert-Koch-Institut in Berlin zu erfolgen, und zwar mit den Angaben entsprechend § 10 Abs. 1 IfSG.

Die Möglichkeit der Anpassung der Meldepflicht durch Rechtsverordnung des Bundesministers für Gesundheit oder der Landesregierungen ist in § 15 IfSG geregelt. Daher sollte man sich über zusätzliche Bundesland-bezogene Meldepflichten bei den zuständigen Behörden informieren.

16.3.3 Schutzmaßnahmen, Beobachtung, Absonderung

§ 28 IfSG enthält eine Generalklausel für Schutzmaßnahmen, die die zuständige Behörde bei der Feststellung von Kranken, Krankheitsverdächtigen, Ansteckungsverdächtigen und Ausscheidern, oder Verstorbenen, die diesen Gruppen zugeordnet werden können, treffen kann, soweit und solange sie zur Verhinderung der Verbreitung übertragbarer Krankheiten erforderlich sind. Dabei können die Grundrechte der Freiheit der Person, der Versammlungsfreiheit und der Unverletzlichkeit der Wohnung eingeschränkt werden. Eine Heilbehandlung darf jedoch nicht angeordnet werden. In eigenen Paragraphen werden aufgeführt

- die Beobachtung Betroffener (§ 29),
- die Absonderung (Quarantäne) von an Lungenpest oder übertragbaren hämorrhagischen Fiebern Erkrankter oder dessen Verdächtigter (§ 30) sowie
- Tätigkeitseinschränkungen bei Infizierten (§ 31).

16.3.4 Tätigkeitseinschränkungen bei Infizierten

§ 31 IfSG ermöglicht der zuständigen Behörde, berufliche Tätigkeitseinschränkungen oder Verbote in Einzelfällen auszusprechen, wenn unter bestimmten Umständen eine Gefährdung Dritter besteht. Die Tätigkeitsverbote in Gemeinschaftseinrichtungen nach § 34 und in der Lebensmittelherstellung und -verarbeitung nach § 42 treten bei Vorliegen der entsprechenden infektiologischen Befunde automatisch in Kraft.

Individuelle Tätigkeitsverbote nach § 31 IfSG

Dieser Paragraph erweitert den sonstigen Anwendungsbereich des IfSG (Kranker, Krankheitsverdächtiger, Ansteckungsverdächtiger und Ausscheider) um den Begriff des Carriers („... Personen, die Krankheitserreger so in oder an sich tragen, dass im Einzelfall die Gefahr einer Weiterverbreitung besteht.") Die Gefahr wird bei HBV-, HCV und HIV-infizierten Chirurgen sowie anderem medizinischen Personal in Abhängigkeit von der Tätigkeit gesehen. Die Konsequenzen werden auf der Web-Seite der Deutschen Vereinigung zur Bekämpfung von Viruskrankheiten diskutiert (http://fp-www.med.uni-jena.de/dvv/start.html → Therapieempfehlungen und Merkblätter, Stand: 18.06.2009). Wer aufgrund eines Tätigkeitsverbotes nach § 31 IfSG einen Verdienstausfall erleidet, enthält gemäß § 56 IfSG eine Entschädigung. Problematisch ist die Anwendung dieser Vorschriften z. B. bei HIV-infizierten Prostituierten. Eine Zuwiderhandlung gegen ein Tätigkeitsverbot ist nach § 75 IfSG strafbewehrt.

In Gemeinschaftseinrichtungen

Personen mit virusbedingten hämorrhagischen Fiebern, Masern, Mumps, Poliomyelitis, Virushepatitis A oder E, Windpocken sowie einer Reihe weiterer, in § 34 IfSG aufgelisteter bakterieller Erkrankungen bzw. Krankheitsverdacht, dürfen in Einrichtungen, in denen überwiegend Säuglinge, Kinder oder Jugendliche betreut werden (Gemeinschaftseinrichtungen, siehe § 33 IfSG), keine Tätigkeit mit Kontakt zu Betreuten ausüben, solange die Gefahr der Weiterverbreitung besteht. Für die Betreuten (z. B. Krippenkinder, Schüler) gilt bei Erkrankungsverdacht oder Erkrankung ein Betretungsverbot für die Räume der Gemeinschaftseinrichtung, ein Benutzungsverbot für die Einrichtungen und ein Teilnahmeverbot für Veranstaltungen. Für Betreute unter sechs Jahren wird die Liste ergänzt durch den Verdacht auf oder die Erkrankung an infektiöser Gastroenteritis.

Analoge Einschränkungen gelten für Personen, in deren häuslicher Gemeinschaft Erkrankungsverdacht oder Erkrankung aufgetreten sind (gilt nicht bei Windpocken). Ausnahmen sind nach Absatz 7 möglich, wenn die Infektion durch frühere oder aktuelle Maßnahmen verhindert wird. Erkrankt also eines von mehreren Geschwistern an Masern, müssen nicht alle Geschwister von der Schule bzw. dem Kindergarten ferngehalten werden, wenn diese nachweislich durch Impfung oder frühere Infektion geschützt sind und die Behörde dies zulässt.

Bei der Lebensmittelherstellung und -verarbeitung

Personen, die an einer Virushepatitis A oder E, einer infektiösen Gastroenteritis oder weiteren, in § 42 IfSG genannten, bakteriellen Infektionen erkrankt oder dessen verdächtig sind, dürfen nicht tätig sein oder beschäftigt werden:

- beim Herstellen, Behandeln oder Inverkehrbringen einer großen Zahl von Lebensmitteln (Auflistung § 42 Abs. 2), wenn sie dabei mit diesen in Berührung kommen
- in Küchen von Gaststätten oder sonstigen Einrichtungen mit oder zur Gemeinschaftsverpflegung
- wenn sie mit Bedarfsgegenständen, die für die oben genannten Tätigkeiten verwendet werden, in Berührung kommen
- wenn sie in amtlicher Eigenschaft mit den aufgelisteten Lebensmitteln oder den entsprechenden Bedarfsgegenständen in Berührung kommen

16.4 Der Umgang mit infektiösen Leichen

Die Bundesländer haben den Umgang mit infektiösen Leichen in ländereigenem Bestattungsrecht geregelt. Hinweise zu Maßnahmen bei Todesfall an gemeingefährlichen Infektionserregern von der Kontagiosität der Leiche, die Vorgehensweise bei der Obduktion und die Maßnahmen danach bis zur Versorgung und Transport des Leichnams finden sich im Handbuch „Biologische Gefahren I", das vom Bundesamt für Bevölkerungsschutz und Katastrophenhilfe kostenlos an Interessierte abgegeben wird.

16.5 Virologische Fragen in Katastrophensituationen

Die ausschließliche Gesetzgebungskompetenz im Verteidigungsfall kommt nach Art. 73 Abs. 1 Nr. 1 dem Bund zu, der auf dieser Grundlage das Zivilschutzgesetz (ZSG) erlassen hat. Dieses beschäftigt sich in verschiedenen Paragraphen mit kriegsbedingten biologischen Gefahrenlagen und den entsprechenden Maßnahmen. Katastrophenschutz ist in den Ländern durch Katastrophenschutzgesetze sehr unterschiedlich geregelt. Biologische Gefahrenlagen wie Pandemien und bioterroristische Anschläge sind hierbei nur begrenzt berücksichtigt. Nicht ortsbezogene, teils sehr präzise Vorstellungen sind im Handbuch „Biologische Gefahren I" des Bundesamtes für Bevölkerungsschutz und Katastrophenhilfe nachzulesen. Sollten die entsprechenden virologisch arbeitenden Institute nicht ohnehin in die lokale Planung eingebunden sein, ist eine diesbezügliche Kontaktaufnahme mit den lokalen Behörden sinnvoll.

Gesetzestexte, Verordnungen und Regeln

a) Bundesgesetze und -verordnungen

Im Internet: http://www.gesetze-im-internet.de; Stand: 22.04.2009

b) Transportvorschriften:

- ADR 2007. Im Internet: http://www.bmvbs.de/artikel-,302.929053/Gefahrgut-Recht-Vorschriften-S.htm; Stand: 22.04.2009
- Allgemeinverfügung Nr. D/BAM/ADR/003. Im Internet: http://www.bam.de/de/service/amtl_mitteilungen/gefahrgutrecht/gefahrgutrecht_medien/allgemeinverf_adr_003.pdf; Stand: 22.04.2009
- ICAO-Technical instructions. Im Internet: http://www.icao.int/anb/FIs/dangerousgoods/TechnicalInstructions/; Stand: 22.04.2009
- IATA dangerous goods regulations. Im Internet: http://www.iata.org/whatwedo/cargo/dangerous_goods/; Stand: 22.04.2009
- P620. Im Internet: http://www.bmvbs.de/Anlage/original_1033518/ADR2007-Anlageband.pdf, Seite 618; Stand: 22.04.2009
- P650. Im Internet: http://www.bmvbs.de/Anlage/original_1033518/ADR2007-Anlageband.pdf, Seite 619; Stand: 22.04.2009
- BGW 2007. Diagnostische Proben richtig versenden – gefahrgutrechtliche Hinweise. Im Internet: http://www.vetmed.fu-berlin.de/einrichtungen/institute/we07/dienstleistung/probvers/Sicherer_Probenversand.pdf; Stand: 22.04.2009

c) Technische Regeln für Biologische Arbeitsstoffe (TRBA)

Im Internet: http://www.baua.de/de/Themen-von-A-Z/Biologische-Arbeitsstoffe/TRBA/TRBA.html_nnn=true; Stand: 22.04.2009

- TRBA 100: Schutzmaßnahmen für gezielte und nicht gezielte Tätigkeiten mit biologischen Arbeitsstoffen in Laboratorien. Ausgabe: Dezember 2006. GMBl. Nr. 21 vom 10. April 2007, S. 435–451
- TRBA 120: Versuchstierhaltung (TRBA 120) Ausgabe: Mai 2000
- TRBA 310: Arbeitsmedizinische Vorsorgeuntersuchungen nach Anhang VI Gentechnik-Sicherheitsverordnung. Ausgabe: April 1997; 1. Ergänzung (BArbBl. 3/98), 2. Ergänzung (BArbBl. 12/98)
- TRBA 400: Handlungsanleitung zur Gefährdungsbeurteilung und für die Unterrichtung der Beschäftigten bei Tätigkeiten mit biologischen Arbeitsstoffen. Ausgabe: April 2006
- TRBA 450: Einstufungskriterien für Biologische Arbeitsstoffe. Ausgabe: Juni 2000 mit der Änderung und Ergänzung: BArbBl. 04/2002 und 10/2002, Änderung und Ergänzung: BArbBl. 11-2004
- TRBA 462: Einstufung von Viren in Risikogruppen. Ausgabe: August 1998
- TRBA 500: Allgemeine Hygienemaßnahmen: Mindestanforderungen. Ausgabe: März 1999

d) Technische Regeln für Gefahrstoffe (TRGS)

Im Internet: http://www.baua.de/de/Themen-von-A-Z/Gefahrstoffe/TRGS/TRGS.html; Stand: 22.04.2009

- TRGS 001: Das Technische Regelwerk zur Gefahrstoffverordnung – Allgemeines – Aufbau – Übersicht – Beachtung der Technischen Regeln für Gefahrstoffe. Ausgabe: Dezember 2006
- TRGS 200: Einstufung und Kennzeichnung von Stoffen, Zubereitungen und Erzeugnissen. Ausgabe: Februar 2007
- TRGS 400: Gefährdungsbeurteilung für Tätigkeiten mit Gefahrstoffen. Ausgabe: Januar 2008
- TRGS 500: Schutzmaßnahmen. Ausgabe: Januar 2008, ergänzt: Mai 2008
- TRGS 526 Laboratorien. Ausgabe: Februar 2008
- TRGS 905: Verzeichnis krebserzeugender, erbgutverändernder oder fortpflanzungsgefährdender Stoffe Ausgabe: Juli 2005, zuletzt geändert und ergänzt: Mai 2008
- TRGS 906: Verzeichnis krebserzeugender Tätigkeiten oder Verfahren nach § 3 Abs. 2 Nr. 3 GefStoffV. Ausgabe: Juli 2005 zuletzt geändert und ergänzt: März 2007

e) Berufsgenossenschaftliche Vorschriften, Regeln und Merkblätter

- BGV A1 Unfallverhütungsvorschrift „Grundsätze der Prävention“
- BGI 788/B010: Schutzmaßnahmen bei Tätigkeiten mit Affen: Verhütung von Infektionen, die von Affen auf den Menschen übertragen werden können 8/2000
- BGI 863/B011: Sicheres Arbeiten an mikrobiologischen Sicherheitswerkbänken 9/2004

f) Weitere

- EU-Verordnung 1774/2002. Im Internet: http://eur-lex.europa.eu/LexUriServ/site/de/consleg/2002/R/02002R1774-20060401-de.pdf; Stand: 22.04.2009
- Laga-Richtlinie über die ordnungsgemäße Entsorgung von Abfällen aus Einrichtungen des Gesundheitsdienstes
- OIE-listed diseases. Im Internet: http://www.oie.int/eng/maladies/en_classification.htm; Stand: 22.04.2009
- Robert-Koch-Institut: Liste der vom Robert-Koch-Institut anerkannten und geprüften Desinfektionsmittel und -verfahren. Im Internet: http://www.rki.de/cln_049/nn_206124/DE/Content/Infekt/Krankenhaushygiene/Desinfektionsmittel/desinfektionsmittel_node.html?_nnn=true; Stand 22.04.2009

Literatur

Bales S. Infektionsschutzgesetz: Kommentar und Vorschriftensammlung. 2. Aufl. Stuttgart: Kohlhammer; 2003

Caspari G. Hygiene im Labor. In: Eikmann T, Christiansen B, Exner M, Herr C, Kramer A, Hrsg. Hygiene in Krankenhaus und Praxis. 3. Aufl. Landsberg: Ecomed Medizin; 2008: Kapitel 7.2.3

Thurm V, Schoeller A, Mauff G et al. Mitteilungen: Versand von medizinischem Untersuchungsmaterial – Neue Bestimmungen ab 2007. Dtsch Arztebl 2007; 104(46): A-3201/B-2817/C-2717

Klinische Virologie

17 Neurotrope Virusinfektionen

F. Trostdorf

17.1 Einführung

Die klinischen Manifestationsformen viraler Infektionen des zentralen Nervensystems sind heterogen und beinhalten Meningitiden, Enzephalitiden, Myelitiden, Radikulitiden und Hirnnervenläsionen sowie deren Mischbilder, wobei erregerabhängige Prädilektionsstellen bestehen (Tab. 17.**1**).

Neben gutartigen Erkrankungen, die ohne spezifische Therapie innerhalb von Tagen folgenlos ausheilen, kann es auch zu potenziell letal verlaufenden Enzephalitiden kommen.

Die Affektion des Nervensystems kann im Rahmen einer Virämie oder durch eine endogene Reinfektion erfolgen.

Für die Diagnosestellung wegweisend ist in der Regel das klinische Syndrom einschließlich allgemeiner Infektionszeichen (z. B. Fieber) in Kombination mit dem Nachweis entzündlicher Veränderungen im Liquor.

Hier findet sich bezüglich der Routineparameter bei viralen Erkrankungen mehrheitlich eine leichte bis mäßige lymphomonozytäre Pleozytose, die selten Werte > 600 Zellen/µl übersteigt.

Die Erregerdiagnostik ist fokussiert auf Nachweismethoden im Liquor, wobei hier dem direkten Nachweis der Viren mittels Polymerasekettenreaktion (PCR) die größte Bedeutung zukommt.

Die Antikörperbestimmung insbesondere mit Berechnung des Antikörperspezifitäts-Index (ASI) zur Frage einer

Tabelle 17.**1** Syndromatologische Klassifikation viraler Erreger mit potenzieller Affektion des Nervensystems.

klinische Manifestation	Erreger
Meningitis	Enteroviren (Coxsackie A und B, ECHO, Polio, Enterovirus 71), Mumpsvirus, Adenoviren, Masernvirus, FSME-Virus, Epstein-Barr-Virus (EBV), Herpes-simplex-Virus Typ 2 (HSV-2) Sandfliegen-Fieber-Viren (Toskana/Neapel/Sizilien), Hantaviren, Japan-Enzephalitis-Virus (JEV), Humanes Immundefizienzvirus (HIV), Parvovirus B19, Humanes Herpesvirus 6 (7) (HHV-6, -7), Rötelnvirus, Denguevirus, Rifttal-Fieber-Virus
Enzephalitis, Meningoenzephalitis, Enzephalomyelitis (akut)	Herpes-simplex-Virus Typ 1 (2), Varizella-Zoster-Virus (VZV), Zytomegalievirus (CMV, bei Immunsuppression, AIDS), FSME-Virus, Masernvirus, Enterovirus 71, Humanes Immundefizienzvirus (HIV), Adenoviren, Tollwutvirus, Japan-Enzephalitis-Virus, Polioviren Typen 1–3, Vacciniavirus, Herpes-B-Virus (Affe), HTLV, Lassavirus, West-Nil-Virus
chronische Enzephalitis, Enzephalopathie	JC-Viren (progressive multifokale Leukenzephalopathie = PML, bei Immunsupprimierten), Humane Immundefizienz-Viren (HIV)
progressive Panenzephalitis	Masernvirus (SSPE), Rötelnvirus
Reye-Syndrom (Enzephalopathie und fettige Leberdegeneration bei Kindern)	Influenzaviren (v. a. nach ASS-Gabe)
Myelitis	FSME-Virus, Enteroviren, Epstein-Barr-Virus (EBV), Humane Immundefizienz-Viren (HIV), Filoviren
transverse Myelitis	Zytomegalievirus (CMV), Varizella-Zoster-Virus (VZV), Herpes-simplex-Virus Typ 2 (HSV-2)
Poliomyelitis	Enteroviren, v. a. Poliovirus Typ 1, 2, 3
Myelopathie	HTLV-I (tropische spastische Paraparese, TSP/HAM), HIV
Hirnnervenparese	Polioviren Typen 1–3, FSME-Virus, Humane Immundefizienz-viren (HIV), Varizella-Zoster-Virus (VZV), Herpes-simplex-Virus Typ 1, Zytomegalievirus (CMV), Mumpsvirus, FSME-Virus, Humane Immundefizienz-Viren (HIV), HTLV-I (HTLV-II)

intrathekalen Synthese spezifischer Antikörper zeigt häufig erst im Verlauf der Erkrankungen richtungsweisende Auffälligkeiten.

Bezüglich bildgebender Verfahren sind bei enzephalitischen und myelitischen Manifestationen diagnostisch hilfreiche bis weitestgehend spezifische Befunde in der Kernspintomografie (z. B. HSV Enzephalitis) möglich (Abb. 17.**1**).

Darüber hinaus ist die Bildgebung hilfreich bei der differenzialdiagnostischen Abgrenzung anderer Erkrankungen.

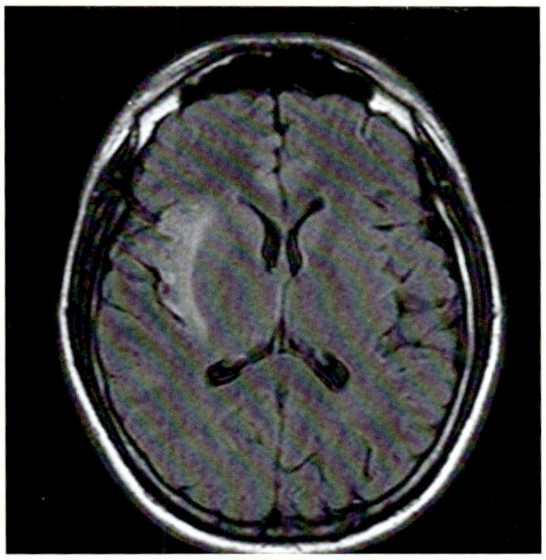

a

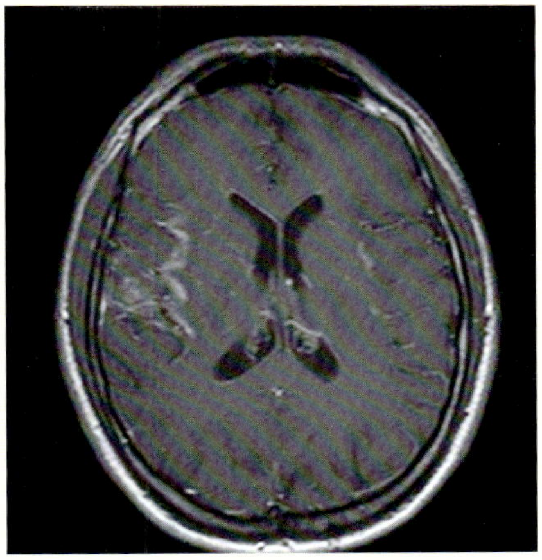

b

Abb. 17.**1** Kernspintomografischer Nachweis von Hyperintensitäten in der Inselrinde rechts bei einer HSV-Enzephalitis (Quelle: Institut für Neuroradiologie, Frankfurt am Main, Direktor: Prof. Dr. med. F. Zanella).
a Ohne Kontrastmittelgabe.
b Nach Kontrastmittelgabe.

Therapeutisch sind spezifische virostatische Therapien und symptomatische Maßnahmen zu unterscheiden. Zu letzteren zählen vornehmlich bei enzephalitischen Krankheitsbildern die Behandlung von agitierten Psychosyndromen, epileptischen Anfällen und Hirnödemen einschließlich intensivmedizinischer Maßnahmen mit ggf. künstlicher Beatmung.

! Die Diagnose einer viralen Infektion des zentralen Nervensystems ergibt sich aus dem klinischen Syndrom und der typischen Befundkonstellation im Liquor.

17.2 Krankheitsbilder

17.2.1 Akute virale Meningitiden

Die jährliche Inzidenz viraler Meningitiden (syn.: aseptische Meningitiden) wird auf 10 bis 20/100 000 geschätzt (Rotbart 2000). Zu den potenziellen Erregern zählen u. a. Coxsackie-Viren, ECHO-Viren, Enterovirus 71, Adenoviren, Influenza-Viren (seltener Parainfluenza-Viren), LCMV, HSV-2, VZV, Polioviren, Masernviren, FSME-Virus, Mumpsviren, EBV, Rötelnviren und HIV.

Klinik

Der klinische Verlauf ist in der Regel benigne und gekennzeichnet durch das subakute bis akute Auftreten von
- Kopfschmerzen,
- Fieber,
- Nackensteifigkeit.

Mögliche Begleitsymptome der Erkrankung sind Photophobie, allgemeines Krankheitsgefühl, Myalgien, Übelkeit und Erbrechen sowie Schüttelfrost. Definitionsgemäß fehlen Symptome einer Beteiligung des Hirnparenchyms bzw. des Rückenmarks.

Häufig wird ein biphasischer Verlauf der Symptomatik beobachtet, initial im Rahmen der Virämie, im Verlauf dann bei Affektion der Meningen.

Differenzialdiagnosen

Differenzialdiagnostisch müssen bei der genannten Symptomkonstellation andere infektiöse Meningitiden (bakteriell, parasitär) sowie gelegentlich auch maligne Prozesse im Sinne einer **Meningeosis** in Erwägung gezogen werden. Selten treten zudem Meningitiden im Rahmen eines systemischen Lupus erythematodes (SLE) auf. Rezidivierende, aseptische Meningitiden werden nach dem Erstbeschreiber als **Mollaret-Meningitis** klassifiziert.

Der wesentliche diagnostische Schritt ist die **Lumbalpunktion**, deren Indikation bei einer entsprechenden differenzialdiagnostischen Erwägung großzügig gestellt werden sollte.

Die virologische Diagnostik sollte primär auf die potenziellen Erreger fokussiert sein, bei denen sich spezifische therapeutische Konsequenzen außerhalb einer symptomatischen Behandlung ergeben würden (z. B. HSV oder HIV).

In der Mehrzahl der Fälle beschränkt sich die Therapie auf die Symptome, sodass analgetische, antipyretische und antiemetische Maßnahmen erforderlich werden.

Lediglich in den seltenen Fällen einer gesicherten Herpes-simplex- bzw. Varizella-Zoster-Virus- und Zytomegalievirus-Infektion ist eine virostatische Therapie möglich und indiziert. Sie erfolgt für jeweils 10 Tage mit Aciclovir (3 × 10 mg/kg/Tag i.v. für 10 Tage) bzw. Ganciclovir (2 × 5 mg/kg/Tag).

! In der Regel kann bei einer viralen Meningitis von einem benignen Verlauf mit spontan regredienten Symptomen ausgegangen werden, wobei diagnostisch spezifische Erreger mit therapeutischer Relevanz berücksichtigt werden müssen.

17.2.2 Chronische Meningitiden

Eine chronische Meningitis ist definiert als eine meningeale Inflammation > 4 Wochen mit begleitendem entzündlichen Liquorsyndrom. Zu den möglichen viralen Erregern zählen LCMV, Mumpsvirus, HSV, VZV, CMV, Arbo-, Echo- und Masernviren.

Die differenzialdiagnostische Abgrenzung muss vornehmlich gegen bakterielle Erreger und Pilze erfolgen.

17.2.3 Akute Virusenzephalitiden

Die Häufigkeit viraler Enzephalitiden wird weltweit auf 3,5 bis 7/100 000 geschätzt, wobei große regionale Unterschiede bestehen (Schmutzhard 2000).

Das Spektrum von potenziell Enzephalitis-verursachenden Viren ist breit und umfasst über 100 Arten.

Durch eine gezielte Anamnese, die eine Expositions- und Reiseanamnese umfassen muss, kann unter Umständen eine Eingrenzung auf bestimmte Viren möglich werden.

Klinik und Verlauf

Wesentliche klinische Merkmale eines enzephalitischen Syndroms sind häufig nach einem prodromalen, grippalen Stadium auftretende Symptome mit
- Fieber,
- Wesensänderung,
- Kopfschmerzen,
- Sprachstörungen,
- epileptischen Anfällen,
- quantitativen Bewusstseinstörungen bis zum Koma.

Bei bestimmten Erregern bestehen Prädilektionstellen der zerebralen Schädigung, die die unterschiedlichen und bei einigen Erregern recht spezifischen klinischen Syndrome bedingen. Das Spektrum möglicher Verläufe ist breit und reicht von eher blanden Formen bis zu potenziell letalen Enzephalitiden.

Die Etablierung der Diagnose einer Enzephalitis sollte regelhaft unter Zuhilfenahme von fünf Parametern gelingen (Pfister u. Kaiser 2003):
- klinischer Verlauf (akut, subakut, chronisch)
- Liquordiagnostik
- Bildgebung (MRT)
- Beurteilung extrakranieller Besonderheiten, z. B. Grunderkrankungen, Malignome, Hautveränderungen, Endokarditis
- klinische Konstellation, z. B. vorangegangene Infekte, Jahreszeit, Zeckenstich, Immunsuppression, Reisen, aktuelle Epidemien

Spezifische Therapiemaßnahmen im Sinne einer virostatischen Behandlung stehen nur für einige Erreger (z. B. Herpesviren) zu Verfügung.

Bei diesen Formen kommen zusätzlich, bei allen anderen ausschließlich, symptomatische Therapien zum Einsatz.

! Aufgrund der sehr heterogenen Manifestationsformen muss ein enzephalitisches Geschehen bei zahlreichen neurologischen Symptomen in Kombination mit Zeichen eines Infektes in Erwägung gezogen werden.

Herpes-simplex-Enzephalitis (HSV-Enzephalitis)

Die Herpes-simplex-Enzephalitis ist mit einer Inzidenz von 3 bis 4/1 Mio. die häufigste sporadisch auftretende Enzephalitis ohne saisonale Häufung oder geschlechtsspezifische Verteilung. Die Letalität ist bei unbehandelten Patienten mit 70% sehr hoch und wird bei rechtzeitiger Therapie auf ca. 30% gesenkt (Steiner et al. 2007).

Klinik

Die initiale Krankheitsphase ist typischerweise durch einen **biphasischen Verlauf** gekennzeichnet. Einem grippalen Stadium von wenigen Tagen mit Kopfschmerzen, Fieber und Abgeschlagenheit folgt häufig ein kurzes Intervall mit tendenzieller Beschwerdebesserung sowie dann die Manifestation neurologischer bzw. neuropsychiatrischer Symptome mit aphasischen Störungen, Wesensveränderung mit auch psychotischen Elementen in Form von illusionären Verkennungen und Halluzinationen, epileptischen Anfällen und schließlich quantitativen Bewusstseinsstörungen bis hin zum Koma.

Differenzialdiagnosen

Grundsätzlich müssen differenzialdiagnostisch entzündliche, ischämische und raumfordernde Prozesse in Erwägung gezogen werden:

- andere virale Enzephalitiden
- ischämische Schlaganfälle
- Tumoren
- Subduralhämatome
- andere Infektionskrankheiten des ZNS
  - bakterielle Meningitiden (einschließlich Tbc)
  - zerebrale Toxoplasmose
  - Hirnabszesse, Empyeme

Bei einem passenden klinischen Syndrom sollten die Verdachtsdiagnose erhärtende Befunde primär liquordiagnostisch angestrebt werden, wobei sich hier in ca. 95 bis 96 % der Fälle entzündliche Veränderungen mit einer Pleozytose von häufig mehreren Hundert Zellen/µl und einer allenfalls leichten Erhöhung des Albuminquotienten und des Laktats finden.

Die Erregerdiagnostik aus dem Liquor beinhaltet in der Akutphase vornehmlich den Nachweis der viralen DNA mit der **PCR**, die insbesondere in der Akutphase eine Sensitivität von ca. 95 % und eine Spezifität von nahezu 100 % erreicht (Steiner et al. 2007). Diagnostisch verwertbare Antikörpertiter entwickeln sich erst im Verlauf der Erkrankung und sind daher in der Akutdiagnostik häufig ohne Relevanz. Der Nachweis eines positiven ASI > 1,5 ist ein diagnostisches Merkmal hoher Spezifität für eine akute HSV-Infektion, sowohl als Primärinfektion als auch im Rahmen einer Reaktivierung.

Kernspintomografisch können morphologische Veränderungen bereits in der Frühphase bei Symptommanifestation sichtbar gemacht werden. Die Veränderungen betreffen vornehmlich die **mesialen Anteile des Temporallappens**, die Inselrinde, den Thalamus, den Gyrus cinguli sowie den frontobasalen Kortex (Abb. 17.**1**).

Bereits im Verdachtsfall muss unmittelbar die Behandlung mit **Aciclovir** in einer Dosierung von 10 mg/kg Körpergewicht alle 8 Stunden begonnen werden. Eine Dosisanpassung ist bei einer eingeschränkten Nierenfunktion erforderlich. Die Behandlungsdauer beträgt in der Regel 10 bis 14 Tage.

! Bereits die Verdachtsdiagnose einer HSV-Enzephalitis sollte Anlass für den sofortigen Beginn einer virostatischen Behandlung mit Aciclovir sein.

Frühsommer-Meningoenzephalitis (FSME)

Im Jahre 2006 wurden dem Robert Koch-Institut (RKI) in Berlin 547 Neuerkrankungen aus Deutschland gemeldet, bezüglich derer sich eine saisonale Häufung in der Zeit von März bis Oktober mit einem Maximum zwischen April und Juli findet.

Klinik

Bei der Mehrzahl der Erkrankungen (ca. 70 %) findet sich nach einer Inkubationszeit von 4 bis 28 Tagen ein typischer biphasischer Verlauf mit einem **grippalen Vorstadium** mit allgemeiner Abgeschlagenheit, Hals- und Kopfschmerzen, Fieber und häufig Bauchschmerzen sowie der mit einer Latenz von wenigen Tagen nachfolgenden neurologischen Manifestation, die nahezu regelhaft von einem erneuten Fieberanstieg begleitet ist.

Diese Affektion des ZNS ist möglich als Meningitis (ca. 50 %), Meningoenzephalitis (ca. 40 %) oder Meningoenzephalomyelitis (ca. 10 %) (Kaiser 1999).

Spezifisch bei der meningoenzephalomyelitischen Verlaufsform ist die Affektion im Bereich der Vorderhörner, die neben spastischen auch schlaffe Lähmungen der Extremitäten sowie zusätzlich Lähmungen der Atemmuskulatur und bei proximaler Ausdehnung im Bereich des Hirnstammes auch Ausfälle kaudaler Hirnnerven mit Schluck- und Sprechstörungen zur Folge hat.

Bei enzephalitischer Manifestation finden sich häufiger Koordinationsstörungen, spastische Lähmungen, Hirnnervenausfälle und Bewusstseinsstörungen.

Die meningitische Verlaufsform heilt in der Regel folgenlos aus, nach einer Enzephalitis persistieren häufig für mehrere Monate Defizite der Konzentration, von Gedächtnisleistungen, Antrieb und Belastbarkeit.

Die schwersten Defizite hinterlässt hingegen die myelitische Verlaufsform mit Lähmungen, die sich häufig nur sehr protrahiert und inkomplett zurückbilden (vergleichbar der Poliomyelitis).

Insgesamt scheint die Infektion bei Kindern gutartiger zu verlaufen, hier heilen auch enzephalitische Formen überwiegend folgenlos aus.

Die Letalität der Erkrankung liegt insgesamt bei ca. 1 %, bei myelitischer Affektion allerdings bei ca. 10 bis 15 %.

Wesentliche Bausteine der Diagnostik der FSME sind:

- Anamnese mit obligatem Aufenthalt in einem Risikogebiet mit/ohne erinnerlichen Zeckenstich (vor allem Süddeutschland, Österreich, Schweiz, Südosteuropa; s. www.rki.de)
- biphasischer Fieberverlauf
- passendes neurologisches Syndrom (Meningitis, Meningoenzephalitis, Meningoenzephalomyelitis)
- entzündliches Liquorsyndrom
- Nachweis spezifischer IgG- und IgM-Antikörper im Serum
- im Verlauf Nachweis einer intrathekalen Synthese spezifischer Antikörper (pos. ASI)
- Nachweis der Virus-RNA mit der RT-PCR

Die therapeutischen Möglichkeiten sind auf symptomatische Maßnahmen beschränkt. Aufgrund von Atemmuskellähmungen im Rahmen der Myelitis oder bei ausgeprägten enzephalitischen Verlaufsformen ist häufig eine intensivmedizinische Behandlung erforderlich.

Prophylaxe

Die Ständige Impfkommission (STIKO) am RKI gibt regelmäßig Empfehlungen bezüglich der Möglichkeit einer **aktiven Immunisierung** heraus.

! Die FSME kann sich mit unterschiedlichen klinischen Syndromen (Meningitis, Meningoenzephalitis, Meningoenzephalomyelitis) manifestieren.

Varizella-Zoster-Virus-Enzephalitis

Zu einer enzephalitischen Beteiligung kann es sowohl im Rahmen der Primärinfektion (Windpocken) als auch bei Reaktivierung der latenten Infektion (Zoster) kommen.

Klinik

Im Kindesalter kann es mit einer Häufigkeit von ca. 1/4000 im Anschluss an eine Varizelleninfektion mit einer variablen Latenz von 1 bis 3 Wochen nach dem Hautausschlag zu dem Bild einer Zerebellitis mit Gangataxie, Tremor, Übelkeit und Erbrechen kommen (Steiner et al. 2007). Deutlich seltener ist ein enzephalitisches Bild, welches nicht den genannten zerebellären Schwerpunkt hat. Pathogenetisch werden hier neben direkt erregervermittelten auch sekundäre, immunvermittelte Schädigungen angenommen.

Im Erwachsenenalter stehen bzgl. neurologischer Komplikationen myelitische und radikulitische Manifestationsformen im Vordergund (s. unten).

Das diagnostische Vorgehen erfolgt weitgehend äquivalent zur HSV-Enzephalitis mit PCR und Nachweis einer intrathekalen Antilkörper-Synthese im Verlauf. Bei Primärinfektionen finden sich häufig signifikante Titeranstiege der VZV-spezifischen Antikörper vom Typ IgG, IgA und IgM.

Therapeutisch kommt bei der VZV-Enzephalitis primär Aciclovir zum Einsatz.

Rötelnenzephalitis

Neben der extrem seltenen progressiven Rötelnpanenzephalitis (s. unten) sind eine akute Enzephalitis (perivenöse Herdenzephalitis) und eine parainfektiöse Enzephalitis beschrieben. Die Häufigkeit dieser drei Entitäten wird auf 1:6000 bis 1:24 000 geschätzt.

Masernenzephalitis

Ähnlich der Rötelnenzephalitiden sind auch bei den zentralnervösen Komplikationen einer Maserninfektion verschiedene Manifestationsformen zu unterscheiden. Neben der chronischen Form (s. unten) sind hier die subakute Masernenzephalitis und die akute postinfektiöse Enzephalitis (Häufigkeit 1:1000 bis 1:5000) zu nennnen.

17.2.4 Chronische Enzephalitiden

Chronische Enzephalitiden (Slow Virus Brain Disease) sind nach durchgemachter Maserninfektion als subakute sklerosierende Panenzephalitis (SSPE) und nach Rötelninfektion als progressive Rötelnpanenzephalitis beschrieben.

Die chronische Variante einer Masernenzephalitis entwickelt sich in Regel 7 bis 12 Jahre nach einer durchgemachten Maserninfektion. Das klinische Bild der sehr seltenen SSPE (1:1 000 000) ist geprägt durch das akute bis subakute Auftreten von Verhaltensänderungen und kognitiven Defiziten. Im Anschluss kommt es dann zu progredienten motorischen Symptomen mit häufig ausgeprägten Myoklonien und gelegentlich epileptischen Anfällen, dystonen Bewegungsstörungen, zerebellären Zeichen und schließlich zum Übergang in das Bild eines akinetischen Mutismus mit Unfähigkeit zur Kommunikation mit der Umwelt und weitgehend erloschener Willkürmotorik.

Die Patienten versterben ohne Therapie häufig an Komplikationen innerhalb von 3 Jahren, wobei akute, wenige Monate dauernde und chronische Fälle mit einer Krankheitsdauer bis zu 3 Jahren beobachtet wurden. Eine besondere Gefährdung besteht für Infektionen im Säuglingsalter.

Die Diagnosestellung gelingt über das klinische Syndrom und den Nachweis spezifischer intrathekaler Antikörper in Kombination mit weiteren zusatzdiagnostischen Befunden (EEG und MRT).

Unter einer immunmodulierenden Therapie u.a. mit α-Interferon kann es bei einem Teil der Patienten zu einer gewissen Stabilisierung oder auch vorübergehenden Besserung der Symptomatik kommen.

Ähnlich wie bei der SSPE kann es auch nach einer kongenitalen Rötelninfektion mit der Symptomkonstellation aus Innenohrschwerhörigkeit, Kataraktbildung und mentaler Retardierung nach Jahren zu einer Slow-Virus-Erkrankung mit progredienter Affektion des gesamten zentralen Nervensystems kommen.

Die Erkrankung tritt in der Regel bei männlichen Kindern und Jugendlichen zwischen dem 8. und 20. Lebensjahr auf und ist klinisch geprägt durch eine zerebelläre Ataxie sowie multifokale neurologische Herdsymptome einschließlich spastischer Paraparese und epileptischer Anfälle. Der späte Verlauf der Erkrankung ähnelt der SSPE mit Übergang in einen akinetischen Mutismus.

Die Prionen-Erkrankungen (Creutzfeld-Jakob) werden in einem gesonderten Kapitel abgehandelt (s. Kap. 67). Die Tollwut (s. Kap. 50) ist in Deutschland nicht mehr autochthon.

17.2.5 Radikulitiden

Viral bedingte Radikulitiden können sich als Monoradikulitis oder Polyradikulitis manifestieren. Die Diagnose gelingt über den Nachweis eines passenden klinischen Syndromes mit segmentbezogenen sensiblen und/oder motorischen Ausfällen in Kombination mit einem entzündlichen Liquorsyndrom. Zu den typischen Erregern zählen VZV, CMV, EBV, Polio-, FSME- und Rabiesvirus.

Varizella-Zoster-Virus-Radikulitis

Neben der dermatombezogenen Symptomatik mit den typischen Effloreszenzen im Rahmen einer VZV-Reaktivierung entlang der sensiblen Nerven, ausgehend von den paraspinalen Ganglien, kann es bei ca. 20% der Patienten auch zu einer Affektion motorischer Nerven im Bereich der Vorderhörne oder an den Hirnnerven kommen. Hier entwickeln sich schlaffe Paresen in Nachbarschaft zum betreffenden Dermatom. Entsprechend können beim Zoster im Sakralbereich Blasenentleerungs- sowie Erektionstörungen auftreten sowie bei einem Zoster im Gesichtbereich Hirnnervenausfälle, z.B. des N. trigeminus, N. oculomotorius, N. trochlearis, N. abducens und N. facialis.

Die klinische Diagnose ist bei Nachweis der typischen Effloreszenzen leicht zu etablieren. Der Liquor ist bei einer eindeutigen Radikulitis in der Regel diskret entzündlich verändert, vornehmlich mit einer geringen lymphomonozytären Pleozytose. Bei einer Affektion weiter peripher (Ganglien, peripherer Nerv) zeigt der Liquor in der Regel keine Auffälligkeiten. Aus dem Liquor kann der Erregernachweis mittels PCR erfolgen, oder ca. 2 bis 3 Wochen nach Ausbruch der Erkrankung durch Nachweis spezifischer, intrathekaler Antikörper vom Typ IgM oder IgG.

Die virostatische Therapie (s. oben) kann bei frühzeitigem Beginn den Krankheitsverlauf günstig beeinflussen.

Die häufigste Komplikation der Zoster-Radikulitis bzw. Neuritis ist mit ca. 10% die postzosterische Neuralgie (PZN), für deren Entwicklung mit Lebensalter > 60 Jahre, ausgedehntem kutanen Befall und Affektion des N. trigeminus spezifische Risikofaktoren bestehen.

Die effektive medikamentöse Schmerztherapie stellt häufig eine therapeutische Herausforderung dar.

! Bei einem Herpes Zoster ist eine Ausbreitung der Infektion vom betroffenen sensiblen Ganglion auf angrenzende, motorische Nervenwurzeln mit Ausbildung von Paresen möglich.

17.2.6 Myelitiden

Im Rahmen von Viruserkrankungen sind direkt erregerbedingte, entzündliche Schädigungen des Myelons gegen post- bzw. parainfektiös auftretende, wahrscheinlich immunvermittelte Entzündungen abzugrenzen, wobei in der Praxis häufig eine genaue Differenzierung im Einzelfall klinisch und zusatzdiagnostisch nicht ausreichend gelingt.

Die direkt erregervermittelten Myelitiden können isoliert das Myelon betreffen oder von benachbarten Strukturen auf das Myelon übergreifen (z.B. Radikulomyelitis, Meningomyelitis), zudem kann ein Schwerpunkt im Bereich der grauen Substanz (z.B. Poliomyelitis, FSME) oder der weißen Substanz (Leukomyelitis) bestehen.

Neben Polio und FSME zählen Coxsackie-Viren, Echoviren, HSV-1 und -2, VZV sowie vornehmlich bei immunkompromittierten Patienten (HIV) EBV und CMV zu den möglichen Erregern.

Postinfektiöse Myelitiden, die häufig das Myelon im gesamten Querschnitt betreffen (Querschnittsmyelitis) sind u.a. nach Infektionen mit HSV, VZV, CMV, EBV, Echoviren, Adenoviren, Mumps und Hepatitis A beschrieben.

Klinik

Das klinische Bild ist geprägt durch aufsteigende Querschnittssyndrome mit variabler motorischer und sensibler Beteiligung kombiniert mit einem an der proximalen Grenze des Querschnittsyndromes häufig lokalisierten bandförmigen Areal mit Spontanschmerzen.

Bei einer primär die graue Substanz des Myelons betreffenden Infektion (Polio, FSME) führt die Schädigung der Vorderhornzellen zu schlaffen Paresen einschließlich Affektion der Atemmuskulatur und motorischer Hirnnervenkerne mit der Folge von Schluck- und Sprechstörungen.

Neben dem häufig typischen klinischen Syndrom sind die Liquordiagnostik mit entzündlichen Veränderungen und direktem und indirektem Erregernachweis sowie bildgebende Verfahren (MRT) die wesentlichen Bausteine der Diagnostik.

! Virusassoziierte Myelitiden können zu einer primären Affektion der Vorderhornzellen (z.B. Polio, FSME) oder der langen spinalen Bahnen bzw. des gesamten Myelonquerschitts führen.

17.2.7 Erregerassoziierte Enzephalopathien

HIV-Enzephalopthie

Die HIV-Enzephalopathie ist durch eine direkte Affektion des zentralen Nervensystems durch HIV bedingt. Eine Manifestation kann häufig auch schon in frühen HIV-Stadien nachgewiesen werden (Ances u. Ellis 2007).

Klinik

Das klinische Syndrom umfasst motorische, kognitive und emotionale Defizite.

Bereits zu Beginn und dann häufig auch im Verlauf steht eine langsam progrediente psychomotorische Verlangsamung im Vordergrund. Diese kann zu einer relevanten Beeinträchtigung feinmotorischer Fähigkeiten führen.

Das sich entwickelnde demenzielle Syndrom wird zu den subkortikalen Demenzen gezählt und ist neben der psychomotorischen Verlangsamung u.a. charakterisiert durch Apathie, Konzentrationstörungen, Vergesslichkeit, emotionale Verflachung und sozialen Rückzug.

Für die Diagnose einer HIV-Enzephalopathie ist die zusammenfassende Beurteilung klinischer und zusatzdiagnostischer Befunde erforderlich.

Neben dem klinischen Syndrom kommt hier der Kernspintomografie mit Nachweis flächiger Signalalterationen im subkortikalen Marklager (Abb. 17.**2**) die größte Bedeutung zu.

Liquordiagnostisch und im EEG ergeben sich in der Regel kompatible, aber keine richtungsweisenden Befunde. Allerdings können die Bestimmung der Viruslast im Liquor über die RT-PCR und der HIV-Antikörperindex diagnostisch wertvoll sein.

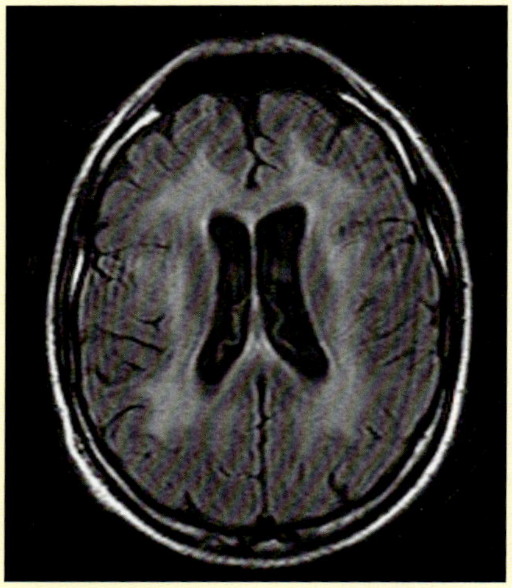

Abb. 17.**2** Flächige T2-Hyperintensitäten im Bereich des subkortikalen Marklagers beider Hemisphären in weitgehend symmetrischer Ausprägung bei einem Patienten mit fortgeschrittenem kognitiven Abbau im Rahmen einer langjährigen AIDS-Erkrankung (Quelle: Institut für Neuroradiologie, Frankfurt am Main, Direktor: Prof. Dr. med. F. Zanella).

Eine hochaktive, antiretrovirale Therapie (HAART) mit dem Ziel einer Reduktion der Virusreplikation im zentralen Nervensystem kann zu einer Stabilisierung der Symptomatik führen.

! Für die Diagnose einer HIV-Enzephalopathie haben der Ausschluss anderer Demenzformen sowie die kranielle Kernspintomografie eine besondere Bedeutung.

Progressive multifokale Leukenzephalopathie (PML)

Bei der progressiven multifokalen Leukenzephalopathie handelt es sich um eine opportunistische Infektion des zentralen Nervensystems mit dem JC-Polyomavirus, in deren Folge es zu einer häufig multifokalen Demyelinisierung im Bereich des zerebralen Marklagers kommt.

Klinik

Die möglichen neurologischen Symptome sind hier aufgrund des multifokalen Charakters der Erkrankung vielfältig. Typischerweise entwickeln sich langsam progredient über Tage bis Wochen:

- sensomotorische Halbseitensymptome
- zerebelläre Zeichen (Koordinationsstörungen, Dysarthrie)
- bulbäre Zeichen (Schluck- und Sprechstörungen)
- Gangstörungen
- Inkontinenz
- Verhaltens- und Wesensänderungen

Die Diagnosestellung gelingt bei einem passenden klinischen Syndrom über die typischen bildmorphologischen Befunde in der Kernspintomografie mit streng subkortikal gelegenen, flächigen Signalalterationen ohne raumfordernden Effekt und ohne wesentliche Kontrastmittelaufnahme (Abb. 17.**3a**) sowie den direkten Nachweis von Virus-DNA aus dem Liquor mittels PCR.

Bei differenzialdiagnostischer Unsicherheit kann auch eine Probenahme aus dem betroffenen Areal erforderlich werden. Hier kann histologisch dann der direkte Nachweis von Virus-RNA möglich sein (Abb. 17.**3b**).

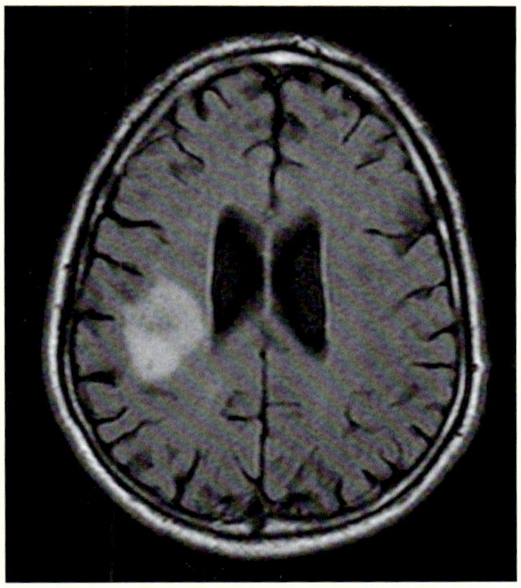

a

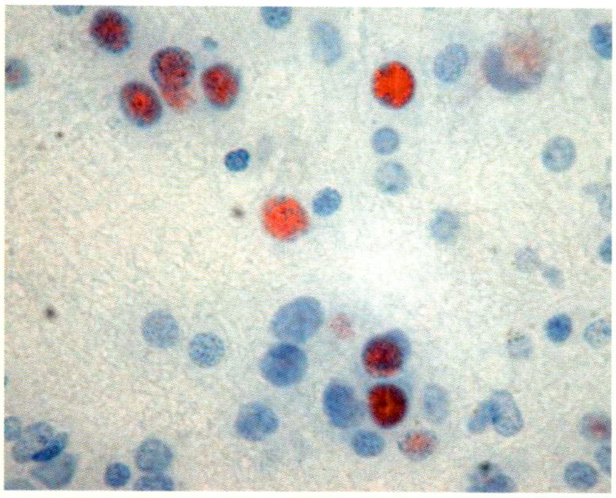

b

Abb. 17.**3** Diagnosestellung einer progressiven multifokalen Leukenzephalopathie.
a Fokale, subkortikale, flächige Signalveränderung des rechtshemisphärischen Marklagers in der T2-Wichtung bei einem Patienten mit einer bioptisch gesicherten progressiven multifokalen Leukenzephalopathie (Quelle: Institut für Neuroradiologie, Frankfurt am Main, Direktor: Prof. Dr. med. F. Zanella).
b Bioptischer Nachweis von JC-Virus-RNA in Oligodendrozyten mittels In-situ-Hybridisierung (Quelle: Neurologisches Institut [Edinger Institut] der Johann Wolfgang Goethe-Universität Frankfurt am Main, Dr. Anne Schänzer, Direktor: Prof. Dr. med. K. H. Plate).

Therapeutisch muss bei Vorliegen einer AIDS-Erkrankung das Bemühen um eine Optimierung des Immunstatus durch eine hochaktive antiretrovirale Therapie (HAART) im Vordergrund stehen.

Hierunter hat sich in den letzten Jahren die allgemeine Prognose der Erkrankung tendenziell gebessert.

! Bei subakut auftretenden, im Verlauf progredienten neurologischen Symptomen muss bei immunkompromittierten Patienten eine PML differenzialdiagnostisch in Erwägung gezogen werden.

Literatur

Ances BM, Ellis RJ. Dementia and neurocognitive disorders due to HIV-1 infection. Semin Neurol 2007; 27: 86–92

Kaiser R. The clinical and epidemiological profile of tick-borne encephalitis in southern Germany 1994–98: a prospective study of 656 patients. Brain 1999; 122: 2067–2078

Pfister HW, Kaiser R. Rationale Differenzialdiagnostik und Vorgehensweise bei Verdacht auf Meningitis/Enzephalitis. Akt Neurol 2003; 30: 27–34

Rotbart HA. Viral meningitis. Semin Neurol 2000; 3: 277–292

Schmutzhard E. Entzündliche Erkrankungen des Nervensystems. 1. Aufl. Stuttgart: Georg Thieme Verlag; 2000

Steiner I, Kennedy PG, Pachner AR. The neurotropic herpes viruses: herpes simplex and varicella-zoster. Lancet Neurol 2007; 6: 1015–1028

18 Ophthalmologische Virusinfektionen

U. Pleyer

18.1 Einführung

Virusinfektionen des äußeren Auges als Bindehaut- (Konjunktivitis) bzw. Hornhautentzündung (Keratitis) sind einer der häufigsten Gründe für das Aufsuchen von Notfallambulanzen. Einige humanpathogene Viren benutzen die Bindehaut als Eintrittspforte und verursachen eine typische Konjunktivitis im Prodromalstadium (z. B. bei Masern). Als Ursache eigenständiger Augenerkrankungen sind v. a. Adenoviren und Herpesviren gefürchtet, die eine hohe Affinität zu Bindehaut- und Hornhautepithelien aufweisen. Seltener, jedoch akut visusbedrohend sind intraokulare Infektionen mit Viren der Herpesfamilie als Regenbogenhaut- (Iritis) bzw. Netzhautentzündung (Retinitis) (Tab. 18.**1**).

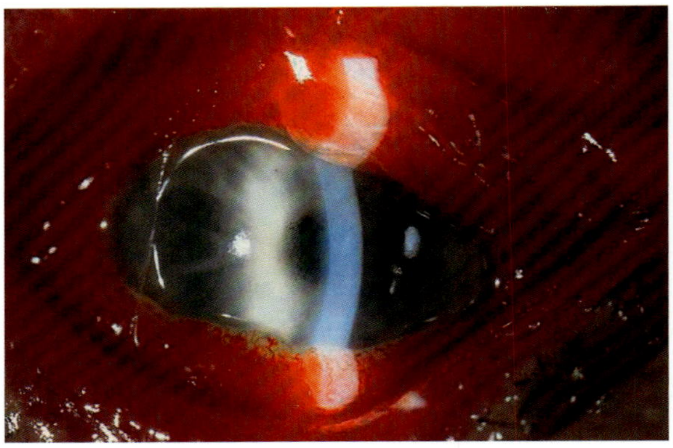

Abb. 18.**1** Adenovirus-Konjunktivitis (Serotyp 19). Akute, hämorrhagische Entzündung mit Tränenfluss und ausgeprägter Exsudation.

18.2 Konjunktivitis

Adenoviren (Adv) sind die häufigste Ursache viraler Augenerkrankungen und verursachen weltweit ca. 20 bis 90 % aller Konjunktivitiden. Typische Befunde sind Rötung (Hyperämie) und tränendes Auge mit wässrig-schleimigem Sekret (Abb. 18.**1**). Die hochkontagiösen Adv-Serotypen 8, 19, 37 greifen oft auf die Kornea über („Keratoconjunctivitis epidemica") und verursachen Visusminderung mit langwierigem Verlauf. Seit 2001 ist der Virusnachweis gemäß Infektionsschutzgesetz meldepflichtig.

Ebenfalls epidemisch trat 1970 eine hämorrhagische Bindehautentzündung in Westafrika auf, die durch ein neues **Enterovirus** (Serotyp 70 nach dem Jahr der Isolierung) verursacht wurde. Durch Entwicklungshelfer erfolgte eine rasche Verbreitung bis nach Japan und Europa. Der Begriff „Apollo Virus disease" wurde von der afrikanischen Bevölkerung geprägt, die einen Zusammenhang der Epidemie mit der gleichzeitigen Mondlandung der NASA sah.

Goldstandard zur Bestätigung der Verdachtsdiagnose ist die Virusisolierung in Zellkultur. Ergebnisse innerhalb 10 Min. erlauben immunchromatographische Schnelltests zur Bestimmung adenoviraler Antigene im Tränenfilm. Am sensitivsten ist der Nachweis der Virus-DNA mittels PCR. Serumantikörper haben bei isolierter Konjunktivitis keine diagnostische Bedeutung.

Tabelle 18.**1** Häufige Virusinfektionen des Auges.

Virus	Krankheit
Adenovirus (Typ 1–11, 19)[1]	Konjunktivitis
Adenovirus (Typ 8, 19, 37)[1]	Keratokonjunktivitis
Enterovirus 70	Konjunktivitis
Herpes-simplex-Virus 1, 2	Konjunktivitis, Keratitis, Iritis, Retinitis
Herpes-Zoster-Virus	Konjunktivitis, Keratitis, Iritis, Retinitis
Cytomegalie-Virus	Iritis, Retinitis

[1] in Deutschland meldepflichtig

Da es zurzeit keine spezifische Therapie für virale Konjunktivitiden gibt, wird symptomatisch behandelt. Lokale Steroide lindern zwar entzündliche Veränderungen, sind allerdings bei Adenoviren kontraindiziert, da sie zur Viruspersistenz führen können.

Immunität

Meist tritt eine gruppen- und serotypenspezifische Antikörperproduktion ein. Wegen der Serotypenvielfalt sind wiederholte Infektionen möglich.

18.3 Keratitis

Infektiöse Hornhautentzündungen werden durch Viren > Bakterien > Pilze > Protozoen verursacht. Sie treten akut auf und sind bei Defektheilung mit Narbenbildung eine wichtige Erblindungsursache. Wichtigste Erreger sind das Herpes simplex- und Varizella zoster-Virus (HSV, VZV). Als neurotrope Viren persistieren sie nach subklinischer Primärinfektion in den Ganglienzellen (N. trigeminus), können reaktiviert werden und zu chronisch wiederkehrenden Entzündungen führen. Molekularbiologische Untersuchungen konnten in Trigeminusganglia bei 94 bzw. 80 % gesunder Personen VZV bzw. HSV-1 nachweisen. Entgegen früheren Vermutungen ist eine HSV-2-Augeninfektion möglich, aber selten. Typische Beschreibungen von HSV-Infektionen der Kornea sind bereits durch Hippokrates überliefert und gingen in die Namensgebung (herpein: griech. = schleichen, schlängeln) ein: Bei Infektion des

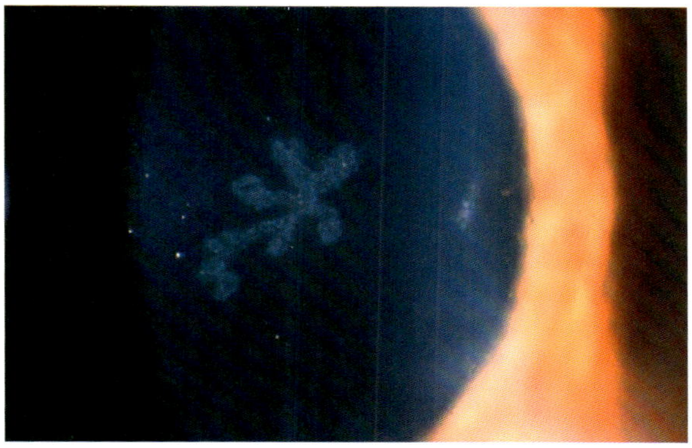

Abb. 18.**2** Herpes-simplex-Virus-Keratitis. Charakteristischer Befund mit bäumchenartig, verzweigter Hornhautläsion.

Hornhautepithels tritt eine zytotoxische Schädigung mit charakteristischer, bäumchenartiger Dendritikafigur auf (Abb. 18.**2**). Tiefe (stromale) Hornhauttrübungen resultieren aus immunpathologischen Reaktionen (Abb. 18.**3**). Durch die Beteiligung der Hornhautnerven ist typischerweise die Berührungsempfindlichkeit vermindert oder aufgehoben. Eine intraokulare Beteiligung als Iritis ist möglich.

Klinik

Die HSV-Keratitis ist durch Schmerz, Lichtempfindlichkeit, Tränen und Lidschwellung geprägt; bei VZV-Infektion treten Hautbläschen („Gesichtsrose") hinzu. Das Auge ist bei VZV-Reaktivierung nur betroffen sofern der N. nasolacrimalis beteiligt ist (Hautbläschen bis zur Nasenspitze); dann ist auch eine Iritis möglich.

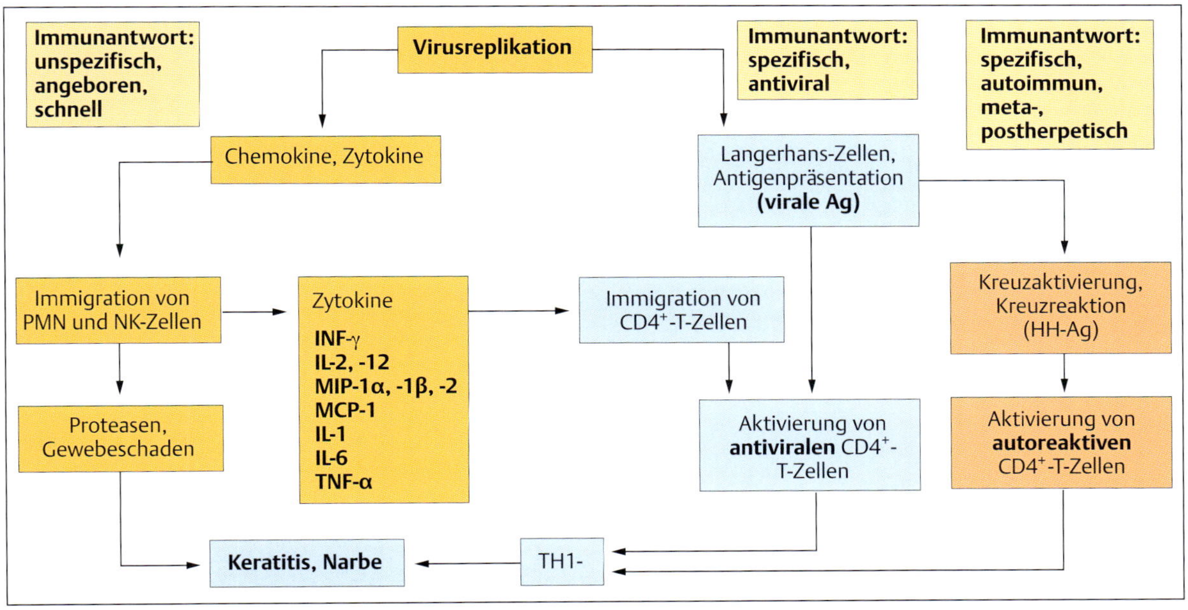

Abb. 18.**3** Herpes-simplex-Virus-Keratitis: (pro)inflammatorische Signalkaskaden und lokale Immunreaktion.

Typische Hornhautveränderung (Abb. 18.**2**) und alterierte Hornhautsensibilität sind Leitbefunde. Begleitende Hautbläschen können bei VZV-Infektion fehlen („sine herpete"). Bei tiefer Keratitis und intraokularem Reizzustand sind PCR und Antikörpernachweis in Augenflüssigkeiten (Kammerwasser, Tränen) hilfreich.

Lokale antivirale Therapie: Trifluridin, Aciclovir, Ganciclovir und Brivudin werden zur Behandlung der epithelialen Keratitis als gleichwertig eingeschätzt. Kombiniert mit topischem Interferon kann ein rascherer Epithelschluss erreicht werden. Aufgrund ihrer besseren Hornhautpenetration werden Aciclovir und Ganciclovir bei stromaler Keratitis bevorzugt. Von den genannten Wirkstoffen weist Ganciclovir die geringste Toxizität für das Hornhautepithel auf. Brivudin (0,3 bis 2%) kann nur als Apothekenherstellung bezogen werden. Bei häufigen Rezidiven sowie akuten Hautveränderungen (VZV) wird eine systemische Behandlung empfohlen. Die Prognose der HSV-Keratitis ist heute günstiger und erfordert seltener eine Hornhauttransplantation.

18.4 Retinitis

Viren der Herpesgruppe sind als häufigste Ursache von Retinitiden gefürchtet. Am häufigsten ist die Cytomegalie-Virus-Retinitis (CMV), gefolgt von VZV- und HSV-Infektionen. Röteln-, Influenza- und Masern-Virusinfektionen wurden als Einzelbeobachtung mitgeteilt. Die Retinitis tritt auch bei immunkompetenten, überwiegend jedoch bei immungeschwächten (v. a. T-Zelldefekt) Personen auf.

18.4.1 CMV-Retinitis

Das CMV ist mit einem Durchseuchungsgrad von 50 bis 70% der Erwachsenen weit verbreitet und führt bei immunkompetenten Personen nur selten zur Retinitis. Akut und problematisch verläuft die Infektion bei AIDS- und immunsupprimierten Patienten. Bei 25 bis 40% aller HIV-Infizierten wurde vor Verwendung antiretroviraler Therapie eine CMV-Retinitis festgestellt (unter HAART-Therapie ca. 2 bis 4%).

Klinik

Das klinische Bild der CMV-Retinitis ist geprägt von Visusabfall und starken Trübungen. Die Retinitisherde sind am Augenhintergrund als gelbliche nekrotisierende Netzhautinfiltrate mit Begleitblutung für den Augenarzt sichtbar und werden treffend als „Cheese and Ketchup"- oder „Pizza"-Retinopathie" bezeichnet. Sie kann uni- oder bilateral vorkommen und führt bei Spontanverlauf und Immundefekt in 2 bis 3 Monaten zur Erblindung (Differenzialdiagnose: Toxoplasmose).

Die **akute Retinanekrose** wird überwiegend bei immunkompetenten Personen durch VZV/HSV-Infektion (sehr selten CMV-Infektion) beobachtet. Der rasche und prognostisch ungünstige Verlauf ähnelt der CMV-Retinitis; bei 30% der Patienten sind beide Augen betroffen.

Typische klinische Befunde sind richtungsweisend und sollten durch intraokulare Diagnostik (PCR oder lokale Antikörperbildung) virologisch differenziert werden. Ein ggf. unbekannter Immundefekt (z. B. HIV) muss abgeklärt werden.

Die CMV-Retinitis wird mit Ganciclovir oder Foscavir systemisch und ggf. durch Injektion in den Glaskörperraum behandelt. Weitere Virostatika sind Cidofovir und Fodivirsen (s. Kap. 12 und Kap. 62). Aciclovir, Brivudin und Ganciclovir werden präventiv bei VZV-, HSV-Retinitis für das Partnerauge eingesetzt.

Literatur

Herpetic Eye Disease Study Group. Oral acyclovir for herpes simplex virus eye disease: effect on prevention of epithelial keratitis and stromal keratitis. Arch Ophthalmo 2000; 118: 1030–1006

Pleyer U. Infektionen des Auges und der Orbita. In: Suttorp N, Mielke M, Kiehl W, Stück B, Hrsg. Infektionskrankheiten. 6. Aufl. Stuttgart: Thieme-Verlag; 2003

Seal D, Pleyer U, eds. Ocular infection. Investigation and Treatment in Practice. 2nd Ed. London: Martin Dunitz Ltd; 2007

Wilhelmus KR. Therapeutic interventions for herpes simplex virus epithelial Keratitis. Cochrane Database Syst Rev. 2007 Jan 24;(1): CD002898

19 HNO-Virusinfektionen

J. Lohmeyer

19.1 Virale Erkältungskrankheiten

Virusinfektionen spielen im Rahmen von Erkältungskrankheiten eine dominierende Rolle als Auslöser von Infektionen des Nasen-Rachenraumes. Als häufigste akute Erkrankungen in den Industrieländern verursachen sie erhebliche Kosten durch Arbeitsausfall und Behandlung. Bei Erwachsenen ist mit 2 bis 3 Episoden pro Jahr, bei Kindern mit der doppelten Zahl zu rechnen. Hierbei dominieren Rhinoviren (30 bis 50 %, Erkrankungsgipfel im Herbst und spätem Frühjahr), Coronaviren (10 bis 15 %, Erkrankungsgipfel im Winter), Adenoviren, Enteroviren (Echoviren, Coxsackieviren), Parainfluenza- und Influenzaviren (jeweils ca. 5 %) (Tab. 19.**1**). Aber auch neue Erreger wie Metapneumoviren und Bocaviren werden zunehmend durch moderne Nachweistechniken identifiziert. Insgesamt wurden über 200 Virussubtypen mit Erkältungskrankheiten in Verbindung gebracht. Parainfluenza und RSV kommen häufiger bei Kindern und Jugendlichen vor. Die Übertragung erfolgt durch Handkontakt (z. B. bei Rhinoviren, die über 2 Stunden auf der Haut überlebensfähig sind) oder Tröpfcheninfektion (vor allem Influenza, RSV).

Die klinische Symptomatik korreliert nicht mit dem viralen Auslöser. Die meisten respiratorischen Viren, die Erkältungskrankheiten auslösen, führen bei erneuter Exposition zur Reinfektion mit häufig milderem klinischem Verlauf. Virale Erkältungskrankheiten („Common Cold") haben eine Inkubationszeit von 24 bis 72 Stunden, sind in der Regel selbst limitierend und dauern 4 bis 10 Tage. Führende Symptome sind die Rhinitis, die schmerzhafte Pharyngitis, Heiserkeit, Husten sowie seltener eine Konjunktivitis und Allgemeinsymptome. Virale Infektionen des Nasen-Rachenraumes können auch wegbereitend sein für bakterielle Superinfektionen. Hierzu gehören unter anderem die Otitis media, bei der neben respiratorischen Viren häufig auch Bakterien in der Mittelohrflüssigkeit gefunden werden. Auch für die Pathogenese der Nasen-Nebenhöhlen-Entzündung (Sinusitis) spielen virale Infektionen als Wegbereiter eine Rolle. Häufig kommt es bei einer Rhinitis zur Mitreaktion der paranasalen Sinus im Sinne einer Rhinosinusitis. Das klinische Vollbild der Sinusitis wird allerdings in der Regel durch eine bakterielle Superinfektion ausgelöst. Bei hyperergem Bronchialsystem (Asthma) und chronisch obstruktiver Lungenerkrankung lösen respiratorische Viren (z. B. Rhinoviren) protrahierte Infekt-Exazerbationen aus. Eitriges Sputum und Nasensekret sind hierbei mit einer rein viralen Genese vereinbar und kein zwingender Hinweis auf eine bakterielle Superinfektion.

Bei der akuten Pharyngitis ist in über 50 % der Fälle von einer viralen Genese auszugehen (Tab. 19.**2**). Die durch pharyngeale Bläschenbildung charakterisierte Herpangina wird durch Enteroviren aus der Coxsackie-Gruppe ausgelöst. Infektionen durch Herpes-simplex-Viren führen eher zu einer Stomatitis.

Tabelle 19.**1** Virale Erreger von Erkältungskrankheiten.

Virus	geschätzte Häufigkeit (%)
Rhinoviren	20–50
Coronaviren	10–15
Influenzaviren	5–15
Respiratory-Syncytial-Virus	5
Paraninfluenzaviren	5
Adenoviren	<5
Enteroviren	<5
Metapneumovirus	unbekannt
Unbekannt	20–30

19.2 Virale Systeminfektionen

Die oberen Luftwege sind nicht nur Zielorgan der Erkältungskrankheiten sondern häufig Eintrittspforte für virale Systeminfektionen.

19.2.1 Mononukleose und ähnliche Krankheitsbilder

Hierbei ist in erster Linie die Epstein-Barr-Virusinfektion (EBV) zu nennen, die im Initialstadium durch eine Pharyngo-Tonsillitis geprägt ist. Der Erkrankungsgipfel in den Industrieländern liegt zwischen dem 15. und 19. Lebensjahr. Im mittleren Erwachsenenalter beträgt die Durchseuchungsrate 90 bis 95 %. Die Übertragung erfolgt durch direkten Kontakt oder Tröpfcheninfektion, in der Regel durch virushaltigen Speichel. Infektionsquelle sind oft asymptomatisch Infizierte. Die Inkubationszeit

Tabelle 19.2 Erreger der akuten Pharyngitis.

	Häufigkeit (%)	Erreger
sichere primäre bakterielle Auslöser	15	Gruppe-A-Streptokokken Gruppe-C-Streptokokken Gruppe-G-Streptokokken Neisseria gonorrhoeae
mögliche primäre bakterielle Auslöser	< 5	Chlamydophilia pneumoniae (TWAR) Mycoplasma pneumoniae Archanobacterium haemolyticum
Viren	50	Rhinoviren Adenoviren Influenza A und Parainfluenza Coxsackieviren Coronaviren Echoviren Herpes-simplex-Virus Epstein-Barr-Virus Cytomegalovirus
mögliche Ko-Pathogene	30	Staphylococcus aureus Haemophilus influenzae Moraxella catarrhalis Bacteroides melaninogenicus Bacteroides oralis Bacteroides fragilis Fusobacterium spp. Peptostreptococci

beträgt 14 bis 50 Tage. Bei Immunkompetenten verläuft der Krankheitsbeginn akut mit Fieber, generalisierten Lymphknotenschwellungen, Pharyngitis mit Enanthem und Hepatosplenomegalie. Exantheme treten meist nur im Zusammenhang mit der hier kontraindizierten Ampicillin-Gabe zur Therapie der Tonsillitis auf. Im peripheren Blut finden sich charakteristische aktivierte mononukleäre Zellen („Mononukleose"), bei denen es sich um aktivierte CD8-Lymphozyten handelt. Der direkte Virusnachweis kann prinzipiell im Speichel erfolgen, ist aber nicht für die Routinediagnostik geeignet. Der Nachweis heterophiler Antikörper als „Schnelltest" (Paul-Bunnell-Test) erfolgt durch Agglutination von Pferde- oder Schafserythrozyten. Beim Erwachsenen ergeben sich in 5 bis 15 % der Fälle, bei Kindern unter 5 Jahren fast immer „falsch" negative Resultate. Deshalb sollte bei Verdacht auf eine EBV-Infektion die Diagnostik über den Nachweis EBV-spezifischer Antikörper (IgG und IgM Antikörper gegen das Viruskapsidantigen) im Serum geführt werden. Die o.g. heterophilen Antikörper sind kein Infektions-, sondern ein Pathogenitätsmarker.

In selteneren Fällen kann auch eine Zytomegalie-Virusinfektion und die akute HIV-Infektion (akutes retrovirales Syndrom) ein Mononukleose-ähnliches Krankheitsbild mit Pharyngitis und Tonsillitis hervorrufen. Auch bei diesen Systeminfektionen finden sich in der Regel vergrößerte Lymphknoten (Lymphadenopathie), eine leichte Splenomegalie und leicht erhöhte Transaminasen. Die Diagnose erfolgt bei Verdacht auf CMV-Infektion serologisch, bei Verdacht auf HIV durch PCR, da die Serokonversion mit anti-HIV-Antikörperbildung in der Regel erst zu einem späteren Zeitpunkt eintritt. Exanthematische Virusinfektionen des Kindesalters wie Masern, Röteln und Ringelröteln nutzen die oberen Luftwege als Eintrittspforte und gehen ebenfalls häufig mit einer Laryngo-Tonsillitis einher.

19.2.2 Sialadenitis

Viren können definierte Infektionsbilder im HNO-Bereich auslösen, zum Beispiel das Mumpsvirus aus der Paramyxovirus-Gruppe eine virale Sialadenitis. Diese betrifft am häufigsten die Glandula parotis. Diese Erkrankung ist stark ansteckend und wird über eine Speicheltröpfcheninfektion übertragen. Mumps ist eine typische Kinderkrankheit und betrifft häufiger Jungen als Mädchen. In Deutschland sind Kinder am Ende des ersten Lebensjahres empfänglich gegenüber Mumps. Zu diesem Zeitpunkt besteht kein Schutz durch maternale Antikörper mehr. Bei Schulkindern beträgt die Empfänglichkeit noch etwa 20 %, bei Jugendlichen 10 % und bei Erwachsenen 3 bis 5 %. Im jungen Erwachsenenalter kann der klinische Verlauf auch deutlich schwerer sein als im Kindesalter. Das Mumpsvirus infiziert primär den Nasopharynx und die regionalen Lymphknoten, die Infektion der Speicheldrüsen erfolgt danach durch hämatogene Infektion im Rahmen der Virämie. Neben den Speicheldrüsen können auch Keimdrüsen, Meningen, die Bauchspeicheldrüse und die Brustdrüse mit beteiligt sein. Die Inkubationszeit beträgt ca. 3 Wochen, gefolgt von einem klinischen Initialstadium (2 bis 3 Tage) mit Krankheitsgefühl, respiratorischen Symptomen, geringem Fieber, Kopfschmerzen und Kieferschmerzen beim Kauen. Danach kommt es rasch zu ein- oder beidseitigen schmerzhaften Schwellungen der Glandula parotis. Das Virus kann während der ersten Woche der Erkrankung aus dem Speichel isoliert werden. Eine serologische Diagnostik durch Nachweis virusspezifischer IgG- und IgM-Antikörper mittels ELISA ist ab dem Ende der 2. Woche möglich.

Mit Ausnahme einer Prophylaxe durch Impfung, die von der STIKO als zweimalige MMR-Impfung beginnend ab dem 10. Lebensmonat empfohlen wird, existiert keine effektive Behandlung einer Mumpsvirusinfektion.

Andere Viren, die eine Sialadenitis auslösen können, sind das Cytomegalie-Virus, Coxsackie-, Masern- und Echoviren sowie Influenza A, Parainfluenza und das Epstein-Barr-Virus.

19.2.3 Krupp-Syndrom

Das Krupp-Syndrom ist charakterisiert durch einen bellenden Husten, Heiserkeit, respiratorischen Stridor und häufig schwere Luftnotanfälle. Ursache ist eine akute Laryngo-Tracheitis im Kindesalter (6 Monate bis 3 Jahre), die vorwiegend im Herbst und in den Wintermonaten auftritt und meist durch Parainfluenza- und Respiratory-Syncytial-Viren (RSV) ausgelöst wird. Andere virale Auslöser sind Viren der Herpes-Gruppe wie Herpes-simplex- und Cytomegalie-Virus sowie Influenza- und Adeno- Viren. Die Symptome setzen meist abrupt ein, bevorzugt in den frühen Morgenstunden. In schweren Fällen sind systemische Steroide als Therapie notwendig.

Literatur

Bisno AL. Acute pharyngitis. N Engl J Med 2001; 344: 205

Cherry JD. Clinical practice. Croup. N Engl J Med 2008; 358: 384

Heikkinen T, Jarvinen A. The common cold. Lancet 2003; 361: 51

Heikkinen T, Thint M, Chonmaitree T. Prevalence of various respiratory viruses in the middle ear during acute otitis media. N Engl J Med 1999; 340: 260

Hinrickson KJ, Hoover S, Kehl KS et al. National disease burden of respiratory viruses detected in children with polymerase chain reaction. Pediatr Infect Dis J 2004; 23: S11

Hviid A, Rubin S, Muhlemann K. Mumps. Lancet 2008; 371(9616): 932–944

Makela M, Puhakka T, Ruuskanen O et al. Viruses and bacteria in the etiology of common cold. J Clin Mikrobiol 1998; 36: 539

Sloots TP, Whiley DM, Lambert SB et al. Emerging respiratory agents: New viruses for old disease? J Clin Virol 2008; 42(3): 233–243

Weigl J, Forster J, Berner R et al. Virale Atemwegsinfektionen mit saisonaler Häufung bei Kindern. Bundesgesundheitsb-Gesundheitsforsch-Gesundheitsschutz 2003; 46: 9–19

20 Respiratorische Infektionen

J. Lohmeyer, S. Herold

20.1 Einführung

Viren sind verantwortlich für die Mehrzahl der akuten Infektionen des oberen Respirationstraktes (s. Kap. 19). Neben Influenza- und Respiratory-Syncytial-Viren (RSV), die absteigend am häufigsten schwere virale Infektionen der unteren Luftwege verursachen, können auch Parainfluenza-Viren, Adenoviren, Herpesviren, Coronaviren u. a. Viren Bronchitis und Pneumonie auslösen. Die Bedeutung der Rhinoviren als häufigste Erreger einer Erkältung („Common Cold") für die Pneumonie wird kontrovers diskutiert.

Akute Infektionen des Respirationstraktes sind für eine erhebliche Morbidität und Mortalität weltweit verantwortlich, insbesondere bei Kindern, die pro Jahr bis zum Alter von 10 Jahren mehrfach diese Erkrankungen durchmachen. Virale Infektionen des oberen und unteren Respirationstraktes treten gehäuft in den Wintermonaten auf (Tab. 20.**1**). Traditionell erfolgte die Diagnose dieser Infektionen durch Isolation und Identifizierung des auslösenden Virus in der Gewebekultur oder durch Antigen-Detektionstests mithilfe direkter Immunassays (Immunfluoreszenz, ELISA). Bei diesen Methoden bleibt jedoch ein erheblicher Anteil respiratorischer Infektionen ätiologisch ungeklärt, da die Anforderungen an einen konservierenden Materialtransport für die Virusanzüchtung oft nicht eingehalten werden und die Menge des im Untersuchungsmaterial vorhandenen Antigens nicht ausreicht. Fortschritte in der Molekularbiologie, insbesondere die Einführung der PCR-gestützten (PCR: Polymerasekettenreaktion) Genamplifikation, hat die Nachweisverfahren für virale respiratorische Pathogene erheblich verbessert, weil sie keine großen Ansprüche an die Materialgewinnung und -übersendung stellt. Auch bei Einsatz dieser sensitiven molekularbiologischen Technik lassen sich aber nur in 40 bis 60 % der Infektionen verursachende Mikroorganismen oder Viren nachweisen. Deshalb ist zu vermuten, dass weitere respiratorische Pathogene für humane Infektionen des Respirationstraktes existieren.

Der genaue Anteil virusbedingter erworbener Pneumonien bei Erwachsenen ist wegen der nur selten durchgeführten Untersuchungen auf virale Pathogene und der begrenzten Sensitivität diagnostischer Tests schwierig zu erfassen. In verschiedenen prospektiven Studien aus den Jahren 2004 und 2008 an immunkompetenten Erwachsenen mit ambulant erworbener Pneumonie wurde eine virale Genese in 15 bis 29 % als wahrscheinlich angesehen. Bei Erwachsenen treten schwere virale Pneumonien häufiger in höherem Lebensalter (ab 50 Jahren) oder im Fall einer vorbestehenden chronischen Lungenerkrankung (chronisch obstruktive Lungenerkrankung, Lungenfibrose) bzw. anderen chronischen Erkrankungen und unter Immunsuppression auf.

Klinik

Das klinische Bild viraler Pneumonien ist altersabhängig variabel, bei Kleinkindern häufig unspezifisch. Bei Erwachsenen handelt es sich oft um eine die Atemwege absteigende Infektion, die über eine Bronchitis zur Bronchopneumonie führt. Der Beginn ist daher „schleichend" und wird daher im Unterschied zum schlagartig hoch fieberhaft sich entwickelnden bakteriologischen Abzess als „primär atypische Pneumonie" bezeichnet. Allerdings können auch mikrobi-

Tabelle 20.**1** Epidemiologische Charakteristika respiratorischer Viren.

Virus	Jahreszeit	Periodizität	Inkubationszeit	Übertragung
Influenzavirus	Winter	jährlich	1–2 Tage	ausschließlich aerogen
Respiratory-Syncytial-Virus	später Herbst bis Frühjahr	jährlich	2–8 Tage	aerogen und Kontaktinfektion
Humanes Metapneumovirus	Winter	alle 2 Jahre	5–6 Tage	aerogen und Kontaktinfektion
Parainfluenzavirus	Herbst bis Frühjahr	alle 2–3 Jahre	2–8 Tage	aerogen und Kontaktinfektion
Adenovirus	ganzjährig, v. a. Winter	jährlich	5–10 Tage	aerogen und Kontaktinfektion
Coronavirus	Winter	alle 2–3 Jahre	1–3 Tage	aerogen und Kontaktinfektion

elle Infektionen in dieser Weise klinisch manifest werden (z.B. Pilze, Mykoplasma pneumoniae u.a.). Oft sind Viren nur die Schrittmacher einer nachfolgenden bakteriellen Infektion mit der Folge eines akuten Lungenversagens bei Sepsis und SIRS (Systemisches inflammatorisches Response-Syndrom). Weiterhin kennt man infektallergische Prozesse, die zu der Hypersensitivitäts-Pneumonitis führen (RSV). Der Verdacht auf eine virale Pneumonie ergibt sich häufig aus der epidemiologischen Konstellation (saisonales Muster) sowie dem Auftreten konstitutioneller Symptome wie Fieber, Schüttelfrost, nicht produktiver Husten, Schnupfen, Myalgien, Kopfschmerzen und Abgeschlagenheit. Obwohl die klinischen Untersuchungsbefunde wie Rasselgeräusche, Zeichen der bronchialen Entzündung etc. häufig virale Prozesse begleiten, sind sie nicht spezifisch. Virale respiratorische Infektionen sind häufiger mit extrapulmonalen Manifestationen assoziiert, insbesondere Konjunktivitis, Gastroenteritis, Lymphknotenschwellungen und Exanthemen. Darüber hinaus ist auch das radiologische Bild viraler Pneumonien nicht immer spezifisch. Die Befunde können gelegentlich bakterielle Pneumonien imitieren. Die (primär atypische) „Viruspneumonie" wird röntgenologisch vermutet bei streifigen bronchopneumonischen Bildern über flüchtige Infiltrate bis hin zu diffusen interstitiellen und nodulären Infiltrationen. Höhlenbildungen und Pleuraergüsse sind eher selten. Da eine ausgeprägte Erhöhung von Entzündungsparametern wie die Blutkörperchensenkung, C-reaktives Protein und Leukozytosen bei viralen Pneumonien selten sind, ist eine Leukozytenzahl von unter 15 000/µl mit relativer Lymphozytose bei schweren Pneumonien verdächtig auf eine virale Ursache. Immunologisch zeigt die einfache Kälteagglutinationsreaktion oft positiv an.

20.2 Influenza-Viren

Influenzaviren sind umhüllte Einzelstrang-RNA-Viren der Familie Orthomyxoviridae (s. Kap. 55). Sie werden in Typ A, B und C klassifiziert, wobei nur die Typen A und B humane Infektionen verursachen. Des Weiteren werden Influenza-Viren subtypisiert aufgrund struktureller Unterschiede innerhalb der Oberflächenglykoproteine (Hämagglutinin [HA] und Neuramidase [NA]).

Influenza-A-Viren sind für einen Großteil der Grippefälle verantwortlich, die jedes Jahr hauptsächlich in den Wintermonaten auftreten. Über 80% der influenzaassoziierten Todesfälle treten bei Patienten über 65 Jahre auf. Influenza wird durch respiratorisches Sekret von infizierten Personen (aerogen) übertragen. Die Inkubationszeit beträgt 1 bis 5 Tage.

Klinik

Das Virus infiziert und zerstört respiratorisches Zielepithel und verursacht dadurch eine Inflammation des gesamten Tracheobronchialbaumes. Die Influenzainfektion manifestiert sich als akute febrile respiratorische Erkrankung mit Husten, Halsschmerzen, Kopfschmerzen, Myalgien und allgemeiner Schwäche. Die Symptome bessern sich in der Regel innerhalb von 3 bis 5 Tagen. Der Verlauf der Influenza kann durch Beteiligung des Lungenparenchyms oder bakterielle Superinfektion, insbesondere durch Streptococcus pneumoniae, Staphylococcus aureus, Hämophilus influenzae oder seltener durch gramnegative Bakterien kompliziert sein.

Die Labordiagnose einer Influenza-Virusinfektion lässt sich durch kulturelle Virusanzucht, Nachweis von Virusantigen oder Nukleinsäurenachweis (PCR) im Nasenabstrich, Sputum oder der bronchoalveolären Lavageflüssigkeit stellen. Eine Reihe von Bedside-Tests stehen mittlerweile für eine rasche Diagnose der Influenzainfektion zur Verfügung.

Prophylaxe

Basierend auf weltweiten epidemiologischen Surveillancedaten wird jedes Jahr eine aktualisierte Influenzavakzine zusammengestellt, die drei variierende inaktivierte Virusstämme enthält (A/H1N1, A/H3N2 und B). In Jahren, in denen die Vakzine gut mit den in der Folge auftretenden Influenzastämmen überein stimmt, erreicht die Vakzinierung eine Effektivität von 70 bis 90% bei gesunden Erwachsenen. Der optimale Zeitpunkt für eine Influenza-Vakzination liegt im späten Oktober/November, da die Influenzasaison gewöhnlich von Ende Dezember bis Anfang März reicht. Effektive Antikörpertiter (anti-HA und anti-NA) entwickeln sich innerhalb von ca. 2 Wochen und persistieren für ca. 4 bis 6 Monate. Eine Indikation zur jährlichen Impfung besteht bei Patienten > 65 Jahre, Bewohnern von Pflegeheimen, Patienten mit chronischen Herz- oder Lungenerkrankungen, immunsupprimierten/immuninkompetenten Patienten und medizinischem Personal.

Die Behandlung der unkomplizierten Influenza besteht aus supportiven Maßnahmen wie Bettruhe, Antipyretika und Analgetika. Der prophylaktische Einsatz von antiviralen Substanzen kann bei nicht vakzinierten Individuen sinnvoll sein. Amantadin oder Rimantadin sind orale trizyklische Amine, die das Influenza-A-M2-Protein als Zielstruktur nutzen. Da Influenzaviren eine rasche Resistenz gegen Amantadin entwickeln (während der Influenzasaison 2005/2006 waren 91 % der untersuchten Isolate resistent), werden weder Amantadin noch Rimantadin zurzeit als Chemoprophylaxe oder Therapeutika für Influenza-A-Virus-Infektionen empfohlen, zumal diese Medikamente erhebliche Nebenwirkungen zeigen.

Neuraminidase-Inhibitoren, die sowohl gegen Influenza-A- als auch Influenza-B-Viren wirksam sind, blockieren die Freisetzung von Virionen aus infizierten Zellen und vermindern die Virusausbreitung im Respirationstrakt. Sie sind vergleichsweise nebenwirkungsarm.

Zanamivir (Relenza), der erste Vertreter dieser Substanzklasse, erreicht eine geringe Bioverfügbarkeit nach oraler Medikation und wird intranasal durch Inhalation verabreicht. Es erwies sich in Studien effektiv in der Prävention und Frühbehandlung der Influenza-Virusinfektion und wird in einer Dosis von 2 × 10 mg für 5 Tage innerhalb der ersten 48 Stunden nach Auftreten der Symptomatik verabreicht. In der Influenzasaison 2005/2006 waren alle in den USA untersuchten Influenza-Viren empfindlich auf Neuraminidaseinhibitoren.

Oseltamivir (Tamiflu) ist ein Neuraminidase-Inhibitor mit guter Bioverfügbarkeit nach oraler Gabe, der zur Prävention der Influenza genutzt werden kann, wenn er in einer Dosis von 2 × 75 mg täglich für 5 Tage gegeben und innerhalb von 36 bis 48 Stunden nach Symptombeginn eingesetzt wird. Die Behandlung mit Zanamivir und Oseltamivir reduziert den Schweregrad und die Dauer der Symptome (Husten, Fieber) um 1 bis 2 Tage und vermindert das Risiko von influenzainfektionsbedingten Komplikationen. Neuerdings sind Influenza-A-Virus-H1N1-Stämme mit Oseltamivir-Resistenz isoliert worden.

Influenzaepidemien und -pandemien

Im letzten Jahrhundert traten drei große Influenzapandemien auf, alle verursacht durch Typ-A-Stämme, deren Erregerreservoir von Wasservögeln gebildet wird (s. Kap. 55). Seit dem Jahr 2004 kam es zu Ausbrüchen schwerer aviärer Influenza-Virusinfektionen in 15 asiatischen und afrikanischen Ländern. Diese Stämme verursachten schwere Erkrankungen bei Hühnern („Geflügelpest"); beim Menschen sind – trotz millionenfacher Exposition – bis Ende 2008 erst 390 Influenza-Erkrankungen bekannt geworden, allerdings mit hoher Letalität (246 Todesfälle). Diese aviären Influenzastämme werden bisher nur akzidentell als Zooanthroponose von Geflügel auf den Menschen übertragen. Klassische Influenzavakzinen schützen nicht vor hochpathogenen aviären Influenzavirusstämmen, jedoch existieren spezifische Impfstoffe gegen aviäre H5N1-Infektionen. Neuraminidase-Inhibitoren wie Oseltamivir können für die Prophylaxe und Behandlung bei Ausbrüchen hochpathogener aviärer Vogelgrippevirus-Erkrankungen genutzt werden, wobei Resistenzen gegen diese Substanzen in aviär zirkulierenden H5N1-Stämmen beschrieben sind. Im Frühjahr 2009 ist die neueste Influenzapandemie, deren erste Fälle aus Mexiko gemeldet wurden, aufgetreten. Das ursächliche Influenza A H1N1v-Virus beinhaltet sehr viele bislang nur bei Schweineinfluenzaviren bekannte Komponenten. Daher wird diese neue relativ mild verlaufende Influenza-Infektion umgangssprachlich „Schweinegrippe" genannt.

20.3 Paramyxoviren

Viren aus der Familie der Paramyxoviridae sind umhüllte Einzelstrang-RNA-Viren. Die meisten verursachen respiratorische Erkrankungen bei Kindern und Erwachsenen. Hierzu gehören das Respiratory-Syncytial-Virus, das humane Metapneumovirus, die Parainfluenzaviren und das Masernvirus.

20.3.1 Respiratory-Syncytial-Virus (RSV)

RSV ist die häufigste Ursache für Virusinfektionen des unteren Respirationstraktes bei Kindern. RSV ist verantwortlich für 40 bis 50 % der hospitalisierten Kinder mit Bronchiolitis bzw. für 25 % mit Pneumonie. Das höchste Risiko für schwere Krankheitsverläufe besitzen Frühgeborene sowie Kinder mit bronchopulmonaler Dysplasie, angeborenen Herzfehlern oder Immundefizienz. Seit 1986 wurde RSV zudem zunehmend als Ursache für Infektionen des unteren Respirationstraktes bei älteren und immunkompromittierten Erwachsenen identifiziert. RSV wird übertragen durch Kontakt der Augen-, Nasen- oder Mundschleimhaut mit Sekreten von infizierten Patienten. RSV kann mehrere Stunden an Händen oder Umgebungsoberflächen infektiös bleiben. Deshalb sind Händehygiene und Kontaktisolation wichtige Mittel, um eine Übertragung in Versorgungseinrichtungen zu vermeiden.

Klinik

Bei Kindern verursacht RSV eine Schwellung der Nasenschleimhaut, eine Sinusitis, eine Otitis media und eine Pharyngitis. Infektionen des unteren Respirationstraktes manifestieren sich als Tracheobronchitis, Bronchiolitis oder Pneumonie, häufig mit Zeichen der Obstruktion. Immunkompromittierte oder ältere Patienten zeigen ähnliche klinische Manifestationen, jedoch ist bei diesen Patienten in bis zu 80 % der untere Respirationstrakt betroffen. Die Patienten klagen über Fieber, nicht produktiven Husten, Appetitlosigkeit und Dyspnoe. Bei der klinischen Untersuchung finden sich häufig eine Bronchialspastik sowie Rasselgeräusche. Die Röntgenbefunde sind variabel und reichen von einer Bronchialwandverdickung bis hin zu bilateralen interstitiellen oder fleckigen Infiltraten.

Die Labordiagnostik der RSV-Infektion erfolgt durch Untersuchung von Sekreten aus dem Nasen-/Rachenraum oder erheblich sensitiver aus der bronchoalveolären Lavage. Die Diagnose gelingt entweder über Virusanzucht (dauert mehrere Tage), RSV-Antigennachweis oder Detektion viralen Genoms mittels PCR. RSV-IgG-Titer-Anstiege sind nur retrospektiv diagnostisch relevant und spielen deswegen im Wesentlichen eine Rolle für epidemiologische Untersuchungen.

Ribavirin, ein Nukleosidanalog des Guanosins ist die einzige effektive antivirale Therapie der RSV-Pneumonie, die derzeit verfügbar ist. Die Kombinationstherapie von Ribavirin mit intravenösem Immunglobulin führte zu einer deutlichen Überlebensverbesserung bei immunsupprimierten Patienten nach Knochenmarkstransplantation. Die prophylaktische Gabe von Ribavirin bei Risikopatienten hat sich als ineffektiv zur Vermeidung von schweren RSV-Infektionen erwiesen. Palivizumab, ein humanisierter monoklonaler Antikörper gegen das RSV-F-Glykoprotein ist zugelassen für die Behandlung von Kindern mit Frühgeborenenstatus, chronischen Lungenerkrankungen und angeborenen Herzfehlbildungen. Impfstoffe sind zurzeit nicht verfügbar.

20.3.2 Humanes Metapneumovirus

Humanes Metapneumovirus ist ein 2001 beschriebenes Paramyxovirus, das Infektionen des oberen und unteren Respirationstraktes beim Menschen verursacht. Das humane Metapneumovirus (hMPV) ist weltweit verbreitet, verwandt mit RSV, und verursacht ein ähnliches Erkrankungsspektrum.

Klinik

Das humane Metapneumovirus verursacht in der Regel eine milde, selbstlimitierende Infektion des oberen Respirationstraktes bei Kindern und Erwachsenen. Es kann aber auch für eine Bronchiolitis, eine Exazerbation von Asthmaerkrankungen und bei älteren Patienten für eine Pneumonie verantwortlich sein. Nach Knochenmarks- und Lungentransplantation ist hMPV eine potenzielle Ursache für schwere Infektionen des Respirationstraktes.

Das humane Metapneumovirus wächst nur langsam in der Gewebekultur; deshalb sind PCR-Techniken die effektivsten diagnostischen Tests.

Die Behandlung der hMPV-Erkrankung ist symptomatisch. Ribavirin ist aktiv gegen hMPV in vitro, Impfstoffe sind nicht verfügbar.

20.3.3 Parainfluenza-Viren

Es existieren 4 Serotypen des Parainfluenza-Virus, die alle respiratorische Erkrankungen beim Menschen verursachen können. Serotyp 4 spielt epidemiologisch in Mitteleuropa kaum eine Rolle und bleibt in der Regel auf die oberen Luftwege beschränkt. Die Erkrankung tritt in der Regel bei Kindern auf; 90 bis 100 % der Kinder im Alter von 5 Jahren haben Antikörper gegen Parainfluenza-Virus Typ 3. Die Immunität ist jedoch transient, im späteren Lebensalter sind Reinfektionen möglich.

Klinik

Abhängig vom Serotyp verursachen Parainfluenza-Viren bei Kindern Krupp, Bronchitis, Pharyngitis oder Pneumonien. Da Infektionsepisoden in der Regel zumindest zu partieller Immunität führen, sind Infektionen mit Parainfluenza-Viren beim Erwachsenen in der Regel mild, selbstlimitierend und verursachen selten Pneumonien. Bei immunsupprimierten Patienten können Parainfluenza-Viren jedoch schwere Pneumonien auslösen. Infektionen mit den Serotypen 1 und 2 treten hauptsächlich im Herbst auf und verursachen Krupp sowie eine Laryngotracheobronchitis bei Kindern. Serotyp 3 ist ein häufiger Erreger der Bronchiolitis und Pneumonie bei Kindern. Die klinischen Manifestationen sind sehr variabel, ebenso die radiologischen Manifestationen.

Das Virus kann aus nasopharyngealen Sekreten kultiviert werden, die Kultur dauert jedoch 5 bis 14 Tage. Es stehen Antigen-Tests und spezifische Multiplex-PCR-Assays zum raschen Nachweis von Parainfluenza-Viren in respiratorischem Sekretmaterial zur Verfügung.

Die Behandlung ist supportiv, effektive antivirale Therapien und Impfstoffe sind zurzeit nicht verfügbar.

20.3.4 Masernvirus

Das Masernvirus verursacht eine febrile Infektion der Konjunktiven und oberen Atemwege mit nachfolgender Virämie und typischem erythematösen, makulopapillären Exanthem. Bei Infektionen im Erwachsenenalter sind begleitende Pneumonien häufig, ebenso bei immunkompromittierten Patienten. Bei den letalen Verläufen im Kindesalter sind Pneumonien die häufigste Todesursache (daneben ist die para- und postinfektiöse Enzephalitis gefürchtet). Neben der primären Bronchopneumonie sind auch sekundäre bakterielle Pneumonien gefährlich (Abb. 20.**1**). Primäre Masernpneumonien treten typischer-

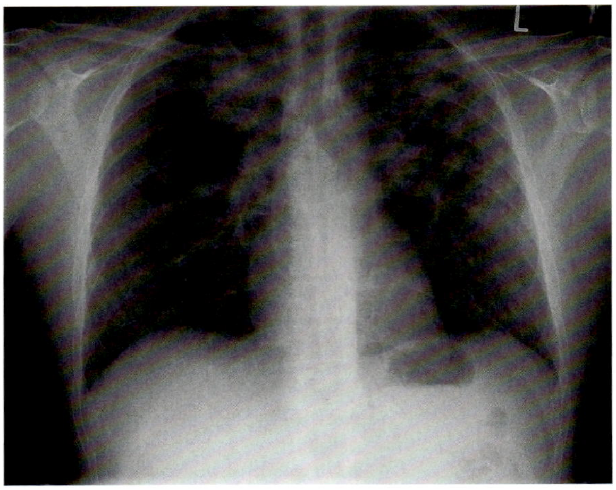

Abb. 20.1 Radiologisches Bild bei Masernpneumonie.

weise bei immunsupprimierten Patienten auf. Zu atypischen Verläufen der Maserninfektion kommt es bei immunkompromittierten Patienten, aber auch bei Individuen, die eine Totvakzine in den Jahren 1964 bis 1967 erhalten haben. Hier fehlen wesentliche klinische Symptome der Maserninfektion (Exanthem) bei gleichzeitigem Auftreten schwerer Pneumonien.

Die Diagnose der Maserninfektion erfolgt in aller Regel nach dem klinischen Bild; Laboruntersuchungen sind hilfreich bei atypischen Verläufen. Die Virusanzucht aus respiratorischen Sekreten, Antigen- und PCR-Nachweise stehen zur Verfügung, es dominiert jedoch die gut funktionierende Serodiagnostik (IgM-Nachweis, IgG-Titeranstieg). Geimpfte Personen weisen IgG-Antikörper auf wie Wildvirus-infizierte, wenn auch mit niedrigen Titerwerten.

Die Behandlung ist im Wesentlichen supportiv. Postexpositionsprophylaxen von immunsupprimierten Patienten mit intravenösem Immunglobulin sind effektiv, wenn sie innerhalb von 72 Stunden nach Exposition appliziert werden. Effektive Lebendimpfstoffe stehen zur Verfügung. Bei HIV-infizierten Kindern und immunsupprimierten Erwachsenen mit Masernpneumonien war die Kombination von intravenösen und inhalativem Ribavirin in Fallberichten effektiv.

20.4 Herpesviren

Die Familie der Herpesviridae gehört zu den dsDNA-Viren. Sie besitzen die Fähigkeit, lebenslange latente Infektionen beim Menschen zu induzieren. Sie verursachen sehr selten Infektionen des unteren Respirationstraktes bei immunkompetenten Personen, sind jedoch eine signifikante Ursache für solche Infektionen bei immunkompromittierten Patienten. Das Spektrum der respiratorischen Erkrankungen, die durch Herpesviren ausgelöst werden können, reicht von einer Oropharyngitis über eine membranöse Tracheobronchitis bis hin zur lokalisierten oder diffusen Pneumonie.

20.4.1 Herpes-simplex-Virus

Herpes-simplex-Virus (HSV) infiziert präferenziell Plattenepithel, weshalb Infektionen des Respirationstraktes insbesondere dann auftreten, wenn eine Epithelmetaplasie des Tracheobronchialbaumes vorliegt, z. B. nach endotrachealer Intubation, Verbrennungen/Bestrahlungsbehandlungen, zytotoxischer Chemotherapie etc. Die HSV-induzierte Pneumonie tritt insbesondere bei Patienten nach langen, komplizierten Hospitalaufenthalten auf und beginnt häufig als fokale Läsion in der Peripherie.

Die Diagnose einer HSV-Pneumonie basiert auf dem klinischen Verdacht, dem radiologischen Befund, der Isolation von HSV aus der Lunge sowie dem histologischen Befund einer nekrotisierenden oder hämorrhagischen Pneumonie. Da HSV aus oropharyngealem Sekretmaterial bei 2 bis 25 % gesunder Probanden isoliert werden kann, sind positive Sputumkulturen für HSV oft schwer zu interpretieren. Der pathognomonische Wert des Virusnachweises in der bronchoalveolären Lavageflüssigkeit ist deutlich höher. Die Präsenz von intranukleären Einschlusskörperchen Cowdry Typ A im Sekretionsmaterial aus dem tiefen Respirationstrakt erhöht die Spezifität der Diagnose. Virusanzucht, Antigennachweis und PCR stehen zur qualitativen und quantitativen Diagnostik zur Verfügung. Die Serologie hat vor allem epidemiologische Bedeutung und dient im Krankheitsverlauf zur Ausschlussdiagnostik.

Die Behandlung erfolgt durch antivirale Medikamente wie Aciclovir, Valaciclovir (orales Prodrug von Aciclovir) oder Famciclovir. Bei schweren HSV-Pneumonien sollte Aciclovir intravenös mit einer Dosis von 5 mg/kg alle 8 Stunden verabreicht werden. Wegen der Gefahr der bakteriellen Superinfektion sollten zusätzlich eine Therapie mit Breitspektrumantibiotika begonnen werden. Die Rolle von Steroiden wird kontrovers beurteilt. Bei Hochrisiko-Patienten vor Transplantation wird eine Chemoprophylaxe empfohlen.

20.4.2 Varizella-Zoster-Virus

Varizella-Zoster-Virus-induzierte Pneumonien sind eine seltene Komplikation der primären oder reaktivierten VZV-Infektion. Die Varizellen-Pneumonie entwickelt sich typischerweise mehrere Tage nach Auftreten des Exanthems, etwa 10% der Erwachsenen mit einer Varizelleninfektion haben Symptome des unteren Respirationstraktes und etwa 1 von 400 entwickelt eine Pneumonie. 5% der Frauen im gebärfähigen Alter in den USA und Deutschland haben keine Antikörper gegen Varizella-Zoster-Virus und sind somit gefährdet, eine Varizellenpneumonie zu erleiden. Schwangere Patientinnen haben hierfür ein erhöhtes Risiko, insbesondere in der Spätschwangerschaft; hier sind Letalitätsraten bis 45% beschrieben.

Radiologisch imponiert die Varizellenpneumonie durch diffuse fleckige interstitielle Infiltrate, die häufig in den unteren Lungenpartien und perihilär prominent sind (Abb. 20.**2**). PCR-Techniken zum schnellen VZV-Nachweis sind mittlerweile verfügbar.

Die Therapie der Wahl ist die intravenöse Gabe von Aciclovir in einer Dosis von 10 bis 12 mg/kg Körpergewicht alle 8 Stunden für 7 bis 10 Tage. Teratogene Effekte bei Schwangeren sind nicht berichtet. Eine Varizellen-Vakzine ist verfügbar.

20.4.3 Cytomegalie-Virus

Cytomegalie-Virus-Infektionen erfolgen häufig (Seropositivität 50 bis 70% bei gesunden jungen bzw. alten Erwachsenen in Deutschland) und sind fast immer asymptomatisch. Die akute CMV-Infektion verursacht (selten) bei Immunkompetenten ein Mononukleose-ähnliches Syndrom, wobei in ca. 6% eine Beteiligung des tieferen Respirationstraktes auftritt. Diese sind jedoch klinisch häufig inapparent. Ein wichtigeres klinisches Problem ist demgegenüber die Reaktivierung der latenten CMV-Infektion bei immunkompromittierten Patienten, insbesondere Patienten nach Organ- oder Knochenmarktransplantation sowie Patienten mit HIV-Infektion. Durch pulmonale Komplikation besonders gefährdet sind Patienten nach Knochenmarktransplantation. Die CMV-Pneumonie tritt typischerweise 6 bis 12 Wochen nach Transplantation bei 10 bis 40% der Knochenmarktransplantierten auf. Die klinischen Symptome einer CMV-Infektion entwickeln sich häufig subakut und sind unspezifisch (trockener Husten, hohe Atemfrequenz).

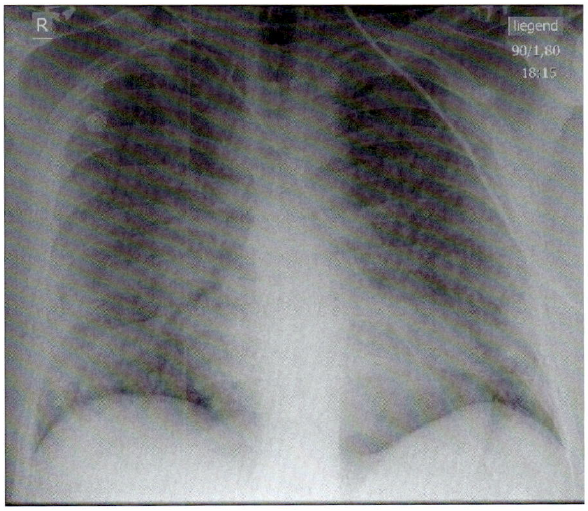

Abb. 20.**2** Radiologisches Bild bei Varizellenpneumonie mit kleinfleckig-konfluierendem, diffusem Verschattungsmuster.

Das radiologische Bild ist ebenfalls sehr variabel, wobei interstitielle Infiltrate dominieren. Die Diagnostik sollte aus der bronchoalveolären Lavageflüssigkeit durch Genomquantifizierung (PCR) durchgeführt werden. Idealerweise sollte die Diagnose einer CMV-Pneumonie durch den histologischen Nachweis mit einer Gewebsbiopsie weiter abgesichert werden. Dies ist jedoch in der Regel selten durchführbar. Der PCR-Nachweis von CMV in bronchoalveolären Lavage-Proben hat einen hohen negativen, jedoch nur einen begrenzt positiven Prädiktionswert.

Die hohe Inzidenz und Mortalität der CMV-Infektion bei transplantierten Patienten hat dazu geführt, dass insbesondere CMV-seropositive Individuen langfristig eine prophylaktische und präemptive Therapie mit Ganciclovir erhalten. Die empfohlene Behandlung der akuten CMV-Pneunomie ist die intravenöse Gabe von Ganciclovir 5 mg/kg alle 12 Stunden für 21 Tage gefolgt von einer oralen Erhaltungstherapie mit Valganciclovir (900 mg/Tag). Die Therapiealternative ist die Gabe von Foscarnet, das auch bei Ganciclovir-resistenten CMV-Infektionen wirksam ist.

20.5 Adenoviren

Adenoviren sind nicht umhüllte dsDNA-Viren, welche verschiedene Infektionen des Respirationstraktes wie Pharyngitis, Bronchiolitis und Pneumonie verursachen. Sie können auch die Konjunktiva, den Gastrointestinal- und den Urogenitaltrakt infizieren. Die meisten respiratorischen Infektionen verlaufen mild. Die schwersten Krankheitsverläufe werden bei Infektionen mit Adenoviren vom Serotyp 3 und 7 gesehen; Serotyp 14 wurde bei Ausbrüchen in Militäreinrichtungen beobachtet und war mit einer schweren Pneumonie assoziiert.

Patienten mit Adenovirus-Pneumonie präsentieren sich mit Fieber, Husten, Schwäche, Heiserkeit, Halsschmerzen und zum Teil mit geschwollenen Halslymphknoten und Konjunktivitis.

Das radiologische Bild reicht von fleckigen Infiltraten im Unterlappen bis zu diffusen interstitiellen Infiltraten. Der Erregernachweis kann geführt werden durch Kulturverfahren von respiratorischem Sekretmaterial sowie PCR-Techniken.

Die Behandlungsoptionen sind primär supportiv, Ribavirin besitzt in vitro eine Aktivität gegenüber Adenoviren und ist anekdotisch mit einigen Fallberichten eingesetzt worden. Cidofovir wurde ebenfalls zur Behandlung von adenoviralen Infektionen eingesetzt, hierbei war jedoch eine erhebliche Nephrotoxizität zu beobachten. Impfstoffe stehen zurzeit nicht zur Verfügung.

20.6 Hantaviren

Die Hantaviren aus der Familie der Bunyaviridae sind umhüllte Einzelstrang-RNA-Viren, die Nagetiere infizieren und auf den Menschen übertragen werden können. Das Hantavirus-Pulmonary-Syndrom (HPS) ist die schwerste Form der Hantavirus-assoziierten Lungenerkrankungen. Einzelerkrankungen und Ausbrüche wurden bisher fast ausschließlich in Amerika beobachtet. Erreger sind Serotypen der Puumala-Gruppe (Sin nombre, Black Creek). Nach einer Inkubationszeit zwischen 3 Tagen und 6 Wochen kommt es zu einer interstitiellen Pneumonie mit Lungenödem und respiratorischer Insuffizienz.

Die Diagnostik erfolgt über den Nachweis von Hantavirus-spezifischen IgM-Antikörpern.

Die Therapie ist überwiegend symptomatisch; über die Gabe von Ribavirin gibt es Fallberichte. Kontrollierte Studien hierzu liegen bislang nicht vor.

20.7 Coronaviren und SARS

Im November 2002 wurden die ersten Fälle einer hochkontagiösen neuen viralen Pneumonie mit dem Namen „Severe Acute Respiratory Sydrome (SARS)“ aus dem südlichen China berichtet. SARS breitete sich rasch nach Singapur, Hongkong, Vietnam und Thailand aus. Ein weiterer Ausbruch ereignete sich in Toronto. Insgesamt wurden 8098 Fälle mit 774 Todesfällen während des Ausbruchs 2002/2003 dokumentiert, der durch internationale Kooperation und strikte Anwendung von Quarantäneregeln erfolgreich eingedämmt werden konnte. Seit Ende 2003 wurden keine neuen Fälle von SARS mehr berichtet. SARS wurde verursacht durch ein zuvor nicht bekanntes Corona-Virus (SARS-associated Corona Virus, SARS-CoV). SARS-CoV-Virus unterscheidet sich genetisch von allen vorherigen Coronavirus-Isolaten, die eine häufige Ursache für milde Infektionen des oberen Respirationstraktes beim Menschen sind. Das SARS-Coronavirus wird aerogen mit respiratorischen Sekreten übertragen und ist bei engem Kontakt hochkontagiös, jedoch weniger als Influenzaviren. Daneben gibt es einen fäkal-oralen Übertragungsweg, da diese Coronaviren auch darmpathogen sein können. Das humane SARS-Coronavirus stammt aus dem Fledermausreich und wurde vermutlich über Zibetkatzen im südlichen China auf den Menschen übertragen.

Nach der Identifikation des SARS Coronavirus als auslösendes Agens des „Severe Acute Respiratory Syndrom“ wurden 2 weitere neue Coronaviren identifiziert (NL63, HKO1), die vermutlich ebenfalls an der Pathogenese respiratorischer Erkrankungen bei Menschen beteiligt sind.

Klinik

Die Inkubationszeit beträgt 4 bis 7 Tage, die ersten Symptome sind ein Fieberanstieg auf über 38 °C, Schüttelfrost, Schwäche, Myalgien und Kopfschmerzen. Durchfälle treten in 10 bis 20% der Fälle auf. 3 bis 7 Tage nach den allgemeinen Symptomen treten trockener Husten und Dyspnoe auf. 10 bis 20% der Patienten entwickeln schwere diffuse Pneumonien mit akutem respiratorischem Versagen.

Das SARS-Coronavirus-Genom ist vollständig sequenziert. Verfügbare Labortests zum SARS-Nachweis sind Antikörpertests und PCR-basierte Methoden zum Virusgenomnachweis in respiratorischen Sekreten. Auch die Virusisolierung in Zellkulturen ist prinzipiell möglich, wenn auch zeitaufwendiger.

Prophylaxe

Eine (in China entwickelte) Vakzine ist bislang nicht verfügbar.

20.8 Weitere respiratotrope Viren

Die pathogenetische Relevanz der kürzlich beschriebenen Humanen Boca(parvo-)viren, der Polyomaviren KI und WU und einer neuen Rhinovirusinfektion (HRV-QPM) der Atemwege ist bislang nicht abschließend geklärt.

20.9 Zusammenfassung

Die meisten respiratorischen Viren verursachen eine milde, selbstlimitierende Erkrankung bei Erwachsenen. Ältere Patienten und Immunkompromittierte haben ein deutlich erhöhtes Risiko, eine schwere Viruspneumonie zu entwickeln. Die klinischen und radiologischen Befunde bei viralen Pneumonien sind oft unspezifisch. Die primär atypisch beginnende Lungenentzündung wird auch als Viruspneumonie bezeichnet, obwohl oft nicht virale Infektionserreger gefunden werden (wie Mykoplasma pneumoniae u. a.). Neuere und schnellere Methoden der Viruskultur, der viralen Antigendetektion und insbesondere PCR-basierte Tests haben die Möglichkeiten einer definitiven Diagnose von viralen Infektionen im Respirationstrakt wesentlich erhöht. Präventive Maßnahmen bestehen in der Isolation von Patienten und konsequenten Desinfektionsmaßnahmen zur Verhütung nosokomialer Infektionen (Hospitalismus), der jährlichen Influenza-Impfung, der breiten Vakzinierung von Kindern und empfindlichen Erwachsenen gegen Varizellen und Masern, der Gabe von Hyperimmunglobulinen sowie der Chemoprophylaxe gegen Influenza und CMV bei Hochrisikogruppen. Die Therapie der viralen Pneumonie ist insgesamt hauptsächlich supportiv.

Literatur

Baras L, Farber CM, Van Vooren JP et al.Herpes simplex virus tracheitis in a patient with the acquired immunodeficiency syndrome. Eur Respir J 1994; 7(11): 2091–2093

De Maar EF, Verschuuren EA, Harmsen MC et al. Pulmonary involvement during cytomegalovirus infection in immunosuppressed patients. Transpl Infect Dis 2003; 5(3): 112–120

De Roux A, Marcos MA, Garcia E et al. Viral community-acquired pneumonia in nonimmunocompromised adults. Chest 2004; 125(4): 1343–1351

Doerr HW, Maass G, Rabenau H et al. Die Labordiagnose der Viruspneumonie. Lab Med 1989; 13: 269–276

Falsey AR, Walsh EE. Viral pneumonia in older adults. Clin Infect Dis 2006; 42(4): 518–524

Harger JH, Ernest JM, Thurnau GR et al. National Institute of Child Health and Human Development, Network of Maternal-Fetal Medicine Units. Risk factors and outcome of varicella-zoster virus pneumonia in pregnant women. J Infect Dis. 2002; 185(4): 422–427

Ison MG, Hayden FG. Viral infections in immunocompromised patients: what's new with respiratory viruses? Curr Opin Infect Dis 2002; 15(4): 355–367

Jennings LC, Anderson TP, Beynon KA. Incidence and characteristics of viral community-acquired pneumonia in adults. Thorax 2008; 63(1): 42–48

Johnstone S, Majumdar SJ, Fox JD et al. TJ. Viral Infection in adults hospitalized with community-aquired pneumonia: prevalence, pathogens and presentation. Chest 2008; 134(6): 1141–1148

Jonsson CB, Hooper J, Mertz G. Treatment of hantavirus pulmonary syndrome. Antiviral Res. 2008; 78(1): 162–169

Peiris JSM, Yuen KY, Osterhaus A, et al. The Severe Acute Respiratory Syndrome. N Engl J Med 2003; 349: 2431

Wilschut J, McElhaney J. Influenza. 1st Ed. London: Mosby Elsevier Limited; 2005

Wittek M, Allwinn R, Doerr HW. Neue Atemwegsviren – Bedeutung für die Praxis. Kinderärztliche Praxis 2008, 79; 168–172

21 Kardiotrope Virusinfektionen

S. Pankuweit, B. Maisch

21.1 Einleitung

Die Myokarditis als entzündliche Herzmuskelerkrankung ist die häufigste Ursache einer Herzschwäche bei Patienten, die jünger als 40 Jahre alt sind. Zwischen 10% und 20% dieser Patienten mit dem histologischen Nachweis einer entzündlichen Herzmuskelerkrankung entwickeln, auch wenn klinisch zunächst asymptomatisch, eine chronische Erkrankung, die zur Ausbildung einer dilatativen Kardiomyopathie mit zunehmender Herzschwäche führt. Trotz der nachweislich hohen Morbidität und Mortalität in Assoziation mit Myokarditiden umfasst die klinische Präsentation und die Ätiologie der Erkrankung ein weites Spektrum von Symptomen, was die Diagnostik der Erkrankung schwierig macht.

Eine Myokarditis kann durch Bakterien, Viren, Pilze, und Parasiten, aber auch durch Systemerkrankungen wie Kollagenosen, Stoffwechselerkrankungen, Erkrankungen des rheumatischen Formenkreises, durch Medikamente (Adriamycin), Toxine (Alkohol, Arsen, Schlangengifte) und physikalische Einwirkung (Röntgenstrahlen) hervorgerufen werden (Tab. 21.**1**). In Europa und den Vereinigten Staaten überwiegen jedoch nach epidemiologischen Untersuchungen Virusinfektionen als Ursache einer akuten Myokarditis, wobei früher vor allem Coxsackie-Virus B (CVB), Adenoviren, Zytomegalieviren, Echoviren, Influenzaviren A und B sowie Hepatitis-C-Viren, danach vor allem Parvovirus B19 (PVB19), humanes Herpesvirus 6 (HHV6) und Epstein-Barr-Virus (EBV), als wichtige pathogenetische Faktoren an der Entstehung einer entzündlichen Herzmuskelerkrankung und der nachfolgenden Dilatation der Ventrikel betrachtet wurden bzw. werden.

Nach einer akuten Phase der entzündlichen Herzmuskelerkrankung, die häufig durch einen direkten zytopathischen Effekt des Virus hervorgerufen wird, entwickelt sich bei einem Teil der Patienten eine chronische, wahrscheinlich durch Immunreaktionen ausgelöste Herzmuskelentzündung. Diese sind für die Eliminierung des infektiösen

Tabelle 21.**1** Ätiologie entzündlicher Herzmuskelerkrankungen.

1. infektiös	
Viren (häufig)	Parvovirus B 19, Enteroviren (Coxsackie A und B, Echoviren), Epstein-Barr-Virus, Cytomegalieviren, Humanes Herpes-Virus 6, Adenovirus, Influenza A und B, Hepatitis B und C, HIV, Varizellen, Mumps, Röteln, Masern, Poliomyelitis, Rhinoviren, Vaccinia
Bakterien (selten)	Borrelia burgdorferi, Streptokokken, Staphylokokken, Chlamydia pneumoniae
Pilze (selten)	
Parasiten, Würmer (sehr selten in Europa)	Toxoplasma gondii, Trypanosoma cruzi
2. autoimmun	
postinfektiös nach entsprechender viraler oder bakterieller Infektion	
im Rahmen von Vaskulitiden und Kollagenosen	systemischer Lupus erythematodes, rheumatoide Arthritis, Sarkoidose, Churg-Strauss-Syndrom, rheumatisches Fieber, Sjögren-Syndrom
entzündliche Darmerkrankungen	Morbus Crohn, Colitis ulcerosa
nach myo- oder perikardialen Traumata	
3. Bestrahlung des Brustkorbes	
4. Medikamente und Drogenmissbrauch	Methyldopa, Adriamycin, Anthrazyklin und dessen Derivate, Kokain, Alkohol, Arabinoside, Sulfonamide

Agens zunächst notwendig, richten sich aber zunehmend gegen körpereigene Strukturen. Die gleichzeitig stattfindende Aktivierung kreuz- bzw. autoreaktiver T- und B-Lymphozyten führt dann zu einer chronischen myokardialen Entzündungsreaktion in Abwesenheit des infektiösen Agens, die in einem nicht unerheblichen Teil der Patienten zu schwerer Herzschwäche assoziiert mit dilatativer Kardiomyopathie führt (Abb. 21.**1**).

Die rein klinische Diagnose der chronischen Myokarditis gestaltet sich schwierig, da die Symptomatik sehr häufig unspezifisch ist. Der Verlauf kann bei meist fokalem kardialen Befall mit Spontanremissionen und kompletter Ausheilung gutartig sein. Seltener treten innerhalb weniger Stunden oder Tagen ein letales Pumpversagen des linken Ventrikels, AV-Blockierungen und tachykarde ventrikuläre Arrhythmien auf. Die entzündliche Herzmuskelerkrankung (inflammatorische Kardiomyopathie) wird heute als eine komplexe Erkrankung, der unterschiedliche pathogene Mechanismen zugrunde liegen, verstanden. Sie wird als ein Kontinuum von drei unterschiedlichen Erkrankungsprozessen bezeichnet, wobei einer in den anderen ohne besondere Auffälligkeiten übergehen kann. Für alle drei Krankheitsprozesse ist die Pathogenese, die Diagnose und auch die Therapie unterschiedlich, wobei es therapeutisch relevant ist, zu wissen, an welchem Punkt dieses Kontinuums sich der einzelne Patient befindet. Ziel einer jeden diagnostischen und therapeutischen Intervention muss es sein, das Virus zu eradizieren und die Entzündungsreaktion zu eliminieren, um ein Voranschreiten der Erkrankung bis zur schwersten Herzinsuffizienz zu verhindern.

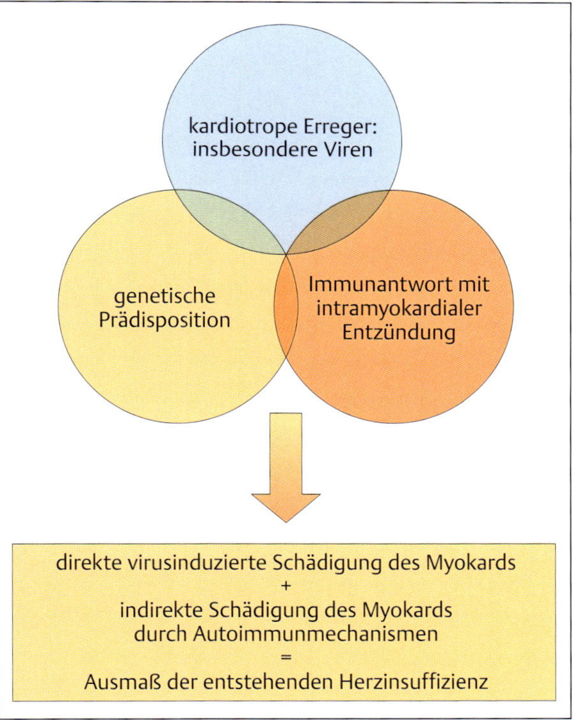

Abb. 21.**1** Pathogenese entzündlicher und dilatativer Herzmuskelerkrankungen. Virusinfektionen können eine intrakardiale Immunantwort induzieren, die zur Aktivierung intrinsischer Signalwege und Produktion unterschiedlichster Immunmediatoren führt. Das Ausmaß der intramyokardialen Entzündungsreaktion sowie die Effektivität kompensatorischer Mechanismen beeinflusst den Fortgang der Erkrankung in Richtung Stabilisierung der kardialen Funktion oder zunehmender Herzinsuffizienz.

21.2 Akute und chronische Myokarditiden und Perimyokarditiden

Pathophysiologie

Am besten im Modell der enteroviral induzierten Myokarditis der Maus untersucht, führen Infektionen mit kardiotropen Viren über die Zerstörung zytoskelettaler Proteine wie Dystrophin und Sarkoglykan zur Aktivierung der angeborenen Immunität mit dem Ziel, das Virus zu eliminieren. Das CVB3-Virus wird dabei über den Coxsackie-Adeno-Virus-Rezeptor (CAR) und dessen Korezeptor DAF (Decay-accelerating Factor) internalisiert. Replizierendes CVB3 produziert die Protease 2A, welche den Dystrophin-Sarkoglykan-Komplex durch Spaltung des Dystrophins zerstört. Dies führt zu einem ausgeprägtem Remodelling des Myokards mit der Ausbildung einer dilatativen Kardiomyopathie. Die CVB3-Infektion des Myokards führt zur Überexpression von STAT1 und STAT3, wobei die Aktivierung des JAK-STAT-Signalweges über die antiviralen Effekte des freigesetzten Interferons essenziell für die Viruselimination ist. Parallel wird das angeborene Immunsystem durch virale RNA über TLRs aktiviert. MyD88 und Il-1 Receptor associated Kinase 4 (IRAK-4) als wichtige Adaptormoleküle vermitteln die Aktivierung von Nuclear Factor kappa B (NFκb) und Immune Response Factor (IRF 3) mit nachfolgender Freisetzung von Typ-1-Interferonen und Interleukin-6, die wiederum antiviral wirksam sind. Zusätzlich führt die Aktivierung des angeborenen Immunsystems zu einer verstärkten Aktivierung der adaptiven Immunantwort mit Einwanderung insbesondere von T-Lymphozyten in das infizierte Myokard. Aktivierte autoreaktive bzw. kreuzreaktive T-Lymphozyten können dann einen chronischen Entzündungsprozess auch nach Eliminierung des Virus über einen langen Zeitraum mit zunehmender Gewebeschädigung und die Entwicklung einer dilatativen Kardiomyopathie induzieren.

Mittels In-situ-Hybridisierung an Endomyokardbiopsien von Patienten mit PVB19-Nachweis im Myokard gelang der Nachweis von PVB19-Genom in humanen myokardialen Endothelzellen, hingegen nicht in Myozyten oder intramyokardialen Fibroblasten. Eine hohe Anzahl von Virusgenomen konnte in den Endothelzellen der kleinen intramyokardialen Arteriolen, sowie in den postkapillären

Venolen und Venen gezeigt werden. Außerdem wurde eine Assoziation zur myokardialen Entzündungsreaktion postuliert, da die PVB19-Infektion der Endothelzellen in der Folge zu einer Akkumulation von Entzündungszellen an der Gefäßwand und zur Adhäsion und Penetration der Zellen durch das Gefäßbett führt. Dies geht wiederum mit einer verschlechterten intrakardialen Mikrozirkulation einher, die zu sekundären, nicht direkt durch die Virusinfektion bedingten, Myozytolysen und dann wiederum zu einer Aktivierung von autoreaktiven T-Lymphozyten führen kann.

Bezüglich der Prävalenz kardiotroper Viren im Myokard von Patienten mit dilatativen und entzündlichen Herzmuskelerkrankungen scheint sich über den Zeitraum von jetzt knapp 10 Jahren ein Wandel des Erregerspektrums abzuzeichnen. Zunächst stand der Nachweis von Entero-, Adeno- und Cytomegalieviren im Vordergrund, wobei am häufigsten Enteroviren mit einer Prävalenz von bis zu 57 % bei Patienten mit Myokarditis und bis zu 28 % bei Patienten mit DCM im europäischen und amerikanischen Raum nachweisbar waren. Inzwischen werden vor allem im europäischen Raum bei Patienten mit dilatativen und entzündlichen Herzmuskelerkrankungen „neue" kardiotrope Erreger mit hohen Prävalenzen wie z. B. PVB19 (bis 45 %), EBV (10 %) und HHV6 (15 %) nachgewiesen, während die Häufigkeit des Nachweises der „klassischen" Myokarditiserreger eher sinkt.

Klinik

Die Symptomatik der Patienten mit viral induzierten Myo- oder Perimyokarditiden zeigt ein weites Spektrum, was die Variabilität der möglicherweise betroffenen kardialen Areale und das Ausmaß der Myokardschädigung widerspiegelt. Das Spektrum der Symptome beinhaltet den asymptomatischen Patienten mit EKG-Veränderungen ebenso wie den schwer herzinsuffizienten Patienten mit stark eingeschränkter Pumpleistung mit und ohne Dilatation des linken Ventrikels. Patienten berichten häufig über eine zurückliegende grippeähnliche Symptomatik mit Fieber, Gelenkschmerzen und Abgeschlagenheit. Es können erhöhte Entzündungswerte wie Leukozytose, erhöhtes C-reaktives Protein oder eine Eosinophilie im peripheren Blutwert auffallen, auch kann die herzspezifische Kreatinkinase erhöht sein. Das EKG zeigt unter Umständen ventrikuläre Arrhythmien, Blockbilder, Zeichen eines Herzinfarktes bzw. einer Perikarditis. Besonders bei Patienten mit dem Nachweis von PVB19 im Myokard können in Abhängigkeit vom Ausmaß der Mikrozirkulationsstörungen die Symptome denen eines akuten Myokardinfarktes sehr ähnlich sein. Keines der Symptome ist allerdings letztlich beweisend für eine entzündliche Herzmuskelerkrankung, sodass nach einer Koronarangiografie und dem Ausschluss einer koronaren Herzerkrankung die Untersuchung der Herzmuskelbiopsie den diagnostischen Goldstandard darstellt.

In den Fällen, in denen der klinische Verdacht auf eine entzündliche oder dilatative Herzmuskelerkrankung besteht, sollten an nicht invasiven diagnostischen Verfahren zunächst eine sorgfältige Farbdopplerechokardiografie durchgeführt werden. Besonderes Augenmerk ist dabei auf die linksventrikuläre und/oder rechtsventrikuläre Dilatation, eine globale oder segmentale Kontraktionsstörung und das gleichzeitige Auftreten eines begleitenden oft nur kleinen und damit hämodynamisch nicht relevanten, aber für die Diagnosefindung ausgesprochen relevanten Perikardergusses als Zeichen der Inflammation zu richten. Eine kardiale Magnetresonanztomografie kann je nach Sensitivität und Anzahl der angewandten MRT-Sequenzen in 25 bis 80 % eine myokardiale Ödembildung als Zeichen der Inflammation oder eine Fibrose zusammen mit der Funktionsstörung nachweisen („One-Stop-Shop"). Sie kann jedoch nicht die Ätiologie der kardialen Funktionsstörung nachweisen. Nach Ausschluss einer koronaren Herzerkrankung sollten in einem erfahrenen Zentrum mehrere Endomyokardbiopsien entnommen werden, die nach validierten und standardisierten Methoden untersucht werden müssen. Der verlässliche Nachweis einer Entzündungsreaktion im Myokard der Patienten muss zusammen mit der molekularbiologischen Diagnostik auf kardiotrope Erreger das wichtigste Ziel der Diagnostik entzündlicher Herzmuskelerkrankungen sein. Dabei ist die immunhistochemische Untersuchung der Endomyokardbiopsie – mittels monoklonaler Antikörper spezifisch für Lymphozytensubpopulationen wie aktivierte T-Lymphozyten (CD3) und Leukozyten (CD45) – neben der klassischen Durchlichtmikroskopie der Goldstandard. Zur Diagnosestellung einer Myokarditis/inflammatorischen Kardiomyopathie müssen > 14 infiltrierende Lymphozyten (CD3- bzw. CD45-positiv) pro mm^2 Myokard (Kriterien der World Heart Federation 2001) nachzuweisen sein. Durch die immunhistochemische Untersuchung der Endomyokardbiopsien neben der klassischen histopathologischen Untersuchung wurde die Sensitivität in Bezug auf die Diagnose „entzündliche Herzmuskelerkrankung" deutlich erhöht.

Der Virusnachweis in der Diagnostik entzündlicher Herzmuskelerkrankungen ist das zweite wichtige Standbein. Zunächst war häufig nur die Titerbestimmung neutralisierender Antikörper möglich, wobei in den meisten Fällen keine Titerschwankungen nachgewiesen werden konnten, da keine Vergleichsproben zur Verfügung standen. Die Anzucht kardiotroper Erreger aus peripherem Blut und in Einzelfällen auch aus der Endomyokardbiopsie der betroffenen Patienten bzw. Autopsiematerial wurde mit nur mäßigem Erfolg versucht. Auch die In-situ-Hybridisierung zum Nachweis von Coxsackie-Viren an Herzmuskelzellen wurde Ende der 1980er Jahre eingeführt, wobei es sich um eine hochspezialisierte Untersuchung handelte, die nur in wenigen Arbeitsgruppen durchführbar war. Die Diagnostik möglicherweise viral induzierter Herzmuskelerkrankungen wurde 1990 deutlich einfacher, sensitiver und spezifischer, als die Polymerasekettenreaktion (PCR) als diagnostische Methode eingeführt wurde.

Bei Verdacht auf eine virusinduzierte Myokarditis oder Kardiomyopathie ist der Nachweis von kardiotropen Errregern wie Entero-, Adeno-, Cytomegalie-, Influenza-, Herpes-, Hepatitis-C-, Epstein-Barr-Virus und Parvovirus B19, Bakterien wie Chlamydia pneumoniae oder Borrelia Burgdorferi direkt aus der Endomyokardbiopsie inzwischen obligat.

Die Untersuchung einer Stuhlprobe auf Enteroviren sollte durchgeführt werden, selbst wenn keine gastrointestinale Symptomatik vorliegt. Ggf. kann auch eine RT-PCR auf Enterovirämie im Blutplasma hilfreich sein. Der Enterovirus-IgM-ELISA mit einer Serumprobe ist von einigem, wenn auch recht eingeschränktem Wert. Signifikante Antikörpertiteranstiege sind zuverlässig nur mit dem Neutralisationstest nachweisbar, aber auch wegen der Virustypenvielfalt arbeits- und zeitaufwendig.

Die Therapie der ersten Wahl für Patienten mit akuter Myokarditis bzw. dilatativer Kardiomyopathie und den Zeichen und Symptomen der Herzinsuffizienz ist in jedem Fall die Behandlung mit β-Rezeptorenblockern, Angiotensin-Converting-Enzym-Inhibitoren und/oder ATII-Antagonisten und Diuretika incl. Spironolacton-Antagonisten, bis der Patient klinisch stabil ist. Bei tachykardem Vorhofflimmern ist neben den Betablockern eine Digitalisierung sinnvoll; in diesen Fällen und bei globaler Herzinsuffizienz mit einer Ejektionsfraktion < 35 % ist eine orale Antikoagulation indiziert. Die Patienten sollten hospitalisiert werden und wegen möglicherweise auftretenden schweren Herzrhythmusstörungen entsprechend kontrolliert und behandelt werden. Dies kann die Implantation eines Kardioverter-Defibrillators erforderlich machen, um dem plötzlichen Herztod vorzubeugen. Bei Linksschenkelblock oder permanentem Pacing verbessert die linksventrikuläre Stimulation über eine Koronarsinuselektrode den Surrogatparameter Ejektionsfraktion oft beeindruckend stark. Bei Patienten mit schwerster Symptomatik einer akuten Herzinsuffizienz kann entgegen dem obigen Therapieprinzip der Herzentlastung unter intensivmedizinischen Bedingungen auch eine passagere positiv inotrope intravenöse Therapie bzw. die Implantation eines Herzunterstützungssystems notwendig werden. Auch gilt bis heute die Empfehlung von Bettruhe in der akuten Phase der Erkrankung bzw. strenger körperlicher Schonung über einen Zeitraum von 6 Monaten.

Die kausale Therapie nach Diagnosestellung aus Untersuchungen der Endomyokardbiopsie in der ersten viral induzierten Phase sollte eine antivirale oder immunmodulatorische Therapie sein, wobei sich die Indikation für diese Therapieformen bisher nicht auf randomisierte, doppelt blinde Studien, sondern auf Registerdaten oder unkontrol-

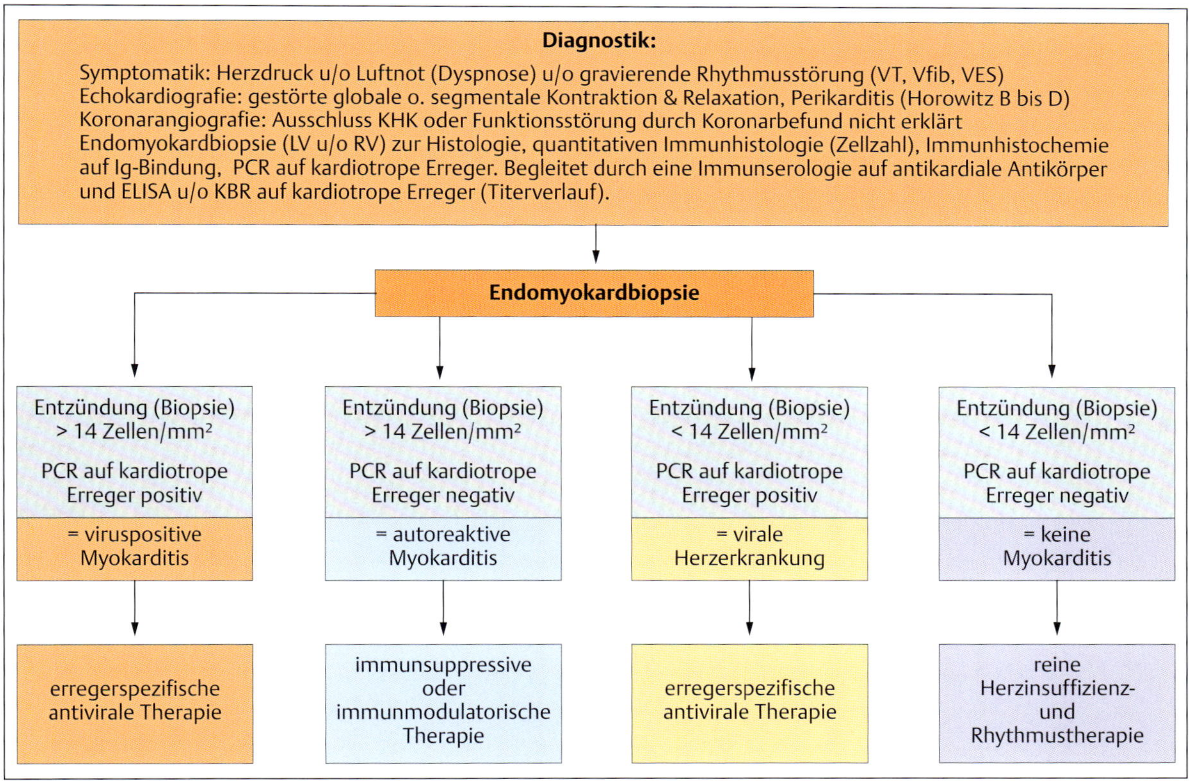
Diagnostik:
Symptomatik: Herzdruck u/o Luftnot (Dyspnose) u/o gravierende Rhythmusstörung (VT, Vfib, VES)
Echokardiografie: gestörte globale o. segmentale Kontraktion & Relaxation, Perikarditis (Horowitz B bis D)
Koronarangiografie: Ausschluss KHK oder Funktionsstörung durch Koronarbefund nicht erklärt
Endomyokardbiopsie (LV u/o RV) zur Histologie, quantitativen Immunhistologie (Zellzahl), Immunhistochemie auf Ig-Bindung, PCR auf kardiotrope Erreger. Begleitet durch eine Immunserologie auf antikardiale Antikörper und ELISA u/o KBR auf kardiotrope Erreger (Titerverlauf).
Endomyokardbiopsie
Entzündung (Biopsie) > 14 Zellen/mm²
PCR auf kardiotrope Erreger positiv
= viruspositive Myokarditis
erregerspezifische antivirale Therapie
Entzündung (Biopsie) > 14 Zellen/mm²
PCR auf kardiotrope Erreger negativ
= autoreaktive Myokarditis
immunsuppressive oder immunmodulatorische Therapie
Entzündung (Biopsie) < 14 Zellen/mm²
PCR auf kardiotrope Erreger positiv
= virale Herzerkrankung
erregerspezifische antivirale Therapie
Entzündung (Biopsie) < 14 Zellen/mm²
PCR auf kardiotrope Erreger negativ
= keine Myokarditis
reine Herzinsuffizienz- und Rhythmustherapie

Abb. 21.2 Diagnostik und Therapie der viralen/entzündlichen Herzmuskelerkrankung.

lierte Verlaufsbeobachtungen (z. B. mit Interferon α oder β in einer Dosierung von bis zu 7 Mio. Einheiten dreimal in der Woche über einen Zeitraum von 6 Monaten oder eine intravenöse Immunglobulingabe (ca. 0,25 bis 0,5 g/kg Körperöffnungsfläche) an 2 voneinander getrennten Tagen) stützen. Bei florider akuter Myokarditis muss eine Riesenzellmyokarditis bioptisch ausgeschlossen werden, die auf eine immunsuppressive Therapie anspricht (Abb. 21.**2**).

Die zweite autoimmune Phase der Erkrankung kann bei fehlendem Nachweis kardiotroper Erreger ebenfalls nur durch die histopathologische und immunhistochemische Untersuchung der Endomyokardbiopsie diagnostiziert werden, wobei als zusätzliche nicht invasive Methode der Nachweis von Biomarkern der Nekrose (Troponin I und CK-MB) hilfreich sein kann. Die Behandlung kann in einer immunsuppressiven Therapie mit Prednisolon und Azathioprin in Kombination über mindestens 6 Monate bestehen, wobei die Möglichkeit einer chronischen oder persistierenden Infektion ausgeschlossen sein sollte.

21.3 Dilatative Kardiomyopathie

Pathophysiologie

Die chronische Herzinsuffizienz ist die häufigste internistische Entlassungsdiagnose, stellt aber nur ein Syndrom dar, dem in ca. 30 % der Fälle eine dilatative Herzerkrankung zugrunde liegt. Die Kenntnis der pathogenetischen Mechanismen dilatativer Kardiomyopathien hat deutlich gemacht, dass Virusinfektionen mit nachfolgender Aktivierung der angeborenen Immunantwort nicht nur für die Entstehung einer entzündlichen Erkrankung, sondern auch für den chronischen Verlauf bis zum Übergang in eine dilatative Kardiomyopathie (DCM) mit schwerer Herzinsuffizienz verantwortlich sein können.

Klinik

Bei einem nicht unerheblichen Teil von Patienten mit dilatativer Kardiomyopathie ist die Erkrankung das Ergebnis der Virusinfektion und der daraus resultierenden Gewebeschädigung im Sinne eines autoimmunen Prozesses. Die Hämodynamik dieses Stadiums ist bei Ausschluss einer Inflammation durch bildgebende Verfahren wie die Echokardiografie oder auch eine Magnetresonanztomografie diagnostizierbar, wobei andere Ursachen der Dilatation des linken Ventrikels, wie z. B. eine koronare Herzerkrankung oder eine arterielle Hypertonie, ausgeschlossen werden müssen.

Die Behandlung beinhaltet nach immunhistochemischer und molekularbiologischer Untersuchung der Herzmuskelbiopsie zum Ausschluss einer entzündlichen oder viralen Erkrankung die klassische Therapie der Herzinsuffizienz mit Angiotensin-Converting-Enzym-Inhibitoren, β-Rezeptorenblocker, Diuretika, ggf. Digitalis, eine adäquaten Antikoagulation, ggf. auch eine ICD-CRT Schrittmachertherapie oder im Terminalstadium ggf. eine Herztransplantation.

Literatur

Ellis RC, Salvo TD. Myocarditis: Basic and clinical aspects. Ardiol Rev. 2007; 15: 170–177

Feldman AM, McNamara D. Myocarditis. NEJM 2000, 343: 1388–1398

Linde A, Mosier D, Blecha F et al. Innate immunity and inflammation – New frontiers in comparative cardiovascular pathology. Cardiovasc Res. 2007; 73: 26–36

Liu PP, Mason JW. Advances in the understanding of myocarditis. Circulation 2001; 104: 1076–1082

Maekawa Y, Ouzounian M, Opavsky MA et al. Connecting the missing link between dilated cardiomyopathy and viral myocarditis: Virus, cytoskeleton, and innate immunity. Circulation 2007; 115: 5–8

Maisch B, Richter A, Kölsch S et al. Management of patients with suspected perimyocarditis and inflammatory dilated cardiomyopathy. Herz 2006; 31: 181–190

Maisch B, Ristic AD, Portig I et al. Human viral cardiomyopathy. Front Biosci 2003; 8: 39–67

Malkiel S, Kuan AP, Diamond B. Autoimmunity in heart disease: mechanisms and genetic susceptibility. Mol Med Today 1996; 2(8): 336–342

Mason JW. Myocarditis and dilated cardiomyopathy: An inflammatory link. Cardiovasc Res. 2003; 60: 5–10

22 Gastroenterotrope Virusinfektionen

M. A. Rose

22.1 Einleitung

Laut WHO ist die akute Gastroenteritis (AGE) eine der häufigsten Erkrankungen überhaupt; im Kindesalter zählt sie zu den fünf häufigsten Todesursachen und in den ersten fünf Lebensjahren treten jährlich rund 700 Millionen Fälle auf (Snyder u. Merson 2004). In industrialisierten Ländern müssen z. B. in den USA jährlich 450 000 Erwachsene und 160 000 Kinder stationär behandelt werden und es sind über 4000 Todesfälle zu beklagen. In der Gruppe der unter Fünfjährigen verursachen Rotaviren bis zu 30 % aller nosokomialen Infektionen (Gleizes et al. 2006).

In den 1940er Jahren des letzten Jahrhunderts wurden Viren erstmals als infektiöses Agens akuter Durchfallerkrankungen vermutet; ab den 1970er Jahren wurden sukzessive Norwalk-Viren, Rotaviren, Astroviren, Adenoviren, Coronaviren, Picobirna-, Pesti- und Toroviren bei Mensch und Tier in den Fäzes entdeckt. Gegenstand wissenschaftlicher Untersuchung ist die ungeklärte pathogenetische Bedeutung von Picobirna-, Parecho- oder Toroviren im Menschen. Eine aktuelle epidemiologische Studie untersuchte 215 Kinder (Altersmedian 26 Monate) mit AGE; unter den Fällen mit Erregernachweis im Stuhl fanden sich 62,9 % virale Infektionen sowie jeweils 7,8 % Mischinfektionen bakteriell-viral oder viral-viral, darunter 53,5 % Gruppe-A-Rotaviren, 12,9 % Adenoviren, 14,8 % Astroviren und 29,7 % Noroviren (Colomba et al. 2006). Während Rotaviren in den gemäßigten Klimazonen typischerweise im Winterhalbjahr über ganze Kontinente hinwegziehen, sind Noroviren und Sapoviren für epidemische Ausbrüche bekannt. So erkrankten in 1995 im Rahmen einer Norovirus-Epidemie ca. fünf Millionen Kinder an AGE (Matsuno et al. 1997).

Pathomechanismen

Mögliche Pathomechanismen sind enterotoxische Effekte nicht struktureller viraler Proteine, eine Verminderung der intestinalen Absorptionsleistung durch den selektiven Verlust reifer Enterozyten, ein Anstieg der Sekretion aus den Darmkrypten, eine Stimulation sekretorischer und motiler Reflexe des enterischen Nervensystems mittels Entzündungsmediatoren wie Chemokine, sowie als Folge der beeinträchtigten Mikrozirkulation eine villöse Ischämie (Thapar u. Sanderson 2004).

Klinik

Klinische Hauptsymptome sind Erbrechen und Durchfall; hieraus entwickelt sich komplizierend eine potenziell lebensbedrohlich Austrocknung (Abb. 22.**1**), die zum volumenmangelbedingten Nierenversagen sowie zu einer Elektrolytverschiebung führen kann. Infolge der Elektrolytverschiebung können wiederum zerebrale Krampfanfällen oder Herzrhythmusstörungen auftreten. Aber auch extraintestinale Organe können durch enterotrope Viren unmittelbar geschädigt werden. Beispielsweise können Rotaviren Affektionen des Knochenmarkes, der Lunge oder des Nervensystems hervorrufen. Die meisten AGE heilen komplikationslos aus; neben seltenen letalen Verläufen wird allerdings zunehmend über Folgeschäden am Magen-Darm-Trakt berichtet (Malabsorption).

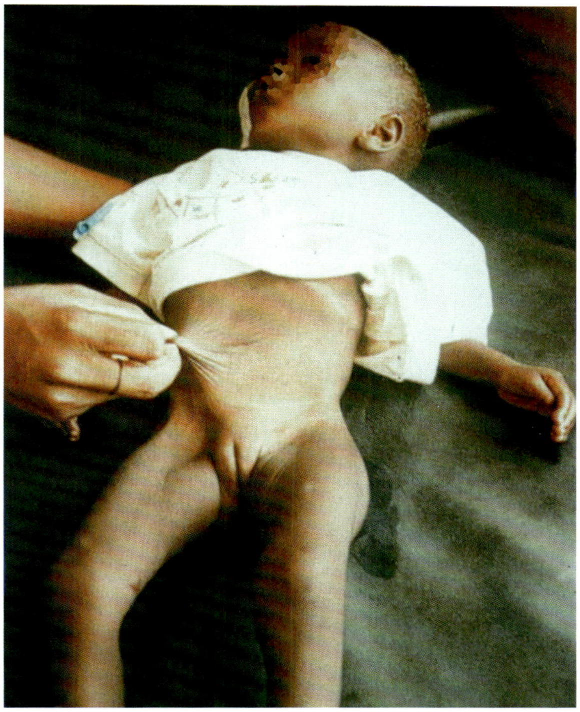

Abb. 22.**1** Austrocknung bei einem Kind mit akuter Gastroenteritis.

Gemäß Empfehlungen der Fachgesellschaften erfolgt die Therapie im Wesentlichen symptomatisch, d. h. entgegen früherer Auffassungen sind Nahrungspausen oder spezielle Diäten obsolet (King et al. 2003). Vielmehr sollte insbesondere im frühen Kindesalter die reguläre Nahrung weiter verfüttert werden, insbesondere ist die Muttermilch wegen ihres Gehaltes an immunstimulierenden und desinfizierenden Substanzen wertvoll. Von den oft eingesetzten Darm-Motilitätshemmern (z. B. Metoclopramid) wird abgeraten, da neben den gerade bei jungen Kindern besonders unerfreulichen zentralnervösen Nebenwirkungen auch die Unterbindung des Durchfalls insofern kontraproduktiv ist, als dadurch der natürliche Reinigungsmechanismus zur Toxin- und Erregereliminierung unterdrückt wird und die Patienten unter Umständen länger krank bleiben. Vielmehr wird orale Glukose-Elektrolytlösung gemäß WHO-Formel empfohlen, da hiermit nicht nur schonend und physiologisch der Flüssigkeitsverlust kompensiert wird, sondern auch die Darmzotten Substrat ihrer eigenen Ernährung erhalten. Wird bedingt durch heftiges Erbrechen eine orale Rehydratation unmöglich, bieten sich Magensonden oder eine parenterale Infusionstherapie an. Antibiotika sind bei rein viraler Gastroenteritis kontraindiziert. Der Einsatz von Antiemetika bei Patienten mit starkem Erbrechen kann kurzzeitig erwogen werden, ein längerer Einsatz verzögert jedoch die Eliminierung des Virus aus dem Wirtsorganismus und kann die Krankheitsdauer verlängern. Insbesondere bei Rota-Gastroenteritis stellen Probiotika nach den Kriterien der evidenzbasierten Medizin eine sinnvolle Supportivmaßnahme dar.

22.2 Rotaviren

Seit der Erstbeschreibung 1973 durch Ruth Bishop sind Rotaviren (vor allem Gruppe A) als Haupterreger der kindlichen AGE bekannt (Bishop et al. 1973, Wilhelmi et al. 2003). Die meisten Erkrankungen treten im Lebensalter von 6 bis 24 Monaten auf (Tab. 22.**1**), in gemäßigten Klimazonen vor allem im Winter. Auf eine 2- bis 3-tägige Prodromalphase mit unspezifischem Fieber und teilweise Erbrechen folgt ein hochfrequenter hartnäckiger Durchfall (bis zu 20 Stühle/Tag), der im Durchschnitt drei Tage andauert. Die Infektionen sind signifikant häufiger als bei anderen Viren von Erbrechen begleitet, was die empfohlene orale Rehydratation unmöglich macht und zur Austrocknung führt (Tab. 22.**2**). In einer Studie war die Notwendigkeit einer Krankenhausbehandlung fünfmal häufiger als bei AGE durch andere Erreger (Borte 2008). Dies begünstigt die nosokomiale Verbreitung und eine hygienische Transmissionsprophylaxe ist schwierig. Auch treffen die enterotropen Viren in Krankenhäusern und Pflegeeinrichtungen auf abwehrschwache Individuen, die nicht nur für schwere Verläufe empfänglich sind, sondern ihrerseits als Langzeitausscheider die Infektion weitertragen. So ist beispielsweise eine hinreichende Zahl CD-8-positiver T-Zellen erforderlich, um Rotaviren aus dem menschlichen Gastrointestinaltrakt zu eliminieren (Franco et al. 2006). Schnelltests erleichtern die frühzeitige Erkennung und Kohortierung der Infizierten.

Tabelle 22.**1** Krankengut einer typischen akuten Rotavirus-Gastroenteritis im Kindesalter. Universitätskinderklinik Frankfurt, 10/2005–4/2006; n = 106 mit Stuhldiagnostik.

Geschlecht [n (%)]	50 (79,4 %) männlich	21 (29,6 %) weiblich
Alter [Median (Spannbreite)]	11,0 (2,0–92,0) Monate	
Fieber [Median (95 %-KI)]	38,1 (37,9–38,5) °C	
stationär [Median (Spannbreite)]	5,0 (3,0–15,0) Tage	
Anteil nosokomialer Infektionen	21 %	
Erregernachweis [n (%)]	23 (21,7 %) negativ	53 (50,0 %) Rotavirus
	10 (9,4 %) Adenovirus	16 (15,1 %) Rota-/Adenovirus

Tabelle 22.**2** Klinische Merkmale der akuten Rotavirus-Gastroenteritis im Kindesalter. Universitätskinderklinik Frankfurt, 10/2005–4/2006; n = 71.

Austrocknung, Elektrolytentgleisung	61 (85,9 %)
ZNS (z. B. Krampfanfälle, Verhaltensauffälligkeit)	5 (7,0 %)
Atemwege (z. B. Bronchitis, Pneumonie)	10 (14,1 %)
Haut, Schleimhaut (z. B. Exanthem, Konjunktivitis)	6 (8,5 %)
GI-Trakt (Invagination, postenteritisches Syndrom)	2 (2,8 %)
Harnwege (z. B. Harnwegsinfekt, Nierenversagen)	3 (4,2 %)
Knochenmark (Neutropenie)	1 (1,4 %)

Prävention

Seit 2006 gibt es hochwirksame und gut verträgliche Schluckimpfstoffe. Der monovalente attenuierte Lebendimpfstoff **Rotarix** (Firma GlaxoSmithKline) enthält den häufigsten Rotavirus Serotyp P[8]G1. Das pentavalente bovin-humane **RotaTeq** (Firma SanofiPasteurMSD) enthält auf dem Grundgerüst eines apathogenen Rinderserotyp WC-3 (G6P7[5]) die reassortierten Serotypen G1P7[5], G2P7[5], G3P7[5], G4P7[5] und G6P1[8] und damit immunogene Merkmale der fünf häufigsten humanpathogenen Serotypen.

22.3 Noroviren

Noroviren gehörten zusammen mit den Sapoviren zur Familie der Caliciviridae und sind weltweit verbreitet. Sie sind für einen Großteil der nicht bakteriell bedingten AGE insbesondere bei älteren Personen verantwortlich mit Ausbrüchen in Gemeinschaftseinrichtungen, Krankenhäusern und Altenheimen. Infektionen können ganzjährig auftreten, wobei ein saisonaler Gipfel in den Monaten Oktober bis März zu beobachten ist. Der Mensch ist das einzige bekannte Reservoir des Erregers; bei Tieren nachgewiesene Caliciviren gelten als nicht humanpathogen. Die sehr infektiösen Viren werden über den Stuhl des Menschen ausgeschieden. Die Übertragung erfolgt von Mensch zu Mensch fäkal-oral oder durch Bildung virushaltiger Aerosole während des Erbrechens, wobei die minimale Infektionsdosis bei ca. 10 bis 100 Viruspartikeln liegen dürfte. Das erklärt die rasche Infektionsausbreitung innerhalb von Gemeinschaftseinrichtungen. Infektionen können aber auch von kontaminierten Speisen (Salate, Meeresfrüchte), Getränken (verunreinigtes Wasser!) oder Gegenständen ausgehen. Die Inkubationszeit beträgt ca. 10 bis 50 Stunden. Personen sind insbesondere während der akuten Erkrankung und mindestens bis zu 48 Stunden nach Sistieren der klinischen Symptome ansteckungsfähig. Untersuchungen haben gezeigt, dass das Virus in der Regel 7 bis 14 Tage, in Ausnahmefällen aber auch über Wochen nach einer akuten Erkrankung über den Stuhl ausgeschieden werden kann.

Klinik

Klinisch imponieren schwallartiges heftiges Erbrechen und starke Durchfälle, was zu einem erheblichen Flüssigkeitsdefizit führen kann. In der Regel besteht ein ausgeprägtes Krankheitsgefühl mit Bauchschmerzen, Übelkeit, Kopfschmerzen, Muskelschmerzen und Mattigkeit. Die Körpertemperatur kann leicht erhöht sein. Wenn keine begleitenden Grunderkrankungen vorliegen, bestehen die klinischen Symptome etwa 12 bis 48 Stunden. Auch leichtere oder asymptomatische Verläufe sind möglich.

Prävention

Wichtig ist die konsequente Einhaltung der allgemeinen Hygieneregeln in Gemeinschaftseinrichtungen (Absonderung Erkrankter, Tragen von Handschuhen/Schutzkittel/Atemschutz, Desinfektion patientennaher Flächen) und Küchen (insbesondere Meeresfrüchte gut durchgaren). Nach § 34 Abs. 1 IfSG dürfen Kinder unter 6 Jahren, die an einer infektiösen Gastroenteritis erkrankt oder dessen verdächtig sind, Gemeinschaftseinrichtungen bis 48 Stunden nach dem Abklingen der klinischen Symptome nicht besuchen. Ebenso dürfen erkrankte Personen nicht in Lebensmittelberufen tätig sein oder betreuende Tätigkeiten in Gesundheits- und Gemeinschaftseinrichtungen ausüben (§ 42 IfSG). Eine Wiederaufnahme der Tätigkeit darf frühestens zwei Tage nach dem Sistieren der klinischen Symptome erfolgen. Auf eine sorgfältige Händehygiene muss auch nachfolgend geachtet werden. Schluckimpfstoffe auf der Basis rekombinanter Norovirus-like-Partikel sind in Entwicklung.

22.4 Astroviren

Astroviren sind zwar häufige Durchfallerreger, der klinischer Schweregrad ist aber im Normalfall niedriger als bei Rota- oder Noroviren. Über Schmierinfektion kommt es zu milder AGE mit bis zu zwei Wochen fäkaler Ausscheidung. Sehr junge und immunsupprimierte Patienten können auch schwere Verläufe zeigen.

22.5 Enterische Adenoviren

Unter den über 50 Serotypen sind vor allem die enterischen Adenoviren Ad40 und Ad41 aus dem Subgenus F erwähnenswert. Adenoviren verursachen bis zu 15 % aller Diarrhöen. Nach 8 bis 10 Tagen Inkubationszeit kommt es zu einer protrahierten mittelschweren AGE, die bei Immunsupprimierten persistieren und schwere Verläufe nehmen kann (z. B. Adenovirus-Kolitis bei HIV). Ähnlich wie bei Rotaviren führt die Villusatrophie der Darmzellen zur Unfähigkeit, den Flüssigkeitshaushalt zu regulieren, und nachfolgender Malabsorption. Während die Erkrankung und Infektion normalerweise selbstlimitierend ist, können Abwehrgeschwächte monatelang Adenoviren ausscheiden.

22.6 Coronaviren

In der Veterinärmedizin sind die weltweit verbreiteten Coronaviren als Ursache von Gastroenteritis wohlbekannt. Beim Menschen galten Coronaviren lange vornehmlich als Erkältungserreger, nur bei Abwehrschwäche wurden vereinzelt Enterokolitiden berichtet (z. B. unreife

Frühgeborene mit nekrotisierenden Verläufen). Erst mit den SARS-Ausbrüchen (SARS: Severe acute respiratory Syndrome) rückten Coronaviren auch als Ursache meist relativ milder Diarrhöen ins Bewusstsein; vereinzelt treten auch bei Gesunden blutige Durchfälle auf. Die Übertragung geschieht fäkal-oral, aerogen oder durch Kontakt; die Inkubationszeit beträgt 2 bis 4 Tage und es entsteht keine dauerhafte Immunität. Die ebenfalls zur Familie der Coronaviridae gehörenden Toroviren wurden bei Kindern und Erwachsenen mit oder ohne Immundefizienz im Rahmen von Gastroenteritiden isoliert. Sie können akute oder persistierende Diarrhöen verursachen und sind potenzielle nosokomiale gastroenterotrope Erreger. Mit der weltweiten Ausbreitung der Coronaviren wird die Surveillance die zukünftige Bedeutung dieser Viren klären.

22.7 Picobirnaviren

Diese kleinen unverhüllten RNS-Viren (Durchmesser 30 bis 40 nm) wurden seit 1988 als Gastroenteritiserreger bei diversen Tieren, Kindern und Erwachsenen nachgewiesen. Eine Rolle spielen sie vornehmlich bei Abwehrschwäche (HIV, Transplantationsmedizin).

Literatur

Bishop RF, Davidson GP, Holmes ICH et al. Virus particles in epithelial cells of duodenal mucosa from children with acute non-bacterial gastroenteritis. Lancet 1973; 2: 1281–1283

Borte M. Klinische Symptome und Häufigkeit der pädiatrischen Gastroenteritis. Pädiatr. prax. 2008; 249–258

Colomba C, de Grazia S, Giammanco GM et al. Viral gastroenteritis in children hospitalized in Sicily, Italy. Eur J Clin Microbiol Infect Dis 2006; 25: 570–575

Franco MA, Angel J, Greenberg HB. Immunity and correlates of protection for rotavirus vaccines. Vaccine 2006; 24(15): 2718–2731

Gallimore CI, Cubitt DW, Richards AF et al. Diversity of enteric viruses detected in patients with gastroenteritis in a tertiary referral paediatric hospital. J Med Virol 2004; 73: 443–449

Gleizes O, Desselberger U, Tatochenko V et al. Nosocomial rotavirus infection in European countries: a review of the epidemiology, severity and economic burden of hospital-acquired rotavirus disease. Pediatr Infect Dis J 2006; 25: S12–21

King CK, Glass R, Bresee JS et al. Centers for Disease Control and Prevention. Managing acute gastroenteritis among children: oral rehydration, maintenance, and nutritional therapy. MMWR Recomm Rep 2003; 52(RR-16): 1–16

Matsuno S, Sawada R, Kimura K et al. Sequence analysis of SRSV in fecal specimen from an epidemic of infantile gastroenteritis, October to December 1995. Japan J Med Virol 1997; 52: 377–380

Santi L, Batchelor L, Huang Z et al. An efficient plant viral expression system generating orally immunogenic Norwalk virus-like particles. Vaccine 2008; 26(15): 1846–1854

Snyder JD, Merson MH. The magnitude of the global problem of acute diarrheal disease: a review of active surveillance. Bull World Health Organ 1982; 60: 605–631

Thapar N, Sanderson IR. Diarrhoea in children: an interface between developing and developed countries. Lancet 2004; 363(9409): 641–653

Wilhelmi I, Roman E, Sanchez-Fauquier A. Viruses causing gastroenteritis. Clin Microbiol Infect 2003; 9: 247–262

23 Hepatotrope Virusinfektionen

K. Wursthorn, M. P. Manns

23.1 Einleitung

Unter den zahlreichen viralen Erregern einer Leberinfektion (hepatotrope Viren) werden diejenigen als Hepatitisviren bezeichnet, für die die Leber das primär zytopathogen betroffene Zielorgan darstellt. Aktuell werden fünf miteinander nicht verwandte Viren unterschieden und entdeckungsgeschichtlich alphabetisch benannt (Hepatitis-A-, -B-, -C-, -D- und -E-Virus). Sie können akute und chronische Lebererkrankungen hervorrufen (Hepatitis, Zirrhose, Karzinom) und gehen mit einer erheblichen Morbidität und Mortalität einher. Zwei der Hepatitisviren, Hepatitis-A-Virus (HAV) und Hepatitis-E-Virus (HEV) werden vorwiegend fäkal-oral übertragen und verursachen akute selbstlimitierende Erkrankungen.

> ! Hepatitis A und E werden vorwiegend fäkal-oral übertragen und verursachen akute Erkrankungen.

Die anderen drei Viren, Hepatitis-B-Virus (HBV), Hepatitis-C-Virus (HCV) und Hepatitis-D-Virus (HDV) werden parenteral übertragen, d. h. durch direkten Kontakt mit Blut und anderen Körperflüssigkeiten nach Durchdringen der Haut oder Schleimhaut. HBV, HCV und HDV können zu chronischen Infektionen führen, die das Risiko der Entwicklung einer chronischen Lebererkrankung und des hepatozellulären Karzinoms (HCC) erhöhen.

> ! Hepatitis B, C und D werden parenteral übertragen und können zu chronischen Infektionen führen.

Dabei ist das Hepatitis-D-Virus (D wie „Dependenz") vom Hepatitis-B-Virus abhängig und wird entweder simultan mit HBV als akute Doppelinfektion oder bei einer vorbestehenden HBV-Trägerschaft als spätere Superinfektion übertragen. Die HBV-/HDV-Simultaninfektion hat häufig einen schweren akuten Verlauf und wird in ca. 10 % der Fälle chronisch. Im Falle einer Superinfektion kommt es häufig zu schweren bis fulminanten Hepatitiden bis hin zum akutem Leberversagen. Die HBV-/-HDV-Superinfektionen verlaufen meist chronisch, wobei ein höheres Risiko für die Entwicklung einer Leberzirrhose und von Leberzellkrebs besteht.

> ! HBV-/-HDV-Superinfektionen führen häufiger zu chronischen Verläufen mit einem höheren Risiko für die Entwicklung von Leberzirrhose und Leberzellkrebs.

Neuere Analysen zeigen, dass das früher zu den Hepatitisviren gezählte Hepatitis-G-Virus, welches nahezu identisch mit dem GB-Virus Typ C (GBV-C) aus der Familie der Flaviviridae ist, keine Hepatitis hervorruft.

> ! Das früher so genannte „Hepatitis-G-Virus" ist identisch mit dem GB-Virus Typ C (GBV-C) und ruft keine Leberentzündung hervor.

In Tab. 23.**1** sind die Hepatitisviren A bis E mit ihren Hauptübertragungswegen und ihrer geografischen Verteilung aufgelistet, daneben die wichtigsten nicht streng hepatotropen Viren, d. h. diejenigen viralen Infektionserreger, die neben anderen Organschäden auch eine Leberentzündung hervorrufen können wie z. B. die zur Familie der Herpesviren gehörenden Viren Cytomegalievirus (CMV), Epstein-Barr-Virus (EBV) und Herpes-simplex-Virus (HSV).

23.2 Hepatitis-A-Virus

Die Prävalenz des HAV ist in den Industrieländern Europas und Nordamerikas rückläufig. In Deutschland werden ca. 1000 Infektionsfälle pro Jahr gemeldet (RKI 2008), die Hälfte der Infektionen tritt nach oder bei Reisen in Länder mit starker HAV-Verbreitung auf. HAV repliziert in der Leber, wird vorwiegend durch die Galle ausgeschieden und gelangt in den Stuhl. Die Gefahr der Ansteckung ist dabei in den zwei Wochen vor der Erstmanifestation eines Ikterus bzw. der Erhöhung der Leberenzyme bis eine Woche danach am größten.

Klinik

Die HAV-Infektion imponiert klinisch nach einer durchschnittlichen Inkubationszeit von 28 Tagen (15 bis 50 Tage) zunächst mit unspezifischen gastrointestinalen Symptomen und allgemeinem Krankheitsgefühl. Es kann sich eine ikterische Phase mit einer Hepatomegalie anschließen. In

Tabelle 23.1 Hepatotrope Viren.

Virus	Familie (Genus)	Genom	Übertragung	chronische Erkrankung?	hauptsächliche Verbreitung
Hepatitis-A-Virus (HAV)	Picornaviridae (Hepatovirus)	einzelsträngige RNA	fäkal-oral selten parenteral	nein	weltweit Entwicklungsländer in Afrika, Asien, Süd-Amerika
Hepatitis-B-Virus (HBV)	Hepadnaviridae (Orthohepadnavirus)	teilweise doppelsträngige DNA	perinatal parenteral Intimkontakt	ja	weltweit – 300 bis 400 Millionen ausgeprägte regionale Unterschiede
Hepatitis-C-Virus (HCV)	Flaviviridae (Hepacivirus)	lineare einzelsträngige RNA	parenteral selten Intimkontakt und perinatal	ja	weltweit – 170 Millionen Afrika, Westpazifik mit hoher Prävalenz
Hepatitis-D-Virus (HDV)	viroidähnlich	zirkuläre einzelsträngige RNA	parenteral selten Intimkontakt und perinatal	ja	weltweit bei 5 bis 10 % der HBV-Träger
Hepatitis-E-Virus (HEV)	Hepeviridae (Hepevirus)	einzelsträngige RNA	fäkal-oral selten parenteral und perinatal	nein	weltweit Entwicklungsländer in Afrika, Asien, Süd-Amerika
Cytomegalie-Virus (CMV)	Herpesviridae (Cytomegalovirus)	doppelsträngige DNA	Tröpfcheninfektion Intimkontakt und Schwangerschaft		weltweit – 50 bis 80 % > 40 Jahre Entwicklungsländer
Epstein-Barr-Virus (EBV)	Herpesviridae (Lymphocryptovirus)	doppelsträngige DNA	Tröpfcheninfektion		weltweit – 95 % > 40 Jahre
Herpes-simplex-Virus (HSV)	Herpesviridae (Simplexvirus)	doppelsträngige DNA	Tröpfcheninfektion		weltweit
Enteroviren	Picornaviridae (Enterovirus)	einzelsträngige RNA	Tröpfcheninfektion fäkal-oral		weltweit in gemäßigten Zonen saisonabhängig (Herbst)

einem geringen Prozentsatz der Fälle kommt es zu einem fulminanten und damit oft letalen Verlauf der Lebererkrankung, dessen Risiko mit dem Alter zunimmt. Insbesondere bei Patienten mit bereits bestehender chronischer Lebererkrankung ist die Mortalität deutlich erhöht.

Laborchemisch zeigt sich eine Erhöhung der Transaminasen sowie des Bilirubins. Der serologische Nachweis des Immunglobulin M (IgM) gegen die HAV-Kapsid-Proteine (anti-HAV-IgM) dient zur Bestätigung einer frischen Infektion. Das anti-HAV-Immunglobulin-G (IgG) zeigt eine früher abgelaufene Infektion oder Impfung an und vermittelt Immunität. Der Nachweis von HAV-Antigen im Stuhl (ELISA) oder von HAV-RNA im Stuhl oder Blut (PCR) ist bei einer frischen Infektion ebenfalls möglich.

Es existiert lediglich eine symptomatische Therapie der HAV-Infektion. Die aktive Impfung wird für einen ausgewählten Personenkreis gemäß den Impfempfehlungen der Ständigen Impfkommission (STIKO) am Robert-Koch-Institut empfohlen. Zu diesem gehören neben Patienten mit einer chronischen Lebererkrankung auch Reisende in Gebiete mit hoher HAV-Prävalenz wie z. B. die Tropen oder Nordafrika. Bereits 12 bis 15 Tage nach der ersten Impfung mit monovalentem, d. h. nur gegen das HAV gerichtetem Impfstoff sind bei mindestens 95 % der Geimpften schützende HAV-Antikörper nachweisbar.

! Die klinischen Symptome der HAV-Infektion sind unspezifisch. Es ist in der Regel keine kausale Behandlung notwendig. Eine aktive Impfung ist verfügbar.

23.3 Hepatitis-B-Virus

Das HBV tritt weltweit auf und ist eine der häufigsten persistierenden Infektionskrankheiten überhaupt. Man unterscheidet 8 verschiedene Genotypen, A bis H und diverse Subtypen, die eine typische geografische Verteilung zeigen. Sie gehört zu den häufig auch sexuell übertragenen Krankheiten („Sexually transmitted Diseases", STD). Bei etwa 7% der hiesigen Bevölkerung sind HBc-Antikörper im Serum als Nachweis einer durchgemachten Infektion nachweisbar. Die perinatale Infektion ist vor allem in Asien der vorherrschende Übertragungsweg. In Ländern mit einer geringeren Prävalenz wie in Mittel- und Nordeuropa wird das hochinfektiöse HBV parenteral oder über die perkutane Exposition mit Serum, Samen- und Speichelflüssigkeit weitergegeben. In Deutschland ist dies mit 60 bis 70% der Fälle der vorherrschende Übertragungsweg. Weitere Übertragungswege des auch außerhalb des Körpers stabilen Virus sind die Transfusion kontaminierter Blutprodukte (heute selten), Verwendung von infektiösem medizinischem oder kosmetischem Material (z.B. bei Tätowierung oder Piercing), intravenöser Drogenabusus oder Nadelstichverletzungen. Die Inkubationszeit beträgt 40 bis 200 Tage (120 Tage).

Die chronische HBV-Infektion verläuft oft asymptomatisch oder zeigt sich mit unspezifischen Beschwerden wie Müdigkeit, Abgeschlagenheit oder Oberbauchbeschwerden. Aus der andauernden Leberentzündung können sich eine Leberzirrhose und ein HCC entwickeln, wobei das HCC-Risiko bei HBV auch ohne die Manifestation einer Leberzirrhose gegeben ist.

Laborchemisch fallen ALT-führende Transaminasenerhöhungen auf.

Drei Antigen/Antikörpersysteme sind mit der HBV-Infektion assoziiert:

- Das HBs-Antigen wird früh nach der Infektion nachweisbar und ist bei Verdacht auf HBV-Infektion der Screeningmarker der Wahl. HBsAg-Träger gelten als infektiös.
- Anti-HBc-Antikörper erscheinen bei allen HBV-Infektionen mit den ersten klinischen Symptomen und weisen auf eine aktuelle (höherer IgM-Anteil) oder frühere oder chronische HBV-Infektion hin (IgM negativ oder niedrig).
- Das Vorhandensein von HBe-Antigen korreliert statistisch mit einer hohen Virämie. Antikörper gegen das HBeAg gehen im Allgemeinen mit niedrigerer Viruslast und verringertem Risiko für die Entwicklung einer Leberzirrhose einher.

Die sensitivste und spezifischste Methode zum (vorzugsweise quantitativen) Nachweis einer Virämie ist die HBV-DNA-PCR.

Ein Teil der chronischen HBV-Infektionen verläuft inaktiv, d.h. bei positivem HBsAg, anti-HBc und anti-HBe besteht eine nur niedrige Viruslast mit meist normalen oder nur geringfügig erhöhten Transaminasen („inaktive Träger"). Bei diesen Patienten ist das Voranschreiten der Leberkrankung in der Regel verlangsamt oder pausiert. Ein Sonderfall aus der Gruppe der inaktiven Träger sind diejenigen Patienten, bei denen serologisch nur anti-HBc ohne Virämie oder biochemische Entzündungsaktivität nachweisbar ist. Diese Konstellation zeigt eine stattgehabte Infektion an. Eine Virämie ist nur selten nachweisbar, jedoch kann das Vorhandensein von Hepatitis-B-Virus in den Leberzellen nicht ausgeschlossen werden, weshalb bei solchen Patienten unter bestimmten Umständen wie z.B. Chemotherapie oder Immunsuppression die Hepatitis B reaktiviert werden kann.

Eine **akute HBV-Infektion** bedarf in der Regel keiner Behandlung, da sie bei Heranwachsenden und Erwachsenen in 90 bis 95% der Fälle ausheilt. Die perinatale und frühkindliche Infektion hingegen chronifiziert in ca. 90% der Fälle. Entwickelt sich eine fulminante Hepatitis, kann eine Lebertransplantation notwendig werden.

Zur Behandlung der **chronischen Hepatitis-B-Virus-Infektion** stehen eine Reihe antiviraler Substanzen zur Verfügung. Therapieindikationen sind eine Viruslast ≥ 10 000 HBV-DNA-Kopien/ml und erhöhte Leberentzündungswerte. Die Indikation zur Interferon-α-Therapie besteht vorwiegend bei Patienten mit HBeAg-positiver chronischer Hepatitis B, wobei die Ansprechraten für den HBV-Genotyp A am besten sind. Die Nukleosid- und Nukleotidanaloga inhibieren die HBV-spezifische Polymerase und verhindern die Replikation. Dabei spielt das Problem der (Kreuz-)Resistenzentwicklung eine große Rolle, das durch engmaschiges Monitoring und ggf. Anpassung der antiviralen Medikation überwacht werden muss. Das Erscheinen von anti-HBs zeigt die Ausheilung der Infektion an und vermittelt einen Immunschutz. Jedoch kann es auch in Fällen einer ausgeheilten Infektion unter Immunsuppression oder Chemotherapie zu einer Reaktivierung der Infektion kommen. Es steht eine effektive aktive Immunisierung zur Verfügung. Seit 1995 wird durch die STIKO eine Grundimmunisierung im Säuglings- und Kleinkindalter empfohlen, spätestens jedoch bis zum 18. Lebensjahr. Die passive Immunisierung mit humanem Hepatitis-B-Immunglobulin ist Risikogruppen z.B. nach Lebertransplantation vorbehalten. Zur Vermeidung der vertikalen Infektion bei HBsAg-positiven Müttern wird die perinatale Kombinationsimmunisierung aus aktivem und passivem Impfstoff gemäß den Anmerkungen zum Impfkalender des Robert-Koch-Instituts empfohlen.

! Die HBV-Infektion gehört zu den sexuell übertragbaren Krankheiten. Eine chronische Hepatitis B kann zu Leberzirrhose und Leberzellkrebs führen. Effektive antivirale Medikamente stehen zur Verfügung, bedürfen jedoch aufgrund möglicher Resistenzentwicklung engmaschiger Kontrollen. Eine aktive Impfung ist verfügbar, die Grundimmunisierung im Säuglings- und Kleinkindalter wird empfohlen.

23.4 Hepatitis-C-Virus

HCV wurde 1988 als das infektiöse Agens der parenteral übertragenen NonA-NonB-Hepatitis identifiziert. Es sind 6 Genotypen und zahlreiche Subtypen bekannt, die unterschiedlich geografisch verteilt sind. In Europa überwiegt der HCV-Genotyp 1. Die Prävalenz von Antikörpern gegen HCV (Anti-HCV) in Deutschland wird mit ungefähr 0,5 % angenommen. Der Mensch ist der einzig bekannte natürliche Wirt. Die Übertragung erfolgt parenteral durch Blutkontakt mit aktiv Infizierten oder über HCV-kontaminierte Blutprodukte, seltener durch Sexualkontakte oder perinatal. Die akute HCV-Infektion verläuft häufig asymptomatisch oder mit unspezifischen Symptomen. Unerkannt und unbehandelt geht sie in 50 bis 80 % der Fälle in eine chronische Hepatitis-C-Infektion über.

Klinik

Auch bei einer chronischen Hepatitis C sind die klinischen Symptome uncharakteristisch und äußern sich ähnlich wie bei anderen chronischen Entzündungen der Leber. In 10 bis 20 % der Patienten kommt es langfristig zur Leberzirrhose, auf deren Boden sich ein hepatozelluläres Karzinom (HCC) entwickeln kann.

Im Labor zeigen sich die Transaminasen erhöht. Der Nachweis von anti-HCV-Antikörpern ist frühestens 4 bis 8 Wochen nach der Infektion möglich, unterscheidet aber nicht zwischen akuter, chronischer oder stattgehabter Infektion. Der Nachweis von HCV-RNA mittels PCR dient u. a. der frühen Diagnose, der Verlaufsbeobachtung, der Genotypisierung und Therapiesteuerung. Zur Einschätzung der histologischen Aktivität der Erkrankung werden regelmäßige Leberbiopsien empfohlen.

Eine spontane Ausheilung ist sehr selten, weshalb ein verstärktes Augenmerk auf der Therapie der Infektion liegt. Die Kombination aus pegyliertem Interferon-α und Ribavirin ist die Standardtherapie, die aber oft zu schweren Nebenwirkungen führt. Dauerhaftes virologisches Ansprechen (Sustained Virologic Response, SVR) nach 24 Wochen (Genotyp 2, 3) oder 48 Wochen (Genotyp 1) kann in 50 % (Genotyp 1) bis 80 % (Genotyp 2, 3) erreicht werden. Zunehmend schwieriger zu therapieren sind die Patienten, bei denen die initiale antivirale Behandlung nicht zum Erfolg geführt hat oder die aufgrund ihrer fortgeschrittenen Lebererkrankung nicht mit der empfohlenen therapeutischen Dosis behandelt werden können. Eine Lebertransplantation kann bei nicht mehr medikamentös zu beherrschender Leberzirrhose erwogen werden. Neue antivirale Substanzen befinden sich in der klinischen Entwicklung. Eine Impfung gegen das HCV existiert bislang nicht.

! HCV wird parenteral übertragen. Die Virusinfektion wird häufig chronisch. Eine antivirale Behandlung ist verfügbar und führt in vielen Fällen zur dauerhaften Viruselimination.

23.5 Hepatitis-D-Virus

Die Infektion mit dem HDV ist nur bei gleichzeitiger HBV-Replikation möglich. Die Übertragungswege sind identisch mit denen von HBV. Die HDV-Superinfektion führt häufiger zu einer chronischen Hepatitis. Zur Prävention wird die Impfung gegen Hepatitis B empfohlen.

Eine akute, chronische oder ausgeheilte HDV-Infektion kann durch HDV-Antikörper nachgewiesen werden. Die Aktivität der Infektion wird durch Messung der HDV-RNA-Menge im Serum mittels realtime RT-PCR ermittelt.

Eine Behandlung mit Interferon-α führt bei etwa 30 % der Patienten zu einer Verminderung der Virämie und der Transaminasen.

23.6 Hepatitis-E-Virus

Das HEV tritt hauptsächlich in Asien, im Nahen Osten, in Afrika sowie in Mittelamerika auf, die Infektion betrifft vor allem junge Erwachsene. In Deutschland wurden 2006 52 Hepatitis-E-Erkrankungen gemeldet (RKI 2008), damit liegt die Inzidenz in den vergangenen Jahren stabil und saisonunabhängig unter 0,1 Erkrankungen pro 100 000 Einwohner. Die HEV-Infektion ist eine Anthropozoonose, als Reservoir dient mit Fäkalien verunreinigtes Trinkwasser. In den industrialisierten Ländern werden Hepatitis-E-

Erkrankungen oft durch Auslandsreisende importiert, ein wesentlicher Teil wird jedoch auf unbekannten Wegen im Lande selbst erworben. Eine mutmaßliche Infektionsquelle sind Schweine. Eine direkte Übertragung von Mensch zu Mensch ist nicht bekannt. Die Inkubationsperiode dauert 22 bis 60 Tage (40 Tage).

Klinik

Die Hepatitis E präsentiert sich klinisch vergleichbar mit der HAV-Infektion. Die größte Gefahr besteht bei Neuinfektionen von Schwangeren im letzten Trimenon, bei bis zu einem Drittel verläuft die Erkrankung letal.

In der frühen Phase der Infektion wird das anti-HEV-IgM im Serum nachweisbar. Anti-HEV-IgG wird zeitgleich positiv, wobei unklar ist, ob es zu einer neutralisierenden Immunität führt. Der Nachweis der HEV-RNA durch RT-PCR in Serum oder Stuhl ist sinnvoll, da die Serologie nicht ganz zuverlässig ist.

Eine spezifische Behandlung oder Immunisierung ist nicht verfügbar, es gibt jedoch einen im Feld erfolgreich erprobten, nicht im Handel erhältlichen, aktiven Totimpfstoff.

! HEV ist hierzulande selten, aber ein wesentliches Problem in Ländern mit unzureichender sanitärer Versorgung. Bei Neuinfektion im letzten Trimenon der Schwangerschaft kann es zu fatalen Verläufen kommen.

Literatur

RKI (Robert-Koch-Institut) 2008. Im Internet: www.rki.de; Stand 23.04.2009

24 Nephrologische und urologische Virusinfektionen

R. Weimer, F. M. E. Wagenlehner

24.1 Virusinfektionen und Niere

Virusinfektionen spielen bei Erkrankungen der eigenen Nieren und im Rahmen einer Nierentransplantation (s. Kap. 30) eine wichtige Rolle. Im Rahmen von Hantavirus-Infektionen kann, bedingt durch eine Erhöhung der Gefäßpermeabilität, ein akutes Nierenversagen auftreten. Auch Polyomavirus-Infektionen können zu einer direkten Schädigung der Niere führen, während im Rahmen chronischer Infektionen durch Hepatitis-B- und C-Virus oder HIV sekundäre Nierenerkrankungen wie z. B. Glomerulonephritiden ausgelöst werden können (Tab. 24.**1**). Zudem ergeben sich bei antiviraler Therapie einer chronischen Infektion durch Hepatitis B, C oder HIV besondere Probleme, wenn eine Nierenerkrankung vorliegt.

Tabelle 24.**1** Manifestation von Virusinfektionen im Bereich von Niere und ableitenden Harnwegen.

Organ	Viren	Manifestation	Diagnostik	Therapie
Niere	Hantaviren	HFRS	ELISA: Nachweis von IgM-Antikörpern im Serum	symptomatisch, ggf. Dialyseverfahren ggf. Ribavirin bei Hantaan-Infektion
	Hepatitis B	sekundäre GN (membranös, membranoproliferativ)	Nierenbiopsie	antivirale Therapie
		Polyarteriitis nodosa	Biopsie betroffener Organe (Niere, Nerv, Muskel); Angiografie	antivirale Therapie, ggf. Steroide und Plasmapherese
	Hepatitis C	sekundäre GN (membranoproliferativ – meist mit gemischter Kryoglobulinämie; seltener membranöse GN)	Nierenbiopsie	antivirale Therapie gemischte Kryoglobulinämie: ggf. zusätzlich Steroide, Cyclophosphamid und Plasmapherese, ggf. Rituximab
	HIV	sekundäre GN (FSGS, Immunkomplex-GN, membranoproliferative GN/gemischte Kryoglobulinämie)	Nierenbiopsie	HIV-assoziierte FSGS: HAART und renale Progressionshemmung (incl. ACE-I, ATII-RA)
		TTP (Coombs-negative hämolytische Anämie mit > 2 % Fragmentozyten, Thrombopenie und ANV)	ggf. spezielle Diagnostik wie ADAMTS13-Aktivität im Plasma	Frischplasmen, ggf. Plasmapherese ggf. Steroide
		indirekt HIV-assoziierte Nierenerkrankungen: Nephrotoxizität (z. B. Virustatika, Antibiotika); interstitielle Nephritis (CMV, medikamentös); postinfektiöse GN; ANV bei Sepsis; diabetische und hypertensive Nephropathie; AA-Amyloidose	nach renaler Manifestation und Genese	Behandlung der jeweiligen Ursache (z. B. CMV-Infektion, Stopp nephrotoxischer Medikamente)
	Polyomaviren	Polyoma BK-Virus – assoziierte Nephropathie	PCR (EDTA-Plasma und Urin) Nierenbiopsie (Large T-Antigen)	Reduktion der immunsuppressiven Therapie ggf. Leflunomid[1]

Fortsetzung Tabelle 24.**1**

Organ	Viren	Manifestation	Diagnostik	Therapie
Ureter	CMV	Ureterstenose nach Nierentransplantation	PCR (Urin und Gewebe)	Ureterschienung, ggf. Operation
	Polyomaviren	Ureterstenose nach Nierentransplantation	PCR (Urin und Gewebe)	Ureterschienung, ggf. Operation
Harnblase	Adenoviren	hämorrhagische Zystitis nach Knochenmarktransplantation	Urinzytologie; PCR (MSU, K-Urin)	symptomatisch; Cidofovir[1], (Ribavirin bei ADV Typ C[1])
	HPV	Papillome in Harnröhre und Harnblase	Zystoskopie, ggf. Biopsie und PCR	Laserkoagulation und -resektion der Papillome
	CMV, HSV, VZV	Zystitis; Harnverhalt (VZV)	Urinzytologie; PCR (MSU, K-Urin)	symptomatisch; CMV: Ganciclovir, Valganciclovir; HSV, VZV: Aciclovir, Valaciclovir, Famciclovir
	Polyomaviren	hämorrhagische Zystitis nach Knochenmarktransplantation	Urinzytologie; PCR (MSU, K-Urin)	symptomatisch; Cidofovir, Leflunomid
Urethra	Adenoviren	Urethritis	PCR (Anfangsurin, Urethralabstrich)	ggf. Cidofovir[1], Ribavirin bei ADV Typ C[1]), Stampidin[1]
	HPV	Papillome	Urethroskopie, ggf. Biopsie und PCR	Laserkoagulation der Papillome
	HSV-1	Urethritis	PCR (Anfangsurin, Urethralabstrich)	Aciclovir, Valaciclovir, Famciclovir
Prostata	HPV	evtl. Assoziation mit Prostatakarzinom	–	–
	Polyomaviren	evtl. Assoziation mit Prostatakarzinom	–	–
	XMRV	evtl. Assoziation mit Prostatakarzinom	–	–

ACE-I Angiotensin-Converting-Enzyme-Inhibitor
ANV akutes Nierenversagen
ATII-RA Angiotensin-II-Rezeptor-Antagonist
FSGS fokal segmentale Glomerulosklerose
HAART hochaktive antiretrovirale Therapie
HFRS hämorrhagisches Fieber mit renalem Syndrom
GN Glomerulonephritis
K-Urin Katheterurin
MSU Mittelstrahlurin
TTP thrombotisch-thrombozytopenische Purpura

[1] *keine ausreichenden klinischen Daten verfügbar*

24.2 Hantaviren

Infektionen mit humanpathogenen Hantaviren (Tab. 24.**2**) können zu lebensbedrohlichen Erkrankungen der Niere und der Lunge führen. Während des Korea-Krieges 1951 bis 1953 erkrankten mehr als 3000 Soldaten an hämorrhagischem Fieber mit akutem Nierenversagen durch den Virustyp Hantaan. 1993 kam es erstmals in Amerika zu epidemischem Auftreten von Hantavirus-Infektionen (Südwesten der USA). Die dort auftretenden Virustypen führen zu einem Hantavirus-induzierten pulmonalen Syndrom (HPS) mit Fieber, ARDS (Adult Respiratory Distress Syndrome) und resultierendem Lungenversagen. Demgegenüber führen die in Europa und Asien auftretenden Hantaviren zu hämorrhagischem Fieber mit renalem Syndrom (HFRS), d. h. akutem Nierenversagen ohne schwere pulmonale Beteiligung. Die Schwere der Krankheitssymptome unterscheidet sich erheblich je nach übertragenem Virustyp (Tab. 24.**2**). So liegt die Sterblichkeit mit 30 bis 50 % am höchsten bei Infektionen durch die Hantaviren Sin Nombre (USA) und Andes (Südamerika), während die in Europa (vor allem Südost- und Osteuropa) und Asien vorkommenden Hantaviren Amur, Hantaan und Seoul ein HFRS auslösen mit einer Sterblichkeit von 5 bis 15 %. Die in Europa anzutreffenden Hantaviren Puumala und Dobrava (DOBV-Aa) führen zu einer milderen Form des HFRS, der

Tabelle 24.2 Auswahl humanpathogener Hantavirus-Infektionen.

Virustyp	Manifestation	Vektor	Verbreitung
Altwelt-Hantaviren			
Amur	HFRS	Koreanische Waldmaus (Apodemus peninsulae)	Asien
Dobrava (DOBV-Aa)	HFRS (NE)	Brandmaus (Apodemus agrarius)	Mitteleuropa
Dobrava (DOBV-Af)	HFRS	Gelbhalsmaus (Apodemus flavicollis)	Balkan
Hantaan	HFRS	Brandmaus (Apodemus agrarius)	Südostasien, östliches Russland, Südeuropa
Puumala	HFRS (NE)	Rötelmaus (Myodes glareolus)	Nord-, West- und Mitteleuropa
Seoul	HFRS	Wanderratte (R. norvegicus), Hausratte (R. rattus)	Asien
Neuwelt-Hantaviren			
Andes	HPS	Reisratte (Oligoryzomys longicaudatus)	Südamerika
Bayou	HPS	Sumpf-Reisratte (Oryzomys palustris)	USA
Black Creek Canal	HPS	Baumwollratte (Sigmodon hispidus)	USA
New York	HPS	Weißfußmaus (Peromyscus leucopus)	USA
Sin Nombre	HPS	Hirschmaus (Peromyscus maniculatus)	USA

HFRS hämorrhagisches Fieber mit renalem Syndrom
NE Nephropathia epidemica
HPS Hantavirus-induziertes pulmonales Syndrom

so genannten Nephropathia epidemica (NE), die mit einer geringen Sterblichkeitsrate von < 1 % einhergeht. Offiziell wird die NE als klinisches Syndrom von der WHO zu der Gruppe „HFRS" gezählt.

Klinik

Die klinische Symptomatik bei der milderen Form der **Nephropathia epidemica** umfasst einen plötzlichen Krankheitsbeginn mit Fieber (3 bis 4 Tage anhaltend), Bauch-, Rücken- und/oder Kopfschmerzen, ggf. Übelkeit und Erbrechen sowie Konjunktivaleinblutungen. Hypotensive Blutdruckwerte und oligurisches akutes Nierenversagen sind möglich. Auffällige Laborwerte betreffen vor allem Leukozytose, erhöhtes C-reaktives Protein (CRP), Thrombozytopenie, erhöhte LDH und leicht erhöhte Leberwerte. Das Serumkreatinin ist erhöht bei pathologischer Proteinurie und Mikrohämaturie. Bei Dobrava-Infektion findet sich eine etwas stärkere Symptomatik als bei Puumala-Infektion, die in ca. 5 % eine Dialyse erforderlich macht. Insgesamt verläuft die Nephropathia epidemica eher als **grippeähnliche Erkrankung mit Nierenbeteiligung**. Hämorrhagien und Schocksymptomatik fehlen meist. Die Infektion heilt in der Regel komplett aus. In einer Beobachtungsstudie fand man 5 Jahre nach Puumala-induzierter Nephropathie eine mit Hyperfiltration (erhöhte glomeruläre Filtrationsrate) assoziierte erhöhte Proteinurie und höhere Blutdruckwerte als in gesunden Kontrollen. Jedoch war die Hyperfiltration und erhöhte Proteinurie nach 10 Jahren nicht mehr nachweisbar (Miettinen et al. 2006).

Das **HFRS durch asiatische Stämme** verläuft schwerer mit Hypotension (ca. ⅓ der Patienten), Schocksymptomatik und Oligurie (ca. ⅔) und erfordert in ca. 20 bis 40 % eine Dialyse. In der Frühphase der Erkrankung stehen unspezifische Allgemeinsymptome (Schüttelfrost, Fieber über 3 bis 4 Tage, Myalgie, Kopfschmerzen, Lichtscheu/Sehstörungen, Husten, Rachenrötung) im Vordergrund. Wenige Tage später folgt die so genannte renale Phase, die mit Lumbalgien, Bauchschmerzen, Schwindel und Erbrechen beginnt. In dieser Phase kommt es zu einer erhöhten Kapillarpermeabilität (Capillary Leakage), die zum Auftreten von interstitiellen Flüssigkeitsansammlungen und Ödemen (z. B. perirenal) und als deren Folge zu Blutdruckabfall und Schocksymptomatik führt. Weiterhin treten hämostatische Störungen (Petechien, konjunktivale Einblutungen) auf. Eine Verbrauchskoagulopathie mit disseminierten Blutungen (gastrointestinale Blutungen, Hämoptyse, Makrohämaturie) ist möglich. Im weiteren Verlauf steigen die Nierenretentionsparameter bis hin zur dialysepflichtigen Niereninsuffizienz. Dieser Prozess kann mehrere Wochen dauern und von einer renalen Hypertonie begleitet sein. Extrarenale Manifestationen wie Begleithepatitis, Myokarditis mit Herzrhythmusstörungen,

Thyreoiditis, akute Glaukomanfälle und ZNS-Beteiligung, aber auch pulmonale Symptome wurden beobachtet. Infektionen durch Hantaan-Viren verlaufen schwerer als Infektionen durch Seoul-Viren. Meist wird die ursprüngliche glomeruläre Filtrationsrate (GFR) wieder erreicht. Jedoch wurden auch Fälle mit verminderter GFR, persistierender Proteinurie und renaler Hypertonie nach Ausheilung der Infektion beschrieben.

Das **HPS** zeigt initial ebenfalls einen plötzlichen Beginn mit hohem Fieber und den beschriebenen unspezifischen Symptomen, während ca. 4 bis 10 Tage nach Symptombeginn Husten, Tachy- und Dyspnoe auftreten mit ARDS und kardiopulmonaler Dekompensation.

Die Inkubationszeit bei Hantavirus-Infektionen beträgt 2 bis 4 Wochen, in Extremfällen 5 bis 60 Tage. Eine Übertragung von Mensch zu Mensch scheint lediglich für das hochvirulente Andes-Virus möglich zu sein. Eine überstandene Infektion führt wahrscheinlich zu einer lebenslangen Virustyp-spezifischen Immunität.

Zur Epidemiologie wird auf Kap. 52 verwiesen.

Verdachtsdiagnose eines HFRS durch Hantaviren

- Leitsymptome:
  - plötzlicher Krankheitsbeginn mit Fieber > 38,5 °C
  - Myalgien und z. T. starke Bauch-, Rücken- und/oder Kopfschmerzen
  - evtl. Hypotension und Oligurie
- möglicher Kontakt mit Nagern oder deren Ausscheidungen (z. B. Land- und Forstwirtschaft, Militär, Camping, Reinigung von Schuppen o. ä.)
- Labor:
  - Thrombopenie, Leukozytose
  - Erhöhung von LDH, CRP, Serumkreatinin
  - Urin: Mikrohämaturie und Proteinurie (glomerulotubuläres Muster)

Eine Mikrohämaturie findet sich in der Mehrzahl der Patienten, während eine Makrohämaturie in der Regel nicht vorkommt. Die Proteinurie kann bis über 10 g/Tag betragen. Sonografisch findet sich typischerweise eine Schwellung der Niere und evtl. auch perirenale Flüssigkeit. Auch Pleuraerguss, Perikarderguss und Aszites sind möglich. Eine Nierenbiopsie lässt die Diagnose einer Hantavirus-Infektion zwar stellen (Virusnachweis mittels RT-PCR oder Immunhistochemie; Abb. 24.**1**), ist jedoch für die Diagnosestellung nicht notwendig. Die unerlässliche Labordiagnostik ist in Kap. 52 beschrieben. Die Hantavirus-Infektion ist seit 2001 in Deutschland meldepflichtig (Krankheitsverdacht, Erkrankung und Tod; namentliche Meldung an das Gesundheitsamt). Zwischen 2001 und 2006 wurden dem Robert-Koch-Institut zwischen 72 und 448 bestätigte Hantavirus-Infektionen gemeldet, in 2007 jedoch eine extrem hohe Zahl von 1687. Ein Konsiliarlabor für Hantaviren besteht an der Charité in Berlin.

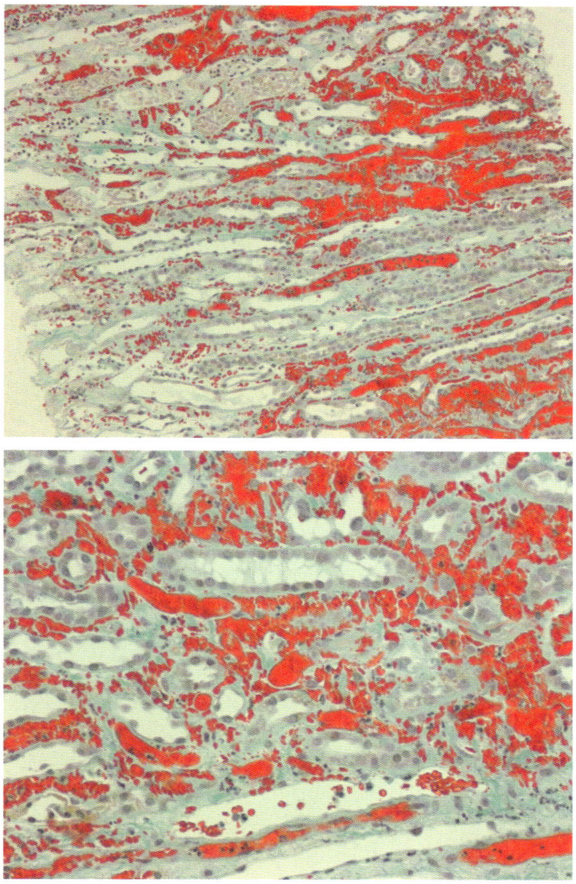
a
b

Abb. 24.**1a, b** Typisches lichtmikroskopisches Bild einer Hantavirus-Infektion mit Endothelschädigung, hämorrhagischer Medulla, nur gering ausgeprägten interstitiellen Infiltraten und unterschiedlich stark ausgeprägter Tubulusschädigung (Goldner-Färbung; mit freundlicher Genehmigung durch Prof. Dr. H.-J. Gröne, DKFZ, Heidelberg).

Differenzialdiagnostisch kommen andere Ursachen des akuten Nierenversagens, insbesondere auch eine Leptospirose und eine Purpura Schoenlein-Henoch in Betracht.

Prophylaxe-Empfehlungen sind in Kap. 52 dargestellt. Die Therapie ist rein symptomatisch und umfasst ggf. intensivmedizinische Maßnahmen (Kreislaufstabilisierung, Behandlung von Blutungen, Überwachung und Bilanzierung, ggf. Dialysebehandlung und beim HPS maschinelle Beatmung, ggf. ECMO [extrakorporale Membranoxygenierung]). Von einer 7-fachen Mortalitätssenkung durch eine intravenöse antivirale Therapie mit Ribavirin, einem Guanosin-Analogon, wurde in einer chinesischen randomisiert-prospektiven Studie an 242 Patienten mit HFRS durch Hantaan-Viren berichtet (Sun et al. 2007). Zumindest in vitro und im Mausmodell wurde auch eine Aktivität gegen Sin-Nombre-Viren nachgewiesen. Die in Mitteleuropa auftretende Puumala-Infektion führt in der Regel zu einer völligen Ausheilung ohne Spätschäden.

24.3 Hepatitis-B-Viren

Eine chronische Infektion mit Hepatitis-B-Viren (HBV) ist mit dem Auftreten der folgenden Nierenerkrankungen assoziiert: Polyarteriitis nodosa, membranöse und membranoproliferative Glomerulonephritis. Die meisten Patienten sind von Seiten der chronischen Hepatitis B asymptomatisch oder zeigen allenfalls eine milde bis moderate Erhöhung der Leberwerte. Hinweise auf eine pathogenetische Rolle der HBV-Infektion ergeben sich durch Nachweis von HBs-Antigen/Antikörper-Komplexen in den betroffenen Nieren bzw. durch Nachweis von HBeAg-Depots bei membranöser Glomerulonephritis. Bei der Polyarteriitis nodosa, einer Vaskulitis der mittelgroßen Arterien, finden sich die Antigen-Antikörper-Komplexe in den Gefäßen. Die Erkrankung tritt typischerweise innerhalb von 4 Monaten nach Beginn der HBV-Infektion auf.

In jedem Fall sollte die Nierenerkrankung durch Nierenbiopsie (membranöse und membranoproliferative Glomerulonephritis), bei Polyarteriitis nodosa ggf. auch durch einen histologischen Nachweis in sonstigem betroffenem Gewebe gesichert werden. Angiografisch finden sich bei Polyarteriitis nodosa typischerweise Mikroaneurysmen. Eine aktive Virusreplikation sollte am besten mittels Testung auf HBV-DNA im Plasma nachgewiesen werden.

Differenzialdiagnostisch kommen als Ursache der genannten Glomerulonephritiden auch andere Virusinfektionen (z. B. Hepatitis C), eine Reihe weiterer Erkrankungen und natürlich primäre Formen dieser Glomerulonephritiden vor.

Nicht randomisierte Studien und Beobachtungen sprechen dafür, dass eine antivirale Therapie die HBV-induzierten Glomerulonephritiden bzw. Vaskulitis günstig beeinflusst. Die veröffentlichten Daten betreffen insbesondere eine Therapie mit Interferon-α und auch Lamivudin (Conjeevaram et al. 1995, Tang et al. 2005). Bei voraussichtlich notwendiger Langzeit-Therapie sind Entecavir oder Tenofovir wegen geringerer Resistenzraten günstiger als Lamivudin. Für das weniger wirksame Adefovir wurde bei längerfristiger Verwendung in hohen Dosen Nephrotoxizität beschrieben. Jüngere Patienten ohne Nierenfunktionseinschränkung, die potenzielle Nebenwirkungen voraussichtlich besser vertragen, könnten mit Interferon oder pegyliertem Interferon behandelt werden. Bei Kindern mit HBV-assoziierter membranöser Glomerulonephritis kommt es nicht selten innerhalb von 6 bis 24 Monaten zu einer Spontanheilung, die meist mit einer Serokonversion (Bildung von Anti-HBe) einhergeht.

Die Gabe von Kortikoiden, die bei nicht HBV-induzierter Polyarteriitis nodosa zu einem höheren Patientenüberleben führt, kann die HBV-Replikation erhöhen und vor allem bei Absetzen der Kortikoide zu einer Exazerbation der chronischen Hepatitis B führen. Daher kommt zusätzlich zur antiviralen Therapie nur eine kurze zwei- bis dreiwöchige Kortikoidtherapie zur Verbesserung schwerer inflammatorischer Manifestationen bei Panarteriitis nodosa oder rapid-progressiver Glomerulonephritis in Betracht. Die Behandlung mit Plasmapherese zur Elimination der zirkulierenden Immunkomplexe kann insbesondere bei schwerer Symptomatik der Polyarteriitis nodosa von Vorteil sein.

Die **Dialysebehandlung von HBV-infektiösen Patienten** mit terminaler Niereninsuffizienz muss in Deutschland aufgrund des hohen Infektionsrisikos räumlich und organisatorisch getrennt von anderen Patienten durchgeführt werden. Es sind weiterhin separate Maschinen zu verwenden, die für Hepatitis-B-Patienten reserviert sind. In den USA werden von den Centers for Disease Control (CDC) ebenfalls separate Maschinen und eine Isolierung der HBV-Patienten empfohlen.

Eine **aktive Impfung** gegen Hepatitis B wird spätestens vor Aufnahme in ein Dialyseprogramm empfohlen, sollte jedoch wegen der eingeschränkten Immunantwort bei zunehmender Niereninsuffizienz möglichst deutlich früher erfolgen. Aufgrund der bei Niereninsuffizienz eingeschränkten Immunantwort sollte die Impfung mit doppelter Dosis mindestens dreimal (0, 1, 6 Monate), am besten viermal (9 Monate) erfolgen. Der Impferfolg sollte im 12. Monat überprüft werden. Peritonealdialyse-Patienten haben ein deutlich niedrigeres Risiko einer HBV-Infektion als Hämodialyse-Patienten.

24.4 Hepatitis C-Viren

Bei chronischer Infektion mit Hepatitis-C-Viren (HCV) kommt es insbesondere zu einer **membranoproliferativen Glomerulonephritis (Typ 1)**, die meist mit einer gemischten Kryoglobulinämie (Typ 2) assoziiert ist (Roccatello et al. 2007). Seltener sind eine **membranöse Glomerulonephritis** oder andere Glomerulonephritiden. Bei der HCV-assoziierten **gemischten Kryoglobulinämie** (insbesondere Typ 2, gelegentlich auch Typ 3) handelt es sich um eine Vaskulitis mit oft unspezifischen Symptomen wie Myalgie, Arthralgie und Schwäche, jedoch auch Haut- und Nierenbeteiligung als Folge einer Ablagerung von Immunkomplexen. Dabei spielen Immunkomplexe mit und ohne HCV-Proteine höchstwahrscheinlich eine pathogenetische Rolle. Zudem führt eine chronische HCV-Infektion zu erhöhtem Risiko eines **Typ-2-Diabetes** sowie möglicherweise zu schnellerer Progression einer diabetischen Nephropathie.

Bei Vorliegen einer membranoproliferativen oder membranösen Glomerulonephritis oder einer gemischten Kryoglobulinämie sollte in jedem Fall eine HCV-Diagnostik durchgeführt werden.

Bei Dialysepatienten ist zu berücksichtigen, dass bei 3 bis 12% der in ELISAs der ersten oder zweiten Generation Anti-HCV-negativen Patienten mit einem Nachweis von HCV-RNA in der PCR zu rechnen ist. Insgesamt ist die Anti-HCV-Bildung bei Dialysepatienten oft verzögert, sodass Neu-Infektionen durch das Anti-HCV-Screening zu spät erkannt werden. Ein HCV-Antigentest oder der Nachweis der HCV-RNA ist bei Verdacht auf Neuinfektion vorzuziehen.

Die Therapie der Erkrankung besteht, je nach Schwere der Symptomatik, in einer antiviralen Therapie, bei schwerer Erkrankung (nephrotisches Syndrom, progressiver Nierenfunktionsverlust) ggf. in zusätzlicher immunsuppressiver Therapie (Steroide, Cyclophosphamid) und Plasmapherese (Entfernung der Kryoglobuline). Rituximab wurde bei HCV-assoziierter gemischter Kryoglobulinämie erfolgreich eingesetzt.

Selbst wenn sich von Seiten der chronischen Hepatitis keine Indikation für eine antivirale Therapie ergibt, kann sich diese aufgrund der Nierenbeteiligung ergeben. Dabei ist Interferon-α, vorzugsweise pegyliertes Interferon, plus Ribavirin zu empfehlen. Allerdings sollte bei eingeschränkter Nierenfunktion (Kreatininclearance < 50 ml/Min.) pegyliertes Interferon wegen seiner längeren Halbwertszeit und möglichen Akkumulation nur mit Vorsicht benutzt werden, vorzugsweise im Rahmen klinischer Studien. Dasselbe trifft für Ribavirin zu, das bei Niereninsuffizienz ebenfalls vermindert ausgeschieden wird und somit dosisreduziert werden muss. Ribavirin wird durch Hämodialyse nicht entfernt.

Eine Therapie mit Interferon-α sollte bei Dialysepatienten mit bioptisch nachgewiesener chronisch aktiver Hepatitis erwogen werden, insbesondere wenn eine Nierentransplantation durchgeführt werden soll. Allerdings werden verstärkt Nebenwirkungen beobachtet, die nicht selten zum Therapieabbruch zwingen.

Eine chronische HCV-Infektion bei Dialysepatienten geht nach einer Metaanalyse bei über 2000 Patienten mit einer 1,6-fach erhöhten Mortalität einher (Fabrizi et al. 2004).

Die **Dialysebehandlung von HCV-infektiösen Patienten** mit terminaler Niereninsuffizienz muss in Deutschland an separaten Maschinen durchgeführt werden. Im Gegensatz zur Dialysebehandlung bei HBV-infektiösen Patienten muss die Dialyse bei chronischer HCV-Infektion nicht räumlich oder organisatorisch getrennt erfolgen. Demgegenüber empfehlen die CDC in den USA keine separaten Maschinen für HCV-Patienten und auch keine Patientenisolation. Die Prävalenz chronischer HCV-Infektionen unter Dialysepatienten ist höher als in der Allgemeinbevölkerung (2 bis 63% in Europa und 25 bis 36% in den USA bei Verwendung von ELISAs der zweiten Generation). Es bestehen dabei erhebliche Unterschiede zwischen einzelnen Ländern, geografischen Regionen und einzelnen Dialyseeinheiten bei insgesamt abnehmender Inzidenz und Prävalenz in Europa und den USA. Es ist sehr wahrscheinlich, dass die HCV-Übertragung in Dialyseeinheiten vor allem durch Umgebungskontamination und horizontale Übertragung, d.h. von Patient zu Patient, auftritt. Hygienemaßnahmen (z.B. Handschuh-Wechsel nach Betreuung von HCV-Patienten, keine Verwendung von Multidose-Heparin-Flaschen für alle Patienten, Flächen- und Instrumentendesinfektion) reduzieren das Übertragungsrisiko deutlich. Das Risiko einer Übertragung ist bei Peritonealdialyse und auch bei Heim-Hämodialyse niedriger als bei Hämodialyse im Dialysezentrum.

24.5 HIV

Im Rahmen der HIV-Infektion kann es über eine Vielzahl von Ursachen zu einer Proteinurie und/oder Nierenfunktionsverschlechterung kommen, die in jedem Fall eine erhöhte Mortalität der Patienten zur Folge hat. So findet sich eine eingeschränkte Nierenfunktion bei bis zu 30% der HIV-Infizierten (Gupta et al. 2004). Die so genannte „Collapsing"-FSGS (fokal-segmentale Glomerulosklerose), auch als **HIV-assoziierte FSGS** bezeichnet, wird als primäre Form der HIV-assoziierten Nephropathie angesehen (ca. 60% der Biopsieergebnisse; Khan et al. 2006), kommt jedoch auch im Rahmen anderer Virusinfektionen (Parvovirus B19, Hepatitis C), anderen Erkrankungen wie SLE oder multiplem Myelom sowie als Folge einer Therapie z.B. mit Interferon-α vor. Die HIV-assoziierte FSGS geht typischerweise mit einem nephrotischen Syndrom einher. Zur Diagnosestellung ist eine Nierenbiopsie erforderlich. Sonografisch finden sich meist große, echodichte Nieren. Die HIV-assoziierte FSGS tritt bei 2 bis 10% der HIV-Infizierten auf, meist bei fortgeschrittener HIV-Infektion und niedrigen CD4-Zell-Konzentrationen. Sie ist vor allem eine Erkrankung von Menschen afrikanischer Abstammung. Während die HIV-assoziierte FSGS noch bis vor Kurzem rapide, d.h. innerhalb von 1 bis 4 Monaten, zu einer terminalen, d.h. dialysepflichtigen Niereninsuffizienz führte, kann die Erkrankung bei durch HAART (hochaktive antiretrovirale Therapie) gut kontrollierter HIV-Infektion weniger schwer verlaufen.

Häufiger als die HIV-assoziierte FSGS finden sich **andere Ursachen einer Nierenfunktionsverschlechterung bei HIV-Infektion**, z.B. durch akutes Nierenversagen im Rahmen opportunistischer Infektionen oder als Folge von Medikamentennebenwirkungen (Nephrotoxizität durch Pentamidin, Foscarnet, Cidofovir u.a., auch durch die antiretrovirale Therapie [Ritonavir, Tenofovir]; intratubuläre Obstruktion durch Kristallablagerungen unter Sulfadiazin, intravenösem Aciclovir und Indinavir). Durch HIV-Infektion können außerdem weitere Nierenerkrankungen, insbesondere Immunkomplex-induzierte Glomerulonephritiden ausgelöst werden. Membranoproliferative Glomerulonephritiden kommen als Folge einer gemischten Kryoglobulinämie bei HIV-Infektion, der HIV-Infektion selbst oder auch als Folge einer gleichzeitig bestehenden chronischen HCV-Infektion vor. Membranöse Glomerulonephritiden treten vor allem bei gleichzeitig bestehender chronischer Hepatitis B auf. Postinfektiöse Glomerulonephritiden können auftreten, ebenso wie interstitielle Nephritiden durch Medikamente wie Trimethoprim-Sulfamethoxazol oder im Rahmen einer CMV-Infektion. Es wurden weiterhin Fälle einer thrombotisch-thrombozytopenischen Purpura (TTP) unklarer Genese bei HIV-Infektion berichtet. Schließlich ist eine sekundäre Amyloidose möglich wie bei allen chronischen Infektionen. In Zukunft muss außerdem aufgrund der steigenden Prävalenz von Diabetes und Gefäßerkrankungen (Nebenwirkungen der HAART) mit einer deutlichen Zunahme der entsprechenden Nierenerkrankungen gerechnet werden (diabetische Nephropathie, hypertensive Nephropathie).

Bei unklarer Genese einer Proteinurie oder Nierenfunktionsverschlechterung im Rahmen der HIV-Infektion ist eine Nierenbiopsie zu erwägen, insbesondere bei Proteinurie $>$ 1 g pro Tag (Szczech et al. 2004).

Bei HIV-assoziierter FSGS sollte eine HAART-Therapie (s. Kap. 33.3) sowie eine renale Progressionshemmung unter Einschluss eines ACE-Hemmers oder Angiotensin-II-Rezeptor-Blockers durchgeführt werden. Mögliche günstige Effekte einer Steroid- oder Ciclosporin-A-Therapie sind bisher nicht ausreichend gesichert.

Für die Dialysebehandlung HIV-Infizierter empfehlen die CDC in den USA keine routinemäßige Patientenisolation oder Verwendung separater Maschinen aufgrund der geringen Wahrscheinlichkeit einer Übertragung von Patient zu Patient. In Deutschland sind separate Dialysemaschinen für HIV-Infizierte zu verwenden, analog zum Vorgehen bei HCV-Infizierten. Eine Überlegenheit von Hämodialyse gegenüber Peritonealdialyse konnte bei HIV-Infizierten nicht gezeigt werden. Durch die verbesserte Langzeitprognose HIV-Infizierter kommt auch die Nierentransplantation unter HAART-Therapie in Frage.

24.6 Polyomaviren

Polyomaviren scheinen nur bei immunkompromittierten Patienten Erkrankungen auszulösen. So kommt es bei 4 bis 8% der Nierentransplantierten zu einer Polyomavirus-Nephropathie, d. h. einer interstitiellen Nephritis, die überwiegend durch BK-Viren ausgelöst wird (s. Kap. 30). Eine BK-Virus-Nephropathie der Eigennieren wurde bei immunsupprimierten Patienten nach nicht renaler Organtransplantation beschrieben. Wie bei Nierentransplantierten mit Polyomavirus-Nephropathie sollte das Ziel der Behandlung sein, die immunsuppressive Therapie nicht renal Organtransplantierter soweit vertretbar zu reduzieren oder bei unzureichendem Erfolg eine antivirale Therapie mit Leflunomid, alternativ mit Cidofovir (Cave: Nephrotoxizität) durchzuführen. Eine erhöhte Inzidenz einer BK-Virurie wurde im Rahmen der HIV-Infektion, bei systemischem Lupus erythematodes, bei malignen Tumoren (insbesondere Lymphomen) und bei ca. 3% schwangerer Frauen beschrieben.

24.7 Infektionen der Ureteren

Die Virusinfektionen der Ureteren finden sich v. a. nach Nierentransplantation und werden dann klinisch auffällig, wenn sich z. B. durch eine Obstruktion eine Harntransportstörung ausbildet. Vor allem die **Polyomaviren** (BK-Virus und JC-Virus) wurden in Ureterresektaten nach Nierentransplantation gefunden. Es konnte hierbei gezeigt werden, dass die Virusinfektion mit Fibrose, Ulzerationen und Lumenverengung des Donorureters assoziiert war. In Fallberichten wurden auch **Cytomegalieviren** als Ursache von Ureterobstruktion bei nierentransplantierten Patienten gefunden. Eine Ureterstenose nach Nierentransplantation am Transplantat sollte deswegen auch immer an eine Virusinfektion denken lassen. Interessanterweise konnte in einer Fall-Kontroll-Studie gezeigt werden, dass die Einlage von Ureterschienen bei der Nierentransplantation in der multivariaten Analyse mit einer höheren Rate an Ureteritis und Ausbildung einer Polyomavirus-Nephropathie assoziiert war (Thomas et al. 2007). Auch wenn aus dieser Studie nicht abgeleitet werden kann, dass auf Ureterschienen bei Transplantation verzichtet werden sollte, zeigt dies, dass das durch Ureterschienenanlage entstehende Uretertrauma eine klinische Auswirkung haben kann. Die Diagnose erfolgt wie bei der Viruszystitis durch Nachweis der Virus-DNA mittels PCR im Urin. In wieweit eine spezifische antivirale Therapie Einfluss auf den Krankheitsverlauf hat, ist nicht bekannt (Tab. 24.**1**).

24.8 Infektionen der Harnblase

Die virusassoziierte, hämorrhagische Zystitis ist eine schwerwiegende Komplikation nach allogener Knochenmarktransplantation (bei 10 bis 25% der Transplantatempfänger) und seltener nach Nierentransplantation und wird gewöhnlich durch **Polyomaviren** (BK-Virus oder JC-Virus), seltener durch **Adenoviren** verursacht (Dropulic u. Jones 2008, Yagisawa et al. 1995). Die Ausprägung der Polyoma-Virämie ist stark mit der Entwicklung einer hämorrhagischen Zystitis assoziert, und bei Nierentransplantierten mit der Entwicklung einer Transplantat-Nephropathie.

Sehr selten sind Infektionen des Harntraktes verursacht durch **Herpesviren**. Eine Immunsuppression kann, muss aber nicht begleitend sein.

Das **humane Papillomavirus** (HPV) kann in etwa 19% von Patienten mit chronischer Zystitis nachgewiesen werden. Die am häufigsten vorkommenden Genotypen sind HPV-6, -11, -16, -18. Die Bedeutung für die chronische Zystitis ist unklar, jedoch können bei Patienten mit Papillomen der Harnröhre nach einiger Zeit in die Harnblase aszendierende Läsionen gefunden werden (Ludwig et al. 1996).

Im Gegensatz zu einer bakteriellen Zystitis, die selten von Fieber begleitet ist, ist bei einer Zystitis viraler Genese, z. B. bei Transplantierten, Fieber häufig anzutreffen. Eine Infektion mit **Herpes Zoster** im urogenitalen Bereich kann einerseits durch neurourologische Befunde (z. B. akut auftretender Harnverhalt ohne mechanische Abflussbehinderung), andererseits als Hemizystitis mit meistens gleichzeitig auftretenden kutanen Bläschen, imponieren.

Die Diagnose einer virusassoziierten Zystitis nach Transplantation sollte dann angestrebt werden, wenn nach Transplantation eine Makrohämaturie auftritt, wobei in der frühen Post-Transplantations-Periode auch nicht infektiöse Ursachen (Immunsuppressiva, Bestrahlung, Gerinnungsstörungen) berücksichtigt werden müssen. Weitere Indikationen umfassen starke Dysurie oder Beckenschmerzen. In einer retrospektiven Studie an Patienten nach allogener Stammzelltransplantation zeigte sich eine Frequenz der hämorrhagischen Zystitis von ca. 10% (Hassan et al. 2007). Eine hämorrhagische Zystitis entwickelte sich im Median 35 Tage nach Transplantation und hielt durchschnittlich 23 Tage an.

Bei klinischem Verdacht auf virusassoziierte Zystitis können in der Urinzytologie charakteristische Virus-Einschluss-Körper in den Nuklei und/oder im Zytoplasma gefunden werden. Bei einer stark hämorrhagischen Zystitis ist die Zytologie jedoch nicht sensitiv, sodass eine PCR-gestützte Diagnostik auf BK-Virus-DNA im Urin oder in Harnblasenbioptaten angewandt werden sollte. Wird BK-Virus im Urin nicht detektiert, sollte nach Adenovirus-DNA oder Cytomegalievirus-DNA gesucht werden (Dropulic u. Jones 2008).

Die Behandlung der virusassoziierten Zystitis ist vor allem symptomatisch. Bei signifikanter Hämaturie muss eine kontinuierliche Harnblasenirrigation mit physiologischer Kochsalzlösung erfolgen, bei Ausbildung einer Harnblasentamponade unter Umständen eine operative Ausräumung und Koagulation. Bei therapierefraktären Fällen können Virustatika indiziert sein. Eine etablierte antivirale Therapie von BK-Viren existiert nicht, es wurde jedoch über positive Erfahrungen mit Cidofovir oder Leflunomid berichtet (Dropulic u. Jones 2008). Für Adenoviren in dieser Indikation wurde eine Therapie mit Cidofovir beschrieben (Ison 2006). Im Falle von Cytomegalieviren (CMV) kann eine Therapie mit Valganciclovir, in den seltenen Fällen von Herpes zoster oder Herpes simplex eine Therapie mit Aciclovir, Valaciclovir oder Famciclovir durchgeführt werden (s. Tab. 24.**1**).

24.9 Infektionen der Urethra

Virusinfektionen, die eine Urethritis bei Männern verursachen können, sind bisher relativ wenig charakterisiert. In einer Fall-Kontroll-Studie wurde spezifisch nach viralen ätiologischen Erregern nicht gonorrhoischer Urethritis gesucht (Bradshaw et al. 2006). Bei den Patienten mit nachgewiesener Urethritis fanden sich in dieser Studie **Adenoviren** in 4% (Subgenus B, D, E) und **Herpes-simplex-Virus Typ 1** (HSV-1) in 2% der Fälle. Eine Urethritis durch Adenoviren oder HSV-1 war hierbei mit speziellen klinischen Gegebenheiten, wie oralem Sex und männlichen Sexualpartnern signifikant vergesellschaftet.

HPV-DNA findet sich häufiger bei Patienten mit Urethritis, ist jedoch wahrscheinlich kein Grund für eine Urethritis, sondern Ausdruck einer höheren sexuellen Aktivität.

Die Diagnose der Virusurethritis erfolgt durch Nachweis von Virus-DNA im Anfangsurin oder Urethralabstrich (Bradshaw et al. 2006).

Cidofovir, Ribavirin oder Stampidin zeigten in vitro Aktivität gegen Adenoviren. Inwieweit eine Adenoviren-Urethritis dadurch behandelt werden kann und sollte, muss noch evaluiert werden.

Im Falle einer Herpesviren-Urethritis muss auf die Erfahrungen an anderen Lokalisationen zurückgegriffen werden. Aciclovir, Valaciclovir oder Famciclovir können hierzu verwendet werden (Tab. 24.**1**).

24.10 Infektionen der Prostata

Virale symptomatische Infektionen der Prostata sind äußerst selten beschrieben. Einzelfallberichte beschrieben Adenovirus-Infektionen, CMV-Infektionen und Herpes-simplex-Infektionen als Ursache einer Prostatitis.

Familiäre Prostatakarzinompatienten wiesen in einigen Studien Mutationen in Kandidatengenen auf, welche normalerweise bei der viralen Abwehr eine Rolle spielen. In Folgestudien wurden dann Viren mit Prostatakarzinomfällen assoziiert. Bei Patienten mit homozygoter RNAseL-Mutation wurde ein bis dahin unbekanntes Virus beschrieben, welches **XMRV** (Xenotrophic Murine Leucemia Related Virus) benannt wurde (Urisman et al. 2006), aber sehr selten ist (Fischer et al. 2008). Weiterhin wurde über **BK-Viren** und das von BK-Viren produzierte Tumor-Antigen als Kofaktor in der Ätiologie des Prostatakarzinomes berichtet. **HPV-DNA** wurde in einer Reihe von Fall-Kontroll-Studien bei Prostatakarzinom-Patienten untersucht. Insgesamt scheint eine gering erhöhte Rate von HPV bei Prostatakarzinompatienten im Vergleich zu gesunden Kontrollen vorzuliegen. Die Rolle von HPV in der Pathogenese des Prostatakarzinomes ist unklar.

Über die klinische Signifikanz von Viren in der Prostata und deren Bedeutung in der Pathogenese des Prostatakarzinomes kann derzeit keine Aussage gemacht werden. Eine Empfehlung zur Diagnose oder Therapie kann deswegen nicht gegeben werden (Tab. 24.**1**).

Literatur

Bradshaw CS, Tabrizi SN, Read TR et al. Etiologies of nongonococcal urethritis: bacteria, viruses, and the association with orogenital exposure. J Infect Dis 2006; 193: 336–345

Conjeevaram HS, Hoofnagle JH, Austin HA et al. Long-term outcomes of hepatitis B virus-related glomerulonephritis after therapy with interferon alfa. Gastroenterology 1995; 109: 540–546

Dropulic LK, Jones RJ. Polyomavirus BK infection in blood and marrow transplant recipients. Bone Marrow Transplant 2008; 41: 11–18

Fabrizi F, Martin P, Dixit V et al. Meta-analysis: Effect of hepatitis C virus infection on mortality in dialysis. Aliment Pharmacol Ther 2004; 20: 1271–1277

Fischer N, Hellwinkel O, Schulz C et al. Prevalence of human gammaretrovirus XMRV in sporadic prostate cancer. J Clin Virol 2008; 43: 277–283

Gupta SK, Mamlin BW, Johnson CS et al. Prevalence of proteinuria and the development of chronic kidney disease in HIV-infected patients. Clin Nephrol 2004; 61: 1–6

Hassan Z, Remberger M, Svenberg P et al. Hemorrhagic cystitis: a retrospective single-center survey. Clin Transplant 2007; 21: 659–667

Ison MG. Adenovirus infections in transplant recipients. Clin Infect Dis 2006; 43: 331–339

Khan S, Haragsim L, Laszik ZG. HIV-associated nephropathy. Adv Chronic Kidney Dis 2006; 13: 307–313

Ludwig M, Kochel HG, Fischer C et al. Human papillomavirus in tissue of bladder and bladder carcinoma specimens. A preliminary study. Eur Urol 1996; 30: 96–102

Miettinen MH, Makela SM, Ala-Houhala IO et al. Ten-year prognosis of Puumala hantavirus-induced acute interstitial nephritis. Kidney Int 2006; 69: 2043–2048

Roccatello D, Fornasieri A, Giachino O et al. Multicenter study on hepatitis C virus-related cryoglobulinemic glomerulonephritis. Am J Kidney Dis 2007; 49: 69–82

Sun Y, Chung DH, Chu YK et al. Activity of ribavirin against Hantaan virus correlates with production of ribavirin-5'-triphosphate, not with inhibition of IMP dehydrogenase. Antimicrob Agents Chemother 2007; 51: 84–88

Szczech LA, Gupta SK, Habash R et al. The clinical epidemiology and course of the spectrum of renal diseases associated with HIV infection. Kidney Int 2004; 66: 1145–1152

Tang S, Lai FM, Lui YH et al. Lamivudine in hepatitis B-associated membranous nephropathy. Kidney Int 2005; 68: 1750–1758

Thomas A, Dropulic LK, Rahman MH et al. Ureteral stents: a novel risk factor for polyomavirus nephropathy. Transplantation 2007; 84: 433–436

Urisman A, Molinaro RJ, Fischer N et al. Identification of a novel Gammaretrovirus in prostate tumors of patients homozygous for R462Q RNASEL variant. PLoS Pathog 2006; 2(3): e25. DOI:10.1371/journal.ppat.0020025

Yagisawa T, Nakada T, Takahashi K et al. Acute hemorrhagic cystitis caused by adenovirus after kidney transplantation. Urol Int 1995; 54: 142–146

25 Dermatotrope Virusinfektionen

G. Gross

Humanpathogene Virusinfektionen können sich am Hautorgan einerseits als Exantheme manifestieren, andererseits können sie für proliferative Hautveränderungen verantwortlich sein. Die Rolle von Viren bei der Entstehung und Entwicklung von Tumoren der Haut ist größer als früher angenommen.

25.1 Virale Exanthemkrankheiten

Unter einem Exanthem (griech. von exanthein – aufblühen) werden plötzlich auftretende, meist zahlreiche, entzündliche Hautveränderungen verstanden. Morphologisch werden Flecken (Maculae), Knötchen (Papulae), Bläschen und Blasen (Vesikulae, Bullae) sowie Einblutungen (Purpurae) unterschieden. Die akuten viralen Exanthemkrankheiten umfassen: die Masern (Morbilli), Röteln (Rubeola), Varizellen (Windpocken), Pfeiffersches Drüsenfieber (Infektiöse Mononukleose), Erythema infectiosum (Ringelröteln), Exanthema subitum (Dreitagefieber) und Variola major (Pocken). Die Erreger dieser Virusexantheme gehören zu den Paramyxo- (Masern), Toga- (Röteln), Herpes- (VZV, EBV, HHV6 und HHV7), Parvo- (B19) und Pockenviren. Ein dem Rötelnexanthem ähnliches Exanthem kann im Gegensatz zu den anderen Virusexanthemen der Haut durch Enterovirus- (ECHO-), Adeno- und EBV- als auch durch HIV-Infektionen imitiert werden.

Die Entstehung der Virusexantheme wird als Folge des zytopathischen Effekts der Viren auf Keratinozyten der Haut (Varizellenbläschen) und v. a. von Gefäßendothelzellen sowie indirekt über eine entzündliche-immunologische Reaktion auf die Virusinfektion erklärt. Konsekutiv kommt es zu Hyperämie, Infiltration durch Leukozyten und zur Auslösung umschriebener, hyperplastisch-proliferativer Prozesse.

Im Rahmen von Antigen-Antikörperreaktionen (Immunreaktionen Typ III nach Coombs und Gell) entstehen Immunkomplexe, die an Kapillarendothelien abgelagert werden. Durch Komplementaktivierung werden die Endothelien geschädigt mit der Folge von Erythrozytenextravasation und Ausbildung petechialer Hautveränderungen (Vaskulitis). Hämorrhagische Exantheme mit Hämorrhagien der hautnahen Schleimhäute und Augen sind charakteristisch für tropische Virusinfektionen und virale Zoonosen (s. Kap. 32).

Hepatitis-B-Virusinfektionen werden als mit verursachend von Vaskulitiden im Rahmen der Periarteritis nodosa und im Kindesalter auch der Acrodermatitis papulosa eruptiva (sog. Gianotti-Crosti-Syndrom) eingestuft.

Das **Hepatitis-C-Virus** steht in Verdacht, Haut- und Schleimhautmanifestationen bestimmter Krankheiten auszulösen: z. B. Kryoglobulinanämie, Sjögren-Syndrom, Porphyria cutanea tarda und Lichen ruber planus. Eindeutige pathogenetische Zusammenhänge wurden bisher nicht gefunden. Dies gilt auch für HHV-6, das u. a. mit der Entstehung der exanthematischen Hautkrankheit Pityriasis rosea in Verbindung gebracht wurde.

Herpes-simplex-Viren (HSV-1, HSV-2) führen zu einer persistierenden Virusinfektion, wobei Latenzorte für die virale DNS Spinalganglien oder Ganglien der Hirnnerven (v. a. das Ganglion stellatum des N. trigeminus) darstellen.

Die Primärinfektion wird nur extrem selten klinisch manifest als Gingivostomatitis aphthosa, als Herpes-Keratitis oder als Herpes genitalis. Im Gegensatz dazu sind Rezidiverkrankungen sehr häufig, wobei umschriebene Bläschenschübe charakteristisch sind.

Bei Patienten mit endogenem Ekzem führt HSV-1 und seltener HSV-2 zu schweren, im Bereich vorbestehender Ekzeme lokalisierten Bläschenbildungen (Ekzema herpeticatum, sog. „Varicelliform Eruption of Kaposi").

Der **Herpes zoster** (Gürtelrose) ist charakterisiert durch ähnlich gruppierte Bläschen wie bei Herpes simplex, allerdings sind die Bläschengruppen dermatomal und asymmetrisch lokalisiert und z. T. mit heftigen Schmerzen verknüpft. So genannte Prodromalschmerzen können dem Bläschenschub vorausgehen und Fehldiagnosen verursachen.

Beim immunkompetenten Patienten tritt die Gürtelrose nur einmal, typischerweise ab dem 50. Lebensjahr, als Rezidivmanifestation der früher erworbenen VZV-Infektion in Erscheinung. Hauptkomplikation beim älteren Menschen sind chronische Zosterschmerzen (postzosterische Neuralgie), die durch frühzeitige, korrekt dosierte, systemische antivirale Therapie, Schmerztherapie und fachgerechte Lokaltherapie verhindert werden können.

Labordiagnostisch steht bei den genannten Virusinfektionen mit Ausnahme der Herpes-simplex-Virusinfektionen die Serologie ganz im Vordergrund der Routinemaßnahmen. IgM- und IgG-Antikörper erscheinen bei bzw. kurz nach Beginn des Exanthems zeitgleich mit den pathogenetisch relevanten zellvermittelten Immunreaktionen. Der Virusnachweis im Blut oder in Körperexkreten verliert mit zunehmender Erkrankungsdauer an Wert, weil als Folge der Immunreaktionen Virusproduktion und Virämie blockiert werden. Im Einzelfall kann jedoch durch den Virusnachweis in klinischen Proben von der Eintrittspforte der Infektion (Rachenabstrich) und in Untersuchungsproben aus Exkreten (Stuhl, Urin), die während des Prodromalstadiums bzw. der Virämiephase vor und zu Beginn der Erkrankung genommen werden, die labormedizinische Frühdiagnose gestellt werden. Der direkte Virusnachweis ist die Schnelldiagnostik der Wahl bei Windpocken und beim Zoster (Antigentest, Isolierung in Zellkultur, DNA-PCR) und die zuverlässigste Methode zum Nachweis einer dermatotropen Enterovirusinfektion. Der Direktnachweis des Erregers in Untersuchungsmaterial aus Vesikeln ist auch bei den Herpes-simplex-Erkrankungen die Testmethode der Wahl. Neben der Virusisolierung über Zellkulturen ist hier der Antigentest sehr sensitiv und spezifisch. Die Serologie hat hier im Wesentlichen die Rolle der Ausschlussdiagnostik.

Der serologischen Diagnostik kommt allerdings bei akuter Manifestation eines Herpes genitalis in der Schwangerschaft eine große Bedeutung zu. Der Nachweis von HSV-typspezifischen IgG-Antikörpern deutet auf eine schon früher abgelaufene Herpes-genitalis-Infektion hin. Bei fehlenden IgG-Antikörpern besteht am Ende der Schwangerschaft das Risiko eines Herpes neonatorum.

Eine sichere virostatische Therapie steht für Herpesvirusinfektionen mit den Nukleosidanaloga (Aciclovir, Valaciclovir, Famciclovir und auch Brivudin) zur Verfügung. Prophylaktische Impfungen sind in Deutschland für Masern, Röteln, Varizellen und für Hepatitis-B-Viren eingeführt (s. Kap. 11).

25.2 Proliferative Hautkrankheiten

Humanspezifische Papillomviren (HPV), (Para-)Poxviren und das humane Herpesvirus (HHV-8) verursachen proliferative Veränderungen der Haut und der hautnahen Schleimhäute.

Die **humanpathogenen Papillomviren** sind kleine (50 nm im Durchmesser große) nackte DNA-Viren und gehören zu den Papillomaviridae.

Mehr als 100 HPV-Genotypen sind bisher identifiziert worden. Papillomviren weisen einen strengen Epitheliotropismus auf. Sie infizieren ausschließlich Epithelzellen der Haut und der Schleimhäute. Die Infektiosität ist direkt abhängig von kleinen Epitheldefekten und vom Immunstatus des infizierten Menschen. Viele der HPVs sind verantwortlich für harmlose Warzen der Haut, Mundschleimhaut und der Anogenitalregion (Condylomata acuminata). Die Letzteren werden durch sog. Niedrigrisiko-HPV-Typen (> 90% HPV-6, -11) hervorgerufen. Mehr als 40 der ca. 150 HPV-Typen führen zu anogenitalen Erkrankungen. Condylomata acuminata sind die häufigste sexuell übertragene virale Erkrankung. Die Inzidenz nimmt bei Jugendlichen in Europa stetig zu.

Dellwarzen (Mollusca contagiosa) treten gehäuft bei Kleinkindern auf. Bei Erwachsenen weisen Mollusca contagiosa stets auf eine gestörte zelluläre Immunität hin. Besonders häufig werden Menschen mit atopischer Disposition bzw. mit manifestem atopischem (endogenem) Ekzem befallen. Bei Erwachsenen mit Dellwarzen sollte deshalb immer eine Immunschwäche sowie eine HIV-Infektion ausgeschlossen werden. Die Übertragung der Poxviren erfolgt in Schwimmbädern (auch im Badewasser) und per Schmierkontakt. Bei Immunkompetenten heilen die Effloreszenzen oft spontan ab.

Das **Kaposi-Sarkom** ist eine durch HHV-8 hervorgerufene Tumorkrankheit, die in der Regel aus zahlreichen, zunächst umschriebenen, flachen, später prominenten Tumoren besteht. Ganz initial fallen „contusiforme" makulöse Effloreszenzen auf, die mit einem Glasspatel nicht oder kaum wegdrückbar sind (Abb. 25.**1**). Histopathologisch handelt es sich um eine Proliferation von Spindelzellen und sog. Pseudogefäßen (sog. „Slits"), deren Lumina nur unvollständig von Endothelzellen ausgekleidet sind. Erythrozyten liegen zum großen Teil extravasal.

Zunächst sind livide Flecken, später Knötchen und Knoten und dann aggressive Tumoren an der Haut (oft im Bereich der Hautspaltlinien), an der Mundschleimhaut (Abb. 25.**2**) und dann auch in inneren Organen nachweisbar.

Merkelzellkarzinome und Polyomaviren. Seit der Erstbeschreibung des Maus-Polyomavirus von Gross im Jahre 1953 (Gross 1953) werden Polyomaviren als potenzielle Tumorviren auch beim Menschen eingestuft. 2008 konnten Feng und Mitarbeiter ein 5387 Basenpaare umfassendes Genom eines neuen Polyomavirus in Proben von Merkelzellkarzinomen nachweisen (Feng et al. 2008). Dieses Polyomavirus wird seither als Merkelzell-Polyomavirus (MCV) geführt.

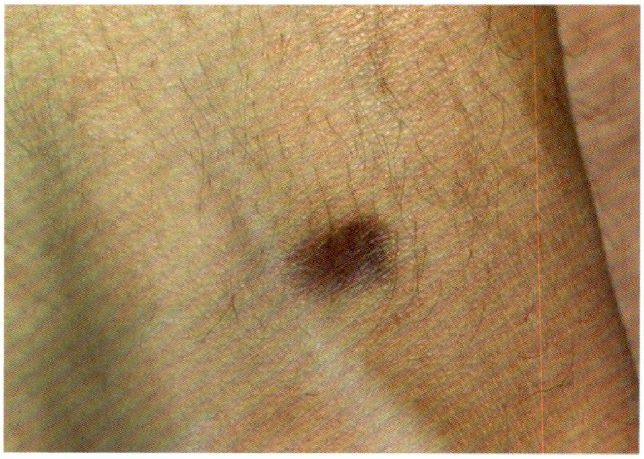

Abb. 25.**1** Kaposi-Sarkom an der Haut.

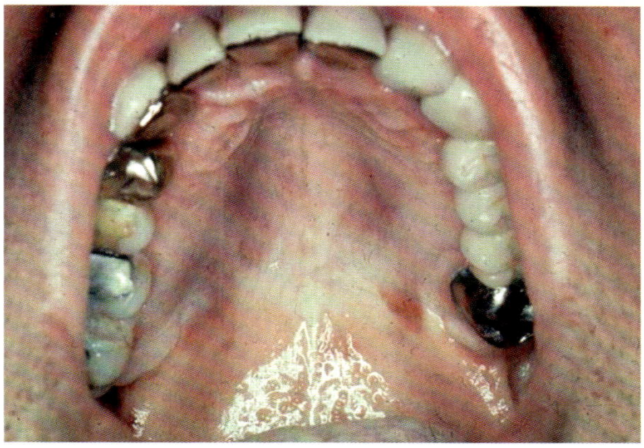

Abb. 25.**2** Kaposi-Sarkom an der Mundschleimhaut.

Das Merkelzellkarzinom ist ein sehr aggressives kutanes, neuroendokrines Karzinom. Dieser Tumor wird bisher als seltener Hauttumor eingestuft. Allerdings nimmt die Inzidenz des Tumors drastisch zu. Die American Cancer Society hat für 2008 1500 Neuerkrankungen in den USA vorausgesagt. Ähnliche Daten existieren für Australien (Girschik et al. 2008).

Die Labordiagnose von **HPV** erfolgt durch den Nachweis viraler Genomsequenzen mit und ohne vorausgehender PCR-Ampflifikation im Hybridisierungsverfahren mit typenspezifischen Gensonden.

Der **Molluscum-contagiosum-Erreger** lässt sich aus dem Effloreszenzvesikel leicht elektronenoptisch darstellen. Das typische klinische Erscheinungsbild macht die Laboruntersuchung jedoch meistens überflüssig. Das gilt auch für die Melkerknoten des Landwirts, welche von bovinen Parapoxviren als harmlose „Berufserkrankung" hervorgerufen werden.

Der **HHV-8-Nachweis** in den Hauteffloreszenzen des Kaposi-Sarkoms erfolgt molekularbiologisch (DNA-PCR in Biopsiematerial). Wegen fehlender Populationsdurchseuchung mit diesem Herpesvirus ist jeder positive Antikörpertest (ELISA, IFT) epidemiologisch auffällig.

Im Vordergrund steht bei Hautwarzen die Keratinolyse und bei genitalen Warzen die ablative Therapie mit Hilfe von Kürettage, Kryotherapie, Elektrokauter und Laser.

Bei langer Persistenz der genitalen Warzen können Riesentumoren entstehen. Nur extrem selten können Condylomata acuminata maligne entarten. Einige der genitalen HPV-Typen (Tab. 25.**1**), sog. Hochrisiko-HPV-Typen, werden auch in Präkanzerosen und Karzinomen v. a. des Genitoanalbereichs identifiziert. Mittlerweile gelten die Hochrisiko-HPV-Typen 16, 18, 31, 33 u. a. (Tab. 25.**1**) als Auslöser des Zervixkarzinoms und anderer genitoanaler Karzinome (Vulva-, Vaginal-, Penis- und Anal-Karzinom).

Tabelle 25.**1** Humane Papillomviren in benignen und malignen Läsionen der Haut- und Schleimhäute.

Läsion	Low-Risk-HPV-Typen	High-Risk-HPV-Typen
benigne Hautwarzen		
tiefe Plantarwarzen (Myrmezien)	2, 4, 63	1
Mosaikwarzen		2
Verrucae vulgares	26–29, 41, 49, 57, 75–77	2, 4, 27
Metzgerwarzen		7
pigmentierte Warzen	4, 60, 65	
Verrucae planae juveniles	28, 29, 49	3, 10
EV-spezifische Effloreszenzen	5, 8, 9, 12, 14, 15, 19, 21–25, 36, 38, 47, 50	17, 20
flache Warzen von EV-Patienten	3, 10	
Hautwarzen von NTPL	1–6, 8, 10, 12, 15–17, 25, 27–29, 41, 49, 57, 75–77 u. a.	
benigne Tumoren des Kopf- und Halsbereiches		
orale Papillome und Leukoplakien	7, 13, 32, 57, 72, 73	2, 6, 11, 16
fokale epitheliale Hyperplasie Heck	13, 32	
Larynxpapillome	6, 11	

Fortsetzung Tabelle 25.1

Läsion	Low-Risk-HPV-Typen	High-Risk-HPV-Typen
Konjunktivalpapillome	6, 11	
Nasalpapillome	6, 11, 57	
anogenitale Läsionen		
Condylomata acuminata	2, 16, 27, 30, 40–42, 44, 45, 54, 55, 57, 61, 90	6, 11
zervikale intraepitheliale Neoplasie (CIN), vaginale und vulväre intraepitheliale Neoplasie (VAIN, VIN), perianale intraepitheliale Neoplasie (PAIN), penile intraepitheliale Neoplasie (PIN)	6, 11, 16, 18, 26, 27, 30, 31, 33–35, 39, 40, 42–45, 51–59, 61, 62, 64, 66–69, 71–74, 82–84, 86, 87, 89, 91 u. a.	
maligne Tumoren		
Zervixkarzinome	6, 11, 26, 33, 35, 39, 51, 52, 55, 56, 58, 59, 66, 68, 73 u. a.	16, 18, 31, 45
Vulva-, Vagina-, Penis-, Perianalkarzinome	6, 11, 31, 33	16, 18
Buschke-Löwenstein-Tumoren	6, 11	
Plattenepithelkarzinome bei Epidermodysplasia verruciformis	14, 17, 20, 47	5, 8
Hauttumoren (inkl. NTPL)	1, 2, 4–9, 11, 14–16, 18, 21, 23–25, 29, 32, 36–38, 41, 42, 48, 51, 54, 56, 60, 61, 69, 77, 92 u. a.	
Morbus Bowen	1, 2, 5, 6, 11, 15, 16, 20, 25, 34, 35, 38 u. a.	
digitale Plattenepithelkarzinome		16
Larynxkarzinome	6, 11, 16, 18, 30, 35	
orale und Pharynxkarzinome	2, 3, 6, 11, 16, 18, 57	
Tonsillenkarzinome	5, 16, 33 u. a.	
Ösophaguskarzinome	6, 11, 16, 18 u. a.	
Nasalkarzinome	16, 57	
Konjunktival-, Lid-, Tränensackkarzinome	6, 11, 16, 18	

EV Epidermadysplasia verruciformis
NTPL nierentransplantierte Patienten

Literatur

Allwinn R, Doerr HW. Viral bedingte, exanthematische Kinderkrankheiten. Wien Med Wochenschr Themenheft „Infektiologie“ 1997; 19/20: 154–155

Feng H, Shuda M, Chang Y et al. Clonal integration of a polyomavirus in human Merkel cell carcinoma. Science 2008; 319: 1096–1100

Girschik J, Fritschi L, Threlfall T et al. Deaths from non-melanoma skin cancer in Western-Australia. Cancer Causes Control 2008; DOI: 10.2007/S10552-008-9150-9

Gross G, Doerr HW. Herpes zoster – Recents Aspects of Diagnosis and Control. Basel: Karger Verlag; 2006

Gross G, Doerr HW. Labordiagnose dermatotroper Virusinfektionen: Erregerisolierung. In: Korting HC, Sterry W, Hrsg. Diagnostische Verfahren in der Dermatologie. Berlin: Blackwell; 1997

Gross G, Schöfer H, Wassilew S et al. Leitlinie: Zoster und Zosterschmerzen, aus der Arbeitsgemeinschaft Dermatologische Infektiologie der Deutschen Dermatologischen Gesellschaft. JDDG 2003; 1(5): 398–407

Gross L. A filterable agent, recovered from AK-leukemic extracts, causing salivary gland carcinomas in C3H mice. Proc Soc Exp Biol Med 1953; 83: 414–421

Lebbé C. Humanes Herpesvirus 8 (HHV-8) und Kaposi-Sarkom. Der Hautarzt 2008; 59(1): 18–25

26 Myo-, arthro- und vasogene Virusinfektionen

H. Burkhardt, M. Wahle

26.1 Einleitung

Infektionen mit einer Vielzahl von Viren (u.a. Hepatitis-B- und -C-, Parvo-B19-, Röteln-, Alpha-, Entero-, Mumps-, Influenza-, Parainfluenza-, Herpes-simplex-, Cytomegalo- und Epstein-Barr-Virus) können mit flüchtigen **Myalgien** und **Arthralgien**, jedoch auch schweren, wochenlang anhaltenden **Arthritiden** assoziiert sein.

Das breite Spektrum der muskuloskeletalen Symptomatik kann daher Anlass zu Schwierigkeiten der differenzialdiagnostischen Abgrenzung gegenüber entzündlich-rheumatischen Gelenkerkrankungen wie z.B. der rheumatoiden Arthritis (RA) im Initialstadium oder systemischen Autoimmunopathien wie dem systemischen Lupus erythematosus (SLE) bieten. So wird die Differenzialdiagnostik u.a. dadurch erschwert, dass virale Infektionen vorübergehend die Bildung von Rheumafaktoren (RF) im Serum induzieren können (häufig bei: Rubella und Hepatitis C, selten: bei Mumps und Hepatitis B). Neben charakteristischen Begleitsymptomen (z.B. Fieber oder Hautexantheme) können als weitere richtungweisende Indikatoren einer viralen Genese rheumatischer Symptomenkomplexe eine relative Lymphozytose im Differenzialblutbild sowie serologische Verfahren zum Nachweis spezifischer Virusinfektionen gelten. Im Gegensatz zu den oben erwähnten idiopathischen, entzündlich-rheumatischen Systemerkrankungen mit obligat chronischem Verlauf sind die virusinduzierten Erkrankungsbilder in der Regel akut und selbstlimitierend.

In der medikamentösen Behandlung viraler Arthritiden ergeben sich daher nur in wenigen Ausnahmesituationen spezifische therapeutische Ansätze, sodass meist symptomatisch-analgetische Gaben nicht steroidaler Antirheumatika, ggf. auch der Einsatz von Glukokortikoiden ausreichend ist. Für die Pathogenese werden immunologische Kreuzreaktionen zwischen viruskodierten Proteinen und Selbstantigenen („molekulares Mimikry"), zelluläre Immunreaktionen gegen virusmodifizierte Zellantigene („altered-Self"), die Störung der komplexen Balance von Zytokin-Netzwerken mit der Folge der Induktion proinflammatorischer Reaktionswege im Rahmen antiviraler Immunreaktionen , sowie immunkomplexvermittelte Mechanismen der humoralen Immunität verantwortlich gemacht (Poole et al. 2006). Die Tab. 26.**1** gibt eine Über-

Tabelle 26.**1** Übersicht über häufig mit muskuloskelettalen Manifestationen assoziierte Virusinfektionen.

Virus	Arthritis/Lokalisation	extraartikuläre Manifestation	Alters-/Geschlechterpräferenz	Labor	Pathogenese
Parvovirus B19	Oligo-/Polyarthritis (asymmetrisch)	Exanthem	Erwachsene, Männer = Frauen	spezifisches IgM (Serum), Virus-DNA (Blut)	Virusreplikation im Gelenk
Rubella-Virus	Oligo-/Polyarthritis (asymmetrisch)	Exanthem, Lymphknoten-schwellung retroaurikulär	postpubertär, Frauen (50%) > Männer (5%)	spezifisches IgM (Serum)	Virusreplikation im Gelenk, Immunkomplexe
Mumps-Virus	Mon- oder Polyarthritis	Parotitis, Orchitis, Meningitis, Pankreatitis	Erwachsene, Männer > Frauen	spezifisches IgM (Serum)	Virusreplikation im Gelenk
Varizella-Zoster-Virus	Monarthritis	Exanthem	keine	spezifisches IgM (Serum)	Virusreplikation im Gelenk
Hepatitis-B-Virus	Polyarthritis (symmetrisch), Knie, kleine Fingergelenke, Zehen selten	Hepatitis, Urtikaria, Vaskulitis	keine	HBsAg, spezifische Antikörper (Serum), Virus-DNA (Blut), Transaminasen	Immunkomplexe, Vaskulitis
Hepatitis-C-Virus	Polyarthritis (symmetrisch), kleine Gelenke ähnlich RA	Hepatitis, palpable Purpura	keine	spezifische Ak (Serum), Virus-RNA (Blut)	Immunkomplexe, Vaskulitis

sicht über die klinische Symptomatologie häufig mit muskuloskeletalen Symptomen assoziierter Viruserkrankungen (Franssila u. Hedman 2006).

26.2 Rubella-Virus

Die Assoziation von entzündlichen Gelenkerkrankungen mit Rubellavirusinfektionen wurde schon 1906 durch Sir Wilhelm Osler beschrieben. Arthralgien und Arthritiden treten auch im Zusammenhang mit Vakzinierungen auf, jedoch ist ihre Frequenz bei Einsatz moderner Impfstoffe deutlich reduziert (früher bis zu 15%).

26.3 Parvovirus B19

Neben typischen von B19 verursachten Krankheitsbildern wie Erythema infectiosum (Ringelröteln), transienten aplastischen Krisen infolge verkürzter Erytrozytenüberlebenszeiten sowie seltenen Aborten durch einen Hydrops fetalis, sind rheumatologische Manifestationen in Form von Arthralgien bzw. Arthritiden bis hin zu RA- bzw. SLE-ähnlichen Krankheitsbildern insbesondere bei Erwachsenen beschrieben.

26.4 Arbovirusinfektionen und Arthritiden (s.a. Kap. 32.2 und 38.2)

Die Gruppe von Alphaviren, die mit entzündlichen Gelenkerkrankungen assoziiert werden, besteht hauptsächlich aus dem **Chikungunya-**, **O'nyong-nyong-** sowie dem **Nayaro-Virus**, die in Afrika, Asien und Südamerika vorkommen. Bei der Chikungunya-Virus-Infektion werden neben akuten Formen mit Arthralgien, Gelenksteifigkeit und Synovialitiden protrahierte Verläufe zwischen 3 und 16 Monaten, bisweilen in Assoziation mit niedrigtitrigen RF-Nachweisen, beschrieben. Das Chikungunya-Virus wurde erstmalig 1953 in Tansania entdeckt und verursachte jeweils 2004 in Kenia und 2005 auf den Komoren sowie der Insel Réunion Epidemien. Für Europa schien die Epidemiegefahr aufgrund einer fehlenden Verbreitung der Überträgermücke, Aedes aegypti, gebannt. Eine Chikungunya-Virus-Epidemie in Italien 2007 zeigt jedoch, dass aufgrund von Ferntourismus und internationalem Handel (der alternative Virusvektor Aedes albopictus gelangte 1990 mit einer Ladung gebrauchter Autoreifen aus den USA nach Genua), jetzt auch in Zentraleuropa bei hochfieberhaften Erkrankungen mit Arthralgien/Arthritiden an Chikungunya gedacht werden muss.

Arthritiden, Hautexantheme und Fieber wurden in kausaler Assoziation zu Infektionen mit den Alphaviren **Ockelbo** und **Pogosta** in Schweden und Finnland beschrieben. Bei diesen Infektionen gibt es Hinweise auf zirkulierende Immunkomplexe des Alphavirus als möglichen Triggermechanismus für die auftretende Gelenksymptomatik.

Ross-River-Virus-assoziierte, präferenziell symmetrische, bisweilen chronisch (bis zu mehreren Jahren) persistierende Polyarthritiden treten vorwiegend in Australien und im südpazifischen Raum endemisch auf. Das Virus wird durch Moskitos übertragen und tritt mit einer Inzidenz zwischen 2 und 20% der infizierten Individuen auf, wobei hauptsächlich Frauen betroffen sind. Die Inkubationszeit beträgt weniger als drei Wochen und ca. ⅓ der infizierten Patienten leidet unter einer ausgeprägten Müdigkeit und Myalgien.

Antikörper gegen Ross-River-Virus können mit einem indirekten ELISA oder Antikörper-Capture-Assay detektiert werden bei einer allerdings in Endemiegebieten bereits hohen Antikörperprävalenz von 30 bis 40%.

26.5 Postvirales Fatiguesyndrom

Das postvirale Fatiguesyndrom (PVFS; Synonyma: Neuroasthenie, Lake Tahoe Disease, chronisches EBV-Syndrom) stellt bei unzureichend klarer Krankheitsdefinition eine klinische Ausschlussdiagnose dar. Neben sporadischen Fällen von PVFS scheint es auch gelegentlich epidemisch aufzutreten mit ca. annähernd gleicher Geschlechtsverteilung und einem Erkrankungsgipfel in der 3. und 4. Lebensdekade. Die klinischen Manifestationen umfassen einen stark beeinträchtigenden Erschöpfungszustand, Muskel- sowie Lymphknotenschmerzen, subfebrile Temperaturen, eine ausgeprägte Müdigkeit sowie variable psychiatrische Syndrome wie Depressionen, Beeinträchtigung der Gedächtnisfunktion sowie Konzentrationsverluste. Gelenkmanifestationen betreffen migratorische Arthralgien, jedoch gewöhnlich ohne begleitende Gelenkschwellung.

Die Pathogenese ist weitgehend unklar, wobei allerdings eine prädisponierend beeinträchtigte Infektionsimmunität persistierende Virusinfektionen und damit die Entwicklung von PVFS zu begünstigen scheint. Entsprechend finden sich bei Erkrankungen mit Alterationen der protektiven Immunität wie Autoimmun- oder Immundefizienzsyndromen gelegentlich Reaktivierungen latenter Virusinfektionen, die mit dem Auftreten PVFS-ähnlicher Symptomkomplexe verbunden sind. Als mögliche auslösende Viren wurden Herpes-simplex-Virus 1 und 2, das humane Herpesvirus 6 (HHV-6), EBV, Enteroviren und CMV mit PVFS assoziiert.

> ! Muskuloskeletale Manifestationen viraler Infektionen sind häufig, jedoch meist selbstlimitierend und bedürfen der differenzialdiagnostischen Abklärung gegenüber Initialstadien idiopathischer entzündlich-rheumatischer Systemerkrankungen.

26.6 Humanes Immundefizienz-Virus (HIV)

Im Rahmen von HIV-Infektionen werden unterschiedliche Gelenk- und Wirbelsäulensymptome beschrieben. Ihre Prävalenz beträgt bis zu 60% und umfasst neben infektiösen Arthritiden und Myositiden ein breites Spektrum nicht infektiöser rheumatologischer Syndrome. Hierzu zählen relativ häufige, zum Teil sehr schmerzhafte Arthralgien und Myalgien sowie verschiedene definierte rheumatologische Entitäten, etwa die Psoriasis-Arthritis.

Auch präexistente entzündlich-rheumatische Erkrankungen werden durch die HIV-Infektion beeinflusst. Für die RA ist ein attenuierter Verlauf beschrieben. Auch Remissionen kommen vor, möglicherweise im Zusammenhang mit der HIV-assoziierten Depletion CD4-positiver T-Zellen. Auch ein SLE bessert sich häufig im Rahmen einer HIV-Infektion. Andererseits sind verschiedene Autoimmunerkrankungen mit z. T. SLE-ähnlicher Symptomatologie als Folge einer HIV-Infektion beobachtet worden.

Eine Pyomyositis wurde 1983 erstmalig im Zusammenhang mit einer HIV-Infektion beschrieben. Sie ist durch Abszessbildung in der Skelettmuskulatur gekennzeichnet und tritt meist in späteren Krankheitsstadien auf. Dagegen kommt die inflammatorische Polymyositis (proximale Muskelschwäche oder -schmerzen, CK-Erhöhung, myopathisches Muster im EMG) in allen Erkrankungsstadien vor. Sie kann klinisch und elektromyografisch der Zidovudin-induzierten Myopathie sehr ähneln. Letztere bessert sich nach Absetzen des Wirkstoffes.

Arthralgien ohne begleitende Gelenkergüsse oder Synovialitiden werden als die häufigste Gelenkmanifestation der HIV-Infektion (ca. 50% der Patienten) in allen Krankheitsstadien beobachtet und können die Initialsymptomatik der Erkrankung sein. Bei oligoartikulärer Manifestation (Knie-, Schulter- und Ellenbogengelenke) können sie eine differenzialdiagnostisch abzugrenzende septische Arthritis imitieren.

Eine akute symmetrische Polyarthritis der kleinen Gelenke kann einer RA sehr ähneln, auch hinsichtlich klinischer (Ulnardeviation der Finger) und radiologischer (Gelenkerosionen) Folgen der Gelenkentzündung. Der akute Beginn und der fehlende Rheumafaktor erlaubt die Abgrenzung zur RA.

Die reaktive Arthritis ist die häufigste Arthritis im Zusammenhang mit einer HIV-Infektion mit einer gegenüber einem gesunden Vergleichskollektiv 200-fach erhöhten Prävalenzrate. Sie kann die initiale Manifestation der HIV-Infektion darstellen und ist HLA-B27-assoziiert (positiver Nachweis: 70 bis 80% der Erkrankten versus 5 bis 10% in der Bevölkerung). Pathogenetisch wird ein Zusammenhang mit bakteriellen Darminfektionen (Shigellen, Campylobacter, Yersinien) und molekularem Mimikry zwischen HLA-B27 und bakteriellen Peptiden postuliert. Eine Psoriasis-Arthritis tritt bei HIV-Infizierten 10 bis 40-mal häufiger als in der gesunden Bevölkerung auf und kann einen schweren Verlauf aufweisen. Bezüglich klinischer Subtypen und radiologischem Verlauf entspricht sie der Arthritis psoriatica beim Gesunden.

Exklusiv bei HIV-Infizierten kann sich in späten Stadien eine asymmetrische Oligoarthritis in Knie- und Sprunggelenken entwickeln. Sie ist durch akuten Beginn und schwere Beeinträchtigung sowie fehlenden Nachweis von RF und HLA-B27 gekennzeichnet. Da sich in diesen Fällen HIV-Antigen intraartikulär nachweisen lässt, wird eine direkte artikuläre Infektion durch HIV angenommen.

Neben diesen definierten rheumatischen Syndromen treten eine hypertrophe Osteoarthropathie bei Pneumocystis-jirovecii-Pneumonie sowie Osteonekrosen mit Bevorzugung von Femur und Humerus auf.

Septische Arthritiden kommen häufiger als bei Gesunden, aber auch bei Drogenabhängigen vor und manifestieren sich hauptsächlich monartikulär. Das Spektrum auslösender Erreger spiegelt im Wesentlichen das bei Gesunden beobachtete wider; Neisseria gonorrhoe wird häufiger isoliert. Tuberkulöse Arthritiden und Spondylitiden entstehen meist durch die hämatogene Streuung einer pulmonalen oder extrapulmonalen Tuberkulose und beginnen im Inneren eines Wirbelkörpers.

Eine hochaktive antiretrovirale Therapie (HAART) kann das Auftreten rheumatologischer Symptome unterschiedlich beeinflussen. Während eine präexistente, mit fallenden Zahlen CD4-positiver T-Zellen gebesserte RA oder ein SLE im Rahmen der Immunrekonstitution häufig exazerbieren, treten die reaktive Arthritis und andere Spondylarthropathien deutlich seltener auf. Es werden aber auch Autoimmunerkrankungen de novo induziert. Zu den häufigsten definierten Entitäten im Rahmen dieses Immunrekonstitutionssyndroms zählen die Sarkoidose und Autoimmunthyreopathien (Calabrese et al. 2005).

! Unter den bei HIV-Infektion auftretenden muskuloskelettalen Syndromen überwiegen bei insgesamt breitem Spektrum seronegative Spondylarthropathien (insbesondere die reaktive Arthritis).

26.7 Hepatitis-B-Virus

Das Hepatitis-B-Virus (HBV) wird vorwiegend durch engen Kontakt, u. a. sexuell transmittiert. Auch prä- bzw. perinatal sowie parenteral im Rahmen von Drogenmissbrauch bzw. durch kontaminierte Blutprodukte übertragene Infektionen kommen vor. Die Art der Transmission ähnelt daher teilweise der des humanen Immundefizienz-Virus (HIV). Transiente Polyarthritiden werden während des Prodromalstadiums der akuten HBV-Infektion in etwa einem Drittel der Patienten beobachtet und bilden sich gewöhnlich mit dem Auftretens des Ikterus zurück. Kleine Gelenke sind in symmetrischem Befallmuster betroffen (Arthralgien bzw. Arthritiden ohne geschlechtspezifische Präferenz). Extraartikuläre Manifestationen betreffen verschiedene Organsysteme im Rahmen einer Glomerulonephritis, kutaner Vaskulitiden sowie schwerer vaskulitischer Syndrome mit Multiorganbefall wie z. B. die **Polyarteriitis nodosa**, die meistens bei Patienten mit massiver Virämie zu beobachten ist. Aufgrund dieses Zusammenhanges werden bei Patienten mit Polyarteriitis nodosa sehr hohe Serumkonzentrationen von Virusbestandteilen wie HBV-DNA, HBsAg und HBeAg berichtet.

Für die Pathogenese erscheint die Immunkomplexbildung insbesondere im Rahmen der Elimination von HBeAg und HBsAg eine Rolle zu spielen, da in zirkulierenden Immunkomplexen von HBV-assoziierten Vaskulitiden diese als Komponenten entsprechender Immunkomplexe detektiert werden konnte. Die Menge zirkulierender HBs- und HBe-Immunkomplexe bei chronischen HBV-Trägern ist dagegen variabel und nur gelegentlich mit Arthritiden assoziiert. Im Gegensatz zu den gut dokumentierten Assoziationen bei natürlichen Infektionen sind Arthralgien oder Arthritismanifestationen als Folge von aktiven Vakzinierungen nicht überzeugend belegt.

26.8 Hepatitis-C-Virus

Auch bei der Hepatitis-C-Virus-Infektion (HCV) kommen verschiedene rheumatologische Manifestationen vor. Bis zu zwei Drittel der Patienten sind betroffen. Die **kryoglobulinämische Vaskulitis** ist das am besten beschriebene und untersuchte Syndrom im Rahmen der Infektion. Diese systemische Immunkomplexvaskulitis betrifft die Haut sowie die Nieren und das zentrale Nervensystem. Ein dem primären Sjögren-Syndrom ähnliches klinisches Bild, als „Pseudo-Sjögren“ bezeichnet, stellt eine weitere Manifestation der HCV-Infektion dar.

Die Gelenkmanifestation umfasst eine (eher seltene) polyarthritische, der RA ähnliche Form und eine nicht erosive Oligoarthritis in großen und mittelgroßen Gelenken. Daneben kommen Arthralgien und Myalgien vor.

Die Diagnostik einer die RA imitierenden Form kann durch den bei HCV-Infektion häufig nachweisbaren Rheumafaktor erschwert werden. Hier ist die Detektion anderer mit der RA assoziierter Antikörper (Ak), z. B. Ak gegen cyclische citrullinierte Peptide (Anti-CCP-Ak) hilfreich.

Die Therapie rheumatologischer Manifestationen bei Virushepatitiden bedarf häufig Immunsuppressiva oder in jüngerer Zeit auch Biologika, etwa einer B-Zell-depletierenden Therapie mit Rituximab bei kryoglobulinämischer Vaskulitis und muss daher von einer virustatischen Therapie begleitet werden. Auf der anderen Seite kann eine Interferon-Therapie bei Virushepatitiden autoimmunologische Syndrome in Form von SLE-ähnlichen Symptomen und Arthritiden induzieren.

! Rheumatologische Syndrome bei Virushepatitiden werden durch symmetrische Arthralgien oder Arthritiden sowie Vaskulitiden (Polyarteriitis nodosa bei HBV, Immunkomplexvaskulitis bei HCV) dominiert.

Literatur

Calabrese LH, Kirchner E, Shrestha R. Rheumatic complications of human immunodeficiency virus infection in the era of highly active antiretroviral therapy: Emergence of a new syndrome of immune reconstitution and changing patterns of disease. Semin Arthritis Rheum 2005; 35: 166–174

Franssila R, Hedman K. Infection and musculoskeletal conditions: Viral causes of arthritis. Best Pract Res Clin Rheumatol 2006; 20: 1139–1157

Poole BD, Scofield RH, Harley JB et al. Epstein-Barr virus and molecular mimicry in systemic lupus erythematosus. Autoimmunity 2006; 39: 63–70

27 Hämatologische Viruserkrankungen

I. Furlan, C. Niemeyer

Als Multisystemerkrankungen können Virusinfektionen auch die Blutbildung und reife Blutzellen beeinflussen. Diese Auswirkungen sind meist unspezifisch, sodass im Einzelfall nicht immer auf das verursachende Agens geschlossen werden kann. Das folgende Kapitel befasst sich mit wesentlichen hämatologischen Folgen einiger Viruserkrankungen.

27.1 Hämophagozytose und hämophagozytische Lymphohistiozytose (HLH)

Bei vielen Virusinfektionen kann im Knochenmark wie im retikuloendothelialen System eine verstärkte Hämophagozytose beobachtet werden.

Epidemiologie und Krankheitsbild

Hämophagozytose beschreibt den Vorgang der Phagozytose von reifen Blutzellen und Vorstufen durch Makrophagen (Abb. 27.**1**), aber auch durch erythropoetische oder megakaryopoetische Vorläuferzellen. Symptomatisch wird erst eine verstärkte Hämophagozytose, wobei als erstes Zeichen oft eine zunehmende Thrombozytopenie auftritt.

Die infektiösen Ursachen einer Hämophagozytose sind vielfältig (Tab. 27.**1**). Infektionserreger sollten bevorzugt mittels PCR untersucht werden, da die Serologie nicht verlässlich ist. Die häufigsten Auslöser sind **EBV, CMV** und andere Herpesviren, **Leishmanien** und **Parvovirus B19**. In Deutschland finden sich in bis zu 12 % der Fälle Leishmanien als Trigger, im Fernen Osten ist EBV häufiger (bis zu 74 % der Fälle).

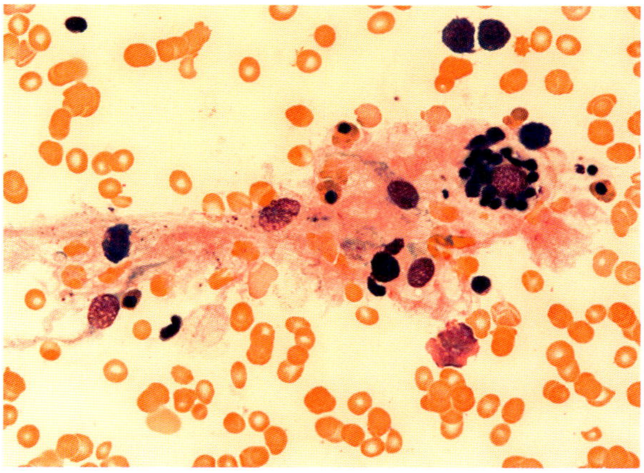

Abb. 27.**1** Hämophagozytose im Knochenmark.

Eine Erkrankung, bei der die Hämophagozytose im Mittelpunkt steht, ist die **hämophagozytische Lymphohistiozytose** (HLH) mit folgenden Kardinalsymptomen: anhaltendes Fieber, Hepatosplenomegalie, Panzytopenie. Es gibt angeborene und erworbene Formen. Die meisten Patienten mit genetischen Formen erkranken im ersten Lebensjahr, wobei nur 10 % in den ersten 4 Wochen Symptome zeigen.

Pathomechanismus der HLH

Als verursachende Kaskade findet sich bei einer HLH eine Dysregulation des Immunsystems, insbesondere der Natural-Killer-Zellen (NK-Zellen) und der zytotoxischen T-Zellen. Aktivierte proliferierende fehlregulierte T-Lymphozyten und Histiozyten können jedes Organsystem infiltrieren und sezernieren proinflammatorische Zytokine.

Tabelle 27.**1** Infektionserreger, die mit einer Hämophagozytose assoziiert sein können.

Viren	EBV, CMV, VZV, Adenoviren, Parvovirus B19, Parainfluenza-Viren, (HIV)
Bakterien	Salmonella typhi, Escherichia coli, Haemophilus influenzae, Pneumokokken, Staphylococcus. aureus, Mycoplasma pneumoniae, Brucella abortus, Mycobacterium tuberculosis, Coxiella burnetii, Rickettsia tsutsugamushi, Ehrlichia canis
Pilze	Histoplasma capsulatum, Candida albicans, Cryptococcus neoformans
Parasiten	Leishmania donovani, Babesia microti

Der **lösliche IL-2-Rezeptor** (sCD25) ist ein verlässlicher Parameter für die Krankheitsaktivität.

Bei genetischen Formen kann die HLH das einzige Symptom sein, oder mit **Immundefekten** assoziiert sein (z. B. Griscelli-Syndrom, Chediak-Higashi-Syndrom, X-linked lymphoproliferatives Syndrom [XLP]). Verschiedene Gendefekte, die zu einer Dysregulation der NK- und T-Zellen führen, sind bekannt (z. B. Mutationen im Perforin-Gen, *UNC13D*-, Syntaxin-11-Gen).

Eine HLH wird durch exogene Trigger ausgelöst, meist virale Infektionen, aber auch rheumatische oder maligne Erkrankungen. Bei einer Assoziation mit einer Autoimmunerkrankung spricht man von einem **Makrophagen-Aktivierungssyndrom** (MAS), das seltener mit einer initialen Panzytopenie verbunden ist. Auch angeborene Stoffwechselerkrankungen können mit einer HLH assoziiert sein (z. B. lysinurische Proteinintoleranz).

Hämatologisches Bild

Frühe hämatologische Symptome einer HLH sind Anämie und Thrombozytopenie. Nur die Hälfte der Patienten ist initial auch neutropen. Im Knochenmark fehlt in der ersten Punktion oft die Hämophagozytose. Im Liquor findet sich in mehr als der Hälfte der Fälle eine erhöhte Zellzahl oder eine Proteinerhöhung.

Das primäre Therapieziel ist zunächst die Kontrolle der schweren lebensbedrohlichen Hyperinflammation. Bei alleiniger supportiver Behandlung liegt die Mortalität bei 50 %. Als zweites Ziel gilt die Beseitigung des auslösenden Agens, wobei nur bei der Leishmanien-induzierten HLH eine erfolgreiche Behandlung mit liposomalem Amphotericin alleine gelingen kann.

Die Modulation der Hyperinflammation wird mit einer **immunsuppressiven/immunmodulatorischen Therapie** (Steroide, CSA, Immunglobuline) und mit **Chemotherapie** (Etoposid) versucht. Steroide und Ciclosporin A können am effektivsten die Hyperzytokinämie durch Suppression der Lymphozyten bremsen. Dexamethason wird wegen der besseren Liquorgängigkeit verwendet. Beim MAS wird die Hyperinflammation meist mit Steroiden kontrolliert.

Insgesamt sprechen ca. 25 % der Kinder mit HLH nicht auf die Therapie an. Rezidive kommen nach Behandlungsende vor; diese Patienten qualifizieren sich für eine allogene **Stammzelltransplantation** (SZT). Patienten mit genetischen Formen können nur durch eine allogene SZT geheilt werden. Das größte Problem ist jedoch eine hohe Rate an transplantationsassoziierter Mortalität. In der deutschen pädiatrischen HLH-Studie (HLH-94) lag die 3-Jahres-Überlebensrate für alle Patienten bei 55 %.

27.2 EBV

Epidemiologie und Krankheitsbild

Bis zum Erwachsenenalter sind mehr als 90 % der Weltbevölkerung mit EBV infiziert. Die am häufigsten von einer primären EBV-Infektion befallenen Altersgruppen sind Kleinkinder und Adoleszenten. Während im Kleinkindesalter die Primärinfektion meist asymptomatisch bleibt, zeigen insbesondere Adoleszenten das Bild der infektiösen Mononukleose mit Fieber, Pharyngitis und Lymphadenitis.

Pathomechanismus

EBV zeigt einen ausgesprochenen Tropismus für B-Lymphozyten, in denen es lebenslang persistiert. Immortalisierte B-Zellen exprimieren die EBV-Latenzgene (LMP 1, 2A, B und EBNA 1). Die Infektion wird hauptsächlich durch zytotoxische T-Lymphozyten, deren Zytokinausschüttung für die charakteristischen Mononukleose-Symptome verantwortlich ist, kontrolliert. Unterstützend in der Immunantwort wirken auch T-Helferzellen und Natural-Killer-Zellen. Die pathogenen Mechanismen von EBV stellen verschiedene Stufen der Wachstumsdysregulation dar, wie sie auch bei anderen hämatologischen Neoplasien vorkommen.

Hämatologie/Onkologie

In der Akutphase findet sich oft eine Leukozytose mit Lymphozytose. Im peripheren Blutausstrich können so genannte **„Pfeiffer-Zellen“** mit auslaufendem Zytoplasma beobachtet werden, die zytotoxischen T-Lymphozyten entsprechen.

EBV erlangt in der Hämatologie/Onkologie einen besonderen Stellenwert durch die Assoziation mit Malignomen wie **Lymphomen** (Morbus Hodgkin, Burkitt-Lymphom) und **Karzinomen** (nasopharyngeales Karzinom, Magenkarzinom). In bis zu 50 % der Patienten mit Morbus Hodgkin kann EBV im Tumor nachgewiesen werden. Obwohl diese Lymphome hoch immunogene EBV-Proteine (LMP 1, 2) exprimieren, werden sie nicht von zytotoxischen T-Zellen erkannt. Regulatorische T-Zellen spielen bei dieser induzierten T-Zell-Anergie eine Rolle. Patienten mit Morbus Hodgkin haben eine gute Prognose, allerdings können Rezidive ein Problem darstellen. Bei EBV-Positivität wurden einige Patienten mit autologen oder allogenen EBV-spezifischen zytotoxischen T-Zellen (CTL) in Remission gebracht.

Post-Transplantations-Lymphoproliferative Erkrankung (PTLD)

Eine EBV-Primärinfektion oder eine Reaktivierung kann nach einer Transplantation eine Post-Transplantations-Lymphoproliferative Erkrankung (PTLD) verursachen. Zur Entstehung einer PTLD benötigt EBV Kofaktoren. Unter anderem wird eine Kostimulation aktivierter T-Zellen durch die chronische Antigenstimulation des Fremdorgans angenommen. Zusätzlich ist es denkbar, dass EBV bereits abnormale B-Zellen infiziert und Proliferation induziert. Das Risiko für eine PTLD liegt zwischen 1 % (nach allogener SZT) und 30 % (Empfänger von mehreren soliden Organen). Eine PTLD zeigt ohne Behandlung einen Progress von einer hyperplastischen polymorphen zu einer monomorphen Verlaufsform, wobei im Verlauf meist zusätzliche genetische Mutationen erworben werden. Die Mortalität beträt 50 %.

Als therapeutische Strategie hat sich der monoklonale anti-CD-20-Antikörper (**Rituximab**) durchgesetzt. Zusätzlich bieten sich Chemo- oder Strahlentherapie und die chirurgische Reduktion der Tumormasse an. Außerdem wird bei Auftreten einer PTLD die immunsuppressive Therapie reduziert. Alternative Optionen stellen immuntherapeutische Ansätze mit allogenen oder autologen EBV-spezifischen CTL dar, die sich aber noch in der klinischen Erprobung befinden.

Defektes XLP-Gen

Immunsupprimierte und Träger eines Defekts im *XLP*-Gen zeigen ein besonderes Defizit in der Kontrolle infizierter B-Lymphozyten, und haben ein erhöhtes Risiko eine PTLD bzw. eine **X-linked-Lymphoproliferation** (XLP) zu entwickeln. In über der Hälfte der Betroffenen mit defektem *XLP*-Gen ist der Phänotyp eine fulminante infektiöse Mononukleose, die aufgrund einer massiven polyklonalen Vermehrung infizierter B-Zellen und dysregulierter T-Zell-Antwort meist tödlich verläuft. Bei Überlebenden finden sich gehäuft B-Zell-Lymphome und eine Hypogammaglobulinämie. Pathogenetisch spielen sowohl ein gestörtes TH1/TH2-Gleichgewicht als auch eine gestörte NK-Zellfunktion eine Rolle. Das Genprodukt von *XLP*, SAP, nimmt als intrazellulärer Modulator der Lymphozytenaktivierung eine zentrale Rolle ein. Die Hypogammaglobulinämie resultiert aus einer defekten B-Zellreifung.

Patienten mit XLP können nur durch eine **allogene SZT** geheilt werden. Rituximab wurde vereinzelt bei EBV-Primärinfektion bei XLP-Patienten angewandt und konnte zumindest eine Progression der Erkrankung aufhalten.

Chronisch aktive EBV-Infektion

Eine seltene Manifestation ist die so genannte chronisch aktive EBV-Infektion (CAEBV). Wahrscheinlich führen Mutationen im Perforin-Gen zu einem schweren Verlauf der EBV-Infektion, wobei auch T- und NK-Zellen mit EBV infiziert sind. Als neuere therapeutische Strategie wird in kleinen Studien die Infusion autologer EBV-spezifischer CTL untersucht.

27.3 CMV

Epidemiologie und Krankheitsbild

Eine CMV-Infektion wird zu 30 % bereits im Kindesalter erworben. Das Virus persistiert meist asymptomatisch lebenslang. Je nach Bevölkerungsgruppe bleibt bis zu ein Drittel der Erwachsenen ohne Kontakt. Eine Infektion ist beim Immunkompetenten meist kein Problem. Als Hauptsymptome können eine Lymphadenopathie und eine Zytopenie auftreten. Gefährdet sind einerseits Neugeborene (konnatale Infektion) und Immunsupprimierte.

Pathomechanismus

CMV besitzt einen Tropismus für Endothelzellen und Leukozyten (hauptsächlich Monozyten). Interessanterweise befällt CMV in der Phase der initialen Virämie die CD34+ Stammzellen, was die Zytopenie erklärt; eine persistierende Infizierung der Stammzellen findet sich nur bei Immunsupprimierten. Zur Kontrolle einer CMV-Infektion sind CMV-spezifische T-Zellen und NK-Zellen notwendig.

Hämatologie

Eine Primärinfektion mit CMV ist oft mit einer transienten Neutropenie und Thrombozytopenie verbunden. Im peripheren Blutausstrich können analog zur EBV-Infektion aktivierte Lymphozyten mit breitem auslaufendem Zytoplasmasaum vorhanden sein.

Eine **kongenitale Infektion** führt in ca. 10 bis 20 % der Neugeborenen zu Symptomen wie Ikterus, Petechien und Hepatosplenomegalie, und kann zu Hörverlust und irreversiblen ZNS-Schäden führen. Neugeborene können zusätzlich eine Panzytopenie aufweisen.

Bei **Immunsupprimierten** kann eine CMV-Infektion sowohl als Primärinfektion als auch als Reaktivierung schwerwiegende Symptome verursachen: Hepatitis, gastrointestinale Erkrankungen, Pneumonie, Zytopenie bis zum letalen Verlauf. Ein sorgfältiges Screening (Antigenämie, PCR) nach Organtransplantation ist zu beachten, denn auch eine persistierende niedrige Viruslast kann ein erhöhtes Risiko für opportunistische Infektionen, eine Vaskulopathie, Diabetes oder Abstoßung des Transplantats bedeuten.

Eine präemptive Therapie wird meist mit **Ganciclovir** durchgeführt. Andere Ansätze beinhalten autologe oder allogene CMV-spezifische CTL, die entweder direkt oder über antigenpräsentierende Zellen expandiert werden.

27.4 HTLV-I, -II

Epidemiologie und Krankheitsbild

Während das humane T-Zell-Leukämie-Virus Typ II (HTLV-II) bisher nicht mit humanen Erkrankungen assoziiert ist, ist der Bezug von HTLV-I zur **adulten T-Zell-Leukämie/Lymphom (ATLL)** bekannt. Übertragen wird das Virus über Muttermilch, Blut oder Geschlechtsverkehr. Die meisten Infizierten bleiben asymptomatische Virusträger, nur 1 bis 4% entwickeln eine ATLL.

Pathomechanismus

Der Tropismus von HTLV-I richtet sich gegen T-Helferzellen. Die Latenz zwischen Primärinfektion und ATLL beträgt mehrere Jahrzehnte. Die T-Zelltransformation durch HTLV-I beruht auf regulatorischen Proteinen (Tax, Rex), welche die Transkription und den Zell-Zyklus betreffen. Damit kommt es zunächst zu einer chronischen T-Zell-Proliferation und schließlich über zusätzliche Mutationen zur Immortalisierung von befallenen Zellen.

Hämatologie/Onkologie

Die HTLV-I assoziierten T-Zell-Neoplasien können klinisch in verschiedenen Schweregraden auftreten: Von einem prä-ATLL-Syndrom mit lediglich Lymphozytose und z.T. Spontanremission, über eine chronische ATLL mit Lymphadenopathie und Splenomegalie bis zur akuten ATLL mit einer monoklonalen Expansion infizierter T-Zellen und mit schlechter Prognose.

Bei einer ATLL bieten sich neben einer Chemotherapie auch andere therapeutische Ansätze wie α-Interferon in Kombination mit Zidovudin, eine allogene SZT oder rekombinante Immuntoxine, aber insgesamt ist die Prognose schlecht (35% 5-Jahres-Überlebensrate).

27.5 Parvovirus B19

Epidemiologie und Krankheitsbild

Parvovirus B19 wird hauptsächlich über die Atemwege verbreitet. Eine Übertragung über Blutprodukte ist bei hoher Virämie ebenfalls möglich. Die Infektion erfolgt meist im Kindesalter. Ca. 70% der Erwachsenen sind seropositiv. Die Assoziation mit SLE, akuter Myokarditis, Kryoglobulinämie und Psoriasis wurde beschrieben, allerdings ist der kausale Zusammenhang nicht immer klar.

Pathomechanismus

Parvovirus B19 hat einen Tropismus für erythropoetische Vorläuferzellen im Knochenmark. Virale Proteine bewirken einen zytotoxischen Schaden der erythrozytären Reihe, die einen Zellzyklusarrest und Apoptose zeigt. Morphologisch kommt es im Knochenmark klassischerweise zur Ausbildung von **Riesenproerythroblasten** (Abb. 27.**2**). Parvovirus B19 kann mittels PCR im Knochenmark nachgewiesen werden, wobei auf Grund der hohen Sensitivität der Methode die Bedeutung eines positiven Befundes nicht immer klar einzuordnen ist.

Hämatologie

In der Schwangerschaft kann es bei Primärinfektion der Mutter in ca. einem Drittel der Fälle zu einer Infektion des Feten kommen. Im ersten und zweiten Trimenon kommt es in ca. 10% zum Abort. Eine schwere Anämie bis zum **Hydrops fetalis** wird in 1 bis 3% gesehen; ein Drittel der Feten benötigt intrauterine Transfusionen. Knapp die Hälfte der betroffenen Neugeborenen zeigt auch eine Thrombozytopenie.

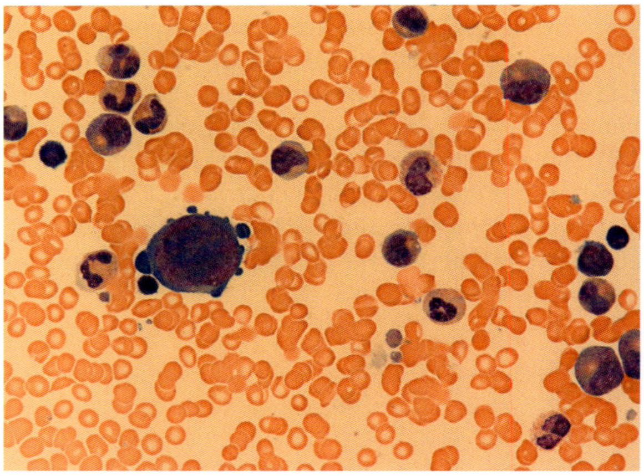

Abb. 27.**2** Riesenproerythroblasten im Knochenmark bei Parvovirus-B19-Infektion.

Im Kindesalter zeigt sich das klassische Bild der **Ringelröteln** mit landkartenartigem Exanthem. Eine milde Anämie mit Retikulozytopenie und Leukopenie kann beobachtet werden, wobei zum Zeitpunkt der maximalen Virämie insbesondere eine Lymphopenie auftritt. Die supprimierte Erythropoese im Knochenmark erholt sich innerhalb von 2 bis 3 Wochen.

Bei Patienten mit hämatologischen Erkrankungen und verkürzter Überlebenszeit der Erythrozyten (z.B. Sichelzellanämie, Sphärozytose) kann eine Parvovirus-B19-Infektion eine schwere **aplastische Krise** auslösen. Immunsupprimierte wiederum können eine **persistierende Infektion** mit Panzytopenie oder Erythroblastopenie (pure red cell aplasia) entwickeln.

Die Therapie ist meist nur supportiv, bei persistierender Infektion werden Immunglobuline intravenös verabreicht, bei ausgeprägter aplastischer Krise kann eine Transfusion von Erythrozyten notwendig werden.

27.6 HIV

Epidemiologie und Krankheitsbild

HIV wird hauptsächlich über zwei Wege übertragen: **horizontal** über Geschlechtsverkehr, Blut/Blutprodukte, und **vertikal** von Mutter auf Fötus. Das Virus ist weltweit verbreitet. HIV-1 findet sich hauptsächlich in Europa und den USA, HIV-2 in Westafrika.

Die initalen Symptome treten ca. 2 Wochen nach Infektion auf und sind einer Mononukleose ähnlich. Bis sich die charakteristischen Zeichen des erworbenen (acquired) Immundefizienzsyndroms (AIDS) ausbilden, können Monate bis Jahre vergehen.

Pathomechanismus

Als Retrovirus nutzt HIV das Oberflächenmolekül CD4 als Rezeptor und integriert durch die reverse Transkriptase das Virusgenom in die Wirts-DNA. HIV befällt hauptsächlich T-Lymphozyten, aber auch Makrophagen und Mikrogliazellen im Zentralnervensystem. Die hohe Replikationsrate bedingt viele Spontanmutationen und dadurch eine hohe Variabilität, wodurch das Virus dem Immunsystem und den antiretroviralen Medikamenten entflieht und persistiert.

Hämatologie/Onkologie

Die Symptome einer HIV-Infektion sind durch den Zusammenbruch des Immunsystems (Absinken der T-Helferzellzahl) gekennzeichnet. AIDS beinhaltet nicht nur opportunistische Infektionen, sondern auch Tumoren wie das Kaposi-Sarkom, EBV-assoziierte Lymphome und HPV-assoziierte Karzinome.

Hämatologische Symptome sind häufig: Eine **Anämie** findet sich im Verlauf der Erkrankung in bis zu 95% der Fälle und ist mit der Schwere der Erkrankung assoziiert. Als häufigste Ursache findet sich eine Anämie der chronischen Erkrankung aber auch Verlust durch Blutungen und Hämolyse. Eine **Thrombozytopenie** ist in bis zu 30% immunologisch bedingt. Eine **Neutropenie** entsteht durch die Hemmung der Myelopoese durch HIV oder durch Autoimmunität. Gemeinsame Ursachen der Zytopenien sind eine medikamentös-toxische Myelosuppression, Mangelerscheinungen, Infektionen, Neoplasien und Hypersplenismus.

Hämophagozytose ist eine seltene Komplikation einer HIV-Infektion, und ist meist durch zusätzliche Virusinfektionen oder Neoplasien getriggert.

Die Therapie der HIV-Infektion umfasst eine Mehrfachkombination von antiretroviralen Medikamenten, wobei die zunehmende Resistenzentwicklung ein Problem darstellt. Eine Impfung ist noch nicht in Sicht.

Literatur

Franchini G, Ambinder R, Barry M. Viral Disease in Hematology. Hematology Am Soc Hematol Educ Program 2000; 409–423

Janka G. Familial and acquired hemophagocytic lymphohistiocytosis. Eur J Pediatr 2007; 166: 95–109

Volberding P, Baker K, Levine A. Human Immunodeficiency Virus Hematology. Hematology Am Soc Hematol Educ Program 2003; 294–313

Williams H, Crawford D. Epstein-Barr virus: the impact of scientific advances on clinical practice. Blood 2006;107: 862–869

28 Anogenitale Virusinfektionen

G. Gross

Anogenitale Virusinfektionen mit **humanen Papillomviren** (HPV) gelten heute weltweit als häufigste sexuell übertragene Viruskrankheit. Von den mehr als 150 bekannten HPV-Genotypen werden 40 HPV-Typen in gutartigen und malignen epithelialen Neoplasien der Anogenitalregion nachgewiesen (s. Tab. 25.**1**). Der Zusammenhang zwischen den so genannten Hochrisiko-HPV-Typen und der Entstehung des Gebärmutterhalskarzinoms ist gesichert. Allein die Typen 16 und 18 sind in mindestens 70 % aller Zervixkarzinome nachweisbar.

Im äußeren Anogenitalbereich manifestiert sich die HPV-Infektion einerseits als benigne proliferative, meistens (feig)warzenförmige Effloreszenzen wie die Condylomata acuminata, wobei > 90 % dieser benignen Tumoren durch die Niedrigrisiko-HPV-Typen 6 und 11 hervorgerufen werden. Riesenkondylome (sog. Buschke-Löwenstein-Tumoren) enthalten in der Regel HPV-6 oder HPV-11. Selten wird HPV-16 nachgewiesen. Vor allem in diesen Fällen ist gelegentlich eine maligne Transformation in ein verruköses Karzinom möglich (Gross u. Pfister 2004).

Von den proliferativen Condylomata acuminata sind flache, oft kaum sichtbare polymorphe makulopapulöse Effloreszenzen im Anogenitalbereich abzugrenzen, die klinisch-histologisch als Vorläuferläsionen maligner Tumoren gelten (sog. intraepitheliale Neoplasien) und regelmäßig mit Hochrisiko-HPV-Typen assoziiert sind. Vulväre intraepitheliale Neoplasien der jüngeren Frau (VIN) sind in ca. 80 bis 90 % Hochrisiko-HPV-positiv (HPV-16, HPV-18 u. a.), wohingegen das Vulvakarzinom in ca. 40 bis 50 % mit HPV (meistens HPV-16, HPV-18) assoziiert ist.

Ein Teil der Vulvakarzinome, vor allem bei älteren Frauen, entsteht auf dem Boden chronischer Entzündungen der Haut- und Schleimhaut, insbesondere auf dem Boden eines Lichen sclerosus et atrophicus (Gross u. Barrasso 1997). Diese Karzinome sind überwiegend HPV-DNA negativ.

Auch in Peniskarzinomen und Vaginalkarzinomen ist in bis zu 50 % DNA von HPV-Hochrisiko-Typen identifizierbar. Im Gegensatz dazu sind Analkarzinome bei beiden Geschlechtern in mindestens 80 % positiv auf Hochrisiko-HPV-DNA. Dies gilt auch für die Vorstadien, die analen intraepithelialen Neoplasien (AIN). Besonders häufig werden AIN und Analkarzinome bei HIV-positiven Männern, die Sex mit Männern (MSM) haben, beobachtet (Wielandt et al. in Vorbereitung).

Der **Herpes genitalis** ist nach der genitalen HPV-Infektion die zweithäufigste sexuell übertragene Krankheit. In der Mehrzahl der Fälle wird Herpes-simplex-Virus Typ 2 (HSV-2) nachgewiesen. Zunehmend häufig wird auch HSV-1 aus genitalen Herpesläsionen isoliert. Die Typendifferenzierung ist prognostisch von Bedeutung, weil sowohl Primär- als auch Rezidivmanifestationen der HSV-1-Infektion weniger schwer verlaufen als die der HSV-2-Infektionen (Buxbaum et al. 2003).

Vor allem die HSV-2-Infektion kann zu schweren, z. T. lebensbedrohlichen Komplikationen wie Herpes des Neugeborenen (Herpes neonatorum), Herpesenzephalitis und Erblindung führen. HSV-2 ist weltweit die häufigste Ursache genitaler Ulzera und Erosionen. Außerdem gilt HSV-2 als Schrittmacher für die HIV-Infektion. Sowohl die HIV-Akquisition, als auch die HIV-Übertragung ist bei HSV-2-positiven Personen häufiger zu beobachten.

Umgekehrt finden sich bei HIV-positiven Personen eine verstärkte HSV-2-Ausscheidung, atypische Manifestationen und eine verlängerte Bestandsdauer der Herpesläsionen (v. a. bei < 200 CD4+ Zellen/mm^3). Außerdem besteht bei HIV-Positivität ein erhöhtes Risiko für die HSV-2-Akquisition und HSV-2-Transmission (Rabenau u. Doerr 2008).

Gelegentlich kann auch eine reaktivierte Varizella-Zoster-Virus-Infektion eine Bläscheneruption im Genitalanalbereich hervorrufen: Herpes Zoster progenitalis. Im Unterschied zum Herpes (simplex) genitalis ist er bei immunkompetenten Patienten ein einmaliges Ereignis.

Die Labordiagnostik der Herpesvirusinfektionen zielt auf den Nachweis von Virus-Antigen oder -DNA und von infektiösen Partikeln direkt in Untersuchungsproben aus den Effloreszenzen mit Immunassays bzw. PCR und Zellkulturtests. Die nicht anzüchtbaren Papillomaviren müssen molekularbiologisch detektiert und typisiert werden. Serologische Untersuchungen spielen in der Herpesdiagnostik nur eine untergeordnete, bei diagnostischen Untersuchungen auf HPV-Infektionen gar keine Rolle.

Die **Chemotherapie** gegen Herpesviren ist weit entwickelt. Mit Aciclovir, Valaciclovir, Brivudin und Famciclovir stehen Nucleosidanaloga zur oralen Therapie zu Verfügung. Eine intravenöse Therapie ist nur mit Aciclovir möglich.

Eine weitere antivirale Substanz ist Cidofovir, das ebenfalls systemisch gegen Herpesviren eingesetzt wird und möglicherweise auch gegen HPV wirksam ist. Es handelt sich um ein phosphoniertes Nukleosidanalogon, das bei herabgesetzter Selektivität ein breites antivirales Wirkungsspektrum aufweist. Bisher ist keine spezifische gegen HPV gerichtete antivirale Therapie etabliert. Indirekt kommt topisch auch Imiquimod als Interferonstimulator (zur Behandlung der Condylomata acuminata) zum Einsatz.

Es ist zu beachten, dass keine der genannten Chemotherapien für die HPV- und Herpes-Virusinfektionen kurativ ist. Die Infektionen persistieren in bestimmten Latenzorten trotz temporären Ansprechens der manifesten Krankheit. Im Hinblick auf die genitale Krankheitsmanifestation sind bei HSV-1, HSV-2 und VZV die Spinalganglien die Orte der latent persistierenden Infektion. Als Latenzort der humanen Papillomviren gelten die Basalzellen der Epithelien bzw. die Basalzellen der Epidermis.

Mit der **prophylaktischen HPV-Impfung** ist ein wesentlicher Fortschritt erzielt worden: Sowohl die HPV-16- und -18-assoziierte Karzinogenese, wie die zervikale intraepitheliale Neoplasie (CIN), die vulväre intraepitheliale Neoplasie (VIN) und die vaginale intraepitheliale Neoplasie (VAIN), als auch HPV-6- und HPV-11-assoziierte Condylomata acuminata (genitale Warzen) sind so zu verhindern. Im Falle HPV-naiver junger Frauen und Mädchen erstreckt sich diese Impfpräventation auf prinzipiell ca. 70 % aller Zervixkarzinome und ca. 90 % aller Condylomata acuminata.

Die prophylaktische HPV-Impfung muss in das bestehende Zervixkarzinomscreening implementiert werden. Die neue S3-AWMF-Leitlinie zur „Impfprävention HPV-assoziierter Neoplasien“ des HPV-Management-Forums, eine Arbeitsgruppe der Paul-Ehrlich-Gesellschaft für Chemotherapie e.V., eröffnet eine gute Möglichkeit, sich objektiv über die HPV-Impfung zu informieren. Diese evidenzbasierte Leitlinie bietet gleichzeitig wichtige Empfehlungen für Gesundheitswissenschaftler, Politiker, Mediziner und überhaupt für alle, die an der komplexen Materie interessiert sind (Pathirana et al. 2008, www.awmf-leitlinien.de).

Literatur

Buxbaum S, Geers M, Gross G et al. Epidemiology of herpes simplex virus types 1 an 2 in Germany: what has changed? Med Microbiol Immunol 2003; 192(3): 177–181

Gross G, Barrasso R. Human papillomavirus Infection. A clinical atlas. Berlin: Ullstein Mosby; 1997

Gross G, Pfister H. Role of human Papillomavirus in penile cancer, penile intraepithelial squamous cell neoplasias and in genital warts. Med Microbiol Immunol 2004; 193(1): 35–44

Gupta R, Warren T, Wald A. Genital Herpes. Lancet 2007; 370: 2127–2137

Pathirana D. et al. Impfprävention HPV-assoziierter Neoplasien. S3-Leitlinie der Arbeitsgruppe HPV-Management-Forum der Paul-Ehrlich-Gesellschaft für Chemotherapie e.V. Chemotherapie-Journal 2008; 17. Jahrgang Heft 4: 120–171

Rabenau H, Doerr HW. Genitaler Herpes und HSV-Transmission bei HIV-Patienten. Hautarzt 2008; 59: 11–17

Wielandt U, Kreuter A, Pfister H. HPV-infection in HIV-positive men who have sex with men (MSM). In: Gross G, Tyring St. Sexually Transmitted Infections and Sexually Transmitted Diseases. Heidelberg – Berlin – New York: Springer-Publishers; (in Vorbereitung)

www.awmf-leitlinien.de

29 Prä- und perinatale Virusinfektionen

G. Enders

29.1 Einführung

Seit der Entdeckung der Rötelnembryopathie (RE) durch Sir Norman Gregg im Jahre 1941 gehören Infektionen – insbesondere mit Viren – zu den am meisten gefürchteten Risiken in der Schwangerschaft. Die gegen Röteln ergriffenen Maßnahmen dienen bis heute als Modell für das Vorgehen bei allen nachfolgend entdeckten schwangerschaftsrelevanten Infektionen. Die derzeit in unseren Breiten wichtigsten viralen Infektionen mit bewiesenen Folgen für (die Mutter), den Embryo, den Fetus und das Kind sind in der Tab. 29.**1** aufgeführt.

Nach dem Gestationsalter bei der mütterlichen Infektion, dem Zeitpunkt der Übertragung des Erregers auf die Frucht und dem Infektionsweg werden prinzipiell **pränatale** Infektionen (einschließlich spätintrauterine) von den

Tabelle 29.**1** Infektionen in der Schwangerschaft mit bewiesenen Folgen für Schwangerschaftsverlauf und Kindesentwicklung.

Virus	**Übertragung Mutter/Kind**			**Folgen für (Mutter), Embryo, Fetus und Kind**
	pränatal	perinatal	frühpost-natal	
Rötelnvirus [MuVo]	++			Rötelnembryopathie (RE)
Zytomegalievirus (CMV)	++	(+)	+	CMV-bedingte Schädigung (CID)
Varizellen-Zoster-Virus (VZV)	++	+	+	mütterliche Varizellenpneumonie, kongenitales Varizellensyndrom (CVS), schwere neonatale Varizellen
Parvovirus B19 (Ringelröteln)	++			Hydrops fetalis, Abort
Herpes-simplex-Virus (HSV)	(+)	++	(+)	Herpes neonatorum
HIV [MuVo]	+/-	++	(+)	chronische Infektion → AIDS
Hepatitis-B-Virus (HBV) [MuVo]	+/-	++	+	chronische Infektion → Leberkarzinom
Hepatitis-C-Virus (HCV)	+/-	++	(+)	chronische Infektion → Leberkarzinom
Hepatitis-A-Virus (HAV)		(+)	(+)	akute kindliche HAV-Infektion, mild, meist anikterisch
Hepatitis-D-Virus (HDV)		(+)		Infektion nur bei vorliegender HBV-Infektion möglich; HBV-Simultanimpfung reduziert auch HDV-Infektionsrisiko
Hepatitis-E-Virus (HEV) (in Südostasien; in Westeuropa: Reiseinfektion und auch autochthon übertragen)	+	(+)		mütterlicher Verlauf häufig fulminant, hohe Letalität; Abort; Frühgeburt; neonatale Erkrankung und Tod
Enteroviren (Coxsackie-/Echoviren)	(+)	++	(+)	Sepsis, Myokarditis, Enzephalitis
Lymphochoriomeningitis-Virus (LCMV) (seltene Infektion)	+			Abort, IUFT, neonataler Tod; Hydrozephalus, Chorioretinitis

Fettdruck: *wichtigste Erreger*
+/- nur spätintrauterin und selten
[MuVo] Mutterschaftsvorsorge

perinatalen (intrapartum erworbenen) und **frühpostnatalen** Infektionen unterschieden (Tab. 29.**2**). Eine pränatal erworbene Infektion des Neugeborenen wird entsprechend dem englischen Schrifttum als **kongenitale** Infektion bezeichnet (manchmal auch als **konatale** Infektion). Die Übertragung durch infiziertes Sperma wird – aufgrund des Nachweises von freiem Hepatitis-B- u. -C-Virus und viraler HIV-RNA im Seminalplasma, proviraler HIV-DNA in der Begleitzellfraktion und der möglichen Integration viraler HBV- oder CMV-DNA in humane DNA – immer wieder diskutiert. Dies ist aber außerordentlich unwahrscheinlich. Bei intrauterin übertragenen Infektionen kann der Erreger in den ersten 3 Wochen nach Konzeption (p. c.) den „Präembryo“/Trophoblast, ab der 4./5. Woche p. c. nur das Chorion (später Chorion frondosum, aus dem sich die Plazenta entwickelt, und das Chorion laeve) oder nur den Embryo (4. bis 8. Woche p. c.) bzw. Fetus (ab 9. Woche p. c.) oder Chorion/Plazenta und den Embryo/Fetus infizieren. Die Mehrzahl der Viren wird nur bei der akuten primären mütterlichen Infektion auf die Frucht übertragen (z. B. Varizellen, Ringelröteln), einige aber auch bei chronischer mütterlicher Infektion (z. B. HIV, HBV, HCV) oder bei Reinfektion/Reaktivierung (Röteln, CMV). Insgesamt sind Primärinfektionen folgenschwerer als Reinfektionen oder Reaktivierungen. Ein potenzielles, aber geringes iatrogenes Infektionsrisiko besteht bei der assistierten Reproduktion (z. B. intrauterine Insemination, IUI) und bei der invasiven pränatalen Diagnostik (Enders 2005c, Geipel et al. 2001).

Die **Auswirkungen der mütterlichen Infektion** auf die Frucht, den Embryo/Fetus oder das Kind hängen hauptsächlich vom Gestationsalter, der Natur und der Pathogenität des Erregers ab (Tab. 29.**3**). In den ersten Schwangerschaftswochen kann eine Vielzahl von infektiösen und nicht infektiösen Ursachen zum Absterben der Frucht und ihrer Resorption führen, meist noch bevor die Schwangerschaft bemerkt wird. Die Inzidenz dieser unbemerkten frühen Schwangerschaftsverluste nach Implantation liegt bei ca. 22 %, die Gesamtrate einschließlich der frühen kli-

Tabelle 29.**2** Übertragung viraler Infektionen auf den „Präembryo“, den Embryo, den Fetus und das Neugeborene.

Übertragung	Infektionsweg	Infektionszeitpunkt in Schwangerschaft	Viren
pränatal intrauterin	infiziertes Sperma	früh	fraglich: HBV, HCV, HIV, CMV
	hämatogen, transplazental	1.–39. SSW	Rötelnvirus, CMV, VZV, Parvovirus B19, HEV
		spät (≥ 36. SSW)	Enteroviren; selten: HIV, HBV, HCV
	aufsteigend aus Vagina, Zervix in die Amnionhöhle	spät (≥ 28. SSW), nach Blasensprung	CMV, HSV, HIV
	direkt aus Herden in Plazenta, Endometrium, Ovar, Tuben, Zervix	1.–39. SSW	CMV-Reaktivierung?
perinatal[1] intrapartum	Passage durch infizierten Geburtskanal	unter Geburt	CMV, HSV, HIV, HBV, HCV, HPV (= genitale Papillomviren)
frühpostnatal[1]	Kontakt mit mütterlichen Ausscheidungen aus:		
	• Respirationstrakt	sehr früh nach Geburt	• Influenza A, Adenovirus
	• Genitaltrakt	sehr früh nach Geburt	• HSV
	• Gastrointestinaltrakt	sehr früh nach Geburt	• Enteroviren, HAV
	Kontakt mit der Umwelt, d. h. (unbekannt) infizierten • Familienmitgliedern • medizinischem bzw. pflegendem Personal • Neugeborenen, Säuglingen	nach Geburt	HSV, Influenza A, VZV Enteroviren, (HAV), HBV
	Muttermilch	in den ersten Lebenswochen	CMV, HIV

SSW Schwangerschaftswoche p. m.

*[1] In der Fachliteratur und im medizinischen Sprachgebrauch gibt es keine klare Grenzziehung zwischen den Begriffen **perinatal** und **frühpostnatal**. So kann „perinatal“ nur die unter Geburt übertragene Infektion bezeichnen (wie in vorliegendem Kapitel) oder aber auch Infektionen im Zeitraum „plus/minus 2 Wochen um den Geburtstermin“ – d. h. sowohl sehr früh post partum durch Kontakt erworbene als auch teilweise spätintrauterine Infektionen – mit einschließen.*

Tabelle 29.3 Mögliche Auswirkungen mütterlicher Virusinfektionen – in Abhängigkeit vom Infektionszeitpunkt – auf den „Präembryo", den Embryo, Fetus und das Neugeborene.

intrauterine Infektion nach mütterlicher Infektion	
• in 1. bis 39. SSW	→ (Früh-/Spät-)Abort[1], intrauteriner Fruchttod (IUFT)[1], Totgeburt[1], Frühgeburt[1]
• bis 11. SSW	→ strukturelle Defekte (Missbildungen) z. B. Röteln
• > 11. bis 17. SSW	→ Entwicklungsstörungen z. B. Röteln
• > 9. SSW	→ Systemanomalien, z. B. CMV, VZV, [Toxoplasmose]
	→ fetale Krankheit, z. B. Parvovirus B19
	→ chronische Infektion, keine Symptome bei Geburt, aber Spätschäden z. B. CMV, [Toxoplasmose]
spätintrauterine und perinatale Infektion	→ neonatale Krankheit, z. B. HSV, VZV, Enteroviren, [B-Streptokokken]
	→ chronische Infektion, mit/ohne Spätfolgen, z. B. HBV, HCV, HIV
frühpostnatale Infektion	→ neonatale Krankheit, z. B. CMV (durch Muttermilch); HSV, VZV, Enteroviren (durch Kontakt)

[] nicht virale Erreger
SSW Schwangerschaftswoche p. m.
1 zum Teil unterschiedliche rechtliche Definitionen dieser Begriffe nach WHO und in einzelnen Ländern

nisch erfassten Spontanaborte bei 31 % (Wilcox et al. 1988). Die frühesten Effekte embryonaler/fetaler Infektionen sind erst ab der 6. bis 8. Schwangerschaftswoche post menstruationem (SSW p. m.) nachweisbar.

Insgesamt sind Infektionen an einem negativen Ausgang der Schwangerschaft nur in 5 bis 10 % und an kindlichen Missbildungen und Systemanomalien nur in ca. 2 % beteiligt. Für diese niedrigen Raten sind komplexe mütterliche und fetale Schutzmechanismen verantwortlich. Zum Schutz vor Erstinfektion bzw. Erkrankung in der Schwangerschaft und damit zum Schutz des Feten trägt die – durch natürliche Infektion oder Impfung erworbene – humorale und zelluläre Immunität der Mutter bei. Zwar kommt es in der Schwangerschaft zur Modulation des mütterlichen Immunsystems mit Verschiebung in Richtung des TH2-Profils, (d. h. von der zellulären hin zur humoralen Immunantwort), die Schutzlage gegen Infektionen ist durch diese Veränderungen aber nicht beeinträchtigt. Die Plazenta verhindert im 1. und 2. Trimenon als wirksame Schranke die Transmission einer Vielzahl von Krankheitserregern auf den Embryo/Fetus. Der Anstieg der Transmissionsraten für etliche virale Erreger (z. B. Röteln, CMV, VZV, Parvovirus B19) und auch für Toxoplasma gondii (Parasit) im 3. Trimenon zeigt jedoch, dass die Permeabilität der Plazenta gegen Ende der Schwangerschaft zunimmt. Die mütterlichen IgG-Antikörper (Ak) – vorrangig IgG1, weniger IgG2 – werden aktiv über den neonatalen Fc-Rezeptor (FcRn) transportiert. Dieser ist in der Plazenta vor allem in den Syncytiotrophoblastenzellen lokalisiert, aber ebenso im fetalen Darm, was eine Aufnahme von mütterlichem IgG aus geschlucktem Fruchtwasser ermöglicht. Mütterliches IgG ist im Fetus in geringen Mengen ab der 12. SSW nachweisbar. Zwischen der 22. SSW und 26. SSW erfolgt ein deutlicher Anstieg der fetalen IgG-Ak-Konzentration. Im 3. Trimester nimmt sie weiter stetig zu und kann bei Geburt die mütterlichen IgG-Ak-Werte übertreffen (Lewis u. Wilson 2006, Shah et al. 2003, Simister 2003).

Die T-Zell-vermittelten Immunreaktionen und die Aktivität natürlicher Killerzellen sind ab der 15. bis 20. SSW nachweisbar. Damit verfügt das Neugeborene über dieselben immunologischen Mechanismen wie der Erwachsene, jedoch ist deren Funktion noch nicht voll ausgereift.

Für die Labordiagnose der mütterlichen sowie der vertikal auf die Frucht übertragenen Virusinfektionen sind geeignete Methoden zum Erreger- und Antikörpernachweis vorhanden. Bei den Methoden zum **Erregernachweis** ging die Entwicklung von der Anzucht im Tier, Brutei und Zellkultur zur Schnellzellkultur, dem Antigen-Direktnachweis im Patientenmaterial bis zu den jetzt hauptsächlich eingesetzten molekularbiologischen Methoden wie der Polymerasekettenreaktion (PCR). Beim **Antikörpernachweis** wurden ältere Teste wie z. B. die Komplementbindungsreaktion (KBR) vorrangig durch (Enzyme-linked) Immunosorbent Assays, (E)IAs, zum Nachweis von IgG- und IgM-Ak abgelöst. Der für die Routine zu aufwendige Neutralisationstest ist weiterhin die Referenzmethode zum Nachweis schützender Antikörper. Zur Eingrenzung des Infektionszeitpunktes werden als Zusatzteste der IgG-Aviditätstest oder auch der Immunoblot angewendet. Neuere Verfahren zum Nachweis einer **zellulären Immunantwort**, d. h. virusspezifischer Lymphozyten z. B. mittels ELISPOT-Technik oder Durchflusszytometrie (intrazelluläre Zytokin bildung, Tetramer-Technik) werden bisher überwiegend im Forschungsbereich eingesetzt.

Die Labordiagnose **akuter Infektionen** in der Schwangerschaft wird vorwiegend serologisch gestellt. Der Erregernachweis wird bei Komplikationen (z. B. das ZNS betreffend, Pneumonie) und vorrangig in der invasiven pränatalen Diagnostik (PD) eingesetzt. Beim **Neugeborenen** erfolgt im Rahmen der so genannten STORCH-Differenzialdiagnostik je nach Virus der Erregernachweis (im Blut und/oder Liquor, Urin, Rachensekret oder Brustmilch) und/oder die Bestimmung spezifischer IgG- und IgM-Ak. Das Akronym STORCH steht für virale und mikrobielle Infektionserreger: **S**yphilis (Treponema pallidum); **T**oxoplasma gondii; andere (**o**ther) infektiöse Organismen (Varizella-Zoster-Virus, Masernvirus, Mumpsvirus, Lymphochoriomeningitis-Virus, Influenza-A-Virus, Gonorrhö [Neisseria gonorrhoeae], Chlamydia trachomatis, Streptokokken Gruppe-B, Mycobacterium tuberculosis); **R**ötelnvirus; **C**ytomegalievirus; **H:** Herpes-simplex-Virus, Hepatitis-B- und -C-Virus, HIV, Humane Papillomviren, Humanes Parvovirus B19. Da IgM- und IgA-Ak nicht plazentagängig sind, ist ihr Nachweis im Blut von Neugeborenen für etliche Erreger (z. B. Röteln, CMV) ein Hinweis auf eine pränatale Infektion. Die IgM-Positivraten variieren aber abhängig von der Pathogenese des Erregers (Röteln 95 %, Zytomegalie ca. 65 %, Varizellen < 8 %). Ein weiteres Indiz für eine pränatale Infektion sind persistierende IgG-Ak nach dem 7. Lebensmonat (LM).

Mutterschaftsvorsorge

Voraussetzungen für die Aufnahme von Untersuchungen in die Mutterschaftsrichtlinien des Bundesausschusses der Ärzte und Krankenkassen sind die Verfügbarkeit valider Methoden für Serologie und Erregernachweis bei Mutter und Kind, Handlungskonsequenzen bei erhobenem positivem Befund und ein Kosten-Nutzeneffekt für die Allgemeinheit. Beim obligatorischen Infektionsscreening erfolgt die Untersuchung auf Syphilis-, Röteln-, Hepatitis-B- und Chlamydia trachomatis-Infektion. Ein HIV-Test sollte jeder Schwangeren empfohlen werden; die Beratung muss seit Ende 2007 im Mutterpass dokumentiert werden. Ein Screening auf Toxoplasmose oder CMV wäre sinnvoll, ist aber zurzeit noch nicht vorgesehen. Leider ist die Wahrnehmung der Mutterschaftsvorsorge vor allem bezüglich Hepatitis B nicht optimal. Dies könnte durch indirekte Druckmittel verbessert werden (z. B. in Österreich ist die Teilnahme Voraussetzung für die Zahlung von Kinderbetreuungsgeld).

Prophylaktische Maßnahmen vor der Schwangerschaft

Impfpräventable Infektionen

Vor einer Schwangerschaft sollten nach Durchsicht des Impfpasses durch den Arzt notwendige (Auffrisch-)Impfungen durchgeführt werden. Bei beruflicher Tätigkeit mit Infektionsgefährdung (z. B. Einrichtungen der vorschulischen Kinderbetreuung, in Kinderarztpraxen und in der Pädiatrie) ist der Arbeitgeber verpflichtet, Antikörperuntersuchungen für Röteln, Mumps, Masern, (Pertussis) und Varizellen, evtl. auch für Hepatitis A, B und C (nicht impfpräventabel) und ggf. Impfungen anzubieten und zu bezahlen.

Eine Impfung mit Lebendimpfstoffen (Masern-Mumps-Röteln [MMR], Varizellen) sollte wegen eines kleinen, theoretischen Risikos vier Wochen vor einer Schwangerschaft bzw. in der Frühschwangerschaft vermieden werden (Centers for Disease Control and Prevention 2001, Enders 2005a) (Tab. 29.**4**).

Tabelle 29.**4** Schutzimpfungen in der Schwangerschaft.

kontraindiziert: Lebendimpfstoffe	
Masern	nach Impfung 4 Wochen eine Schwangerschaft vermeiden, aber versehentliche Impfung kurz vor oder in Schwangerschaft ist kein Grund für einen Abbruch!
Mumps	
Röteln	
Varizellen	
Gelbfieber	beachte Nutzen-/Risiko-Abwägung!
Typhus oral	
Poliomyelitis oral (OPV)	nicht mehr empfohlen, auch nicht für Riegelungsimpfung
Japanischer Enzephalitis-Impfstoff inaktiviert!	aufgrund begrenzter Fallzahlen nicht empfohlen
nicht kontraindiziert: Toxoid-, Tot-, Subunit-Impfstoffe	
Tetanus	uneingeschränkt
Diphtherie	d (reduzierter Diphtherietoxoid-Gehalt) bei Auffrischung

Fortsetzung Tabelle 29.**4**

kontraindiziert: Lebendimpfstoffe	
Pertussis (aP)	neu: bei Td-Auffrischimpfung einmalig Tdap → alle Erwachsene besonders präkonzeptionell oder kurz nach Partus Impfstatus erfragen, bei negativen Angaben impfen
Poliomyelitis inaktiviert (IPV)	
Hepatitis A	
Hepatitis B	
Influenza A+B	in den USA ab (1.) 2. Trimenon empfohlen
Zeckenenzephalitis (FSME)	nur bei bestimmter Indikation
Tollwut	nur bei bestimmter Indikation
Cholera	nur bei bestimmter Indikation
Typhus inaktiviert	nur bei bestimmter Indikation
Meningokokken	nur bei bestimmter Indikation
Pneumokokken	nur bei bestimmter Indikation

Nicht impfpräventable Infektionen

Auch bei nicht impfpräventablen Infektionen mit Bedeutung in der Schwangerschaft (z.B. CMV, Parvovirus B19 oder Toxoplasmose [Erreger: Parasit Toxoplasma gondii]) ist die Bestimmung des Antikörperstatus vor oder in der Frühschwangerschaft sinnvoll, jedoch zurzeit noch keine Kassenleistung. Bei Fehlen von Antikörpern können geeignete prophylaktische Maßnahmen empfohlen und die Schwangerschaft durch Antikörperkontrollen überwacht werden. Bei Nachweis von Antikörpern ist Schutz vor einer Primärinfektion in der geplanten Schwangerschaft vorhanden.

Erweitertes Infektionsscreening bei allen Verfahren der künstlichen Befruchtung

Dieses erfolgt gemäß der AWMF-Leitlinie (Nr. 015/040; Stand 06/2008) „Infektionsdiagnostik und Infektionsprophylaxe bei Verfahren der assistierten Reproduktion". Im Hinblick auf die Möglichkeit prophylaktischer Maßnahmen sollte dieses Infektionsscreening heute mit der Bestimmung des CMV- und des Toxoplasmose-Immunstatus bei der Frau bzw. CMV auch beim Mann ergänzt werden.

Prophylaktische Maßnahmen in der Schwangerschaft

Expositionsprophylaxe: Zur Verhütung von Infektionen, die vor allem durch Schmierinfektion (z.B. CMV) oder fäkal/oral (z.B. Enteroviren, Hepatitis A/E) übertragen werden, und deren Folgen gibt es geeignete Hygienemaßnahmen. Dies gilt sowohl für den Arbeitsplatz als auch für den häuslichen Bereich. Die Maßnahmen sind einfach und kosteneffektiv, müssen aber auch angewendet werden (Enders 2003).

Beschäftigungsverbot bei Angestellten in Berufen mit erhöhtem Infektionsrisiko: Wird bei einer Schwangeren Seronegativität bzw. eine nicht ausreichende Immunität für Röteln, Ringelröteln (Parvovirus B19), Varizellen, Zytomegalie, Masern oder Mumps (ggf. auch Hepatitis A, B) festgestellt, kann bei abhängig beschäftigten Arbeitnehmerinnen in Kindergärten, -heimen und -tagesstätten ein Beschäftigungsverbot ausgesprochen werden, falls die Schwangere nicht in einen Bereich ohne erhöhte Infektionsgefährdung versetzt werden kann oder will (Arbeitsplatzwechsel). Diese Regelung gilt in einzelnen Bundesländern auch für Beschäftigte in medizinischen Einrichtungen zur Untersuchung, Behandlung und Pflege von Kindern (Kinderarztpraxen, Pädiatrie) und teilweise auch für Lehrerinnen. Abhängig von der Virusinfektion, für welche die Schwangere keinen Schutz hat, wird sie bis zu einer bestimmten Schwangerschaftswoche oder für die ganze Schwangerschaft freigestellt (s. Abschnitt „Prophylaktische Maßnahmen" bei den einzelnen Infektionen). Die diesbezüglichen Empfehlungen der einzelnen Bundesländer sind zum Teil uneinheitlich.

Passive Prophylaxe: Für seronegative Schwangere besteht bei signifikantem Kontakt mit bestimmten Infektionen (z.B. Varizellen, Masern) die Möglichkeit, durch eine Immunglobulingabe das Risiko einer mütterlichen Infektion zu vermindern.

Aktive Prophylaxe: Bei entsprechender Indikation ist eine Impfung mit Tot-Impfstoffen (z.B. Hepatitis A und B, Influenza A und B oder Frühsommer-Meningoenzephalitis) auch in der (Früh-)Schwangerschaft möglich (Tab. 29.**4**).

Entbindungsmodus: Bei der Mehrzahl der Virusinfektionen kann vaginal entbunden werden. Bei HIV-positiven Schwangeren oder bei genitaler Herpesinfektion kurz vor Entbindung wird im Allgemeinen eine Sektio durchgeführt. Bei einer akuten Hepatitis-B- oder -C-Infektion wird diese in Ausnahmefällen empfohlen.

29.2 Röteln

Von allen Infektionen in der Schwangerschaft sind die Röteln wegen ihrer hohen Missbildungsrate noch immer am meisten gefürchtet. Die gegen Röteln ergriffenen Maßnahmen wie verschiedene Impfstrategien, verbesserte Labordiagnostik, obligatorische Mutterschaftsvorsorge und hohe Durchimpfungsraten bewirkten in Deutschland einen Rückgang der Seronegativrate im gebärfähigen Alter von ca. 11% im Jahre 1982 auf aktuell 1 bis 3%. Akute Röteln in Schwangerschaft sind heute selten, kommen aber bei nicht versicherten Migrantinnen mit der Folge einer Rötelnembryopathie (RE) vor. Die Inzidenz liegt unter einem Fall pro 100 000 Lebendgeburten (LG) (Stand 2008/09).

Rötelnvirusinfektion in der Schwangerschaft

Die **Primärinfektion** bei Schwangeren verläuft nicht anders als bei Nichtschwangeren. Vielfach wird berichtet, dass bei Jugendlichen und insbesondere erwachsenen Frauen in > 30 bis 50% keine Symptome auftreten. Dies ist jedoch auf eine unzureichende Erhebung der Anamnese zurückzuführen. In Publikationen mit zum Teil prospektiven Daten zu Röteln in der Schwangerschaft ist eindeutig erkennbar, dass die Rate der symptomatischen Infektionen in der Schwangerschaft bei 95% bzw. bei 84% liegt (Enders 1982, Miller et al. 1982). Aus diesen Studien mit hohen Fallzahlen geht auch hervor, dass die Spontanabortrate kaum erhöht ist.

Das Rötelnvirus kann ausgehend von der mütterlichen Virämie während der gesamten Schwangerschaft auf die Frucht meist transplazental übertragen werden. Die vertikalen Infektionsraten zu den verschiedenen Gestationszeiten sind wesentlich höher als die für die Rötelnembryopathie (RE). Das bedeutet, dass nicht jede vertikale Rötelninfektion zu einer RE führt. Das Hauptrisiko für das Vollbild der RE oder des kongenitalen Rötelnsyndroms (engl. CRS) besteht bei mütterlicher Primärinfektion bis zur 11. SSW. Von der 12. bis zur 17. SSW kommt es mit einem abnehmenden Risiko von ca. 20 bis 8% zu Einzelmanifestation des CRS (RE), wobei isolierte Gehörschäden im Vordergrund stehen. Nach der 17. SSW sind keine RE-Defekte mehr zu erwarten. Die Pathogenese ist in Kap. 41.3 beschrieben.

Das Vollbild des **CRS** (RE) umfasst die klassische Trias (Gregg-Syndrom) mit Organfehlbildungen an Auge (Katarakt), Ohr (Innenohr-Schwerhörigkeit, Taubheit) und Herz (meist offener Ductus Botalli), die Manifestationen fetaler Entwicklungsstörungen (z. B. Dystrophie, Mikrozephalie, statomotorische und geistige Retardierung) und die transienten viszeralen Symptome, das so genannte erweiterte Rötelnsyndrom (z. B. Hepatosplenomegalie mit Ikterus, Exanthem, Myokarditis, Enzephalitis und hohe Letalität von 30%). Zum **Late-onset-Rötelnsyndrom** mit Beginn im 4. bis 6. Lebensmonat (LB) gehören z. B. Wachstumsstillstand und chronisches Exanthem. Spätmanifestationen der pränatalen Rötelninfektion sind Diabetes mellitus, progressive Panenzephalitis, Hörschäden und Krampfleiden. Diese Symptomkategorien können überlappen. Die Gesamtletalität wird mit ca. 13 bis 25% angegeben.

Rötelnembryopathien bei **Reinfektion** nach Wildviruskontakt in der Frühschwangerschaft sind bei natürlich immunen Frauen nicht bekannt, bei geimpften Frauen wurden jedoch mehrere RE-Fälle nach asymptomatisch verlaufenden Reinfektionen in den ersten 12. SSW in den 1980er und 1990er Jahren in westeuropäischen Ländern beobachtet. Diagnostisch war damals die serologische Differenzierung zwischen Primär- und Reinfektion wegen des unvergleichlich höheren RE-Risikos nach Primärinfektion äußerst wichtig (Enders et al. 1984, Weber et al. 1993, Bullens et al. 2000).

Mutterschaftsvorsorge

Die Bestimmung der Immunitätslage für Röteln wird seit 1971 im Rahmen der obligatorischen Mutterschaftsvorsorge mit dem Hämagglutinationshemmtest (HAH) durchgeführt. HAH-Titer von 1:<8 bedeuten Empfänglichkeit, hier sind Antikörperkontrollen bis zur 16./17. SSW vorgeschrieben. Liegt der HAH-Titer bei 1:>16, ist Immunität anzunehmen, falls kein Hinweis auf kürzlichen Rötelnkontakt oder rötelnverdächtige Symptome besteht. Bei HAH-Werten von 1:8/1:16 ist Immunität wahrscheinlich, eine Bestätigung der Spezifität durch einen IgG-Test (EIA) ist aber erforderlich. HAH-Titer von 1:8/1:16 mit schwach positiven IgG-EIA-Werten (< 15 IU/ml) werden als fragliche Immunität interpretiert. Derzeit geht man davon aus, dass bei 2 dokumentierten Röteln- oder MMR-Impfungen Schutz vor Erkrankung besteht.

Diagnose der akuten Röteln und der Röteln-Reinfektion s. Kap. 41.6.

Pränatale Diagnostik (PD)

Aufgrund der ausgezeichneten Serodiagnostik ist die Indikation zur invasiven PD seit 2001 rückläufig und beschränkt sich heute auf:

- Verdacht auf akute Röteln in der (1. bis 11.) 12. bis 17. SSW
- selten bei Verdacht auf Reinfektionen vor der 12. SSW
- durch Zusatzteste nicht abklärbare positive IgM-Befunde

Eine Indikation zur PD besteht heute nicht mehr bei

- versehentlicher Impfung innerhalb vier Wochen vor Konzeption und in der Frühschwangerschaft (kein Schädigungsrisiko)
- lang persistierenden IgM-Ak (kein fetales Risiko)

Die PD wird mittels Röteln-RNA-Nachweis in der Reverse-Transkriptase-nested-PCR (RT-nPCR) – selten in Chorionzotten, hauptsächlich im Fruchtwasser und Fetalblut (ohne Heparinzusatz!) – durchgeführt. Der Transport der Materialien muss rasch (<24 bis 36 Stunden) und möglichst gekühlt bei 2 bis 8 °C erfolgen. Lange Transportzeiten bei Raumtemperatur sowie wiederholtes Auftauen und Einfrieren reduzieren die Sensitivität der RT-nPCR. Ein wichtiger Marker für die fetale Infektion ist auch der Nachweis von spezifischen IgM-Ak im Fetalblut ab der 22./23. SSW (> 7 bis 8 Wochen nach Exanthembeginn) (Enders u. Jonatha 1987, Best u. Enders 2007, Enders 2009). Gewisse Ultraschallauffälligkeiten (DEGUM Stufe 2/3) müssten erkennbar sein. Diesbezüglich gibt es jedoch nur vereinzelte Berichte, da bei akuten Röteln in der Frühschwangerschaft meist sofort ein Abbruch erfolgt (Crino 1999).

Infektionsdiagnostik beim Neugeborenen
Neugeborene mit kongenitaler Rötelnvirusinfektion können die bekannte Voll- oder Teilsymptomatik der Rötelnembryopathie aufweisen bzw. auch asymptomatisch sein. Zum Ausschluss oder zur Bestätigung einer pränatalen Infektion wird vorrangig die Röteln-IgM- sowie auch die -IgG- und -HAH-Ak-Bestimmung durchgeführt. Spezifische IgM-Ak sind bei Neugeborenen mit pränataler Infektion mit und ohne Symptome in > 95 % vorhanden und in absinkenden Werten bis zum 6. LM, bei symptomatischen Kindern auch länger, nachweisbar. Der Virusnachweis in Rachensekret, Urin, Blut, ggf. Liquor, Kammerwasser, Augen- und Linsengewebe erfolgt mit der RT-nPCR. Bei symptomatischen Kindern gelingt er in Rachensekret und Urin in ca. 80 % bis zum 3. LM. HAH- und IgG-Ak-Titer persistieren über mehrere Jahre bis lebenslang in niedrigen Werten, sind aber nach der ersten MMR-Kinderimpfung (vollendeter 11. bis 14. LM) nicht mehr von Impfantikörpern zu unterscheiden. Für die Diagnose von rötelnbedingten Spätmanifestationen (meist Hördefekten) bei klinisch unauffälligen Neugeborenen mit positivem IgM-Ak-Befund sollten serologische und audiologische Kontrollen durchgeführt werden.

Therapie und prophylaktische Maßnahmen s. Kap. 41.7.

Gegenwärtige Probleme und Ausblick

- Die ansteigende Durchimpfung hat zur Zunahme der niedrigen Titer bei den Frauen im gebärfähigen Alter geführt: bei niedrigen Titern in zwei Testarten (HAH, IgG-EIA) wird nach langfristigem Schutz und nach dem Wert einer weiteren Impfung gefragt. Davon kann bei zwei dokumentierten Röteln- bzw. Masern-Mumps-Röteln-(MMR)Impfungen ausgegangen werden. Weitere Impfungen bringen selten Titersteigerungen.
- Es besteht ein Risiko für RE-Fälle durch importierte Infektionen bei Frauen mit Migrationshintergrund, bei Reisen von Seronegativen in Endemiegebiete und bei Gruppen von Impfverweigerern (z.B. aus religiösen Gründen).
- Aktuelle Diskussion zur Änderung der derzeitigen Mutterschaftsrichtlinie in Deutschland:
  - Anstelle des HAH Einsatz anderer Testverfahren, die über die EG-Richtlinie 98/79/EG als In-vitro-Diagnostika zugelassen sind.
  - Oder: in Anlehnung an die Schweizer Strategie soll anstelle des Screenings aller Schwangeren die AK-Bestimmung nur noch bei Schwangeren ohne zwei dokumentierte Impfungen erfolgen, ausgehend von der Vorstellung, dass eine zweimalige Impfung gegen Röteln den besten Schutz vor kongenitalen Röteln darstellt. Hierfür müsste, wie in der Schweiz, auch die Meldepflicht für Röteln (neu in der Schweiz seit 01.01.2008 für labordiagnostisch bestätigte Röteln) sowie die Meldepflicht für Röteln in der Schwangerschaft (in der Schweiz seit 1999) als Überwachungsmaßnahme eingeführt werden.
- Das generelle Beschäftigungsverbot für seronegative Schwangere bis zur 20. SSW in Berufen mit Infektionsrisiko dürfte aufgrund der gegenwärtigen geringen Wildviruszirkulation und der hohen Durchimpfungsrate jetzt schon überflüssig sein. Beschäftigungsverbote sollten dem individuellen Risiko angepasst werden.

29.3 Zytomegalie

Die kongenitale Zytomegalievirusinfektion (engl. CMV) ist mit 0,2 bis 2 % weltweit (in Deutschland geschätzt ca. 0,2 bis 0,3 %) die häufigste pränatale Infektion mit dem Risiko für kindliche Schäden bei Geburt und später. Sie gilt auch als häufigste virusbedingte Ursache mentaler Retardierung und nicht erblicher Taubheit. Ca. 5- bis 10-mal häufiger als die pränatale ist die durch Stillen übertragene frühpostnatale CMV-Infektion. Diese trägt im Wesentlichen zur frühen Durchseuchung bei und bedeutet nur für immununreife Frühgeborene ein Erkrankungsrisiko.

Demzufolge wurde in den USA 2001 der Entwicklung eines CMV-Impfstoffs höchste Priorität eingeräumt. Bisher ist jedoch kein protektiver Impfstoff verfügbar. In Deutschland liegt die CMV-Seronegativrate bei Schwangeren und Frauen im gebärfähigen Alter bei ca. 55 % (Enders et al. 2003). Weltweit infizieren sich jährlich etwa 1 bis 4 % der seronegativen Schwangeren erstmals mit dem Virus. In Deutschland liegt diese Rate bei ca. 1 %. Für eine Ansteckung über Tröpfcheninfektion besteht kein Anhalt, sie erfolgt im Allgemeinen durch Schmierinfektion, für die ein längerer enger Körperkontakt erforderlich ist. Junge Frauen (14 bis 25 Jahre) stecken sich überwiegend durch Sexualkontakt (Speichel, Genitalsekrete, Blut) und im Alter von 26 bis >35 Jahren durch Kontakt mit CMV-ausscheidenden Säuglingen und Kleinkindern (Urin, Speichel) an.

Man unterscheidet zwischen primärer und rekurrierender CMV-Infektion. Die **Primärinfektion** verläuft bei immunkompetenten Schwangeren in 75% asymptomatisch oder uncharakteristisch, in 18% mit grippalen Symptomen und Lymphknotenschwellung. Nur in ca. 7% kommt es zur charakteristischen Symptomatik wie Hepatitis mit erhöhten Leberwerten, Fieber, „CMV-Mononukleose" (Daten G. Enders, unveröffentlicht). Daher wird die primäre CMV-Infektion in der Schwangerschaft klinisch nur selten diagnostiziert. **Rekurrierende Infektionen** – bedingt durch endogene Reaktivierung oder Reinfektion mit anderen Virusstämmen – verlaufen bei Immunkompetenten in der Regel asymptomatisch (Stagno u. Britt 2006).

CMV-Infektion in der Schwangerschaft

Die Übertragung des Virus auf die Frucht kann, ausgehend von der mütterlichen Virämie, überwiegend transplazental während der gesamten Schwangerschaft erfolgen. Bei **Primärinfektion** in den ersten 20 Schwangerschaftswochen beträgt das Transmissionsrisiko ca. 30% und steigt danach bis zur Mitte des 3. Trimenons auf ca. 70% an. Das Risiko für kindliche Schädigungen ist dagegen in der Frühschwangerschaft höher (≥ 10%) als in der Spätschwangerschaft (≤ 2%) (Enders 2008, Enders 2006). Von den pränatal infizierten Neugeborenen sind nach einer Metaanalyse von 15 Studien 13% von den Symptomen des **CID-Syndroms** (Cytomegalic Inclusion Disease) in sehr unterschiedlicher Ausprägung betroffen (Dollard et al. 2007). Sie reichen von meist transienten systemischen Manifestationen (Frühgeburtlichkeit, geringes Geburtsgewicht, Petechien, Thrombozytopenie, Ikterus, Pneumonie und Hepatosplenomegalie) bis zu bleibenden ZNS-Symptomen (Mikrozephalie, intrakranielle Verkalkungen, Krämpfe) sowie Hördefekten und Chorioretinitis. Die Letalität liegt bei etwa 4% innerhalb der ersten sechs Lebenswochen. Etwa 40 bis 58% der symptomatischen Neugeborenen weisen Langzeitschäden auf, vor allem Hörverluste und geistige Retardierung. Bei den zum Zeitpunkt der Geburt asymptomatischen Kindern sind in 13,5% Spätmanifestationen, vorrangig einseitige Hörverluste, zu erwarten.

Rekurrierende CMV-Infektionen: Bei vor Schwangerschaft CMV-seropositiven Frauen sind nur ca. 1,2% der Neugeborenen kongenital mit CMV infiziert. Das Risiko für Schädigungen bei Geburt wird mit 1% und für Spätschäden mit 5 bis 8% angegeben (Stagno u. Britt).

Weiterhin kann die Übertragung des Virus von der Mutter auf das Kind **perinatal** bei der Passage durch den Geburtskanal über infizierte Sekrete und **frühpostnatal** insbesondere über die Muttermilch bei CMV-IgG-seropositiven klinisch unauffälligen Frauen erfolgen. Diese scheiden – bedingt durch die lokale Reaktivierung von CMV in der Brustdrüse – in bis zu 90% CMV mit der Muttermilch aus. Im Kolostrum sind die Isolierungsraten sehr gering, die Ausscheidung beginnt 2 bis 3 Wochen postpartum, erreicht ihren Höhepunkt in der 3. bis 6. Woche und endet in der Regel 8 bis 10 Wochen postpartum. Dieser Infektionsweg stellt nur für Frühgeborene ein Risiko für eine Erkrankung dar, wobei sehr unreife Frühgeborene schwer mit sepsisartiger Symptomatik oder Pneumonie erkranken können (Buxmann et al. 2009, Hamprecht et al. 2001).

Immunitätslage

Die Bestimmung des CMV-Immunstatus ist bisher nicht in der obligatorischen Mutterschaftsvorsorge vorgesehen, wird aber zunehmend auf individueller Basis vor und in der Schwangerschaft angefordert. Zur Kostenersparnis wird meist nur ein CMV-IgG-Antikörpertest durchgeführt. Aufgrund unserer langjährigen Erfahrung sollten bei diesem selektiven Screening auch IgM-Ak mitbestimmt werden. Einerseits können IgM-Ak mit bestimmten Testen zeitlich vor IgG-Ak messbar sein, andererseits lässt sich bei positiven IgG-Ak eine akute CMV-Infektion nur bei gleichzeitig negativem IgM-Ak-Befund sicher ausschließen. Damit kann Schutz vor Primärinfektion bestätigt werden, während rekurrierende Infektionen bei IgG-seropositiven Schwangeren prinzipiell möglich sind. Bei positivem IgG- und IgM-Ak-Befund (auffällige Serologie) sollte eine Folgeprobe untersucht werden. Bei Einsendung der ersten Blutprobe bis zur 20. SSW kann man den Infektionszeitpunkt mittels des IgG-Aviditätstests eingrenzen. Ein niedriger Aviditätsindex spricht für eine kürzliche primäre und ein hoher Aviditätsindex für eine frühere oder evtl. auch für eine rekurrierende Infektion. Serologische Merkmale für eine rekurrierende Infektion in der Schwangerschaft können hohe IgG-Ak- und schwach positive IgM-Ak-Werte bei gleichzeitig erhöhtem IgG-Aviditätsindex sein. Beweisend für eine rekurrierende Infektion ist aber die Feststellung von CMV-IgG-Ak bei der Mutter vor Beginn der vorliegenden Schwangerschaft und der Nachweis von CMV im Urin des Neugeborenen.

Diagnose der akuten und der rekurrierenden CMV-Infektion s. Kap. 62.2.

Pränatale Diagnostik (PD)

Bei serologischem Verdacht auf Primärinfektion kurz vor, um Konzeption und in der Frühschwangerschaft werden **Ultraschallkontrollen** der DEGUM Stufe 2/3 ab der 19. SSW empfohlen. Auf die Möglichkeit einer **Fruchtwasserentnahme** ab der 21. SSW wird hingewiesen. Zu den häufigsten – meist in Kombination auftretenden – CMV-verdächtigen Ultraschallauffälligkeiten zählen intrauterine Wachstumsretardierung, Aszites und verschiedene ZNS-Auffälligkeiten (z. B. Ventrikelerweiterung, intrazerebrale Verkalkungen, Mikrozephalie). Weniger spezifisch für CMV sind die Befunde „hyperechogener Darm" (= sonografischer Softmarker) und Hepatosplenomegalie. Aufgrund der bisherigen Erfahrung wird die Entnahme des Fruchtwassers ≥6 bis 8 Wochen nach dem – mittels Serologie oder evtl. vorliegender Symptomatik eingegrenzten – Infektionszeitpunkt empfohlen. Für den optimalen Erregernachweis im Fruchtwasser werden vorrangig der CMV-DNA-Nachweis mit der quantitativen PCR (kein heparinbenetztes Entnahmebesteck verwenden!) und der Zellkulturschnelltest (in Referenzlabors) zum Nachweis von infektiösem Virus eingesetzt. Negative CMV-DNA-Befunde im Fruchtwasser in der 22. bis 23. SSW (≥ 6 bis 8 Wochen nach Infektionszeitpunkt) schließen mit hoher Wahrscheinlichkeit ein fetale Infektion aus. Nachdem bei CMV-Primärinfektion in den ersten 20 Schwangerschaftswochen nur in ca. 30 % mit einer fetalen Infektion zu rechnen ist, kann durch die PD in 70 % ein unnötiger Schwangerschaftsabbruch vermieden werden. Bei positivem DNA-Befund im Fruchtwasser und CMV-verdächtigen Auffälligkeiten im Ultraschall kann ab der 23. SSW **Fetalblut** auf CMV-DNA und spezifische IgM-Ak sowie auf nicht virusspezifische Marker untersucht werden. Bei positiven PCR-Befunden in Fruchtwasser und Fetalblut sind die wichtigsten prognostischen Marker für die Geburt eines schwergeschädigten Kindes: ein auffälliger Ultraschall-Befund, der Nachweis von spezifischen IgM-Ak in Fetalblut sowie auffällige nicht virusspezifische Marker (z. B. erhöhte Leberwerte, erniedrigte Hämoglobin- und Thrombozytenwerte). In diesen Fällen wird häufig ein Schwangerschaftsabbruch diskutiert (Enders et al. 2001).

Infektionsdiagnostik beim Neugeborenen
Hier ist der Virusnachweis vorrangig, da CMV-IgM-Ak in ca. 65 % der pränatal infizierten und auch nur bei symptomatischen Neugeborenen nachweisbar sind. Bei Neugeborenen von Müttern mit CMV-Primärinfektion, verdächtiger CMV-Serologie in der Schwangerschaft oder auffälligem Ultraschallbefund sollte in den ersten 7 (bis 10) Lebenstagen Urin als sensitivster Marker, wenn verfügbar auch Speichel und EDTA-Blut (weniger sensitiv) auf CMV-DNA mit der quantitativen PCR getestet werden. Dies gilt auch für alle Neugeborenen mit auffälligem Ergebnis beim **Hörscreening** (seit 2009 in den Kinder-Richtlinien). Ein positiver POR- und Virus-Kultur-Befund im Urin in diesem Zeitraum bestätigt eine **pränatale** Infektion, ein negativer Befund schließt diese aus. Eine **perinatale** Infektion könnte nur durch einen negativen Erstbefund in den ersten 2 bis 3 Lebenstagen mit positivem Befund ca. 14 Tage später diagnostiziert werden. Bei **frühpostnataler** Infektion (überwiegend durch Muttermilch) sind positive Urinbefunde erst nach der 3. Lebenswoche (LW) zu erwarten. Die retrospektive Diagnose einer kongenitalen Infektion kann über den CMV-DNA-Nachweis im Blutstropfen von Guthrie-Karten erfolgen. Dieser Nachweis wird auch als Screeningmethode vorgeschlagen, ist aber weniger sensitiv als der Nachweis im Urin. Die Differenzierung von prä- und frühpostnataler Infektion ist wichtig, da bei letzterer bleibende Schäden oder Spätmanifestationen eher unwahrscheinlich sind. Damit könnte die bei kongenital Infizierten notwendige langfristige Überwachung, z. B. in Bezug auf Hördefekte, eingeschränkt werden.

In der **Schwangerschaft** wird eine antivirale Chemotherapie gegenwärtig nicht empfohlen. Derzeit besteht bei mütterlicher Primärinfektion therapeutisch nur die Möglichkeit der off-label i.v. Gabe von humanem CMV-Immunglobulin (CMV-IG: Cytotect) im Heilversuch, um das Risiko der Transmission auf den Fetus zu vermindern. Bei nachgewiesener fetaler Infektion durch Erregernachweis im Fruchtwasser mit und ohne auffälligem Ultraschall wird bei fortgeschrittener Schwangerschaft zunehmend die Gabe von Cytotect in das Fruchtwasser bzw. von Anwendern vorrangig in die Nabelvene als Heilversuch erwogen. Diese off-label Heilversuche haben seit 2007 kontinuierlich zugenommen. Die in Deutschland initiierte randomisierte Mehr-Länder-Studie zur Prävention pränataler CMV-Infektionen durch Gabe von Cytotec hat im Frühjahr 2008 begonnen. Verwertbare Ergebnisse sind erst in einigen Jahren verfügbar.

Bei symptomatisch infizierten **Neugeborenen**, vor allem bei solchen mit ZNS-Symptomatik und Hördefekten wird trotz fehlender Leitlinien häufig die Therapie initial mit Ganciclovir i. v. für 3–6 Wochen und die Erhaltungstherapie für 2–3 Monate mit oralem Valganciclovir durchgeführt. Marker für den Therapieerfolg ist die schnelle Absenkung der Viruslast und für die klinische Wirksamkeit die Bewahrung bzw. die Besserung des Hörvermögens (Kimberlin et al. 2003). Unklarheit herrscht aber noch über die Dauer und eine eventuelle Wiederholung der Therapie bei Wiederingangkommen der Virusausscheidung.

Prophylaktische Maßnahmen

- Expositionsprophylaxe: Seronegative Schwangere sollten insbesondere beim Umgang mit Kindern unter 3 Jahren Hygieneregeln beachten (z. B. Mundküsse vermeiden, sorgfältige Händehygiene nach Windelwechsel und beim Umgang mit bespeichelten Spielsachen und keine gemeinsamen Ess- und Trinkgefäße, Zahnbürsten etc. benutzen).
- Beschäftigungsverbot (s. Kap. 29.1) bei CMV-seronegativen Schwangeren: Freistellung von der Betreuung von Kindern unter 3 Jahren über die gesamte Schwangerschaft. Bei Betreuung von Kindern über 3 Jahren ist bei strikter Einhaltung der Hygiene eine Tätigkeit möglich.

- Passive Prophylaxe: Die i.v. Gabe von CMV-IG an seronegative Schwangere bei beruflicher Exposition zu nachweislich CMV-ausscheidenden Kindern ist aus forensischen Gründen vertretbar. Die Notwendigkeit ist aber fraglich, da bei einer Kontrollgruppe mit ähnlich exponierten Schwangeren ohne CMV-IG ebenfalls keine Primärinfektion in der Schwangerschaft aufgetreten ist (Daten G. Enders, unveröffentlicht).
- Aktive Prophylaxe: Ein rekombinanter Glykoprotein-B-Impfstoff ist in einer randomisierten Doppelblindstudie (1999–2006, Phase 2) in Erprobung. Gemessen an der kongenitalen Infektion wurde bisher bei 81 geimpften Frauen ein asymptomatischer Fall und bei 97 nicht geimpften Fällen drei Fälle (1x symptomatisch, 2x asymptomatisch) beobachtet.

Gegenwärtige Probleme

- Weitere Aufklärung von Ärzten, Hebammen und der Öffentlichkeit über das Risiko einer CMV-Infektion in der Schwangerschaft und über Möglichkeiten der Diagnose und Prophylaxe.
- Diskussion über Aufnahme der CMV-Antikörperscreenings in die Mutterschaftsvorsorge und über Neugeborenen-Screening mittels Virusnachweis im Urin.
- Ausgrenzung nachweislich CMV-ausscheidender Säuglinge/Kinder im sozialen Umfeld sowie in Krabbelgruppen, Kindertagesstätten und Kindergärten. Dieses Verhalten ist nicht gerechtfertigt, da laut US-Literatur zwischen 9 und 72% (im Schnitt ca. 20 bis 40%) aller Kinder in diesen Einrichtungen aufgrund frühpostnataler Infektion unerkannt CMV im Urin und oder Speichel ausscheiden (Adler 1992). Anstelle der Ausgrenzung einzelner sympthomatischer Kinder, bei denen eine CMV-Infektion nachgewiesen wurde, wäre es viel sinnvoller, dass Schwangere ihren CMV-Immunstatus kennen und die Seronegativen dann bei Kontakt zu Kleinkindern in Beruf und zuhause die empfohlenen Hygienemaßnahmen beachten.

29.4 Varizellen-Zoster

Das Varizella-Zoster-Virus (VZV) verursacht Varizellen (Windpocken) bei Erstinfektion und Herpes Zoster (Gürtelrose) durch endogene Reaktivierung des in Spinal- und Hirnnervenganglien persistierenden Virus.

Varizellen-Zoster-Virusinfektion in der Schwangerschaft

Der Krankheitsverlauf ist bei Schwangeren nicht schwerer als bei Nichtschwangeren. Die wichtigste mütterliche Komplikation ist die Varizellenpneumonie, die meist Ende 2./Beginn 3. Trimenon auftritt. Ohne eine sofortige i.v. Aciclovir-Therapie und intensivmedizinische Maßnahmen verläuft sie laut Literatur in ca. 40% der Fälle tödlich.

Die Spontanabort-, Totgeburt- und Frühgeburtraten sind bei **Varizellen in der Schwangerschaft** nicht signifikant erhöht (Enders u. Miller 2000). Das Virus kann ausgehend von der mütterlichen Virämie während der gesamten Schwangerschaft auf die Frucht meist transplazental übertragen werden. Die Transmissionsrate liegt bei mütterlichen Varizellen im 1. und 2. Trimenon bei ca. 5 bis 10% und steigt bis zur 36. SSW auf ca. 25% und in den letzten vier Wochen vor Geburt auf ca. 50% an. Kongenital infizierte Neugeborene sind meist asymptomatisch. Art und Risiko klinischer Folgen der **intrauterinen** Infektion hängen vom Zeitpunkt der mütterlichen Varizellen ab:

- Kongenitales Varizellensyndrom (engl. CVS):
  - Risiko 1,4% bei Varizellen in 1. bis 21. (selten 28.) SSW; (Hauptrisiko 2,7% in 13. bis 20. SSW)
  - Symptome: dermatomale Hautveränderungen (Skarifizierung, Ulzerationen, Hautnarben), Skelettanomalien (Gliedmaßenhypoplasie und -kontraktur), Augendefekte, Mikrozephalie und Hirnatrophie
  - Aus der Art der CVS-Defekte kann man schließen, dass sie die Folge eines intrauterinen Zosters sind, wobei die sehr kurze Zeit zwischen fetaler Infektion und Reaktivierung auf der inadäquaten zellulären Immunantwort des Feten in der Frühschwangerschaft beruht (Enders et al. 1994).
- Frühpostnataler Zoster:
  - Risiko ca. 1,1% bei Varizellen im 2./3. Trimenon
  - Symptome: typische Effloreszenzen in Dermatomen im Thoraxbereich in den ersten zwei Lebensjahren
- Schwere neonatale Varizellen:
  - **Risiko 8% bei Varizellen um Geburt** (Hauptrisiko bei Varizellen 5 Tage vor bis 2 Tage nach Geburt infolge fehlender mütterlicher Ak)
  - Symptome: disseminiertes hämorrhagisches Exanthem, Hautläsionen, Infektion der inneren Organe und lebensbedrohliche Pneumonie (Enders u. Miller 2000)

Zoster in der Schwangerschaft tritt überwiegend im 2. und 3. Trimenon auf und verläuft nur selten disseminiert. Es besteht kein Risiko für ein kongenitales Varizellensyndrom oder eine prä-/perinatale Infektion (Enders u. Miller 2000, Gershon 2006). Werden mütterliche Zosterläsionen bei Geburt dicht abgedeckt, ist eine frühpostnatale Infektion unwahrscheinlich.

Immunitätslage
Aufgrund der hohen Seropositivrate im gebärfähigen Alter (früher ca. 94%, seit ca. 2005: 96 bis 97%, G. Enders unveröffentlicht) wurde ein obligatorisches VZV-Screening in der Mutterschaftsvorsorge nie in Erwägung gezogen. Bei

Kontakt mit Varizellen in der Schwangerschaft und fehlenden bzw. zweifelhaften Angaben zu früher durchgemachten Varizellen ist im Hinblick auf eine prophylaktische Gabe von Varizellen-Hyperimmunglobulin (VZIG) oder Aciclovir (ACV) oral die schnelle Feststellung des Immunstatus (IgG-Ak mittels EIA) erforderlich. Zu beachten ist, dass bei Erwachsenen IgG-Ak (aufgrund der Kreuzreaktivität mit HSV) schon vor IgM-Ak (schwach) positiv werden können. Daher ist bei fehlenden klinischen Angaben eine Verlaufskontrolle mit IgM-Bestimmung empfehlenswert.

Diagnose der akuten Varizellen und der Zosterinfektion s. Kap. 61.2.

Pränatale Diagnostik (PD)

Bei akuten Varizellen bis zur 21. (28.) SSW wird generell eine Ultraschalldiagnostik (mit Kontrolle in der 23./24. SSW) empfohlen und auf die Möglichkeit der Fruchtwasserentnahme zum Ausschluss einer fetalen Infektion hingewiesen. Indikation zur invasiven PD besteht bei auffälligem Ultraschall (z. B. Gliedmaßenhypoplasie, fetale Wachstumsretardierung). Hierfür sollte Fruchtwasser und evtl. Fetalblut (ohne Heparinzusatz!) frühestens fünf Wochen nach akuten Varizellen und nicht vor der 21. Woche zum DNA-Nachweis mittels PCR entnommen werden. Der IgM-Ak-Nachweis im Fetalblut ist nicht erfolgreich (Enders u. Miller 2000). Seit 2007 ist die PD durch die verbesserte Serodiagnostik (Zusatzteste zur Eingrenzung des Infektionszeitraums) sehr rückläufig.

Infektionsdiagnostik beim Neugeborenen

Bei asymptomatischen oder symptomatischen (z. B. CVS) pränatal infizierten Neugeborenen sind wie bei der PD IgM-Ak (EIA) im Nabelschnurblut nicht verlässlich nachweisbar. Bei Neugeborenen mit CVS-Symptomatik ist der sicherste Marker für eine intrauterine Infektion der Nachweis persistierender VZV-IgG-Ak nach dem 7. LM (d. h. über die Persistenz mütterlicher Antikörper hinaus). Ergänzend kann der VZV-DNA-Nachweis mittels PCR in Hautläsionen, Gewebebiopsien, Liquor und EDTA-Blut versucht werden. Gelegentlich wurden positive Ergebnisse erzielt (Schulze-Oechtering et al. 2004). Neugeborene von Müttern mit **Varizellen um den Geburtstermin** sollten mindestens 12 Tage in der Klinik überwacht werden. Der Verdacht auf neonatale Varizellen wird serologisch durch Anstieg der IgG- und auch der IgM-Ak auf hohe Titer bestätigt.

Bei **Schwangeren mit VZV-Kontakt** kann neben der Gabe von VZIG (s. unten) nach der 16. SSW und ab dem 9. Inkubationstag auch eine prophylaktische Gabe von oralem ACV erwogen werden. Gleiches gilt **kurz nach Auftreten des Varizellenexanthems** (< 24 h) **bei Schwangeren** und ist insbesondere bei Varizellen innerhalb von 5 bis 6 Tagen vor dem Geburtstermin zu empfehlen. Offiziell ist ACV in der Schwangerschaft nicht zugelassen. Außerdem ist die Effektivität der Chemoprophylaxe nicht beschrieben. Bei **Schwangeren mit Varizellenpneumonie** ist sofort bei gleichzeitiger intensivmedizinischer Betreuung die Therapie mit ACV i.v. einzuleiten.

Symptomatische **Neugeborene** von Müttern mit Varizellen 5 Tage vor bis 2 Tage nach Geburt (Hochrisikoperiode) werden mit ACV i.v. therapiert. Auch bei asymptomatischen Neugeborenen dieser Mütter kann die prophylaktische Gabe von ACV i.v. erwogen werden. Bei Kindern mit CVS und positivem VZV-DNA-Nachweis z. B. in Hautläsionen (sehr selten) ist aufgrund der potenziellen Infektiosität eine ACV-Therapie indiziert (Schulze-Oechtering 2004).

Bei **Schwangeren mit schwerer Zostermanifestation** kann ab dem 2. Trimenon mit ACV i.v. oder mit Brivudin (z. B. Zostex) oral (bessere Bioverfügbarkeit) behandelt werden. Alle diese Präparate sind offiziell nicht für die Schwangerschaft zugelassen.

Prophylaktische Maßnahmen

- Expositionsprophylaxe für Varizellen ist durch die hohe Kontagiosität von > 90% bei Haushaltskontakt kaum erfolgreich, während bei einer Herpes-Zoster-Exposition das Ansteckungsrisiko relativ gering ist und durch gewisse Maßnahmen weiter vermindert werden kann.
- Beschäftigungsverbot (s. Kap. 29.1) bei varizellen-seronegativen Schwangeren: gesamte Schwangerschaft.
- Postexpositionsprophylaxe: Bei Schwangeren mit relevantem VZV-Kontakt wird die Gabe von VZIG (Varicellon i.m., Varitect i.v.) innerhalb 72 (bis 96) Stunden empfohlen. Die Unterlassung der passiven Prophylaxe ist aber kein Kunstfehler, da selbst bei zeitgerechter Gabe und optimaler Dosierung nur in ca. 45% die Infektion verhindert wird. Bei akuten Varizellen 5 Tage vor bis 2 Tage nach Geburt sollte eine VZIG-Prophylaxe beim Neugeborenen erfolgen (Enders 2008).
- Stillen: Ja. Brustmilch abpumpen, wenn Effloreszenzen direkt im Brustbereich sind.
- Aktive Prophylaxe: Die Impfung erfolgt in Deutschland seit 2004 als generelle Kinderimpfung (zunächst mit einer, seit 2009 mit zwei Dosen; monovalent oder in Kombination mit Masern-Mumps-Röteln als MMRV). Seit 1994 wurde sie als Indikationsimpfung bei seronegativen Frauen mit Kinderwunsch (zunächst mit einer, seit 2000 mit 2 Dosen im Abstand von mindestens 6 Wochen) durchgeführt. Die 2. Dosis trug wesentlich zur Verbesserung des Impferfolgs bei, wie serologische Kontrollen zeigen (G. Enders, unveröffentlicht). Bei versehentlicher Impfung kurz vor bzw. in Frühschwangerschaft besteht keine Indikation zur pränatalen Diagnostik oder zum Schwangerschaftsabbruch.

- Eine Meldepflicht für Varizellen und Varizellen in der Schwangerschaft sowie für CVS fehlt. Mit Ausnahme einiger neuer Bundesländer, liegen daher keine offiziellen Daten zur Inzidenz vor. Im Labor Enders sind Einsendungen von akuten Varizellen bis zur 24. SSW (CVS-Risiko) und auch nach der 25. SSW seit 2004 rückläufig. Das Gleiche gilt für Untersuchungen von Kontaktfällen in Schwangerschaft. Die Gründe hierfür können nicht nur in der Zunahme der Seropositivrate liegen. Ein Zusammenhang zwischen dem Rückgang von Varizellenkontakten in der Schwangerschaft und der zunehmenden Durchimpfung im Kindesalter ist anzunehmen. CVS-Fälle sind in Deutschland sehr selten. Im Labor Enders wurde der letzte Fall 2004 diagnostiziert.

29.5 Parvovirus-B19-Infektion (Ringelröteln)

Das Virus wurde 1975 im Plasma in gesunden Blutspenden entdeckt, dann 1983 als Ursache der altbekannten Kinderkrankheit Ringelröteln (Erythema infectiosum) identifiziert und erstmals 1984 bei Infektion in der Schwangerschaft mit Hydrops fetalis und intrauterinem Fruchttod assoziiert.

Parvovirus-B19-Infektion in der Schwangerschaft

Die akute Infektion verläuft bei erwachsenen Frauen bzw. Schwangeren in 30% asymptomatisch und in 20% uncharakteristisch. Es fehlt das für Kinder typische girlandenförmige Exanthem im Gesicht und den Streckseiten der Arme und Beine. Dagegen kommt es bei schwangeren Frauen zu „masernartigem" (rash-ähnlichem) Exanthem und in ca. 50 bis 60% zu plötzlich auftretenden symmetrischen Polyarthralgien oder Polyarthritiden insbesondere der kleinen Gelenke. Bei mehr als 10% der betroffenen Frauen dauern diese Gelenksymptome mehrere Monate bis Jahre an.

Bei mütterlichen Parvovirus-B19-Infektionen kann das Virus in der gesamten Schwangerschaft während der virämischen Phase auf die Frucht überwiegend transplazental übertragen werden. Das vertikale Transmissionsrisiko beträgt 33%. Die lytische Vermehrung des B19-Virus in erythropoetischen Vorläuferzellen kann zusammen mit der verkürzten Lebensdauer der fetalen roten Blutzellen vor allem zum Zeitpunkt der maximal gesteigerten Erythropoese (12. bis 24. SSW) zu schwerer fetaler Anämie führen. Dies wird als Ursache von Hydrops fetalis, kardiovaskulärer Dekompensation (vermutlich auch zusätzlich direkte Parvovirus-B19-Infektion der Myokardzellen) und Fruchttod angesehen.

Wie kürzliche Studien zeigen, verläuft die embryonale/fetale Infektion meist asymptomatisch. **Fetale Komplikationen** sind überwiegend bei mütterlichen Infektionen im 1. und 2. Trimenon und in nur einem relativ geringen Prozentsatz zu erwarten. Bei gesicherter mütterlicher Infektion vor der 6. bis 8. SSW kommt es nicht selten innerhalb von 2 bis 5 Wochen zu Spontanaborten, die aber wegen mangelnder virologischer Untersuchung von Abortmaterial nicht eindeutig als Parvovirus-B19-bedingt ausgewiesen werden können. Bei mütterlicher Infektion bis zur 20. SSW liegt das Risiko für fetalen Verlust (Spontanabort und intrauteriner Fruchttod) bei 6 bis 9% und das Risiko für Hydrops fetalis bezogen auf die gesamte Schwangerschaft bei 3 bis 4% mit einem Maximum von 7% bei mütterlicher Infektion zwischen der 13. und 20. SSW. Die fetalen Komplikationen treten in etwa 50% in den ersten 4 Wochen und in 95% in den ersten 8 Wochen nach Beginn der mütterlichen Infektion auf (Enders et al. 2004). Ferner wurde bei mütterlicher Infektion nach der 12. SSW bei Feten mit moderatem Hydrops in ca. 30% eine spontane Rückbildung des Hydrops beobachtet.

Immunitätslage

Die Bestimmung des Immunstatus für Parvovirus B19 ist keine Untersuchung der obligatorischen Mutterschaftsvorsorge. Sie wird aber in der Regel bei Schwangeren mit beruflich bedingtem Infektionsrisiko sowie bei Kontakt durchgeführt, wobei IgG- und IgM-Ak getestet werden sollten. In Deutschland sind Frauen im gebärfähigen Alter (noch) in 30% seronegativ (Enders et al. 2007).

Diagnose der akuten Parvovirus B19-Infektion s. Kap. 56.

Pränatale Diagnostik

Nach serologisch bestätigter akuter B19-Infektion im 1. und 2. Trimenon (Enders et al. 2006) sollten wöchentlich für bis zu 10 Wochen Ultraschall- (DEGUM Stufe 2/3) sowie Farbdoppler-Kontrollen durchgeführt werden. Dabei kann das Ausmaß des Hydrops fetalis graduiert und der Grad einer evtl. fetalen Anämie abgeschätzt werden. Eine invasive PD wird heute meist nur noch bei auffälligen sonografischen Befunden durchgeführt. Hierbei sollte der quantitative B19-DNA-Nachweis (PCR) im Fruchtwasser, in Höhlenergüssen und im Fetalblut erfolgen. Mit dem Fetalblut wird außerdem ein Blutbild angefertigt und Retikulozyten und Blutgase bestimmt.

Infektionsdiagnostik beim Neugeborenen

Neugeborene von Müttern mit B19-Infektion in der Schwangerschaft sind im Allgemeinen unauffällig. Das wichtigste Indiz für eine intrauterin durchgemachte B19-Infektion ohne und mit fetalen Auffälligkeiten ist aber der Nachweis von persistierenden IgG-Ak im Alter von 1 bis 2 Jahren, danach setzt die frühe Durchseuchung schon ein. Nach intrauteriner Infektion im 3. Trimenon ist beim Neugeborenen häufig B19-DNA mittels PCR kurzfristig nachweisbar.

Eine antivirale Therapie existiert nicht. Bei schwerem Hydrops kann durch eine sofortige **intrauterine Transfusion** (IUT) mit gescreenten Erythrozytenkonzentraten in Beobachtungsstudien die fetale Verlustrate von 90% auf 30 bis 40% gesenkt werden. Bei ausgeprägter Thrombozytopenie empfehlen einige Experten zudem die Gabe von Thrombozytenkonzentraten.

Prophylaktische Maßnahmen

- Expositionsprophylaxe: kaum erfolgreich, da die höchste Kontagiosität vor Ausbruch von evtl. Symptomen besteht.
- Beschäftigungsverbot (s. Kap. 29.1) bei Parvovirus-B19-seronegativen Schwangeren: bis zur 20. SSW.
- Passive Prophylaxe: Für die Postexpositionsprophylaxe ist kein spezifisches Parvovirus-B19-Immunglobulin (IG) derzeit verfügbar. Der Einsatz selbst von hochtitrigen Ig-Präparaten zur Verhütung mütterlicher Infektion ist aufgrund des unklaren Kontaktzeitpunktes wenig Erfolg versprechend. Präexpositionelle Prophylaxe mit Immunglobulinen bei nosokomialen Ausbrüchen ist dagegen sehr gut wirksam.
- Stillen ist nicht kontraindiziert.
- Aktive Prophylaxe: Ein Impfstoff steht noch nicht zur Verfügung.

Verbleibende Probleme

- Besteht ein Zusammenhang intrauterin infizierter transfundierter Kinder und neuromotorischer Spätfolgen?
- Die Entwicklung des rekombinanten Kapsid-Antigen-Impfstoffes (VP1+VP2) ist voranzutreiben.
- Die klinische Bedeutung bisher drei entdeckter Parvovirus-B19-Genotypen und Subtypen muss noch intensiv erforscht werden.

29.6 Herpes-simplex-Virus-1/-2-Infektion

Die Hauptbedeutung der HSV-Infektion in der Schwangerschaft ist der **Herpes neonatorum** und das Hauptrisiko dafür ist die Genitalinfektion in der Spätschwangerschaft, früher vor allem mit Typ 2, heute auch mit Typ 1 (Arvin et al. 2006). In Deutschland beträgt die Ak-Prävalenz bei Erwachsenen für HSV 1 ca. 75 bis 90% und für HSV 2 ca. 15% (s. Kap. 61.2). Nach US-Daten wird das Risiko einer HSV-1- oder HSV-2-Serokonversion (primär oder nicht primär) in der Schwangerschaft auf ca. 2% geschätzt. Herpes neonatorum (neonataler Herpes) wird in Westeuropa seltener diagnostiziert (1 pro 35 000 bis 15 000 LG; 34% HSV-1-bedingt) als im Vergleich zu den USA mit einer Inzidenz von 1 pro 15 000 bis 1 pro 3200 LG (45% HSV-1-bedingt) (Brown 2004). Für Deutschland gibt es diesbezüglich keine publizierten Daten. Nach unseren Erfahrungen (22 Fälle zwischen 1997 und 2007; 50% Typ-1-bedingt) gibt es jedoch etliche Fälle von Herpes neonatorum, die zum Teil aber zunächst klinisch missgedeutet bzw. fehldiagnostiziert wurden.

Herpes-simplex-Virus-Infektion in der Schwangerschaft

Wichtig ist zu wissen, dass HSV-Erstepisoden in über 50% und rekurrierende Infektionen in 70 bis 80% der Fälle asymptomatisch sind.

Die Übertragung der Infektion auf den Feten bzw. das Kind erfolgt laut Literatur in ca. 4% intrauterin (transplazental 2% bzw. aufsteigend von der Zervix 2 bis 3%), in 86% perinatal und in ca. 10% frühpostnatal. Das Risiko einer **perinatalen Transmission** hängt von der Höhe der Viruslast in den Sekreten der Geburtswege bei Wehenbeginn und vor allem von der Art der mütterlichen Infektion zum Zeitpunkt der (vaginalen) Entbindung ab. Die Viruslast ist bei symptomatischer primärer Erstepisode besonders hoch. So wird bei der primären Erstperiode das Risiko der Transmission mit 40 bis 50%, bei der nicht primären Erstperiode mit 20% und bei Rekurrenz mit < 3% angegeben.

Durch eine Sektio vor Blasensprung wird das Transmissionsrisiko deutlich reduziert (Brown et al. 2003). Die Vakuumextraktion des Kindes bei vaginaler Geburt und perinataler Exposition zu HSV erhöht (durch eine evtl. Verletzung der kindlichen Kopfschwarte) das Risiko einer kindlichen Infektion und eines frühen Auftretens von Hautmanifestationen.

Beim **Herpes neonatorum** werden anhand der Symptomatik und deren zeitlichen Auftreten nach Geburt verschiedene Krankheitsbilder unterschieden (Tab. 29.**5**). Klinisch am schwersten betroffen sind intrauterin infizierte Neugeborene von Müttern mit Primärinfektion in der Frühschwangerschaft (selten). Die Prognose des Herpes neonatorum ist unabhängig vom HSV-Typ.

Diagnostik der HSV-Infektion s. Kap. 61.2.

Vorgehen in der Schwangerschaft

- Inspektion des Zerviko-Genitaltraktes in der Frühschwangerschaft: Bei verdächtigen Effloreszenzen Abstriche für Viruskultur/PCR durchführen und Herpes-genitalis-Anamnese des Partners erfragen. Zusätzlich sollte die Bestimmung typspezifischer HSV-Ak erfolgen. Bei negativem HSV-1- oder HSV-2-Befund kann durch Kontrolle der Antikörper am Ende der Schwangerschaft eine Serokonversion erfasst werden. Diese stellt eine Indikation zur suppressiven Aciclovir-Prophylaxe und evtl. zur Sektio dar.

Tabelle 29.**5** Klinische Manifestationen und Prognose des Herpes neonatorum.

Klinik	**Symptombeginn nach Geburt**	**Letalität**		**Prognose (für Überlebende)**
		keine Therapie	mit Therapie	
nach früh- und spätintrauteriner Infektion (selten) Hautbläschen, Narben, Chorioretinitis, Katarakt, Mikro-/Hydranenzephalie	bei Geburt	hoch	hoch	schwere neurologische und ophthalmologische Schäden
disseminiert ca. 17 % ZNS, Lunge, Leber, Nebenniere, SEM	6(–12)Tage	> 80 %	> 50 %	40 % entwickeln sich normal
ZNS ca. 33 % Enzephalitis, Meningitis in 37–48 % ohne SEM	16–18 Tage	> 50 %	15 %	in 56 % neurologische und ophthalmologische Schäden und rekurrierende Hautbläschen
lokalisiert (SEM) ca. 50 %	7–10 Tage	keine Daten	0 %	in ≥ 20 % neurologische Schäden und rekurrierende Hautbläschen

SEM *skin/eye/mouth*

- Vor/bei Wehenbeginn immer Inspektion des Zerviko-Genitaltraktes: Bei verdächtigen Effloreszenzen Abstriche für Viruskultur/PCR durchführen. Indikation zur Sektio (möglichst vor Ruptur der Eihäute bzw. innerhalb 4[–24] Stunden besteht bei:
  - sichtbaren HSV-Läsionen (auch ohne Virusnachweis),
  - positivem HSV-Abstrich (auch ohne sichtbare Läsionen),
  - HSV-1- oder HSV-2-Serokonversion im 3. Trimenon (auch ohne sichtbare Läsionen).

Bei Rekurrenz ist wegen des geringen Transmissionsrisikos von < 3 % eine Sektio nicht indiziert.

Pränatale Diagnostik (PD)

Sie ist aufgrund der in 86 % perinatal erfolgender Übertragung nicht indiziert.

Infektionsdiagnostik beim Neugeborenen

Eine gezielte Diagnostik beim Neugeborenen ist insofern schwierig, da 60 bis 80 % der Mütter von Kindern mit Herpes neonatorum zum Zeitpunkt der Entbindung asymptomatisch sind. Ferner werden bei HSV-infizierten Neugeborenen die unterschiedlichen Manifestationen häufig erst 1 bis 3 Wochen nach Geburt erkennbar (Tab. 29.**5**). Bei Neugeborenen von Müttern mit HSV-verdächtigen klinischen und/oder labordiagnostischen Befunden sollten Proben für die HSV-Diagnostik zwischen 24 und 48 Stunden nach Geburt entnommen werden. Bei symptomatischen Neugeborenen (auch ohne auffällige mütterliche Anamnese) muss die Diagnostik so früh wie möglich erfolgen.

An erster Stelle steht der DNA-Nachweis für HSV-1 und -2 mittels PCR aus Rachensekret, Augenabstrich, Stuhl, Urin, EDTA-Blut, bei Symptomen auch aus Liquor. Die Serodiagnostik trägt nicht zur Schnelldiagnostik bei, da HSV-IgM-Ak und eigene IgG-Ak erst in der 4. LW nachweisbar werden. Asymptomatische Neugeborene von Müttern mit auffälliger Anamnese sollten in den ersten 4 bis 6 Lebenswochen sorgfältig auf eventuell noch auftretende Symptome überwacht werden. Bei frühzeitiger Entlassung müssen die Eltern entsprechend instruiert werden.

Für die **Therapie der Schwangeren** werden abhängig von der Schwere der HSV-Symptomatik verschiedene Schemata eingesetzt: ACV i.v. (bei kompliziertem Verlauf), sonst ACV oral oder Valaciclovir. Bei Erstepisode im 3. Trimenon oder häufigen Rekurrenzen wird die suppressive ACV-Gabe ab der 36. SSW zur Reduktion der Virusausscheidung bei Geburt und damit zur Senkung der Sektiorate eingesetzt. Der diesbezügliche Nutzen wird aber kontrovers beurteilt. Die genannten antiviralen Substanzen sind offiziell weder in der Schwangerschaft noch für das Neugeborene zugelassen. Die bisherigen Studien in der Frühschwangerschaft ergaben aber keinen Hinweis auf teratogene Effekte.

Die **Therapie beim Neugeborenen** (hochdosierte ACV i.v. Gabe für mindestens 14 bis 21 Tage) sollte bei verdächtiger Symptomatik oder bei positivem Erregernachweis (auch ohne Symptome) so früh wie möglich erfolgen. Dadurch können die Letalität und irreversible Schäden vermindert werden (Tab. 29.**5**). Für asymptomatische Neugeborene von Müttern mit verdächtiger HSV-Anamnese wird eine prophylaktische ACV-Gabe erwogen.

Prophylaktische Maßnahmen

- Die Isolierung Mutter/Kind ist bei Verdacht auf primären genitalen oder orofazialen Herpes bis zur Abklärung bzw. Abheilung notwendig. Bei Rekurrenz reichen Hygienemaßnahmen meist aus.
- Isolierung zur Umgebung: Neonatale Herpesfälle können in ca. 10% durch frühpostnatale Exposition zur Umgebung bedingt sein. Nicht nur aus diesem Grund sollte das medizinische und betreuende Personal auf einer Entbindungs- und Neugeborenenstation einen Mundschutz tragen. Personal und Familienmitglieder mit floriden bzw. rekurrierenden Herpes-labialis-Effloreszenzen (HSV 1) oder Herpesläsionen an den Fingern (Paronychie/herpetic whitlow, HSV 2) sollten Kontakt zu Mutter und Neugeborenen meiden.
- Stillen sollte bei Herpes labialis der Mutter nur bei perfektem Mundschutz erfolgen.
- Aktive Prophylaxe: Ein Glykoprotein-D-Subunit-Impfstoff ist seit 1995 in Erprobung. Eine Wirksamkeit wurde bei HSV-1/2-seronegativen Frauen, nicht aber bei Männern nachgewiesen.

29.7 HIV-Infektion

Die wichtigsten Risiken für eine HIV-1-Infektion bei Frauen, die nicht aus Hochrisiko-Prävalenzländern stammen, sind heterosexuelle Kontakte und der i.v. Drogengebrauch (Robert-Koch-Institut HIV/AIDS, RKI-Ratgeber Infektionskrankheiten – Merkblätter für Ärzte 2006).

HIV-Infektion in der Schwangerschaft

Die vertikale Übertragung auf das Kind erfolgt vorwiegend **perinatal,** nur ausnahmsweise intrauterin im 1. und 2. Trimenon und selten **spätintrauterin** kurz vor Geburt durch materno-fetale transplazentale Mikrobluttransfusion bei Wehenbeginn. Ohne risikovermindernde Maßnahmen beträgt das Transmissionsrisiko insgesamt 15 bis 30%. Das Risiko für eine **frühpostnatale** Übertragung über die Muttermilch liegt bei ca. 5 bis 20%. Durch die inzwischen eingeführten prophylaktischen Maßnahmen vor/bei Geburt bzw. in der Stillzeit (s. unten) kann das Gesamtrisiko einer Mutter-Kind-Transmission von 20 bis 45% auf < 2% gesenkt werden. Im Jahre 2008 wurden in Deutschland 21 Mutter-Kind-HIV-Transmissionen diagnostiziert. Zehn Kinder waren bereits infiziert nach Deutschland eingereist, bei 6 der 11 in Deutschland geborenen Kinder war der Mutter in der Schwangerschaft kein HIV-Test angeboten worden (Robert Koch-Institut. HIV-Infektionen und AIDS-Erkrankungen in Deutschland). Die Dunkelziffer nicht entdeckter HIV-Schwangerschaften schätzt das RKI auf 30 bis 60 Fälle pro Jahr.

Mutterschaftsvorsorge

Seit 1987 ist der freiwillige HIV-Test Bestandteil der Schwangerenvorsorge der gesetzlichen Krankenversicherung. Es wurden bis vor kurzem nur ca. 60% der jährlich um die 680 000 schwangeren Frauen getestet (Warpakowski 2008). Nach Angaben der Kassenärztlichen Bundesvereinigung wurden bei ca. 80% der im 1. Halbjahr 2008 entbundenen Schwangeren ein HIV-Test in der Schwangerschaft durchgeführt. In anderen europäischen Ländern dagegen werden Testraten von über 95% erreicht (Robert Koch-Institut, HIV-Infektionen und AIDS-Erkrankungen in Deutschland). Seit Ende 2007 ist der Frauenarzt verpflichtet, den HIV-Test jeder Schwangeren zu empfehlen und die Beratung im Mutterpass zu dokumentieren. Dadurch wurden die Mutterschaftsrichtlinien aber nur moderat modernisiert. Durch den zusätzlichen Hinweis „HIV-Suchtest durchgeführt" (ohne Eintrag des Testergebnisses) wäre bei Unklarheiten, Arztwechsel etc. eine schnelle Rückkopplung von Arzt und Labor möglich. Zur Diagnose der HIV-Infektion wird ein EIA-Suchtest (kombinierter Antigen/Antikörpernachweis) eingesetzt. Wird beim reaktiven Suchtest das Ergebnis durch den Immunoblot bestätigt, erfolgt die Bestimmung der Viruslast, der HIV-Resistenz und des zellulären Immunstatus.

Pränatale Diagnostik (PD)

Eine PD ist nicht indiziert, da die Übertragung nur bei ca. 2% intrauterin im 1. und 2. Trimenon erfolgt. Bei Vorrangigkeit der invasiven Diagnostik (im 1. und 2. Trimenon, z.B. Ausschluss Down-Syndrom) wird bei einer HIV-positiven Schwangeren eine risikoadaptierte antiretrovirale Prophylaxe vor dem Eingriff empfohlen. In der bisherigen Literatur wird bei Amniozentese im Vergleich zu Kontrollgruppe kein erhöhtes Risiko für eine fetale Infektion mit HIV festgestellt (Geipel et al. 2001).

Infektionsdiagnostik beim Neugeborenen

Für die Frühdiagnose der HIV-Infektion beim Neugeborenen ist die Serologie nicht geeignet. Vorrangig ist hier der Virusnachweis (HIV-1-DNA- und -RNA) mittels RT-PCR im kindlichen EDTA-Blut zwischen der 2. und 12. LW sowie nach dem 3. LM. Negative PCR-Befunde ermöglichen hier den frühzeitigen Ausschluss der HIV-Infektion. Diese Diagnose wird ab dem 18. LM durch den serologischen HIV-Test abgesichert. Die seltene spätintrauterine Transmission des HI-Virus kann mittels RT-PCR innerhalb von 48 Stunden nach Geburt nachgewiesen werden.

Sie erfolgt bei HIV-positiven Schwangeren aus mütterlicher Indikation adaptiert an Viruslast, CD4-Zellzahl und Stadium der HIV-Infektion und entsprechend den Leitlinien (AWMF Nr. 055/002; Stand 09/2008) (Deutsche AIDS-Gesellschaft et al. 2009).

Prophylaktische Maßnahmen

- Eine Absenkung des Transmissionsrisikos auf < 2 % wird erreicht durch:
  - antiretrovirale Therapie der Mutter: aus **kindlicher Indikation** ab der 32. SSW abhängig von der Viruslast Zidovudin-Monotherapie oral oder Kombinationstherapie bzw. auch früherer Beginn der Kombinationstherapie in Schwangerschaft aus **mütterlicher Indikation**; Ziel ist die Absenkung bzw. Unterbindung der mütterlichen Virämie bis zur Entbindung,
  - primäre Sektio vor Einsetzen der Wehen mit zusätzlicher Gabe von Zidovudin i.v. 3 h vor und unter Sektio; (bei Schwangeren mit Viruslast unterhalb der Nachweisgrenze auch vaginale Entbindung ohne Zidovudin i.v. vertretbar),
  - postpartum Zidovudin-Prophylaxe beim Neugeborenen i.v. oder oral,
  - Stillverzicht.
- Aktive Prophylaxe: Ein HIV-Impfstoff ist trotz intensiver Forschung bisher nicht verfügbar und in naher Zukunft auch nicht zu erwarten.

Zur Diagnostik und Behandlung HIV-betroffener Paare mit Kinderwunsch ist 2008 eine neue AWMF-Leitlinie (Nr. 055/003; Stand 05/2008) verabschiedet worden (Tandler-Schneider et al. 2009).

29.8 Hepatitis-B-Virus-Infektion (HBV-Infektion)

Die Hepatitis B ist eine der häufigsten Infektionskrankheiten. Sie kann nach einem akuten Stadium ausheilen oder chronifizieren mit dem Risiko von Leberzirrhose und Leberkarzinom. In Deutschland liegt die HBsAg-Positivrate bei Schwangeren bei 0,9 bis 1,2 %. Von den positiv Getesteten haben 65 bis 75 % einen Migrationshintergrund. Hepatitis B wird überwiegend parenteral durch Blut (i.v. Drogenmissbrauch), beim Sexualverkehr durch bluthaltige Sekrete von akut oder chronisch infizierten Personen und vertikal von der Mutter auf das Kind übertragen (Robert-Koch-Institut. Hepatitis B, RKI-Ratgeber Infektionskrankheiten – Merkblätter für Ärzte 2004). Der Anteil der sexuellen Transmission an den Neuinfektionen beträgt in Deutschland zurzeit 60 bis 70 %.

Hepatitis-B-Virus-Infektion in der Schwangerschaft

Der Krankheitsverlauf ist nicht schwerer als bei Nichtschwangeren. Die Übertragung von der Mutter auf das Kind erfolgt in über 90 % **perinatal** und nur in 10 % spätintrauterin. Eine Übertragung durch Muttermilch ist nicht nachgewiesen. In hyperendemischen Regionen ist eine **frühpostnatale** Infektion durch engen intrafamiliären Kontakt mit den infizierten Eltern relativ häufig.

Das Transmissionsrisiko beträgt bei nur HBsAg-positiven asymptomatischen Träger-Müttern ca. 10 bis 20 %, bei zusätzlich HBeAg-positiven Müttern bzw. bei solchen mit hoher HBV-DNA-Viruslast 80 bis 90 %. Bei Schwangeren mit symptomatischer akuter HBV-Infektion im 2. und 3. Trimenon wird die Infektion infolge der hohen Viruslast in 80 % übertragen. Im Gegensatz zu Frauen mit **akuter** Infektion sind Frauen mit **chronischer** Infektion im Allgemeinen niedrig virämisch. Nach perinataler oder frühkindlicher Infektion werden 90 % der Kinder zu **chronischen Trägern,** im Vergleich zu nur 5 bis 10 % der Personen, die sich erst nach dem 12. Lebensjahr infizieren. Deshalb ist in Ländern mit hoher HBV-Prävalenz die perinatale Transmission die Hauptursache für die chronische Hepatitis B (Enders 2005b).

Durch die rechtzeitige und vollständige prophylaktische **Simultanimpfung** wird die Infektion des Neugeborenen in über 95 % verhindert. Sie ist jedoch weniger effektiv bei Müttern mit HBeAg-positivem Befund bzw. mit hoher HBV-DNA-Viruslast (>10^7 IU HBV-DNA/ml). Hier sollte zusätzlich eine antivirale Therapie erwogen werden (s. unten). Ohne Mutterschaftsvorsorge und die Simultanimpfung wären in Deutschland jährlich etwa 1200 HBV-infizierte Säuglinge zu erwarten (Daten Labor Prof. G. Enders). Bei HBsAg-positiven, HBeAg-negativen Müttern mit Präsenz einer Prä-Core-Mutante kann bei einer HBV-Infektion des Säuglings eine fulminante Hepatitis – typischerweise im Alter von 2 bis 4 Monaten – auftreten.

Mutterschaftsvorsorge und Diagnostik der HBV-Infektion

In Deutschland ist seit Oktober 1994 das HBsAg-Screening ab der 32. SSW eine Untersuchung in der obligatorischen Mutterschaftsvorsorge. Der Befund muss zur Information des Geburtshelfers in den Mutterpass eingetragen werden. Aus Tab. 29.**6** ist die Teststrategie beim HBV-Screening und die Indikation zur Simultanprophylaxe zu entnehmen. Die Bestimmung von HBeAg – neben HBsAg ein wichtiger indirekter Marker für Infektiosität – wird heute nicht mehr durchgeführt, da bei bestimmten Mutationen im Prä-Core- und Core-Gen des HBV kein HBeAg gebildet wird. Dies führt zu einer falsch-negativen Beurteilung der Virusvermehrung. Stattdessen wird der quantitative DNA-Nachweis durch PCR zur Beurteilung der Infektiosität und zur Erfassung von Mutanten empfohlen.

Pränatale Diagnostik (PD)

Eine PD ist nicht indiziert, da die Transmission hauptsächlich perinatal erfolgt. Wird eine solche aus genetischer Indikation durchgeführt, kann während der mütterlichen virämischen Phase eine iatrogene Infektion besonders bei

Schwangeren mit hoher HBV-Viruslast nicht absolut ausgeschlossen werden.

Infektionsdiagnostik beim Neugeborenen

Bei simultan geimpften Säuglingen von HBsAg-positiven Müttern sollten 4 bis 6 Wochen nach Abschluss der Grundimmunisierung (im 6. LM) HBsAg und Anti-HBs kontrolliert werden, um die 5 % Impfversager zu erfassen. (Zu diesem Zeitpunkt liegen meist noch passive mütterliche Anti-HBc vor. Kindliche Anti-HBc können daher frühestens nach 18 onaten nachgewiesen werden.) Bei Neugeborenen mit akuter Hepatitis-Symptomatik wird die STORCH-Differenzialdiagnostik durchgeführt.

Die Therapieindikation bei der **Schwangeren** hängt im Allgemeinen von der HBV-DNA-Viruslast ab. (PEG-) Interferon-α ist aufgrund seiner Teratogenität kontraindiziert. Lamivudin kann bei akuter HBV-Infektion vor allem zur Senkung der Viruslast im 3. Trimenon eingesetzt werden, was sowohl aus mütterlicher als auch aus kindlicher Indikation sinnvoll ist. Entecavir und (seit April 2008) Tenofovir, das von allen Mitteln am wirksamsten ist, sind bei strenger Indikationsstellung auch in der Schwangerschaft zugelassen.

Eine akute Hepatitis B im **Kindesalter** ist mit Ausnahme der fulminanten Hepatitis keine Behandlungsindikation. Bei chronischer HBV kann ab dem Alter von 2 Jahren eine off-label-Therapie mit PEG-Interferon-α erwogen werden.

Tabelle 29.**6** Hepatitis-B-Screening in der Schwangerschaft und Maßnahmen (Enders G 2005b).

Laborparameter			**Diagnose**	**Meldepflicht**	**Simultanimpfung des Neugeborenen?**
HBsAg[1] (Screening > 32. SSW)	**Anti-HBc**	**Anti-HBc-IgM** (Marker für akute Infektion)			
negativ	nicht erforderlich	nicht erforderlich	kein Anhalt für eine HBV-Infektion	-	nein
positiv	positiv	negativ	**chronische Infektion**	nein	**ja,** noch im Kreißsaal innerhalb von 12 Stunden!
positiv	positiv	positiv ↓	**akute/ kürzliche Infektion**	ja	**ja,** noch im Kreißsaal innerhalb von 12 Stunden!
		evtl. HBV-DNA quantitativ	zur Beurteilung der Infektiösitiät		
HBsAg-Status der Mutter bei Geburt unbekannt					**ja,** noch im Kreißsaal innerhalb von 12 Stunden, zunächst nur aktive Impfung. Passive Immunisierung innerhalb 7 Tagen nachholen, wenn Mutter HBsAg pos. ist

Maßnahmen:	
Therapie	eventuell bei sehr hoher HBV-Last der Mutter im letzten Trimenon
primäre Sektio	generell nicht indiziert, evtl. in Sonderfällen: hohe HBV-Viruslast kurz vor Entbindung; HIV-1-Koinfektion
Isolierung	nein
Stillen	ja, außer bei HIV 1-Koinfektion

[1] *Untersuchung kann entfallen, wenn Immunität besteht (d. h.: anti-HBs international >10 IU/ml, in Deutschland >100 IU/ml)*

Prophylaktische Maßnahmen

- Neugeborenenprophylaxe: Neugeborene von HBsAg- und Anti-HBc-positiven oder HBV-DNA-positiven Müttern werden sofort nach Geburt oder innerhalb von 12 Stunden simultan mit Hepatitis-B-Immunglobulin und -Impfstoff geimpft. Die 2. und 3. Impfung erfolgt in der 4. LW und im 6. LM. Bei Neugeborenen von Müttern mit unbekanntem HBsAg-Status und ohne Nachtestung bei Entbindung wird unmittelbar postpartum die aktive Impfung durchgeführt. Bei nachträglicher Feststellung einer HBsAg-Positivität der Mutter kann innerhalb von 7 Tagen postnatal die passive Immunisierung nachgeholt werden.
- Aktive Prophylaxe: Die Empfehlungen der STIKO zur Hepatitis-B-Impfung als Regelimpfung im Kindes- und Jugendalter werden jährlich im Epidemiologischen Bulletin des Robert-Koch-Instituts (RKI) veröffentlicht. Da es sich um einen inaktivierten Impfstoff handelt, kann bei entsprechender Indikation die Impfung auch in der Schwangerschaft – vorzugsweise im 2. und 3. Trimenon – durchgeführt werden.
- Beschäftigungsverbot (s. Kap. 29.1) bzgl. Hepatitis B: bei beruflichen Umgang mit nachweislich Hepatitis-B-Infizierten bzw. mit aggressiven und evtl. auch mit behinderten Kindern und Jugendlichen.

Verbleibende Probleme

- Frauenärzte sollten bei der Schwangerschaftsvorsorge die HBsAg-Testung ihren Patientinnen nachdrücklich ans Herz legen, damit bei Entbindung die Immunitätslage bekannt ist, um unnötige und kostenaufwendige Impfungen und Nachtestungen zu vermeiden (Enders 2005b).
- Zur Elimination der Hepatitis-B-Infektion bedarf es hoher Impfraten bei Säuglingen, Kindern, Jugendlichen und Erwachsenen.

29.9 Hepatitis-C-Virus-Infektion (HCV-Infektion)

HCV ist in entwickelten Ländern die Hauptursache für chronische Lebererkrankungen und -transplantationen. Die Rate der Mutter-Kind-Übertragung ist relativ gering. In Deutschland liegt die Prävalenz von HCV-Ak in der Gesamtbevölkerung bei 0,4 bis 0,75 % (Robert-Koch-Institut. Hepatitis C, RKI-Ratgeber Infektionskrankheiten – Merkblätter für Ärzte 2004).

Die Infektion wird vor allem parenteral durch Blutkontakt, heute meist durch Hygienemängel (z. B. Wiederverwendung von mangelhaft gereinigten Spritzen) bei i.v. Drogenmissbrauch übertragen. Im Vergleich zu HBV ist eine sexuelle Übertragung sehr selten und das Risiko einer vertikalen Transmission auf das Kind und einer frühpostnatalen Infektion durch engen familiären Kontakt als gering einzustufen. Die Infektion verläuft in ca. 75 % asymptomatisch oder mit unspezifischer Symptomatik und wird deshalb häufig erst im chronischen Stadium diagnostiziert. Anders als bei Erwachsenen heilt die kindliche Infektion oft nach einigen Jahren folgenlos aus.

Hepatitis-C-Virus-Infektion in der Schwangerschaft

Bei HCV-RNA-Positivität der Frau oder ihres Partners ist eine Schwangerschaft nicht kontraindiziert. Ein vertikales Transmissionsrisiko besteht nur bei HCV-RNA-positiven Müttern. Die Transmission erfolgt generell **perinatal** und gelegentlich – nur bei Müttern mit akuter Infektion kurz vor Entbindung – **spätintrauterin** und eher nicht durch die Muttermilch. Das Transmissionsrisiko beträgt bei Müttern ohne zusätzliche Risikofaktoren 3 bis 7 %, bei Müttern mit Risikofaktoren ≥20 %. Risikofaktoren sind eine Koinfektion mit HIV-1, i.v. Drogenkonsum und eine akute HCV-Infektion im 3. Trimenon mit hoher Viruslast (Enders u. Braun 2000).

Diagnostik der HCV-Infektion

Die HCV-Ak-Bestimmung ist keine Untersuchung der obligatorischen Mutterschaftsvorsorge. Indikation für das selektive Screening, weiterführende Diagnostik und Maßnahmen sind in Tab. 29.**7** zusammengefasst.

Pränatale Diagnostik (PD)

Sie ist durch die überwiegend perinatal erfolgende Übertragung nicht indiziert. Bei Indikation aus genetischen Gründen besteht ein geringes iatrogenes Risiko.

Infektionsdiagnostik beim Neugeborenen

HCV-infizierte Neugeborene sind meist asymptomatisch. Bei Säuglingen von HCV-RNA-positiven Müttern sollte im 3. bis 4. LM (U4) und im 10. bis 12. LM. (U6) jeweils eine HCV-RNA- und eine HCV-Ak-Bestimmung im EDTA-Blut durchgeführt werden, wobei an den passiven Transfer des Anti-HCV von der Mutter auf das Kind zu denken ist. Bei RNA-positivem Befund erfolgen Leberwert- und klinische Kontrollen.

Die verfügbaren antiviralen Substanzen ([PEG-] Interferon-α, Ribavirin) sind in der Schwangerschaft kontraindiziert und auch nicht für das Kindesalter zugelassen. Bei (perinatal) infizierten Kindern kann aber eine Therapie mit Interferon-α und Ribavirin aufgrund der Datenlage ab einem Alter von 2 Jahren angeboten werden.

Tabelle 29.**7** Hepatitis-C – Labordiagnostik in der Schwangerschaft und Maßnahmen.

Selektives Anti-HCV-Screening	
Indikation	Frauen mit Transplantation oder Transfusion vor 1993
	Frauen mit HIV-1- oder HBsAg-Positivität
	Frauen mit i.v. Drogenmissbrauch
	Frauen mit HCV-RNA-positivem Partner
Diagnostik	HCV-AK-Nachweis (EIA)
	wenn positiv ↓
	HCV-RNA-Nachweis (qualitative RT-PCR)
	wenn positiv ↓
	Viruslastbestimmung (quantitative RT-PCR) zu Beginn und Ende der Schwangerschaft (>10^5 bis 10^6 cop/ml erhöhte Viruslast)
Meldepflicht	bei Ersterfassung einer HCV-Infektion (positiver PCR-Befund oder positiver AK-Nachweis [EIA] bestätigt durch RT-PCR oder Immunoblot)
Maßnahmen:	
primäre Sektio	generell nicht indiziert, evtl. in Sonderfällen: z. B. akute HCV-Infektion im 2./3.Trimenon, HIV-1-Koinfektion
Isolierung	nein
Stillen	ja, außer bei HIV-1-Koinfektion

Prophylaktische Maßnahmen

- Entbindungsmodus und Stillen s. Tab. 29.**7**.
- Expositionsprophylaxe: Es besteht kein Ansteckungsrisiko für medizinisches Personal außer bei Nadelstich-/Schnittverletzungen (HCV: 2 bis 3 %, HBV: 6 bis 30 %).
- Passive/aktive Prophylaxe: Es sind kein spezifisches Immunglobulin und kein Impfstoff vorhanden.

29.10 Weitere Hepatitisviren und Bedeutung für die Schwangerschaft

Neben Hepatitis-B- und -C-Virus haben von den bisher identifizierten Hepatitisviren noch das Hepatitis-A-, -D- und -E-Virus eine gelegentliche Bedeutung für die Schwangerschaft und das Neugeborene.

Das **Hepatitis-A-Virus (HAV)** wird fäkal-oral übertragen. Bei akuter Hepatitis A in der Schwangerschaft besteht kein fetales Risiko. Transmissionen während der Geburt (durch Exposition zu mütterlichen Fäzes) und frühpostnatal (durch das Stillen) sind große Ausnahmen. Die HAV-Infektion beim Neugeborenen verläuft wesentlich milder als beim Erwachsenen und meist anikterisch. Infizierte Neugeborene können aber das Virus wochenlang über den Stuhl ausscheiden und stellen so eine Infektionsquelle für nicht immunes Personal dar. RNA-, Antigen- und serologischer Nachweis von HAV sind meldepflichtig.

Das **Hepatitis-D-Virus (HDV)** ist ein defektes RNA-Virus, das für seine Vermehrung und Freisetzung (Hüllprotein: HBsAg!) auf das HBV als Helfervirus angewiesen ist. Es wird wie dieses parenteral durch Blutkontakt, sexuell und durch i.v. Drogenmissbrauch übertragen. Eine vertikale Infektion des Kindes (spätintrauterin oder perinatal) ist möglich. Diese kann jedoch durch die HBV-Simultanimpfung verhindert werden. Meldepflichtig ist der Erreger-, der Antigen- und der IgM-Ak-Nachweis.

Die **Hepatitis E** war in den Industrieländern bisher nur als Einschleppinfektion aus Hochprävalenzländern (z. B. Indien, Südostasien, Afrika) bekannt. In den letzten Jahren wurde jedoch evident, dass die Infektion mit dem Hepatitis-E-Virus (HEV) in Europa, Japan und den USA auch als autochthone Zoonose existiert. Während die Reiseinfektion meist fäkal-oral z. B. über kontaminiertes Trinkwasser erworben wird, erfolgt die Ansteckung mit der autochthonen HEV-Infektion insbesondere durch den Verzehr von Fleisch- und Innereiprodukten von Haus- oder Wildschwein (v. a. Leber) (s. Kap. 44). Zurzeit sind 4 HEV-Genotypen bekannt. In bisherigen Studien überwiegt in Industrieländern bei autochthonen Fällen der Genotyp 3, bei importierten der Genotyp 1 (Robert Koch-Institut. Hepatitis E – Epidemiologie und Risikofaktoren in Deutschland 2008).

Nach Studien aus Hochprävalenzländern z. B. Indien, Sudan verlaufen HEV-Infektionen während der **Schwanger-**

schaft besonders im 3. Trimenon in einem hohen Prozentsatz fulminant, begleitet von einer mütterlichen Letalität von ca. 20 %. Bei nicht schwangeren Frauen und Männern liegt die Letalität im Vergleich dazu nur bei 0,5 bis 4 %. In früheren Publikationen wurde auch über eine erhöhte Rate von Aborten, intrauterinem Fruchttod und frühpostnataler Erkrankung mit zum Teil tödlichem Ausgang berichtet. Die meisten der fulminanten HEV-Infektionen in Asien und Afrika werden nach neueren Publikationen durch den Genotyp 1 hervorgerufen. Für ein schwangerschaftsrelevantes Risiko bei autochthon erworbenen Infektionen mit Genotyp 3 gibt es bisher keine Hinweise.

Die Diagnose der HEV-Infektion kann unabhängig vom Genotyp (1 Serotyp) serologisch durch IgG- und IgM-Ak-Bestimmung und optimal durch RNA-Nachweis (RT-PCR) im Stuhl erfolgen. Erreger- und serologischer Nachweis sind in Deutschland meldepflichtig. Bei Hepatitis in der Schwangerschaft sollte auch an Hepatitis E gedacht und bei positivem Befund die Genotypisierung verstärkt eingesetzt werden.

Für die Therapie sind keine antiviralen Substanzen verfügbar.

Die **Prophylaxe** umfasst die üblichen Hygienemaßnahmen und Vermeidung der vermuteten Infektquellen. Impfungen mit rekombinanten Vakzinen haben sich in Feldversuchen (Phase-II-Studien) in Nepal und China (publiziert 2007 bzw. 2009) bei Jugendlichen und/oder Erwachsenen als gut verträglich, immunogen und wirksam erwiesen.

29.11 Virale Infektionen mit fraglichen Folgen für Mutter, Fetus und Kind

Neben den Infektionen mit bewiesenen Folgen in der Schwangerschaft werden bzw. wurden weitere Virusinfektionen mit einem Risiko in der Schwangerschaft assoziiert. Diesbezüglich liegen meist nur ältere Literaturdaten oder einzelne Fallberichte vor, die in der Mehrzahl bis heute nicht bestätigt werden konnten. Bei nachfolgend aufgeführten Infektionen besteht ein gewisses mütterliches Risiko, ein fetales/kindliches Risiko fehlt oder ist minimal.

29.11.1 Masern

(Impfpräventabel; Beschäftigungsverbot [s. Kap. 29.1]: für gesamte Schwangerschaft).

Das Hauptrisiko von Masern in der Schwangerschaft sind mütterliche virale oder bakterielle Pneumonien, die aber auch bei Nichtschwangeren auftreten. Bei akuten Masern – besonders im 2. und 3. Trimenon – ist die Rate von Frühgeburten erhöht. Aborte und IUFT können durch hohes Fieber, nicht aber durch das Masernvirus verursacht werden. Bislang existiert keine Publikation über den Nachweis von Masernvirus in fetalen Organen bei Schwangerschaftsverlust (Eberhart-Phillips et al. 1993). Bei Masern kurz vor Entbindung kann es in seltenen Fällen zur neonatalen Masern mit einem geringen Risiko für Pneumonie kommen. Masern in der Schwangerschaft verursachen nach heutigem Kenntnisstand keine kindlichen Missbildungen oder Systemanomalien. Diese Zusammenhänge wurden retrospektiv aus Epidemien in Grönland (1951 bis 1962 „measles in virgin soil") nur durch Anamneseerhebung bei Neugeborenen von Müttern mit akuten Masern in Schwangerschaft geschlossen. Virologische und serologische Untersuchungen waren damals noch nicht möglich (Jespersen et al. 1977).

29.11.2 Mumps

(Impfpräventabel; Beschäftigungsverbot [s. Kap. 29.1]: für gesamte Schwangerschaft).

Mumps in der Schwangerschaft verläuft nur selten schwer (Meningitis). Die Abort-, Totgeburt- und Frühgeburtrate ist nicht signifikant erhöht. Kindliche Anomalien wurden in den letzten 20 Jahren nicht beobachtet.

29.11.3 Influenza A

(Impfpräventabel).

Influenza A ist mit einem erhöhten mütterlichen Risiko für Pneumonie ab dem 2., aber insbesondere im 3. Trimenon und frühpostpartal assoziiert. Eine erhöhte Morbiditäts- und Mortalitätsrate wurde nur während den Pandemien 1918/19 und 1957/58, eine erhöhte Abortrate nur während der ersteren beobachtet. Die Mutmaßungen über einen Zusammenhang von Influenza A in der Schwangerschaft und kongenitalen Anomalien sind nie bestätigt worden. Eine Schwangerschaft ist keine Kontraindikation für eine Influenzaimpfung. Vor allem in den USA wird schon seit Jahren die Impfung für Schwangere ab dem 2. Trimenon, für solche mit Grunderkrankungen im 1. Trimenon und idealerweise vor der Schwangerschaft empfohlen. Bei der sogenannten neuen Influenza mit H1N1, die von der WHO zur Pandemie erklärt wurde, gehören unter anderem Schwangere zu den Risikogruppen, die vorrangig mit den neu hergestellten Impfstoffen plus Adjuvanzien geimpft werden wollen.

29.11.4 Noroviren

Infektionen mit Noroviren in der Schwangerschaft haben keine Bedeutung für den Fetus. Durch heftiges Erbrechen und starke Durchfälle und den damit verbundenen Flüssigkeitsverlust kann eine Hospitalisierung notwendig werden. Bei Gebärenden mit florider Norovirusinfektion ergeben sich erhebliche Konsequenzen für das Hygienemanagement im Kreißsaal. Bei nicht mehr akut erkrankten Müttern wird aber wegen der IgA-Ak in der Brustmilch mit einem Schutzeffekt für Kinder in den ersten sechs Lebensmonaten das Stillen empfohlen.

29.12 Ausblick

Die Bedeutung der Infektionen mit bewiesenen Folgen für die schwangere Frau, den Fetus und das Neugeborene bzw. Kind sowie die entsprechenden Maßnahmen müssen – im Hinblick auf Veränderungen in der Epidemiologie (z. B. bei Röteln durch die Impfung) oder im Hinblick auf Entdeckung verschiedener Genotypen (z. B. Hepatitis E) – immer wieder neu bewertet werden.

Auch die Infektionen mit nur fraglichen Folgen bzw. nach bisherigen Untersuchungen keinen Folgen für Mutter und Kind müssen in der Labordiagnostik, in der Beratung und bei der Kontrolle des Schwangerschaftsausgangs mitberücksichtigt werden. Dies gilt auch für Einschleppinfektionen mit möglichen bzw. noch unbekannten Folgen für die Schwangerschaft z. B. West-Nil-Virus, Dengue-Viren, Chikungunya-Virus bzw. für neu entdeckte Viren.

Literatur

Adler SP. Cytomegalovirus transmission and child day care. Adv Pediatr Infect Dis 1992; 7: 109–122

Arvin AM, Whitley RJ, Gutierrez KM. Herpes Simplex Virus Infections. In: Remington JS, Klein JO, Wilson CB, Baker CJ. Infectious Diseases of the Fetus and Newborn Infant. 6th ed. Philadelphia: Elsevier Saunders; 2006

Best JM, Enders G. Laboratory Diagnosis of Rubella and Congenital Rubella. In: Banatvala J, Peckham C. Rubella Viruses. 1st ed. London: Elsevier Life Sciences; 2007

Brown Z. Preventing herpes simplex virus transmission to the neonate. Herpes 2004; 11 (Suppl. 3): 175A–186A

Brown ZA, Wald A, Morrow RA et al. Effect of serologic status and cesarean delivery on transmission rates of herpes simplex virus from mother to infant. JAMA 2003; 289: 203–209

Bullens D, Smets K, Vanhaesebrouck P. Congenital rubella syndrome after maternal reinfection. Clin Pediatr (Phila) 2000; 39: 113–116

Buxmann H, Miljak A, Fischer D et al. Incidence and clinical outcome of cytomegalovirus transmission via breast milk in preterm infants ≤ 31 weeks. Acta Paediatr 2009; 98: 270–276

Centers for Disease Control and Prevention. Notice to Readers: Revised ACIP recommendation for avoiding pregnancy after receiving a rubella-containing vaccine. MMWR 2001; 50: 1117

Crino JP. Ultrasound and fetal diagnosis of perinatal infection. Clin Obstet Gynecol 1999; 42: 71–80

Deutsche AIDS-Gesellschaft (DAIG), Österreichische AIDS-Gesellschaft (ÖAG), Kompetenznetz HIV/AIDS et al. Deutsch-Österreichische Empfehlungen zur HIV-Therapie in der Schwangerschaft und bei HIV-exponierten Neugeborenen – Update 2008. Dtsch Med Wochenschr 2009; 134 (Suppl. 1): S40–S54

Dollard SC, Grosse SD, Ross DS. New estimates of the prevalence of neurological and sensory sequelae and mortality associated with congenital cytomegalovirus infection. Rev. Med Virol 2007; 17: 355–363

Eberhart-Phillips JE, Frederick PD, Baron RC et al. Measles in pregnancy: a descriptive study of 58 cases. Obstet Gynecol 1993; 82: 797–801

Enders G, Bäder U, Bartelt U et al. Zytomegalievirus- (CMV-) Durchseuchung und Häufigkeit von CMV-Primärinfektionen bei schwangeren Frauen in Deutschland. Bundesgesundheitsbl Gesundheitsforsch Gesundheitsschutz 2003; 46: 426–432

Enders G, Bäder U, Lindemann L et al. Prenatal diagnosis of congenital cytomegalovirus infection in 189 pregnancies with known outcome. Prenat Diagn 2001; 21: 362–377

Enders G, Braun R. Prä- und perinatale Übertragung des Hepatitis C Virus. Internist 2000; 41: 676–678

Enders G, Calm A, Schaub J. Rubella embryopathy after previous maternal rubella vaccination. Infection 1984; 12: 96–98

Enders G, Jonatha W. Prenatal diagnosis of intrauterine rubella. Infection 1987; 15: 162–164

Enders G, Miller E, Cradock-Watson J et al. Consequences of varicella and herpes zoster in pregnancy: a prospective study of 1739 cases. Lancet 1994; 343: 1547–1550

Enders G, Miller E. Varicella and herpes zoster in pregnancy and the newborn. In: Arvin AM, Gershon A.A. Varicella-Zoster Virus: Virology and Clinical Management. 1st ed. Cambridge: Cambridge University Press; 2000

Enders G. Akzidentelle Rötelnschutzimpfung um den Zeitpunkt der Konzeption und in der Frühschwangerschaft. Bundesgesundheitsbl Gesundheitsforsch Gesundheitsschutz 2005a; 48: 685–686

Enders G. Infektionen in der Schwangerschaft. In: Goerke K, Steller J, Valet A. Klinikleitfaden Gynäkologie und Geburtshilfe. 7. Aufl. München: Elsevier GmbH, Urban & Fischer; 2008

Enders G. Infektionsgefährdung: Mutterschutz im Krankenhaus – eine Übersicht. Arbeitsmed Sozialmed Umweltmed 2003; 38: 324–335

Enders G. Labormedizinische Aspekte bei Cytomegalie und Toxoplasmose. gynäkologie und geburtshilfe 2006; 1: 24–28

Enders G. Labormedizinische Aspekte wichtiger Infektionen im Überblick. gynäkologie und geburtshilfe 2005b; 6: 38–46

Enders G. Röteln-Embryopathie noch heute? Geburtsh Frauenheilk 1982; 42: 403–413

Enders G. Rötelnvirus (Rubellavirus). In: Neumeister B., Braun RW, Kimmig P, Geiss HK. Mikrobiologische Diagnostik. 2. Aufl. Stuttgart: Georg Thieme Verlag; 2009

Enders G. Viral infections of the fetus and neonate, other than rubella. In: Mahy BWJ, ter Meulen V. Topley & Wilson's Microbiology and Microbial Infections. 10th ed. London: Arnold Publisher; 2005c

Enders M, Schalasta G, Baisch C et al. Human parvovirus B19 infection during pregnancy – value of modern molecular and serological diagnostics. J Clin Virol 2006; 35: 400–406

Enders M, Weidner A, Enders G. Current epidemiological aspects of human parvovirus B19 infection during pregnancy and childhood in the western part of Germany. Epidemiol Infect 2007; 135: 563–569

Enders M, Weidner A, Zoellner I et al. Fetal morbidity and mortality after acute human parvovirus B19 infection in preg-

nancy: prospective evaluation of 1018 cases. Prenat Diagn 2004; 24: 513–518
Geipel A, Gembruch U, Enders G et al. Fetales Infektionsrisiko bei invasiver Pränataldiagnostik bei Frauen mit nachgewiesener HIV-, HBV-, HCV- oder CMV-Infektion. Der Gynäkologe 2001; 34: 453–457
Gershon A.A. Chickenpox, Measles, and Mumps. In: Remington JS, Klein JO, Wilson CB, Baker CJ. Infectious Diseases of the Fetus and Newborn Infant. 6th ed. Philadelphia: Elsevier Saunders; 2006
Hamprecht K, Maschmann J, Vochem M et al. Epidemiology of transmission of cytomegalovirus from mother to preterm infant by breastfeeding. Lancet 2001; 357: 513–518
Jespersen CS, Litauer J, Sagild U. Measles as a cause of fetal defects. A retrospective study of tem measles epidemics in Greenland. Acta Paediatr Scand 1977; 66: 367–372
Kimberlin DW, Lin CY, Sanchez PJ et al. Effect of ganciclovir therapy on hearing in symptomatic congenital cytomegalovirus disease involving the central nervous system: a randomized, controlled trial. J Pediatr 2003; 143: 16–25
Lewis DB, Wilson C. Developmental immunology and role of host defenses in fetal and neonatal susceptibility to infection. In: Remington JS, Klein JO, Wilson CB, Baker CJ. Infectious Diseases of the Fetus and Newborn Infant. 6th ed. Philadelphia: Elsevier Saunders; 2006
Miller E, Cradock-Watson JE, Pollock TM. Consequences of confirmed maternal rubella at successive stages of pregnancy. Lancet 1982; 2: 781–784
Robert Koch-Institut. Hepatitis B, RKI-Ratgeber Infektionskrankheiten – Merkblätter für Ärzte. Im Internet: www.rki.de. Stand: 01.08.2004
Robert Koch-Institut. Hepatitis C, RKI-Ratgeber Infektionskrankheiten – Merkblätter für Ärzte. Im Internet: www.rki.de. Stand: 01.04.2004
Robert Koch-Institut. Hepatitis E – Epidemiologie und Risikofaktoren in Deutschland. Epidem Bulletin 2008; 49: 435–439
Robert Koch-Institut. HIV/AIDS, RKI-Ratgeber Infektionskrankheiten – Merkblätter für Ärzte. Im Internet: www.rki.de. Stand: 27.01.2006
Robert Koch-Institut. HIV-Infektionen und AIDS-Erkrankungen in Deutschland. Epidem Bulletin 2009; 21: 203–218
Schulze-Oechtering F, Roth B, Enders G et al. Kongenitales Varizellensyndrom – besteht eine Infektionsgefahr für die Umgebung? Z Geburtsh Neonatol 2004; 208: 25–28
Shah U, Dickinson BL, Blumberg RS et al. Distribution of the IgG Fc receptor, FcRn, in the human fetal intestine. Pediatr Res. 2003; 53: 295–301
Simister NE. Placental transport of immunoglobulin G. Vaccine 2003; 21: 3365–3369
Stagno S, Britt W. Cytomegalovirus Infections. In: Remington JS, Klein JO, Wilson CB, Baker CJ. Infectious Diseases of the Fetus and Newborn Infant. 6th ed. Philadelphia: W.B. Elsevier Saunders Company; 2006
Tandler-Schneider A, Sonnenberg-Schwan U, Gingelmaier A et al. Diagnostik und Behandlung HIV-betroffener Paare mit Kinderwunsch. Dtsch Med Wochenschr 2009; 134 (Suppl. 1): S34–S39
Warpakowski A. HIV in Schwangerschaft – Zahl der Transmissionen zu hoch. Dtsch Ärztebl 2008; 105: A-1054/B-914/C-894
Weber B, Enders G, Schlösser R et al. Congenital rubella syndrome after maternal reinfection. Infection 1993; 21(2): 118–121
Wilcox AJ, Weinberg CR, O'Connor JF et al. Incidence of early loss of pregnancy. N Engl J Med 1988; 319: 189–194

30 Transplantationsvirologie

H. H. Hirsch

30.1 Einführung

In den letzten 25 Jahren hat das Zusammenwirken von besseren immunsuppressiven Protokollen, verfeinerter chirurgischer Technik und optimierter Allokation im Bereich der Lebend- und Verstorbenenspende zu beeindruckenden Fortschritten in der Transplantationsmedizin geführt (Rubin u. Hirsch 2008). Dies zeigt sich in signifikanter Verbesserung von Transplantatfunktion, Patientenüberleben und Lebensqualität. Angesichts zunehmender Wartelisten und des Erfolges der Transplantationsmedizin beobachtet man kontinuierliche Erweiterungen der Indikationen, mit älteren Patienten, suboptimalen Donororganen, stärkerer und längerer Immunsuppression, neuen Organsystemen, Doppeltransplantationen, und Rezipienten mit chronischen Virusinfektionen wie HIV-1, Hepatitis B oder C. Schließlich hat sich durch die weltweite Mobilität und Migration die mögliche Exposition von Patienten vor und nach Transplantation verändert, sodass Infektionen auftreten können, die bisher in Europa selten bzw. unbekannt sind. Die zunehmende Komplexität beinhaltet auch neue Herausforderungen, von denen ein Teil durch bekannte bzw. neue Virusinfektionen verursacht wird.

30.2 Allgemeine Aspekte der Transplantationsvirologie

30.2.1 Transplantation

Aus infektiologischer Sicht lässt sich die Transplantation grundsätzlich in zwei Abschnitte einteilen. In den ersten Tagen bis Wochen stehen Infektionen während der Hospitalisation im Vordergrund, die sich durch erhebliche Pathogenität im Zusammenhang mit gestörten Barrieren und fehlender Abwehr auszeichnen (Abb. 30.**1**). Dies sind vorwiegend Bakterien und Pilze, aber auch Viren wie Herpes-simplex-, Cytomegalo- oder Hepatitisviren. Hauptfaktoren sind Toxizität der Konditionierung, Neutropenie, Mukositis, Ischämie, Verletzung der anatomischen Integrität, Fremdkörper inklusive Stents, Drainagen, Venen- und Harnwegskatheter. In den anschließenden 6 bis 12 Monaten folgen opportunistische Infektionen im Rahmen einer länger dauernden Immunsuppression, insbesondere Viren, deren Kontrolle auf denselben immunologischen Mechanismen beruht wie Abstoßungsreaktionen, die aber medikamentös unterdrückt werden.

Grundsätzlich unterscheidet man die Solidorgantransplantation (SOT) von der hämatopoetischen (Stamm-) Zell-Transplantation (HCT). In Europa und Nordamerika werden jährlich 30 000 bis 50 000 SOT durchgeführt, vor allem Niere, Leber, Herz, Lunge, aber auch Pankreas und Darm. Sequenzielle oder gleichzeitige Doppel-SOT betreffen meist Niere-Pankreas oder Herz-Lunge zur Behandlung von Doppelorganinsuffizienz z. B. bei Diabetes mellitus oder zystischer Fibrose. Die Lebendspende ist für Nieren- und für Lebertransplantation („Split-Liver"-, Lebersegment-, Reduced Liver-) möglich, und macht je nach Transplantationszentrum mittlerweile mehr als die Hälfte aller Transplantationen aus. In den letzten Jahren wurden darüber hinaus neue Verfahren der rekonstruktiven Transplantation von Haut, Muskel und Knochen für Extremitäten und Gesicht entwickelt, deren Infektionsproblematik noch nicht abzusehen ist.

Bei der HCT unterscheidet man autologe und allogene HCT. Die autologe HCT stellt eine Patienten-Eigenspende, z. B. vor einer Hochdosis-(Radio-)Chemotherapie, dar und vermindert die Neutropeniedauer und die damit assoziierten lebensbedrohenden Komplikationen. Bei der allogenen HCT wird nach Behandlung der Grundkrankheit durch eine myeloablative Konditionierung die Blutbildung durch Stammzellen eines verwandten bzw. nicht verwandten Donors übernommen. In Europa werden jährlich zirka 25 000 HCT registriert, von denen ein Drittel allogene HCT mit den Hauptindikationen akute Leukämie und Lymphom sind. In den letzen 15 Jahren haben periphere Stammzellen nach vorhergehender Mobilisation durch „Granulocyte-Colony Stimulating Factor" (G-CSF) die traditionelle Knochenmarktransplantation weitgehend ersetzt. Zunehmend werden auch HCT mit Nabelschnurblut („Cord Blood", cb-HCT) durchgeführt. In den letzten 10 Jahren konnte die Mortalität dieser Behandlung durch Konditionierung mit reduzierter Intensität vermindert werden und für ältere Patienten zugänglich gemacht werden.

30.2.2 Immunologie

Das Kernproblem nach Transplantation ist die Erkennung von „fremden" (Allo-)Gewebsantigenen durch zelluläre oder humorale Immuneffektoren. Dadurch kommt es zu hyperakuten, akuten oder chronischen Immunreaktionen („Abstoßung"), die innerhalb von Stunden, Tagen oder Monaten zu Funktionseinbußen und Transplantatverlust führen. Bei SOT besteht vor allem die Gefahr der

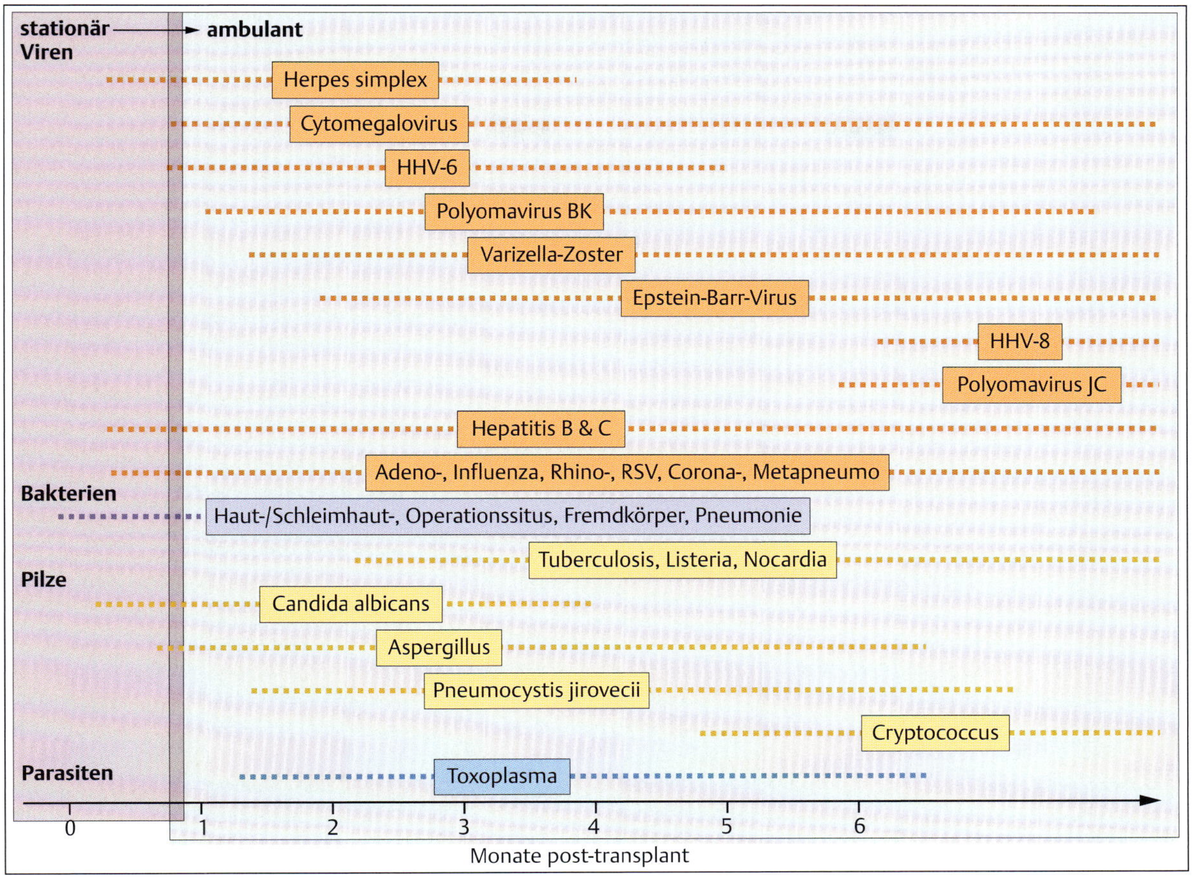

Abb. 30.1 Infektiöse Komplikationen nach Transplantation.

Abstoßung des transplantierten Organs durch das patienteneigene Immunsystem („Host-versus-Graft"-Reaktion). Dieses Risiko kann durch bereits vorbestehende Sensibilisierung der Rezipienten erhöht sein. Umgekehrt stellt die so genannte „Graft-versus-Host-Disease" (GvHD) das Kernproblem nach allogener HCT dar. Richtet sich diese Reaktion gegen Epitope der malignen Grunderkrankung, kann dies als „Graft-versus-Leukemia" (GvL) die Rezidivrate der Grunderkrankung reduzieren und wird deshalb unter Umständen bei der Spenderauswahl mitberücksichtigt. Im Vergleich zur SOT ist bei HCT die Immundefizienz initial deutlich stärker aufgrund des Zusammenwirkens von Chemotherapie, Bestrahlung, T- und B-Zelldepletion, medikamentöser GvHD-Prophylaxe mit Ciclosporin, Methotrexat, Steroiden. Nach HCT wird die Immunsuppression langsam reduziert und ohne GvHD abgesetzt, sodass es im Verlauf der ersten ein bis zwei Jahre zu einer deutlichen Erholung der Abwehr kommt, die entsprechend des Chimärismus vom Donor stammt.

Abstoßungsreaktionen können durch die Auswahl von Spendern mit passenden Gewebeantigenen durch „Human Leukocyte Antigen"-Matching (HLA-Matching) reduziert werden. Weil nicht alle Gewebsantigene typisiert werden können, werden wegen der hohen Morbidität und Mortalität der akuten und chronischen „GvHD" bei der allogenen HCT bevorzugt Geschwister mit identischem HLA-A, -B, -DP, -DQ und -DR ausgesucht. Ist kein geeigneter HLA-identischer Spender in der Familie zu finden, wird über internationale Datenbanken ein passender Fremdspender gesucht. In den letzten 10 Jahren werden vor allem Kindern mit haploidentischer HCT, also mit HCT von einem Elternteil als Spender transplantiert. Schließlich hat sich in den letzten Jahren mit der Nabelschnurblutspende („cord blood" [cb]) eine neue Möglichkeit der allogenen HCT ergeben. Vorteile der cb-HCT bestehen darin, dass die T- Lymphozyten noch naiv d. h. ohne Reifung und Expansion gegen „Fremd" angesehen werden, andererseits ist die Stammzellzahl begrenzt und es werden keine spezifischen protektiven Lymphozyten gegen bestimmte Infektionserreger, insbesondere Viren mittransplantiert.

Um eine frühe Sensibilisierung bzw. Booster gegen Alloantigene zu vermeiden, ist die Intensität der Immunsuppression in Vorbereitung auf bzw. zum Zeitpunkt der Transplantation allgemein am höchsten (Induktion). Nach SOT wird je nach Risiko und Abstoßungsepisoden die Immunsuppression innerhalb des ersten Jahres reduziert, bleibt aber für die Dauer der Transplantatfunktion bestehen. Zelluläre bzw. humorale Immunreaktionen gegen Alloantigene (Abstoßung, GvHD) werden meist mit Steroidgaben und Intensivierung der Erhaltungsimmunsuppression behandelt. Eine zeitnahe Behandlung solcher Episoden ist wichtig, um Schaden und Allo-Sensibilisierung so gering wie möglich zu halten. Bei Steroidresistenz wird durch Gabe von depletierenden Antikörpern gegen Lymphozyten, T-Zellen und/oder B-Zellen eine Intensivierung erreicht. Auch bei SOT ist der Grad des HLA-matching mit dem Transplantüberleben assoziiert. Allerdings ist wegen des Organmangels SOT über HLA-mismatches hinweg die übliche Praxis, deren Erfolg durch intensive Immunsupressionsprotokolle ermöglicht wird. So beobachtet man bei SOT eine Zunahme der Intensität der Immunsuppression in den letzten 15 Jahren, mit Verringerung der Abstoßungen, aber Zunahme infektiöser inklusive viraler Komplikationen.

30.2.3 Virologie

Das Risiko, nach Transplantation an einer Virusinfektion zu erkranken ist abhängig von Determinanten des Virus (z. B. Genus, Tropismus, Fitness, antivirale Resistenz), des Transplantats (z. B. Organ, HLA-mismatch, ischämisch-mechanische-toxische Schädigung, Funktion) und des Patienten (z. B. Serostatus, Quantität und Qualität virusspezifischer Immuneffektoren, Alloreaktivität, Grunderkrankung, Alter) (Abb. 30.**2**). Die Interaktionen dieses komplexen „ménage-à-trois“ werden durch quantitativ wirksame aktivierende und hemmende Faktoren moduliert. Hierzu zählt vor allem die Intensität der Immunsuppression, die gemäß den Determinanten von Transplant und Patient gewählt und im posttransplantären Verlauf entsprechend adaptiert wird. Die Interaktion von Virus und Graft wird beeinflusst durch Tropismus, Gewebeviruslast, Ausmaß des Zell- und Gewebeschadens und der Entzündung nach Ischämie und Reperfusion. Dieses Umfeld wiederum fördert die virale Replikation mit lokaler Zytopathologie, Expansion bis zum Organschaden und ggf. disseminierter Erkrankung. Die Höhe und Dauer der Virusreplikation wird direkt moduliert durch die Gabe von antiviralen Medikamenten, von verabreichten Immunglobulinen bzw. der restlichen T-Zellfunktion inkl. adoptivem Transfer. Die Kenntnis der Determinanten von Virus, Patient und Transplant kann in prophylaktische, präemptive und therapeutische Konzepte umgesetzt werden:

1. Ein Nachweis von Viren mit erheblicher Pathogenität ohne akzeptable Möglichkeit der antiviralen oder immunologischen Kontrolle führt zum Ausschluss des Donors. Ein typisches Beispiel hierfür ist HIV oder Rabies. Ähnliche Maßnahmen sind bei chronischer Hepatitis-B- oder -C-Virusreplikation indiziert, mit spezifischen Ausnahmen entsprechend Dringlichkeit und Spenderalternativen.
2. Bei Nachweis von Viren mit wesentlicher Pathogenität und mittlerer Durchseuchung kommt es häufig zu einer Diskordanz zwischen Donor- und Rezipienten-Exposition. Hier ist ein serologisches „Screening“ von Donor und Rezipient indiziert, aber kein Ausschluss von virusinfizierten seropositiven Donoren. So kann bei SOT eine Hochrisiko-Konstellation mit einem CMV-positiven Donor (D+) (CMV: Cytomegalievirus) und einem CMV-negativem Rezipienten (R-) identifiziert werden. Die CMV-Primärinfektion in der Frühphase nach Transplantation ist mit erheblicher Morbidität und Letalität verbunden. Bei der allogenen HCT ergibt sich das umgekehrte Bild. Hier haben CMV-R+-Rezipienten das höchste Risiko bei CMV D-, da nach

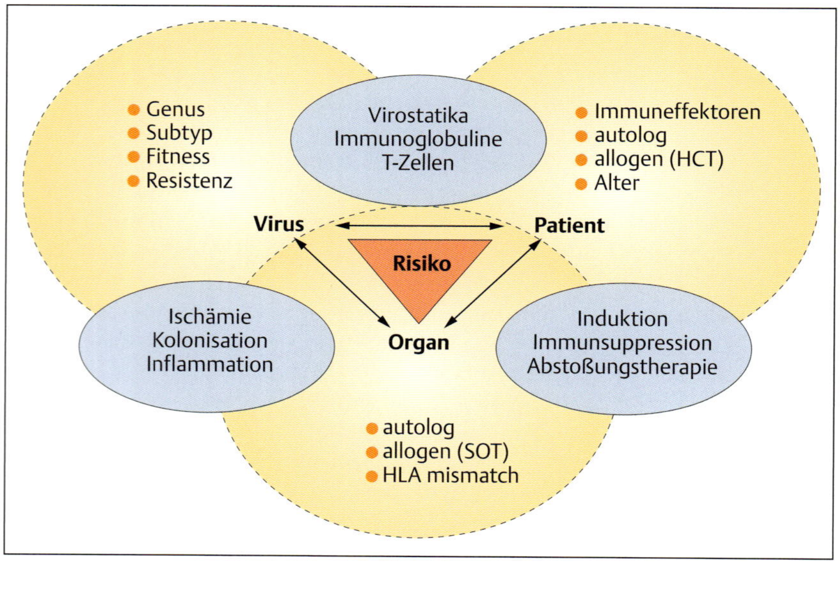

Abb. 30.**2** Determinanten (gelb) und Modulatoren (blau) des Risikos Viruserkrankung nach Transplantation.

der Konditionierung die CMV-spezifischen Immuneffektoren der Rezipienten verloren gehen und keine entsprechenden immunreaktiven Zellen des Donors transplantiert werden. Für Patienten mit Status nach durchgemachter HBV-Infektion (HBV: Hepatitis-B-Virus) kann es nach Transplantation mit einem nicht HBV-immunen Donor zur reversen Serokonversion mit HBV-Reaktivierung kommen. Entsprechend sind Vakzination von Donor vor Transplantation indiziert und ggf. Impfung nach Transplantation sowie der gezielte Einsatz von HBV-spezifischen Virostatika, und beim Rezipienten Überwachungsdiagnostik (HBV-Viruslast und Transaminasen).

3. Bei Nachweis von Viren mit begrenzter Pathogenität und hoher Durchseuchung in der allgemeinen Bevölkerung besteht keine zwingende Indikation für eine serologische Testung von Donor oder Rezipient vor Transplantation. Ein typisches Beispiel hierfür ist HHV-6. Allerdings beobachtet man bei cb-HCT hingegen zunehmend HHV-6-Komplikationen, was auf die unreife bzw. fehlende spezifische T-Zellaktivität im Transplant zurückgeführt wird. Bei diesen Patienten sollte deshalb eine großzügigere Indikation für virologische Testung und ggf. antivirale Behandlung gestellt werden.
4. Viren mit begrenzter Replikationsdauer, aber hoher Komplikationsrate im Rezipienten können zum Donorausschluss bzw. Transplantationsverschiebung führen. Dies gilt für respiratorische Viren wie Influenza oder Respiratorisches Synzytial-Virus. Problematisch sind Viren, die nicht optimal mittels serologischer bzw. molekular-genetischer Tests identifiziert werden können. Dieses Problem stellt sich insbesondere bei West-Nil-, Arena- und Rabiesvirus. Es ist vorstellbar, dass importierte oder autochtone Fälle mit Dengue- oder Chikungunyaviren auftreten können. In diesen Fällen sollte eine gezielte Eruierung von Surrogatmarkern eines erhöhten Risikos z. B. Aufenthalt in Endemiegebieten, Saisonalität, Lebensstil, Freizeitaktivitäten, Tierkontakte erhoben werden.

30.3 Spezifische Aspekte der Transplantationsvirologie

Nachfolgend werden virusspezifische Charakteristika diskutiert, die nach SOT bzw. nach allogener HCT in diagnostischer, klinischer und therapeutischer Hinsicht zu berücksichtigen sind.

30.3.1 Herpes-simplex-Virus 1 und 2 (HSV-1, -2)

Die Seroprävalenz von HSV-1 bzw. HSV-2 liegt in Mitteleuropa bei 50 bis 70% bzw. bei 5 bis 20% und steigt mit Lebensalter, niedrigerem sozioökonomischen Status und der Anzahl von Intimkontakten (Preiser et al. 2003). HSV-1 und -2 wird nach Primärreplikation im mukokutanen Epithel in den entsprechenden sensorischen Ganglien latent. Reaktivierung führt initial zu begrenzten mukosalen bzw. kutanen Läsionen (Erythem, Vesikel, Ulkus, Kruste). HSV-Reaktivierung wird durch lokale oder systemische Faktoren z. B. durch Entzündung, andere Infektion oder Trauma, Stress und Hormone gefördert. Bei Transplantationspatienten sind diese Faktoren durch Operation, Konditionierung, mechanischem Trauma initial besonders stark vorhanden und führen aufgrund der gleichzeitigen Immunsuppression zu ausgeprägter lokaler Reaktivierung der Infektion, die chronifizieren und disseminieren kann mit entsprechender Morbidität und Letalität. Antikörper schützen nicht vor Reaktivierung, sondern identifizieren Patienten mit Reaktivierungsrisiko. HSV-seropositive Transplantationspatienten werden durch eine antivirale Prophylaxe vor HSV-Reaktivierung geschützt (Aciclovir p.o. 800 mg 12-stündlich; Aciclovir i.v. 250 mg/m^2/12-stündlich; Valaciclovir p.o. 500 mg 12-stündlich). Die Dauer der Prophylaxe richtet sich nach dem immunologischen Risiko und kann zwischen 4 Wochen und 24 Monaten z. B. bei allogener HCT variieren. Unter antiviraler Prophylaxe gibt es keine Indikation für eine Überwachungsdiagnostik. Bei allogener HCT und HSV R+ D-Konstellation finden sich häufiger Rezidive, viszerale Verläufe und Aciclovir-resistente HSV (Nichols et al. 2003). Aciclovir-Resistenz wird gefördert durch eine zu niedrige z. B. prophylaktische Dosierung bei Patienten mit bereits florider Reaktivierung, bei denen eine höhere therapeutische Dosierung indiziert ist. Die häufigste Form der Aciclovir-Resistenz entsteht durch eine veränderte Aktivität der HSV-Thymidinkinase; Aciclovir-resistente HSV können aber mit Foscarnet oder Cidofovir behandelt werden, die intravenös appliziert werden müssen. Die HSV-Reaktivierung kann beim Transplantationspatienten mit atypischer Morphologie und Lokalisation verlaufen.

Wichtige atypische HSV-Präsentationen beim Transplantationspatienten sind neben HSV-1-Keratitis, (Chorio-) Retinitis und HSV-2-Meningitis die HSV-1-Tracheobronchitis, -Pneumonie und -Hepatitis, die mit erheblicher Morbidität einhergeht, während die klassische Herpesenzephalitis eher selten ist.

In der Diagnostik hat sich in den letzten Jahren zunehmend die PCR durchgesetzt wegen ihrer höheren Sensitivität und Spezifität.

Die therapeutische Dosierung von Aciclovir beim Transplantationspatienten mit florider lokaler HSV-Reaktivierung ist Valaciclovir p.o. 1000 mg/12-stündlich bzw. bei dissemierter, viszeraler oder zentralnervöser Lokalisation Aciclovir i.v. 5 mg/kg Körpergewicht 8-stündlich (angepasst an die Nierenfunktion).

30.3.2 Varizella-Zoster-Virus (VZV)

Die VZV-Seroprävalenz beträgt in Mitteleuropa > 90% bzw. 95% ab dem 10. bzw. 15. Lebensjahr, liegt dagegen in tropischen Ländern eher um 30 bis 50%. Die Reaktivierung als Zoster nimmt beim Immunkompetenten erst mit dem Alter über 60 Jahren zu. Nach Transplantation ist eine Reaktivierung als Zoster häufig, die multidermatomal bzw. sekundär generalisieren kann und mit der Schwere der Immunsuppression korreliert (nach SOT von Niere oder Leber 5 bis 10%; von Herz oder Lunge 10 bis 20%). Die Primärinfektion ist bei erwachsenen Transplantationspatienten selten, aber in ihren klinischen Konsequenzen nicht zu unterschätzen. Entsprechend ist bei seronegativen Patienten eine VZV-Impfung mehr als 4 Wochen vor SOT anzustreben. Bei allogener HCT ist dies je nach Grunderkrankung (Leukämie, Lymphom) nicht möglich. Bei VZV-Seropositiven verhindert die Prophylaxe mit (Val-)Aciclovir die VZV-Reaktivierung und ist durch die HSV-Prophylaxe mitbehandelt. Eine Überwachungsdiagnostik ist dann nicht indiziert.

Bei Verdacht auf VZV-Reaktivierung wird wegen der höheren Sensitivität und Spezifität PCR-Diagnostik aus den dermalen Eruptionen durchgeführt. Bei typischen klinischen Symptomen (lanzinierenden Schmerzen) ohne Hautmanifestation ist an Herpes zoster sine herpete zu denken und eine Liquordiagnostik zu erwägen.

Die Behandlung der floriden VZV-Replikation als Primär- oder Sekundärmanifestation erfordert eine Aciclovir-Dosierung von 10 mg/kg Körpergewicht 8-stündlich (angepasst an die Nierenfunktion). Eine Therapie des Herpes Zoster mit Brivudin 125 mg pro Tag ist möglich, falls nicht absolute Kontraindikationen wie eine Chemotherapie mit Fluoropyrimidinen (5-Fluorouracil) bestehen.

Eine gefürchtete Komplikation nach allogener HCT ist die viszerale VZV-Dissemination mit Beteiligung von Darm und Leber, die bereits bei Verdacht (akutes Abdomen) empirisch mit Aciclovir behandelt und mittels VZV-Nachweis im Blut diagnostiziert werden sollte.

30.3.3 Cytomegalovirus (CMV)

Die CMV-Seroprävalenz liegt in Mitteleuropa bei 40 bis 70% und nimmt mit dem Lebensalter zu. CMV etabliert eine latente Infektion, insbesondere in myeloiden Vorläuferzellen im Knochenmark (Egli et al. 2007). Die Reaktivierung einer CMV-Replikation wird gefördert durch Entzündungsmediatoren, Hypoxie und Stresssignale, die die CMV-Immediate-Early-Gene aktivieren. Ist gleichzeitig das zelluläre Immunsystem unzureichend (fehlende T-Zellen, Immunsuppression, HLA-Mismatch), kommt es zur lokalen Ausbreitung, Organerkrankung und systemischen Dissemination. Beim Kontakt von Immuneffektoren mit CMV-replizierenden Wirtszellen kann auch eine Sensibilisierung und Abstoßungsreaktion entstehen. Neben einem allgemeinen viralen Syndrom mit Fieber, Leukopenie und Thrombopenie können praktisch alle Organsysteme betroffen sein (z. B. Kolitis, Hepatitis, Pneumonie, Myelosuppression). Enzephalitis und Retinitis sind bisher nach SOT selten, werden aber zunehmend als Spätmanifestationen beobachtet (Egli et al. 2008a). Umgekehrt setzt eine Alloreaktion (Abstoßung, GvHD) Entzündungsmediatoren frei, die die CMV-Replikation aktivieren. Bei einer Abstoßungstherapie werden auch CMV-spezifische T-Lymphozyten inaktiviert, was wiederum die CMV-Replikation und Progression zur CMV-Erkrankung fördert. Nicht alle Organe können eine CMV-Replikation mit begleitender Entzündung funktionell ausreichend kompensieren. Insbesondere die CMV-Pneumonie, die vorwiegend in der Allosituation nach HCT bzw. nach Lungentransplantation auftritt, ist eine lebensbedrohliche Komplikation. Die Bestimmung des CMV-Serostatus von Donor und Rezipient vor Transplantation erlaubt die Einteilung in Hochrisiko mit CMV D+/R- bei SOT bzw. CMV D-/R+ bei allogener HCT zu erfassen.

Bei SOT und CMV D+/R- wird in den meisten Zentren heute eine Prophylaxe mit Valganciclovir (900 mg täglich, angepasst an die Nierenfunktion) für mindestens 3 bis 6 Monate durchgeführt. Trotzdem tritt bei 10 bis 50% der SOT-Patienten eine späte CMV-Replikation auf, die unbehandelt zu einer CMV-Erkrankung führt. Je nach Zentrum, Labor, Transplantation, Antikörperprofil, Test und Untersuchungsmaterial werden unterschiedliche Schwellenwerte verwendet, um eine Therapie einzuleiten. So werden Indikationen bei PCR-basierten Tests bei > 400 Genomequivalenten (Geq) pro ml Plasma, bei 1000 bis 5000 Geq/ml EDTA-Vollblut oder bei einer CMV-pp65-Antigenämie von z. B. 2 bis 20 positiven Zellen pro 250 000 Leukozyten verwendet. Bei SOT mit CMV R+ ist das Risiko einer Reaktivierung der CMV-Replikation ebenfalls gegeben, kann aber durch zeitnahe Überwachungsdiagnostik frühzeitig erkannt und präemptiv, d. h. vor manifester CMV-Erkrankung behandelt werden (Ganciclovir i.v. 5 mg/kg Körpergewicht 12-stündlich oder Valganciclovir 900 mg

12-stündlich, für 2 Wochen bzw. bis CMV bestätigt unter der Nachweisgrenze). Diese Dosierungen sind auch zur Therapie von CMV-Erkrankungen indiziert. Die Gabe von intravenösen Immunglobulinen (0,2 bis 0,5 g/kg Körpergewicht) bzw. CMV-Hyperimmunglobulinen wird meist bei CMV-Pneumonie verwendet, ist aber kontrovers. Bei Rezidivgefahr bzw. bei Indikation für eine T-Zell-depletierende Abstoßungsbehandlung kann eine gezielte Prophylaxe (Valganciclovir 900 mg 1× täglich) für 2 bis 4 Wochen erwogen werden. Zunehmend wird auch bei SOT mit intermediärem Risiko (CMV R+) eine Valganciclovir-Prophylaxe verordnet, um Überwachungsdiagnostik und möglicherweise indirekte CMV-Wirkungen zu beseitigen. Bei allogener HCT wird meist keine Prophylaxe durchgeführt wegen der myelosuppressiven Nebenwirkung von (Val-)Ganciclovir, die ein „engraftment" behindern kann. CMV mit Ganciclovir-Resistenz treten bevorzugt bei protrahierter Replikation und unzureichenden Medikamentenspiegeln auf. Risikofaktoren sind unzureichende Compliance; unzureichende Dosisanpassung bei schwankender Nierenfunktion und ambulanter Therapie; unzureichende Dosisanpassung wegen Leukopenie, die als Myelosuppression durch Ganciclovir gedeutet, jedoch durch CMV-Replikation verursacht wurde; sowie bei Patienten mit einer unzureichenden CMV-spezifischen T-Zellantwort (Limaye 2002, Egli et al. 2008b). Bei Patienten mit klinischer bzw. virologischer Ganciclovir-Resistenz sollte ein Wechsel zu Foscarnet bzw. Cidofovir erwogen werden, unter Berücksichtigung der nephrotoxischen Nebenwirkungen, Hydrierung und Elektrolytverschiebungen, sowie eine Reduktion der Immunsuppression (Egli et al. 2007). Die Bedeutung von Immunglobulinen ist umstritten.

30.3.4 Epstein-Barr-Virus (EBV)

Die EBV-Seroprävalenz liegt in Mitteleuropa bei Erwachsenen bei 95 %, wovon die meisten Infektionen a- bzw. oligosymptomatisch während der Kindheit akquiriert werden, in der Adoleszenz aber häufig als infektiöse Mononukleose verlaufen (Fieber, Tonsillitis, Lymphadenitis, Hepatitis, Splenomegalie, EBV-spezifische zytotoxische T-Lymphozyten). Anschließend verbleibt EBV latent insbesondere in ruhenden Memory-B-Lymphozyten. Reaktivierung und Expression von EBV-Proteinen wird durch EBV-spezifische zytotoxische T-Zellen limitiert. Bei fehlender T-Zellkontrolle kann es zum EBV-positiven Non-Hodgkin-Lymphom, genannt „Post-Transplant Lymphoproliferative Disease" (PTLD), kommen. Andere EBV-assoziierte posttransplantäre Erkrankungen sind weniger gut charakterisiert und beinhalten EBV-Enzephalitis, -Hepatitis, Hämophagozytosesyndrom und Bronchiolitis obliterans. Die Inzidenz von PTLD liegt durchschnittlich bei etwa 1 %, aber höher bei Risikofaktoren wie HLA-Mismatch, T-Zelldepletion, GvHD. Bei SOT ist das Risiko am höchsten bei der Konstellation EBV D+/R-, die häufiger bei pädiatrischen Patienten auftritt mit polyklonalem mononukleoseähnlichem viralem Syndrom und Progression zu oligo- bzw. monoklonalen malignen Formen. Die klinische Manifestation von PTLD kann mit Fieber und Lymphadenopathie einhergehen, was aber fehlen kann (Steroide, diffuser Lokalisation).

Bei Hochrisikopatienten ist eine Überwachungsdiagnostik mittels quantitativer Bestimmung der EBV Last im Blut indiziert. Bei Anstieg der EBV-Last über einen Schwellenwert ist die klinische und radiologische Suche nach einem PTLD indiziert. Allerdings werden zurzeit verschiedene Schwellenwerte in verschiedenen Zentren verwendet, z. B. 1000 EBV-Geq/ml Plasma, 5000 EBV-Geq/ml Vollblut oder aber ein 10-facher bis 100-facher Anstieg ab Ausgangswert. Da in vielen Fällen eine Lymphomsuche erfolglos bleibt, wird aufgrund des Risikoprofils eine Intervention eingeleitet. Die im Blut gemessene Viruslast setzt sich zusammen aus episomaler EBV-Genomreplikation durch Proliferation der transformierten B-Zellen und teilweiser lytischer EBV-Replikation, die neue B-Zellen durch Infektion rekrutiert (Funk et al. 2007). Nur letztere Population kann durch Virostatika wie Ganciclovir oder Cidofovir beeinflusst werden.

Die PTLD-Therapie besteht aus monoklonalen anti-CD20 Antikörpern (Rituximab) bzw. Chemotherapie (z. B. CHOP). Bei allogener HCT ist nach anti-CD20 und CHOP der adoptive Transfer von in vitro amplifizierten EBV-spezifischen Donor-T-Zellen eine experimentelle Option, die allerdings GMP-Laboratorien und erhebliche Expertise voraussetzt.

30.3.5 Humanes Herpesvirus 6 und 7 (HHV-6, -7)

Die HHV-6-Seroprävalenz beträgt bei Erwachsenen 95 %, wovon der überwiegende Anteil der Infektionen im Kleinkindesalter akquiriert wird (bei einem Drittel klinisch als Drei-Tage-Fieber). Für HHV-7 wird Ähnliches berichtet, obwohl die Datenlage rudimentär ist.

Aufgrund der hohen Seroprävalenz und der begrenzten klinischen Bedeutung ist die Bestimmung der HHV-6- und -7- Antikörper bei Donor und Rezipient vor Transplantation oder eine Überwachungsdiagnostik posttransplant derzeit nicht indiziert. Zur Abklärung von symptomatischen Einzelfällen kann eine HHV-6-spezifische Diagnostik mittels quantitativer PCR indiziert sein (Cave: Bei 1 % der gesunden Bevölkerung findet sich eine chromosomale Integration von HHV-6, was die Interpretation von Viruslastbestimmung unmöglich macht).

Die Bedeutung von HHV-6 bei SOT ist nicht klar, obwohl möglicherweise Graftdysfunktion nach Leber- bzw. Nierentransplantation mit HHV-6 Persistenz assoziiert wurden. Bei allogener HCT wurden vereinzelt über HHV-6-assoziierte febrile Zustandsbilder, Exanthem, Haut-GvHD, Myelosuppression, Thrombozytopenie und interstitielle Pneumonie berichtet. Die wichtigste klinische und pathologische Entität ist die HHV-6 assoziierte Enzephalitis nach allogener HCT (Seeley et al. 2007). Typischerweise handelt sich um Patienten mit problemlosem Engraftment und 100%-Chimärismus, die 3 bis 4 Wochen posttransplant mit akuten Störungen des Kurzzeitgedächtnisses, Affektlabilität, akuter Psychose und Krampfanfällen auffallen. In der MRI-Untersuchung des Neurokraniums zeigt sich meist eine bilaterale Signalanreicherung im Hippocampus bzw. limbischen System („Posttransplant Acute Limbic Encephalitis", abgekürzt PALE). Die Inzidenz und Risikofaktoren der HHV-6 assoziierten Enzephalitis ist nicht gesichert, wird aber auf 1 bis 10% geschätzt bei T-Zelldepletion und cb-HCT. Mehr als die Hälfte der Patienten versterben, und bei den Überlebenden persistieren schwere neurologische Defizite. Die HHV-6-Viruslastmessung im Blut ist wenig sensitiv und spezifisch, während der HHV-6-Nachweis im Liquor als beweisend angesehen wird, aber initial gelegentlich negativ sein kann.

Therapieversuche sind mit intravenösem Ganciclovir, Foscarnet und Cidofovir beschrieben, während Aciclovir als unwirksam gilt (Ljungman et al. 2008).

30.3.6 Humanes Herpesvirus 8 (HHV-8)

Die HHV-8-Seroprävalenz liegt in Europa bei 0,3 bis 15% je nach geografischer Lage und untersuchter Population (Preiser et al. 2001). HHV-8 wurde als ätiologisches Agens des Kaposi-Sarkoms identifiziert, das bei eingeschränkter T-Zellfunktion auftritt. Darüber hinaus ist HHV-8 mit dem primären Effusionslymphom und der Castleman-Erkrankung assoziiert. Die Transmission von HHV-8 von seropositiven Donororganen auf seronegative Rezipienten und das Auftreten von Kaposi-Sarkomen posttransplant wurde bei SOT dokumentiert (Regamey et al. 1998).

Insgesamt wird derzeit in den westlichen Industrieländern das Risiko als zu gering eingeschätzt, um eine HHV-8-Serologie vor SOT bzw. eine Überwachungsdiagnostik posttransplant zu rechtfertigen.

In einer großen retrospektiven Studie aus den USA wurden 65 Fälle von Kaposi-Sarkom bei 237 000 SOT (Inzidenz 8,8 pro 100 000) innerhalb der ersten 24 Monate posttransplant registriert (Mbulaiteye u. Engels 2006). Als Risikofaktoren wurden HLA-Mismatching im B-Lokus, höheres Lebensalter und Einwandererstatus des Rezipienten angegeben, aber Informationen zur HHV-8-Serologie lagen nicht vor.

Die Therapie des Kaposi-Sarkoms posttransplant beinhaltet eine Reduktion der Immunsuppression, die bei einem Teil der Patienten zu einer Regredienz führen kann, sowie Chemotherapie insbesondere bei disseminierten Manifestationen (Ljungman et al. 2008).

30.3.7 Adenovirus (ADV)

Mehr als 50 ADV-Serotypen verursachen Infektionserkrankungen von vorwiegend mukosalen Organsystemen mit entsprechenden Krankheitsbildern wie hämorrhagische Zystitis, Keratokonjunktivitis, Tonsillopharyngitis, Gastroenteritis und Bronchitis. ADV bleiben über längere Zeit nach Erkrankung nachweisbar, obwohl keine eigentliche Latenz etabliert wird. In Transplantationspatienten infizieren ADV innere Organe mit Dissemination und erheblicher Letalität. Dabei scheinen Kinder eher betroffen zu sein als Erwachsene, was für eine gewisse schützende Restimmunität nach früherer Exposition spricht. Allogene Konstellation scheinen ADV-Organmanifestationen zu fördern wie Hepatitis, interstitielle Nephritis, Peri-/Myokarditis und Bronchiolitis nach Leber-, Nieren-, Herz- und Lungentransplantation, während disseminierte ADV-Infektionen meist bei Kindern nach allogener, insbesonderer haploidentischer bzw. cb-HCT beobachtet werden.

Eine ADV-spezifische Antikörpertestung von Donor oder Rezipient ist derzeit nicht indiziert. Eine Überwachungsdiagnostik wird bei Kindern nach allogener HCT im Stuhl bzw. Blut mittels Kultur und quantitativer PCR durchgeführt. Die genetische Variabilität der ADV erfordert validierte PCR-Protokolle, die alle bekannten Genotypen erfassen (Watzinger et al. 2004).

Die Therapie von ADV-Infektion nach Transplantation ist limitiert durch mangelnde Virostatika. So wird Cidofovir 5 mg/kg Körpergewicht plus Probenicid bei disseminierten ADV-Infektionen angewandt, gelegentlich zusammen mit intravenösen Immunglobulinen. Die Wirksamkeit von Ribavirin und Vidarabin ist kontrovers und kann nicht empfohlen werden. Lymphopenie bzw. fehlende ADV-spezifische T-Zellimmunität ist assoziiert mit schlechter Prognose, weshalb eine Reduktion der Immunsuppression erwogen werden muss, und experimentell adoptiver ADV-spezifischer T-Zelltransfer eingesetzt wird.

30.3.8 Polyomavirus BK (BKV) und JC (JCV)

Die BKV- und JCV-Seroprävalenz beträgt 82% und 58% bei gesunden Blutspendern (Egli et al. 2009). Während BKV vorwiegend im Kindesalter akquiriert wird, steigt die JCV-Seroprävalenz noch im Erwachsenenalter. Beide Viren bleiben in der Niere bzw. den Harnwegsepithelien latent, können asymptomatisch reaktivieren und im Urin nachgewiesen werden (BKV 7%, JCV 19%) (Egli et al. 2009). Bei gestörter zellulärer Immunität steigt die Prävalenz auf 40 bis 90% mit Viruslastwerten von > 7 log Geq/ml. BKV verursacht die Polyomavirus-assoziierte Nephropathie bei 1 bis 10% der Patienten nach Nierentransplantation und nur sporadisch nach anderen SOT oder allogener HCT (Hirsch et al. 2002). BKV ist darüber hinaus mit hämorrhagischer Zystitis assoziiert, die bei 5 bis 15% der Patienten nach allogener HCT auftritt, aber nur selten nach SOT (Hirsch u. Steiger 2003). JCV verursacht die progressive multifokale Leukoenzephalopathie, eine seltene Komplikation nach allogener HCT, die noch seltener nach SOT beobachtet wird, aber relativ häufig bei HIV-AIDS vor Einführung der antiretroviralen Kombinationstherapie auftrat (Khanna et al. 2009a). Bei Nephropathie und Leukoenzephalopathie wird eine unzureichende virusspezifische T-Zellantwort beobachtet (Binggeli et al. 2007, Khanna et al. 2009c), während die BKV-assoziierte hämorrhagische Zystitis Komponenten eines Immunrekonstitutionssyndrom zu haben scheint (Binet et al. 2000). JCV kann selten Nephropathie bzw. hämorrhagische Zystitis verursachen, sowie BKV Leukoenzephalopathie.

Die definitive Diagnose wird durch Immunhistochemie in der Biopsie gestellt. Hohe BKV-Last über 4 log Geq/ml Plasma dient als Surrogatmarker für Nephropathie bzw. hämorrhagische Zystitis. Der Nachweis von JCV im Liquor zerebrospinalis gilt bei entsprechenden klinischen und radiologischen Befunden als virologisch bestätigte Diagnose der Leukoenzephalopathie. Bisher gibt es keine Indikation, den BKV- bzw. JCV-Serostatus vor Transplantation zu erheben. Allerdings scheinen hohe BKV-Antikörpertiter beim Donor und niedrige bzw. nicht nachweisbare Antikörpertiter beim Rezipienten vor Nierentransplantation mit einer höheren Rate an BKV-Virurie und -Virämie assoziiert zu sein. Umgekehrt scheinen Patienten mit hohen Antikörpertitern vor allogener HCT ein höheres Risiko für höhere BKV-Last im Urin und möglicherweise hämorrhagischer Zystitis zu haben.

Die Behandlung der BKV- und JCV-assoziierten Erkrankungen ist schwierig, da keine wirksamen Virostatika vorhanden sind. Insbesondere ist die Wirksamkeit von Cidofovir umstritten, welches bei diesen Erkrankungen oft mangels Alternativen angewendet wird. Ebenso unklar ist die Wirksamkeit von Leflunomid oder intravenösen Immunglobulinen.

Bei der Nephropathie kann durch eine Reduktion der Immunsuppression eine immunologische Kontrolle hergestellt werden, die umso erfolgreicher ist, je früher sie durchgeführt wird. Deshalb werden bei Nierentransplantation regelmäßige Überwachungsdiagnostik mittels Viruslastbestimmung im Urin und im positiven Fall im Plasma empfohlen (Hirsch et al. 2005). Eine anhaltende BKV-Plasmaviruslast von über 4 log Geq/ml für mehr als 3 Wochen erfüllt die Kriterien einer „presumptiven" Nephropathie, bei welcher eine Reduktion der Immunsuppression erwogen werden sollte. Ähnliche Strategien werden auch für Patienten nach allogener HCT diskutiert, bei welchen ein erhöhtes Risiko einer hämorrhagischen Zystitis im Falle einer Plasmaviruslast von > 4 log Geq/ml oder eines Anstiegs der Urinviruslast von > 3 log Geq/ml postuliert wird, jedoch noch klinisch validiert werden muss. Für die JCV-vermittelte Leukoenzephalopathie gibt es bisher keinen Surrogattest, sodass die Erkrankung meist klinisch, d.h. in einem fortgeschrittenen Stadium diagnostiziert wird und damit eine hohe Mortalität von 70 bis 90% hat.

30.3.9 Polyomavirus KI, WU und MC

Die neuen Polyomaviren wurden durch molekular-genetische Methoden identifiziert, KIV und WUV in respiratorischen Proben von Patienten, in denen kein anderer Erreger gefunden wurde (Allander et al. 2007, Gaynor et al. 2007), und MCV in Merkelzellkarzinom (Feng et al. 2008), einem malignen Hauttumor bei immundefizienten Patienten. Entsprechend basieren die meisten gegenwärtig verfügbaren Daten auf PCR-Untersuchungen. Die Assoziation von MCV mit Merkelzellkarzinom wurde in anderen Studien bestätigt, aber die Bedeutung von MCV nach Transplantation ist noch unklar. KIV und WUV wurden in respiratorischen Proben von 499 Patienten bei je 8 Patienten (1,6%) nachgewiesen, MCV bei 1 (0,2%), JCV bei 5 (1%) und BKV gar nicht (Sharp et al. 2009). KIV und WUV wurden mit ähnlicher Häufigkeit auch in anderen Studien nachgewiesen, meist zum Teil zusammen mit anderen Infektionserregern. Preliminäre Daten einer großen prospektiven Studie zu respiratorischen Viren in mehr als 3000 Proben von über 270 Patienten nach allogener HCT berichten über Nachweisfrequenzen von KIV von 17% und WUV von 7%, ohne eindeutige klinische Symptome oder Saisonalität. Somit kann die Rolle von KIV und WUV bezüglich respiratorischer Erkrankung bisher noch nicht beurteilt werden. Entsprechend gibt es noch keine Indikationen für Antikörperbestimmunung vor, bzw. Überwachungsdiagnostik oder Behandlung nach Transplantation.

30.3.10 Respiratorische Viren

Virale Infektionen des Respirationstrakts können vor, während, bzw. nach Transplantation stattfinden entsprechend der aktuellen saisonalen Zirkulation in der Allgemeinbevölkerung (Abb. 30.**1**). Epidemiologisch sind Kinder im Vorschulalter die wichtigste Quelle. Bei Transplantationspatienten findet sich generell eine höhere und längere Virusausscheidung in respiratorischen Sekreten als in immunkompetenten Vergleichsgruppen. Dadurch erhöht sich das Risiko der virusvermittelten Komplikationen, der bakteriellen Superinfektion und der nosokomialen Transmission.

In den letzten Jahren wurde die molekulare Diagnostik für Viren des Respirationstrakts erheblich verbessert und mithilfe von Multiplex-PCR-Strategien signifikant erweitert. So finden sich nun eindrucksvolle Kasuistiken von schweren Pneumonien und letalen Verläufen durch bisher selten diagnostizierte Erreger wie humanes Metapneumovirus, Rhinoviren und Nicht-SARS-Coronaviren. Jedoch fehlen bisher größere prospektive Untersuchung, die die klinische Bedeutung dieser Viren bei Transplantationspatienten zuverlässig evaluieren.

Die Morbidität und Letalität respiratorischer Viren ist am höchsten nach allogener HCT bzw. nach Lungentransplantation, und am besten beschrieben für Influenza-A- und Respiratorisches Synzytialvirus (RSV), seltener für Parainfluenzaviren, und Adenoviren. Nach Infektion mit respiratorischen Viren beobachtet man eine signifikante Abnahme des FEV1/FVC nach allogener HCT (Erard et al. 2006), sowie Bronchiolitis obliterans nach Lungentransplantation in 30 bis 50 % der Fälle (Vilchez et al. 2003). Bei Lungentransplantation ist die Inzidenz von viralen Komplikationen im unteren Respirationstrakt 15-fach höher als nach Leber- oder Nierentransplantation. In einer prospektiven Erfassung von knapp 2000 HCT wurden in 4,7 % respiratorische Viruserkrankungen identifiziert, die fast ausschließlich bei allogener HCT auftraten und durch RSV (49 %), Influenza-A-Virus (47 %), und seltener durch Parainfluenza (8 %) oder Rhinoviren (2 %) verursacht wurden (Ljungman et al. 2001).

Influenzaviren

Die saisonale Influenzaepidemie erreicht in der kalten Jahreszeit 10 bis 30 % der Allgemeinbevölkerung (Hirsch 2007). Die Transmission geschieht effizient über Aerosole, die vorwiegend durch Niesen generiert werden. Entsprechend hoch ist das Expositionsrisiko in Wartezimmern bzw. durch Spitalbesucher, insbesondere durch Kinder. Die Inkubationszeit ist mit 12 bis 24, selten 48 Stunden eher kurz, und die akute Erkrankung ohne Rekonvaleszenz dauert beim sonst gesunden Erwachsenen zirka 7 bis 10 Tage. Spezifische T-Zellantworten mit begrenzter Kreuzimmunität terminieren die Infektion, während neutralisierende Antikörper typenspezifisch die Infektionsdosis bei Re-Exposition reduzieren.

Bei nicht immunsupprimierten Personen kann die Influenza-A- und -B-vermittelte Morbidität signifikant durch den saisonalen Spaltimpfstoff reduziert werden. Eine Frühtherapie mit Neuraminidase-Inhibitoren wie Oseltamivir bzw. Zanamivir innerhalb von 24 bis 48 Stunden verkürzt die Krankheitsdauer um 1 bis 3 Tage. Obwohl die Influenzaimpfung nach SOT bzw. HCT empfohlen ist, sind Wirksamkeit und Schutz hier deutlich geringer. Deshalb sollten auch nahestehende und betreuende Personen einschließlich Ärzte und Pflege geimpft werden („Herd Immunity").

Die Bestimmung spezifischer Antikörper oder eine allgemeine Überwachungsdiagnostik ist nicht indiziert.

Bei Patienten mit Influenza A und B vor allogener HCT sollte eine Verschiebung der Konditionierung und Transplantation erwogen werden. Die Letalität von Influenzavirus-Infektionen bei allogener HCT kann bis 30 % erreichen. Hierbei handelt es sich meist um schwer immundefiziente Patienten (z. B. vor bzw. während Engraftment, bei Lymphopenie unter $0{,}1 \times 10^9$/l, Hypogammaglobulinämie, GvHD Grad 2 bis 4, nach T-Zelldepletion), bei denen der untere Respirationstrakt im Sinne einer Bronchopneumonie betroffen ist.

Der Einsatz von Neuraminidase-Inhibitoren als Prophylaxe ist grundsätzlich möglich, aber im Jahr 2008/09 durch die zunehmende Resistenz der saisonalen Influenzaviren (H1N1) gegen Oseltamivir unterlaufen worden. Die Frühtherapie ist gerade bei Hochrisiko-Patienten schwierig, da klassische initiale Symptome wie Fieber fehlen können (Khanna et al. 2009b). Antigen-Direktnachweise in respiratorischen Sekreten sind als Schnelltest verfügbar, aber nur von begrenzter Sensitivität im Vergleich zu PCR-basierter Diagnostik oder der länger dauernden Virusisolierung. Patienten mit starker Immundefizienz sind eher gefährdet für die Selektion von Resistenzen. Deshalb sollten gerade initial höhere Dosierungen an Neuraminidase-Inhibitoren erwogen werden (Hirsch 2007, Khanna et al. 2009b). Neuere Strategien evaluieren deshalb Kombinationstherapien von Neuraminidase-Inhibitoren, Ribavirin und Amantadin. Die Rolle des Swine-Origin-Influenzavirus A/H1N1 für Transplantationsmedizin lässt sich noch nicht einschätzen.

Respiratorisches Syncytialvirus (RSV)

RSV Typ A und B kozirkulieren vermehrt in der kalten Jahreszeit, was an der Anzahl erkrankter Kleinkinder mit Konjunktivitis, Sinusitis, Tracheobronchitis und Bronchiolitis sichtbar wird. Kinder im Vorschulalter sind die wichtigste Quelle, aber anders als Influenza wird RSV vorwiegend über mit oronasalen Sekreten kontaminierte Hände übertragen. RSV-Infektionen hinterlassen keine vollständig protektive Immunität, jedoch haben Erwachsene weniger Symptome, was sich mit dem Alter über 65 Jahre wieder ändert. Transplantationspatienten zeigen eine höhere und längere RSV-Ausscheidung, wobei Progression zu Bronchopneumonie und Bronchiolitis obliterans mit entsprechend kritischer Entzündung und Abnahme von Lungenfunktionsparametern vorwiegend bei allogener HCT und Lungentransplantation beobachtet wird.

Eine Bestimmung spezifischer Antikörper vor oder nach Transplantation ist nicht indiziert.

Die Letalität der RSV-Pneumonie bei allogener-HCT-Patienten mit schwerer Immundefizienz liegt bei 10 bis 30 % (z. B. vor Engraftment, bei Lymphopenie unter 0,1 × 10^9/l, Hypogammaglobulinämie, GvHD Grad 2 bis 4, nach T-Zelldepletion). Bei Patienten mit RSV-Nachweis vor allogener HCT sollte eine Verschiebung der Konditionierung erwogen werden.

Die Behandlung der RSV-Infektion bei Transplantationspatienten ist problematisch, da aerosolisiertes Ribavirin bei Befall des unteren Respirationstrakts als nicht gut wirksam bzw. zu spät angesehen wird. Andererseits ist diese Applikationsform beim typischerweise ambulanten Patienten mit RSV-Infektion des oberen Respirationstrakts sehr aufwendig. Bei schwer immundefizienten HCT Patienten werden deshalb in einigen Zentren orales Ribavirin zusammen mit intravenöser Applikation von Immunglobulinen (0,5 g/kg Körpergewicht 3× wöchentlich) oder Palivizumab (15 mg/kg i.v.), einem monoklonen IgG-Antikörper gegen das RSV-F-Protein, evaluiert (Khanna et al. 2008).

Parainfluenzavirus (PIV)

Infektionen mit PIV zeigen eine saisonale Häufung im Herbst (PIV Typ 1), im Winter (PIV Typ 2) und im Frühjahr (PIV Typ 3) und sind vorwiegend bei Kindern klinisch symptomatisch mit Husten, Laryngitis und Bronchitis. Nach allogener HCT treten PIV-verursachte schwere Bronchopneumonien auf, aber deutlich seltener als bei RSV oder Influenza, während eine Reduktion der Lungenfunktion signifikant mit PIV-Infektionen assoziiert ist (Erard et al. 2006). Ebenso sind Patienten nach Lungentransplantation deutlich anfälliger für PIV-Infektionen als andere SOT (Vilchez et al. 2003).

In vielen Laboratorien wird die PIV-Isolierung durch Multiplex-PCR-Diagnostik ersetzt, wodurch die Sensitivität erhöht und die Ergebniserstellung verkürzt wurde. Allerdings sind Interpretation und Behandlungsindikation nicht evaluiert worden.

Mangels Alternativen werden bei Transplantationspatienten mit schweren Bronchopneumonien aerosolisiertes Ribavirin und intravenöse Immunglobuline wie für RSV-Infektionen eingesetzt, ohne dass eine Wirksamkeit bisher dokumentiert wäre.

30.3.11 Hepatitisviren

Infektionen mit Hepatitisviren tragen einerseits signifikant zur Komorbidität nach Transplantation bei und sind andererseits die wichtigste Indikation für Lebertransplantationen, deshalb ist die serologische Abklärung des Hepatitisvirus-Status von Donor und Spender indiziert. Donoren mit aktiver Hepatitisvirusinfektion sollten ausgeschlossen werden. Auch anti-HBc-positive Spender sollten in der Regel ausgeschlossen werden, oder es muss die HBV-DNA im Empfänger verfolgt werden. Patienten ohne Exposition bzw. Immunität gegen Hepatitis-A-Virus (HAV) oder Hepatitis-B-Virus (HBV) sollten, wenn immer möglich, vor Transplantation geimpft werden (für HBV nach Kurzschema). Bei Patienten mit chronischer HBV-Infektion und Lebertransplantation wird angestrebt, durch eine Kombination von antiviraler Behandlung mit Lamivudin, Tenofovir, oder Entecavir plus Immunglobulingabe eine Reinfektion des Graft zu verhindern. Bei anderen SOT wird ebenfalls angestrebt, durch antivirale Therapie die HBV-Last unter die Nachweisgrenze zu drücken, um einer Progression unter Immunsuppression entgegenzuwirken. Regelmäßige Bestimmung der Viruslastbestimmung bzw. der Leberfunktion dienen der Identifizierung von Resistenzentwicklung und drohendem Rezidiv posttransplant. Bei chronischer Hepatitis-C-Infektion kann eine Reinfektion des Lebertransplantats praktisch nicht verhindert werden, und ist überdies die häufigste Indikation für eine Re-Transplantation. Vor kurzem wurde das Hepatitis-E-Virus, welches ähnlich dem Hepatitis-A-Virus bei immunkompetenten Personen einen akuten Krankheitsverlauf (Ausnahme: Schwangere) zeigt, als neue Ursache von chronischer Hepatitis und Zirrhosen nach Transplantation erkannt (Kamar et al. 2008).

Behandlung von HCV mit pegyliertem Interferon plus Ribavirin wird deshalb nach Stabilisierung ab etwa 6 Monate posttransplant versucht, die in einigen Fällen tatsächlich zu einer „End-of-Treatment" bzw. „Sustained virological Response" führt. Jedoch ist die Erfolgsrate geringer als bei Nicht-Transplantierten und überdies häufiger mit therapielimitierenden Nebenwirkungen versehen. Bei allogener HCT ergibt die Situation, dass ein potenzieller verwandter Donor eine chronische HBV- oder HCV-Infektion hat. Dieser kann trotzdem einem nicht HBV- bzw. HCV-infizierten Fremdspender vorgezogen werden, wenn das Ergebnis der HLA-Konstellation als günstiger beurteilt wird. Wenn immer möglich, sollte ein Behandlungsversuch mit Suppression der Virusreplikation vor HCT angestrebt werden. HCT-Patienten mit chronischer Hepatitis C können nach Transplantation einer Kombinationstherapie mit pegyliertem Interferon plus Ribavirin zugeführt werden. Dies setzt eine erfolgreiche Therapie der Grundkrankheit voraus und wird dann typischerweise nach Absetzen der Immunsuppression etwa 2 Jahre nach allogener HCT durchgeführt. Die Erfolgsrate der HCV-Therapie scheint genotyp-abhängig vergleichbar mit nicht transplantierten Personen.

30.4 Schlussfolgerung

Virusinfektionen verlaufen bei Transplantationspatienten mit erhöhter Morbidität und Letalität. Grund hierfür ist die notwendige medikamentöse Immunsuppression zur Vermeidung von akuten und chronischen immunologischen Alloreaktionen (Abstoßung, Graft-versus-Host-Disease). Dies beeinträchtigt auch die virusspezifische Abwehr, was zu erhöhter und verlängerter Virusreplikation führt. Das Ausmaß des virusvermittelten zytopathischen Effekts und die resultierende Entzündungsreaktion bestimmen zusammen den Grad der Funktionsstörung. Eine allogene Konstellation zwischen virusinfizierter Zelle und Immuneffektoren fördert diesen Prozess. Serologische und molekulargenetische Labordiagnostik von Donor und Rezipient erlauben für einige Viren eine Risikoabschätzung und gezielte Interventionen. Die aktuellen Herausforderungen in der Transplantationsvirologie sind fehlende Virostatika, zunehmende Resistenzen, chronische Transplantatschäden durch subklinische Virusreplikation, sowie unzureichende Labordiagnostik bei neuen Viruskomplikationen.

Literatur

Allander T, Andreasson K, Gupta S et al. Identification of a third human polyomavirus. J Virol 2007; 81: 4130–4136

Binet I, Nickeleit V, Hirsch HH. Polyomavirus infections in transplant recipients. Curr Opinion in Organ Transplant 2000; 5: 210–216

Binggeli S, Egli A, Schaub S et al. Polyomavirus BK-Specific Cellular Immune Response to VP1 and Large T-Antigen in Kidney Transplant Recipients. Am J Transplant 2007; 7: 1131–1139

Egli A, Bergamin O, Mullhaupt B et al. Cytomegalovirus-associated chorioretinitis after liver transplantation: case report and review of the literature. Transplant Infectious Disease 2008a; 10: 27–43

Egli A, Binet I, Binggeli S et al. Cytomegalovirus-specific T-cell responses and viral replication in kidney transplant recipients. J Transl Med 2008b; 6: 29

Egli A, Binggeli S, Bodaghi S et al. Cytomegalovirus and polyomavirus BK posttransplant. Nephrol Dial Transplant 2007; 22 (Suppl. 8): viii72–viii82

Egli A, Infanti L, Dumoulin A et al. Prevalence of Polyomavirus BK and JC Infection and Replication in 400 Healthy Blood Donors. J Infect Dis 2009; 199: 837–846. DOI: 10.1086/597126

Erard V, Chien JW, Kim HW et al. Airflow decline after myeloablative allogeneic hematopoietic cell transplantation: the role of community respiratory viruses. J Infect Dis 2006; 193: 1619–1625

Feng H, Shuda M, Chang Y et al. Clonal integration of a polyomavirus in human Merkel cell carcinoma. Science 2008; 319: 1096–1100

Funk GF, Gosert R, Hirsch HH. Viral dynamics in transplant patients: implication for disease. Lancet Infectious Diseases 2007; 7: 460–472

Gaynor AM, Nissen MD, Whiley DM et al. Identification of a novel polyomavirus from patients with acute respiratory tract infections. PLoS Pathog 2007; PLoS Pathog 3(5): e64. DOI:10.1371/journal.ppat.0030064

Hirsch HH, Brennan DC, Drachenberg CB et al. Polyomavirus-associated nephropathy in renal transplantation: interdisciplinary analyses and recommendations. Transplantation 2005; 79: 1277–1286.

Hirsch HH, Knowles W, Dickenmann M et al. Prospective study of polyomavirus type BK replication and nephropathy in renal-transplant recipients. N Engl J Med 2002; 347: 488–496

Hirsch HH, Steiger J. Polyomavirus BK. Lancet Infect Dis 2003; 3: 611–623

Hirsch HH. Kapitel C2: Grippe – Influenza. In: Marre R, Mertens T, Trautmann M, Zimmerli W, Eds. Klinische Infektiologie: Infektionskrankheiten erkennen und behandeln. 2. Aufl. München: Elsevier GmbH, Urban & Fischer Verlag; 2007: 763–781.

Kamar N, Selves J, Mansuy JM et al. Hepatitis E virus and chronic hepatitis in organ-transplant recipients. N Engl J Med 2008; 358: 811–817

Khanna N, Elzi L, Mueller NJ et al. for the Swiss HIV Cohort Study. Incidence and Outcome of Progressive Multifocal Leukoencephalopathy in 20 years of the Swiss HIV Cohort Study. Clinical Infectious Diseases 2009a; 48: 1459–1466

Khanna N, Steffen I, Studt JD et al. Outcome of Influenza Infections in Outpatients after Allogeneic Hematopoietic Stem Cell Transplantation. Transplant Infectious Diseases 2009b; 11: 100–105

Khanna N, Widmer AF, Decker M et al. Respiratory syncytial virus infection in patients with hematological diseases: single-center study and review of the literature. Clin Infect Dis 2008; 46: 402–412

Khanna N, Wolbers M, Mueller NJ et al. JCV-Specific Immune Responses in HIV-1 Patients with Progressive Multifocal Leukoencephalopathy. J Virol 2009c; 83: 4404–4411

Limaye AP. Ganciclovir-resistant cytomegalovirus in organ transplant recipients. Clin Infect Dis 2002; 35: 866–872

Ljungman P, De la Camara R, Cordonnier C et al. Management of CMV, HHV-6, HHV-7 and Kaposi-sarcoma herpesvirus (HHV-8) infections in patients with hematological malignancies and after SCT. Bone Marrow Transplant 2008; 42: 227–240

Ljungman P, Ward KN, Crooks BNA et al. Respiratory virus infections after stem cell transplantation: a prospective study from the Infectious Diseases Working Party of the European Group for Blood and Marrow Transplantation. Bone Marrow Transplant 2001; 28: 479–484

Mbulaiteye SM, Engels EA. Kaposi's sarcoma risk among transplant recipients in the United States (1993–2003). Int J Cancer 2006; 119: 2685–2691

Nichols WG, Boeckh M, Carter RA et al. Transferred herpes simplex virus immunity after stem-cell transplantation: clinical implications. J Infect Dis 2003; 187: 801–808

Preiser W, Doerr HW, Vogel JU. Virology and epidemiology of oral herpesvirus infections. Med Microbiol Immunol 2003; 192: 133–136

Preiser W, Szep NI, Lang D et al. Kaposi's sarcoma-associated herpesvirus seroprevalence in selected german patients: evaluation by different test systems. Med Microbiol Immunol 2001; 190: 121–127

Regamey N, Tamm M, Wernli M et al. Transmission of human herpesvirus 8 infection from renal-transplant donors to recipients. N Engl J Med 1998; 339: 1358–1363

Rubin RH, Hirsch HH. Transplant infectious disease: a moving target. Transplant Infectious Disease 2008; 10: 1–2

Seeley WW, Marty FM, Holmes TM et al. Post-transplant acute limbic encephalitis: clinical features and relationship to HHV6. Neurology 2007; 69: 156–165

Sharp CP, Norja P, Anthony I et al. Reactivation and Mutation of Newly Discovered WU, KI, and Merkel Cell Carcinoma Polyomaviruses in Immunosuppressed Individuals. J Infect Dis 2009; 199: 398–404

Vilchez RA, Dauber J, McCurry K et al. Parainfluenza virus infection in adult lung transplant recipients: an emergent clinical syndrome with implications on allograft function. Am J Transplant 2003; 3: 116–120

Watzinger F, Suda M, Preuner S et al. Real-time quantitative PCR assays for detection and monitoring of pathogenic human viruses in immunosuppressed pediatric patients. J Clin Microbiol 2004; 42: 5189–5198

31 Transfusionsvirologie

E. Seifried, M. Schmidt

31.1 Einleitung

Die Versorgung mit Blutprodukten stellt für viele Fächer der modernen Medizin eine tragende Säule dar. Fortschritte in der Notfallversorgung, Erweiterungen von Operationskatalogen, zum Beispiel durch den Einsatz von neuen Technologien wie die der Roboter-Technologie, begründen in den letzten Jahren einen kontinuierlichen Mehrbedarf an Blutprodukten. Im Jahr 2008 wurden ca. 4,8 Millionen Blutspenden in Deutschland gewonnen, um diese zum Teil lebensnotwendigen Operationen zu ermöglichen. Eine der wichtigsten Aufgaben der Transfusions- und Transplantationsmedizin besteht darin, virussichere Blutprodukte zur Verfügung zu stellen und Patienten somit vor transfusionsbedingten Infektionserkrankungen zu schützen.

31.2 Historie

Aus historischer Sicht ist vielen Menschen in Deutschland noch der AIDS-Skandal (Gedye 1993, Kretschmer 1993) zu Beginn der 1990er Jahre in Erinnerung, bei dem zahlreiche Patienten durch die Transfusion ungetesteter Blutprodukte bzw. Plasmaprodukte mit dem humanen Immundefizienz-Virus (HIV) infiziert wurden. Durch eine konsequente Spenderselektion sowie der Einführung von Blutuntersuchungen im Rahmen des Spenderscreenings auf Anti-HIV-1- und Anti-HIV-2-Antikörper konnte das Restinfektionsrisiko der transfusionsbedingten Übertragung in Deutschland auf die Größenordnung von 1:1 000 000 (Kubanek et al. 1993, Glück et al. 1990) reduziert werden.

Ein seit den 1940er Jahren bekanntes Problem war die posttransfusionelle Hepatitis. Zunächst konnte dieses Problem nur durch sorgfältige Spenderauswahl (Ausschluss von Infektionsrisiken durch Befragung und Vermeidung bezahlter Spender) in gewissem Umfang verringert werden. Mit der Entdeckung des **Hepatitis-B-Virus** (HBV) und Einführung des Spenderscreenings auf das HBV-surface-Antigen (HBsAg) im Jahr 1972 konnte die HBV-Infektion im Transfusionswesen stark zurückgedrängt werden. Im Gefolge stellte sich heraus, dass die Mehrzahl der transfusionsbedingten Hepatitis-Übertragungen weder durch HBV noch durch HAV hervorgerufen wurde (NonA,nonB-Hepatitis). Mit der Entdeckung des Hepatitis-C-Virus (HCV) und der Einführung des Spenderscreenings auf Antikörper gegen HCV (Anti-HCV) ließ sich auch diese Infektion stark zurückdrängen. Trotz dieser Erfolge wurde Mitte der 1990er Jahre das Restinfektionsrisiko für HBV mit 1:50 000 und für HCV mit 1:5 000 ungleich höher als für HIV eingeschätzt (Kubanek et al. 1993, Cardoso et al. 1996). Diese alarmierenden Zahlen führten zu einer generellen Sensibilisierung sowohl der Fachwelt als auch der Bevölkerung für das Thema Blutsicherheit (Karcher 1994, Lower 1994, Seifried u. Södel 1995). Deshalb bestand eine große Herausforderung für die Transfusionsmedizin, neue Screeningmethoden zu entwickeln, um das so genannte diagnostische Fenster, d. h. das Zeitfenster zwischen einer Virusinfektion und dem Nachweis der Infektion (Window Phase) zu reduzieren. Da das Blutspenderscreening in den 1990er Jahren für HCV (Diekamp et al. 1997) und HIV (Gürtler 1994) auf dem Nachweis von Antikörpern beruhte, bestand eine diagnostische Lücke zwischen 55 Tagen (HIV-1) (Busch et al. 1995) und 80 Tagen (HCV) (Barbara et al. 2007).

31.3 Entwicklung diagnostischer Methoden für HIV, HBV und HCV

Ende der 1980er Jahre wurde die hochsensitive Polymerasekettenreaktion (PCR) zum Nachweis von Virus-DNA oder -RNA entwickelt (Mullis 1990, Mullis et al. 1992). Diese zunächst sehr aufwendige Methode schien ausschließlich für die Analyse von Einzelproben in Speziallaboratorien geeignet zu sein. Durch intensive Forschungstätigkeiten gelang es dem DRK Baden-Württemberg/Hessen, die Technologie der Realtime-PCR für Blutspenderscreeninguntersuchungen unter Einsatz eines Minipool-Verfahrens zu entwickeln (Roth et al. 1999, Roth et al. 2000, Roth u. Seifried 2002), sodass ab 1997 auf freiwilliger Basis alle Blutprodukte auf HBV, HCV und HIV-1 mithilfe der Realtime-PCR-Methode untersucht werden konnten. Basierend auf den dort erhaltenen Ergebnissen sowie der dadurch stark rückläufigen tranfusionsbedingten Infektionen wurde das Blutspenderscreening mithilfe der PCR oder ähnlich empfindlicher **N**ukleinsäure-**A**mplifikations**t**echniken (NAT) ab 1999 für HCV, und ab 2004 für HIV-1 in Deutschland verpflichtend vorgeschrieben. Abb. 31.**1** zeigt die HCV-Meldungen von transfusionsbedingten Übertragungen an das Paul-Ehrlich-Institut von 1990 bis 2007.

Nach der verbindlichen Einführung der HCV-PCR in das Spenderscreening im Jahr 1999 wurden in den darauf folgenden sechs Jahren keine Übertragungen von Hepatitis-C-Viren durch Blutprodukte mehr gemeldet. Lediglich 2005 kam es durch einen frisch infizierten niedrig virämi-

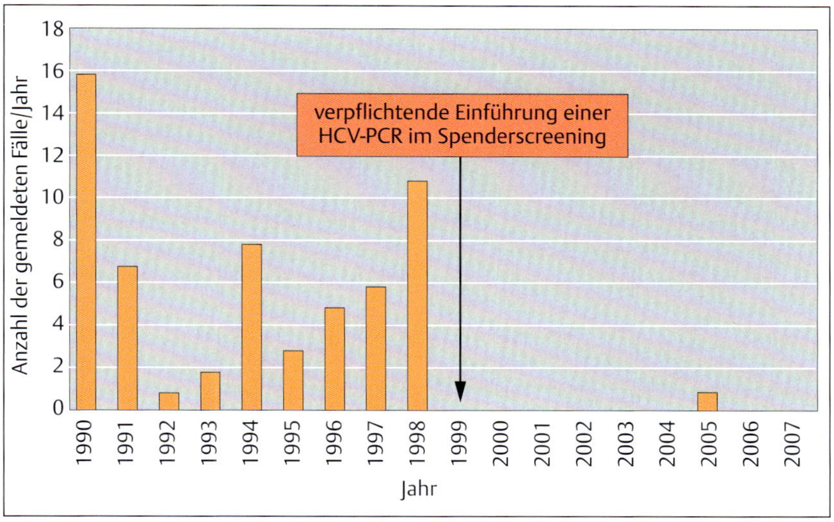

Abb. 31.**1** Gemeldete Fälle von transfusionsbedingten Übertragungen von Hepatitis-C-Virusinfektionen. (Quelle: Keller-Stanislawski, Paul-Ehrlich-Institut, 2007).

schen Blutspender zu einer Übertragung (Kretzschmar et al. 2007). Die Viruskonzentration des Blutspenders zum Zeitpunkt der Blutspende betrug lediglich 10 IU/ml und lag damit weit unter der vom Paul-Ehrlich-Institut geforderten Nachweisgrenze von 5 000 IU/ml und unter der analytischen Sensitivität des Nachweisverfahrens für die Mini-Pool-Testung.

Eine Reduzierung der Poolgröße auf eine Einzelprobenanalyse könnte zwar die analytische Sensitivität der Realtime-PCR erhöhen, bringt jedoch für die Parameter HCV und HIV-1 nur einen marginalen Nutzen, da die Verdopplungszeit der Viruskonzentration im Blut sehr kurz ist (14 Stunden für Hepatitis C, 20 Stunden für HIV-1). Die diagnostische Lücke würde somit rechnerisch für HCV nur um einen Tag und für HIV-1 um drei Tage reduziert werden. Gleichzeitig würden jedoch die Kosten für eine verhinderte Infektion auf weit über 10 Millionen € steigen.

Unter Berücksichtigung der analytischen Sensitivität sowie der Verdopplungszeiten der Virämie errechnet sich gegenwärtig ein verbleibendes Restrisiko durch transfusionsbedingte Übertragungen von 1:10,9 Mio. für HCV, 1:4,3 Mio. für HIV-1 und 1:360 000 für HBV (Hourfar et al. 2008). Dieses kalkulatorische Risiko deckt sich annähernd mit den beobachteten Restinfektionsrisiken bezogen auf über 30 Millionen Blutspenden beim Deutschen Roten Kreuz nach 10 Jahren Blutspenderscreening mit der Realtime PCR.

Bei HBV stellte sich ein doppeltes Problem heraus: Obwohl der HBsAg-Test direkt einen Virusbestandteil nachweist und eigentlich sehr empfindlich ist, reicht in der frühen Phase der Infektion die Empfindlichkeit nicht aus, eine Virämie bis zu 10^5 HBV-DNA-Molekülen/ml und somit eine HBV-Übertragung auszuschließen (Bremer et al. 2009). Selbst eine sehr empfindliche NAT kann die diagnostische Lücke nicht vollständig schließen, sondern nur von ca. 6 Wochen auf 2 bis 3 Wochen verkürzen. Ein zweites Problem ist die okkulte persistierende HBV-Infektion, wo die Virämie und Antigenämie langfristig zu gering sind, um mittels HBsAg-Screening erkannt zu werden und auch die NAT reicht nicht immer aus, eine Übertragung auszuschließen (Gerlich et al. 2007). Um solche Spender zu erkennen, wurde 2006 in Deutschland das Screening der Spender auf Antikörper gegen das HBV-Core-Antigen (Anti-HBc) vorgeschrieben, welches in vielen anderen Ländern bereits seit langem praktiziert wurde. Wegen der nicht völlig ausschließbaren Restrisiken bleibt eine sorgfältige Spenderbefragung wichtig.

31.4 (Weitere) Transfusionsmedizinisch relevante Viren

Grundsätzlich sind alle Erreger, die während der Infektion im Blut zirkulieren, durch eine Bluttransfusion von einem Menschen auf den anderen übertragbar. Manche Viren sind jedoch nicht pathogen und somit irrelevant (z. B. das sog. Hepatitis-G-Virus auch GBV-C genannt oder die Anelloviren, auch TTV genannt, s. unten). Damit pathogene Viren eine transfusionsmedizinische Relevanz besitzen, müssen folgende Charakteristika zutreffen (Barbara 2004, Dodd u. Leiby 2004):

- Sie verursachen bei vielen Personen milde oder asymptomatische Infektionen, sodass infizierte Blutspender zur Spende erscheinen und vermutlich zur Spende angenommen werden.
- Falls sie symptomatisch sind, haben sie eine längere Inkubationszeit vor der Entwicklung von Symptomen.
- Sie sind während der asymptomatischen Phase im Blut präsent.
- Sie bleiben infektiös unter den Lagerungsbedingungen von Blutkomponenten.

Tab. 31.1 zeigt einen Überblick über die transfusionsmedizinisch relevante Viren sowie das Jahr der Erstbeschreibung, den Hauptübertragungsweg und die gegenwärtige Screeningstrategie für die Blutprodukte in Deutschland.

Die Übertragungsgefahr besteht vor allem bei Pathogenen, wie z. B. beim **Parvovirus B19**, welche häufig nur mit einer milden klinischen Symptomatik einhergehen und somit vom Blutspender nicht bemerkt werden. Dabei kann die Viruskonzentration auch bei asymptomatischen Spendern bis zu 10^{12} IU/ml betragen. Blutspenderuntersuchungen der letzten Jahre zeigen einen periodischen Zyklus von lokalen Epidemien, die alle 4 bis 5 Jahre in den Frühjahrsmonaten auftreten (Schmidt et al. 2007). Da es sich um ein nicht umhülltes Virus handelt, sind bestimmte Pathogeninaktivierungsmethoden (Solvent- und Detergentmethoden) ineffektiv.

Beim **Hepatitis-A-Virus** handelt es sich um ein RNA-Virus, welches überwiegend fäkal/oral übertragen wird. Risikogruppen stellen homosexuelle Personen, Personen mit intravenösem Drogenmissbrauch sowie Gefangenen-

Tabelle 31.**1** Transfusionsmedizinisch relevante Viren.

Virus	Erstbeschreibung	Übertragungsweg	Blutspenderscreening
HIV-1 (Retroviridae)	1981	sexuell, parenteral, Blutprodukte	Antikörper, Antigen, NAT
HBV (Hepadnaviridae)	1971	parenteral, sexuell, Blutprodukte	Antigen, Antikörper, NAT
HCV (Flaviviridae)	1989	parenteral, Blutprodukte	Antikörper, (Antigen), NAT
HAV (Picornaviridae)	1975	fäkal-oral, Blutprodukte	PCR, (Antikörper)
Parvovirus B19 (Parvoviridae)	1959	Tröpfcheninfektion, Blutprodukte	PCR, Antikörper
CMV	1969	Tröpfcheninfektion, Blutprodukte	PCR, Antikörper
West-Nil-Virus (Flaviviridae)	1999	infizierte Stechmücken, Blutprodukte	PCR in den USA; bisher kein Screening in Deutschland
HEV (Hepevirus)	1988	fäkal-oral, Blutprodukte	bisher kein Screening in Deutschland
HTLV-1 und -2 (Retroviridae)	1980	sexuell, vertikal, Blutprodukte	Screening nur in Sonderfällen
HHV-8 (Herpesviridae)	1995	Tröpfcheninfektion, Blutprodukte	bisher kein Screening in Deutschland
aviäre Influenza-A-Viren (H5N1) (Orthomyxoviridae)	1997	Tröpfcheninfektion	bisher kein Screening in Deutschland
SARS-Coronavirus (Coronaviridae)	2003	Tröpfcheninfektion	bisher kein Screening
Monkeypox-Virus (Poxviridae)	2003	Kontaktinfektion mit infizierten Tieren	bisher kein Screening in Deutschland
Chikungunyavirus (Togaviridae)	2005	Tröpfcheninfektion, ggf. durch Blutprodukte	PCR in La Réunion, bisher kein Screening in Deutschland
Torque-teno-Virus (TTV) (Anellovirus)	1997	fäkal-oral, Tröpfchen, Blutprodukte	kein Screening erforderlich
GBV-C (HGV) (Flaviviridae)	1995	sexuell, Blutprodukte	kein Screening erforderlich

Gelb Spenderscreeninguntersuchungen in Deutschland
Grün Spenderscreeninguntersuchungen nur für die USA zutreffend
Blau bisher keine Spenderscreeninguntersuchung für Deutschland notwendig
Weiß soweit bekannt apathogen, kein Screening erforderlich

gruppen dar. Die Inzidenz beträgt weltweit 1,4 Millionen Neu-Infektionen pro Jahr und in Deutschland ca. 5 auf 100 000 Einwohner (Worns et al. 2008, Waheed-uz-Zaman et al. 2006, Thierfelder et al. 2001). Übertragungen durch Blutprodukte sind berichtet worden, jedoch sehr selten (Heitmann et al. 2005). Nach dem Screening von mehr als 10 Millionen Blutspendern wurden vom DRK nur 3 HAV-PCR-RNA positive Spender identifiziert.

Neu in den Fokus der Transfusionsmedizin kommt das **Hepatitis-E-Virus** (HEV) (Tamura et al. 2007). Dabei handelt es sich um ein RNA-Virus, welches ausschließlich in Hepatozyten repliziert. Während der Verlauf einer HEV-Infektion normalerweise selbst limitierend ist und chronische Infektionen nicht beobachtet werden, steigt die Mortalität in der Schwangerschaft im letzten Trimenon bis auf 20% (Patra et al. 2007). In den letzten Jahren wurden vermehrt in Regionen mit einer hohen Prävalenz wie Korea oder Japan Übertragungen von Hepatitis-E-Infektionen durch Blutprodukte beobachtet.

Neben den bekannten Hepatitis-A- bis Hepatitis-E-Viren hat man eine Reihe neu entdeckter Viren mit einer transfusionsübertragbaren Hepatitis in Zusammenhang gebracht, wie z. B. GBV-C (auch Hepatitis-G-Virus genannt) aus der Familie Flaviviridae, oder TTV-Virus aus der Gattung Anellovirus. Beim GBV-C ist bekannt, dass sowohl Angehörige von viruspositiven Spendern als auch Empfänger von viruspositiven Blutprodukten eine deutlich höhere Prävalenz als die Normalbevölkerung aufweisen (Seifried et al. 2004). Somit besteht zum einen ein sexueller Übertragungsweg, sowie zum anderen ein Übertragungsweg durch Blutprodukte. Die Infektionen mit GBV-C oder TTV konnten entgegen den ersten Annahmen nicht mit einer Krankheit in Verbindung gebracht werden. Eine klinische Relevanz scheint für beide Viren daher nicht zu existieren, sodass zurzeit keine Notwendigkeit zum Screening der Blutspender auf GBV-C besteht. Ob es unbekannte Viren gibt, die eine Non-A bis Non-E-Hepatitis hervorrufen, ist umstritten.

Für einige transfusionsmedizinisch relevante Viren besteht lediglich eine regionale Ausbreitung. Ein Beispiel dafür stellt das **West-Nil-Virus** (WNV) dar (Anonym 2002, Delwart et al. 2006, Kleinman et al. 2005). In den Vereinigten Staaten kam es von 1999 bis zum heutigen Zeitpunkt zu einer kontinuierlichen Ausbreitung des WNV von der Ostküste zur Westküste sowohl in Vögeln als auch bei Menschen. In den Jahren 2002 und 2003 wurden mehr als 250 Todesfälle pro Monat (Kleinman et al. 2005) berichtet. Dies führte dazu, dass die FDA (US Food and Drug Administration) eine verbindliche NAT-Testung für alle Blutspenden in den Vereinigten Staaten anordnete. Untersuchungen an Blutspendern in Deutschland zeigten, dass zum einen die Antikörpertests sehr unspezifisch sind und mit anderen Flaviviren, z. B. Dengue-Viren oder Frühsommer-Meningoenzephalitis-Viren, kreuzreagieren und zum anderen WNV-RNA bei Blutspendern aus Deutschland nicht nachgewiesen werden konnte (Pfleiderer et al. 2008). Somit besteht in Deutschland zurzeit keine Notwendigkeit, ein Blutspenderscreening für WNV einzuführen. Lediglich Reisen in das Endemiegebiet zur Mückensaison werden erfragt und führen zum Ausschluss von der Spende.

Im Jahr 2005 kam es zu einem lokalen Ausbruch von **Chikungunya-Viren** (auf der Insel La Réunion) bei der sich ca. 270 000 Menschen infizierten (Josseran et al. 2006). Das Virus wird durch die Tigermücke (Aedes albopictus) übertragen. Insgesamt wurden 254 Todesfälle ursächlich mit dem Chikungunya-Virus in Zusammenhang gebracht. Zunächst gab es zwei Verdachtsfälle von Virusübertragung durch Blutprodukte, die sich jedoch im weiteren Verlauf nicht bestätigten. Die Chikungunya-Virus-Epidemie führte dazu, dass im Januar 2006 die Gewinnung von Vollblutspenden auf La Réunion eingestellt wurde und eine Versorgung mit Blutprodukten aus Frankreich erfolgte. Darüber hinaus wurde im Sommer 2007 ein lokaler Ausbruch einer Chikungunya-Virus-Epidemie in der Gegend von Ravenna in Italien ausgehend von eingeschleppten Tigermücken beobachtet (Rezza et al. 2007, Charrel et al. 2008, Bonilauri et al. 2008, Watson 2007). In 205 Fällen traten typische Symptome wie Fieber auf. Im vergangenen Jahr konnte diese Tigermücke auch schon in Deutschland gesichtet werden. Die Verbreitung dieses und anderer Arboviren (Arthropod borne Viruses, d. h. von blutsaugenden Gliederfüßlern übertragen) muss daher in den kommenden Jahren beobachtet werden, um die transfusionsmedizinische Relevanz für Deutschland bewerten zu können.

Ein seit den 1980er Jahren bekanntes Virus ist das **humane T-Zell-Leukämie Virus** (HTLV), das in 4 Typen vorkommt wobei Typ 3 und 4 nur in Kamerun gefunden werden. Die Typen 1 und 2 kommen besonders in Japan und bei verschiedenen tropischen Bevölkerungen vor und werden nur durch zelluläre Blutprodukte übertragen, da sie strikt T-Zell-assoziiert ist. Wegen der großen Seltenheit werden Spender in Deutschland nur bei einem entsprechenden Risiko auf Anti-HTLV-1/-2-Antikörper untersucht.

Unter der Gruppe der **humanen Herpes-Viren** (HHV) sind derzeit 8 pathogene Viren bekannt, die sich in die Subfamilien Alpha-, Beta- und Gamma-Herpesvirinae einteilen lassen. Beta- und Gamma-Herpes-Viren können mit zellulären Blutpräparaten übertragen werden. Das HHV 8 steht beim Menschen im direkten Zusammenhang mit dem Auftreten eines Kaposi-Sarkoms und einiger seltener lymphoproliferativer Erkrankungen, ist jedoch in Deutschland selten und bei immunkompetenten Personen harmlos.

Eine größere transfusionsmedizinische Relevanz besitzt das **Cytomegalievirus** (CMV). Die Zielzellen des CMV sind u. a. die Leukozyten. Im Plasma ist freies CMV nur in geringer Konzentration nachweisbar. Bei 30 bis 70% aller Blutspender können Antikörper gegen CMV nachgewiesen werden. Nur bei einem kleinen Teil der Antikörper positiven Spendern besteht jedoch Infektiosität. Die CMV-Freiheit von Spenderblut ist mindestens für 4 Gruppen von Blutempfängern von nachgewiesener Bedeutung:

- CMV-negative schwangere Frauen

- Frühgeborene CMV-negativer Frauen mit einem Geburtsgewicht ≤ 1200 g
- CMV-negative Knochenmarkempfänger CMV-negativer Spender (bei positivem Empfänger Reaktivierung der bereits vorhandenen Infektion bei positivem Transplantat Infektion durch das Transplantat)
- Aids-Erkrankte

Zur Reduktion des transfusionsbedingten Übertragungsrisikos von CMV-Erkrankungen wird zum einen Blut von Antikörpern negativen Spendern verwendet, zum anderen erfolgt seit Oktober 2001 eine Leukozytenfiltration zellulärer Blutprodukte. Beide Methoden führen additiv zu einer Reduktion des transfusionsbedingten Infektionsrisikos.

Die für die Transfusionsmedizin relevanten Infektionserreger sind charakterisiert worden und unter http// www.rki.de/cln_091/nn_206134/DE/Content/Infekt/Blut/AK_Blut/Stellungnahmen/stellungnahmen_node.html zu finden.

31.5 Entwicklung neuer Pathogeninaktivierungsmethoden

Da die Anzahl der potenziell pathogenen viralen Erreger kontinuierlich zunimmt, bietet die in den letzten Jahren entwickelte Pathogeninaktivierung für Thrombozytenkonzentrate und auch Plasmaprodukte eine mögliche Alternative für die Zukunft. Psoralenderivate wie z. B. das S-59 lagern sich zunächst reversibel an die doppelsträngige DNA der Viren an. Eine anschließende Bestrahlung mit UV-A-Licht führt dann zu einer irreversiblen kovalenten Vernetzung der DNA mit dem Psoralen und damit zu einer Inaktivierung der Viren, da eine Replikation nach der Inaktivierung nicht mehr möglich ist. Diese Methode wirkt auch auf RNA-Viren, da diese meistens doppelsträngige Bereiche aufgrund interner Basenpaarungen zeigen. Die Einführung von universell wirkenden Inaktivierungsverfahren würde nicht nur gegenwärtig bekannte Pathogene inaktivieren sondern potenziell auch prospektiv bisher unbekannte Erreger inaktivieren. Langfristig könnte es sich mit der Pathogeninaktivierung um ein effizientes und sogar Kosten reduzierendes Verfahren handeln. Gegenwärtig besteht die Herausforderung darin, ein Pathogeninaktivierungsverfahren für Erythrozytenkonzentrate zu etablieren. Aufgrund der Lichtundurchlässigkeit und Labilität der Erythrozyten sind viele Pathogeninaktivierungsmethoden für diese Blutprodukte nicht geeignet.

31.6 Zusammenfassung

Zusammenfassend führen die in den letzten Jahren eingeführten Maßnahmen einschließlich der neu eingeführten PCR/NAT-Screeningmethoden dazu, dass das Restinfektionsrisiko für einen Empfänger von Fremdblutprodukten so niedrig ist wie noch nie zuvor in der Geschichte der Transfusionsmedizin.

Literatur

[Anonym]. Investigations of West Nile virus infections in recipients of blood transfusions. MMWR Morb Mortal Wkly Rep 2002; 51: 973–974

Barbara J, Ramskill S, Perry K et al. The National Blood Service (England) approach to evaluation of kits for detecting infectious agents. Transfus Med Rev. 2007; 21: 147–158

Barbara J. Viruses. Vox Sang 2004; 87 (Suppl. 1): 95–97

Bonilauri P, Bellini R, Calzolari M et al. Chikungunya Virus in Aedes albopictus, Italy. Emerg Infect Dis 2008; 14: 852–824

Bremer CM, Saniewski M, Wend UC et al. Transient occult hepatitis B virus infection in a blood donor with high viremia. Transfusion 2009; 49: 1621–1629

Busch MP, Lee LL, Satten GA et al. Time course of detection of viral and serologic markers preceding human immunodeficiency virus type 1 seroconversion: implications for screening of blood and tissue donors. Transfusion 1995; 35: 91–97

Cardoso MS, Koerner K, Epple S et al. HCV transmission through blood transfusion: are HCV-RNA titer in donor serum and genotype major determinants of infection outcome? Beitr Infusionsther Transfusionsmed 1996; 33: 225–230

Charrel RN, de Lamballerie X, Raoult D. Seasonality of mosquitoes and chikungunya in Italy. Lancet Infect Dis 2008; 8: 5–6

Delwart E, Kuhns MC, Busch MP. Surveillance of the genetic variation in incident HIV, HCV, and HBV infections in blood and plasma donors: implications for blood safety, diagnostics, treatment, and molecular epidemiology. J Med Virol 2006; 78 (Suppl. 1): S30–35

Diekamp U, Kamutzky K, Windel CD. Anti-hepatitis C prevalence and incidence in 2.8 million blood donors in Lower Saxony – residual transfusion-associated HCV risk. Beitr Infusionsther Transfusionsmed 1997; 34: 5–10

Dodd RY, Leiby DA. Emerging infectious threats to the blood supply. Annu Rev. Med 2004; 55: 191–207

Gedye R. German AIDS scandal infects Europe. BMJ 1993; 307: 1229

Gerlich WH, Wagner FF, Chudy M et al. HBsAg non-reactive HBV infection in blood donors: transmission and pathogenicity. J Med Virol 2007; 79 (S1): S32–S36

Glück D, Kubanek B, Elbert G et al. Risk of HIV infection from former blood donations of donors found to be HIV antibody-positive in blood bank routine testing. „Look-back" study in German Red Cross Blood Banks in the FRG. Infusionstherapie 1990; 17: 73–76

Gürtler L. Safety from HIV infection of preserved blood from Germany. Infusionsther Transfusionsmed 1994; 21: 360–361

Heitmann A, Laue T, Schottstedt V et al. Occurrence of hepatitis A virus genotype III in Germany requires the adaptation of commercially available diagnostic test systems. Transfusion 2005; 45: 1097–1105

Hourfar MK, Jork C, Schottstedt V et al. Experience of German Red Cross blood donor services with nucleic acid testing: results of screening more than 30 million blood donations for human immunodeficiency virus-1, hepatitis C virus, and hepatitis B virus. Transfusion 2008; 48(8): 1558–1566

Josseran L, Paquet C, Zehgnoun A et al. Chikungunya disease outbreak, Reunion Island. Emerg Infect Dis 2006; 12: 1994–1995

Karcher HL. Germany tightens up on blood safety. BMJ 1994; 309: 427–428

Kleinman S, Glynn SA, Busch M, et al. The 2003 West Nile virus United States epidemic: the America's Blood Centers experience. Transfusion 2005; 45: 469–479
Kretschmer V. Risks of infection caused by blood and blood products with reference to the so-called AIDS scandal. Infusionsther Transfusionsmed 1993; 20: 286–290
Kretzschmar E, Chudy M, Nübling CM et al. First case of hepatitis C virus transmission by a red blood cell concentrate after introduction of nucleic acid amplification technique screening in Germany: a comparative study with various assays. Vox Sang 2007; 92: 297–301
Kubanek B, Cardoso M, Gluck D et al. Risk of infection transmission by blood components. Infusionsther Transfusionsmed 1993; 20: 54–59
Löwer J. The safety of blood and blood products. Internist (Berl) 1994; 35: 929–933
Mullis K, Faloona F, Scharf S et al. Specific enzymatic amplification of DNA in vitro: the polymerase chain reaction. 1986. Biotechnology 1992; 24: 17–27
Mullis KB. The unusual origin of the polymerase chain reaction. Sci Am 1990; 262(4): 56–61, 64–65
Patra S, Kumar A, Trivedi SS et al. Maternal and fetal outcomes in pregnant women with acute hepatitis E virus infection. Ann Intern Med 2007; 147: 28–33
Pfleiderer C, Blumel J, Schmidt M et al. West Nile virus and blood product safety in Germany. J Med Virol 2008; 80: 557–563
Rezza G, Nicoletti L, Angelini R et al. Infection with chikungunya virus in Italy: an outbreak in a temperate region. Lancet 2007; 370: 1840–1346
Roth WK, Buhr S, Drosten C et al. NAT and viral safety in blood transfusion. Vox Sang 2000; 78 (Suppl. 2): 257–259
Roth WK, Seifried E. The German experience with NAT. Transfus Med 2002; 12: 255–258
Roth WK, Weber M, Seifried E. Feasibility and efficacy of routine PCR screening of blood donations for hepatitis C virus, hepatitis B virus, and HIV-1 in a blood-bank setting. Lancet 1999; 353: 359–363
Schmidt M, Themann A, Drexler C et al. Blood donor screening for parvovirus B19 in Germany and Austria. Transfusion 2007; 47(10): 1775–1782
Seifried C, Weber M, Bialleck H et al. High prevalence of GBV-C/HGV among relatives of GBV-C/HGV-positive blood donors in blood recipients and in patients with aplastic anemia. Transfusion 2004; 44: 268–274
Seifried E, Soedel G. Costs of safety of blood and blood products. Zentralbl Chir 1995; 120: 584–592
Tamura A, Shimizu YK, Tanaka T et al. Persistent infection of hepatitis E virus transmitted by blood transfusion in a patient with T-cell lymphoma. Hepatol Res. 2007; 37: 113–120
Thierfelder W, Hellenbrand W, Meisel H et al. Prevalence of markers for hepatitis A, B and C in the German population. Results of the German National Health Interview and Examination Survey 1998. Eur J Epidemiol 2001; 17: 429–435
Waheed-uz-Zaman T, Hussain AB, Hussain T et al. Hepatitis A virus infection – shifting epidemiology. J Coll Physicians Surg Pak 2006; 16: 15–18
Watson R. Europe witnesses first local transmission of chikungunya fever in Italy. BMJ 2007; 335: 532–533
Worns MA, Teufel A, Kanzler S et al. Incidence of HAV and HBV infections and vaccination rates in patients with autoimmune liver diseases. Am J Gastroenterol 2008; 103: 138–146

32 Tropische und reisemedizinisch relevante Virusinfektionen

W. Preiser

32.1 Definition

Der Begriff **„Tropenviren"** ist nicht klar definiert; im Allgemeinen versteht man darunter Viren, die vorzugsweise oder ausschließlich in warmen Klimazonen vorkommen. Grund dafür ist meist, dass sie auf nur dort vorkommende Wirtstiere oder Vektoren angewiesen sind. Zahlreiche weitere Virusinfektionen, z. B. Polio-, Hepatitis-Viren etc., die aufgrund der oft schlechten hygienischen Verhältnisse oder aufgrund anderer Faktoren in tropischen Ländern viel häufiger vorkommen als hierzulande, stellen eine besondere Gefahr für Fernreisende dar (so wurden 28 % der 2007 gemeldeten deutschen Hepatitis-A-Fälle außerhalb Europas und 22 % der Hepatitis-E-Fälle vermutlich in Asien erworben), werden jedoch meist nicht als Tropenviren im eigentlichen Sinne verstanden.

32.2 Arboviren

Die Bezeichnung **Arbovirus** leitet sich von **ar**thropod-**bo**rne her und bezeichnet Viren, die von Gliederfüßern – das heißt Insekten (Stechmücken) oder Spinnentieren (Zecken) – übertragen werden. Laut WHO-Definition sind es Viren, welche sich in der Natur hauptsächlich, oder zu einem erheblichen Grad, mittels biologischer Übertragung zwischen empfänglichen Wirbeltier-Wirten durch blutverzehrende (oder blutsaugende) Arthropoden behaupten: Sie vermehren sich und produzieren eine Virämie im Wirbeltier, werden mit der Blutmahlzeit vom Arthropoden aufgenommen, in dessen Gewebe sie sich vermehren und nach der so genannten extrinsischen Inkubationszeit durch Stich (Biss) auf ein neues Wirbeltier übertragen werden. Hierbei handelt es sich um eine biologisch-ökologische, nicht eine virologisch-taxonomische Definition.

Von den ca. 400 verschiedenen bekannten Arboviren sind ca. 100 humanpathogen. Die folgenden Virusfamilien und -genera enthalten Arboviren:

- Genus Alphavirus, Familie Togaviridae (früher: Gruppe-A-Arboviren)
- Genus Flavivirus, Familie Flaviviridae (früher: Gruppe-B-Arboviren)
- Genera Bunya-, Nairo-, Phlebovirus, Familie Bunyaviridae
- Genera Orbi-, Colti- und Orthoreovirus, Familie Reoviridae

Tab. 32.**1** führt die wichtigsten humanpathogenen Arboviren auf.

Die folgenden **klinischen Manifestationen** sind typisch für tropische Arbovirus-Infektionen:

- Fieber mit oder ohne Exanthem, in schwersten Fällen hämorrhagische Diathese (hämorrhagisches Fieber)
- Arthritis
- Meningitis bis hin zur Enzephalitis
- Nephritis
- Hepatitis

Die Symptomatik ist bei den einzelnen Virusinfektionen des individuellen Patienten ganz unterschiedlich ausgeprägt. Die Mehrzahl der menschlichen Arbovirus-Infektionen verläuft milde oder sogar asymptomatisch.

Die weltweit mit Abstand häufigste arbovirale Tropenkrankheit ist das **Denguefieber**. Der Name „Dengue" ist eine spanische Verballhornung von Swahili „ka dinga pepo", was einen von einem bösen Geist verursachten Anfall bezeichnet. Synonyme sind „Dandy" (beschreibt den gestelzten Gang des von schweren arthritischen Schmerzen geplagten Patienten) und „Knochenbrecher-Fieber".

Im Verlauf der letzten Jahrzehnte ist die Dengue-Inzidenz dramatisch gestiegen, und heute sind zwei Fünftel der Weltbevölkerung gefährdet. Nach Schätzungen der Weltgesundheitsorganisation (WHO) erkranken jährlich etwa 50 Millionen Menschen am Denguefieber; jährlich etwa eine halbe Million Menschen müssen wegen seiner schweren Verlaufsform, dem Dengue-hämorrhagischen Fieber (DHF), stationär aufgenommen werden, wovon ca. 2,5 % versterben. Bei guter supportiver Therapie beträgt die Letalität des DHF weniger als 1 %. An Dengue-Impfstoffen wird seit Langem gearbeitet, doch stellt das Phänomen des potenziellen „immune enhancement" eine erhebliche Hürde dar. Darunter versteht man die Bildung und Anlagerung von Immunkomplexen aus Virusantigen und heterologem (gegen einen anderen Virustyp gebildetem) nicht protektiven Antikörper, was vermutlich pathogenetisch dem DHF zugrunde liegt. Waren früher die vier Serotypen des Denguevirus im Tropengürtel der Welt geografisch getrennt, so hat die Globalisierung die Rate der Doppelinfektionen erheblich gesteigert.

Trotz des seit Jahrzehnten verfügbaren hochwirksamen Aktivimpfstoffes schätzt man die Zahl der **Gelbfieber**fälle auf 200 000 pro Jahr, die überwiegende Mehrzahl davon in Afrika, weitaus weniger im tropischen Lateinamerika sowie importierte Einzelfälle anderswo. Obwohl geeignete

Tabelle 32.**1** Wichtige humanpathogene Arboviren. *Kursiv gedruckt* sind Virusgenera und -spezies aus derselben Familie, die nicht durch Arthropoden übertragen werden.

Familie	Genus	Spezies
Togaviridae	Alphavirus	Sindbis-Virus Östliches (EEE), Westliches (WEE), Venezolanisches Pferde-Enzephalitis-Virus (VEE)
		O'nyong-nyong-Virus
		Chikungunya-Virus
		Ross-River-, Semliki-Forest-Virus
	Rubivirus	*Rubellavirus*
Flaviviridae	Flavivirus	Gelbfieber-Virus
		Dengueviren 1–4
		Tick-borne Encephalitis-Virus (TBE): Frühsommer-Meningoenzephalitis-Virus (FSME), Russian-spring-summer-encephalitis-Virus (RSSE), Louping-ill-Virus, Powassan-Virus, Kyasanur-Forest-Krankheit-Virus, Omsk-Hämorrhagisches-Fieber-Virus
		Japan-Enzephalitis-Virus (JEV), West-Nil-Virus (WNV), St. Louis-Enzephalitis (SLE), Murray-Valley-Enzephalitis, Kunjin
	Hepacivirus	*Hepatitis-C-Virus (HCV)*
Bunyaviridae	Bunyavirus	Kalifornisches Enzephalitis-Virus, La Crosse, Tahyna, Germiston
	Nairovirus	Krim-Kongo Hämorrhagisches Fieber-Virus (CCHF)
	Phlebovirus	Sandfliegen-(Pappataci-)Fieber-Virus Sizilien, Neapel, Toskana
		Rifttal-Fieber (Rift Valley Fever)
	Hantavirus	*Hantaan, Puumala, Seoul, Dobrava, Sin Nombre u. a.*
Reoviridae	Orthoreovirus	Reovirus 3
	Coltivirus	Colorado-Zeckenfieber-Virus
	Orbivirus	Kemerovo-Virus
	Rotavirus	*Rotaviren der Gruppen A, B, C*

Vektoren dort vorkommen, tritt das Gelbfieber aus unbekannten Gründen bislang in Asien nicht auf.

Bei **Reiserückkehrern** (Abb. 32.**1**) spielen Arbovirus-Infektionen eine zunehmende Rolle. 2007 wurden in Deutschland 263 Fälle von Denguefieber gemeldet, die meisten davon in Südostasien erworben; damit setzte sich der kontinuierliche Anstieg der Dengue-Fallzahlen seit 2004 fort. Wie sich ein aktuelles epidemisches Geschehen in fernen Gefilden im Zeitalter des Ferntourismus in deutschen Meldezahlen widerspiegelt, zeigt das Beispiel Chikungunya: Die Epidemie auf den Inseln des Indischen Ozeans 2005 und auf dem indischen Subkontinent seit 2006 führte in diesem und dem Folgejahr zu 53 bzw. 32 Importinfektionen, die meisten davon in Indien erworben. In Italien, wo als Vektor geeignete Stechmücken vorkommen, kam es sogar zu einem Chikungunya-Ausbruch, verursacht durch infizierte Reiserückkehrer.

Man muss davon ausgehen, dass die Mehrzahl der importierten Arbovirus-Infektionen mild verläuft und weder adäquat diagnostiziert noch gemeldet wird; mit erhöhter Aufmerksamkeit in Öffentlichkeit und Fachkreisen sowie besserer Verfügbarkeit diagnostischer Tests steigt daher meist die Zahl gemeldeter Fälle an.

32.3 Virales hämorrhagisches Fieber

Virales hämorrhagisches Fieber (VHF) bezeichnet ein klinisch (recht ungenau) definiertes Syndrom, einhergehend mit (im allgemeinen hohem) **Fieber** sowie **generalisierter Blutungsneigung**. Eine Reihe von Viren – darunter einige Arboviren – können ein VHF verursachen (Tab. 32.**2**). Wiederum handelt es sich nicht um einen virologisch-taxonomischen Begriff, sondern eine Definition basierend auf klinisch-epidemiologischen Kriterien. Innerhalb der Hämorrhagischen-Fieber-Viren sind solche mit hohem

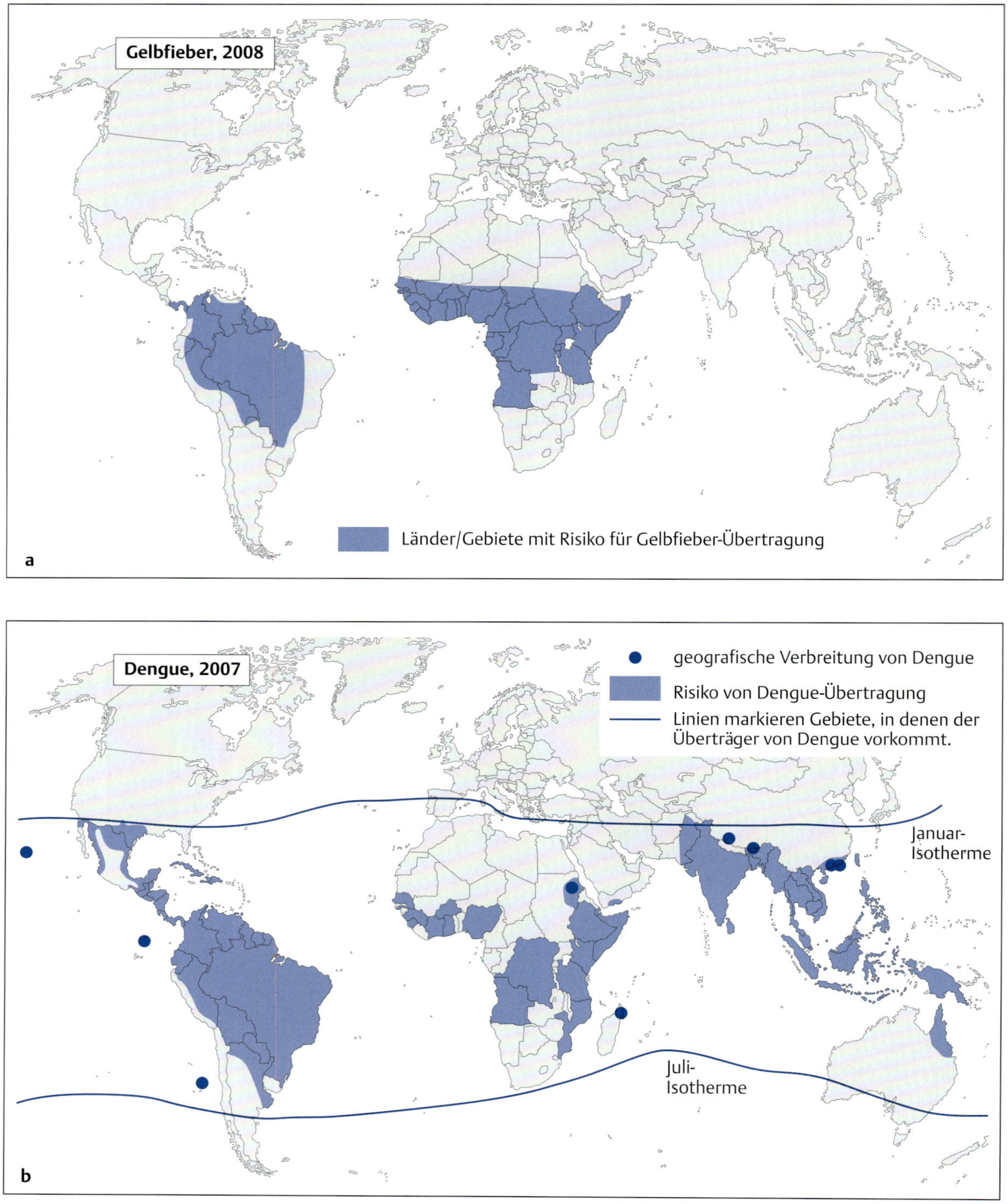

Abb. 32.**1** Weltkarten mit geografischer Verbreitung von Gelbfieber, Dengue, Chikungunya, Japanische Enzephalitis (Quelle: WHO International Travel and Health-Website; http://www.who.int/ith/maps, Stand: 18.06.2009).

a Gelbfieber, 2008
b Dengue, 2007
c Chikungunya, 2001–2007
d Japanische Enzephalitis, 2006

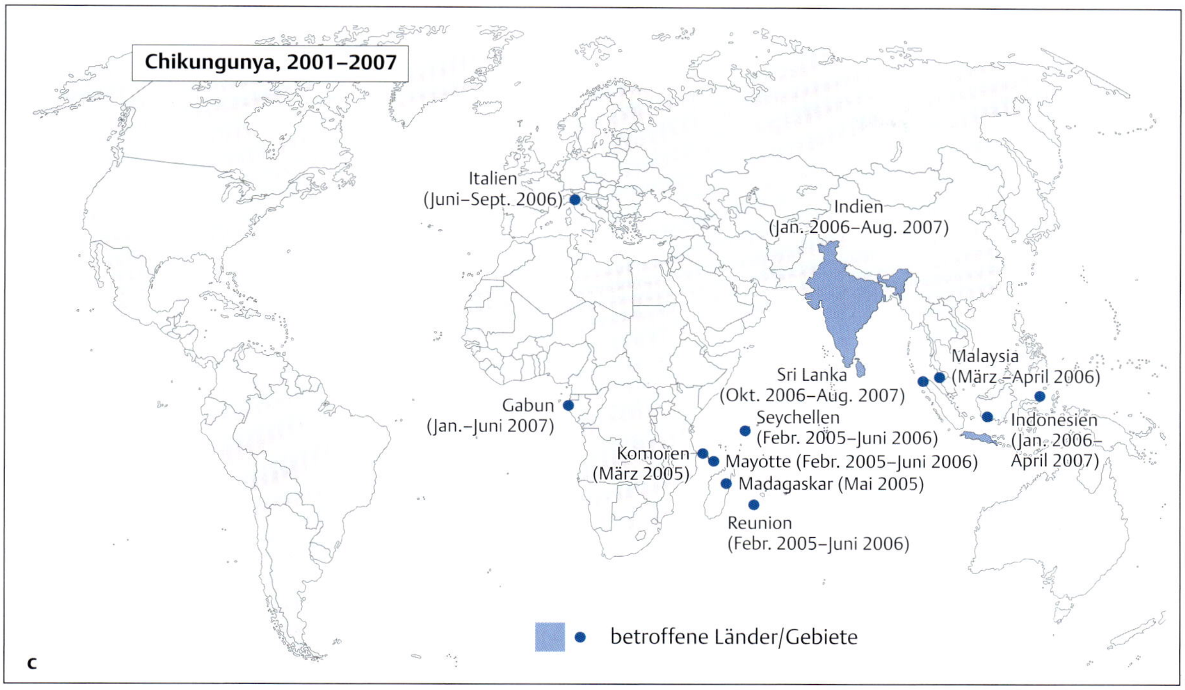
Chikungunya, 2001–2007
Italien
(Juni–Sept. 2006)
Indien
(Jan. 2006–Aug. 2007)
Malaysia
(März–April 2006)
Sri Lanka
(Okt. 2006–Aug. 2007)
Gabun
(Jan.–Juni 2007)
Seychellen
(Febr. 2005–Juni 2006)
Indonesien
(Jan. 2006–
April 2007)
Komoren
(März 2005)
Mayotte (Febr. 2005–Juni 2006)
Madagaskar (Mai 2005)
Reunion
(Febr. 2005–Juni 2006)
betroffene Länder/Gebiete
c

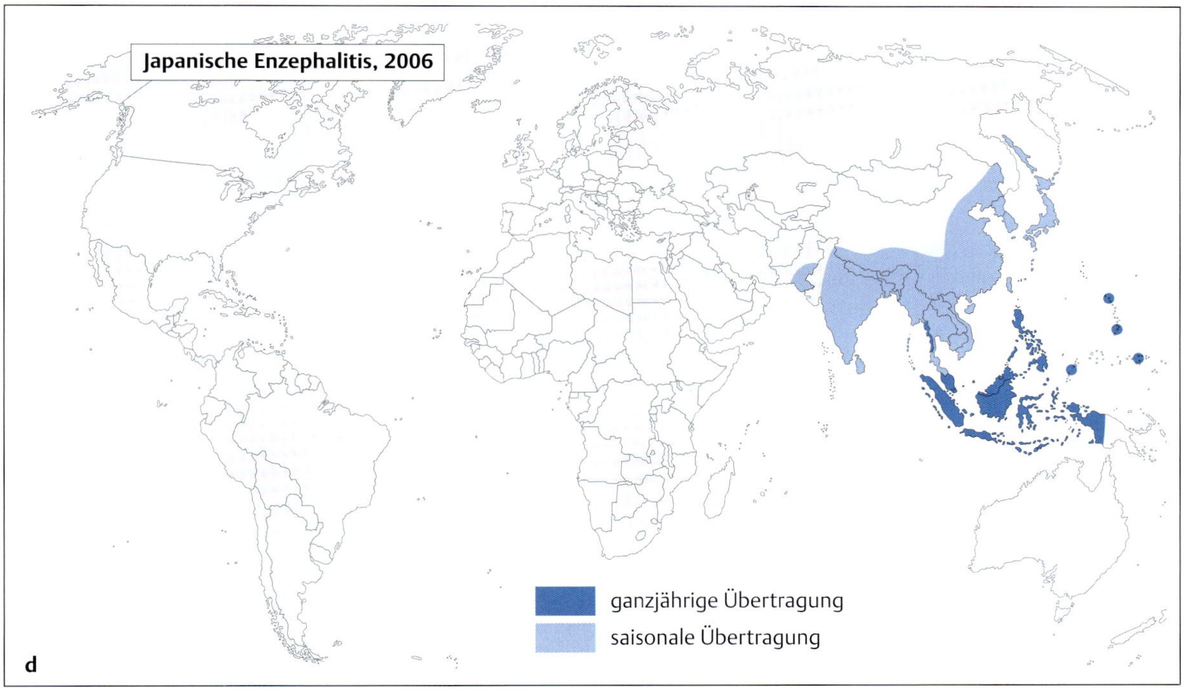
Japanische Enzephalitis, 2006
ganzjährige Übertragung
saisonale Übertragung
d

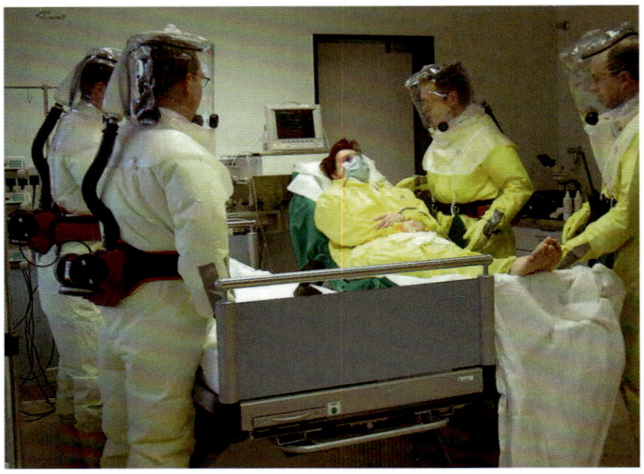

Abb. 32.**2** Isolierstation für Patienten mit einer hochkontagiösen, lebensbedrohlichen Erkrankung (mit freundlicher Genehmigung von Herrn PD Dr. Dr. René Gottschalk).

nosokomialem Übertragungsrisiko besonders gefürchtet; sie stellen so genannte **hochkontagiöse lebensbedrohliche Erkrankungen** (HKLE) dar, auf deren Auftreten der Öffentliche Gesundheitsdienst und andere Institutionen vorbereitet sein müssen. Diese Erreger werden der **Risikogruppe 4** gemäß Biostoffverordnung zugeordnet, da sie „eine schwere Krankheit beim Menschen hervorrufen und eine ernste Gefahr für Beschäftigte darstellen; die Gefahr einer Verbreitung in der Bevölkerung ist unter Umständen groß; normalerweise ist eine wirksame Vorbeugung oder Behandlung nicht möglich". Umfangreiches Material zum Verhalten bei Verdachtsfällen steht im Internet bereit.

Eine **VHF-Verdachtsdiagnose** sollte gestellt werden bei einem Patienten mit entsprechendem **Krankheitsbild** (unerklärt hohes Fieber > 38,5 °C, hämorrhagische Diathese, Ödeme, „Capillary Leakage", eventuell Schock, häufig Leberbeteiligung mit Ikterus, ZNS-Symptome), der sich während der **Inkubationszeit** in einem **Endemiegebiet** aufgehalten hat und dort mutmaßlich **Kontakt** mit einem anderen VHF-Patienten, dessen Probenmaterial oder möglicherweise infizierten Tieren hatte.

Sehr wichtig ist es, mögliche **Differenzialdiagnosen** umgehend abzuklären – um einen unnötigen VHF-Alarm mit seinen erheblichen Konsequenzen zu vermeiden und um eine unter Umständen lebensrettende Therapie einleiten zu können. Zu den wichtigsten Differenzialdiagnosen gehören: schwere Malaria tropica (Krankheitsursache bei den meisten VHF-Verdachtsfällen, notfallmäßig behandlungsbedürftig und daher unverzüglich auszuschließen! Doch cave: Multiple Infektionen sind möglich, vor allem bei Personen, die in Malaria-Endemiegebieten leben, sodass der Nachweis einer Malaria-Parasitämie das Vorliegen eines VHF nicht zu 100 % ausschließt!), bakterielle Sepsis/Septikämie (Meningokokken: Waterhouse-Friderichsen-Syndrom; E. coli: Gasser- und Moschkowitz-Syndrom), fulminante Virushepatitis, Typhus abdominalis, Rickettsiose (Fièvre Boutonneuse etc., Q-Fieber), Leptospirose, Malignom mit paraneoplastischem Syndrom, Intoxikation (cave „Body-Packer"!), bei immundefizienten Patienten auch generalisierte Infektionen mit Herpesviren.

Labordiagnostisch stehen im Frühstadium der Erkrankung der Virusnachweis im Blut mittels Elektronenmikroskopie oder Virusgenomnachweis und später der spezifische Antikörpernachweis zur Verfügung; letzterer wird jedoch durch die teilweise erhebliche Kreuzreaktivität nach Infektionen oder Impfung mit nah verwandten Viren erschwert. Die zeitaufwendige Virusisolierung in Zellkultur wird in speziellen Hochsicherheitslaboratorien durchgeführt.

32.4 Emerging Viral Diseases

Als (Re-)**Emerging Viral Diseases** bezeichnet man neu und oft epidemisch „auftauchende" Viruskrankheiten des Menschen, deren Inzidenz in jüngerer Zeit zugenommen hat oder in naher Zukunft zuzunehmen droht. Darunter fallen:

- durch Wirtswechsel aus dem Tierreich beim Menschen neu auftretende Infektionen (z. B. SARS, „Vogelgrippe"),
- bekannte Infektionen mit zunehmender Verbreitung (z. B. Dengue),
- zuvor unbekannte Infektionen in Gegenden, welche einen ökologischen Wandel durchmachen (z. B. Ebola), sowie
- „alte" Infektionen, die aufgrund antimikrobieller Resistenzentwicklung oder Vernachlässigung des öffentlichen Gesundheitswesens eine Renaissance erfahren („Re-Emerging").

Eine Reihe von Faktoren begünstigen das Auftreten solcher Viruskrankheiten. Am bekanntesten sind Klimaschwankungen und die dadurch verursachten Änderungen in Flora und Fauna, einschließlich Vektoren von Krankheitserregern. Oft werden diese Faktoren bewusst oder unbewusst vom Menschen verursacht oder zumindest erheblich beeinflusst (z. B. Massentierhaltung, geänderte Landnutzung, Verstädterung, Handel mit Wildtieren, Transfusions- und Transplantationsmedizin). Viele der tatsächlich neuen Erreger menschlicher Infektionskrankheiten stammen als zoonotische Erreger aus dem Tierreich; daher kommt der Überwachung und Erforschung von Infektionserregern bei Wild- und Haustieren eine große Bedeutung zu. Hierbei geht es nicht nur um die menschliche Gesundheit; eine große Bedeutung kommt solchen „emerging"-Viren auch im Hinblick auf die Intaktheit ganzer Ökosysteme (Ecosystem Health) zu, etwa als zusätzliche Bedrohung für bereits gefährdete Tierarten.

Tabelle 32.**2** Die wichtigsten Erreger viraler hämorrhagischer Fieber (VHF-Viren).

Familie, Genus	Virusspezies	Krankheit	BSL	Wirt	Vektor	Mensch-zu-Mensch-Übertragung
Familie Flaviviridae, Genus Flavivirus	Gelbfieber-Virus	Gelbfieber	3	Affen	Stechmücken	nein
	Denguevirus-Typen DEN-1, -2, -3, -4	Dengue, Dengue-HF	3	Affen (geringe epidemiologische Bedeutung)	Stechmücken	sehr selten (Nadelstichverletzung)
	Omsk-HF-Virus	Omsk-HF	3	Nagetiere	Zecken	gelegentlich
	Kyasanur-Forest-Virus	Kyasanur-Forest-Krankheit	3	Affen	Zecken	gelegentlich
Familie Bunyaviridae, Genus Phlebovirus	Rifttal-Fieber-Virus (RVF)	Rifttal-Fieber (RVF)	3	Nutztiere	Stechmücken	nein
Familie Bunyaviridae, Genus Nairovirus	Krim-Kongo HF-Virus (CCHF)	Krim-Kongo-HF (CCHF)	4	Zecken, Nutztiere	Zecken	gelegentlich
Familie Bunyaviridae, Genus Hantavirus	Hantaan-Virus	HF mit renalem Syndrom (HFRS)	3	Nagetiere	nein	nein
	Seoul-Virus		3			
	Puumala-Virus		2			
	Dobrava-Belgrad-Virus		3			
Familie Togaviridae, Genus Alphavirus	Chikungunya-Virus	Chikungunya-Fieber	3	Affen	Stechmücken	nein
Familie Arenaviridae, Genus Arenavirus	Lassa-Virus	Lassa-Fieber	4	Nagetiere	nein	gelegentlich
	Junin-Virus	Argentinisches HF	4			
	Machupo-Virus	Bolivianisches HF	4			
	Guanarito-Virus	Venezuelanisches HF	4			
	Sabia-Virus	Brasilianisches HF	4			
Familie Filoviridae, Genus Filovirus	Marburg-Virus	Marburg-Krankheit	4	Fledermäuse (?)	nein	häufig
	Ebola-Zaïre-Virus	Ebola-Krankheit	4	Fledermäuse (?)	nein	häufig
	Ebola-Sudan-Virus		4			
	Ebola-Côte d'Ivoire-Virus		4			
	(Ebola-Reston)	(nicht humanpathogen)	(2)			

HF hämorrhagisches Fieber

Internetadressen

- Kompetenzzentrum für hochkontagiöse lebensbedrohende Erkrankungen, Frankfurt am Main: http://www.frankfurt.de, Stand 18.06.2009 → Leben in Frankfurt → Gesundheit → Infektionskrankheiten
- Hessisches Sozialministerium: http://www.sozialministerium.hessen.de, Stand 18.06.2009
- Robert Koch-Institut: www.rki.de, Stand 18.06.2009
- European Network for Diagnostics of „Imported" Viral Diseases (ENIVD): www.enivd.de, Stand 18.06.2009
- Weltgesundheitsorganisation WHO: www.who.int, Stand 18.06.2009

Literatur

Einstufung von Viren in Risikogruppen. Technische Regeln für Biologische Arbeitsstoffe (TRBA) 462. August 1998

Daszak P, Cunningham A.A., Hyatt AD. Emerging Infectious Diseases of Wildlife – Threats to Biodiversity and Human Health. Science 2000; 287: 443–449

Doerr HW. Neue Infektionskrankheiten durch Viren. Aktuelle Erkenntnisse und Konzepte. Dtsch Med Wochenschr 1995; 120: 37–44

European Network for Diagnostics of Imported Viral Diseases. Management and control of viral haemorrhagic fevers and other highly contagious viral pathogens. 2nd version May 2001

Fock R, Wirtz A, Peters M et al. Management und Kontrolle lebensbedrohender hochkontagiöser Infektionskrankheiten. Bundesgesundheitsbl Gesundheitsforsch Gesundheitsschutz 1999; 42: 389–401

Ludwig B, Kraus FB, Allwinn R et al. Viral zoonoses – a threat under control? Intervirology 2003; 46(2): 71–78

Meyer CG, May J, Schwarz TF. Tropische Viruserkrankungen. Dtsch Med Wochenschr 1999; 124(36): 1043–1051

Niedrig M, Reinhardt B, Burchard G-D et al. Steckbriefe seltener und importierter Infektionskrankheiten. Berlin: Robert Koch-Institut; 2006

Robert Koch-Institut. Infektionsepidemiologisches Jahrbuch meldepflichtiger Krankheiten für 2007. Berlin: Robert Koch-Institut; 2008

Taylor LH, Latham SM, Woolhouse ME. Risk factors for human disease emergence. Philos Trans R Soc Lond B Biol Sci 2001; 356(1411): 983–989

Wirtz A, Niedrig M, Fock R. Management of patients in Germany with suspected viral haemorrhagic fever and other potentially lethal contagious infections. Euro Surveill 2002; 7(3): 36–42

Spezielle Virologie

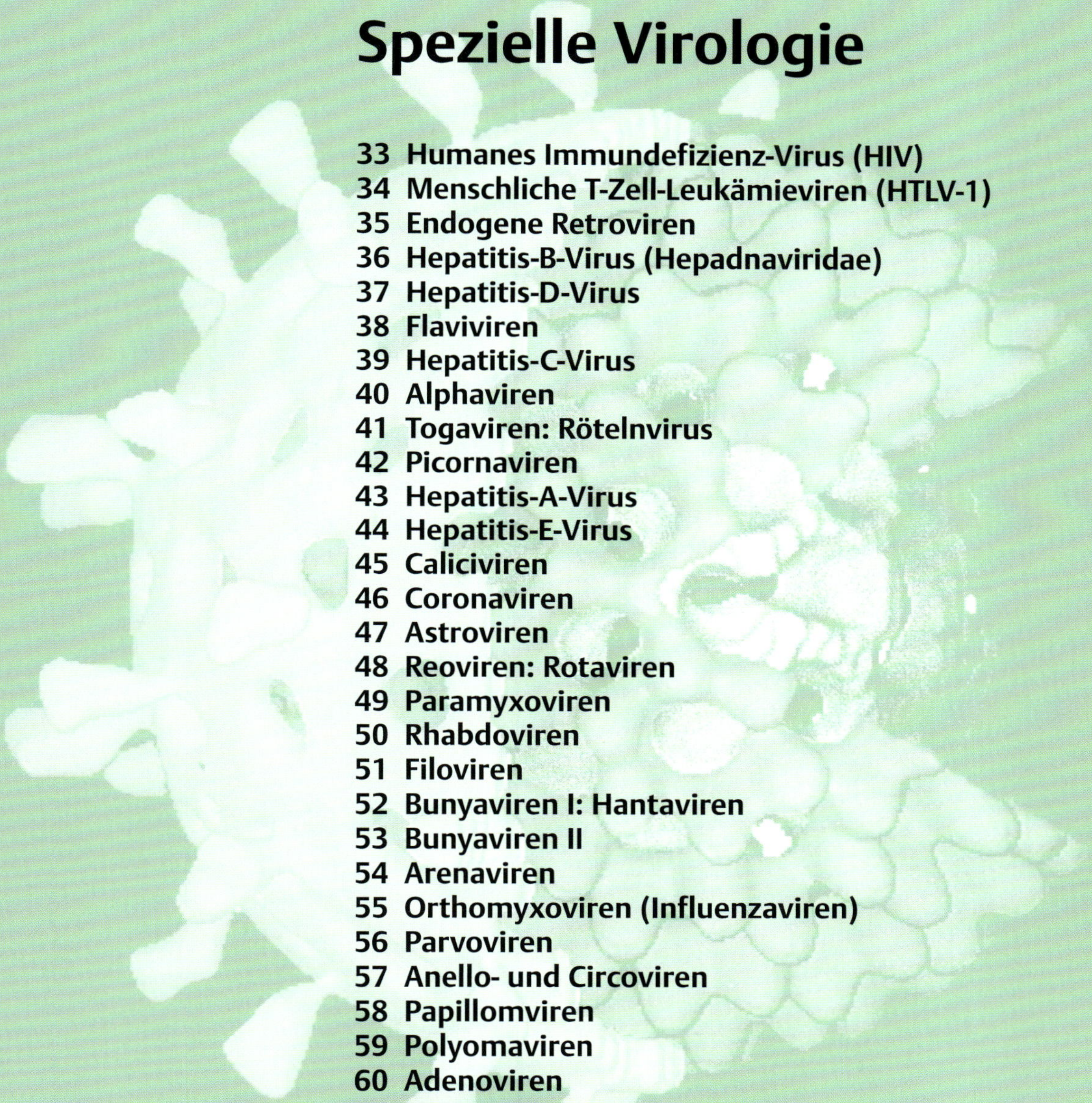

Virusreplikation durch zelluläre RNA-Polymerase

33 Humanes Immundefizienz-Virus (HIV)

33.1 Grundlagen

F. Kirchhoff

33.1.1 Entdeckung

Im Jahre 1981 wurde von amerikanischen Forschern das gehäufte Auftreten von Lungenentzündungen durch Pneumocystis-jiroveci-Infektionen und eines sonst sehr seltenen Gefäßtumors der Haut, des Kaposi-Sarkoms, bei jungen homosexuellen Männern beobachtet. Diese Symptome, die auch verschiedene bakterielle und virale opportunistische Infektionen und neurologische Defekte umfassten, wurden 1982 von den amerikanischen Gesundheitsbehörden als **Acquired Immunodeficiency Syndrome** (AIDS) zusammengefasst. Bereits 1983 wurde der Verursacher dieser Erkrankung, ein zuvor unbekanntes Retrovirus, im Labor von Luc Montagnier in Paris entdeckt und zunächst als Lymphadenopathie-assoziiertes Virus (LAV) bezeichnet (Barre-Sinoussi et al. 1983). Drei Jahre später erhielt der Haupterreger von AIDS den Namen Humanes Immundefizienzvirus Typ 1 (HIV-1), während ein weiteres humanes Immundefizienzvirus, das aus einem westafrikanischen Patienten isoliert wurde, als HIV-2 bezeichnet wurde. HIV-1 und HIV-2 gehören zur Gattung der Lentiviren und der Unterfamilie Orthovirinae innerhalb der Familie der Retroviridae. Obwohl AIDS erst Anfang der 1980er Jahre in den USA bemerkt wurde, war die Erkrankung in Afrika wahrscheinlich bereits Jahrzehnte zuvor verbreitet, wurde jedoch nicht als neue Seuche wahrgenommen.

33.1.2 Ursprung

HIV-1 stammt ursprünglich aus dem Schimpansen. Die heute beim Menschen beobachteten HIV-1-Gruppen M (major), N (non M non O) und O (outlier) sind auf drei unabhängige Übertragungen zurückzuführen (Hahn et al. 2000). Phylogenetische Untersuchungen zeigen, dass HIV-1 M, der Haupterreger von AIDS, etwa um 1940 von einem Schimpansen der Unterart Pan troglodytes troglodytes auf den Menschen übertragen wurde. Das älteste HIV-1-M-positive Serum wurde 1959 einem Infizierten in Kinshasa entnommen (Zhu et al. 1998). Da in dieser Region Schimpansen vom Menschen gejagt und verspeist werden, stellt der Umgang mit viruskontaminiertem Fleisch einen plausiblen Übertragungsweg dar. Das Schimpansenvirus (Simian Immunodeficiency Virus; SIVcpz) ist wahrscheinlich vor einigen zehntausend Jahren durch die Rekombination von SIVs, die man heute in der Rotschopfmangabe und in einigen Meerkatzenarten findet, in einem doppelt infizierten Schimpansen entstanden. Schimpansen jagen und fressen mitunter kleine Affen. Überraschenderweise wurden kürzlich SIVs, die mit HIV-1 O eng verwandt sind, in Gorillas entdeckt (Van Heuverswyn u. Peeters 2007). Gorillas sind Pflanzenfresser. Wie sie sich ursprünglich infiziert haben, und ob HIV-1 O aus dieser Spezies oder aus Schimpansen stammt, ist derzeit unklar. Im Gegensatz zu HIV-1 stammt HIV-2 aus der Rauchgrauen Mangabe und wurde mindestens siebenmal auf den Menschen übertragen. Mittlerweile wurden in etwa 40 der insgesamt etwa 70 afrikanischen Affenarten Viren entdeckt, die mit HIV verwandt sind. Warum diese Viren nur von Schimpansen und Mangaben auf den Menschen übertragen wurden, ist noch weitgehend unbekannt. Obwohl sie als „Immundefizienzviren“ bezeichnet werden, scheinen SIVs in ihren natürlichen Primatenwirten nur selten Immundefekte hervorzurufen (Silvestri et al. 2007).

33.1.3 Genomaufbau und Morphologie

Das HIV-Genom besteht aus zwei fast identischen Kopien einer einzelsträngigen +Strang-RNA von je etwa 9,4 (HIV-1) bzw. 9,7 (HIV-2) Kilobasen. In der infizierten Zelle wird die RNA in doppelsträngige DNA umgeschrieben und als so genanntes Provirus in das Genom der Wirtszelle integriert. Flankiert wird das provirale Genom von langen terminalen Sequenzwiederholungen, den LTRs (Long Terminal Repeats) (Abb. 33.**1**). Obwohl beide LTRs identisch sind, üben sie unterschiedliche Funktionen aus: die 5'LTR dient als viraler Promotor, die 3'LTR enthält das Polyadenylierungssignal. Das HIV-Genom ist für Retroviren ungewöhnlich komplex. Zu den üblichen retroviralen Genen und Genprodukten gehören:

- *gag* (Group specific Antigen): Vorläufer für die Proteine Kapsid [p24], Matrix [p17], Nukleokapsid [p7] und p6
- *pol* (Polymerase): Vorläufer für Reverse Transkriptase [p51, p66], Protease [p10] und Integrase [p32])
- *env* (Envelope): für Transmembranprotein [gp41] und äußeres Hüllprotein [gp120)

Daneben gibt es noch sechs weitere Gene: *tat, rev, vif, vpr, vpu* und *nef*. Diese kodieren für folgende Proteine:

- Tat (Trans-activator of Transcription) bindet an das Trans-acting Response Element (TAR-Element) in der viralen RNA und verstärkt die Verlängerung der viralen Transkripte.

- Rev (Regulator of Expression of Virion Proteins) bindet an das Rev-response Element (RRE) in viralen RNAs, die Introns enthalten, und ermöglicht dadurch deren Transport in das Zytoplasma der Zelle und die Expression der viralen Strukturproteine.
- Vif (Viral Infectivity Factor): schaltet den zellulären Restriktionsfaktor ABOBEC3 aus, der Hypermutationen im HIV-Genom verursacht und dadurch die virale Infektiosität reduziert.
- Vpr (Viral Protein R) arretiert den Zellzyklus in der G2/M-Phase und erhöht die Infektion sich nicht teilender Zellen.
- Vpu (Viral Protein U) erhöht die Freisetzung viraler Partikel durch die Unterdrückung des Restriktionsfaktors Tetherin (BST-2) und führt zum Abbau des CD4-Rezeptors.
- Nef (Negative Factor) inhibiert die MHC-Antigenpräsentation, entfernt CD4 von der Zelloberfläche, moduliert die T-Zellaktivierung und steigert die virale Infektiosität und Vermehrung.

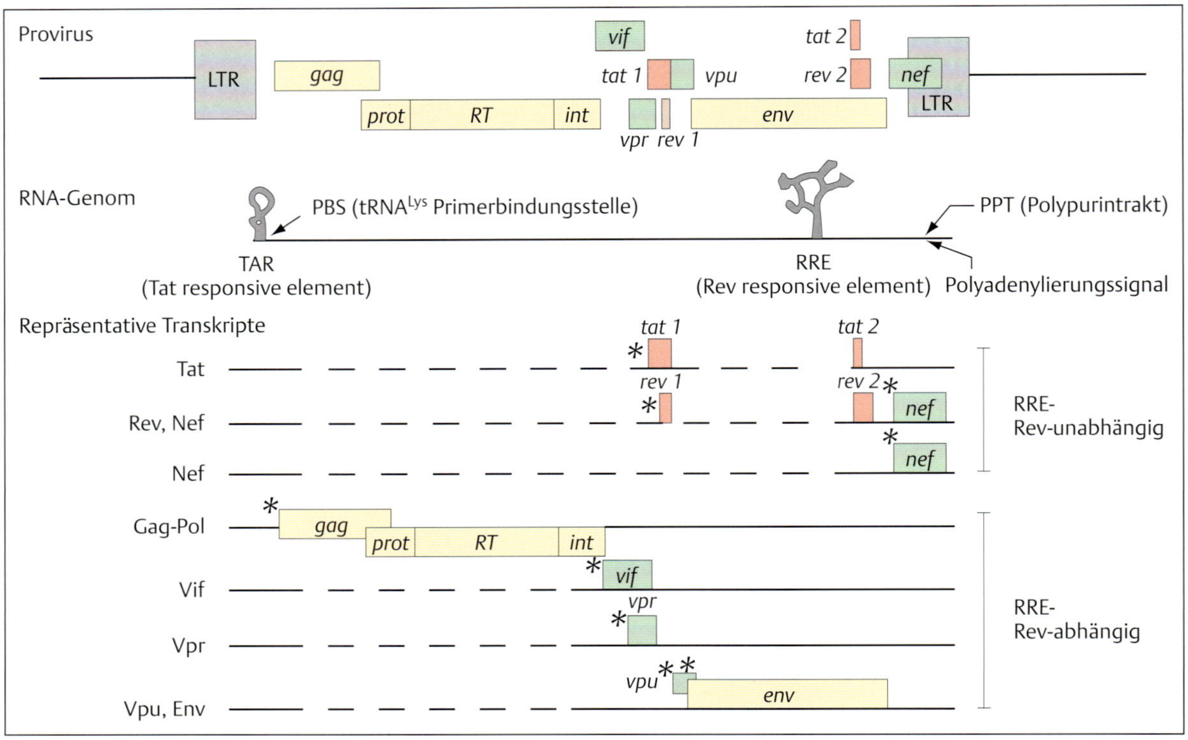

Abb. 33.1 Aufbau und Expression des HIV-1 Genoms. Einige cis regulatorische Elemente im viralen RNA-Genom und repräsentative frühe und späte mRNAs sind dargestellt. Sternchen spezifizieren Spleißstellen.

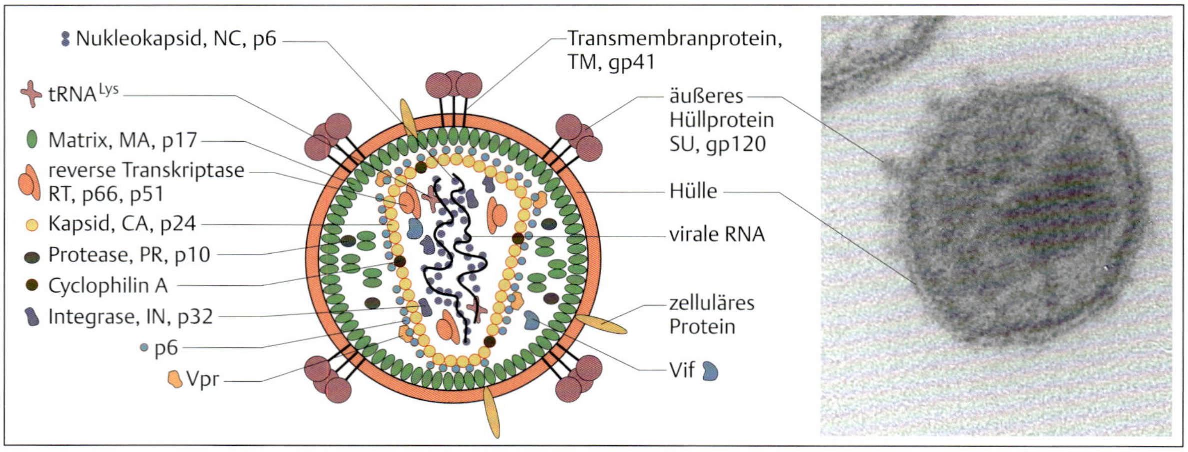

Abb. 33.2 Morphologie des HIV-Partikels. Die elektronenmikroskopische Aufnahme wurde freundlicherweise von Hans-Georg Kräusslich (Heidelberg) zur Verfügung gestellt.

Im Gegensatz zu HIV-1 besitzt HIV-2 kein *vpu*- sondern ein *vpx*-Gen, welches wahrscheinlich einen Restriktionsfaktor in Makrophagen ausschaltet.

Die Viruspartikel haben einen Durchmesser von etwa 100 bis 150 nm und sind von einer Lipoproteinhülle umgeben, die von der Wirtszelle stammt und in die das trimere virale Transmembranprotein gp41 eingelagert ist (Abb. 33.**2**). Das äußere Hüllprotein gp120 ist nicht kovalent an das gp41 gebunden. Da die Hülle des Virus aus der Membran der Wirtszelle stammt, enthält sie auch eine Reihe zellulärer Proteine, z. B. Klasse-I- und -II-HLA-Moleküle sowie Adhäsionsproteine.

Zunächst werden unreife Viruspartikel freigesetzt. Die infektiösen reifen Virionen entstehen durch die Spaltung der Gag- und Gag-Pol-Vorläuferproteine durch die virale Protease. Die Membran des reifen HIV-Partikels ist innen mit dem p17-Matrixprotein ausgekleidet, das sowohl mit dem gp41 als auch mit dem Kapsid interagiert. Das kegelförmige Kapsid besteht aus dem p24-„Core“-Antigen und enthält das diploide virale RNA-Genom, welches mit dem Nukleoprotein, den Enzymen Reverse Transkriptase (RT), Integrase und Protease, und einer speziellen tRNA ($tRNA^{Lys3}$), die als Primer bei der reversen Transkription dient, assoziiert ist.

33.1.4 Vermehrungszyklus und Latenz

Der Vermehrungszyklus von HIV beginnt mit der Bindung des äußeren viralen Hüllproteins gp120 an den CD4-Rezeptor, der hauptsächlich auf Helfer-T-Zellen, Makrophagen und dendritischen Zellen exprimiert wird (Abb. 33.**3**). Diese Bindung induziert Konformationsänderungen im viralen Hüllprotein, welche die Interaktion des CD4/gp120-Komplexes mit einem Chemokinrezeptor, entweder CCR5 oder CXCR4, (bei etwa 50 % der HI-Viren aus AIDS-Patienten) ermöglichen. Anschließend kann das hydrophobe Fusionspeptid am N-Terminus des gp41 in die Zellmembran inseriert werden. Das trimere gp41 enthält zwei helikale Bereiche, die miteinander interagieren und so über die Ausbildung eines so genannten 6-Helix-Bündels die Fusion zwischen der viralen und zellulären Membran vermitteln können. Jeder Schritt des viralen Eintritts (CD4-Bindung, Korezeptor-Interaktion, Verankerung und Fusion) stellt einen Angriffspunkt für die Entwicklung neuer Therapeutika dar (Ray u. Doms 2006). Neben den genannten spezifischen Rezeptoren gibt es eine Reihe von Faktoren, wie z. B. DC-SIGN auf dendritischen Zellen, welche die Anheftung von HIV-Partikeln an die Zelle verstärken, jedoch keine Fusion zwischen Virion und Zelle ermöglichen.

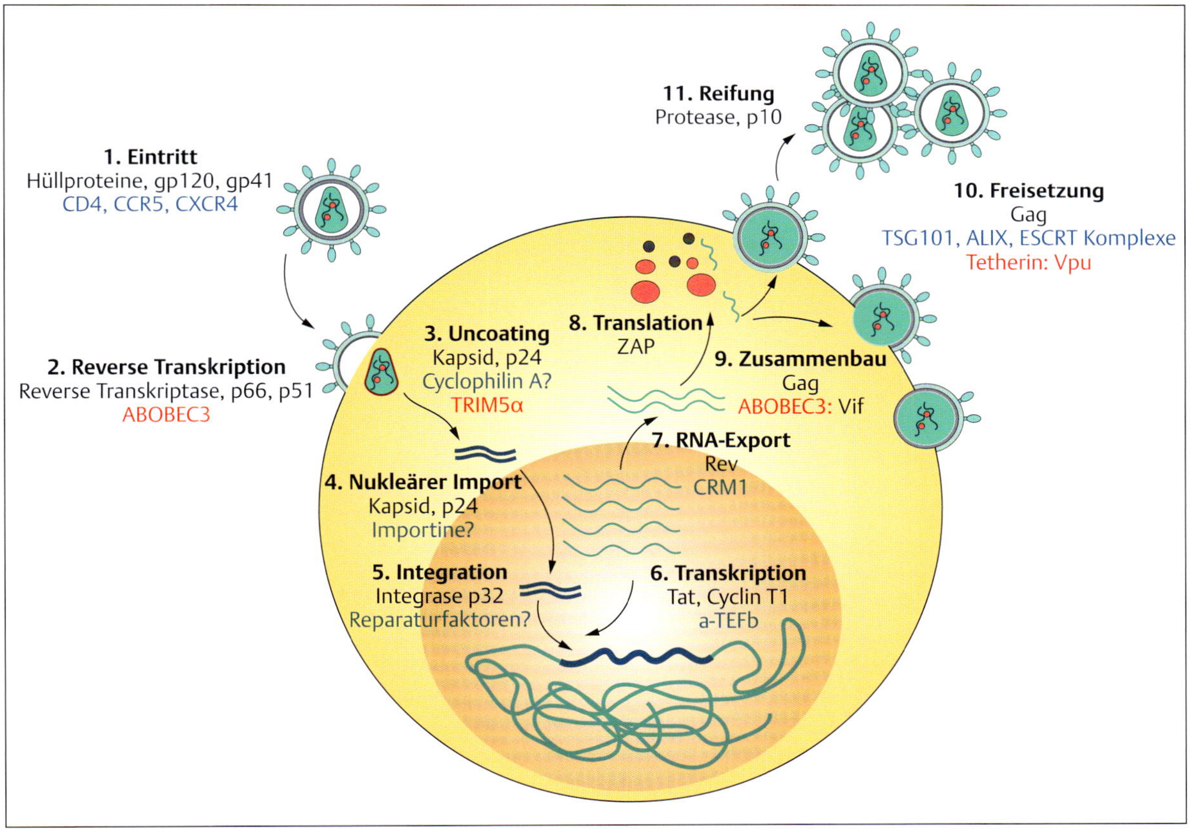

Abb. 33.**3** Vermehrungszyklus von HIV-1. Die an den einzelnen Schritten beteiligten viralen Proteine sind in schwarzer, zelluläre Kofaktoren in blauer und Restriktionsfaktoren in roter Schrift dargestellt.

Nach Fusion gelangt das Kapsid in das Zytoplasma der Wirtszelle. Die virale RNA wird durch die RT in lineare doppelsträngige DNA umgeschrieben und nach aktivem Transport in den Zellkern durch die Integrase in das zelluläre Genom integriert. Der weitere Verlauf der Infektion hängt vom Aktivierungszustand und Typ der infizierten Zelle ab. In aktivierten T-Zellen werden zunächst doppelt gespleißte mRNAs gebildet, die für Tat, Rev und Nef kodieren. Tat bindet zusammen mit zellulären Faktoren, wie z.B. Cyclin T1, an das TAR-Element (Transacting Responsive Element) am 5'Ende der viralen mRNA und verstärkt deren Transkription und Elongation. Das Rev-Protein bindet an eine komplexe Schleife im Bereich des *env*-Gens, das Rev Response Element (RRE) und transportiert virale RNAs mithilfe des zellulären Exportfaktors CRM1 aus dem Nukleus in das Zytoplasma. Da nur einfach oder ungespleißte virale RNAs, die für Gag, Pol und Env kodieren, nicht jedoch die doppelt gespleißten RNAs, welche für die regulatorischen Proteine kodieren, das RRE enthalten, verschiebt Rev die Expression von der frühen (Nef, Tat, Rev) zur späten (genomische RNAs, Strukturproteine) Phase des viralen Vermehrungszyklus. Das Env-Vorläuferprotein wird durch zelluläre Proteasen des Trans-Golgi-Netzwerks in gp120 und gp41 gespalten. In einem komplexen Prozess lagern sich dann die viralen Proteine und die genomische RNA an der Zellmembran zusammen. Unreife Viruspartikel werden in einem Prozess, der als „Budding" bezeichnet wird, und an dem eine Reihe von zellulären Faktoren (insbesondere ESCRT-Komplexe) beteiligt sind, von der Zelloberfläche freigesetzt. Mit der nachfolgenden Prozessierung der Gag- und Gag-Pol-Vorläuferproteine durch die virale Protease p15 in die funktionellen Strukturproteine und Enzyme entstehen die infektiösen Viruspartikel (Abb. 33.**3**).

Ruhende T-Zellen, Makrophagen und dendritische Zellen (DZs) können ebenfalls infiziert werden (Stevenson 2003). Manche langlebigen Gedächtnis-T-Zellen tragen das Provirus, zeigen aber keinerlei Transkription des viralen Genoms. Diese so genannten latent infizierten T-Zellen stellen ein Problem für die Therapie von HIV/AIDS dar, weil sie die Eradikation des Virus verhindern. In infizierten Makrophagen wird möglicherweise ein Teil der Viruspartikel von intrazellulären Membranen, den so genannten „Multivesicular Bodies", freigesetzt. Ob tatsächlich ein Budding in zelluläre Vesikel erfolgt oder diese lediglich Einstülpungen der Zelloberfläche darstellen, ist allerdings umstritten. DZs exprimieren den Anheftungsfaktor DC-SIGN und spielen möglicherweise eine wichtige Rolle bei der sexuellen Übertragung von HIV. Es wurde postuliert, dass sie HIV-Partikel binden, vom Genitalbereich in lymphatische Gewebe transportieren und dort auf T-Zellen übertragen (Van Kooyk u. Geijtenbeek 2003). Da die Interaktion mit DZs zur Aktivierung der T-Zellen führt, kann es dabei zu einer drastischen Virusvermehrung kommen.

33.1.5 Übertragung

Weltweit wird HIV-1 zu etwa 85 % durch heterosexuellen Geschlechtsverkehr übertragen. Dabei ist die Übertragungswahrscheinlichkeit pro Kontakt meist überraschend gering (etwa 0,02 bis 1 %), weil intakte Schleimhäute eine wirksame Barriere darstellen (Haase 2005). Bei Vorliegen anderer Geschlechtskrankheiten, bei sexuellen Praktiken, die häufig zu Schleimhautläsionen führen (z.B. Analverkehr), oder bei besonders hoher Viruslast des Überträgers (z.B. während der akuten Phase der Infektion) nimmt sie allerdings drastisch zu. Da das Ejakulat eine relative große Menge an Viren enthalten kann, ist die Übertragungswahrscheinlichkeit größer, wenn der Mann infiziert ist. Kürzlich wurde entdeckt, dass Sperma Faktoren enthält, welche die HIV-Infektion verstärken (Münch et al. 2007).

Es gibt auch Faktoren, die das Risiko der Übertragung reduzieren. So hat etwa 1 % der kaukasischen Bevölkerung homozygote Deletionen im CCR5-Korezeptor und ein stark reduziertes Risiko, sich auf sexuellem Weg zu infizieren. Neben ungeschütztem Geschlechtsverkehr können Übertragungen parenteral durch Blut und Blutprodukte sowie durch die vertikale Transmission von HIV-infizierten Müttern auf den Fötus (perinatal) oder durch das Stillen erfolgen. Eine parenterale Übertragung kann auch durch „Needle Sharing" bei i.v. Drogenabhängigen oder Stichverletzungen mit kontaminiertem Material erfolgen. Man schätzt, dass in Osteuropa und Zentral- sowie Südostasien etwa ein Drittel aller Übertragungen von HIV durch die Benutzung kontaminierter Nadeln durch Drogenabhängige erfolgen. Besonders gefährdet sind somit Personen, die häufig ungeschützten Geschlechtsverkehr haben oder (insbesondere in Entwicklungsländern) kontaminiertem Blut oder Blutprodukten ausgesetzt sind. In Industrieländern erfolgt ein signifikanter Teil aller Infektionen durch Sextourismus oder durch homosexuelle Kontakte. Die Mutter-Kind-Übertragung kann durch antiretrovirale Therapie vor der Geburt von 30 bis 40 % auf etwa 5 % und durch Kaiserschnitt als zusätzliche Maßnahme auf weniger als 2 % reduziert werden. Die Wahrscheinlichkeit der Übertragung hängt von der Virusmenge in den Körpersekreten ab (hoch in Blut, Sperma, Muttermilch und Vaginalflüssigkeit; gering in Speichel, Urin oder Stuhl) und ist während der akuten Phase der Infektion und nach der Entwicklung von AIDS am höchsten. Es gibt keine Hinweise auf Übertragungen durch blutsaugende Insekten.

33.1.6 Epidemiologie

Seit seiner zoonotischen Übertragung in der ersten Hälfte des 20. Jahrhunderts hat sich der Haupterreger von AIDS, HIV-1 M, weltweit ausgebreitet und etwa 60 Millionen Menschen infiziert, von denen etwa 20 Millionen an AIDS verstorben sind (UNAIDS 2007). Ende 2007 waren 33 Millionen Menschen infiziert. Etwa 90 % der HIV-1-Infizierten (etwa 42% Frauen) leben in Entwicklungsländern, insbesondere in Schwarzafrika (etwa 23 Millionen Infizierte). Derzeit wird HIV-1 M in 9 Subtypen (A-D, F-H, J, K) unterteilt. Weiterhin wurden zahlreiche rekombinante Viren nachgewiesen. Die Subtypen unterscheiden sich anscheinend nicht in ihrer Virulenz, haben sich jedoch geografisch sehr unterschiedlich ausgebreitet. In Schwarzafrika findet man alle Subtypen; in den USA und Europa hauptsächlich den Subtyp B. Weltweit ist der Suptyp C für etwa 50 bis 60% aller HIV-Infektionen verantwortlich. Viren der Gruppe O haben einige zehntausend Menschen, vor allem in Westafrika infiziert, vereinzelte Fälle wurden auch in Europa und den USA identifiziert. HIV-1-N-Infektionen wurden in einzelnen Fällen in Kamerun nachgewiesen. HIV-2 ist weit weniger verbreitet als HIV-1 und hat sich hauptsächlich in Westafrika ausgebreitet.

Hinsichtlich der HIV-Prävalenz unterscheidet man Länder mit

- gleichbleibend niedriger Inzidenz (USA, Westeuropa),
- hoher Inzidenz (Zentralafrika) und
- derzeit relativ niedriger, aber stark ansteigender Inzidenz (Südostasien; Südamerika).

In Deutschland leben derzeit etwa 50 000 Menschen mit einer HIV-Infektion, etwa 3000 Personen haben sich 2008 neu mit HIV infiziert. Im Jahre 2007 infizierten sich weltweit etwa 2,5 Millionen Menschen neu mit dem Virus und etwa 2,1 Millionen verstarben an AIDS. Da es keinen wirksamen Impfstoff gibt und die antiretrovirale Therapie derzeit nur einem kleinen Teil der HIV-Infizierten zur Verfügung steht, ist eine effektive Eindämmung der Pandemie nicht in Sicht.

33.1.7 Klinischer Verlauf der HIV-1-Infektion

Im Wesentlichen kann man die HIV-Infektion in drei Phasen unterteilen (Abb. 33.**4**). In der akuten Phase (0 bis 6 Wochen) breitet sich das Virus innerhalb weniger Tage im menschlichen Körper aus. Bereits nach etwa 10 bis 20 Tagen erreicht die Viruslast im Blut und in anderen Körperflüssigkeiten ein Maximum. Während dieser Phase ist der Infizierte seronegativ, kann das Virus jedoch sehr effektiv übertragen. Etwa 1 bis 4 Wochen nach der Infektion können unspezifische grippeähnliche Symptome wie Fieber, Nachtschweiß, geschwollene Lymphknoten, Durchfall, Schluckbeschwerden und Übelkeit auftreten. Häufig sind diese schwach oder gar nicht vorhanden, sodass nur etwa 40% aller akut HIV-Infizierten einen Arzt aufsuchen. Dennoch kommt es bereits während dieser frühen Phase zu einer schweren Schädigung des Immunsystems, weil etwa 80% aller Gedächtnis-T-Zellen in den lymphatischen Geweben innerhalb weniger Tage zerstört werden.

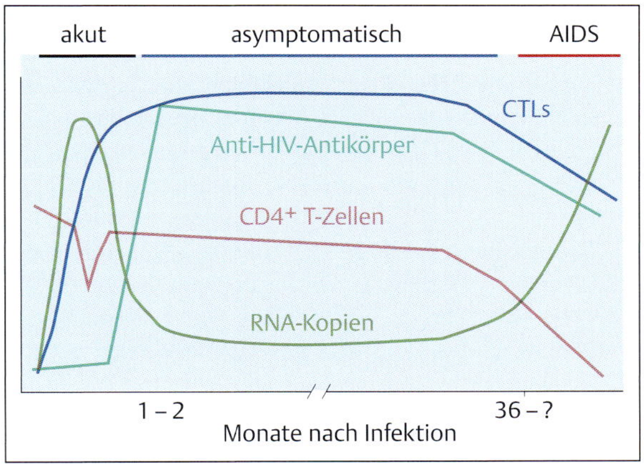

Abb. 33.**4** Schematische Darstellung des Ablaufs der HIV-Infektion.

Die weitgehend symptomfreie Latenz- oder asymptomatische Phase beträgt bei HIV-1 meist etwa 6 bis 10 Jahre, bei HIV-2 etwa doppelt so lang. Die Zeitdauer variiert allerdings stark. Etwa 1 bis 2% der HIV-1-Infizierten zeigen auch 15 Jahre nach der Primärinfektion keine Anzeichen einer Immundefizienz, andere entwickeln AIDS innerhalb von 2 Jahren. In einigen Fällen können Lymphknotenschwellungen auftreten. Die HIV-Infektion kann durch Antikörpernachweis oder Bestimmung der viralen RNA im Blutplasma nachgewiesen werden. Obwohl dieser Zustand äußerlich stabil erscheint, findet in den meisten unbehandelten Infizierten eine effektive Virusmehrung statt, die zur Folge hat, dass eine große Anzahl von CD4+ T-Helferzellen laufend zerstört werden und ersetzt werden müssen (Simon u. Ho 2003). Beim Übergang in die symptomatische Phase der HIV-Infektion ist die Zahl der CD4+ T-Helferzellen abgesunken. Es treten ähnliche Beschwerden wie in der akuten Phase auf, die allerdings häufig nicht mehr abklingen. Ferner sind Lymphknotenschwellungen vor allem am Hals, Unterkiefer sowie in den Leisten und Achselhöhlen typisch.

Das Vollbild von AIDS ist durch eine stark herabgesetzte zelluläre Immunität charakterisiert. Aufgrund des defekten Immunsystems können sonst harmlose Erreger zu lebensbedrohlichen, so genannten opportunistischen, Infektionen führen. Charakteristisch sind beispielsweise Pneumonien durch Pneumocystis jirovecii, Ösophagitiden durch Candida albicans, durch Toxoplasmen verursachte zerebrale Abszesse, Infektionen durch Herpes-simplex-Viren und Reaktivierungen von Zytomegalievirus-Infektionen mit unterschiedlicher Lokalisation (Auge, Lunge, Darm). Weiterhin kann es zu Krebserkrankungen kommen. Häufig sind Kaposi-Sarkome, die häufig auch den Gastrointestinaltrakt, das lymphoretikuläre System und die Lungen befallen, und Tumoren des Lymphsystems (B-Zell-Lymphome). Da der Organismus allen Erregern relativ hilflos ausgesetzt ist, sind die Krankheitsbilder von enormer Vielfältigkeit. Es gibt eine ganze Reihe von Systemen zur Einstufung der HIV-Infektion. Das gebräuchlichste ist die CDC-Klassifikation. Sie unterscheidet drei klinische Kategorien (A: asymptomatisches Stadium; C: AIDS und B: HIV-Infizierte mit

Krankheitssymptomen, die nicht in die Kategorie C fallen, dennoch aber der HIV-Infektion ursächlich zuzuordnen sind) und drei CD4-Zellzahlbereiche (1: ≥ 500; 2: 200 bis 499 und 3: < 200 CD4+ T-Zellen/µl Blut) (s.a. Tab. 33.**2**). Ein Patient mit einem Karposi-Sarkom und 250 CD4+ T-Zellen/µl würde daher unter dem Stadium C2 eingestuft. Weitere Details zur Einteilung und den AIDS-definierenden Erkrankungen finden sich z. B. unter http://daignet.de.

33.1.8 Pathogenese der HIV-Infektion

Ein wesentliches Charakteristikum von HIV ist die Infektion und Depletion von CD4+ T-Zellen, die nach einer Phase mit geringer Symptomatik letztendlich zum Verlust der Immunkompetenz und dem Vollbild von AIDS führt (s. Kap. 33.3). Die Zerstörung von CD4+ T-Zellen erfolgt hauptsächlich in den lymphatischen Geweben, z. B. in Lymphknoten, in den Peyer-Plaques des Magen/Darm-Traktes, Thymus und Milz, wo auch der Großteil der Virusvermehrung stattfindet. In AIDS-Patienten ist die Architektur der lymphatischen Gewebe fast vollständig zerstört und durch fibrotisches Gewebe ersetzt. Eine Reihe von Mechanismen soll zur Entwicklung der Immundefizienz beitragen, u. a. die Induktion des programmierten Zelltods durch sekretierte virale Proteine, insbesondere Tat, Nef und Env; die Eliminierung infizierter Zellen durch zytotoxische T-Zellen, Antikörper-abhängige zelluläre Zytotoxizität und natürliche Killer-Zellen; Autoimmunantworten und der Aktivierungs-induzierte Zelltod infizierter Zellen. Auch CD8+ zytotoxische T-Zellen werden durch „Bystander"-Effekte eliminiert. Ob CD4+ T-Zellen hauptsächlich direkt durch die Virusinfektion oder indirekt durch „Bystander"-Effekte zerstört werden und inwieweit auch der Einfluss der HIV-Infektion auf die Hämatopoese zu ihrem Verlust beiträgt, wird kontrovers diskutiert.

Aktuelle Untersuchungen belegen, dass die chronische starke Aktivierung des Immunsystems mit der Progression zu AIDS korreliert und in den asymptomatisch infizierten natürlichen Affenwirten der Immundefizienzviren – trotz hoher Viruslast – nicht auftritt (Silvestri et al. 2007). Dies könnte unter anderem daran liegen, dass die *nef*-Gene der meisten Affenviren, im Gegensatz zu denen von HIV-1, die Aktivierung von infizierten Helfer-T-Zellen blockieren und so die schädliche chronische Hyperaktivierung des Immunsystems verhindern (Schindler et al. 2006). Weiterhin beobachtet man in progredienten HIV-Erkrankungen eine Korrelation zwischen der Immunaktivierung und der Translokation von mikrobiellen Produkten aus dem Gastrointestinaltrakt (Brenchley et al. 2006). Eine Vielzahl von viralen, genetischen und immunologischen Faktoren trägt dazu bei, dass der klinische Verlauf der HIV-Infektion stark variiert. So sind einige Langzeit-asymptomatische Personen mit abgeschwächten *nef*-defekten HI-Viren infiziert (Kirchhoff et al. 2008). Andere nicht progredierende HIV-1-Infizierte zeigen genetische Polymorphismen, die die Expression der Korezeptoren reduzieren oder verhindern, oder exprimieren bestimmte HLA-Antigene (Letvin u. Walker 2003, Simon et al. 2006). In etwa 50 % aller AIDS-Patienten treten HIV-1-Varianten auf, die zusätzlich zu CCR5 auch CXCR4 benutzen können. Ohne Therapie ist das Auftreten dieser X4-tropen HIV-1-Isolate mit rascher Progression zu AIDS assoziiert. Obwohl die Mechanismen, die zur Immundefizienz führen, noch nicht vollständig verstanden sind, spielt offensichtlich die chronische Immunaktivierung und damit einhergehende Apoptose von infizierten CD4+ und uninfizierten CD8+ T-Zellen eine wesentliche Rolle. Das menschliche Immunsystem ist anscheinend nicht der Lage, über viele Jahre ein effektiv persistierendes Virus wirksam zu bekämpfen – irgendwann ist die Regenerationskapazität erschöpft und es kommt zur Entwicklung von AIDS.

Immunantwort und Escape

Obwohl HIV erst vor Kurzem auf den Menschen übertragen wurde und die sexuelle Übertragung überraschend ineffektiv ist, hat sich das Virus stark in der menschlichen Population ausgebreitet. Dies ist das beste Indiz dafür, dass HIV effektiv im menschlichen Wirt persistiert, obwohl die meisten HIV-Infizierten durchaus eine starke zelluläre und humorale Immunantwort entwickeln. Zytotoxische T-Zellen (CTLs) sind etwa 2 bis 3 Wochen nach der Infektion nachweisbar und tragen möglicherweise zur Reduktion der Viruslast nach der akuten Phase der Infektion bei. Alternativ könnte der Abfall der Viruslast jedoch auch Folge der Zerstörung der CD4+ Zielzellen im lymphatischen Gewebe sein (target cell exhaustion). Antikörper werden nach etwa einem Monat gebildet, haben jedoch selten eine breit neutralisierende Wirkung. Immundefizienzviren haben eine Reihe von „Strategien" entwickelt, die ihre wirksame Kontrolle durch das Immunsystem erschweren und die Eliminierung verhindern:

1. **Verändern:** Die Entwicklung von Virusvarianten, auch als Quasispezies bezeichnet, führt dazu, dass sich in den meisten Fällen rasch Formen durchsetzen, die durch die vorhandenen „neutralisierenden" Antikörper und CTLs nicht erkannt werden. Nur in Einzelfällen kann eine zelluläre Immunantwort gegen hoch konservierte Virusepitope zur wirksamen Kontrolle und zum asymptomatischen Infektionsverlauf führen.
2. **Tarnen:** Etwa die Hälfte des äußeren Hüllproteins der HI-Viren besteht aus veränderlichen Zuckerresten. Weiterhin werden konservierte funktionelle Regionen im Hüllprotein, die potenzielle Angriffspunkte für neutralisierende Antikörper darstellen, meist nur kurzzeitig beim viralen Eintritt in die Wirtszelle exponiert und durch variable „Schleifen" maskiert. Aus diesen Gründen sind Antikörper mit breit neutralisierender Aktivität sehr selten.

3. **Manipulieren:** Das HIV-1-Nef-Protein entfernt eine Reihe von Rezeptoren (z. B. Klasse-I-MHC, CD4 und CD28) von der Oberfläche infizierter Zellen, die für deren Funktionalität, sowie die effektive Erkennung und Zerstörung durch CTLs notwendig sind. Nef scheint die Aktivierung von infizierten T-Helferzellen und damit die effektive Virusproduktion von der Interaktion mit Antigen-präsentierenden Zellen zu entkoppeln.
4. **Ausschalten:** HIV infiziert und eliminiert CD4+ Helfer-T-Zellen, die eine Schlüsselfunktion bei der antiviralen Immunantwort ausüben und diese dirigieren. Diese führt zu zahlreichen immunologischen Störungen, wie z. B. verminderter Aktivität von T-Helfer- und NK-Zellen sowie Veränderungen in den Zytokinprofilen.
5. **Zurückziehen:** Das HI-Virus ist in der Lage, Körperkompartimente, wie z. B. das Gehirn, zu infizieren, zu denen Antikörper, CTLs und antiretrovirale Medikamente nur begrenzt Zugang haben. Aus diesen Gründen können HI-Viren selbst bei effektiver Immunkontrolle und/oder optimaler Therapie nicht vollständig eliminiert werden.
6. **Verbergen:** Die virale Erbinformation wird als Provirus in das Genom der Wirtszelle integriert. Latent infizierte Zellen können nicht durch das Immunsystem erkannt und eliminiert werden.

33.1.9 Evolution und Dynamik

Auch während der klinisch asymptomatischen Phase der Infektion, die nach außen stabil erscheint, findet in unbehandelten HIV-Infizierten eine massive Virusvermehrung und fortlaufende Zerstörung von CD4+ T-Helferzellen statt. Die durchschnittliche „Überlebenszeit" von freien Virionen im Plasma ist so kurz, dass ein Großteil der Viruspopulation innerhalb von 30 Minuten ausgetauscht wird (Simon u. Ho 2003). In einer einzigen Person können pro Tag bis zu 10^{10} Viruspartikel produziert werden. Auch die Überlebenszeit von produktiv mit HIV infizierten CD4+ T-Zellen beträgt nur etwa einen Tag. Allerdings kann das Virus in langlebigen Zellen, wie z. B. ruhenden T-Zellen, die eine durchschnittliche Überlebenszeit von mehreren Jahren haben, latent verbleiben. Aufgrund der kurzen Generationszeit von HIV (1 bis 2 Tage), der hohen Fehlerrate der Reversen Transkriptase (etwa 1 Fehler pro 10 000 Nukleotide) und der enormen Zahl an produzierten Virionen, ist die Evolution der Immundefizienzviren um viele Größenordnungen schneller als die von höheren Organismen. Diese Evolution im „Zeitraffer" hat zur Folge, dass sich das Virus sehr rasch an die spezifischen Bedingungen im Patienten anpassen kann und Resistenzen gegen antiretrovirale Medikamente, Antikörper und HIV-spezifische zytotoxische T-Zellen entwickelt.

33.1.10 Restriktionsfaktoren

HIV manipuliert die zelluläre Transkriptions-, Signaltransduktions-, und Transportmaschinerie zu seinem Vorteil und benutzt zahlreiche zelluläre Faktoren, um sich in menschlichen Zellen zu vermehren (Sorin u. Kalpana 2006). Allerdings zeigen aktuelle Ergebnisse, dass menschliche Zellen keine besonders freundliche Umgebung für Retroviren darstellen und eine Reihe von so genannten Restriktionsfaktoren exprimieren, die in der Lage sind, endogene und exogene Viren zu inhibieren (Abb. 33.**3**). Genetische Untersuchungen belegen, dass sich die zugehörigen Gene während der Evolution der Primaten unter starkem Selektionsdruck befanden. Bemerkenswerterweise bestehen fast 10 % des menschlichen Genoms aus retroviralen Sequenzen (Lander et al. 2001). Dies zeigt, dass es dem menschlichen Immunsystem anscheinend im Laufe der Koevolution mit viralen Erregern gelang, eine große Zahl von Retroviren und Retrotransposons zu inaktivieren. Allerdings hat HIV wirksam Mechanismen entwickelt, um diese Verteidigungsmechanismen auszuschalten. Beispielsweise führt der Einbau der Cytidindeaminase ABOBEC3 in retrovirale Partikel zu letalen Hypermutationen und zum Abbau des viralen Genoms während der reversen Transkription in der Zielzelle (Sheehy et al. 2002). Das Vif-Protein der Immundefizienzviren schaltet diesen Faktor dadurch aus, dass es ABOPEC3 zu Ubiquitinligase-Komplexen rekrutiert und dessen Abbau in Lysosomen vermittelt. Kürzlich wurde entdeckt, dass das virale Vpu-Protein, welches nur bei HIV-1 und seinen SIV-Vorläufern vorhanden ist, den zellulären Restriktionsfaktor Tetherin unterdrückt, der durch Interferon-α induziert wird und dadurch die Freisetzung viraler Partikel erleichtert (Neil et al. 2008). Restriktionsfaktoren spielen eine wichtige Rolle für den Wirtsbereich der Immundefizienzviren und sind beispielsweise ein Grund dafür, dass sich HIV-1 nicht in Rhesusaffen vermehrt. So ist das TRIM5α-Protein (TRIM5α: Tripartide Motif Protein 5alpha) des Rhesusaffen in der Lage, mit HIV-1-Kapsiden (nicht jedoch mit HIV-2 und SIVmac) zu interagieren und diese zu inaktivieren (Stremlau et al. 2004).

33.1.11 Wirtsbereich und Tiermodelle

HIV-1, der Haupterreger von AIDS, ist sehr wirtspezifisch und infiziert außer dem Menschen nur seinen ursprünglichen Wirt, den Schimpansen. Diese nächsten Verwandten des Menschen sind bedroht und sollten nicht für Tierexperimente verwendet werden. Aus diesem Grunde ist man bei Untersuchungen zur Pathogenese der HIV-1-Infektion sowie bei der Testung neuer Impfstoffe und Medikamente auf Tiermodellstudien angewiesen. Ein häufig verwendetes Modell ist die Infektion von Rhesusaffen mit SIVs, die ursprünglich aus der Rauchgrauen Mangabe stammen. Im experimentellen Wirt führt die Infektion häufig zur Entwicklung einer fatalen Immundefizienz innerhalb von einem Jahr nach der Infektion. Dieser rasche Verlauf ist einerseits von Vorteil für experimentelle Untersuchungen, bedingt aber auch, dass die Ergebnisse nicht ohne Weiteres auf die HIV-1-Infektion des Menschen übertragbar sind. Insbesondere bei der Testung von Impfstoffen und neuen antiretroviralen Medikamente ist auch die geringe Sequenzhomologie zwischen HIV-1 und SIVmac ein Problem. Aus diesen Gründen wurden verschiedene Rekombinanten zwischen SIV und HIV-1 (SHIVs) hergestellt, die meist die Hüllproteine oder RT von HIV-1 tragen. Kürzlich gelang es, chimäre Viren zu generieren, die sich in Rhesusaffen vermehren, obwohl etwa 90% des Genoms von HIV-1 stammt (Ambrose et al. 2007). Lediglich Vif und das Kapsidprotein stammen von SIV, um die Restriktion durch Rhesus APOBEC3G und TRIM5α auszuschalten. Es wird auch intensiv daran gearbeitet, Kleintiermodelle für HIV/AIDS zu entwickeln. Im humanisierten Mausmodell werden menschliche lymphoide Zellen oder hämatopoetische Gewebe, wie Thymus oder Leber, in immundefekte Mäuse transplantiert. HIV kann sich dann in den menschlichen Zellen vermehren. Ein anderer Ansatz ist die Generierung von transgenen Mäusen oder Ratten, die menschliches CD4 und Korezeptoren sowie andere Faktoren exprimieren. Durch diese Studien wurden viele neue Erkenntnisse darüber gewonnen, welche Faktoren der menschlichen Zelle für die Virusvermehrung wichtig sind. Ihr Nutzen als Tiermodell für AIDS ist allerdings derzeit noch sehr eingeschränkt.

33.1.12 Impfstoffe und Prävention

Es ist leider unwahrscheinlich, dass in absehbarer Zeit ein effektiver Impfstoff zur Verfügung steht. Zunächst wurde versucht, neutralisierende Antikörper gegen inaktivierte Viren oder rekombinante Hüllproteine zu generieren. Nachdem dies fehlgeschlagen war, wurden Impfstoffe getestet, welche die zelluläre Immunität induzieren sollen. Wirksame Schutzeffekte wurden bislang nur durch die Immunisierung von Rhesusaffen mit abgeschwächten *nef*-deletierten Immundefizienzviren erzielt (Daniel et al. 1992). Dieser Ansatz ist allerdings für die Anwendung im Menschen zu risikoreich. Eine Reihe von Befunden deutet darauf hin, dass ein Impfschutz gegen HIV nur sehr schwer zu erzielen ist. So wird HIV nur selten effektiv durch die antivirale Immunantwort kontrolliert und es wurden mehrere Fälle von Superinfektionen dokumentiert. Obwohl die Struktur des HIV-1-Hüllproteins bekannt ist (Wyatt et al. 1998), gibt es aufgrund der dynamischen Struktur und der Abschirmung durch starke Glykosylierung und variable Schleifen bisher kein wirksames Verfahren zur Induktion breit neutralisierender Antikörper. Aufgrund dieser Schwierigkeiten wurde in den letzten Jahren intensiv an der Entwicklung von präventiven Mikrobiziden gearbeitet, leider bislang mit enttäuschenden Ergebnissen. Klinische Untersuchungen deuten darauf hin, dass manche Mikrobizide das Risiko der Übertragung eher erhöhen, weil sie die Genitalschleimhaut schädigen können, ohne HIV zuverlässig zu inaktivieren.

33.1.13 Aktuelle Entwicklungen und Herausforderungen

Seit der Entdeckung von HIV-1 hat man viel über das Virus gelernt. Aktuelle neue Methoden der Immunologie, der Proteomik und der funktionellen Genomik werden zahlreiche weitere Informationen darüber liefern, wie das Virus mit der Zelle interagiert und neue Ansatzpunkte zur Therapie und Prävention liefern (Fellay et al. 2007, Telenti u. Goldstein 2006). Trotz dieses Wissens verbreitet sich HIV allerdings nach wie vor rasch in der menschlichen Population und fordert derzeit mehr Tote als zum Zeitpunkt der Entwicklung von HAART vor mehr als 10 Jahren. Eine wirksame Therapie auch in Entwicklungsländern zu ermöglichen, stellt eine enorme politische Herausforderung dar, weil die kontrollierte Einnahme auch die Schaffung einer intakten Infrastruktur und ein funktionierendes Gesundheitssystem erfordert. Der Nutzen wäre allerdings immens, weil die Reduktion der Viruslast auch die Übertragung des Virus verhindert. Die Entwicklung eines wirksamen Impfstoffs stellt nach wie vor eine der größten Herausforderungen der AIDS-Forschung dar. Dazu ist es jedoch wahrscheinlich zunächst notwendig zu verstehen, wie prinzipiell ein effektiver Schutz vor der HIV-Infektion erreicht werden kann und wie man breit neutralisierende Antikörper induziert. Da die derzeit in der Entwicklung befindlichen Vakzine und Mikrobizide wenig aussichtsreich erscheinen, müssen auch neue Strategien zur Prävention der HIV-Infektion evaluiert werden. Hier ist die Politik gefordert, endlich mehr in innovative Forschung zu investieren. Weiterhin sollte man nicht vergessen, dass Kondome einen billigen und wirksamen Schutz gegen HIV bieten. Derzeit infizieren sich jährlich etwa 2,5 Millionen Menschen mit dem HI-Virus. Programme zur Durchsetzung von Kondombenutzung trotz kultureller und religiöser Hemmnisse sind dringend notwendig, um die Pandemie einzudämmen und könnten viele Menschenleben retten.

33.2 Diagnostik

L. Gürtler

33.2.1 Einleitung

Zur Diagnostik der HIV-Infektion stehen Antikörpertests und der Nachweis des Virus über Kultur, Elektronenmikroskopie, das p24-Antigen oder die virale Nukleinsäure zur Verfügung. Der Nachweis der Antikörper bedeutet bestehende Infektion und nicht Überwinden der Infektion.

Die Mitteilung des Nachweises der Antikörper ist mit dem Überbringen der Nachricht von einer zumindest auf längere Sicht tödlichen Infektion assoziiert und sollte deswegen vor der Information des Patienten mit weiteren Tests bestätigt und in einer unabhängig genommenen Blutprobe verifiziert worden sein.

33.2.2 Viruspartikel-Aufbau

Abb. 33.**5** zeigt schematisch den Aufbau des HIV-Partikels.

33.2.3 Antikörpernachweis

Wie in Abb. 33.**6** dargestellt, können Antikörper ab der 4. bis 5. Woche nach Infektion nachweisbar sein. Die zurzeit üblichen Tests sind auf dem doppelten Antigen-Immunassay-Prinzip (IA) oder der Partikelagglutination (PAA) aufgebaut, d. h. es können Antikörper der Klasse IgG und IgM nachgewiesen werden. Antikörper der Klassen IgA und IgE sind bedeutungslos. IA und PAA können falsch-positive Resultate geben, da sie auf höchste Sensitivität ausgerichtet sind., Daher muss ein reaktives ELISA-Ergebnis in einem anderen Test bestätigt werden. Der WHO-Algorithmus fordert einen zweiten oder auch dritten IA, der mit unterschiedlichen Protein-Epitopen als der Test des ersten Herstellers aufgebaut ist. Der in Deutschland vorgeschriebene Testalgorithmus ist auf den IA folgend der Western- oder Immuno-Blot. Der Immunoblot gilt als positiv, wenn wenigstens 2 Glykoproteine und ein Genprodukt aus dem *gag*- oder *pol*-Gen auf dem Blotstreifen angefärbt sind. Ein Westernblot wird hergestellt durch elektrophoretische Auftrennung der HIV-Komponenten und deren Trennung in einem Gel und anschließende Übertragung der Komponenten auf eine Membran. Mit dieser in Streifen geschnittenen Membran wird ein indirekter Enzym IA (EIA) durchgeführt. Die Molmassen der Komponenten von HIV-1 und HIV-2 sind standardisiert. Zwischen Anti-HIV-1 und -HIV-2 können erhebliche Kreuzreaktionen vorkommen vor allem zwischen p24/25 und p55/57, es können aber auch alle Reaktionen fehlen, wenn z. B. Anti-HIV-2 auf einem HIV-1-Blot getestet wird und umgekehrt. Die Spezifität des p24-Antigens ist nicht sehr hoch, weswegen falsch positive Reaktionen vorkommen, die auch durch Expression des Gag-Proteins von endogenen Retroviren ausgelöst werden können. Eine starke Kreuzreaktion besteht vor allem mit den Proteinen der Reversen Transkriptase und der Integrase, wenn versucht wird, Anti-HIV-1 Gruppe O auf einem HIV-1 M-Streifen zu bestätigen. Teilweise wird mit Anti-HIV-1 Gruppe O auf dem HIV-1 M-Streifen das volle Bandenmuster erhalten, teilweise nur die Anfärbung der Pol-Proteine oder des gp120/160.

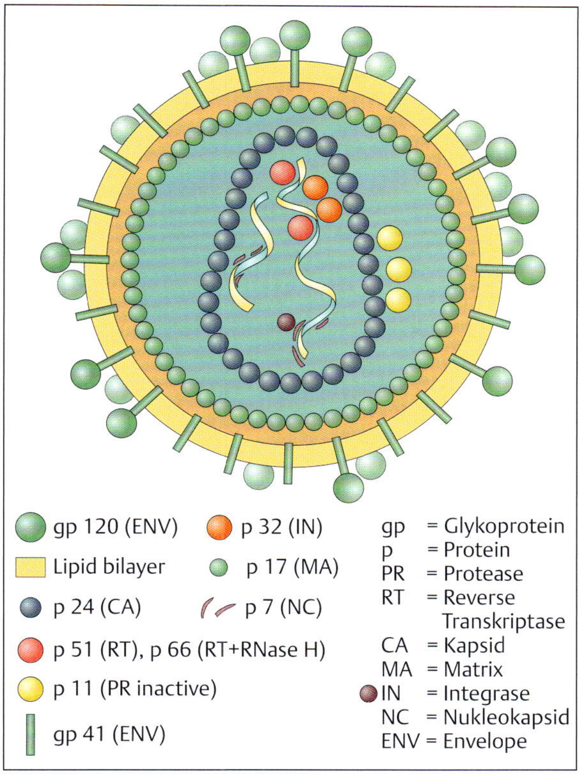

Abb. 33.**5** Schematischer Aufbau des HIV-Partikels mit Lipiddoppelmembran, Enzymen und Strukturproteinen. Reverse Transkriptase und Integrase liegen im Kapsid an die RNA gekoppelt.

Der Immunoblot oder auch der Line-immuno-assay (LIA, LIPA) verwenden rekombinant hergestellte Proteine von HIV, die die wesentlichen Epitope tragen. Der Abstand der Banden voneinander ist gleich, da die Proteine direkt auf den Streifen aufgebracht werden. Zur Wertung muss der Immunoblot halb-quantitativ, auch im Vergleich zur Färbung der Kontrollen, abgelesen werden.

Alternativ zum Immunblot kann die indirekte Immunfluoreszenz (IIF) eingesetzt werden, deren Ablesung spezielle Erfahrung voraussetzt. Die Kreuzreaktion der Antigene zwischen HIV-1-Gruppen und HIV-1 und HIV-2 in der IIF ist größer als beim Westernblot. Wegen fehlender überregionaler Standardisierung wird die IIF kaum mehr angewendet.

Die Testparameter im späteren Verlauf der HIV-Infektion sind in der Abb. 33.**7** dargestellt.

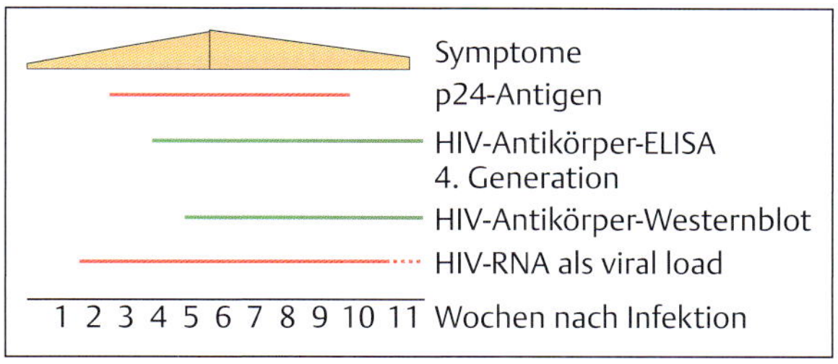

Abb. 33.**6** Zeitlicher Verlauf der klinischen Symptome und Reaktivität der unterschiedlichen HIV-Parameter in der Frühphase der Infektion.

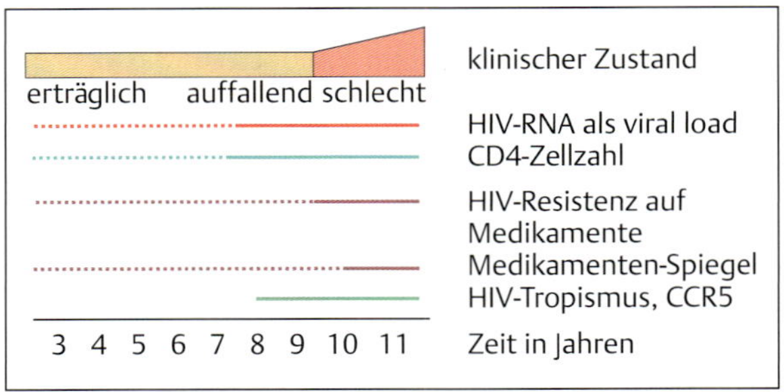

Abb. 33.7 Testparameter im späteren Verlauf der HIV-Infektion: über die gesamte Zeit von etwa 10 Jahren sind CD4-Zellzahl/µl und Viral Load (Copies/ml) Parameter, die die Abwehrfähigkeit des Immunsystems beschreiben. Je nach Klinik müssen periodisch Medikamenten-Resistenz und auch Medikamenten-Spiegel bestimmt werden. Bei Bedarf, z. B. bei Einsatz der CCR5-Rezeptor-Inhibitoren, ist auch der Tropismus des HIV-, R5- und X4-Virus zu untersuchen.

33.2.4 Virusnachweis

Die Elektronenmikroskopie von Lymphknotenschnitten oder Viruspellets nach Ultrazentrifugation ist eine wenig sensitive Methode, die nur in einigen Labors zur Verfügung steht. Sie kann deswegen nicht zur allgemeinen Anwendung empfohlen werden. Die erhaltenen Bilder geben aber sehr gute Auskunft über die vorhandene Virusart und so können sehr schnell Doppelinfektionen z. B. mit HIV und HTLV in Lymphknotenzell-Foci erkannt werden.

33.2.5 p24-Antigentest

Der p24-Antigentest ist ein Sandwich-EIA, der positiv wird, wenn mehr als 10^5 Viruspartikel pro ml Serum vorhanden sind, entsprechend 10 pg/ml. Der Test ist häufig zum Verfolgen des klinischen Verlaufs der HIV-Infektion angewendet worden. Die Ergebnisse haben nur teilweise mit dem klinischen Stadium korreliert, da aus infizierten Zellen große Mengen von freiem p24 über die Zellmembran abgegeben werden können. Der p24-Antigentest ist für die begleitende Erfolgsmessung der Therapie durch die quantitative Bestimmung der Virusmenge mittels NAT (Nucleic Acid Testing) ersetzt worden.

Einsatz findet der p24-Antigentest nur noch als Einzeltest zur Abklärung falsch positiver Reaktionen im sog. Viert-Generations-ELISA. Die sog. anti-HIV-ELISA der vierten (Herstellungs-)Generation weisen simultan das p24-Protein über einen Sandwich-ELISA aus monoklonalen Antikörpern und die Patienten-Antikörper über einen Cocktail von rekombinanten HIV-Proteinabschnitten nach, weswegen sich der Einsatz des singulären p24-Antigentests meist erübrigt.

33.2.6 Quantitative und qualitative Bestimmung der HIV-Menge bzw. Viruslast („viral load“) über die Nukleinsäure

Nukleinsäure-Amplifikationstests (NAT) sind seit 1985 entwickelt worden und waren seit 1994 soweit fortgeschritten, dass sie allgemein anwendbar wurden und auch die Quantifizierung ermöglicht haben. Heute stehen in Deutschland wenigstens 4 kommerziell vertriebene NAT-Verfahren für HIV zur Verfügung.

Polymerasekettenreaktion (PCR)

Das Prinzip der PCR beruht auf der Amplifikation von Nukleinsäurefragmenten über eine thermoresistente DNA-Polymerase, die doppelsträngige DNA-Stränge synthetisiert. Für den Nachweis von HIV-RNA wird die virale RNA im ersten Schritt über reverse Transkription in c-DNA (complementäre DNA) umgeschrieben. Die vorhandene Nukleinsäure wird bei 92 bis 95 °C in Einzelstränge zerlegt, kurze der DNA komplementäre Oligonukleotide, sog. Primer, die im Überschuss vorhanden sind, lagern sich bei niedriger Temperatur (z. B. 55 °C) an die DNA-Stränge an. Bei 72 °C synthetisiert die Taq-Polymerase ausgehend von den Primeren einen neuen komplementären DNA-Strang. Die Länge der synthetisierten DNA-Fragmente wird durch die Zeit der Aktion der Polymerase und die Primerbindungsstellen auf den beiden DNA-Strängen begrenzt. Der Vorgang läuft zyklisch bei den genannten Temperaturen und mit verschiedenen Zeiten ab.

Die hergestellten Amplifikate aus dem *gag*-Gen werden über Hybridisieren an eine spezifische, an die Matrix gebundene Sonde und durch Hybridisieren mit einer peroxidasemarkierten Sonde nachgewiesen. Nach Durchführen einer „nested PCR“ ist auch die gelelektrophoretische Analyse der Amplifikate möglich. Die Quantifizierung der ursprünglich vorhandenen HIV-RNA/DNA und die Kontrolle der Amplifikationsfähigkeit der HIV-Nukleinsäure durch einen internen Standard erfolgt in Verdünnungsstufen. Der HIV-PCR-Test wird kommerziell hergestellt, mit Primern, die im LTR und *gag*-Gen binden. Er hat eine gut reproduzierbare Nachweisgrenze von 50 Kopien pro ml Plasma.

Real-time-PCR

Der Grundvorgang der Amplifikation der Nukleinsäureabschnitte der HIV-RNA läuft wie bei der PCR beschrieben ab. Da aber die Taq-Polymerase auch eine Exonuklease-Aktivität hat, wird diese bei dem Verlauf von 40 bis 45 Zyklen ausgenützt, um die Sonde, die im Testansatz vorhanden ist und sich an den zu amplifizierenden Abschnitt angelagert hat, zu spalten. Die Sonde trägt an ihren Enden ein Fluorochrom und einen sog. Quencher, d. h. eine Substanz, die

die Fluoreszenz löscht. Wird der Quencher und kurz nachfolgend das Fluorochrom im Reaktionsansatz freigesetzt, kann die Fluoreszenzaktivität gemessen und kontinuierlich verfolgt werden. Je mehr HIV-RNA vorhanden ist, umso früher ist Fluoreszenz messbar und wird dann für etwa 10 bis 15 Zyklen ansteigen und ein Plateau erreichen.

Wenn 2 verschiedene Fluorochrome verwendet werden, können diese bei unterschiedlichen Wellenlängen gemessen werden, und so kann über diese differente Messung auch im gleichen Ansatz Kontroll-RNA bzw. DNA amplifiziert werden. Die kommerziell verwendeten Sonden können linear (Taqman), Schleifen bildend (Molecular Beacon) oder doppelt (FRET) sein. Derzeit ist die Real-time-PCR nur für HIV-1 verfügbar mit Amplifikationsabschnitten im LTR-, gag- und pol-Integrase-Bereich. Mit 2 speziellen Sonden für 2 unterschiedliche Fluorochrome, die durch die Bindung an das Amplifikat zusammengeführt werden, arbeitet das FRET-Verfahren (fluorescence resonance energy transfer- technology). Apparate für die automatische Abarbeitung der Real-time-PCR stehen derzeit von mehreren Anbietern zu Verfügung.

Da für die quantitative Bestimmung von HIV-2 zu wenig Bedarf besteht, sind bei HIV-2-Virusmengen-Bestimmung weiterhin In-House-Tests notwendig. Einige kommerzielle Tests erkennen neben HIV-1 Gruppe M auch Gruppe-O-Viren quantitativ.

NASBA („nucleic acid sequence based amplification")

Ausgangsmaterial der Amplifikation mit dem NASBA-Test ist direkt die virale RNA, die aus den Viren mittels Guanidinthiocyanat-Lyse extrahiert und durch Silicaadsorption gereinigt wird. Amplifikate werden über Primer im *gag*- oder *LTR*-Bereich erhalten, durch Benutzen der Reversen Transkriptase mit der Aktion der RNase H. Die erzeugten DNA-Fragmente werden nun wieder mittels der T7-RNA-Polymerase als RNA amplifiziert usw. Die Amplifikate werden schließlich nach Hybridisieren mit markierten Sonden durch Rubidiumchemolumineszenz quantifiziert. Automaten für die Durchführung des gesamten Ablaufs des NASBA-Tests sind verfügbar.

Mit dem angebotenen Test wird vorzugsweise HIV-1 Gruppe M nachgewiesen, die HIV-1 Gruppe O und HIV-2 viralen Nukleinsäuren werden nicht amplifiziert. Der NASBA-Test ist kommerziell verfügbar.

TMA-Test (transcription mediated amplification)

Der TMA-Test funktioniert isothermisch wie der NASBA-Test. Die Amplifikation wird im *pol*-Gen erreicht. Der Nachweis der Amplifikate geschieht über Chemolumineszenz in Einzelröhrchen. RNA von HIV-1-Gruppe M und O können gleich effizient amplifiziert werden, für den Nachweis von HIV-2-Nukleinsäure ist der Test nicht geeignet. Der TMA-Test ist vollautomatisch verfügbar und wird breit z. B. für den HIV-RNA Nachweis in der Blutspende eingesetzt.

b-DNA-Test („branched DNA signal amplification assay")

Dabei handelt es sich nicht um einen echten NAT sondern um eine Signal-Amplifikation. Um ausreichende Sensitivität zu erlangen, wird eine Fällung und Zentrifugation zur Anreicherung des Virus aus dem EDTA-Plasma vorgeschaltet. Detergens-Lyse führt zur Freilegung der HIV-RNA. Mit etwa 45 Sonden aus dem *pol*-Genbereich des HIV-1B, die entweder an der Matrix fixiert sind oder dazu dienen, nach Anlagerung die verzweigten DNA-Sonden zu binden, wird die HIV-RNA fixiert. Der Nachweis erfolgt über Anlagerung von alkalischer Phosphatase an die verzweigte DNA und Umsetzen von Methylumbelliferylphosphat. Der b-DNA-Test ist sehr robust in der Erfassung der HIV-1 Gruppe M. Die Kontaminationsgefahr mit Patientenmaterial ist sehr gering. Die RNA von Gruppe-O-Viren werden mit 500-fach verminderter Sensitivität erfasst, die von HIV-2 nicht. Es können HIV-Mengen bis 50 Kopien bzw. Genomäquivalente/ml nachgewiesen werden. Der Test ist kommerziell verfügbar.

Bewertung der quantitativen Virusbestimmung

Die Tests zur quantitativen Bestimmung der Virusmenge im Plasma (Viral Load, Viruslast) haben wesentlich dazu beigetragen, die kausale Wirkung der eingesetzten antiretroviralen Therapie (s. Kap. 33.3) objektiv beurteilen zu können. Aus dem Repertoire der Labormethoden zur Begleitung von AIDS-Patienten ist die Virusmengenbestimmung die Methode, die sensibel kurzzeitige Veränderungen der HIV Replikation anzeigt, während die CD4-Zellzahl langfristig den Zustand des Immunsystems beschreibt. Dennoch bestehen weiterhin Probleme, die Tests überregional zu standardisieren und die Reaktivität mit allen Subtypen der Gruppe M in ausreichender Qualität zu garantieren. Ein internationaler Standard an RNA wird von der WHO oder dem englischen NIBSC angeboten (HIV-1-RNA Subtyp B quantitativ NIBSC-Code: 99/634 oder 636 oder 05/158CE; für verschiedene M-Subtypen NIBSC-Code: 01/466).

Ein weiterer Mangel der Standardisierung ist derzeit die Mengenangabe. Es werden in Deutschland mehrheitlich RNA-Kopien/ml angegeben und mit den HIV-Partikeln gleichgesetzt, obwohl ein HIV-Partikel 2 und mehr RNA-Moleküle enthalten kann. Andere Tests oder Labors benutzen die Einheit Genomäquivalente/ml, um akkurater auszudrücken, dass nur ein Genomfragment amplifiziert worden ist bzw. über Amplifikation nachgewiesen wurde. Bei quantitativer Bestimmung sollte man sich an den mitgelieferten Standard des Herstellers halten und beachten, dass nicht alle HIV-1-M-Subtypen mit der gleichen Effizienz nachgewiesen werden.

Bei der Patienten-Betreuung sollte daher, wenn möglich, immer der Test des gleichen Herstellers benutzt und die HIV-Mengenänderung über die Zeit beurteilt werden. Wenn der klinische Zustand, die CD4-Zellzahl und die Virusmenge diskordant sind und die Anamnese der HIV-Infektion einen afrikanischen Virusstamm nahe legt, sollte an ein variantes HIV gedacht und die HIV-Infektion über andere Tests oder auch die provirale HIV-DNA in Lymphozyten abgeklärt werden.

Schließlich reicht die Virusmengenbestimmmung ohne Berücksichtigung der CD4-Zellzahl (nach Möglichkeit mit Werten von 2 Zeitpunkten) und der angesetzten antiretroviralen Therapie nicht aus, den Zustand des Patienten zu beurteilen, da bei ausgebrannten lymphatischen Keim-Zentren in den Lymphknoten die HIV-Menge im Blut wieder sinken kann, ohne dass eine klinischer Besserung vorliegt.

Eine weitere Domäne der HIV-RNA-Bestimmung ist das Testen von Blutspenden, welches in Deutschland seit Mai 2004 zusätzlich zur Antikörperbestimmung erfolgt, um auch die Frühphase der HIV-Infektion besser zu erfassen. Etwa 11 Tage nach Erstinfektion kann HIV-RNA im Blut nachweisbar sein. Zur Diagnostik werden Pools, die aus 20 bis 100 Einheiten zusammengestellt werden verwendet, um einen Kompromiss zwischen der angestrebten Sensitivität und der aufwendigen Testung zu erreichen.

33.2.7 HIV-Isolierung über Zellkultur

Mehrere Methoden zur Beurteilung der HIV-Replikationsgeschwindigkeit, der zytotoxischen Wirkung (Viral Fitness, Virulenz) und der Charakterisierung in X4- und R5-Viren sind verfügbar. Die Isolierung in Zellkultur ist sehr aufwendig und teils langsam und kann nur ausnahmsweise empfohlen werden. Häufig angewendet wird die Klonierung der *env*-Region in einen retroviralen Vektor, daran anschließend die Infektion von Zellen und die phänotypische Charakterisierung in R5 und X4. Der Zeitaufwand beträgt etwa 4 bis 6 Wochen. Kommerziell wird der Test von Monogram Biosciences in San Francisco, CA durchgeführt. Die genotypische Bestimmung erfolgt über die C2V3-Region, teils unter Einschluss der V4-Region. Die Analyse beruht schließlich auf der Bestimmung der Ladung der V3-Region über bestimmte Schlüsselaminosäuren, die teils nur die Positionen 11 und 25 des V3-loops, teils alle basischen und sauren Aminosäuren betreffen; das Isoleucin, 4 Aminosäuren vor dem C-terminalen Cystein des V3-loops, hat einen besonderen Stellenwert. Eine Standardisierung steht derzeit aus.

Klassische Methode zur Isolierung von HIV (nach aktueller Vorschrift muss diese Anreicherung in Deutschland in einem Labor unter S3-Bedingungen erfolgen) (Abb. 33.**8**):

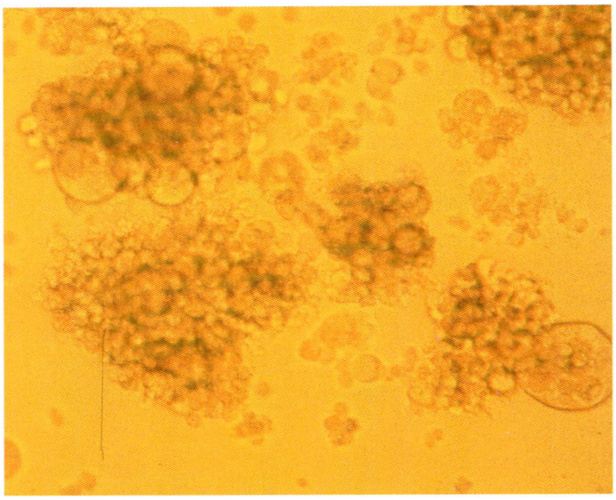

Abb. 33.**8** Synzytien-bildendes HIV in peripheren Blut-Lymphozyten, welches für ca. 2 Wochen kultiviert wurde. Die kleinen Zellen im Hintergrund sind uninfizierte PBMC.

Nach Separation der Lymphozyten werden diese über PHA stimuliert und PHA-stimulierte Spenderlymphozyten einer nicht HIV-infizierten Person zugegeben. PHA ist Phytohämagglutinin aus der Bohne Phaseolus vulgaris; weitere Aktivatoren sind anti-CD45, anti-CD3 und andere monoklonale Antikörper gegen Lymphozyten-Antigene. Erfolgreicher wird die HIV-Isolierung, wenn aus dem Patientenblut vor kulturellem Ansatz die CD8-Zellen entfernt werden – meist über die Magnetbead-Methode. In der gemischten Lymphozytenkultur wird aus infizierten Zellen Virus freigesetzt, tritt in Nachbar-Zellen über und vermehrt sich dort. Der Virusnachweis erfolgt im Kulturüberstand mit dem p24-Antigentest oder/und die Bestimmung der Aktivität der Reversen Transkriptase oder PCR. Die HIV-Isolierung gelingt am einfachsten, wenn der Patient AIDS hat. HIV-1 Gruppe O und HIV-2 lassen sich schlechter isolieren als HIV-1 Gruppe M, ebenfalls R5-Viren schlechter als X4.

33.2.8 HIV-Resistenzbestimmung in anbehandelten Patienten

Nachdem in HIV-RNA mit einer Häufigkeit von $1:10^4$ ein falsches Nukleotid in das zu replizierende Genom bei der reversen Transkription eingebaut wird, favorisiert der Selektionsdruck, der über die RT-, IN, PR- und/oder Entry-Inhibitoren erzeugt wird, die resistenten Mutanten im Wachstum. Bei Monotherapie können sich erste resistente Mutanten ab der 6. Behandlungswoche zeigen, bei Zweierkombination ab 6 Monaten und bei Triple-Therapie je nach Vorbehandlung des Patienten ab 2 Jahren. Bei therapienaiven Patienten kann nach effektiver, Compliance-stringenter Triple-Therapie, sofern keine exogene HIV-Superinfektion auftritt, auch nach über 10-jähriger Behandlung keine Medikamentenresistenz vorhanden sein.

Phänotypische Resistenzbestimmung

Diese ist wesentlich bei der Entwicklung und Überprüfung von Medikamenten, die auf bestimmte Enzyme, z. B. RT, PR und IN oder die Rezeptorbindung (CCR5-Entrittsinhibitoren Maraviroc, Vicriviroc) zielen. Zwei Methoden stehen zur Verfügung:

1. Virusisolierung und Messung der Medikamentenkonzentration, bei der das HIV des Patienten sich nicht mehr vermehrt: Voraussetzungen sind ein Virusisolat aus Zellkultur und Medikamente, die im Kulturmedium löslich sind. Auf Blutlymphozyten oder Zelllinien wird das HIV zusammen mit verschiedenen Medikamentenkonzentrationen exponiert und das HIV-Wachstum über den p24-Antigentest bestimmt. Der Test ist zuverlässig, jedoch ist das Ergebnis erst nach etwa 8 Wochen verfügbar. Für Routineuntersuchungen ist der Test zu personalaufwendig, technisch schwierig , folglich teuer und wenig geeignet.
2. Amplifikation der Enzyme RT und PR und anschließende Transfektion in menschliche Zellen oder Bakterien und Bestimmung der IC_{50}: Je nach Primerauswahl kann die Klonierung der Enzymgene schnell vorgenommen werden. Nach Transfektion muss einzeln die Konzentration der verschiedenen Medikamente auf die Enzymaktivität geprüft werden. Der Vorgang kostet Zeit und Material. Die Resistenz wird häufig in einem Antivirogramm zusammengefasst. Das Ergebnis ist normalerweise nach 6 Wochen vorhanden.

Genotypische Resistenzbestimmung

Auch bei dieser Art der Resistenzbestimmung stehen 2 Methoden zur Verfügung.

1. Der sog. **LIPA-Test – „Line Probe Assay" zur Resistenz-Bestimmung der RT:** Die entsprechenden Fragmente der Reversen Transkriptase werden über die PCR amplifiziert und die Amplifikate auf einen Streifen hybridisiert, auf dem Sonden mit den gängigen Mutationen fixiert sind. Die anhybridisierten Amplifikate werden über eine weitere Sonde und die Peroxidasereaktion sichtbar gemacht. Aus der Lage der Mutationen kann auf die Schlüsselaminosäuren rückgeschlossen und die Resistenz bestimmt werden. Der Vorteil der Methode ist, dass das Ergebnis nach 3 Tagen vorliegen kann, der Nachteil der hohe Preis. Ein weiterer Nachteil ist die zum Teil nicht korrespondierende Korrelation mit dem Ergebnis des genotypischen Tests.
2. **Nukleinsäuresequenzierung des RT- und PR-Gens und Analyse der Schlüsselaminosäuren:** Ebenso verfügbar für die Integrase, die Entry-Inhibitoren wie T20 (Enfurtide) und die Bestimmung von CCR5 und CXC4-Rezeptor benutzenden Viren (Maraviroc, Vicriviroc). Als Schlüsselaminosäuren werden solche Aminosäuren bezeichnet, die in der enzymatischen Tasche liegen und bei Änderung der Ladung oder Hydrophobizität eine verminderte Medikamentenwirkung verursachen. Ein Beispiel wäre die Aminosäure 184 der RT, die bei Mutation von Methionin (M) zu Valin (V) eine 1000-fache Resistenz für Lamivudin bzw. Emtricitabin bewirkt, eine 3-fache für Didesoxycytidin und Didesoxyinosin. Zur Sicherheit werden der 5'- und der 3'-DNA-Strang über den Einbau von terminalen Didesoxynukleotiden sequenziert (Sanger-Methode) und mit der Sequenz des HIV-Wildtyps verglichen. Mit einer Sequenzierung kann das Resistenzmuster für alle bekannten Medikamente eines Enzyms abgelesen werden. Nachteil der Methode ist der Zeitaufwand, der bei guter Labororganisation und unkomplizierter Probe 1 Woche ist, meist jedoch, vor allem wenn die primäre Amplifikation Schwierigkeiten bereitet, 3 Wochen beträgt. Der Preis der Bestimmung der kompletten Resistenz wird von den Krankenkassen vergütet.

33.2.9 Prävention

HIV ist in Westeuropa im Wesentlichen eine sexuell übertragbare Krankheit, neben der Übertragung durch i.v. Drogenkonsum. Vor allem in der dritten Welt ist der heterosexuelle Verkehr der Hauptverbreitungsweg und wie überall auf der Welt der Entscheidung und der Aktivität des Individuums vorbehalten und behördlich nicht zu kontrollieren. Erziehung und Information haben die Frequenz der Übertragung gesenkt, nicht aufgehoben. Der richtige Gebrauch von Kondomen kann die HIV-Übertragung sicher verhindern. Auch in Deutschland ist eine sexuell übertragbare, sogar antibiotisch behandelbare Krankheit, wie die Gonorrhö, bisher nicht eliminiert worden. Ob und bei wie vielen Menschen das Angehen einer HIV-Infektion nach Risikokontakt und sofort einsetzender Triple-Therapie (Post-Expositions-Prophylaxe) verhindert werden kann, bleibt unklar.

Viele virale Infektionskrankheiten, z. B. Hepatitis B, können über einen prophylaktisch gegebenen Impfstoff verhindert werden. Es laufen weltweit sehr große Anstrengungen und viele Studien, um einen prophylaktischen Impfstoff, der bisher nur auf HIV-1 M:B- und C-Antigenen aufgebaut ist, zu testen. Die Aussichten auf Verhinderung der Infektion sind bisher nicht sehr groß. Unter dem Druck des physischen Verfalls der HIV-Infizierten ohne Therapie ist versucht worden, einen prophylaktischen oder therapeutischen Impfstoff, als gp120- oder gp160-Vakzine, als gag, als Kombination gag, env und als nef und als Kombination nef, env zur Immunisierung mehrmals appliziert, zu entwickeln. Kurzzeitstudien und Langzeitbeobachtungen der Immunisierten haben keinen protektiven Nutzen gezeigt; die beiden letzten sehr großen Impfstoffversuche wurden Ende 2007 wegen mangelnder Protektion abgebrochen. Die Aussicht, mit den bisher verfügbaren Methoden der Immunisierung und Adjuvansaddition eine wirksamen und sicheren Impfstoff gegen die HIV-1 M:B-Infektion, weiterhin gegen andere Viren der HIV-1 Gruppe M- und O-Infektion zu finden oder auch gegen HIV-2, ist gering.

Prävention als Postexpositionsprophylaxe (PEP)

Bei Spritzern ins Auge oder akzidenteller Kontamination von Schleimhaut oder Stichverletzung ist sofort zu handeln: Auge mit Wasser großzügig auswaschen, für eine Desinfektion ist nur 1,25% Jod-Polyvinylpyrrolidon geeignet; Schleimhaut und Haut abwaschen, anschließend sofort mit Alkohol (70% Ethanol, 50% Isopropanol) für 1 bis 2 Min. desinfizieren, danach prüfen, ob medikamentös weiter verfahren werden muss. Keine schnelle, aber eine lang wirkende Haut-Desinfektion wird über Polyvinylpyrrolidon-Jod (Betaisodona) erreicht. Die medikamentöse PEP sollte z. B. bei blutkontaminierter Kanülenstichverletzung eines sicher HIV-Infizierten begonnen werden, nach Desinfektion, Ausblutung des Kanals und erneuter Desinfektion.

Die antiretrovirale PEP sollte bestehen aus 1 bis 2 Inhibitoren der Reversen Transkriptase, 1 oder 2 der Protease und je nach Vorbehandlung des Patienten 1 der Integrase. Nachdem über direkten Blutkontakt auch X4-Viren übertragen werden stehen CCR5-Inhibitoren (Maraviroc) nicht in der ersten Reihe.

33.3 Klinik und Therapie

S. Staszewski, G. Nisius

33.3.1 Klinische Symptome und Stadien der unbehandelten HIV-Infektion

Die klinischen Symptome der **akuten HIV-1-Infektion** wurden zuerst als Mononukleose-ähnliche Erkrankung beschrieben (Kahn et al. 1998). Nach einer Inkubationszeit von einigen Tagen bis wenigen Wochen manifestiert sich in den meisten Fällen eine akute, grippeähnliche Erkrankung. Die häufigsten Symptome sind in der Tab. 33.**1** dargestellt.

Die symptomatische Phase der akuten HIV-1-Infektion dauert 7 bis 10 Tage, in selten Fällen länger als 14 Tage.

Die akute HIV-Infektion ist somit eine wichtige Differenzialdiagnose bei Allgemeinsymptomen wie Fieber unklarer Genese, Lymphadenopathie, Arthalgien und Myalgien als auch bei ZNS-spezifischen Symptomen wie Meningitis und Enzephalitis, die auch bei Infektionen mit EBV, Influenzaviren, Enteroviren u. a. auftreten können.

Die Diagnose ist in diesem Stadium, da die Patienten noch keine Antikörper entwickelt haben, nur direkt ab dem 4. Krankheitstag mittels einer HIV-PCR zu sichern.

Die sehr hohe HIV-1-Virämie (etwa 10^5 Genomkopien/ml Plasma) während der **Primärinfektion** ist normalerweise nur von kurzer Dauer, danach fällt die Virusanzahl im Blut um einige Logstufen ab, bis ein **viraler Setpoint** erreicht wird. Die Höhe dieses Setpoints ist ein starker Prädiktor für die langfristige Krankheitsprogression (Mellors et al. 1996).

Während der akuten HIV-1-Infektion fällt die **CD4-Zellzahl** deutlich ab. Gelegentlich werden Zellzahlen beobachtet, die bereits zu diesem frühen Zeitpunkt opportunistische Infektionen ermöglichen. Zwar steigt die CD4-Zellzahl nach der Primärinfektion wieder an, sie erreicht aber ohne antiretrovirale Therapie nur selten wieder die Ausgangswerte von etwa 1000 Zellen/µl (Mellors et al. 2007). Neben dem Abfall der CD4-Zellzahl sind qualitative Einschränkungen der CD4-T-Zellfunktion charakteristisch, die früh während der akuten Infektionphase zu beobachten sind (Douek et al. 2002). Etwa 4 bis 10 Wochen nach Infektion kommt es zur Bildung der **HIV-Antikörper**.

Die epidemiologische Bedeutung der akuten HIV-Infektion wurde in einer Untersuchung gezeigt, in der etwa 50% der Neu-Infektionen während der frühen Phase einer HIV-Infektion übertragen wurden (Brenner et al. 2007).

Bei den meisten HIV-Infizierten folgt eine mehrere Jahre andauernde **klinische Latenzphase,** die weitgehend asymptomatisch verläuft. Der individuelle Verlauf der Erkrankung ist sowohl durch virale als auch durch Wirtsfaktoren bestimmt. Die Relevanz von Wirtsfaktoren wird durch den oft unterschiedlichen Verlauf bei gleicher Infektionsquelle deutlich. Etwa 5% der HIV-Infizierten, die so

Tabelle 33.**1** Die häufigsten Symptome der akuten HIV-1-Infektion.

Fieber plus	
dermatologische Symptome	Exanthem (makulopapulös), orale und genitale Ulzerationen
neurologische Symptome	Zephalgien, aseptische Meningitis, Verwirrtheit, fokale ZNS-Ausfälle, Hirnnervenausfälle
Mononukleose-ähnliche Symptome	Lymphadenopathie, Arthralgie, Myalgie, Nausea, Diarrhö, Pharyngitis

genannten **Long-Term-non-Progressors** (LTNP) sind auch nach mehr als 10 Jahren noch asymptomatisch und besitzen eine normale CD4-Zellzahl (Rosenberg et al. 1997).

Folgende Faktoren können einen solchen Verlauf ermöglichen:

- starke zytotoxische anti-HIV CD8-T-Zellantwort
- ein defektes Virus
- das Vorliegen einer Mutation des CCR-5-Chemokin-Rezeptors, der als Ko-Rezeptor für die Bindung von HI-Viren an die Zelle dient
- weitere genetische Faktoren des Infizierten wie APOBEC, Tetherin und evt. TRIM5α, Langerin, HLA B57/B51/B21

Nach einer Latenzphase von im Median 10 Jahren, während der es zu einem langsamen, kontinuierlichen Abfall der CD4+ T-Helferzellzahlen im peripheren Blut, eine weitgehend konstante Zahl infizierter CD4+ T-Lymphozyten und erhöhten Apoptoseraten von CD4+ und CD8+ T-Zellen kommt, treten ohne spezifische Behandlung bei den meisten Patienten im Zuge der zunehmenden Immunsuppression **AIDS-definierende Erkrankungen** auf.

Nach den Empfehlungen der amerikanischen Centers for Disease Control and Prevention (CDC) von 1993 für Erwachsene, wird die HIV-Infektion über die aufgetretenen klinischen Symptome und Anzahl der CD4-Zellen klassifiziert (Tab. 33.**2**). Die Patienten werden dabei nach

Tabelle 33.**2** Stadieneinteilung der HIV-Infektion (CDC 1993).

CD4-Zellanzahl	Kategorie A	Kategorie B	Kategorie C
≥ 500/µl	A1	B1	C1
200–499/µl	A2	B2	C2
≤ 199/µl	A3	B3	C3
Die Kategorien C1–C3 werden als Vollbild AIDS bezeichnet.			
Kategorie A	• asymptomatische HIV-Infektion • persistierende generalisierte Lymphadenopathie • symptomatische Primärinfektion		
Kategorie B	• bazilläre Angiomatose (Bartonella henselae) • Candidiasis, oropharyngeal oder vagina, mit chronischem Verlauf oder schlechtem Therapieansprechen • Diarrhö ≥ 4 Wochen • Fieber ≥ 38,5 °C ≥ 4 Wochen • Herpes Zoster > 1 Dermatom oder rezidivierend • orale Leukoplakie • Listeriose • periphere Neuropathie • HIV- Entero-, Nephro- oder Myopathie • idiopatische thrombozytopenische Purpura • Tuben- oder Ovarialabszesse • zervikale Dysplasie Pap IVa • Mikroangiopathie an Retina oder Konjunktiven • kutane Xerodermie- und mukosale Sicca-Syndrome		
Kategorie C Vollbild AIDS	• Pneumocystis-jiroveci(carinii)-Pneumonie • Toxoplasmose • Tuberkulose (pulmonal oder extrapulmonal) • Mycobacterium avium oder kansasii – disseminiert oder extrapulmonal • bakterielle Pneumonie > 1×/Jahr • Candidiasis in Ösophagus, Bronchien oder Trachea • Herpes-simplex-Schleimhautulzerationen (≥ 1 Monat), Bronchitis, Pneumonie, Ösophagitis • CMV-Retinitis oder systemische Infektion • Salmonellen-Septikämie • Kaposi-Sarkom (durch HHV-8) • Kryptokokken-Infektion extrapulmonal • symptomatische Kryptosporidien-Infektion • symptomatische Isospora-belli-Infektion • Histoplasmose disseminiert oder extrapulmonal • malignes Lymphom (Burkitt, immunoblastisch oder primär zerebrales) • invasives Zervixkarzinom (Pap V) • HIV-Demenz • progressive multifokale Leukenzephalopathie (PML) durch Polyomavirus JC • Wasting-Syndrom		

dem schlechtesten jemals erreichten Stadium eingeordnet. Dieses einmal erreichte Stadium bleibt auch bestehen, wenn sich das Immunsystem unter einer Behandlung verbessert.

Für die meisten opportunistischen Infektionen existiert eine spezifische Therapie, während bestimmte Erkrankungen, wie z.B. die PML, nur durch Immunrekonstitution mittels einer effektiven antiretroviralen Therapie behandelbar sind.

33.3.2 Antiretrovirale Therapie

Kaum ein Gebiet der Medizin hat eine ähnlich rasante Entwicklung erlebt wie die Behandlung der HIV-Infektion. Während der Welt-AIDS-Konferenz in Vancouver im Juni 1996 wurde erstmals über die **„Highly active antiretroviral Therapy“** (HAART) berichtet. Die HAART besteht aus mindestens 3 Substanzen, die möglichst an unterschiedlichen Angriffpunkten der viralen Enzyme wirken sollen (Tenner-Racz et al. 1998).

Zurzeit (Mitte 2009) stehen 30 Präparate aus insgesamt fünf verschiedenen Wirkstoffklassen zur Verfügung (Tab. 33.**3**):

1. Nukleosidische bzw. Nukleotidische Reverse-Transkriptase-Inhibitoren (NRTIs)

Tabelle 33.**3** Antiretrovirale Medikamente.

	Substanz	Handelsname	Abkürzung	Standarddosierung
Nukleos(t)idische Reverse-Transkriptase-Inhibitoren (NRTIs)	Abacavir	Ziagen	ABC	2 × 300 mg
	Didanosin	Videx	ddI	1 × 400 mg
	Emtricitabin	Emtriva	FTC	1 × 200 mg
	Lamivudin	Epivir	3TC	2 × 150 mg
	Tenofovir	Viread	TDF	1 × 300 mg
	Zidovudin	Retrovir	AZT	2 × 250 mg
Non-Nukleosidische Reverse-Transkriptaselnhibitoren (NNRTIs)	Efavirenz	Sustiva	EFV	1 × 600 mg
	Nevirapin	Viramune	NVP	2 × 200 mg
	Etravirin	Intelence	ETV	2 × 200 mg
	Delavirdin	Rescriptor	DLV	in Deutschland nur auf Sonderanfrage
Protease-Inhibitoren (PIs)	Amprenavir	Agenerase	APV	2 × 600 mg (geboostert)
	Atazanavir	Reyataz	ATV	1 × 300 mg (geboostert)
	Darunavir	Prezista	DRV	2 × 600 mg (geboostert)
	Fosamprenavir	Telzir	FPV	2 × 700 mg (geboostert)
	Indinavir	Crixivan	IDV	3 × 800 mg (geboostert)
	Lopinavir/Ritonavir	Kaletra	LPV	2 × 400/100 mg
	Nelfinavir	Viracept	NFV	2 × 1250 mg
	Ritonavir	Norvir	RTV	Einsatz nur als Booster
	Saquinavir	Invirase	SQV	2 × 1000 mg (geboostert)
	Tipranavir	Aptivus	TPV	2 × 500 mg (geboostert mit 200 mg RTV)
Entryinhibitoren	Enfuvirtide	Fuzeon	T-20	2 × 1 ml á 90 mg s.c.
	Maraviroc	Celsentri	MVC	2 × 300 mg
Integraseinhibitoren	Raltegravir	Isentress	RAL	2 × 400 mg

2. Nicht nukleosidische Reverse-Transkriptase-Inhibitoren (NNRTIs)
3. Protease-Inhibitoren (PIs)
4. Entry-Inhibitoren (Korezeptorantagonisten und Fusionsinhibitoren)
5. Integrase-Inhibitoren

Außerdem stehen Kombinationspräparate wie:

- Atripla (ATP): TDF + FTC + EFV
- Combivir (CBV): AZT + 3TC
- Kivexa (KVX): 3TC + ABC
- Trizivir (TZV): AZT + 3TC + ABC
- Truvada (TVD): TDF + FTC

zur Verfügung.

Die **Nukleosidischen Reverse-Transkriptase-Inhibitoren** (NRTI) setzen an dem HIV-Enzym Reverse Transkriptase an. Als alternative Substrate oder „falsche Bausteine" konkurrieren sie mit physiologischen Nukleosiden. Nukleosidanaloga waren mit AZT ab 1987 die ersten Medikamente zur Behandlung von HIV. Häufige Beschwerden in den ersten Wochen der Behandlung sind Müdigkeit, Kopfschmerzen und gastrointestinale Symptome, wie Völlegefühl, Übelkeit, Erbrechen und Diarrhöen.

Die NRTIs können ein breites Spektrum von Langzeitnebenwirkungen hervorrufen, das von Myelotoxizität, Laktatazidosen die tödlich verlaufen können, Polyneuropathie bis hin zu Pankreatitiden reichen kann. Auch viele metabolische Störungen und insbesondere die Lipoatrophie werden durch Nukleosidanaloga verursacht (Galli et al. 2002). Viele Nebenwirkungen können durch die mitochondriale Toxizität der Nukleosidanaloga erklärt werden. Nukleosidanaloga werden überwiegend renal eliminiert und interagieren nicht mit Medikamenten, die durch hepatische Enzymsysteme metabolisiert werden. Ein weiteres Problem in dieser Medikamentengruppe ist die in einigen Fällen tödlich verlaufende Hypersensitivitätsreaktion auf Abacavir. Vor Einsatz dieses Medikamentes sollte eine Testung des Patienten auf HLA-B 5701 erfolgen, da Träger ein erhöhtes Risiko besitzen hypersensitiv zu reagieren.

Zielenzym der **Non-Nukleosidischen Reverse-Transkriptase-Inhibitoren** (NNRTIs) ist wie bei den Nukleosidanaloga das Enzym Reverse Transkriptase. NNRTIs sind keine falschen Bausteine, sondern binden direkt und nicht kompetitiv an das Enzym nahe an der Substratbindungsstelle für Nukleoside. Dadurch wird ein Komplex gebildet, durch den eine katalytisch aktive Bindungsstelle der Reversen Transkriptase blockiert wird. Wesentliche Nebenwirkung dieser Medikamentengruppe ist die Hepatotoxizität und speziell für Efavirenz ZNS-Symptome wie Schwindel, Schlaflosigkeit, Konzentrationsstörungen aber auch Depressionen.

Die HIV-Protease spaltet ein virales Makromolekül, das so genannte gag-pol-Polyprotein in seine Untereinheiten. Wird die Protease durch **Protease-Inhibitoren** gehemmt, unterbleibt die proteolytische Aufspaltung und es entstehen nicht infektiöse Viruspartikel. Neben gastrointestinalen Nebenwirkungen können alle PIs Probleme in der Langzeitbehandlung hervorrufen, wie zum Beispiel Lipodystrophie und Dyslipidämie (Nolan 2003). Die Mehrzahl der Protease-Inhibitoren wird mit Ritonavir geboostert. Ritonavir ist ein sehr potenter Inhibitor des Isoenzyms 3A4, einer Untereinheit des Cytochrom-P450-Enzymsystems. Durch die Hemmung dieser gastrointestinalen und hepatischen Enzymsysteme können die wichtigsten pharmakokinetischen Parameter fast aller PIs deutlich gesteigert (geboostert) werden. Probleme in der Behandlung können Interaktionen mit anderen Medikamenten bereiten, die zum Teil ganz erheblich sein können (Kempf et al. 1997).

Die **Integrase** ist neben der Reversen Transkriptase und der Protease eines von drei Schlüsselenzyme im HIV-1-Replikationszyklus. Dieses Enzym ist bei der Integration viraler DNA in die Wirts-DNA im Zellkern beteiligt. Da keine der Integrase ähnlichen Enzyme im menschlichen Körper vorhanden sind, sind Nebenwirkungen von Integrasehemmer selten (Nair 2002).

Für den Eintritt von HIV in die CD4-Zelle gibt es drei Mechanismen:

1. Die Bindung von HIV über das Hüllprotein gp120 an den CD4-Rezeptor (Attachment).
2. Die Bindung an Korezeptoren.
3. Die Fusion von Virus und Zellmembran.

Alle drei Schritte können medikamentös gehemmt werden. Schritt 1 wird durch **Attachment-Inhibitoren** verhindert, Schritt 2 durch **Korezeptorantagonisten** blockiert, Schritt 3 durch **Fusionsinhibitoren** gehemmt. Alle drei Wirkstoffklassen, Attachment-Inhibitoren, Korezeptorantagonisten (hier sind je nach Korezeptor noch CCR5- und CXCR4-Antagonisten zu unterscheiden) und Fusionsinhibitoren, werden zum jetzigen Zeitpunkt sehr vereinfachend als **Entry-Inhibitoren** zusammengefasst.

Neben dem CD4-Rezeptor braucht HIV für den Eintritt in die Zielzelle so genannte Korezeptoren (Alkhatib et al. 1996). Die beiden wichtigsten sind CCR5 und CXCR4, die Mitte der 1990er Jahre entdeckt wurden. Benannt wurden diese Rezeptoren nach ihren natürlichen Chemokinen, die normalerweise an sie binden. HIV-Stämme benutzen entweder CCR5- oder CXCR4-Rezeptoren für den Eintritt in die Zielzelle. Entsprechend ihrem Rezeptortropismus werden sie mit R5 bezeichnet, wenn sie CCR5 als Korezeptor benutzen; Viren mit einer Präferenz für CXCR4 heißen dagegen X4-Viren. X4-Viren replizieren schneller, verursachen Syncytien und haben dadurch eine erhöhte Pathogenität. Zwar scheinen CCR5-Antagonisten bei X4/R5-Mischpopulationen ohne negative Effekte zu bleiben, doch ist schon allein aus Kostengründen ein Tropismus-Test vor Therapie notwendig, um individuell zu klären, ob der Einsatz eines CCR5-Antagonisten überhaupt Sinn macht.

Der optimale Zeitpunkt für den Therapiebeginn wird kontrovers diskutiert. Gegen das Immunschwäche-Risiko muss das Risiko viraler Resistenzen und Langzeittoxizitäten gesetzt werden. Diese Risiken führten dazu, dass nationale und internationale Therapie-Empfehlungen in den letzten Jahren immer wieder modifiziert wurden.

Die Behandlung sollte empfohlen werden bei Auftreten von klinischen Symptomen die auf die HIV-Infektion zurückzuführen sind und vor dem Abfall der CD4-Zellen unter 200 Zellen/µl.

Im lymphatischen Gewebe zeigt sich unter ART ein deutlicher Rückgang der Zahl der produktiv infizierten CD4+ T-Zellen. Trotzdem kann bei allen Patienten auch nach bis zu neunjähriger konstant effektiver ART weiterhin ein Pool latent infizierter CD4+ T-Zellen z. B. im Zerebrospinalraum, nachgewiesen werden (Chun et al. 1997, Chun et al. 2005). Die ständige Aktivierung latent infizierter CD4+ T-Zellen und die Virusverbreitung durch aktivierte Helferzellen führen dabei zu einer anhaltenden Viruspersistenz und Zerstörung des CD4+ T-Zell-Reservoirs.

33.3.3 Langzeittoxizität der antiretroviralen Therapie

Das **Lipodystrophie-Syndrom** ist eine schwerwiegende Nebenwirkung der antiretroviralen Therapie, die mit belastenden klinischen und metabolischen Veränderungen für den Patienten einhergeht. Die metabolischen Störungen können zu kardiovaskulären Erkrankungen wie Arteriosklerose, koronarer Herzerkrankung bis zu Myokardinfarkt führen. Das heterogene Erscheinungsbild des Lipodystrophie-Syndroms erschwert nicht nur eine formale Definition, sondern auch, vor allem bei geringerer Ausprägung, die eindeutige klinische Diagnose. Vieles deutet auf eine multifaktorielle Genese hin, in der sowohl die HIV-Infektion, die ART als auch patienteneigene genetische Faktoren ihren Teil beitragen (Walker 2004).

Klinisch zeigt sich ein variabel ausgeprägter Verlust subkutanen Fettgewebes (Lipoatrophie) vor allem im Gesicht (periorbital, bukkal, temporal), am Gesäß und an den Extremitäten. Der subkutane Fettverlust kann isoliert oder zusammen mit einer Akkumulation von viszeralem Fettgewebe auftreten (Abb. 33.**9**). Die Akkumulation kommt selten auch isoliert vor, und mit der Zeit kann eine Verfettung der Muskulatur und Leber hinzukommen. Seltener werden atypische Fettpolster im dorsozervikalen Bereich (sog. Stiernacken oder buffalo hump) oder im Bauchraum beobachtet. Frauen beklagen nicht selten eine schmerzhafte Vergrößerung der Brüste mit Abnahme von Bein- und Armumfang (beachball on sticks). Verbunden mit den körperlichen Veränderungen sind häufig komplexe metabolische Veränderungen, wie periphere und hepatische Insulinresistenz, Glukosetoleranzstörungen, Diabetes mellitus, Hypertriglyzeridämie, Hypercholesterinämie, erhöhte freie Fettsäuren und niedriges High-Density Lipoprotein (HDL).

NRTIs sind Prodrugs (Kakuda 2000): sie liegen erst nach Aufnahme in die Körperzellen und nach dortiger Phosphorylierung zum Triphosphat in ihrer aktiven Form vor. Die NRTI-Triphosphate sind nicht nur in der Lage, die virale Reverse Transkriptase zu inhibieren, sondern es besteht auch eine Interaktion mit der menschlichen Gamma-DNA-Polymerase. Diese Polymerase ist für die Replikation von mitochondrialer DNA (mtDNA) essenziell. Die Inhibition der Gamma-Polymerase durch NRTIs führt somit zu einer quantitativen Verminderung (Depletion) der in jedem Mitochondrion in mehrfacher Kopie vorliegenden mitochondrialen DNA (mtDNA). MtDNA kodiert für Untereinheiten der mitochondrialen Atmungskette. Über den Mechanismus der mtDNA-Depletion stören manche NRTIs die Enzyme der Atmungskette, die zahlreiche Stoffwechselfunktionen katalysieren. In der Leber kommt es initial zu einer Steatose mit oder ohne erhöhte Serumtransaminasen. Die **Hepatotoxizität** wird insbesondere unter Therapie mit den Dideoxynucleosiden beobachtet, also unter DDI und D4T, aber auch unter AZT (McGovern 2004). Die hepatische mtDNA-Depletion ist

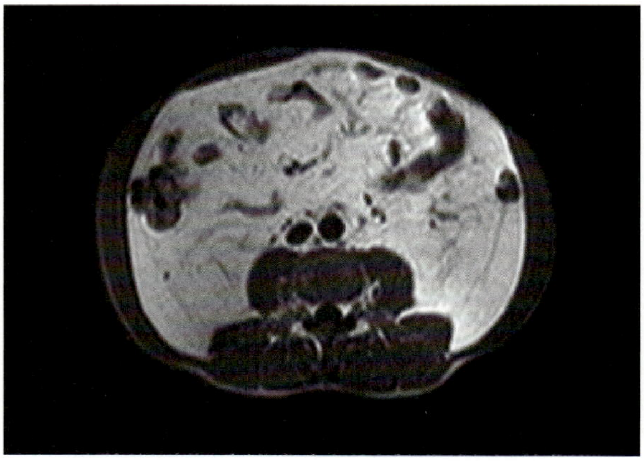

a

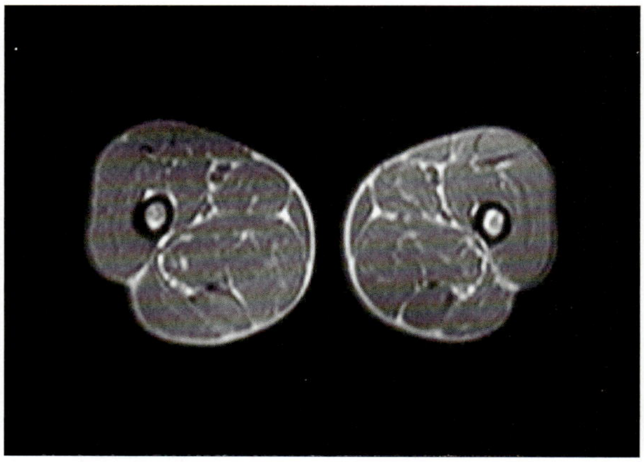

b

Abb. 33.**9** Axiale Sequenz des Abdomens **(a)** und Oberschenkels **(b)** bei HIV-positivem Patient mit Lipodystrophie-Syndrom (mit freundlicher Genehmigung von Prof. V. Jacobi, Zentrum der Radiologie Universitätsklinik Frankfurt).

abhängig von der Therapiedauer (Walker 2004). Ein mögliches Merkmal der mitochondrialen Toxizität ist eine Erhöhung des Serum-Laktats, das zu einer **Laktatazidose** führen kann.

33.3.4 Therapieerfolg

Der Therapieerfolg lässt sich unterteilen in folgende Kriterien:

- virologisch (Abfall der HIV-Viruslast unter die Nachweisgrenze des zur Zeit sensitivsten Tests)
- immunologisch (Anstieg der CD4-Zellen)
- klinisch (Verbesserung des Gesundheitszustandes des Patienten)

Für die Verlaufsbeobachtung der HIV-Infektion sind die wichtigsten Laborparameter CD4-Zellen und HIV-RNA im Plasma mittels PCR oder einem ähnlichen hochsensitivem Verfahren. Sie sollten bei einem unbehandelten HIV-positiven Patienten in einem Abstand von 2 bis 3 Monaten kontrolliert werden.

Kurzfristigere Kontrollen von 2 bis 4 Wochen sind nach einer Therapieeinleitung oder Therapieumstellung notwendig. Sobald die HIV-RNA unter die Nachweisgrenze (aktuell je nach Test < 20 bis 50 HIV-RNA-Kopien/ml) sinkt, sollte die Verlaufsparameter alle 2 bis 4 Monate kontrolliert werden (s. Kap. 12).

Entscheidend für den Erfolg ist eine effektive HIV-Therapie, d. h. der Einsatz gut wirksamer Medikamente, gegen die keine Resistenzen vorliegen, aber auch eine individuell auf die Situation des Patienten abgestimmte nebenwirkungsarme Therapie, die die aktive Mitarbeit des Patienten als eine wesentliche Komponente in der erfolgreichen Behandlung der HIV-Infektion fördert.

Literatur

Alkhatib G, Broder CC, Berger EA. Cell type-specific fusion cofactors determine human immunodeficiency virus type 1 tropism for T-cell lines versus primary macrophages. J Virol 1996; 70(8): 5487–5494

Ambrose Z, Kewalramani VN, Bieniasz PD et al. HIV/AIDS: in search of an animal model. Trends Biotechnol 2007; 25: 333–337

Barré-Sinoussi F, Chermann JC, Rey F et al. Isolation of a T-lymphotropic retrovirus from a patient at risk for acquired immune deficiency syndrome (AIDS). Science 1983; 220: 868–871

Brass AL, Dykxhoorn DM, Benita Y et al. Identification of host proteins required for HIV infection through a functional genomic screen. Science 2008; 319: 921–926

Brenchley JM, Price DA, Schacker TW et al. Microbial translocation is a cause of systemic immune activation in chronic HIV infection. Nat Med 2006; 12: 1365–1371

Brenner BG, Roger M, Routy JP et al. High rates of forward transmission events after acute/early HIV-1 infection. J Infect Dis 2007; 195(7): 951–959

Chun TW, Nickle DC, Justement JS et al. HIV-infected individuals receiving effective antiviral therapy for extended periods of time continually replenish their viral reservoir. J Clin Invest 2005; 115(11): 3250-5

Chun TW, Stuyver L, Mizell SB et al. Presence of an indicible HIV-1 latent reservoir during highly active antiretroviral therapy. Proc Natl Acad Sci 1997; 94(24): 13193–13197

Daniel MD, Kirchhoff F, Czajak SC et al. Protective effects of a live attenuated SIV vaccine with a deletion in the nef gene. Science 1992; 258: 1938–1941

Douek DC, Brenchley JM, Betts MR et al. HIV preferentially infects HIV-specific CD4+ T cells. Nature 2002; 417(6884): 95–98

Fellay J, Shianna KV, GE D et al. A whole-genome association study of major determinants for host control of HIV-1. Science 2007; 317: 944–947

Freed EO, Martin MA. HIVs and their replication In: Fields BN, Knipe DM, Howley PM et al., eds. Fields Virology. 5th ed. Philadelphia: Lippincott, Williams & Wilkens; 2007: 2107–2185

Galli M, Ridolfo AL, Adorni F et al. Body habitus changes and metabolic alterations in protease inhibitor-naive HIV-1-infected patients treated with two nucleoside reverse transcriptase inhibitors. J Acquir Immune Defic Syndr 2002; 29(1): 21–31

Gupta P, Kingsley L, Armstrong J et al. Enhanced expression of human immunodeficiency virus type 1 correlates with development of AIDS. Virology 1993; 196(2): 586–595

Haase AT. Perils at mucosal front lines for HIV and SIV and their hosts. Nat Rev. Immunol 2005; 5: 783–792

Hahn BH, Shaw G, De Cock KM et al. AIDS as a zoonosis: scientific and public health implications. Science 2000; 287: 607–614

Ho DD, Bieniasz PD. HIV-1 at 25. Cell 2008; 33: 561–565

Hoffmann C, Rockstroh J, Kamps BS. HIV.NET 2007. Steinhäuser Verlag; 2007

Kahn JO, Walker BD. Acute human immunodeficiency virus type 1 infection. N Engl J Med 1998; 339(1): 33–39

Kakuda TN. Pharmacology of nucleoside and nucleotide reverse transcriptase inhibitor-induced mitochondrial toxicity. Clin Ther 2000; 22(6): 685–708

Kempf DJ, Marsh KC, Kumar G et al. Pharmacokinetic enhancement of inhibitors of the human immunodeficiency virus protease by coadministration with ritonavir. Antimicrob Agents Chemother 1997; 41(3): 654–660

Kirchhoff F, Schindler M, Specht A et al. Role of Nef in primate lentiviral immunopathogenesis. Cell Mol Life Sci 2008. DOI: 10.1007/s00018-008-8094-2

Kuritzkes DR, Walker BD. HIV-1: Pathogenesis, Clinical Manifestations, and treatment. In: Fields BN, Knipe DM, Howley PM et al., eds. Fields Virology. 5th ed. Philadelphia: Lippincott, Williams & Wilkens; 2007: 2187–2214

Lairmore MD, Franchini G. Human T-cell leukemia virus types 1 and 2. In: Fields BN, Knipe DM, Howley PM et al., eds. Fields Virology. 5th ed. Philadelphia: Lippincott, Williams & Wilkens; 2007: 2071–2105

Lander ES, Linton LM, Birren B et al. International Human Genome Sequencing Consortium. Initial sequencing and analysis of the human genome. Nature 2001; 409: 860–921

Letvin NL, Walker BD. Immunopathogenesis and immunotherapy in AIDS virus infections. Nat Med 2003; 9: 861–866

Levy J. HIV and the pathogenesis of AIDS. 3rd ed. Washington: ASM Press; 2005

Mattapallil JJ, Douek DC, Hill B et al. Massive infection and loss of memory CD4+ T cells in multiple tissues during acute SIV infection. Nature 2005; 434: 1093–1097

McGovern B. Hepatic safety and HAART. J Int Assoc Physicians AIDS Care 2004; 3: 24–40. Review

Mellors JW, Margolick JB, Phair JP et al. Prognostic value of HIV-1 RNA, CD4 cell count, and CD4 Cell count slope for progression to AIDS and death in untreated HIV-1 infection. JAMA 2007; 297(21): 2349–2950

Mellors JW, Rinaldo CR jr, Gupta P et al. Prognosis in HIV-1 infection predicted by the quantity of virus in plasma. Science 1996; 272 (5265): 1167–1170

Münch J, Rücker E, Ständker L et al. Semen-derived amyloid fibrils drastically enhance HIV infection. Cell 2007; 131: 1059–1071

Nair V. HIV integrase as a target for antiviral chemotherapy. Rev Med Virol 2002; 12(3): 179–193

Neil SJ, Zang T, Bieniasz PD. Tetherin inhibits retrovirus release and is antagonized by HIV-1 Vpu. Nature 2008; 451: 425–430

Nolan D. Metabolic complications associated with HIV protease inhibitor therapy. Drugs 2003; 63(23): 2555–2574

Ray N, Doms RW. HIV-1 coreceptors and their inhibitors. Curr Top Microbiol Immunol 2006; 303: 97–120

Rosenberg ES, Billingsley JM, Caliendo AM et al. Vigorous HIV-1 specific CD4+ T cell responses associated with control of viremia. Science 1997; 278(5342): 1447–1450

Schindler M, Münch J, Kutsch O et al. Nef-Mediated Suppression of T Cell Activation Was Lost in a Lentiviral Lineage that Gave Rise to HIV-1. Cell 2006; 125: 1055–1067

Sheehy AM, Gaddis NC, Choi JD et al. Isolation of a human gene that inhibits HIV-1 infection and is suppressed by the viral Vif protein. Nature 2002; 418: 646–650

Silvestri G, Paiardini M, Pandrea I et al. Understanding the benign nature of SIV infection in natural hosts. J Clin Invest 2007; 117: 3148–3154

Simon V, Ho DD, Abdool Karim Q. HIV/AIDS epidemiology, pathogenesis, prevention, and treatment. Lancet 2006; 368: 489–504

Simon V, Ho DD. HIV-1 dynamics in vivo: implications for therapy. Nat Rev Microbiol 2003; 1: 181–190

Sorin M, Kalpana GV. Dynamics of virus-host interplay in HIV-1 replication. Curr HIV Res. 2006; 4: 117–130

Stevenson M. HIV-1 pathogenesis. Nat Med 2003; 9: 853–860

Stremlau M, Owens CM, Perron MJ et al. The cytoplasmic body component TRIM5alpha restricts HIV-1 infection in Old World monkeys. Nature 2004; 427: 848–853

Telenti A, Goldstein DB. Genomics meets HIV-1. Nat Rev Microbiol 2006; 4(11): 865-73

Tenner-Racz K, Stellbrink HJ, van Lunzen J et al. The unenlarged lymph nodes of HIV-1-infected, asymptomatic patients with high CD4 T cell counts are sites for virus replication and CD4 T cell proliferation. The impact of highly active antiretroviral therapy. J Exp Med 1998; 187(6): 949–959

Van Heuverswyn F, Peeters M. The Origins of HIV and implications for the global epidemic. Curr Infect Dis Rep 2007; 9: 338–346

Van Kooyk Y, Geijtenbeek TB. DC-SIGN: escape mechanism for pathogens. Nat Rev Immunol 2003; 3: 697–709

Walker UA. Acquired and inherited lipodystrophies. N Engl J Med 2004; 351: 103–104

Wyatt R, Kwong PD, Desjardins E et al. The antigenic structure of the HIV gp120 envelope glycoprotein. Nature 1998; 393: 705–711

Zhu T, Korber BT, Nahmias AJ et al. An African HIV-1 sequence from 1959 and implications for the origin of the epidemic. Nature 1998; 391: 594–597

34 Menschliche T-Zell-Leukämieviren (HTLV-1)

R. Grassmann †

34.1 Einführung

Die Entdeckung des ersten onkogenen menschlichen Retrovirus begann in den 1970er Jahren in Japan mit der Beschreibung einer besonderen Form der kutanen T-Zell-Leukämie. Sie war aufgrund von pathologischen und epidemiologischen Charakteristika als eigene Krankheitsform klassifiziert worden und wegen ihres ausschließlichen Vorkommens bei Erwachsenen als **adulte T-Zell-Leukämie/Lymphom** (ATLL) bezeichnet worden. Bald darauf gelang es, aus den Leukämiezellen permanent wachsende Lymphozytenkulturen zu etablieren, aus denen Anfang der 1980er Jahre in den USA (R. Gallo) und bald darauf in Japan (Y. Hinuma und I. Miyoshi) erstmalig menschliche Retroviren isoliert werden konnten. Das neue Virus wurde als **humanes T-Zell-Leukämievirus Typ 1** bzw. humanes T-lymphotropes Virus Typ 1 (HTLV-1) bezeichnet. Aufgrund von epidemiologischen, zellbiologischen und molekularen Untersuchungen konnte in der Folge bewiesen werden, dass das Virus der Erreger der ATLL ist. Mitte der 1980er Jahre zeigte sich, dass dieses Virus auch eine neurologische Krankheit induziert, die **HTLV-assoziierte Myelopathie** oder **tropische spastische Paraparese** (HAM/TSP).

34.2 Viruseigenschaften und Pathogenese

34.2.1 Taxonomie

HTLV-1 ist der Prototyp eines δ-Retrovirus. Diese Untergruppe der Retrovirus-Familie zeichnet sich durch eine komplexe Genomorganisation mit essenziellen regulatorischen Genen aus. Alle Mitglieder sind zur Etablierung lebenslanger Persistenz in Lymphozyten fähig. Zur Gruppe der δ-Retroviren zählen auch HTLV-2 und die kürzlich in Kamerun isolierten Viren HTLV-3 und HTLV-4. Sehr viele Affen-Spezies sind ebenfalls mit HTLV-1-4-ähnlichen Viren infiziert, die als **Simian T-Cell Leukemia Virus** (STLV-1 bis -3) bezeichnet werden. Aufgrund der sehr nahen Verwandtschaft mit den menschlichen Viren wird gelegentlich auch die Affen- und Menschenviren-zusammenfassende Bezeichnung Primate T-Cell Leukemia Virus (PTLV-1-4) verwendet, wobei z. B. HTLV-1 und STLV-1 sehr viel ähnlicher sind als HTLV-1 und HTLV-2. Auch das in Mitteleuropa vorkommende Virus der Rinderleukose, das bovine Leukämievirus (BLV), ist ein δ-Retrovirus.

34.2.2 Virusmorphologie

HTLV-1-Partikel sind typische Retroviren, bestehend aus einem umhüllten ikosaedrischen Nukleokapsid, welches aus den Proteinen Nukleokapsid (p12), Kapsid (p24), Matrix (p19/15) sowie den Hüllproteinen Oberflächenprotein SU (gp46) und Transmembranprotein TM (p21) aufgebaut ist. Die Partikel enthalten weiterhin die Reverse Transkriptase (RT), eine Protease, Integrase sowie das RNA-Genom. Aufgrund von elektronenmikroskopischen Aufnahmen des Knospungsvorgangs, die eine elektronendichte Struktur in Form des Buchstabens C zeigen, wurde das Virus morphologisch den C-Typ-Retroviren zugeordnet.

34.2.3 Genomstruktur und Organisation

Das Viruspartikel enthält zwei Kopien einer Plus-Strang-RNA, die wie mRNA aufgebaut ist. Das eigentliche aktive Genom entsteht erst nach Infektion durch die Umschreibung der RNA in DNA und wird als Provirus (9032 bp) bezeichnet (Abb. 34.**1**). Wie bei allen Retroviren kodiert es für die Strukturgene *gag* (Nukleokapsid, Kapsid, Matrix), *prot* (Protease), *pol* (Reverse Transkriptase, Integrase) und *env* (Hüllproteine: SU und TM). Charakteristisch sind zwei essenzielle regulatorische Gene, der **Transaktivator Tax** und der **Regulator Rex**. Während Tax die virale Transkription durch Promotoraktivierung stimuliert und vielfach in die zelluläre Signal-Transduktion eingreift, ist Rex ein posttranskriptioneller Regulator, welcher für die Herstellung von Virus-Strukturproteinen benötigt wird. Weiterhin kodiert HTLV-1 mehrere akzessorische Proteine (p12, p13, p30, HBZ), die nicht notwendig für die Replikation in Zellkultur sind, die jedoch für eine effiziente Replikation im infizierten Organismus eine wichtige Rolle spielen. HBZ stellt eine Besonderheit dar, da es in gegenläufiger Transkriptionsrichtung von einem eigenen Promotor transkribiert wird.

Das provirale Genom wird von **Langen Terminalen Repetitionen (LTR)** flankiert, welche die wesentlichen Transkriptionskontroll-Signale enthalten. Im 5'LTR befindet sich der Promotor, der auch die Sequenzelemente enthält, welche die stimulierende Wirkung von Tax vermitteln (Tax-responsive Elemente, TaxRE). Im 3'LTR sind Polyadenylierungssignale lokalisiert.

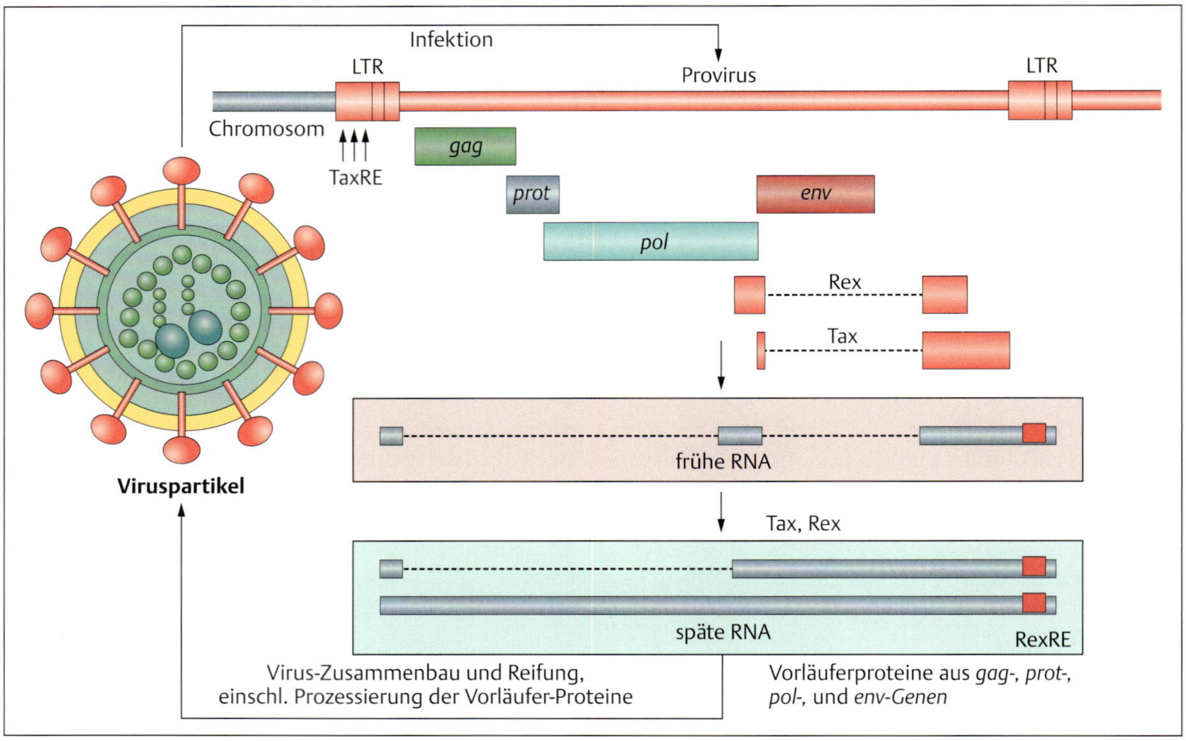

Abb. 34.**1** Replikationszyklus von HTLV-1.

34.2.4 Viraler Lebenszyklus

Bei der HTLV-Replikation lassen sich zwei Grundformen unterscheiden, die **vertikale Replikation**, bei der das persistierende Provirus im Zuge der Wirtszell-Teilungen vermehrt wird, und die **horizontale Replikation** durch Partikelbildung und Neuinfektion (Abb. 34.**2**). Beide Replikationstypen finden sich in T-Zellen. Jüngst zeigte sich, dass auch verschiedene Formen von dendritischen Zellen das Virus horizontal vermehren und Viruspartikel sogar an T-Zellen weiterreichen können, welche dann effizient infiziert werden. Die Infektion beginnt mit der Bindung des Oberflächen-Proteins (SU) an einen zellulären Rezeptor, dem ubiquitär exprimierten Glukosetransporter GLUT-1. Es folgen Membranfusion, Uncoating, reverse Transkription und Kerntransport des DNA-Integrase-Komplexes. Anschließend wird die gebildete provirale DNA durch die Integrase des Virus an zufälliger Stelle in das Genom der Wirtszelle eingebaut.

Die Virusproduktion ist zweiphasig und beginnt mit der Synthese von regulatorischen Proteinen (frühe Phase). Am Anfang steht eine basale Transkription des Provirus beginnend am LTR-Promoter, der auch ohne Tax eine gewisse Grundaktivität aufweist. Zunächst wird eine doppelt gespleißte mRNA synthetisiert, die nur für Tax und Rex kodiert. Das frisch synthetisierte Tax-Protein wandert in den Kern, wo es den Promoter sehr stark aktiviert. Dazu interagiert das virale Protein mit dem Transkriptionsfaktor CREB, welcher direkt an das TaxRE bindet, und dem Ko-Aktivator CBP/p300. Dies führt zu erhöhter Synthese des doppelt gespleißten Transkripts und damit auch zu gesteigerter Rex-Expression. Nachdem die Rex-Konzentration einen Schwellenwert erreicht hat, beginnt die späte Phase der Virusreplikation, die durch die Synthese der Strukturproteine und Partikel charakterisiert ist. Rex vermittelt dabei die Stabilisierung und den Kernexport der beiden Strukturprotein-kodierenden mRNAs, der ungespleißten/genomischen und der einfach gespleißten (env-kodierenden). Dazu bindet Rex spezifisch an im 3'-Bereich der Transkripte gelegene RNA-Elemente (Rex-responsiven Elemente) und koppelt sie als Adaptor mit dem zellulären Exportrezeptor Exportin 1 (CRM1), was das Spleißen teilweise unterdrückt und den Kernexport des Komplexes bewirkt. Nach Auflösung des Komplexes im Zytoplasma wird das Rex-Protein in den Kern zurücktransportiert, während die mRNA translatiert wird. Nach Synthese der Strukturprotein-Vorläufer werden diese an die Zytoplasmamembran transportiert, wo es im Zuge der Virusreifung zu proteolytischen Spaltungen kommt. Das env-Vorläuferprotein wird durch zelluläre Proteasen in das SU-Oberflächenprotein und das TM-Membranprotein gespalten. Die virale Protease erzeugt aus den gag- und gag-prot-pol-Vorläuferproteinen die anderen Proteine des Viruspartikels. Obwohl die Freisetzung von Viruspartikeln möglich ist, wird das Virus viel häufiger über direkten Zell-Zell-Kontakt weitergegeben. Dabei induziert das Virus eine

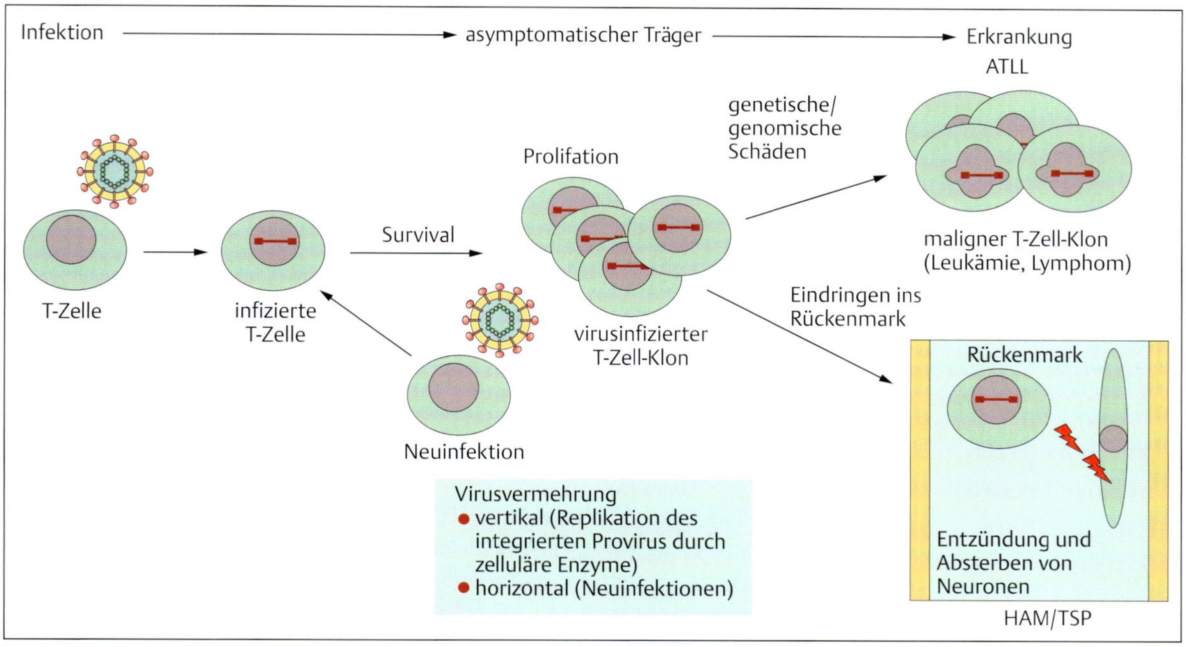

Abb. 34.**2** Pathogenese der HTLV-1-Infektion.

so genannte virale Synapse, über die virale Nukleokapside von einer auf die andere Zelle übertragen werden. Die vertikale Replikation des Virus findet vor allem in CD4- und CD8-positiven T-Lymphozyten statt und ist charakteristisch für die virale Persistenz. Die persistent infizierten Lymphozyten sind in ihrem Wachstumsverhalten verändert und wachsen zu Klonen aus, die über Jahre hinweg im Patienten nachweisbar bleiben.

34.2.5 Molekulare Onkogenese

Nach einer gängigen Modellvorstellung ist die durch virale Funktionen hervorgerufene klonale Expansion von HTLV-1-infizierten Zellen nicht nur die Grundlage der vertikalen Replikation, sondern auch der Initialpunkt der Leukämieinduktion (Abb. 34.**2**). Für die Bedeutung von Virusfunktionen spricht, dass HTLV primäre menschliche T-Zellen zu permanentem Wachstum transformieren kann. Als Ursache der malignen Transformation und Entstehung eines leukämischen Klons aus einem gutartigen HTLV-infizierten T-Zellklon gelten genetische Schäden wie Aneuploidie sowie Mutationen im Wirtszell-Genom. Die Anreicherung von genetischen Schäden erklärt auch die lange und variable Zeitspanne der klinischen Latenz, die dem Ausbruch der ATLL vorausgeht, sowie den geringen Anteil von Infizierten, die eine ATLL entwickeln. In der finalen Phase der malignen Transformation (späte ATLL) kommt es häufig zu einer Herabregulierung der viralen Genexpression. Dies spricht dafür, dass das virale Onkoprotein für die Proliferation nicht länger erforderlich ist und seine Aktivität durch zelluläre, mutationsaktivierte Wachstumssignale ersetzt wird. Aufgrund seiner onkogenen Eigenschaften wird heute das virale Tax-Protein als eine wesentliche Ursache der ATLL-Entstehung angesehen. Es kann durch definierte biochemische Interaktionen, wie Apoptoseinhibition, Stimulation zellulärer Gene, Zellzyklus-Stimulation, Tumorsuppressor-Inaktivierung und Destabilisierung des Wirtsgenoms die oben beschriebenen Schritte induzieren.

34.2.6 Onkogene Eigenschaften von Tax

Das Tax Protein von HTLV-1 vereinigt in sich viele Eigenschaften eines Onkogens, weist aber im Gegensatz zu den Onkogenen der akut transformierenden Retroviren (s. Kap. 7) keine Homologie mit zellulären Proteinen auf. Es ist in der Lage, Nagerfibroblasten zu transformieren und primäre menschliche T-Zellen zu permanentem, Zytokinabhängigem (IL-2) Wachstum anzuregen, die dann HTLV-1-(Gesamtvirus)-transformierten T-Zellen und Patienten-abgeleiteten Zellkulturen stark ähneln. Ein besonders starkes Argument für die kausale Rolle von Tax an der Leukämogenese ist, dass es in transgenen Mäusen Leukämien mit einem ähnlichen klinischen Erscheinungsbild wie ATLL hervorrufen kann.

Um zelluläre Funktionen, die wesentlich für Wachstumskontrolle und Überleben der virusinfizierten Zellen sind, zu stimulieren, aktiviert Tax Promotoren regulatorischer Zellproteine. Ein wesentlicher Mediator ist hier nuclear factor κB (NFκB), der von Tax sehr effizient aktiviert werden kann. Unter den NFκB-Zielgenen befinden sich viele Regulatoren der Apoptose und des Wachstums.

Apoptoseinhibition kann die Überlebenszeit HTLV-transformierter Zellen erhöhen, was wesentlich zur Expansion von Zellen in Kultur und im Patienten beitragen dürfte. So führt z. B. die experimentelle Abschaltung der Expression von Hiap-1, einem antiapoptotischen durch Tax hochregulierten Protein, in HTLV-transformierten Zellen zu Apoptoseinduktion und vermindertem Wachstum. HTLV-transformierte und ATLL-abgeleitete Zell-Linien weisen eine reduzierte Sensitivität gegen proapoptotische Stimuli auf, was auf die Tax-Wirkung zurückgeführt wird. Zu den Mechanismen, wie Tax die Weitergabe von Apoptose-Signalen hemmt, zählen die Aktivierung des PI3K/Akt-Signalweges (PI3K: Phosphatidylinositol-3-kinase), die Stimulation bestimmter Zytokine (IL-13, IL-15), die Stimulation kostimulatorischer Rezeptoren (OX40/4-1BB), und die verstärkte Expression von verschiedenen anti-apoptotischen Proteinen (c-Flip, Bcl-xL, Bfl-1, Survivin, Hiap-1).

Der Tax-Effekt auf die **Proliferation** in transformierten T-Zellen erklärt sich wahrscheinlich durch Tax-vermittelte Stimulation des Übergangs von der G1- zur S-Phase im Zellzyklus. Dieser wird durch die serielle Aktivierung von Cyclin-abhängigen Kinasen (Cdk) kontrolliert, beginnend mit Cdk4 und Cdk6. Diese Kinasen inaktivieren Tumorsuppressoren der Rb-Familie, welche anschließend die S-Phase über die Freisetzung von E2F-Transkriptionsfaktoren induzieren. Tax aktiviert diesen Signalweg, was an der erhöhten Cdk4/Cdk6-Aktivität, phosphoryliertem pRb und funktionellem E2F erkennbar ist. Hierfür sind wahrscheinlich mehrere Mechanismen ursächlich, einschließlich

1. der transkriptionellen Hochregulation von Kontrollproteinen,
2. der Aktivierung der Zellzykluskinasen durch Tax-Bindung,
3. der Repression zellulärer Cdk-Inhibitoren, und
4. der funktionellen Inaktivierung des Tumorsuppressors p53.

Chromosomale Abnormalitäten und Mutationen finden sich regelmäßig in ATLL-Zellen und in Tax-exprimierenden Zellkulturen, was für eine destabilisierende Wirkung von Tax auf das Wirtsgenom spricht. Durch Tax verursachte genetische Veränderungen könnten als Auslöser der malignen Konversion von unauffällig klonal proliferierenden infizierten Zellen zu einem Leukämieklon fungieren. Für die Destabilisierung des Genoms durch Tax wird eine Kombination verschiedener Effekte verantwortlich gemacht:

1. Interferenz mit DNA-Schäden meldenden Signalen und mit der G2/M Checkpoint Repression,
2. Störung des Zusammenbaus des Spindelapparats,
3. Interferenz mit der Chromosomen-Segregation und
4. Hemmung der zellulären DNA-Reparatur.

34.2.7 Variabilität und Resistenz

Im Vergleich zu HIV sind Sequenzvariationen und Mutationen im HTLV-Genom sowohl im einzelnen Patienten als auch bei verschiedenen Isolaten sehr gering. Dies wird auf die überwiegende Replikation als Provirus durch zelluläre Enzyme zurückgeführt, die in ihrer Genauigkeit der HTLV-RT bei Weitem überlegen sind.

34.3 Infektionsverlauf

34.3.1 Übertragung

Die Viren werden überwiegend zellassoziiert übertragen. Entsprechend sind für eine HTLV-Infektion intensive Kontakte, bei denen es zum Austausch von Zellen kommt, notwendig. Als Übertragungswege gelten:

1. Transfusion von Vollblut und zellhaltigen Blutprodukten,
2. Organtransplantationen,
3. die parenterale Übertragung im Zusammenhang mit Drogenmissbrauch,
4. die sexuelle Übertragung sowohl durch heterosexuellen als auch homosexuellen Geschlechtsverkehr sowie
5. die vertikale Transmission von der Mutter auf das Kind. Dabei kommt dem Stillen eine besondere Bedeutung zu, da Muttermilch das Virus enthält.

34.3.2 Epidemiologie

Die Zahl der HTLV-1/2-Virusträger wird weltweit auf 15 bis 20 Millionen geschätzt, davon 144 000 in West-Europa. In Deutschland ist die Virusprävalenz mit etwa 6000 Virusträgern eher gering. Bedingt durch Migration hat sie jedoch eine zunehmende Tendenz. Die meisten Virusträger und Patienten entstammen den Endemieregionen (Südamerika, Karibik, subsaharisches Afrika, Japan, Solomon-Inseln, Neu-Guinea, Iran, Rumänien); einige HTLV-Fälle in Deutschland haben keinen Migrationshintergrund. Wie in den meisten Endemieregionen dominiert auch in Deutschland das HTLV Typ 1.

34.3.3 Klinik

Eine Primärerkrankung im Gefolge einer frischen HTLV-Infektion ist nicht bekannt. Die HTLV-1-Infektion verläuft bei etwa 95 % der Infizierten asymptomatisch obwohl sie durch eine lebenslange Viruspersistenz gekennzeichnet ist. HTLV–assoziierte Erkrankungen entstehen nach variablen, z. T. sehr langen Zeiten der Viruspersistenz. Bei der ATLL vergehen üblicherweise mehrere Jahrzehnte bis zum Ausbruch der Krankheit, bei der HAM/TSP variiert die

Persistenzzeit bis zum Ausbruch von mehreren Monaten bis zu Jahrzehnten.

Etwa 1 bis 3% aller HTLV-1-Infizierten entwickeln ein akutes Malignom von T-Zellen, das sich als Leukämie oder Lymphom manifestieren kann, die ATLL. Charakteristisch sind vergrößerte Zellen mit gelappten Kernen („Flower-shaped"). Die Zellen sind fast immer CD4-positiv, enthalten das HTLV-Provirus, exprimieren aber meistens nur geringe Mengen viraler Genprodukte. Die Zellen einer gegebenen Leukämie stellen bezüglich der Integrationsstelle des Provirus einen Klon dar. Dies spricht dafür, dass die virale Infektion der Leukämogenese vorausging. Dabei weist jede individuelle Leukämie einen anderen Integrationsort des Provirus auf, sodass die cis-Aktivierung zellulärer Protoonkogene durch das integrierte Provirus als Ursache für die maligne Entartung ausgeschlossen werden kann. Die **akute** Form der ATLL hat eine schlechte Prognose mit einer mittleren Überlebensrate von 6 bis 10 Monaten. Sie tritt typischerweise im Alter von 40 bis 70 Jahren auf. Als Symptome finden sich: Aszites, Lymphknotenschwellungen, Mycosis-fungoides-ähnliche Hautläsionen, vergrößerte Leber und Milz sowie Hyperkalzämie. Viele der Symptome werden durch Infiltration der Organe verursacht. Bei fortgeschrittener Krankheit werden die Patienten oft immundefizient und entwickeln eine interstitielle Pneumonie, an der sie sehr häufig versterben. Die weniger aggressiven Formen der ATLL, wie die **chronische** und die **schwelende** ATLL, sind seltener und können in die akute Form übergehen.

Bei weiteren 1 bis 3% der HTLV-1-Träger manifestiert sich HAM/TSP, eine chronisch inflammatorische, neurodegenerative Erkrankung des Rückenmarks. Die Wahrscheinlichkeit, HAM/TSP zu entwickeln ist abhängig vom Geschlecht (Männer:Frauen = 3:2), vom Infektionszeitpunkt (Infektion im Erwachsenenalter ist mit einem höheren Risiko assoziiert als perinatale Infektion), von der Viruslast und vom HLA-Typ. Die Erkrankung betrifft meist Erwachsene im Alter zwischen 40 und 50 Jahren. Sie beginnt schleichend mit meist milden Symptomen. Die durch die Erkrankung verursachten Zerstörungen von motorischen Nerven im Rückenmark führen zu Steifheit und Schwäche in den Beinen (Paraparese), Funktionsstörungen der Darm- und Blasenmuskulatur, Impotenz sowie Schmerzen im unteren Rückenbereich. Die Beeinträchtigung der Beine kann bis zur kompletten Gehunfähigkeit führen.

Obwohl auch HTLV-2 fähig ist, T-Zellen zu transformieren und sehr selten aus T-Zell-Leukämien isoliert wurde, konnte keine klare kausale Beziehung zu einer Leukämie oder einer anderen Tumorerkrankung hergestellt werden. Das Virus kann allerdings eine HAM/TSP-ähnliche Erkrankung verursachen.

34.3.4 Immunantwort

Insbesondere nach längerer Persistenz ist die HTLV-Infektion durch eine deutliche Immunantwort sowohl zellulär als auch humoral geprägt. Antikörper werden gegen alle Strukturproteine, insbesondere aus dem gag- und env-Bereich gebildet, häufig aber auch gegen regulatorische Proteine Rex und Tax. Hauptziel der zellulären Immunität ist das Tax-Protein.

34.3.5 Diagnostik

Da falsch-positive Testergebnisse nicht selten sind, erfordert der sichere Nachweis einer HTLV-Infektion ein positives Ergebnis von mindestens zwei verschiedenen Testverfahren. Als primärer (Screening-)Test wird hauptsächlich der Antikörper-ELISA herangezogen, als Bestätigungstest meist ein Westernblot, der neben den natürlichen viralen Proteinen noch rekombinante Glykoproteine enthält. Mit diesen kann zwischen den HTLV-Typen 1 und 2 unterschieden werden. Zur weiteren Abklärung und Diagnosesicherung kann die Polymerasekettenreaktion (PCR) zum Nachweis proviraler DNA in Vollblut oder T-Lymphozyten verwendet werden, was durch nachfolgende Sequenzanalyse die Unterscheidung der HTLV-Typen ermöglicht.

34.3.6 Therapie

Die akute und die lymphomatöse Form der ATLL sind schwer zu therapieren. Mit Kombinations-Chemotherapie lässt sich die mittlere Lebenserwartung auf 8 bis 13 Monate erhöhen. Ein in seiner Wirksamkeit nicht abschließend evaluierter therapeutischer Ansatz mit bislang beachtlichen Erfolgen besteht in einer Kombination von Interferon und Zidovudin (AZT). Eine weitere Behandlungsmöglichkeit bei jüngeren Patienten besteht in der Knochenmark- bzw. Stammzell-Transplantation. Eine Heilung der HAM/TSP ist bisher nicht möglich. Versuche der Behandlung mit antiretroviralen Therapeutika haben weder zu einer messbaren Besserung des Erkrankung noch zu einer nachhaltigen Reduktion der Viruslast geführt. Die praktisch angewandten Behandlungsformen zielen auf die Linderung der Symptome oder die Inhibition der inflammatorischen Prozesse im Rückenmark.

34.3.7 Prophylaxe

Da keine Vakzine zur Verfügung steht, ist die Infektionsprävention die einzige Möglichkeit, um die Virus-Verbreitung zu verhindern. Insbesondere sollte vermieden werden, dass Infizierte Blut, Knochenmark, Organe oder Samen spenden. Um die Infektion über die Muttermilch zu verhindern, sollten HTLV-positive Mütter auf das Stillen der

Säuglinge verzichten. Einige Länder testen alle Blutspender auf Anti-HTLV-Antikörper, Deutschland nur bei vermutetem erhöhtem Risiko.

Literatur

Bangham CR, Osame M: Cellular immune response to HTLV-1. Oncogene 2005; 24: 6035–6046

Goff S. The retroviruses and their replication. In: Knipe DM, Howley PM, eds. Fields Virology. 5th ed. Philadelphia: Lippincott Williams & Wilkins; 2007: 1999

Grassmann R, Aboud M, Jeang KT. Molecular mechanisms of cellular transformation by HTLV-1 Tax. Oncogene 2005; 24: 5976–5985

Grassmann, R. Menschliche T-Zell Leukämieviren (HTLV-1, HTLV-2) In: Hofmann F, Hrsg. Handbuch der Infektionskrankheiten. Vol. 17. Erg.Lfg. 11/06. Landsberg: EcoMed Verlag; 2006: Kapitel VIII-6.21, 1–10

Lairmore MD, Franchini G. Human T-cell leukemia virus type 1 and 2. In: Knipe DM, Howley PM, eds. Fields Virology. 5th ed. Philadelphia: Lippincott Williams & Wilkins; 2007: 2071

Proietti FA, Carneiro-Proietti AB, Catalan-Soares BC et al. Global epidemiology of HTLV-I infection and associated diseases. Oncogene 2005; 24: 6058–6068

Roucoux DF, Murphy EL. The epidemiology and disease outcomes of human T-lymphotropic virus type II. AIDS Rev 2004; 6: 144–154

Silbermann K, Grassmann R. Human T cell leukemia virus type 1 Tax-induced signals in cell survival, proliferation, and transformation. Signal Transduction 2007; 7: 34–52

Taylor GP, Matsuoka M. Natural history of adult T-cell leukemia/lymphoma and approaches to therapy. Oncogene 2005; 24: 6047–6057

Taylor GP. Pathogenesis and treatment of HTLV-I associated myelopathy. Sex Transm Infect 1998; 74: 316–322

Yamada Y, Tomonaga M. The current status of therapy for adult T-cell leukaemia-lymphoma in Japan. Leuk Lymphoma 2003; 44: 611–618

Yoshida M. Discovery of HTLV-1, the first human retrovirus, its unique regulatory mechanisms, and insights into pathogenesis. Oncogene 2005; 24: 5931–5937

35 Endogene Retroviren

J. Denner

35.1 Einführung

Retroviren sind umhüllte RNA-Viren, die nach dem für sie charakteristischen Enzym Reverse Transkriptase benannt wurden. Die Reverse Transkriptase ist in der Lage, das Genom der Retroviren, eine Einzelstrang-RNA, in eine DNA-Kopie umzuschreiben. Diese Kopie wird dann mithilfe der viralen Integrase in das Genom der infizierten Zelle inkorporiert. Die so integrierte DNA des Retrovirus wird als Provirus bezeichnet. Eine Besonderheit der Integration von Retroviren besteht in der Bildung von so genannten „Long Terminal Repeats" (LTR), deren Nukleinsäure nicht in Aminosäuren umgewandelt wird und die der Regulation der Expression des Provirus dienen. Im RNA Genom der Retroviren findet man dementsprechend nur die R- (repetitive) und die U5- (unikale 5') sowie die U3- (unikale 3') Sequenz (Abb. 35.**1**).

Zu den Retroviren mit medizinischer Relevanz gehören die humanen Immundefizienz-Viren HIV-1 und HIV-2, die AIDS hervorrufen (s. Kap. 33.1) sowie die humanen T-Zell-Leukämieviren HTLV-1 und HTLV-2 (s. Kap. 34). Retroviren haben meist einen Tropismus zu bestimmten Zellarten. So infizieren HIV-1 und HIV-2 bevorzugt Immunzellen, die den Rezeptor CD4 auf der Zelloberfläche exprimieren. Die cDNA des HIV findet man als Provirus dementsprechend integriert im Genom von $CD4^+$ Zellen, nicht aber zum Beispiel in Zellen der Leber oder der Niere. Viele animale Retroviren haben allerdings ein weitaus breiteres Wirtsspektrum, da ihr Rezeptor auf vielen Zellen vorkommt.

Als **endogene** Retroviren bezeichnet man Proviren, die integriert im Genom **aller** Zellen eines Organismus vorkommen. Dies kommt zustande durch die Infektion einer Eizelle, einer Spermazelle oder deren Vorläuferzellen. Nach der Verschmelzung der Eizelle und der Spermazelle befindet sich in der befruchteten Oozyte ein integriertes Provirus, das später in allen Zellen des sich daraus entwickelten Organismus zu finden ist. Diese Proviren werden dann wie-

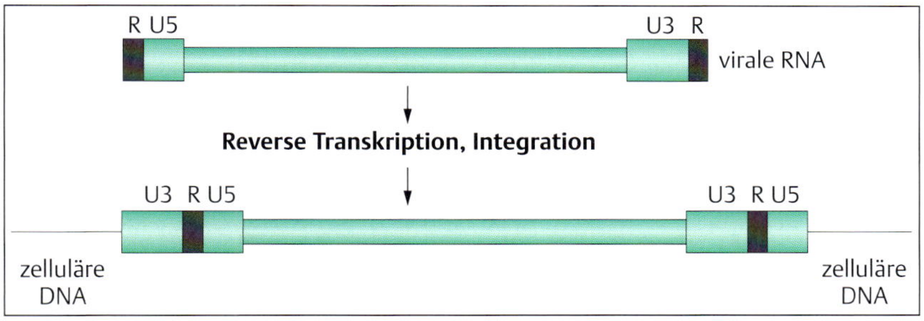

Abb. 35.**1** Aufbau des Genoms eines Retrovirus und des entsprechenden Provirus.

Tabelle 35.**1** Klassifizierung der Retroviren und Beispiele für exogene und endogene Retroviren.

Genus	exogene Retroviren	endogene Retroviren (ER)
Alpharetrovirus	Aviäres Leukämievirus (ALV)	ER der Hühner
Betaretrovirus	Mausmammatumorvirus (MMTV)	MMTV, HERV-K
Gammaretrovirus	Katzenleukämievirus (FeLV) Porcines endogenes Retrovirus (PERV)	ER der Katzen PERV
Deltaretrovirus	Humanes T-Zell-Leukämievirus (HTLV)	?
Epsilonretrovirus	Sarkomvirus des Glasaugenbarsches (Walleye dermal Sarcoma Virus)	Xen1 beim Frosch
Lentivirus	HIV-1, HIV-2	Endogenes Lentivirus des Kaninchens (RELIK)
Spumavirus	Foamyvirus	HERV-L

derum wie normale Gene nach den Mendelschen Gesetzen über die Keimbahn an die Nachkommen vererbt.

> **!** Endogene Retroviren sind demnach genetische Elemente, die das Ergebnis einer retroviralen Infektion und Integration in die Keimbahn von Wirbeltieren darstellen.

Retroviren wie HIV-1 und HIV-2, die nicht in der Keimbahn verankert sind, nennt man im Unterschied dazu exogene Retroviren. Bei wenigen Spezies, zum Beispiel der Maus, beim Koala, beim Schaf und beim Schwein wurden sowohl endogene als auch exogene Retroviren beschrieben (Tab. 35.**1**). Abgesehen von Rekombinationen, die einen mehr oder minder großen Teil des proviralen Genoms entfernen können, persistieren und akkumulieren immer mehr Proviren, von denen die meisten im Laufe der Evolution durch Mutationen, Deletionen und Rekombinationen defekt werden, aber nicht eliminiert werden können. Ein Teil der endogenen Retroviren wird aufgrund einer starken Methylierung nicht exprimiert. Diese retroviralen Elemente stellen deshalb vorwiegend evolutionären Müll („junk DNA") dar, jedoch erfüllt zumindest ein Teil dieser Elemente eine physiologische oder pathophysiologische Aufgabe, was auch dadurch belegt wird, dass einige der proviralen Gene ungeachtet der Millionen Jahre seit der Integration dieser Viren noch offene Leseraster aufweisen.

35.2 Humane endogene Retroviren (HERVs)

Wie bei allen anderen Säugetieren wurden endogene Retroviren auch beim Menschen nachgewiesen. Etwa 8% des menschlichen Genoms bestehen aus retroviralen Elementen. Während die exogenen Retroviren nach Morphologie und biochemischen Eigenschaften in die Genera Alpha-, Beta-, Gamma-, Delta-, Epsilon-, Spuma- und Lentiviren eingeordnet werden, kann man bei den endogenen Retroviren Einordnungen nur nach Sequenzhomologien vornehmen. Insgesamt sind etwa 31 Familien von HERVs beschrieben, manche davon wie das HERV-H mit etwa 1300 Kopien. Die Klassifizierung der HERVs behilft sich derzeit noch mit der Nennung der tRNA, die bei der reversen Transkription benötigt wird (zum Beispiel HERV-H: H – Histidin-tRNA). HERV-K (K – Lysin-tRNA) wiederum besteht aus etwa 10 Gruppen, wovon HERV-K (HML2) die Gruppe der HERV darstellen, die noch die meisten offenen Leseraster hat. Die Einteilung der 10 Gruppen mit dem Zusatz HML (Human Mouse Mammary Tumour Virus-like) zeigt die Verwandtschaft von HERV-K mit dem Maus-Mamma-Tumorvirus. Unlängst ist es gelungen, bei einem HERV-K durch Rückmutationen ein „Ur"-Virus zu gewinnen, das infektiös ist und somit dem Virus nahe kommt, das vor etwa 40 Millionen Jahren seinen damaligen Wirt infizierte. Die meisten HERVs integrierten vor der evolutionären Entwicklung von Altwelt- und Neuweltaffen vor etwa 25 bis 30 Millionen Jahren.

Im Unterschied zu Mäusen und Schweinen, bei denen viele endogene Retroviren noch replikationskompetent und infektiös sind und somit neue Infektionen sowohl im eigenen Wirt als auch in anderen Spezies hervorrufen können, sind die endogenen Retroviren im menschlichen Genom nahezu alle defekt und können keine infektiösen Viren freisetzen. Eine Bildung von viralen Partikeln wurde in seltenen Fällen beobachtet und zwar in Zell-Linien von Melanomen und Keimzelltumoren; allerdings waren diese Partikel nicht infektiös. Im Unterschied dazu wurde eine Expression von retroviralen Proteinen sowohl in den genannten Tumoren als auch in normalem Gewebe, so zum Beispiel in der Plazenta, häufiger beobachtet.

Der Unterschied zwischen der Freisetzung endogener Retroviren bei Mäusen und Schweinen und der nahezu völligen Inaktivierung der endogenen Retroviren beim Menschen ist durch eine evolutionäre Weiterentwicklung intrazellulärer Restriktionsmechanismen zu erklären. Intrazelluläre Restriktionsfaktoren, wie zum Beispiel TRIM (TRIpartite Motif) 5α oder APOBEC (Apolipoprotein B mRNA editing enzyme catalytic polypeptide) dienen offensichtlich nicht nur der Verhinderung von Neuinfektionen, sondern auch der Expressionshemmung bereits endogenisierter Sequenzen.

35.2.1 HERVs und Tumoren

Für eine Reihe von exogenen Retroviren ist ihre Beteiligung an der Entstehung von Tumoren gesichert. Das gilt sowohl für das Mausleukämievirus (MuLV), das Katzenleukämievirus (FeLV), das Leukämievirus des Gibbons (GaLV), als auch für die humanen T-Zell-Leukämieviren HTLV-1 und HTLV-2. Die Entstehung der Leukämien ist meist durch Insertionsmutagenese bedingt, also durch eine Integration des Provirus in der Nähe eines Protoonkogens oder Tumorsuppressorgens. Bei den Katzen- und Mausleukämieviren sind oft auch Rekombinationen mit endogenen Retroviren Voraussetzung für eine Tumorentstehung. Die Rolle der humanen endogenen Retroviren (HERV) ist bis heute noch unklar. Im Unterschied zum normalen Gewebe wurde eine erhöhte Expression von HERV-K in Keimzelltumoren, in Melanomen und auch in Mammatumoren beschrieben. Bei den Tumorpatienten wurden auch spezifische Antikörper gegen HERV-K nachgewiesen. Allerdings ist noch unklar, ob das Provirus an der Tumorentstehung ursächlich beteiligt ist und wenn ja wie. Im Unterschied zu den einfachen Gammaretroviren gehört HERV-K zu den komplexeren Viren und kodiert neben den Hauptstrukturproteinen des Core (*gag*), der Hülle (*env*) sowie des Reverse Transkriptase- und Integrase-Komplexes (*pol*) auch noch akzessorische Proteine, wenn auch nicht so viele wie HIV (s. Kap. 33.1) (Abb. 35.**2**). Vor allem das mit dem Rev-Protein von HIV ver-

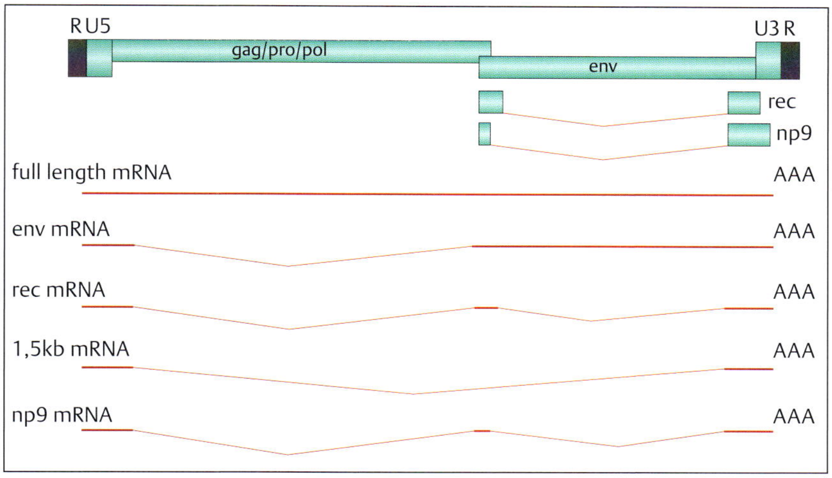

Abb. 35.**2** Expression von gespleißter und ungespleißter mRNA von HERV-K.

wandte Rec-Protein sowie das Np9 von HERV-K sind möglicherweise an der Tumorentstehung beteiligt. Die sowohl bei Melanomen als auch bei Keimzelltumoren nachgewiesene Expression des immunsuppressiven transmembranen Hüllproteins von HERV-K könnte weiterhin zur Tumorprogression beitragen. Es ist ebenso unklar, ob die Expression von HERV-K in Tumoren zur Diagnostik (Tumormarker) oder Therapie (Impfstoff) genutzt werden kann.

35.2.2 HERV-Expression und Funktion in der Plazenta

In der Plazenta, dem Organ, das während der Schwangerschaft für den Gas- und Nährstoffaustausch zwischen Mutter und Embryo bzw. Fetus verantwortlich ist, wurde eine verstärkte Expression verschiedener HERVs beobachtet. Am stärksten exprimiert sind die Hüllproteine von HERV-W (auch bekannt als Syncitin-1), HERV-FRD (Syncitin-2) und HERV-K. Für Syncitin-1 war gezeigt worden, dass es verantwortlich ist für die Fusion der Zytotrophoblasten in der Plazenta zu einem mehrkernigen Synzytiotrophoblasten, der direkt die äußere Zellschicht der Plazenta bildet und somit direkten Kontakt mit dem mütterlichen Blutsystem hat. Ähnlich wie beim Menschen konnte auch bei der Maus und dem Schaf gezeigt werden, dass endogene Retroviren für die Ausbildung der Plazenta in den Dienst des Wirts („Versklavung") gestellt werden. Interessanterweise wurden dafür in der Evolution bei jeder der drei untersuchten Spezies andere endogene Retroviren „versklavt". Störungen der Entwicklung der Plazenta beim Menschen wie zum Beispiel bei Präeklampsie oder Trisomie 21 sind auch mit einer veränderten Expression von Syncitin-1 und -2 verbunden. Hinzu kommt, dass für Syncitin-2 (HERV-FRD) und das transmembrane Hüllprotein von HERV-K, nicht aber für Syncytin-1 (HERV-W) gezeigt wurde, dass sie immunsuppressive Eigenschaften aufweisen. Derartige Eigenschaften wurden auch für die transmembranen Hüllproteine exogener Retroviren einschließlich HIV, die alle im infizierten Wirt eine Immunschwäche hervorrufen, beschrieben. Neben vielen anderen Mechanismen könnten die immunsuppressiven Eigenschaften von Syncitin-2 und HERV-K zum Schutz des Embryos (der ja ein Semi-Allotransplantat ist) vor der Abstoßung durch das mütterliche Immunsystem beitragen.

35.2.3 Einfluss der HERVs auf die Expression zellulärer Gene

Die Integration der Retroviren in zelluläre Gene hat in vielen Fällen zur Veränderung der Expression dieser Gene geführt, wofür vorwiegend die retroviralen LTRs als neue Regulatoren der Expression verantwortlich sind. Etwa 20 Gene des Menschen werden durch retrovirale LTR kontrolliert. Ein Beispiel ist die Integration von HERV-E in eine duplizierte Kopie des Amylasegens, was zum Umschalten der Amylaseproduktion vom Pankreas zur Speicheldrüse beim Primaten führte, wodurch stärkehaltige Nahrung besser verdaut werden kann.

! Zusammenfassend kann gesagt werden, dass endogene Retroviren im menschlichen Genom einerseits DNA-Müll darstellen, andererseits aber für physiologische Prozesse wie die Plazentabildung oder die Regulation zellulärer Gene nötig sind.

35.3 Porcine endogene Retroviren (PERVs) und Xenotransplantation

Geschichte Hep B

Retroviren infizieren oftmals auch Mitglieder einer anderen Spezies (Transspezies-Übertragung). So stellen HIV-1 und HIV-2 das Ergebnis einer Transspezies-Übertragung entsprechender simianer Immundefizienzviren vom Affen auf den Menschen dar (s. Kap. [illegible]). Daneben können auch endogene Retroviren einer anderen Spezies, zum Beispiel des Schweins, ein Risiko für den Menschen darstellen. Dies könnte der Fall sein bei einer neuen medizinischen Technologie, der Xenotransplantation, bei der Organe von Schweinen für den Menschen verwendet werden sollen, weil nicht ausreichend Organspender vorhanden sind. PERVs sind in mehreren Kopien in allen Schweinen vorhanden. PERV-A und PERV-B sind in der Lage, humane Zellen zu infizieren, PERV-C infiziert [illegible] PERV-A und PERV-B bei all[illegible] PERV-C nicht ubiquitär.

Im Unterschied zu den H[illegible] normalen Schweinezellen, u[illegible] Immunzellen freigesetzt, und es konnte gezeigt werden, dass es zu Rekombinationen zwischen PERV-A und PERV-C kommt. Die rekombinanten PERV-A/C erreichen hohe Titer und können humane Zellen infizieren. Bisher wurde allerdings auch mit sensitiven Methoden bei über 200 Patienten, die in der Vergangenheit Xenotransplantate erhielten, zum Beispiel Inselzellen vom Schwein zur Behandlung von Diabetes, oder die bei akutem Leberversagen ex vivo mit Schweineleberzellen behandelt wurden, keine Übertragung von PERV festgestellt werden. Um die verschiedenen immunologischen Abstoßungsreaktionen beim Rezipienten der Zellen oder Organe vom Schwein zu verhindern, werden derzeit multitransgene Tiere gezüchtet, bei denen durch Expression humaner Proteine oder durch Knockout porciner Gene der Abstoßung entgegengewirkt werden soll. Dadurch konnte die Überlebensdauer der Organe dieser Tiere bei experimentellen Xenotransplantationen in nicht humanen Primaten verlängert werden. Auch bei diesen Untersuchungen konnte keine Übertragung von PERV beobachtet werden. Um die Übertragung von PERV bei der Xenotransplantation zu verhindern, werden derzeit [illegible] entwickelt, die die Selektion von Schweinen mit geringer PERV-Expression erlauben. Des Weiteren ist es [illegible] Schweine zu züchten, in denen die Expression der [illegible] mittels RNA-Interferenz herunter[illegible]

[illegible]en Anwendung der Xenotransplan[illegible] müssen noch intensive Forschungen [illegible] immunologischen Abstoßung und [illegible] Sicherheit, vor allen zur Verhinde[illegible] von PERVs durchgeführt werden.

Literatur

[illegible] evolutionary dynamics of human endogenous retroviral families. Annu Rev Genomics Hum Genet 2006; 7: 149–173

Coffin JM, Hughes SH, Varmus HE, Hrsg. Retroviruses. New York: Cold Spring Harbor Laboratory; 1997

Denner J. Endogenous retroviruses In: Kurth R, Bannert N, Hrsg. Retroviruses: Molecular Microbiology and Genomics. Hethersett: Horizon Press 2009; [in press]

Denner J. Immunosuppression by retroviruses: implications for xenotransplantation. Ann N Y Acad Sci 1998; 862: 75–86

Holmes EC. Ancient lentiviruses leave their mark. Proc Natl Acad Sci 2007; 104 (15): 6095–6096

Löwer R, Löwer J, Kurth R. The viruses in all of us: characteristics and biological significance of human endogenous retrovirus sequences. Proc Natl Acad Sci 1996; 93: 5177–5184

Ruprecht K, Mayer J, Saufer M et al. Endogenous retroviruses and cancer. Cell Mol Life Sci 2008; 65: 10008–10016

Stoye JP. Endogenous retroviruses: still active after all these years? Curr Biol 2001; 11: 914–916

36 Hepatitis-B-Virus (Hepadnaviridae)

S. Schaefer, D. Glebe, W. H. Gerlich

36.1 Einführung

Das epidemische Auftreten von Gelbsucht wurde schon im Altertum berichtet, jedoch wurde die infektiöse Natur der Erkrankung erst im Jahre 1885 erkannt, als Lürmann „Eine Ikterusepidemie" nach der Impfung von Werftarbeitern mit Pockenvaccine beschrieb, die „menschliche Lymphe" enthielt. Nach heutiger Kenntnis müsste es sich um einen Hepatitis-B-Ausbruch gehandelt haben. Später lernte man aufgrund epidemiologischer Beobachtungen zwei Typen der akuten Erkrankung zu unterscheiden: Typ A wurde fäkal-oral übertragen und heilte immer aus. Typ B wurde parenteral durch menschliches Blut oder Serum (homologe „Serumhepatitis") übertragen und wurde zu etwa 1–10 % chronisch. Die Suche nach den Erregern blieb jahrzehntelang erfolglos, bis 1963 B. S. Blumberg bei der Suche nach genetischen Polymorphismen in Serumproteinen ein Antigen im Blut eines indigenen Australiers entdeckte. Dieses Australia-Antigen wurde danach auch bei anderen Rassen und gehäuft bei einigen genetischen Krankheiten (z. B. Down-Syndrom) gefunden. Schließlich wurde erkannt, dass Australia-Antigen kein Produkt des menschlichen Genoms, sondern Bestandteil eines Virus war, das Hepatitis „Typ B" auslöste (Blumberg 2003).

Es konnte rasch gezeigt werden, dass Australia-Antigen aus 20 nm großen Partikeln besteht, die allerdings keine Nukleinsäure enthalten, sodass die Virusnatur zunächst fraglich erschien. D. S. Dane fand jedoch 1970 im Elektronenmikroskop zusätzlich virusartige Partikel von etwa 45 nm Durchmesser mit Australia-Antigen auf der Oberfläche. Im Innern befand sich ein „Core", gegen das Patienten mit Hepatitis B Antikörper bildeten. W. S. Robinson entdeckte innerhalb dieser Partikel 1973 eine endogene DNA-Polymerase und 1974 die dazugehörige DNA. Man nannte daraufhin das Australia-Antigen Hepatitis-B-Surface-Antigen (HBsAg) und die Dane-Partikel Hepatitis-B-Virus (HBV).

Blumberg hatte bereits 1969 postuliert, dass Antikörper gegen Australia-Antigen gegen Hepatitis B schützen und dass das im Plasma infizierter Virusträger enthaltene Australia-Antigen als Impfstoff eingesetzt werden könnte. 1980 konnte W. Szmuness zeigen, dass ein solcher Impfstoff ein HBV-Risiko-Kollektiv (männliche Homosexuelle) vor Infektion schützt.

Die Charakterisierung des HBV war durch das Fehlen eines Zellkultursystems erschwert, machte aber große Fortschritte mit der 1979 gelungenen Klonierung und Sequenzierung des HBV-Genoms. Dies ermöglichte die gentechnische Expression des HBsAg als Basis für eine sichere und preiswerte Hepatitis-B-Vakzine.

Schon bald wurde erkannt, dass das Vorkommen von HBV mit der Prävalenz des hepatozellulären Karzinoms (HCC) korreliert. Diese Erkenntnis führte zur Suche nach verwandten Viren bei Tieren mit gehäuftem Auftreten von HCC. 1978 gelang die Entdeckung ähnlicher Viren bei Waldmurmeltieren und Pekingenten was zur Definition der Virusfamilie „Hepadnaviridae" führte.

Am Virus der Ente erkannte J. Summers, dass Hepadnaviren ihre DNA über ein RNA-Intermediat replizieren, also Ähnlichkeiten mit Retroviren haben. Praktische Konsequenz dieser Entdeckung ist, dass die zurzeit wirksamsten Arzneimittel gegen HBV ursprünglich gegen HIV entwickelt wurden.

Durch die weltweite flächendeckende Impfung soll HBV nach Beschluss der WHO ausgerottet werden, was allerdings Jahrzehnte dauern wird. Jedoch konnte bereits 1998 in Taiwan gezeigt werden, dass die Rate der HCC-Fälle bei den Geimpften erstmals signifikant verringert war. Die Impfung gegen HBV ist somit die erste erfolgreiche Impfung gegen eine wichtige Krebserkrankung des Menschen.

36.2 Taxonomie

Das Hepatitis-B-Virus (HBV) des Menschen und der Menschenaffen ist der Prototyp der Familie der Hepadnaviridae. Der Name kommt von hepar (griechisch: Leber) und der Tatsache, dass das Genom aus DNA besteht. HBV gehört dem Genus Orthohepadnavirus (ortho = richtig oder Haupt-) an. Orthohepadnaviren wurden in verschiedenen Primatenarten, bei zwei Erdhörnchen-Spezies und dem amerikanischen Waldmurmeltier (alle drei Mitglieder der Sciuridae) entdeckt. Entfernter verwandte Hepadnaviren in verschiedenen Vogelarten bilden das Genus Avihepadnavirus (aves = Vogel). Die Hepadnaviridae sind weitgehend hepatotrop, speziesspezifisch und können zu persistenten Infektionen mit einer ausgeprägten Virämie und Surface-Antigenämie führen.

Orthohepadnaviren können sowohl eine akute als auch eine chronische Hepatitis mit den Spätfolgen Leberzirrhose und hepatozelluläres Karzinom verursachen. Hepadnaviren sind eng an differenzierte Hepatozyten adaptiert und kaum zytopathogen. In vitro können nur primäre Leberzellkulturen oder rückdifferenzierte Hepatomzellen bestimmter Spezies mit geringer Effizienz infiziert werden.

Den Grad der Verwandtschaft zwischen den verschiedenen Orthohepadnaviren zeigt Abb. 36.**1**. Zurzeit werden acht Genotypen A–H des menschlichen HBV unterschieden, die jeweils um mindestens 7,8 % in der Nukleotidsequenz des Gesamtgenoms voneinander abweichen. Genotyp F, der in Mittel-, Südamerika und Polynesien gefunden wird

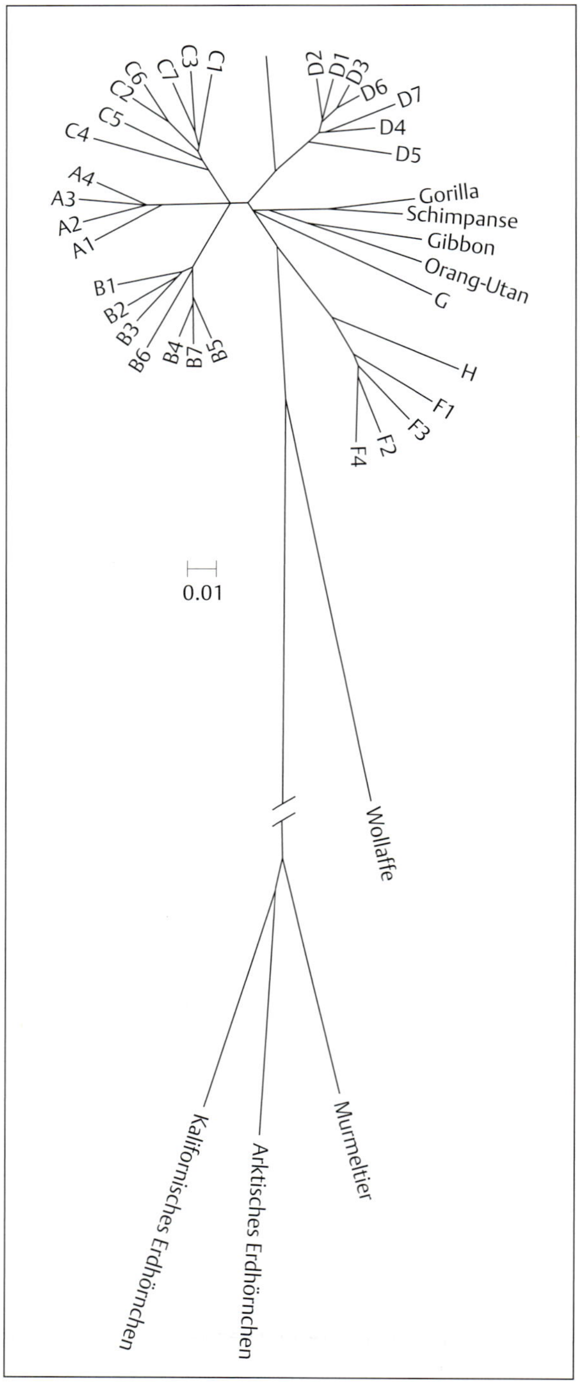

Abb. 36.**1** Phylogenetische Beziehung der Orthohepadnaviren. Analyse des kompletten Genoms.

(Abb. 36.**2**), divergiert am stärksten. Außerdem werden die Subgenotypen A1–5, B1–7, C1–7, D1–6, F1–4 beschrieben, die sich in der Regel um mehr als 4 % voneinander unterscheiden (Abb. 36.**1**). Die HBV-Genotypen der Menschenaffen weisen keine größere genetische Distanz zu den HBV-Genotypen des Menschen auf als diese untereinander, d. h. sie bilden keine eigene Spezies im Gegensatz zur einzigen bekannten HBV-Art eines Neuweltaffen, des Wollaffen.

Wahrscheinlich liegt die Entstehung der Hepadnaviren schon sehr lange zurück. Die Abweichungen der Virusspezies voneinander sind mutmaßlich auf Conspeziation zurückzuführen und spiegeln somit nur den evolutionären Abstand der Wirtspezies wider. Die geografische Verteilung der HBV-Subgenotypen (Abb. 36.**2**) legt nahe, dass Homo sapiens bereits vor der Migration aus Afrika mit HBV infiziert war, jedoch könnten die asiatischen Genotypen B und C und der amerikanische Genotyp F auch von lokalen Primaten Asiens erworben worden sein. Die australischen Aborigines haben wohl Genotyp C aus Südostasien vor rund 40 000 Jahren mitgebracht und einen eigenen Subgenotyp C4 entwickelt. Bei den Migrationen innerhalb der letzten 10 000 Jahre von Ostasien nach Indonesien und Ozeanien einerseits und nach Alaska und Nord-Kanada (Inuit) andererseits wurden die bereits vorhandenen jeweiligen Subgenotypen mitverbreitet. Die Verbreitung der F-Subgenotypen spiegelt ebenfalls die Migrationswellen der Indianer von Nord nach Süd wider, jedoch bleibt der Ursprung dieses Genotyps unklar, da er in Asien nicht gefunden wird.

Die Hepadnaviren des Waldmurmeltiers und der Ente sind zu wichtigen Modellsystemen für HBV geworden. Experimentelle HBV-Infektionen sind möglich im Schimpansen, weniger gut charakterisiert in weiteren Vertretern der Menschenaffen sowie im Spitzhörnchen (Tupaia belangeri). Während Tierversuche mit Schimpansen kaum noch eingesetzt werden, sind Spitzhörnchen und insbesondere die von ihnen gewonnenen primären Hepatozytenkulturen wichtig geworden.

Trotz sehr großer Unterschiede in der Genom- und Partikelstruktur weisen die Hepadnaviridae eine wesentliche Ähnlichkeit zu den Retroviridae auf: Beide Virusfamilien replizieren ihr Genom über eine RNA-Zwischenstufe mittels einer viruskodierten reversen Transkriptase, d. h. einer RNA-abhängigen DNA-Polymerase.

36.3 Virusmorphologie

HBV stellt sich im Elektronenmikroskop nach Negativkontrastierung als doppelschaliges rundes Partikel mit ca. 45 nm Durchmesser dar (Abb. 36.**3a**). In der Kryoelektronenmikroskopie beträgt der Durchmesser 52 nm (hydratisierte Partikelform). Das virale Genom wird zusammen mit der viralen Polymerase und einer zellulären Proteinkinase in das Kapsid mit 34 nm Durchmesser verpackt (Abb. 36.**3b**). Das Kapsid besteht aus 240 Core-Protein-

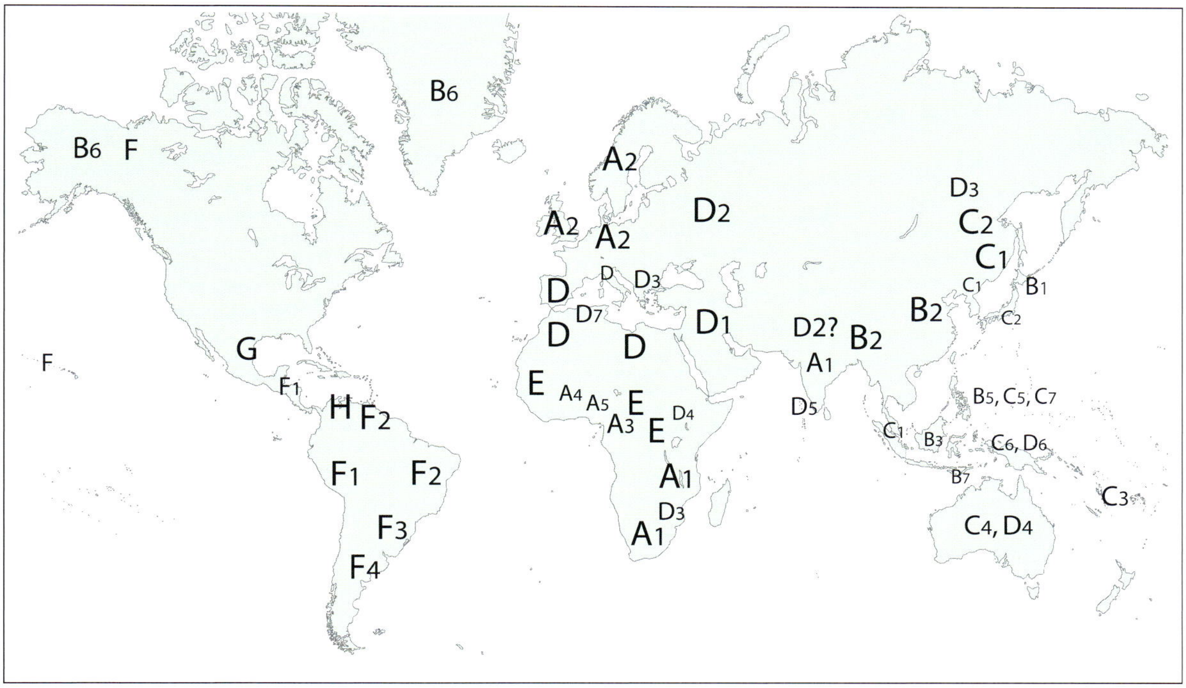

Abb. 36.**2** Geografische Prävalenz der Hepatitis-B-Virus-Genotypen und Subgenotypen des Menschen.

Untereinheiten, die sich als Dimere zu Ikosaedern mit einer T4-Symmetrie spontan, auch in Abwesenheit anderer Virusproteine konfigurieren können („Viral Assembly"). Die ersten 145 Aminosäuren (AS) des Core-Proteins bestimmen die Morphogenese der Core-Partikel. Der zentrale Bereich von AS 51–110 bildet als Dimer ein Vier-Helix-Bündel, das die 120 Spikes eines Kapsids bildet. Auf der Spitze der Spikes befindet sich ein exponierter Bereich von AS 75–83, der die Hauptepitope des Hepatitis-B-Core-Antigens (HBcAg) bildet (Abb. 36.**4a**). Nach Denaturierung der Partikel oder in löslicher Form bildet diese Schleife die HBe1-Antigen-Determinante. Die carboxyterminale Sequenz ab 147 ist sehr basisch und bindet RNA (Abb. 36.**4b**).

Die Virushülle (HB surface, HBs) wird aus drei carboxyterminal identischen Proteinen gebildet, die als L-, M- oder SHBs-Protein (L: Large, M: Middle, S: Small) bezeichnet werden (Abb. 36.**3c**). Die Sequenz des kürzesten Proteins SHBs ist in MHBs und LHBs enthalten und wird dann als S-Domäne bezeichnet. Die PräS1-Domäne des LHBs und die PräS2-Domäne des MHBs weisen als hydrophile flexible Strukturen nach außen (Abb. 36.**3b, c**). SHBs bzw. die S-Domäne besitzen mindestens 2, wahrscheinlich 4, hydrophobe transmembranöse Helices sowie eine innere Schleife (AS 28–79) und eine äußere Schleife (AS 99–161), wobei letztere die HBsAg-Determinanten trägt. SHBs bzw. die S-Domäne enthalten 14 Cysteine, die stark vernetzt sind und die konformationellen HBs-Determinanten stabilisieren. SHBs bzw. die S-Domänen sprossen am endoplasmatischen Retikulum zu Partikeln, bzw. umhüllen am multivesikulären System des endosomalen Netzwerks die Core-Partikel, um so das komplette HBV-Partikel zu bilden. Etwa 120 bis 240 Dimere der HBs-Proteine bilden die lipidhaltige Hülle. An der Basis der Kapsid-Spikes befinden sich für die Umhüllung wichtige Aminosäuren. Sie werden durch die Aminosäuren 103–119 der PräS1/2-Domäne erkannt. Die subviralen sphärischen Partikel enthalten wenig LHBs, die Filamente und die Virushülle relativ viel LHBs. SHBs ist in allen Partikeln die Hauptkomponente, MHBs eine Nebenkomponente mit unbekannter Funktion. MHBs ist in der PräS2-Domäne N- und O-glykosyliert und bindet modifiziertes Serumalbumin. Die viralen Hüllproteine werden im Serum infizierter Patienten meistens in 1000- bis 10 000-fachem Überschuss zu Virionen als DNA-freie, nicht infektiöse sphärische oder filamentöse Partikel gefunden (Abb. 36.**3a, b**).

36.4 Genomstruktur

Das HBV-Genom in Form seiner kovalent geschlossenen zirkulären Doppelstrang-DNA (cccDNA, Covalently closed circular DNA) besteht – je nach Genotyp – aus 3182 bis 3248 Basenpaaren (Tab. 36.**1**). Die im Virion verpackte virale Minusstrang-DNA enthält die komplette Genomsequenz mit einer kleinen terminalen Redundanz von 9 bis 10 Basen, und ist nicht kovalent geschlossen (Abb. 36.**5a**). Der Plusstrang ist inkomplett mit einer konstanten Position des 5'-Endes und einem variablen 3'-Ende. Die virale DNA

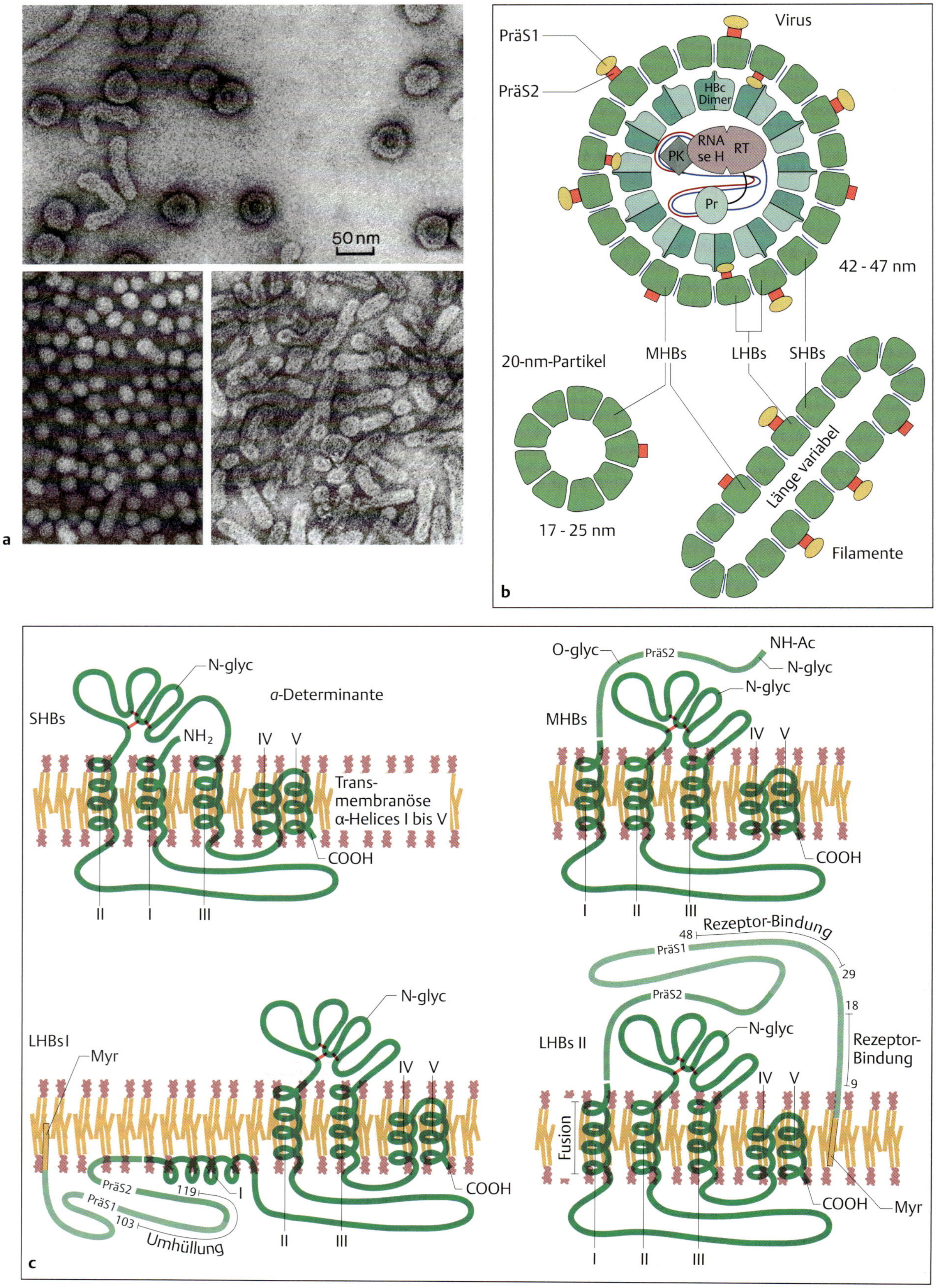
50 nm
a
Virus
PräS1
PräS2
HBc Dimer
RNA se H
RT
PK
Pr
42 - 47 nm
20-nm-Partikel
MHBs
LHBs
SHBs
17 - 25 nm
Länge variabel
Filamente
b
SHBs
N-glyc
a-Determinante
NH2
IV
V
Trans-membranöse α-Helices I bis V
COOH
II
I
III
MHBs
O-glyc
PräS2
NH-Ac
N-glyc
IV
V
COOH
I
II
III
48
Rezeptor-Bindung
PräS1
29
18
Rezeptor-Bindung
9
LHBs I
Myr
N-glyc
IV
V
PräS2
119
I
PräS1
103
Umhüllung
COOH
II
III
LHBs II
PräS2
N-glyc
IV
V
Fusion
COOH
Myr
I
II
III
c

Abb. 36.3 Struktur des Hepatitis-B-Virus und der subviralen HBsAg-Partikel.

a Elektronenmikroskopische Aufnahme der HBV-Partikel (oben) und der HBsAg-Sphären (links) und der HBsAg-Filamente (rechts) nach Negativkontrastierung in wasserfreiem Zustand.

b Strukturmodell des HBV-Virions und subviraler Partikel mit den drei Hüllproteinen SHBs, MHBs, LHBs, dem Core-Protein HBc, der reversen Transkriptase RT und der kovalent an die 3,2 kb lange DNA gebundene Primerdomäne (Pr). Die HBs-Proteine enthalten z. T. die PräS2- bzw. PräS1-Domäne. Die PräS1 Domäne weist z. T. nach innen, z. T. nach außen. PK: Proteinkinase. Die zellulären Chaperone im Inneren des Cores wurden weggelassen.

c Topologisches Modell der HBs-Proteine an der ER-Membran, bzw. in den HBsAg-Partikeln, bzw. der HBV-Hülle. Die α-Helices I-V sind gemäß Strukturvorhersagemodellen lokalisiert. LHBs wird zunächst als Form I mit einer zytosolischen PräS1- und PräS2-Domäne synthetisiert. Später, wahrscheinlich im Trans-Golgi-Apparat, klappt ein Teil der PräS-Domänen im LHBs zur Form II um. Myr = Myristinsäurerest am Aminoende; N-glyc = asparagingekoppeltes Oligosaccharid; NH-Ac = Acetyl-Rest am Aminoende; O-glyc = Threonin-gekoppeltes Oligosaccharid.

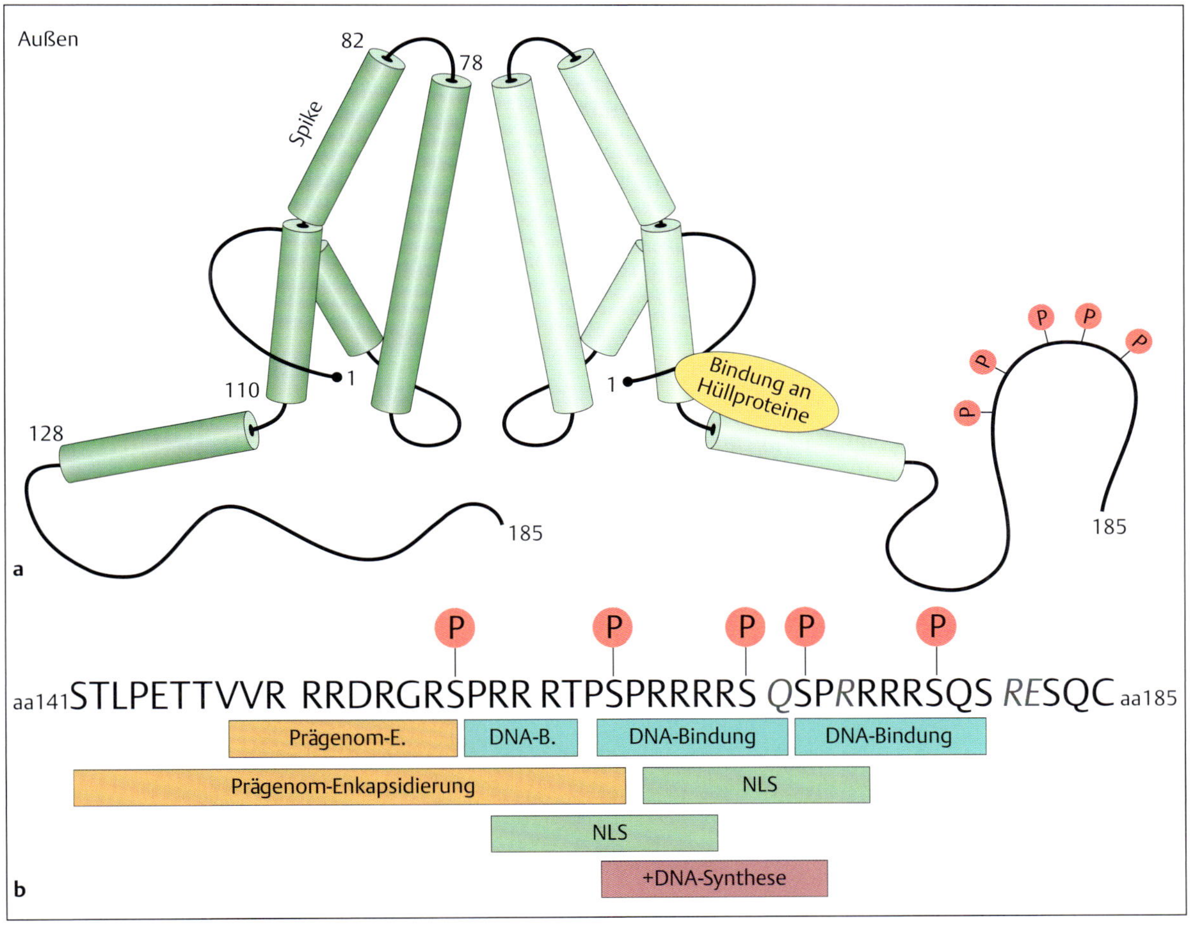

Abb. 36.4

a Schematisches Modell eines HBc-Dimers. α-helikale Regionen sind als Zylinder eingezeichnet, phosphorylierte Hydroxyaminosäuren als **P**.

b Die C-terminale Domäne des HBc-Proteins. Die Aminosäuren von Position 141 bis 185 im HBc sind innerhalb der Genotypen sehr konserviert. Variable Positionen sind grau angegeben. Potenzielle Phosphorylierungsstellen werden durch **P** markiert. Die Regionen für DNA-Bindung, RNA-Prägenom-Enkapsidierung, das Kerntransport-Signal (NLS) sowie der +Strang-DNA-Synthese fördernde Abschnitt werden durch Balken unter der Sequenz angezeigt. (Quelle: Kann 2008).

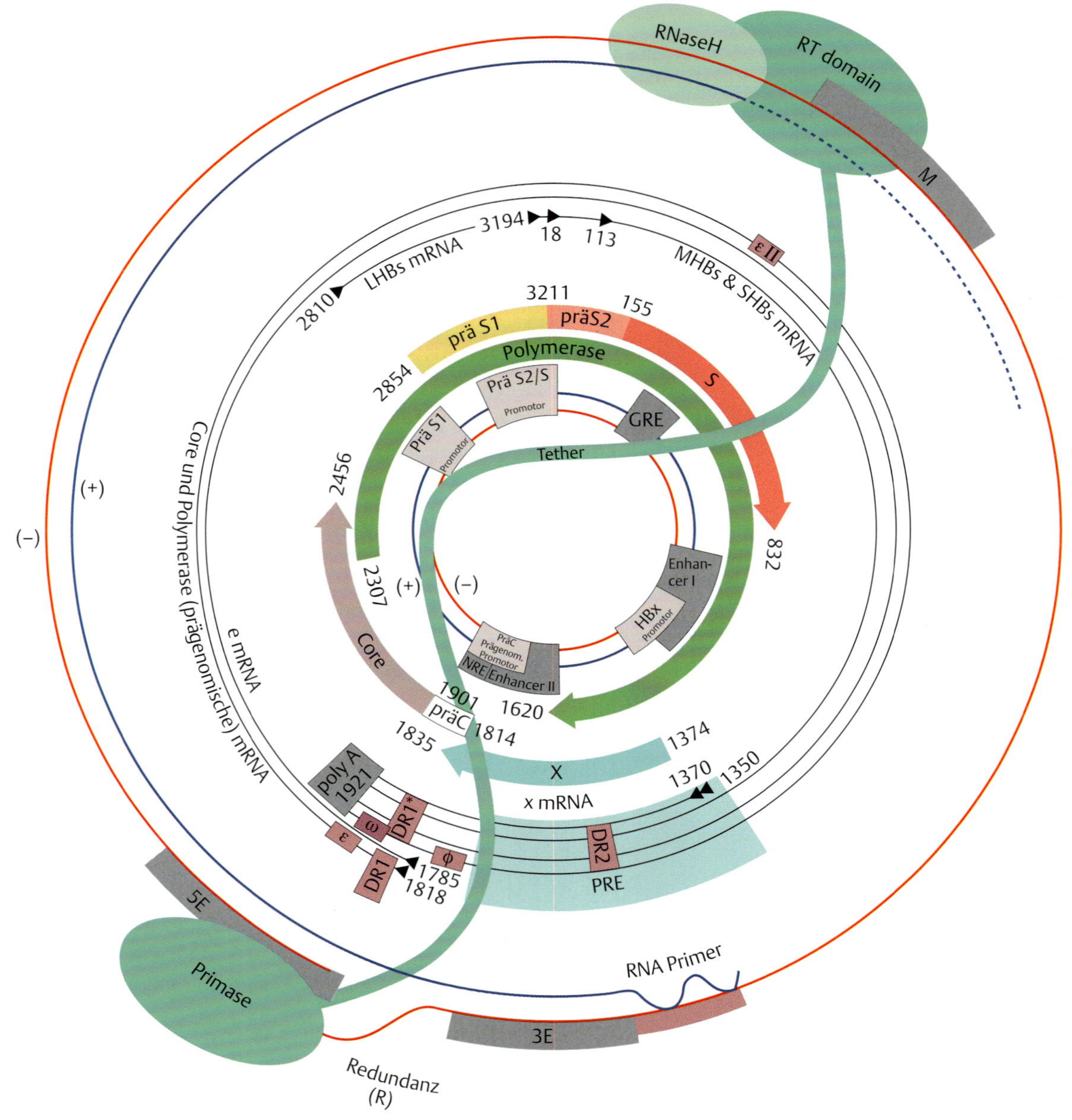
RNaseH
RT domain
M
3194
18
113
εII
LHBs mRNA
MHBs & SHBs mRNA
2810
3211
155
prä S1
präS2
Polymerase
2854
S
Prä S2/S
Promotor
GRE
Prä S1
Promotor
Tether
2456
832
Core und Polymerase (prägenomische) mRNA
(+)
(–)
2307
(+)
(–)
Enhan-
cer I
HBx
Promotor
PräC
Prägenom.
Promotor
NRE/Enhancer II
Core
e mRNA
1901
präC
1620
1814
1835
1374
X
poly A
1921
1370
1350
x mRNA
DR1*
ε
ε
DR2
φ
DR1
1785
1818
PRE
5E
Primase
RNA Primer
3E
Redundanz
(R)

a

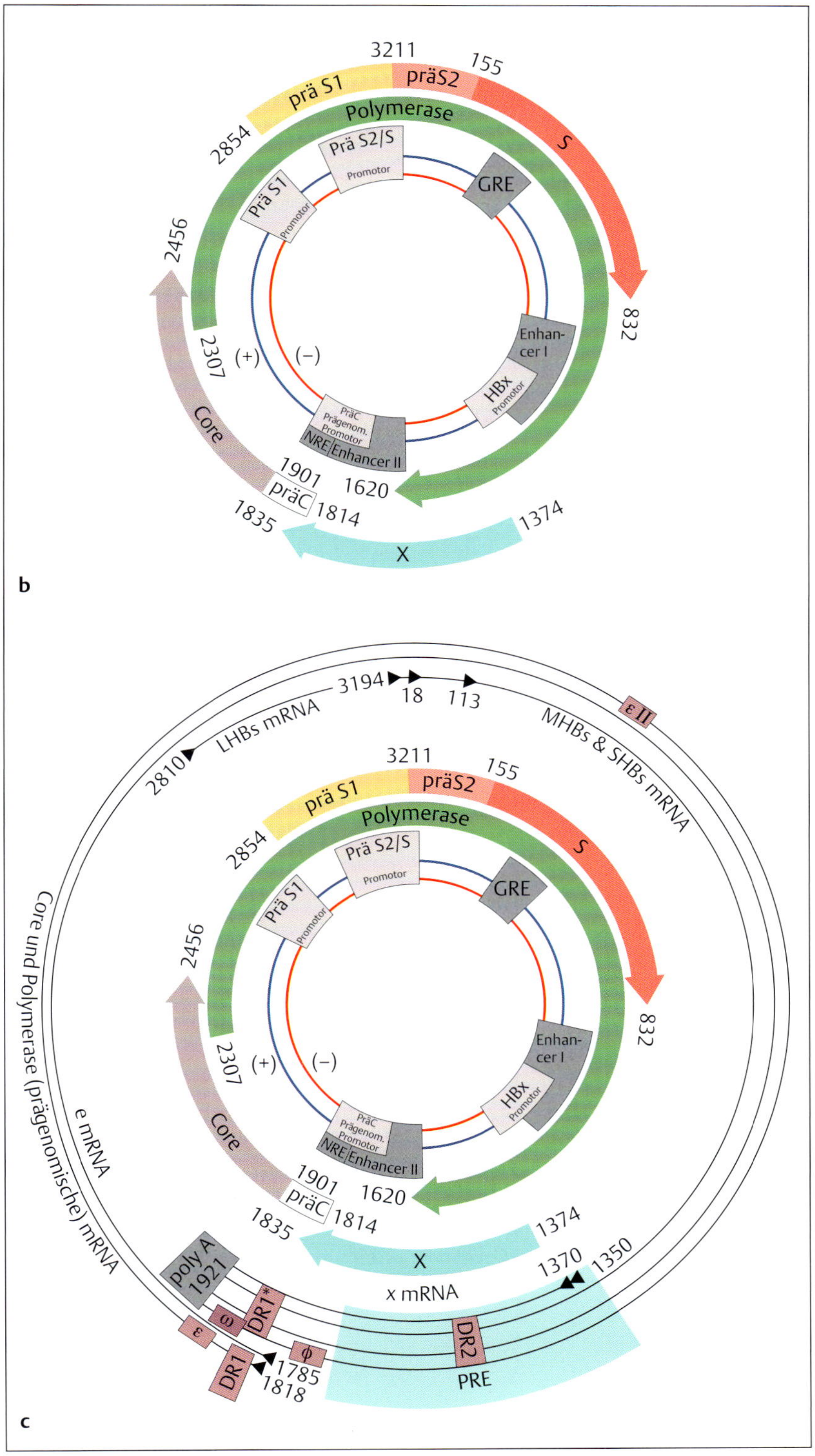

Abb. 36.**5** Genomstruktur des HBV.

a Struktur der DNA (äußere Kreise) mit der 5'-kovalent gebundenen Primerdomäne (Primase) sowie Reverse Transkriptase (RT) und RNaseH-Domäne am 3'-Ende des Plusstranges. DR1 und 2 = direkte Repetitionen von 11 Basen (DR1 befindet sich am 3'-Ende des Minusstranges und ist nicht gezeigt). Die DNA-Sequenzelemente 5E, 3E und M sind an der Zyklisierung der DNA beteiligt.

b Offene Leserahmen im Minusstrang der HBV-cccDNA mit den relevanten Start- und Stoppcodons. Die Zahlen geben die Basenposition ab der Mitte der EcoRI-Schnittstelle im Genom des HBV-Genotyps A2 (GenBank Accession-No.: AJ012207) an. GRE: Glukokortkcoid-Response-Element; NRE: Negativ regulatorisches Element.

c Transkriptionsstartstellen (►) in der HBV cccDNA für die mRNA der entsprechenden Proteine, Prägenom-RNA (äußerer Kreis) mit terminaler Redundanz (R), Encapsidationssignal ε; PRE: posttranslationales Regulationselement; DR1*: 3'-terminaler direct Repeat 1 in der prägenomischen und HBe-mRNA. εII, ω und Φ sind Sequenzelemente, die für die Genomreifung benötigt werden.

Tabelle 36.**1** Unterschiede in Genomgröße und Molekulargewicht der viralen Proteine in Abhängigkeit vom Genotyp.

		A	B	C	D	E	F	G	H
Genom in nt.		3221	3215	3215	3182	3212	3215	3248	3215
HBc		185	183	183	183	183	183	195	183
PräC		29	29	29	29	29	29	Ø	29
HBs		400	400	400	389	399	400	400	400
	SHBs	226	226	226	226	226	226	226	226
	PräS1	119	119	119	108	118	119	118	119
	PräS2	55	55	55	55	55	55	55	55
Pol		845	843	843	832	842	843	842	843
	terminales Protein	1–182	1–177	1–177	1–177	1–177	1–177	1–177	1–177
	Spacer	183–348	178–346	178–346	178–335	178–345	178–346	178–345	178–346
	Pol/RT	349–692	347–690	347–690	336–679	346–689	347–690	346–689	347–690
	RNase H	693–845	691–843	691–843	680–832	690–842	691–843	690–842	691–843
HBx		155	155	155	155	155	155	155	155

wird in zirkulärer Form durch eine Überlappung zwischen Plus- und Minusstrang von etwa 240 Basenpaaren zusammengehalten. Am 5'-Ende des Minusstrangs befindet sich kovalent über eine Guanyl-Tyrosin-Phosphodiester-Brücke gebunden die Primerdomäne der viralen DNA-Polymerase, am 5'-Ende des Plusstrangs ein 18 Basen langer gecappter RNA-Primer (Abb. 36.**5a**). Die beiden direkt wiederholten Sequenzen (Direct Repeats DR1 und 2) von 10 bis 11 Basen sind für die später erwähnten Verschiebungen von Primern und Matrizen wichtig. Die DNA-Sequenzelemente 5E, 3E und M sind an der Zyklisierung der DNA beteiligt.

Die cccDNA-Form liegt im Zellkern als Minichromosom mit Nukleosomen vor, ist aber nicht an Wirtschromosomen angebunden. Methylierung der CpG-Inseln ist möglich und reduziert die Transkription der cccDNA (Vivekanandan et al. 2009).

HBV hat unter den Hepadnaviren eines der kleinsten Genome. Typisch für Hepadnaviren ist die hochkondensierte genetische Information mit der vorwiegend doppelten Nutzung einer Nukleotidsequenz in überlappenden Leserastern. Der DNA-Minusstrang kodiert vier konservierte offene Leserahmen (ORF, Open Reading Frame) (Abb. 36.**5b**), die durch alternative Nutzung von Startcodons z. T. für mehrere koterminale Proteine kodieren:

- Der Core-ORF kodiert das Core-Protein (HBcAg), welches das Kapsid bildet. Beim so genannten Wildtyp des HBV erhält das Core-Protein durch ein weiteres Startcodon stromaufwärts zusätzlich die PräCore-Sequenz (preC), ein Signalpeptid für die Sekretion. Dadurch wird das e-Antigen (HBeAg) als spezielle Form des Core-Proteins (s. unten) mit immunmodulatorischer Wirkung in die Blutbahn sezerniert.
- Die drei carboxyterminal identischen Oberflächenproteine (HBsAg):
  - Das größte Hüllprotein (LHBs; beginnt am ersten Startcodon),
  - das mittlere HBs-Protein (MHBs; beginnt am internen zweiten Startcodon),
  - das kleine HBs-Protein (SHBs). Die drei Startcodons teilen den Surface-ORF in drei Domänen ein: PräS1, PräS2 und S (Abb. 36.**5b**).
- Die DNA-Polymerase mit Primerfunktion, reverser Transkriptaseaktivität und einer RNase H-Domäne.
- Protein X (HBx). Ein Protein mit regulatorischen Funktionen für das Virus und einer Vielzahl publizierter biochemischer Eigenschaften, deren biologische Bedeutung nicht sicher einzuordnen ist. In vitro ist HBx entbehrlich, jedoch wird die HBV-Replikation durch HBx aktiviert. Nach Transfektion eines HBx-defizienten WHV-Genoms in Woodchuck-Lebern bleibt die WHV-Produktion so lange sehr gering bis das Virus zur HBx-Expression revertiert hat.

Daneben kodiert das Genom Bindungsstellen (Promotoren) für zelluläre Transkriptionsfaktoren, die den Start der viralen mRNAs bestimmen, Bindungsstellen für Kernfaktoren (z. B. Glukokortikoidrezeptor, GRE), die die Wirkung der Promotoren verstärken (Enhancer) oder abschwächen (Silencer, NRE), sowie eine einzige Stelle mit der Sequenz TATAAA, die den Stopp der Transkription bewirkt. Die viralen mRNAs sind daher 3'-koterminal. Die Transkription der viralen ORFs erfolgt mutmaßlich nur von der cccDNA-Form des HBV-Genoms. Das für mRNAs typische Spleißen wird weitgehend unterdrückt durch ein post-transkriptionelles regulatorisches Element (PRE), welches auch den Transport der RNAs in das Zytosol vermittelt (Abb. 36.**5c**).

Der Core-Promoter führt zu einer ca. 3500 Basen langen mRNA, wobei je nach Feinregulierung die mRNA knapp oberhalb oder unterhalb des PräCore-Startcodons beginnt.

Die Synthese der mRNAs für die drei HBs-Proteine beginnt an einem Promoter oberhalb des 1. Startcodons (für das LHBs) bzw. an einem zweiten Promoter, der einen Transkriptionsstart knapp unter oder oberhalb des 2. Startcodons bewirkt und so die Synthese der beiden kleineren HBs-Proteine ermöglicht. Auch die Synthese der HBx-mRNA wird von einem eigenen Promoter gesteuert. Der Core- und der LHBs-Promoter sind leberspezifisch, der M/S-HBs und HBx-Promoter ubiquitär wirksam.

36.5 Viraler Replikationszyklus

Untersuchungen am HBV der Ente (DHBV) zeigen, dass das Virus endozytiert wird (wie in Abb. 36.**6** postuliert, aber für HBV noch nicht erwiesen). Zunächst muss das Virus durch kleine Öffnungen im Leberendothel den Dissé-Raum erreichen. Dort bindet die PräS1-Domäne an Heparansulfat-Proteoglykane der extrazellulären Matrix. Die nachfolgende Bindung an den noch unbekannten hochaffinen Rezeptor der Hepatozyten erfolgt über AS 9–18, sowie AS 29–48 der PräS1-Domäne. Der kovalent verknüpfte Myristinsäure-Rest am N-Terminus des PräS1, die HBsAg-Schleife und ein hoher Anteil an Cholesterin in der viralen Lipidhülle sind essenziell für den weiteren Infektionsvorgang (Abb. 36.**6**, Abb. 36.**8**, Salisse und Sureau 2009).

Vermutlich beim Durchtritt durch eine endosomale Membran wird die HBs-Hülle abgestreift. Wahrscheinlich vermittelt die erste Transmembransequenz des LHBs-Proteins (Abb. 36.**3c**), welche starke Ähnlichkeiten zu viralen Typ 1-Fusionspeptiden (z. B. im Hämagglutinin der Influenzaviren) zeigt, die Verschmelzung der viralen mit der zellulären Membran.

Das nun im Zytoplasma vorliegende Core-Partikel wird rasch mittels der Kerntransportsignale im C-Terminus des Core-Proteins entlang der Mikrotubuli zur Kernmembran transportiert und im „Korb" der Kernporen arretiert. Durch Wechselwirkung mit Nukleoporinen wird das Core-Partikel geöffnet und das Genom in das Karyoplasma entlassen.

Im Zellkern wird die offen zirkuläre Form der viralen DNA (Abb. 36.**5a**) kovalent geschlossen. Hierzu werden der 5'-terminale Minusstrang-Überhang samt kovalent gebundener DNA-Polymerase und der RNA-Primer des Plusstranges durch Reparatur-Endonucleasen entfernt, der virale Plusstrang zur vollen Länge synthetisiert und die Enden der komplettierten viralen Plus- und Minusstränge ligiert. Die so erzeugte cccDNA dient als nukleäre Matrize für die Transkription der viralen mRNAs (Abb. 36.**5c**).

Enthält die mRNA das PräCore-Startcodon, wird HBeAg synthetisiert, das nicht an der Replikation teilnimmt. Beginnend am Core-Startcodon der prägenomischen mRNA wird Core-Protein translatiert sowie aufgrund einer in geringem Umfang stattfindenden internen Translationsinitiation die virale DNA-Polymerase. Die soeben synthetisierte DNA-Polymerase (Pr in Abb. 36.**7a**) bindet unter Mitwirkung der zellulären Chaperone Hsp90 und Hsc70 vorwiegend in cis, d. h. die eigene mRNA an eine 5'-terminal gelegenen Sekundärstruktur ε (Epsilon für Encapsidation/Enkapsidierung) und induziert in Wechselwirkung mit dem bereits gebildeten Core-Protein eine rasche Verpackung der eigenen, 3500 Basen langen mRNA. Außerdem wird eine zelluläre Proteinkinase, mutmaßlich Proteinkinase Cα, verpackt.

Mittels der Reversen Transkriptase und Basenpaarung an der einzelsträngigen „Ausbeulung" der ε-Struktur werden zunächst ein Thymidyl- oder Guanylrest über eine Phosphodiester-Brücke an einen Tyrosin-Hydroxylrest ihrer Primerdomäne und dann noch 2 oder 3 weitere Basen angehängt (Abb. 36.**7a**), dann wird diese kurze Primersequenz an den 3'-terminalen Direct Repeat DR1 der prägenomischen RNA verschoben **(b)** und von dort der komplette virale Minusstrang umgeschrieben **(c)** sowie die RNA durch die virale RNaseH abgebaut **(d)**. Dabei bleibt ein 18 Basen langes 5'-terminales Stück der RNA übrig, das nun zum DR2 verschoben wird **(e)** und dort als Primer für die Plusstrangsynthese dient **(f)**. Das Überspringen der Unterbrechung (nick) zwischen den 5'- und 3'-Enden im bereits vorgebildeten offen-zirkulären Minusstrang ist wegen der dort bestehenden kurzen Redundanz der Enden an den DR1-Elementen möglich **(g)**, jedoch bleibt schließlich die Synthese bei kurzen Hairpin-Strukturen im Bereich des S-ORF stehen und belässt eine variabel große Einzelstranglücke.

Die Zirkularisierung des HBV-Genoms wird mutmaßlich schon auf der Ebene des zunächst linearen RNA-Prägenoms vorbereitet, da in funktionellen mRNAs die 5'- und 3'-Enden durch cap- und poly-A-bindende Proteine über den Translations-Initiationsfaktor eIF-4G verknüpft sind. Der gesamte Replikationsvorgang findet innerhalb der Cores im Zytosol statt. Begleitet wird die Genomreifung von Phosphorylierungsschritten an der C-terminalen Core-Proteindomäne und ihrer Translokation vom Inneren an die Oberfläche der Core-Partikel (Abb. 36.**4a**). Da diese Domäne ein Kerntransportsignal (NLS) trägt, können die reifen Cores nun vom Zytosol zum Zellkern transportiert werden, was zu einer Anhäufung von cccDNA bis zu 50 Kopien pro Zelle führt. Zugleich induziert die Genom-Reifung eine Affinität der Core-Struktur zur Umhüllungsdomäne des LHBs-Proteins (Abb. 36.**6**). Danach wird das virale Kapsid in speziellen zellulären Kompartimenten von den membranständigen HBs-Proteinen umhüllt und über multivesi-

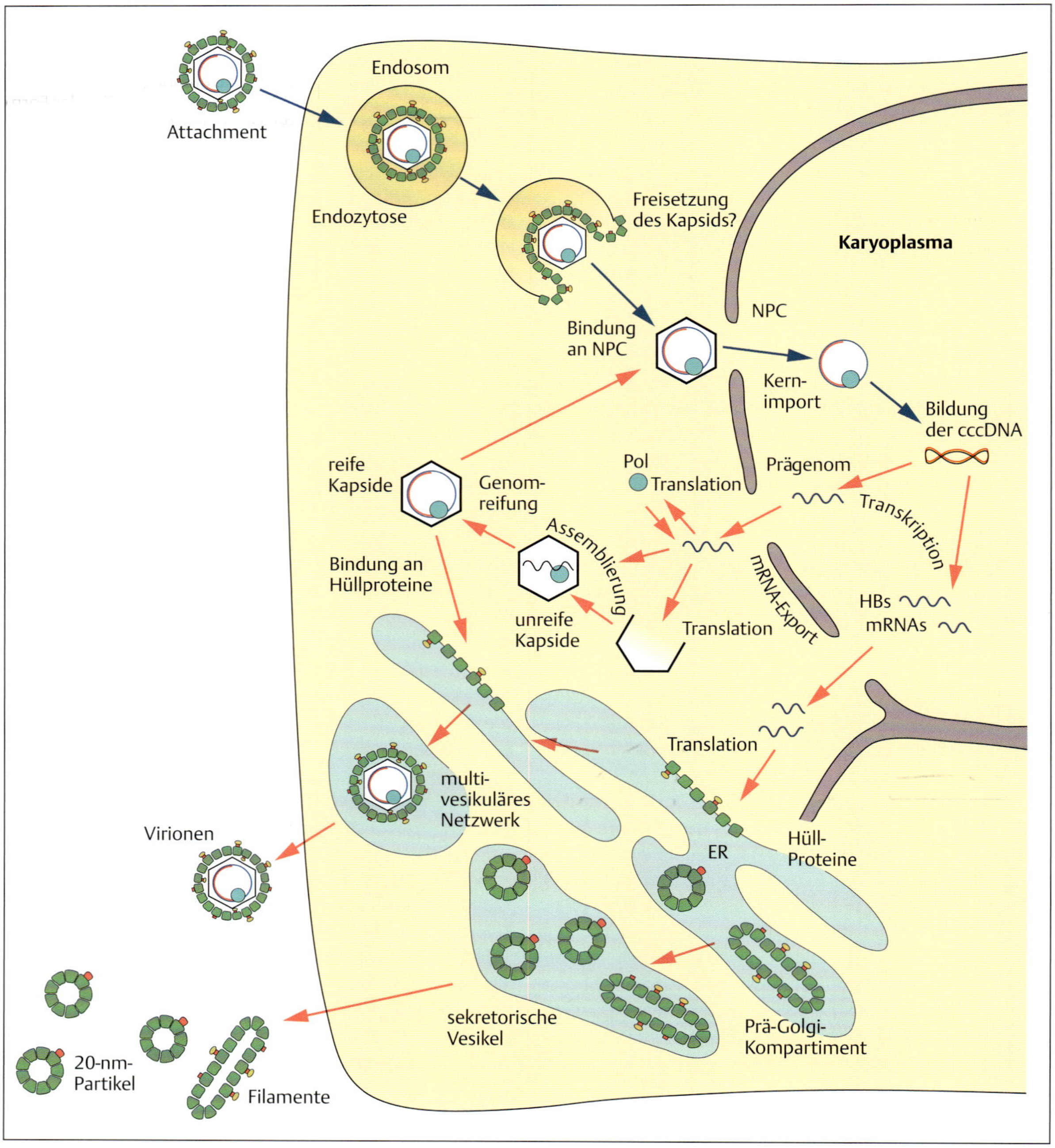

Abb. 36.**6** Intrazellulärer Lebenszyklus des HBV. NPC = Kernporen-Komplex. Die Synthese der Nichtstrukturproteine HBe und HBx ist zur Vereinfachung weggelassen. ER = endoplasmatisches Retikulum.

kuläre Netzwerke („Multivesicular Bodies") ausgeschleust. Die subviralen HBsAg-Partikel werden dagegen über den Golgi-Apparat sezerniert.

Für die Sekretion der Viruspartikel ist LHBs und SHBs nötig. Das MHBs ist nicht essenziell im Lebenszyklus des Virus. Das LHBs hat eine doppelte Topologie (siehe Abb. 36.**3c**). Die PräS-Domäne ist zunächst im Zytosol lokalisiert und vermittelt die Wechselwirkung mit den gereiften DNA-haltigen Core-Partikeln. Später wird etwa die Hälfte der PräS-Domänen auf die Oberfläche der Partikel transloziert, sodass diese dann auch für den Infektionsvorgang zur Verfügung stehen (s. oben).

Eine Integration viraler DNA in das Wirtsgenom kommt oft vor, ist aber im Gegensatz zu echten Retroviren nicht nötig und führt zudem zu Integraten, die nicht mehr zur Vermehrung des Virus in der Lage sind.

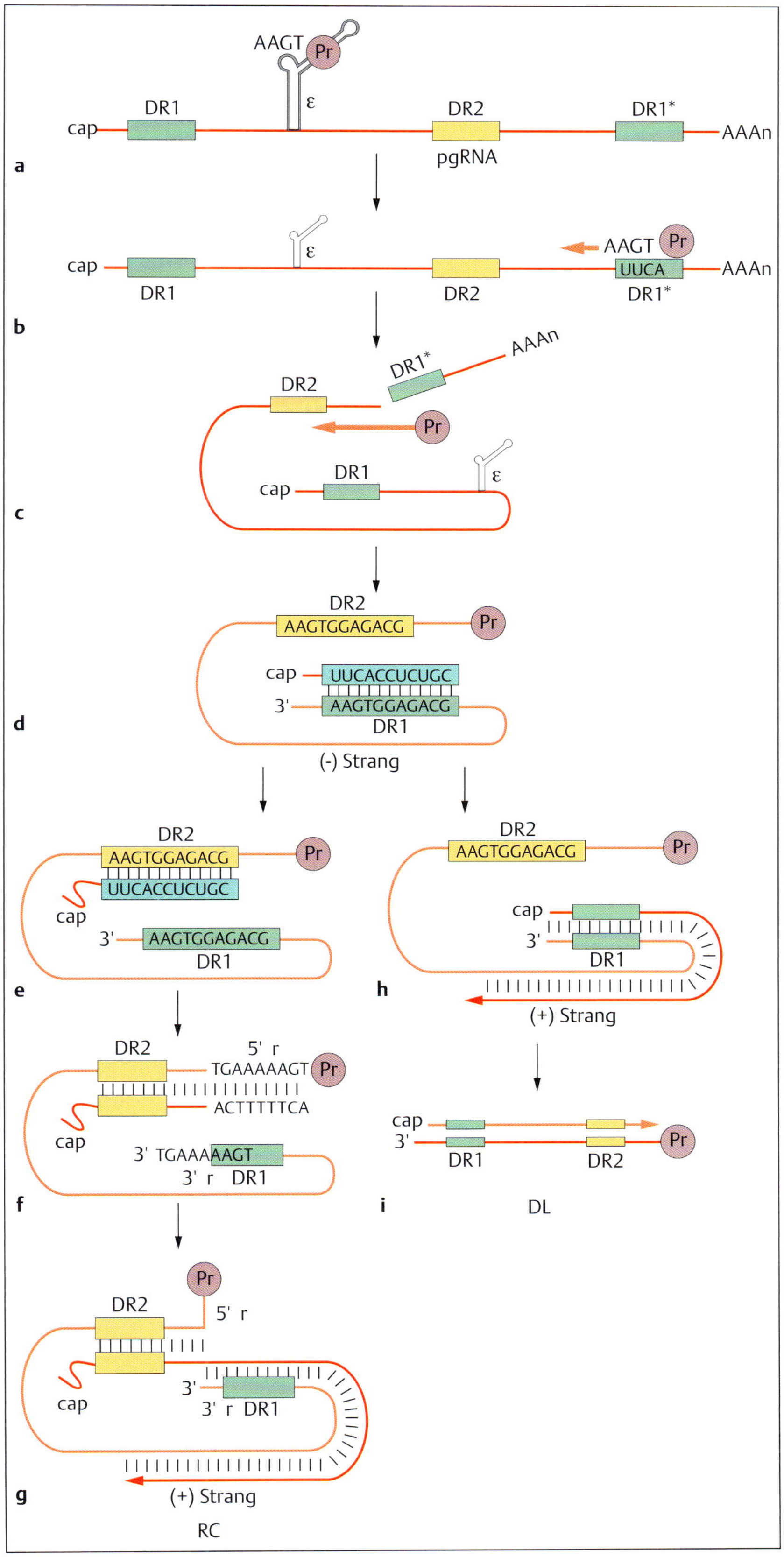

Abb. 36.**7a–i** Schritte der Genomreifung beginnen in (a) mit der Erkennung des Prägenoms durch die Primase-Domäne (Pr) und enden in (h) mit der Relaxed-Circular-Form (RC-Form) der HBV-DNA. DR1, DR1*, DR2, direkte Repetitionen 1, 1* und 2; SS, Einzelstrang DNA; (i) zeigt die doppelsträngige lineare DNA (DL), die ein defektes Nebenprodukt der Replikation ist, wenn der Transfer des Plusstrangprimers von DR1 nach DR2 ausbleibt. (Quelle: Haines und Loeb 2007).

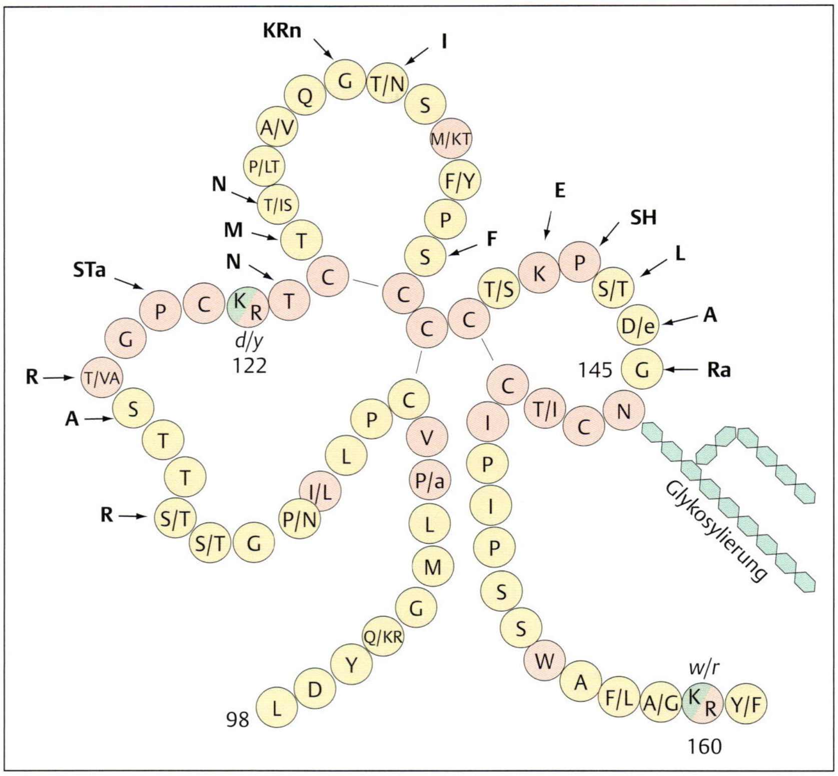

Abb. 36.**8** Hypothetisches Modell der HBs-Antigenschleife. In rosa sind Aminosäuren gekennzeichnet, die essenziell für die Infektiosität sind (Quelle: Salisse und Sureau 2009). Pfeile kennzeichnen Aminosäuren, die nach IgG-Therapie und Vakzine-Durchbrüchen beobachtet wurden. (Großbuchstaben entsprechen der vorherrschend selektierten Escape-Variante an dieser Position, Kleinbuchstaben selteneren Varianten).

Alle Hepadnaviren haben die unter Viren ungewöhnliche Eigenschaft, in extrem großer Menge im Blut zu zirkulieren, d. h. die im Prinzip vorhandenen Rezeptoren sind nicht in der Lage, das Virus während der persistierenden Infektion aus der Zirkulation zu entfernen.

36.6 Pathogenese

Bei **immunkompetenten** Menschen bzw. Tieren sind Hepadnaviridae nicht direkt zytotoxisch. Der Verlauf der Hepatitis wird von der antiviralen, inflammatorisch-zytotoxischen Immunantwort in Relation zur Stärke der viralen Replikation bestimmt (Abb. 36.**9**). Dies führt zum scheinbaren Paradox, dass Individuen mit hoher Krankheitsaktivität meist nur noch mäßig hohe Virusmengen im Blut aufweisen, während symptomarme HBV-Träger oft eine besonders starke Virusreplikation und Virämie zeigen.

Die Reaktionen des angeborenen Immunsystems gegen HBV gelten als schwach. Jedoch führt die HBV-Replikation in vitro zu einer Aktivierung des Toll-like-Rezeptor-2-Signalwegs und zu erhöhter TNF-α-Produktion, was die HBV-Genexpression inhibiert. HBeAg unterbindet dagegen den TLR2-Signalweg (Visvanathan et al. 2007).

Erwiesenermaßen wichtig ist die adaptive Immunantwort. Bei ausheilenden inapparenten Verläufen verhindert die Immunantwort offensichtlich die Vermehrung bevor es zu einer Ausbreitung über die gesamte Leber kommt. Bei der akuten Hepatitis B ist die Immunantwort verzögert, mutmaßlich durch eine Kombination der unten genannten Immunevasionsmechanismen. Es kommt je nach Infektionsdosis über Wochen und Monate zur weitgehend ungehinderten HBV-Vermehrung bis die Leber nahezu durchinfiziert ist. Erst dann setzt die humorale und zelluläre Immunantwort ein und löst die Symptome aus.

Antikörper gegen HBcAg (**Anti-HBc**) treten kurz nach dem Gipfel der Virämie, bzw. mit Beginn der Transaminasenerhöhung auf. HBcAg ist ein sehr wirksames T- und B-Zell-Antigen. Die B-Zellantwort ist teilweise T-Zell-unabhängig und führt dann zur IgM-Antwort. Zu Beginn der akuten Hepatitis B werden große Mengen anti-HBc der IgM-Klasse gebildet. Bei Ausheilung verschwindet IgM-anti-HBc, während IgG-anti-HBc meist jahrzehntelang positiv bleibt. Anti-HBc trägt nicht zur Viruselimination bei. Auch HBV-Träger mit hoher Virämie und HBeAg weisen große Mengen Anti-HBc auf. **IgM-anti-HBc** wird langfristig nur bei aktiver HBcAg-Produktion gebildet und kann somit auch bei einer chronischen HBV-Infektion nachgewiesen werden. Bei chronischer Hepatitis B sind jedoch die Titer in der Regel niedriger als bei akuter Hepatitis B.

HBsAg ist ein mäßig gutes B-Zell-Antigen. Die Anti-HBs-Bildung ist T-Zell-abhängig. Anti-HBs tritt bei akuter Hepatitis B im Serum meist erst nach der Ausheilung auf, oft erst Wochen oder Monate nachdem HBsAg aus dem

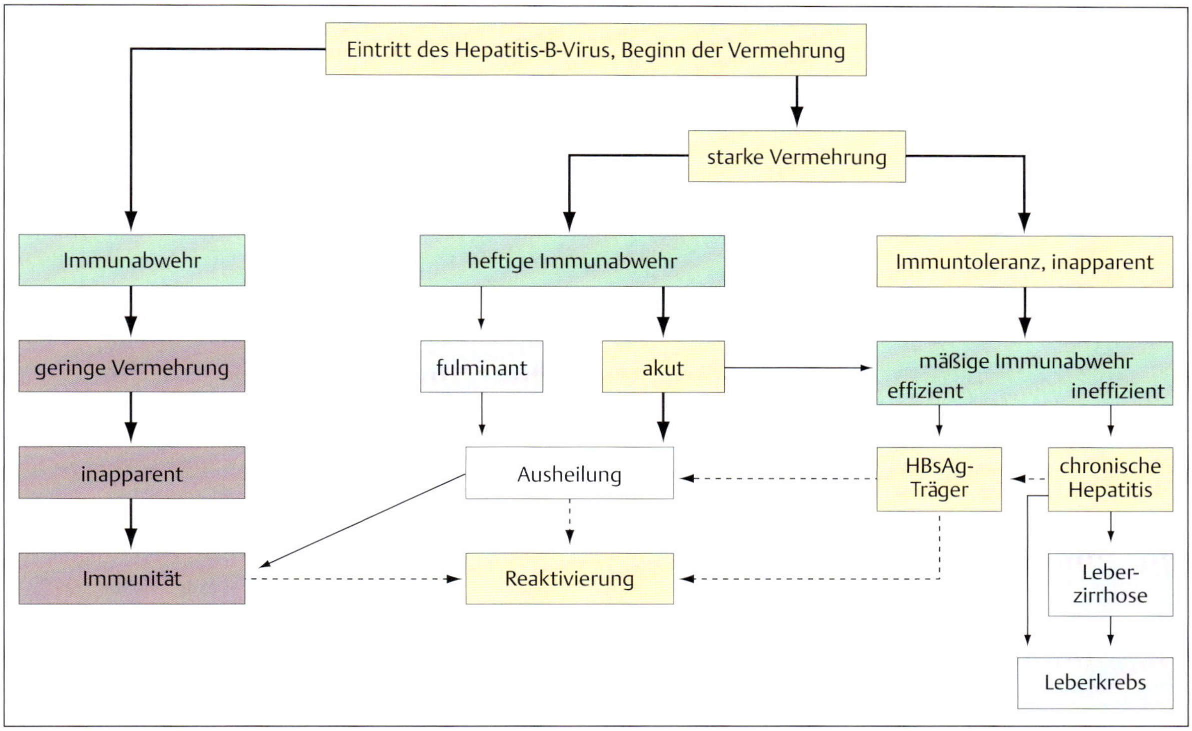

Abb. 36.**9** Mögliche Verlaufsformen der HBV-Infektion.

Serum verschwunden ist, manchmal nie (Abb. 36.**10b**). Bei inapparenten oder okkulten transienten Verläufen kann Anti-HBs aber fast gleichzeitig mit oder sogar vor Anti-HBc erscheinen (Abb. 36.**10a**). Anti-HBs vermag die Infektiosität von HBV in vitro zu neutralisieren und in vivo bei rechtzeitiger Gabe vor HBV-Infektion zu schützen. Es ist daher Merkmal einer Immunität.

Mit Anti-HBs bezeichnet man meist Antikörper gegen SHBs. Antikörper gegen die PräS1- und PräS2-Domänen werden meist nicht differenziert. Diese Antikörper erscheinen früher als Anti-SHBs, oft schon wenn noch SHBsAg nachweisbar ist, sie verschwinden bei vielen Rekonvaleszenten aber auch rascher. Auch Anti-PräS1 und Anti-PräS2 schützen vor HBV-Infektion. Anti-SHBs und anti-PräS2-Antikörper erkennen zu einem erheblichen Teil HBV-Subtyp-spezifische Epitope. Insbesondere bei PräS1-Antigen, aber auch bei PräS2 und SHBsAg gibt es zusätzlich gruppenspezifische Epitope, die Schutz vor allen HBV-Genotypen vermitteln können. Bei Escape-Varianten sind die gruppenspezifischen SHBs-Epitope mutiert (siehe Abb. 36.**8**). Anti-SHBs und HBsAg können bei chronischer Hepatitis B in etwa 10% gleichzeitig auftreten. Bei gleichzeitigem Nachweis von HBsAg und anti-HBs ist das anti-HBs gegen einen anderen serologischen Subtyp gerichtet ist als der Subtyp des infizierenden Virus. Anti-PräS und HBsAg kommen bei chronischen HBV-Trägern häufig gleichzeitig vor und führen zur Bildung von Immunkomplexen, die meistens, aber nicht immer, unschädlich bleiben. Immunkomplexe tragen zu den oben erwähnten extrahepatischen Manifestationen bei, wenn sie sich in kleinen Gefäßen, in der Niere oder Gelenken ablagern. Dort können Komplement und/oder Antikörper-abhängige Killer-Zellen durch die Immunkomplexe aktiviert werden und Entzündungen auslösen.

Anti-HBe wird meist nach Verschwinden des HBeAg nachweisbar, es wird jedoch schon vorher gebildet, sodass HBeAg meist als Immunkomplex im Serum vorliegt. Das Erscheinen von Anti-HBe zeigt meist eine verstärkte zytotoxische T-Zell-Immunität an, was entweder zur weitgehenden Kontrolle der HBV-Infektion führt (gesunder HBsAg-Träger) oder aber zur chronischen Hepatitis B. Wenn anti-HBe und wesentliche HBV-Replikation gleichzeitig auftreten (mit Titern über 10^5/ml) liegen oft – aber nicht immer – HBeAg-negative Varianten vor, die erhöhte Pathogenität aufweisen.

Antikörper gegen HBx-Protein und die HBV-DNA-Polymerase sind ebenfalls nachgewiesen worden.

Die Apoptose infizierter Hepatozyten erfolgt durch zytotoxische T-Zellen (CTL), die Epitope, hauptsächlich im Bereich der AS 95–120 des HBcAg, erkennen. Bei klinisch apparentem Verlauf, aber auch bei klinisch inapparentem Transaminasenanstieg als Hinweis auf eine Leberparenchymschädigung wird immer auch ein Anstieg HBV-spezifischer CTL beobachtet. Neben diesem klassischen Weg der Elimination des Virus durch Untergang infizierter Zellen

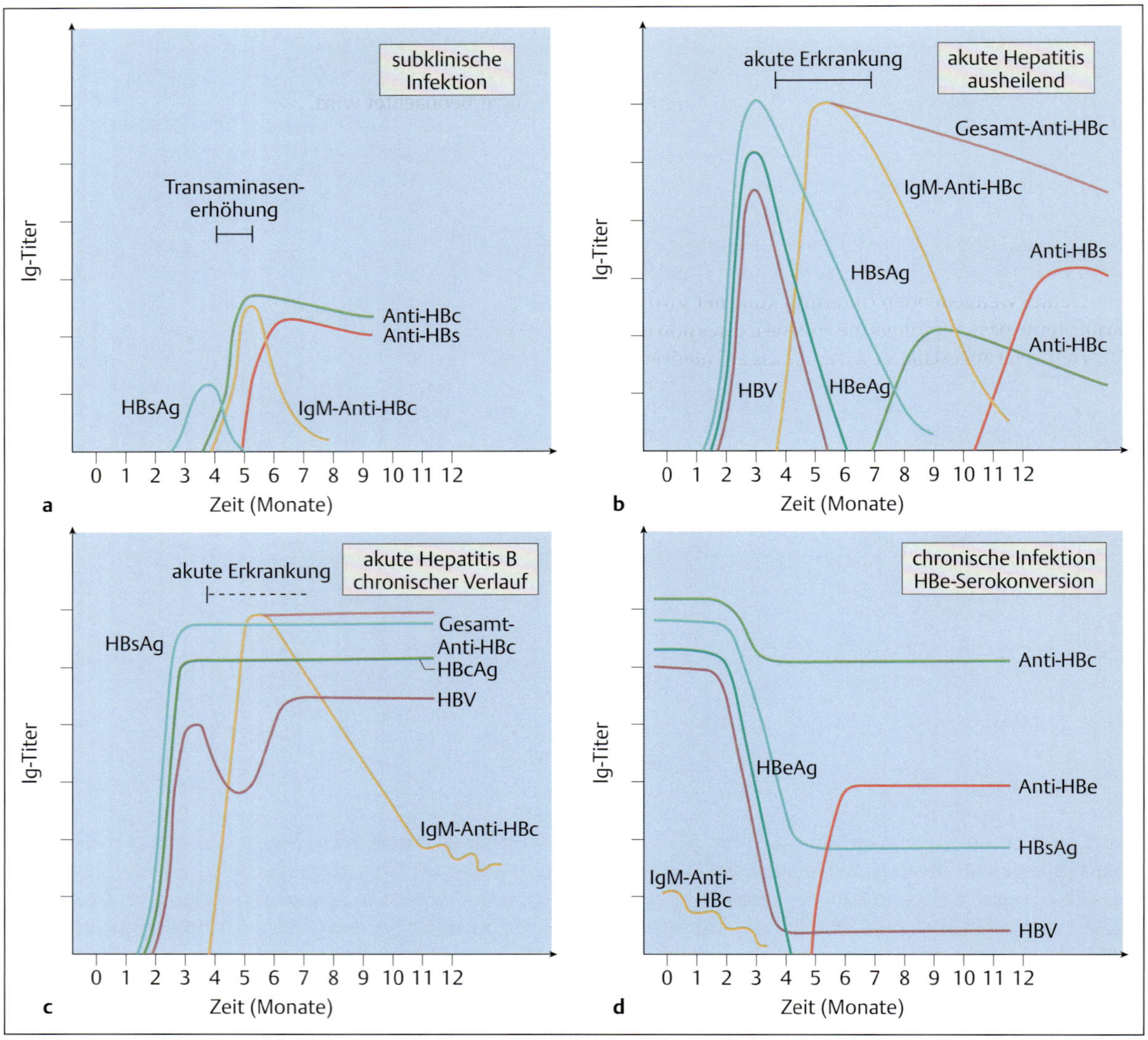

Abb. 36.**10a–d** Verläufe verschiedener HBV-Infektionsformen. Anmerkung: HBV selbst ist nicht zytopathogen – Erkrankung durch Zytopathogene.

gibt es auch schonendere Wirkungen des Immunsystems. Die von natürlichen Killerzellen sezernierten Zytokine TNF-α und Interferon γ führen auf noch unbekanntem Weg zu einem Verlust der für die HBV-Replikation essenziellen viralen cccDNA, ohne dass es zur Apoptose kommen muss. Demgegenüber kann in **Abwesenheit eines funktionierenden Immunsystems** (z. B. bei AIDS) die dann überschießend ablaufende HBV-Replikation in noch ungeklärter Weise direkt zytotoxisch wirken (Abb. 36.**9**). Die zelluläre Immunantwort hängt von den HLA-Antigenen der Klasse I und II ab. In verschiedenen Studien wurden gewisse Zusammenhänge zwischen Ausheilung oder Chronizität und bestimmten Allelen der HLA-Antigene festgestellt. CD4-positive T-Helfer-Zellen können bei Rekonvaleszenten kurzzeitig im Blut nachgewiesen werden. CD8-positive zytotoxische T-Zellen sind nur in der Leber selbst zu isolieren.

Für eine zur Abheilung führenden Immunantwort nach Infektion ist eine starke virusspezifische (adaptive), polyklonale zytotoxische Antwort entscheidend. In der Folge verschwindet HBsAg aus dem Blut. Demgegenüber wird bei Infizierten, die das Virus nur unzulänglich eliminieren und eine chronische HBV-Infektion entwickeln, nur eine schwächere und gegen wenige virale Epitope gerichtete (oligoklonale) CTL-Aktivität beobachtet.

Als Kriterium der histologischen Diagnose einer chronisch aktiven Hepatitis B ist eine vermehrte Infiltration lymphozytärer Zellen gefordert. HBV-spezifische CTL stellen bei chronisch aktiver Hepatitis B nur eine Minderheit der infiltrierenden Lymphozyten, sodass die aktive Hepatitis, die zur Zirrhose führt, eher durch nicht virusspezifische Effektorzellen der angeborenen Inflammations- bzw. Immunreaktionen ausgelöst zu werden scheint.

Zwischen der fast ungehinderten Replikation des Virus, die zu einem hochvirämischen Zustand führt, und der vollständigen Elimination des HBV gibt es ein weites Spektrum von Zwischenformen. Bei vielen Patienten, die eine akute Hepatitis B völlig überstanden haben, werden noch Jahre später Spuren von HBV-DNA im Serum gefunden. Häufig kommt es nach vielen Jahren der Viruspersistenz doch noch zu einer weitgehenden Unterdrückung der Virusproduktion, ohne dass allerdings die HBsAg-Expression in der infizierten Zelle abgeschaltet wird, sodass ein niedrigvirämischer HBsAg-Trägerzustand mit annähernd vollständiger Lebergesundheit resultiert. Bei manchen Fällen kommt es später zur HBsAg-Elimination und Anti-HBs-Antikörperbildung. In anderen Fällen endet die HBs-Antigenämie ohne nachweisbare anti-HBs-Serokonversion. Bei diesen „Patienten“ ist das Anti-HBc oft der einzige Infektionsmarker der Blutprobe („isoliert anti-HBc positiv“). Aufgrund der latent vorhandenen HBV-Genome muss nach überstandener oder bei inaktiver HBV-Infektion bei Immunsuppression mit einer Reaktivierung gerechnet werden.

36.7 Immunevasion

Die Mechanismen der Immunevasion sind für HBV noch nicht völlig verstanden. Folgende Faktoren sind wahrscheinlich wichtig:

- HBV scheint vom angeborenen Immunsystem kaum erkannt zu werden. Hierzu wurde von F. Chisari der Ausdruck „Stealth Virus“ geprägt (Wieland et al. 2004).
- Ein wichtiger Vorteil für HBV und andere hepatotrope infektiöse Agenzien ist, dass Antigenpräsentation durch Hepatozyten Immuntoleranz fördert.
- Die große zirkulierende HBV-Antigenmenge in Abwesenheit von zytopathogenen Vorgängen führt zu einem Kontakt von B- und T-Lymphozyten mit HBV-Epitopen, ohne dass ausreichende proinflammatorische Signale vorliegen. Dies wiederum erzeugt nach den Regeln der Immunologie Immuntoleranz bzw. Anergie.
- Das in etwa tausendfachem Überschuss im Blut vorliegende HBsAg fängt zum einen die neutralisierenden Anti-HBs-Antikörper ab, zum anderen erzeugt es in der Frühphase der Infektion eine Hochdosis-Immuntoleranz.
- HBeAg lenkt die Th1-Antwort gegen HBcAg, die zur zytotoxischen Antwort führt, in eine Th2-Antwort um, die stattdessen die für das Virus harmlose Anti-HBc-Antikörperbildung bewirkt. Im Menschen sind Neuinfektionen mit HBeAg-negativen Varianten häufiger mit einem schweren akuten Verlauf bis zur fulminanten Hepatitis B assoziiert.
- Wichtig ist HBeAg mutmaßlich auch bei der Induktion von Immuntoleranz schon im Mutterleib, da HBeAg die Plazenta passieren kann. Dies könnte unter anderem die regelhaft auftretende Persistenz nach perinataler Infektion erklären, die bei HBeAg-negativen Varianten nicht beobachtet wird.

36.8 Variabilität

Die HBV-Zahl in Serum nimmt unter antiviraler Therapie mit dem Nukleosidanalogon Lamivudin mit einer Halbwertszeit von 1 bis 2 Tagen ab. Intrazellulär ist die Halbwertszeit mit 45 Minuten jedoch weitaus kürzer (Dandri et al. 2008). Typischerweise hat ein nicht therapierter Träger 10^9 bis 10^{10} Partikel/ml im Serum, also rund (1 bis 5) × 10^{13} im gesamten Körper. Jeden Tag werden also rund 10^{13} bis 10^{15} Partikel neu synthetisiert. Bei jeder Neusynthese eines HBV-Prä-Genoms zeigt wegen des Fehlens einer Korrekturfunktion zunächst die zelluläre RNA-Polymerase II eine erhebliche Fehlerquote, bei der reversen Transkription liegt eine noch höhere Fehlerquote von ca. 1 : 10^6 vor. Daher kann jede der 3200 (ca. 10^3) Basen des HBV-Genoms pro Tag $10^{14} : 10^6 : 10^3 = 10^5$ Mal durchmutiert werden. Trotz seines DNA-Genoms kann also HBV bei entsprechender Selektion noch variabler sein als die hochvariablen RNA-Viren HCV oder HIV. Welche der vielen Varianten sich durchsetzt, hängt im Wesentlichen von der Vermehrungsfähigkeit und der Art der Selektion ab.

Immunescape der a-Determinante des SHBs. Schon 1990 wurde ein Austausch der Aminosäure Glycin (G) durch Arginin (R) an Position 145 der S-Domäne (sG145R) bei Patienten beobachtet, die trotz vorhandenem Anti-HBs nach Impfung, infiziert waren. Mittlerweile ist eine Vielzahl von Escape-Varianten beschrieben worden, die nach Impfung, Immunglobulingabe, Reaktivierung, bei anti-HBs positiven Patienten mit parallel nachweisbarem HBsAg sowie Patienten mit falsch negativem HBsAg-Nachweis auftraten (Abb. 36.**8**).

Enhancer II, Promotoren und Signalpeptide für HBc- und HBe-Varianten in diesem Bereich sind assoziiert mit

- Verlust von HBeAg-Expression und Auftreten von anti-HBe,
- verstärkter Replikation in vitro,
- erhöhtem relativem Risiko für die Entwicklung eines HCC und
- verändertem Ansprechen auf Interferontherapie.

Je nach Genotyp und Subgenotyp wird die Expression des HBe durch verschiedene Mechanismen verhindert: Auftreten eines Stopp-Codons durch G1896A-Austausch im PräCore-Bereich stoppt die HBe-Synthese. Außerdem gibt es Varianten, bei denen die Prozessierung zum reifen HBe verhindert wird. Alternativ treten Varianten auf, die schon die Transkription der für HBe kodierenden mRNA reduzieren, z. B. GT1762/64TA.

In der frühen Phase der Infektion ist HBe wichtig für die Etablierung der chronischen Infektion. In der HBeAg-positiven Phase einer HBV-Infektion findet man erfahrungsgemäß wenig mutierte Varianten, da Abweichungen vom Wildtyp vermutlich nicht mit der Etablierung der chronischen Phase der HBV-Infektion vereinbar sind. Die HBe-Serokonversion kann noch nach Jahren bis Jahrzehnten der chronischen Infektion erfolgen. Hierbei scheint es einen Zusammenhang zu den HBV-Genotypen zu geben. Während es bei den Genotypen A1, B und D im Mittel < 20 Jahre bis zur Ausbildung von anti-HBe dauert, benötigten Patienten mit Genotyp C hierfür > 40 Jahre (Livingston et al. 2007).

PräS2-Bereich. Im PräS2-Bereich werden häufig Deletionen gefunden. Das Auftreten der Deletion ist mit erhöhtem Risiko für das Auftreten von HCC assoziiert. Interessanterweise treten Deletionen in der PräS2-Region bei einigen Genotypen gehäuft, bei anderen selten auf. Genotyp D z. B. wird bis auf wenige Ausnahmen ausschließlich mit einer Deletion von 11 aa im PräS2-Bereich aufgefunden.

Reverse Transkriptase. Infolge der Therapie mit Nukleosid- oder Nukleotid-Analoga treten eine Reihe von Resistenzvarianten in der RT auf (s. unten).

Noch vollkommen unklar ist zurzeit, wie die zunehmend häufiger beobachteten Rekombinanten aus zwei und mehr HBV-Genotypen hinsichtlich ihres pathogenen Potenzials eingeordnet werden können.

36.9 Molekulare Onkogenese

Die epidemiologische Assoziation der persistierenden HBV-Infektion mit dem gehäuften Auftreten von hepatozellulären Karzinomen (HCC) ist erwiesen. Welchen Beitrag das HBV zu dieser Erkrankung leistet, ist jedoch nicht im Einzelnen geklärt. Die chronische Entzündung mit der täglichen Elimination von etwa 10^9 HBV-infizierten Hepatozyten durch zytotoxische Lymphozyten führt zu einem permanenten Wachstumsstimulus und ist höchstwahrscheinlich ein wichtiger Faktor, wobei das HCC meist auf dem Boden einer Leberzirrhose entsteht. Jedoch ist die Zirrhose nur ein fakultatives Stadium in der Entwicklung eines HCC, da etwa 30 % der HCC in einer Leber ohne nachweisbare Leberzirrhose entstehen. Einige identifizierte Risikofaktoren für das Entstehen eines HBV-assoziierten HCC sind:

- männliches Geschlecht und Alter
- erhöhte HBV-Replikation mit Virämie > 10 000 HBV-DNA-Kopien/ml
- Ko-Infektion mit HCV
- Alkohol

Neben diesen wichtigen Risikofaktoren spielen der HBV-Genotyp und -Subgenotyp, Doppelinfektionen mit unterschiedlichen HBV-Genotypen, Punktmutationen im Core-Promotor sowie Deletionen im PräS- und S-Bereich eine epidemiologisch gesicherte Rolle (Liu et al. 2009).

Typischerweise findet man in den Tumoren bzw. prämalignen Knoten mono- oder oligoklonale Integrate von HBV-DNA-Fragmenten. In Einzelfällen wurde bei HCC-Patienten eine Integration der HBV-DNA in der Nähe oder in Fusion mit wachstumsfördernden Gen-Sequenzen gefunden. Jedoch gibt es beim menschlichen Genom keinen bevorzugten Integrationsort. Beim Waldmurmeltier findet dagegen die Integration sehr häufig neben dem zellulären N-myc2-Gen statt, was zu einer Über- oder Fehlexpression des N-myc2 und sehr häufig zum Tumor führt.

Neben dem mutagenen Effekt der Integration (cis-Effekt) könnten auch die Produkte des HBV onkogen wirken (trans-Effekt). HBx-Protein kann als Transgen in Mäusen die Ausbildung eines HCC fördern und in vitro bereits immortalisierte Zellen maligne transformieren. Der molekulare Mechanismus, mit dem HBx zur HCC-Entstehung beitragen könnte ist unklar.

LHBs kann ohne einen gleichzeitigen Überschuss von SHBs nicht sezerniert werden. HBV-Genome, in denen durch eine Deletion im PräS-Bereich der Promotor für die Transkription des SHBs geschwächt wurde, wirken in transgenen Mäusen onkogen. Auch epidemiologisch wurde gezeigt, dass HBV-Genome mit Deletionen im PräS ein erhöhtes relatives Risiko für die HCC-Entwicklung bewirken.

LHBs kann als Transgen in Mäusen ebenfalls ein HCC auslösen, wobei hier die Überladung des endoplasmatischen Retikulums (ER) mit LHBs und die gesteigerte Produktion reaktiver oxidativer Intermediate eine wichtige Rolle zu spielen scheint. Auch beim Menschen findet man bei HBsAg-Trägern oft LHBs-speichernde Hepatozyten (sog. Milchglas-Hepatozyten, engl. Ground Glass Cells), die im Mikroskop aufgrund des stark gefärbten Zytoplasmas leicht zu erkennen sind. Neben dem ER-Stress durch den Sekretionsstau könnte auch die bei zytosolischer Lokalisation auftretende transaktivierende Wirkung von PräS-Elementen zur Onkogenese beitragen. Eine zytosolische Lokalisation von PräS-Elementen liegt posttranslational nicht nur im LHBs, sondern auch bei C-terminal verkürztem MHBs vor, welches aus HCC-Gewebe isoliert wurde. Verkürzte HBs-Proteine mit Stopp-Codons statt sW156 oder sW172 liegen auch gehäuft bei Patienten vor, die trotz Lamivudin ein HCC entwickelten (Lai et al. 2009). Besonders häufig entsteht die sW172-Stopp-Mutante bei Therapie mit Adefovir, da die Resistenzmutation rtA181T zugleich diese Mutation bewirkt (Warner und Locarnini 2008).

36.10 Infektionsverlauf

Verlauf und Manifestation einer HBV-Infektion können sehr unterschiedlich sein (Abb. 36.**9**). Es besteht eine Korrelation zur Infektionsdosis und zum Alter des Infizierten. Bei Erwachsenen mit einem kompetenten Immunsystem bleibt die Infektion mit einer geringen Dosis meist **subklinisch**. Nachfolgend besteht Immunität (Abb. 36.**10a**). Erfolgt die Infektion mit höherer Dosis – typischerweise bei Inokulation hochtitrigen Bluts oder Serums – kommt es vorwiegend zu einer **akuten Hepatitis B**, die meist ausheilt. Die Inkubationszeit bis zum Auftreten klinischer Symptome beträgt je nach Infektionsdosis und Eintrittspforte des HBV zwischen 45 und 200 Tagen (Abb. 36.**10b**). Die Virusreplikation und die Infektiosität sind in den Wochen vor dem Ausbruch der klinischen Symptome am höchsten und nehmen mit Einsetzen der Symptome rasch ab. In der Prodromalphase, die bis zu 4 Wochen vor Auftreten klinischer Symptome betragen kann, werden oft grippeähnliche Symptome, gelegentlich Juckreiz, Exantheme oder Gelenkbeschwerden beobachtet. Diese Symptome sind vermutlich auf Immunkomplexe zurückzuführen.

Die klinischen Symptome der Hepatitis durch HBV sind unspezifisch: Ikterus, Schmerzen im (rechten) Oberbauch, Müdigkeit. Bei milden Verläufen fehlt der Ikterus (anikterischer Verlauf). Typisch für die akute Hepatitis ist die besonders starke Erhöhung der Alanin-Amino-Transaminase (ALT) mit Werten bis weit über 1000 IU/l gegenüber der Aspartat-Amino-Transaminase (AST) und anderen leberspezifischen Enzymen wie γ-Glutamyl-Transferase oder alkalische Phosphatase.

Die schwerste akute Verlaufsform ist die **fulminante Hepatitis B**. Sie kommt mit < 1 % Häufigkeit unter den ikterischen Verläufen vor. Sie führt innerhalb von Tagen zur hepatischen Enzephalopathie, Versagen des Gerinnungssystems und unbehandelt bis zu 70 % Letalität. Eine fulminante Hepatitis entsteht oft durch eine Superinfektion eines chronischen HBV-Trägers mit Hepatitis-D-Virus oder Hepatitis-A-Virus. Gehäuft sind fulminante akute Hepatitis B-Erkrankungen im Zusammenhang mit HBeAg-negativen Varianten.

Je nach Alter, Infektionsmodus und Immunstatus entwickeln zwischen 1 % (sonst gesunde Erwachsene) und bis zu 90 % (Neugeborene) der Infizierten eine **chronische HBV-Infektion**, definiert durch Nachweis von HBsAg im Serum für mehr als sechs Monate. Dabei wird bei Neugeborenen und kleinen Kindern sowie bei Immunsupprimierten, aber auch bei einem Teil der sonst gesunden Erwachsenen keine akute Phase bemerkt. Oft entwickelt sich der chronische Verlauf auch aus einer akuten Hepatitis B (Abb. 36.**10c**). Bei ausheilender Hepatitis fällt HBV-DNA mit einer Halbwertszeit von 1,6 Tagen zunächst schnell, dann immer langsamer ab. HBsAg nimmt dagegen zunächst langsam (HWZ 8 Tage), dann schneller ab, um schließlich nach Monaten ganz zu verschwinden.

Bei der **hoch replikativen** Phase der Infektion stehen Leberzellschädigung und Virämie meist in umgekehrtem Verhältnis. Bei vielen Trägern baut sich im Laufe von Jahren oder Jahrzehnten eine Immunantwort auf, die zunächst die Virusreplikation und Virämie unterdrückt, langfristig zum Teil auch die HBsAg-Produktion. Dabei kann es vorübergehend zu einem kräftigen Anstieg der Transaminasen kommen (Abb. 36.**10d**). Das persistierende HBeAg ist Indikator entweder einer nicht ausreichenden Immunreaktion gegen HBV oder einer generellen Immundefizienz. Nach Verschwinden des HBeAg können HBeAg-negative Varianten überhand nehmen. Der chronische Entzündungsprozess führt langfristig zur Fibrose, dann zur kompensierten und schließlich auch dekompensierten Zirrhose. Das HCC entsteht meist, aber nicht immer, auf dem Boden einer Zirrhose. Entscheidend für den Verlauf der chronischen Infektion ist der Zeitpunkt, wann das Immunsystem die HBV-Replikation ausreichend kontrolliert, denn dann kommt der Krankheitsprozess zum Stillstand. Eine ausreichende Immunkontrolle wird bei einer Virämie („Viruslast") < 2000 IU/ml HBV-DNA und Fehlen von Entzündungszeichen angenommen (s. unten).

Bei hochvirämischen Verläufen mit geringer intrahepatischer Entzündung gibt es manchmal **Immunkomplexerkrankungen**, die sich bei Kindern als infantile papulöse Akrodermatitis (Gianotti-Crosti-Syndrom) oder Glomerulonephritis zeigt. Diese Form heilt meistens aus. Bei Erwachsenen findet man meist eine Periarteriitis nodosa. Kryoglobulinämie ist im Gegensatz zur Hepatitis C selten.

Die **Prognose** der chronisch aktiven Hepatitis B ohne Therapie ist nicht sicher vorhersagbar. Etwa 15 bis 20 % der Patienten mit Chronizität nach akuter Hepatitis B entwickeln eine Zirrhose im Verlauf von 5 bis 20 Jahren. Nach frühkindlicher Infektion entwickeln etwa 40 % eine Zirrhose im mittleren Lebensalter. Bei kompensierter Zirrhose mit HBsAg liegt die Überlebensrate bei 84 % nach 5 Jahren, und bei 68 % nach 10 Jahren, wobei Persistenz des HBeAg ungünstig ist. Auch eine Virämie > 2000 IU/ml ist ungünstig. Insgesamt ist das Risiko, an einer Leberkrankheit zu sterben bei chronisch HBsAg-positiven Personen gegenüber Normalpersonen 30- bis 100-fach erhöht. In Ostasien beträgt die jährliche Inzidenz eines HCC bei HBsAg-positiver Zirrhose 5 %.

Niedrigvirämische HBsAg-Träger weisen meist eine chronische HBV-Infektion ohne Zeichen einer Leberzellschädigung auf. Diese „inaktiven" chronischen Träger haben eine Viruslast ≤ 10^4 Kopien bzw. 2000 IU/ml, exprimieren kein HBe und haben bei Verlaufsbeobachtungen keine ALT-Erhöhungen über dem 2-fachen der Norm (Tai et al. 2009). Gegenüber nicht infizierten Personen weisen niedrigvirämische Träger kein erhöhtes Risiko für die Entstehung einer Leberzirrhose oder eines HCC auf.

Im Gegensatz zu früheren Annahmen ist die Serokonversion von HBsAg zu Anti-HBs keineswegs mit einer **kompletten** Elimination des Virus gleichzusetzen (s. oben). In vielen Fällen wurde bei ausgeheilter Hepatitis B durch massive Immunsuppression, z. B. bei zytostatischer Chemotherapie mit oder ohne Knochenmarktransplantation, eine **Reaktivierung** der Virusreplikation – bemerkbar zunächst nur als reverse Serokonversion – beobachtet. Kritisch wird die Situation dann, wenn bei Rekonstitution des Immunsystems schlagartig die Immunpathogenese einsetzt und oft zum fulminanten tödlichen Verlauf führt.

Einen Sonderfall der inkompletten Elimination des HBV nach Kontakt stellt die **okkulte Hepatitis B** dar (Raimondo et al. 2008). Dies sind Personen mit messbarer, zumeist sehr niedriger Viruslast, die auch bei langfristiger Beobachtung HBsAg negativ bleiben und oft isoliert Anti-HBc positiv sind (s. oben). Okkulte Infektionen treten wahrscheinlich bei sehr niedriger Infektionsdosis oder bei erfolgreich Geimpften auf. Das zirkulierende Virus weist häufig Mutationen in der a-Determinante des HBs auf. Auch bei HCV- und/oder HIV-koinfizierten Patienten werden oft okkulte HBV-Infektionen gefunden. In der Literatur gibt es sehr unterschiedliche Angaben zur Häufigkeit und Bedeutung der okkulten HBV-Infektion. Dies liegt zum großen Teil an der unterschiedlichen, meist zu geringen Nachweisempfindlichkeit für HBV-DNA und an unterschiedlich definierten Patientenkollektiven. Gesichert scheint nur, dass die okkulte Infektion reaktivieren kann und dass das HBV bei Blutspende manchmal, bei Leberspende immer übertragen werden kann. Daneben häufen sich die Hinweise, dass eine okkulte HBV-Infektion mit integrierter HBV-DNA gehäuft bei HCV-infizierten HCC-Patienten vorliegt, insbesondere bei solchen, die trotz erfolgreicher HCV-Therapie ein HCC entwickeln (Tamori et al. 2009).

36.11 Übertragung

Die Übertragung des HBV erfordert den Transfer des Virus von der infizierten Leber zu einer anderen Leber. Ob andere Zellen als Hepatozyten in vivo als Zwischenstation infiziert werden ist unklar. Der Transfer kann praktisch nur auf dem Blutweg erfolgen. Im bereits infizierten „HBV-Spender" ist der Transport durch die Sekretion des Virus in die Blutbahn gesichert. Die lange Inkubationszeit mit mehrwöchiger Virämie erlaubt viele übertragungsträchtige Kontakte bevor das Immunsystem die Virämie zurückdrängt. Wichtiger als **Reservoir** sind jedoch die chronisch-virämischen HBV-Träger.

Die Zahl infektiöser Viren (Virionen) im Blutplasma bzw. Serum ist oft extrem hoch. Titrationsversuche an Schimpansen ergaben bei chronischen HBeAg-positiven Trägern > 10^8 infektiöse Einheiten/ml. Die HBV-Genomzahlen erreichen typischerweise bei HBeAg-positiven Trägern Werte zwischen 10^9 und 10^{10}/ml, bei Immunsuppression, insbesondere mit Glukokortikoiden, auch über 10^{10}/ml. Bei HBeAg-positiven Personen dürften 10 Viruspartikel einer infektiösen Einheit entsprechen. Schon seit langem ist bekannt, dass in der späten oder chronischen Phase ein Teil des HBsAg als Immunkomplex vorliegt, sodass ein Teil der Viren mutmaßlich durch Antikörper neutralisiert ist.

Die oben genannte **extreme Virämie** (z. B. in der immuntoleranten Infektionsphase) lässt durch winzigste, physiologische Blutkontaminationen auch andere Körperflüssigkeiten infektiös werden. Hier sind Speichel, Muttermilch, Vaginalsekrete, Sperma, Wundsekrete, Organextrakte und Aszites zu nennen.

Die Mehrzahl der „gesunden" **HBsAg-Träger ohne HBeAg** und ohne aktive Hepatitis weist eher niedrige HBV-Genomzahlen auf, meist deutlich unter 10^6/ml im Serum. Patienten mit ausgeprägter Hepatitis (chronisch oder akut, mit oder ohne HBeAg) haben wechselnde HBV-Genomzahlen im Blut (10^6 bis 10^9/ml) in Abhängigkeit von der Aktivität des Immunsystems und der Replikationsfähigkeit der selektierten Varianten.

Blut außerhalb des Körpers und auch andere Ausscheidungen verlieren ihre HBV-Infektiosität nur langsam. Eintrocknen bewirkt keine wesentliche Inaktivierung.

Die intravenöse Verabreichung ist der wirksamste Infektionsweg. Nur so werden die experimentell gemessenen Infektionstiter von > 10^8/ml erreicht. Die erforderliche Infektionsdosis ist deutlich höher bei perkutaner Inokulation, z. B. durch Stiche, kleine oberflächliche Verletzungen oder kleine Schnitte. Noch höhere Virämie ist für Übertragung durch mukokutanen, z. B. akzidentellen oralen, konjunktivalen oder sexuellen Kontakt mit infektiösem Material nötig. Der Geschlechtsverkehr ist der epidemiologische Hauptinfektionsweg des HBV, das daher auch zu den **Sexually transmitted Diseases** gerechnet wird. Allerdings sind sexuelle Übertragungen und langfristige enge Haushaltskontakte zwar epidemiologisch wichtige, aber keine hocheffizienten Übertragungswege. Nur etwa 30 % der Patienten mit akuter Hepatitis B haben ihren Intimpartner infiziert, obwohl während der Inkubationszeit mehrere Wochen eine hohe Virämie besteht. Bei chronischer Virämie und häufiger Exposition ist dagegen eine Übertragung durch Intimkontakte (auch intensives Küssen) fast unvermeidlich, jedoch führt dies oft auch zu inapparenten Infektionen mit stiller Feiung. Ein sehr hohes Übertragungsrisiko besteht bei homosexuellen Männern, wenn nicht Barriere-Methoden verwendet werden.

Durch die Voruntersuchung der Spender auf HBsAg ist die **Bluttranfusion** als Übertragungsweg in entwickelten Ländern seit Mitte der 1970er Jahre unbedeutend geworden. Für die mit HBV wenig belastete Spenderpopulation des Deutschen Roten Kreuzes wird nach Anwendung des NAT und Anti-HBc-Screenings (s. unten) ein Restrisiko von 1 : 360 000 (95 %-Bereich 1 : 180 000 bis 1 : 1 070 000) pro Spende angegeben (Hourfar et al. 2008). Bei korrekt hergestellten virusinaktivierten Plasmaderivaten gibt es nach Menschenermessen kein Restrisiko.

Ein in hochendemischen Gebieten wichtiger Übertragungsweg ist **vertikal** von der **Mutter auf ihr Neugeborenes**. Aus ungeklärten Gründen wird die Infektion intrauterin nur selten übertragen. Bei HBeAg-positiven Müttern werden ohne Immunprophylaxe ca. 95 % der Neugeborenen infiziert, wobei praktisch immer neue chronische HBV-Träger resultieren. Bei anti-HBe positiven HBsAg-Trägerinnen werden dagegen nur etwa 5 % der Neugeborenen infiziert, obwohl bei der Geburt erhebliche Mengen maternalen Bluts in das Kind übertreten und auch der Schleimhautkontakt mit Blut der Mutter sehr intensiv ist. In Südostasien wurde die Mehrzahl der HBV-Träger wohl bei der Geburt infiziert. In Afrika dagegen war und ist wohl eher die Übertragung zwischen kleinen Kindern noch vor dem Schulalter besonders wichtig. Auch in entwickelten Ländern ist die Übertragung innerhalb von Familien oder in Kindergärten nicht selten, wenn sich dort ein hochvirämischer Virusträger befindet und keine Impfung vorgenommen wurde. In vielen Ländern ist die perinatale Übertragung seit den 1980er Jahren weitgehend (aber nicht vollständig) unterbunden, da die sofortige passiv-aktive Impfung des Neugeborenen in 90 bis 95% erfolgreich ist.

Jahrzehntelange Erfahrung zeigt, dass HBeAg-negative Träger wegen der meist niedrigeren Virämie sehr viel seltener Infektionsquelle als HBeAg-positive Träger sind (s. oben). Maßgeblich für die Infektiosität ist aber weniger der HBeAg/anti-HBe-Status als die Zahl der HBV-Partikel bzw. -Genome im Blut. Werte deutlich unter 10^6/ml (200 000 IU/ml) dürften im Allgemeinen bei Schleimhautkontakten und kleinen Verletzungen nicht mehr für eine Übertragung ausreichen.

Kritische Übertragungssituationen entstehen durch Tätigkeiten eines hochvirämischen Trägers mit oder an nicht immunen Personen, bei denen hohe Verletzungsgefahr besteht. So hat z. B. ein HBV-positiver Fleischer innerhalb weniger Wochen alle seine Arbeitskollegen, die bei der Fleischgewinnung mitwirkten, infiziert.

Typisch war früher eine hohe Übertragungshäufigkeit im medizinischen Bereich (Gunson et al. 2003). Umgang mit Blut, insbesondere aber invasive bzw. operative Tätigkeit bedeutet ein hohes Risiko für den Erwerb einer HBV-Infektion. Aber auch infiziertes medizinisches Personal kann die Infektion bei Operationen durch eigene meist unbemerkte winzig kleine Verletzungen auf die Patienten übertragen. Bei hochvirämischen HBV-Trägern passiert dies etwa bei jeder 10. Operation. Hunderte solcher Übertragungen durch HBeAg-positive Ärzte sind berichtet worden. Mit der umfassenden Impfung und arbeitsmedizinischen Überwachung des medizinischen Personals ist dieses Problem in Europa mittlerweile gelöst.

Unsaubere Spritzen und Instrumente haben in früheren Jahrzehnten zur massenhaften Verbreitung auch im Rahmen legaler medizinischer Maßnahmen beigetragen und auch heute kommt dies noch vor (Thompson et al. 2009). Besonders problematisch ist die Verwendung von Injektionslösungen in Gefäßen, aus denen mehrfach Dosierungen für verschiedene Patienten mit derselben Spritze entnommen und verabreicht werden, da es hier zu unerkannten Blutkontaminationen des gesamten Injektionsmaterials kommen kann.

Ein spezielles Problem ist der illegale intravenöse Drogengebrauch, da er oft mit unsauberen Spritzen oder Gerätschaften vorgenommen wird, die bereits mit Blutspuren Anderer kontaminiert sind.

Auch Tätowierungen und Piercing mögen bei mangelnder Hygiene Übertragungen verursachen.

HBV-Übertragungen durch Stuhl, Urin, Aerosole, Hautkontakte und auch durch beißende oder saugende Insekten sind nicht berichtet.

36.12 Epidemiologie

Über zwei Milliarden Menschen haben serologische Merkmale einer HBV-Infektion, wobei mutmaßlich ein großer Teil eine gewisse Zahl von HBV-Genomen in der Leber behalten hat und somit Opfer einer Reaktivierung werden kann. Mehr als 350 Millionen Menschen sind HBsAg-positiv und somit definitiv chronische Träger des Virus. Von diesen werden 50 bis 75 Millionen eine Zirrhose und 15 bis 30 Millionen ein HCC entwickeln. Hochendemische Regionen, in denen Trägerraten von 8 bis 10% vorkommen, sind weite Bereiche Afrikas, Teile Südamerikas, Ost- und Südost-Asiens, Ozeanien und einige osteuropäische Länder. Demgegenüber ist in Ländern mit niedriger Trägerrate (unter 1%), wie Nord- und West-Europa oder den USA, die vertikale Übertragung selten und Neuinfektionen erfolgen vermehrt sexuell, durch Haushaltskontakte oder in seltenen Fällen nosokomial.

Das Verhältnis von immunen (anti-HBc-positiven, HBsAg-negativen) zu chronisch infizierten HBsAg-positiven Personen beträgt ungefähr 10 :1. Der Anteil chronisch infizierter Personen ist höher in Gruppen mit sehr frühem Infektionszeitpunkt oder mit verringerter Immunreaktivität. Chronische Träger serokonvertieren im Laufe des Lebens oft zu Anti-HBs-Positivität. Umgekehrt nimmt speziell in Ländern mit niedriger Endemie die Durchseuchung mit dem Lebensalter stetig zu, da die Infektion meist erst ab dem Jugendalter erworben wird und zusätzlich in früheren Jahrzehnten das Infektionsrisiko durch medizinische Maßnahmen wesentlich höher war.

In Deutschland haben 5 bis 8% der Gesamtbevölkerung anti-HBc als Merkmal des Viruskontakts, 0,4 bis 0,7% davon sind chronische Virusträger mit Nachweis von HBsAg. Die Durchseuchung nimmt mit dem Alter zu und erreicht bei den über 60-Jährigen 15% anti-HBc-Positive. Die Prävalenz ist höher in den „alten" Bundesländern und in Großstädten. Blutspender haben deutlich seltener anti-HBc (1 bis 4% je nach Region und Alter).

Die Inzidenz der HBV-Infektion ist nicht genau bekannt. Bis 2001 wurden nach dem Bundes-Seuchengesetz rund 5000 neu erkannte HBV-Infektionen pro Jahr, bzw. 6 Fälle pro 100 000 Einwohner gemeldet. Diese Inzidenzzahlen reichten nicht aus, um die Durchseuchung der Bevölkerung zu erklären. Rein rechnerisch hätten jährlich rund 50 000 Neuinfektionen mit HBV stattfinden müssen, von denen offensichtlich ein großer Teil nicht erkannt wurde und ein weiterer kleinerer Teil zwar klinisch erkennbar verlief, aber nicht gemeldet wurde. Seit 2001 ist nach dem Infektionsschutzgesetz nur noch jeder neu erkannte **akute** Fall einer HBV-Infektion meldepflichtig. Seitdem wurden jährlich nur noch weniger als 3000 Fälle mit sinkender

Tendenz gemeldet, von denen nur rund die Hälfte vom Robert-Koch-Institut (RKI) als akut eingestuft wurde. Im Jahr 2008 wurden 822 gemeldete Fälle als akute Hepatitis B registriert, was einer Inzidenz von 1,0 auf 100 000 Einwohnern entspräche. Dies ist sicherlich eine sehr erhebliche Unterschätzung der tatsächlichen Infektionsinzidenz. Selbst die sehr wirksam auf HBV-Freiheit selektionierten Blutspender des Deutschen Roten Kreuzes zeigen auf der Basis von NAT-Befunden eine Inzidenz von 3,3 auf 100 000 Personenjahre (Hourfar et al. 2008).

Die Krankheit wird im Gegensatz zur Hepatitis A vorwiegend in Deutschland selbst erworben. Eine wesentliche Infektionsquelle können aber Immigranten aus hochendemischen Regionen und deren Kinder bzw. Intimpartner sein. Hier sind zahlenmäßig besonders bedeutsam Personen aus den Gebieten der früheren Sowjetunion, der Türkei und Vietnams.

Nach Erhebungen des RKI wird sexuelle Übertragung in rund einem Drittel der gemeldeten HBV-Fälle als Infektionsweg genannt. Auch die Altersverteilung der gemeldeten Fälle mit starkem Anstieg ab dem 15. Lebensjahr und einem Gipfel bei 30 Jahren spricht für die Wichtigkeit der sexuellen Übertragung. Männer sind 2,3-mal häufiger betroffen als Frauen (RKI 2009). Im medizinischen und pflegerischen Bereich ist HBV in Deutschland weitgehend besiegt. Bei vermuteten Ausnahmen ist unbedingt nach der Infektionsquelle und den Übertragungswegen zu suchen.

Die Erkrankungsfälle an chronischer Hepatitis B und HBV-assoziierter Leberzirrhose bzw. HCC sind seit Jahren konstant bis leicht abnehmend.

36.13 Diagnostik

36.13.1 HBV-Infektionen

Die Diagnostik der HBV-Infektionen ist wegen der zahlreichen verfügbaren Laborparameter, der unterschiedlichen Verlaufsformen und der von Fall zu Fall wechselnden Fragestellungen sehr komplex. Prinzipiell ist ein abgestuftes Vorgehen mit einem Suchtest zu Beginn und Folgetests bei positivem Ausfall des Suchtests zu empfehlen (Abb. 36.**11**). Im Folgenden soll das Vorgehen je nach Untersuchungsanlass diskutiert werden.

Akute Hepatitis. Hier geht es zunächst darum zu klären, welches der Hepatitis-Viren als Ursache in Frage kommt. Da meist ein rasches Ergebnis erwünscht ist, sollte sofort auf HBsAg und IgM-anti-HBc geprüft werden. Sind beide Parameter negativ, kann HBV als Erkrankungsursache ausgeschlossen werden. Ist IgM-anti-HBc hoch positiv, ist HBV als Ursache anzunehmen, insbesondere dann wenn auch HBsAg positiv ist. Bei fulminanter Hepatitis B oder zu später Probennahme kann HBsAg jedoch schon verschwunden sein. Per Definition muss IgM-anti-HBc bei einer ausgeprägten akuten Hepatitis B mit ALT-Werten über 300 U/l **hoch** positiv (z. B. > 500 Paul-Ehrlich-Einheiten/ml) sein, entsprechend den Hinweisen des Testherstellers. IgM-anti-HBc ist allerdings oft auch bei chronischer Hepatitis B nachweisbar, hier aber meist mit **niedrigem** Titer. Bei inapparenten oder milden Verläufen erreicht IgM-anti-HBc keine so hohen Titer, und auch bei akuter Hepatitis B kann die IgM-anti-HBc-Konzentration niedrig sein, wenn die Serumprobe zu früh oder zu spät entnommen wur-

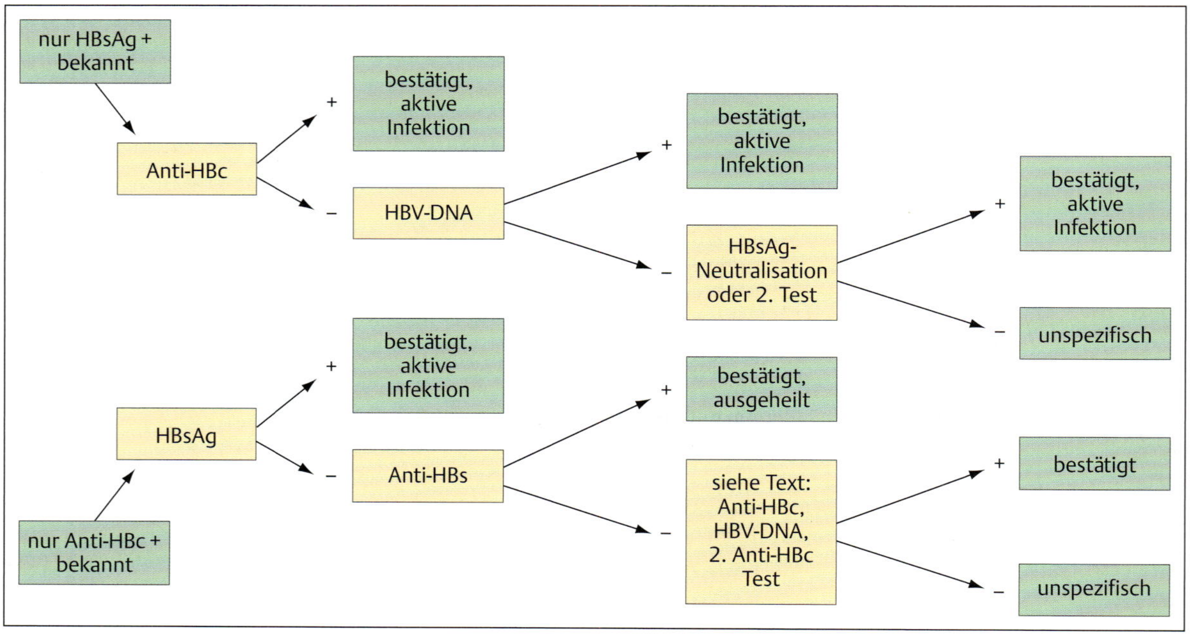

Abb. 36.**11** Entscheidungsbaum zur HBV-Diagnostik.

de. In Einzelfällen kann also eine sichere Unterscheidung zwischen akuter, chronischer oder bereits abgelaufener Hepatitis B schwierig sein. Hier ist eine Verlaufsbeobachtung abzuwarten.

Verlaufskontrolle der akuten Hepatitis B. Die Regel, dass eine HBV-Infektion chronisch ist, wenn HBsAg länger als 6 Monate vorhanden ist, gilt nur noch bedingt. Heutige Immunassays sind extrem empfindlich und können herab bis zu 0,01 IU/ml (rund 7 pg/ml) nachweisen. Somit kann HBsAg trotz voranschreitender Ausheilung länger positiv bleiben, insbesondere dann, wenn schon sehr früh auf HBsAg getestet wurde.

Die wenig übliche **quantitative HBsAg-Bestimmung** erlaubt hier eine bessere Aussage. Hier ist zu beachten, dass käufliche Immunassays **ohne** Probenverdünnung nur im Wertbereich 0,1 bis maximal 500 ng/ml HBsAg quantitativ differenzieren können, während die typischen HBsAg-Konzentrationen zu Beginn einer akuten Hepatitis B meist zwischen 10 000 und 100 000 ng/ml liegen. Bei ausheilenden akuten HBV-Infektionen nimmt die HBsAg-Konzentration in den ersten 4 Wochen nach dem Gipfel der ALT praktisch immer um mehr als 60 % ab. Noch rascher erfolgt die Abnahme der HBeAg- und der HBV-DNA-Konzentration. Regelmäßige Kontrollen des HBsAg, z. B. monatlich, mindestens vierteljährlich bis zum Negativwerden sind angebracht. Erst dann ist zu prüfen, ob Anti-HBs als schützender Antikörper vorliegt, wobei hierfür noch einmal einige Wochen bis Monate vergehen können.

Chronische Hepatitis. Bei Verdacht auf chronische Hepatitis ist als Ursache HBV und/oder HCV in Betracht zu ziehen. Zum Nachweis oder Ausschluss einer HBV-Infektion ist zunächst auf HBsAg und Anti-HBc Gesamtantikörper zu prüfen. Sind beide HBV-Parameter negativ, ist HBV und auch HDV als Ursache weitgehend ausgeschlossen. Im positiven Fall ist es ratsam, weiter auf Anti-HDV, HBeAg und Anti-HBe qualitativ, sowie IgM-anti-HBc und HBV-DNA quantitativ zu bestimmen. Fehlendes oder niedriges IgM-anti-HBc schließt eine akute Hepatitis B weitgehend aus, jedoch wird umgekehrt bei chronischer HB mit Entzündungsaktivität meist ein mäßig hoher Wert (z. B. 10–500 Paul-Ehrlich-Einheiten/ml) gefunden.

Ein positives HBeAg spricht für eine (noch) nicht sehr aktive zytotoxische Immunabwehr und eine meist hohe Virämie, bzw. für die Frühphase einer akuten Hepatitis B. Die Virämie wird durch die HBV-DNA-Bestimmung genauer erfasst. Als hochvirämisch werden Patienten mit Werten von > 10^4 Kopien bzw. Genomen/ml (1 International Unit HBV-DNA = 5,4 Virusgenome) definiert. Kontinuierlich niedrigvirämische oder inaktive HBsAg-Träger mit Werten von < 10^4 Genomen/ml haben kein erhöhtes Risiko für die Entstehung von Leberfibrose oder hepatozellulärem Karzinom. Sehr hohe Werte von 10^9 bis 10^{11}/ml werden bei geringer Symptomatik und/oder Immunsuppression gefunden.

Neben einer regelmäßigen Kontrolle der leberspezifischen Enzyme im Serum (ALT, AST) ist bei chronischer HB auch eine fortlaufende Kontrolle des HBsAg, HBeAg (falls vorhanden) und der HBV DNA (quantitativ) zu empfehlen. In Abhängigkeit von der klinischen Aktivität und der Viruslast werden Kontrollen in 3- bis 12-monatigen Abständen empfohlen.

Durch engmaschige Verlaufsbeobachtung lässt sich bei Verschwinden des HBeAg oft ein vorübergehender ALT-Anstieg und ein stärkeren Abfall der Virämie feststellen. Es kann jedoch danach zu Reaktivierungen kommen, sodass weitere Kontrollen für mindestens 2 Jahre zu empfehlen sind. Auch wenn von vorneherein ein inaktiver HBsAg-Träger-Zustand mit negativem HBeAg, normaler ALT und fehlender oder nur mäßig hoher HBV DNA (< 10^4/ml) festgestellt wird, sind wegen der Gefahr von Reaktivierungen regelmäßige Kontrollen zumindest für 2 Jahre angebracht.

Nach langjährigem chronischen Verlauf treten häufig Virusmutanten auf, die nicht mehr HBeAg produzieren. Diese Patienten sind meist Anti-HBe positiv.

Der aktuelle Zustand der Leber kann nicht virologisch, sondern nur klinisch-chemisch und/oder histologisch bestimmt werden. Hierbei wird das Ausmaß der Inflammation, der Leberzellzerstörung und der Fibrose bzw. Zirrhose beurteilt. Ein immunhistologischer Nachweis von HBsAg und/oder HBeAg kann bei dieser Gelegenheit vorgenommen werden, gibt aber in der Regel keine wesentlichen zusätzlichen Informationen. Bei niedriger Entzündungsaktivität und hoher HBV-Replikation sind die Zellkerne meist stark HBcAg-positiv. Bei HBsAg-Trägern ohne ausgeprägte Entzündung und wenig Virusreplikation wird oft viel zytoplasmatisches HBsAg (LHBs) als so genannte Milchglashepatozyten (Ground Glass Cells) gefunden. In beiden Fällen handelt es sich um Speicherphänomene ohne gesicherte pathogenetische Relevanz. HBV selbst, HBeAg und normale HBsAg-Partikel werden rasch sezerniert und sind daher histologisch nur mit geringer Intensität nachweisbar. Im Extremfall kann eine histologische Probe HBsAg- und HBcAg-negativ sein, obwohl im Serum HBsAg und eventuell HBV-DNA klar nachweisbar sind.

Umgekehrt kann bei einer sehr fortgeschrittenen **Leberzirrhose** oder **hepatozellulärem Karzinom** HBsAg oder sogar auch Anti-HBc im Serum negativ sein, obwohl HBV die Krankheitsursache ist. Im erkrankten Gewebe ist dann HBV-DNA meist in integrierter Form mittels Southern Blot nachweisbar.

Von großem Interesse ist der Nachweis der **HBV-cccDNA** in Lebergewebe gegen Ende einer antiviralen Therapie, da diese Form des HBV-Genoms sehr langlebig ist und in Abwesenheit einer antiviralen Therapie bzw. zytotoxischen Immunreaktion zu erneuter HBV-Replikation führt. Die Methode des empfindlichen und quantitativen cccDNA-Nachweises mittels spezieller NAT-Verfahren ist jedoch schwierig und wird bislang nur wenig angewendet. Ein

Ersatzparameter ist die quantitative Erfassung von HBsAg im Serum, das auch bei erfolgreicher antiviraler Therapie von der cccDNA weiter exprimiert wird. In verschiedenen Studien wurde gezeigt, dass die Menge von HBsAg in Serumproben mit der Menge intrahepatischer cccDNA korreliert. und bei zunehmender Elimination der cccDNA abnimmt.

Koinfektionen mit anderen Erregern. HBV wird auf parenteralem Weg ähnlich wie HCV, HDV und HIV übertragen. Daher kann es sinnvoll sein, Personen, die Merkmale einer HBV-Infektion aufweisen auch auf Anti-HCV, Anti-HDV bzw. Anti-HIV zu untersuchen.

HIV-infizierte Personen entwickeln seltener Anti-HBs und sind öfter „isoliert Anti-HBc"-positiv (s. unten). HCV vermag die HBV-Infektion zu hemmen, daher wird hier ebenfalls isoliert positives Anti-HBc häufiger gefunden. Koinfektion mit HBV und HCV scheint häufiger zu HCC zu führen als jedes der Viren für sich alleine, selbst dann, wenn keine HBs-Antigenämie mehr vorliegt.

Eine HBV-assoziierte Leberkrankheit wird durch HIV nicht notwendigerweise verschlechtert. Mit zunehmender Immundefizienz kann jedoch HBV asymptomatisch reaktivieren. Bei erfolgreicher Therapie der HIV-Infektion kann es dann zum Einsetzen der Immunpathogenese durch HBV kommen und außerdem zur Selektion resistenter HBV-Mutanten.

36.13.2 Prophylaktische Untersuchungen

In großem Umfang werden diagnostische Untersuchungen auf HBV-Parameter bei Personen ohne Lebererkrankungen veranlasst, um unerkannte HBV-Träger zu identifizieren und eine Übertragung der Infektion zu verhindern. Je nach Fragestellung sind hier unterschiedliche Suchtests erforderlich.

Blut- und Plasmaspender. Vorgeschrieben ist in Deutschland die Untersuchung eines Spenders auf HBsAg und anti-HBc anlässlich jeder Spende (s. Kap. 31). Damit können fast alle HBV enthaltenden Spenden identifiziert werden. Während einer Phase von 4 bis 6 Wochen kann aber HBsAg noch nicht nachweisbar sein, obwohl infektiöses HBV vorliegt. Diese Phase kann durch Anwendung eines hochempfindlichen Nukleinsäure-Amplifikations-Tests (NAT) auf HBV-DNA verkürzt werden. Wegen des großen Aufwandes werden zumeist **Minipools** von 6 bis 96 Proben getestet. In der Spätphase kann HBsAg verschwunden sein, obwohl noch Reste von HBV im Serum vorhanden sind und in seltenen Fällen zur Übertragung führen können. Solche Personen sind am Anti-HBc zu erkennen. Anti-HBc-positives Material darf verwendet werden, wenn es HBsAg- und HBV-DNA-negativ (Empfindlichkeit des Testes < 12 IU/ml) ist und ≥ 100 IU/l Anti-HBs aufweist.

Organ- und Gewebespender. Vorgeschrieben sind eine Testung auf HBsAg und Anti-HBc. In der Gewebespende müssen alle Spender – außer Korneaspenden – auf HBV-DNA untersucht werden. Bei Leberspenden dürfen nur Anti-HBc-negative Spender verwendet werden.

Schwangerschaftsvorsorge-Untersuchung. In Deutschland ist eine generelle Testung aller Schwangeren auf HBsAg möglichst nahe am Geburtstermin, z. B. in der 32. Woche, vorgeschrieben (s. Kap. 29). Zusätzlich sollte zu Beginn der Schwangerschaft auf Anti-HBc untersucht werden und im positiven Fall weiter auf HBsAg und Anti-HBs, wenn die Schwangere aus einer Region oder Gruppe mit hoher HBV-Durchseuchung kommt. Bei positivem Anti-HBs nach dokumentierter Impfung erübrigen sich weitere Untersuchungen.

Untersuchungen nach Exposition. Bei Identifikation einer HBsAg-positiven Person ist zu prüfen, wie hoch die Virämie ist und ob Kontaktpersonen ebenfalls infiziert, bereits immun oder noch suszeptibel sind. HBsAg und Anti-HBc sind hier zu testen. Gleiches gilt für Personen mit anderweitig bekannter Exposition oder Risikoverhalten. Bei positivem Anti-HBc ohne HBsAg ist auf Anti-HBs zu testen. Zu beachten ist, dass HBsAg und Anti-HBc erst nach Wochen bis Monaten positiv werden, also ein negatives Ergebnis eine stattgefundene HBV-Übertragung erst nach sechs Monaten sicher ausschließt. Die Untersuchung sollte immer auch Anlass für die HB-Impfung suszeptibler Personen sein.

Überwachung von Risikobereichen. Bei Neuaufnahme von Personen in Dialyse-, Onkologische-, Transplantations- und ähnliche Stationen muss HBsAg und Anti-HBc bestimmt werden und bei negativem Befund laufend überwacht werden, z. B. vierteljährlich. Bei bereits positivem Anti-HBc-Befund ohne HBsAg ist zu verfolgen, ob es zu einer Reaktivierung kommt. Eine HB-Impfung ist bei negativem Befund möglichst **vor** Beginn der Immunsuppression anzuraten.

Überwachung von HB-gefährdeten Personen. Aus Tab. 36.**2** ist zu entnehmen, wer zu gefährdetem Personal zählt.

Nach Möglichkeit sollte bereits **vor** Beginn einer Ausbildung zu einem medizinischen oder pflegerischen Beruf eine HB-Impfung erfolgen. Eine Voruntersuchung ist hier nicht nötig, sofern nicht Hinweise für eine frühere Exposition vorliegen. Eine Erfolgskontrolle 4 Wochen nach der dritten Impfung in Form eines Anti-HBs-Tests ist jedoch erforderlich. Besteht bereits Tätigkeit mit nennenswertem Infektionsrisiko, sollte auf Anti-HBc vorgetestet werden, im positiven Fall weiter auf HBsAg und Anti-HBs. Bei > 10 IU/l Anti-HBs besteht Immunität, jedoch ist bei < 100 IU/l eine weitere Impfdosis zu verabreichen, um einen lang dauernden soliden Schutz zu erzeugen. Bei positivem HBsAg ist, wie bei akuter bzw. chronischer HBV-

Tabelle 36.2 Personengruppen, die einer besonderen HBV-Infektionsgefahr ausgesetzt sind und geimpft werden sollten (Empfehlungen der Ständigen Impfkommission des Robert-Koch-Instituts Epid. Bulletin 30/2008).

Kategorie	Personengruppe	Empfehlungen
I	1. Patienten mit chronischer Nieren-(Dialyse)/Leberkrankheit/Krankheit mit Leberbeteiligung/häufiger Übertragung von Blut(bestandteilen, z. B. Hämophilie), vor ausgedehntem chirurgischem Eingriff (z. B. unter Verwendung der Herz-Lungen-Maschine), HIV-Positive 2. Kontakt mit HBsAg-Träger in Familie/Wohngemeinschaft 3. Sexualkontakt zu HBsAg-Träger bzw. Sexualverhalten mit hoher Infektionsgefährdung 4. Drogenabhängigkeit, längerer Gefängnisaufenthalt 5. Durch Kontakt mit HBsAg-Trägern in einer Gemeinschaft (Kindergärten, Kinderheime, Pflegestätten, Schulklassen, Spielgemeinschaften) gefährdete Personen 6. Patienten in psychiatrischen Einrichtungen oder Bewohner vergleichbarer Fürsorgeeinrichtungen für Zerebralgeschädigte oder Verhaltensgestörte sowie Personen in Behindertenwerkstätten	• Hepatitis-B-Impfung nach serologischer Vortestung (Indikationen 1–4, 6, 7, anti-HBc-Test negativ); Impferfolgskontrolle erforderlich (Indikationen 1, 2, 7, 8, anti-HBs-Test 4–8 Wochen nach 3. Dosis) bzw. sinnvoll bei über 40-jährigen/anderen Personen mit möglicher schlechter Ansprechrate (z. B. Immundefizienz) • Bei Anti-HBs-Werten < 100 IE/l sofort Wiederimpfung mit erneuter Kontrolle, bei erneutem Nichtansprechen Wiederimpfungen mit in der Regel max. 3 Dosen wiederholen • Bei erfolgreicher Impfung (anti-HBs > 100 IE/l Auffrischung nach 10 Jahren [1 Dosis]) • Bei in der Kindheit Geimpften mit neu aufgetretenem HB-Risiko
B	7. Gesundheitsdienst (inkl. Labor, Reinigungs-/Rettungsdienst) sowie Personal psychiatrischer Fürsorgeeinrichtungen/Behindertenwerkstätten, Asylbewerberheime 8. Möglicher Kontakt mit infiziertem Blut oder infizierten Körperflüssigkeiten (Gefährdungsbeurteilung durchführen), z. B. Müllentsorger, industrieller Umgang mit Blut(produkten), ehrenamtliche Ersthelfer, Polizisten, Sozialarbeiter oder Gefängnispersonal mit Kontakt zu Drogenabhängigen	
R/B	Reisende in Regionen mit hoher Hepatitis-B-Prävalenz bei Langzeitaufenthalt mit engem Kontakt zu Einheimischen	
P	Verletzungen mit möglicherweise HBV-haltigen Gegenständen, z. B. Nadelstich	
	Neugeborene HBsAg-positiver Mütter oder von Müttern mit unbekannten HBsAg-Status (unabhängig vom Geburtsgewicht)	

Infektion zu verfolgen, wie sich die Infektion entwickelt und von einer Kommission zu prüfen, ob eine eventuell vorliegende Virämie mit der Art der Tätigkeit vereinbar ist. Eine bleibend niedrige Virämie < 200 IU/ml HBV-DNA gilt auch bei verletzungsträchtigen Tätigkeiten als unbedenklich.

Isoliertes Anti-HBc. Ist Anti-HBc wiederholt positiv, aber HBsAg und Anti-HBs negativ, gibt es drei mögliche Erklärungen:

- Der Test reagiert unspezifisch. Dies lässt sich meist durch Wiederholung mit dem Testkit eines anderen Herstellers zeigen. Bei HB-Impfung reagiert die Person meistens genauso wie nicht immune Personen mit langsam steigendem Anti-HBs.
- Die Person ist immun durch eine frühere HBV-Infektion, aber Anti-HBs ist bereits verschwunden. Bei HB-Impfung steigt Anti-HBs sehr rasch innerhalb von einer Woche nach Verabreichung einer Dosis.
- Die Person ist latent mit HBV infiziert. HBsAg und Anti-HBs bleiben aus unklaren Gründen negativ. Die Anti-HBc-Konzentration ist hier meist mittel bis hoch, während sie in den beiden ersten Fällen niedrig oder grenzwertig ist. Außerdem ist oft auch Anti-HBe positiv.

Zusammenfassend ist festzustellen, dass isoliert Anti-HBc-positive Personen mit Expositionsrisiko mit einer Dosis HB-Impfstoff geimpft werden sollten. Nach einer Woche sollte Anti-HBs geprüft werden und nötigenfalls muss die Impfung fortgesetzt werden.

Non-Responder nach HB-Impfung. Bleiben nicht infizierte Personen nach drei Impfdosen Anti-HBs negativ, kann die Verabreichung weiterer Dosen unter Umständen doch noch zur Anti-HBs-Bildung führen. Bei „Non-Respondern" ist volle Suszeptibilität für HBV anzunehmen. Sie sind regelmäßig zu überwachen und sollten nach Möglichkeit invasive Tätigkeiten mit besonderer Verletzungsträchtigkeit meiden. Gleiches gilt sinngemäß für Personen, die eine Impfung ablehnen. Personen ohne Immunschutz und ohne Kenntnis ihres HBV-Serostatus sollte es bei Einhaltung der vorgeschriebenen arbeitsmedizinischen Maßnahmen unter medizinisch Tätigen nicht geben.

36.13.3 Einzusendendes Untersuchungsmaterial, Lagerung und Transport

Für die serologischen Untersuchungen auf HBV-Antigene bzw. Antikörper ist Serum vorzuziehen, für die meisten Testkits ist aber auch Plasma zugelassen. Probleme können sich bei **post mortem** entnommenem Serum einstellen, da hiermit falsch positive Ergebnisse erhalten werden können. Die Verwendung anderer Materialien als Serum oder Plasma kann zu brauchbaren Ergebnissen führen, muss jedoch kritisch ausgewertet werden.

Transport bei Raumtemperatur innerhalb zweier Tage ist vertretbar, da die HBV-Antigene und Antikörper relativ wärmestabil sind. Die Proben sollten jedoch steril und möglichst frei von Blutzellen sein.

Wegen der sehr hohen HBsAg-Konzentration bis zu 1 000 000 ng/ml und der geringen Nachweisgrenze bis herab zu < 0,01 ng/ml ist Kreuzkontamination zwischen den Proben strikt zu vermeiden, bzw. bei Auftreten mehrerer positiver Ergebnisse in einer Testserie auszuschließen.

! Mehrfaches Einfrieren und Auftauen kann zu verfälschtem Reaktionsausfall führen und ist zu vermeiden. Für längerfristige Lagerung genügen – 20 °C.

Zum Nachweis der HBV-DNA ist EDTA-Plasma vorzuziehen und Heparin-Plasma zu vermeiden. Bei Anwendung der NAT-Verfahren ist wiederum der Gefahr der Kreuzkontamination besonderes Augenmerk zu widmen.

Alle Proben müssen als potenziell höchst infektiös betrachtet werden und in sicheren Gefäßen transportiert, bearbeitet und gelagert werden.

36.14 Prophylaxe

Hygiene-Maßnahmen. Angesichts der besonders hohen Viruslast im Blut vieler HBV-Träger kommt der hygienischen Beseitigung von Blut und bluthaltigen Materialien im medizinischen Bereich, aber auch im Polizeidienst, Strafvollzug, Pflege-Anstalten, Kampfsportarten, verletzungsträchtigen Berufen und bei kosmetische Maßnahmen besondere Bedeutung zu (s. Kap. 13). Bei Exposition mit menschlichem Blut sind Schutzhandschuhe zu tragen und geprüfte Desinfektionsmittel zur Reinigung zu verwenden. Desinfektionsmittel mit begrenzter Viruzidie sind unter Umständen nicht ausreichend, sofern nicht erfolgreiche Validierungen mit HBV durchgeführt wurden.

Sachgerechte Reinigung, Sterilisation bzw. Desinfektion von Geräten für invasive Eingriffe ist von besonderer Bedeutung, sofern nicht Einmalgeräte verwendet werden können. Dies gilt auch bei Maßnahmen wie Tätowierung, Piercing, Ohrloch-Stecker, Rasur u.Ä. Einer der wichtigsten Beiträge zur Prophylaxe der HBV-Infektion war und ist die Einmalspritze bzw. Kanüle.

Vermeidung von Verletzungen ist ein weiterer Punkt. Arbeitsabläufe und die verwendeten Geräte sollten konsequent auch auf diesen Aspekt hin optimiert werden. Schließlich muss auch die Entsorgung gebrauchter verletzungsträchtiger Materialien optimiert werden (z.B. Kanülenabwurf).

Ein Hygiene-Plan speziell auch im Hinblick auf HBV und andere blutübertragbare Viren muss in jedem Raum, wo mit menschlichem Blut gearbeitet wird, vorliegen und den darin tätigen Menschen bekannt gemacht werden. Für wissenschaftliche Untersuchungen sollte nach Möglichkeit Blut, das auf HBV-, HCV- und HIV-Marker negativ getestet ist, verwendet werden.

Aufklärung von HBV-Trägern. HBV-Träger können selbst bei hoher Virämie in weiten Bereichen ein normales Leben führen, Schulen besuchen, die meisten Berufe ohne Einschränkungen ausüben, wenn sie nach entsprechender Aufklärung die speziellen Risiken für ihre Umwelt durch verantwortungsbewusstes Verhalten auf ein vertretbares Maß verringern. Dazu gehört besonders Vermeiden von Verletzungen, möglichst rasches gründliches Beseitigen von eigenem Blut und gegebenenfalls die Impfung enger Kontaktpersonen. Problematisch bleiben intime Kontakte mit nichtimmunen Personen oder aggressives, unberechenbares Verhalten, wie es speziell auch bei Kindern gegeben sein kann. Eine unnötige Beunruhigung niedrig-virämischer HBsAg-Träger durch undifferenzierte Darstellung der Übertragungsrisiken ist zu vermeiden.

36.14.1 Aktive Immunisierung

Eigenschaften des Impfstoffs. Basis der HB-Impfung (s.a. Kap. 11) ist die Infektiositäts-neutralisierende, schützende Wirkung des Antikörpers gegen HBV-spezifische, subtyp-unabhängige Oberflächenepitope im SHBs-Protein. SHBs-Protein ist die Hauptkomponente der sphärischen HBsAg-Partikel. In den 1970er Jahren wurden gereinigtes und virusinaktiviertes HBsAg aus dem Plasma von HBV-Trägern als Impfstoff hergestellt. Diese Impfstoffe zeigten bei kontrollierten Studien in Personengruppen mit hoher Infektionshäufigkeit eine sehr gute Schutzwirkung. Mitte der 1980er Jahre wurde SHBs erfolgreich mit gentechnischen Methoden in Hefezellen (Saccharomyces cerevisiae) hergestellt. SHBs ist der erste gentechnisch hergestellte Impfstoff, der amtlich zugelassen und weltweit in großem Maßstab eingesetzt wurde. Eine Impfdosis für immunkompetente Erwachsene enthält je nach Hersteller 10 bzw. 20 µg SHBs-Protein des HBV-Genotyps A2 mit Aluminiumhydroxid bzw. -phosphat als Adjuvans. Eine optimale Antikörperantwort wird mit drei Dosen i.m. im Abstand 0, 1 und 6 Monate erzielt. Für Neugeborene und Kleinkinder gibt es 5 µg-Dosen, für immundefiziente Empfänger 40 µg-Dosen. Bislang wurden Hunderte von Millionen Dosen ohne nachweisliche ernste Nebenwirkungen verabreicht. Bekannt sind lokale und leichte allgemeine Nebenwirkungen im Sinne einer physiologisch normalen Entzündungsreaktion bei einem kleinen Teil der Geimpften. Der heute verfügbare gentechnisch hergestellte Impfstoff ist trotz vereinzelten anders lautenden Berichten nach Menschenermessen sicher. Interferenzen mit anderen Impfstoffen oder Arzneimitteln gibt es nicht.

Indikation. Zunächst wurde der Impfstoff nur bei Personen mit einem erhöhten Risiko für HBV-Infektionen eingesetzt. Angesichts der Verfügbarkeit eines kostengünstig herstellbaren, sicheren und wirksamen HB-Impfstoffes fasste die WHO 1992 den Beschluss, HBV durch ein weltweites Impfprogramm langfristig auszurotten. Mehr als 171 Länder haben die HB-Impfung in ihre nationalen Impfempfehlungen aufgenommen. Deutschland hat relativ spät, 1995, die allgemeine Impfung aller Kleinkinder im Alter von 3 Monaten und der Heranwachsenden im Alter von 11 bis 18 Jahren empfohlen. Bei HBsAg-positiven Müttern wird das Neugeborene sobald wie möglich passiv mit HBIG und aktiv geimpft. In Ländern mit hoher HBV-Prävalenz sollen alle Kinder innerhalb von 24 Stunden nach Geburt aktiv geimpft werden. Auf diese Weise konnte China bei einer Wirksamkeit von 88 % die HBV-Prävalenz bei Kindern seit 1999 auf 1,0 % senken (Liang et al. 2009). Für Kleinkinder steht eine hexavalente Impfstoffkombination zusammen mit Diphtherie-, Tetanus-, Pertussis-, Hämophilus influenzae- und Poliovirus-Antigenen zur Verfügung. Der Anteil der geimpften Kleinkinder betrug 2007 in Deutschland 90,2 % bei Schuleintritt. Für Jugendliche liegen keine gesicherten Angaben vor. Daneben werden weiterhin Personen mit erhöhtem Risiko geimpft gemäß den Empfehlungen der Ständigen Impfkommission (s. Tab. 36.**2**).

Schutzwirkung. Verglichen mit manch anderen Impfstoffen ist die Schutzwirkung des HB-Impfstoffes sehr gut. Dennoch gibt es auch in einer Normalbevölkerung einige Prozent Non-Responder, die kein oder sehr wenig Anti-HBs (< 10 IU/l) bilden. Faktoren für Nichtreaktivität sind männliches Geschlecht, fortgeschrittenes Alter, Übergewicht und Rauchen. Bereits moderate Immundefizienz vermindert die Schutzwirkung wesentlich. So ließ sich bei HIV-Infizierten keine signifikante Schutzwirkung feststellen (Landrum et al. 2009).

Non-Responder sollten sofort noch einmal geimpft werden, Responder mit < 100 IU/l Anti-HBs innerhalb eines Jahres. Solide Immunität für mindestens 10 Jahre besteht, wenn 4 bis 6 Wochen nach der dritten Dosis > 100 IU/l vorliegen. Vor- und Nachuntersuchungen sind nur bei speziellen Risiken vorgesehen (s. Abschnitt zu medizinischem Personal). Bei Personen mit einem speziellen Risiko, ist eine Auffrischungsimpfung mit einer Dosis nach 5 Jahren empfohlen. Die Impfung schützt zuverlässig gegen die Hepatitis-B-Erkrankung und gegen HBV-Persistenz, wenn > 10 IU/l Anti-HBs vorliegen. Bei niedrigen Anti-HBs-Titern < 100 IU/ml kann es jedoch zu okkulten Infektionen, insbesondere mit anderen HBV-Genotypen als A2 kommen. Solche okkulten Infektionen können nur durch eine empfindliche NAT erkannt werden, da die Serokonversion zu Anti-HBc sehr verzögert und manchmal gar nicht eintritt. Echte Durchbrüche einer HBV-Infektion mit HBsAg und hoher Virämie nach einer an sich erfolgreichen HB-Impfung mit ausreichender Anti-HBs-Bildung wurden vorwiegend bei Neugeborenen von HBV-positiven Müttern beobachtet, z. T. auch bei älteren Personen. Die HBV-Genome bei diesen Personen weisen Mutationen in den gruppenspezifischen SHBs-Epitopen auf. Am bekanntesten ist die Mutation des Glycins in Position 145 des SHBs-Proteins nach Arginin (G145R) (Abb. 36.**8**).

Diese so genannten Escape-Mutanten sind vermehrungs- und übertragungsfähig. Sie bilden (bislang) dennoch kein ernstes Problem, da ein präexistenter Impfschutz auch vor der häufigsten Mutante G145R schützt. Das Problem der Escape-Mutanten tritt zumeist dann auf, wenn ein bereits infiziertes Individuum geimpft wird. Selbst in dieser erschwerten Situation unterdrückt die HB-Impfung der Neugeborenen von HBeAg-positiven Müttern zu > 90 % ein Angehen der HBV-Infektion, vermutlich weil die Immunität schneller aufgebaut werden kann, als die HBs-Antigenämie.

Problematischer scheinen demgegenüber Mutationen zu sein, die bei antiviraler Therapie auftreten können. Resistenz vermittelnde Varianten führen zu Aminosäureaustauschen im SHBs wie sE164D und sI195M. Experimentell konnte gezeigt werden, dass Schimpansen mit hohen Anti-HBs-Titern nach Impfung mit einer kommerziellen Vakzine nicht sicher vor einer Infektion mit diesen Varianten geschützt waren (Kamili et al. 2009).

36.14.2 Passive Immunisierung

Durch Verabreichung hoher Dosen von Hepatitis-B-Immunglobulin (HBIG) innerhalb von 48 Stunden (bei Neugeborenen HBsAg-positiver Mütter werden 12 Stunden empfohlen) lässt sich die Infektion mit HBV nach einer Exposition oft verhindern. Auch die Reinfektion von HBV-Infizierten nach Transplantation einer Leber lässt sich durch i.v. verabreichtes HBIG in Kombination mit antiviralen Nukleos(t)id-Analoga verhindern. Neugeborene von HBV-infizierten Müttern erhalten gemäß Empfehlung des RKI simultan HBIG und den HB-Impfstoff. Es ist jedoch nicht sicher, ob HBIG die Schutzrate der aktiven Impfung tatsächlich steigert. In China ist die Misserfolgsrate der aktiven Impfung von Neugeborenen ohne HBIG 11,7 % (s. oben), in Australien mit passiv-aktiver Prophylaxe 7 % bei HBeAg-positiven Müttern (Wiseman et al. 2009).

Medizinischem Personal, das nicht immun ist (oder dessen Immunstatus leider nicht bekannt ist), wird gemäß Empfehlungen des RKI nach Verletzungen mit blutkontaminierten Kanülen und ähnlichem Material, das nicht eindeutig HBsAg-negativ ist, HBIG gegeben. Wichtiger erscheint jedoch die zusätzliche sofortige aktive Impfung. Wegen der lange Zeit mangelhaften Impfrate bei medizinischem Personal wurden seit 1989 ca. 250 beruflich bedingte HBV-Infektionen pro Jahr gemeldet.

36.15 Therapie und Resistenz

Interferon. Seit Ende der 1970er Jahre ist bekannt, dass Interferon-(IFN)-α die Vermehrung von HBV bei vielen Patienten unterbinden kann (s.a. Kap. 12 und 23). Es verhindert wahrscheinlich den Einbau des RNA-Prägenoms in die Core-Partikel, sodass es zu einem raschen Abfall der HBV-Partikelzahl (bzw. der HBV-Genome) im Serum kommt. Die Expression der viralen Proteine wird jedoch nur wenig gehemmt und auch die HBV-cccDNA verschwindet nur langsam aus der Leber. Daher kommt es nach Beendigung der Interferon-Therapie sehr häufig zu Rückfällen. Grippeähnliche Beschwerden, Schädigung der Blutbildung, Depressionen und Induktion von Autoimmunphänomenen können diese Therapie zum Problem machen.

Zurzeit sind herkömmliches IFN-α-2a oder -2b, bzw. pegyliertes IFN-α-2a zur Therapie zugelassen. Die empfohlene Therapiedauer beträgt 4 bis 6 Monate bei den herkömmlichen und 48 Wochen beim pegylierten IFN. Auch wenn die Therapie teuer und nebenwirkungsreich ist, ist sie die einzige Therapie der chronischen HBV-Infektion, die zur dauerhaften Unterdrückung der Virämie und sogar zur Serokonversion zu anti-HBs führen kann. Die Aussichten auf einen bleibenden Erfolg sind umso höher, je aktiver die Entzündung bereits vor der Therapie ist, d. h. je höher die ALT-Werte sind und je niedriger die Virämie bzw. die HBs/e-Antigenämie ist. Weiterhin wurde gezeigt, dass die Genotypen A und B besser auf IFN ansprechen als Genotyp C und D, weshalb vor der Aufnahme einer Therapie die Bestimmung des HBV-Genotyps empfohlen wird. Therapieziel ist die Elimination des HBeAg (sofern vorhanden) und der Virämie sowie die bleibende Normalisierung der Transaminasen. Unter günstigen Umständen (Genotyp A oder B, niedrige Virämie und erhöhte ALT) kann in etwa 40 % der Therapierten ein dauerhafter Therapieerfolg mit deutlich reduzierter Virämie und Serokonversion zu anti-HBe beobachtet werden. HBsAg bleibt meist in niedrigen Titern bestehen, kann aber schließlich auch noch ohne weitere Therapie verschwinden. Bei Genotyp A führt die IFN-Therapie in bis zu 10 % zur Elimination des Virus und Anti-HBs-Bildung. Wegen der für den Patienten belastenden Therapie und der zahlreichen Nebenwirkungen ist es wichtig, den potenziellen Erfolg der Therapie möglichst frühzeitig zu erkennen, um bei nicht ausreichendem Ansprechen die Therapie abzusetzen. Der bleibende Erfolg der Interferontherapie ist innerhalb von 3 Monaten dadurch erkennbar, dass die HBsAg-Konzentration kontinuierlich um mindestens 50 % pro Monat abnimmt (Brunetto et al. 2009, Moucari et al. 2009).

Kombinationstherapien mit Nukleosidanaloga haben bislang keine signifikanten Verbesserungen der IFN-Monotherapie gebracht. Andere Zytokine, bzw. Lymphokine haben sich bisher nicht für die Therapie der HBV-Infektion durchgesetzt.

Nukleos(t)idanaloga. Viele der heute in der Therapie der HBV-Infektion verwendeten antiviralen Substanzen wurden ursprünglich zur HIV-Therapie entwickelt. Bei der Erprobung der zahlreichen Hemmstoffe der reversen Transkriptase von HIV stellte sich Lamivudin (L-3'-Thiacytidin) als sehr wirksam gegen HBV heraus. Selbst bei höchster Virämie fällt unter der Therapie die HBV-DNA-Konzentration im Serum mit einer Halbwertszeit von 1 bis 3 Tagen um mehrere Zehnerpotenzen. Inzwischen sind weitere Nukleotid- und Nukleosid-Analoga zur Therapie der HBV-Infektion zugelassen (Tab. 36.**3**).

Alle Nukleos(t)idanaloga sind sehr gut verträglich, allerdings gelingt mit keiner der Substanzen eine Elimination der viralen cccDNA, sodass eine Dauertherapie erforderlich ist. Ein Ziel der Therapie ist die Induktion einer partiellen immunologischen Kontrolle durch Serokonversion zu anti-HBe. Diese tritt nur sehr langsam und nur bei einem kleinen Teil der Patienten ein. Ein großes Problem stellt die Entwicklung von Resistenzen bei Monotherapie dar, die zu definierten Austauschen in der Reversen Transkriptase des HBV führen (Tab. 36.**3**). Bei der zuerst zugelassenen Substanz Lamivudin liegen nach 5 Jahren Resistenzvarianten bei 80 % der Behandelten vor. Das danach für die Behandlung Lamivudin-resistenter Infektionen empfohlene Adefovir ist suboptimal und bei vielen Patienten wirkungslos. Hochwirksam ist das neuere Entecavir, mit dem nach 5 Jahren nur bei 1 % Resistenz auftrat. Jedoch entwickeln sich bei bereits Lamivudin-resistenten Infektionen in 50 % rasch Resistenzen auch gegen Entecavir (Tenney et al. 2009). Man sollte daher Lamivudin auch für die Erst-Therapie nicht mehr einsetzen. Das mit Adefovir verwandte Tenofovir ist wegen seiner geringeren Toxizität höher dosierbar und zurzeit (2009) als optimal zu betrachten. Kombinationstherapien mit Interferon brachten bislang keinen nachgewiesenen zusätzlichen positiven Effekt, jedoch waren die klinischen Studien hierzu nicht geeignet, langfristige Erfolge zu erkennen.

Nukleos(t)idanaloga werden zur Therapie der chronischen Hepatitis B und fulminanter HBV Infektionen empfohlen. In klinischen Studien werden sie auch zur Therapie der akuten HBV-Infektion erprobt. Erste Berichte deuten auf einen Erfolg hin, da bei den Behandelten kein Übergang in die chronische Phase stattfand.

Tabelle 36.3 Zur Therapie der HBV-Infektion zugelassene Arzneimittel (Cornberg et al. 2007, Gish 2009).

Substanz	Dosierung	Resistenz-Entwicklung	Reistenz-Mutation in RT-Domäne
α-Interferone			
Pegyliertes Interferon α-2a	180 µg 1×/Woche für 48 Wochen		
Interferon α-2a	2,5–5 Mio. IU pro m^2 Körperoberfläche 3×/Woche für 4–6 Monate		
Interferon α-2b	5–10 Mio. IU pro m^2 Körperoberfläche 3×/Woche (jeden 2. Tag) für 4–6 Monate		
Nukleosid-Analoga			
Lamivudin	100 mg/d	80 % Resistenz nach 5 Jahren	M204I/V
Entecavir	0,5 mg/d	1,2 % Resistenz nach 5 Jahren[1]	T184G/S+ S202I+ M250 V+ L180M + M204I/V
Telbivudin	1,0 mg/d	22 % nach 2 Jahren[2]	L180M + M204I/V
Nukleotid-Analoga			
Adefovir dipivoxil	10 mg/d	30 % Resistenz nach 5 Jahren	A181T, N236T
Tenofovir disoproxil	245 mg/d	0 % nach 2 Jahren	

[1] Vorher unbehandelte Patienten
[2] HBeAg positive Patienten

Literatur

Blumberg BS. Hepatitis B: The hunt for a killer virus. Princeton, USA: Princeton University Press; 2003

Brunetto MR, Moriconi F, Bonino F et al. Hepatitis B virus surface antigen levels: a guide to sustained response to peginterferon alfa-2a in HBeAg-negative chronic hepatitis B. Hepatology 2009; 49: 1141–1150

Cornberg M, Protzer U, Dollinger MM et al. Prophylaxe, Diagnostik und Therapie der Hepatitis-B-Virus-(HBV-)Infektion: upgrade of the guideline, AWMF-Register 021/011. Z Gastroenterol 2007; 45: 525–574

Dandri M, Murray JM, Lutgehetmann M et al. Virion half-life in chronic hepatitis B infection is strongly correlated with levels of viremia. Hepatology 2008; 48: 1079–1086

Gish RG. Hepatitis B treatment: Current best practices, avoiding resistance. Clev Clin J Med 2009; 76 (Suppl. 3): S14–S19

Gunson RN, Shouval D, Roggendorf M et al. Hepatitis B virus (HBV) and hepatitis C virus (HCV) infections in health care workers (HCWs): guidelines for prevention of transmission of HBV and HCV from HCW to patients. J Clin Virol 2003; 27: 213–230

Haines KM, Loeb DD. The sequence of the RNA primer and the DNA template influence the initiation of plus-strand DNA synthesis in hepatitis B virus. J Mol Biol 2007; 370: 471–480

Hourfar MK, Jork C, Schottstedt V et al. Experience of German Red Cross blood donor services with nucleic acid testing: results of screening more than 30 million blood donations for human immunodeficiency virus-1, hepatitis C virus, and hepatitis B virus. Transfusion 2008; 48: 1558–1566

Kamili S, Sozzi V, Thompson G et al. Efficacy of hepatitis B vaccine against antiviral drug-resistant hepatitis B virus mutants in the chimpanzee model. Hepatology 2009; 49: 1483–1491

Kann M. Structural and Molecular Virology. In Lai CL, Locarninis S., eds. Hepatitis B Virus. London, Atlanta, Singapore: International Medical Press; 2008: 2.1–2.15

Lai MW, Huang SF, Hsu CW et al. Identification of nonsense mutations in hepatitis B virus S gene in patients with hepatocellular carcinoma developed after lamivudine therapy. Antivir Ther 2009; 14: 249–261

Landrum ML, Hullsiek KH, Ganesan A et al. Hepatitis B vaccine responses in a large U.S. military cohort of HIV-infected individuals: Another benefit of HAART in those with preserved CD4 count. Vaccine 2009; 27: 4731–4738

Liang X, Bi S, Yang W et al. Evaluation of the Impact of Hepatitis B Vaccination among Children Born during 1992-2005 in China. J Infect Dis 2009; 200: 39–47

Liu S, Zhang H, Gu C et al. Associations Between Hepatitis B Virus Mutations and the Risk of Hepatocellular Carcinoma: A Meta-Analysis. J Natl Cancer Inst. 2009; 101(15): 1066-82

Livingston SE, Simonetti JP, Bulkow LR et al. Clearance of hepatitis B e antigen in patients with chronic hepatitis B and genotypes A, B, C, D, and F. Gastroenterology 2007; 133: 1452–1457

Moucari R, Mackiewicz V, Lada O et al. Early serum HBsAg drop: a strong predictor of sustained virological response to pegylated interferon alfa-2a in HBeAg-negative patients. Hepatology 2009; 49: 1151–1157

Noguchi C, Imamura M, Tsuge M et al. G-to-A hypermutation in hepatitis B virus (HBV) and clinical course of patients with chronic HBV infection. J Infect Dis 2009; 199: 1599–1607

Raimondo G, Allain JP, Brunetto MR et al. Statements from the Taormina expert meeting on occult hepatitis B virus infection. J Hepatol 2008; 49: 652–657

RKI. Infektionsepidemiologisches Jahrbuch meldepflichtiger Krankheiten für 2008. Robert Koch-Institut; 2009

Salisse J, Sureau C. A function essential to viral entry underlies the hepatitis B virus „a" determinant. J Virol 2009; 83 (18): 9321–8

Tabuchi A, Tanaka J, Katayama K et al. Titration of hepatitis B virus infectivity in the sera of pre-acute and late acute phases of HBV infection: transmission experiments to chimeric mice with human liver repopulated hepatocytes. J Med Virol 2008; 80: 2064–2068

Tai DI, Lin SM, Sheen IS et al. Long-term outcome of hepatitis B e antigen-negative hepatitis B surface antigen carriers in relation to changes of alanine aminotransferase levels over time. Hepatology 2009; 49: 1859–1867
Tamori A, Hayashi T, Shinzaki M et al. Frequent detection of hepatitis B virus DNA in hepatocellular carcinoma of patients with sustained virologic response for hepatitis C virus. J Med Virol 2009; 81: 1009–1014
Tenney DJ, Rose RE, Baldick CJ et al. Long-term monitoring shows hepatitis B virus resistance to entecavir in nucleoside-naive patients is rare through 5 years of therapy. Hepatology 2009; 49: 1503–1514
Thompson ND, Perz JF, Moorman AC et al. Nonhospital Health Care–Associated Hepatitis B and C Virus Transmission: United States, 1998–2008. Ann Int Med 2009; 150: 33–40
Visvanathan K, Skinner NA, Thompson AJ et al. Regulation of Toll-like receptor-2 expression in chronic hepatitis B by the precore protein. Hepatology 2007; 45: 102–110
Vivekanandan P, Thomas D, Torbenson M. Methylation regulates hepatitis B viral protein expression. J Infect Dis 2009; 199: 1286–1291
Wang H, Kim S, Ryu WS DDX3 DEAD-Box RNA helicase inhibits hepatitis B virus reverse transcription by incorporation into nucleocapsids. J Virol 2009; 83: 5815–5824
Warner N, Locarnini S. The antiviral drug selected hepatitis B virus rtA181T/sW172* mutant has a dominant negative secretion defect and alters the typical profile of viral rebound. Hepatology 2008; 48: 88–98
Wieland S, Thimme R, Purcell RH et al. Genomic analysis of the host response to hepatitis B virus infection. Proc Natl Acad Sci U S A 2004; 101: 6669–6674
Wiseman E, Fraser MA, Holden S et al. Perinatal transmission of hepatitis B virus: an Australian experience. Med J Australia 2009; 190: 489–492

Allgemeine Virologie
Klinische Virologie
Spezielle Virologie

37 Hepatitis-D-Virus

A. Erhardt, W. H. Gerlich

37.1 Entdeckungsgeschichte

Mitte der 1970er Jahre beschrieb M. Rizzetto bei Patienten mit chronischer Hepatitis B ein neues Antigen-/Antikörpersystem, das er – um den Unterschied zu den bekannten Hepatitis-B-Antigenen deutlich zu machen – δ-Antigen nannte. δ-Antigen wurde im Zellkern der Hepatozyten und kurzzeitig bei einigen akut erkrankten Patienten im Serum mit nachfolgender Antikörperbildung gefunden. Rizzetto charakterisierte zusammen mit F. Bonino im Labor von J. Gerin das neue Antigen und entdeckte durch Infektion von Schimpansen, dass δ-Antigen ein vermehrungsfähiges infektiöses Agens war, das jedoch HBV für seine Vermehrung braucht und daher defekt und Helfervirus-abhängig ist wie z. B. die Adeno-assoziierten Viren aus dem Genus Dependovirus, Familie Parvoviridae. Das neu entdeckte Hepatitis-Delta-Virus (HDV) erwies sich als Erreger von schweren akuten und chronischen Hepatitiden auf dem Boden einer HBV-Infektion (Smedile und Rizzetto 2007).

37.2 Taxonomie

Hepatitis-D-Virus (HDV) ist die einzige Art der Gattung Deltavirus, die ihrerseits in keine andere Virusfamilie eingeordnet werden kann. Formal wird HDV von dem International Committe for Taxonomy of Viruses in die Klasse der Minus-Strang-RNA-Viren eingeordnet, da sein einziges Protein (das δ-Antigen) vom antigenomischen RNA-Strang kodiert wird. Die Klonierung des HDV-Genoms zeigte aber, dass HDV unter den animalen Viren einzigartig ist und große Ähnlichkeiten mit Viroiden zeigt. Viroide sind kleine proteinfreie infektiöse RNA-Moleküle, die verschiedene Pflanzenkrankheiten hervorrufen. HDV wurde bisher nur in HBV-infizierten Menschen gefunden, kann aber auch auf Orthohepadnavirus-infizierte Säugetiere übertragen werden. HDV braucht die Hüllproteine der Orthohepadnaviren für die Bildung und Freisetzung umhüllter infektiöser Viren. Intrazellulär repliziert HDV jedoch auch ohne Hilfe von Hepadnaviren.

Das HDV-Genom ist hochvariabel mit bis zu 40 % Sequenzabweichungen.

Es lassen sich 8 Genotypen („clades") unterscheiden (Le Gal et al. 2006):

- Genotyp 1: ubiquitär, jedoch vorwiegend verbreitet in USA, Europa, China
- Genotyp 2: in Japan, Taiwan
- Genotyp 3: in Südamerika, wo er zusammen mit HBV-Genotyp F besonders schwere Krankheitsverläufe hervorruft
- Genotyp 4: in Taiwan, Japan
- Genotyp 5, 6, 7, 8: in Afrika

Taxonomisch gesehen, zeigt HDV wesentliche Eigenschaften von Viroiden:

- die Fähigkeit, das virale RNA-Genom durch die zelluläre RNA-Polymerase II in eine RNA-Kopie umschreiben zu lassen
- einzelsträngige zirkuläre RNA-Genome mit einem hohen Anteil an Selbstkomplementarität, sodass quasi ein RNA-Doppelstrang mit geschlossenen Enden entsteht
- die Fähigkeit zur autokatalytischen Spaltung und Ligation der replikativen Genomintermediate mittels Ribozymeigenschaft

Im Unterschied zu Viroiden kodiert das HDV-Genom ein Protein, das Delta-Antigen (HDAg), welches für seine Replikation und den Zusammenbau der Viruspartikel benötigt wird.

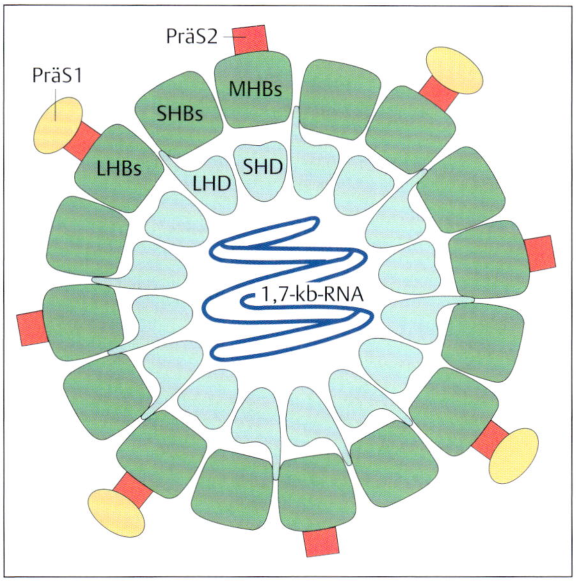

Abb. 37.**1** Schematisches Modell des HDV. Das zirkuläre RNA-Genom ist in hohem Maß selbstkomplementär und nimmt daher eine doppelsträngige Struktur ein. Das kleine (SHD) und große (LHD) HDAg-Nukleoprotein bildet zusammen mit der RNA eine Struktur unbekannter Symmetrie. Alternativ wäre eine helikale Symmetrie denkbar. LHD-Protein vermittelt die Wechselwirkung mit der vom HBV-abgeleiteten Hülle.

37.3 Virusstruktur

Das Virus ist sphärisch konfiguriert mit einem Durchmesser von 36 bis 43 nm (Taylor 2006) (Abb. 37.**1**). Die lipidhaltige Hülle entspricht im Wesentlichen der Hülle des Helfervirus HBV mit den 3 Proteinen L-, M- und S-HBs. Im Inneren befindet sich das Ribonukleoprotein mit vermutlich einer Genomkopie und etwa 70 HDAg-Untereinheiten. Es hat keine erkennbare Symmetrie, ist aber zu einer kompakten Struktur von etwa 19 nm Durchmesser kondensiert. HDAg kommt in einer kürzeren Form, S-HDAg mit 195 Aminosäuren (AS), und einer längeren Form, L-HDAg mit 19 zusätzlichen carboxyterminalen AS, vor. L-HDAg trägt am Carboxy-Ende eine Clathrin-Box, die die Interaktion mit Clathrin erlaubt und für den Zusammenbau des HDV erforderlich ist. Außerdem ist das L-HDAg am Carboxy-Ende mit einem Farnesylrest verknüpft, der auch die Wechselwirkung mit der HBsAg-Hülle vermittelt.

37.4 Genomstruktur und Replikation

Die RNA ist etwa 1700 Basen lang und gliedert sich in einen Viroidanteil mit Ribozymeigenschaften von etwa 300 Basen und dem Gen für HDAg (Taylor 2006). Der Promotor für die Transkription des viralen Minusstranggenoms in die mRNA für HDAg und in den Plusgegenstrang (Antigenom) liegt am Anfang des HD-Genoms in der einen Haarnadelschleife des Genoms (Abb. 37.**2**). Die Transkription stoppt in Abwesenheit des HDAg an der Polyadenylierungsstelle. In Gegenwart steigender HDAg-Mengen wird dieses Stoppsignal durchgelesen, und es wird nach dem Rolling-Circle-Modell ein kontinuierlicher Antigenomstrang gebildet, der sich aufgrund seiner Ribozymeigenschaft selbst in genomlange Stücke spaltet und in eine zirkuläre Struktur religiert (Abb. 37.**3**). Dann findet nach dem gleichen Schema die Synthese des Genoms statt. Für die Replikation wird eine RNA-abhängige RNA-Polymerase (RdRp) benötigt, die durch eine modifizierte Spezifität der wirtseigenen DNA-abhängigen RNA-Polymerase II bereitgestellt wird. Die RNA-Pol II kann den HDV-Promotor erkennen und die mRNA für das HD-Protein transkribieren, für die Replikation des HDV Genoms ist zusätzlich das kleine HD-Protein erforderlich (Abrahem u. Pelchat 2008). Es wurde vermutet, dass für die Replikation des Genoms und Antigenoms unterschiedliche RNA-Polymerasen in unterschiedlichen Kernkompartimenten zuständig wären (Huang et al. 2008a). Jedoch spricht vieles dafür, dass die RNA-Polymerase II zu Beginn ihrer Evolution ursprünglich eine Spezifität für RNA-Matrizen hatte und unter Mitwirkung von HD-Protein alle HDV-RNAs repliziert, möglicherweise nach priming durch „capped small RNAs" (Haussecker et al. 2008). Die RNA-Polymerase ist Bestandteil eines nukleären Replikationskomplexes, an dem neben

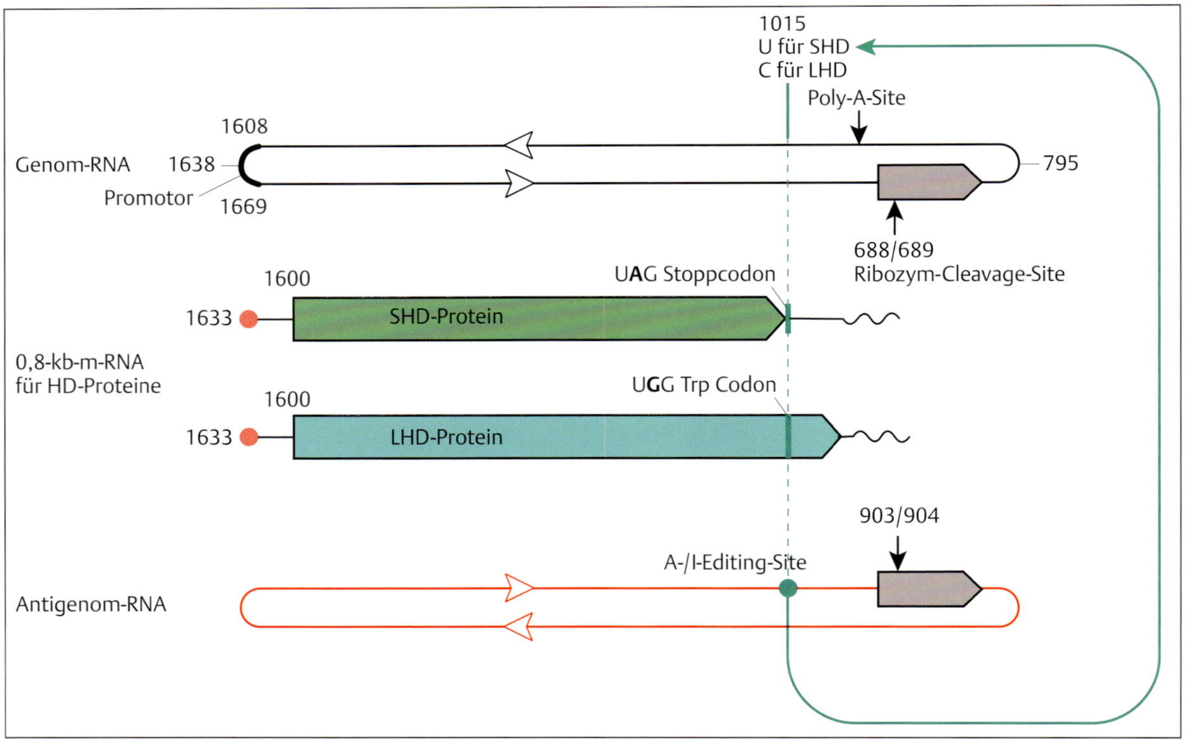

Abb. 37.**2** Struktur des RNA-Genoms (oben), der mRNA für SHD-Protein und für LHD-Protein (Mitte) sowie des Antigenoms (unten). Die Ribozymstruktur im Genom bzw. Antigenom ist als Pfeil rechts eingezeichnet.

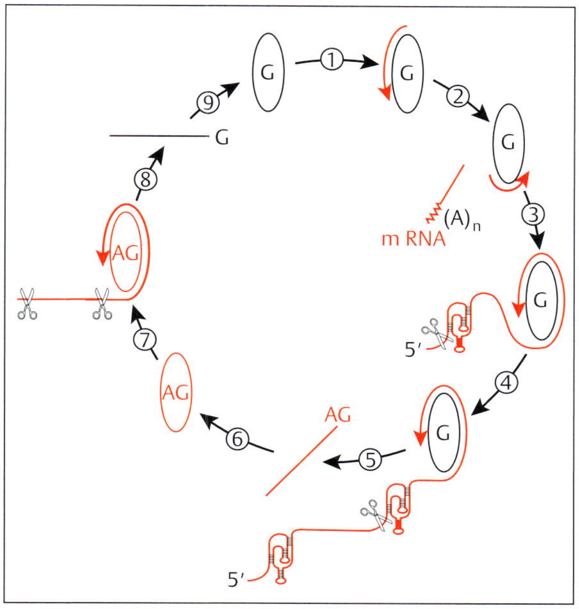

Abb. 37.**3** Replikationszyklus des HDV-Genoms. Der Genomstrang (G) wird durch die RNA-Polymerase II transkribiert (1) zur kurzen mRNA mit einem Poly-A-Schwanz ($[A]_n$) und zu einem langen kontinuierlich wachsenden Strang (3), der sich dank des Ribozym-Pseudoknotens zunächst am 5'-Ende (4) und dann zu einem antigenomlangen Stück (5) spaltet, das sich selbst religiert (6) und dann die Synthese des Genoms ermöglicht (7–9); AG = Antigenom (Quelle: Lai 1995).

generellen Transkriptionsfaktoren auch B23, Nucleolin, CBP/p300 und der Transkriptionsfaktor YY1 (Yin Yang 1) beteiligt sind, wobei HD-Protein die Elongation der RNA stark beschleunigt (Huang et al. 2008b).

Die Ribozymeigenschaft ist in einem 84 Basen langen RNA-Abschnitt enthalten, der einen „Pseudoknoten" von definierter Raumstruktur bildet. Die Ribozymeigenschaft ist verwendet worden, um rekombinante RNA-Moleküle für wissenschaftliche Zwecke, z. B. in rekombinanten Minus-Strang-RNA-Genomen maßgenau in cis zu schneiden. Künstliche Varianten des HD-Ribozyms vermögen im Prinzip auch definierte Ziel-RNA, z. B. von Krankheitserregern wie HBV, HCV und HIV in vitro in trans zu spalten.

Nur das SHD-Genom ist replikationskompetent. Die Synthese des für die Umhüllung nötigen LHD-Proteins erfolgt durch eine ungewöhnliche Modifikation (RNA-Editing) des SHD-Antigenoms (Abb. 37.**2**). Das zelluläre RNA-Editing-Enzym, die dsRNA-Adenosindeaminase, wandelt das Adenin im UAG-Stoppcodon des SHD-Gens bei einem Teil der Genome in ein Inosin um. Bei der Umschreibung des so modifizierten Antigenoms entsteht im Genom ein Cytosin statt eines Thymins und in der dann synthetisierten mRNA für HDAg ein Guanin statt eines Adenins, sodass das Stoppcodon UAG in ein Tryptophancodon UGG umgewandelt wird und das HD-Protein um weitere 19 Aminosäuren bis zum nächsten Stoppcodon verlängert werden kann.

37.5 Viraler Replikationszyklus

HDV breitet sich auf ähnliche Weise aus wie HBV und erreicht dank seiner HBsAg-Hülle die gleichen Zielzellen. Das HDV-Ribonukleoprotein wird in den Zellkern transportiert, vermutlich mittels des Kerntransportsignals im HD-Protein. Dort findet die vorher beschriebene Expression der SHD-mRNA und die Genomreplikation statt. SHD lagert sich bevorzugt an die Enden der zirkulären, quasidoppelsträngigen Genom-RNA mit 2 spezifischen Bindungsstellen an und oligomerisiert mittels Leucin-vermittelten Helix-Helix-Interaktionen. Solange kein LHD-Protein vorliegt, läuft die Replikation intranukleär ab. LHD veranlasst die Translokation des HD-Ribonukleoproteins in das ER des Zytoplasmas zur Umhüllung durch die dort eingebauten HBs-Proteine und zum Export in die Blutbahn. Infektiös sind jedoch nur HDV-Partikel mit Genomen, die das SHD-Protein kodieren.

Im Gegensatz zu HBV ist das L-HBs der HBV-Hülle nicht nötig für die Umhüllung des HD-Ribonukleoproteins. L-HBs wird jedoch für die Anheftung und/oder den Eintritt des HDV in die Leberzelle benötigt. Ansonsten weist HDV keine weitere Wirtszellspezifität auf und kann in allen möglichen Zellen und sogar in Pflanzen replizieren.

37.6 Pathogenese der HDV-Infektion

Die zytotoxische Wirkung der HDV-Replikation ist nicht eindeutig geklärt (Smedile und Rizzetto 2007). Große Mengen SHD-Protein mit starker Replikation des HDV-Genoms sind vermutlich direkt zytotoxisch. Entsprechend scheint ein hohes Verhältnis von LHD- gegenüber SHD-Genomen attenuierend auf die HD-Infektion zu wirken. Beobachtungen an reinfizierten HBV-/HDV-Trägern nach Lebertransplantation deuten daraufhin, dass die volle Pathogenität des HDV erst im Zusammenwirken mit HBV auftritt. Bei Patienten mit schwerer HDV-/HBV-Infektion wurde gehäuft eine mikrovesikuläre Steatose gefunden („Schaumzellen"). Für die Fibroseprogression spielt die Interaktion des LHD-Proteins mit dem TGF-β-Signalweg eine wichtige Rolle.

Die HDV-RNA ist zwar zu 70% selbstkomplementär, aber es gibt keine doppelsträngigen Genomsegmente mit mehr als 15 Basenpaaren, wie sie zur Induktion der Interferonsynthese benötigt werden. Dennoch aktiviert HDV die interferoninduzierte dsRNA-abhängige Proteinkinase R, ohne dass allerdings dadurch die Proteinsynthese gehemmt würde.

Die zelluläre Immunreaktion gegen HD-Protein trägt wesentlich zur Immunpathogenese bei. Daneben scheint HDV, mehr als HBV und ähnlich wie HCV, Autoantikörper induzieren, z. B. gegen eine mikrosomale UDP-Glucuronyltransferase.

37.7 Infektionsverlauf

Wesentlich für den Verlauf der HDV-Infektion ist die Interaktion mit HBV (Smedile et al. 2007). Bei der **Koinfektion** werden gleichzeitig HDV und HBV übertragen. Beide Viren behindern sich gegenseitig. HDV braucht HBV, hemmt aber dessen Replikation. Dies führt zu einer labilen Koexistenz der Viren in der Zelle und zu einem weiten Spektrum an klinischen Verläufen von asymptomatischer Infektion bis zur fulminanten Hepatitis. Oft ist der Gipfel der viralen Replikation für HBV und HDV um einige Wochen versetzt, wobei entweder HBV oder HDV zuerst kommt. Die symptomatische Koinfektion heilt vorwiegend aus. Im Lauf der Erkrankung verschwindet die HB-und HD-Virämie. Die entsprechenden Antikörper, IgM-Anti-HBc und IgM-Anti-HD, erscheinen mit Beginn der Symptomatik und werden im Verlauf von Monaten durch IgG-Anti-HBc und IgG-Anti-HD vollständig abgelöst (Abb. 37.**4a**).

Bei der **Superinfektion** eines HBV-Trägers mit HDV kommt es zu einer ausgeprägten akuten Hepatitis mit hoher HD-Virämie und IgM-Anti-HD und meistens auch zu einer chronischen Infektion mit HDV. IgM-Anti-HD verschwindet dann nicht, HDV-RNA bleibt weiter im Serum nachweisbar (Abb. 37.**4b**). HDV-Superinfektion führt häufiger zu einer fulminanten Hepatitis als die HBV-Monoinfektion. Im Falle einer Chronifizierung verläuft sie im Vergleich zur HBV-Monoinfektion ebenfalls ungünstiger. Eine Leberzirrhose tritt ca. 10 bis 15 Jahre früher ein als bei der alleinigen HBV-Infektion, das Risiko für ein hepatozelluläres Karzinom ist erhöht. Die 5-Jahres-Letalität ist bei Patienten mit HDV-assoziierter gegenüber Patienten mit HBV-assoziierter Zirrhose ungefähr verdoppelt. Die chronische HDV-Infektion führt oft zur Leberdekompensation, sodass relativ viele HDV-Patienten zu einer Lebertransplantation anstehen. Hier zeigt sich, dass nach Transplantation HDV die neue Leber infizieren kann, noch bevor HBV in Erscheinung tritt.

Asymptomatische Verläufe und Ausheilung der HDV/HBV-Superinfektion sind selten.

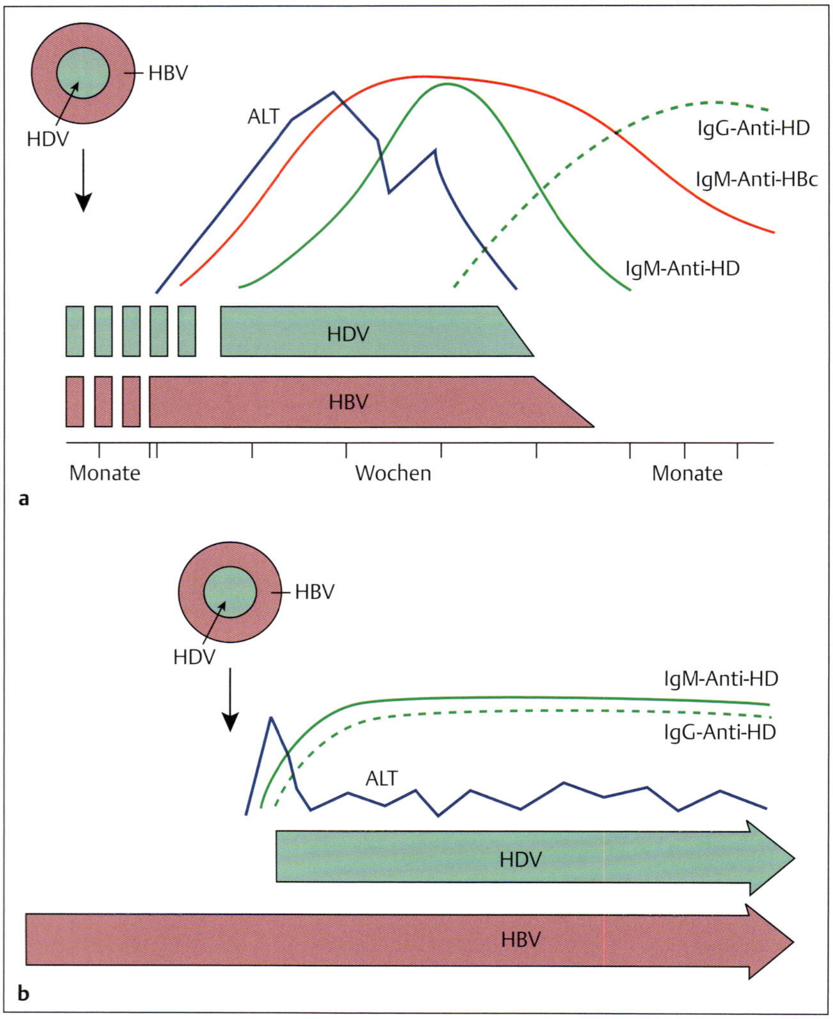

Abb. 37.**4** Verlauf der HBV-Infektion. ALT = Alaninaminotransferase (Quelle: Rizzetto et al. 1999).
a Bei akuter, ausheilender Koinfektion mit HBV.
b Bei Superinfektion eines HBV-Trägers mit HDV mit nachfolgender HDV-Persistenz

37.8 Übertragung

Die Übertragungswege des HDV ähneln denen des HBV, jedoch tragen sexuelle Kontakte weniger zur Verbreitung bei. Der vertikale Infektionsweg ist wenig bedeutsam, da die HBV-/HDV-positiven Mütter meist eine niedrigvirämische HBV-Infektion aufweisen und das Helfervirus nicht auf ihr Kind übertragen.

37.9 Epidemiologie

HDV ist auf ein hohe Rate an chronischen HBV-Trägern mit HBs-Antigenämie angewiesen (Smedile und Rizzetto 2007). Die höchsten Prävalenzen an HDV werden dementsprechend in Regionen mit hoher HBsAg-Trägerrate gefunden, jedoch gibt es hier große regionale Unterschiede. Den rund 350 Mio. HBsAg-Trägern stehen geschätzte 15 Mio. HDV-Träger gegenüber. Endemiegebiete sind der Mittelmeerraum, Südosteuropa, Zentralasien und lokale Bereiche im tropischen Südamerika und Zentralafrika. Von 1975 bis 1997 hat die Prävalenz von HDV bei HBsAg-Trägern im Mittelmeerraum aufgrund verbesserter hygienischer Verhältnisse von 40% auf unter 10% abgenommen. Im Gegensatz hierzu ist eine steigende Prävalenz für HDV in den Länder der ehemaligen russischen Konföderation zu verzeichnen, wohl wegen sinkender Hygiene-Standards, erhöhter Mobilität und eines zunehmenden intravenösen Drogenkonsums. Eine HDV-Infektion wird häufig bei illegalen i.v. Drogenbenutzern gefunden, oft zusammen mit HCV und HIV.

37.10 Immunantwort

HD-Antikörper werden wie bei HBV-Infektionen mit Ausbruch der klinischen Symptome nachweisbar und erreichen hohe Konzentrationen. Die Antikörper können zur Elimination des HDV wenig beitragen, da das Virus durch die HBsAg-Hülle geschützt ist.

Zelluläre Immunreaktionen gegen HD-Antigene sind nachgewiesen und für die Elimination infizierter Zellen erforderlich.

37.11 Diagnostik

Jede HBsAg-positive oder IgM-Anti-HBc-positive Person sollte zumindest einmal auf Anti-HD untersucht werden, insbesondere wenn epidemiologische Risikofaktoren oder klinische Hinweise vorliegen wie eine fulminante Hepatitis, i.v. Drogenabusus oder eine Herkunft aus einem Endemiegebiet. Im positiven Fall muss die Aktivität der HDV-Infektion durch Nachweis von HDV-RNA, evtl. auch von IgM-Anti-HD überprüft werden.

Für den HDV-RNA-Nachweis sind bevorzugt quantitative Nukleinsäureamplifikationstests anzuwenden, allerdings besteht bislang kein einheitlicher quantitativer Referenzstandard. Eine Quantifizierung der HDV-RNA ist für die Beurteilung des Therapieansprechens sinnvoll. Ein fehlender Virusabfall innerhalb von sechs Monaten gilt als negativer prädiktiver Faktor für ein Therapieversagen.

Durch den empfindlichen HDV-RNA-Nachweis im Serum hat der HDAg-Test für die serologische und bioptische Diagnostik an Bedeutung verloren. Der Nachweis von HDAg ist nur in der Inkubationszeit und der frühen akuten Phase sinnvoll, da später das Anti-HD das HDAg maskiert. Es ist jedoch möglich, die Immunkomplexe zu dissoziieren und das HDAg im Western-Blot nach SDS-Elektrophorese nachzuweisen.In Leberbiopsien lässt sich HDAg am besten durch Immunfluoreszenz nachweisen. Die Biopsie ist wichtig für die Beurteilung der Entzündung, der Fibrose und des zirrhotischen Umbaus.

37.12 Therapie

Aufgrund der meist raschen Erkrankungsprogression sollte eine antivirale Therapie der HDV-Infektion bei allen Patienten mit entzündlicher Aktivität und/oder Fibrose angestrebt werden, auch wenn die therapeutischen Möglichkeiten nach wie vor eingeschränkt sind (Niro et al. 2005). Durch eine 48-72 wöchige Therapie mit pegyliertem Interferon-α kann bei 17 bis 43% der Patienten eine dauerhafte Virussuppression und Normalisierung der ALT erzielt werden. Monotherapien mit Nukleos(t)idanaloga waren bislang erfolglos, Kombinationstherapie von Interferon mit Nukleos(t)idanaloga einer Interferon-Monotherapie nicht überlegen. Ein sinnvoller Einsatz von Nukleos(t)idanaloga besteht bei Patienten mit erfolgloser Interferontherapie und fortbestehender signifikanter HBV-Replikation.

Bei fulminanter Hepatitis D und dekompensierter Leberzirrhose ist die Lebertransplantation eine Therapieoption. Die 5-Jahres-Überlebensraten nach Transplantation liegen bei 70% bzw. 90%. Wichtig ist hierbei, die Reinfektion mit HBV durch ein Nukleos(t)idanalogon und/oder HBIG zuverlässig zu unterdrücken.

Als neue therapeutische Ansätze sind eine Prenylierungsinhibition oder Immunmodulation denkbar.

37.13 Prophylaxe und Impfung

Die Maßnahmen entsprechen weitgehend denen gegen HBV. Anti-HBs schützt auch gegen Infektion mit HDV. Ein Impfung von HBsAg-Trägern gegen HDV gibt es nicht.

Literatur

Abrahem A, Pelchat M. Formation of an RNA polymerase II pre-initiation complex on an RNA promoter derived from the hepatitis delta virus RNA genome. Nucleic Acids Res. 2008; 36: 5201–5211

Haussecker D, Cao D, Huang Y et al. Capped small RNAs and MOV10 in human hepatitis delta virus replication. Nat Struct Mol Biol 2008; 15: 714–721

Huang WH, Chen YS, Chen PJ. Nucleolar targeting of hepatitis delta antigen abolishes its ability to initiate viral antigenomic RNA replication. J Virol 2008a; 82: 692–699

Huang WH, Mai RT, Lee YH. Transcription factor YY1 and its associated acetyltransferases CBP and p300 interact with hepatitis delta antigens and modulate hepatitis delta virus RNA replication. J Virol 2008b; 82: 7313–7324

Lai MM. The molecular biology of hepatitis delta virus. Annu Rev Biochem 1995; 64: 259–286

Le Gal F, Gault E, Ripault MP et al. Eight major clades for hepatitis delta virus. Emerg Infect Dis 2006; 12: 1447–1450

Niro GA, Rosina F, Rizzetto M. Treatment of hepatitis D. J Viral Hepat 2005; 12: 2–9

Rizzetto M, Smedile A, Verme G. Hepatitis D. In: Bircher J, Benhamou J-P, McIntyre N et al., eds. Oxford Textbook of Clinical Hepatology. 2nd ed. Oxford: Oxford Press; 1999: 896–904

Smedile A, Rizzetto M. Hepatitis D. In: Rodes J, Benhamou JP, Blei A et al., eds. Textbook of Hepatology: from basic science to clinical practice. 3rd ed. Oxford: Blackwell Livingstone Ltd.; 2007: 875–881

Taylor J. Structure and replication of hepatitis delta RNA. Curr Top Microbiol Immunol 2006; 307: 1–23

Plusstrang-RNA-Viren

38 Flaviviren

38.1 Grundlagen

F. X. Heinz, K. Stiasny

38.1.1 Einführung

Das Gelbfieber-Virus ist das namensgebende Virus der Flaviviren (lat. flavus = gelb), die ein Genus im Rahmen der Familie Flaviviridae bilden. Dieser Virusfamilie gehören noch zwei weitere Genera an, die tierpathogenen Pestiviren und die Hepaciviren mit ihren 6 Genotypen des humanen Hepatitis-C-Virus (s. Kap. 39). Obwohl große Ähnlichkeiten hinsichtlich Morphologie, Genomorganisation und Replikationsstrategie bestehen, unterscheiden sich die drei Genera ganz wesentlich in Bezug auf ihre biologischen Eigenschaften wie beispielsweise Wirtsbereich, Übertragungswege sowie Erkrankungsbilder, und sie besitzen auch keinerlei serologische Verwandtschaft. Entsprechend dem „VIIIth Taxonomic Report" des „International Committee for the Taxonomy of Viruses" umfasst das Genus Flavivirus zurzeit 53 individuelle Virusspezies (mit einer Vielzahl von weiteren Varianten, Subtypen, Genotypen etc.), von denen 27 durch Stechmücken und 12 durch Zecken auf ihre Vertebraten-Wirte übertragen werden. In 14 Fällen ist bisher kein Arthropoden-Vektor bekannt. Beim Menschen sind diese Viren für verschiedenste Erkrankungsbilder verantwortlich, die z. B. durch Fieber, Gelenksschmerzen, Meningitis, Enzephalitis, Exanthem oder hämorrhagische Manifestationen charakterisiert sein können. Die weltweit größte Bedeutung als Erkrankungserreger des Menschen besitzen das Gelbfieber-Virus als Prototyp eines hämorrhagischen Fiebervirus, die Dengue-Viren (4 Serotypen), das Japanische Enzephalitis-Virus, das West-Nil-Virus sowie das Zeckenenzephalitis Virus (engl. Tick-borne Encephalitis Virus; im deutschen Sprachraum Frühsommermeningoenzephalitis – FSME-Virus).

Flavivirusinfektionen sind Zoonosen, die für ihre Erhaltung in der Natur von der Vermehrung in Tieren und üblicherweise nicht im Menschen abhängig sind. Diese sind meist nur zufällige Wirte und tragen nicht zum natürlichen Zyklus bei. Als große Ausnahme gelten die Dengue-Viren, die völlig an den Menschen adaptiert sind und in großen urbanen Zentren über Stechmücken von Mensch zu Mensch weitergegeben werden. Aufgrund ihrer Abhängigkeit von bestimmten Vektoren, Vertebratenwirten und anderen ökologischen Faktoren weisen Flaviviren meist charakteristische geografische Verbreitungsgebiete auf – z. B. das Japanische Enzephalitis-Virus in Südostasien, die Dengue-Viren in tropischen und subtropischen Regionen rund um die Welt, oder das FSME-Virus in weiten Teilen Europas und Zentralasiens. Sie verfügen jedoch auch über das Potenzial, neue Regionen zu erobern, wie das plötzliche Auftauchen und die Ausbreitung des West-Nil-Virus in Amerika seit 1999 in eindrucksvoller Weise vor Augen führten.

In wissenschaftshistorischem Zusammenhang spielten Flaviviren eine herausragende Rolle. Durch die Pionierarbeit von Walter Reed im Zuge des Baus des Panamakanals wurde das Gelbfieber-Virus im Jahr 1900 als erstes filtrierbares Agens identifiziert, das eine Erkrankung beim Menschen verursacht und als erstes Virus, dessen Übertragung auf den Menschen durch einen Arthropoden-Vektor erfolgt. Für seinen bereits im Jahr 1927 entwickelten Gelbfieber-Impfstoff wurde Max Theiler 1951 mit dem Nobelpreis ausgezeichnet.

38.1.2 Virusstruktur

Flaviviren sind kleine lipidumhüllte Viren mit einem Durchmesser von etwa 50 nm, die aufgrund von kristallografischen und kryo-elektronenmikroskopischen Untersuchungen strukturell hervorragend charakterisiert sind. Die Partikel bestehen aus einem elektronendichten Nukleokapsid (Durchmesser ca. 30 nm), das aus dem Kapsidprotein C (ca. 11 kd) und dem etwa 11 000 Nukleotide umfassenden positiv-strängigen RNA-Genom zusammengesetzt ist. Die Organisation des C-Proteins im Kapsid ist noch nicht genau bekannt, seine atomare Struktur wurde jedoch kristallografisch aufgeklärt und zeigt sowohl stark positiv geladene Oberflächen für RNA-Interaktionen als auch hydrophobe Oberflächen für Wechselwirkungen mit der Membran. Die Morphogenese der Viren erfolgt höchstwahrscheinlich durch „Budding" an der Membran des endoplasmatischen Retikulums (ER) und führt zunächst zur Entstehung unreifer und nicht infektiöser Partikel, die etwas größer als reife Viren sind (ca. 60 nm) und zwei membranassoziierte Proteine enthalten (prM = Precursor von M; ca. 18 kd, und E = Envelope; ca. 50 kd) (Abb. 38.**1a**). Beide Proteine besitzen einen doppelten Membrananker und sind in einem stabilen heterodimeren Komplex miteinander assoziiert. An der Oberfläche unreifer Viren sind 60 Trimere solcher prM-E-Heterodimere als Spikes erkennbar, die in einem spezifischen ikosaedrischen Netzwerk angeordnet sind (Abb. 38.**1b, c**).

Die Umwandlung unreifer in reife Viren erfordert die proteolytische Spaltung des prM-Proteins durch eine zel-

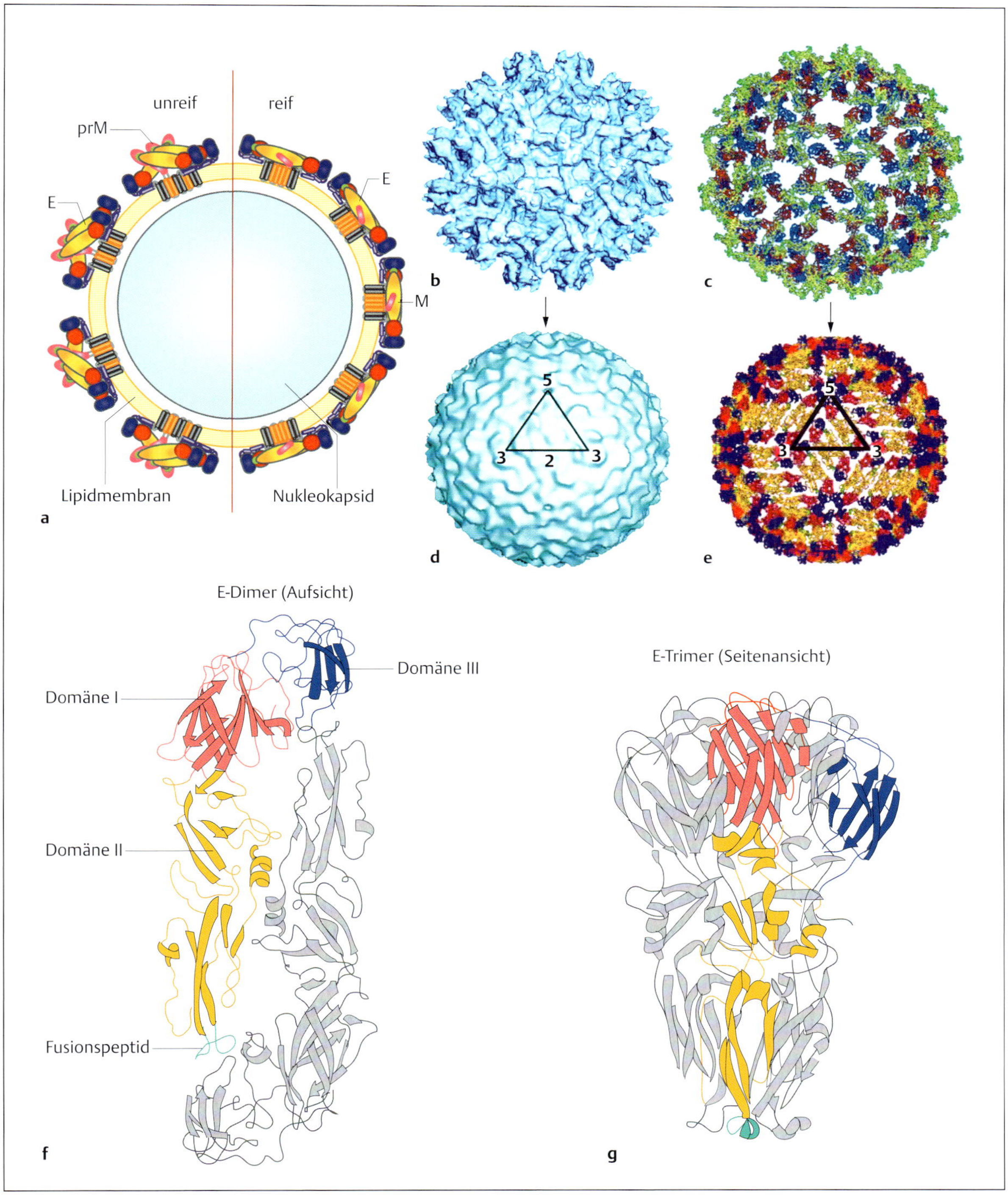

Abb. 38.**1** Aufbau und Strukturen von Flaviviren (Quelle: Teil b, c, e: Mukhopadhyay et al. 2005; d: Kuhn et al. 2002).

a Schematische Darstellung eines Flavivirus-Partikels in unreifer (links) und reifer Form (rechts).

b Kryo-elektronenmikroskopische Rekonstruktion von unreifen Dengue-Viren.

c Anordnung der E-Proteine auf der Virusoberfläche unreifer Viruspartikel.

d Kryo-elektronenmikroskopische Rekonstruktion von reifen Dengue-Viren.

e „Herringbone-like"-Anordnung der E-Proteine auf der Oberfläche reifer Viruspartikel

f Dreidimensionale Struktur des E-Proteins des FSME-Virus in seiner dimeren Präfusionsstruktur.

g Dreidimensionale Struktur des E-Proteins des FSME-Virus in seiner trimeren Postfusionsstruktur. Farbkodierung des E-Proteins: DI – rot; DII – gelb; DIII – blau; Fusionspeptid – grün.

luläre Protease (s. Kap. 38.1.4), wobei es zur Abspaltung des „pr"-Teils, zu einer Neuorganisation der E- und M-Proteine und der Bildung einer glatten, Golfball-ähnlichen Oberfläche kommt (Abb. 38.**1a, d**). Diese besteht aus 90 Homodimeren des E-Proteins, die eine als „herringbone-like" bezeichnete ikosaedrische Struktur (30 parallel angeordnete Trimere von E-Dimeren; so genannte „Rafts") aufbauen (Abb. 38.**1e**).

Das E-Protein ist sowohl für die Rezeptorbindung als auch für die Membranfusion verantwortlich. Die atomare Struktur löslicher Formen des E-Proteins wurde kristallografisch für verschiedene Flaviviren aufgeklärt (Abb. 38.**1f**). Jedes der E-Monomere besteht aus 3 Domänen (I, II und III), die alle durch Disulfidbrücken stabilisiert sind und großteils aus Beta-Faltblattstrukturen bestehen. Die Domäne I enthält den N-Terminus und trägt bei fast allen Flaviviren eine Kohlenhydratseitenkette. Die Domäne II ist bei manchen Flaviviren ebenfalls glykosyliert und enthält an ihrer Spitze das am stärksten konservierte Sequenzelement – das interne Fusionspeptid (s. Kap. 38.1.4). Die Domäne III hat strukturelle Ähnlichkeiten mit IgG-Domänen und wird mit Rezeptorinteraktionen in Zusammenhang gebracht. Die Detailstruktur der letzten ca. 100 carboxyterminalen Aminosäuren, die den so genannten „Stamm" sowie den doppelten Membran-Anker bilden, ist noch nicht bekannt. In den E-Dimeren sind die einzelnen Monomere antiparallel angeordnet, wodurch das Fusionspeptid in einer hydrophoben Tasche – gebildet von den Domänen I und III des zweiten Monomers – zu liegen kommt und geschützt wird (Abb. 38.**1f**). Die Flavivirus-E-Proteine wurden als Klasse-II-Fusionsproteine kategorisiert (gemeinsam mit den Fusionsproteinen der Alphaviren), weil sie keinerlei strukturelle Ähnlichkeiten mit den Spike-artigen Klasse-I-Fusionsproteinen aufweisen, die bei Orthomyxo-, Paramyxo-, Retro-, Filo- und Coronaviren zu finden sind.

38.1.3 Genomorganisation

Das Genom der Flaviviren besteht aus einer einzigen positiv-strängigen RNA mit etwa 11.000 Nukleotiden, die am 5'-Ende eine Typ-1-Cap-Struktur und am 3'-Ende – im Gegensatz zu zellulären mRNAs – kein Poly-A trägt und infektiös ist. Diese genomische RNA enthält einen einzigen offenen Leserahmen, der sowohl am 5'- als auch am 3'-Ende von nicht kodierenden Sequenzen (mit einer Länge von ca. 100 bzw. 300 bis 700 Nukleotiden) flankiert wird (Abb. 38.**2a**). Die Translation ist Cap-abhängig und wird durch ribosomales Scanning initiiert. Dabei entsteht ein großes Polyprotein, das ko- und post-translational in zumindest 10 Proteine gespalten wird, wobei das N-terminale Viertel die Strukturproteine in der Reihenfolge C-prM-E

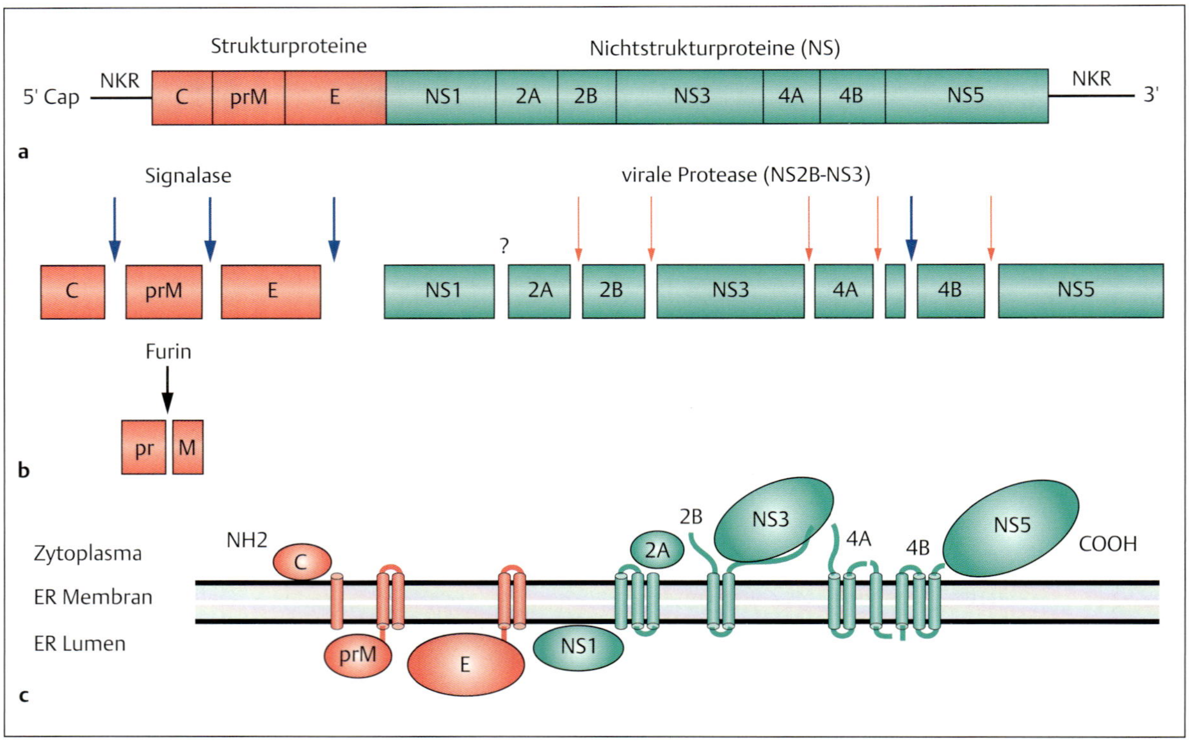

Abb. 38.**2** Genomstruktur und Proteine von Flaviviren.
a Schematische Darstellung des positiv-strängigen RNA Genoms; NKR = nicht kodierende Region.
b Schematische Darstellung der Spaltprodukte nach dem Prozessieren des Polyproteins.
c Schematische Darstellung der Anordnung der viralen Proteine in Bezug auf die ER-Membran.

und der Rest die Nichtstrukturproteine (NS1, 2A, 2B, 3, 4A, 4B und 5) enthält (Abb. 38.**2b**). Beim Prozessieren des Polyproteins sind sowohl zelluläre Proteasen (Signalpeptidase, Furin oder Furin-ähnlich) als auch der virale NS2B-NS3-Serin-Proteasekomplex beteiligt (Abb. 38.**2b, c**).

Die Funktionen der Nichtstrukturproteine sind in vielen Fällen bekannt, in anderen noch Gegenstand intensiver Untersuchungen. NS1 und NS2A haben eine wichtige, aber noch nicht eindeutig definierte Rolle bei der Virusreplikation, die im Zytoplasma erfolgt. Eine relativ große Menge von NS1 wird von infizierten Zellen freigesetzt und kann eine protektive Immunantwort induzieren (s. Kap. 38.1.5 Abschnitt „Immunantwort"). NS2B ist ein Kofaktor für die Protease-Funktion von NS3, einem multifunktionellen Protein, das neben der Protease- auch eine Helikase-Funktion besitzt und somit nicht nur beim Polyprotein-Processing sondern auch bei der RNA-Replikation beteiligt ist. NS3 fungiert zusätzlich als RNA-Triphosphatase, die wahrscheinlich über die Dephosphorylierung des 5'-Endes der genomischen RNA die Voraussetzung für das Anfügen der Cap-Struktur schafft. Die RNA-Replikation, bei der auch die beiden kleinen hydrophoben Proteine NS4A und NS4B in nicht genau bekannter Weise beteiligt sind, erfolgt durch die RNA-abhängige RNA-Polymerase-Aktivität des NS5-Proteins, das signifikante Homologien zu den Polymerasen anderer positiv-strängiger RNA-Viren aufweist.

38.1.4 Vermehrungszyklus

Flaviviren dringen durch Rezeptor-vermittelte Endozytose über „Clathrin-Coated Pits" in Zellen ein und können dabei offensichtlich – abhängig vom Virus- und Zell-Typ – unterschiedlichste Zelloberflächenmoleküle als Rezeptoren verwenden (Abb. 38.**3a**). Bei mehreren Flaviviren wurde gezeigt, dass sulfatierte Glykosaminoglykane (wie z. B. Heparansulfat) eine wichtige Rolle bei der initialen Anheftung an Zellen spielen, also als so genannte „Attachment-Rezeptoren" dienen. Eine ähnliche Funktion wurde im Fall der Infektion dendritischer Zellen durch Dengue-Viren auch für DC-SIGN („Dendritic Cell Specific Intercellular Adhesion Molecule-3-Grabbing Nonintegrin") nachgewiesen, wobei die spezifische Interaktion dieses Moleküls mit der Kohlenhydratseitenkette von E-Proteinen an der Virusoberfläche strukturell durch Kryo-Elektronenmikroskopie aufgeklärt werden konnte. Neben diesen „Attachment-Rezeptoren" werden zusätzliche spezifische Rezeptoren diskutiert, die möglicherweise mit der Domäne III des E-Proteins interagieren, deren Rolle und Identität aber bisher noch nicht konklusiv aufgeklärt ist.

Sobald die Viren im Zuge ihrer Endozytose in Endosomen gelangen, löst der dort herrschende leicht saure pH die Fusion der Virusmembran mit der endosomalen Membran aus und führt damit zur Freisetzung des Nukleokapsids in das Zytoplasma (Abb. 38.**3a**). Aufgrund der Kenntnis der Konformation von E sowohl bei neutralem als auch bei saurem pH (Prä- und Postfusionskonformation; Abb. 38.**1f, g**) sowie biochemischen und funktionellen Analysen konnte ein Modell der Flavivirus-Membranfusion entwickelt werden, das die einzelnen Schritte dieses Prozesses relativ genau beschreibt (Abb. 38.**3b**). Als Auslöser wirkt die Protonierung bestimmter Aminosäuren (z. B. Histidine), die eine Dissoziierung der E-Dimere bewirkt und damit den Fusionspeptiden an der Spitze der Monomeren die Möglichkeit gibt, mit der Zielmembran zu interagieren. Entscheidend für das Verschmelzen der beiden Membranen ist die Relokation der Domäne III vom Ende des stäbchenartigen E-Moleküls (Abb. 38.**1f**) an die Seite (Abb. 38.**1g**), wodurch eine Haarnadelstruktur ausgebildet werden kann, bei der im Endeffekt das Fusionspeptid und der Membrananker in der fusionierten Membran nebeneinander zu liegen kommen (Abb. 38.**3b**, **letztes Bild**). Im Zuge dieser molekularen Umlagerungen kommt es zur Trimerisierung von E, der Ausbildung von Fusionsintermediaten und schließlich einer Fusionspore, durch die das Nukleokapsid in das Zytoplasma freigesetzt wird. Die erforderliche Energie für die Fusion der beiden Membranen wird aus der Umwandlung der metastabilen Präfusionsstruktur in die wesentlich stabilere Postfusionsstruktur von E gewonnen. Trotz der großen Unterschiede in Bezug auf die Struktur der beteiligten Proteine ist der Ablauf des Flavivirus-Fusionsprozesses mechanistisch jenem sehr ähnlich, der durch virale Fusionsproteine der Klasse I vermittelt wird.

Nach ihrer Freisetzung („Uncoating") wird die genomische RNA durch die zelluläre Proteinsynthese-Maschinerie translatiert, wodurch alle für die RNA-Replikation erforderlichen Nichtstrukturproteine entstehen. Die starke Proliferation intrazellulärer vesikulärer Membranen ist ein Markenzeichen von Flavivirus-infizierten Zellen. Die RNA-Replikation findet in der perinukleären Region in Assoziation mit solchen Vesikeln statt (Abb. 38.**3a**). Die unter Beteiligung der kleinen hydrophoben NS-Proteine an Membranen gebundene Replikase (NS5) synthetisiert zunächst einen Voll-Längen-Minusstrang, der dann als Matrize für neue Plusstränge dient. Die virale RNA-Synthese ist somit semikonservativ und erfolgt asymmetrisch, weil etwa zehnmal mehr Plus- als Minusstränge akkumulieren.

Die genomische RNA ist die einzige virale mRNA in infizierten Zellen. Die Translokation und Topologie der Membranproteine prM, E und NS1 in das Lumen des ER wird durch eine Serie von internen Signalsequenzen an den N-Termini und Stop-Transfersequenzen an den C-Termini dieser Proteine gesteuert (Abb. 38.**2c**). Die einzelnen Schritte des Viruszusammenbaus („Assembly") sind nicht genau bekannt, erfolgen aber wahrscheinlich sehr rasch, weil in elektronenmikroskopischen Studien kaum fertige Nukleokapside oder „Budding Intermediates" gesehen werden. Es wird angenommen, dass die genomische RNA mit dem C-Protein assoziiert und es dann zu einem Sprossen (Budding) der Viruspartikel in das ER kommt. Die im ER integrierten prM- und E-Proteine können jedoch auch allein (ohne Nukleokapside) membranhaltige subvirale Partikel bilden, die als Nebenprodukt der Virusbiosynthese von infizierten Zellen freigesetzt werden.

Die viralen und subviralen Partikel werden zunächst in unreifer Form gebildet und erstmals im ER sichtbar. Ihr weiterer Transport erfolgt durch den zellulären Exozytose-

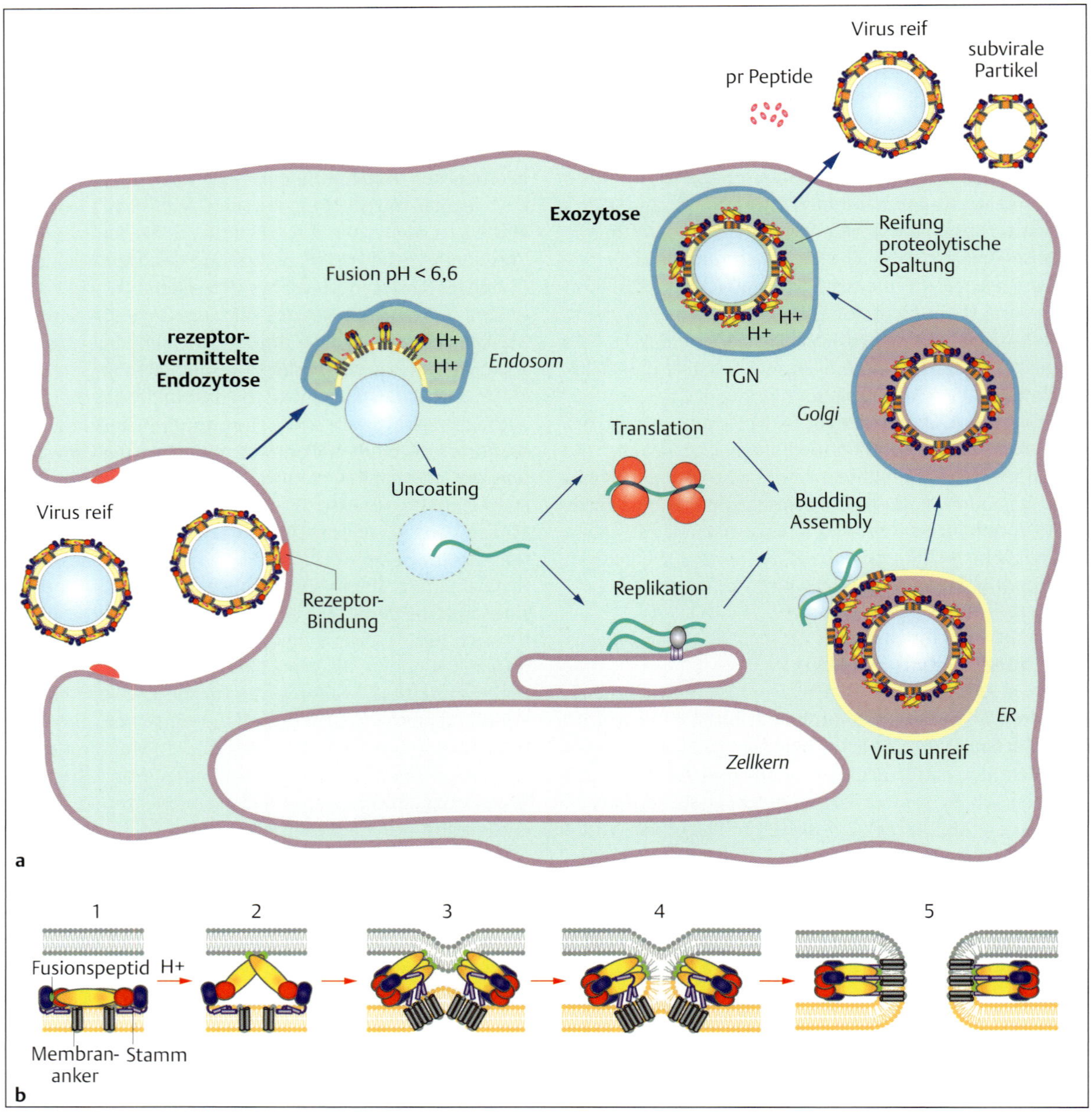

Abb. 38.**3** Lebenszyklus und Membranfusion von Flaviviren.
a Flaviviren dringen über Rezeptor-vermittelte Endozytose in die Zelle ein und der saure pH der Endosomen induziert strukturelle Änderungen in E, die die Fusion der viralen mit der endosomalen Membran vermitteln und zur Freisetzung des Nukleokapsids in das Zytoplasma führen. Nach dem „Uncoating" wird das Genom translatiert und repliziert. Der Zusammenbau neuer Viruspartikel findet im ER statt und führt zunächst zur Bildung unreifer prM-enthaltender Partikel, die durch den Exozytose-Weg der Zelle transportiert werden. Im TGN bewirkt der saure pH konformationelle Änderungen an der Virusoberfläche und das pr-Peptid wird abgespalten, bleibt aber mit dem E-Protein assoziiert. Erst nachdem das Virus die Zelle verlassen hat, fällt das pr-Peptid ab und reife infektiöse Viruspartikel entstehen.
b Modell des Fusionsmechanismus von Flaviviren. 1: Metastabiles E Dimer auf der Virusoberfläche. 2: Der saure pH der Endosomen bewirkt eine Dissoziierung der Dimere in Monomere, die über das Fusionspeptid mit der Zielmembran interagieren. 3–4: Durch Trimerisierung, Relokation von Domäne III und Interaktionen des Stamms mit Domäne II („Zippering Up") werden die beiden Membranen zusammengezogen (Fusionsintermediate). 5: Bildung der Postfusionsstruktur und einer Fusionspore, durch die das Nukleokapsid in das Zytoplasma gelangt.

Weg, bei dem auch die Kohlenhydratseitenketten an prM und E prozessiert werden. Der entscheidende Maturationsschritt erfolgt im Trans-Golgi-Netzwerk (TGN), wo das prM-Protein durch Furin oder eine ähnliche zelluläre Protease gespalten wird. Strukturelle Untersuchungen an Dengue-Viren zeigten, dass das prM-Protein in unreifen Viruspartikeln das Fusionspeptid von E abschirmt und auch nach seiner proteolytischen Spaltung mit E assoziiert ist. Dadurch bleibt der Schutz des Fusionspeptids aufrecht und der saure pH im TGN führt nicht vorzeitig zur Auslösung der viralen Fusionsaktivität. Erst nach dem Ausschleusen des Virus aus der Zelle fällt das abgespaltene pr-Peptid ab, und es entsteht das potenziell fusogene und infektiöse reife Viruspartikel.

38.1.5 Virus-Wirtsinteraktionen

Infektionen mit Flaviviren führen zur Produktion von Typ-I-Interferonen (IFN) über die Erkennung durch die zytoplasmatischen Rezeptoren RIG-I (Retinoic Acid-inducible Gene I), MDA-5 (Melanoma Differentiation-associated Gene 5) und PKR (Protein Kinase R) und die anschließende Induktion von Interferon Genen durch IRF3, IRF7 und NFκB (s. Kap. 5). Aus Modellversuchen mit Interferon-Rezeptor-defizienten Mäusen geht hervor, dass eine Interferon-Antwort die Viruslast dramatisch reduziert und somit von großer Bedeutung für die frühe Kontrolle der Virusausbreitung im infizierten Organismus ist. Wie bei vielen anderen Viren wurden auch bei verschiedenen Flaviviren Genprodukte identifiziert, die die Produktion bzw. Wirkung von Typ-I-IFN hemmen. Eine solche Rolle konnte den Nichtstrukturproteinen NS2A, NS2B, NS3, NS4A, NS4B und NS5 zugeschrieben werden und ist dafür verantwortlich, dass einmal mit Flaviviren infizierte Zellen im Wesentlichen resistent gegen den antiviralen Effekt von Interferonen sind.

Die Induktion einer humoralen Immunantwort ist essenziell für eine lang anhaltende Immunität gegen Flavivirusinfektionen. Passive Transferstudien in verschiedensten Virus- und Tiermodellen zeigten, dass Versuchstiere sowohl mit monoklonalen als auch polyklonalen Antikörpern vor einer Infektion mit einer letalen Virusdosis geschützt werden können. Diese protektiven Antikörper sind in erster Linie gegen das E-Protein gerichtet und neutralisieren das Virus auch in vitro, wobei neutralisierende Epitope in allen drei Domänen des E-Proteins identifiziert wurden. Allerdings werden im Zuge von Infektionen bzw. Impfungen ebenso nicht neutralisierende Antikörper induziert, die in Enzymimmunassays oder Hämaglutinationshemmungstests erfasst werden und eine starke Kreuzreaktivität auch mit entfernt verwandten Flaviviren aufweisen. Diese Antikörper werden in erster Linie durch das Fusionspeptid induziert, das zwischen allen Flaviviren hochkonserviert ist. Die neutralisierenden Antiköper hingegen sind wesentlich spezifischer und haben zur Einteilung der Flaviviren in so genannte Serokomplexe geführt, in denen Viren auf der Basis von Kreuzneutralisation zusammengefasst sind (Abb. 38.**4**). Auch innerhalb der Serokomplexe ist die Kreuzneutralisation nicht absolut, was am besten durch das Beispiel der vier Dengue-Virus-Serotypen illustriert wird. Eine Infektion mit jedem der Serotypen induziert kreuzneutralisierende Antikörper und eine Kreuzprotektion gegen die anderen Serotypen, die jedoch nur für weni-

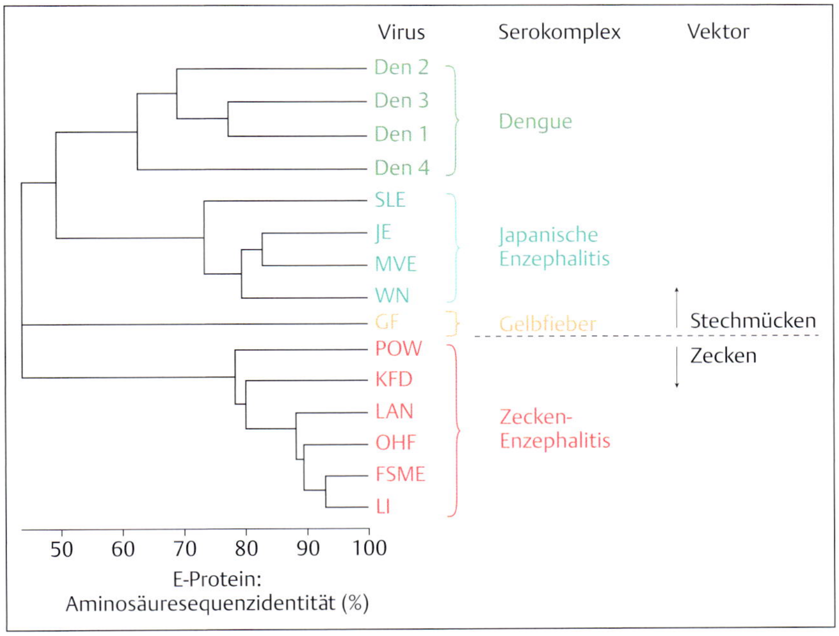

Abb. 38.**4** Flavivirus-Serokomplexe. Das Dendrogramm (links) zeigt die Verwandtschaftsverhältnisse ausgewählter Flaviviren auf der Basis der Aminosäuresequenzhomologie des E-Proteins. Die serologische Klassifizierung (Serokomplexe) ist auf der rechten Seite angeführt. Abkürzungen: Den, Dengue; SLE, Saint Louis Enzephalitis; JE, Japanische Enzephalitis; MVE, Murray Valley Enzephalitis; WN, West Nil; GF, Gelbfieber; POW, Powassan; KFD, Kyasanur Forest Disease; LAN, Langat; OHF, Omsk Hämorrhagisches Fieber; FSME, Frühsommermeningoenzephalitis; LI, Louping Ill.

ge Monate bestehen bleibt, sodass jeder Mensch mit allen vier Serotypen in Folge infiziert werden kann. Im Zuge solcher sequenziellen Infektionen kommt es gehäuft zu besonders schweren Verlaufsformen, dem hämorrhagischen Dengue-Fieber und dem Dengue-Schocksyndrom, die mit dem Phänomen des „Antibody-dependent Enhancement of Infection“ (ADE) in Zusammenhang gebracht werden. Darunter versteht man die Verstärkung der Infektion von Fc-Receptor tragenden Zellen (z. B. Makrophagen) durch die Aufnahme von Komplexen zwischen dem Virus und nicht neutralisierenden Antikörpern. Früher wurde vermutet, dass solche „Enhancing Antibodies“ gegen spezifische Epitope im E-Protein gerichtet sind. Wie jedoch neuere Untersuchungen zeigen, können Antikörper gegen jedes Epitop und vor allem auch neutralisierende Antikörper in subneutralisierender Konzentration zur Infektionsverstärkung führen. Trotz der epidemiologischen Hinweise für eine Rolle des ADE bei schweren Verlaufsformen von Dengue-Infektionen und seiner extensiven Charakterisierung in vitro bleibt dessen pathogenetische Signifikanz für andere Flavivirusinfektionen unklar.

Auch Antikörper gegen NS1 können einen Schutz vor Flavivirusinfektionen vermitteln, obwohl sie nicht an das Virus binden und keinerlei neutralisierende Aktivität besitzen. NS1 wird in großen Mengen von Flavivirus-infizierten Zellen freigesetzt und assoziiert mit der Plasmamembran über undefinierte Mechanismen. Die protektive Aktivität von anti-NS1-Antikörpern ist von deren Fc-Teil abhängig und höchstwahrscheinlich auf Antikörper-abhängige Zell- oder Komplement-vermittelte Lyse infizierter Zellen zurückzuführen. Aufgrund dieser Wirkung wurde NS1 als Bestandteil von Flavivirusvakzinen vorgeschlagen.

Für die Zerstörung virusinfizierter Zellen scheint auch die zelluläre Immunität wichtig zu sein. Die Infektion mit Flaviviren führt zur Induktion von virusspezifischen T-Zellen, die pro-inflammatorische Zytokine freisetzen und infizierte Zellen lysieren können. Neuere Studien mit dem West-Nil-Virus lassen darauf schließen, dass zytotoxische T-Zellen vor allem für die Virus-Eliminierung („Virus Clearance“) im Zentralnervensystem essenziell sind. T-Helfer Zellen tragen zur Kontrolle einer Flavivirus-Infektion vermutlich über mehrere Mechanismen bei, wie z. B. die Aktivierung von B-Zellen und zytotoxischen T-Zellen, Produktion von Zytokinen und direkte Zytotoxizität. T-Zell-Epitope konnten in den Genen der Struktur- sowie der Nichtstrukturproteine vorhergesagt oder identifiziert werden. Eine pathogenetische Rolle der T-Zell-Antwort ist in Tiermodellen erwiesen und auch bei Infektionen des Menschen wahrscheinlich.

! Flavivirus-Infektionen induzieren eine lebenslange Immunität und sequenzielle Infektionen mit demselben Serotyp werden nicht beschrieben.

38.1.6 Ursprung, Evolution und Ausbreitung der Flaviviren

Wie extensive Sequenzanalysen der Genome von Flaviviren zeigten, dürften sich früh in der Evolution drei Linien voneinander getrennt haben, nämlich die durch Zecken bzw. durch Stechmücken übertragenen Viren sowie jene, die keinen Arthropodenvektor besitzen. Auf der Basis dieser Analysen wird angenommen, dass sich das Genus Flavivirus vor rund 10 000 Jahren in Afrika aus einem Vorgänger-Virus ohne Arthropodenvektor entwickelt hat. Wenn man die Evolutionsgeschwindigkeit der Flaviviren betrachtet fällt auf, dass sich die durch Stechmücken übertragenen Viren etwa doppelt so schnell verändern wie die durch Zecken übertragenen Viren. Dies wird nicht auf eine unterschiedliche Mutationsfrequenz sondern auf Unterschiede in den Wirtssystemen und der zeitlichen Dauer der Entwicklungszyklen der Vektoren zurückgeführt. Solche ökologische Faktoren haben auch einen starken Einfluss auf die Veränderung etablierter Endemiegebiete bzw. die Eroberung neuer Regionen durch Flaviviren. Das FSME-Virus besitzt beispielsweise ein relativ stabiles Verbreitungsgebiet; dennoch tauchen immer wieder neue Naturherde auf – möglicherweise in Verbindung mit klimatischen Veränderungen – und wir stehen erst am Beginn der Identifizierung jener Faktoren, die das Virus für seine Erhaltung in der Natur benötigt. Wesentlich abruptere Entwicklungen werden bei durch Stechmücken übertragenen Flaviviren beobachtet. Im Jahr 1999 ist das West-Nil-Virus auf unbekanntem Weg in die USA gelangt und hat dort offenbar ideale Bedingungen (sowohl in Bezug auf die Vektoren als auch auf Vögel als Vertebratenwirte) vorgefunden. In der Folge konnte sich das Virus über die Vereinigten Staaten sowie angrenzende Gebiete Kanadas und Mexikos ausbreiten und gelangte schließlich auch nach Südamerika. Noch dramatischer ist die Situation mit den Dengue-Viren, deren enorme Ausbreitung in den letzten Jahrzehnten vor allem mit der Urbanisierung und der zivilisationsbedingten Anhäufung von Brutstätten für Mücken in tropischen und subtropischen Regionen einhergeht. Es sind also unterschiedliche menschliche und andere ökologische Faktoren bei der Ausbreitung der Flaviviren beteiligt, die eine Kontrolle ihres Wiederauftauchens oder Neuauftauchens erschweren bzw. in manchen Fällen unmöglich machen.

38.2 Klinik, Diagnose und Prävention

H. Holzmann, J. Aberle

38.2.1 Durch Zecken übertragene Flaviviren

Frühsommermeningoenzephalitisvirus (FSME-Virus)

Ökologie und Epidemiologie

Das FSME-Virus ist das wichtigste durch Zecken übertragene humanpathogene Flavivirus. Es verursacht die schwerste virale Enzephalitis in Europa. In den Ländern, in denen das Virus endemisch vorkommt, werden offiziell jährlich etwa 10 000 bis 12 000 hospitalisierte FSME-Fälle registriert, etwa 3000 davon in Europa. Die tatsächliche Erkrankungszahl liegt aller Wahrscheinlichkeit nach aber höher. In Europa stieg die Inzidenz in den letzten Jahren ständig an. So traten zum Beispiel in Süddeutschland zwischen 1991 und 2000 etwa 1500 Fälle auf, von 2001 bis 2007 waren es bereits 2423. Die Verbreitungsgebiete des FSME-Virus erstrecken sich über alle europäischen Länder mit Ausnahme von Großbritannien, den Benelux-Ländern und der Iberischen Halbinsel, sowie über weite Teile der ehemaligen Sowjetunion, Nordchina und Nordjapan. Aufgrund von RNA- und Aminosäuresequenzhomologien können mindestens 3 Subtypen des FSME-Virus unterschieden werden, die entsprechend ihrem Hauptverbreitungsgebiet als europäischer, zentralsibirischer und fernöstlicher Subtyp bezeichnet werden (Abb. 38.**4**). Die Unterschiede zwischen diesen Subtypen sind nur gering und es besteht eine Kreuzprotektion. Hauptüberträger des europäischen Subtyps sind Zecken der Spezies Ixodes ricinus (gemeiner Holzbock), jener der fernöstlichen und sibirischen Subtypen Ixodes persulcatus, im Nordosten von China und Nord Japan Ixodes ovatus.

Das Virus zirkuliert in sog. Naturherden zwischen Zecken und im Wald lebenden kleinen Säugetieren (Abb. 38.**5**). Vor allem kleine Nagetiere und Insektivoren stellen ein wichtiges Virusreservoir dar. Zecken der Spezies Ixodes benötigen in jedem Entwicklungsstadium (Larve, Nymphe, Adulte) eine Blutmahlzeit. Wird dabei der FSME-Erreger von einem Tier im Stadium der Virämie aufgenommen, kann die Zecke das Virus vermehren und bei den folgenden Saugakten empfängliche Wirte infizieren. In allen Entwicklungsstadien der Zecke kann das Virus persistieren und auch überwintern, auch eine transovarielle Übertragung innerhalb der Zeckenpopulation ist möglich. Zudem wurde eine nicht virämische Übertragung von infizierten auf nicht infizierte Zecken beschrieben, die in räumlicher Nähe zueinander am selben Vertebraten saugen (Gubler et al. 2007). Für den Erhalt der Viruszirkulation in der Natur scheint eine zeitliche Koinzidenz der Entwicklung von Larven und Nymphen notwendig zu sein. Daher haben wahrscheinlich klimatische Veränderungen einen Einfluss auf das Vorhandensein und sich verändernde Endemiegebiete. Große Säugetiere wie Rinder, Schafe oder Ziegen, die auch häufig von Zecken befallen werden, stellen aufgrund einer nur niedrigen Virämie meist keine Infektionsquelle für die Zecke dar. Allerdings kann das Virus von infizierten Tieren über die Milch ausgeschieden werden. Das Virus selbst schädigt weder die Zecken noch die natürlichen Wirte, allerdings kann es zu klinisch apparenten Infektionen bei Hunden, Pferden oder Gämsen kommen. Das in der Natur zirkulierende Virus besitzt ein hohes Maß an genetischer Stabilität und scheint keinen größeren Antigenvariationen zu unterliegen.

Übertragung auf den Menschen

Die FSME ist eine Erkrankung der warmen Jahreszeit, in der die Zecken aktiv sind. Die Virusübertragung auf den Menschen erfolgt üblicherweise durch den Stich infizierter Zecken, wobei ca. die Hälfte der Stiche nicht bemerkt wird. Allerdings ist eine Infektion auch durch den Genuss von nicht pasteurisierter Milch (insbesondere Ziegenmilch) und Käse möglich, wodurch im Baltikum und in Ost-(Mittel-) Europa immer wieder kleinere Epidemien auftreten, während dieser Übertragungsmodus im übrigen Europa keine wesentliche Rolle zu spielen scheint. Hatten vor einigen Jahrzehnten Wald- und Forstarbeiter sowie Landwirte in den Endemiegebieten das höchste Infektionsrisiko, so werden heutzutage mehr als 90% der Infektionen während Freizeitaktivitäten erworben.

Pathogenese

Nach der Übertragung durch die Zecke vermehrt sich das Virus zunächst in den Langerhans-Zellen, in Makrophagen, Histiozyten und Fibroblasten. Es gelangt ins Blut und repliziert in den retikulo-histiozytären Zellen der regionalen Lymphknoten, Milz und Leber. In dieser Phase kommt es zur Schwellung der Lymphdrüsen. Während der primären Virämie gelangt das Virus über das Gefäßendothel oder periphere Nerven auch ins Gehirn. Dem folgt eine zweite virämische Phase. Das Virus zeigt einen ausgeprägten Neurotropismus. Gehirnödem und lokal begrenzte Blutungen werden beobachtet. Histopathologisch sind entzündliche Veränderungen in der Umgebung der Blutgefäße, neuronale Degenerationen im Bereich des Hirnstamms, der Basalganglien, des Rückenmarks sowie der Groß- und Kleinhirnrinde zu erkennen. In schweren Fällen, die fatal endeten, zeigten immunhistologische Untersuchungen, dass die großen Neuronen der Vorderhörner, Medulla oblongata, Pons, Nucleus dentatus, Purkinjezellen und Striatum besonders von der Infektion betroffen sind (Gelpi et al. 2005). Der bevorzugte Befall der vorderen Rückenmarkzellen im Bereich der Hals-

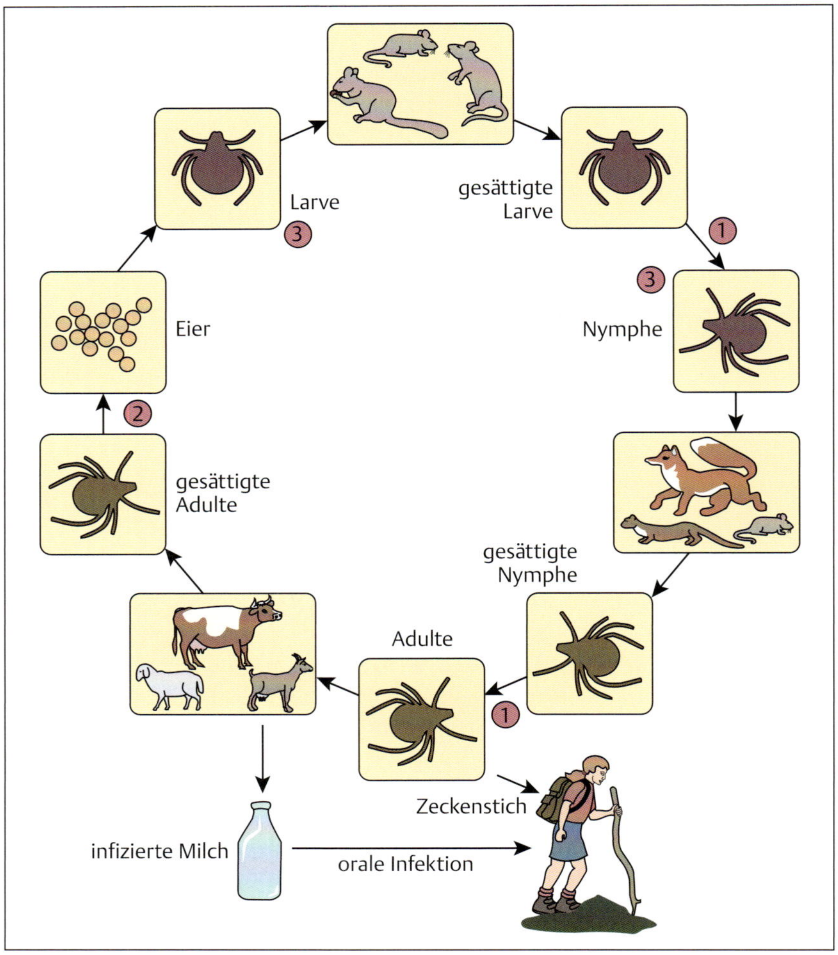

Abb. 38.**5** Transmissionszyklus von durch Zecken übertragenen Flaviviren, der die Wirte für die Larven, Nymphen und adulten Zecken zeigt. Das Virus kann in allen Entwicklungsstadien der Zecke persistieren und auch transovariell auf die Nachkommenschaft der Zecken übertragen werden. Der Mensch ist nur ein zufälliger Wirt; (1) = Übertragung zum nächsten Entwicklungsstadium; (2) = transovarielle Übertragung. (3) Eine nicht virämische Übertragung von infizierter Nymphe auf nicht infizierte Larve erfolgt während des gleichzeitigen Saugakts in räumlicher Nähe am selben Vertebraten. Die gleichzeitige Entwicklung von Larven und Nymphen scheint für den Erhalt der Viruszirkulation in der Natur notwendig zu sein.

wirbelsäule kann zu Lähmungen im Bereich der oberen Extremitäten führen. Die Ursache der Zelldegeneration beruht sehr wahrscheinlich auf einem komplexen Zusammenspiel der zellulären und humoralen Immunantwort, insbesondere scheinen zytotoxische T-Zellen, sowie Makrophagen/Mikroglia eine wichtige Rolle zu spielen (Gelpi et al. 2006). In Europa verläuft die FSME-Virusinfektion nicht chronisch, es kommt zu keiner Viruspersistenz, während in Russland chronische Verläufe beschrieben wurden (Gould u. Solomon 2008, Gubler et al. 2007).

Klinik

Ein signifikanter Teil der Infektionen in Europa verläuft klinisch inapparent, eine klinisch manifeste Erkrankung des ZNS wird in ca. 10 bis 30% der Infektionen beobachtet. Der Krankheitsverlauf ist bei ca. 80% der Patienten biphasisch (Abb. 38.**6**), jedoch kann bei Patienten mit einer Enzephalomyelitis das Prodromalstadium fehlen (Haglund u. Günther 2003).

In typischen Fällen beginnt die Phase 1 (Stadium der Virämie) nach einer durchschnittlichen Inkubationszeit von etwa 1 Woche (3 bis 14, max. 28 Tage) mit einem fieberhaften, grippalen Infekt. Die Temperaturerhöhung übersteigt selten mehr als 38 °C und wird begleitet von uncharakteristischen Beschwerden wie Unwohlsein, Müdigkeit, Kopf-, Kreuz-, und Gliederschmerzen, sowie katarrhalischen „Halsschmerzen" und evtl. auch gastrointestinalen Symptomen (Bauchschmerzen, Diarrhö). Diesem Stadium, das meist etwa 2 bis 3 Tage (1 bis 8 Tage) anhält, folgt ein symptomfreies Intervall von ca. 1 Woche. In Einzelfällen geht das Prodromalstadium direkt in die Phase 2 (Stadium der Organmanifestation) über. In 20 bis 30% der Fälle kommt es zu einer zweiten Erkrankungsphase (bei Kindern eher seltener) mit einem erneuten Fieberanstieg (> 38 °C), schwerem Krankheitsgefühl und dem Auftreten von neurologischen Symptomen. Der Befall des ZNS kann als aseptische Meningitis (~ 50%), Meningoenzephalitis (~ 40%), Meningoenzephalomyelitis oder -radikulitis (~ 10%) in Erscheinung treten. Selten ist eine Begleithepatitis oder -myokarditis. Im akuten Stadium sind Entzün-

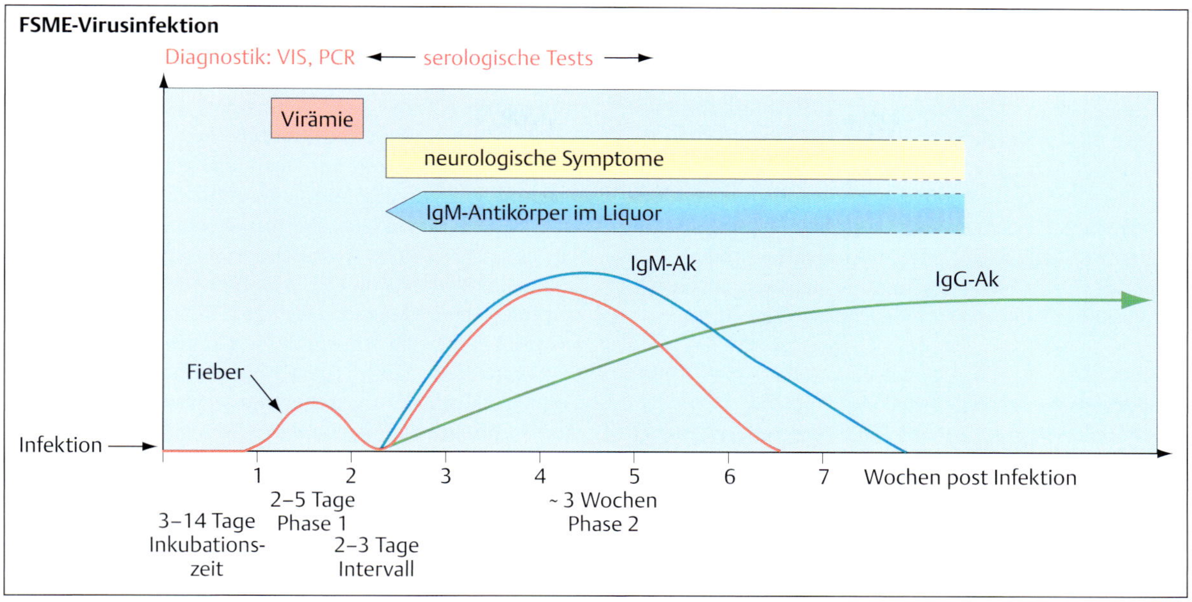

Abb. 38.**6** Biphasischer Verlauf und Diagnostik einer FSME-Virusinfektion: Virusnachweis und Bildung von spezifischen Antikörpern in Serum und Liquor. VIS = Virusisolierung; PCR = Polymerasekettenreaktion.

dungsparameter in Serum und Liquor meist pathologisch verändert. Der Liquordruck ist erhöht und das Gesamteiweiß vermehrt (Pleozytose). Häufig kommt es zu Blut-Liquor-Schrankenfunktionsstörungen. Die Blutsenkung ist beschleunigt und das Blutbild zeigt im Initialstadium der Erkrankung eine Thrombozytopenie und Leukopenie.

In der 2. Phase besteht eine Leukozytose mit Werten von 10 000 bis 15 000 Leukozyten/mm^3 Blut. Häufig ist auch das C-reaktive Protein erhöht. Pathologische EEG-Veränderungen werden bei der enzephalitischen Form gesehen und bleiben manchmal über lange Zeit bestehen, während kernspin- oder computertomografische Untersuchungen meist keinen krankheitstypischen Befund ergeben. Allerdings können SPECT (Single-Photon-Emission Computed Tomography) Analysen auf eine regional verminderte zerebrale Durchblutung hinweisen (Haglund u. Günther 2003).

Die Letalitiät der enzephalitischen Verlaufsform beträgt 0,5 bis 2 % (im Fernen Osten liegt sie – bezogen auf die hospitalisierten Fälle – bei 20 bis 30 %). Die akute Meningitis besteht etwa 3 bis 5 Tage und heilt fast immer ohne Folgen aus. 45 bis 56 % der Patienten entwickeln Symptome einer Enzephalitis, die moderat bis schwer verlaufen kann. Folgende Symptome können u. a. dabei auftreten: Sprach- und Bewusstseinsstörungen, Ataxie, Krampfanfälle, Hirnnervenausfälle, Ateminsuffizienz sowie Hemi- und Tetraparesen. Falls es zu Lähmungen kommt, sind häufig Nacken, Schultergürtel und die oberen Extremitäten betroffen. Nach einem enzephalitischen Verlauf können bei bis zu etwa 50 % der Patienten neurologische Residualzustände wie Kopfschmerzen, verringerte Leistungsfähigkeit, depressive Verstimmungen oder schlaffe Lähmungen über lange Zeit oder sogar permanent bestehen bleiben (Haglund u. Günther 2003). Die Schwere des Krankheitsbilds ist altersabhängig. Während bei Kindern die Meningitis überwiegt und schwere Verläufe mit Lähmungen selten sind, überwiegt ab dem 40. Lebensjahr die enzephalitische Form. Zudem gibt es bei den Verlaufsformen auch regionale Unterschiede sowie Schwankungen von Jahr zu Jahr. Die natürliche Infektion hinterlässt eine lebenslange Immunität, unabhängig davon, ob sie klinisch manifest oder inapparent verlaufen ist.

Diagnostik

Anamnestisch wichtig ist die Frage nach einem Aufenthalt in einem Endemiegebiet innerhalb der letzten 3 bis 4 Wochen sowie nach einem Zeckenstich. Dabei ist zu beachten, dass nur etwa der Hälfte der Patienten ein Zeckenstich erinnerlich ist. Da das klinische Erscheinungsbild der FSME uncharakteristisch ist, wird die eigentliche Diagnose im Labor gestellt. Im Prinzip kann das Virus während der ersten virämischen Phase aus dem Blut isoliert oder mittels RT-PCR detektiert werden (Abb. 38.**6**). Praktisch hat dies jedoch kaum eine Bedeutung, da die Krankenhauseinweisung in der Regel erst in der zweiten Erkrankungsphase, in der die neurologischen Störungen auftreten, erfolgt. Zu diesem Zeitpunkt ist jedoch das Virus bereits aus dem Blut (und auch aus dem Liquor) verschwunden, und spezifische IgM- und IgG-Antikörper sind schon nachweisbar, die sehr rasch auf hohe Titer ansteigen (Abb. 38.**6**). Daher ist die diagnostische Methode der Wahl der Nachweis FSME-spezifischer IgM- und IgG-Antikörper im Serum des Patienten, die bei Einsetzen der neurologischen Symptomatik fast immer vorhanden sind. Hingegen findet man kurz nach Auftreten der Symptome nur in 50% spezifische Antikörper im Liquor; sie werden aber bis zum 10. Erkrankungstag so gut wie immer detektierbar. Nach enzephalitischen Verlaufsformen kann das Virus post mortem aus dem Gehirn und anderen Organen isoliert, immunhistologisch oder mittels RT-PCR nachgewiesen werden (Gelpi et al. 2005, Holzmann 2003). Nach einer FSME-Infektion sind neutralisierende IgG-Antikörper im Serum lebenslang nachweisbar und verleihen eine schützende Immunität.

Diagnostische Besonderheiten und Probleme

- Nach den ersten beiden FSME-Teilimpfungen können FSME-spezifische IgM-Antikörper über einige Monate im Serum nachweisbar bleiben und bei einer ZNS-Symptomatik anderer Ursache evtl. zu einer Fehldiagnose führen.
- Bei den äußerst seltenen Erkrankungen trotz vorangegangener Impfung kann es zunächst zu einem raschen Anstieg der spezifischen IgG-Antikörper im Serum und einer verzögerten IgM-Antikörperbildung kommen. Daher sollte bei klinischem Verdacht auf eine FSME, einer vorliegenden Impfanamnese und hohen IgG-Antikörpern zum Ausschluss eines so genannten „Impfdurchbruchs" eine serologische IgM-Antikörperkontrolle erneut nach ca. 5 bis 10 Tagen erfolgen.
- Sowohl im FSME-spezifischen IgG-Enzymimmunassay (EIA) als auch im HHT (Hämagglutinationshemmtest) werden kreuzreaktive Antikörper gegen andere Flaviviren erfasst, die jedoch keinen Schutz vermitteln. Falls daher anamnestisch Impfungen gegen andere Flaviviren (z. B. gegen das Gelbfieber- oder das Japanische Enzephalitis-Virus) bzw. durchgemachte Infektionen mit anderen Flaviviren (z. B. Dengue-Viren) erhebbar sind, ist zur Beurteilung einer FSME-Immunitätslage die Durchführung eines FSME-Neutralisationstests (NT) erforderlich (Holzmann 2003).

Therapie

Nur symptomatisch, derzeit ist keine spezifische Therapie zur Behandlung der FSME verfügbar.

Prävention

Aktive Immunisierung

Eine großräumige Bekämpfung des Vektors durch Insektizide hat derzeit keine Aussicht auf Erfolg. Auch das Tragen einer hautbedeckenden Kleidung oder die Verwendung von Repellenzien bringt keine Sicherheit. Daher ist allen Personen mit dauerhaftem oder auch vorübergehendem Aufenthalt (Reise, Urlaub etc.) in einem Endemiegebiet zum Schutz vor der Erkrankung die aktive Immunisierung gegen die FSME zu empfehlen (= Indikationsimpfung in Abhängigkeit vom Expositionsrisiko). Zu diesem Zweck stehen effiziente, hochgereinigte formalininaktivierte Ganzvirustotimpfstoffe zur Verfügung, die eine protektive Immunität gegen alle Subtypen induzieren und gut verträglich sind (Barrett et al. 2008). Die Grundimmunisierung besteht aus 3 Teilimpfungen. Die ersten beiden Impfungen sollten im Abstand von 1 bis 3 Monaten erfolgen, die dritte Impfung 9 bis 12 Monate nach der 2. Teilimpfung. Nach der dritten Teilimpfung erreicht die Serokonversionsrate 98 bis 99%, bei Kindern sogar 100%. Kinderimpfstoff-Dosen und Schnellimmunisierungsschemata stehen zur Verfügung. Auffrischungsimpfungen sind in dreijährigen Intervallen empfohlen, Für die unter 60Jährigen wird in Österreich seit 2004 ab der 4. Impfung ein fünfjähriges Intervall empfohlen. Aufgrund der hohen Durchimpfungsrate von 88% der Bevölkerung nahm die Inzidenz der FSME in Österreich stark ab, während sie in den europäischen Nachbarländern signifikant angestiegen ist. Die Wirksamkeit der Impfung (Field Effectiveness) betrug in Österreich für die Jahre 2000 bis 2006 bei den nach dem empfohlenen Impfschema geimpften Personen 99% in allen Altersgruppen und noch immer 95%, wenn die empfohlenen Impfintervalle überschritten wurden (Heinz et al. 2007).

Passive Immunisierung

Für die postexpositionelle Prophylaxe nach Zeckenstich in einem verseuchten Gebiet steht kein FSME-Hyperimmunglobulin zur passiven Immunisierung mehr zur Verfügung.

Kontrolle des Impferfolgs

Die Überprüfung des Impferfolgs beruht auf dem serologischen Nachweis spezifischer FSME-IgG-Antikörper im ELISA, sofern die FSME-Impfung der einzige Flaviviruskontakt der geimpften Person war. Falls jedoch anamnestisch Impfungen gegen andere Flaviviren (z. B. gegen das Gelbfieber- oder das Japanische Enzephalitis-Virus) bzw. durchgemachte Infektionen mit anderen Flaviviren (z. B. Dengue-Viren) erhebbar sind, ist zur Immunitätsbestimmung die Durchführung eines FSME-Neutralisationstests (NT) erforderlich (Holzmann 2003).

Louping-Ill-Virus

Dieses mit dem FSME-Virus sehr nah verwandte Virus benutzt als Vektor ebenfalls Zecken der Spezies Ixodes ricinus. Endemiegebiete gibt es in Schottland, Nordengland, Wales und Irland, aber auch in Dänemark, Norwegen, Spanien, Griechenland und der Türkei. Das Virus ruft vor allem eine Erkrankung bei Schafen hervor, beim Menschen ist sie sehr selten, meist sind es Laborinfektionen. Die humane Infektion ähnelt in den Verlaufsformen der FSME (inapparent, grippaler Infekt mit oder ohne Übergang in eine Meningoenzephalitis). Aufgrund der sehr engen Verwandtschaft zum FSME-Virus kann man davon ausgehen, dass die FSME-Impfstoffe auch vor dieser Erkrankung schützen.

Powassan-Virus

Die Verbreitungsgebiete dieses Virus liegen in Russland, Kanada und in den USA. Dort zirkuliert es zwischen Zecken (vor allem der Spezies Ixodes) und Säugetieren (hauptsächlich Eichhörnchen und Murmeltieren). Humane Infektionen sind häufiger als bisher angenommen, aber meist asymptomatisch. Allerdings können sie auch sehr schwer verlaufen. Nach einer Inkubationszeit von 8 bis 34 Tagen beginnt die Erkrankung initial mit Kopfschmerzen, Fieber, Nackensteifigkeit und eventuell Exanthem/Hautrötung. Danach kann es zu einer ZNS-Beteiligung mit Zeichen einer meningealen Reizung und einer häufig schweren Enzephalitis kommen. In 35 % der Fälle sind neurologische Residualzustände beobachtet worden.

Weitere durch Zecken übertragene Flaviviren

Weitere durch Zecken übertragene Flaviviren, die weniger häufig mit neurologischen Symptomen als mit hämorrhagischem Fieber assoziiert sind, sind das Kyasanur-Forest-Disease-Virus (KFD-Virus) und das nahe verwandte Alkhurma-Virus, sowie das Omsker Hämorrhagische-Fieber-Virus (OHF-Virus) und das Karshi-Virus.

Kyasanur-Forest-Disease-Virus (KFD-Virus)

Das KFD-Virus wird durch eine Reihe verschiedener Ixodes-Zecken übertragen und kommt nur in Indien, im Staat Mysore (heute Karnataka) vor, wo es vor allem in der Trockenzeit jährlich mehrere Hundert Krankheitsfälle beim Menschen hervorruft. In der Natur zirkuliert dieses Virus zwischen den Zecken und kleinen Wirbeltieren, insbesondere Nagern und Insektivoren. Humane Infektionen mit diesem Virus können zu degenerativen Leber- und Nierenparenchymschäden, hämorrhagischer Pneumonitis und einer Zunahme von retikulo-histiozytärem Gewebe in Leber und Milz, begleitet von einer markanten Erythrophagozytose, führen. Das klinische Bild umfasst Fieber, Kopf- und Muskelschmerzen, Husten, Bradykardie, Dehydratation, Blutdruckabfall, gastrointestinale Symptome und Hämorrhagien. In manchen Fällen ähnelt es auch einer FSME. Im Blut findet man häufig eine Leukopenie und Transaminasenerhöhung. Die Letalitätsrate liegt zwischen 3 und 5 % (Gubler et al. 2007), bleibende Schäden nach durchgemachter Infektion wurden nicht beobachtet. Zur Prophylaxe steht ein formalininaktivierter Impfstoff zur Verfügung, der im Endemiegebiet verwendet wird. Ein Subtyp des KFDV ist das in Saudi Arabien isolierte Alkhurma-Virus, das auch eher hämorrhagische als neurologische Symptome hervorruft.

Omsker Hämorrhagisches-Fieber-Virus (OHF-Virus)

Das OHF-Virus ist in Naturherden um Omsk und Novosibirsk endemisch. Für die Übertragung spielen wahrscheinlich Ixodes-Zecken, vor allem Dermacentor reticulans, eine Rolle, evtl. aber auch Stechmücken. Der Hauptsäugetierwirt ist die Bisamratte. Außer durch einen Insektenstich können sich Menschen auch durch den Kontakt mit Urin, Fäzes oder Blut dieser Tiere infizieren. Nach einer Inkubationszeit von 2 bis 10 Tagen ähnelt das Krankheitsbild der KFD mit dem Unterschied, dass Folgeschäden wie Hörverlust, Haarverlust und neuropsychiatrische Störungen relativ häufig sind. Die Letalitätsrate liegt bei 0,5 bis 3 %. Ein spezifischer Impfstoff steht nicht zur Verfügung.

38.2.2 Durch Stechmücken übertragene Flaviviren

Gelbfiebervirus

Ökologie und Epidemiologie

Das Gelbfiebervirus ist der Prototyp des Genus Flavivirus (lat. flavus = gelb). Es ist endemisch in den tropischen Regenwäldern und daran anschließenden Regionen Afrikas und Südamerikas, nicht jedoch in Asien. In den betroffenen Gebieten hat die Zahl der Gelbfieberfälle in den letzten Jahrzehnten dramatisch zugenommen (Gubler et al. 2007, Monath et al. 2008), auf dem amerikanischen Kontinent vor allem nach Wegfall der Vektorbekämpfung. Heute leben im tropischen Amerika etwa 300 Millionen Menschen in Gelbfieber-Risikogebieten. Die höchsten Fallzahlen werden vor allem in Peru und Kolumbien, sowie in Venezuela, Brasilien und Bolivien beobachtet. Insgesamt liegt die Zahl der gemeldeten Krankheitsfälle pro Jahr bei 50 bis 300, sie entspricht jedoch bei Weitem nicht der tatsächlichen Anzahl und das Risiko neuer Ausbrüche ist weiterhin recht hoch. Ein großes Problem ist Gelbfieber vor allem in Afrika, wo jährlich immer wieder große Epidemien mit bis zu 200 000 Krankheits- und bis zu 30 000 Todesfällen auftreten können (Gould u. Solomon 2008). Hier sind 33 Länder südlich der Sahara (vor allem die Elfenbein Küste, Guinea, Sudan, Nigeria, Liberia, Ghana, Senegal, Sierra Leone, Burkina Faso und die Demokratische Republik Kongo) betroffen. Etwa 450 Millionen Menschen leben in einem Risikogebiet, viele davon sind nicht durch Impfung geschützt.

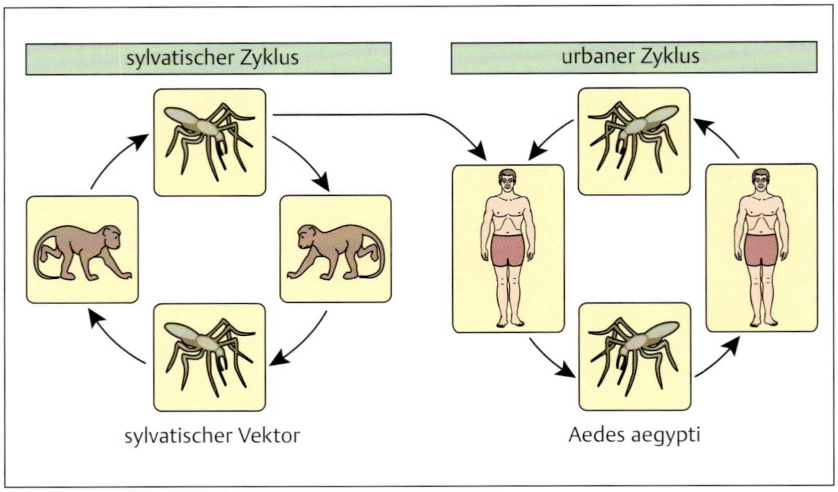

Abb. 38.**7** Transmissionszyklen von Gelbfieber- und Dengue-Viren. Beim sylvatischen Zyklus zirkulieren die Viren zwischen in Wäldern brütenden Stechmücken vor allem des Genus Aedes und wildlebenden Primaten. Dringt der Mensch in diesen Lebensraum ein, so dient auch er als virämischer Wirt. Dieser Zyklus spielt vor allem beim sog. „Dschungelgelbfieber" eine Rolle. Beim urbanen Zyklus zirkulieren die Viren zwischen Aedes-aegypti-Moskitos, die eng an die menschliche Umgebung angepasst sind, und dem Menschen, der in diesem Fall der einzige virämische Wirt ist. Dieser Übertragungsmodus ist hauptverantwortlich für Gelbfieber- und Dengue-Epidemien.

Aufgrund von RNA-Sequenzunterschieden im Gen für das E-Protein können 7 Genotypen unterschieden werden. Verwandtschaftsanalysen dieser Stämme unterstützen die Idee, dass das Virus über Sklaventransporte aus Westafrika nach Amerika gelangt ist.

Es existieren 2 verschiedene Transmissionszyklen (Abb. 38.**7**). Beim sylvatischen zirkuliert das Virus zwischen verschiedenen, in Wäldern brütenden Moskitos des Genus Haemagogus und Aedes und wild lebenden Primaten. Dringt der Mensch in diesen Lebensraum ein, so kann auch er als virämischer Wirt dienen und das Virus über die Moskitos auf andere Menschen übertragen werden („Dschungelgelbfieber"). Dieser Übertragungszyklus ist häufig verantwortlich für Epidemien in Afrika. Im urbanen Zyklus übertragen Aedes-aegypti-Moskitos, die in der Nähe von menschlichen Siedlungen brüten, das Virus auf den Menschen, der in diesem Fall der einzige virämische Wirt ist („urbanes Gelbfieber"). Das höchste Erkrankungsrisiko haben nicht immune Kinder und junge Erwachsene; Männer erkranken doppelt so häufig wie Frauen. Das Verhältnis einer klinisch inapparenten zur apparenten Infektion variiert zwischen 2:1 bis 20:1. Die Letalitätsrate variiert stark während verschiedener Epidemien, möglicherweise aufgrund von Virulenzunterschieden der Virusstämme.

Pathogenese

Nach der Übertragung vermehrt sich das Virus in den regionalen Lymphknoten. Im Rahmen der Virämie werden eine Reihe von Geweben infiziert, u. a. Leber, Milz, Knochenmark, Herz- und Skelettmuskel. Das Hauptzielorgan ist das Leberparenchym, das direkt durch die Virusinfektion geschädigt wird. Histologisch zeigen die Hepatozyten zunächst eine trübe Schwellung, dann kommt es zu einer fettigen Degeneration der Zellen im gesamten Leberlappen. Vor allem in den Mittelzonen der Leberläppchen findet man hämorrhaghische Nekrosen, wobei Zellen, welche die Zentralvene umgeben, meist ausgespart sind. Die geschädigten Hepatozyten zeigen zunächst eine eosinophile Zytoplasmaverdichtung als Vorstufe der Apoptose, die dann als Councilman- und Torres-Bodies in den Sinusoiden zu liegen kommen. Fast immer sind multi-/mikrovakuoläre fettige Veränderungen zu finden. Entzündungszeichen fehlen oder sind sehr mild ausgeprägt. Weitere histopathologische Veränderungen finden sich in der Niere, dem Myokard sowie im Gehirn und in den lymphatischen Organen. Die Pathogenese der hämorrhagischen Diathese bei Gelbfieber ist multifaktoriell und beruht unter anderem auf einer verminderten Synthese von Vitamin-K-abhängigen Gerinnungsfaktoren durch die angegriffene Leber, zum anderen auf einer disseminierten intravaskulären Gerinnung, Verbrauchskoagulopathie und einer Thrombozytenfunktionsstörung. Bei letalem Ausgang wurde präterminal eine exzessive Erhöhung pro-inflammatorischer Zytokine (Cytokine Storm) und der neutrophilen Granulozyten beobachtet (Gubler et al. 2007, Monath 2008).

Klinik

Gelbfieber ist das klassische Beispiel für eine hämorrhagische Erkrankung, die durch erhöhte Gefäßwandpermeabilität, intravaskuläre Gerinnung, Schocksyndrom und Bildung von Immunkomplexen charakterisiert ist. Charakteristisch ist zudem eine Leberschädigung. Die Inkubationszeit beträgt 3 bis 6 (max. 14) Tage. Das Krankheitsspektrum variiert von einer milden, unspezifischen fieberhaften Erkrankung bis zum schweren, klassischen Gelbfieber, das bei ca. 15 % der Infizierten auftritt und in 20 bis 50 % der Fälle fatal endet. Das klinische Bild des biphasischen, schweren Verlaufs beginnt abrupt mit hohem Fieber (bis 40 °C), Schüttelfrost, starken Kopfschmerzen, Übelkeit, Erbrechen, lumbosakralen und epigastrischen Schmerzen, generalisierten Myalgien, Gelbfärbung der Skleren und evtl. kleinen gingivalen Hämorrhagien. Trotz steigender Temperatur kann die Pulsfrequenz sinken (Faget's sign). Dieser Zustand dauert etwa 3 Tage (virämische Phase). Nach einer kurzen Erholungsphase (einige Stunden bis zu einem Tag) folgt die Intoxikationsphase mit erneutem Fieberanstieg und abdominalen Schmerzen, Zeichen einer hämorrhagischen Diathese (Hämatemesis, Meläna, Petechien sowie verstärktem Ikterus), Niereninsuffizienz und evtl. Myokard- oder ZNS-Beteiligung (Meningitis, Enzephalitis). In diesem Stadium sind spezifische Antikörper im Blut detektierbar. Die Laboranalysen zeigen erhöhte Leberwerte, eine Leuko- und Thrombozyopenie, sowie Störungen der Blutgerinnung und präterminal eine starke Neutrophilie (Monath 2008). Bei letalem Verlauf tritt der Tod meist zwischen dem 7. und 10. Krankheitstag aufgrund von kardiovaskulärem Schock und Multiorganversagen ein. Bei Überlebenden ist die Rekonvaleszenzzeit vereinzelt prolongiert. Milde Verläufe können klinisch nicht von Infektionen mit ähnlicher Symptomatik (z. B. Dengue, Virushepatitis, Malaria tropica etc.) unterschieden werden. Eine durchgemachte Infektion führt zu lebenslanger Immunität.

Diagnostik

In der 1. Erkrankungsphase steht der Virusnukleinsäurenachweis aus dem Blut mittels PCR (sensitivste Methode), oder die Virusisolierung (bis zum 4., maximal zum 14. Erkrankungstag) im Vordergrund der Diagnostik. Ab etwa eine Woche nach Erkrankungsbeginn sind spezifische IgM- und IgG-Antikörper mittels EIA oder IIFT (indirekter Immunfluoreszenztest) serologisch nachweisbar. Zudem können andere serologische Testsysteme wie HHT (Cave: Kreuzreaktion!) und NT verwendet werden. Im Todesfall kann das Virus auch aus Lebergewebe isoliert bzw. mittels PCR nachgewiesen werden und die Leberhistologie zeigt typische Läsionen. Am lebenden Patienten ist eine Leberbiopsie als diagnostische Maßnahme im Hinblick auf das hohe Blutungsrisiko kontraindiziert.

> ***Diagnostische Probleme***
> Wie bei der FSME-Impfung können auch nach der Gelbfieberimpfung IgM-Antikörper über Monate nachweisbar bleiben und evtl. zu einer Fehlinterpretation des serologischen Befunds führen. Zudem können Kreuzreaktionen von Antikörpern gegen andere Flaviviren die serologische Diagnostik komplizieren.

Therapie

Nur symptomatisch, derzeit steht keine spezifische Therapie zur Verfügung. Eine Reihe von Therapieansätzen ist derzeit Gegenstand intensiver Forschung (Monath 2008).

Prävention

Aktive Immunisierung

Mit dem Gelbfieber-17D-Impfstamm steht eine weitgehend sichere, sehr effektive, attenuierte Lebendvakzine zur Verfügung, mit der bereits mehr als 400 Millionen Menschen geimpft wurden. Die Impfung führt 3 bis 4 Tage nach Inokulation zu einer niedrigen Virämie über 1 bis 2 Tage. Mehr als 95 % der Geimpften zeigen eine Serokonversion nach 10 Tagen. Die Dauer des Impfschutzes beträgt mindestens 10 Jahre. Als Nebenwirkungen treten in weniger als 10 % der Geimpften Kopfschmerzen und Übelkeit auf. Allergische Reaktionen sind extrem selten (Häufigkeit 1:1 Mio.). Betroffen sind vor allem Hühnereiweißallergiker. Schwere Nebenwirkungen sind sehr selten, es kann eine, meist selbstlimitierte, Meningoenzephalitis auftreten (YF Vaccine associated neurotropic Disease = YEL-AND). Gefährdet sind vor allem Kinder unter 9 Monaten, daher ist die Impfung in diesem Alter kontraindiziert. Weitere Kontraindikationen sind das Vorliegen einer Immundefizienz (inklusive einer HIV-Infektion), sowie einer Schwangerschaft (die in der Regel nicht beeinträchtigt wird). Eine weitere, extrem seltene Komplikation nach der Erstimpfung ist die Gelbfieber-Vakzine-assoziierte, viszerotrope Erkrankung (YF Vaccine associated viscerotropic Disease = YEL-AVD), bei der es zu einem fieberhaften Multiorganversagen mit einer Letalitätsrate von 60 % kommt. Prädisponierende Faktoren dafür sind höheres Alter und Thymektomie. Aufgrund des erhöhten Komplikationsrisikos sollten bei Personen über 60 Jahren Nutzen und Risiko einer Gelbfieberimpfung sorgfältig abgewogen werden. Die Gelbfieberimpfung sollte nicht zusammen mit der Choleraimpfung verabreicht werden, da dann die Immunantwort in beiden Fällen schlechter ausfällt.

Vektorbekämpfung und andere Maßnahmen

Der Schlüssel zur Bekämpfung von urbanem Gelbfieber ist die Kontrolle, möglichst aber die Ausrottung von Aedes-aegypti-Moskitos. Die Populationsdichte dieser Stechmücke ist abhängig von menschlichen Siedlungen, der offenen Trinkwasseraufbewahrung und der Akkumulation von anderen künstlichen wassergefüllten Brutmöglichkeiten, wie ausgediente Autoreifen, Dosen, Flaschen. Entsprechende Maßnahmen zur Bekämpfung sind die Verwendung von geschlossenen Wassertanks oder der Bau von Wasserleitungen, Entfernung von Unrat sowie Einführung eines

Monitorsystems zur Überwachung der Vektorendichte. Nachdem auf dem amerikanischen Kontinent, insbesondere in Südamerika, vor allem das urbane Gelbfieber immer wieder epidemisch auftrat, verfolgte die Panamerikanische Gesundheitsbehörde von 1947 bis 1972 die Ausrottung dieser Vektoren durch den Einsatz von Insektiziden (DDT). So gelang die Elimination von Aedes-aegypti-Moskitos in 19 Ländern (d. h. in 73 % des ursprünglich verseuchten Gebiets). In den 1970er Jahren brach dieses System aufgrund von Geldmangel sowie ökologischen Bedenken gegen großflächige Anwendung von Insektiziden zusammen und heute haben sich die Vektoren das gesamte ursprüngliche Territorium zurückerobert (Gubler et al. 2007, Monath et al. 2008). Die Bekämpfung der wild lebenden Vektoren des Dschungelgelbfiebers ist derzeit so gut wie nicht möglich.

Dengue-Viren

Ökologie und Epidemiologie

Die Dengue-Viren sind heute weltweit die wichtigsten durch Arthropoden übertragenen, humanpathogenen Flaviviren. Ihr Verbreitungsgebiet erstreckt sich über die tropischen Regionen Asiens, Ozeaniens, Afrikas, Australiens und Amerikas. In den letzten Jahrzehnten haben die Inzidenz und die geografische Verbreitung von Dengue-Infektionen dramatisch zugenommen. Mehr als 2,5 Milliarden Menschen in über 100 tropischen und subtropischen Ländern leben in Dengue-Risikogebieten (Abb. 38.**8**). Nach Schätzung der WHO treten jährlich weltweit 50 Mio. Fälle von Dengue-Virusinfektionen, darunter 500 000 Fälle von Dengue-Hämorrhagischem-Fieber (DHF) und Dengue-Schocksyndrom (DSS) und über 20 000 Todesfälle auf.

Dengue-Infektionen werden durch 4 distinkte Dengue-Virusserotypen verursacht. Die Infektion mit einem Serotyp hinterlässt eine lebenslange serotyp-spezifische Immunität, während die Kreuzprotektion gegen andere Serotypen nur wenige Monate anhält, sodass eine Infektion mit allen 4 Serotypen in Folge möglich ist. Bei einer sequenziellen Infektion mit einem anderen Serotyp ist das Risiko eines schweren Erkrankungsverlaufs 100-mal höher als bei der primären Infektion.

Wie beim urbanen Gelbfieber zirkulieren Dengue-Viren zwischen Menschen und vor allem Aedes-aegypti-Moskitos, die sich an den Menschen und seine Umgebung angepasst haben. Die Transmissionshäufigkeit ist abhängig von der Vektoraktivität. In vielen Dengue-Endemiegebieten sind Aedes-aegypti-Moskitos ganzjährig aktiv. In den temperierten Zonen kann es, abhängig von Temperatur, Regenfällen, Brutmöglichkeiten und weiteren zum Teil unbekannten Faktoren, zu einem saisonalen Anstieg der Vektoraktivität kommen. Im tropischen Asien und in Westafrika existiert zudem ein enzoonotischer Zyklus zwischen Primaten und Moskitos einer weiteren Aedes-Spezies

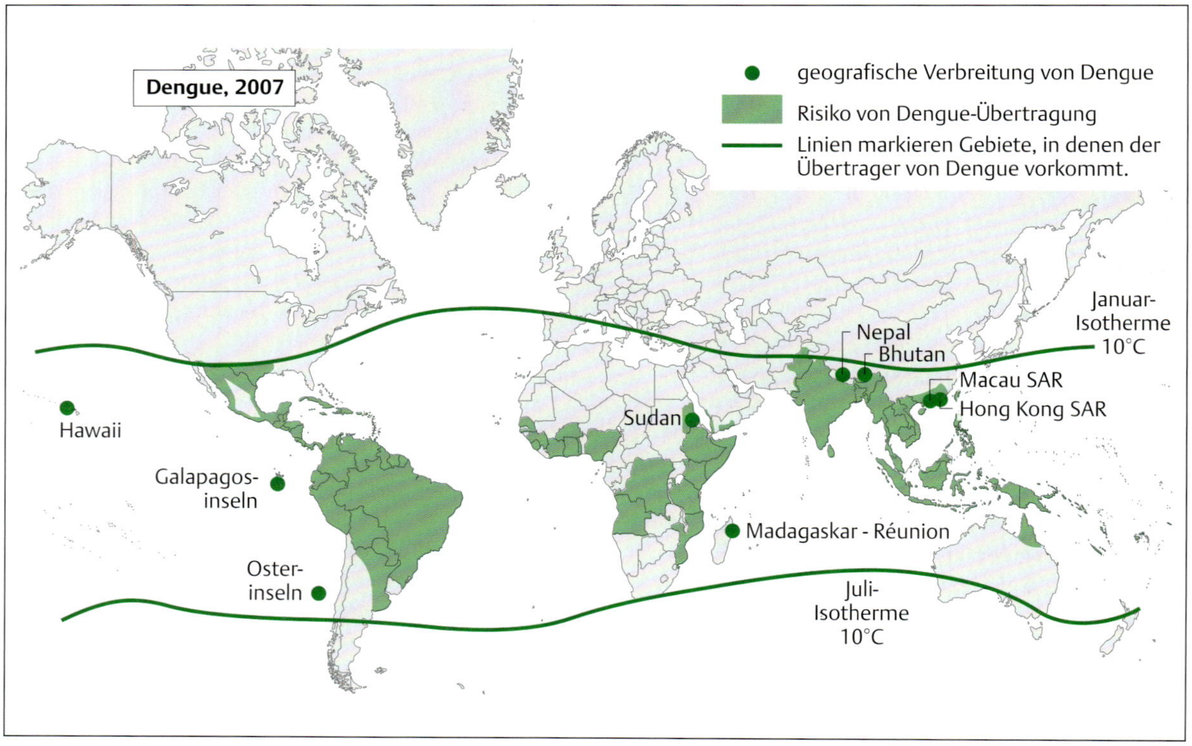

Abb. 38.**8** Länder/Regionen mit dem Risiko einer Dengue-Transmission (Quelle: WHO).

(Aedes albopictus). Anders als beim Gelbfiebervirus scheint dieser Zyklus für das Auftreten von Epidemien aber bedeutungslos zu sein.

Bis zur Mitte des 20. Jahrhunderts handelte es sich bei einer Dengue-Infektion um eine selbstlimitierte, fieberhafte Erkrankung mit vereinzelten, eher leichten hämorrhagischen Manifestationen. Schwere Verlaufsformen von DHF und DSS wurden erst seit 1954 beschrieben und haben seitdem an Bedeutung dramatisch zugenommen. Deren Ursache scheint eine Kombination von Virulenzfaktoren und die Zunahme von sequenziellen Infektionen mit verschiedenen Serotypen zu sein. Zu Letzterem kam es durch das Eindringen verschiedener Dengue-Serotypen in ein und dieselbe geografische Region. So führten Truppenbewegungen im II. Weltkrieg zu einer weiten Verbreitung von Dengue-Viren im asiatischen und pazifischen Raum. Nach dem Krieg forcierten markant veränderte ökologische Bedingungen für Menschen und Vektoren, wie z. B. Bevölkerungswachstum, unkontrollierte Urbanisierung, internationaler Flugverkehr, Fehlen einer effektiven Vektorbekämpfung die weitere Ausbreitung und die Zunahme der epidemischen Aktivität dieser Viren. Hyperendemische Gebiete, in denen alle 4 Dengue-Serotypen kozirkulieren, findet man heute mittlerweile in fast allen Risikogebieten. In Südostasien haben 50% aller Kinder bis zum 7. Lebensjahr bereits eine oder mehrere Dengue-Infektionen durchgemacht und heute ist das DHF und DSS die Hauptursache für Krankenhausaufenthalte und Todesfälle von Kindern in Asien (Wilder-Smith u. Schwatz 2005). Auf dem amerikanischen Kontinent wurden in den 1950er und 1960er Jahren große Anstrengungen zur Eradikation der Vektoren unternommen, in den 1970er Jahren wurde das Programm jedoch aus Geldmangel gestoppt. In der Zwischenzeit haben die Moskitos ihr gesamtes Terrain zurückerobert und es zirkulieren dort mittlerweile alle 4 Denguevirus-Serotypen.

Pathogenese

Die Pathogenese des Dengue-Hämorrhagischen-Fiebers (DHF) und Dengue-Schocksyndroms (DSS) beruht auf einem komplexen, multifaktoriellen, immunpathologischen Prozess, der zur Erhöhung der Gefäßwandpermeabilität und Gerinnungsstörungen, sowie in der Folge zu Plasmaverlust (Vascular Leak Syndrome), Hypovolämie, Hämorrhagien und Schock führen kann. Für die Pathogenese des DHF/DSS spielen insbesondere der Virusstamm, sequenzielle Infektionen mit heterologen Serotypen, sowie Alter und genetischer Hintergrund der Betroffenen eine Rolle. Die Folgeinfektion mit einem anderen Serotyp löst eine massive anamnestische Immunreaktion aus und führt zu einem Anstieg der präexistierenden, heterologen Antikörper. Diese können den infizierenden Serotyp nicht neutralisieren, sondern lediglich binden und verstärken dadurch die Aufnahme des Virus durch Fc-Rezeptor-tragende Monozyten, was zu einer erhöhten Anzahl infizierter Zielzellen und zur verstärkten Virusreplikation führt (Antibody-dependent Enhancement – ADE) (Kyle u. Harris 2008). Bei der primären Dengue-Virusinfektion von Säuglingen gelten absinkende, subneutralisierende, transplazentar erworbene mütterliche Dengue-spezifische Antikörper als Risikofaktor für eine antikörpermediierte Verstärkung der Virusreplikation.

Dem ADE in der frühen Phase der Erkrankung folgt eine massive Aktivierung heterologer Gedächtnis-T-Zellen und eine Kaskade pro-inflammatorischer Zytokine und anderer vasoaktiver Mediatoren (cytokine storm), die im Wesentlichen von T-Zellen, Monozyten/Makrophagen und Endothelzellen freigesetzt werden und die weitere Immunzellen aktivieren (Pang et al. 2007). Die Abfolge von ADE – Virusvermehrung – T-Zellaktivierung – Zytokinfreisetzung ist kein streng linearer Prozess, sondern ein komplexes Zusammenspiel von sich verstärkenden, immunpathologischen Prozessen, die sich letztendlich in der überhöhten Kapillarwandpermeabilität manifestieren. Zudem scheinen auch bestimmte Zytokinpolymorphismen und der HLA-Typ für die Entwicklung schwerer Verlaufsformen von Bedeutung zu sein. Für die Pathogenese der hämorrhagischen Diathese werden zusätzliche Faktoren, wie Funktionsstörungen und verminderte Bildung von Thrombozyten, sowie ein durch Leberzellnekrose verursachter Mangel an Vitamin K-abhängigen Gerinnungsfaktoren verantwortlich gemacht.

Klinik

Die Infektion mit Dengue-Virus verursacht ein breites Spektrum an klinischen Symptomen, von der subklinischen Infektion, über milde fieberhafte Erkrankung, bis zum klassischen Dengue-Fieber und schweren, unter Umständen fatal endenden DHF und DSS.

Dengue-Fieber (DF)

In typischen Fällen beginnt die Erkrankung nach einer Inkubationszeit von 4 bis 7 (2 bis 14) Tagen abrupt mit hohem Fieber, Kopfschmerzen, sowie retrobulbären und lumbosakralen Schmerzen. Am 1. oder 2. Erkrankungstag kann ein vorübergehendes, makulöses Exanthem auftreten. Das Fieber kann einen biphasischen Verlauf nehmen. Den Initialsymptomen folgen generalisierte Muskel- und Gliederschmerzen, die an Stärke zunehmen und zu einem tänzelnden Gang (dandy fever) führen, woraus sich der heutige Name dieser Erkrankung ableitet. Weitere Krankheitszeichen sind Anorexie, Übelkeit, Erbrechen, Schwäche, Schwindel und vor allem bei Kindern respiratorische Symptome. Mit dem Abfiebern (3. bis 5. Krankheitstag) tritt in 50% ein zweites, makulopapulöses oder morbilliformes, häufig konfluierendes Exanthem auf, das Hand- und Fußflächen sowie einzelne Hautinseln ausspart („white islands

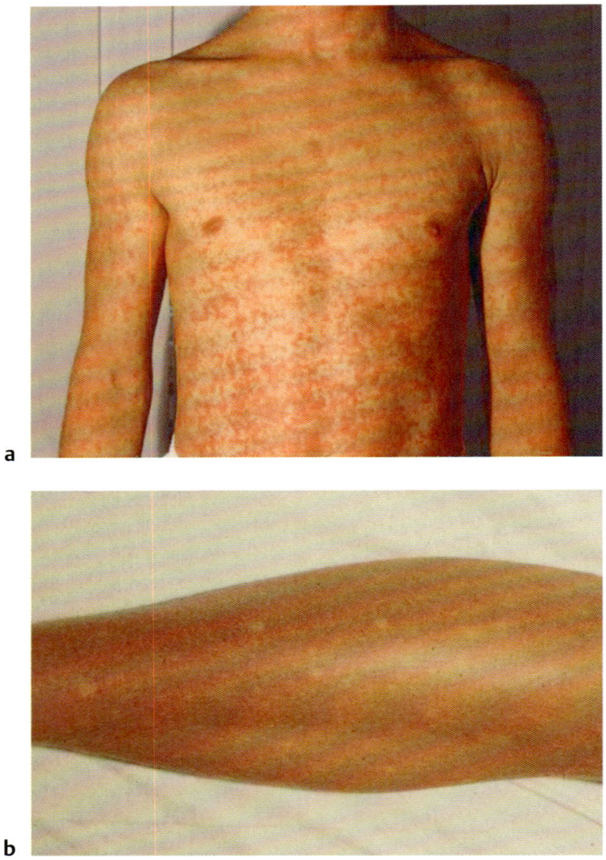

Abb. 38.**9** Dengue-Exantheme (Quelle: Dobler und Knobloch 2010).
a Makulopapulöses Exanthem bei Dengue-Fieber.
b Erythematöses Exanthem bei Dengue-Fieber mit typischen fleckförmigen Aussparungen („white islands in the red sea of DF").

in the red sea") (Abb. 38.**9**). Es kann erneut Fieber auftreten, das von einer generalisierten Lymphadenopathie, kutanen Hyperästhesien und veränderten Geschmacksempfindungen (metallisch) begleitet sein kann. Häufig besteht eine Leukopenie und milde Thrombozytopenie. Selten kommt es zu hämorrhagischen Manifestationen wie Petechien, Epistaxis, intestinalen Blutungen und Menorrhagien, Myokarditis oder ZNS-Symptomatik. Die Erkrankung dauert etwa eine Woche und heilt meist folgenlos aus. Die Rekonvaleszenz kann aber durch allgemeine Schwäche, Depression, Bradykardie und ventrikulären Extrasystolen verzögert sein. Treten bei einem Patienten die Symptome später als 2 Wochen nach Verlassen eines Dengue-Endemiegebiets auf, kann eine Dengue-Infektion ausgeschlossen werden.

Dengue-Hämorrhagisches-Fieber (DHF) und Dengue-Schocksyndrom (DSS)

Alle 4 Serotypen können das DHF/DSS auslösen. Während in Südostasien vor allem Kinder von diesen schweren Verlaufsformen betroffen sind, werden sie in den tropischen Gebieten Amerikas in allen Altersgruppen beobachtet. Laut WHO ist das DHF durch folgende Kriterien definiert: akut einsetzendes Fieber, hämorrhagische Manifestationen, Thrombozytopenie ($< 100\,000/mm^3$) und Anzeichen eines Plasmaverlusts (Hämatokritkonzentration > 20 %, Pleura- oder andere Ergüsse, Hypoalbuminämie oder Hypoproteinämie). Das DSS, die schwerste Form der Erkrankung, ist durch schwere Hypotension und eine Schocksymptomatik infolge des Blutverlusts charakterisiert.

Zunächst beginnt die Erkrankung wie das klassische DF. Das hohe Fieber (38 bis 40 °C) besteht in der Regel über 2 bis 7 Tage. Mit dem Abfiebern kommt es jedoch zu einer rapiden Verschlechterung mit instabilem Kreislauf und Zeichen einer peripheren Minderdurchblutung. Es treten spontane Blutungen in Form von Petechien, Ekchymosen, Epistaxis sowie Sickerblutungen nach Venenpunktion auf. Klinisch relevante Hämorrhagien treten in 10 bis 15 % der Fälle auf, wobei gastrointestinale und zerebrale Blutungen lebensbedrohlich sein können. Zudem kommt es zu Pleuraergüssen und einer Hepatomegalie. Im Blut findet man eine Leukopenie, Thrombopenie, sowie erhöhte Transaminasen und verminderte Komplement- und Fibrinogenspiegel. Die Progression zum Schock entwickelt sich sehr rasch. Die wichtigsten Warnzeichen für einen Übergang vom DHF in ein DSS sind schwere, anhaltende abdominale Schmerzen, prolongiertes Erbrechen, Bewusstseinsveränderungen mit Irritabilität oder Somnolenz und ein plötzlicher Wechsel von Fieber zu Hypothermie, begleitet von Schweißausbrüchen und Erschöpfung. Weitere klinische Symptome des DSS sind feucht-kalte Extremitäten, zirkumorale und periphere Zyanose, erhöhte Atmungs- und Pulsfrequenz sowie Hypotension. Die Prognose ist abhängig von der Prävention oder der Früherkennung und Behandlung des Schocks. Ohne entsprechende Behandlung sterben 10 bis 20 % der Patienten mit einer Schocksymptomatik, bei rechtzeitiger Erkennung und Behandlung liegt die Letalitätsrate unter 1 %.

Diagnostik

Wichtig ist die Kenntnis über den Aufenthalt des Patienten in einem Dengue-Risikogebiet, evtl. mit Auftreten mehrerer gleichartiger Erkrankungen in der näheren Umgebung. Während der frühen Fieberphase (das virämische Stadium besteht über 3 bis 5 Tage) kann das Virus aus dem Blut isoliert werden. Am sensitivsten ist der Virusnukleinsäurenachweis mittels RT-PCR aus dem Blut. Mit dem Erscheinen spezifischer Antikörper verschwindet das Virus rasch aus dem Blut. Die serologische Diagnose beruht auf dem Nachweis spezifischer Antikörper mittels EIA sowie dem HHT und NT. Bei 90 % der Patienten sind spezifische IgM-Antikörper am 6. Tag nach Symptombeginn nachweisbar und bleiben durchschnittlich über 60 Tage positiv. Bei einer primären Denguevirus-Infektion sind spezifische IgG-Antikörper ab dem 5. Tag nach Einsetzen der Symptome im Blut messbar und ihre Titer steigen über einige Wochen langsam an.

Diagnostische Besonderheiten und Probleme

- Nach einer Denguevirus-Infektion können spezifische IgM-Antikörper für 3 bis 6 Monate nachweisbar bleiben und bei einer nachfolgenden fieberhaften Erkrankung anderer Ursache (z. B. Masern, Influenza, Typhus, Malaria, Leptospirose oder Chikungunya) zu einer Fehldiagnose führen.
- Ein negatives Untersuchungsergebnis (Virus- oder Antikörpernachweis) in der akuten Phase schließt eine Dengue-Infektion nicht aus, daher ist eine Kontrolluntersuchung (2. Serumprobe aus späterer Erkrankungsphase) erforderlich.
- Wie bei allen Flaviviren können kreuzreaktive Antikörper die Diagnostik komplizieren. Dies ist insbesondere in jenen geografischen Regionen problematisch, in denen 2 Flaviviren kozirkulieren (z. B. in Asien Dengue-Viren und Japanische Enzephalitis-Viren). In diesen Fällen ist die Durchführung eines (typspezifischen) Neutralisationstests erforderlich.

Prävention

Obwohl schon seit vielen Jahren große Anstrengungen unternommen werden und die Impfstoffentwicklung aufgrund der Inzidenz der Erkrankung eine hohe Priorität hat, steht bisher noch keine Vakzine zur Verfügung. Die Schwierigkeit liegt darin, dass Dengue-Impfstoffe eine lang anhaltende protektive Immunität gegen alle 4 Serotypen induzieren sollen, um das Risiko einer immunpathologischen Reaktion zu vermeiden. Eine Reihe von experimentellen, tetravalenten Dengue-Impfstoffkandidaten, darunter attenuierte Lebendimpfstoffe, tetravalente chimäre Impfstoffe, rekombinante Subunitimpfstoffe, sowie eine DNA-Vakzine befindet sich derzeit in Entwicklung (Mackenzie et al. 2004).

Die gegenwärtig wichtigste Präventionsmaßnahme ist die Bekämpfung und Ausrottung der Vektoren (s. oben bei Gelbfieber).

Japanisches Enzephalitis-Virus

Epidemiologie und Ökologie

Die japanische Enzephalitis (JE) ist mit etwa 50 000 Fällen (bei hoher Dunkelziffer) und 10 000 Todesfällen pro Jahr die häufigste virale Enzephalitis in Asien und in Bezug auf die Schwere der Erkrankung und die Letalität die wichtigste Arbovirus-Enzephalitis. Das JE-Virus stellt den Prototyp des JE-Antigenkomplexes der Flaviviren, zu dem auch das West-Nil-, Kunjin-, Murray-Valley-Enzephalitis- und Saint-Louis-Enzephalitis-Virus gehören. Ausgehend von Südostasien hat sich das Verbreitungsgebiet des Virus in den letzten Jahrzehnten stark ausgedehnt. Mittlerweile kommt es vor in Japan, China, Taiwan, Korea, den Philippinen, dem fernöstlichen Teil Russlands, ganz Südostasien, Indien, Papua Neuguinea bis hin nach Nordaustralien. Aufgrund von Sequenzunterschieden in den Strukturprotein-Genen werden 4 Genotypen unterschieden, die teils in verschiedenen geografischen Regionen vorkommen, aber auch überlappen und die sich in ihrer Virulenz nicht unterscheiden. In der Natur zirkuliert das Virus zwischen Moskitos der Spezies Culex (aber auch Anopheles und Aedes) und Vögeln sowie zahlreichen Haustieren, insbesondere Schweinen (Virusreservoir). Der wichtigste Vektor ist Culex tritaeniorhynchus, der bevorzugt in bewässerten Reisfeldern, seichten Gräben und Teichen brütet und während des Monsuns die höchste Populationsdichte erreicht. Innerhalb der Moskitopopulation wird das Virus vertikal und sexuell übertragen. Das Verhältnis von asymptomatischer Infektion zu symptomatischer beträgt 200:1 bis 300:1 (Gubler et al. 2007). In den tropischen Endemiegebieten sind vor allem Kinder unter 15 Jahren von der Erkrankung betroffen und fast alle Einwohner haben bis zum Erreichen des jungen Erwachsenenalters eine Infektion durchgemacht. Bei Ausbrüchen in zuvor nicht endemischen Regionen treten Erkrankungen in allen Altersgruppen auf, jedoch haben Kinder und ältere Personen ein erhöhtes Risiko. In Japan, Südkorea und Taiwan hat die Inzidenz der Erkrankung durch den Einsatz von Impfstoffen drastisch abgenommen. Auch in China nimmt sie nach Aufnahme der Impfung ins Kinderimpfprogramm ab, dennoch werden dort noch immer mehr als 10 000 Erkrankungen pro Jahr beobachtet (Gubler et al. 2007). Hingegen ist die epidemische Aktivität in Nord-/Zentral-Indien, Nepal und dem nördlichen Teil Südostasiens aufgrund der Ausbreitung und der Brutmöglichkeiten des Vektors Culex tritaeniorhynchus in den letzten Jahrzehnten angestiegen. In den tropischen Gebieten treten sporadische Infektionen das ganze Jahr über auf, während sie in subtropischen und gemäßigten Zonen saisonal gehäuft (nach der Regenzeit) beobachtet werden. Für Reisende in Endemiegebiete ist das Risiko, eine JE zu bekommen sehr gering, es wird auf etwa 1:5000 bis 1:20 000 pro Reisewoche geschätzt, ist aber abhängig von Faktoren wie Aufenthaltsort (ländliche Gebiete, Reisanbau) und -dauer, Jahreszeit und individuellen Aktivitäten. Falls es jedoch zu einer apparenten Infektion kommt, handelt es sich um eine sehr ernst zu nehmende Erkrankung, die häufig letal endet oder mit schweren Folgeschäden verbunden ist. Daher ist eine prophylaktische Impfung bei Expositionsrisiko empfehlenswert.

Klinik

Die Inkubationszeit beträgt 6 bis 16 Tage. Klinische Erscheinungsformen sind febriles Kopfschmerzsyndrom, aseptische Meningitis oder Enzephalitis. Der Krankheitsbeginn ist abrupt und das Vollbild der Enzephalitis entwickelt sich sehr rasch. Nach einer 2- bis 4-tägigen Prodromalphase mit Kopfschmerz, Fieber, Schüttelfrost, Anorexie, Nausea, Müdigkeit, Benommenheit, bei Kindern häufig Bauchschmerzen und Diarrhö, kommt es dann zum Auftreten von Nackensteifigkeit, Photophobie, Bewusstseinstrübung, Hyperexzitabilität, Harntraktsymptomen und einer ganzen Reihe verschiedener neurologischer Symptome bis hin zu Krampfanfällen (häufig bei Kindern) und akuten schlaffen Lähmungen (wichtige Differenzialdiagnose zur Polio!) (Gubler et al. 2007). Die Patienten können eine charakteristische Haltung einnehmen, wobei der Kopf zurückgebeugt ist, auch Ellbogen und Knie gebeugt und die Schultern zur Brust gepresst sind. Der Hirndruck steigt und es kann eine schwere Hyperthermie auftreten. Der Tod tritt meist zwischen dem 5. und 9. Krankheitstag ein, bei einem protrahierten Verlauf evtl. später aufgrund von kardiopulmonalen Symptomen. Die Letalitätsrate liegt zwischen 5 und 40 % und ist abhängig vom Patientenalter und medizinischer Versorgung. Bei den Überlebenden ist die soziale Prognose schlecht, 45 bis 70 % leiden an neuropsychiatrischen Folgen, bei Kindern sind sie besonders schwer. Fälle von intrauteriner Übertragung, Fehlgeburten, Fehlbildungen und von Viruspersistenz wurden beschrieben (Gubler et al. 2007).

Diagnostik

In der akuten Phase der Erkrankung ist die Virusisolierung aus dem Liquor, selten aus dem Blut möglich, sensitiver ist die PCR. Die serologische Diagnose ist ähnlich wie bei den anderen Flaviviren und beruht auf dem Nachweis spezifischer IgM- und IgG-Antikörper sowie Titeranstiegen im HHT und NT. Auch hier ist wieder die Problematik von kreuzreaktiven Antikörpern (in Asien beispielsweise gegen West-Nil-Virus) zu berücksichtigen, sogar eine Kreuzneutralisation von JE-Virus mit Antikörpern gegen Murray-Valley-Enzephalitis- und Kunjin-Virus ist möglich.

Prävention

Zum Schutz vor einer JE-Virusinfektion wurden verschiedene Impfstoffe entwickelt. Zum einen sind es formalininaktivierte Totimpfstoffe, die entweder aus dem Hirn von infizierten Mäusen oder in infizierten primären Hamsternierenzellkulturen gewonnen werden. In China steht zudem ein attenuierter Lebendimpfstoff (Stamm SA14–14–2) zur Verfügung. Für Reisende aus Europa wird der in Japan hergestellte Totimpfstoff verwendet, der eine > 90 %ige Serokonversionsrate aufweist. Nebenwirkungen wie z. B. allergische Reaktionen sind sehr selten. Obwohl dieser Impfstoff aus Maushirn gewonnen wird, enthält er weniger als 2 ng/ml basisches Myelinprotein und damit eine zu geringe Menge, um eine allergische Enzephalomyelitis im sensitiven Meerschweinchenmodell auszulösen. Das Impfschema sieht 2 Dosen im Abstand von 7 bis 14 Tagen und eine 3. nach einem Jahr vor, eine Auffrischungsimpfung sollte alle 3 bis 4 Jahre erfolgen. Derzeit sind neue, auf Zellkultur basierende Impfstoffe in der klinischen Erprobung (Halstead u. Jacobson 2008, Gubler et al. 2007). Seit April 2009 ist ein neuer, in der Zellkultur hergestellter, gereinigter und inaktivierter Impfstoff verfügbar. Er kann bei Personen ab 18 Jahren eingesetzt werden und besitzt neben guter Immunogenität eine ausgezeichnete Verträglichkeit. Die Grundimmunisierung besteht nurmehr aus 2 Dosen, die im Abstand von 28 Tagen verabreicht werden (Tauber et al. 2007).

Zusätzliche Maßnahmen zur Eindämmung der Erkrankung sind die Bekämpfung der Vektoren und die Impfung von Haustieren, insbesondere Schweinen und Pferden.

Saint-Louis-Enzephalitis-Virus (SLE-Virus)

Das SLE-Virus ist in der westlichen Hemisphäre weit verbreitet (USA, Kanada, Karibik, Zentral- und Südamerika). Humane Erkrankungen werden aber fast ausschließlich aus den USA berichtet, wo bisher insgesamt einige Tausend Fälle aufgetreten sind, vor allem im Ohio-Mississippi-Tal, im östlichen Texas, in Florida, Kansas, Colorado und Kalifornien, wo es in den Monaten Juli bis September immer wieder zu Krankheitsfällen kommt. In der Natur zirkuliert das Virus zwischen Moskitos der Spezies Culex (besonders Culex pipiens) und vor allem Vögeln, aber auch einer Reihe anderer Wirbeltiere. Das Verhältnis von klinisch inapparenter zu apparenter Infektion beträgt 16:1 bis 425:1. Klinische Erkrankungsformen beim Menschen sind Enzephalitis, aseptische Meningitis und febriles Kopfschmerzsyndrom. Die Inkubationszeit beträgt 4 bis 21 Tage, der Krankheitsbeginn ist abrupt. Das Risiko einer Enzephalitis steigt mit zunehmendem Alter. Die Letalitätsrate liegt bei den > 75jährigen Personen zwischen 5 bis 30 %, im Schnitt liegt sie bei 7 % (Gubler et al. 2007). In 30 bis 50 % der Fälle kommt es zu einer prolongierten Rekonvaleszenz. Ein Impfstoff steht nicht zur Verfügung.

Murray-Valley-Enzephalitis-Virus (MVE-Virus)

Das mit dem JE-Virus nah verwandte MVE-Virus kommt in Australien und Neu Guinea vor, wo es selten Erkrankungen verursacht. Das Virus zirkuliert zwischen Moskitos der Spezies Culex, vor allem Culex annulirostris, und großen Wasservögeln, evtl. sind auch Säugetiere beteiligt. Das Verhältnis asymptomatische zu symptomatischer Infektion liegt zwischen 700 :1 bis 1200 :1 (Gubler et al. 2007). Der Krankheitsverlauf kann mild (mit leichten neurologischen Zeichen) bis schwer sein und dann in 22 bis 24% fatal enden. In bis zu 56% kommt es zu neurologischen Folgeerscheinungen. Ein Impfstoff ist nicht verfügbar.

West-Nil-Virus

Das West-Nil-Virus (WNV) hat seit seiner Einschleppung in die USA im Jahr 1999 als Krankheitserreger für den Menschen dramatisch an Bedeutung zugenommen. Seit Mitte des 20. Jahrhunderts waren in den Mittelmeerländern, Teilen Südeuropas, Asiens, dem Mittleren Osten und in Afrika sporadische Fälle und Ausbrüche von fieberhaften WNV-Erkrankungen beobachtet worden. Im Jahre 1999 trat das WNV erstmals in Nordamerika auf und verursachte schwere, zum Teil tödlich verlaufende Erkrankungsfälle. Phylogenetische Untersuchungen lassen vermuten, dass das WNV aus dem Mittleren Osten in die USA gelangt ist (Abb. 38.**10**). Seither hat sich das Virus über den gesamten nordamerikanischen Kontinent, angrenzende Teile Kanadas und Mexikos, sowie Teile Mittel- und Südamerikas ausgebreitet und ist in diesen Gebieten aufgrund seines breiten Wirts- und Erregerspektrums in vielen unterschiedlichen ökologischen Nischen dauerhaft etabliert (Mackenzie et al. 2004). Während WNV-Epidemien in Europa in begrenzter Form aufgetreten sind, werden in den USA jährlich wiederkehrende Epidemien beobachtet, die bis zum Jahre 2007 mehr als 23 500 dem CDC gemeldete Fälle, davon 9700 neuroinvasive Erkrankungen und 904 Todesfälle zur Folge hatten, und zu den größten Epidemien einer Arbovirusinfektion in der westlichen Hemisphäre gezählt werden.

Epidemiologie und Übertragung

Das WNV wird durch verschiedene Moskitoarten (im Wesentlichen Spezies der Gattung Culex, aber auch Aedes und Anopheles) übertragen. Das Reservoir des Erregers sind wild lebende Vögel, unter anderem Zugvögel, die bei der Ausbreitung des WNV in nicht endemische Gebiete von Bedeutung sind. In Vögeln kommt es, im Gegensatz zu anderen Vertebraten, zu einer lang anhaltenden Virämie mit hohen Viruskonzentrationen im Blut, die zur Verbreitung des Virus beiträgt. Für die Zirkulation des WNV in der Natur dürften insbesondere Moskitos von Bedeutung sein, die das Virus innerhalb der Vogelpopulation verbreiten, während Moskitos, die sowohl Vögel als auch Säugetiere stechen (Brückenvektoren), das WNV auf den Menschen,

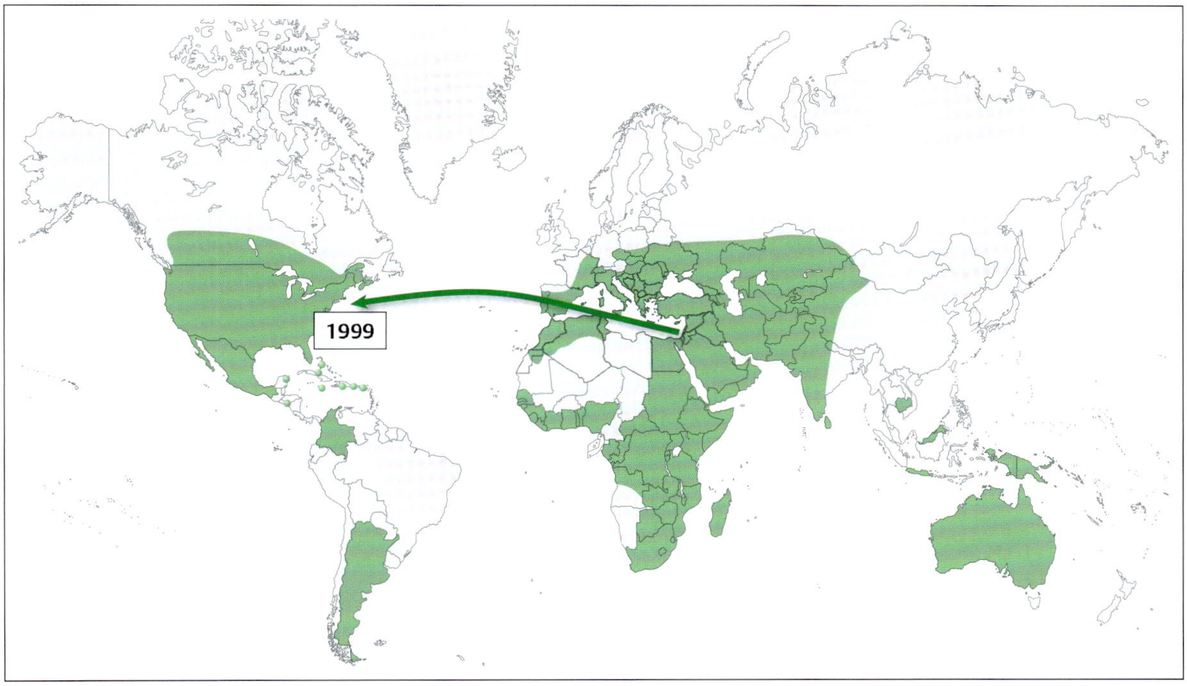

Abb. 38.**10** Auftreten von West-Nil-Virus-Infektionen. Karte nach Angaben des Centers of Disease Control and Prevention (CDC) (Quelle: Mackenzie et al. 2004).

Pferde und andere Wirbeltierspezies übertragen. Der Mensch ist ein Endwirt, da er aufgrund der kurzen und gering ausgeprägten Virämie nicht zur Verbreitung des WNV beiträgt. Neben der Übertragung durch Moskitos wurden WNV-Infektionen nach Bluttransfusion, Organtransplantation, sowie transplazentar, über die Muttermilch, und als Laborinfektionen beschrieben.

Klinik

Die WNV-Infektion verläuft in ca. 80 % klinisch inapparent. Eine selbstlimitierte, fieberhafte Erkrankung ohne neurologische Symptomatik (West-Nil-Fieber) tritt in ca. 20 % auf (Gubler et al. 2007). Die Inkubationszeit beträgt 2 bis 14 Tage. Die Symptome des West-Nil-Fiebers (Kopf- und Rückenschmerzen, generalisierte Myalgie und Schwäche) persistieren 3 Tage bis einige Wochen. In 25 bis 50 % tritt ein makulopapulöses Exanthem auf. Augenschmerzen, ein- oder beidseitige Konjunktivitis, Uveitis, Pharyngitis, Übelkeit, Erbrechen, Diarrhö und abdominelle Schmerzen, Rhabdomyolyse, Myositis, sowie Hepatitis und Pankreatitis wurden im Zusammenhang mit West-Nil-Virus-Infektionen beschrieben.

In ca. 1 von 150 Infektionen löst die WNV-Infektion eine Meningitis, Meningoenzephalitis, Enzephalomyeloradikulitits oder poliomyelitisähnliche schlaffe Lähmung aus (Mackenzie et al. 2004). Die neurologischen Symptome umfassen unter anderem Lähmungen der Augenmuskulatur, Schluck- und Sprechstörungen, Koordinationsstörungen, Schwindel und Bewusstseintrübung. Die Infektion der Motoneurone des Rückenmarks kann eine lebensbedrohliche poliomyelitisähnliche Lähmung zur Folge haben. Bekannte Risikofaktoren für schwere neurologische Erkrankungen nach WNV-Infektion sind das Lebensalter (> 50 Jahre), sowie Hypertonie, Diabetes und Immunsuppression.

Pathogenese

Tierexperimentelle Untersuchungen zur Pathogenese der WNV-Enzephalitis zeigen, dass sich das WNV zunächst lokal und in regionalen Lymphknoten vermehrt und im peripheren Blut nachweisbar ist, bevor es zur Infektion des Zentralnervensystems (ZNS) und anderer Organe kommt. Das gleichzeitige Auftreten des Virus in unterschiedlichen Regionen von Gehirn und Rückenmark lässt auf eine hämatogene Ausbreitung ins ZNS schließen, wobei das WNV einen selektiven Neurotropismus für die Neuronen des Hirnstammes, sowie der Purkinjezellen des Kleinhirns und der Motoneurone des Rückenmarks aufweist. Die Degeneration der Neurone tritt in Folge einer Schädigung durch virusinduzierte Apoptose auf. Eine zusätzliche immunpathogenetische Komponente der Zellzerstörung durch zytotoxische T-Zellen wird diskutiert.

Diagnostik

Die Diagnose bei klinischem Verdacht auf eine WNV-Infektion beruht auf dem Nachweis WNV-spezifischer IgM-Antikörper, die in der Regel ab dem 5. Tag nach Beginn der klinischen Symptome in Liquor und Serum der Patienten nachweisbar sind (Gubler et al. 2007). Zur Verifizierung der Diagnose ist ein 4-facher Titeranstieg von Akut- zu Konvaleszenzphasenserum erforderlich, da WNV-spezifische IgM-Antikörper bis zu 18 Monate nach Infektion detektierbar sein können. IgG-Antikörper, die nach Impfung oder Infektion gegen andere Flaviviren (St.-Louis-Enzephalitis-Virus, Japanisches Enzephalitis-Virus, Dengue-Virus, Gelbfieber-Virus) gebildet wurden, zeigen im EIA-Test eine Kreuzreaktion und erschweren ebenfalls die Diagnostik.

Da die Virämie bei Infektion des Menschen gering ausgeprägt ist, ist der Nachweis von WNV aus dem peripheren Blut bei Patienten, die bereits Krankheitssymptome aufweisen, häufig nicht möglich. In 50 % der Patienten kann zu Beginn der neurologischen Erkrankung WNV-RNA mittels PCR im Liquor nachgewiesen werden.

Prävention

Für den Menschen sind bisher weder Impfstoffe zur Prävention noch wirksame antivirale Substanzen verfügbar. Experimentelle Impfstoffe befinden sich derzeit in Entwicklung. Ein inaktivierter WNV-Impfstoff wird in den USA bereits zur Immunisierung von Pferden eingesetzt. Um die Übertragung durch Blut- oder Organspenden zu verhindern, werden die Spender in den USA und Kanada in der Mückensaison auf WNV-RNA mittels PCR getestet.

Literatur

Barrett PN, Plotkin SA, Ehrlich HJ. Tick-borne encephalitis virus vaccines. In: Plotkin SA, Orenstein WA, Offit PA, eds. Vaccines. 5th ed. Saunders Elsevier Publishers; 2008: 841–856

Dobler G, Knobloch J. Arbovirus-Infektionen. In: Löscher T, Burchard GD, Hrsg. Tropenmedizin in Klinik und Praxis. 4. Aufl. Stuttgart: Georg Thieme Verlag; 2010

Gelpi E, Preusser M, Garzuly F et al. Visualization of Central European tick-borne encephalitis infection in fatal human cases. J Neuropathol Exp Neurol 2005; 64(6): 506–512

Gelpi E, Preusser M, Laggner U et al.:Inflammatory response in human tick-borne encephalitis: analysis of postmortem brain tissue. J Neurovirol 2006; 12(4): 322–327

Gould EA, Solomon T. Pathogenic flaviviruses. Lancet 2008; 371(9611): 500–509

Gubler D, Kuno G, Markhoff L. Flaviviruses. In: Knipe DM, Howley PM, Griffin DE et al. eds. Fields Virology. 5th ed. Philadelphia: Lippincott, Williams & Wilkins; 2006: 1153–1252

Gubler DJ, Kuno G, Markoff L. Flaviviruses. In: Knipe DM, Howley PM et al. eds. Fields Virology. 5th ed. Philadelphia: Wolters Kluwer/Lippincott, Williams and Wilkins Publishers; 2007: 1153–1252

Haglund M, Günther G. Tick-borne encephalitis-pathogenesis, clinical course and long-term follow-up. Vaccine 2003; 21 (Suppl. 1): 11–18

Halstead SB, Jacobson J. Japanese encephalitis vaccines. In: Plotkin SA, Orenstein WA, Offit PA, eds. Vaccines. 5th ed. Saunders Elsevier Publishers; 2008: 311–352

Heinz FX, Holzmann H, Essl A et al. Field effectiveness of vaccination against tick-borne encephalitis. Vaccine 2007; 25: 7559–7567

Holzmann H. Diagnosis of tick-borne encephalitis. Vaccine 2003; 21 (Suppl. 1): 36–40

Kuhn R, Zhang W, Rossmann M et al. Structure of Dengue Virus Implications for Flavivirus Organization, Maturation, and Fusion. Cell 2002; 108: 717–725

Kyle JL, Harris E. Global spread and persistence of dengue. Annu Rev. Microbiol 2008; 62: 71–92

Lindenbach BD, Thiel HJ, Rice CM. Flaviviridae: The viruses and their replication. In: Knipe DM, Howley PM, Griffin DE et al., eds. Fields Virology. 5th ed. Philadelphia: Lippincott, Williams & Wilkins; 2006: 1101–1152

Mackenzie JS, Gubler DJ, Petersen LR. Emerging flaviviruses: the spread and resurgence of Japanese encephalitis, West Nile and dengue viruses. Nat Med 2004; 10 (Supplement): 98–109

Monath PT, Cetron MS, Teuwen DE. Yellow fever vaccine. In: Plotkin SA, Orenstein WA, Offit PA, eds. Vaccines. 5th ed. Saunders Elsevier Publishers; 2008: 959–1055

Monath PT. Treatment of yellow fever. Antiviral Res. 2008; 78(1): 116–124

Mukhopadhyay S, Kuhn RJ, Rossmann MG. A structural perspective of the flavivirus life cycle. Nat Rev. Microbiol 2005; 3(1): 13–22

Pang T, Cardosa MJ, Guzman MG. Of cascades and perfect storms: the immunopathogenesis of dengue haemorrhagic fever-dengue shock syndrome (DHF/DSS). Immunol Cell Biol 2007; 85: 43–45

Stiasny K, Heinz FX. Flavivirus membrane fusion. J Gen Virol 2006; 87(10): 2755–2766

Tauber E, Kollaritsch H, Korinek M et al. Safety and immunogenicity of a Vero-cell-derived, inactivated Japanese encephalitis vaccine: a non-inferiority, phase III, randolomised controlled trial Lancet 2007, 370 (9602):1847–53

Thiel HJ, Collett MS, Gould EA et al. Family Flaviviridae. In: Fauquet CM, Mayo MA, Maniloff J et al., eds. Virus Taxonomy VIIIth Report of the International Committee on Taxonomy of Viruses. San Diego: Elsevier Academic Press; 2005: 981–998

Wilder-Smith A, Schwartz E. Dengue in travellers. N Engl J Med 2005; 353: 924–932

39 Hepatitis-C-Virus

39.1 Grundlagen

R. Bartenschlager

39.1.1 Einführung

Mit der Entdeckung und Charakterisierung des Hepatitis-A-Virus und des Hepatitis-B-Virus in den frühen 1970er Jahren wurde sehr schnell klar, dass es noch zumindest ein weiteres Virus geben muss, das eine **Posttransfusionshepatitis** verursachen kann. Auf der Basis von Ausschlusskriterien und in Unkenntnis des Erregers wurde dieser zunächst als non-A-non-B-Hepatitis-Virus bezeichnet. Die Suche nach diesem Erreger gestaltete sich sehr schwierig und basierte zunächst auf Infektionsstudien mit Schimpansen. Dabei konnte gezeigt werden, dass die Infektiosität durch Chloroform zerstört wird, das Virus also vermutlich eine Lipidhülle besitzt. Durch Filtration erregerhaltiger Seren und anschließender Infektion von Schimpansen mit den Filtraten konnte die Größe des Virus auf 50 bis 80 nm eingegrenzt werden. Die Dichte des Erregers der non-A-non-B-Hepatitis erwies sich als ungewöhnlich niedrig und heterogen (ca. 1,04 bis 1,12 g/ml), was für eine starke Assoziation des Virus mit zellulären Bestandteilen, insbesondere Lipiden sprach. In infizierten Zellen waren häufig charakteristische Membranveränderungen zu finden, was eine typische Eigenschaft von Plusstrang-RNA-Viren ist. Die Identifikation des Genoms des non-A-non-B-Hepatitis-Virus, das heute als Hepatitis-C-Virus (HCV) bezeichnet wird, wurde jedoch erst mit der Verfügbarkeit moderner molekularbiologischer Methoden möglich (Choo et al. 1989). Mithilfe eines Hochdurchsatz-Suchtests konnte aus virushaltigem Schimpansenserum ein kurzes Virusgenomfragment isoliert und kloniert werden, das ein immundominantes Epitop kodiert, welches mit Antikörpern von HCV-infizierten Personen reagierte. Dies war der Ausgangspunkt für die Klonierung des gesamten Virusgenoms, die Expression weiterer viraler Antigene und den ersten diagnostischen Test zur Detektion von HCV-spezifischen Antikörpern in Blutproben. Mit der Charakterisierung des HCV-Gesamtgenoms wurde bestätigt, dass es sich um ein umhülltes **Plusstrang-RNA-Virus** handelt, das heute als eigenes Genus Hepacivirus in die Familie der Flaviviridae eingruppiert wird.

HCV ist der Hauptverursacher der parenteralen non-A-non-B-Hepatitis. Daneben gibt es möglicherweise noch weitere Erreger dieser Erkrankung, die jedoch trotz intensiver Suche nicht bekannt sind. Zwar wurden mit molekularbiologischen Methoden Genome weiterer Viren in Patienten mit einer non-A–E-Hepatitis gefunden, diese Viren erwiesen sich jedoch zumeist als apathogen. Am bekanntesten sind das Hepatitis-G-Virus, das trotz dieses Namens nicht hepatotrop ist und aufgrund seiner Erstisolierung aus einem Patienten mit den Initialen GB besser als GB-Virus C bezeichnet werden sollte, sowie das TT-Virus, Genus Anellovirus, das hochprävalent ist und bisher nicht eindeutig mit einer Erkrankung assoziiert werden konnte.

Das HCV ist weltweit verbreitet, wobei die Prävalenzen zwischen einzelnen Ländern sehr unterschiedlich sind. Man schätzt, dass in Deutschland ca. 500 000 Personen (ca. 0,5 % der Bevölkerung) chronisch mit dem Virus infiziert sind. In Nordeuropa ist die Prävalenz z. T. deutlich niedriger, in Südeuropa höher. In einigen Ländern wie z. B. Ägypten sind bis zu 30 % der Bevölkerung anti-HCV-positiv. Dies ist im Fall von Ägypten u. a. auf den Mehrfachgebrauch von Kanülen im Rahmen der Schistosomiasistherapie zurückzuführen.

39.1.2 Klassifikation und Genotypen

Mitgliedern der Familie der Flaviviridae sind gemeinsam die umhüllten Viruspartikel, das einzelsträngige RNA-Genom positiver Polarität sowie die Genomorganisation, die sich durch ein langes Leseraster auszeichnet, das ein so genanntes Polyprotein kodiert. Im Falle von HCV unterscheiden wir insgesamt 7 Genotypen, die sich in ihrer Nukleotidsequenz um ca. 35 % unterscheiden und die mit arabischen Ziffern bezeichnet werden, sowie zahlreiche Subtypen, die mit kleinen Buchstaben (1a, 1b, 1c usw.) bezeichnet werden (Simmonds et al. 2005). Infektionen mit Genotyp-1-, -2- und -3-Viren sind weltweit verbreitet. Die übrigen Genotypen sind vorwiegend auf bestimmte Länder beschränkt: Genotyp 4 bevorzugt in Afrika, Genotyp 5 in Südafrika, Genotyp 6 in Südost-Asien und Genotyp 7 in Zentralafrika. Mit Ausnahme des gehäuften Auftretens von Steatose bei Genotyp 3 zeigen die Genotypen keine Unterschiede in der Pathogenität. Die Genotypbestimmung hat jedoch einen hohen prädiktiven Wert bei der Therapie, da mehr als 80 % der Genotyp 2 oder 3 Infektionen mit der **Interferon/Ribavirin-Kombinationstherapie** erfolgreich behandelt werden können, während bei den anderen Genotypen die Erfolgsrate nur bei 50 % liegt. Die molekularen Grundlagen für diese Unterschiede sind unbekannt.

Die hohe genomische Variabilität beruht u. a. auf der hohen Fehlerrate der viralen RNA-abhängigen RNA-Polymerase, die keine Korrekturlesefunktion besitzt. Die Häufigkeit der Misinkorporation wird auf ca. 10^{-4} geschätzt. Bei einer Genomgröße von ca. 10 000 Nukleotiden würde damit pro Replikationsrunde in jedes neu synthetisierte RNA-Genom zumindest ein Nukleotid falsch eingebaut. Bei einer täglichen Produktion von ca. 10^{12} Virionen pro infizierter Person bedeutet das rein rechnerisch 10^{12} Virusvarianten, die täglich in einem Patienten gebildet werden. Viele dieser Varianten sind vermutlich nicht oder nur bedingt replikationsfähig, weshalb die durch Genomsequenzierung bestimmte Mutationsrate in Patienten mit ca. $1{,}9 \times 10^{-3}$ Basenaustauschen pro Nukleotidposition und Jahr deutlich niedriger ist.

39.1.3 Virusaufbau

Die elektronenmikroskopische Darstellung des infektiösen HCV-Partikels ist sehr schwierig. Untersuchungen an Viren, die in Zellkulturen gezüchtet wurden, sowie Analogien zu den sehr gut studierten Flaviviren lassen jedoch vermuten, dass es sich um sphärische Viruspartikel handelt, die eine **Lipidhülle** besitzen, in die zwei virale Glykoproteine (E1 und E2) in Form von oligomeren Komplexen inseriert sind. Diese Hüllproteine bilden keine klassischen „Spikes", sondern liegen vermutlich parallel zur Virusoberfläche. Unterhalb der Lipidhülle befindet sich möglicherweise ein Kapsid, das aus zahlreichen Kopien des Kapsidproteins (Core) aufgebaut ist und das das einzelsträngige RNA-Genom umschließt. Es ist auch denkbar, dass das Core mit der RNA einen wenig strukturierten Ribonukleoproteinkomplex bildet.

Eine Besonderheit der HCV-Partikel ist deren Assoziation mit zellulären Komponenten, insbesondere **Lipoproteinen**, was die elektronenmikroskopische Darstellung der Partikel erheblich erschwert (Abb. 39.**1**). In einigen Studien wurden auch so genannte „Lipoviropartikel" beschrieben, bei denen das Virus Bestandteil eines LDL- oder VLDL-Partikels ist. Diese intensive Assoziation erklärt zum einen die hohe Heterogenität der Größe der HC-Virionen, zum anderen deren sehr heterogene und insgesamt geringe Schwebdichte in Dichtegradienten (im Mittel ca. 1,05 g/ml). Man geht davon aus, dass die Interaktion zwischen Virushülle und Lipoproteinbestandteilen schon während der Virusmontage (Assembly) stattfindet und nicht erst im Serum nach der Ausschleusung aus der infizierten Zelle. Eine Assoziation von HCV-Partikeln mit Antikörpern wurde ebenfalls beobachtet.

39.1.4 Genomstruktur und -organisation

Das HCV-Genom ist eine positiv orientierte einzelsträngige RNA mit einer Länge von ca. 9600 Nukleotiden (Moradpour et al. 2007, Bartenschlager et al. 2004). Sie besitzt nur ein Gen, das das **Polyprotein** kodiert. An den beiden Genomenden befinden sich hochstrukturierte nicht kodierende RNA-Sequenzen, die als nicht translatierte Regionen (NTRs) bezeichnet werden (Abb. 39.**2**). Die 5'-NTR ist aus 4 Domänen aufgebaut und besitzt eine interne Ribosomen-

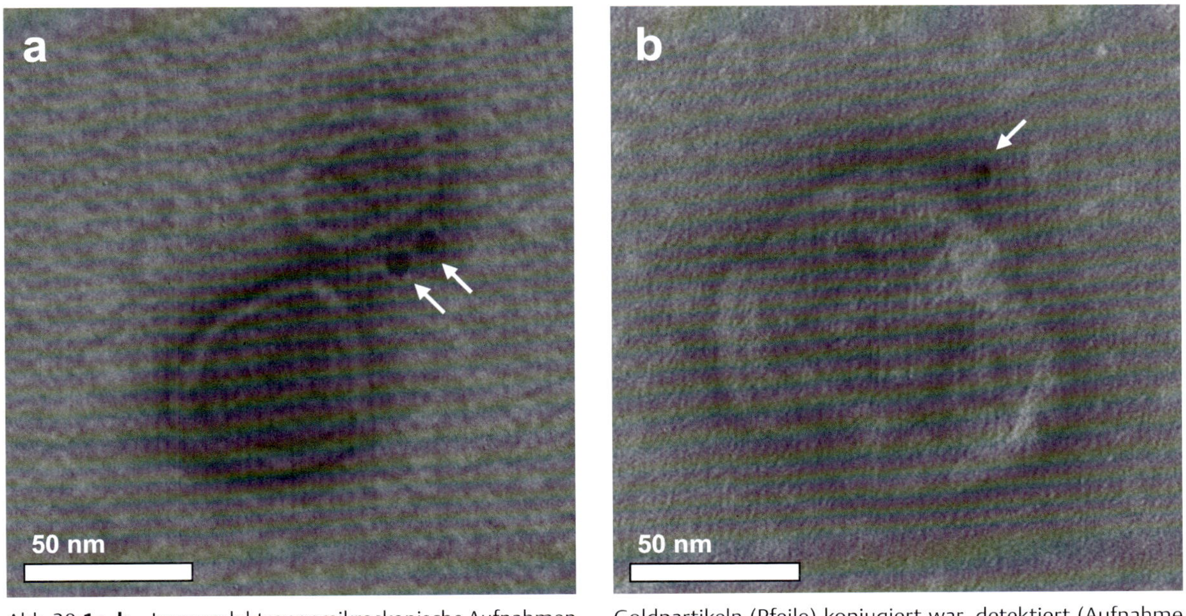

Abb. 39.**1a, b** Immunelektronenmikroskopische Aufnahmen von HCV-Partikeln aus Zellkulturen. Die Immunmarkierung wurde mit einem E2-spezifischen Antikörper durchgeführt. Dieser wurde mit einem Sekundärantikörper, der mit 10 nm großen Goldpartikeln (Pfeile) konjugiert war, detektiert (Aufnahme freundlicherweise von A. Merz und G. Long (Abteilung Molekulare Virologie, Heidelberg) zur Verfügung gestellt). Beachte die unterschiedlichen Größen.

eintrittsstelle (IRES), die für die Translation des RNA-Genoms verantwortlich ist. Des Weiteren enthält die 5'-NTR regulatorische Signale für die RNA-Replikation. Die 3'-NTR besteht aus 3 Elementen: einer zwischen den Genotypen hochvariablen Region, einer Uridin-reichen Sequenz und einer hochkonservierten Region von 98 Nukleotiden Länge, die essenziell ist für die RNA-Replikation. Im Unterschied zu den klassischen Flaviviren (z. B. das Gelbfiebervirus oder das Dengue-Virus) besitzt das HCV weder eine 5'-cap-Struktur noch eine polyA-Region am 3'-Ende.

Das Polyprotein enthält im aminoterminalen Bereich die **Strukturproteine** Core, E1 und E2 (Abb. 39.**2**). Sie sind die Hauptbausteine des Viruspartikels. An dessen Reifung und Ausschleusung sind das p7 sowie das **Nichtstrukturprotein** 2 (NS2) beteiligt. Für die RNA-Replikation erforderlich und ausreichend sind die übrigen Nichtstrukturproteine: NS3, NS4A, NS4B, NS5A und NS5B (Tab. 39.**1**). Die Prozessierung des Polyproteins wird durch zelluläre Signalasen sowie 2 virale Proteasen (NS2 und NS3) vermittelt (Abb. 39.**2**). Entweder durch interne Translationsinitiation in einem alternative Leseraster oder durch ribosomalen Leserasterwechsel entsteht in geringen Mengen das Protein C+1 (auch als F- oder ARF-Protein bezeichnet). Dieses ist für die Replikation in Zellkulturen und in vivo sehr wahrscheinlich nicht essenziell; ob es eine Rolle in der Pathogenese spielt ist unklar.

39.1.5 Struktur und Funktion der viralen Proteine

Das virale Nukleokapsid wird von dem basischen Core-Protein und dem RNA-Genom gebildet. Hierfür notwendig sind zwei **proteolytische Prozessierungen**, wobei zunächst durch Einwirkung der Signalase ein membranständiges p23-Core-Protein entsteht, das schnell durch Abspaltung einer carboxyterminalen hydrophoben Region mittels der Signalpeptidpeptidase in das reife p21-Core-Protein umgewandelt wird (Tab. 39.**1**). Dieses ist vermutlich die Hauptkomponente des infektiösen Viruspartikels. Die Hüllproteine E1 und E2 entstehen ebenfalls durch Signalase-vermittelte Spaltungen des Polyproteins. Beide Proteine besitzen eine N-glykosylierte Ektodomäne und kurze hydrophobe Transmembranregionen, die für die Ausbildung oligomerer E1-E2-Komplexe essenziell sind. Diese Oligomere sind vermutlich auch Bestandteil der Virushülle. Dabei ist E2 primär verantwortlich für die Bindung des HCV an die Wirtszelle.

Auch das p7-Protein bildet vermutlich oligomere Komplexe. Diese können als Ionenkanal fungieren, der für die Virusmontage und die Freisetzung infektiöser Viren notwendig zu sein scheint. NS2 hat eine duale Funktion, indem es sowohl für die Prozessierung an der NS2/3-Schnittstelle verantwortlich ist, als auch für die Ausbildung infektiöser Viren. Die enzymatische Aktivität dieser Cysteinprotease erfordert die Ausbildung von Homodimeren, wobei zwei aktive Zentren jeweils an den Interaktionsflächen der beiden Monomere gebildet werden. NS3 hat ebenfalls eine duale Funktion. In der aminoterminalen Domäne befindet sich eine Serinprotease, die für die Prozessierung des Polyproteins essenziell ist während sich in der carboxyterminalen Domäne eine Helikase befindet, die für die Entwindung doppelsträngiger RNA-Regionen benötigt wird. NS4A ist ein essenzieller Kofaktor der NS3-Protease, der mit der NS3-Domäne einen sehr stabilen Komplex ausbildet. Erst durch die Interaktion mit NS4A erlangt die NS3-Protease ihre volle Aktivität. NS4B ist ein sehr hydrophobes membranständiges Protein, das die Eigenschaft

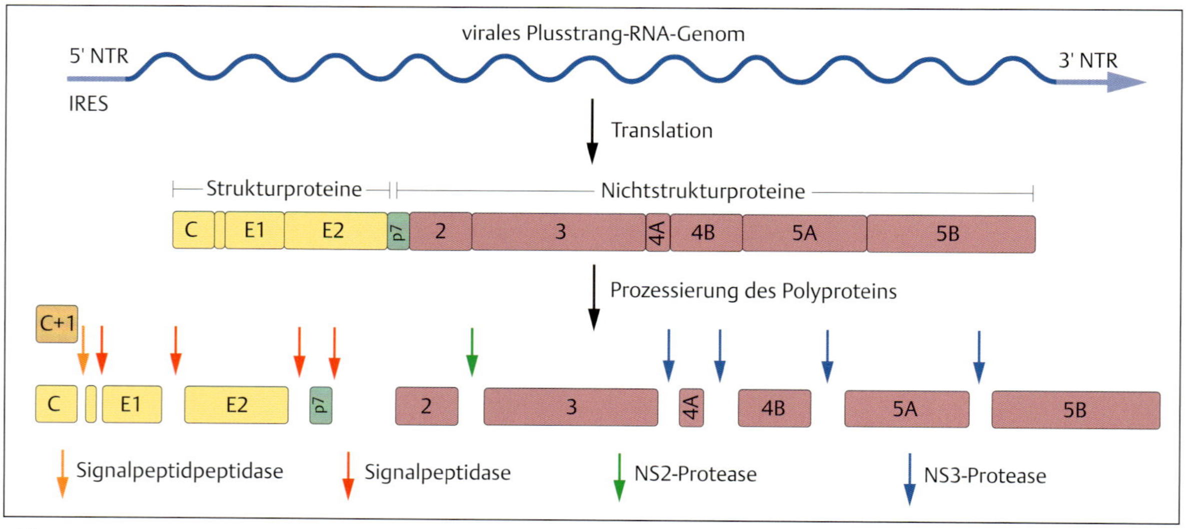

Abb. 39.**2** Das virale RNA-Genom ist im oberen Teil der Abbildung dargestellt, das Polyprotein darunter. Im unteren Teil der Abb. sind die reifen Virusproteine dargestellt, ebenso die an der Prozessierung beteiligten zellulären und viralen Proteasen. Das Protein C+1 (Core +1, auch als F- oder ARF-Protein bezeichnet) entsteht durch Translation in einem alternativen Leseraster.

Tabelle 39.**1** HCV-Proteine, deren Rolle im viralen Replikationszyklus und ihr möglicher Beitrag zur Pathogenese. In einigen Fällen (z. B. Induktion von ER-Stress oder reaktiven Sauerstoffradikalen) konnte der Phänotyp keinem speziellen HCV-Protein zugeschrieben werden.

HCV-Protein	Molekulargewicht (kDa)	Funktion im Replikationszyklus	Pathogenese
F/ARF/Core+1-Protein	17	?	?
Core	23/21 (Vorläufer/reifes Protein)	RNA-Bindung, Viruskapsid	Hemmung der VLDL Synthese, Steatose? HCC?
E1	31–35	Hüllprotein	?
E2	70	Hüllprotein, Rezeptorbindung	?
p7	7	Viroporin, Virusmontage und -freisetzung	?
NS2	21	Cysteinprotease, Virusmontage	?
NS3	69	Serinprotease, Helikase	Hemmung der IFN-Induktion, Transformation?
NS4A	6	Kofaktor der NS3 Serinprotease	?
NS4B	27	Induktion membranöser Vesikel, zentraler Organisator des viralen Replikationskomplexes	?
NS5A	56/58 (grund-/hyperphosphorylierte Form	RNA-Replikation, Virusmontage	Hemmung der IFN-Antwort (PKR)? Transformation?
NS5B	68	RNA-abhängige RNA-Polymerase	Bindung von Retinoblastomprotein, Onkogenese?

hat, die Bildung membranöser Vesikel zu induzieren. Diese bilden vermutlich das Grundgerüst für die Ausbildung der viralen Replikationskomplexe. NS5A ist ein stark phosphoryliertes Protein, das RNA bindet und sowohl für die RNA-Replikation als auch für die Virusmontage benötigt wird. Man geht davon aus, dass NS5A eine entscheidende regulatorische Rolle beim Umschalten von RNA-Replikation auf Virusmontage zukommt. NS5B ist die RNA-abhängige RNA-Polymerase.

39.1.6 Kultursysteme zum Studium der HCV-Replikation

Das Studium des Vermehrungszyklus des HCV war viele Jahre aufgrund des Fehlens adäquater Zellkultursysteme erschwert (Bartenschlager 2006). Ein erster Durchbruch in dieser Hinsicht war die Etablierung von so genannten **Replikons** (Abb. 39.**3**). Dabei handelt es sich um subgenomische HCV-Konstrukte, die im Wesentlichen aus den NTRs sowie der kodierenden Region von NS3 bis NS5B bestehen (Lohmann et al. 1999). Unter entsprechenden Bedingungen lassen sich diese „Minigenome" in humanen Hepatomazellinien persistent vermehren und erlauben damit wichtige Einsichten in die intrazellulären Vorgänge der Virusvermehrung. Der zweite technologische Fortschritt war die Entwicklung des so genannten Pseudotypsystems (Abb. 39.**3**). Dabei handelt es sich um retrovirale Nukleokapside, die von einer HCV-Hülle umgeben sind. Da die Virushülle die frühen Schritte der Infektion vermitteln (Bindung an die Wirtszelle und Eindringen in diese) können mit diesen so genannten **HCV-Pseudotypen** die frühen Stadien der HCV-Infektion untersucht werden. Dieses System findet vor allem Anwendung für Neutralisationsstudien. Der dritte technologische Durchbruch kam mit der Entdeckung eines HCV-Isolates, das aus bisher unbekannten Gründen in humanen Hepatomzellen hocheffizient repliziert und **infektiöse Viruspartikel** freisetzt (Wakita et al. 2005, Lindenbach et al. 2005). Diese Viren (in der Literatur auch als HCVcc [cell culture] bezeichnet) haben alle Eigenschaften authentischer HCV-Partikel, einschließlich der nachgewiesenen In-vivo-Infektiosität (Schimpansen und genetisch manipulierte Mäuse). Insbesondere mit diesem Zellkultursystem, das seit 2005 zur Verfügung steht, können nun alle Schritte der HCV-Vermehrung im Detail in einfach kultivierbaren Zell-Linien untersucht werden.

39.1.7 Viraler Vermehrungszyklus

Die primäre Wirtszelle für das HCV ist der **Hepatozyt**. Zwar wurde der Nachweis von HCV-RNA auch in anderen Zellarten beschrieben, insbesondere periphere Blutzellen,

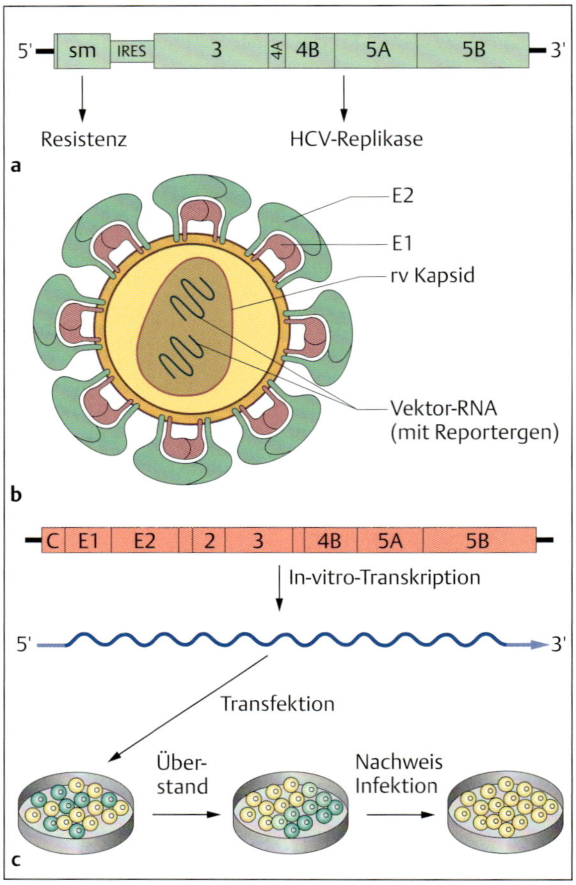

Abb. 39.**3** Zellkultursysteme zur Untersuchung des HCV-Replikationszyklus.

a Struktur eines subgenomischen HCV-Replikons bestehend aus den NTRs, einem Selektionsmarker (sm) und der Replikase (NS3 bis NS5B). Die Translation der Replikase wird durch die künstlich inserierte IRES eines anderen Virus vermittelt. Nach Einschleusen in Zellkulturen können solche Zellen selektioniert werden, in denen sich das Replikon dauerhaft mit hoher Effizienz vermehrt, da nur diese Zellen eine ausreichend hohe Kopienzahl des Selektionsmarkers enthalten.

b Morphologie eines HCV-Pseudopartikels bestehend aus einer Lipidhülle, in die die authentischen Hüllproteine des HCV inseriert sind. Im Innern besteht dieser Partikel aus dem Kapsid eines Retrovirus (rv), das die retrovirale Vektor-RNA enthält, in die ein Reportergen inseriert wurde. Die erfolgreiche Infektion von Zellen kann durch die Expression des Reportergens bestimmt werden.

c Herstellung infektiöser HCV-Partikel in Zellkulturen. Eine klonierte Kopie des HCV-Genoms wird mittels In-vitro-Transkription in RNA umgeschrieben und diese in eine humane Leberzell-Linie per Transfektion eingeschleust. Dort erfolgt eine produktive Vermehrung, wobei infektiöse Partikel ausgeschleust werden. Durch Inokulation naiver Zellen mit virushaltigem Kulturüberstand lassen sich diese infizieren.

die produktive Replikation in diesen Zellen wurde jedoch bisher nicht überzeugend belegt. Die Infektion beginnt mit der Anheftung des Virus an die Zelloberfläche (Abb. 39.**4**). Hier spielen vermutlich Glykosaminoglykane sowie der Rezeptor für LDL (Low Density Lipoprotein) eine wichtige Rolle. Die Bindung an Letzteren wird vermutlich durch die mit dem HCV-Partikel assoziierten Lipoproteine vermittelt. Glykosaminoglykane und LDL-Rezeptor dienen wahrscheinlich nur zur Adhäsion des HCV an die Wirtszelle (Dubuisson et al. 2008). Man geht davon aus, dass als nächstes der Viruspartikel mit dem „Scavenger-Rezeptor Typ 1 Klasse B" interagiert. Dieser ist eigentlich zuständig für die Bindung und Membraninsertion von HDL (High Density Lipoprotein), scheint aber im Fall von HCV aufgrund der Assoziation der Viren mit Lipoproteinen für die Infektion notwendig zu sein. Der nächste Schritt ist die vermutlich direkte Interaktion von E2 in der Virushülle mit CD81, gefolgt von der Interaktion mit Claudin-1 und Occludin, die beide vorwiegend in so genannten „Tight Junctions" lokalisiert sind, wo das Virus möglicherweise in die Zelle eindringt. Die eigentliche Infektion erfolgt per **rezeptorvermittelter Endozytose**, wobei bedingt durch den niedrigen pH-Wert im Endosom die Virushülle mit der Membran des Endosoms fusioniert. Das Virusgenom wird aus dem Nukleokapsid entlassen und am rauen endoplasmatischen Retikulum (ER) translatiert. Das entstehende Polyprotein wird ko- und post-translational prozessiert und es kommt zur Ausbildung membranöser Vesikel, die vermutlich primär von NS4B induziert werden (Abb. 39.**4**). Innerhalb dieser Vesikel, die wahrscheinlich vom rauen ER abgeleitet sind und die in ihrer Gesamtheit als „Membranous Web" bezeichnet werden, findet (ähnlich wie bei den Picornaviren, s. Kap. 42) die RNA-Vermehrung statt. Dabei wird das virale Genom, das eine positive Polarität hat, in eine **Minusstrang-Kopie** umgeschrieben, die wiederum als Matrize für die Synthese neuer Genomkopien dient. Die neu synthetisierten Genomkopien können entweder zur Produktion neuer Polyproteine dienen (Translation) oder zur Synthese neuer Minusstrangkopien (Replikation) oder mit dem Core-Protein interagieren und damit die Virusmontage einleiten (**Assembly**).

Eine Besonderheit der HCV-Morphogenese ist die enge Kopplung mit Lipidtröpfchen (LTs). Dabei handelt es sich um dynamische Organellen, die primär der Lipidspeicherung dienen, aber auch an zahlreichen regulatorischen Prozessen in der Zelle beteiligt sind. In infizierten Zellen akkumuliert das Core-Protein an der Oberfläche von LTs. Dort findet vermutlich auch die Virusmontage statt, wobei die ER-residente virale Replikase möglicherweise das Virusgenom an die LTs transportiert (Miyanari et al. 2007). Die Interaktion zwischen Core-Protein und viraler RNA leitet vermutlich die Nukleokapsidbildung ein. Da LTs sehr eng mit dem ER assoziiert und dort auch die E1/E2-Komplexe lokalisiert sind, wird angenommen, dass die Umhüllung des HCV-Partikels durch direkte Knospung in das ER-Lumen erfolgt. Die vermutliche weitere Reifung der

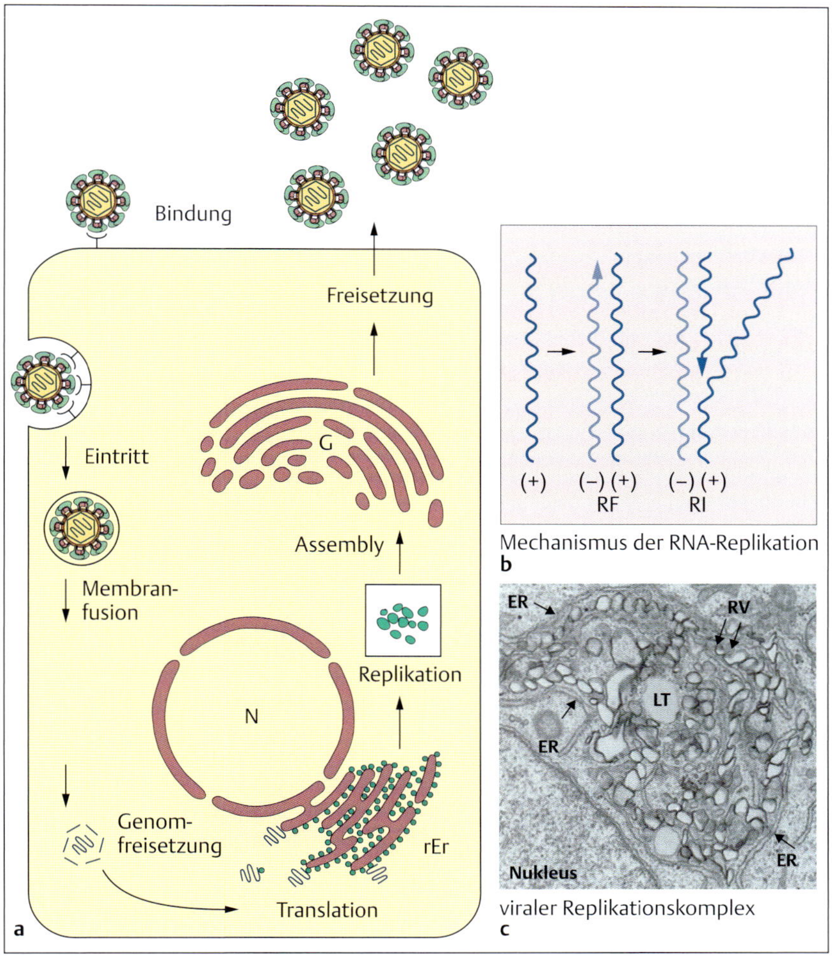

Abb. 39.**4** Replikationszyklus des HCV.
a Grundschema der HCV-Replikation. Die Assoziation des HCV-Partikels mit Lipoproteinen ist nicht dargestellt.
b Die vermutlichen Teilschritte bei der RNA-Replikation. Das virale Genom [positive Orientierung (+)] wird zur Herstellung einer Minusstrang-RNA-Kopie genutzt, die beide eine doppelsträngige replikative Form (RF) bilden. Diese dient als Matrize zur Herstellung neuer Genomkopien, wobei ein replikatives Intermediat (RI) entsteht. Man schätzt, dass pro Minusstrang-RNA-Kopie 5 bis 10 neue Plusstrang-Virusgenome entstehen.
c Elektronenmikroskopisches Bild des HCV-Replikationskomplexes, der aus ER-Membranen, Akkumulationen von membranösen Vesikeln (Replikationsvesikel, RV) und Lipidtröpfchen (LT) besteht (freundlicherweise zur Verfügung gestellt von S. Miller und J. Krijnse-Locker, Abteilung Molekulare Virologie, Heidelberg).

Viren und deren Ausschleusung erfolgt in enger Assoziation mit der Synthese von VLDL (Very Low Density Lipoprotein). Es wird angenommen, dass die Kopplung der Virusmontage mit LTs dem Virus direkten Zugang zur VLDL-Synthesemaschinerie verschafft, wodurch die Viruspartikel eng mit Lipoproteinen assoziiert und wahrscheinlich (wie VLDL-Partikel selbst) über den konstitutiven Sekretionsweg aus der Zelle ausgeschleust werden.

39.1.8 Mechanismen der HCV-Persistenz

Die charakteristische Eigenschaft der HCV-Infektion ist die hohe Persistenz. In nur ca. 30 % aller Infektionen kommt es zur Spontanelimination; in den allermeisten Fällen etabliert das Virus eine **persistente Infektion**. Die Frage, wie das Virus der angeborenen und der erworbenen Immunantwort entkommt, ist bis heute nicht eindeutig beantwortet. Ein Grund hierfür ist sicherlich das Fehlen eines immunkompetenten Kleintiermodells; ein anderer ist der limitierte Zugang zu Patienten mit einer akuten symptomatischen Hepatitis C.

Mehrere Hypothesen wurden vorgeschlagen, warum das HCV bei der Etablierung der Persistenz so erfolgreich ist (Gale u. Foy 2005, Bowen u. Walker 2005). Die insgesamt relativ moderaten Virustiter sowie die Schwierigkeiten, virale Antigene in infizierten Hepatozyten in vivo zu detektieren, sprechen für eine geringe Virusreplikation und damit für eine möglicherweise geringe Immunstimulation in der chronischen Phase. Des Weiteren erfolgt die virale RNA-Replikation in membranständigen Replikationskomplexen, die für zelluläre Abwehrfaktoren sowie für Sensoren der angeborenen Immunantwort (z. B. Toll-like-Rezeptor 3 [TLR3] oder Retinoic-acid inducible Gene 1 [RIG-1]) nur schwer zugänglich sind. Die Folge ist eine geringe Aktivierung z. B. des Interferonsystems. Eine weitere Strategie der **Immunevasion** ist die hohe Variabilität des HCV. So werden mit verbesserten Messmethoden zunehmend Mutanten gefunden, bei denen wichtige B- und T-Zellepitope verändert sind und die zu einem Verlust der Viruselimination führen trotz nachweisbarer humoraler und zellulärer Immunantwort.

Eine weitere vermutlich wichtige Strategie der Immunevasion ist die direkte Hemmung der Induktion des

Typ-1-Interferonsystems (IFN-α, -β). So ist das HCV in der Lage, sowohl den TLR3- als auch den RIG-1-abhängigen Aktivierungspfad zu hemmen (Li et al. 2005, Meylan et al. 2005). Hierbei spielt die NS3-Serinprotease die entscheidende Rolle, die zwei wichtige an der Signaltransduktion beteiligte Zellfaktoren proteolytisch spaltet und damit inaktiviert. Dadurch wird die Interferonproduktion in der infizierten Zelle unterdrückt, was dem Virus einen entscheidenden zeitlichen Vorteil bei der Etablierung der persistenten Infektion verschaffen könnte. Des Weiteren scheinen mehrere HCV-Proteine eine direkte Hemmung von Typ-1-IFN-induzierten Effektormolekülen sowie der IFN-induzierten Signaltransduktion zu vermitteln, was jedoch nicht zweifelsfrei belegt ist.

Der Eingriff in die Zytokinproduktion (Typ-1-IFN, möglicherweise aber auch andere Zytokine) könnte auch Auswirkungen auf die Reifung und Stärke der erworbenen Immunantwort haben. So wird in chronisch infizierten Patienten häufig beobachtet, dass entweder von Anfang an kaum eine T-Zell-Antwort induziert wird oder eine initial gut ausgeprägte T-Zell-Antwort zum Erliegen kommt. Da der CD4+ T-Zell-Antwort eine entscheidende Bedeutung bei der Viruselimination zukommt (Grakoui et al. 2003) wäre denkbar, dass wichtige Zytokine fehlen, die für die dauerhaft starke T-Zell-Antwort notwendig sind. Eine Beeinträchtigung der Funktionalität von dendritischen Zellen konnte bei chronischen Hepatitis-C-Patienten bisher nicht eindeutig belegt werden.

39.1.9 Pathogenese

Die Hauptkomponente der Leberzellzerstörung im Rahmen der chronischen Hepatitis C ist die **Immunantwort gegen virusinfizierte Zellen**. Dafür spricht die Korrelation zwischen der Stärke der Immunantwort und der klinischen Manifestation. Gleichzeitig haben Personen mit einer symptomatischen Hepatitis C eine höhere Wahrscheinlichkeit der Ausheilung. Eine direkte Korrelation zwischen der Höhe der Virämie und der Schwere des Verlaufs gibt es nicht. Dazu passt die Beobachtung, dass sich die Leberhistologie bei Patienten mit chronischer Hepatitis C unter Ribavirin-Monotherapie verbessert, ohne dass sich die Virustiter nennenswert ändern. Obwohl diese Beobachtungen für primär indirekte Faktoren der Pathogenese sprechen, gibt es auch Hinweise, dass das Virus selbst die Wirtszelle schädigt und damit zum Krankheitsgeschehen beiträgt (Tab. 39.**1**). So wurde in transgenen Mausmodellen beobachtet, dass die dauerhafte Expression des Core-Proteins zu einer **Steatose** und gelegentlich zu einem **hepatozellulären Karzinom** führen kann. Die molekularen Ursachen sind unklar, könnten aber zumindest teilweise mit der Core-Protein-vermittelten Hemmung der VLDL-Synthese und der dadurch bedingten intrazellulären Akkumulation von Lipiden zusammenhängen. In Zellkulturen wurde auch die Induktion von fibrogenetischen Zytokinen (insbesondere TGF-β) in HCV-haltigen Zellen beobachtet, was zur Fibrosierung beitragen könnte. Schließlich induziert die Virusreplikation zahlreiche Membranveränderungen (Abb. 39.**4**), die zu einem kontinuierlichen ER-Stress führen und pathogenetische Zellveränderungen hervorrufen können. Es ist deshalb zu vermuten, dass die Pathogenese der chronischen Hepatitis C durch ein komplexes Wechselspiel zwischen viralen und zellulären Faktoren zustande kommt, wobei die Immunantwort eine dominante Rolle zu spielen scheint.

39.1.10 Onkogenese

Die epidemiologische Assoziation zwischen der persistenten HCV-Infektion und dem Auftreten eines primären hepatozellulären Karzinoms (HCC) ist gut belegt (Levrero 2006). Im Unterschied zur chronischen Hepatitis B entwickelt sich das HCV-assoziierte HCC quasi immer auf dem Boden einer vorangehenden Zirrhose. Man geht davon aus, dass die chronische Entzündung und die daraus resultierende Fibrosierung einen entscheidenden Beitrag zur Tumorentstehung liefern. Daneben werden direkte Effekte von viralen Proteinen in der Tumorigenese sowie der Hemmung der Apoptose diskutiert. Deren Beitrag für die Entstehung des HCC ist jedoch unklar.

39.2 Diagnostik und Prävention

M. Roggendorf, R. S. Roß

39.2.1 Einleitung

Seit der Klonierung von cDNA-Fragmenten des HCV-Genoms aus Plasmen mit hohem Virusgehalt im Jahre 1989 und der Expression von Proteinfragmenten, die durch Antikörper aus Seren akut und chronisch HCV-infizierter Patienten erkannt wurden, haben sich die Möglichkeiten zur Diagnostik einer HCV-Infektion wesentlich verfeinert. Nicht zuletzt führten die hohe Sensitivität und Spezifität der eingesetzten serologischen Methoden sowie der Nukleinsäurenachweis dazu, dass z. B. Übertragungen von HCV durch kontaminierte Blutkonserven, die früher eine Hauptquelle der Virusausbreitung darstellten, heute in Deutschland nur noch mit einer Häufigkeit von < 1:4 000 000 vorkommen (Laperche 2005 und Kap. 31).

39.2.2 Immunantwort nach HCV-Infektion

Eine HCV-Infektion löst sowohl eine T- als auch B-Zell-vermittelte Immunantwort aus. Auf welche Weise zelluläre und humorale Immunantwort bei der Viruselimination zusammenwirken, ist bisher wenig bekannt. Bei chronischen Verläufen werden Defekte in der zellulären Immunantwort

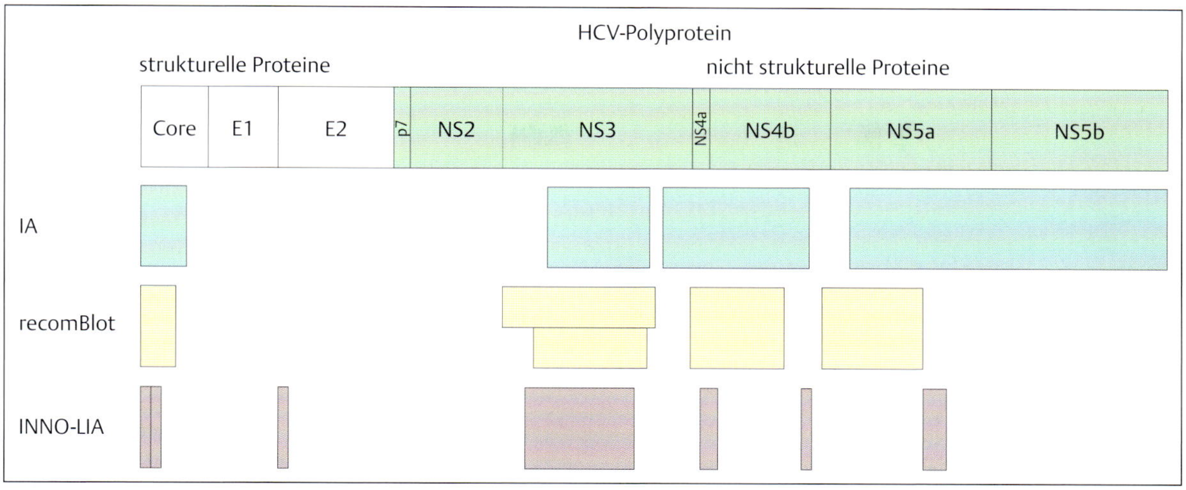

Abb. 39.**5** Antigene, die in Immunoassays (IA) und entsprechenden Bestätigungstests (z. B. recomBlot bzw. INNO-LIA) zum Nachweis HCV-spezifischer Antikörper verwendet werden.

beschrieben, deren Ursache aber noch nicht verstanden ist. Auch bleibt die Rolle des Immunsystems bei der Leberschädigung weiter zu klären. Schon ein bis zwei Wochen nach Exposition kann im Blut virale RNA nachgewiesen werden. Zirkulierende Antikörper gegen verschiedene virale Proteine treten aber in der Regel erst zwischen der 7. und 8. Woche, in Einzelfällen auch viel später, auf. Anti-Core und auch anti-NS3 finden sich mittels Elisa sowie Immunoblot bei fast allen akut und chronisch infizierten HCV-Patienten, während Antikörper gegen andere Regionen des HCV-Polyproteins, z. B. NS5, fehlen können (Abb. 39.**5**).

Spezifische Antiköper, die mit der akut-selbstlimitierenden oder persistierenden HCV-Replikation assoziiert sind, können nicht differenziert werden. Im Verlauf einer chronischen Infektion nehmen die Antikörperkonzentrationen gegen das HCV-Core-Protein im Serum zu. Auch Antikörper gegen die HCV-Hüllproteine E1 und E2 kommen mit hoher Prävalenz bei chronisch infizierten Patienten vor (Pestka et al. 2007, Zibert et al. 1997). Obwohl diese Antikörper in vitro neutralisierende Eigenschaften besitzen können, haben sie keinen entscheidenden Einfluss auf die Viruspersistenz. Auch für die Diagnostik der verschiedenen Stadien der HCV-Infektion sind sie nicht von Bedeutung.

Eine Hypothese zur Erklärung der viralen Persistenz trotz humoraler und zellulärer Immunantwort beruht auf der hohen Variabilität des HCV-Genoms, die zum Auftreten von Quasispezies innerhalb eines Patienten führt. Es wird deshalb vermutet, dass sich die während der chronischen Infektion neu auftauchenden Virusvarianten der Immunabwehr durch B-Zellen und T-Zellen immer wieder entziehen können.

Möglicherweise erfolgt eine Elimination von HCV-Varianten durch neutralisierende Antikörper, die z. B. gegen eine 27 Aminosäuren lange Sequenz gerichtet sind, die als hypervariable Region 1 (HVR1) bezeichnet wird. Die HVR1 bildet den N-Terminus des Hüllproteins E2. Mutationen innerhalb der HVR1 haben wegen ihrer exponierten Lage am N-Terminus des E2 keine große Auswirkung auf die Struktur des Restproteins, da der N-Terminus des E2 flexibel ist.

Wenige Wochen (5 bis 8) nach einer HCV-Infektion kann eine zelluläre Immunantwort im peripheren Blut und in intrahepatischen Infiltraten nachgewiesen werden (Diepolder et al. 1995, Gerlach et al. 2003, Thimme et al. 2001). Die Viruselimination nach der akuten Phase der Infektion ist mit einer starken CD4+- und CD8+-T-Zellantwort verbunden. Bei chronisch infizierten Patienten tritt auch eine polyklonale und multispezifische T-Zellantwort auf, die aber nicht so ausgeprägt ist wie bei Patienten mit einer akuten Infektion. Nach einer ausgeheilten Infektion persistieren Antikörper für rund 10 bis 20 Jahre. Virusspezifische T-Zellen können jedoch auch dann noch nachgewiesen werden (Takaki et al. 2000), wenn schon keine Antikörper mehr detektierbar sind. Aufgrund der Variabilität des HCV-Genoms sind Reinfektionen mit verschiedenen Genotypen und sogar mit Subtypen des gleichen Genotyps, beschrieben.

Serologische Diagnostik der akuten und chronischen HCV-Infektion

Personenkreis, bei dem eine HCV-Diagnostik erfolgen sollte:

- Personen mit erhöhten „Transaminasen" und/oder klinischen Zeichen einer Hepatitis bzw. chronischen Lebererkrankung unklarer Genese
- Empfänger von Blut und Blutprodukten (vor 1992)
- Transplantatempfänger
- Hämodialyse-Patienten
- aktive und ehemalige i.v. Drogenkonsumierende
- Insassen von Justizvollzugsanstalten

- HIV- und/oder HBV-Infizierte
- Haushaltsangehörige bzw. Sexualpartner HCV-Infizierter
- Kinder HCV-positiver Mütter
- Personen mit Migrationshintergrund aus Regionen mit erhöhter anti-HCV-Prävalenz
- medizinisches Personal
- Blut-, Organ- und Gewebespender

Darüber hinaus ist niemandem, der meint, sich mit HCV infiziert zu haben, eine qualifizierte Diagnostik und Beratung vorzuenthalten.

39.2.3 Verfahren zum Anti-HCV-Nachweis

Als „Screeningtest" bei Verdacht auf eine HCV-Infektion dient die Untersuchung auf Antikörper gegen das Virus (anti-HCV). Der alleinige anti-HCV-Nachweis lässt keine Unterscheidung in akute, chronische oder abgelaufene Infektion zu. Diese gelingt auch nicht mittels Antikörpern der IgM-Klasse, die nur bei zirka 70% der akut Infizierten, häufig aber auch in Fällen chronischer Infektion gefunden werden (Negro et al. 1996, Sagnelli et al. 2005). Die heute zur Detektion von anti-HCV eingesetzten Immunoassays enthalten in der Regel Core-, NS3-, NS4- und NS5-Antigene (Abb. 39.**5**). Sie besitzen diagnostische Spezifitäten und Sensitivitäten zwischen 98 und 100%, belassen aber selbst bei immunkompetenten Personen ein „diagnostisches Fenster" von 7 bis 8 Wochen. Da die HCV-Prävalenz in der deutschen Allgemeinbevölkerung lediglich 0,4% beträgt, weisen negative (nicht reaktive) Resultate im anti-HCV-Immunoassay zwar prädiktive Werte vom mehr als 95% auf, positive Ergebnisse entsprechen jedoch wesentlich geringeren prädiktiven Werten. Daher sind reaktive anti-HCV-Befunde zu bestätigen. Nationale und internationale Empfehlungen sehen hierzu primär den HCV-RNA-Nachweis vor, der bei rund 70 bis 80% der reaktiven Seren positiv ausfällt. Ist HCV-RNA nicht nachweisbar, kann man zunächst von einer ausgeheilten Infektion ausgehen, sollte aber wegen einer möglicherweise nur „intermittierenden" Virämie die Untersuchung sicherheitshalber innerhalb der nächsten 6 bis 12 Monate mindestens einmal wiederholen (Abb. 39.**6**, Abb. 39.**7**) (Roß et al. 2009b).

39.2.4 Immunoblot

Wie oben ausgeführt, beläuft sich in der Allgemeinbevölkerung mit niedrigem HCV-Risiko und folglich geringer HCV-Prävalenz die Wahrscheinlichkeit, dass eine Reaktivität im anti-HCV-EIA auch tatsächlich eine chronische HCV-Infektion anzeigt, rechnerisch auf weniger als 20%. Bei HCV-RNA-negativen und „anti-HCV-reaktiven" Fällen kann es sich um einen unspezifischen Antikörperbefund handeln oder um einen serologischen Restzustand („Serumnarbe"), sodass in diesen Fällen eine Abklärung des serologischen Befunds mit einem Immunoblot sinnvoll ist (Lemaire et al. 2000). Ein Antikörper-positives Ergebnis liegt im Immunoblot nur dann vor, wenn Banden gegen mindestens zwei verschiedene HCV-Proteine auftreten. Ein im Immunoblot bestätigter anti-HCV-Nachweis belegt das Vorliegen einer aktiven oder abgelaufenen HCV-Infektion. Der positive anti-HCV-Befund bei wiederholt nicht nachweisbarer HCV-RNA zeigt (bei fehlender antiviraler Therapie) eine abgelaufene bzw. „ausgeheilte" Infektion an.

Bei Blutspendern mit fraglichen anti-HCV-Befunden findet sich auch bei Nachuntersuchungen im Immunoblot meist kein eindeutiges Bandenprofil als Marker einer HCV-

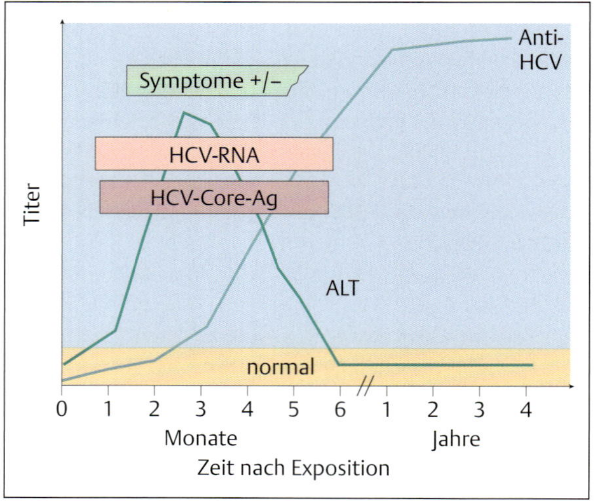

Abb. 39.**6** Serologischer Verlauf der akuten Hepatitis C mit Ausheilung.

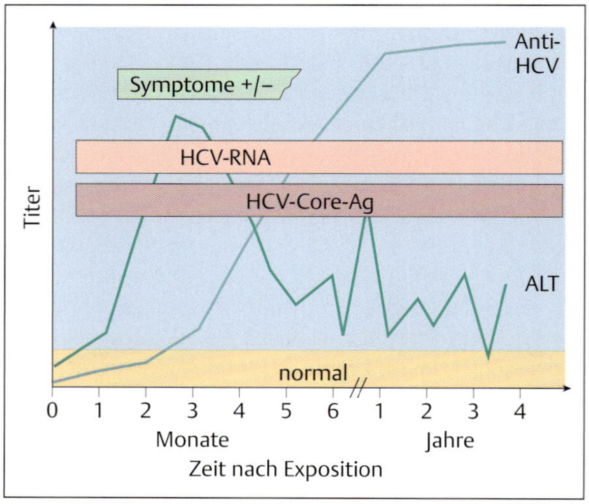

Abb. 39.**7** Serologischer Verlauf der akuten Hepatitis C mit Übergang in ein chronisches Stadium.

Infektion. Dennoch müssen diese Personen – trotz negativer HCV-PCR – von der Blutspende ausgeschlossen werden. Jüngst veröffentlichte Analysen zur zellulären Immunantwort belegen, dass der serologischen Konstellation mit wiederholt reaktivem anti-HCV-EIA und einem fraglichen Bandenmuster im Immunoblot in bis zu 50% der Fälle keine analytische Unspezifität, sondern eine abgelaufene HCV-Infektion zugrunde liegt.

(Infektiosität-)Neutralisierende Antikörper lassen sich in der Zellkultur mit gezüchtetem HCV oder mit Hilfe „pseudotypisierter" Retroviren nachweisen, die auf ihrer Oberfläche HCV-Hüllproteine tragen. Diese Tests werden derzeit nur zur Beantwortung wissenschaftlicher Fragestellungen (s. Kap. 39.1), nicht aber in der laboratoriumsmedizinischen HCV-Diagnostik eingesetzt.

39.2.5 HCV-Core-Antigen-Nachweis

Neben der Bestimmung der HCV-RNA bei akuter oder chronischer Infektion wurden in den letzten Jahren Tests etabliert, um das HCV-Core-Antigen in Serum und Plasma nachzuweisen (Leary et al. 2006). In einem seit Anfang 2009 auf dem Markt befindlichen Assay liegt die analytische Sensitivität für das Core-Antigen bei etwa 10 fmol/l, was ungefähr 1 000 bis 2 000 IU/ml HCV-RNA entspricht. Der Messbereich erstreckt sich von 10 bis 20 000 fmol. Die Sensitivität des Tests ist für die Erstdiagnose bei chronisch infizierten unbehandelten HCV-Patienten höchstwahrscheinlich ausreichend. Für das Monitoring der antiviralen Therapie ist allerdings der Nachweis geringgradiger HCV-RNA-Konzentrationen unverändert nur mit der Nukleinsäureamplifikationstechnik (NAT) möglich. Mögliche Einsatzgebiete für den Core-Antigen-Assay liegen in der HCV–Primärdiagnostik (Abb. 39.**8**) und beispielsweise dem Monitoring von immunsupprimierten Patienten etwa in Dialyseeinrichtungen oder nach Lebertransplantation.

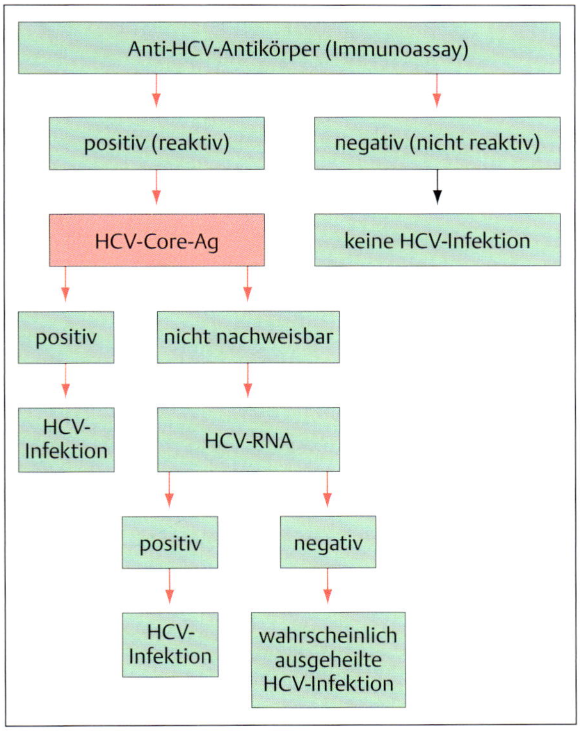

Abb. 39.**8** Möglicher Algorithmus zur HCV-Primärdiagnostik unter Einbeziehung des Core-Antigen-Nachweises.

39.2.6 Verfahren zum Nachweis von HCV-RNA

Der Nachweis der HCV-RNA durch Methoden der NAT dient im Rahmen der Primärdiagnostik zunächst der Bestätigung eines reaktiven Resultats im anti-HCV-Immunoassay und darüber hinaus der Unterscheidung einer akuten bzw. chronischen von einer abgelaufenen Infektion. Wegen einer möglicherweise nur „intermittierenden" Virämie ist in Fällen mit initial nicht detektierbarer HCV-RNA eine Wiederholung der Untersuchung innerhalb der nächsten 6 bis 12 Monate anzuraten. Die heute verfügbaren kommerziellen Testverfahren besitzen einen mehrere Zehnerpotenzen umfassenden Messbereich. Ihre analytischen Sensitivitäten bewegen sich zwischen 10 und 50 IU/ml HCV-RNA, wobei eine internationale Einheit – abhängig vom Assay – 0,9 bis 5,2 Kopien HCV-RNA entspricht. Somit ist ein hinreichend empfindlicher Nachweis der viralen Nukleinsäure gewährleistet. Die genaue Bestimmung der HCV-RNA-Konzentration bleibt indessen auch nach der Etablierung zweier WHO-HCV-RNA-Standards insofern problematisch, als die allgemein erwartete generelle Vergleichbarkeit der mit unterschiedlichen Methoden erhaltenen Ergebnisse noch nicht erreicht wurde. Somit ist für das „Therapie-Monitoring" eines Patienten die Anwendung stets desselben HCV-RNA-Tests anzustreben.

39.2.7 Verfahren zur Geno- bzw. Serotypisierung von HCV-Isolaten

Die Ermittlung des HCV-Genotyps ist für die Planung und Durchführung einer antiviralen Kombinationstherapie von entscheidender Bedeutung (s. Kap. 39.3). Auf dem Diagnostikamarkt angebotene Typisierungs-Methoden gestatten unter Verwendung typspezifischer „Capture"- oder „Tracer"-Sonden in mehr als 90% der Fälle eine korrekte Zuordnung des HCV-Genotyps und somit die therapeutisch bedeutsame Unterscheidung zwischen den schlechter ansprechenden HCV-Isolaten der Genotyp(en) 1 (4, 5 und 6) einerseits und Genotyp-2- bzw. -3-Varianten andererseits (Pawlotsky 2002, Scott u. Gretch 2007). Es wurden darüber hinaus auch serologische Methoden zur HCV-Typisierung etabliert, die sich aber nicht durchgesetzt haben.

39.2.8 Verfahren zum Nachweis der zellulären Immunität

Eine HCV-Infektion mit Ausheilung ist durch eine starke zelluläre Immunantwort (CD4+-und CD8+-Zellen) charakterisiert. Der Nachweis spezifischer CD4+ Zellen kann als prognostisch günstiger Marker für einen selbstlimitierenden Verlauf der Infektion gewertet werden (Diepolder et al. 1995). Zurzeit gibt es noch keine Empfehlung, die Untersuchung auf HCV-spezifische T-Zellen für die Diagnostik bzw. zur Stellung der Prognose einer akuten Hepatitis C einzusetzen.

39.2.9 Spezielle diagnostische Fragestellungen

Aufgrund des besonderen immunpathologischen Verlaufs der HCV-Infektion existieren eine Reihe von Fragestellungen, die einer besonders sorgfältigen Diagnostik bedürfen, um die Infektion mit dem HCV auszuschließen oder zu verifizieren. Da die Serokonversion bei Gesunden erst nach 7 bis 8 Wochen erfolgt und bei Immunsupprimierten bis zu 30 Wochen oder länger verzögert sein kann, schließt ein negatives Ergebnis im anti-HCV-Test eine frische Infektion nicht aus. In diesen Fällen ist die Analyse von Folgeseren unabdingbar. Nach einer HCV-Exposition, z. B. durch (Nadelstich-verursachten) Blutkontakt, ist ein „PCR-Monitoring“ notwendig, um eine Infektion möglichst früh zu erkennen und dann evtl. virostatisch zu therapieren. Bei Neugeborenen HCV-positiver Mütter sind ebenfalls wiederholte HCV-RNA-Bestimmungen angezeigt, da die diaplazentaren Antikörper noch monatelang persistieren. Negative PCR-Befunde und ein sukzessives Absinken der Konzentration mütterlicher Antikörper sind Hinweise dafür, dass keine Infektion des Kindes stattgefunden hat.

39.2.10 Prävention

Hinsichtlich der Prophylaxe von Infektionskrankheiten lassen sich generell zwei Strategien unterscheiden: Während Maßnahmen der Primärprävention darauf ausgerichtet sind, durch Impfung und die Vermeidung des Kontakts mit erregerhaltigem Material die „Ansteckung“ an sich zu verhindern, erfordern sekundär prophylaktische Anstrengungen die Identifikation bereits Infizierter sowie deren adäquate Betreuung. Die gegenwärtige „HCV-Prävention“ umfasst daher folgerichtig die Suche nach wirksamen Vakzinen, expositionsprophylaktische Kautelen und eine möglichst effiziente Therapie akuter wie chronischer HCV-Infektionen, die in Kap. 39.3 detailliert erörtert wird.

Impfstoffkandidaten

Seit nunmehr zwei Jahrzehnten wird versucht, einen wirksamen Impfstoff gegen Hepatitis C zu entwickeln. Diese Aufgabe gestaltet sich angesichts der außerordentlichen Variabilität des HCV-Genoms und fehlender „Kleintiermodelle“ auch nach der Etablierung geeigneter Zellkultursysteme sowie experimenteller Neutralisationsassays als unverändert schwierig. Die zunehmende Kenntnis immunologischer Faktoren, die mit einer Ausheilung akuter HCV-Infektionen assoziiert sind, wie auch das beginnende Verständnis derjenigen Vorgänge, die zum Übergang in ein chronisches Stadium der Erkrankung und schließlich zur Entstehung endgradiger Leberschädigungen führen, ermöglichten dennoch die sukzessive Entwicklung und Erprobung immer neuer Impfstoffkandidaten. Waren die anfänglichen Versuche klassischerweise auf die Anwendung rekombinanter HCV-Oberflächenproteine und mithin die Stimulation der humoralen Immunantwort ausgerichtet, so bedienen sich neuere Ansätze des gesamten Repertoires der modernen „Vakzinologie“ und zielen mittels teilweiser recht komplexer Applikationsschemata auf die Induktion einer zellulären Immunreaktion gegen das HCV ab. Dadurch lässt sich möglicherweise auch eine therapeutische Immunisierung entwickeln. Tab. 39.**2** fasst wesentliche Daten zusammen, wie sie bis zum Jahr 2008 für in Erprobung befindliche „HCV-Impfstoff-Formulierungen“ bekannt geworden sind. Es handelt sich dabei lediglich um Vakzine-Kandidaten, nicht um einsatzfähige Impfstoffe. Auf den Ergebnissen der bisherigen zahllosen Untersuchungen gründet sich der zumindest vorsichtige Optimismus, dass es vielleicht in näherer Zukunft gelingen könnte, die Ausbildung chronischer HCV-Infektionen und somit das Entstehen der gefürchteten Langzeitkomplikationen durch eine vorausgegangene Impfung gegen Hepatitis C zu verhindern (Houghton u. Abrignani 2005, Lang u. Weiner 2008, Strickland et al. 2008).

Vermeidung von HCV-Übertragungen unter intravenösen Drogenkonsumenten

Nach Einführung des flächendeckenden Blutspender-Screenings zumindest in den Industrienationen stellt der intravenöse Drogenkonsum die hauptsächliche Quelle von HCV-Neuinfektionen dar (Esteban et al. 2008). Schätzungen beziffern die Zahl intravenöser Drogenkonsumenten (IDU) in Europa auf durchschnittlich etwa 4,5 Millionen, wobei mehr als drei Viertel auf die Länder Osteuropas entfallen. In Deutschland ist von rund 94 000 Personen auszugehen, die aktiven intravenösen Drogengebrauch betreiben. Die HCV-Antikörper-Prävalenzraten in nationalen IDU-Stichproben lagen im Zeitraum 2005 bis 2006 zwischen 15 % und 90 %, und die meisten europäischen Länder berichteten entsprechende „HCV-Durchseuchungen“ von über 40 % (Aceijas u. Rhodes 2007, Europäische

Tabelle 39.2 Charakteristika einiger bis zum Jahr 2008 erprobten HCV-Impfstoff-Kandidaten (Quellen: Houghton u. Abrignani 2005, Lang u. Weiner 2008, Strickland et al. 2008).

Impfstoff	Art des Impfstoffs	Wirksamkeit (Spezies)
HCV-E1/ E2-Heterodimer	HCV-E1/E2-Heterodimere mit MF59 (Adjuvans)	**Schimpanse:** „Challenge" mit homologem Isolat – 17 % der geimpften und 70 % der ungeimpften Tiere entwickelten eine chronische Infektion. „Challenge" mit heterologem Isolat – 11 % der geimpften und 57 % der ungeimpften Tiere entwickelten eine chronische Infektion **Mensch:** Entwicklung spezifischer Antikörper- und T-Zell-Antworten
Core-ISCOM	HCV-Core-Protein in einer immunstimulierenden komplexen Matrix	**Rhesus-Affen:** Induktion spezifischer T-Zell-Antworten
IC 41	Synthetische Peptide mit CD4+/CD8+ HCV-T-Zell- und T-Helferzell-Epitopen	**Mensch:** 40 % Reduktion der HCV-RNA-Konzentration
HCV-MVA	HCV-NS-Region in modifiziertem Vaccinia-Virus (MVA)	**Schimpanse:** 75 % der geimpften Tiere entwickelten eine chronische HCV-Infektion nach „Challenge" mit einem heterologen 1b-Isolat
ChronVac-C	NS3/NS4-exprimierende Plasmide. Applikation mittels Elektroporation	**transgene Maus:** Lyse von „HCV-exprimierenden" Leberzellen **Mensch:** Möglicherweise De-novo-Induktion von T-Zell-Antworten
GI 5005a	HCV-Core – NS3-Fusionsprotein in hitzeinaktivierten Saccharomyces-cerevisiae-Partikeln	**Mensch:** Reduktion der HCV-RNA-Konzentration um 0,75 bis 1,4 $\log_{10}$
HCV-NS-Vakzine	HCV-NS-Region in Adenovirus-/DNA-Vektoren	**Schimpanse:** Schutz vor akuter und chronischer Infektion nach „Challenge" mit einem Isolat, das sich auf der Ebene der Aminosäuren um 13 % vom „Impfstamm" unterschied

Beratungsstelle für Drogen und Drogensucht 2008, Mathers et al. 2008).

Angesichts dieser Daten und auch der Tatsache, dass sich ein Großteil der intravenösen Drogenkonsumenten schon sehr früh mit HCV infiziert (Centers for Disease Control and Prevention 1998), kommt der Prophylaxe innerhalb dieser Risikogruppe entscheidende Bedeutung für die zukünftige Entwicklung der HCV-Inzidenz zu. Die Staaten der Europäischen Union ergreifen folgende interventionelle Maßnahmen: Drogenbehandlung einschließlich Substitutionstherapie, allgemeine Information und Beratung zu Gesundheitsthemen, Ausgabe steriler Spritzbestecke sowie Schulungen über geschützten Geschlechtsverkehr sowie sicheren Drogenkonsum (Europäische Beratungsstelle für Drogen und Drogensucht 2008). Das protektive Potenzial dieser traditionellen Angebote ist bislang bei den i.v. Drogenkonsumenten, insbesondere für solche in Haft, keineswegs ausgeschöpft und muss wohl durch eine Reihe weitergehender Überlegungen ergänzt werden, um in Zukunft eine wenigstens halbwegs hinreichende Vermeidung von HCV-Transmissionen in dieser Risikogruppe zu gewährleisten (Schulte et al. 2008) (s. Kasten).

Überlegungen zur weitergehenden HCV-Prävention bei i. v. Drogenkonsumenten

- Angebote von verhaltenstherapeutischen und durch „Peers" überwachten Maßnahmen
- Einbindung von Drogenabhängigen als Kontaktpersonen zu verdeckt lebenden Konsumenten
- präventive Hausbesuche mit einschlägiger Beratung
- Kurzinterventionen in „Settings", die von i.v. Drogenkonsumenten genutzt werden (z. B. Apotheken, Arztpraxen etc.)
- Aufklärung in Einrichtungen der Jugendhilfe
- Angebote zur HCV-Testung und zur HAV/HBV-Impfung

Vermeidung intrafamiliärer, sexueller und perinataler HCV-Übertragungen

Die Möglichkeit der intrafamiliären HCV-Übertragung wurde durch zahlreiche Fall-Kontroll-Studien belegt, wobei sich die durchschnittliche anti-HCV-Prävalenz bei Personen, die mit HCV-Trägern in häuslicher Gemeinschaft lebten, auf etwa 4 % belief. Um Transmissionen des Virus im Alltag durch in der Regel unbemerkte perkutane oder permukosale Expositionen zu unterbinden, sollte man Gegenstände wie Zahnbürsten, Rasierapparate oder Nagelscheren, die mit Blut (mikro)kontaminiert sein könnten, nicht gemeinsam verwenden. Die gemeinschaftliche Benutzung von Geschirr, Bestecken oder anderen Gegenständen des täglichen Gebrauch muss nicht grundsätzlich unterbleiben, da eine HCV-Übertragung auf diesen Wegen als extrem unwahrscheinlich gilt (Ackerman et al. 2000, Alter 2002, Centers for Disease Control and Prevention 1998).

HCV-Infektionen können prinzipiell auch über ungeschützte Sexualkontakte erworben werden, wenngleich dieser Übertragungsweg eine wesentlich geringere Rolle spielt als bei HBV und HIV. Das entsprechende Risiko erweist sich jedoch in stabilen, monogamen heterosexuellen Beziehungen als eher gering. In fünf US-amerikanischen Studien betrug z. B. die anti-HCV-Prävalenz bei langjährigen Sexualpartnern HCV-Infizierter durchschnittlich nur 1,5 %, sodass die meisten Empfehlungen zur HCV-Prophylaxe unter diesen Umständen keinen zwingenden Gebrauch von Kondomen vorsehen (Alter 2002, Centers for Disease Control and Prevention 1998).

Das Risiko einer perinatalen Übertragung von HCV-positiven, HIV-negativen Müttern auf ihre Kinder wird mit etwa 5 % angegeben. Die verfügbaren Untersuchungen konnten weder belegen, dass die Entbindung durch Kaiserschnitt einen protektiven Einfluss ausübt, noch fanden sich Hinweise darauf, dass Stillen zu einer vermehrten HCV-Transmission auf die Säuglinge führt. Die Interpretation der aus diesen Erhebungen abgeleiteten Empfehlungen zur Prävention der perinatalen HCV-Infektion sollte jedoch berücksichtigen, dass sie lediglich auf Kohortenstudien und nicht etwa auf groß angelegten, schwierig durchzuführenden randomisierten „Protokollen" beruhen und darüber hinaus nicht wenige der einschlägigen Veröffentlichungen mit wahrscheinlich zu niedrigen Fallzahlen operierten, um die potenzielle Reduktion eines ohnehin bereits niedrigen Risikos statistisch hinreichend sichern zu können (Alter 2002, Centers for Disease Control and Prevention 1998, McIntyre et al. 2006).

Vermeidung von HCV-Übertragungen durch Personen mit Migrationshintergrund

Die Bevölkerung der Staaten der Europäischen Union besteht durchschnittlich zu 8,8 % aus Bürgern, die einen Migrationshintergund aufweisen (Esteban et al. 2008). In Deutschland lebten ausweislich der Ergebnisse des Mikrozensus für das Jahr 2007 15,4 Millionen solcher Personen, von denen 10,5 Millionen selbst erst nach Deutschland eingewandert waren. Unter ihnen werden 2,76 Millionen als Spätaussiedler bezeichnet (Statistisches Bundesamt 2009). Zwar birgt die Migration an sich keinerlei erhöhtes Gesundheitsrisiko, doch war insbesondere die Gruppe der Spätaussiedler in ihren jeweiligen Herkunftsländern augenscheinlich einem überproportionalen endemischen Risiko für den Erwerb von HCV-Infektionen ausgesetzt. Obwohl ihr Anteil an der bundesdeutschen Bevölkerung im Jahr 2007 nur etwa 0,3 % betrug, fanden sich unter den hierzulande behandelten HCV-Infizierten beispielsweise rund 20 %, die aus den ehemaligen GUS-Staaten stammten (Hüppe et al. 2008, Statistisches Bundesamt 2009). Prinzipiell stehen den Spätaussiedlern als deutschen Staatsbürgern sämtliche Leistungen des nationalen Gesundheitssystems offen, doch zeigt die Erfahrung, dass sie die existierenden Angebote keineswegs in vollem Umfang wahrnehmen. Um daher in Zukunft bestehende HCV-Infektionen in dieser „Kohorte" zu erkennen und sie im Sinne der Sekundärprophylaxe einer adäquaten Therapie zuzuführen, wird es weiterer Anstrengungen bedürfen, die vor allem darauf ausgerichtet sein sollten, auch Menschen mit Migrationshintergrund zur umfassenden Inanspruchnahme der vorhandenen Ressourcen des bundesdeutschen Gesundheitssystems zu ermutigen (Robert Koch-Institut 2008).

Vermeidung nosokomialer HCV-Übertragungen

Über die Zahl der besonders übertragungsrelevanten perkutanen Stich- und Schnittverletzungen, die in Deutschland tätiges medizinisches Personal in Ausübung seiner beruflichen Pflichten erleidet, liegen keine verlässlichen Angaben vor, denn auch das Spektrum der von den zuständigen Stellen anerkannten HCV-Berufserkrankungen ermöglicht einen allenfalls bedingten Rückschluss auf die tatsächliche Expositionsgefahr (Roß 2009). Fest steht indessen, dass jenseits der Bedeutung allgemeiner arbeitsorganisatorischer Maßnahmen beim Umgang mit spitzen und scharfen Gegenständen im medizinischen Bereich insbesondere der Einsatz so genannter stichsicherer Instrumente eine signifikante Reduktion perkutaner Expositionen bewirkt. Im Einklang mit den Regelungen zahlreicher anderer europäischer Länder und auch den USA folgte daher der bundesdeutsche Gesetzgeber im Jahr 2006 der vorhandenen empirischen Evidenz und schrieb durch die Neufassung der „Technischen Regel für Biologische Arbeitsstoffe 250 (TRBA 250)" die Verwendung stichsicherer „Utensilien" zumindest in bestimmten Arbeitsbereichen und -situationen fest (Roß 2009). Ist eine perkutane Stich- bzw. Schnittverletzung eingetreten oder hat eine Kontamination von Schleimhäuten mit Blut oder anderen Körperflüssigkeiten stattgefunden, so sind diese dem verantwortlichen Durchgangs- bzw. Personalarzt unverzüglich zu melden. Eine medikamentöse Postexpositionsprophylaxe mit Typ-I-Interferonen und Ribavirin ist zunächst nicht indiziert, schon gar nicht die Gabe von Immunglobulinen. Stellt sich nach einer berufsbedingten Exposition tatsächlich eine akute HCV-Infektion ein, sollte sie – unter strenger Beachtung etwaiger Kontraindikationen – mit Interferon alfa oder einem seiner pegylierten Analoga behandelt werden, da zahlreiche Studien gezeigt haben, dass ein derartiges Regime in 71 bis 98 % der Fälle zu einem dauerhaften virologischen Ansprechen führt und mithin eine Chronifizierung der Erkrankung verhindert. Eine Kombinationstherapie mit Ribavirin ist nicht angezeigt. Kontrovers diskutiert wird unverändert, ob man mit der antiviralen Behandlung unmittelbar nach Diagnosestellung einer akuten HCV-Infektion beginnen solle oder aber einige Monate abwarten könne, um so eine eventuelle spontane „Ausheilung" zu ermöglichen. Wenn auch die Mehrzahl der verfügbaren Studien ein Hinausschieben für 3 bis 4 Monate gerechtfertigt erscheinen lässt, so müssen in die Entscheidung über einen sofortigen oder verzögerten Therapiebeginn doch sorgsam sowohl prädiktive Faktoren, die eine spontane Viruselimination wahrscheinlich machen, als auch relevante Kontraindikationen für eine antivirale Behandlung einfließen (Maheshwari et al. 2008).

Das Risiko, eine transfusionsassoziierte HCV-Infektion zu erwerben, stellt – weltweit betrachtet – noch immer ein erhebliches Problem dar. Die über die „Global Database on Blood Safety" für den Zeitraum 2001 bis 2002 zugänglichen Daten weisen aus, dass von den ca. 81 Millionen damaligen Blutspenden weltweit fast zwei Millionen nicht auf Marker der HCV-Infektion untersucht wurden. Unter Zugrundelegung der medianen anti-HCV-Prävalenzen bei Blutspendern in den entsprechenden geografischen Regionen errechnete sich hieraus eine Zahl von rund 16 000 transfusionsassoziierten HCV-Infektionen, zu denen es unter konservativen Annahmen allein im Zeitraum 2001 bis 2002 weltweit gekommen sein dürfte. Im Gegensatz hierzu nahm das Risiko, sich durch Bluttransfusionen oder die Gabe anderer Blutprodukte mit HCV zu infizieren, in den so genannten Industrienationen innerhalb der letzten 20 Jahre bekanntermaßen drastisch ab. Dies ist nicht nur der praktizierten sorgfältigen Spenderauswahl, sondern auch dem seit 1991 erfolgten Einsatz stetig verbesserter Verfahren zum HCV-Nachweis geschuldet, deren konsequente Anwendung gegenwärtig ein sehr hohes Maß an Sicherheit gewährleistet. Da es heute möglich ist, selbst die sehr kleine Fraktion anti-HCV-negativer, aber HCV-RNA-positiver, infektiöser Spenden zu identifizieren und zu eliminieren, bewegte sich im Jahre 2006 das Risiko für eine posttransfusionelle HCV-Infektion in Europa nur noch zwischen 1:435 000 (Spanien) bis 1:10 Millionen (Frankreich) und war in Deutschland mit 1:< 4 Millionen zu veranschlagen (Laperche 2005, Roß 2009, Kap. 31).

Patienten, die sich langfristig Hämodialyse-Behandlungen unterziehen müssen, gelten traditionell als ein HCV-Risiko-Kollektiv. Dank des bereits erwähnten konsequenten anti-HCV-Screenings von Blutspendern, aber auch des zunehmenden Einsatzes rekombinanten Erythropoetins, der half, die Zahl der angesichts renaler Anämien notwendigen Transfusionen deutlich zu senken, ergab sich während der letzten rund zehn Jahre eine Abnahme der anti-HCV-Prävalenz und -Inzidenz unter Hämodialysierten. Trotz dieser erfreulichen Entwicklung bleibt jedoch generell festzustellen, dass das Virus auch heute noch immer in Hämodialyse-Einheiten „zirkuliert" und medizinisches Personal häufig unfreiwillig zum Vehikel der Übertragung des Erregers wird. Daher stellt die strikte Befolgung einer Reihe an sich banal erscheinender hygienischer „Universal Precautions" sicher die wirksamste Strategie zur Vermeidung blutübertragener Infektionen unter Hämodialyse-Patienten dar. Durch sie allein lassen sich HCV-Transmissionen in den Zentren praktisch vollständig unterbinden. Darüber hinaus sehen einschlägige nationale und internationale Empfehlungen zur Vermeidung von HCV-Infektionen bei Hämodialyse-Patienten eine Reihe zusätzlicher expositionsprophylaktischer Maßnahmen vor (Kidney Disease – Improving Global Outcomes 2008, Ross et al. 2009a).

Modellrechnungen der WHO gehen davon aus, dass weltweit während medizinischer Behandlungen jährlich 8 bis 12 Milliarden Injektionen erfolgen, von denen durchschnittlich 39,5 % (1,2 bis 75 %, abhängig von der geografischen Region) mit unsauberen, bereits gebrauchten Bestecken ausgeführt werden. Hieraus ergeben sich rechnerisch jährlich etwa 2,3 Millionen HCV-Infektionen, in deren Folge es zum Verlust von 3,6 Millionen Lebensjahren unter den Betroffenen und 200 000 HCV-bedingten Todesfällen kommt. Verglichen mit diesen Zahlen, gestaltet sich die Situation in den so genannten Industrienationen gleichsam rosig. Zwar ereignen sich auch hier außerhalb von Hämodialyse-Einrichtungen bedauerlicherweise noch immer Übertragungen des HCV von Patient zu Patient, doch handelt es sich meist um überschaubare Ausbrüche, wie die entsprechenden Fallberichte zeigen. Die Titel der einschlägigen Publikationen legen nicht selten eine direkte Assoziation des Infektionsgeschehens beispielsweise mit chirurgischen Eingriffen, Narkosen, endoskopischen Untersuchungen oder der Verödung von Varizen nahe. Eine genauere Lektüre macht jedoch rasch klar, dass dies insofern irreführend ist, als in nahezu allen bekannt gewordenen Fällen tatsächliche oder zumindest mutmaßliche Verletzungen der grundsätzlich anzuwendenden Standard- oder Basishygiene vorkamen und so infektionsgefährdende Szenarien entstanden, die den aus Dialyse-Zentren bereits bekannten sehr ähnelten. Besonders häufig wurde in diesem Zusammenhang die unabsichtliche Kontamination so genannter Mehrdosisbehältnisse für Medikamente bzw. Verdünnungs- oder Spüllösungen angeschuldigt. Andere ärztliche und pflegerische Maßnahmen, die in der Vergangenheit sporadisch zu Übertragungen des HCV von Patient zu Patient führten, erstreckten sich etwa auf die Kontamination von Apparaturen zur kapillären Blutentnahme („Blutzucker-Monitoring"), endoskopische Biopsien über zuvor unzureichend gereinigte Instrumentenkanäle und die Verunreinigung von Kontrastmitteln (Alter 2008, Roß 2009).

Der Tatsache schließlich, dass medizinisches Personal auch seinerseits HCV auf von ihm behandelte Patienten übertragen kann, wurde man sich erst ab etwa Mitte der 1990er Jahre durch entsprechende Fallberichte bewusst, die ein weit über die „medizinische Gemeinschaft" hinausgehendes und in die breite Öffentlichkeit reichendes Echo auslösten. Neben Fällen, in denen die Übertragung des Virus durch absichtliche oder zumindest grob fahrlässige Verletzungen allgemein akzeptierter Präventionsmaßnahmen wie beispielsweise den unsachgemäßen Gebrauch von Anästhetika oder Analgetika durch opiatabhängige Anästhesisten möglich wurde, existieren Berichte über zufällige nosokomiale Infektionen von Patienten durch infiziertes medizinisches Personal. Insgesamt wurden bis 2008 13 derartige akzidentelle Ereignisse bekannt, die zu 41 HCV-Übertragungen unter 14 209 nachuntersuchten Patientinnen und Patienten führten, was einer durchschnittlichen Transmissionsrate von 0,3 % entspricht. Trotz zum Teil erheblichen Aufwands gelang es in keiner der retrospektiven Untersuchungen, einen definitiven Faktor zu benennen, der zu den Übertragungen des Virus geführt haben könnte. Ein Blick auf die aggregierten Fälle legt jedoch – bei Vernachlässigung individueller Spezifika – den Schluss nahe, dass offenbar thoraxchirurgische, gynäkologische und auch orthopädische Operationen besonders risikobehaftet sind. Diese Beobachtung deckt sich mit den Beschreibungen der zahlreichen früheren Kasuistiken über iatrogene HBV-Transmissionen durch infiziertes medizinisches Personal und spiegelt allgemein das hohe Selbstverletzungsrisiko wider, dem die Operateure der genannten Fachrichtungen bei so genannten „Exposure-prone Procedures" ausgesetzt sind. Der Einsatz und die Weiterbeschäftigung HCV-positiven medizinischen Personals, das verletzungsträchtige Tätigkeiten ausübt, wird auf nationaler wie internationaler Ebene durch verschiedene Verlautbarungen und Empfehlungen geregelt (Tab. 39.**3**) (FitzSimons et al. 2008, Roß u. Roggendorf 2007).

39.3 Klinik und Therapie

J. Peveling-Oberhag, S. Zeuzem, C. Sarrazin

39.3.1 Klinik der akuten Hepatitis C

Die Infektion mit dem Hepatitis-C-Virus (HCV) erfolgt parenteral. Als **Risikofaktoren** für die Übertragung des HCV gelten insbesondere die Gabe von Blut- und Blutprodukten vor 1990/91, Nadelstichverletzungen, intravenöser oder nasaler Drogenabusus, sowie Tätowierungen, Piercings und Akupunkturen mit verunreinigten Nadeln. Eine Übertragung durch Geschlechtsverkehr ist im Gegensatz zur Hepatitis B bei der Hepatitis C insgesamt selten und kommt ähnlich wie bei sonstigen Körperkontakten nur im Zusammenhang von direkten Blut-zu-Blut-Kontakten vor (häufig wechselnde Geschlechtspartner, entsprechende Sexualpraktiken). Bei ca. 20 % der Patienten lässt sich kein typischer Übertragungsweg finden. Nach einer **Inkubationszeit**, die im Regelfall 2 bis 6 Wochen, aber im Einzelfall auch bis zu 6 Monate nach Infektion mit dem HCV dauern kann, kommt es zur Manifestation der akuten Hepatitis C. Die Diagnose der akuten Hepatitis C wird in der Praxis jedoch selten gestellt, da sich bei ca. 80 % der Patienten keine spezifischen Symptome entwickeln, die eine akute Hepatitis vermuten lassen. Meist treten lediglich unspezifische Beschwerden wie Bauchschmerzen, Übelkeit, Erbrechen, Appetitlosigkeit und eine generelle Abgeschlagenheit auf. Während der akuten Infektion erreichen die Serumtransaminasen selten Werte über 1000 IU/ml und lediglich in ca. 15 bis 20 % der Fälle kommt es zu einem ikterischen Verlauf. Eine fulminante akute Hepatitis C mit Leberausfall ist eine Rarität. Insgesamt ist in den westlichen Industrienationen generell die **Inzidenz** der akuten HCV-Infektion insbesondere durch Einführung von Screeningmaßnahmen bei Blut- und Blutprodukten seit Entdeckung des HCV im Jahr 1989 gesunken. Die Anzahl der Neuinfektionen in Deutschland wird vom Robert-Koch-Institut auf zwischen 6000 und 9000 pro Jahr geschätzt. Zur **Diagnose** der akuten

Tabelle 39.**3** Regelungen zur Beschäftigung HCV-infizierten medizinischen Personals in Deutschland, England und den USA (Quelle: Roß und Roggendorf 2007).

	Entscheidung	Einschränkung	Kriterium
Deutschland	generell	keine	$< 10^3$ GÄ/ml[2]
	Experten-Gremium	EPPs[1]	$> 10^3$ bis $< 10^5$ GÄ/ml
	generell	EPPs	$> 10^5$ GÄ/ml
England	generell	EPPs	HCV-RNA nachweisbar
USA	generell	keine	keine bekannte HCV-Übertragung

[1] EPPs („Exposure-prone Procedures"): Tätigkeiten mit besonders hohem Verletzungsrisiko für den Ausführenden und folglich hohem Expositionsrisiko für den Patienten
[2] Genomäquivalente HCV-RNA/ml

Hepatitis C ist neben einer typischen Anamnese, Klinik und einer Erhöhung der Lebewerte immer die Untersuchung auf HCV-RNA, die 1 bis 2 Wochen nach der Infektion mit dem Erreger nachweisbar ist, notwendig, da initial anti-HCV-Antikörper fehlen können. Im Anschluss an die akute Hepatitis C kommt es in 50 bis 80% der Fälle zu einem chronischen Verlauf der HCV-Infektion (Seeff 1999).

39.3.2 Klinik der chronischen Hepatitis C

Die **Definition** der chronischen Hepatitis C ist eine chronisch nekroinflammatorische Leberentzündung mit Virusnachweis über einen Zeitraum von mehr als 6 Monaten. Die **Prävalenz** der chronischen Hepatitis C, gemessen an nachweisbaren anti-HCV-Antikörpern, liegt in Deutschland bei 0,4 bis 0,6% (Thierfelder et al. 1999). Bei einer angenommenen Chronifizierungsrate von 80% ist daher mit ca. 400- bis 500 000 Patienten mit chronischer Hepatitis C in Deutschland zu rechnen. **Epidemiologisch** ist das Virus weltweit verbreitet, wobei die Prävalenz in den westlichen Industrienationen zwischen 0,5 und 2% schwankt, während in Entwicklungsländern teilweise sehr hohe Prävalenzen wie in Ägypten mit ca. 20% erreicht werden. Die unterschiedlichen HCV-Genotypen kommen regional weltweit unterschiedlich gehäuft vor. In den westlichen Industrienationen überwiegt eine Infektion mit dem Genotyp 1 mit ca. 60 bis 70% gefolgt von den Genotypen 2 bzw. 3. Der Genotyp 4 tritt vorwiegend in Nordafrika und im mittleren Osten, der Genotyp 5 in Südafrika und der Genotyp 6 in Südostasien auf (Simmonds et al. 2005). Die meisten chronisch infizierten Patienten sind asymptomatisch oder haben lediglich milde unspezifische **Symptome** wie eine allgemeine Schwäche, Unwohlsein, Müdigkeit, Appetitlosigkeit sowie Muskel- und Gelenkschmerzen. Durch extrahepatische Manifestationen der chronischen HCV-Infektion kommt es bei < 10% der Patienten zusätzlich zu Arthralgien, Parästhesien, Myalgien, Pruritus sowie einem Sicca-Syndrom. Die Symptomatik korreliert insgesamt nur wenig mit dem Schweregrad der Erkrankung, jedoch sind Patienten, bei denen sich bereits eine Leberzirrhose entwickelt hat, gehäuft symptomatisch (Merican et al. 1993).

Der **natürliche Verlauf** der chronischen Hepatitis C ist nicht genau bekannt und die Untersuchungen werden durch den häufig über viele Jahre komplikationsfreien Verlauf erschwert. Verschiedene retrospektive, prospektive und retro-prospektive Studien erlauben Schätzungen über den Anteil von infizierten Patienten, der innerhalb eines definierten Zeitraums eine Leberzirrhose und deren Komplikationen entwickelt. Die Gruppe der retrospektiven Studien zeigt eine sehr hohe Komplikationsrate mit einer mittleren Zirrhoserate von ca. 42% und einem HCC-Risiko von 1 bis 23% (HCC: hepatozelluläres Karzinom). Dies ist möglicherweise durch eine Negativselektion der eingeschlossenen Patienten zu erklären. Unter den Studienteilnehmern fanden sich vermehrt Männer, ein höheres Patientenalter, eine erhöhter Alkoholkonsum sowie vermehrte Komorbiditäten. Eine neuere Studie, die eine Kohorte von zwischen 1964 und 1984 mit HCV infizierten Plasmaspendern in Österreich untersuchte, konnte nach einem Verlauf von durchschnittlich 31 Jahren bei 34% der Patienten eine fortgeschrittene Fibrose, Zirrhose oder ein HCC nachweisen. Von den 485 Patienten waren 439 männlich, 84 wiesen einen hohen Alkoholkonsum auf und 49 waren Diabetiker (Ferenci et al. 2007). In den retro-prospektiven Studien wurden im Wesentlichen Frauen untersucht, welche einerseits früh erkrankten und zusätzlich von ihrer Erkrankung wussten und somit eher ein protektives Verhalten zeigten (z. B. kein Alkoholkonsum). Hier zeigten sich insgesamt sehr niedrige Zirrhose- (2 bis 15%) und HCC-Raten (0 bis 1,9%), die möglicherweise durch eine Positivselektion erklärt werden können. Eine Studie mit einer großen Kohorte von Frauen, welche sich in den späten 1970er Jahren in Ostdeutschland mit HCV-kontaminiertem Anti-D-Immunglobulin infizierten, zeigte eine Zirrhoserate von lediglich 0,5% nach 25 Jahren (Wiese et al. 2005). Auch bei einer irischen Kohorte, welche sich über Anti-D-Immunglobulin infizierte, fanden sich ähnliche Ergebnisse (Zirrhoserate 2%) (Levine et al. 2006). Die prospektiven Studien zeigen ebenfalls ein eher niedriges Zirrhose- bzw. HCC-Risiko (11% bzw. 0,7 bis 1,3%). Hier könnte die relativ kurze Beobachtungszeit die Komplikationsrate günstig beeinflusst haben. Insgesamt nehmen die Zirrhoseraten jedoch bei einem Verlauf von mehr als 30 Jahren sowie mit dem Vorhandensein zusätzlicher Risikofaktoren deutlich zu und die chronische Hepatitis C stellt in den USA insgesamt die häufigste und in Deutschland nach dem Alkohol die zweithäufigste Indikation zur Lebertransplantation dar.

Der Verlauf der Erkrankung scheint einerseits durch wirtsabhängige Faktoren, andererseits durch Virusfaktoren beeinflusst zu werden. Zu den **wirtsabhängigen Faktoren**, die mit hoher Wahrscheinlichkeit zu einer schnelleren Progression des Leberschadens führen, zählen die Infektion in höherem Alter > 40 bis 55 Jahre, Immunsuppression (z. B. nach Lebertransplantation), Koinfektionen (HIV, HBV), ein hoher Body-Mass-Index, Leberverfettung und Alkoholgenuss. Ein verlangsamter Krankheitsprogress zeigt sich bei Infektionen im Kindesalter und bei Afroamerikanern (Wiley et al. 2002, Ostapowicz et al. 1998, Poynard et al. 1997, Vogt et al. 1999).

Der Einfluss von virusabhängigen Faktoren auf den Krankheitsverlauf bleibt bei vielen widersprüchlichen Studien unklar. Eine Korrelation insbesondere zwischen bestimmten HCV-Genotypen oder der Höhe der HCV-RNA-Konzentration und dem Krankheitsprogress konnte nicht überzeugend gezeigt werden (Kobayashi et al. 1996, Mihm et al. 1997).

Die Höhe der Transaminasen im Serum korreliert ebenfalls nur schlecht mit der Leberhistologie (Haber et al. 1995). Bei deutlich erhöhten Transaminasen (> 2- bis

5-fach der Norm) allerdings konnte eine Assoziation mit einem raschen Krankheitsprogress gezeigt werden (Haber et al. 1995). Die Variabilität der Serumtransaminasen bei HCV-infizierten Patienten ist sehr groß und über 30% weisen dauernd oder zeitweise normale Werte auf, wobei auch bei diesen Patienten häufig im Verlauf intermittierend erhöhte Transaminasen nachweisbar sind und in ca. 20% der Fälle sich histologisch eine signifikante Leberfibrose findet (Zeuzem et al. 2004a).

Weltweit stellt das **HCC** das fünfthäufigste Karzinom des Mannes und das achthäufigste Karzinom der Frau dar (Bosch et al. 2004). In der Mehrzahl der Fälle entsteht es auf dem Boden einer Virushepatitis B oder C. In Deutschland überwiegt die Entstehung auf Boden einer chronischen HCV-Infektion (Kubicka et al. 2000), wobei die HCC-Entstehung fast ausschließlich auf dem Boden einer Zirrhose erfolgt. Männliches Geschlecht, Alter über 50 Jahre, Alkoholkonsum, Nikotinabusus, Adipositas und Diabetes mellitus sowie hohe entzündliche Aktivität der chronischen Lebererkrankung sind zusätzliche prädisponierende Faktoren für die HCC-Entstehung (Fattovich et al. 2004). Die frühzeitige effektive Behandlung der HCV-Infektion führt zu einer signifikanten Senkung des Risikos, ein Karzinom zu entwickeln. Verschiedene Metaanalysen konnten zeigen, dass Patienten, die ein dauerhaftes virologisches Ansprechen auf eine antivirale Therapie zeigten, ein signifikant erniedrigtes Risiko zur Karzinomentstehung aufwiesen (Hayashi u. Kasahara 2002).

Neben der Auslösung einer chronischen Leberentzündung kann es durch die HCV-Infektion zu **extrahepatischen Manifestationen** kommen (Tab. 39.**4**). In ca. 50% lassen sich Kryoglobuline bei Patienten mit einer chronischen HCV-Infektion nachweisen. Allerdings stellt die symptomatische Kryoglobulinämie mit max. 10% der Patienten mit nachweisbaren Kryoglobulinen eine eher seltene Verlaufsform dar. Es finden sich Arthralgien (23%), Parästhesien (17%), Myalgien und Pruritus (jeweils 15%) sowie ein Sicca-Syndrom (11%) (Blackard et al. 2006). Dabei kann eine kutane Vaskulitis verursacht werden, die sich als intermittierende Purpura insbesondere der unteren Extremität manifestiert und durch Immunkomplexablagerungen in den dermalen Kapillaren ausgelöst wird. Meist zeigt sich ein gutartiger Verlauf mit Spontanremission innerhalb einer Woche, in ca. 10% kann es jedoch zu nekrotisierenden Hautläsionen und Ulzerationen kommen. Weiterhin können eine HCV-assoziierte typischerweise membranoproliferative Glomerulonephritis, eine Neuropathie sowie lymphoproliferative Erkrankungen als extrahepatische Manifestationen der HCV-Infektion auftreten.

39.3.3 Therapie der akuten Hepatitis C

Die Therapie der akuten Hepatitis C erfolgt aufgrund eines hohen Chronifizierungsrisikos und hoher Ansprechraten auf eine Interferon-Therapie mit Ausheilung der Erkrankung. Auf der Grundlage der Chancen einer spontanen Ausheilung, einer guten Compliance und relativen Kontraindikationen gegen eine Interferon-basierte Therapie kann die Entscheidung für einen Therapiebeginn direkt nach Diagnosestellung oder nach einer Beobachtungszeit von maximal 3 bis 4 Monaten gefällt werden, da ein noch späterer Therapiebeginn mit schlechteren Ansprechraten assoziiert ist (Delwaide et al. 2004, Gerlach et al. 2003). Im Verlauf der akuten Hepatitis C und zum Therapiemonitoring erfolgt eine regelmäßige Kontrolle der Transaminasen und Lebersyntheseparameter sowie der HCV-RNA. Eine stationäre Behandlung ist lediglich in seltenen Fällen mit eingeschränkter Leberfunktion notwendig. Die **Standardtherapie** der akuten Hepatitis C besteht aus der Gabe eines nicht pegylierten oder pegylierten Interferon alfa über 6 Monate. Durch die Interferonmonotherapie werden dauerhafte virologische Ansprechraten von 71 bis 98% erreicht (Wiegand et al. 2006, Jaeckel et al. 2001). Eine Prophylaxe durch eine HCV-Impfung oder schützende Anti-HCV-Immunglobuline ist auf absehbare Zeit nicht verfügbar und auch eine Postexpositionsprophylaxe nach z. B. einer Nadelstichverletzung ist gegenwärtig nicht vor-

Tabelle 39.**4** Extrahepatische Manifestationen der HCV-Infektion (Quelle: Zignego et al. 2007a).

Assoziationsstärke		extrahepatische Manifestation
A	Assoziation durch hohe Prävalenz und Pathomechanismus	• gemischte Kryoglobulinämie (inkl. Kryoglobulinämie-assoziierte Arthralgien, Purpura/Vaskulitis, Glomerulonephritis, Polyneuropathie und Raynaud-Phänomen)
B	Prävalenz höher als in Kontrollgruppe	• Lymphoproliferation (z. B. Gammopathien, Non-Hodgkin-Lymphom) • Porphyria cutanea tarda • Lichen ruber planus
C	Assoziationen müssen noch bestätigt oder charakterisiert werden	• autoimmune Schilddrüsenerkrankungen • Schilddrüsen-Karzinom • Sicca-Syndrom • Diabetes mellitus • nicht Kryoglobulinämie-bedingte Nephropathien
D	Einzellfallbeschreibungen	• z. B. Psoriasis, Fibromyalgie, rheumatoide Arthritis u. a.

handen, sodass hier lediglich eine engmaschige Kontrolle auf den Nachweis von HCV-RNA und die Entwicklung von anti-HCV-Antikörpern im Verlauf empfohlen werden kann, um eine potenzielle Infektion zu bestätigen bzw. auszuschließen.

39.3.4 Therapie der chronischen Hepatitis C

Das **Ziel** der Therapie der chronischen Hepatitis C ist die Elimination des HCV und damit verbunden eine Senkung der Morbidität und Mortalität der HCV-Infektion. Zum Nachweis einer erfolgreichen Heilung der HCV-Infektion dient der dauerhaft fehlende Nachweis der HCV-RNA mit einem hochsensitiven Assay. Durch eine erfolgreiche Eradikation des HCV können sowohl eine mögliche Progression der Lebererkrankung verhindert als auch eventuell vorhandene extrahepatische Manifestationen geheilt werden (Everson et al. 2007, Poynard et al. 2002). Zudem wird die Wahrscheinlichkeit der Entwicklung eines HCC vermindert, die Lebensqualität verbessert und das Risiko der weiteren Übertragung des HCV aufgehoben (Veldt et al. 2007, Younossi et al. 2007, Zignego et al. 2007b).

Ist es einmal zu einer Chronifizierung der akuten HCV-Infektion gekommen, wird eine spontane Ausheilung praktisch nicht mehr beobachtet. Bei Patienten mit einer chronischen Hepatitis C besteht daher eine **Indikation** zur antiviralen Therapie. Die Erkrankungsaktivität kann anhand erhöhter Serumtransaminasen, histologisch in der Leber nachgewiesener entzündlicher Aktivität oder bereits eingetretener Leberfibrose nachgewiesen werden. Darüber hinaus stellen auch mögliche extrahepatische Manifestationen, die Elimination des Übertragungsrisikos sowie ein persönlicher Therapiewunsch eine Indikation zur Behandlung der HCV-Infektion dar. Grundsätzlich sind bei der Therapieindikation Kontraindikationen gegenüber der Gabe von Interferon alfa und Ribavirin zu beachten. Bei Patienten mit einer Kontraindikation lediglich gegenüber Ribavirin kann eine 48-wöchige Monotherapie mit pegyliertem Interferon durchgeführt werden.

Die **Standardtherapie** der chronischen Hepatitis C besteht aus der kombinierten Gabe von pegyliertem Interferon alfa (PEG-Interferon alfa 2a 180 µg/Woche s.c. oder PEG-Interferon alfa 2b 1,0–1,5 µg/kg Körpergewicht/Woche s.c.) und dem Nukleosidanalogon Ribavirin (12 bis 15 mg/kg Körpergewicht/Tag). Die Therapie mit dem menschlichen Zytokin Interferon alfa, das parenteral in subkutaner Form gegeben werden muss, wurde in den 1980er Jahren entwickelt, als das HCV als auslösender Faktor der damals noch als non-A-non-B bezeichneten Hepatitis nicht bekannt war (Hoofnagle et al. 1986). In den 1990er Jahren wurde das Nukleosidanalogon **Ribavirin**, das in der Monotherapie keine anhaltende relevante antivirale Aktivität gegenüber der HCV-Infektion besitzt, in Kombination mit der Gabe von Interferon alfa in Studien untersucht. Dabei fand sich eine signifikante Steigerung der dauerhaften virologischen Ansprechraten von 12 bis 16% in der Interferonmonotherapie auf ca. 40% in der Kombinationstherapie (Brillanti et al. 1994, McHutchison et al. 1998). Der Wirkungsmechanismus des Ribavirin in der Therapie der chronischen Hepatitis C ist bislang nicht genau bekannt (Hofmann et al. 2007). Durch die Entwicklung von **pegyliertem Interferon** alfa, das eine Kopplung von Interferon an Polyethylenglykol (PEG) mit entsprechend verlängerter Wirkungsdauer und der Möglichkeit einer einmal wöchentlichen Applikation darstellt, konnte die Kombinationstherapie mit durchschnittlichen dauerhaften Ansprechraten von ca. 50% weiter verbessert werden (Fried et al. 2002, Manns et al. 2001). Bislang wurden zwei langwirksame Interferone mit einem 40 kDa PEG-Molekül (PEG-Interferon alfa 2a, Halbwertszeit 60 bis 80 Stunden) sowie einem 12 kDa PEG-Molekül (PEG-Interferon alfa 2b, Halbwertszeit 30 bis 40 Stunden) entwickelt. Weitere langwirksame Interferone sind in Entwicklung, wobei die Zulassung von Albumin-Interferon für 2010 erwartet wird (Zeuzem et al. 2008). Es ist ein Fusionsprodukt von Interferon alfa 2b mit Albumin, hat eine Halbwertszeit von 150 Stunden und erlaubt damit 2- bis 4-wöchentliche Dosierungsintervalle.

Bei der Therapie mit PEG-Interferon und Ribavirin über 48 Wochen für Patienten mit einer Genotyp-1-Infektion oder 4 bis 6 bzw. über 24 Wochen für Patienten mit einer Genotyp-2- oder -3-Infektion werden dauerhafte Ansprechraten von ca. 40 bis 50% für den Genotyp 1 und ca. 80% für den Genotyp 2/3 erreicht (Fried et al. 2002, Manns et al. 2001, Hadziyannis et al. 2004, Zeuzem et al. 2004b). Nach Etablierung dieser Standardtherapie in den Jahren 2001 bis 2004 erfolgte in den letzten Jahren eine weitere Optimierung hinsichtlich der Dosierung der beiden Medikamente, einer Individualisierung der Therapiedauer und des Managements der Nebenwirkungen.

Die Effektivität der Standardtherapie wird durch verschiedene medikamentöse, virus- und wirtabhängige Faktoren beeinflusst. Als unabhängige positive **Prädiktoren** für ein dauerhaftes virologisches Therapieansprechen konnten in klinischen Studien folgende Faktoren nachgewiesen werden:

- eine möglichst vollständige Therapie über die angestrebte Dauer und mit der angestrebten Dosis von PEG-Interferon und Ribavirin,
- eine Infektion mit den Genotypen 2 oder 3,
- eine niedrige Viruskonzentration vor Therapie (HCV-RNA ca. < 800 000 IU/ml),
- ein rascher Abfall der Viruslast unter der Behandlung,
- eine asiatische oder kaukasische Abstammung,
- ein jüngeres Alter,
- niedrige GGT-Werte,
- keine fortgeschrittene Fibrose oder Zirrhose,
- eine fehlende Steatose in der Leberhistologie (Kau et al. 2008), und
- ein günstiger Polymorphismus im IL 28 B Gen (Ge et al. 2009).

Virale Determinanten des Therapieansprechens werden bei den verschiedenen HCV-Genotypen und in verschiedenen Regionen des HCV-Genoms vermutet (Wohnsland et al. 2007).

Nach Beginn der Behandlung werden verschiedene **virologische Ansprechverhalten** unterschieden. Bei fehlendem Nachweis der HCV-RNA zu Woche 4 (Rapid Virologic Response, RVR) bzw. zu Woche 12 (Complete Early Virologic Response, cEVR) bestehen insgesamt sehr gute Chancen einer Heilung (70 bis 80%). Das Erreichen eines Abfalls der HCV-RNA Viruslast um mindestens 2 log10-Stufen im Vergleich zur Ausgangsviruslast zu Woche 12 der Therapie (Early Virologic Response, EVR) mit anschließender Negativierung der HCV-RNA bis zur Woche 24 der Therapie wird als langsames virologisches Ansprechen bezeichnet (Slow Response) und geht mit einer geringen Wahrscheinlichkeit eines dauerhaften Therapieansprechens einher (30 bis 40%). Ein fehlendes virologisches Ansprechen wird durch den persistierenden Nachweis der HCV-RNA über die gesamte Therapie definiert (Non-Response). Bei Patienten mit nicht nachweisbarer HCV-RNA zum Ende der Therapie kann es zu einem Rückfall mit wieder positiver HCV-RNA im Verlauf kommen (Relapse). Der fehlende Nachweis von HCV-RNA im Serum 6 Monate nach Therapieende wird als dauerhaftes virologisches Therapieansprechen (Sustained Virologic Response, SVR) bezeichnet. Ein Wiederauftreten der Virusinfektion nach Erreichen eines solchen dauerhaften virologischen Ansprechens ist äußerst selten (1 bis 3%) (Desmond et al. 2006).

Zur vorzeitigen Beendigung der Therapie bei Patienten ohne eine weitere Chance auf ein dauerhaftes Ansprechen und damit einer Vermeidung weiterer Nebenwirkungen und Kosten, wurden **Stoppregeln** auf der Grundlage des virologischen Therapieansprechens eingeführt. Patienten, die nach einer 12-wöchigen Therapie keinen Abfall der Viruslast um mindestens 2 log-Stufen aufweisen oder bei denen nach 24-wöchiger Therapie noch HCV-RNA mit einem sensitiven Assay nachweisbar ist, haben eine extrem niedrige Wahrscheinlichkeit (0 bis 3%), am Ende der Therapie ein dauerhaftes virologisches Ansprechen zu erreichen, sodass hier die Therapie vorzeitig beendet wird (Berg et al. 2003, Davis et al. 2003).

Zusätzlich haben sich auf der Grundlage des virologischen Ansprechens in den letzten Jahren Regeln zur **Individualisierung der Therapiedauer** etabliert:

- Bei Patienten mit einer Genotyp-1 oder -4 bis 6-Infektion und niedriger Ausgangsviruslast (< 600 000 bis 800 000 IU/ml) und Negativierung der HCV-RNA zu Woche 4 (RVR), was zusammen in ca. 15% der Fälle auftritt, kann die Therapie auf 24 Wochen verkürzt werden (Jensen et al. 2006, Zeuzem 2006).
- Eine Therapieverkürzung auf 16 Wochen ist bei Patienten mit einer Genotyp-2- oder -3-Infektion mit den entsprechenden Voraussetzungen (Ausgangsviruslast < 800 000 IU/ml, RVR) möglich (Shiffman et al. 2007).
- Für Patienten mit einer Genotyp-1-Infektion sollte im Fall eines langsamen Ansprechens (Slow Response) die Therapie auf 72 Wochen verlängert werden (Berg et al. 2006, Pearlman et al. 2007).
- Bei einer Infektion mit den Genotypen 2/3 und fehlender Negativierung der HCV-RNA zu Woche 4 (ca. 30% der Fälle) sind die dauerhaften Ansprechraten mit max. 50% nach einer 24-wöchigen Therapie relativ gering (Shiffman et al. 2007, von Wagner et al. 2005). Daher wird gegenwärtig bei diesen Patienten eine Verlängerung der Therapie auf 48 Wochen in Studien untersucht. Daten aus der Vergleichsstudie einer 24- vs. 48-wöchigen Therapie unabhängig von einem RVR zeigen jedoch sowohl bei Patienten mit einer hohen Ausgangsviruslast (> 800 000 IU/ml) als auch bei Patienten mit einer fortgeschrittenen Fibrose/Zirrhose deutlich niedrigere Relapseraten bei der Therapie über 48 im Vergleich zu 24 Wochen (3 bis 5% vs. 13% und 0 bis 5% vs. 18 bis 20%) (Hadziyannis et al. 2004), sodass eine Therapieverlängerung schon jetzt in Betracht gezogen werden kann.

In Abb. 39.**9** und Abb. 39.**10** wird das Vorgehen in der individualisierten Therapie jeweils für die Genotypen 1, 4 bis 6 bzw. 2, 3 dargestellt.

Die Therapie mit PEG-Interferon und Ribavirin ist mit zahlreichen **Nebenwirkungen** assoziiert. Insgesamt kommt es daher bei ca. 10% der Patienten zu einem vorzeitigen Therapieabbruch. Die effektive Behandlung der Nebenwirkungen unter Vermeidung von Dosisreduktionen, Therapiepausen bzw. vorzeitigen Therapieabbrüchen trägt ganz wesentlich zum Therapieerfolg bei. Dazu ist eine regelmäßige Kontrolle des Patienten mit einer Befragung nach möglichen Nebenwirkungen, eine Kontrolle des Blutbildes, der Leberwerte, der HCV-RNA sowie der Schilddrüsenparameter notwendig. Initial werden unter einer Interferon-basierten Therapie häufig grippale Symptome mit Fieber beobachtet, die mit Paracetamol behandelt werden können. Im weiteren Verlauf kommt es zu verschiedenen Allgemeinsymptomen mit Müdigkeit, Abgeschlagenheit und einer generell reduzierten physischen und psychischen Leistungsfähigkeit. Die häufige Ribavirin-induzierte Anämie erfordert eine Dosisreduktion und ggf. die Gabe von Erythropoetin. Mögliche Leuko- und Thrombozytopenien bedürfen einer Dosisreduktion des Interferons. Weiterhin sind neuropsychiatrische Nebenwirkungen häufig, wobei Depressionen im Vordergrund stehen, die in seltenen Fällen zu einem Suizid führen können und einer engmaschigen Kontrolle und antidepressiven Behandlung bedürfen.

Bei einem fehlenden Ansprechen auf eine erste Therapie wird ein **Relapse** mit Rückfall nach der Therapie von einem **Nonresponse** mit persistierendem Nachweis der HCV-RNA in der Ersttherapie unterschieden. Bei beiden Patientengruppen sollte die Vortherapie auf eventuelle Optimierungsmöglichkeiten hin überprüft werden (Dosierung PEG-Interferon alfa und Ribavirin, Dosisreduktionen, Therapiepausen, Therapiedauer, HCV-RNA-Kinetik,

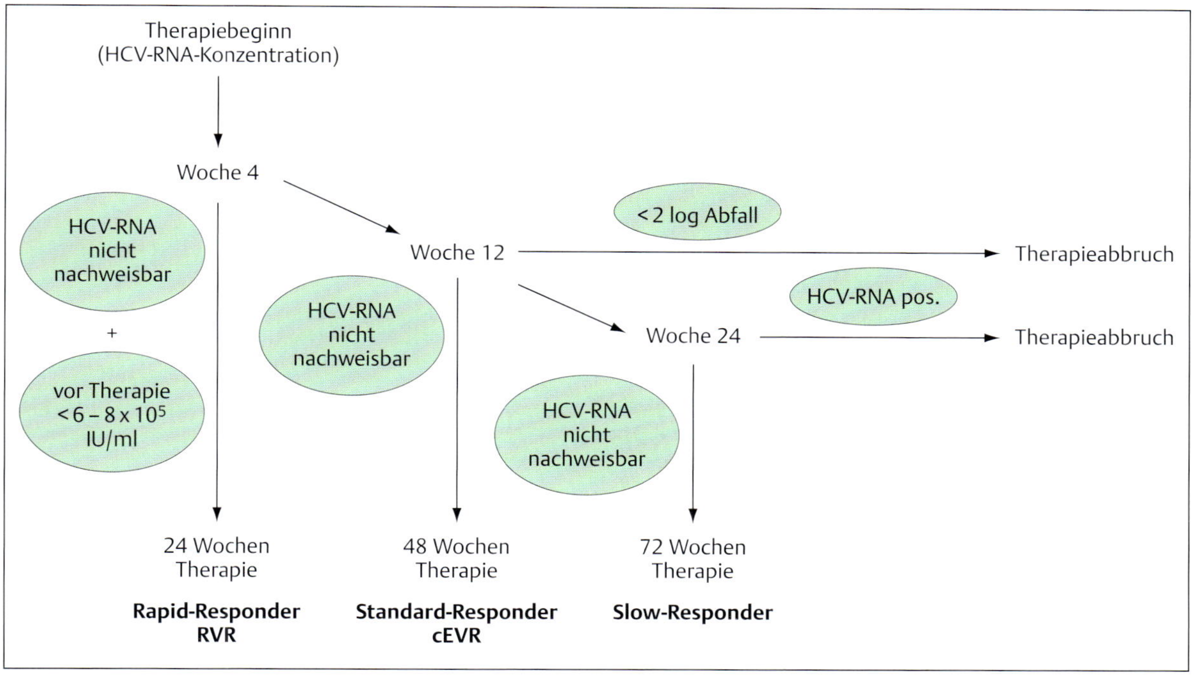

Abb. 39.**9** Management der Therapie bei Patienten mit einer HCV-Infektion des Genotyps 1 (bzw. 4–6).

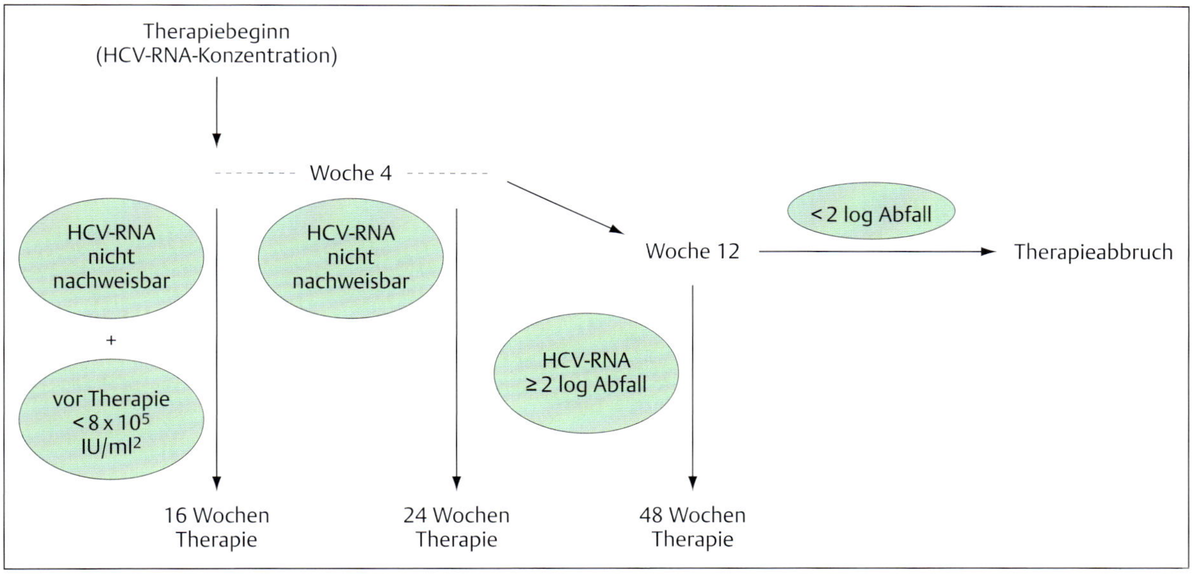

Abb. 39.**10** Management der Therapie bei Patienten mit einer HCV-Infektion des Genotyps 2 oder 3.

Management von Nebenwirkungen, Compliance, u. a.). Die dauerhaften Ansprechraten auf eine PEG-Interferon/Ribavirintherapie für Relapser auf eine vorangegangene Kombinationstherapie liegen bei 30 bis 50% (Poynard et al. 2008). Bei Patienten mit einem Nonresponse auf die Ersttherapie sind die Ansprechraten bei einer Re-Therapie insgesamt sehr gering. Bei der größten Patientengruppe mit einer HCV-Genotyp-1-Infektion und vorangegangener Therapie mit PEG-Interferon und Ribavirin werden dauerhafte Ansprechraten von 4 bis 6% erreicht (Poynard et al. 2008, Jensen et al. 2007, Shiffman et al. 2004). Kommt es bis zu Woche 12 der Re-Therapie zu einer Negativierung der HCV-RNA, besteht eine Chance von ca. 50% auf ein dauerhaftes Ansprechen und die Therapie sollte über 72 Wochen durchgeführt werden (Poynard et al. 2008, Jensen et al. 2007). Eine niedrig dosierte Langzeitmonotherapie mit PEG-Interferon alfa zur Verhinderung der Fibroseprogression bzw. klinischen Komplikationen der Lebererkrankung kann gegenwärtig nicht empfohlen werden (Afdhal 2008, Di Bisceglie et al. 2007).

Zahlreiche direkt antivirale Substanzen zur Therapie der Hepatitis C befinden sich gegenwärtig in Phase-1- bis -3-Studien. Dabei sind HCV-spezifische **Protease- und Polymeraseinhibitoren** in der Entwicklung am weitesten fortgeschritten. Durch eine Monotherapie mit z. B. einem Proteaseinhibitor allein ist ein dauerhaftes Ansprechen insbesondere aufgrund einer raschen Resistenzentwicklung nicht zu erreichen (Sarrazin et al. 2007a). Daher werden gegenwärtig Kombinationstherapien mit PEG-Interferon und Ribavirin untersucht, durch die in Phase-1- und -2-Studien eine hohe antivirale Aktivität bei der Ersttherapie als auch bei Nonrespondern nachgewiesen werden konnte (Forestier et al. 2007, Sarrazin et al. 2007b). Auf der Grundlage von Phase-2-Studienergebnissen ist mit einer signifikanten Steigerung der dauerhaften Ansprechraten um ca. 20% bei gleichzeitiger genereller Therapieverkürzung auf 24 Wochen bei Patienten mit einer Genotyp-1-Infektion zu rechnen (Hezodé et al. 2009). Die Zulassung einer ersten direkt antiviralen Substanz wird mit dem Proteaseinhibitor Telaprevir für 2010/2011 erwartet.

Literatur

Aceijas C, Rhodes T. Global estimates of prevalence of HCV infection among injecting drug users. Int J Drug Policy 2007; 18: 352–358

Ackerman Z, Ackerman E, Paltiel O. Intrafamilial transmission of hepatitis C virus: a systematic review. J Viral Hepat 2000; 7: 93–103

Afdhal N. EASL Abstract 3, Oral Presentation. 2008

Alter MJ. Healthcare should not be a vehicle for transmission of hepatitis C virus. J Hepatol 2008; 48: 2–4

Alter MJ. Prevention of spread of hepatitis C. Hepatology 2002; 36: S93–S98

Bartenschlager R, Frese M, Pietschmann T. Novel insights into hepatitis C virus replication and persistence. Adv Virus Res. 2004; 63: 71–180

Bartenschlager R. Hepatitis C virus molecular clones: from cDNA to infectious virus particles in cell culture. Curr Opin Microbiol 2006; 9(4): 416–422

Berg T, Sarrazin C, Herrmann E et al. Prediction of treatment outcome in patients with chronic hepatitis C: significance of baseline parameters and viral dynamics during therapy. Hepatology 2003; 37: 600–609

Berg T, von Wagner M, Nasser S et al. Extended treatment duration for hepatitis C virus type 1: comparing 48 versus 72 weeks of peginterferon-alfa-2a plus ribavirin. Gastroenterology 2006; 130: 1086–1097

Blackard JT, Kemmer N, Sherman KE. Extrahepatic replication of HCV: insights into clinical manifestations and biological consequences. Hepatology 2006; 44: 15–22

Bosch FX, Ribes J, Diaz M et al. Primary liver cancer: worldwide incidence and trends. Gastroenterology. 2004; 127: S5–S16

Bowen DG, Walker CM. Adaptive immune responses in acute and chronic hepatitis C virus infection. Nature 2005; 436(7053): 946–952

Brillanti S, Garson J, Foli M et al. A pilot study of combination therapy with ribavirin plus interferon alfa for interferon alfa-resistant chronic hepatitis C. Gastroenterology 1994; 107: 812–817

Centers for Disease Control and Prevention (CDC). Recommendations for prevention and control of hepatitis C virus (HCV) infection and HCV-related chronic disease. MMWR Recomm Rep 1998; 47 (RR-19): 1–39

Choo QL, Kuo G, Weiner AJ et al. Isolation of a cDNA clone derived from a blood-borne non-A, non-B viral hepatitis genome. Science 1989; 244(4902): 359–362

Davis GL, Wong JB, McHutchison JG et al. Early virologic response to treatment with peginterferon alfa-2b plus ribavirin in patients with chronic hepatitis C. Hepatology 2003; 38: 645–652

Delwaide J, Bourgeois N, Gerard C et al. Treatment of acute hepatitis C with interferon alpha-2b: early initiation of treatment is the most effective predictive factor of sustained viral response. Aliment Pharmacol Ther 2004; 20: 15–22

Desmond CP, Roberts SK, Dudley F et al. Sustained virological response rates and durability of the response to interferon-based therapies in hepatitis C patients treated in the clinical setting. J Viral Hepat 2006; 13: 311–315

Di Bisceglie A et al. AASLD Abstract LB1. 2007

Diepolder HM, Zachoval R, Hoffmann RM et al. Possible mechanism involving T-lymphocyte response to non-structural protein 3 in viral clearance in acute hepatitis C virus infection. Lancet 1995; 346: 1006–1007

Dubuisson J, Helle F, Cocquerel L. Early steps of the hepatitis C virus life cycle. Cell Microbiol 2008; 10(4): 821–827

Esteban JI, Sauleda S, Quer J. The changing epidemiology of hepatitis C virus infection in Europe. J Hepatol 2008; 48: 148–162

Europäische Beratungsstelle für Drogen und Drogensucht. Stand der Drogenproblematik in Europa. Jahresbericht 2008. Im Internet: http://www.dhs.de/makeit/cms/cms_upload/dhs/jahresbericht_2008_de.pdf. Stand: 8. März 2009

Everson GT, Martucci MA, Shiffman ML et al. Portal-systemic shunting in patients with fibrosis or cirrhosis due to chronic hepatitis C: the minimal model for measuring cholate clearances and shunt. Aliment Pharmacol Ther 2007; 26: 401–410

Fattovich G, Stroffolini T, Zagni I et al. Hepatocellular carcinoma in cirrhosis: incidence and risk factors. Gastroenterology 2004; 127: S35–50

Ferenci P, Ferenci S, Datz C et al. Morbidity and mortality in paid Austrian plasma donors infected with hepatitis C at plasma donation in the 1970s. J Hepatol 2007; 47: 31–36

FitzSimons D, François G, De Carli G et al. Hepatitis B virus, hepatitis C virus and other blood-borne infections in healthcare workers: guidelines for prevention and management in industrialised countries. Occup Environ Med 2008; 65: 446–451

Forestier N, Reesink HW, Weegink CJ et al. Antiviral activity of telaprevir (VX-950) and peginterferon alfa-2a in patients with hepatitis C. Hepatology 2007; 46: 640–648

Fried MW, Shiffman ML, Reddy KR et al. Peginterferon alfa-2a plus ribavirin for chronic hepatitis C virus infection. N Engl J Med 2002; 347: 975–982

Gale M jr, Foy EM. Evasion of intracellular host defence by hepatitis C virus. Nature 2005; 436(7053): 939–945

Ge D, Fellay J, Thompson A J et. al. Genetic variation in IL 28 B predicts hepatitis C Treatment induced viral elcarance. Nature 2009; 461: 399–401

Gerlach JT, Diepolder HM, Zachoval R et al. Acute hepatitis C: high rate of both spontaneous and treatment-induced viral clearance. Gastroenterology 2003; 125: 80–88

Gerlach JT, Diepolder HM, Zachoval R et al. Acute hepatitis C: high rate of both spontaneous and treatment-induced viral clearance. Gastroenterology 2003; 125: 80–88

Grakoui A, Shoukry NH, Woollard DJ et al. HCV persistence and immune evasion in the absence of memory T cell help. Science 2003; 302(5645): 659–662

Haber MM, West AB, Haber AD et al. Relationship of aminotransferases to liver histological status in chronic hepatitis C. Am J Gastroenterol 1995; 90: 1250–1257
Hadziyannis SJ, Sette H jr., Morgan TR et al. Peginterferon-alpha2a and ribavirin combination therapy in chronic hepatitis C: a randomized study of treatment duration and ribavirin dose. Ann Intern Med 2004; 140: 346–355
Hayashi N, Kasahara A. Interferon for decreasing the incidence of hepatocellular carcinoma in patients with chronic hepatitis C. Oncology 2002; 62 (Suppl. 1): 87–93
Hézode C, Forestier N, Dusheiko G et al. Telaprevir and peginterferon with or without ribavirin for chronic HCV infection. N Engl J Med 2009; 360 (18): 1839–50
Hofmann WP, Polta A, Herrmann E et al. Mutagenic effect of ribavirin on hepatitis C nonstructural 5B quasispecies in vitro and during antiviral therapy. Gastroenterology 2007; 132: 921–930
Hoofnagle JH, Mullen KD, Jones DB et al. Treatment of chronic non-A,non-B hepatitis with recombinant human alpha interferon. A preliminary report. N Engl J Med 1986; 315: 1575–1578
Houghton M, Abrignani S. Prospects for a vaccine against the hepatitis C virus. Nature 2005; 436: 961–966
Hüppe D, Zehnter E, Mauss S et al. Epidemiologie der chronischen Hepatitis C in Deutschland. Eine Analyse von 10326 Hepatitis-C-Virus-Infizierten aus Scherpunktpraxen und -ambulanzen. Z Gastroenterol 2008; 46: 34–44
Jaeckel E, Cornberg M, Wedemeyer H et al. Treatment of acute hepatitis C with interferon alfa-2b. N Engl J Med 2001; 345: 1452–1457
Jensen D et al. AASLD Abstract LB4, REPEAT. 2007
Jensen DM, Morgan TR, Marcellin P et al. Early identification of HCV genotype 1 patients responding to 24 weeks peginterferon alpha-2a (40 kd)/ribavirin therapy. Hepatology 2006; 43: 954–960
Kau A, Vermehren J, Sarrazin C. Treatment predictors of a sustained virologic response in hepatitis B and C. J Hepatol 2008; 49 (4): 634–651
Kidney Disease – Improving Global Outcomes (KDIGO). Guideline 3: Preventing HCV transmission in hemodialysis units. Kidney Int 2008; 73 (Suppl 109): S46–S52
Kobayashi M, Tanaka E, Sodeyama T et al. The natural course of chronic hepatitis C: a comparison between patients with genotypes 1 and 2 hepatitis C viruses. Hepatology 1996; 23: 695–659
Kubicka S, Rudolph KL, Hanke M et al. Hepatocellular carcinoma in Germany: a retrospective epidemiological study from a low-endemic area. Liver 2000; 20: 312–318
Lang K, Weiner DB. Immunotherapy for HCV infection: next steps. Expert Rev. Vaccines 2008; 7: 915–923
Laperche S. Blood safety and nucleic acid testing in Europe. Euro Surveill 2005; 10: 516. Im Internet: http://www.eurosurveillance.org/ViewArticle.aspx?ArticleId=516. Stand: 8. März 2009
Leary TP, Gutierrez RA, Muerhoff AS et al. A chemiluminescent, magnetic particle-based immunoassay for the detection of hepatitis C virus core antigen in human serum or plasma. J Med Virol. 2006; 78: 1436–1440
Lemaire JM, Courouce AM, Defer C et al. HCV RNA in blood donors with isolated reactivities by third-generation RIBA. Transfusion 2000; 40: 867–870
Levine RA, Sanderson SO, Ploutz-Snyder R et al. Assessment of fibrosis progression in untreated irish women with chronic hepatitis C contracted from immunoglobulin anti-D. Clin Gastroenterol Hepatol 2006; 4: 1271–1277
Levrero M. Viral hepatitis and liver cancer: the case of hepatitis C. Oncogene 2006; 25(27): 3834–3847
Li K, Foy E, Ferreon JC et al. Immune evasion by hepatitis C virus NS3/4A protease-mediated cleavage of the Toll-like receptor 3 adaptor protein TRIF. Proc Natl Acad Sci U S A 2005; 102(8): 2992–2997
Lindenbach BD, Evans MJ, Syder AJ et al. Complete replication of hepatitis C virus in cell culture. Science 2005; 309(5734): 623–626
Lohmann V, Körner F, Koch JO et al. Replication of subgenomic hepatitis C virus RNAs in a hepatoma cell line. Science 1999; 285: 110–113
Maheshwari A, Ray S, Thuluvath PJ. Acute hepatitis C. Lancet 2008; 372: 321–332
Manns MP, McHutchison JG, Gordon SC et al. Peginterferon alfa-2b plus ribavirin compared with interferon alfa-2b plus ribavirin for initial treatment of chronic hepatitis C: a randomised trial. Lancet 2001; 358: 958–965
Mathers BM, Degenhardt L, Phillips B et al. Reference Group to the UN on HIV and Injecting Drug Use. Global epidemiology of injecting drug use and HIV among people who inject drugs: a systematic review. Lancet 2008; 372: 1733–1745
McHutchison JG, Gordon SC, Schiff ER et al. Interferon alfa-2b alone or in combination with ribavirin as initial treatment for chronic hepatitis C. Hepatitis Interventional Therapy Group. N Engl J Med 1998; 339: 1485–1492
McIntyre PG, Tosh K, McGuire W. Caesarean section versus vaginal delivery for preventing mother to infant hepatitis C virus transmission. Cochrane Database Syst Rev. 2006; Issue 4: CD005546
Merican I, Sherlock S, McIntyre N et al. Clinical, biochemical and histological features in 102 patients with chronic hepatitis C virus infection. Q J Med 1993; 86: 119–125
Meylan E, Curran J, Hofmann K et al. Cardif is an adaptor protein in the RIG-I antiviral pathway and is targeted by hepatitis C virus. Nature 2005; 437: 1167–1172
Mihm S, Fayyazi A, Hartmann H et al. Analysis of histopathological manifestations of chronic hepatitis C virus infection with respect to virus genotype. Hepatology 1997; 25: 735–739
Miyanari Y, Atsuzawa K, Usuda N et al. The lipid droplet is an important organelle for hepatitis C virus production. Nat Cell Biol 2007; 9(9): 1089–1097
Moradpour D, Penin F, Rice CM. Replication of hepatitis C virus. Nat Rev. Microbiol 2007; 5(6): 453–463
Negro F, Troonen H, Michel G et al. Lack of monomeric IgM anti-hepatitis C virus (HCV) core antibodies in patients with chronic HCV infection. J Virol Methods 1996; 60: 179–182
Ostapowicz G, Watson KJ, Locarnini SA et al. Role of alcohol in the progression of liver disease caused by hepatitis C virus infection. Hepatology 1998; 27: 1730–1735
Pawlotsky JM. Use and interpretation of virological tests for hepatitis C. Hepatology 2002; 36: S65–S73
Pearlman BL, Ehleben C, Saifee S. Treatment extension to 72 weeks of peginterferon and ribavirin in hepatitis c genotype 1-infected slow responders. Hepatology 2007; 46: 1688–1694
Pestka JM, Zeisel MB, Blaser E et al. Rapid induction of virus-neutralizing antibodies and viral clearance in a single-source outbreak of hepatitis C. Proc Natl Acad Sci USA 2007; 104: 6025–6030
Poynard T et al. EASL Abstract 988, Oral Presentation. 2008
Poynard T, Bedossa P, Opolon P. Natural history of liver fibrosis progression in patients with chronic hepatitis C. The OBSVIRC, METAVIR, CLINIVIR, and DOSVIRC groups. Lancet 1997; 349: 825–832
Poynard T, McHutchison J, Manns M et al. Impact of pegylated interferon alfa-2b and ribavirin on liver fibrosis in patients with chronic hepatitis C. Gastroenterology 2002; 122: 1303–1313
Robert-Koch-Institut, Statistisches Bundesamt. Migration und Gesundheit. Berlin: Robert-Koch-Institut; 2008
Roß et al. HCV-Leitlinie. 2009b [In Vorbereitung]
Roß RS, Roggendorf M, Hrsg. Übertragungsrisiko von HBV, HCV und HIV durch infiziertes medizinisches Personal. 2. Aufl. Lengerich: Pabst; 2007
Ross RS, Viazov S, Clauberg R et al. Lack of de novo hepatitis C virus infections and absence of nosocomial transmissions

of GB virus C in a large cohort of German haemodialysis patients. J Viral Hepat 2009a; 16: 230–238
Roß RS. Durch medizinische Behandlungen erworbene Hepatitis C-Infektionen. Krankenhaushygiene up2date 2009; 4: 29–48
Sagnelli E, Coppola N, Marrocco C et al. Diagnosis of hepatitis C virus related acute hepatitis by serial determination of IgM anti-HCV titres. J Hepatol 2005; 42: 646–651
Sarrazin C, Kieffer TL, Bartels D et al. Dynamic hepatitis C virus genotypic and phenotypic changes in patients treated with the protease inhibitor telaprevir. Gastroenterology 2007a; 132: 1767–1777
Sarrazin C, Rouzier R, Wagner F et al. SCH 503034, a novel hepatitis C virus protease inhibitor, plus pegylated interferon alpha-2b for genotype 1 nonresponders. Gastroenterology 2007b; 132: 1270–1278
Schulte B, Stöver H, Leicht A et al. Prävention der Hepatitis C bei Drogenkonsumenten. Bundesgesundheitsbl – Gesundheitsforsch – Gesundheitsschutz 2008; 51: 1210–1217
Scott JD, Gretch DR. Molecular diagnostics of hepatitis C virus infection: a systematic review. JAMA 2007; 297: 724–732
Seeff LB. Natural history of hepatitis C. Am J Med 1999; 107: 10S–15S
Shiffman ML, Di Bisceglie AM, Lindsay KL et al. Peginterferon alfa-2a and ribavirin in patients with chronic hepatitis C who have failed prior treatment. Gastroenterology. 2004; 126: 1015–1023; discussion 947
Shiffman ML, Suter F, Bacon BR et al. Peginterferon alfa-2a and ribavirin for 16 or 24 weeks in HCV genotype 2 or 3. N Engl J Med 2007; 357: 124–134
Simmonds P, Bukh J, Combet C et al. Consensus proposals for a unified system of nomenclature of hepatitis C virus genotypes. Hepatology 2005; 42: 962–973
Simmonds P, Bukh J, Combet C et al. Consensus proposals for a unified system of nomenclature of hepatitis C virus genotypes. Hepatology 2005; 42(4): 962–973
Statistisches Bundesamt. Bevölkerung und Erwerbstätigkeit. Bevölkerung mit Migrationshintergrund. Ergebnisse des Mikrozensus 2007. Fachserie 1, Reihe 2.2. Wiesbaden: Statistisches Bundesamt, 2009. Im Internet: https://www-ec.destatis.de/csp/shop/sfg/bpm.html.cms.cBroker.cls?cmspath=struktur,vollanzeige.csp&ID=1023127. Stand: 8. März 2009
Strickland GT, El-Kamary SS, Klenerman P et al. Hepatitis C vaccine: supply and demand. Lancet Infect Dis 2008; 8: 379–386
Takaki A, Wiese M, Maertens G et al. Cellular immune responses persist and humoral responses decrease two decades after recovery from a single-source outbreak of hepatitis C. Nat Med 2000; 6: 578–582
Thierfelder W, Meisel H, Schreier E et al. [Prevalence of antibodies to hepatitis A, hepatitis B and hepatitis C viruses in the German population]. Gesundheitswesen 1999; 61 (Spec No): S110–S114
Thimme R, Oldach D, Chang KM et al. Determinants of viral clearance and persistence during acute hepatitis C virus infection. J Exp Med 2001; 194: 1395–1406
Thimme R, Wieland S, Steiger C et al. CD8(+) T cells mediate viral clearance and disease pathogenesis during acute hepatitis B virus infection. J Virol 2003; 77: 68–76
Veldt BJ, Heathcote EJ, Wedemeyer H et al. Sustained virologic response and clinical outcomes in patients with chronic hepatitis C and advanced fibrosis. Ann Intern Med 2007; 147: 677–684
Vogt M, Lang T, Frosner G et al. Prevalence and clinical outcome of hepatitis C infection in children who underwent cardiac surgery before the implementation of blood-donor screening. N Engl J Med 1999; 341: 866–870
von Wagner M, Huber M, Berg T et al. Peginterferon-alpha-2a (40KD) and ribavirin for 16 or 24 weeks in patients with genotype 2 or 3 chronic hepatitis C. Gastroenterology 2005; 129: 522–527
Wakita T, Pietschmann T, Kato T et al. Production of infectious hepatitis C virus in tissue culture from a cloned viral genome. Nat Med 2005; 11(7): 791–796
Wiegand J, Buggisch P, Boecher W et al. Early monotherapy with pegylated interferon alpha-2b for acute hepatitis C infection: the HEP-NET acute-HCV-II study. Hepatology 2006; 43: 250–256
Wiese M, Grungreiff K, Guthoff W et al. Outcome in a hepatitis C (genotype 1b) single source outbreak in Germany – a 25-year multicenter study. J Hepatol 2005; 43: 590–598
Wiley TE, Brown J, Chan J. Hepatitis C infection in African Americans: its natural history and histological progression. Am J Gastroenterol 2002; 97: 700–706
Wohnsland A, Hofmann WP, Sarrazin C. Viral determinants of resistance to treatment in patients with hepatitis C. Clin Microbiol Rev. 2007; 20: 23–38
Younossi Z, Kallman J, Kincaid J. The effects of HCV infection and management on health-related quality of life. Hepatology 2007; 45: 806–816
Zeuzem S, Buti M, Ferenci P et al. Efficacy of 24 weeks treatment with peginterferon alfa-2b plus ribavirin in patients with chronic hepatitis C infected with genotype 1 and low pretreatment viremia. J Hepatol 2006; 44: 97–103
Zeuzem S, Diago M, Gane E et al. Peginterferon alfa-2a (40 kilodaltons) and ribavirin in patients with chronic hepatitis C and normal aminotransferase levels. Gastroenterology 2004a; 127: 1724–1732
Zeuzem S, Hultcrantz R, Bourliere M et al. Peginterferon alfa-2b plus ribavirin for treatment of chronic hepatitis C in previously untreated patients infected with HCV genotypes 2 or 3. J Hepatol 2004b; 40: 993–999
Zeuzem S, Yoshida EM, Benhamou Y et al. Albinterferon alfa-2b dosed every two or four weeks in interferon-naive patients with genotype 1 chronic hepatitis C. Hepatology 2008; 48: 407–417
Zibert A, Meisel H, Kraas W et al. Early antibody response against hypervariable region 1 is associated with acute self-limiting infections of hepatitis C virus. Hepatology 1997; 25: 1245–1249
Zignego AL, Ferri C, Pileri SA et al. Extrahepatic manifestations of Hepatitis C Virus infection: a general overview and guidelines for a clinical approach. Dig Liver Dis 2007a; 39: 2–17
Zignego AL, Giannini C, Ferri C. Hepatitis C virus-related lymphoproliferative disorders: an overview. World J Gastroenterol 2007b; 13: 2467–2478

40 Alphaviren

40.1 Grundlagen

M. F. G. Schmidt

40.1.1 Einführung

Die ersten Fälle von fataler Enzephalitis, die heute mit Alphaviren in Zusammenhang gebracht werden, gehen auf Berichte über Pferdesterben im Nordosten der USA und in Südostasien aus dem 18. und 19. Jahrhundert zurück. Charakteristisch war ein 1831 in Massachusetts (USA) verzeichnetes Enzephalitis-bedingtes Pferdesterben von 75 Tieren sowie im Laufe der folgenden hundert Jahre weitere Ausbrüche der fatalen Pferde-Enzephalitis an der Atlantikküste der USA und in den Feuchtgebieten Südamerikas. Erst 1930 gelang es in Kalifornien, ein Enzephalitis verursachendes Virus aus dem Gehirn zweier Pferde zu isolieren und in der Zellkultur anzuzüchten. Es wurde „Western Equine Encephalitis-Virus" (WEEV) genannt. Kurz darauf gelang die Isolierung ähnlicher Viren aus dem Gehirn von Pferden, die der Enzephalitis in Virginia und New Jersey zum Opfer gefallen waren. Nach der Region der Isolierung nannte man diese „Eastern Equine Encephalitis-Viruses" (EEEV). Wenig später wurden das „Venezuelan Equine Encephalitis-" in Venezuela sowie das „Sindbis-Virus" in Ägypten entdeckt (VEEV bzw. SbV). Wegen des gehäuften Auftretens der Enzephalitis im Sommer kam der Verdacht auf, dass Insekten etwas mit der Ausbreitung dieser Erkrankung zu tun haben könnten. So gelang 1933 erstmals der Nachweis des WEEV in Moskitos.

Auch beim Menschen waren ab 1928 vor allem in Nordeuropa, Afrika und Südostasien virusbedingte Sommerepidemien beschrieben worden, die allerdings weniger mit Enzephalitis als mit Polyarthritis einhergingen. Die solche Erkrankung auslösenden Viren (Chikungunya-Virus, SbV) konnten erst in den 1950er Jahren vereinzelt aus dem Blut von Patienten mit schwerer Arthritis, sowie aus Insekten (Culex spp.) des Endemiegebietes isoliert werden.

Seit bekannt ist, dass die genannten Erreger der Pferdeenzephalitis auch auf den Menschen übergehen können und dort Enzephalitis mit einer hohen Mortalität auslösen können (besonders EEEV), wird dieser Gruppe eine höhere Beachtung geschenkt. In Europa spielen die Alphaviren klinisch eher eine untergeordnete Rolle, da die Arthritis- und/oder Enzephalitis verursachenden Infektionen des Menschen dort recht selten auftreten. Wegen der Globalisierung und der damit verbundenen Populationsvermischung einerseits und dem gravierenden Pathogenitätspotenzial einiger Alphavirus-Spezies andererseits, wird diese Virusgruppe dennoch weltweit intensiv beforscht. Eine weitere Ursache für die derzeitige große wissenschaftliche Bedeutung der Alphaviren ist im Bedrohungspotenzial durch Bioterrorismus und auch in der globalen Erwärmung zu sehen, die eine weitere Verbreitung der die gefährlichsten Alphaviren tragenden Insekten ermöglicht.

Man möchte heute mit Nachdruck genaue Erkenntnisse über die funktionelle Struktur dieser Viren, ihre Vermehrungsweise und Interaktionen mit der Wirtszelle, über eine sensitive und effiziente Diagnostik sowie über therapeutische und prophylaktische Interventionsmöglichkeiten gewinnen. Hierzu dienen immer noch vorrangig die beiden Prototypen der Alphaviren, Sindbis-Virus (SbV) und Semliki-Forest-Virus (SFV, 1942 in Uganda entdeckt). Diese beiden Spezies der Alphaviren sind bereits bestens untersucht und ihre Eigenschaften, auch im Hinblick auf die molekularen Interaktionen mit den verschiedenen Wirtszellen (Pferd, Mensch, Insekten), werden als Modellfall für andere Alphavirus-Spezies angesehen. Zudem haben sich diese beiden Spezies für die Entwicklung potenter Vektoren für die Genexpression bewährt, welche bereits zu neuen Ansätzen in der Impfstoffentwicklung nicht nur gegen Alphavirus-Infektionen, sondern auch gegen HIV oder Influenzavirus geführt haben.

40.1.2 Taxonomie

Die oben genannten und andere in der warmen Jahreszeit Enzephalitis bzw. Polyarthritis verursachende Viren wurden lange Zeit in der Kategorie Arboviren (**Ar**thropode **Bo**rn **Vir**uses) zusammengefasst. Ab 1954 wurde diese sehr große und nach heutigen Kriterien heterogene Virusgruppe in drei serologisch unterschiedliche Untergruppen A, B und C unterteilt, wobei vorwiegend der Hämagglutinationshemmtest als Unterscheidungsmerkmal diente. Seit 1980 werden die oben genannten Viren aus der Untergruppe A taxonomisch als ein eigenes Genus in der Familie Togaviridae (Toga = Mantel, ummantelte Viren) geführt. Wegen der Ableitung aus der Untergruppe A (Alpha) der Arboviren wählte man als Bezeichnung für dieses Genus den Begriff „Alphaviren". Heute werden bei den Alphaviren bis zu 30 Virusarten unterschieden, die noch einmal bis zu acht serologisch unterschiedlichen Gruppen zugeordnet sind: WEE, BF (Barmah Forest Virus-like), SF (Semliki Forest Virus-like), VEE, EEE, MID (Middleburg Virus-like) und NDU (Ndumu Virus-like). Alphaviren sind weltweit

Tabelle 40.**1** Wichtige Vertreter der Alphaviren.

Alphavirus Spezies	Kurzform	Klinische Erscheinung	Verbreitung
Sindbis-Virus	SbV	Arthralgien, Fieber, Ausschlag	Europa/Afrika (Old World)
Semliki-Forest-Virus	SFV	Arthralgien, Fieber, Ausschlag	Europa/Afrika (Old World)
Ross-River-Virus	RRV	Polyarthritis, Fieber, Ausschlag	Australien, Südostasien
Barmah-Forest-Virus	BFV	Polyarthritis, Fieber, Ausschlag	Australien, Südostasien
Fort-Morgan-Virus	FMV	?	Nordamerika
Chikungunya-Virus	CHIKV	Arthralgien, Fieber, Enzephalitis	Afrika
O'Nyong-nyong-Virus	ONNV	Arthralgien, Fieber, Enzephalitis	Afrika
Eastern-, Western-, Venezuelan Equine Encephalitis-Virus	EEEV, WEEV VEEV	Enzephalitis (EEEV mit bis zu 70 % Mortalität)	Nord- und Südamerika
Mayaro-Virus	MV	Arthralgien, Fieber	Nord- und Südamerika

verbreitete, durch blutsaugende Insekten übertragene Viren, die anscheinend aus zwei prinzipiell unterschiedlichen Entwicklungslinien stammen. Dem entsprechend wird in der neueren Literatur oft zwischen den Alphaviren der „Alten Welt" (SFV, SbV) und den Alphaviren der „Neuen Welt" (WEEV, EEEV, VEEV) unterschieden (s. unten). Mit der wachsenden Erkenntnis über die molekularen Eigenschaften der verschiedenen Spezies der Alphaviren wird die Feinklassifizierung innerhalb dieser Gruppe weiterhin dynamisch bleiben. Auch die genauere Aufklärung ihrer Vermehrungsweise und ihrer spezifischen Methoden, der Wirtsabwehr zu entgehen (Escape-Mechanismen) wird hierzu beitragen. Medizinisch und für die virologische und molekulare Forschung besonders relevant sind das SbV (Ägypten, Skandinavien), das SFV (Uganda), das Chikungunya-Virus (Ostafrika, Inseln des indischen Ozeans), das O'nyong-nyong-Virus (Uganda), das Ross-River-Virus (Australien), das EEEV, das WEEV und das VEEV. Eine Auswahl der wichtigsten Vertreter der Alphaviren ist in der Tab. 40.**1** zusammen gefasst.

40.1.3 Virusaufbau und Genomstruktur

Partikelstruktur

Die Viruspartikel der 30 Alphavirus-Spezies sind von ausgesprochen regelmäßiger Gestalt. Sie sind ikosaedrisch mit einem Durchmesser von 60 bis 70 nm. Für die am besten untersuchten Vertreter SbV und SFV, sind bereits kryoelektronenoptische Feinstrukturen bis zu einer Auflösung von ca. 10 Å publiziert worden, deren Bilder eine gute Vorstellung von der tatsächlichen Gestalt dieser Virusgruppe vermitteln (Abb. 40.**1**). Die im Partikel enthaltenen Lipide und die darin eingelagerten und nach außen gerichteten viralen Strukturproteine werden gemeinsam als Hülle (Envelope) bezeichnet. Dabei wird die äußere Proteinschicht in der Regel von zwei viralen Glykoproteinen, dem E1 (Envelope-Protein) und dem E2 gebildet. Die Virushülle wird von 80 Trimeren eines Heterodimerkomplexes aus E1 und E2 gebildet, die symmetrisch angeordnet in der von der Zelle abgeleiteten Lipidschicht verankert sind. Typisch für umhüllte Viren liegen die Trimeren des E1-E2-Heterodimers im freien Viruspartikel als so genannte Spikes vor, die aber – anders als beispielsweise bei HIV – in ikosahedraler Anordnung vorliegen und elektronenoptisch eher wie eine äußere Proteinschale erscheinen als den weit exponierten Protrusionen (Spikes = Stacheln) zu ähneln wie etwa bei den Influenzaviren. Bei manchen Alphaviren findet sich an den Spikes der Viruspartikel noch ein drittes Envelope-Protein, das E3. Beim SFV wurde dies in extrem peripherer Lokalisation der Virushülle nachgewiesen. Im Falle des SbV bestehen E1 und E2 aus 439 bzw. 423 Aminosäuren. E1 und E2 tragen spezifische Modifikationen wie Zuckerseitenketten im exponierten, peripheren Teil

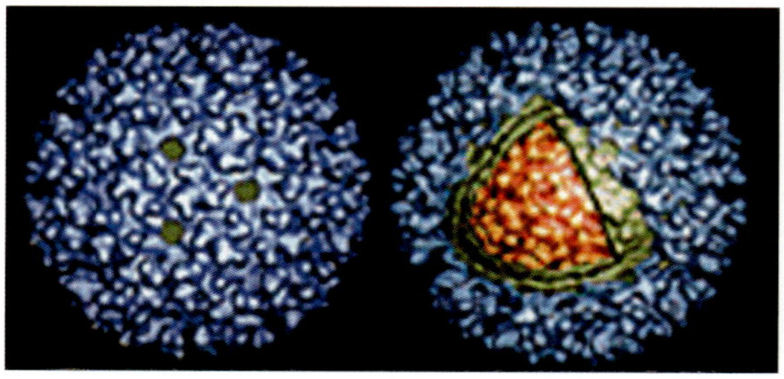

Abb. 40.**1** Modell eines Alphavirus. Die digitale Darstellung links zeigt ein Partikel des Ross-River-Virus von etwa 70 nm Durchmesser. Rechts daneben ist ein Schnittmodell des Partikels dargestellt, in dem die Strukturelemente Nukleokapsid (rot/gelb), Lipidschicht (grün) und Proteinschale aus 80 Spike-Trimeren (blau) farbig herausgehoben sind (mit freundlicher Genehmigung von R. Kuhn, Purdue Structural Virology Group).

und langkettige Fettsäuren in der Nähe (oder in) der Transmembran Domäne (s. unten).

Das Genom der Alphaviren besteht aus positiv orientierter, einzelsträngiger RNA mit 11 000 bis 12 000 Nukleotiden (11 bis 12 kb), die in der infizierten Wirtszelle definitionsgemäß als mRNA wirkt und unmittelbar in Protein translatiert wird (s. unten). Die (+)RNA ist mit den 240 Kopien des Kapsidproteins assoziiert. Dieses besteht bei Sbv jeweils aus 264 Aminosäuren und enthält eine Chymotrypsin-ähnliche Endoprotease. Letztere ist im Viruspartikel jedoch blockiert, weil das C-terminale Tryptophan (Tryp 264) nach erfolgter autoproteolytischer Spaltung des Polyproteinvorläufers (s. unten) im aktiven Zentrum (Ser-His-Asp) des Kapsidproteins zu liegen kommt. RNA und die Kapsidproteine zusammen bilden das kugelförmig, ikosahedrale Nukleokapsid der Alphaviren mit einem Durchmesser von etwa 40 nm. Diesem ist die Lipidschicht von ca. 4 nm Dicke aufgelagert, die ihrerseits von den E1- und E2-Proteinen der Virushülle durchdrungen und vermutlich komplett abgedeckt wird.

Genomstruktur

Zum Genom der Alphaviren soll schon hier festgehalten werden, dass die (+)Strang-RNA einen internen Promoter in Form einer Konsensus-Sequenz (ACCUCUACGGCG-GUCCUAAAUAGG) etwa 4000 Nukleotide vom 3'-Ende entfernt trägt. An dieser Stelle in der komplementären (-)RNA beginnt die Transkription einer subgenomischen mRNA. Diese 26s-RNA mit (+)Strang-Polarität dient als mRNA für die massive Synthese des großen Vorläufers-Polypeptids, aus dem die viralen Strukturproteine (C, E1, E2 und evtl. E3) durch proteolytische Spaltung entstehen, die für die Herstellung der Nachkommenviren notwendig sind (s. unten). Zwei weitere konservierte Strukturmerkmale direkt am 5'-Ende sowie eine konservierte Sequenz am 3'-Ende der RNA werden als Replikationspromotoren angesehen, die bei der Synthese der komplementären (-)-RNA-Stränge gemeinsam wirken. Die Minus-Stränge werden dann als Matrize für die massenhafte Herstellung neuer genomischer (+)-RNA benötigt. Weitere Strukturelemente der im Viruspartikel verpackten (+)-RNA sind am 5'-Ende die für eukaryotische mRNA typische Cap-Struktur sowie zwei kurze Sequenzabschnitte von jeweils ca. 40 Nukleotiden, die hantelförmige Hybridstrukturen ausbilden können. Am 3'- Ende erscheinen unmittelbar vor dem typischen Poly-A-Abschnitt konservierte Nukleotidsequenzen (AUUUUGUUUUUAAUAUUUC), die als Promoter angesehen werden. Die Promotoren am 5'- und 3'-Ende der genomischen (+)-RNA scheinen die Zyklisierung der RNA bei der Transkription zu bewirken. Die Struktur der verschiedenen virusspezifischen RNA-Stränge im Viruspartikel und in den infizierten Zellen ist in der funktionellen Übersicht in Abb. 40.**2** schematisch wiedergegeben.

40.1.4 Intrazellulärer Vermehrungszyklus

Die Vermehrungsweise der Alphaviren ist deswegen besonders interessant, weil sich hierin die besondere Fähigkeit dieser Virusgruppe zeigt, sowohl Insekten- als auch Warmblüterzellen zu infizieren und darin jeweils Tausende von Nachkommen zu produzieren, die sich im Wirtsorganismus verbreiten und weitere Wirtszellen infizieren. Prinzipiell verläuft die Vermehrung von Alphaviren in den Wirtszellen von Säugern und Insekten identisch. Es ist jedoch anzunehmen, dass die intrazelluläre Abwehr (s. unten) in Insektenzellen weniger effektiv ausfällt, denn infizierte Moskitos tragen das Virus lebenslang ohne gravierende pathologische Phänomene. Nach Infektion durch eine Blutmahlzeit am infizierten Wirbeltier wie Pferd, Vogel, Mensch vermehrt sich das Virus in Insekten zunächst im Mitteldarm, wird durch die Hämolymphe im Insektenkörper verbreitet und gelangt zu weiteren Vermehrungsrunden in die Epithelzellen der Speicheldrüse. Mit den Sekreten der Speicheldrüse werden die neu gebildeten Viren beim Mückenstich insbesondere an Säugetiere und den Menschen weiter gegeben. Im Folgenden werden die einzelnen Stufen der Virusvermehrung in den Zellen der Säuger behandelt.

Virusadsorption

Voraussetzung zum Eindringen in eine Wirtszelle ist die Bindung des Viruspartikels an Rezeptoren in der Wirtszellmembran. Während sicher ist, dass in der Virusoberfläche vor allem das E2-Protein als Rezeptor bindendes Protein fungiert, wurden – je nach Virusspezies (und -variante) und dem Wirtszelltypus – eine Reihe möglicher Rezeptorproteine (und Ko-Rezeptoren) beschrieben. Zu diesen zählen MHC-Klasse-I-Proteine, der hochaffine Lamininrezeptor, Integrine, C-Typ-Lektine und Glykosaminoglykane wie Heparansulfat. Das weite Spektrum der bisherigen Daten spricht dafür, dass die Anheftung von Alphaviruspartikeln an die Wirtszelle als mehrstufiger Vorgang abläuft, bei dem unterschiedliche zelluläre Bindungspartner auf der Wirtszelloberfläche (möglicherweise alternativ) genutzt werden können und bei dem ionische Interaktionen eine besondere Rolle spielen.

Eindringen der Viruspartikel (Membranfusion)

Die Virusaufnahme in Wirtszellen wird bei vielen umhüllten Viren schon seit Jahrzehnten intensiv untersucht, da man darin eine viel versprechende Interventionsmöglichkeit durch antivirale Substanzen sieht (wie sie bei der AIDS-Therapie schon zum Einsatz kommen). Die bisherigen Ergebnisse sprechen für die Aufnahme kompletter Viruspartikel durch rezeptorvermittelte Endozytose mit anschließender Fusion zwischen der zellulären und viralen Lipidmembran im sauren Milieu der endosomalen Vesikel. Dabei werden für die verschiedenen Spezies der Alphaviren leicht unterschiedliche pH-Optima im sauren Milieu angegeben. Dies hängt mit der je nach Virusart etwas unterschiedlichen Feinstruktur der äußeren Virusschale aus E1 und E2 zusammen, die zur Einleitung der Fusion eine durch das E1 vermittelte massive Konformationsänderung durchläuft. Der pH-induzierte Umfaltungsprozess lässt E1 und E2 in den aus Heterodimeren gebildeten Spikes dissoziieren und führt zu Bildung von homodimeren Spikes, die nun aus je drei E1- und drei E2-Dimeren bestehen. Es ist erwiesen, dass E1 für die Initiation wie auch die Komplettierung der Fusion (Porenerweiterung) verantwortlich ist. Ob hierbei die im E1 kovalent gebundene Fettsäure (Stearinsäure) funktionell beteiligt ist, müssen weitere Untersuchungen zeigen. Für das Hämagglutinin (HA) der Influenzaviren ist die Beteiligung proteingebundener Fettsäuren (Palmitinsäure) an der Penetration der Wirtszelle bereits erwiesen. Dasselbe gilt für die kovalent verknüpfte Myristinsäure am VP4 der Picorna-Viren. Neuere Befunde sprechen dafür, dass die durch das E1 induzierte, dramatische Konformationsänderung der äußeren Proteinschale in den Alphaviruspartikeln auch schon durch die E2-abhängige primäre Bindung der Viruspartikel an die Plasmamembran der Wirtszelle ausgelöst werden kann. Dies verursacht in der Wirtszellmembran eine Porenbildung ohne funktionelle oder essenzielle Beteiligung von viralen oder Wirtszell-Lipiden, es erfolgt dabei auch keine Membranverschmelzung zwischen Virus und Wirt im Sinne einer Fusion. Beide Prozesse, die durch E1-induzierte Membranfusion aus den Endosomen heraus oder/und die durch E1 verursachte Porenbildung direkt an der Plasmamembran, führen zum Freisetzen der Nukleokapside („Viruskern" mit Nukleinsäure) in das Zytoplasma der Wirtszelle, wo – durch Bindung von Kapsidproteinen an ribosomale Proteine – die virale (+)RNA „entblättert" wird („Uncoating") und somit direkt zur Translation virusspezifischer Proteine verfügbar ist. Am tieferen Verständnis des Penetrationsmechanismus besteht ein sehr großes Interesse, weil sich hier ein für mehrere Virusgruppen gültiger Vorgang herauskristallisieren könnte, der als Ansatz für die Entwicklung neuer antiviraler Therapien dienen könnte.

Transkription und Replikation

Bei Alphaviren erfolgen beide Prozesse im Zytoplasma ohne essenzielle Beteiligung des Zellkerns der Wirtszelle. Die nackte, virale (+)RNA wird als typische mRNA mit 5'-Cap und Polyadenosyl-Schwanz (Poly A) sofort in ein so genanntes Polyprotein translatiert, das nach sukzessiver, proteolytischer Spaltung schließlich vier definierte Einzelproteine mit jeweils unterschiedlicher, enzymatischer Funktion liefert. Alle Proteine dieser primären Translationsrunde werden als Nicht-Strukturproteine (NSP) bezeichnet, weil sie nur in der infizierten Zelle, nicht aber in reifen Viruspartikeln zu finden sind. Aus dem Vorläuferprotein (oder Polyprotein) der vier Nicht-Strukturproteine (NSP) NSP1234 entstehen über multiple und zeitlich unterschiedliche Spaltfolgen schließlich NSP1, NSP2, NSP3 und NSP4 (Abb. 40.**2**), die ausnahmslos als Enzyme im Zusammenhang mit der Transkription und Replikation des viralen Genoms als Proteinkomplexe unter Einschluss von Wirtsfaktoren (Proteine) wirken. Beim SbV und SFV sind die Funktionen der verschiedenen NSP recht genau analysiert: Danach zeigt das NSP1 Methyl- und Guanylyltransferaseaktivität und initiiert als Teil des Komplexes aus NSP123 und NSP4, ausgehend von der (+)Strang-Matrize (= virales Genom), die Synthese von (-)Strang-RNA. Es bewirkt schließlich auch das „Capping" des 5'-Endes der später entstehenden neuen (+)Strang-RNA-Produkte. NSP2 ist eine Protease, die die spezifische Spaltung des Polyproteins bewirkt und gleichzeitig auch als Helikase sowie als RNA-Triphosphatase aktiv ist. Die Helikase schnürt die RNA-Knäuel für die Transkription und Replikation auf und die RNA-Triphosphatase bereitet die Herstellung der „Caps" am 5'-Ende der viralen sowie einer subgenomischen RNA vor. Das phosphorylierte NSP3 moduliert vermutlich die Replikase, sodass diese RNA mit beiden Polaritäten (+ oder -) als Matrize verwenden kann. Damit wird ein und derselben Replikase je nach NSP-Fragmenten und Wirtsfaktoren im Replikase-Komplex ermöglicht, bei der Replikation zunächst (-)RNA-Produkte und später (+)RNA zum Einbau in neu entstehende Viruspartikel zu liefern. NSP4 stellt dabei die eigentliche RNA-Polymerase (Replikase) dar, die bei der Replikation mit NSP3 und (unbekannten) Wirtsfaktoren interagiert. Die angesprochenen Vorgänge zur Herstellung von RNA-Minussträngen, der neuen Virus-RNA mit (+)Polarität und der subgenomischen mRNA sind in Abb. 40.**2** illustriert. Es gibt zahlreiche Hinweise, dass die angesprochenen Prozesse in Membranbindung ablaufen, ohne dass die subzellulären Strukturen spezifiziert sind. Zudem wurde für das NSP2 eine transiente Kernlokalisation nachgewiesen.

Synthese der viralen Strukturproteine

Die Translation der viralen mRNA liefert ein Vorläuferpolypeptid für die viralen Strukturproteine, dessen N-terminales Fragment aus 264 Aminosäuren (SbV) autokatalytisch als Kapsidprotein (C) freigesetzt wird. Ursache hierfür ist eine chymotrypsinähnliche Aktivität am C-Terminus des freigesetzten Fragmentes (C). Eine am N-Terminus und zwei in der Mitte des verbleibenden größeren Fragments der Polypeptidkette befindliche Signalsequenzen vermitteln den für Membranproteine typischen, in diesem Fall multiplen Membrandurchtritt in das Lumen des endoplasmatischen Retikulums (ER). An der ER-Membran erfolgen die Dimerisierung der im Lumen exponierten Proteinanteile und die post-translationale Glykosylierung

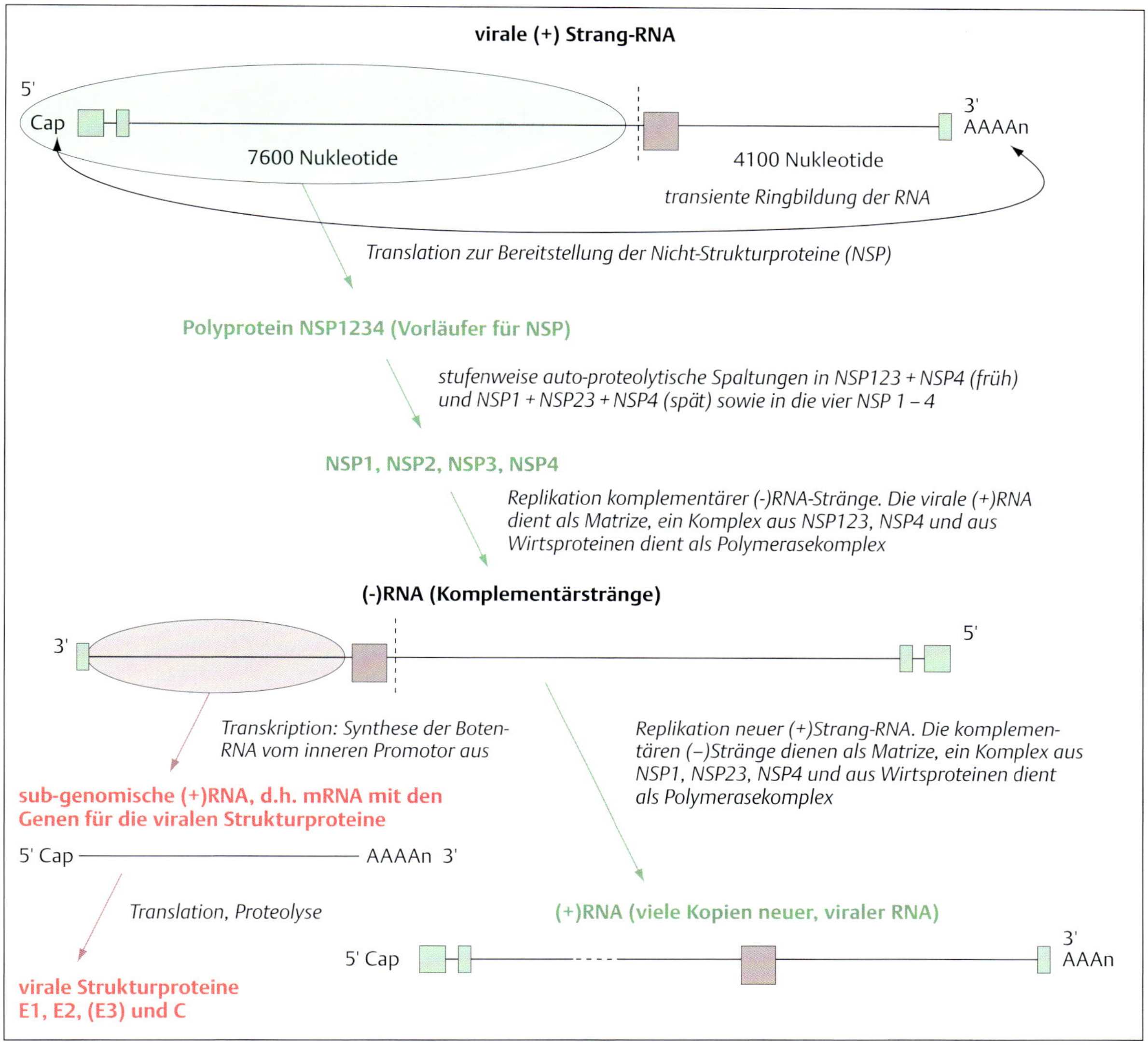
virale (+) Strang-RNA
5'
Cap
3'
AAAAn
7600 Nukleotide
4100 Nukleotide
transiente Ringbildung der RNA
Translation zur Bereitstellung der Nicht-Strukturproteine (NSP)
Polyprotein NSP1234 (Vorläufer für NSP)
stufenweise auto-proteolytische Spaltungen in NSP123 + NSP4 (früh)
und NSP1 + NSP23 + NSP4 (spät) sowie in die vier NSP 1 – 4
NSP1, NSP2, NSP3, NSP4
Replikation komplementärer (-)RNA-Stränge. Die virale (+)RNA
dient als Matrize, ein Komplex aus NSP123, NSP4 und aus
Wirtsproteinen dient als Polymerasekomplex
(-)RNA (Komplementärstränge)
3'
5'
Transkription: Synthese der Boten-
RNA vom inneren Promotor aus
Replikation neuer (+)Strang-RNA. Die komplemen-
tären (–)Stränge dienen als Matrize, ein Komplex aus
NSP1, NSP23, NSP4 und aus Wirtsproteinen dient
als Polymerasekomplex
sub-genomische (+)RNA, d.h. mRNA mit den
Genen für die viralen Strukturproteine
5' Cap
AAAAn 3'
Translation, Proteolyse
(+)RNA (viele Kopien neuer, viraler RNA)
5' Cap
3'
AAAn
virale Strukturproteine
E1, E2, (E3) und C

Abb. 40.**2** Vervielfältigung der viralen Nukleinsäuren. Die schematische Darstellung zeigt, wie in einer infizierten Zelle die verschiedenen Formen neuer Nukleinsäuren hergestellt werden, die zur Erzeugung von Nachkommenviren benötigt werden. Ausgangspunkt ist die einzelne Kopie der in einem Viruspartikel enthaltenen viralen (+)RNA, die in der infizierten Zelle wahrscheinlich zirkulär vorliegt. Die drei Promotoren für die Replikation sind grün, der für die Transkription lila markiert. Nach Translation der in die Wirtszelle eingeschleusten Kopie der viralen RNA entstehen aus einem Polyprotein (NSP 1234) vier Nichtstrukturproteine (NSP1–NSP4) mit den enzymatischen Aktivitäten, die für die Synthese der diversen Nukleinsäure-Formen benötigt werden. Dabei fungiert NSP4 als die eigentliche RNA-abhängige RNA-Polymerase mit wechselnder Präferenz zuerst für (+)Strang-Matrizen, dann für (-)Strang-Matrizen. Auch wirtseigene Proteine mit bisher unbekannter Identität sind an der Replikation viraler RNA beteiligt. Die RNA-Synthese soll an Lipidmembranen der Wirtszelle erfolgen.

und Acylierung der späteren viralen Membranproteine (Palmitinsäure am E2 und Stearinsäure am E1). Proteasen der Wirtszelle (z. B. Furin) besorgen die Spaltungen dieses großen, mehrfach membrangebundenen Fragments. Es entstehen in einem mehrstufigen Prozess zunächst das N-terminal gelegene E2-Vorläuferprotein PE2, ein mittig gelegenes hydrophobes Peptid mit einer Größe von 6 kD (50 bis 60 Aminosäuren, genannt „6K") und das C-terminal gelegene E1-Protein. Auf dem Transportweg vom ER zur Plasmamembran wird vom PE2-Protein ein N-terminales Fragment, das E3, proteolytisch freigesetzt. Dadurch entsteht das in der Membran verankerte E2-Protein, das mit dem E1-Protein zusammen als Heterodimer verbleibt. E3 sowie das 6K-Peptid werden im Verlauf der Entstehung neuer Partikel bei den meisten Alphavirus-Spezies von der Zelle nach außen abgegeben (E3) bzw. komplett abgebaut (6K). In der Regel verbleiben schließlich drei virale Strukturproteine für den Aufbau neuer Viruspartikel: Die glykosylierten und acylierten Membranproteine E1 und E2 sowie das Kapsidprotein (C).

Zusammenbau viraler Komponenten (Assembly) und Ausschleusung neuer Viruspartikel

Die im Zytoplasma der Wirtszelle entstandenen Kapsidproteine lagern sich in einem „Self-Assembly"-Prozess so aneinander, dass aus 240 Kopien C unter Einschluss eines Strangs der neuen Alphavirus-(+)RNA kugelförmige Nukleokapside gebildet werden. Diese können über eine definierte Domäne jedes Kapsidproteins mit dem C-terminalen Areal des im transmembranen Dimer mit E1 vorliegenden E2-Proteins an der Plasmamembran interagieren. Die Proteininteraktionen zwischen immer mehr C-Proteinen eines Nukleokapsids mit dem heterodimeren E2-Protein in der Wirtszellmembran „treiben" den Zusammenbau bis schließlich jedes der 240 C sein E2-Protein gebunden hat und unter „Mitreißen" der zellulären Lipidmembran ein neues Viruspartikel mit der oben beschriebenen Struktur aus der Plasmamembran gesprosst ist. Da die Deletion der das 6K-Peptid kodierenden Sequenz zu einer Verringerung der Partikelproduktion führt, wird eine funktionelle Beteiligung von „6K" am Assembly bzw. an der Ausschleusung („Budding") der Viruspartikel diskutiert. Die im Virus enthaltenen Lipide entsprechen in ihrer Komposition den Lipiden der Wirtszellmembran und können je nach Wirt unterschiedlich sein.

40.1.5 Virus-Wirtsinteraktionen auf zellulärer Ebene (angeborene Abwehr oder „innate immunity")

Alphaviren induzieren in infizierten Wirtszellen schnelle Abwehrreaktionen, die dazu dienen, die Virusvermehrung möglichst solange aufzuhalten, bis die – viel langsamer agierende – erworbene (adaptive) Immunität des Wirtes ihre Schutzwirkung entfalten kann. Wichtige Komponenten der angeborenen Immunität sind die zum Teil intrazellulär wirkenden TLRs („Toll-like Receptors", bei Virusinfektionen besonders TLR3, 7 und 8), die auf die Bindung von Doppelstrang- oder auch Einzelstrang-RNA (dsRNA, ssRNA) reagieren, wie sie bei der Replikation der Alphaviren transient entstehen. Über komplexe Signalkaskaden via Proteinkinasen, -phosphatasen, Lipidmediatoren und Transkriptionsfaktoren wird die Synthese der Typ-I-Interferone (IFN) induziert, die je nach Virusspezies und -stamm sehr unterschiedlich ausfallen kann. Die für die schnelle Abwehr relevanten Interferone sind IFN-α und -β, die je nach Expressionsstärke zu einer mehr oder weniger effektiven Virusabwehr auf zellulärer Ebene durch Inhibition der Virusreplikation führen. Das kerngängige NSP2 ist in der Lage, die wirtseigene Transkription zu reduzieren. Demnach hat NSP2 auch einen Einfluss auf die virusinduzierte Synthese der Interferone. Je nach Expressionsstärke und biologischer Effektivität kann NSP2 die zelluläre, angeborene Abwehr unterdrücken, was dem Virus einen Vermehrungsvorteil verschafft.

Eine zu starke IFN-Antwort auf die Infektion hin kann die überschießende Produktion pro-inflammatorischer Zytokine (IL-1β, IL-6, TNFα) auslösen, die für den Wirt fatale Folgen haben können. Aus Studien mit SbV in neugeborenen Mäusen ist ableitbar, dass die Mortalität der Infektion mit der Überproduktion von IFN sowie der genannten pro-inflammatorischen Zytokine korreliert. Auch das Auftreten von Fieber während der frühen Phase der Infektion mit Chikungunya- und Ross-River-Virus wurde mit der dann steigenden Konzentration an IFN-α und -β in Zusammenhang gebracht.

40.1.6 Adaptive Immunität

Gewöhnlich stimuliert die Infektion mit Alphaviren in Warmblütern die adaptive Immunabwehr unter Nutzung sowohl der humoralen wie auch der zellulären Abwehrstrategie des Wirtstieres oder des infizierten Menschen. Merkmal der humoralen Abwehr ist das Auftauchen virusspezifischer Antikörper im Serum des Wirtstieres (Menschen) in der Reihenfolge IgM (schon nach 3 bis 4 Tagen), IgA (klingen schnell wieder ab) und IgG (bei Infizierten nach 7 bis 14 Tagen messbar, hohe Titer bleiben oft jahrelang bestehen). Sowohl E1 als auch E2 haben multiple Epitope, sodass nicht alle gegen diese Spike-Proteine gebildeten Antikörper neutralisierend sind. Aber nur neutralisierende Antikörper verhindern im Modellsystem der persistierenden SbV- oder SFV-Infektion der Maus Defekte an Neuronen bzw. im Gehirn und sind für die Genesung besonders wichtig. Gemeinsam mit einer balancierten IFN-α-Produktion bieten hohe Titer an neutralisierenden Antikörpern die beste Gewähr, nach Infektion mit den gefährlichsten Alphaviren die sonst oft fatale Enzephalitis gar nicht erst zu bekommen bzw. zu überstehen. Die effektiven Zellen der adaptiven Immunabwehr werden durch lymphoproliferative Zytokine rekrutiert, wobei zunächst die Natürlichen Killerzellen, später dann zytotoxische T-Lymphozyten (CD8) und Makrophagen die Hauptrolle spielen. Letztere werden durch die Produktion von IFN-γ aktiviert und nutzen zur Lyse der mit Alphaviren infizierten Wirtszellen auch das Komplementsystem. Entsprechend der etablierten Wirksamkeit neutralisierender Antikörper gibt es bereits inaktivierte Impfstoffe gegen einige Alphavirus-Spezies (WEEV, VEEV, EEEV und CHIKV) im experimentellen Stadium, die im tiermedizinischen Bereich bereits Anwendung finden. Weder Totvakzinen noch attenuierte Lebendimpfstoffe gegen Alphaviren sind bisher für den Gebrauch in der Humanmedizin im Handel.

40.1.7 Zoonosepotenzial und Erregerreservoir

Alphaviren sind mit ihrem breiten Wirtsspektrum typische Zoonoseerreger, die zwischen verschiedensten Wirten über einfache oder auch komplexe Zyklen pendeln können. Enzootische Vektoren (Insekten wie Culex melanoconin sp. [VEEV und WEEV]) halten das Virus im Kleinsäuger- und Vogelreservoir eines begrenzten Areals. Mammalophile Insekten wie die Moskitos Psorophora und Ochleratatus verbreiten das Virus in einem weiteren Umfeld (epizootischer Zyklus), wobei auch große Säuger, wie Pferde und der Mensch betroffen sind. In diesem Zusammenhang muss die tatsächlich erfolgende, globale Erwärmung mit Sorge betrachtet werden. Denn mit der Klimaerwärmung in Mitteleuropa könnte sich auch eine markante Verbreitung der als Vektoren der Alphaviren dienenden Insekten einstellen, wie sie in den USA mit einem Flavivirus (West-Nil-Virus) und in Europa mit dem Erreger der Blauzungenkrankheit bei Wiederkäuern bereits verzeichnet wird. Alphaviren wie das CHIKV, das RRV, das O'Nyong-nyong-Virus und das Barmah-Forest-Virus sind in ihrer Verbreitung zurzeit noch auf bestimmte Areale in Afrika, Südostasien und Australien beschränkt. Doch zeigt das schon heute über all diese genannten Regionen verbreitete Chikungunya-Virus bereits starke Ausdehnungstendenzen bis nach Italien. Auch wenn diese Viren weniger gefährlich scheinen als WEEV, VEEV und EEEV, weil sie beim Menschen nur Exantheme und arthritische Erkrankungen verursachen und keine schwere Enzephalitis, sollte man gerüstet sein und in der Entwicklung wirksamer Impfstoffe und vor allem auch von für alle Spezies (oder mindestens Stämme und Varianten) wirksamen antiviralen Substanzen nicht nachlassen.

40.2 Diagnostik, Therapie und Prävention

H. Schmitz

40.2.1 Diagnostik

Infektionsherde mit menschenpathogenen Alphaviren sind in Deutschland bislang nicht nachgewiesen worden. Daher sollte nur bei entsprechender Reiseanamnese ein klinischer Verdacht auf eine solche Infektion entstehen (s. Kap. 32). Bei Rückkehrern aus Endemiegebieten mit Fieber sowie Arthralgien und ebenso mit Enzephalitiden kommen verschiedene Arthopoden-übertragene Viren (Arboviren) in Frage (Tab. 40.**2**). Da in den Verbreitungsgebieten teilweise auch eine Malaria tropica vorkommt, ist diese bei allen differenzialdiagnostischen Überlegungen mit einzubeziehen.

Zur Absicherung einer Labordiagnose sollten Vollblut, Serum und je nach Krankheitsbild Liquor an ein auf Tropenkrankheiten spezialisiertes Labor eingeschickt werden. Vektoruntersuchungen können in Endemiegebieten eine wichtige Rolle spielen, sind aber in Deutschland nur bei Verdacht einer Einschleppung (wie bei der Etablierung von Chikungunya-Viren in A. albopictus in der Toskana im Jahre 2006) angesagt.

Serodiagnostik

Der Virusnachweis (Virusanzucht oder RT-PCR) gelingt bei den Alphaviren meist nur in den ersten Krankheitstagen.

Wegen des engen Zeitfensters für den Nachweis der Erreger aus dem Blut wird die Diagnose einer Alphavirus-Infektion vor allem serologisch gestellt. IgM-Antikörper sind schon wenige Tage nach einer klinischen Symptomatik nachweisbar und fallen dann über mehrere Monate wieder ab. Aufgrund des frühen Auftretens dieser Antikörper im Verlauf der Infektion können spezifische IgM-Antikörper als indirekter Hinweis auf eine akute Infektion gewertet werden. IgM-Antikörper sind Serokomplex-spezifisch. Obwohl im Zusammenhang mit einer kurzen Reiseanamnese ein spezifischer IgM-Nachweis eine akute Infektion wahrscheinlich macht, sollte ein positives Ergebnis in einer zweiten Serumprobe bestätigt werden. Ein Akutserum wird am besten innerhalb von 7 Tagen nach Erkrankungsbeginn, das Folgeserum zwei Wochen später abgenommen.

Auch kann ein mindestens vierfacher Anstieg der IgG-Antikörper die Diagnose weiter untermauern. Eine weitere Möglichkeit besteht im Nachweis einer IgG-Serokonversion, wenn also mit einem sehr frühen Serum keine IgG-Antikörper nachzuweisen sind und in einem Folgeserum sowohl IgG- wie auch IgM-Antikörper. Für fast alle Alphaviren (Sindbis-, Chikungunya-, Pferdeenzephalitiden-, Ross-River-Virus) sind inzwischen IgM- (meist µ-Capture-Technik) und indirekte Enzymimmunoassays zum Nachweis von spezifischem IgG veröffentlicht worden. Ausreichend spezifisch und hinreichend sensitiv sind auch Immunofluoreszenzteste, die relativ einfach zu etablieren sind, wenn ein geeignetes Labor vorhanden ist, in dem der entsprechende Virusstamm propagiert werden kann. Wegen der geringen Nachfrage zur Serodiagnostik exotischer Alphaviren ist die Immunofluoreszenztechnik wohl auch die ökonomischste Lösung. Beim Nachweis von spezifischen IgM-Antikörpern können Rheumafaktoren falsch positive Resultate ergeben. Daher sollte bei positivem IgM-Nachweis die IgG- Fraktion aus dem Serum entfernt werden, was relativ einfach mit Protein-A-Sepharose oder mit anti-human-gamma-Ketten-spezifischen Antiseren gelingt.

Kreuzreagierende Antikörper spielen bei den Alphaviren keine so große Rolle wie bei den Flaviviren. Bei einem positiven Antikörpernachweis können anderen Alphaviren meist durch die epidemiologische Situation ausgeschlossen werden. Allerdings kommen gelegentlich

Tabelle 40.**2** Verbreitungsgebiete von Arthropoden-übertragenen viralen Arthritiden und Enzephalitiden (Alphaviren in Fettdruck).

Regionale Verbreitung	Erreger	Taxonomie	Klinische Zeichen
Skandinavien	**Sindbis**	**Alphavirus**	Fieber, Arthralgien
Afrika, Indien	**Chikungunya**	**Alphavirus**	
Afrika	**O'nyong-nyong**	**Alphavirus**	
Australien	**Ross River**	**Alphavirus**	
Tropen weltweit	Dengue 1–4	Flavivirus	
USA, Israel, Ägypten, Südosteuropa	West Nil	Flavivirus	
Afrika	Rift Valley	Bunyavirus	
Nordamerika	**Western- und Eastern Equine**	**Alphavirus**	Enzephalitis
Mittel- und Südamerika	**Venezuela Equine**	**Alphavirus**	
USA, Israel, Ägypten, Südosteuropa	West Nil	Flavivirus	
Europa, Russland	Zecken-Enzephalitis	Flavivirus	
USA: Süden	St.-Louis-Enzephalitis	Flavivirus	
Südostasien	Japan-Enzephalitis	Flavivirus	
Australien	Murray Valley	Flavivirus	
Canada	La Cross-Enzephalitis	Bunyavirus	
Mittelmeerraum	Sandfliegen-Fieber	Bunyavirus	
USA: Mittlerer Westen	Colorado-Zecken-Fieber	Orbivirus	

auch mehrere pathogene Alphaviren in einer Region (z. B. Afrika, Tab. 40.**2**) vor, sodass Titervergleiche mit mehreren Antigenen notwendig werden können. Für epidemiologische Untersuchungen wären natürlich Genus- oder -Serotypen-spezifische Antikörper-Teste hilfreich. Solche typenspezifische Fluoreszenz- oder EIA-Teste, bei denen die kreuzreagierenden Epitope durch murine monoklonale Antikörper blockiert werden, sind bereits für das Venezuela-Equine-Enzephalitis-Virus entwickelt worden. So kann zwischen enzootischen und epizootischen Vertretern unterschieden werden.

Wenn die Frage einer Kreuzreaktion mit anderen Alphaviren überhaupt diagnostisch eine Rolle spielt, kann eine endgültige Klärung auch durch den spezifischen, aber relativ aufwendigen Plaque-Reduktions-Neutralisations-Test erfolgen. Komplementbindungsreaktion und Hämagglutinations-Hemmungstest spielen für die Routinediagnostik praktisch keine Rolle mehr.

Virusnachweis

Je nach Erreger können zum Teil hohe Virustiter im Blut von akut erkrankten Personen beobachtet werden. In einem frühen Krankheitsstadium (1. bis 5. Krankheitstag) während der kurzen virämischen Phase ist ein Virusnachweis je nach Krankheitsbild im Blut oder Liquor Erfolg versprechend. Sobald spezifische IgM-Antikörper nachzuweisen sind (frühestens nach 3 bis 7 Krankheitstagen) ist eine Virusisolierung kaum mehr möglich. In Endemiegebieten kann ein Erregernachweis in Insekten oder empfänglichen Warmblütern (Vögeln, Pferden) besonders mit der RT-PCR versucht werden.

Virusisolierungen sind nur in S3-Sicherheitslaboren erlaubt. In Speziallabors sind Referenzstämme der in Frage kommenden Alphaviren und auch Referenzantiseren weitgehend vorhanden. Der Virusnachweis gelingt über die Anzüchtung in Vero-Zellen, in denen sich Alphaviren schnell und zuverlässig innerhalb weniger Tage mit zytopathischem Effekt vermehren. Nach Ausbildung eines zytopathischen Effektes können die Erreger in der Gewebekultur mit Antiseren oder auch mit entsprechenden monoklonalen Antikörpern identifiziert werden. Die Isolierung kann auch in Säuglingsmäusen durch intrakraniale Inokulation von ca. 20 µl Probenmaterial erfolgen. Damit erhält man auch Mykoplasmen-freie Isolate. Wegen der kurzzeitigen und schnell zurückgehenden Virämie im Menschen sind immunologische Virus-Antigennachweise in menschlichen Blut- oder Serumproben oft nicht sensitiv genug.

Polymerasekettenreaktion (PCR) zum Nachweis der Virus-RNA (RT-PCR)

Im Vergleich zum Virusnachweis kommt man mit der PCR nach Gewinnung einer cDNA mittels reverser Transkription (RT) deutlich schneller zu einem Ergebnis. Aufgrund schnell abfallender Virustiter ist die hochsensitive RT-PCR-Technik das Mittel der Wahl, um Alphaviren über mehrere Tage nach Krankheitsbeginn nachzuweisen. Verschiedene Genus-spezifische RT-PCRs zum Nachweis von allen Alphaviren sind beschrieben worden. RT-PCRs wurden für alle in Nord-, Mittel- und Südamerika vorkommenden Pferdeenzephalitis-Viren publiziert. Damit kann auch zwischen den enzoonotischen und epizoonotischen Virusstämmen unterschieden werden. Ebenfalls lassen sich Sindbis-, Chikungunya-, O'nyong-nyong- oder Ross-River-Viren im Serum mit der PCR nachweisen. Auch sind in letzter Zeit verschiedene „Real time"-PCRs mit Fluorochrom-markierten Sonden beschrieben worden, deren Vorteile nicht nur eine genaue Quantifizierung der in der Probe vorhandenen cDNA sondern auch die geringere Anfälligkeit gegenüber falsch positiven Resultaten sind. Generell gilt, dass die Genus-spezifischen RT-PCRs eine höhere Empfindlichkeit aufweisen als diejenigen, die für Gruppen von Alphaviren beschriebenen worden sind. Ein Nachteil der RT-PCR gegenüber der Virusisolierung ist zweifellos, dass sie bei neuen Isolaten mit geringfügigen Basenabweichungen im Primerbereich falsch negative Resultate liefern kann. Deshalb ist gelegentlich eine Anpassung der Primer an neue Gensequenzen erforderlich.

Antigennachweis

Bei histologischem Material oder bei Nachweis größerer Virusmengen (zum Beispiel in Gewebekultur) kann auch ein immunologischer Antigennachweis verwendet werden. Hierzu sind einige gegen die Strukturproteine der Alphaviren gerichtete monoklonale Antikörpern in Referenzzentren verfügbar. Diese monoklonalen Antikörper können teilweise die einzelne Virus-Subtypen und -Varianten differenzieren.

40.2.2 Therapie

Bislang ist keine antivirale Therapie der verschiedenen Alphavirus-Infektionen beim Menschen möglich. Eine symptomatische Behandlung erfolgt mit Antipyretika/Antiphlogistika (wegen der häufigen Thrombozytopenie keine Acetylsalicylsäure). Bei Enzephalitis ist unter Umständen eine antikonvulsive und Infusions-Therapie notwendig.

40.2.3 Prävention und Prophylaxe

Culex- und Aedes-Insekten spielen bei der Übertragung der Alphaviren die wichtigste Rolle. Bei den Insekten sind die Körpertemperatur und damit auch die Virusvermehrung in den Speicheldrüsen von der Umgebungstemperatur abhängig. Daher ist nicht nur ihr prinzipielles Vorkommen, sondern auch eine hohe Tages- und Nacht-Temperatur für die Übertragung auf den Menschen von entscheidender Bedeutung. Bei einer globalen Erwärmung ist deshalb auch eine weitere Ausbreitung der Insekten-übertragenen Virusinfektionen denkbar.

Mit der Bekämpfung der Insekten (Insektizide, Trockenlegung der Brutplätze, imprägnierte Moskitonetze) lässt sich die Ausbreitung der Infektionen in tropischen Regionen effektiv kontrollieren, wie auch der Rückgang der menschlichen Infektionen nach dem starken Einsatz von DDT in den 1960er und 1970er Jahren zeigte.

Auch sind verschiedene Tot- und Lebendimpfstoffe für den Menschen in der Entwicklung. Allerdings gibt es bislang keine für den Menschen zugelassenen Alphavirus-Vakzinen.

Für Tiere stehen bei den Pferdeenzephalitiden verschiedene attenuierte Impfstoffe zur Verfügung, die dazu beigetragen haben, dass die Infektionsausbreitung begrenzt wurde. So ist zum Beispiel für die Venezuela Equine Enzephalitis ein Impfstamm für Pferde (TC82.3) in den USA erhältlich. Auch wird besonders in den USA an einem humanen Impfstoff im Rahmen von Abwehrmaßnahmen gegen biologische Kampfstoffe geforscht. VEE-Virus ist nämlich nicht nur gut genetisch zu verändern, sondern auch in hohen Konzentrationen durch Aerosole übertragbar. Ähnliches gilt für das Sindbis-Virus und das Semliki-Forest-Virus, ein nicht menschenpathogenes Alphavirus.

Literatur

Breakwell L, Dosenovic P, Karlsson Hedestam GB et al. Semliki Forest Virus Nonstructural Protein 2 Is Involved in Suppression of the Type I Interferon Response. J Virol 2007; 81(16): 8677–8684

Garmashova N, Atasheva S, Kang W et al. Analysis of Venezuelan Equine Encephalitis Virus Capsid Protein Function in the Inhibition of Cellular Transcription. Virology 2007; 81(24): 13552–13565

Garoff H, Sjöberg M, Cheng RH. Budding of alphaviruses. Virus Research 2004; 106: 103–116

Griffin DE. Alphaviruses. Fields Virology. 5th Ed. Chapter 31. Philadelphia: Lippincott Williams & Wilkins; 2007

Kuhn RJ. Togaviridae: the viruses and their replication. Fields Virology. 5th Ed. Chapter 30. Philadelphia: Lippincott Williams & Wilkins; 2007

Laine M, Luukkainen R, Toivanen A. Sindbis viruses and other alphaviruses as cause of human arthritic disease. J Intern Med 2004; 256(6): 457–471

Lundström K. Biology and application of alphaviruses in gene therapy. Gene Ther 2005;12 (Suppl. 1): S92–97

Mukhopadhyay S, Zhang W, Gabler S et al. Mapping the Structure and Function of the E1 and E2 Glycoproteins in Alphaviruses. Structure 2006; 14: 63–73

Roussel A, Lescar J, Vaney M-C et al. Structure and Interactions at the Viral Surface of the Envelope Protein E1 of Semliki Forest Virus. Structure 2006; 14: 75–86

Schmidt MFG. Acylation of viral spike-glycoproteins – a feature of enveloped RNA-viruses. Virology 1982; 16: 327–338

Sourisseau M, Schilte C, Casartelli N et al. Characterization of Reemerging Chikungunya Virus. PLOS Pathogens 2007; 3(6): e89; 0804–0817

Strauss JH, Strauss EG. The Alphaviruses: Gene expression, replication, and evolution. Microbiol Rev. 1994; 58: 491–562

Wang G, Hernandez R, Weninger K et al. Infection of cells by Sindbis virus at low temperature. Virology 2007; 362: 461–467

Wu S-R, Haag L, Hammar L et al. The Dynamic Envelope of a Fusion Class II Virus. J Biol Chem 2007; 282: 6752–6762

Zhang Y, Burke CW, Ryman KD et al. Identification and characterization of interferon-induced proteins that inhibit alphavirus replication. J Virol 2007; 81: 11246–11255

41 Togaviren: Rötelnvirus

M. Enders

41.1 Taxonomie

Das Rötelnvirus (engl. Rubella Virus) wird aufgrund seiner morphologischen und physiko-chemischen Eigenschaften in die Familie Togaviridae eingeordnet. Diese setzt sich aus dem Genus Alphavirus und dem Genus Rubivirus zusammen. Alle Togaviren zeichnen sich durch eine gemeinsame Genomstruktur und Replikationsstrategie aus. Das Rötelnvirus (RV) ist der einzige Vertreter im Genus Rubivirus. Unterschiede in der Sequenz des E1-Glykoproteingens erlauben die Eingruppierung des Rötelnvirus in bislang 13 Genotypen, die im Rahmen phylogenetischer Untersuchungen 2 Clades zugeordnet wurden. Clade 1 umfasst die Genotypen 1a, 1B, 1C, 1D, 1E, 1F, 1G 1 h, 1i, 1j und Clade 2 die Genotypen 2A, 2B und 2C (provisorische Genotypen sind durch Kleinbuchstaben gekennzeichnet). Die Bestimmung des Genotyps erlaubt die Differenzierung zwischen Wild- und Impfvirus, die Verfolgung von Infektketten und das Erkennen von Importinfektionen. Zwischen dem RV und den Alphaviren besteht keine serologische Kreuzreaktivität (Hobman u. Chantler 2007, World Health Organization 2007).

41.2 Aufbau, Eigenschaften, Replikation

Das RV weist einen Durchmesser von 50 bis 70 nm auf (Abb. 41.**1**). Es besteht aus einem ikosaedrischen Nukleokapsid (30 bis 40 nm im Durchmesser) und einer lipidhaltigen Hülle. Das Nukleokapsid setzt sich aus einer einzelsträngigen RNA (Größe: ca. 10 kb) mit positiver Polarität und hohem GC-Gehalt (69 %) sowie aus multiplen Kopien des als Homodimer vorliegenden C-Proteins (Kapsidproteins) zusammen. In der Virushülle sind die Strukturproteine E1 und E2 lokalisiert, die hauptsächlich als Heterodimere vorliegen und als Trimere 6 bis 8 nm lange Spikes bilden. Das Virus ist bei Temperaturen unter -20 °C über Jahre und bei 4 °C für ≥7 Tage stabil. Es ist relativ hitzelabil und wird bei 56 °C innerhalb von 5 bis 20 Minuten inaktiviert. Die Infektiosität bleibt nach Lyophilisation erhalten. Dies ermöglicht die Herstellung eines Impfstoffes in lyophilisierter Form, der bei 4 °C über Jahre, bei Raumtemperatur über Monate und bei 37 °C über Wochen stabil ist.

Das Virus lagert sich über Bindungsstellen der E1-/E2-Glykoproteine an einen noch nicht identifizierten zellulären Rezeptor an und wird durch rezeptorvermittelte Endozytose in die Zelle aufgenommen. Eine Konformationsänderung im E1- und/oder E2-Protein bewirkt die Fusion der Endosomenmembran mit der Virusmembran, wodurch das Nukleokapsid in das Zytoplasma gelangt. Die anschließende Freisetzung der viralen RNA aus dem Kapsid in das Zytoplasma wird wahrscheinlich durch eine Konformationsänderung des C-Proteins ausgelöst. Die Virusreplikation findet an modifizierten Zytoplasmavakuolen endolysosomaler Herkunft statt, die nur in RV-infizierten Zellen beobachtet wurden. Sie werden auch als „zytopathische Vakuolen" bezeichnet. Genomorganisation, -Replikation und Translation der viralen Proteine sind schematisch in Abb. 41.**2** dargestellt (Chen u. Icenogle 2007, Frey 1994, Lee u. Bowden 2000).

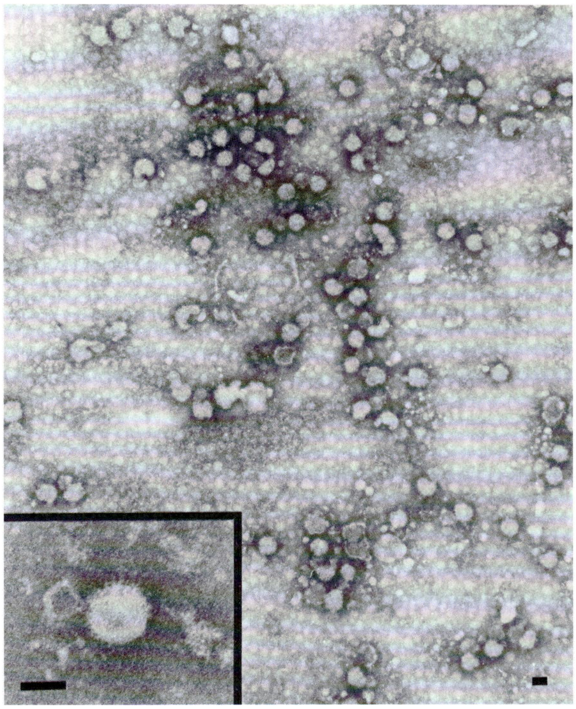

Abb. 41.**1** Rötelnvirus (EM-Aufnahme mit freundlicher Genehmigung von Ian Chrystie, Department Infection (Virology, St. Thomas' Hospital, London).

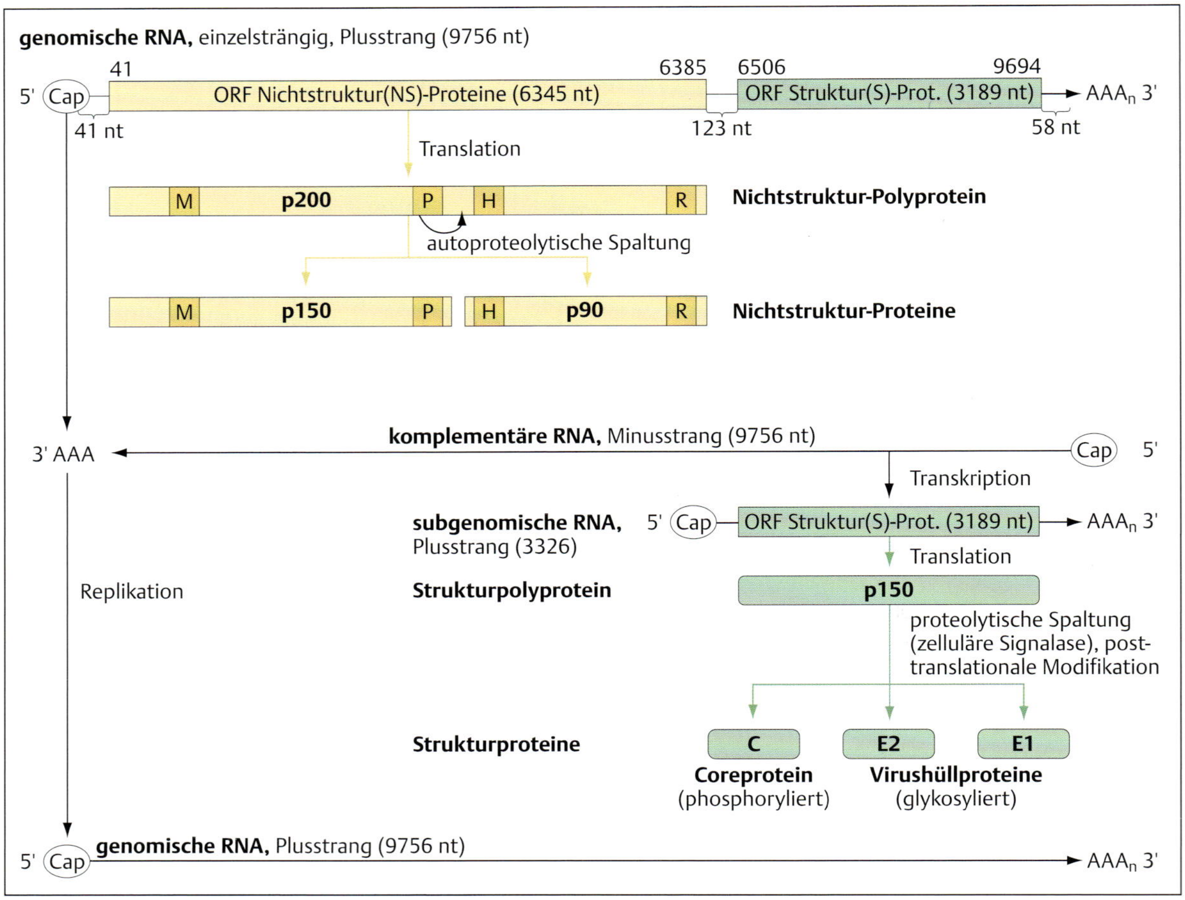

Abb. 41.**2** Schematische Darstellung von Organisation und Replikation des Rötelnvirus-Genoms sowie Translation der Struktur- und Nichtstrukturproteine. nt = Nukleotide; ORF= Open Reading Frame = offener Leserahmen; Cap = Cap-Struktur = 7-Methylguanosin-Rest am 5'-Ende; AAA_n = Polyadenylierung am 3'-Ende. Aminosäuresequenzmotive: M = Methyltransferase, 5'-Capping-Enzym; P = Protease; H = Helikase, R = RNA-abhängige RNA-Polymerase (Quelle: Frey 1994, Lee u. Bowden 2000).

41.3 Epidemiologie, Pathogenese, Klinik

Die Röteln wurden erstmalig 1814 von Maton (Maton 1815) als eigenständiges Krankheitsbild beschrieben und galten bis zur Mitte des 20. Jahrhunderts als harmlose Exanthemerkrankung im Kindesalter (Best u. Banatvala 2004). Im Jahre 1941 präsentierte der australische Augenarzt Sir Norman Gregg auf dem Jahreskongress der „Ophthalmological Society of Australia“ eine Fallserie von Kindern mit Cataracta congenita, deren Mütter in der Frühschwangerschaft an Röteln erkrankt waren (Gregg 1941). Neben der meist bilateralen Katarakt (Abb. 41.**3**) wurden bei mehr als der Hälfte der Kinder auch angeborene Herzfehlbildungen beschrieben. Diese Beobachtungen waren der erste Hinweis auf das teratogene Potenzial des Rötelnvirus. Zwei amerikanischen Arbeitsgruppen gelang unabhängig voneinander im Jahr 1962 die Isolierung des RV in Zellkultur (Parkman et al. 1962, Weller u. Neva 1962). Diese Leistung ebnete den Weg für die serologische Labordiagnostik z. B. mittels Komplementbindungsreaktion (KBR), Hämagglutinationshemmtest (HHT), Neutralisationstest (NT) und für die Entwicklung von Impfstoffen. Zu Beginn der 1960er Jahre breitete sich eine Rötelnpandemie von Europa aus, die 1964/1965 die USA erreichte. Im Rahmen dieser Pandemie wurden etwa 12 Millionen postnatale Rötelnfälle, darunter ca. 30 000 Schwangerschaften und daraus 20 000 Kinder mit Rötelnembryopathie in den USA registriert (Centers of Disease Control 1969). Im Rahmen dieser Epidemie zeigte es sich, dass das klinische Spektrum an Akut- und Folgeschäden bei Kindern mit kongenitalen Röteln weitaus größer war als bis dahin angenommen („Expanded Rubella Syndrome“). Die Auswirkungen der Rötelnpandemie haben die Impfstoffentwicklung wesentlich vorangetrieben. Ein attenuierter Röteln-Lebendimpfstoff wurde in der BRD erst-

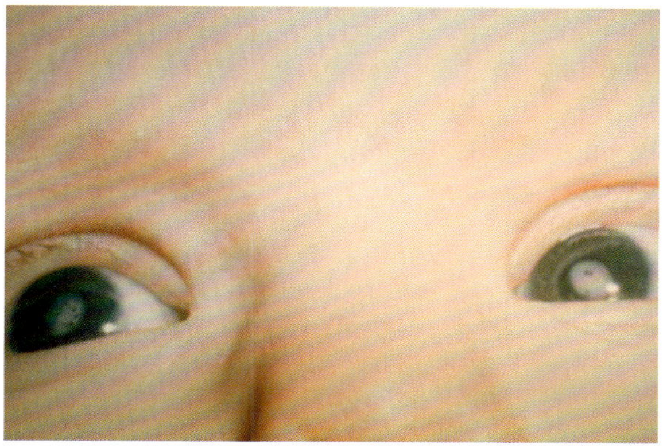

Abb. 41.**3** Bilaterale Katarakt bei konnatalen Röteln (Quelle: Public Health Image Library (PHIL), CDC Atlanta, USA (http://phil.cdc.gov)).

mals im Jahre 1969 zugelassen. Damit wurde die Rötelnembryopathie zu einer impfpräventablen Erkrankung.

Nach Einführung der Rötelnimpfung sank die Rate der Frauen ohne Rötelnantikörper im gebärfähigen Alter in Deutschland und vielen anderen westeuropäischen Ländern von ursprünglich 10 bis 20% auf heute 1 bis 3% (Enders 2009, Enders et al. 2007, Buxbaum et al. 2001). In den USA, Finnland und Schweden ist die Elimination der endemischen Röteln bereits erreicht oder steht kurz bevor. Das Ziel der WHO ist es, die Inzidenz kongenitaler RV-Infektionen in Europa bis zum Jahre 2010 auf unter einen Fall pro 100 000 Lebendgeburten zu senken. Darüber hinaus haben sich 52 Mitgliedsstaaten der europäischen Region der WHO im Jahre 2005 für eine Eliminierung von Röteln und Masern ebenfalls bis zum Jahr 2010 ausgesprochen (Resolution EUR/RC55/R7). Das erste Ziel scheint in Deutschland erreicht. Von 1981 bis 1983 belief sich die Häufigkeit von Rötelnembryopathien in der BRD noch auf einen Fall pro 2000 bis 4000 Geburten (d. h. 150 bis 300 Embryopathiefälle pro Jahr) (Windorfer u. Schulz 1985). In den Jahren 2006 bis 2008 wurde ein Fall von Rötelnembryopathie an das Robert Koch-Institut (RKI) gemeldet (Robert Koch-Institut 2008). Die tatsächliche Inzidenz ist jedoch unklar, da

1. nur eine Minderheit der betroffenen Kinder bei Geburt klinisch auffällig ist (RV-bedingte Hörstörungen manifestieren sich häufig erst im Kleinkindesalter),
2. nach Masern-, Mumps-, Röteln-Impfung (MMR) beginnend im Alter von 11 bis 14 Monaten später durchgeführte serologische Untersuchungen im Hinblick auf persistierende IgG-Antikörper als Ausdruck einer kongenitalen Infektion nicht mehr verwertet werden können und
3. RV-bedingte Schwangerschaftsabbrüche nicht systematisch erfasst werden.

Länder ohne adäquate Impfprogramme erleben weiterhin große Rötelnausbrüche. Bei Schwangeren mit entsprechendem Migrationshintergrund muss daher mit einem fehlenden Impfschutz, mit Röteln in der Schwangerschaft und mit Rötelnembryopathien gerechnet werden.

Der einzig bekannte natürliche Wirt des Rötelnvirus ist der Mensch. Vor Einführung der Impfung waren die Röteln (engl. Rubella oder German Measles) weltweit verbreitet. In Ländern mit gemäßigtem Klima traten sie im Frühjahr bis Frühsommer mit epidemischer Häufung alle 3 bis 4 Jahre und mit ausgedehnten Epidemien alle 6 bis 9 Jahre auf. Röteln werden von Mensch zu Mensch durch Tröpfcheninfektion übertragen. Das Ansteckungsrisiko ist bei familiärem Kontakt am höchsten. Das Virus vermehrt sich initial in den Zellen des Nasopharynx und den regionalen Lymphknoten. Die Virämie beginnt 5 bis 7 Tage nach Exposition und erreicht ihr Maximum nach 10 bis 17 Tagen. Das Virus wird ca. 7 Tage vor bis 7 Tage nach Exanthembeginn aus dem Nasopharynx ausgeschieden. Nach einer Inkubationszeit von 14 bis 21 Tagen können die charakteristischen Röteln mit Exanthem und Lymphknotenschwellungen auftreten (Robert-Koch-Institut 2003). Bei Erwachsenen, seltener bei Kindern, werden in einem Teil der Fälle 3 bis 4 Tage vor Exanthembeginn Prodromi wie Kopfschmerzen, Katarrh, subfebrile Temperaturen und Abgeschlagenheit beobachtet. Die Prodromi sind aber deutlich geringer ausgeprägt als bei Masern. Die Inkubationszeit bis zum Auftreten der postaurikulären, zervikalen und subokzipitalen Lymphknotenvergrößerungen ist in der Regel kürzer als die Inkubationszeit des Exanthems. Das kleinfleckige, hellrote Exanthem (Abb. 41.**4**) breitet sich vom Kopf körperwärts aus. Es ist häufig flüchtig und blasst bereits 3 Tage nach Beginn wieder ab. Handflächen und Fußsohlen sind ausgespart. Bei Kindern verläuft die Rötelninfektion in bis zu 50% der Fälle, bei Jugendlichen und Erwachsenen in >30% oligo- bzw. asymptomatisch.

Transiente Arthralgien bzw. Arthritiden sind die häufigsten Komplikationen der RV-Infektion im Erwachsenenalter und betreffen hauptsächlich postpubertäre Frauen. Jedes Gelenk kann betroffen sein, am häufigsten sind es die Finger-, Hand-, Knie- und Sprunggelenke. Die Beschwerden beginnen mit Abklingen des Exanthems und halten für ca. 3 Tage an, gelegentlich auch länger. Ob chronisch-degenerative Gelenkerkrankungen durch eine RV-Infektion bedingt sind bzw. getriggert werden können, ist bislang nicht eindeutig geklärt (Best et al. 2005).

Schwere RV-bedingte Komplikationen treten nur selten auf. Eine Beteiligung des zentralen Nervensystems (ZNS) im Sinne einer Meningoenzephalitis, Enzephalitis oder Enzephalomyelitis wird bei 1:5000 bis 10 000 Rötelnfällen beobachtet. Die Beschwerden bzw. Symptome (Kopfschmerzen, Erbrechen, Nackensteifigkeit, Paresen, Hirnnervenlähmungen, Krampfanfälle, Bewusstseinstrübung u. a.) beginnen in der Regel 4 bis 6 Tage nach Ausbruch des Exanthems. Mehr als 80% der Fälle zeigen eine spontane restitutio ad integrum. Eine weitere, seltene Komplikation ist die thrombozytopenische Purpura mit Haut- und

Schleimhautblutungen sowie gastrointestinale Blutungen. In Einzelfällen wurden auch intrakranielle Blutungen beobachtet (Cooper u. Krugman 1969).

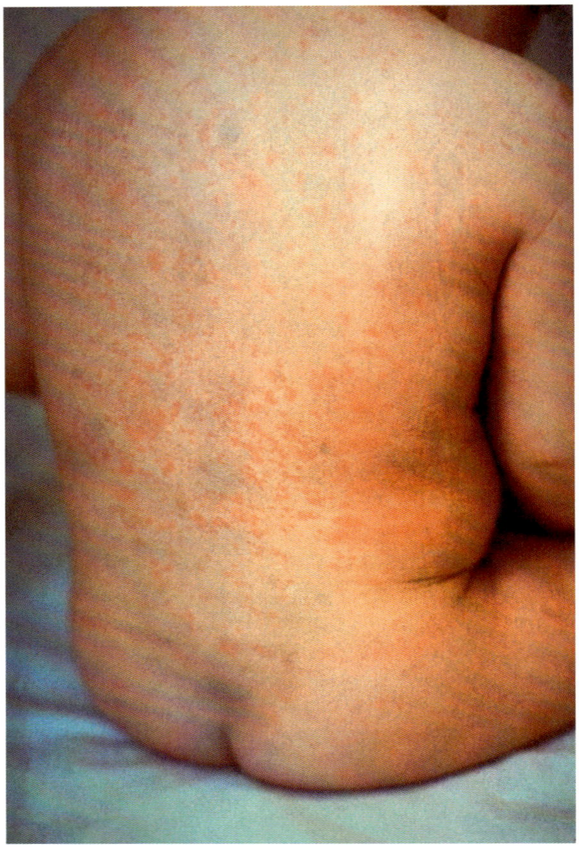

Abb. 41.4 Exanthem bei postnatalen Röteln (Quelle: Public Health Image Library (PHIL), CDC Atlanta, USA (http://phil.cdc.gov)).

41.4 Rötelnvirusinfektion in der Schwangerschaft

(Siehe auch Kap. 29.2: Prä- und perinatale Virusinfektionen.)

Das Virus wird während der gesamten Schwangerschaft vertikal auf die Leibesfrucht übertragen. Untersuchungen an Aborten und Totgeburten haben gezeigt, dass das RV nach fetaler Infektion im ersten Trimester während der gesamten Schwangerschaft aus fetalen Geweben isoliert werden kann. Allerdings lässt sich häufig nur eine geringe Virusvermehrung in den betroffenen Organen nachweisen. Nach RV-Infektion im ersten Trimester scheiden bis zu 100 % der infizierten Neugeborenen das Virus mit dem Urin und dem Rachensekret aus. Die Virusausscheidung persistiert in diesen Fällen trotz Antikörperbildung meist für einige Wochen bis Monate. Die Pathogenese der Organdefekte ist nicht eindeutig geklärt. Diskutiert werden die direkte Zellschädigung im Rahmen der Virusreplikation, Zellapoptose (eventuell unabhängig von der Virusreplikation) und vor allem eine RV-bedingte Hemmung des embryonalen Zellwachstums und der embryonalen Zellteilung. Möglicherweise führt die chronische Infektion fetaler Endothelien zu rezidivierenden Thrombembolien und Hämorrhagien, die zur Entstehung der bekannten Organschäden beitragen (Best et al. 2005). Häufigkeit und Schwere der Missbildungen hängen vor allem vom Gestationsalter zum Zeitpunkt der mütterlichen RV-Infektion ab (Tab. 41.**1**). Bei Röteln (Exanthemausbruch) vor Konzeption bis zu 10 Tage nach Beginn der letzten Regel sind keine kindlichen Schädigungen zu erwarten (Enders et al. 1988). Organfehlbildungen im Sinne der klassischen Gregg-Trias (Katarakt, Herzfehler, Innenohrschwerhörigkeit) sowie Symptome des erweiterten Rötelnsyndroms (z. B. systemische Infektionszeichen) sind in Tab. 41.**2** beschrieben.

Tabelle 41.**1** Fetale Infektions- und Embryopathieraten bei primärer Rötelnvirusinfektion in der Schwangerschaft in Abhängigkeit vom Gestationsalter (GA) zum Zeitpunkt des mütterlichen Erkrankungsbeginns (Quelle: Enders 2009, Cooper u. Alford 2006).

GA bei Beginn des Exanthems	Infektionsrate (%)	Embryopathierate (%)	RV-bedingte Missbildungen u. Systemanomalien
Bis 10. Tag nach Beginn der LP	< 3,0	ca. 3,5 (Normalrisiko)	keine
< 12. SSW	90 → 70	65 → 25	Hauptrisiko für klassisches u. erweitertes Rubella-Syndrom
12.–18. SSW	ca. 50	20 → 8	Einzelmanifestationen des Rubella-Syndroms
19.–30. SSW	20 → 35	ca. 3,5 (Normalrisiko)	keine
> 30. SSW	ca. 70		

GA Gestationsalter
LP letzte Periode
SSW Schwangerschaftswoche
RV Rötelnvirus

Tabelle 41.2 Mögliche Akut- und Folgeschäden bei Neugeborenen/Kindern mit Rötelnembryopathie (Quelle: Best et al. 2005, Cooper u. Alford 2006).

	häufig	selten
transiente klinische Manifestationen[1]	Dystrophie, Hepatosplenomegalie, thrombozytopenische Purpura, Knochenläsionen, Adenopathien, Meningoenzephalitis (etwa 25 % im Verlauf mit schweren permanenten neuropsychiatrischen Schäden)	hämolytische Anämie, Hepatitis, interstitielle Pneumonitis, Hornhauttrübungen
permanente klinische Manifestationen[2]	Hördefekte (peripher), Mikrozephalie	Hördefekte (zentral)
	Katarakt, Pigmentretinopathie	Mikrophthalmie
	persistierender Ductus arteriosus, Pulmonalarterienstenose, Ventrikelseptumdefekt	Coarctatio aortae, Aortenstenose, Vorhofseptumdefekt, Myokardnekrosen
		„Late onset Disease“ (Manifestation zwischen 3.–12. Lebensmonat: Pneumonitis, chronische Diarrhö, chronisches Exanthem u. a.)
Störung der Entwicklung, Autoimmunerkrankungen und Endokrinopathien[3]	Hördefekte (peripher)	Hördefekte (zentral), Glaukom, schwere Myopie
	geistige und/oder motorische Retardierung	schwere Zerebralparese, progressive Panenzephalitis
	Diabetes mellitus, Bluthochdruck, Kryptorchismus, Osteoporose	Schilddrüsenerkrankungen (Hyper-/Hypothyreose, Thyreoiditis), Wachstumshormonmangel

[1] Symptome bei Geburt/in der Neugeborenenperiode manifest aber meist selbstlimitierender Verlauf
[2] Symptome persistieren über die Säuglingsperiode hinaus
[3] Symptome bzw. Krankheitsbilder werden erst im Verlauf der kindlichen Entwicklung oder im Erwachsenenalter manifest

41.5 Rötelnvirus-Reinfektionen

Der Nachweis eines Titeranstiegs von RV-spezifischen Antikörpern nach RV-Exposition bei Personen mit früherer Impfung oder Wildvirusinfektion dient als Marker einer Reinfektion. In den meisten Fällen sind auch IgM-Antikörper nachweisbar, allerdings in niedrigeren Titern und für einen kürzeren Zeitraum als nach Erstinfektion. Reinfektionen werden häufiger bei Patienten mit Impfimmunität beobachtet und verlaufen meist ohne Symptome. In Freiwilligenversuchen konnte eine Virämie nach Reinfektion nur bei früher Geimpften nicht aber bei Patienten mit natürlicher Immunität nachgewiesen werden (O'Shea et al. 1983). Die Reinfektionsrate scheint nach Impfung mit Cendehill-Impfstoff größer zu sein als nach Impfung mit Wistar RA-27/3-Impfstoff (Enders u. Nickerl 1988, Mac Donald et al. 1978). Das vertikale Infektionsrisiko bei mütterlicher RV-Reinfektion vor der 12. SSW wird auf <5 bis 10% geschätzt, dabei bleibt das exakte Embryopathierisiko unklar. Es ist aber deutlich geringer als nach Primärinfektion. Bei mütterlicher Reinfektion nach der 12. SSW wurden bislang keine klinisch manifesten Rötelnembryopathien beobachtet (Best et al. 1989, Bullens et al. 2000, Cradock-Watson et al. 1981, Enders 2009, Morgan-Capner et al. 1991, Weber et al. 1993). Heute sind Reinfektionen bei Frauen im gebärfähigen Alter und in der Schwangerschaft durch rückläufige Wildviruszirkulation und durch Verwendung der höher immunogenen Vakzine (Impfvirus: Wistar RA 27/3) sehr selten geworden.

41.6 Labordiagnostik

(Siehe auch Kap. 9: Virologische Labordiagnostik.)

41.6.1 Antikörpernachweis

Im klinischen Alltag basiert die Rötelndiagnostik in erster Linie auf dem Nachweis der Antikörperbildung, die in der Regel zum Krankheitsausbruch fassbar wird. Serologische Untersuchungsmethoden werden sowohl zur Bestimmung des Rötelnimmunstatus (z. B. bei Frauen mit Kinderwunsch, in der Mutterschaftsvorsorge, als arbeitsmedizinische Vorsorgeuntersuchung im Rahmen der Verordnung zur arbeitsmedizinischen Vorsorge oder bei Exposition) als auch bei klinischem Verdacht auf akute postnatale Röteln eingesetzt. Die klinische Verdachtsdiagnose sollte im Einzelfall immer labordiagnostisch abgesichert werden; denn zahlreiche andere Erreger können rötelnähnliche Symptome verursachen, z. B. Masernvirus, Parvovirus B19, A-Streptokokken, humanes Herpesvirus Typ 6 (HHV-6) Enteroviren, Adenoviren (Typ 3 und 7), Epstein-Barr-Virus (EBV), West-Nil-Virus, Dengue-Virus, Chikungunya-Virus und Ross-River-Virus.

Kommerziell erhältliche Röteln-Antikörperteste verwenden vorwiegend RV-Vollantigen, das aus infizierten Kulturzellen bzw. Zellkulturüberständen gewonnen wird. Permanente Zelllinien, wie BHK-21 oder Vero, eignen sich aufgrund der hohen Virusproduktion besonders gut für diese Zwecke. Testsysteme, die mit rekombinanten Antigenen (produziert in E. coli, Insektenzellen oder Hefen), virusähnlichen Partikeln (produziert in transfizierten Zelllinien) oder synthetischen Peptiden arbeiten, finden in der Routinediagnostik momentan nur wenig Anwendung.

Die virologischen und serologischen Ereignisse (Dauer der Virämie und Virusausscheidung, IgG- und IgM-Antikörperkinetik) bei Erstinfektion mit Rötelnwildvirus sind schematisch in Abb. 41.**5** dargestellt. Die Impfvirusinfektion verläuft im Vergleich zur Wildvirusinfektion mit verzögerter und verminderter IgG- und IgM-Immunantwort. Reinfektionen sind serologisch durch einen sehr schnellen und signifikanten Anstieg der RV-spezifischen IgG im EIA und HHT-Werte, die langfristig hoch bleiben, sowie kurz nach Reinfektion auch durch IgM-Antikörperbildung charakterisiert. Rötelnvirusspezifische IgM-Antikörper können nach Erstinfektion, Reinfektion oder Impfung über Monate (bis Jahre) persistieren (so genannte lang persistierende IgM-Antikörper). Durch Zusatzteste (s. unten: IgG-Avidität, nicht denaturierender IgG-Immunoblot) kann bei positivem IgM-Antikörperbefund eine kürzliche RV-Erstinfektion von einer länger zurückliegenden Infektion bzw. Impfung differenziert werden (Best u. Enders 2007).

41.6.2 Hämagglutinationshemmtest (HHT, HAH)

Der HHT erfasst hämagglutinationshemmende RV-Antikörper aller Immunglobulinklassen. Das Ergebnis wird als Antikörpertiter angegeben. Da diese überwiegend auch neutralisierend sind, gilt der HHT als Surrogatmarker für den Neutralisationstest und diente früher neben dem NT auch zur Wertbemessung des Hyperimmunglobulines für die passive Immunisierung. Die Testreagenzien sind kostengünstig, der Test in der Durchführung aber relativ aufwendig und nur begrenzt automatisierbar. Es stehen sowohl Testkits als auch die Einzelreagenzien kommerziell zur Verfügung. Der HHT liefert bei adäquater Durchführung treffsichere und reproduzierbare Resultate. Aller-

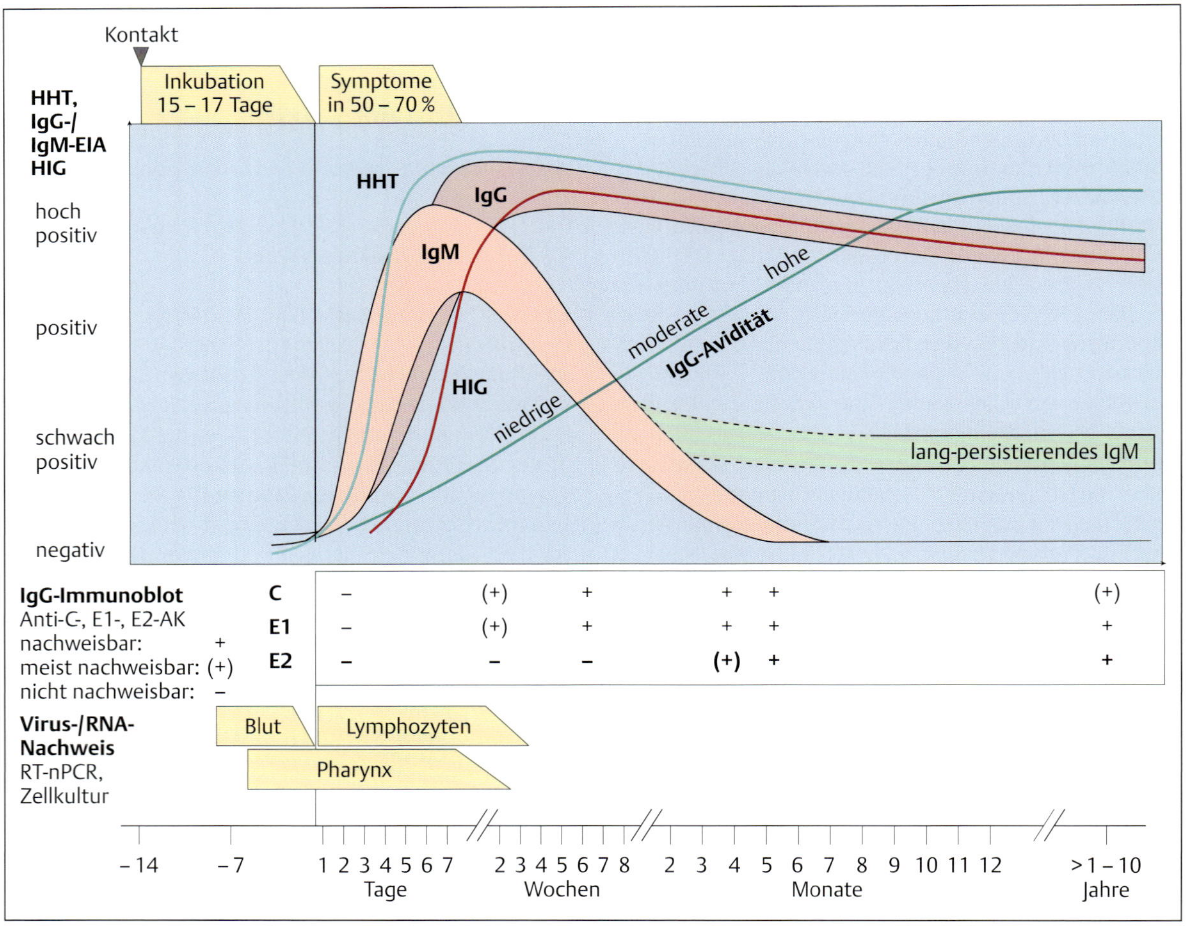

Abb. 41.**5** Labordiagnostik der akuten Röteln (Quelle: Enders 2009).

dings können Untersuchungsergebnisse in Abhängigkeit von den verwendeten Reagenzien von Labor zu Labor abweichen. Um falsch positive Befunde zu vermeiden, müssen unspezifische Inhibitoren der Hämagglutination (z. B. Lipoproteine) vor Testdurchführung sowohl aus den Testantigenen als auch aus den Patientenseren effektiv entfernt werden. Da Immunoassays/Ligandenassays in der Regel automatisierbar, einfacher zu standardisieren und weniger aufwendig in der Abarbeitung sind – und daher weniger störanfällig – bestehen Überlegungen, den HHT aus der Mutterschafts-Richtlinie des Bundesausschusses der Ärzte und Krankenkassen zu streichen und durch einen Immunoassay/Ligandenassay zu ersetzen, wie das bereits in Großbritannien und anderen Ländern geschehen ist.

41.6.3 Hämolyse-in-Gel-Test (HiG-Test)

Der Hämolyse-in-Gel-Test erfasst in erster Linie hochavide IgG-Antikörper. Ein eindeutig positiver HiG-Test spricht für eine bereits länger zurückliegende Infektion und für Immunität. Der HiG-Test lässt sich nicht automatisieren und wird heute nur noch selten eingesetzt. Im HiG-Test wird auf Agarplatten, die röteln-antigenbeladene Erythrozyten enthalten, der Durchmesser der Hämolysezonen nach Inkubation mit Patientenserum und Komplement gemessen. Das Ergebnis wird in Millimeter (Durchmesser des Hämolysehofs) angegeben. Je mehr spezifische Antikörper im Serum enthalten sind, desto größer wird der Hämolysehof. Das Testergebnis ist von der Erfahrung des Untersuchers abhängig. Ein positiver HHT bei schwach positivem oder negativem HiG-Test spricht für eine akute RV-Primärinfektion.

41.6.4 Neutralisationstest (NT)

Der Röteln-NT ist die Referenzmethode zum Nachweis schützender Antikörper. Das Ergebnis wird in Titern oder internationalen Einheiten pro Milliliter (IU/ml) angegeben. Dieser Test ist sehr arbeits- und zeitintensiv und wird nur in wenigen Referenzlaboratorien durchgeführt. (Gitmans et al. 1983).

41.6.5 Immunglobulin-G-Immunoassay/ Ligandenassay

Diese werden heute am häufigsten zum Nachweis RV-spezifischer IgG-Antikörper eingesetzt. Sie arbeiten mit unterschiedlichen Detektionssystemen (Enzymimmunoassay [EIA, ELISA], Mikropartikel-Enzymimmunoassay [MEIA], Chemilumineszenz-Immunoassay [CLIA], Enzyme Linked Fluorescent Assay [ELFA], Chemilumineszenz-Mikropartikelimmunoassay [CMIA], Electrochemiluminescence Immunoassay [ECLIA]) und sind häufig voll automatisierbar. Dies erlaubt einen hohen Probendurchsatz. Bei „Random Access"-Analysegeräten besteht die Möglichkeit des permanenten und freien Zugriffs auf die Probe(n). Das Ergebnis wird bei der quantitativen IgG-Bestimmung meist in Internationalen Einheiten (IE oder IU) pro ml angegeben. Antikörperwerte ≥10 bis 15 IE/ml (die Grenzwerte variieren von Testhersteller zu Testhersteller) werden als Hinweis auf eine frühere Infektion oder Impfung gesehen und sprechen damit für das Vorliegen einer Röteln-Immunität. Bei rein qualitativer Testdurchführung besteht die Gefahr, dass Proben mit hoher Röteln-IgG-Antikörperkonzentration nicht erfasst und in Folge davon kürzliche Erstinfektionen oder Reinfektionen, die insbesondere nach früherer Impfung vorkommen, nicht erkannt werden. Verschiedene Immunoassays eignen sich auch zur Bestimmung rötelnspezifischer IgG-Antikörper im Liquor. Zum Nachweis einer autochthonen IgG-Antikörperproduktion im Liquor und Berechnung eines Antikörperindex sind die zusätzliche Bestimmung von Gesamt-IgG und Albumin in Serum und Liquor notwendig. Autochthon gebildete Antikörper können bei Patienten mit Röteln-Meningoenzephalitis, Röteln-Panenzephalitis und Multipler Sklerose (evtl. zusammen mit autochthon gebildeten Masern- und Varizellen-Zoster-Virus(VZV)-IgG -Antikörpern, so genannte Masern-Röteln-Zoster-Reaktion [MRZ]) im Verlauf der Erkrankung nachgewiesen werden (vgl. Kap. 9.5).

41.6.6 Immunglobulin-M-Immunoassay/ Ligandenassay

Der Nachweis rötelnspezifischer IgM-Antikörper ist die Methode der Wahl zur Diagnose einer akuten postnatalen oder einer kongenitalen Rötelnvirusinfektion beim Neugeborenen. Spezifische IgM-Antikörper werden im indirekten EIA (das Antigen ist an die feste Phase gebunden, eine vorherige Entfernung des Rheumafaktors ist notwendig) oder im μ-Capture-Format (anti-human IgM-Antikörper sind an die feste Phase des EIA gebunden) nachgewiesen. Im Gegensatz zur IgG-Bestimmung steht kein internationales Referenzserum zur Verfügung. Vor Einführung in die Routine müssen Sensitivität und Spezifität der Röteln-IgM-Teste eingehend evaluiert werden. Die Sensitivität der Teste kann bei niedrigen IgM-Antikörper-Konzentrationen (z. B. kurz nach Exanthembeginn oder in der Konvaleszenzphase) erheblich variieren. Falsch negative Resultate werden vor allem bei Verwendung indirekter Immunoassays in Gegenwart hoher IgG-Antikörperkonzentrationen, welche die IgM-Antikörper vom Antigen verdrängen, beobachtet (Doerr et al. 1982). Falsch positive IgM-Teste sind bedingt durch:

1. unspezifisch reagierende IgM-Antikörper, die auch bei anderen Infektionen gefunden werden (z. B. Masern, Ringelröteln, Zytomegalie, Mononukleose),
2. polyklonale Stimulation bei EBV-Infektion,

3. Rheumafaktoren und andere anti-IgM-Autoantikörper,
4. Verwendung hitzeinaktivierter Seren in indirekten IgM-Immunoassays (unspezifische Bindung denaturierter Proteine) und
5. Kreuzreaktionen durch Autoantikörper mit rötelnantigenunabhängigen Testbestandteilen, z. B. Zellproteine des Viruslysats.

41.6.7 IgG-Aviditätstest und IgG-Immunoblot

Der IgG-Aviditätstest misst die Bindungsstärke zwischen Antikörpern und Antigen. Je länger das Immunsystem mit einem Antigen konfrontiert wird, desto effizienter werden Antikörper selektioniert, die stärker an das Antigen binden (hohe Avidität). Dagegen ist die Bindungsstärke zwischen Antikörpern und Antigen in der Frühphase der Infektion noch relativ schwach (niedrige Avidität). Der Nachweis hochavider Röteln-IgG-Antikörper schließt eine Erstinfektion mit Rötelnvirus in den letzten 3 bis 4 Monaten mit großer Sicherheit aus (Best u. Enders 2007, Enders 2009).

Im nicht reduzierenden IgG-Immunoblot werden Antikörper gegen die Glykoproteine E1 und E2, gegen das E1-E2-Dimer und gegen das C-Protein nachgewiesen. Die Sensitivität des RV-IgG-Immunoblots sinkt stark, wenn dieser unter reduzierenden Bedingungen (in Gegenwart von 2-Mercaptoethanol) durchgeführt wird. Das Vorhandensein E2-spezifischer IgG-Antikörper spricht für eine mindestens 3 bis 4 Monate zurückliegende Erstinfektion oder Impfung. Bei Fehlen der E2-Antikörper und positivem IgM-Befund liegt bei nicht geimpften Personen in der Regel eine kürzliche Erstinfektion vor (Best u. Enders 2007, Meitsch et al. 1997, Pustowoit u. Liebert 1998).

41.6.8 Erregernachweis

Virusanzucht

Die Anzucht des Rötelnvirus aus Patientenproben (z. B. Urin, Rachensekret, Blut, Fruchtwasser, Linsenaspirat, Gewebe) kann in primären (Humane Amnionzellkulturen [PHA]; Affennierenzellen [AGMK, African Green Monkey Kidney] u. a.) sowie in permanenten Zelllinien (Kaninchennierenzellen [RK-13, Rabbit Kidney Cells]; Affennierenzellen [Vero-Zellen] u. a.) erfolgen. Aus ethischen Gesichtspunkten sollte heute auf die Verwendung primärer Zellkulturen verzichtet werden. RV ist in vielen Zellkulturen nicht bzw. wenig zytopathogen und zeigt häufig erst nach mehreren Passagen einen meist uncharakteristischen zytopathischen Effekt (CPE). In vielen Zelllinien (PHA, AGMK, Vero u. a.) lässt sich Viruswachstum durch den Interferenztest nachweisen (Ausbleiben eines CPE nach Superinfektion der Zellkultur mit einem „Challenge"-Virus z. B. Echovirus 11, Coxsackie-Virus A9 oder Sindbis-Virus). Der Virusnachweis kann auch durch indirekte Immunfluoreszenz oder Immunperoxidasefärbung mittels RV-spezifischer monoklonaler Antikörper erfolgen. Zum Virusnachweis sind gelegentlich mehrere Passagen notwendig, sodass bis zu einem definitiven Endergebnis 2 bis 3 Wochen vergehen können.

Nukleinsäureamplifikationstechnik (NAT)

Aufgrund der hohen Sensitivität und Spezifität sowie der schnellen Befunderstellung (1 bis 2 Tage) erfolgt der diagnostische Erregernachweis heute in der Regel mittels NAT. In Speziallaboratorien wird im Rahmen der invasiven Pränataldiagnostik und zum Nachweis der kongenitalen Röteln beim Neugeborenen meist eine Reverse-Transkriptase-nested-Polymerase-Kettenreaktion (RT-nPCR) eingesetzt (Bosma et al. 1995, Cooray et al. 2006). Für den RV-Nachweis wurden auch Echtzeit-PCRs („Real time"-PCRs, RT-PCRs) (z. B. mit TaqMan-Sonden) etabliert. Sowohl „Singleplex"- als auch „Multiplex"-Verfahren (zum gleichzeitigen Nachweis von z. B. Masernvirus-RNA) (Hübschen et al. 2008, Zhao et al. 2006) sind bekannt. Jede laboreigene PCR-Methode muss vor Einsatz in der Routine einer eingehenden Validierung unterzogen werden, insbesondere im Hinblick auf ihre Sensitivität, da in Geweben/Untersuchungsmaterialien intrauterin infizierter Feten häufig nur geringe Mengen viraler Nukleinsäuren vorhanden sind.

Zur Bestimmung des RV-Genotyps ist die Sequenzierung von größeren Amplifikationsprodukten notwendig. Für diesen Zweck wurde von Cooray und Kollegen (Cooray et al. 2006) eine RT-nPCR entwickelt, die eine 592 Basenpaare umfassende Nukleinsäuresequenz in der variablen Region des E1-Gens amplifiziert.

41.6.9 Zelluläre Immunität

Der Nachweis einer T-Zell-vermittelten Immunantwort spielt in der Routinediagnostik vorerst kaum eine Rolle. Diese Teste (z. B. Enzyme-linked Immunospot Test [ELISPOT], Lymphozytentransformationstest) werden zurzeit nur im Rahmen von Studien eingesetzt (Best u. Enders 2007).

41.6.10 Alternative Untersuchungsmaterialien

Für epidemiologische Untersuchungen kann auch „Oral Fluid" (Zahnfleischtaschenflüssigkeit) sowohl für den Antikörper- (IgG, IgM) als auch den Virusnachweis verwendet werden. Die Materialgewinnung mit einem Spezialtupfer ist wenig belastend und eignet sich daher besonders zur Untersuchung von Kindern. Da die Antikörperkonzentrationen in der „Oral Fluid" deutlich niedriger als im Serum sind, müssen Testverfahren zur Bestimmung der

Röteln-Immunität vor ihrem Einsatz in Prävalenzstudien vor allem im Hinblick auf ihre Sensitivität im Vergleich zu serologischen Testverfahren überprüft werden (Best u. Enders 2007).

41.6.11 Rötelndiagnostik im Rahmen der Mutterschaftsvorsorge

Die Bestimmung der Rötelnimmunitätslage ist in Deutschland seit 1971 eine obligatorische Untersuchung im Rahmen der Mutterschaftsvorsorge. Die Mutterschafts-Richtlinien des Bundesausschusses der Ärzte und Krankenkassen schreiben vor, dass „bei jeder Schwangeren zu einem möglichst frühen Zeitpunkt aus einer Blutprobe der Röteln-HHT durchgeführt wird" (Stand 1. Januar 2008), sofern nicht bereits vor Eintreten der Schwangerschaft ein Schutz vor Rötelnembryopathie dokumentiert worden ist. Ein HHT-Titer von mindestens 1:32 bedeutet Immunität und damit Schutz vor Rötelnembryopathie. „Bei niedrigeren HHT-Titern ist die Spezifität des Antikörpernachweises durch eine andere geeignete Methode zu sichern." Dies sind in erster Linie der Immunoassay bzw. Ligandenassay und der HiG (Tab. 41.**3**). Bei negativem Befund (HHT 1: < 8, HiG < 5 mm, IgG < 10 IE/ml) erfolgt eine serologische Überwachung der Schwangeren bis zur 18. SSW. Bei weiterhin seronegativem Ergebnis sollte postpartal eine Impfung durchgeführt werden. Erfolgt die Röteln-Antikörperbestimmung erstmalig in der Schwangerschaft, „kann Schutz vor Rötelnembryopathie nur dann angenommen werden, wenn sich aus der gezielt erhobenen Anamnese keine für die Schwangerschaft relevanten Anhaltspunkte für Röteln-Kontakt oder eine frische Röteln-Infektion ergeben". Bei anamnestischen Auffälligkeiten oder bei rötelnverdächtiger Symptomatik, bei fehlender Anamnese durch Sprachbarrieren, bei erhöhten oder zu Vorbefunden diskrepanten HHT- bzw. IgG-Werten sollte zusätzlich die Bestimmung der IgM-Antikörper erfolgen. Positive IgM-Befunde können auf eine primäre Rötelnvirusinfektion oder Reinfektion hinweisen. Häufiger handelt es sich aber um lang persistierende IgM-Antikörper nach früherer Impfung oder Reinfektion bzw. um falsch positive IgM-Befunde. Bei Erstuntersuchung bis zur 12. SSW ist durch den Einsatz der kombinierten Serodiagnostik – bestehend aus Basis- (HHT, IgG- und IgM-Immunoassay) und Zusatztesten (IgG-Avidität, nicht reduzierender IgG-Immunoblot) – in den meisten Fällen der Ausschluss einer schwangerschaftsrelevanten Primärinfektion mit RV möglich (Best u. Enders 2007).

Indikation und Durchführung der invasiven Pränataldiagnostik sowie die Rötelndiagnostik beim Neugeborenen sind im Kap. 29.2 beschrieben.

41.7 Therapie und Prävention

Eine spezifische Therapie der Rötelnvirusinfektion existiert nicht. Zur primären Prävention stehen monovalente Röteln-, sowie die Kombinationsimpfstoffe Masern-Mumps-Röteln (MMR), bzw. Masern-Mumps-Röteln-Varizellen (MMR-V) zur Verfügung. Es handelt sich um Lebendimpfstoffe mit dem attenuierten Rötelnvirus Wistar RA27/3, das 1965 aus Abortmaterial isoliert wurde. Die Serokonversionsrate liegt nach einer Impfdosis bei 95 %. Die Schutzwirkung wird bei Epidemien mit 90 bis 100 % angegeben und hält für mehr als 16 Jahre, wahrscheinlich lebenslang, an. Letztendlich ist die Dauer der Immunität nach Impfung bei fehlender Wildviruszirkulation nicht gesichert. Die Impfung ist gut verträglich und wird entsprechend den Impfempfehlungen der STIKO als generelle Kinderimpfung und als Indikatonsimpfung vorzugsweise als MMR-Impfung bei seronegativen Frauen mit Kinderwunsch und nachfolgender serologischer Impferfolgskontrolle empfohlen. Ferner sollten seronegative Personen, die in der Pädiatrie, in der Geburtshilfe, der Schwangerenbetreuung sowie in der Kinderbetreuung tätig sind, geimpft werden. Ungeimpfte oder einmal geimpfte Personen und Perso-

Tabelle 41.**3** Bestimmung des Rötelnimmunstatus mittels Hämagglutinationshemmtest (HHT), Hämolyse in Gel-Test (HiG) oder Immunoassay (IA). (Quelle: in Anlehnung an eigene Untersuchungen, Skendzel 1996, Matter et al 1997, NCCLS document I/LA6-A des Clinical and Laboratory Standards Institute 1997, Robert Koch-Institut 2003).

Immunstatus	**Testart (Einheit)**			
	HHT (Titer)	HiG (mm)	[1]IA (IU/ml)	[1]IA (IU/ml)
Immunität nicht anzunehmen	1:<8	< 5	< 10	< 10
[2]Immunität fraglich	1:8–1:16	5–9	-	10–15
Immunität ist anzunehmen	1:≥32	> 9	≥ 10	> 15

IA Immunoassay

[1] Im Hinblick auf die Immunitätsgrenze (Schutz vor Rötelnembryopathie) werden die mittels Immunoassay bestimmten IgG-Antikörperkonzentrationen zurzeit noch uneinheitlich bewertet. Eigene Beobachtungen zeigen, dass bei 98,9 % der Schwangeren mit einem HHT-Titer ≥1:32 die im IA gemessene IgG-Antikörperkonzentration bei ≥15 IU/ml liegt. In England und den USA gelten IgG-Antikörperkonzentrationen von ≥10 IU/ml als Immunitätsgrenze.

[2] Bei Nachweis von Röteln-IgG-Antikörpern in geringer Konzentration in 2 Testarten kann Immunität angenommen werden. Weitere Impfungen ergeben in dieser Situation selten bleibende Titersteigerungen.

nen mit unklarem Immunstatus sollten bei Kontakt zu Rötelnerkrankten möglichst innerhalb von drei Tagen nach Exposition geimpft werden.

Aktuell empfehlen die Impfstoffhersteller, vor Rötelnimpfung (Lebendimpfung) eine Schwangerschaft auszuschließen und bis zu drei Monate nach der Impfung zu vermeiden. In einem geringen Prozentsatz (ca. 2 %) kommt es nach Rötelnimpfung in der Frühschwangerschaft zu einer transplazentaren Übertragung des Impfvirus und subklinischen Infektion des Feten. Allerdings wurde nach versehentlicher Impfung innerhalb drei Monate vor bis 1–2 Monate nach Konzeption bislang kein Kind mit der Symptomatik einer Rötelnembryopathie geboren. Außerdem besteht selbst nach Auftreten von Röteln in den ersten 10 Tagen nach Beginn der letzten Regel kein Risiko für eine Rötelnembryopathie (Enders et al. 1988). Aus Sicht des Autors erscheint es daher ausreichend, die Dauer der Antikonzeption auf 6 Wochen nach Rötelnimpfung zu beschränken. Der Impferfolg sollte 6 Wochen nach Impfung kontrolliert werden. Bei versehentlicher RV-Impfung in der Frühschwangerschaft besteht keine Indikation zur invasiven Pränataldiagnostik oder Interruptio.

Früher stand ein spezifisches Röteln-Hyperimmunglobulin (RIG) zur Verfügung, das innerhalb von 5 bis 7 Tagen nach Kontakt zur Postexpositionsprophylaxe an gefährdete, seronegative Schwangere (< 12. SSW) verabreicht werden konnte. Die passive Immunisierung gab jedoch keine Garantie für die Verhinderung einer intrauterinen Infektion. Die Produktion des einzigen in Deutschland zugelassenen RIG wurde im Jahr 2000 eingestellt. Eine Empfehlung zur Postexpositionsprophylaxe mit unspezifischem Human-Immunglobulin existiert nicht.

Maßnahmen zur Expositionsprophylaxe sind im ambulanten Bereich nur bedingt möglich, da die Virusausscheidung in der Regel vor Ausbruch der Symptome beginnt und Röteln zudem häufig subklinisch verlaufen. Erkrankte sind bis zu 7 Tage nach Beginn des Exanthems von der Schule, vom Kindergarten oder von anderen Gemeinschaftseinrichtungen fernzuhalten. Im stationären Bereich sollen Patienten mit Verdacht auf Röteln bis zum 7. Tag nach Exanthembeginn und Neugeborene mit kongenitalen Röteln bis zum wiederholt negativen Virusnachweis isoliert werden. In allen deutschen Bundesländern besteht ein Beschäftigungsverbot für angestellte Schwangere mit erhöhtem Expositionsrisiko und nicht ausreichender Immunität bis zur 20. Schwangerschaftswoche, falls eine Versetzung in einen Bereich ohne Infektionsgefährdung nicht möglich ist. Dies betrifft die vorschulische Tagesbetreuung, teilweise den medizinischen und pflegerischen Bereich und in einzelnen Bundesländern auch schwangere Lehrerinnen an öffentlichen Schulen.

41.8 Meldepflicht

Der direkte oder indirekte Nachweis einer kongenitalen Infektion mit Rötelnvirus ist nach § 7 Abs. 3 des Infektionsschutzgesetzes (IfSG) nichtnamentlich an das Robert Koch-Institut (Berlin) zu melden.

41.9 Ausblick

In Deutschland haben 90,1 % (95 % Konfidenzintervall: 89,0 bis 91,1 %) aller Kinder über 24 Monate eine Rötelnimpfung erhalten (Poethko-Müller et al. 2007). Des Weiteren liegt aktuell die Seronegativrate (HHT 1:<8) für Rötelnantikörper bei Frauen im gebärfähigen Alter unter 3 % (Enders 2009) und die Inzidenz der kongenitalen Röteln unter 1 auf 100 000 Lebendgeburten (RKI). Es bestehen daher Überlegungen, das generelle Rötelnantikörper-Screening in der Schwangerschaft einzustellen. Es sollte aber gewährleistet sein, dass Schwangere mit unzureichender Immunität – auch nach Einstellung der generellen serologischen Untersuchung auf Röteln – weiterhin erfasst, in der Schwangerschaft überwacht und postpartum geimpft werden. Entsprechende Maßnahmen müssen praktikabel sein und dürfen nicht zu einem unvergüteten Mehraufwand für niedergelassene Ärzte führen. Vor einer Änderung der Mutterschafts-Richtlinie sollte zudem die Einführung einer Meldepflicht nach § 6 und § 7 IfSG für postnatale Röteln (mit Erfassung einer eventuell vorliegenden Schwangerschaft) erfolgen, um die Inzidenz postnataler Rötelnvirusinfektionen und rötelnbedingter Komplikationen in der Schwangerschaft zu überwachen. Bei Personen mit Migrationshintergrund erscheint eine Röteln-Blindimpfung (ggf. nach Ausschluss einer Schwangerschaft) oder die systematische Erfassung von Impflücken und entsprechende Immunisierung sinnvoll, da Rötelnausbrüche häufig in diesen Populationen ihren Ausgang nehmen. Außerdem waren in den letzten Jahren in Deutschland vorwiegend Schwangere mit Migrationshintergrund von einer Rötelnembryopathie betroffen.

Literatur

Best JM, Banatvala JE, Morgan-Capner P et al. Fetal infection after maternal reinfection with rubella: criteria for defining reinfection. BMJ 1989; 299: 773–775

Best JM, Banatvala JE. Rubella. In: Zuckerman AJ Banatvala JE. Principles and practice of clinical virology. 5th ed. Chichester: John Wiley; 2004

Best JM, Cooray S, Banatvala JE. Rubella. In: Mahy BWJ, ter Meulen V. Topley & Wilson's Microbiology & Microbial Infections 10th ed. London: Hodder Arnold; 2005

Best JM, Enders G. Laboratory Diagnosis of rubella and congenital rubella. In: Banatvala JE, Peckham C. Rubella Viruses. London: Elsevier Life Sciences; 2007

Bosma TJ, Corbett KM, Eckstein MB et al. Use of PCR for prenatal and postnatal diagnosis of congenital rubella. J Clin Microbiol 1995; 33: 2881–2887

Bullens D, Smets K, Vanhaesebrouck P. Congenital rubella syndrome after maternal reinfection. Clin Pediatr 2000; 39: 113–116

Buxbaum S, Doerr HW, Allwinn R. Untersuchungen zur Immunitätslage der impfpräventablen Kinderkrankheiten Röteln, Masern, Mumps und Windpocken. Dtsch Med Wochenschr 2001; 126: 1289–1293

Centers of Disease Control. Rubella Surveillance Report 1. Atlanta, GA: CDC; 1969

Chen M-H, Icenogle J. Molecular Virology of Rubella Virus. In: Banatvala JE, Peckham C. Rubella Viruses. London: Elsevier Life Sciences; 2007

Cooper LZ, Alford CA. Rubella. In: Remington JS et al. Infectious diseases of the fetus and newborn infant. 6th ed. Philadelphia: Elsevier Saunders; 2006

Cooper LZ, Krugman S. The rubella problem. Dis Mon 1969; Febr: 3–38

Cooray S, Warrener L, Jin L. Improved RT-PCR for diagnosis and epidemiological surveillance of rubella. J Clin Virol 2006; 35: 73–80

Cradock-Watson JE, Ridehalgh MK, Anderson MJ et al. Outcome of asymptomatic infection with rubella during pregnancy. J Hyg 1981; 87: 147–154

Doerr HW, Braun R, Enders G et al. Detection of rubella-specific IgM-antibodies: comparison of different methods. Advances in Pathology 1982; 1: 105–108

Enders G, Nickerl U. Rötelnimpfung: Antikörperpersistenz für 14–17 Jahre und Immunstatus von Frauen ohne und mit Impfanamnese. Immun Infekt 1988; 16: 58–64

Enders G, Nickerl-Pacher U, Miller E et al. Outcome of confirmed periconceptional maternal rubella. The Lancet 1988; ii: 1445–1447

Enders G. Rötelnvirus (Rubellavirus). In: Neumeister B, Braun RW, Kimmig P et al. Mikrobiologische Diagnostik. 2. Aufl. Stuttgart: Georg Thieme Verlag; 2009

Enders M, Biber M, Exler S. Masern, Mumps und Röteln in der Schwangerschaft. Bundesgesundheitsbl Gesundheitsforsch Gesundheitsschutz 2007; 11: 1393–1398

Frey TK. Molecular biology of rubella virus. Adv Virus Res. 1994; 44: 69–160

Gitmans U, Enders G et al. Die Rötelnschutzimpfung mit $HPV_{77}DE_5$- und RA 27/3-Impfstoffen von 11–16 Jahren alten Mädchen: Untersuchungen zur Antikörperentwicklung und Antikörperpersistenz nach 4 und 8 Jahren. Immun Infekt 1983, 11: 79–90

Gregg NM. Congenital cataract following German measles in mother. Tr Ophth Soc Australia 1941; 3: 35–46

Hobman TC, Chantler JK. Rubella Virus. In: Knipe DM, Howley PM. Fields Virology. Philadelphia: Lippincott Williams & Wilkins; 2007

Hübschen JM, Kremer JR, De Landtsheer S et al. A mulitplex TaqMan PCR assay for detection of measles and rubella virus. J Virol Methods 2008; 149: 246–250

Lee J-Y, Bowden DS. Rubella Virus Replication and Links to Teratogenicity. Clin Microbiol Rev. 2000; 13: 571–587

Mac Donald H, Tobin JOH, Cradock-Watson JE et al. Antibody titres in women six to eight years after the administration of RA 27/3 and Cendehill rubella vaccines. J Hyg 1978; 80: 337

Maton WG. Some account of rash, liable to be mistaken for scarlatina. M Tr Roy Coll Physicians 1815; 5: 149–165

Matter L, Kogelschatz K, Germann D. Serum levels of rubella virus antibodies indicating immunity: response to vaccination of subjects with low or undetectable antibody concentrations. J Infect Dis 1997; 175: 749–755

Meitsch K, Enders G, Wolinsky JS et al. The role of rubella-immunoblot and rubella-peptide-EIA for the diagnosis of the congenital rubella syndrome during the prenatal and newborn periods. J Med Virol 1997; 51: 280–283

Morgan-Capner P, Miller E, Vurdien JE et al. Outcome of pregnancy after maternal reinfection with rubella. Communicable Disease Report 1991; 1: R57–R59

NCCLS document I/LA6-A (ISBN) 1-56238-335-3: Detection and Quantitation of Rubella IgG Antibody: Evaluation and Performance Criteria for Multiple Component Test Products, Specimen Handling, and Use of Test Products in the Clinical Laboratory; Approved Guideline. NCCLS, 940 West Valley Road, Suite 1400, Wayne, Pennsylvania 19087-1898 USA, 1997

O'Shea S, Best JM, Banatvala JE. Viremia, virus excretion, and antibody responses after challenge in volunteers with low levels of antibody to rubella virus. J Infect Dis 1983; 148: 639–647

Parkman PD, Buescher EL, Artenstein MS. Recovery of rubella virus from army recruits. Proc Soc Exp Biol Med 1962; 111: 225–230

Poethko-Müller C, Kuhnert R, Schlaud M. Durchimpfung und Determinanten des Impfstatus in Deutschland. Bundesgesundheitsbl Gesundheitsforsch Gesundheitsschutz 2007; 50: 851–862

Pustowoit B, Liebert UW. Predictive value of serological tests in rubella virus infection during pregnancy. Intervirology 1998; 41: 170–177

Robert Koch-Institut (RKI). Infektionsepidemiologisches Jahrbuch meldepflichtiger Krankheiten für 2007. 2008

Robert Koch-Institut (RKI). Röteln (Rubella). RKI-Ratgeber Infektionskrankheiten – Merkblätter für Ärzte. Im Internet: www.rki.de Stand: Nov. 2003

Skendzel LP. Rubella Immunity. Defining the Level of Protective Antibody. Am J Clin Pathol 1996; 106: 170–174

Weber B, Enders G, Schößler R et al. Congenital rubella syndrome after maternal reinfection. Infection 1993; 21: 118–121

Weller T, Neva F. Propagation in tissue culture of cytopathic agents from patients with rubella-like illness. Proc Soc Exp Biol Med 1962; 111: 215–225

Windorfer A, Schulz W. Rötelnimpfung – Vermeidung der Embryopathie. Dtsch Ärzteblatt 1985, 43: 2415–2419

World Health Organization. Update of standard nomenclature for wild-type rubella viruses. Weekly epidemiological record 2007; 82: 216–222

Zhao LM, Ma YY, Wang H et al. Establishment and application of TaqMan real-time quantitative reverse transcription-polymerase reaction assay for rubella virus RNA. Acta Biochim Biophys Sin (Shanghai) 2006; 38: 731–736

42 Picornaviren

42.1 Grundlagen

E. Wimmer, A. Paul

42.1.1 Einleitung

Picornaviren haben in der Geschichte der Virologie und für die Bekämpfung der Viruskrankheiten bis heute eine zentrale und wegweisende Rolle gespielt. Daher ist es nicht möglich, in diesem Kapitel die Bedeutung aller wissenschaftlichen Erkenntnisse und deren gesellschaftliche Auswirkungen im Einzelnen zu behandeln. Der Beginn der Geschichte der Picornaviren war zugleich die Geburtsstunde der animalen Virologie: 1898 beschrieben Friedrich Loeffler und Paul Frosch an der Universität Greifswald das Maul- und Klauenseuche-Virus (MKSV, in der englischen Fachliteratur Foot-and-Mouth Disease Virus, FMDV) als ein neues infektiöses Agens (Loeffler u. Frosch 1898, Rott u. Siddell 1998), das bakteriendichte Filter passieren, sich aber in zellfreiem Medium nicht vermehren kann (s. Kap. 1).

Das hoch infektiöse FMDV ruft in zahlreichen Paarhufern eine systemische Krankheit hervor, die in landwirtschaftlich wichtigen Nutztieren wie Kühen, Schweinen oder Schafen zu verheerenden Epidemien führen kann. Loeffler wusste, dass durch seine FMDV-Forschung in Greifswald solche Epidemien in Norddeutschland verursacht werden könnten und überzeugte die Regierung in Berlin, ihm die Insel Riems bei Greifswald zu kaufen und darauf im Jahre 1908 das erste Institut für Virusforschung der Welt („Forschungsinstitut für Tierseuchen") einzurichten (Rott u. Siddell 1998).

Die Entdeckung des zweiten Picornavirus, nämlich des Erregers der Poliomyelitis, gelang den Österreichern Karl Landsteiner und Erwin Popper im Jahre 1909 (Landsteiner u. Popper 1909). Sie inokulierten Rhesusaffen, Kaninchen, Meerschweinchen und Mäuse mit einem bakterienfreien Extrakt von Rückenmarkszellen eines verstorbenen Polioopfers und beobachteten, dass nur die Affen eine für Polio typische Paralyse in den Beinen sowie typische Veränderungen im Rückenmark entwickelten. Mit der Entdeckung des Poliovirus entstand eines der wichtigsten medizinisch-wissenschaftlichen Forschungsgebiete des zwanzigsten Jahrhunderts, das über sechs Jahrzehnte durch verheerende Polio-Epidemien vorangetrieben wurde. Die wissenschaftlichen Anstrengungen erreichten ihren Höhepunkt in der Entwicklung von zwei hervorragend wirksamen Impfstoffen in den 1950er Jahren durch Jonas Salk (inaktivierter Polioimpfstoff) und Albert Sabin (attenuierter Polio-Lebendimpfstoff). Das große medizinische Interesse und die bahnbrechende Entdeckung von Enders, Weller und Robbins (Enders et al. 1949), dass das Poliovirus relativ einfach und in guter Ausbeute in nicht neuronalen, menschlichen Zellkulturen vermehrt werden kann, machte das Poliovirus zu einem der meist untersuchten RNA-Viren.

In den 110 Jahren seit der Entdeckung des FMDV ist eine erstaunlich große Anzahl von Picornaviren entdeckt und charakterisiert worden. Nur einige der für die gesamte animale Virologie wichtigen Erkenntnisse durch Studien mit Picornaviren können hier erwähnt werden (Literatur s. Wimmer u. Agol 2009).

- Entwicklung des Plaque-Tests für Poliovirus (Dulbecco u. Vogt 1954)
- Kristallisation von Poliovirus, Nachweis der RNA als Erbsubstanz (Schaffer u. Schwerdt 1955)
- Infektiosität des RNA-Genoms eines Tiervirus (Enzephalomyokarditis-Virus, EMCV) (Colter et al. 1957)
- erster Hinweis für genetische Rekombination von RNA-Viren (Poliovirus, Influenzavirus, New-Castle-Disease-Virus) (Hirst 1962)
- Einführung der SDS Gel-Elektrophorese für Proteinanalysen (Poliovirus) (Maizel 1964)
- Entdeckung der hohen Mutationsrate während der Replikation eines RNA-Virus (Coxsackie A9 Virus) (Eggers u. Tamm 1965)
- Entdeckung des Polyproteins (Poliovirus) (Jacobson u. Baltimore 1968, Summers u. Maizel 1968)
- Polyadenylierung eines RNA-Genoms (Poliovirus) (Yogo u. Wimmer 1972)
- kovalente Bindung eines Proteins (VPg) an das Virusgenom (Poliovirus) (Lee et al. 1977)
- Entdeckung viraler Proteinasen für die Polyproteinspaltung (EMCV) (Palmenberg et al. 1979); (Poliovirus) (Gorbalenya et al. 1979, Toyoda et al. 1986)
- Genomsequenz und Genstruktur eines animalen RNA-Virus (Poliovirus) (Racaniello u. Baltimore 1981, Kitamura et al. 1981)
- Synthese von infektiöser cDNA eines animalen RNA-Virus mit reverser Transkriptase (Poliovirus) (Racaniello u. Baltimore 1981)
- Kristallstrukturen von animalen Viren (Human Rhinovirus 14) (Rossmann et al. 1985); (Poliovirus) (Hogle et al. 1985)
- Synthese infektiöser RNA aus cDNA mit T7-Phagen-Transkriptase (Poliovirus) (van der Werf et al. 1986)

- Beschreibung der Internal Ribosomal Entry Site, IRES (EMCV) (Jang et al. 1988); (Poliovirus) (Pelletier u. Sonenberg 1988)
- zellfreie Synthese des Poliovirus (Molla et al. 1991)
- Beweis der IRES-Funktion in vivo (Poliovirus) (Molla et al. 1992) und in vitro (EMCV) (Chen u. Sarnow 1995)
- Beweis der VPg-Funktion bei der Genomreplikation (Poliovirus) (Paul et al. 1998)
- zellfreie Synthese eines Virus in Abwesenheit des natürlichen Genoms (Poliovirus) (Cello et al. 2002)
- Rolle des Quasispezies-Phänomens für die virale Pathogenese (Poliovirus) (Vignuzzi et al. 2006)

42.1.2 Taxonomie der Picornaviren

Picornaviridae ist eine der größten bekannten Virusfamilien. Sie umfasst kleine RNA-Viren (pico für klein, rna für RNA) (28 bis 30 nm) ohne Membranhülle mit ähnlicher Kapsidstruktur, die ein einzelsträngiges RNA-Genom (~7700 Nukleotide) mit sehr ähnlicher Genabfolge besitzen. Picornaviren haben ein Plus-Strang-RNA-Genom, d. h. die virale RNA wird sogleich nach dem Eindringen in das Zytoplasma der Wirtszelle als mRNA benutzt.

Derzeit bestehen die Picornaviridae aus 8 Genera (Enterovirus, Parechovirus, Hepatovirus, Cardiovirus, Aphthovirus, Erbovirus, Kubuvirus und Teschovirus) mit insgesamt 23 Spezies (Arten) (Abb. 42.**1**). Von der ursprünglichen Definition der Serotypen als Spezies (Polio-, Coxsackie-, Echo- und „neue" Enteroviren) ist man aus taxonomischen Gründen abgekommen. So waren Coxsackie-Viren nach der Stadt Coxsackie im Staat New York, USA benannt und je nach experimenteller Pathogenität für Saugmäuse in die Gruppen A und B eingeteilt worden. Die Echoviren trugen eine Verlegenheitsbezeichnung (Enteric cytopathogenic human Orphans), d. h. man konnte sie zunächst

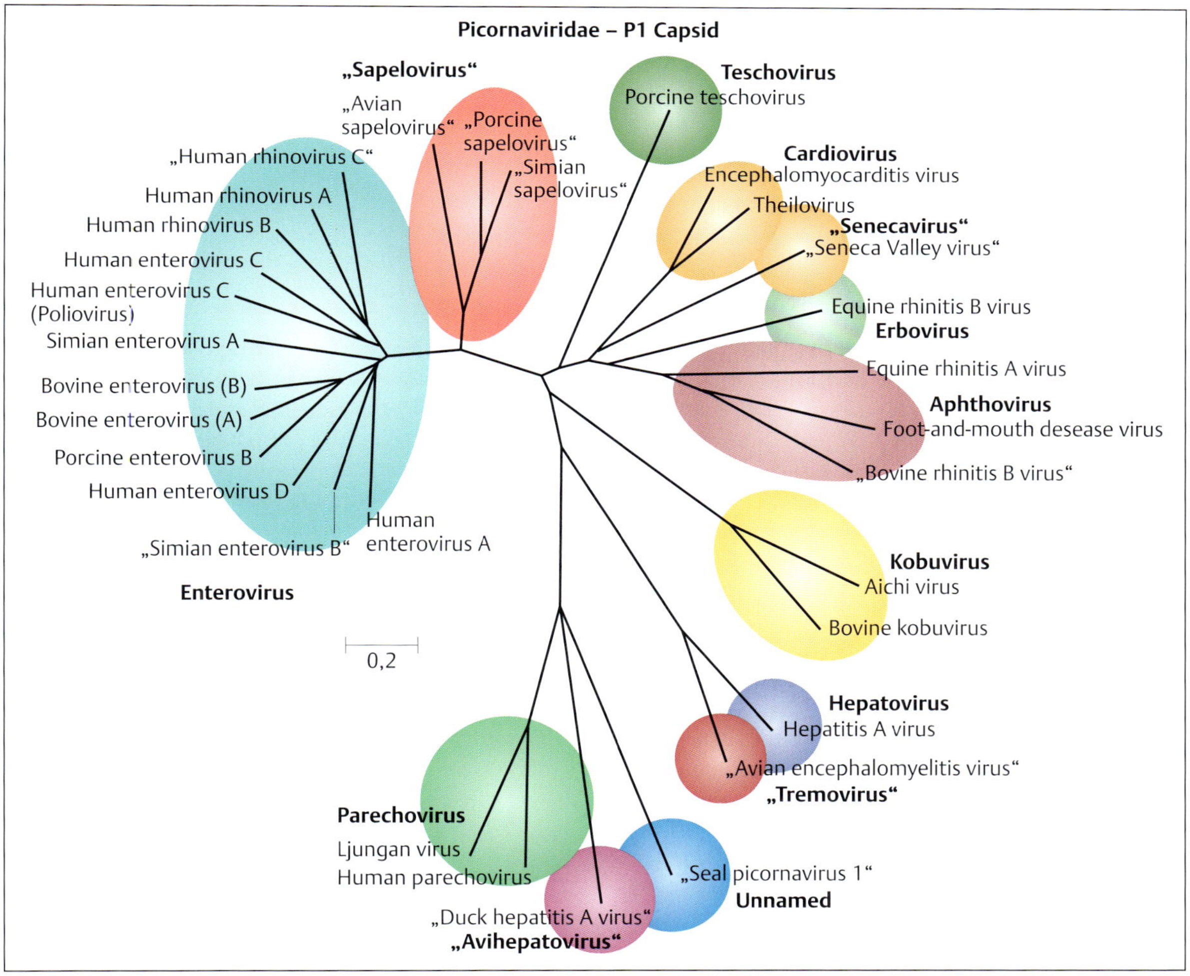

Abb. 42.**1** Phylogenetischer Baum der Picornaviridae. Die Familie ist derzeit in acht Genera unterteilt, wobei vier weitere Genera (in „Anführungszeichen") noch der offiziellen Bestätigung als Picornaviren bedürfen. Jedes Genus enthält verschiedene Arten (Spezies), die wiederum in verschiedene Stämme unterteilt sind (Quelle: http://www.picornastudygroup.com/posters/europic_2008.pdf, Stand: 12.06.2009; mit freundlicher Genehmigung von N. Knowles).

Genera (N°. species)

Species (N°. Types)

- Enterovirus (11)
  - Human enterovirus A (21)
  - Human enterovirus B (57)
  - Human enterovirus C (17)
  - Human enterovirus D (3)
  - Simian enterovirus A (1)
  - „Bovine enterovirus A" (?)
  - „Bovine enterovirus B" (?)
  - Porcine enterovirus B (2)
  - Human rhinovirus A (74)
  - Human rhinovirus B (25)
  - „Human rhinovirus C" (?)
- Cardiovirus (2)
  - Encephalomyocarditis virus (1)
  - Theilovirus (5)
- Aphthovirus (3)
  - Foot-and-mouth disease virus (7)
  - Equine rhinitis A virus (1)
  - „Bovine rhinitis B virus" (1)
- Hepatovirus (1)
  - Hepatitis A virus (1)
- Parechovirus (2)
  - Human parechovirus (6)
  - Ljungan virus (3?)
- Erbovirus (2)
  - Equine rhinitis B virus (3)
- Kobuvirus (2)
  - Aichi virus (1)
  - Bovine kobuvirus (1)
- Teschovirus (1)
  - Porcine teschovirus (11)
- „Sapelovirus" (3)
  - „Porcine sapelovirus" (1)
  - „Simian sapelovirus" (3?)
  - „Avian sapelovirus" (1)
- „Senecavirus" (1)
  - „Seneca Valley virus" (1)
- „Tremovirus" (1)
  - „Avian encephalomyelitis virus" (1)
- „Avihepatovirus" (1)
  - „Duck hepatitis A virus" (3)

Abb. 42.**2** Aufteilung der Picornaviren in Genera und Spezies (Arten). Enterovirus ist derzeitig das Genus mit den meisten menschlichen Pathogenen, aufgeteilt in 11 Spezies (Arten). Spezies sind weiter unterteilt in Stämme. Gleiche Namen für Stämme in verschiedenen Spezies haben einen historischen Grund: Coxsackie-Viren wurden ursprünglich Picornaviren genannt, die Saugmäuse infizieren, jedoch später ihren genetischen Eigenschaften entsprechend den Spezies A, B und C zugeteilt worden sind. Die Spezies werden auch als Cluster bezeichnet. Der C-Cluster der Enteroviren umfasst die drei Poliovirus-Serotypen und die Serotypen 1, 11, 13, 15, 17, 18, 19, 20, 21, 22, 24 der C-Cluster-Coxsackie-A-Viren (Quelle: http://www.picornastudygroup.com/taxa/species/species.htm, Stand: 12.06.2009; mit freundlicher Genehmigung von N. Knowles).

keiner Krankheit zuordnen. Daher sind stattdessen in den letzten Jahren Gruppen von Picornaviren mit phylogenetisch eng verwandten Stämmen, mit nahezu identischer Architektur der Genome, und mit sehr ähnlichen biologischen und bisweilen ähnlichen pathogenen Eigenschaften zu den jetzigen Spezies zusammengefasst worden. Zum Beispiel sind die Coxsackie-Viren später aufgrund ihrer molekularen Biologie auf verschiedene Spezies des Enterovirus-Cluster (A, B, C) verteilt worden. Das Genus Enterovirus besteht aus 11 Spezies (Human Enterovirus A, B, C, D, Simian Enterovirus A, Bovine Enterovirus A, B, Porcine Enterovirus B, Human Rhinovirus A, B, C). Jede Spezies enthält phylogenetische Cluster, d. h. die Spezies Enterovirus C ist ein Cluster von eng verwandten Viren (Polioviren und C-Cluster-Coxsackie-A-Viren; s. unten). Neu ist, dass das frühere Genus Rhinovirus wegen großer Ähnlichkeit mit dem Genus Enterovirus verschmolzen worden ist (Abb. 42.**2**). Eine Aufteilung der Picornaviren in Genera, Spezies und Serotypen kann unter http://www.ncbi.nlm.nih.gov/ICTVdb/Ictv/fs_picor.htm (Stand: 12.06.2009) eingesehen werden. Die Picornaviridae sind eine schnell wachsende Familie, die in Kürze um vier weitere Genera vergrößert werden wird (Abb. 42.**2**; www.picornaviridae.com, Stand: 12.06.2009).

Bis zur Aufklärung der Genomsequenzen hatte sich die Taxonomie der früheren Jahre mehr nach der Infektionsroute oder nach pathogenen Eigenschaften im Menschen oder in Versuchstieren gerichtet. Z. B. wurde das Hepatitis-A-Virus ursprünglich als Enterovirus 72 klassifiziert, da es, wie das Poliovirus, auf fäkal-oralem Weg übertragen wird. Hepatitis-A-Virus (HAV), der einzige Vertreter des Genus Hepatovirus, zeigt jedoch in Genomaufbau und biologischen Eigenschaften grundsätzliche Unterschiede zu den Enteroviren.

42.1.3 Übersicht des Picornavirus-Replikationszyklus

Eine schematische Übersicht des Replikationszyklus eines Picornavirus am Beispiel des am besten untersuchten Poliovirus ist in Abb. 42.**3** dargestellt. Einzelne Schritte dieses Zyklus werden später im Detail besprochen. (1) Nach Bindung an den Rezeptor wird das Virus mit großer Wahrscheinlichkeit durch Endozytose in das Zellinnere transportiert und sein Genom in das Zytosol freigesetzt. (2) Unmittelbar nach dem Uncoating folgt die Translation des viralen Genoms in ein Polyprotein, das einzige Polypeptid, das diese Viren synthetisieren (mit Ausnahme der Theiler's-Viren, die im 5'-Ende der kodierenden Sequenz ein zweites, kleines Protein „out of frame" synthetisieren). Genome, die von Polysomen isoliert worden sind, haben ihr 5'-terminales Protein VPg durch Einwirkung einer zelluläre Phosphodiesterase verloren. (3) Virale und zelluläre Proteine bilden einen Replikationskomplex auf Membranen von Vesikeln, deren Bildung durch virale Proteine induziert wurde. (4) Nach ausreichender makromolekularer Synthese bilden sich Tochterviren, die (5) bei den meisten Picornavirus-Infektionen durch Zell-Lyse freigesetzt werden.

Das Poliovirus braucht keinen Zellkern für seinen Lebenszyklus, sondern kann mit guter Ausbeute in Zytoplasten, aus denen der Zellkern künstlich entfernt wurde, replizieren. Der ganze Replikationszyklus dauert bei Enteroviren nur 6 bis 8 Stunden. Im Verlauf der Infektion

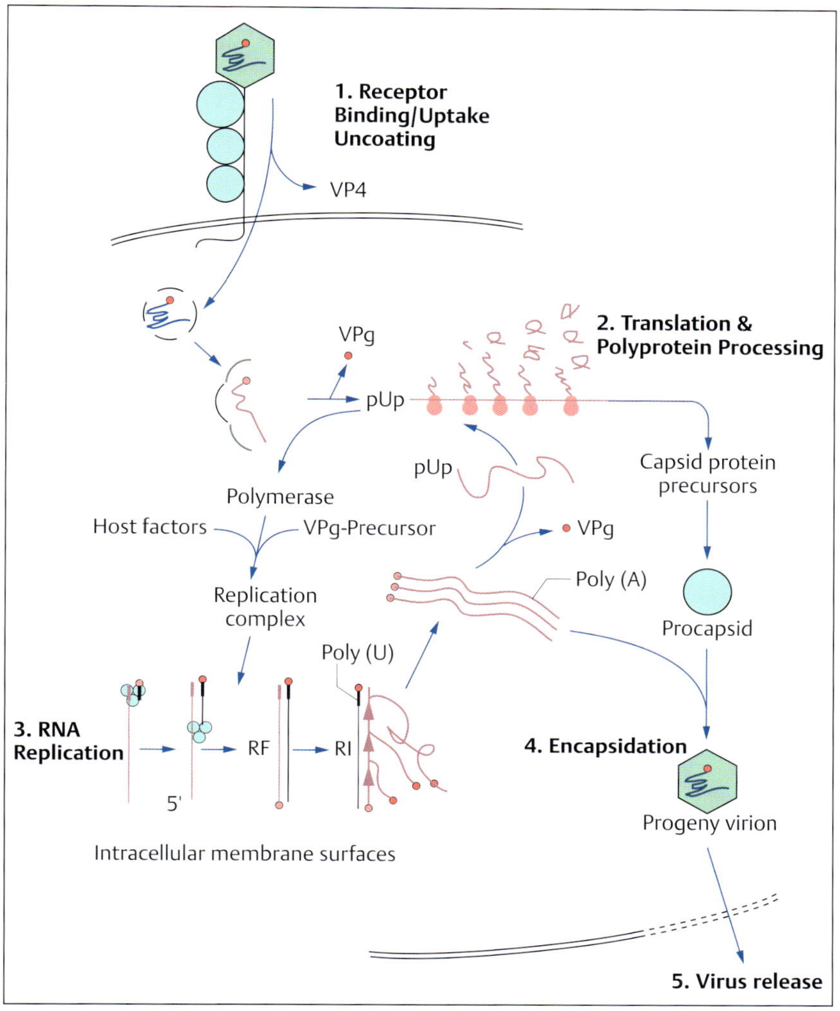

Abb. 42.**3** Replikationszyklus eines Picornavirus (Poliovirus). (1) Bindung an den zellulären Rezeptor, Aufnahme und Uncoating. (2) Translation der Genom-RNA in ein Polyprotein, das schon in statu nascendi in Proteine gespalten wird. Genome, die Polyribosomen bilden, werden durch eine zelluläre Phosphodiesterase vom 5'-terminalen VPg getrennt. (3) Bildung eines Replikationskomplexes aus virusspezifischen Polypeptiden und zellulären Faktoren. RNA-Synthese an der Oberfläche von Membranvesikeln, die als Plattform für die RNA-Synthese durch virusspezifische Proteine gebildet worden sind. (4) Einbau der neu synthetisierten Genome in die Virionen. (5) Freisetzung des Virus nach spontanem Abbau der Zellmembran.

verändern die Enteroviren sehr spezifisch die Morphologie die Wirtszellen (Cytopathic Effects, CPE), was für die Labordiagnostik dieser Viren eine große Rolle gespielt hat. Das Hepatitis-A-Virus dagegen benötigt mehrere Tage, bevor maximale Titer in einer Zellkultur erreicht werden und im Gegensatz zu anderen Picornaviren treten auch nach Tagen keine sichtbaren CPE auf.

42.1.4 Picornavirus-Genom

Noch in den 1970er Jahren waren Virologen davon überzeugt, dass ein Virus-Genom, ausgerüstet mit mehreren Leserastern, entweder zirkulär ist oder, wenn linear, genau definierte Nukleotid-Termini haben muss. Deshalb brachte die Aufklärung der Primärstruktur (Nukleotid-Sequenz) und der genetischen Organisation des Picornavirus-Genoms Überraschungen. Eine allgemeine Übersicht der Picornavirus-Genome ist in Abb. 42.**4** wiedergegeben. Die Sequenz des Poliovirus-Genoms, die erste eines animalen RNA-Virus, und die Details der genetischen Organisation des Virus wurden 1981 veröffentlicht (Racaniello u. Baltimore 1981, Kitamura et al. 1981). Die ungewöhnlichen Eigenschaften des Picornavirus-Genoms sind hier am Beispiel des Poliovirus erklärt (Abb. 42.**5a**) (Wimmer et al. 1993):

1. Das Picornavirus-Genom ist am 5'-Ende kovalent über eine O_4-(5'-uridylyl)Tyrosin-Bindung (*Tyr-O_4-p-U*-pUp-RNA) an ein kleines Virusprotein (VPg) gebunden.
2. Die nicht translatierte Region am 5'-Ende (5'-NTR) ist für eine animale mRNA ungewöhnlich lang (600 bis 1300 nt; Abb. 42.**4**); im Falle von Poliovirus sind es 743 Nukleotide (nt).
3. Das Genom hat nur ein einziges offenes Leseraster (Open Reading Frame; ORF); d.h. das Genom ist genetisch betrachtet monocistronisch (Abb. 42.**4**, Abb. 42.**5**).
4. Das Genom endet am 3'-NTR in einer relativ kurzen heteropolymeren Region von 67 nt, die an der Bildung

von zwei Stem-Loop-Strukturen beteiligt ist, gefolgt von einem poly(A)-Schwanz von variabler Länge (durchschnittlich pA_{60}).

Die 5'-NTR des Poliovirus lässt sich in eine Kleeblatt-artige Sekundärstruktur (Cloverleaf, CL) und in die interne ribosomale Eintrittsstelle (Internal Ribosomal Entry Site, IRES) unterteilen (Abb. 42.**5a**). Das CL spielt in der Genomreplikation, die IRES in der viralen Proteinsynthese eine entscheidende Rolle (s. unten). Das CL wird in den Genomen der Cardio-, Aphtho- und Hepatoviren durch Stem-Loop-Strukturen ohne CL-Faltung ersetzt (s. Abb. 42.**11b, c** für EMCV und HAV, respektive). Von besonderem Interesse war die Entdeckung einer poly(C)-Sequenz variabler Länge (40 bis 300 Nukleotide) in der 5'-NTR von Cardio- und Aphthoviren (Abb. 42.**4**). Diese homopolymeren Segmente spielen in der Pathogenese dieser Viren eine entscheidende Rolle. Das in allen Picornaviren vorkommende und für die Genom-Replikation unersetzliche *cre*-Element wird später behandelt werden. Die 3'-terminalen Strukturen in Picornavirus-Genomen unterscheiden sich durch Sequenz und Struktur sogar innerhalb eines Genus.

Die hohe Fehlerrate von einem falsch eingebauten Nukleotid pro 10 000 Nukleotide, mit der die Picornavirus-RNA-Polymerase $3D^{pol}$ die virale RNA synthetisiert (d. h. ohne Proof Reading und Editing) ist für das Virus relativ unschädlich, da Picornavirus-Genome nicht mehr als zehntausend Nukleotide enthalten. Im Durchschnitt sind die RNA-Virus-Genome, verglichen mit vielen DNA-Virus-Genomen, klein (s. unten). Dies führt zwangsweise zu einem genetischen Sparhaushalt. Da Picornaviren schon eine relativ lange 5'-NTR zur Regulierung ihrer RNA-Synthese und -Translation brauchen, haben sie ihr genetisches Sparproblem mit der Entwicklung des Polyproteins gelöst; d. h. es gibt nur ein einziges Leseraster, das den größten Teil der genomischen RNA überspannt (Abb. 42.**4**, Abb. 42.**5**). Innerhalb des Polyproteins kartiert eine beachtliche Zahl von funktionellen Proteinen, die durch Proteolyse aus dem Polypeptid herausgeschnitten werden (s. unten). Aufwendige regulatorische Genfunktionen wie eine kontrollierte

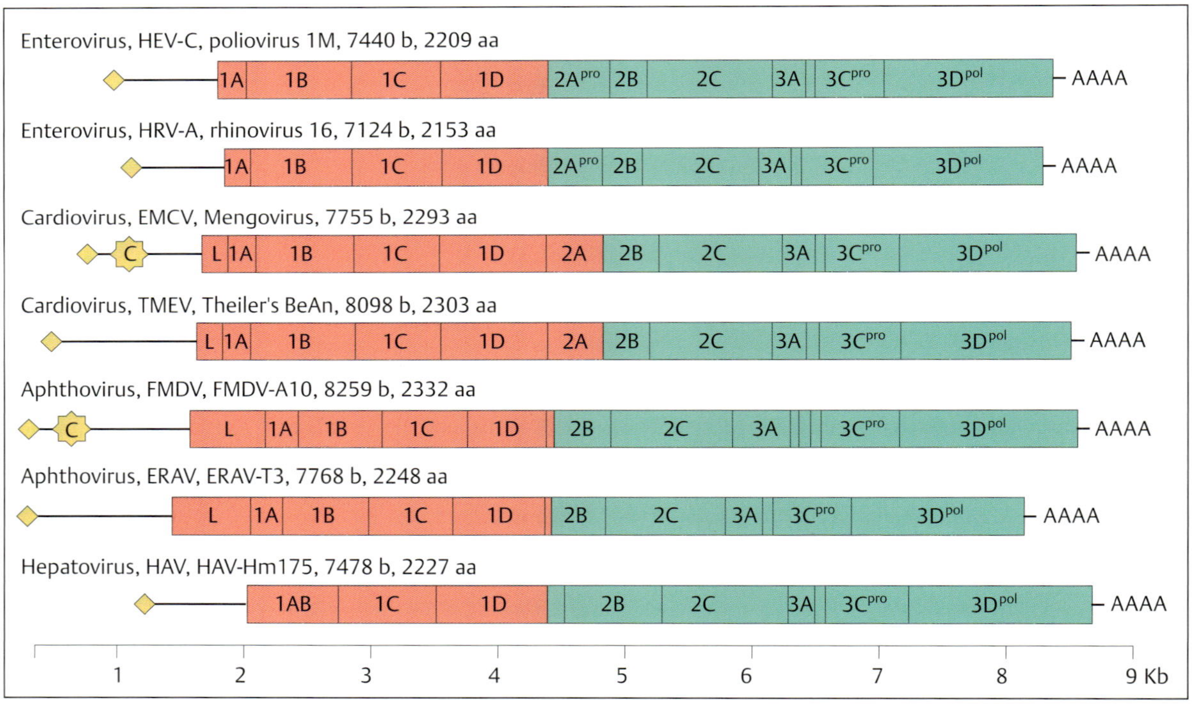

Abb. 42.**4** Schematische Wiedergabe von Picornavirus-Genomen. Die Genome, deren Länge in der Anzahl von Basen (b) angegeben ist, sind in die 5'-nicht-translatierte Region (5'-NTR), in das Polyprotein, und in die 3'-nicht-translatierte Region (3'-NTR) unterteilt. Jedes Genom ist kovalent am 5'-Ende an das kleine Virusprotein VPg (= 3B) gebunden (offene Raute); die Genome der Cardioviren (EMCV und Mengovirus) und der Aphthoviren (FMDV, FMDV-A10) enthalten in der 5'-NTR eine Poly(C)-Sequenz (n = 60 bis 400). Im Polyprotein, dessen Länge in der Anzahl von Aminosäuren (aa) angegeben ist, kartieren die Bausteine des Kapsids (Polypeptide 1A [VP4], 1B [VP2], 1C [VP3], und 1D [VP1]) am N-Terminus. Der grüne Teil des Polyproteins kodiert für nicht strukturelle Proteine, die an der Replikation beteiligt sind. L ist eine „Leader Sequence" für kleine Proteine: in Aphthoviren ist es eine Proteinase, die für die Hemmung der zellulären Proteinsynthese sorgt, in Cardioviren ein Polypeptid, das in den Transport zwischen Zytoplasma und Zellkern eingreift. Zwischen 3A und 3C kartiert 3B (= VPg); in Aphthoviren kartieren drei VPgs von verschiedener Sequenz, die mit gleicher Häufigkeit als VPg-pU-Primer in der RNA benutzt werden. Jedes Genom trägt ein 3'-terminales Poly(A) (n = 40–200). (Mit freundlicher Genehmigung von A. Palmenberg).

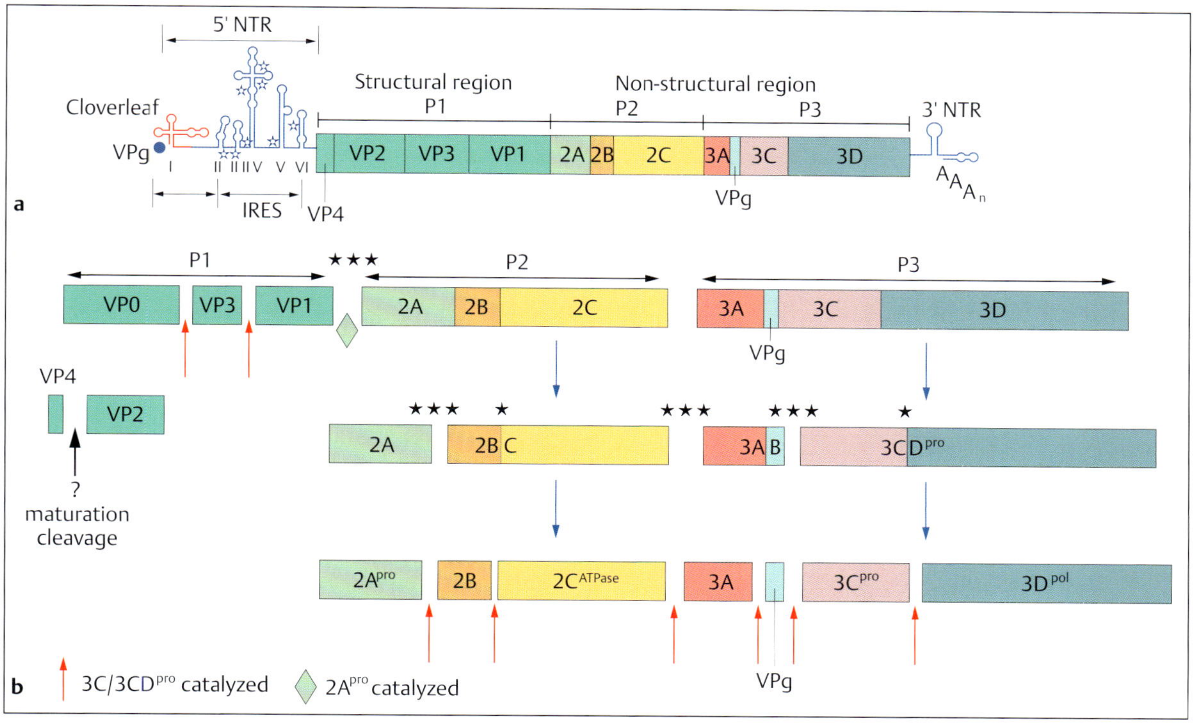

Abb. 42.**5** Detaillierte Wiedergabe eines Picornavirus-Genoms (Poliovirus) und die proteolytische Spaltung des Polyproteins.

a Die 742 nt lange 5'-NTR ist in die Strukturen Cloverleaf (CL) und IRES unterteilt, wobei die grünen* in der IRES unbenutzte AUG-Codons kennzeichnen. Die viel kürzere 3'-NTR (67 nt) enthält zwei Stem-Loop-Strukturen sowie das 3'-terminale Poly(A).

b Proteolyse des Polyproteins. Spaltung durch die Proteinase 2A^{pro} (grüne Raute) und 3C/3CD^{pro} (rosa Pfeile) können schon im Polyprotein in statu nascendi stattfinden. * und *** bedeuten langsame und schnelle Spaltungen, die von der Sequenz der Spaltstelle abhängen. Der schwarze Pfeil weist auf die Reifungsspaltung im letzten Stadium der Morphogenese hin; ihr Mechanismus ist unbekannt.

Synthese von „frühen" oder „späten" Proteinen im frühen oder späten Stadium des Replikationszyklus gibt es nicht. Das Virus bezahlt für diese Vereinfachung mit der äquimolaren Herstellung aller Translationsprodukte, was auf den ersten Blick unökonomisch erscheint. Z. B. braucht man für den Aufbau eines Virions 60 Kopien aller vier Kapsidproteine, aber zur Synthese eines Genoms nur eine Kopie der 3D^{pol}-Polymerase. Kapsid-Sequenz und Polymerase-Sequenz werden jedoch von jedem Ribosom in gleicher Menge translatiert, was als Verschwendung bezeichnet worden ist, aber nicht zutrifft (s. unten).

42.1.5 Struktur und Funktion des Picornavirus-Kapsids

Struktur und Morphogenese.

Kristallstrukturanalysen, die ersten durch M. Rossmann (Rhinovirus) (Rossmann et al. 1985) und J. Hogle (Poliovirus) (Hogle et al. 1985) im Jahre 1985 veröffentlicht, haben die Strukturen einer Anzahl von Picornaviren aufgeklärt und frühere Arbeiten vor allem von R. Rueckert aus den 1970er Jahren bestätigt und erweitert. Das Kapsid des Picornavirions besteht aus 60 Kopien der vier Kapsidproteine VP1, VP2, VP3, und VP4, die sich zu einem sphärischen Ikosaeder ohne Hüllmembran mit zwei-, drei- und fünffachen Symmetrieachsen zusammenfügen (Abb. 42.**6ab**). VP1, VP2, und VP3 bilden als Beta-Barrels (Abb. 42.**7**) die äußere Schale des Virions; das kleine N-myristoylierte Protein VP4 liegt im Inneren des Kapsids. Das Poliovirion (Kapsid plus Genom) mit einem Durchmesser von etwa 30 nm hat ein Molekulargewicht von etwa 8,5 kDa.

Viele Vertreter der Picornaviridae, z. B. die Enteroviren oder das Hepatitis-A-Virus, sind gegen Umwelteinflüsse bemerkenswert stabil. Die unbehüllten Picornaviren sind gegen organische Lösungsmittel wie 75 % Ethanol, Ether oder Chloroform resistent. Zum Beispiel ist das Poliovirus bemerkenswerterweise stabil in einer Lösung von 1 % SDS und es wird auch nicht in Gegenwart von starken proteolytischen Enzymen bei einer Säurekonzentration von pH 2 bis 4 abgebaut. Diese Eigenschaften sind für Viren lebensnotwendig, die fäkal-oral infizieren und unbeschädigt den Magen passieren müssen. Dagegen zerfallen Rhinoviren und FMDV schon bei pH 5. Es ist deshalb nicht verwunderlich, dass Rhinoviren aerogen und durch Schmierinfektionen zwar auch oral infizieren, aber nur in den oberen Atmungswegen replizieren – der Verdauungstrakt wird vermieden.

Überraschenderweise haben die Strukturanalysen dieser Viren keinen Hinweis für die molekularen Ursachen dieser großen Unterschiede in der Virionstabilität gegeben. Das gleiche gilt für die unterschiedlichen Zahlen der Serotypen von Entero- und Rhinoviren (s. unten).

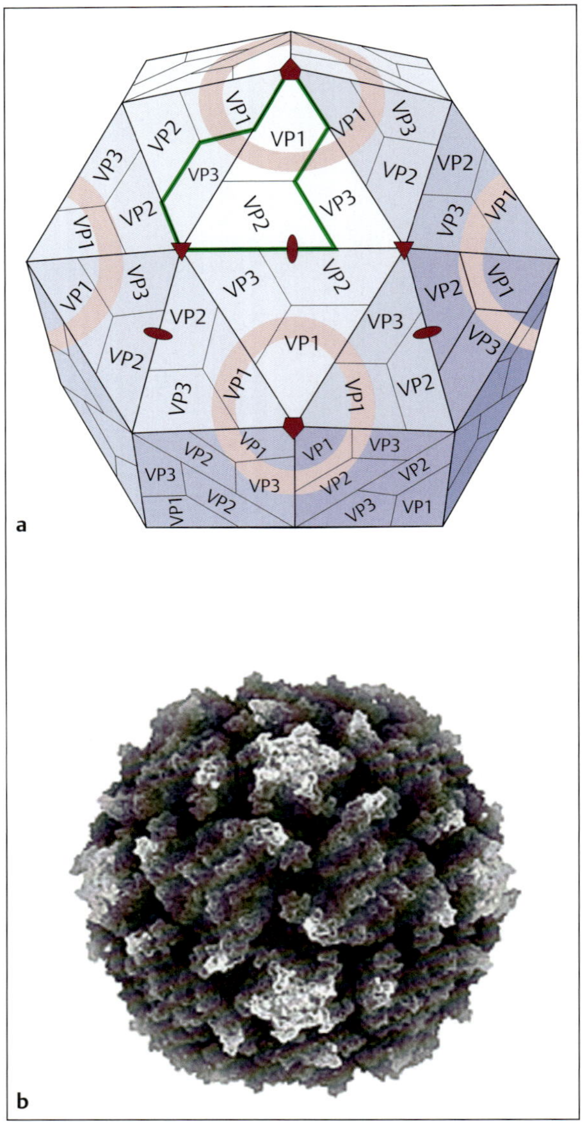

Abb. 42.**6** Struktur eines Picornavirus (Poliovirus).
a Schematische Darstellung des Ikosaeders mit seinen fünf-, drei-, und zweifachen Symmetrieachsen. Die Kapsidproteine VP1, VP2, und VP3 bilden die Oberflächenstruktur, VP4 ist dagegen ein internes Protein. Die dunkel umrandeten Kapsid-Proteine stellen eine Zwischenstruktur in der Morphogenese dar. Der Canyon ist durch den rosa Ring unterhalb des Apex der fünffachen Symmetrie-Achse angegeben. (Mit freundlicher Genehmigung von M. G. Rossmann) (Quelle: Rossmann 2002).
b Computer-Modell des Poliovirus. Die fünf-, drei-, und zweifachen Symmetrie Achsen, ebenso wie der Canyon, sind leicht zu erkennen. (Mit freundlicher Genehmigung von J. Hogle) (Quelle: Hogle u. Racaniello 2002).

Die vier Kapsidproteine des Virions sind Spaltprodukte des Picornavirus-Polyproteins, wobei die Anordnung der Polypeptid-Moleküle, die das Kapsid bilden (Structural Proteins), schon bei der Synthese vorbestimmt ist (s. unten; Proteinsynthese). Wie in Abb. 42.**5b** gezeigt ist, wird das Vorläuferpolypeptid der vier Kapsidproteine (P1) durch die virale Proteinase $2A^{pro}$, möglicherweise in statu nascendi, vom Polyprotein getrennt und mithilfe des zellulären Chaperon-Proteins Hsp90 in eine Konfiguration gefaltet, die es der zweiten Virus-Proteinase ($3CD^{pro}$) ermöglicht, P1 in VP0, VP3, und VP1 zu spalten. Diese drei Polypeptide, die nach der Proteolyse nicht dissoziieren, sondern das „Protomer" (VP0/VP3/VP1) bilden, aggregieren spontan zum „Pentamer" $(VP0/VP3/VP1)_5$, welches das „Prokapsid" $([VP0/VP3/VP1]_5)_{12}$ bilden kann. Die Vorstufenproteine P1 und VP0, sowie das kleine Kapsidprotein VP4 sind am Amino-Ende myristoyliert. Ob schon die Pentamere oder erst das Prokapsid die genomische RNA binden und somit die Vorstufen für Virionen darstellen, ist bislang nicht bekannt. Während der Morphogenese bewirkt die Assoziation des Genoms mit den Kapsidproteinen die Spaltung von VP0 zu VP4 und VP2; der Mechanismus dieser Reifungsspaltung (Abb. 42.**5b**), die ohne erkennbare Proteinase abläuft, ist auch noch nicht bekannt.

Eine Ausnahme bildet das Hepatitis-A-Virus, dessen Ausgangsstruktur für die Morphogenese P1-2A ist. Das kleine HAV 2A, das weder eine Proteinasen-Funktion wie 2A in Enteroviren hat, noch eine Sequenz zur Selbstspaltung am C-terminalen Ende wie die Aphtho- oder Cardioviren trägt, ist ein essenzieller Baustein für das 14-S-Pentamer, ebenso wie das nur 23 Aminosäuren lange VP4, das nicht myristoyliert ist. VP4 und 2A werden während der Reifung (Enkapsidierung des Genoms) vom Polypeptid VP0-VP3-VP1-2A im Prokapsid abgespalten und vom Virion abgestoßen (Probst et al. 1999).

Antigenstruktur der Picornaviren

Viele Picornavirusinfektionen bewirken eine starke Immunantwort, die dafür verantwortlich ist, dass die sechs Milliarden Menschen nach den im Jahresrythmus auftretenden, überaus häufigen Infektionen mit den zahlreichen Picornavirus-Serotypen gegen den jeweiligen Serotyp meistens lebenslang geschützt sind. Impfung (mit Nachimpfungen) im Kindesalter nicht nur mit dem oralen Poliovirus-Impfstoff (OPV) sondern auch mit dem zu injizierenden, inaktivierten Impfstoff (IPV) führt zu lebenslangem Schutz gegen Poliomyelitis. Die Kartierung von antigenen Strukturen an der Oberfläche eines Picornavirions, die zur Bildung neutralisierender Antikörper führen, war von großem Interesse in den 1980er Jahren, weil man hoffte, diese Strukturen durch synthetische Peptide imitieren zu können und damit zu chemisch synthetisierbaren Impfstoffen zu kommen. Diese Erwartungen haben sich nicht erfüllt (Hogle u. Filman 1989). Abb. 42.**7a** zeigt in

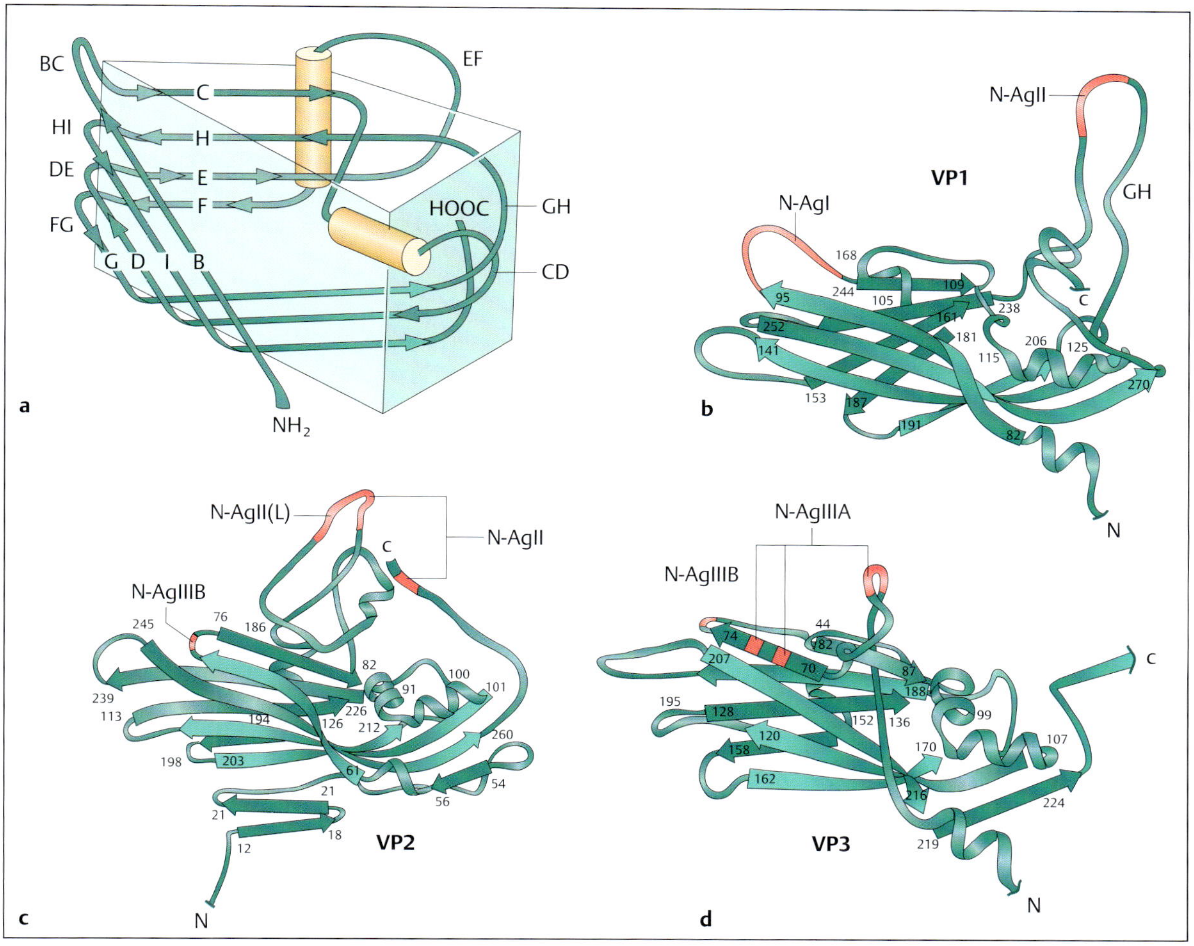

Abb. 42.**7** Faltungsschemata von Poliovirus-Kapsidproteinen und Antikörper-Bindungsstellen (mit freundlicher Genehmigung von J. Hogle) (Quelle: Hogle u. Racaniello 2002).

a Ein großes beta-Faltblatt eines Poliovirus Kapsidproteins aus acht antiparallelen Strängen arrangiert sich als verzerrtes Fass („Beta Barrel"), dem Grundbaustein des Virions. Die antiparallelen Stränge sind durch Schleifen verbunden, die aus der Kapsid-Oberfläche herausragen und Bindungsstellen für Antikörper sind.

b–d Band-Diagramme der Kapsidproteine VP1 (b), VP2 (c), und VP3 (d). Bestimmte Strukturen, die vom Immunsystem zur Bildung von neutralisierenden Antikörpern erkannt werden, liegen entweder in Schleifen zwischen einem beta-Strang oder (seltener) in einem beta-Strang (rot markierte Segmente). Die Bindungsstellen (hier als „Neutralization Antigenic Sites", N-Ag, bezeichnet) werden entweder aus einer linearen Peptidkette (z. B. N-AgI in der BC-Schlaufe des VP1), aus einzelnen Segmenten innerhalb eines einzelnen Kapsidproteins (N-AgIIIA), oder aus Elementen zwei verschiedener Kapsidproteine gebildet (N-AgII).

schematischer Darstellung eines der 60 keilartigen Beta-Barrels von VP1, VP2, und VP3, aus denen das Poliovirus-Kapsid zusammengesetzt ist. Die beta-Faltblätter (B bis G) im Beta-Barrel sind durch Schleifen (z. B. Schleife BC) miteinander verbunden. Diese Schleifen ragen generell aus der Oberfläche des Virions heraus und werden zum Teil von Immunzellen erkannt. Die Kartierung von solchen Schleifen als neutralisationsrelevante antigene Strukturen (Neutralizing Antigenic Site; N-Ag) ist durch Analysen von „Escape Mutants" gegen neutralisierende monoklonale Antikörper erreicht worden. Sie lassen sich in die vier Hauptstellen (N-AgI, N-AgII, N-AgIIIA und N-AgIIIB) aufteilen (Abb. 42.**7b–d**); jede dieser Stellen weist individuelle Epitope auf, an die sich eine große Zahl unterschiedlicher monoklonaler neutralisierender Antikörper binden können. Abb. 42.**8b** zeigt, wie ein Großteil der Virion-Oberfläche mit den neutralisierenden antigenen Strukturen dekoriert ist. Nur zwei der Bindungsstellen (Schleifen BC im VP1 und EF im VP2) sind linear, alle anderen werden von Aminosäuren verschiedener Polypeptidstränge gebildet (komplexe Bindungsstellen). Von besonderem Interesse ist die Anhäufung von Bindungsstellen am Rand des Canyons (Abb. 42.**8a**). Antikörper, die mit diesen Strukturen Komplexe bilden, können die Bindung des Virions an seinen Rezeptor verhindern und somit das Virus neutralisieren. Ein weiterer neutralisierender Mechanismen ist die Sta-

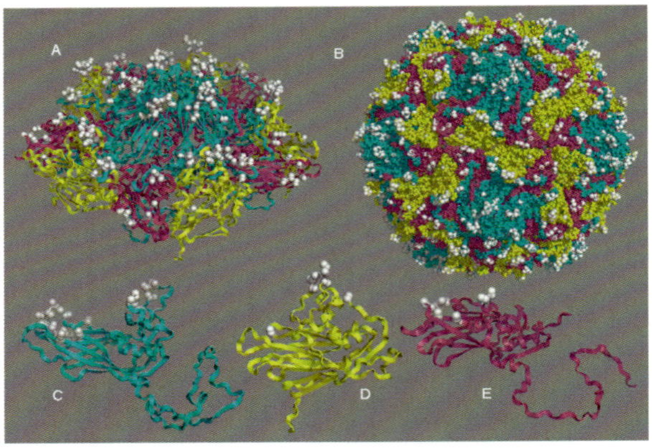

Abb. 42.**8** Lokalisierung der neutralisierenden Antigenstellen auf dem Poliovirus (mit freundlicher Genehmigung von D. J. Filman und J. Hogle).

A Band-Diagramm eines Segments des Virions mit dem Apex der fünffachen Symmetrieachse. N-Ags (Abb. 42.**7**), die in weißen Kugeln angegeben sind, verteilen sich über die drei Kapsidproteine VP1 (blau), VP2 (gelb) und VP3 (magenta). Es wird angenommen, dass die Anhäufung der N-Ags an der Kante des Canyons nach Bindung der Antikörper zur Neutralisation des Virus führt, indem die Bindung des zellulären Rezeptors verhindert wird.

B Dekoration des gesamten Poliovirions durch N-Ags.

C–E Band-Diagramme der Kapsidproteine VP1 (C), VP2 (D), und VP3 (E), mit Strukturen, die zur Produktion neutralisierender Antikörper führen. Zusammen mit Abb. 42.**7** kann man die Komplexität der Antigenstruktur des Poliovirus ermessen.

bilisierung der Virionen durch Antikörper-„Klammern", durch die die Genomfreisetzung (Uncoating) unterbunden wird.

Das Poliovirus existiert in drei Serotypen. Im Poliovirus Typ 1 unterscheiden sich die vier Antigenstellen (die „Typ-1-Garnitur" der Antigen-Stellen N-AgI, N-Ag-II [N-Ag-IIL]), N-AgIIIA und N-AgIIIB) von den jeweiligen Garnituren der vier Antigenstellen des Poliovirus Typ 2 und Typ 3. Interessanterweise sind die Serotypen 1, 2 und 3 in ihrer strukturellen Konfiguration genetisch stabil. D. h., um einen vierten Poliovirus-Serotyp zu entwickeln, müssen sich alle vier Antigenstellen gleichzeitig verändern und das scheint für das Poliovirus (glücklicherweise für die Menschen) sehr schwierig zu sein. Gegenwärtig gibt es zwei sehr erfolgreiche trivalente (d. h. die Serotypen 1, 2, 3 enthaltende) Poliovirus-Impfstoffe: den inaktivierten, zu injizierenden Impfstoff (IPV) von Jonas Salk und den oral zu schluckenden Lebendimpfstoff (OPV) von Albert Sabin. Sollte ein vierter Poliovirus-Serotyp entstehen, müsste ein neuer Impfstoff entwickelt, lizenziert und angewendet werden; was wiederum die Pläne der Weltgesundheitsbehörde, Poliovirus global auszurotten, um vieles schwieriger gestalten würde.

Vergleicht man die Polioviren mit den taxonomisch eng verwandten Rhinoviren im gleichen Genus, so erlebt man eine große Überraschung. Obgleich Morphogenese und Kapsidstruktur bei Rhinoviren und Polioviren sehr ähnlich sind – die Position der neutralisierenden Antigenstrukturen in beiden Virus-Arten ist nahezu identisch – gibt es bei den Rhinoviren nicht nur 3 sondern fast 100 Serotypen, d. h. hundert verschiedene strukturelle Garnituren der vier Antigenstellen. Man hat ohne großen Erfolg versucht, diese Vielzahl der Serotypen mit einer größeren Plastizität der Schleifen im Rhinovirus-Kapsid oder mit der Bindungsweise zwischen Rhinovirus-Rezeptoren und Kapsid zu erklären. Die Vielzahl der Rhinovirus-Serotypen ist der Grund, warum wir uns noch nicht gegen infektiöse Rhinitis (Schnupfen) durch Rhinoviren, einer vor allem bei asthmatischen Kindern und älteren Menschen nicht harmlosen Erkrankung, schützen können.

42.1.6 Bindung der Picornaviren an zelluläre Oberflächenproteine (Rezeptoren)

Viren (miss-)brauchen zelluläre Rezeptoren, die ihnen den Eintritt in die Wirtszelle ermöglichen. Diese zellulären Oberflächenproteine üben wichtige Funktionen für die Zelle aus. Viren mischen sich ungefragt in diese Funktionen ein und benutzen sie, zum Nachteil der Zelle, für ihren Transport und das Uncoating des Genoms in der Zelle. Ursprünglich hatte man angenommen, dass sich Viren aus gleichen Genera, oder zumindest aus dem gleichen Cluster innerhalb eines Genus, die gleichen Rezeptoren aussuchen würden. Jedoch folgen Viren dieser Logik nicht und wählen aus nicht bekannten Gründen oft Rezeptoren, die mit der Virusstruktur oder der taxonomischen Einordnung nichts zu tun haben. Das beste Beispiel für dieses anscheinend chaotische Verhalten sind die Rhinoviren, die sich in Bezug auf ihre Rezeptoren in zwei Gruppen aufteilen lassen: die Major Receptor Group HRVs, die ICAM-1 als Rezeptor gewählt haben, und die Minor Receptor Group HRVs, die Proteine der LDL-Superfamilie (LDL: Low Density Lipoprotein) als Rezeptoren benutzen (Abb. 42.**9**). Die Morphologie und die Eigenschaften der Viren (z. B. pH-Stabilität) in den beiden HRV-Gruppen sind fast identisch. Ebenso vermehren sich beide Virusgruppen in denselben Zielzellen im menschlichen Wirt und rufen deshalb die gleiche Krankheit hervor (infektiöse Rhinitis). Dennoch benutzen Viren dieser beiden Gruppen zwei verschiedene Proteine als Rezeptoren, die chemisch und funktionell nichts miteinander zu tun haben (ICAM-1 und VLDL-ähnliche Rezeptoren).

Abb. 42.**9** zeigt eine repräsentative Gruppe von Picornavirus-Rezeptoren (Rieder u. Wimmer 2002). Der Coxsackie-Adenovirus-Rezeptor (CAR) ist ungewöhnlich, weil er Viren aus zwei sehr verschiedenen Familien als Rezeptor dient: den Coxsackie-B-Viren (B-CBV, Cluster-B-Coxsackie-Viren des Genus Enterovirus) und der Adenoviren, d. h. relativ großen DNA-Viren. Die B-CBVs binden CAR direkt an das Kapsid, wohingegen Adenoviren CAR an die Enddomänen der viralen Antennenproteine (Knob Domains of Fiber Proteins) binden. Im Gegensatz zum B-CBV brauchen Adenovi-

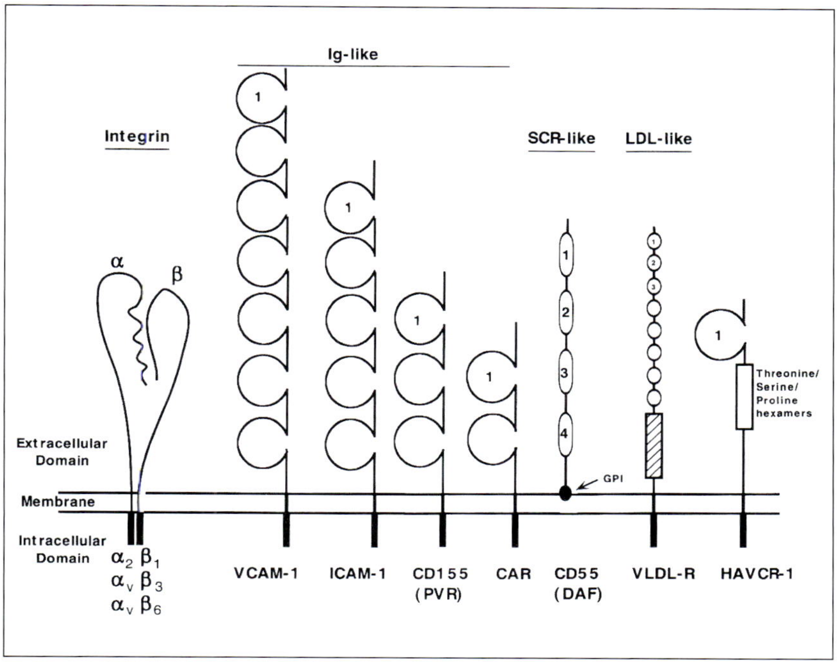

Abb. 42.**9** Schematische Darstellung von Picornavirus-Rezeptoren. Verschiedene Integrine fungieren als Rezeptoren für diverse Enteroviren (B-Cluster-CAV-9, Echoviren-1, -8, und E-Cluster-Echoviren-22, -23), und Aphthoviren (FMDV); VCAM-1 (Vascular Cell Adhesion Molecule 1) ist ein Rezeptor für Cardioviren (EMCV und Mengovirus); ICAM-1 (Inter Cellular Adhesion Molecule 1) für diverse Enteroviren (Major-Receptor-Group-Rhinoviren und C-Cluster-CAVs). Weitere Rezeptoren für Enteroviren sind CD155 für C-Cluster-Polioviren; CAR (Coxsackie-Virus-/Adenovirus-Rezeptor) für B-Cluster-Coxsackie-B-Viren; CD55/DAF (Decay Accelerating Factor) für B-Cluster-Echoviren; und VLDL-R (Very Low Density Lipoprotein Rezeptor) für die Minor-Receptor-Group-Rhinoviren, HAVCR-1 (Hepatitis A Virus Cellular Receptor 1) ist der Rezeptor für Hepatoviren (Hepatitis-A-Virus). (Quelle: Rieder u. Wimmer 2002).

ren einen zweiten Rezeptor (Sekundärrezeptor, Integrine), der an die Fußpunkte (Base Plate) der Antennen an den Ecken des Virions (Pentons) bindet und für Transport und Freisetzung des Genoms wichtig ist.

Virionen der Enteroviren zeichnen sich dadurch aus, dass unterhalb des Apex an der fünffachen Symmetrieachse eine Vertiefung (Canyon; Abb. 42.**6b**) gebildet wird, die schon 1985 von M. Rossmann als Bindungsstelle für Rezeptoren postuliert worden ist. Im Falle der Major-Receptor-Group-HRV und der C-Cluster-Enteroviren (Polioviren und C-Cluster-Coxsackie-A-Viren, C-CAV) hat sich dies als zutreffend erwiesen. Das Poliovirus bindet seinen Rezeptor CD155 (auch PVR genannt), ein Immunoglobulin-ähnliches Glykoprotein (Abb. 42.**10a**), indem es dessen N-terminale Domäne (D1; Abb. 42.**10b**) in seinen Canyon aufnimmt (Abb. 42.**10c**) (Zhang et al. 2008). Durch diese Bindung wird das Virus nicht nur in das Zellinnere transportiert (Penetration) sondern das Kapsid auch destabilisiert, sodass sein Genom freigesetzt werden kann (Uncoating). Ein ganz ähnlicher Vorgang findet mit den C-CAVs und Major-Receptor-Group-HRVs statt, bei denen die N-terminale Domäne des ICAM-1 in den Canyon eindringt und so das Virion destabilisiert. Dagegen bindet der VLDL-Rezeptor die Minor-Group-Receptor-HRVs an Strukturen auf der Mesa (d. h. die Hochfläche, in der der Canyon verläuft) rund um die fünfzählige Achse der ikosahedrischen Symmetrie, lässt aber den eigentlichen Canyon unbeachtet (Blaas 2002, Hogle 2002, Rossmann 2002, Hogle u. Racaniello 2002).

Enteroviruskapside weisen tief unten im Canyon eine taschenartige Kaverne auf, die ein kleines Molekül der Wirtszelle, den Pocket Faktor (eine hydrophobe Verbindung mit einer polaren Kopfgruppe), beherbergt. Dieser Pocket Faktor stabilisiert das Virus in der Phase, bevor es als noch als quasi lebloses Aggregat von Makromolekülen an die Zelle andockt. Erst durch die Bindung zum Rezeptor geht der Pocket Faktor verloren, was dann zur Destabilisierung des Virions und zur Freisetzung des Genoms führt. Bestimmte synthetische organische Moleküle (z. B. „WIN Compounds") haben eine höhere Affinität zur Canyon-Kaverne als der Pocket Factor und können diesen irreversibel verdrängen. Dadurch wird das Virion so stabilisiert, dass sein Genom auch nach Rezeptorbindung nicht mehr freigesetzt werden kann. Die großen Hoffnungen, die auf diese Klasse antiviraler Wirkstoffe vor allem zur Bekämpfung infektiöser Rhinitis gesetzt wurden, haben sich leider bisher nicht erfüllt, weil die Viren zu schnell durch Mutation resistent werden (Rossmann 2002).

Die einzelnen Schritte des Uncoating der Picornaviren sind nicht völlig aufgeklärt. Im Falle des Poliovirus gilt das „A-Partikel", welches unter dem destabilisierenden Einfluss von CD155 das Kapsid-Protein VP4 verloren hat, als Uncoating-Zwischenstufe (Hogle 2002). Rhinoviren und Aphthoviren zerfallen dagegen schon während der Endozytose bei pH 5.

42.1.7 Translation I: die Entdeckung der IRES

Nach erfolgreichem Eindringen in das Zellinnere haben alle Viren das dringende (und notwendige) Vorhaben, virale Proteine zu synthetisieren, mit deren Hilfe sie die Zelle für ihren gesamten Lebenszyklus unterwerfen

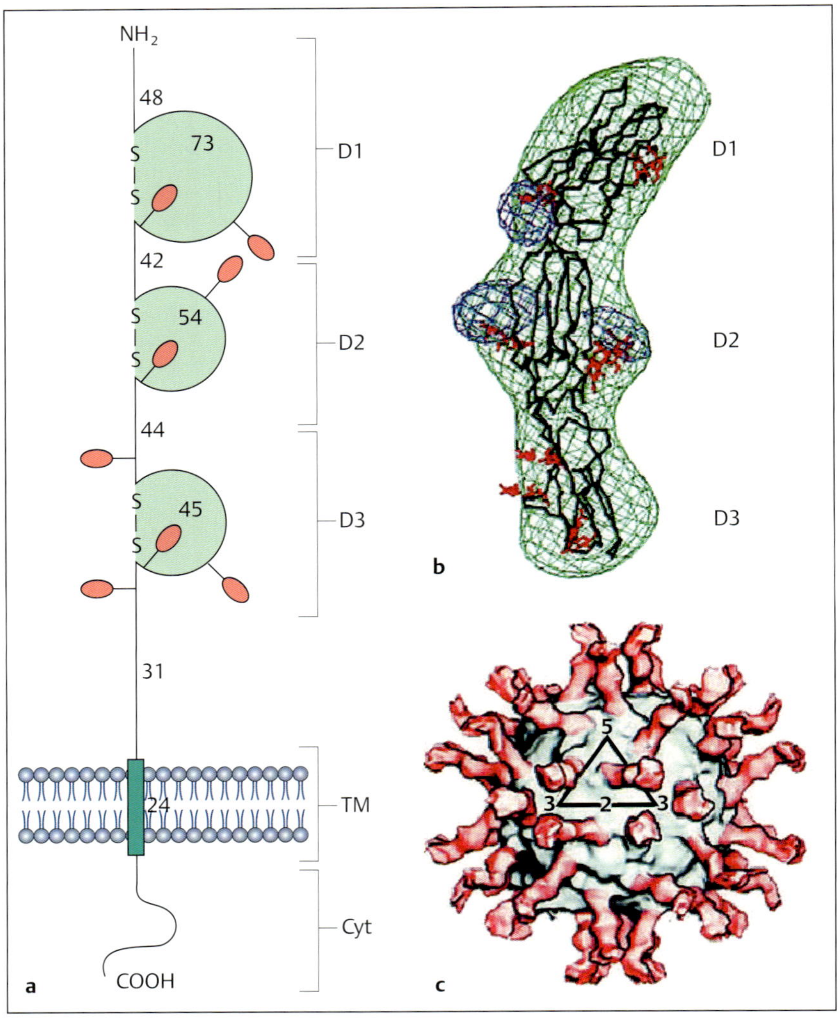

Abb. 42.**10** Die Bindung des Poliovirus-Rezeptors (CD155, PVR) an Poliovirus (b, c mit freundlicher Genehmigung von M. G. Rossmann).
a Schematische Darstellung von CD155, ein Immunoglobulin-ähnliches Transmembranprotein mit drei extrazellulären Domänen. Die Zahlen geben die Anzahl der entsprechenden Aminosäuren an; das grüne Rechteck zeigt die Lage und Länge der Transmembran-Domäne an. Ovale markieren die Positionen der Kohlenhydrate. (Quelle: Zhang et al. 2008).
b Struktur der extrazellulären Domäne des CD155.
c Durch Kryo-Elektronenmikroskopie ermöglichte Darstellung der Rezeptorbindung an 60 gleichwertigen Stellen am Canyon des Virions. Die N-terminale V Domäne (D1) ist das Bindungsglied zwischen Rezeptor und Canyon.

können. Picornaviren haben es leicht, da sie ihr Genom gleich nach dem Uncoating als mRNA einbringen können. Die zelluläre proteinsynthetisierende Maschinerie hat jedoch wenig Interesse an Picornavirus-mRNA, weil diese an den 5'-Enden keine für die Translation der eukaryotischen mRNAs wichtige cap-Struktur aufweist. Mithilfe dieser cap-Struktur und dem Faktor eIF4-E (und anderen Faktoren, wie eIF4-G, -A und -B) bindet zelluläre mRNA die 40S-ribosomale Untereinheit an das 5'-Ende der mRNA. Darauf folgt ein Scanning-Mechanismus entlang der mRNA bis zum ersten AUG, das gemäß den „Kozak-Regeln" die Translationsinitiation fördernde Sequenz A/Gxx**AUG**A/G hat; an diesem AUG wird zusammen mit der 60S-ribosomalen Untereinheit die Proteinsynthese initiiert.

Picornaviren umgehen diesen Vorgang, indem sie eine für die Größe ihres Genoms riesige RNA-Struktur mitbringen, die IRES (interne ribosomale Eintrittsstelle, s. oben und Abb. 42.**11**). Die IRES ermöglicht den internen, cap-unabhängigen Eintritt der Ribosomen in die virale mRNA mit darauf folgender Initiation der Proteinsynthese. Dies wurde zum ersten Mal 1988 durch Studien mit künstlichen dicistronischen mRNAs

5'NTR – cistron #1 – IRES – cistron #2

gezeigt, eine neue Methode, die in den darauf folgenden Jahren zum Standardtest für interne Initiierung von Translation wurde (Jang et al. 1988). Die dicistronische mRNA war so konstruiert, dass das Cistron #2 nicht nur **vor** Cistron #1, sondern auch in höherer Ausbeute als die von Cistron #1 translatiert wurde (Jang et al. 1988). In diesen Arbeiten wurde auch das Akronym IRES eingeführt (Jang et al. 1989).

Die Entdeckung der IRES durch Jang et al. (Jang et al. 1988) und, unabhängig, durch Pelletier und Sonenberg (Pelletier u. Sonenberg 1988), hatte einen großen Einfluss auf die Studien, die damals unter dem Thema „genetic regulation of gene expression by translation" zusammengefasst wurden. Plötzlich war das Dogma der „ausschließlich cap-abhängigen Translation" zusammengebrochen. In kurzer Folge wurden darauf IRES-Elemente nicht nur in allen Picornavirus-Genomen, sondern auch in Virus-Genomen anderer Virusfamilien (z.B. bei Pestiviren und Hepatitis-C-Virus) (Hellen u. Sarnow 2001, Jang 2006) identifiziert. Dennoch wurde die Funktion einer IRES-Struktur, nämlich eine RNA-interne Initiation von Translation zu bewirken, angezweifelt. Zwei Experimente haben schließlich die letzten Zweifel beseitigt:

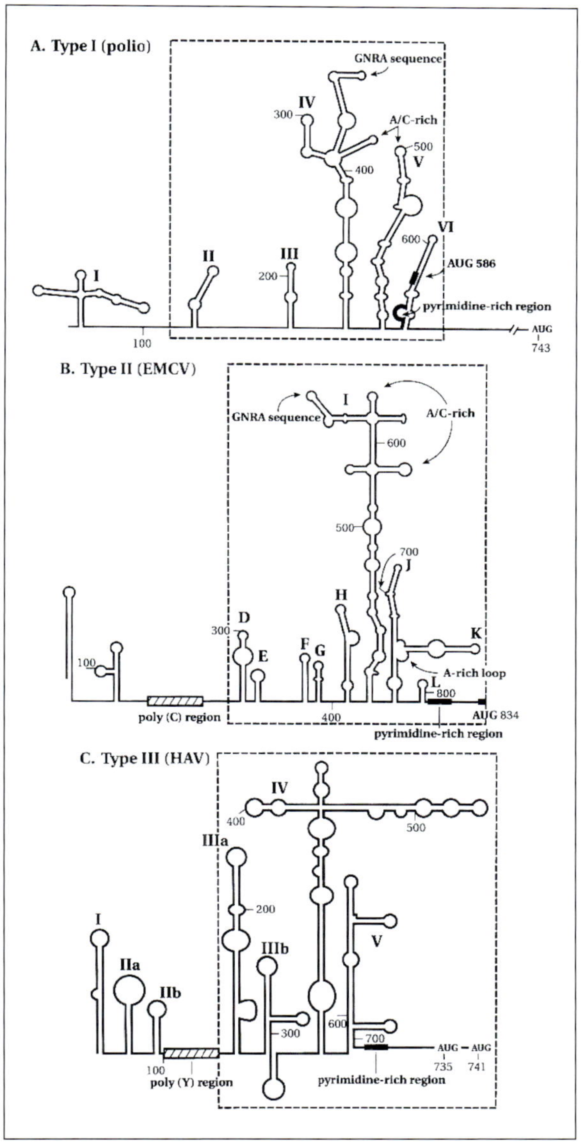

Abb. 42.**11** Schematische Darstellung der drei IRES-Typen der Picornaviren (mit freundlicher Genehmigung von E. Ehrenfeld und N. Teterina) (Quelle: Ehrenfeld u. Teterina 2002).

a Typ-I-IRES der Enteroviren, bestehend aus den Domänen II bis VI. Das Y_n-X_m-AUG-Motiv (dicke Linien) ist mit großer Wahrscheinlichkeit die Bindungsstelle der kleinen ribosomalen Untereinheit, von der sie durch einen Scanning-Mechanismus zum initiierenden AUG (nt 743) wandert. Eine A/C-reiche Sequenz und eine GNRA-Sequenz wird mit der Typ-II-IRES geteilt.

b Typ-II-IRES der Cardio- und Aphthoviren. In der EMCV-IRES dient das Y_n-X_m-AUG-Motiv als Startort der Translation.

c Typ-III-IRES des HAV.

1. Die Konstruktion 1992 eines in vivo schnell wachsenden und genetisch stabilen dicistronischen Poliovirus, in dem das P1-Protein (der Vorläufer der 4 Kapsid-Proteine) vom Rest des Polyproteins durch eine EMCV-IRES getrennt war: Poliovirus-5'NTR-P1-EMCV-IRES-Poliovirus-P2,3-3'NTR. (Molla et al. 1992).
2. Die Untersuchung 1995 einer zirkulären mRNA, in der die EMCV-IRES ein darauf folgendes offenes Leseraster – völlig ohne Termini – zur Translation brachte (Chen u. Sarnow 1995).

Die genetische Stabilität und die Replikationskinetik des dicistronischen Poliovirus (Molla et al. 1992) war ein Hinweis dafür, dass dicistronische Viren im Prinzip lebensfähig sind. Das ist später durch die Entdeckung des dicistronischen Cricket-Paralysis-Virus, jetzt ein Virus in der neuen Virusfamilie Dicistroviridae, auch in der Natur bestätigt worden.

Die IRES der Picornaviridae kann man nach ihren verschiedenen Strukturen in drei Typen einteilen (Abb. 42.**11**). Typ I findet man in allen Enteroviren, inklusive der Rhinoviren, Typ II in Cardio- und Aphthoviren und Typ III in Hepatoviren. Interessanterweise kann man die IRES-Elemente in Virus-Genomen austauschen: Polioviren, in denen die eigene IRES durch die IRES von Rhinoviren, Cardioviren oder sogar von Hepatitis-C-Virus ausgetauscht wurden, replizieren mit nahezu Wild-Typ-Kinetik (wt-Kinetik). Deshalb hat man IRES-Elemente nur nach ihrer Funktion, nicht aber nach einer bestimmten Struktur definiert (Wimmer et al. 1993).

Aus unbekannten Gründen wird das über eine Phosphodiester-Brücke kovalent verknüpfte VPg-Protein am 5'-Ende des Picornavirus-Genoms vor der Bindung von Ribosomen durch eine zelluläre Phosphodiesterase abgespalten. Alle Picornavirus-mRNAs, die von Polysomen während der Infektion isoliert worden sind, haben deshalb einen pUUAAAACAG... 5'-Terminus. Ob das Genom des infizierenden Virions (mit der Sequenz VPg-pUUAAAACAG...) durch die Phosphodiesterase schon vor der ersten Translationsrunde erkannt und modifiziert wird, ist nicht bekannt. Interessanterweise ist die Infektiosität der Picornavirus-RNA nicht vom VPg am 5'-Ende des Genoms abhängig: Transfektion von HeLa Zellen mit mRNA, die von Polyribosomen isoliert worden ist, führt zur kompletten Virus-Replikation.

Der Mechanismus, durch den die 40S-ribosomale Untereinheit an die Picornavirus-IRES gebunden wird, ist weitgehend unklar. Zahlreiche Arbeiten haben gezeigt, dass für die IRES-Funktion die Bindung einer Vielzahl zellulärer Proteine an die langen, hoch strukturierten RNA-Segmente notwendig ist. Dazu gehören die kanonischen Initationsfaktoren eIF4-G, eIF4-A und eIF4-B (aber nicht eIF4-E, das cap-bindende Protein) und, überraschenderweise, eine Reihe zellulärer RNA-Bindungsproteine, von denen einige physiologisch nichts mit Proteinsynthese zu tun haben. Die Zahl der identifizierten Proteine dieser Art, mit dem Akronym ITAF (IRES Trans-acting Factors) versehen, die mit IRES-Elementen große Nukleoprotein-Komplexe bilden, wächst ständig (Jang 2006). Zur Vereinfachung sollen hier nur ITAFs der Enteroviren (Typ-I-IRES) Erwähnung finden.

ITAFs für Typ-I-IRES-Elemente sind PTB (Polypyrimidine Binding Protein), ein Polypeptid, das an der Regulierung des Spleiß-Vorganges beteiligt ist und (Upstream of N-ras), ein RNA-Bindungsprotein, das an der zellulären Translation unter Bedingungen geringer cap-abhängiger Proteinsynthese beteiligt ist und PCBP2 (Poly[rC] Binding Protein 2; auch als hnRNP E2 oder αCP-2 bekannt), das mit zellulären mRNAs Komplexe bildet und damit mRNA-Stabilisierung und Translation beeinflusst. Während diese Faktoren unentbehrlich für Typ-I-IRES-kontrollierte Translation sind, ist das La Autoantigen, ein Chaperon für die RNA-Polymerase III, wahrscheinlich nur ein wichtiger, aber nicht essenzieller Faktor. Nicht alle Picornavirus-IRES-Typen machen von diesen Faktoren Gebrauch; unr ist z. B. nicht essenziell für die IRES von EMCV oder FMDV. Der Mechanismus, durch den die ITAFs die IRES-Funktion beeinflussen, ist nicht bekannt. Möglicherweise liefern die ITAFs eine Chaperon-Funktion, um das große RNA-Segment in bestimmter Konfiguration zu stabilisieren. Wie später gezeigt wird, ist PCBP2 auch ein essenzielles Protein für die Replikation des Enterovirus-Genoms.

Es sollte nicht überraschen, dass die fundamentalen Unterschiede in der Initiation der Proteinsynthese zwischen Wirtszellen und Picornaviren geradezu schamlos von den Viren ausgenutzt werden. Enteroviren, die Rhinoviren eingeschlossen, synthetisieren die Proteinase $2A^{pro}$, die in der ersten Phase der Infektion den kanonischen Initationsfaktor eIF4-G spaltet. Da das Spaltungsprodukt unbrauchbar für cap-abhängige, nicht aber für IRES-abhängige Translation ist, führt die Proteolyse des eIF4-G zur weitgehenden Hemmung der Synthese zellulärer Proteine. Gleichzeitig ist das enorme Angebot von Ribosomen, tRNAs, Initationsfaktoren, usw. für die virale mRNA verfügbar. Vor allem durch diesen biochemischen Trick, kombiniert mit weiteren für die Wirtszelle schädlichen Reaktionen, kann ein einziges Poliovirion die vergleichsweise riesige Wirtszelle (z. B. eine HeLa Zelle) innerhalb weniger Stunden umbringen und sich selbst dabei hunderttausendfach reproduzieren. Aphthoviren (z. B. FMDV), Cardioviren (z. B. EMCV) und Hepatoviren (z. B. HAV) synthetisieren keine funktionsfähige 2A-Proteinase (Abb. 42.**4**, s. unten). FMDV produziert jedoch L^{pro}, eine kleine Proteinase am N-Terminus des Polyproteins (Abb. 42.**4**), die ebenso wie die $2A^{pro}$ der Enteroviren den eIF4-G-Faktor spaltet. Eine EMCV-Infektion bewirkt die Dephosphorylierung des zellulären Faktors 4E-BP1, der in dieser Form mit hoher Affinität an eIF4-E bindet und damit die Bildung des cap-abhängigen Initiationskomplexes verhindert. Damit wird die cap-abhängige Proteinsynthese zum Vorteil des EMCV gehemmt.

Wo landet die kleine 40S-ribosomale Untereinheit auf der Picornavirus IRES? Bei der EMCV-IRES ist die Antwort leicht: auf genau dem AUG (nt 834), mit dem die Synthese des Polyproteins initiiert wird (Abb. 42.**11b**). Oberhalb des AUG^{834} befindet sich eine kurze Pyrimidin-reiche Sequenz, die, zusammen mit dem AUG^{834}, ein Bindungssignal für die 40S-ribosomale Untereinheit zu bilden scheint (daher „Y_n-X_m-AUG-Motiv" genannt, wobei n etwa 10 nt und m zwischen 25 und 30 nt lang sind) (Jang 2006). Dieses Y_n-X_m-AUG-Motiv, das in der 3'-terminalen Region aller Picornavirus-IRES-Elemente vorkommt, scheint tatsächlich die Rolle der Shine-Dalgarno-Sequenz in bakteriellen multicistronischen mRNAs zu spielen, weil Mutationen, die in das Motiv eingeführt wurden, zu stark verminderter Translation geführt haben. Das wurde vor allem in Studien mit der Poliovirus-IRES gezeigt, in der das Motiv in der Domäne VI liegt (Abb. 42.**11a**). Obwohl die 40S-Untereinheit an dieses Motiv bindet, findet bei Enteroviren am AUG des Motivs keine Initiation der Polyprotein-Synthese statt. Stattdessen muss die 40S-Untereinheit 154 nt weiter abwärts scannen, um am AUG^{743} mit der 60S-ribosomalen Untereinheit die Translation zu starten (Abb. 42.**11a**). Diese 154 nt, obwohl von keinem bislang erkennbaren Vorteil, sind im Poliovirus-Genom aller drei Serotypen in ihrer Länge, nicht aber in ihrer Sequenz, konstant beibehalten. In den Rhinoviren dagegen ist dieser „Spacer" zwischen Motiv und initiierendem AUG nur 19 nt lang (Jang 2006).

Nach der Entdeckung der Virus IRES-Elemente lag es nahe, auch nach IRES-Elementen in zellulären mRNAs zu suchen. Ein erster und relativ einfacher Ansatz war die Analyse aller neu synthetisierten Proteine in Poliovirus-infizierten Zellen. Dies hat schon 1991 zur Identifizierung einer zellulären IRES in der mRNA von BiP, einem Immunoglobulin-bindenden Protein, geführt (Macejak u. Sarnow 1991). Inzwischen gibt es Dutzende von Berichten über IRES-Elemente in zellulären mRNAs, die aber strukturell und in Bezug auf notwendige ITAFs nur wenig mit viralen IRES-Elementen gemein haben. Obwohl einige dieser Berichte einer eingehenden Überprüfung vielleicht nicht standhalten werden, ist es durchaus möglich, dass die interne Initiation der Translation schon vor der cap-abhängigen Translation der ursprüngliche Mechanismus der Translationsinitiation in Eukaryonten war.

42.1.8 Translation II: das Polyprotein

Nach der erfolgreichen Initiation der Translation findet das Ribosom ein fast das gesamte Genom überspannendes, offenes Leseraster (ORF), beim Poliovirus 2209 Codons lang, das zur Synthese eines einzigen langen Polypeptids führt, das „Polyprotein" genannt worden ist (Wimmer et al. 1993). Kein anständiges Virus kann mit der Synthese von nur einem Protein überleben. Das Polyprotein enthält deshalb eine Vielzahl von unterschiedlichen Protein-Sequenzen, die, durch Proteolyse freigesetzt, strukturelle Proteine, Enzyme oder regulatorische Proteine bilden. In Abb. 42.**5** ist der Aufbau (und die Bezeichnung) der einzelnen Polypeptide innerhalb des Poliovirus-Polyproteins, sowie der Ablauf der Proteolyse, gezeigt. An die strukturelle Region P1 schließen sich die nicht strukturellen Proteine (P2 und P3) an, die an der Proteolyse des Polyproteins, an Veränderungen des Wirtszell-Zytoplasmas (P2), oder an der Proteolyse und Genom-Replikation (P3) beteiligt sind. Interessanterweise werden die meisten Spaltungen ohne Hilfe der Zelle von den Polyprotein-eigenen Proteinasen $2A^{pro}$ und $3C/3CD^{pro}$ in cis durchgeführt, d. h. die Polyproteine spalten sich selber ohne Einfluss zellulärer Faktoren. Eine Ausnahme ist das P1-Vorstufenprotein, das, bevor es durch $3CD^{pro}$ in VP0, VP3 und VP1 gespalten werden kann, zunächst die Hilfe des zellulären Hsp90-Chaperons zur richtigen Faltung benötigt (s. oben). Der allerletzte Schritt in der Proteolyse (VP0 → VP4 + VP2) ist möglicherweise ein autokatalytischer Vorgang während der Reifung („Maturation") des Provirions (s. oben). Proteinasen $2A^{pro}$, $3C^{pro}$ und $3CD^{pro}$ sind überraschenderweise Serin-Proteinasen mit einem Cystein im aktiven Zentrum; die Struktur aller drei Enzyme ist aufgeklärt worden (Skern et al. 2002, Yin u. James 2009). Für die Poliovirus-Proteinasen ist Thr*Gly die Spaltstelle (Scissile Bond) von $2A^{pro}$; Gln*Gly die Spaltstelle von $3C^{pro}$ und $3CD^{pro}$. Der Spaltungsmechanismus der $3C^{pro}$- und $3CD^{pro}$-Proteinasen ist im Prinzip gleich; $3CD^{pro}$ ist jedoch aus nicht bekannten Gründen notwendig für die Spaltung des P1-Polyproteins. Außerdem ist $3CD^{pro}$ ein wichtiges RNA-Bindungsprotein (s. unten).

Theoretisch könnte das Poliovirus Polyprotein 77 verschiedene Spaltprodukte liefern, vorausgesetzt dass alle Spaltungen mit gleicher Wahrscheinlichkeit und mit gleicher Kinetik ablaufen (Wimmer et al. 1993). In Wirklichkeit werden nur etwa 29 Spaltprodukte gebildet. Dafür gibt es zwei Gründe:

1. Die Spaltstellen zwischen zwei Proteinen sind nicht immer ebenbürtig. Zwei Proteine mit der Spaltsequenz AxxQ***G werden sehr schnell voneinander getrennt, wohingegen solche mit der Sequenz TxxQ*G nur langsam durch $3C/3CD^{pro}$ gespalten werden (Abb. 42.**5**). Die Kinetik der Spaltungen wird durch die „Substrat-Tasche" in den Enzymen bestimmt; ein großes, hydrophiles Thr in der S4-Position des Substrats verlangsamt die Proteolyse im Gegensatz zu dem kleinen hydrophoben Ala in S4.
2. Außerdem nimmt man an, dass durch Faltung der Polypeptidkette nicht alle Spaltstellen für die Enzyme zugänglich sind (Kräusslich u. Wimmer 1988).

Diese Beobachtungen haben zu einer Erklärung geführt, warum es in der infizierten Zelle mehr $3CD^{pro}$ als $3C^{pro}$ + $3D^{pol}$ (die RNA-Polymerase), oder mehr 3AB als 3A + $3B^{VPg}$ gibt. Der Überschuss von $3CD^{pro}$ und 3AB im Vergleich zu deren Spaltungsprodukten ist sinnvoll, weil das Virus diese Proteine im Verlauf des Replikationszyklus für viele verschiedene molekulare Abläufe braucht, die von den Endprodukten der Proteolyse nicht durchgeführt werden können. Auf diese Weise erweitert das Virus, das unter den Bedingungen eines genetischem Sparhaushalts leben muss, sein Repertoire an nutzbaren Polypeptiden (Wimmer et al. 1993).

Die Polyproteine von mehreren Picornaviren sind in Abb. 42.**4** schematisch wiedergegeben. Grundsätzlich ist der Bauplan der gleiche. Dennoch treten wichtige Unterschiede zwischen den Polyproteinen verschiedener Picornavirus-Genera auf:

1. In den Polyproteinen der Cardio- und Aphthoviren kartiert im N-Terminus ein „Leader Protein L". Bei Aphthoviren ist L eine Proteinase („L^{pro}"), die sich selbst vom Polyprotein abspaltet. Eine wichtige Funktion der L^{pro} ist die Proteolyse des eIF4-G-Faktors, die zur Hemmung der Wirtszell-Proteinsynthese führt (s. oben). Das kleinere L-Protein der Cardioviren (EMCV and Theiler's Virus), das durch $3C^{pro}$ von der Polypeptidkette abgespalten wird, induziert die Phosphorylierung von Nukleoporinen, was zur Deregulierung des zellulären Transports in und aus dem Zellkern führt.
2. Weder Cardio-, noch Aphtho- oder Hepatoviren synthetisieren eine dem $2A^{pro}$ der Enteroviren äquivalente Proteinase, die im Polyprotein die Spaltung zwischen den Polypeptiden P1 und P2 katalysiert. Bei diesen Genera wird P1 von P2 durch die entsprechende $3C^{pro}$-Aktivität getrennt. $3C^{pro}$ spaltet aber nicht zwischen 2A und 2B. Stattdessen ist ein spektakulärer Mechanismus der Proteolyse zwischen 2A und 2B in Aphtho- und Cardioviren gefunden worden. Zunächst war die „Größe" des Aphthovirus 2A – nur 18 Aminosäuren – überraschend. Dann fand man heraus, dass die 2A*2B-Spaltung autokatalytisch verläuft, d. h. ohne jegliche Teilnahme einer Proteinase. Genauere Untersuchungen zeigten, dass für diese Spaltung die 13 C-terminalen Aminosäuren des 2A notwendig sind, d. h. zwei Proteine 2A und 2B, die durch die dazwischen liegende (Aphthovirus-spezifische) Sequenz Protein-A-**LKLAGDVESNPG*P**-Protein B verbunden sind, spalten sich spontan zu Protein A-**LKLAGDVESNPG** + **P**-Protein B mit einer Ausbeute von ~65 %. Die Spaltung kann auf 100 % erhöht werden, wenn die N-terminale Aphthovirus-spezifische Sequenz um 20 Aminosäuren erweitert wird. Diese überraschende cis-Spaltung einer kurzen Peptidsquenz hat verständlicherweise in der Gentechnik viel Anwendung gefunden. Der gleiche Mechanismus einer autokatalytischen Proteolyse findet auch zwischen 2A*2B der Cardioviren statt.
3. Das Polyprotein der Aphthoviren enthält aus unbekannten Gründen drei nebeneinander liegende VPg-Sequenzen, die im gleichen Ausmaß für die Initiation der RNA-Synthese benutzt werden.

Die Entdeckung des Poliovirus-Polyproteins im Jahre 1968 durch D. Baltimore (Jacobson u. Baltimore 1968) war nur möglich durch die vorausgegangene Einführung der SDS Gel-Elektrophorese in die Virologie und besonders die Arbeiten mit dem Poliovirus durch J. Maizel und D. Summers (Summers u. Maizel 1968). Man kann die Auswirkung dieser Arbeiten auf die gesamte Virologie und Biologie nicht hoch genug einschätzen: SDS PAGE ist eine der wichtigsten Methoden in der biologischen und medizinischen Forschung geblieben und die Synthese eines Polyproteins als genetische Strategie der Gen-Expression ist später für alle Plus-Strang-RNA-Viren und Retroviren erkannt worden. Erstaunlicherweise sind J. Maizel und der inzwischen verstorbene D. Summer für ihre Arbeiten nie gebührend geehrt worden.

42.1.9 Replikation des Picornavirus-Genoms

Die Replikation der Picornavirus-Genome verläuft nach dem allgemeinen Bauplan aller einzelsträngigen Plus-Strang-RNA-Viren: die Genom-RNA wird durch den virusspezifischen Replikationskomplex in einen Minus-Strang von komplementärer Sequenz umgeschrieben, der dann selbst als Matrize für die Plus-Strang-RNA-Synthese fungiert (Abb. 42.**3**) (Jacobson u. Baltimore 1968). Da das infizierende Genom zunächst translatiert wird, ergibt sich folgendes Problem: Ribosomen wandern während der Translation vom 5'- zum 3'-Terminus entlang der mRNA, wohingegen das Ablesen (Transkription) einer Nukleinsäure-Matrize (Template) durch die Polymerase immer von 3' nach 5' verläuft. D. h. Ribosomen und Replikationskomplex sind auf Kollisionskurs mit gegenseitiger Inaktivierung, wenn nicht ein besonderer Mechanismus die Begegnung verhindert. Zur Lösung dieses Dilemmas ist kürzlich folgender Mechanismus vorgeschlagen worden: die ITAFs PTB und PCBP2 in membrangebundenen Vorstufen der Replikationskomplexe werden durch 3C/3CD^{pro}-katalysierte Proteolyse abgebaut. Dadurch wird die Initiation der Proteinsynthese (nicht aber der RNA-Synthese) lokal gehemmt, was die virale mRNA (die sich vom Genom nur durch das fehlende VPg unterscheidet) als Template für die Minus-Strang-Synthese freisetzt (Jang 2006, Perera et al. 2007).

Die RNA-Polymerase 3D^{pol} ist die primäre Komponente für die RNA-Synthese. Um heterologe RNAs an einer Einmischung in die sehr spezifische Replikation zu hindern, nehmen eine Reihe von virusspezifischen und zellulären Proteinen, sowie spezielle cis-aktive RNA-Strukturen an der RNA-Synthese teil. Die am gründlichsten und längsten (50 Jahre) untersuchte Genom-Replikation von Picornaviren ist die des Poliovirus. Dennoch sind wesentliche Schritte, wie z. B. die Initiation der Plus-Strang-Synthese, noch unbekannt.

An der RNA-Replikation beteiligte Virusproteine

Da das Virus einem genetischen Sparhaushalt unterworfen ist, kann es nicht überraschen, dass zur Replikation nicht nur alle bekannten nicht-strukturellen Endprodukte der Proteolyse des Polyproteins, sondern auch deren Vorstufenpolypeptide zur RNA-Synthese herangezogen werden. In einigen Fällen deuten nur genetische Experimente auf die Beteiligung eines nicht strukturellen Proteins an der RNA-Synthese (z. B. im Falle der Proteinase 2A^{pro}) hin. Die Proteine 2B, 2BC, und 2C^{ATPase} spielen eine wichtige Rolle in der Modifikation der zytoplasmischen Membranstrukturen, was zu unzähligen kleinen Vesikeln führt (Abb. 42.**13ab**) (Egger et al. 2002). Diese virusinduzierte Vakuolisierung stellt eine für die RNA-Replikation absolut notwendige Plattform dar. D. h. die Replikatonskomplexe werden an der Oberfläche der neu gebildeten Vesikel zusammengesetzt und durch hydrophobe Regionen in 2B, 2BC, 2C^{ATPase} und 3A verankert. Die 2C^{ATPase}, die ein NTP-bindendes Motiv besitzt, ist an mehreren Vorgängen während des Replikationszyklus beteiligt: Veränderungen der zytoplasmatischen Membranstrukturen, RNA-Synthese, Uncoating und Morphogenese. Die essenzielle Beteiligung der 2C^{ATPase} in der RNA-Synthese wurde durch die inhibierende Wirkung von Guanidinium-HCl entdeckt: Schon bei einer Konzentration von 2 mM, die kaum einen Einfluss auf das Zellwachstum hatte, wird die Poliovirus-RNA-Synthese abrupt abgebrochen. Dies war eine der ersten Beobachtungen während der 1960er Jahre, dass virales Wachstum durch einfache Chemikalien selektiv unterbunden werden kann und hat zu großen Hoffnungen für eine effektive Chemotherapie viraler Krankheiten geführt. Leider wurde die Begeisterung rasch gedämpft, weil das Virus unglaublich schnell resistente Stämme entwickelte (s. unten: Picornaviren als Quasispezies), deren Mutationen in der 2C^{ATPase} kartieren.

Die Proteine der P3 Region (3A, 3B[VPg], 3AB, 3C^{pro}, 3CD^{pro}, 3D^{pol}) des Polyproteins sind die Hauptträger der RNA-Synthese. Schon vor 30 Jahren war entdeckt worden, dass die Polymeraseaktivität Primer-abhängig ist, d. h. 3D^{pol} kann de novo nicht die Synthese eines neuen RNA-Strangs mit einem NTP initiieren (Paul 2002). Die Suche nach dem natürlichen Primer führte schließlich zur Identifizierung der folgenden zwei verschiedenen katalytischen Aktivitäten der 3D^{pol} (Paul et al. 1998):

1. Uridylylierung des kleinen Proteins VPg an dessen Tyrosin zum VPg-pUpU. Bemerkenswerterweise läuft diese Reaktion nur in Gegenwart eines speziellen RNA-Templates ab: Poly(A) (aber nicht poly[G, U, oder C]) kann als ineffizientes Template fungieren; das richtige Template ist jedoch eine RNA-Struktur (*cre*[2C]) in der Kodierungssequenz der 2C^{ATPase} (s. unten).
2. Unter Zuhilfenahme des VPg-pUpU Primers wird die Synthese des Minus-Strangs am 3'-terminalen poly(A)

des Plus-Stranges initiiert und fortgesetzt. Das führt zu VPg-pUpUUUUUU... und in vivo schließlich zum kompletten Minus-Strang (Abb. 42.**12**).

Die Reaktionen 1. und 2. können mit gereinigten Protein- und RNA-Komponenten durchgeführt werden; der molekulare Mechanismus, wie $3D^{pol}$ von 1. auf 2. umsteigt, ist jedoch nicht bekannt. Die Kristallstrukturen von $3D^{pol}$, $3C^{pro}$ und $3CD^{pro}$ sind alle aufgeklärt worden. $3D^{pol}$ oligomerisiert Head-to-Tail zu Dimeren und Trimeren und möglicherweise noch längeren Homopolymeren, die für die Reaktionen 1. und 2. notwendig sind.

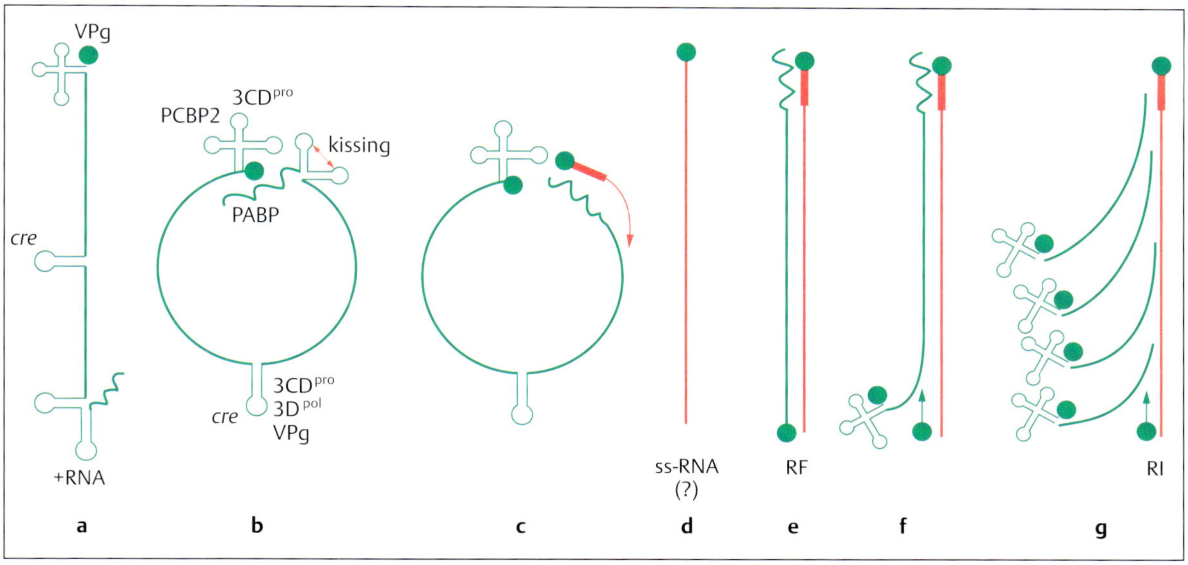

Abb. 42.**12** Schematische Darstellung der Picornavirus-RNA-Replikation (Enteroviren). Im Poliovirus-Genom sowie in Genomen der Coxsackie-A- und -B-Viren findet eine Kissing Interaction (roter Doppelpfeil) zwischen zwei Stem-Loop-Strukturen im 3'-NTR statt. Weitere Erklärungen im Text.

a 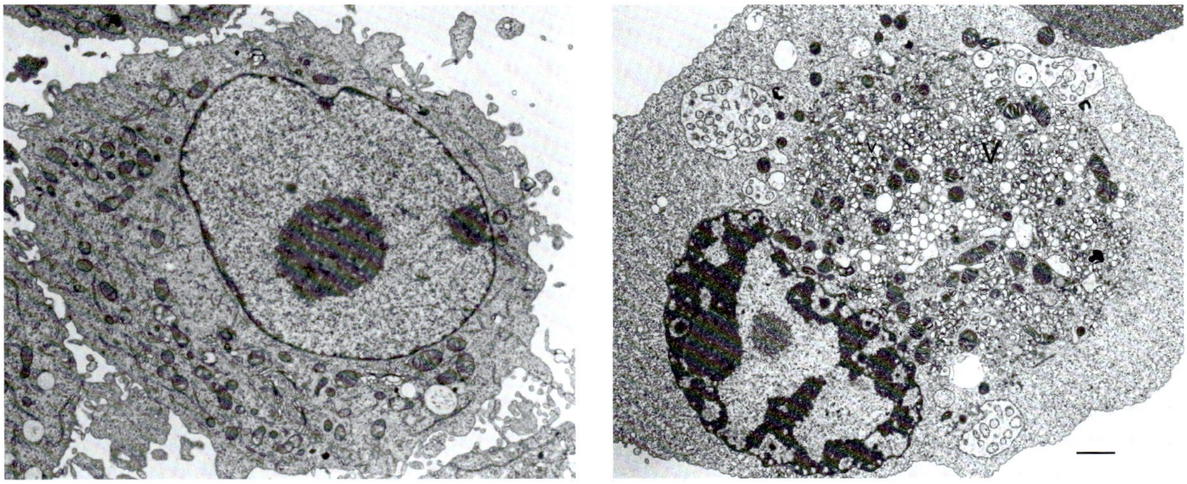 b

Abb. 42.**13** Elektronenmikroskopisches Bild einer durch Poliovirus zerstörten HEp-2-Zelle. Größenmaßstab: 1 µm (mit freundlicher Genehmigung von D. Eggers und K. Bienz).
a Nicht infizierte HEp-2-Zelle (Human epithelial laryngeal Carcinoma Cell) aus einer Suspensionskultur.
b Poliovirus-Typ-1-(Mahoney)-infizierte HEp-2 Zelle 8 Stunden nach der Infektion. Charakteristisch sind neben Kernveränderungen, wie Kondensation des Chromatins und Segregation (Entmischung) des Nukleolus, eine ausgeprägte Vakuolisierung des Zytoplasmas. Unter den verschiedenen Vesikelpopulationen sind diejenigen mit „V" bezeichnet, an denen ca. 2 bis 4,5 Stunden nach Infektion die virale RNA-Replikation abläuft.

An der RNA-Replikation beteiligte zelluläre Proteine

Bisher ist für die Replikation der Enterovirus-Genome nur das PCBP2 als essenzieller Faktor identifiziert worden. PCBP2 ist demnach nicht nur ein ITAF, indem es an die Domäne III der IRES bindet; es hat auch eine essenzielle Funktion in der RNA-Synthese durch seine Bindung erstens an die Stem-Loop-Ib-Struktur des 5'-terminalen Cloverleafs und zweitens an eine pC-reiche Sequenz zwischen Cloverleaf und IRES. Die oben erwähnte proteolytische Spaltung des PCBP2 durch 3C/3CD^{pro} führt zu zwei Spaltprodukten, von denen das größere N-terminale Fragment immer noch an das Cloverleaf (und wahrscheinlich auch an die pC-reiche Sequenz) binden kann, um damit die RNA-Synthese zu unterstützen. Keines der Fragmente kann jedoch an der Aktivierung der IRES teilnehmen. Von einer Reihe anderer zellulärer Proteine (Sam69, nucleoin, hnRNP C) sind mit großer Wahrscheinlichkeit nur das poly(A)-Binding-Protein (PABP) und Reticulon 3 von Bedeutung (Paul 2002).

Cis-aktive RNA-Elemente in der RNA-Replikation

Das einsträngige RNA-Genom hat sich aus seinen unendlich vielen Faltungsmöglichkeiten mehrere Strukturen ausgesucht, die für seine RNA-Synthese, und deshalb für den Replikationszyklus des Virus, unerlässlich sind. Die Analyse dieser Strukturen ist deshalb kompliziert, weil Vertreter verschiedener Genera, ja sogar verschiedener Spezies, unterschiedliche Faltungen in replikationsessenziellen Regionen des Genoms vorweisen. Z. B. haben nur die Enteroviren ein 5'-terminales Cloverleaf, Cardio-, Aphtho-, und Hepatoviren haben dagegen ihre eigenen, spezifischen RNA-Faltungen in dieser Region, die keine Homologie mit denen der Enteroviren aufweisen (Abb. 42.**11**). Die 3'-heteropolymeren Termini sind sogar innerhalb des Genus Enterovirus unterschiedlich.

Am Beispiel des Poliovirus sollen kurz die Funktionen der folgenden vier RNA Elemente beschrieben werden, die in der RNA-Replikation essentiell sind: Erstens das Cloverleaf mit der angrenzenden C-reichen Region, zweitens die 3'-terminale heteropolymere Region, drittens das 3'-terminale poly(A) und viertens das cis-aktive *cre*-Element (Cis-acting Replication Element).

1. Wie bereits erwähnt, ist 3CD^{pro} nicht nur eine Proteinase, sondern auch ein spezifisches RNA-Bindungsprotein, wobei die RNA-Bindungsstelle in der 3C-Domäne liegt. Zusammen mit PCBP2 und dem Cloverleaf bildet 3CD^{pro} einen ternären Komplex (Abb. 42.**12b**), wobei das 3CD^{pro} an Stem-Loop-Id des Cloverleaf bindet. Dieser Komplex ist zwar essenziell für die Initiation der Minus- und Plus-Strang-Synthese, seine genaue Funktion ist jedoch immer noch nicht bekannt.
2. In den 3'-heteropolymeren Regionen findet zwischen den zwei Stem-Loop-Strukturen ein „Kissing" statt (temporäre Bildung von Basenpaaren; roter Doppelpfeil in Abb. 42.**12**b), dessen Unterbindung durch Mutation eine Hemmung der RNA-Replikation hervorruft. Man kann deshalb davon ausgehen, dass 3'-terminales Kissing für die Poliovirus RNA-Replikation wichtig ist, weswegen die 3'-NTR auch als oriR bezeichnet wird. Zur großen Überraschung hat man jedoch entdeckt, dass die gesamte Poliovirus-spezifische 3'-NTR durch die 3'-NTR des Rhinovirus 14 (HRV14) ersetzt werden kann, welche nur einen Stem-Loop enthält. Nicht nur hat das 3'-Ende des HRV14 keine Kissing-Partner, es hat auch eine dem Poliovirus fremde RNA-Sequenz in dieser Region. Dennoch replizierte das chimäre Genom mit wt-Kinetik. Weitere Experimente haben dann gezeigt, dass die gesamte 3'-heteropolymere Region des Poliovirus-Genoms entfernt werden kann, ohne dass das so beschnittene Genom lebensunfähig war (die Mutante replizierte jedoch mit geringer Effizienz). Diese Resultate bezeugen die ungeheure Komplexität der genetischen Befunde, die eine Deutung von Struktur-Funktionsbeziehungen schwierig machen.
3. Das 3'-terminale poly(A) bindet das zelluläre poly(A)-Bindungs-Protein (PABP), das Affinität zum 5'-terminalen ternären Komplex (über 3DC^{pro}) hat. Die Minimallänge des Poly(A) ist pA_{8-12}. Man hat postuliert, dass die Affinität zwischen PABP und 3CD^{pro} zu einem zirkulären Genom führen kann. Einen direkten Beweis dafür gibt es nicht; seine Existenz würde jedoch erklären, warum die Initiation der Minus-Strang-Synthese ein 5'-terminales Cloverleaf braucht.
4. Unerwartet war die Beobachtung, dass fast alle bisher untersuchten Picornaviren eine essenzielle RNA-Struktur benutzen, die innerhalb der kodierenden Sequenz des Polyproteins kartiert (*cre* oder oriI genannt). Nur bei Aphthoviren liegt dieses Replikationssignal im 5'-NTR. *Cre*-Elemente sind kleine Stem-Loop-Strukturen, die ein konserviertes Motiv enthalten ($G_1XXXA_5A_6A_7XXXXXXA_{14}$), das essenziell für die Uridylylierung des VPg ist. Der Mechanismus der Uridylylierung in Gegenwart von 3CD^{pro} (das als RNA-Bindungsprotein fungiert und die Reaktion 100-fach stimuliert), 3D^{pol}, VPg, UTP, Mg^{++} ist unerwartet komplex: das A_5 des *cre* wird zuerst als Template für die erste Uridylylierung abgelesen. Dann gleitet der Komplex zum A_6 zurück, um wiederum am A_5 als Template ein zweites pU an das VPg-pU zu kondensieren („Slide back Mechanism") (Abb. 42.**14**) (Paul et al. 2003).

Das so gebildete VPg-pUpU springt dann zum 3'-Ende des Genoms, um als Primer für den Minus-Strang zu fungieren (Abb. 42.**12**c). *Cre*-Elemente liegen in verschiedenen Picornaviren an verschiedenen Stellen des Genoms. Die

5' $G_1XXXA_5A_6A_7XXXXXXA_{14}$ $G_1XXXA_5A_6A_7XXXXXXA_{14}$ $G_1XXXA_5A_6A_7XXXXXXA_{14}$ 3'

U_1pVPg ⟶ U_1pVPg U_2U_1pVPg

Abb. 42.**14** Mechanismus der Uridylylierung in Gegenwart von $3CD^{pro}$.

Lage des *cre* im Genom schien deshalb für seine Funktion nicht wichtig zu sein, was durch Experimente mit Poliovirus wie folgt bestätigt wurde: das natürliche *cre* in der kodierenden Sequenz der $2C^{ATPase}$ (*cre*[2C]) konnte durch eine Punktmutation inaktiviert werden, was zur Nullmutante führte. Einführung einer zweiten *cre*-Kopie mit wt-Sequenz in die 5'-NTR zwischen CL und IRES konnte die Nullmutante retten, die überraschend mit wt-Phänotyp replizierte (Yin et al. 2003).

Verpackung (Encapsidierung) des Virusgenoms

Die Synthese reifer Virionen ist der am wenigsten untersuchte Prozess im Lebenszyklus der Picornaviren. Proteolytische Spaltung des P1-Vorstufenproteins führt zu spezifischen Aggregaten der Kapsidproteine (s. oben), die nach einem unbekannten Mechanismus sehr spezifisch nur VPg gebundene Plus-Strang-RNA (Genome), nicht aber virale mRNA oder Minus-Strang-RNA, enkapsidieren. Nur neu synthetisierte Genome, möglicherweise in statu nascendi, können von den morphogenetischen Komplexen enkapsidiert werden. Genetische Studien haben gezeigt, dass die $2C^{ATPase}$ an diesem Vorgang mit einer unbekannten Funktion beteiligt ist.

Ein Modell der Enterovirus-Genom-Replikation

Wie in Abb. 42.**12** gezeigt, bildet das Genom (a) durch die Wechselwirkung zwischen $3CD^{pro}$ am 5'-Ende und PAPB am 3'-Ende eine zirkuläre Struktur (b), deren *cre* für die Synthese des Primers VPg-pUpU sorgt. Der Primer wandert zum 3'-Ende zu den sich „küssenden" Stem-Loop-Strukturen (b; roter Doppelpfeil), wo die Minus-Strang-Synthese, vermutlich unter Auflösung der zirkulären Struktur, initiiert wird (c), was zur doppelsträngigen RNA (e) (auch Replikative Form [RF] genannt) führt. Freie Minus-RNA-Stränge (d) treten in infizierten Zellen nicht auf. Die Plus-Strang-Synthese wird am CL-Ende des RF initiiert, wiederum mit VPg-pUpU als Primer (f). Im Gegensatz zur RF-Synthese werden mehrere neue Plus-Stränge an einer einzelnen RF-Struktur initiiert, was zum Replicative Intermediate (RI; g), einem einzelnen Minus-Strang mit mehreren Plus-Strängen in statu nascendi, führt.

42.1.10 Zellfreie Synthese von Poliovirus

Eine überraschend einfache und aufschlussreiche Methode wurde 1991 durch Molla et al. (Molla et al. 1991) veröffentlicht, die den gesamten Vermehrungszyklus des Poliovirus in einem zellfreien Milieu erlaubt. Ausgehend von nicht infizierten HeLa Zellen wurde ein zytoplasmatischer Zell-Extrakt (frei von Zellkernen oder Mitochondrien) mit isoliertem Poliovirus-Genom inkubiert, was zur synchronisierten De-novo-Translation, Genomreplikation und Virus-Morphogenese führte. Die neue Methode, die einen durch die fehlende Zellmembran ungehinderten Eingriff in die verschiedenen Stadien des synchronisierten Replikationszyklus erlaubt, ist vielfältig angewendet worden und hat zum Verständnis wichtiger Replikationsschritte beigetragen (Paul et al. 2009). Zusammen mit der später nachvollzogenen In-vitro-Synthese des Cardiovirus EMCV (Svitkin u. Sonenberg 2007) ist die zellfreie De-novo-Synthese eines Virus bisher einmalig in der Virologie. Trotz dieser technischen Fortschritte sind die Details vieler Einzelschritte in der Replikation des Picornavirus Genoms noch unbekannt. Das bezieht sich vor allem auf die entscheidende Rolle des $2C^{ATPase}$-Proteins, auf den Mechanismus der Initiation der Plus-Strang-Synthese, und auf den Mechanismus der Morphogenese.

42.1.11 Genetik

Picornaviren als Quasispezies

Alle Nukleinsäure-synthetisierenden Enzyme lesen ihr Template mit einer intrinsischen Fehlerrate von ~10^{-4} Nukleotiden ab, wobei RNA-Viren quasi in freier Entscheidung (durch die der Evolution zugrunde liegenden „Vernunft") keine Proof-Reading- und Editing-Mechanismen entwickelt haben. Deshalb existieren RNA-Viren als Mischung von Mutanten, wobei unter dem „Wild-Typ" solche Varianten zu verstehen sind, die unter gegebenen Umständen am besten wachsen. Diese Erkenntnis hat zur Definition von RNA-Viren als **Quasispezies** geführt (Wimmer et al. 1993, Domingo et al. 2002). Die großen Vorteile dieser hohen Mutationsrate für das Virus sind erstens die schnelle Adaption an neue Umweltbedingungen (Resistenz gegen antivirale Chemotherapie; Immune Escape [Unterlaufen der Immunität]; Erweiterung des Wirtsspektrums etc.) und zweitens die Entwicklung relativ kleiner Genome (unter dem Zwang der hohen Fehlerrate) mit einem relativ schnellen Replikationszyklus, in dem eine große Anzahl von Nachkommen synthetisiert werden. Kleine Genome bedeuten genetischen Sparhaushalt, der jedoch, wie vorher beschrieben, die Massenproduktion von Tochterviren während einer Picornavirus-Infektion keineswegs beeinträchtigt.

Unerklärt bleibt, warum in dem „Mutantenschwarm" des Hepatitis-A-Virus ein Serotyp stabil bleibt, oder warum das Poliovirus drei Serotypen aufweist, wogegen Rhinoviren über 100 Serotypen entwickelt haben. Oder anders gefragt: Warum sind die Garnituren der neutralisierenden Epitope des HAV oder des Poliovirus genetisch so stabil, dass sie während einer Epidemie gegen die polyklonale Immunantwort in Menschen keine resistenten Varianten bilden konnten, die „fit" genug sind, um ihre genetischen Vorgänger zu verdrängen?

Eine Poliovirus-3D^{pol}-Mutante (G64S) ist kürzlich beschrieben worden, deren Fehlerrate kleiner ist (0,34 Mutationen pro Genom), als die des wt-Enzyms (1,9 Mutationen pro Genom) (Vignuzzi et al. 2006). Die Poliovirus(G64S)-Mutante war in CD155 transgenen Mäusen attenuiert, was auf eine Beschränkung der Mutationsrate der Mutante zurückgeführt worden ist. Möglicherweise braucht das Virus während der Infektion alle möglichen genetischen Varianten, die sich durch Komplementation in verschiedenen Geweben helfen, um das Zielgewebe (zentrales Nervensystem) zu erreichen. Es wäre faszinierend, diese Experimente auch mit anderen RNA-Viren durchzuführen, weil damit eine direkte Verbindung zwischen hoher Mutationsrate der **Quasispezies** und Pathogenese in einem einzigen Infektionszyklus hergestellt werden könnte.

Genetische Komplementation

Zwei genetische Varianten eines Virus, die in verschiedenen Loci (Allel A und Allel B) ihres Genoms beeinträchtigende Mutationen haben, können durch den Austausch der wt-Genprodukte einen normalen Lebenszyklus durchlaufen, ohne ihre Mutationen zu verlieren. D. h. Variante A hilft durch Komplementation mit seinem gesunden Allel-B-Protein der Variante B und vice versa. Picornaviren produzieren überhaupt nur ein einziges Polypeptid, das Polyprotein, weswegen die Viren formal ein monocistronisches Genom haben. Durch die proteolytischen Spaltungen, die zu wichtigen Zwischen- und Endprodukten mit verwandten Sequenzen aber verschiedenen Funktionen führen, findet Komplementation nur zwischen wenigen Proteinen statt (intra-cistronische Komplementation) und ist dann ineffizient. Aus diesen Gründen ist es für den Genetiker nicht sinnvoll, von einem 3D^{pol}-Gen zu sprechen, wenn dieses „Gen" mit dem „Gen" für das funktionell verschiedene 3CD^{pro} zum großen Teil identisch ist.

Eine Ausnahme bei den Picornaviren ist die Komplementation der P1-kodierenden Sequenz der Kapsid-Proteine: Poliovirusgenome, deren Kapsid-Sequenz fast ganz eliminiert ist (Defective Interfering Genomes; DI-Genomes) können während einer Ko-Infektion mit wt-Virus dessen wt-Kapsid in trans benutzen und wt-Virionen mit DI-Genomen (DI-Particles) bilden. Komplementation (Rescue) kann sogar in trans durch ein passendes Expressions-System (z. B. einen Vaccinia-Virus-Expressions-Vektor) erreicht werden. Interessanterweise findet Komplementation eines Genoms nur dann statt, wenn es selbst translatiert und damit zur RNA-Replikation mit eigenen P2-P3-Proteinen fähig ist. D. h. nur RNA replizierende Genome können komplementiert werden. Eine sinnvolle Erklärung dieser Abhängigkeit von Komplementation und Replikation gibt es noch nicht. Es ist möglich, dass nur neu synthetisierte Genome (möglicherweise solche in statu nascendi) mit den Kapsid-Vorstufen Komplexe binden können.

Genetische Rekombination

Genetische Rekombination bei Picornaviren ist der Austausch von genetischen Elementen zwischen zwei koinfizierenden Viren ohne Verlust oder Gewinn von Nukleotid-Sequenzen (Wimmer et al. 1993, Agol 2002). Dieser Austausch ist nicht von der kodierenden Sequenz eines Proteins (z. B. 2B oder 3A) abhängig und kann im Prinzip an jeder Stelle des Genoms stattfinden. Eine Voraussetzung für Rekombination ist jedoch, dass am Locus des Crossovers homologe Sequenzen existieren, die von der 3D^{pol} beim Wechsel des Templates erkannt und ohne Verlust eines Nukleotids als neues Template adoptiert werden. Rekombination unter Verlust eines oder zweier Nukleotide in der kodierenden Sequenz des Polyproteins wäre wegen des Verlustes des korrekten Leserasters für die Rekombinante letal. Während eines einzigen Replikatonszyklus tritt genetische Rekombination zwischen den Tochter-Genomen mit der erstaunlich hohen Frequenz von 10^{-4} auf. Unter diesen Umständen sind die Template-Stränge natürlich nahezu identisch. Schon der geringe Unterschied zwischen den Genomsequenzen der drei Poliovirus-Serotypen verringert die Rekombinationsfrequenz auf 10^{-6}. Ähnliche Rekombinationsfrequenzen kann man experimentell zwischen Poliovirus und Coxsackie-A-Viren desselben C-Clusters erzielen (s. unten). Obwohl während der Evolution seltene Rekombinationsvorgänge zwischen sehr verschiedenen Genomen eine äußerst wichtige Rolle gespielt haben müssen, kann man heute Rekombination zwischen Enteroviren aus verschiedenen Clustern experimentell nicht mehr nachweisen.

Illegitime Rekombination

Grundsätzlich hat das Picornavirus kein Interesse an heterologen Nukleotid-Sequenzen, die ohne sein Befragen, aber im Interesse des Experimentators, in das Genom kloniert wurden (z. B. um die Picornaviren als Expressions-Vektoren für ein fremdes Protein zu entwickeln). Heterologe Nukleotid-Sequenzen werden mit erstaunlicher Geschwindigkeit (oft schon nach einem einzigen Replikationszyklus) aus dem Genom eliminiert. In vielen Fällen bleiben kurze Restsequenzen des Eindringlings erhalten, d.h. klonale Analysen in verschiedenen Isolaten der Tochter-Viren zeigen entweder keine, kleinere (6 bis 12 nt) oder größere (20 bis 30 nt) fremde Nukleotid-Restsequenzen. Diese Beobachtungen deuten daraufhin, dass die Tochterviren die fremden Sequenzen nach dem Prinzip des „Trial and Error" eliminiert haben, bis eine gerade noch akzeptable (oder gar keine) Sequenz übrig geblieben ist (Agol 2002, Mueller u. Wimmer 1998).

Reverse Genetik

Die Gentechnik hat in den 1970er Jahren enormen Fortschritt in der Molekularbiologie gebracht, von dem die Erforschung der RNA-Viren jedoch zunächst ausgeschlossen war. RNA-Virusgenome waren zu groß, um sie gezielt in Sequenz oder Gen-Anordnung zu verändern und die Methoden der experimentellen DNA-Welt waren nicht auf RNA anwendbar. Das änderte sich 1978 mit der ersten Synthese einer infektiösen cDNA (complementäre DNA) eines RNA-Genoms mittels reverser Transkription, nämlich des Genoms des RNA-Phagen Qβ (Taniguchi et al. 1978). Die Qβ-spezifische cDNA konnte genetisch durch Molecular Engineering so verändert werden, wie es in der Molekularbiologie der DNA schon lange üblich war (gezielte Mutationen, Deletionen und Insertionen). Danach konnte man Plasmide, die Qβ-spezifische cDNA enthielten, in die Wirtszellen (E. coli) transfizieren, was zur Bildung von replizierenden Mutanten der Qβ-Phagen führte (Taniguchi 1978). Das gleiche Experiment wurde 1981 von Racaniello und Baltimore (Racaniello u. Baltimore 1981) wiederholt, die statt Qβ-RNA Poliovirus-RNA als Ausgangssubstrat benutzten. Poliovirus-spezifische cDNA, eingesetzt in ein Plasmid, wurde in HeLa Zellen transfiziert, wonach (mit sehr geringer Effizienz) Poliovirus zurückgewonnen werden konnte. Durch die Einführung der T7-Phagen-RNA-Polymerase wurde die Ausbeute von Poliovirus um mehrere Größenordnungen verbessert: Das Phagen-Enzym synthetisierte beim Ablesen der in einem Plasmid eingesetzten Poliovirus-cDNA hoch infektiöse Poliovirus-RNA, die in HeLa-Wirtszellen transfiziert werden konnte (van der Werf et al. 1986). Die Methode der Reversen Genetik ist inzwischen für fast alle RNA-Virus-Systeme entwickelt worden; ihre Bedeutung für die Untersuchungen von RNA-Viren kann gar nicht überschätzt werden.

Synthese des Poliovirus ohne natürliche Genom-Matrize

Die Erfolge der chemischen DNA-Synthese während der Jahre 1980 bis 2000 haben es möglich gemacht, Virusgenome ohne Hilfe von natürlichem Template chemisch/biochemisch zusammenzusetzen. Poliovirus war das erste komplette Virus, das 2002 lediglich nach der Information im Internet von Cello et al. (Cello et al. 2002) synthetisiert worden ist. Die Synthese verlief, wie zu erwarten war, über den Umweg der cDNA, welche damals das längste DNA-Molekül (7500 Basenpaare) war, das chemisch/biochemisch je zusammengesetzt worden war. Die mittels der T7-RNA-Transkriptase synthetisierte RNA wurde dann im zellfreien System von Molla et al. (Molla et al. 1991) zur Synthese des intakten Virus benutzt. Diese Arbeit zeigte zum ersten Mal, dass ein Virus außerhalb lebender Wirtszellen synthetisiert werden kann, was die Autoren als Hinweis dafür ansahen, dass Viren als **Chemikalien**, im Falle des Poliovirus mit der Summenformel

$C_{332\,652}H_{492\,388}N_{98\,245}O_{131\,196}P_{7501}S_{2340}$

mit einem **Lebenszyklus** betrachtet werden können (Molla et al. 1991, Cello et al. 2002).

Die Veröffentlichung der Poliovirus-Synthese (Wimmer 2006) hat viel Aufsehen erregt. Kritiker übersahen, dass die Poliovirus-Synthese den Anfang einer neuen Ära in der Virologie einläutete. Es kann mit Sicherheit vorausgesagt werden, dass die chemische Virus-Synthese eines Tages zur Routine in der Virusforschung wird, da sie neue und ungeahnte Möglichkeiten der virologischen Untersuchungen und genetischen Modifikationen erschließt, speziell auch für die Pathogenitätsforschung und Entwicklung attenuierter Impfviren. In der Tat sind seit 2002 die Genome des Phagen ΦX174 (2003), des Virus der „Spanischen Influenza" von 1918 (2005), des endogenen Retrovirus HERV-K (2006, 2007); des Simian Immunodeficiency Virus der Schimpansen (SIVcps; mit größter Wahrscheinlichkeit der Vorläufer des menschlichen HIV; 2007), und des SARS-ähnlichen Coronavirus der Fledermaus (2008) synthetisiert und zum Wachstum als Viren erweckt worden (Literatur in Wimmer et al. 2009).

Zur einwandfreien Identifizierung des synthetischen Poliovirus (sPV) wurde 2002 das Genom mit 27 genetischen Markern (Nukleotid-Austausche) versehen (jetzt auch als „Wasserzeichen" bezeichnet), die auf die Replikation in HeLa-Zellen keinen Einfluss hatten (Cello et al. 2002). Im Gegensatz zur Replikation in Zellkulturen war sPV, im Vergleich zum wt-PV, in CD155 transgenen Mäusen 10 000-fach attenuiert. Der Austausch eines einzigen Nukleotids in der Spacer-Sequenz zwischen Cloverleaf und IRES war für diese überraschende Attenuierung verantwortlich (Wimmer et al. 2009). Diese Ergebnisse, die zur Identifizierung eines neuen genetischen Locus führte, der das Wachstum des Virus in Nervenzellen beeinflusst, bezeugen die Wichtigkeit mehrerer unabhängiger Assays in der Analyse eines „chemischen Virus".

Inzwischen sind neue Polioviren synthetisiert worden, in deren Genomen in großem Maße die zelltypisch bevorzugte Nutzung der Codons (Codon Bias) oder die Paarung von synonymen Codons (Codon Pair Bias) im ORF verändert worden sind (Mueller et al. 2006, Coleman et al. 2008). Die damit zusammenhängenden Änderungen in der RNA-Sequenz betrugen viele hundert Austausche von Nukleotiden unter absoluter Beibehaltung der Aminosäuresequenz, was nur durch genomweite Synthese erreicht werden kann (Mueller et al. 2006, Coleman et al. 2008). Gezielte Veränderungen im Codon Pair Bias haben zu interessanten attenuierten Phänotypen geführt, deren Eigenschaften sie als Impfstoff-Kandidaten qualifizieren (Coleman et al. 2008). Diese neue Strategie einer beschleunigten Impfstoffentwicklung ist möglicherweise auf viele Viren anwendbar.

Genetik der Poliovirus-Eradikation

Ermutigt durch die erfolgreiche Ausrottung des Pockenvirus im Jahre 1980 beschloss die Weltgesundheitsbehörde (World Health Organization, WHO) 1988, das Poliovirus global auszurotten und damit letztlich Impfungen gegen Poliomyelitis überflüssig zu machen (http://www.who.int/mediacentre/factsheets/fs114/en/, Stand: 12.06.2009). Von den zwei zur Verfügung stehenden Impfstoffen wurde vorwiegend der oral verabreichte Lebend-Impfstoff (OPV) von Albert Sabin für Massenimpfungen ausgewählt, während der inaktivierte Poliovirus Impfstoff (IPV) nur in wenigen ökonomisch und infrastrukturell hoch entwickelten Ländern (z. B. Schweden, Niederlande) Anwendung fand. Die globale Pockenvirus-Eradikation hatte 10 Jahre gedauert. Die WHO hoffte, das Poliovirus im Jahre 2000 eliminiert zu haben. Obwohl die Zahl der Poliomyelitis-Fälle im Jahre 2008, verglichen mit 1988, verschwindend klein ist (http://www.polioeradication.org/casecount.asp, Stand: 12.06.2009), ist das Ende der Ausrottungskampagne nicht abzusehen. Dafür gibt es mehrere Gründe:

1. die seit 1980 um ein Drittel größer gewordene Weltbevölkerung,
2. der intensive internationale Verkehr zwischen allen Ländern der Welt,
3. die Veränderung des politischen Klimas,
4. die nicht enden wollenden Kriegsgeschehen,
5. die Notwendigkeit, Impfstoffe für drei Serotypen zu produzieren (trivalentes OPV, tOPV), und vor allem
6. die genetischen Eigenschaften des Poliovirus und des OPV.

Das Poliovirus ruft nur selten die gefürchtete Poliomyelitis hervor: es vermehrt sich mit großem Erfolg tagelang im Verdauungstrakt des Menschen und nur 1/100 (für Polio Typ 1) bis 1/1000 (für Polio Typ 2 und 3) der Infektionen führen zu neurologischen Komplikationen und Lähmungen. Das Poliovirus hat keinerlei Vorteil (Vermehrungsrate oder Selektion) von einer zufälligen Invasion des zentralen Nervensystems (Mueller et al. 2005); zudem ruft die Infektion im Verdauungstrakt nur milde Krankheitssymptome hervor. Diese Eigenschaften machen es schwierig, die wt-Polioviren in der Natur nach einem Poliomyelitis-Ausbruch zu verfolgen, da für jeden akuten Fall 100 bis 1000 infizierte Menschen, ohne es zu wissen, das hoch ansteckende Virus weiter verbreiten können, dessen Infektionsketten erst durch moderne genetische Analysen und dann zu spät für einen raschen Eingriff, aufspürbar geworden sind.

Für die Poliovirus-Eradikation hatte die WHO schon 1988 das OPV für Massenimpfungen vor allem in Entwicklungsländern ausgewählt. Dies hatte die folgenden Gründe:

1. die Herstellung und Qualitätskontrolle von OPV ist relativ einfach,
2. die Verabreichung ist billig und einfach (Schlucken einiger Tropfen einer Flüssigkeit),
3. tOPV (trivalentes OPV mit allen drei Serotypen) induziert eine natürliche Immunität (IgA und IgG), und
4. tOPV wird bis zu sechs Wochen (und wenigen Fällen bis zu einem Jahr) vom Impfstoffempfänger ausgeschieden. Dadurch kann OPV Kontaktpersonen infizieren (immunisieren) und somit Immunität in großen Gruppen auch ohne komplette Durchimpfung (Blockimmunität, engl. Herd Immunity) erzeugen.

Tatsächlich konnte die WHO schon 1999 einen großen Teilerfolg verbuchen, weil seit dieser Zeit keine zirkulierenden wt-Poliovirus Typ 2 mehr isoliert worden sind, d. h. Poliovirus Typ 2 war außerhalb des Labors ausgerottet worden. Warum Poliovirus Typ 2, nicht aber die beiden anderen Serotypen eliminiert werden konnten, ist nicht bekannt. Problematisch ist, dass die WHO die Impfungen mit tOPV weiterhin durchführt und damit die Welt mit dem attenuierten Poliovirus Typ 2 inokuliert (d. h. infiziert, s. unten). Ein plausibler Grund, die Impfungen noch nicht vom tOPV auf mono- oder bivalente orale Impfstoffe (mOPV1/mOPV3) umzustellen, ist die Schwierigkeit, Polioviren auch aus den Gefriertruhen in ärztlichen und wissenschaftlichen Laboratorien zu entfernen, wo Poliovirus über ein Jahrhundert lang untersucht worden ist. Die Erfassung und Vernichtung der sehr stabilen Polioviren ist problematisch und Teil eines an die Eradikation anschließenden WHO-Überwachungsprogrammes.

Gegenüber den Vorteilen des tOPV wurden in den letzten Jahren, also der „Endphase" der Ausrottungskampagne, folgende schwerwiegenden Risiken des tOPV immer deutlicher:

1. Genetische Reversion. Nach Untersuchungen in vielen Labors hat der Sabin-Impfstoff, verglichen mit den wt-Viren bei Typ 1 sechs, bei Typ 2 zwei, und bei Typ 3 drei attenuierende Mutationen (Kew et al. 2005). Die geringe Zahl dieser Mutationen ist erstaunlich, wenn man die enorme Mutationsrate der OPV-Viren, die schließlich auch eine Quasispezies bilden, berücksichtigt. Tatsächlich revertiert in Impfstoffempfängern eine der attenuierenden Mutationen, die in allen drei Impfstoffen in Domäne V der IRES vorliegt (Abb. 42.**11a**), innerhalb weniger Tage. So betrachtet scheint es ein Wunder, dass die Zahl der durch den Impfstoff bedingten Poliomyelitis-Fälle (Vaccine asso-

ciated Paralytic Poliomyelitis, VAPP) nicht größer als $1/10^6$ ist. Ein plausibler Grund ist, dass die natürliche Rate von Poliomyelitis im Vergleich zu Poliovirus-Infektionen ohnehin sehr klein ist und deshalb das Risiko neurovirulenter OPV-Invasion in das ZNS nochmals verringert wird. Weltweit werden VAPPs, von denen die meisten durch OPV3 hervorgerufen werden, bislang auf 500 bis 600 Fälle geschätzt.

2. Impfungen von Menschen mit Immundefekten haben zu chronischen Poliovirus-Infektionen geführt, wobei das Virus zu Neurovirulenz revertiert. Das gefährdet nicht nur die Patienten, sondern auch Kontaktpersonen. Patienten mit chronischen OPV-Infektionen können jahrelang hoch virulente Poliovirus-Varianten ausscheiden, z. B. wurde in Zürich mehr als 2 Jahre nach Abschaffung der OPV Polio-Impfvirus im Abwasser gefunden (Zurbriggen et al. 2008). Das könnte die Folge sein von „Import" des OPV aus Ländern, in denen Massenimpfungen mit OPV stattgefunden haben, oder von OPV-Ausscheidung chronisch infizierter Patienten.
3. Bei Kindern mit häufigen Darminfektionen sind OPV-Impfungen häufig nicht erfolgreich. Z. B. waren Kinder in Uttar Pradesh, dem am dichtesten besiedelten Staat im Norden Indiens, selbst nach 15 Impfungen mit tOPV nicht ausreichend gegen Polio geschützt. Man vermutet, dass sich durch Kompetition nicht nur die einzelnen Polioviren gegenseitig behindern, sondern dass die ohnehin geschwächten attenuierten Impfstoffviren mit anderen Darmpathogenen, die Kinder in Entwicklungsländern regelmäßig infizieren, schlecht konkurrieren können. Aus diesem Grund sind jetzt in Indien Impfungen mit monovalentem OPV1 (mOPV1) und mOPV3, zusätzlich zum tOPV, im Gange.
4. Poliovirus kann mit C-Cluster-Coxsackie A Viren (C-CAVs) rekombinieren, da beide Virustypen aus dem gleichen Enterovirus-Cluster stammen und genetisch weitgehend homolog sind. Als menschliche Pathogene sind C-CAVs jedoch sehr verschieden vom Poliovirus. Abhängig von den jeweiligen Rezeptoren ruft Poliovirus (Rezeptor CD155) schwere Krankheiten im ZNS hervor, während die C-CAVs (Rezeptor ICAM-I) für Erkältungskrankheiten verantwortlich sind. Im Verlauf der Ausrottungskampagne sind zuerst im Jahre 2000 in Haiti/Dominikanische Republik hoch virulente neurotrope PV/C-CAV-Rekombinanten identifiziert worden, die zu kleinen Poliomyelitis-Epidemien geführt haben (Kew et al. 2002). Diese Rekombinanten, jetzt „Circulating vaccine-derived Polioviruses" (cVDPV) genannt, die in der Zwischenzeit jährlich in verschieden Teilen der Welt auftreten (http://www.who.int/mediacentre/factsheets/fs114/en/, Stand: 12.06.2009), bedeuten eine neue große Hürde für die globale Ausrottung (Kew et al. 2005). Glücklicherweise lassen sich cVDPV-bedingte Epidemien durch massive Impfungen mit tOPV kontrollieren. Solange jedoch tOPV angewendet wird, werden cVDPVs entstehen, die den wt-Polioviren in allen biologischen Eigenschaften sehr ähnlich sind.

Dieser o.g. Entstehungsmechanismus von cVDPVs, die von Patienten mit Poliomyelitis-Symptomen isoliert wurden, wurde später durch experimentelle Koinfektionen mit Poliovirus und C-CAVs bestätigt (Kew et al. 2005, Jiang et al. 2008):

1. Der Cross-over-Punkt der Rekombinanten kartierte in den meisten Fällen in der kodierenden Sequenz des 2B-Proteins.
2. Rekombinanten mit der 5'-Hälfte des Poliovirus-Genoms sind stark bevorzugt. Solche Rekombinanten mit den Poliovirus-Kapsidproteinen haben durch ihre Affinität zum CD155-Rezeptor die neurotrope Identität des Poliovirus.
3. Die Rekombinationsfrequenz zwischen Poliovirus Typ 1 und C-CAV20 ist 10^{-6} und gleicht damit der Rekombinationsfrequenz zwischen den Poliovirus-Serotypen.
4. Die cVDPV haben mit Sicherheit schon seit längerer Zeit in der Bevölkerung zirkuliert.
5. Rekombinanten entstehen mit allen drei Poliovirus-Serotypen; also auch mit OPV2. D. h. Impfung mit tOPV bedeutet, dass virulente Polioviren vom Typ 2, die schon seit 1999 als ausgerottet galten, mit großer Wahrscheinlichkeit wieder irgendwo auftreten werden.

Diese Risiken des OPV haben dazu geführt, dass in vielen Industrieländern OPV nicht mehr benutzt wird und durch IPV ersetzt worden ist. Es ist zu hoffen, dass die WHO auch nach einer (möglichen?) totalen Ausrottung von zirkulierenden wt-Polioviren globale Impfungen mit IPV auch in der Zukunft empfehlen wird (Chumakov et al. 2007).

42.1.12 Ausblick

Als typische RNA Viren haben Picornaviren ein kleines Genom, das mit genetischer Information dicht besetzt ist. Fast jedes Nukleotid der ~7500 nt langen Sequenz wird gebraucht, um in vivo und selbst in Zellkultur mit der den Picornaviren eigenen hohen Effizienz zu wachsen. Ausnahmen sind einige pA-Reste des Poly(A) oder – falls vorhanden – Nukleotide in der Spacer-Sequenz zwischen IRES und dem Proteinsynthese-initiierenden AUG. Die Dichte der genetischen Information erschwert die genetische und biochemische Untersuchung des Picornavirus-Replikationszyklus, weil viele Funktionen überlappen und das Virus sich vieler zellulärer Proteine bedient. Auf der anderen Seite ist es erstaunlich, wie flexibel Picornavirus-Genome sind: die hohe Replikationsrate zusammen mit der hohen Fehlerrate und Rekombinationsfrequenz während der

Genom-Synthese erlaubt es ihnen, fehlerhafte Sequenzen zu reparieren oder zu eliminieren und sich rasch an neue Umweltbedingungen anzupassen. Diese Eigenschaften sind eine Erklärung dafür, dass Picornaviridae eine sehr große Familie sind, deren Vertreter im Menschen wie in Säugetieren eine Unzahl von Krankheitssyndromen hervorrufen, weil sie praktisch jedes Organ des Wirts als Ort ihrer Replikation wählen können. Diese für den Wirt bedauerliche Eigenschaft ist besonders bei den menschlichen Enteroviren ausgeprägt. Darüber hinaus sind die Picornaviridae eine sich stetig erweiternde Familie, wie erst kürzlich wieder unter Beweis gestellt wurde (Kapoor et al. 2008).

42.2 Klinik, Diagnostik und Prävention

H. Zeichhardt, H.-P. Grunert

42.2.1 Einführung

Die Klassifizierung der Picornaviren hat sich in den letzten Jahren geändert. Früher standen für die taxonomische Einteilung neben Sequenzvergleichen vor allem Viruseigenschaften wie antigene Abgrenzung in Serotypen, biophysikalische Charakteristika (Säure- und Temperaturstabilität), Rezeptorerkennung (z. B. bei der Majorgruppe der Rhinoviren die Erkennung von ICAM-1) und krankheitsdefinierende Symptome im Vordergrund. Mit der tieferen molekularbiologischen Charakterisierung nahm das International Committee on the Taxonomy of Viruses (ICTV) eine Neueinteilung vor, die bislang noch nicht abgeschlossen ist. Im 8th Report of ICTV wurde eine taxonomische Ordnung in 9 Genera gemäß Tab. 42.**1** vorgenommen (Stanway et al. 2005). Davon abweichend werden in der ICTV Virus Taxonomy List von 2008 (http://www.ictvonline.org/, Stand 10.06.2009) die Rhinoviren wegen ihrer molekularen und strukturellen Eigenschaften neuerdings nicht mehr als eigenes Genus geführt und dem Genus Enterovirus zugeordnet (s.a. Kap. 42.2.3). Im Folgenden wird die im klinischen und diagnostischen Bereich nach wie vor verwendete Einteilung benutzt. So werden beispielsweise die Coxsackieviren der Gruppe A in ihrer Gesamtheit abgehandelt, obwohl nach der neuen Taxonomie die Humanen Coxsackieviren A 2, 3, 5, 7, 8, 10, 12, 14, 16 zur Spezies Humanes Enterovirus A, das Humane Coxsackievirus A 9 zur Spezies Humanes Enterovirus B, die Humanen Coxsackieviren A 1, 11, 13, 15, 17-22, 24 zur Spezies Humanes Enterovirus C und die Humanen Coxsackieviren A 4, 6 als vorläufige Enterovirus-Spezies eingeteilt sind (Tab. 42.**1**). Hepatitis-A-Virus, das ursprünglich als Enterovirus 72 bezeichnet wurde, wird gesondert behandelt (s. Kap. 43.1).

Tabelle 42.**1** Taxonomie der Familie der Picornaviridae (Quelle: Stanway et al. 2005).

Genus/Spezies	Typ
Enterovirus	
Humanes Enterovirus A	Humanes Coxsackievirus A 2, 3, 5, 7, 8, 10, 12, 14, 16
	Humanes Enterovirus 71
Humanes Enterovirus B	Humanes Coxsackievirus B 1–4, 5 (inkl. Swine-Vesicular-Disease-Virus), 6
	Humanes Coxsackievirus A 9
	Humanes Echovirus 1–7, 9, 11–21, 24–27,29-33
	Humanes Enterovirus 69, 73
Humanes Enterovirus C	Humanes Coxsackievirus A 1, 11, 13, 15, 17–22, 24
Humanes Enterovirus D	Humanes Enterovirus 68, 70
Poliovirus	Humanes Poliovirus 1 (z. B. Mahoney-Stamm)
	Humanes Poliovirus 2 (z. B. Lansing-Stamm)
	Humanes Poliovirus 3 (z. B. P3/Leon/37-Stamm)
Porcines Enterovirus A	*Porcines Enterovirus*
Porcines Enterovirus B	*Porcine Enteroviren*
Bovines Enterovirus	*Bovine Enteroviren*

Fortsetzung Tabelle 42.**1**

Genus/Spezies	Typ
vorläufige Spezies	Humanes Coxsackievirus A 4, 6
	div. Simian-Enteroviren
Rhinovirus	
Humanes Rhinovirus A	Humanes Rhinovirus 1A, 1B, 2, 7, 9, 11, 15, 16, 21, 29, 36, 39, 49, 50, 58, 62, 65, 85, 89
Humanes Rhinovirus B	Humanes Rhinovirus 3, 14, 72
Vorläufige Spezies	Humanes Rhinovirus 4–6, 8, 10, 12, 13, 17–20, 22–28, 30–35, 37, 38, 40–48, 51–57, 59–61, 63, 64, 66–71, 72–84, 86–88, 90–100
	Bovine Rhinoviren
Parechovirus	
Humanes Parechovirus	Humanes Parechovirus 1 (früher Humanes Echovirus 22), 2 (früher Humanes Echovirus 23) und neue Humane Parechoviren (3–8)
Ljungan-Virus	*Nagetier-Parechovirus*
Hepatovirus	
Hepatitis-A-Virus	Humanes Hepatitis-A-Virus
	Simian Hepatitis-A-Virus
Cardiovirus	
Enzephalomyokarditis-Virus	*Mengovirus*
	Columbia-SK-Virus
	Maus-Elberfeld-Virus
Theilovirus	*Theiler's Murines Enzephalomyelitis-Virus*
	Vilyuisk Humanes Enzephalomyelitis Virus
	Ratten-Enzephalomyelitis-Virus
Aphthovirus	
Maul-und-Klauenseuche-Virus	*Maul-und-Klauenseuche-Virus A, Asia 1, C, O, SAT 1–3*
Equines Rhinitis-A-Virus	*Equines Rhinitis-A-Virus*
Erbovirus	
Equines Rhinitis-B-Virus	*Equines Rhinitis-B-Virus*
Kobuvirus	
Aichi-Virus	Aichi-Virus
Bovines Kobuvirus	*Bovines Kobuvirus*
Teschovirus	
Porcines Teschovirus	*Porcine Teschoviren*

Aufgeführt sind die Genera, Spezies und Typen der Familie der Picornaviridae, wie im 8th Report of the International Committee on Taxonomy of Viruses beschrieben (Stanway et al. 2005).
Primär tierpathogene Viren sind kursiv aufgeführt.
Beispielhaft sind für die humanen Polioviren Typ 1–3 die für die taxonomische Einteilung zugrunde gelegten Prototypvirus-Stämme aufgeführt.

42.2.2 Enteroviren: Polioviren, Coxsackieviren Gruppe A und B, Echoviren, Parechoviren, Enteroviren 68–71 und andere Enteroviren

Epidemiologie

Inkubationszeiten und Übertragung

Die Inkubationszeiten aller Enterovirus-Infektionen liegen zwischen 2 und 35 Tagen mit einem Mittel von 7 bis 14 Tagen. Eine Ausnahme ist die Infektion des Auges mit Enterovirus 70, mit einer Inkubationszeit von 12 bis 72 Stunden.

Einziges Reservoir ist der Mensch. Nahezu alle Enteroviren werden hauptsächlich fäkal-oral übertragen (Melnick 1982, Melnick 1996). Im Darmepithel kommt es schon kurz nach Infektionsbeginn zu massiver Virusvermehrung, sodass 10^6 bis 10^9 infektiöse Viren pro Gramm Stuhl ausgeschieden werden. Die Virusausscheidung im Stuhl kann einige Wochen bis Monate dauern (Abb. 42.**15**). Vor allem durch fäkale Kontaminationen von Fingern, Spielzeug, Handtüchern und anderen Gegenständen sowie Lebensmitteln werden Enteroviren übertragen. Die fäkal-orale Transmission dominiert in Ländern mit niedrigem sozioökonomischen Status; dabei steht die Übertragung durch kontaminiertes Abwasser im Vordergrund. Wegen der primären Virusvermehrung in den Epithelien und lymphoiden Organen des Rachens findet Virusübertragung schon kurz nach Infektion auch respiratorisch statt. Je nach klinischer Manifestation können Enteroviren auch durch direkten oder indirekten Körperkontakt übertragen werden. Beispiele sind Übertragungen durch Konjunktivalflüssigkeit bei akuter hämorrhagischer Konjunktivitis durch Varianten von Coxsackievirus A24 oder Enterovirus 70. Auf Neugeborenen-Stationen sind nosokomiale Infektionen gefürchtet (s. unten). Venerische Übertragung (anal-oral) von Enteroviren ist möglich. Es gibt keine Hinweise auf Übertragung durch Bluttransfusionen oder Insektenstiche.

Geografische, saisonale und sozio-ökonomische Faktoren, Geschlechts- und Altersabhängigkeit und Risikogruppen

Enterovirus-Infektionen sind weltweit verbreitet. In den gemäßigten Zonen kommen die meisten Infektionen im Sommer und Herbst vor. In subtropischen und tropischen Ländern finden die Infektionen das ganze Jahr über statt.

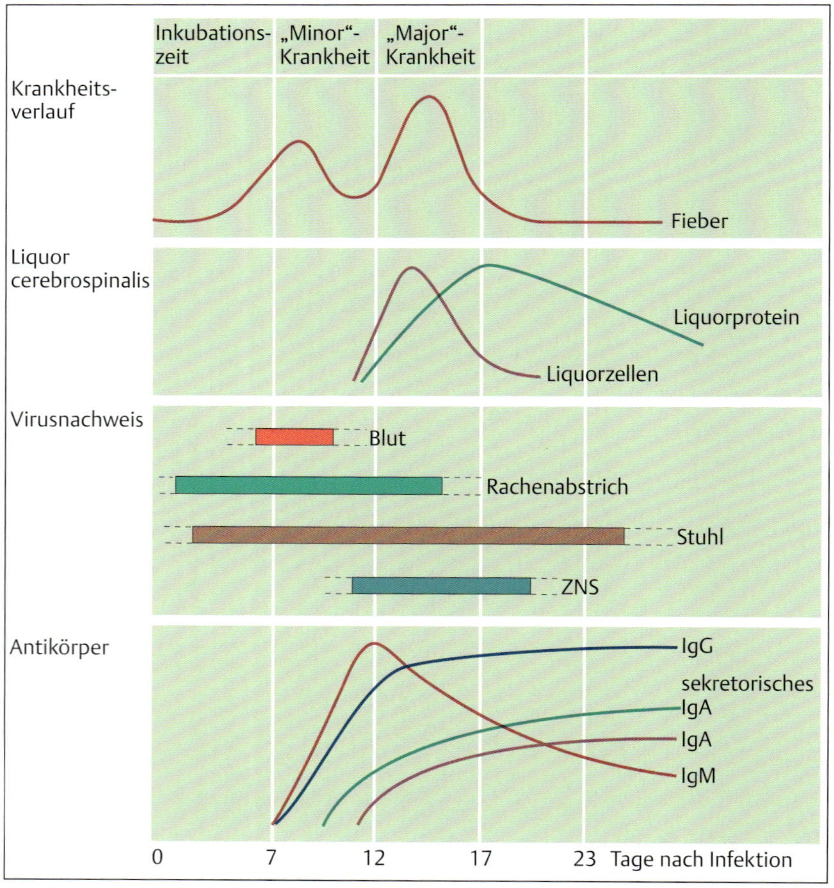

Abb. 42.**15** Verlauf einer Poliovirus-Infektion.

Mehr als 90% aller Enterovirus-Infektionen verlaufen inapparent, jedoch mit Virusausscheidung. Enterovirus-Infektionen betreffen typischerweise noch nichtimmune Kinder, weshalb z. B. die Poliomyelitis auch als Kinderlähmung bezeichnet wird.

Klinisch manifeste Poliovirus-Infektionen treten bei männlichen Patienten häufiger auf als bei weiblichen (Verhältnis männlich:weiblich = 1,5 bis 2,5:1). Verstärkende Faktoren sind u. a. sehr geringes oder hohes Alter, Tonsillektomie, Behandlung mit Kortikosteroiden, Röntgenbestrahlung, Erschöpfung, Hypoxie, gleichzeitige andere Infektionen und Unterernährung. Das erhöhte Krankheitsrisiko nach Tonsillektomie dürfte dadurch bedingt sein, dass das Virus im Oropharynx über verletzte Nerven einen Zugang zum Zentralnervensystem hat.

Kinder zeigen seltener eine Paralyse bei Poliomyelitis als Erwachsene. Auch Coxsackieviren der Gruppe A und Echoviren bewirken bei Kindern im Allgemeinen schwächere Krankheitszeichen. Dagegen verlaufen Infektionen mit Coxsackie B Viren bei Kindern häufiger klinisch manifest. Vor allem Neugeborene ohne mütterliche Antikörper, aber auch Immunsupprimierte sind bei Enterovirus-Infektionen gefährdet (Meningitis, Myokarditis mit hoher Letalität und Residualschäden), weshalb nosokomiale Infektionen im Besonderen zu verhindern sind (s. unten).

Schlechte hygienische Bedingungen erhöhen das Risiko, sich mit Enteroviren zu infizieren, jedoch nicht notwendigerweise das Risiko dadurch zu erkranken, da im Säuglingsalter die Infektion unter dem Schutz der mütterlichen „Leihantikörper" erfolgt. Bei ungünstigen hygienischen Bedingungen zirkulieren in der Bevölkerung simultan viele Enteroviren, sodass die gefährlichen Polioviren durch Interferonbildung wegen der viel zahlreicheren anderen Enterovirusinfektionen blockiert werden. Dies erklärt, warum man auf die Poliomyelitis erst ab 1950 aufmerksam wurde, als es in Nordeuropa und Nordamerika zu einer Verbesserung des Hygienestandards und zur Verringerung der Durchseuchungsgeschwindigkeit kam (Melnick 1982). In der Folgezeit traten Poliomyelitisepidemien regelmäßig auf. Erst durch breite Anwendung der Polioimpfung konnte die Zahl der Poliomyelitisfälle weltweit drastisch gesenkt werden (s. unten).

Die aktuellen Zahlen zur weltweiten Verbreitung von Poliovirus-Infektionen sind auf der WHO-Website „Global Polio Eradication Initiative" (http://www.polioeradication.org/ Stand: 06.05.2009) zu erhalten. Nach wie vor treten Infektionen mit Wildtyp-Poliovirus endemisch in Indien, Pakistan, Afghanistan und Nigeria auf. Bislang wurde im Jahr 2009 die Einschleppung der Polio in 13 afrikanische Länder berichtet. 10 Länder berichteten 82 Polio-Typ-1-Fälle und 3 Länder 15 Polio-Typ-3-Fälle. Sieben reinfizierte westafrikanische Länder haben zusammen mit Nigeria im Jahr 2009 zeitlich synchronisierte „Supplementary Immunization Activities" mit OPV durchgeführt. Weitere Länder wie Sudan, Kenia, Uganda, Angola, Demokratische Republik Kongo und Zentralafrikanische Republik planten bis Juni 2009 derartige Aktionen. Präventive Impfkampagnen werden für bereits Polio-freie Länder wie Guinea, Liberia, Sierra Leone, Somalia und Jemen durchgeführt. Für Afghanistan wurden Tage des Waffenstillstandes geplant, damit die Impfkampagne nicht durch Kampfhandlungen verhindert wird.

Einige Coxsackie- und Echoviren können auch heute noch Epidemien hervorrufen. Eine der zuerst erkannten Epidemien war die epidemische Myalgie (Pleurodynie), die durch Coxsackie-B-Viren hervorgerufen wird. Da diese Krankheit 1930 bis 1932 auf der Ostseeinsel Bornholm gehäuft auftrat, wird sie auch als „Bornholmsche Krankheit" bezeichnet. Für das „Boston Exanthem", das Anfang der 1950er Jahre in Boston (Massachusetts) beobachtet wurde, ist das Echovirus 16 verantwortlich. Ein Echovirus-30-Ausbruch wurde im Raum Frankfurt am Main im Jahr 1997 beobachtet (Buxbaum et al. 2001, Robert Koch-Institut 2001). Der Nachweis erfolgte mittels Virusanzüchtung und PCR sowie durch Bestimmung von signifikantem Titeranstieg virusspezifischer Antikörper im Neutralisationstest inklusive eines virusspezifischen IgM-Nachweises. Gehäufte Infektionen mit Echovirus 30 wurden auch in Ost-Brandenburg, Niedersachsen und im Würzburger Raum berichtet (Robert Koch-Institut 2001). Im Jahr 2000 wurden zusätzlich zu Echovirus-30-Infektionen gehäufte Infektionen mit Echovirus 13 in Sachsen-Anhalt und Sachsen beobachtet. Das Institut für Virologie des Universitätsklinikums Frankfurt diagnostizierte im Frankfurter Raum weiterhin Echovirus 6 und 9, Coxsackievirus B 4 und weitere nicht typisierbare Enteroviren. Die Patienten zeigten vermehrt klinische Diagnosen von Meningitis und/oder ein gastroenteritisches Krankheitsbild. Im August 2001 wurde ein durch Echovirus 30 bedingter Meningitisausbruch in Nordhessen im Zusammenhang mit dem Besuch eines Kleinbadeteiches berichtet (Robert Koch-Institut 2002).

Von 1969 bis 1971 breitete sich eine Enterovirus 70-bedingte akute hämorrhagische Konjunktivitis sehr schnell, von Ghana ausgehend, in Afrika aus und erreichte 1981 die industrialisierten Länder des Westens, nachdem kurz vorher durch Entwicklungshelfer eine epidemische Welle Japan erreicht hatte. Zwischen 1970 und 1971 rief eine Variante vom Coxsackievirus A 24 epidemische Ausbrüche von akuter hämorrhagischer Konjunktivitis hervor, die sich von Singapur und Hongkong über Südostasien ausbreitete und 1986 über Amerikanisch-Samoa in die westliche Hemisphäre eingeschleppt wurde. Seit 1998 führt Enterovirus 71 in Taiwan zu Ausbrüchen von Hand-, Fuß- und Mundkrankheit mit Meningitis, Enzephalitis und Paralyse (55 Tote). Dieses Virus wurde aus Malaysia eingeschleppt, wie die starke Sequenzhomologie von Isolaten aus beiden Ländern belegte. Im Mai 2008 wurde ein Enterovirus 71-Ausbruch mit Hand-, Fuß- und Mundkrankheit in der Anhui-Provinz in China berichtet. Aktuelle Übersichten über Ausbrüche von Enterovirus-Infektionen sind auf der WHO-Website „Disease Outbreak News" (http://www.who.int/emc/outbreak_news/, Stand: 10.06.2009) zu erhalten.

Meldepflicht

In der Bundesrepublik Deutschland sind nach dem Infektionsschutzgesetz (IfSG §6) bei Poliomyelitis der Krankheitsverdacht, die Erkrankung und der Tod zu melden. Als Verdacht gilt jede akute schlaffe Lähmung, außer wenn diese traumatisch bedingt ist.

Pathogenese und klinische Bilder

Die lytische Infektion von Wirtszellen ist die Basis der starken zytopathischen Effekte, die Enteroviren induzieren. In Abb. 42.**16** wird der Poliovirus-induzierte zytopathische Effekt in Zellkultur lichtmikroskopisch, rasterelektronenmikroskopisch und transmissionselektronenmikroskopisch dargestellt.

Die meisten Enteroviren können eine systemische Infektion und Virämien verursachen (Abb. 42.**15**). Die Basis für die Infizierbarkeit von Wirtszellen sind virusspezifische Rezeptoren auf der Zelloberfläche (Poliovirus: Poliovirusrezeptor/CD155; Mehrzahl der Coxsackieviren: Coxsackie-Adenovirus-Rezeptor/CAR). Nach erfolgreicher Virus-Rezeptor-Interaktion werden die Viren zu ihren Erfolgsorganen wie z. B. Rückenmark und Gehirn, Meningen, Myokard, Leber oder Haut transportiert (zur Übersicht s. Fanconi 1967, Gibbels u. Scheid 1967, Melnick 1996, Moore u. Morens 1984, Pallansch u. Roos 2007, Rossi 1967, Zeichhardt u. Grunert 1999, Zeichhardt u. Grunert 2009a, Zeichhardt u. Grunert 2009b).

Asymptomatische Infektionen

Zwischen 90 und 95 % aller Enterovirus-Infektionen verlaufen klinisch inapparent, d. h. ohne Krankheitszeichen. Daran erinnert auch die noch immer gebräuchliche Bezeichnung „Echovirus" (Enteric cytopathogenic human orphan) für Enteroviren, bei denen zunächst keine Krankheit greifbar war (orphan = Waise). Bei der Poliomyelitis erreichen bis zu 2 % aller Infektionen das Zentralnervensystem, ca. 0,1 bis 1,0 % verursachen bleibende neuronale Schädigungen. Gastrointestinale Symptome sind selten: Die Teilungsrate der Zellen des Darmepithels ist so hoch, dass selbst die Vermehrung von 10^4 bis 10^5 neuen Viren pro Zelle in der Mehrzahl die Infektion im Darmtrakt nicht auffällig verlaufen lässt.

Immunantwort

Bei Enterovirus-Infektionen erfolgt eine starke humorale Immunantwort unter Ausbildung von virusneutralisierenden Antikörpern. Wegen der starken Zellregeneration im Darm werden in den kontinuierlich neu gebildeten Zellen große Virusmengen produziert, die anfangs weder durch die humorale noch die zellvermittelte Immunreaktion kontrolliert werden können. Auch die klinisch inapparenten Infektionen führen zu einer Immunität mit schützenden Antikörpern (stille Feiung). Die humorale Immunantwort wird durch serotypspezifische Antikörper der IgG-, IgM- und IgA-Klassen bedingt, wodurch die hämatogene Ausbreitung des Virus zu extraintestinalen Zielorganen verhindert wird (Abb. 42.**15**). Sieben bis zehn Tage nach Infektion ist zuerst virustypspezifisches IgM nachweisbar, das in 90 % aller Fälle mindestens für vier Wochen persistiert. Bis zu einige Tage verzögert wird typspezifisches IgG und IgA gebildet, wobei das IgG praktisch lebenslang nachzuweisen und damit für die dauerhafte humorale Immunität gegen eine systemische Reinfektion verantwortlich ist. Der Antikörpernachweis im Liquor ist für Poliovirus-Infektionen mit ZNS-Beteiligung pathognomonisch (zur Überprüfung der Blut-Hirn-Schranke s. Kap. 9). Sekretorisches IgA wird 2 bis 4 Wochen nach Poliovirus-Infektion im Pharynx und Dünndarm nachweisbar. Durch sekretorisches IgA wird die Virusausbreitung im Verdauungstrakt eingeschränkt. Die Beteiligung der zellulären Immunität ist bislang erst wenig aufgeklärt. Da die virusspezifischen IgGs diaplazentar übertragen werden, sind Kinder seropositiver Mütter im ersten Lebensjahr gegen eine Infektion mit dem entsprechenden Enterovirus geschützt.

Für die Pathogenese von dilatativen Kardiomyopathien durch Coxsackie B Viren werden Autoimmunmechanismen diskutiert (Tam 2006).

Polioviren

Die Polioviren haben im Gegensatz zu den meisten anderen Enteroviren einen eingeschränkten Zelltropismus, wobei der Neurotropismus für die extraintestinale Organmanifestation im Vordergrund steht. Nach fäkal-oraler Transmission vermehrt sich Poliovirus primär in den Epithelzellen des Pharynx, in den lymphoiden Organen des Rachens und Darms (Tonsillen und Peyer-Plaques) und in den Darmepithelien. Nach der außergewöhnlich starken Vermehrung im Intestinaltrakt gelangt das Virus aus dem Darm über die abführenden Lymphbahnen in den Blutkreislauf. Die Virämie kann zu einer systemischen Infektion führen.

Typischerweise erfolgt die Infektion mit Poliovirus zweiphasig (Abb. 42.**15**). Die erste Phase betrifft die Virusvermehrung im Pharynx und ist oft mit einer flüchtigen Fieberzacke verbunden. Im Weiteren kann es zu folgenden Verläufen kommen:

- **Abortive Poliomyelitis („Minor Disease"):** Unspezifische Symptome wie Fieber, Abgeschlagenheit, Hals- und Kopfschmerzen sowie Übelkeit, die bei 4 bis 8 % aller Poliovirus-Infizierten 6 bis 9 Tage nach Infektion auftreten, charakterisieren die „Minor-Krankheit" (Tab. 42.**2**). Es wird von der abortiven Poliomyelitis gesprochen, wenn die Infektion nicht in eine zweite Phase weiter voranschreitet.

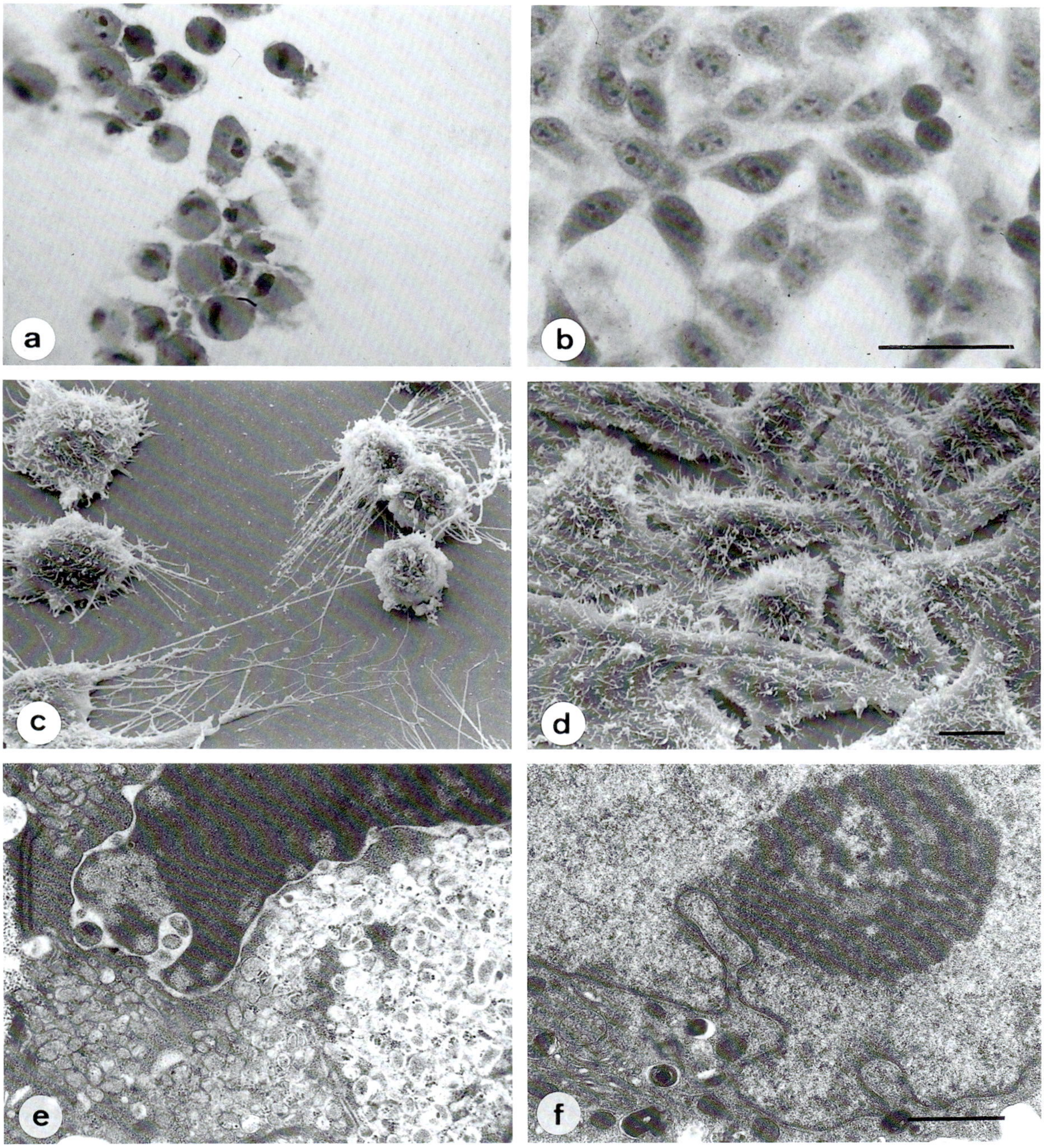

Abb. 42.**16** Poliovirus-induzierter zytopathischer Effekt. Der zytopathische Effekt (CPE) nach Infektion von HEp-2 Zellen (Monolayer) mit Poliovirus 1 (a, c, e) ist im Vergleich zu mock-infizierten Zellen (b, d, f) im Lichtmikroskop, Rasterelektronenmikroskop und Transmissionselektronenmikroskop dargestellt.

a Im Lichtmikroskop sind die infizierten Zellen (8 Stunden p.i.) abgerundet und zeigen pyknotische Kerne mit Chromatinkondensation (Hämalaun-Eosinfärbung; Strich = 50 µm) (s.a. Diefenthal und Habermehl 1967).

c Im Rasterelektronenmikroskop sind die stark abgerundeten Zellen nach einer Infektionsdauer von 12 Stunden durch elongierte Filopodien und kollabierte Mikrovilli an der Zelloberfläche charakterisiert (Strich = 10 µm) (s. a. Zeichhardt et al. 1982).

e Im Transmissionselektronenmikroskop zeigen Ultradünnschnitte von infizierten Zellen (8 Stunden p.i.) eine typische Kernpyknose mit Chromatinkondensation (Strich = 1 µm).

- **Nichtparalytische Poliomyelitis (aseptische Meningitis):** Passiert das Poliovirus im Verlaufe der Virämie die Blut-Liquor-Schranke, kann es zu einer Infektion des Zentralnervensystems kommen, die mit einer Zunahme von Liquorzellen und -protein einher geht. Der ausgeprägte Neurotropismus von Poliovirus betrifft vornehmlich die motorischen Ganglienzellen der Vorderhörner des Rückenmarks. Es können aber auch die dorsalen Wurzelganglien, bestimmte Hirnstammzentren, das Zerebellum und unter Umständen auch der zerebrale motorische Kortex betroffen sein. Dabei wird eine nichtparalytische Poliomyelitis (1 bis 2 %) von einer paralytischen Form (0,1 bis 1 %) unterschieden. Bei der nichtparalytischen Poliomyelitis zeigen sich 3 bis 7 Tage nach der Minor-Krankheit Zeichen einer aseptischen Meningitis mit hohem Fieber, Nackensteifigkeit, Rückenschmerzen und Muskelspasmen. Es erfolgt nach wenigen Tagen eine Restitutio ad integrum.
- Demgegenüber kann es durch irreversible Schädigung einer großen Zahl von motorischen Vorderhornzellen in einem oder mehreren Rückenmarkssegmenten auch zur eigentlichen **paralytischen Poliomyelitis („Major Disease")** kommen: Durch spinale und/oder bulbäre Schäden bedingte schlaffe Lähmungen sind für die paralytische Poliomyelitis („Major Krankheit") charakteristisch. Die bulbäre Form (aufsteigende Infektion) ist seltener als die spinale Poliomyelitis und hat wegen der Schädigung von zerebralen bzw. vegetativen Zentren (schwere Enzephalitis) eine schlechte Prognose. Bei der spinalen Form können nach mehreren Monaten bestimmte motorische Funktionen wiedererlangt werden, jedoch ist eine verbleibende Paralyse dann permanent. Die pathologisch-anatomischen Veränderungen in der Umgebung der motorischen Vorderhornganglienzellen sind durch eine Entzündungsreaktion mit einer Infiltration von polymorphkernigen und mononukleären Zellen charakterisiert. Die Kerne der Vorderhornzellen zeigen eine Chromatolyse mit einer nachfolgenden Verklumpung des Chromatins. Der Kern schrumpft, und in ihm sind eosinophile Körperchen nachweisbar. Nach Zerstörung der Vorderhornzellen können in diesem Bereich ödematöse Exsudate auftreten (Bodian 1959).
- **Postpolio-Syndrom (Progressive Postpoliomyelitische Muskelatrophie, PPMA):** Mehrere Jahre bis Jahrzehnte nach einer paralytischen Poliomyelitis ist bei einer geringen Anzahl von Patienten ein Fortschreiten der Paralyse mit Muskelschwund zu beobachten. Bislang wird die Ursache der PPMA kontrovers diskutiert, da vereinzelte Studien sowohl Befunde für als auch gegen das Auftreten polioviraler RNA im ZNS beschreiben. Statt einer jahrelang persistierenden Poliovirus-Infektion scheint für die Muskelatrophie eher ein physiologischer Alterungsprozess bei diesen Patienten zusätzlich zu dem Verlust von neuromuskulären Funktionen nach der zurückliegenden Infektion verantwortlich zu sein (Pallansch u. Roos 2007). Es wird diskutiert, dass bei der nicht paralytisch bleibenden Polio zunächst noch für längere Zeit ausreichend viele motorische Zellen im affektierten Vorderhorn vorhanden sind. Beim altersbedingten Überschreiten einer Kompensationsgrenze kommt es dann zur Muskelatrophie.

Vereinzelte Berichte über einen Zusammenhang zwischen Enterovirusinfektionen im ZNS und dem Auftreten von amyotropher Lateralsklerose sind bislang unbestätigt.

Nicht-Polio-Enteroviren: Coxsackieviren, Echoviren, Parechoviren, Enteroviren 68–71 und andere Enteroviren

„Nicht-Polio"-Enteroviren haben im Gegensatz zu den Polioviren einen weniger ausgeprägten Neurotropismus, jedoch ein breiteres Organspektrum. Die „Nicht-Polio"-Enteroviren vermehren sich primär wie Poliovirus im Rachen und Dünndarm und werden über den Respirationstrakt für mehrere Tage und über den Stuhl bis zu einem Monat ausgeschieden. Diese Viren können hämatogen neben den Meningen und dem ZNS auch das Myokard und Perikard, die quergestreifte Muskulatur, den Respirationstrakt, das Auge und die Haut infizieren (Tab. 42.**2**). Die früheren Echovirus-Typen 22 und 23 werden seit Kurzem in dem neuen Genus „Humanes Parechovirus" als humanes Parechovirus (HPeV) 1 und 2 klassifiziert. Mittlerweile umfassen die humanen Parechoviren insgesamt 8 Typen. Diese Viren infizieren vor allem Neugeborene und Säuglinge. HPeV 3 ist dabei mit neonatalen Infektionen des ZNS assoziiert. Die klinischen Syndrome der humanen Parechoviren bei Manifestationen im ZNS, Myokard, Respirations- und Gastrointestinaltrakt werden in Tab. 42.**2** zusammengefasst. Für HPeV 4, 5, 7 und 8 sind die klinischen Zeichen bislang erst vorläufig beschrieben.

Meningitis und Erkrankungen des Zentralnervensystems. Eine Meningitis und in einigen Fällen eine Parese bzw. Paralyse können durch die meisten Coxsackieviren der Gruppen A und B und Echoviren hervorgerufen werden. Die frühen Symptome gleichen der „Minor-Krankheit" der Poliomyelitis, der sich eine aseptische Meningitis mit hohem Fieber und Nackensteifigkeit, Rückenschmerzen und Muskelspasmen anschließt. Die aseptische Meningitis ist häufig von einem Exanthem begleitet. Im Gegensatz zu Poliovirus ist die klinische Manifestation im ZNS nach Coxsackie- und Echovirus-Infektionen im Allgemeinen weniger stark; der neurotrop infizierte Patient erholt sich von einer Parese wegen der viel schwächeren Paralyse. Eine der echten Poliomyelitis gleichenden Paralyse ist in Einzelfällen für Coxsackievirus A7, A9 und B2 bis B5 und einige Echoviren beschrieben. Die histopathologischen Veränderungen im Zentralnervensystem sind ähnlich wie zuvor für die Poliomyelitis beschrieben. Eine Menin-

Tabelle 42.2 Klinische Syndrome der Enterovirus-Infektionen (Quellen: Melnick 1996, Pallansch u. Roos 2007).

Viren/Typen	klinische Syndrome
Polioviren	
1–3	abortive Poliomyelitis (= „Minor-Krankheit", uncharakteristische fieberhafte Erkrankung)
	nichtparalytische Poliomyelitis (= aseptische Meningitis)
	paralytische Poliomyelitis (= „Major-Krankheit"), Enzephalitis (selten)
	Postpolio-Syndrom
Coxsackieviren Gruppe A	
2, 3, 4, 5, 6, 8, 10	Herpangina (vesikuläre Pharyngitis)
10	akute lymphatische Pharyngitis (Lymphknotenbeteiligung)
2, 4, 7, 9, 10	aseptische Meningitis
7, 9	Paralyse (selten)
4, 14, 16	Myokarditis, Perikarditis
4, 5, 6, 9, 16	Exantheme
5, 10, 16	Hand-, Fuß- und Mundkrankheit
9, 16	Pneumonitis (bei Kindern)
21, 24	„Common Cold" und Sommergrippe
4, 9	Hepatitis
9	Diabetes
18, 20, 21, 22, 24	Diarrhö (vor allem bei Kindern)
24	akute hämorrhagische Konjunktivitis
verschiedene Typen	uncharakteristische fieberhafte Erkrankungen
Coxsackieviren Gruppe B	
1, 2, 3, 4, 5	Pleurodynie
1, 2, 3, 4, 5	Bornholmsche Krankheit (epidemische Pleurodynie oder akute epidemische Myalgie)
1, 2, 3, 4, 5, 6	aseptische Meningitis
2, 3, 4, 5	Paralyse (selten)
1, 2, 3, 4, 5	schwere systemische Infektion bei Kindern, Meningoenzephalitis und Myokarditis
1, 2, 3, 4, 5	Myokarditis, Perikarditis, chronisch kardiovaskuläre Erkrankung
4, 5	Infektionen des oberen Respirationstraktes und Pneumonie
5	Exantheme
5	Hepatitis
1, 2	Pankreatitis
1, 2, 3, 4, 5	Diabetes

Fortsetzung Tabelle 42.**2**

Viren/Typen	klinische Syndrome
1, 2, 3, 4, 5, 6	uncharakteristische fieberhafte Erkrankungen
Echoviren	
1–7, 9, 11, 13–21, 25, 27, 30, 31	aseptische Meningitis
4, 6, 9, 11, 30 wahrscheinlich 1, 7, 13, 14, 16, 18, 31	Paralyse (selten)
2, 6, 9, 19 wahrscheinlich 3, 4, 7, 11, 14, 18	Enzephalitis, Ataxie oder Guillain-Barré-Syndrom
2, 4, 6, 9, 11, 16, 18 wahrscheinlich 1, 3, 5, 7, 12, 14, 19, 20	Exantheme (Boston-Exanthem: Echovirus 16)
4, 9, 11, 20, 25 wahrscheinlich 1–3, 6–8, 16, 19	Respirationstraktinfekte (u. a. Sommergrippe)
7, 11	Konjunktivitis
1, 6, 9	Myalgie (selten)
1, 6, 9, 19	Myokarditis und Perikarditis (selten)
4, 9	Hepatitis
verschiedene Typen	Diarrhö
verschiedene Typen	uncharakteristische fieberhafte Erkrankungen
Parechoviren	
1, 2	aseptische Meningitis
3	transiente Paralyse
1	Enzephalitis, Ataxie oder Guillain-Barré-Syndrom
1, 2, 3	Respirationstraktinfekte
1, 2, 3, 6	Diarrhö, Gastroenteritis
1, 2, 3	fieberhafte Erkrankungen
Enteroviren 68–71 und andere Enteroviren	
68	Bronchiolitis und Pneumonie
70	akute hämorrhagische Konjunktivitis
71	aseptische Meningitis
70, 71, 85–89, 90, 91, 96, 97, 100	akute schlaffe Lähmung
70, 71	Meningoenzephalitis
71	Hand-, Fuß- und Mundkrankheit

goenzephalitis, die vor allem bei Kindern auftreten kann, ist für Coxsackie-B-Viren bekannt. Echovirus 9 war 1955 bis 1960 für eine pandemische Ausbreitung von aseptischer Meningitis verantwortlich. Echovirus-Infektionen sind auch mit Enzephalitis und Ataxie sowie mit dem Guillain-Barré-Syndrom assoziiert. Enterovirus 71 war in Kalifornien von 1969 bis 1973 für epidemische Ausbrüche von aseptischer Meningitis, Meningoenzephalitis und Paralyse verantwortlich, die parallel zur Hand-, Fuß- und Mundkrankheit auftraten. Enterovirus 70 kann zusammen mit einer hämorrhagischen Konjunktivitis zu einer Poliomyelitis-ähnlichen Krankheit führen.

Humanes Parechovirus 1 wird für aseptische Meningitis und Enzephalitis verantwortlich gemacht. Humanes Parechovirus 3 wurde erstmals in Japan von einem Kind mit transienter Paralyse isoliert und scheint in Japan weit verbreitet zu sein (Seroprävalenz 87% bei Japanern älter als 40 Jahre). Humanes Parechovirus 3 ist zusätzlich mit neonatalen Infektionen des ZNS assoziiert.

Pleurodynie. Coxsackieviren B1 bis B5 können eine Pleurodynie (Bornholmsche Krankheit) mit rasch ansteigendem Fieber, Myalgie, stechenden Schmerzen im Thorax (Teufelsgriff) und Bauchschmerzen (besonders beim Einatmen) hervorrufen. Häufig tritt eine generalisierte Muskelhypotonie auf. Kinder und Jugendliche sind besonders häufig betroffen. Epidemische Ausbrüche treten vor allem im Spätsommer und Frühherbst auf. Vereinzelt können auch Echoviren zu Myalgien führen. Betreffen diese Myalgien die Interkostalmuskulatur, kommt es zum Syndrom der Pleurodynie. Die Echoviren 1, 6 und 9 sowie die Coxsackieviren A4, A6, A9 und A10 sind für sporadisch auftretende Fälle von Pleurodynie verantwortlich.

Herpangina. Vor allem die Coxsackieviren A2 bis A6, A8 und A10 sind für die Herpangina verantwortlich, die häufig bei Kindern auftritt und sich durch plötzliches Fieber, Schluckbeschwerden, Erbrechen und abdominale Beschwerden zeigt. Typischerweise befinden sich stecknadel- bis linsengroße Bläschen auf dem vorderen Gaumenbogen, an der Uvula, den Tonsillen und manchmal auch am Pharynx und weichen Gaumen und an der Zunge. Coxsackievirus A10 kann eine lymphatische Pharyngitis bedingen.

Hand-, Fuß- und Mundkrankheit. Ein vesikuläres Exanthem an den Händen und Füßen können die Coxsackieviren A4, A5, A9, A10 und A16 sowie B2 und B5 hervorrufen (nicht zu verwechseln mit Exanthemen bei den seltenen Übertragungen von Maul-und-Klauenseuche-Virus, s. Kap. 42.2.4), häufig mit einer Herpangina und unter Umständen mit generalisierten vesikulo-ulzerierenden Läsionen. Die durch Enterovirus 71 hervorgerufene Hand-, Fuß- und Mundkrankheit kann mit einer aseptischen Meningitis und Enzephalitis einhergehen. Fatale Fälle vor allem bei Kindern können zu pulmonalen Ödemen und Hämorrhagien führen.

Exantheme. Röteln-ähnliche Exantheme können durch verschiedene Coxsackieviren der Gruppe A und B hervorgerufen werden, die vor allem bei Kindern auftreten. Auch diverse Echoviren führen bei Kindern zu oft nicht juckenden Exanthemen (u. a. makulo-papulös, teilweise Masern- und Röteln-ähnlich), die einem anfänglich unklaren fieberhaften Infekt folgen oder mit einer Pharyngitis einhergehen können. Echovirus 16 ist für das „Boston-Exanthem" (s. o.) verantwortlich.

Infektionen des Respirationstraktes und uncharakteristische fieberhafte Erkrankungen. Im Sommer treten durch verschiedene Typen der Coxsackieviren A und B sowie der Echoviren häufig uncharakteristische fieberhafte Erkrankungen mit einem Schnupfen-ähnlichen Bild auf (Sommergrippe). Vereinzelt können Coxsackieviren zu einer Pneumonie führen. Vor allem bei Kindern können Enterovirus 68 für eine Pneumonie und Bronchiolitis verantwortlich sein und Enterovirus 71 eine Influenza-ähnliche Krankheit hervorrufen. Für die humanen Parechoviren 1, 2 und 3 wurden ebenfalls respiratorische Infektionen beschrieben.

Konjunktivitis. Verschiedenen Coxsackie- und Echoviren können zu einer Konjunktivitis führen. Da die Konjunktivalflüssigkeit sehr infektiös ist, können epidemische Ausbrüche auftreten. Dabei handelt es sich im Allgemeinen um lokale Infektionen, jedoch kann es bei Enterovirus 70 selten zu einem Poliomyelitis-ähnlichen Krankheitsbild kommen. Im Gegensatz zu den anderen Enteroviren ist die Inkubationszeit bei einer Infektion mit Enterovirus 70 sehr kurz (im Mittel 24 h; 12 bis 72 h).

Myokarditis und Perikarditis. Vor allem Coxsackie-B-Viren verursachen eine Myokarditis, Perikarditis oder dilatative Kardiomyopathie, daneben auch Coxsackievirus A4, A14 und A16 und Echovirus 1, 6, 9 und 19. Befallen werden Myokard, Endokard und/oder Perikard. Im Myokard zeigen sich Ödeme, diffuse fokale Nekrosen und eine akute Entzündung. Die Herzerkrankung kann mit Meningismus und Konvulsionen einher gehen. Gefürchtet ist die Coxsackie- und Echovirus-bedingte Myokarditis bei Neugeborenen, die in 50% der Fälle tödlich verläuft. Die Coxsackie-Perikarditis tritt vor allem bei älteren Kindern und jungen Erwachsenen auf und hat im Allgemeinen einen günstigen Verlauf. Eine Pleuritis oder Pleuro-Pneumonie kann begleitend auftreten.

Chronisch kardiovaskuläre Erkrankung. Chronische Infektionen vor allem mit den Coxsackieviren B2 bis B5 können zu chronischer kardiovaskulärer Erkrankung führen. Bei Patienten mit rekurrenter Perikarditis wurden persistierende virusspezifische IgM-Titer nachgewiesen. Als Ort der Viruspersistenz werden die Fibroblasten im Myokard angesehen. Verschiedene Untersuchungen zeigen, dass nur virale RNA und kein reifes Virus in den Zellen persistiert.

Gastrointestinale Erkrankungen. Verschiedene Coxsackie- und Echoviren können neben unspezifischen klinischen Symptomen für eine Diarrhö verantwortlich sein. Generalisierte Infektionen mit diesen Viren können zu einer Hepatitis führen. Bei Neugeborenen sind derartige Diarrhöen und Hepatitiden wegen ihrer schweren Verläufe gefürchtet. Infektionen mit Coxsackieviren der Gruppe B werden als eine der Ursachen der Pankreatitis diskutiert. Für die humanen Parechoviren 1, 2, 3 und 6 sind ebenfalls Infektionen mit gastrointestinalen Symptomen beschrieben.

Diabetes mellitus. Der juvenile insulinabhängige Diabetes mellitus wird mit Coxsackieviren der Gruppe B assoziiert, was vor allem durch tierexperimentelle Befunde gestützt wird. Wie bei der dilatativen Kardiomyopathie werden Autoimmunmechanismen für die Pathogenese des Diabetes mellitus diskutiert.

Erkrankungen von Neugeborenen und Kleinkindern. Nosokomiale Übertragungen von verschiedenen Coxsackie- und Echoviren sind als Ursache für äußerst schwere, häufig tödliche Krankheitsverläufe bei Neugeborenen bekannt. Ausbrüche auf Neugeborenenstationen, vor allem durch Coxsackie-B-Viren und Echovirus 11 können innerhalb der ersten Tage nach Geburt (sepsisähnlich) zu fulminanten, häufig tödlich verlaufenden generalisierten Infektionen mit akuter Myokarditis oder Perikarditis und Enzephalitis führen. Bei Lebermanifestation kommt es zu einer hämorrhagischen Hepatitis. Schwere Diarrhöen können bei Neugeborenen und Kleinkindern wegen der massiven Störung des Wasser- und Elektrolythaushalts letal verlaufen.

Humanes Parechovirus 1 wird für neonatale sepsisähnliche Krankheitsverläufe verantwortlich gemacht. Mittlerweile ist Humanes Parechovirus 3 auch bei neonatalen Infektionen bei Kindern in Kanada und den Niederlanden beschrieben. Humanes Parechovirus 4 wurde von einem 6 Tage alten Neugeborenen mit hohem Fieber isoliert und charakterisiert.

Kürzlich wurden in Schweden wiederholt zoonotische Infektionen mit dem Ljungan-Virus beobachtet, das dort bei Nagetieren stark verbreitet ist. Es wurde beschrieben, dass dieses Parechovirus bei Kleinkindern mit dem plötzlichen Kindstod (Sudden Infant Death Syndrom = SIDS) assoziiert ist (Niklasson et al. 2009).

Intrauterine Infektionen. Die Frage, ob intrauterine Infektionen nach transplazentarer Übertragung oder Infektionen des Kindes im Geburtskanal für die neonatalen Erkrankungen verantwortlich sind, wird diskutiert. Nach nicht generell bestätigten Untersuchungen werden Infektionen der Schwangeren im ersten Trimenon mit Coxsackievirus A9, B2, B3 und B4 mit Fehlbildungen beim Embryo (z. B. kardiovaskuläre, urogenitale, gastrointestinale und zentralnervöse Defekte) assoziiert.

Seit 2007 werden zoonotische Ljungan-Virus-Infektionen in der Schwangerschaft mit dem intrauterinen Fruchttod assoziiert (Samsioe et al. 2009).

Labordiagnostik

Die Enterovirus-Diagnostik beruht nach wie vor primär auf dem Virusnachweis. Die RT-PCR und Sequenzierung gewinnen immer mehr an Bedeutung. Die Zielsequenzen sollten nicht nur die 5'-NTR, sondern auch Bereiche der Kapsidproteine beinhalten. Die Virusisolierung bleibt eine wesentliche Methode, wenn es darum geht, unbekannte Enteroviren zu erkennen **und** in der Folge zu charakterisieren.

Zur Übersicht: Melnick et al. 1979, Melnick 1996, Zeichhardt 1992, Zeichhardt u. Grunert 2009a, Zeichhardt u. Grunert 2009b); vergleichende Bewertung in der Routinediagnostik: Buxbaum et al. 2001.

Virusnachweis

Probenmaterialien. Der erfolgreiche Virusnachweis hängt vom geeigneten Zeitpunkt der Probengewinnung ab (Abb. 42.**15**). Die Proben sollten so früh wie möglich nach Beginn der klinischen Symptome gewonnen werden. Sie können im Allgemeinen ungekühlt transportiert werden. Falls die Virusisolierung nicht am selben Tage vorgenommen werden kann, sollten die Materialien bei –20 °C tiefgekühlt werden.

Als Untersuchungsmaterial wird Fäzes wegen der außerordentlich hohen Viruskonzentrationen von 10^6 bis 10^9 Viren pro Gramm bevorzugt. Bei einer seit einer Woche bestehenden Krankheit kann der fehlende Virusnachweis im Stuhl als ein Ausschlusskriterium für eine ätiologisch relevante Enterovirus-Infektion genommen werden. Aus dem Rachen lassen sich Enteroviren bis 15 Tage nach Infektion und länger nachweisen und in Stuhl und Rektalabstrich mindestens bis 1 Monat nach Infektion. Bei ZNS-Manifestation wird Virus aus dem Liquor 2 bis 3 Wochen nach Infektion anzüchtbar; allerdings wird heute in der Liquordiagnostik die **PCR** bevorzugt (s. unten).

In Abhängigkeit von der Organmanifestation eignen sich zur Virusisolierung auch Biopsie- und Autopsiematerialien aus befallenen Organen. Viren, die vesikuläre Exantheme hervorrufen (z. B. Coxsackieviren A4, A6, A9, A10 und A16 sowie Enterovirus 71), lassen sich aus dem Bläscheninhalt oder den Hautläsionen isolieren. Konjunktivalabstriche möglichst mit Epithelien eignen sich zum Virusnachweis bei akuter hämorrhagischer Konjunktivitis, die durch eine Coxsackievirus-A24-Variante und Enterovirus 70 verursacht wird, bzw. bei Konjunktivitis nach Infektion mit Echovirus 7 und 11.

Bei speziellen Fragestellungen können Enteroviren auch aus Herzbiopsien bzw. -autopsien isoliert werden. Autopsiematerialien sollten so schnell wie möglich nach Eintritt des Todes unter sterilen Bedingungen gewonnen werden, um eine Virusinaktivierung zu vermeiden. Zum Virusnachweis bei ZNS-Manifestation sind neben Liquor auch Autopsieproben vom Hirnstamm (speziell Pons und Medulla oblongata) und Rückenmark geeignet. In Abhängigkeit vom befallenen Organ sollte die Probengewinnung möglichst in der Reihenfolge ZNS/Lymphknoten – Thoraxorgane – Muskel-/Leber-/Drüsengewebe und zuletzt dann Proben aus Peritoneum und Darm gewonnen werden. Diese gezielte Probengewinnung ist notwendig, um eine Probenkontamination mit Darminhalt zu verhindern.

In seltenen Fällen können Enteroviren aus dem Urin isoliert werden. Eine Isolierung aus Blut wird im Allgemeinen nicht durchgeführt, weil die Phase der Virämie vom ca. 6.

bis 9. Tag nach Infektion nur sehr kurz ist. Dagegen hat sich die RT-PCR hervorragend bewährt, um über den Nachweis der Virämie die Labordiagnose einer akuten Infektion zu führen und den (oft chronischen) Infektionsverlauf (bei HIV-Seropositiven und anderen Immunkompromittierten) zu beurteilen. Auch für die pathognomonische Liquordiagnostik einer Enterovirusmeningitis oder -enzephalitis stellt die RT-PCR jetzt die Untersuchungsmethode der Wahl dar. Bei nicht anzüchtbaren Enteroviren erfolgt der Erregernachweis ebenfalls mit der RT-PCR, unter Umständen auch im Elektronenmikroskop (s. unten).

Virusisolierung in Zellkultur und Tieren. Die meisten Enteroviren lassen sich in Zellkultur vermehren. Zur Virusisolierung werden im Allgemeinen Monolayer-Zellkulturen vom Menschen und Affen verwendet. Beispiele für humane Zellen sind primäre embryonale Haut- und Lungenfibroblasten, permanente Fibroblasten (z. B. MRC-5-Zellen), permanente Amnionzellen (z. B. FL-Zellen) und transformierte Zellen (z. B. KB-, HEp-2- und HeLa-Zellen). Weiterhin werden häufig primäre oder permanente Affennieren-Zell-Linien vom Rhesusaffen oder von der afrikanischen grünen Meerkatze (z. B. BGM- und Vero Zellen) eingesetzt (Melnick et al. 1979). Diese standardisierten Zelllinien können von internationalen Referenzinstitutionen (z. B. American Type Culture Collection/ATCC) bezogen werden.

Alle Coxsackieviren der Gruppe B und einige der Gruppe A (A7, A9, A11, A13, A15, A16, A18, A20, A21, A24) lassen sich in einer oder mehreren der o. a. Zell-Linien propagieren. Verschiedene Typen der Coxsackie-A-Viren haben spezielle Vermehrungseigenschaften, indem sie sich nur in humanen Rhabdomyosarkom-Zellen anzüchten oder ausschließlich in neugeborenen Mäusen isolieren lassen (z. B. Coxsackievirus A1, A19 und A22). Die Virusisolierung in der neugeborenen Maus ist heute auf wenige Speziallaboratorien beschränkt.

Vor Einführung der Zellkultur beruhte die Isolierung von Enteroviren auf dem Nachweis in Tieren. Die Einteilung der Coxsackieviren in die Gruppen A und B beruhte auf einem unterschiedlichen Pathogenitätsmuster in Mäusesäuglingen („Suckling Mice"). Wegen strikten Tropismus für Primaten basierte früher der Nachweis von Poliovirus auf der Bestimmung der pathologischen Läsionen im Zentralnervensystem von Affen. Diese Läsionen finden sich auch bei der ZNS-Manifestation beim Menschen (s. oben).

Virustypisierung

Zur Unterscheidung von Wildtyp- und Impfstämmen der Polioviren sowie zur Erfassung der epidemiologischen Situation bei Enterovirusausbrüchen sind Virustypisierungen notwendig.

Virustypisierung mit international standardisierten Antiserum-Pools. Die erfolgreiche Virusisolierung in Zellkultur zeigt sich in einem zytopathischen Effekt (CPE) (Abb. 42.**16**). Die Virusneutralisation durch virusspezifische Antikörper führt zu einer Virusinaktivierung und damit zu einer Unterdrückung des CPEs. Zur Typisierung stehen 8 Pools von Lym-Benyesh-Melnick-Seren (LBM-Seren) zur Verfügung. Diese Antiserum-Pools (Lim u. Benyesh-Melnick 1960) sind über das WHO Collaborating Center for Virus Reference and Research in Kopenhagen erhältlich. Die Typisierung erfolgt nach dem Neutralisationsschema „sich überschneidender Seren" („Intersecting Serum"-Schema). Weitere Pools von Antiseren zur Typisierung von Enteroviren sind die RIVM-Antiserumpools (RIVM = Rijksinstituut vor Volksgezondheid en Milieu, Bilthoven, Niederlande).

Virustypisierung mit molekularbiologischen Methoden. Heute wird meist die RT-PCR mit Primern gegen Zielsequenzen in der 5'-NTR als Screeningtest eingesetzt. Aufgrund der geringen Unterschiede im Bereich der 5'-NTR ist eine Typdifferenzierung durch Sequenzierung derartiger Amplifikate i. A. nicht sinnvoll. Bei der molekulare Typisierung durch Sequenzierung von PCR-Amplifikaten sind die Genombereiche für die Viruskapsidproteine (z. B. VP1) besonders geeignet, da die dort kodierten Antigen-Determinanten die größten Abweichungen zeigen (intratypisch bis zu 25 % für die Nukleotidsequenz und bis zu 17 % für die Aminosäuresequenz) (Muir et al. 1998, Oberste et al. 2000, Blomqvist et al. 2008). Neben der konventionellen Sanger-Sequenzierung wird zunehmend auch das schnellere und kostengünstigere Pyrosequenzierungsverfahren eingesetzt (Silva et al. 2008). Zur Identifizierung und Charakterisierung neuer Virusisolate kann eine randomisierte Amplifikation mittels Partikel-assoziierter Nukleinsäure-PCR (PAN-PCR) und anschließender Sequenzierung eingesetzt werden (Stang et al. 2005).

Die In-situ-Hybridisierung von enteroviralen Genomsequenzen mit virusspezifischen Genproben ist geeignet, Virusgenom in Biopsie- und Autopsiematerialien nachzuweisen. So zeigte der Einsatz von Coxsackievirus B3-spezifischer cDNA, dass dieses Virus bei chronischer dilatativer Myokarditis im Herzen persistiert (Kandolf et al. 1993).

Differenzierung von Wildtyp- und Sabin-Impfvirus-Stämmen von Poliovirus. Folgende drei Methoden werden für die regionalen Referenzlaboratorien des Polio Laboratory Network der WHO zur Differenzierung zwischen Poliovirus-Wildtyp- und Sabin-Impfvirus-Stämmen empfohlen (zur Übersicht s. WHO 2004a, WHO 2004b):

- ELISA, basierend auf kreuzadsorbierten Antiseren (von RIVM, Bilthoven, entwickelt),
- Hybridisierungstests mit spezifischen Sonden (von CDC, Atlanta, entwickelt) und
- PCR zur intratypischen Differenzierung (von CDC, Atlanta, entwickelt; dazu werden Pan-Enterovirus-Primer,

Pan-Poliovirus-Primer und serotypspezifische Primer für Wildtypen und Impftypen verwendet).

In Speziallaboratorien werden neben den von der WHO vorgeschlagenen Methoden zur Differenzierung von Polio-Wildtyp- und Sabin-Impfvirus-Stämmen auch Nukleinsäuresequenzierungen vorgenommen, wie zuvor beschrieben.

Mikroskopischer Virusnachweis. Der direkte Virusnachweis mithilfe der Transmissionselektronenmikroskopie nach Negativkontrastierung ist wegen der geringen Virusgröße schwierig und zudem auf Stuhlproben beschränkt, da nur hier die Viruskonzentration hoch genug ist, aber er ermöglicht vielfach eine Sofortdiagnostik. Zur direkten Virustypisierung können die Proben mit virusspezifischen Antikörpern inkubiert und die resultierenden Virus-Antikörper-Komplexe elektronenmikroskopisch nachgewiesen werden (Immunelektronenmikroskopie).

Indirekte Immunfluoreszenzteste werden zur Virustypisierung in Biopsie- oder Autopsiematerialien eingesetzt. Dazu werden Schnitte von infizierten Organen mit virusspezifischen Antikörpern inkubiert. Die entstandenen Virus-Antikörper-Komplexe werden im „Sandwich" durch Bindung von fluoreszenzmarkierten Antikörpern mit Spezifität gegen die virusspezifischen Antikörper nachgewiesen. Diese Methode ist Speziallaboratorien vorbehalten.

Antikörpernachweis

Probenmaterialien zum Antikörpernachweis. Zum Nachweis von virusspezifischen Antikörpern sollten mindestens zwei Serumproben untersucht werden. Das erste Serum ist so früh wie möglich nach Infektion zu gewinnen, also möglichst noch in der Inkubationszeit oder bei Auftreten der ersten klinischen Zeichen, und das zweite Serum nach 10 bis 14 Tagen. Ein mindestens 4-facher Titeranstieg der virusspezifischen Antikörper bei paralleler Untersuchung von Erst- und Zweitserum ist beweisend für eine frische Infektion mit dem entsprechenden Virus. Bei einer ZNS-Manifestation nach Enterovirus-Infektion wird für spezielle Fragestellungen auch Liquor (ca. 2 ml) zum Antikörpernachweis verwendet.

Nachweis von virusspezifischen IgM. Der Nachweis von Enterovirus-spezifischen IgM-Antikörpern ist je nach Test beweisend für oder nur hinweisend auf eine frische Virusinfektion. Virusspezifisches IgM erscheint bereits früh nach der Infektion (7 bis 10 Tage p.i.) und ist dann in ca. 90 % der Infektionen für ca. 4 Wochen nachweisbar (Abb. 42.**15**). Die IgM-Fraktion wird durch Dichtegradientenzentrifugation, Säulenchromatographie oder zeitlich schneller durch Festphasen-IgM-Immunadsorption von den anderen Serumproteinen getrennt und im Neutralisationstest auf Virusspezifität untersucht. Im Einzelfall können IgM-Antikörper monatelang persistieren (Buxbaum et al. 2001).

Neutralisationstest. Für den Antikörpernachweis ist ausschließlich der Neutralisationstest spezifisch und zur Prüfung des Immunstatus sinnvoll, weil mit dieser Methode typspezifische Determinanten auf der Viruskapsidoberfläche erkannt werden. Dieser aufwendige Test wird in Speziallaboratorien durchgeführt, wenn das Krankheitsbild typisch für eine Enterovirus-Infektion ist und der Virusnachweis aus Patientenmaterial keine eindeutige diagnostische Aussage ergibt.

Analog zur Virustypisierung mit standardisierten Antiserum-Pools wird im Neutralisationstest zum Antikörpernachweis der virusinduzierte zytopathische Effekt (CPE) in Zellkultur durch Vorinkubation des Virus mit Antikörpern unterdrückt. Im Mikrotiter-System wird Patientenserum oder die isolierte IgM-Fraktion geometrisch verdünnt (z. B. 1:10, 1:20, ... 1:320) und jede Antikörperverdünnung mit einer konstanten Virusdosis (100 bis 300 $TCID_{50}$) vor der Infektion inkubiert. Eine $TCID_{50}$-Einheit (Tissue Culture Infectious Dosis) entspricht der Virusdosis, die in 50 % der infizierten Zellen einen CPE induziert. Der CPE des Neutralisationsansatzes aus Virus und Antikörpern wird im Allgemeinen nach zwei Tagen mikroskopisch im Vergleich zur nicht neutralisierten Viruskontrolle (Virus ohne Antikörper) bestimmt. Dabei wird der Titer der neutralisierenden Antikörper als „50 %-Endpunkt" bestimmt. Dieser Wert entspricht derjenigen Antikörperverdünnung, bei der im Vergleich zur Viruskontrolle 50 % der infizierten Zellen vor einem zytopathischen Effekt geschützt sind (für Details s. Melnick et al. 1979, Zeichhardt 1992).

Enzymimmunassay, Immunoblot und Komplementbindungsreaktion (KBR). Die Komplementbindungsreaktion oder Enzymimmunassays verwenden Antigene aus dissoziierten Enteroviren, wodurch stark konservierte Antigendeterminanten aus dem Inneren der Viruskapside erkannt werden. Eine serotypische Differenzierung der Patienten-Antikörper ist deshalb unmöglich; es lassen sich bestenfalls gruppenspezifische Antikörper nachweisen. Diese Methoden (z. B. IgM-ELISA) haben daher nur eine gewisse Screening-Bedeutung in der Serodiagnostik akuter Enterovirusinfektionen. Die KBR auf enterovirusspezifische Antikörpern ist in Deutschland nicht mehr als akkreditierungsfähige Methode anerkannt.

Prophylaxe

Hygienemaßnahmen und Virusinaktivierung

Fragen der Hygiene und Desinfektion werden als Schwerpunkt in Kap. 13 behandelt. Besonders gefährdet durch Enterovirus-Infektionen mit schlechter Prognose sind Personen mit erworbener (AIDS), iatrogener (immunsuppressive Therapie) und physiologischer (Neugeborene) Immundefizienz. Die fäkal-orale Übertragung steht bei den Polioviren und Nicht-Polio-Enteroviren im Vordergrund (s. oben). Hygienische Händedesinfektion und Händewaschen, Wechsel von Handschuhen und Kittel sind deshalb eine wesentliche Voraussetzung zur Verhinderung der Virusübertragung. Die sachgerechte Entsorgung von stuhlhaltigen Materialien und Utensilien (Windeln!) ist strikt einzuhalten, insbesondere wegen der fulminanten Infektionen durch Coxsackie- und Echoviren bei Neugeborenen und Säuglingen ohne maternale Antikörper. Im ophthalmologischen Bereich ist zu beachten, dass die Konjunktivalflüssigkeit von Patienten mit enteroviraler hämorrhagischer Konjunktivitis hoch infektiös ist. Eine räumliche Trennung der infizierten Patienten ist gegebenenfalls vorzunehmen.

Da Poliovirus-Infizierte wegen der langen Erregerausscheidung im Stuhl prinzipiell als ansteckend anzusehen sind, ist die räumliche Trennung zur Verhinderung der Übertragung durch Schmierinfektion erforderlich, was vor allem vor dem Hintergrund der Anstrengungen zur Eradikation von Poliovirus zu sehen ist.

Enteroviren werden u.a. durch Formaldehyd (3%), Salzsäure (0,1 M) und halogenabspaltende Mittel inaktiviert. Alle Enteroviren verlieren bei 50 °C innerhalb einer Stunde ihre Infektiosität (in Abwesenheit von Magnesium oder Kalzium), sind jedoch mangels Lipidhülle resistent gegen lipidlösende Mittel wie Alkohole, Äther, Chloroform und Detergenzien. Dennoch ist die hygienische Händedesinfektion mit alkoholischen Desinfektionsmitteln auch bei Enterovirusinfektionen strikt einzuhalten, da bei möglicher Kontamination die Anzahl infektiöser Viruseinheiten durch Wasch-und-Wisch-Effekte reduziert wird.

Zur Desinfektion von Instrumenten, Wäsche, Flächen und Ausscheidungen sind zugelassene viruzide Desinfektionsmittel des Wirkungsbereichs B zu verwenden (Robert Koch-Institut 2007).

Immunisierung

Aktive Immunisierung. Von allen Enteroviren besteht nur gegen Poliovirus die Möglichkeit einer aktiven Immunisierung. Jonas Salk entwickelte die mit Formaldehyd inaktivierte Poliovakzine (IPV) (1954 eingeführt), Albert Sabin die orale Poliovakzine (OPV), die lebend-attenuierte Polioviren enthält (1962 eingeführt). Die IPV wird intramuskulär verabreicht und die OPV als Schluckimpfstoff eingenommen. Beide Vakzinen sind trivalent, d.h. sie enthalten die drei Poliovirustypen 1-3. Die IPV induziert virusneutralisierendes IgG. Die lebend-attenuierten Viren in der OPV führen zu einer subklinischen Infektion mit Virusvermehrung im Dünndarm und rufen dadurch zusätzlich die Bildung von sekretorischen Antikörpern der IgA-Klasse in den Darmepithelien hervor. Beide Poliovakzinen werden mehrfach verabreicht, um einen ausreichend hohen Titer von neutralisierenden Antikörpern zu induzieren. Da es nach Impfung mit der OPV in seltenen Fällen (ca. 1:2,5 Millionen Impfdosen) zu einer Vakzine-assoziierten paralytischen Poliomyelitis (VAPP) kommen kann, wird in den meisten industrialisierten Länder, die bereits frei von Poliomyelitis sind, heute nur noch die IPV verwendet. Die VAPP ist dadurch bedingt, dass die attenuierten Sabin-Impfvirus-Stämme durch Mutation wieder neurovirulent werden (für Einzelheiten s. Kap. 42.1).

Für Deutschland wird gegenwärtig von der Ständigen Impfkommission (STIKO) am Robert Koch-Institut empfohlen, nur noch mit der IPV zu impfen (Robert Koch-Institut 2008). Bei dreimaliger Impfung (monovalenter Impfstoff oder Kombinationsimpfstoff ohne Pertussiskomponente) wird empfohlen: 1. IPV-Impfung im 2. Lebensmonat; 2. Impfung im 4. Lebensmonat; und 3. Impfung im 11. bis 14. Lebensmonat. Im Alter von 9 bis 17 Jahren wird für Jugendliche eine Auffrischung mit IPV empfohlen. Alle Personen mit fehlender oder unvollständiger Grundimmunisierung sollen mit der IPV geimpft werden. Eine routinemäßige Auffrischimpfung wird nach dem 18. Lebensjahr nicht mehr generell empfohlen. Für folgende ausgewählte Personengruppen ist eine Auffrischimpfung indiziert:

1. Reisende in Regionen mit Infektionsrisiko,
2. Aussiedler, Flüchtlinge und Asylbewerber, die bei der Einreise aus Gebieten mit Poliorisiko kommen, sowie Personal, das mit den o.g. Personengruppen arbeitet,
3. medizinisches Personal, das Kontakt zu Polioerkrankten haben kann,
4. Personal in Laboratorien, die mit Polioviren umgehen.

Unabhängig vom Impfstatus sollen alle Kontaktpersonen eines Poliomyelitiserkrankten ohne Verzug mit IPV geimpft werden. Bei einem Polio-Ausbruch soll die IPV zur so genannten Riegelungsimpfung entsprechend den Anordnungen der Gesundheitsbehörden eingesetzt werden.

In den Entwicklungsländern wird weiterhin mit der oralen Poliovakzine (OPV) geimpft. Auch für diese Länder gilt: Klinisches Personal sollte stets nur mit einer IPV aufgefrischt werden, damit im klinischen Bereich eine Übertragung von Impfvirus durch Schmierinfektion durch klinisches Personal ausgeschlossen ist! In den gemäßigten Zonen sollte die OPV nicht in den Sommermonaten verabreicht werden, weil zur selben Jahreszeit gehäuft Infektionen mit anderen Enteroviren auftreten, die möglicherweise die Vermehrung der lebend-attenuierten Polioviren durch Interferenz unterdrücken. Die Gefahr einer derartigen Interferenz wird bei den dreimaligen Impfungen in Herbst und Winter eingeschränkt.

Passive Immunisierung. Bei Kontakt eines Seronegativen mit einem Poliovirus-Infizierten ist eine passive Immunisierung durch die Gabe eines Immunglobulinpräparats so schnell wie möglich, spätestens bis zu 72 Stunden nach Kontakt sinnvoll.

Da gegen die „Nicht-Polio"-Enteroviren keine aktive Vakzination zur Verfügung steht, kann unter bestimmten Gegebenheiten die Verabreichung eines Immunoglobulinpräparats angeraten sein, das aus Rekonvalenszentenseren Antikörper gegen Enteroviren enthält. Auch hier gilt, dass die Gabe bis spätestens 72 Stunden nach Kontakt erfolgen sollte.

Therapie

Eine kausale antivirale Chemotherapie gegen Enterovirus-Infektionen ist beim Menschen noch nicht einsetzbar. Bis heute wurden zahlreiche antivirale Substanzen gegen Picornaviren entwickelt, die gegen unterschiedliche Schritte der Virusreplikation gerichtet sind. Neben Inhibitoren der viralen RNA und Proteinsynthese bilden Substanzen, die gegen die Virusadsorption an die Wirtszelle, die Viruseinschleusung in die Wirtszelle oder das Uncoating gerichtet sind, einen Schwerpunkt der Entwicklungen (zur Übersicht s. De Palma et al. 2008). Eine viel versprechende neue antivirale Substanz gegen Enterovirus-Infektionen ist Pleconaril (Pevear et al. 1999, Schiff u. Sherwood 2000; Schmidtke et al. 2009), die jedoch bislang für die klinische Anwendung nicht zugelassen ist (zur Wirkungsweise siehe Kap. 42.1). In vitro können weiterhin das virale Uncoating durch WIN-Substanzen und die RNA-Synthese von verschiedenen Enteroviren durch Guanidin-Hydrochlorid und 2-(α-Hydroxybenzyl)-benzimidazol (HBB) gehemmt werden (Eggers 1988, Mosser u. Rueckert 1996, Willingmann et al. 1989, Zeichhardt et al. 1987) (s.a. Kap. 12).

42.2.3 Humane Rhinoviren

Humane Rhinoviren (rhino: griech. Wortstamm von rhis = Nase) umfassen mehr als 101 Serotypen (Typen 1A, 1B und 2 bis 100). Die 90 Serotypen der Major-Gruppe benutzen alle denselben Rezeptor Intercellular Adhesion Molecule 1 (ICAM-1) (Colonno et al. 1986, Tomassini et al. 1989, Uncapher et al. 1991). Viele der anderen Rhinoviren (Minorgruppe) verwenden den „Low Density Lipoprotein Rezeptor" (LDLR) (Turner u. Couch 2007). Mit molekularbiologischen Methoden sind in der letzten Zeit neue Rhinoviren gefunden worden (Lee et al. 2007), die einer neuen Spezies Humanes Enterovirus C zugeordnet werden sollen. Bei Doppelinfektionen mit mehr als einem Rhinovirus können rekombinante Rhinoviren auftreten (Tapparel et al. 2009).

Rhinoviren als Erreger des Schnupfens (im Englischen: Common Cold) wurden im Wesentlichen durch Freiwilligenversuche in der 1946 gegründeten Common Cold Research Unit in Salisbury/England untersucht. Schon 1914 hatten Kruse und Mitarbeiter (Kruse 1914) gezeigt, dass sich experimentell der Schnupfen mit Nasensekret von einem Schnupfenkranken, das gefiltert, bakterienfrei und in physiologischer Kochsalzlösung verdünnt war, durch Einträufeln in die Nasenhöhle einer gesunden Versuchperson übertragen ließ. Übertragungsexperimente von Dochez mit Menschenaffen belegten 1930 die virale Genese des Schnupfens (Dochez et al. 1930).

Epidemiologie

Für 25 bis 50 % aller Infekte des oberen Respirationstraktes werden Rhinoviren verantwortlich gemacht. Die Mehrzahl aller Rhinovirus-Infektionen findet in den gemäßigten Zonen das ganze Jahr über mit einem Minimum im Sommer statt. In den Tropen treten die meisten Infektionen in der Regenzeit auf. Kinder werden häufiger mit Rhinoviren infiziert als Erwachsene. Häufig werden Rhinoviren in Familien, Schulen, Heimen und militärischen Einrichtungen übertragen. Bislang ist experimentell nicht eindeutig belegt, dass Faktoren wie Zugluft und Abkühlung eine Prädisposition für den Schnupfen darstellen. Obwohl Rhinovirus-Infektionen im Allgemeinen unkompliziert verlaufen, führt der Schnupfen zu beträchtlichen volkswirtschaftlichen Einbußen. Für die USA wird geschätzt, dass dadurch jährlich 23 Millionen Arbeitstage verloren gehen.

Die Inkubationszeit beträgt 1 bis 4 Tage (im Mittel 2 bis 3 Tage). Das Reservoir für humane Rhinoviren ist der Mensch. Experimentelle Infektionen sind in Menschenaffen möglich. Rhinovirus-Infektionen werden respiratorisch über Aerosole (z. B. beim Niesen) und durch direkten Körperkontakt (vor allem mit kontaminierten Händen) übertragen. Transmission findet auch durch indirekten Körperkontakt (z. B. über kontaminiertes Geschirr oder Spielzeug) statt. Die respiratorische Übertragung beginnt bereits kurz nach der Infektion, ist jedoch am stärksten zum Zeitpunkt der ausgeprägten Zeichen eines Schnupfens, wenn das Nasensekret die höchste Viruskonzentration enthält (zur Übersicht s. Turner u. Couch 2007, Zeichhardt u. Grunert 2009c).

Pathogenese und klinische Bilder

Rhinoviren infizieren lytisch Zellen des oberen Respirationstrakts und erzeugen einen starken zytopatischen Effekt. Der Virusrezeptor der Majorgruppe ICAM-1 kommt u. a. auf Epithel- und Endothelzellen, Mukosazellen, Fibroblasten, Lymphozyten sowie Monozyten/Makrophagen vor und erkennt als seinen natürlichen Bindungspartner das Integrin LFA-1 (Lymphocyte Function associated Antigen 1) auf Leukozyten. Im Nasen-Rachen-Raum kommt es durch die lokale Rhinovirus-Infektion zu einer verstärkten Expression von ICAM-1 mit einhergehender Induktion von löslichen Entzündungsmediatoren (Interleukin-1, Interferon-gamma und Tumornekrosefaktor). Bei der Entzündungsreaktion werden damit zwar zuerst vermehrt Rhinovirus-spezifische Rezeptoren für die Viruseinschleusung in

Wirtszellen exprimiert, gleichzeitig wird jedoch auch die Leukozyten-Adhäsion für die nachfolgende Infektionseingrenzung stimuliert.

Die Immunantwort gegen Rhinoviren beruht vor allem auf der Bildung serotypspezifischer neutralisierender Antikörper der IgG- und IgA-Klasse in Serum und Sekreten. Die sekretorischen IgAs des Nasen-Rachen-Raums haben dabei die Hauptbedeutung für die Virusneutralisation. Die Antikörper gegen einen bestimmten Rhinovirus-Typ sind für Monate bis einige Jahre nach Infektion nachweisbar, schützen wegen ihrer Typspezifität jedoch nicht gegen Infektionen mit heterologen Rhinoviren. Folglich kann man wegen der Vielzahl von Rhinovirus-Typen mehrmals im Jahr einen Schnupfen bekommen.

Bei ca. zwei Drittel aller Infizierten verläuft die Infektion mit Niesen, Kopfschmerz, leichtem Halsschmerz und manchmal mit leichtem Husten und Fieber. Mit dem Ausmaß der Produktion von Nasensekret (bis zu 85 g) korreliert das Krankheitsempfinden. Der Schnupfen ist durch eine Schwellung und Hyperämie der Schleimhäute im Nasen-Rachen-Raum charakterisiert. Zu Beginn der Erkrankung ist das Nasensekret wässrig und zellarm, später enthält es lebende Epithelzellen. Eitriges Sekret ist frei von Epithelzellen, enthält jedoch segmentkernige Leukozyten. Während der Erkrankung treten eine ödematöse Schwellung, Auflockerung und zellige Infiltration der Submukosa auf. Dabei gehen zeitweise Ziliarepithel- und Basalzellen verloren.

Vereinzelt können beim Schnupfen Komplikationen wie Sinusitis und Otitis media auftreten, die aber auch durch bakterielle Überinfektionen bedingt sein können. Rhinovirus-Infektionen des unteren Respirationstraktes ohne bakterielle Beteiligung werden bei bestimmten Patientengruppen für eine atypische Pneumonie verantwortlich gemacht. Diese Assoziation gilt für Säuglinge mit einem Alter unter 2 Monaten, Kinder mit malignen Erkrankungen, angeborenen Herzfehlern und Anomalien des Respirationstraktes sowie Erwachsene mit chronischer Bronchitis und Asthma mit Infektionen des unteren Respirationstrakts ohne bakterielle Beteiligung (z. B. atypische Pneumonie). Bei älteren Menschen und Immunsupprimierten können Infektionsverläufe mit Komplikationen auftreten.

Labordiagnostik

Aufgrund der im Allgemeinen geringen Krankheitszeichen nach Rhinovirus-Infektionen ist eine Labordiagnostik beim Schnupfen unüblich. Rhinovirus-spezifische Teste stehen nur in Speziallaboratorien zur Verfügung, wobei die Zellkultur-gestützte Virusisolierung wie bei vielen Enteroviren leicht gelingt.

Virus kann aus Nasopharynxsekret isoliert werden. Zur Virusanzucht dienen humane Zellkulturen wie beispielsweise primäre embryonale Nierenzellen und Fibroblasten, fötale Tonsillenzellen, permanente Fibroblasten (z. B. MRC-5-Zellen) und transformierte Zellen (z. B. KB-, HeLa- und HEp-2-Zellen). Im Neutralisationstest kann die Virustypisierung vorgenommen werden, die jedoch wegen der über 100 verschiedenen Rhinovirus-Typen äußerst aufwendig ist. Zum Nachweis des Virusgenoms wird die RT-PCR eingesetzt, mit nachfolgender Sequenzierung auch zur Typdifferenzierung.Virusantigen lässt sich mit dem Enzymimmunassay nachweisen. Enzymimmunassays eignen sich nicht zur Serotypisierung, weil die einzelnen Rhinoviren eng miteinander verwandt sind. Auch beim Antikörpernachweis schränkt diese enge Verwandtschaft zwischen den Rhinoviren den Einsatz von Enzymimmunassays, Immunoblots und Komplementbindungsreaktion (KBR) ein, weil bei diesen Methoden durchweg immunologische Kreuzreaktion zwischen den einzelnen Typen auftreten. Nur der Neutralisationstest eignet sich zur Bestimmung von serotypspezifischen Antikörpern.

Prophylaxe

Ausschließlich mit hygienischen Maßnahmen ist es möglich, eine effektive Prävention gegen Rhinovirus-Infektionen vorzunehmen. Eine besondere Bedeutung haben dabei das Händewaschen, der Gebrauch von Papiertaschentüchern und die Vermeidung der Übertragung durch Aerosole. Eine aktive und passive Immunisierung gegen Rhinovirus-Infektionen steht nicht zur Verfügung. Die Wirksamkeit unspezifischer Maßnahmen wie die präventive Einnahme von hoch dosiertem Vitamin C und anderen Vitaminen ist wissenschaftlich nicht eindeutig belegt. Generell gilt jedoch, dass ein gesunder Lebenswandel und das Essen vitaminreicher Kost einem Schnupfen vorbeugen können.

Therapie

Wie bereits für die Enterovirus-Infektionen ausgeführt, steht auch für die Infektionen mit humanen Rhinoviren keine kausale antivirale Therapie zur Verfügung. Experimentell können Rhinoviren durch hydrophobe Substanzen, die sog. WIN-Substanzen, durch Interkalation im Viruskapsidprotein VP1 in Zellkultur an der Viruseinschleusung in die Wirtszelle gehemmt werden. Pleconaril, eine WIN-basierte Substanz, befindet sich gerade in einer klinischen Therapiestudie (Phase II) zum Einsatz bei Rhinovirus-bedingtem Schnupfen (De Palma et al. 2008). In vitro lassen sich weiterhin einige Rhinovirus-Typen in ihrer RNA-Synthese durch Guanidin-Hydrochlorid und 2-(α-Hydroxybenzyl)-benzimidazol blockieren (Rueckert 1996, Turner u. Couch 2007, Zeichhardt u. Grunert 2009c).

Bei Fällen einer bakteriellen Superinfektion ist eine Therapie mit Antibiotika in Betracht zu ziehen.

42.2.4 Infektionen mit weiteren Picornaviren

Cardioviren

Das Genus Cardiovirus enthält zwei Serotypen von tierpathogenen Viren, die gelegentlich auch den Menschen infizieren können (Übersichten s. Grunert u. Zeichhardt 2009, Lipton 1994, Scraba 1994). Verschiedene Stämme des Serotyps Enzephalomyokarditis-Virus (EMCV) verursachen bei der Maus und Ratte, beim Meerschweinchen, Schwein und Affen Pneumonie, pulmonales Ödem, Myokarditis, Paralyse, Enzephalitis und/oder Meningoenzephalitis. Beim Schwein können EMCV-Infektionen zur Totgeburt führen. Eine Variante des EMCV, das EMCV(D), stellt ein Modellvirus dar, das in der Maus Diabetes mellitus durch Infektion der insulinproduzierenden B-Zellen des Pankreas induziert. Der zweite Serotyp umfasst Viren, die 1933 von Max Theiler erstmals in Mäusen isoliert wurden und als Theiler's Murine Encephalomyelitis Virus (TMEV) bezeichnet werden. Hoch pathogene Stämme führen in der Maus zu Paralyse, Enzephalitis und Enzephalomyelitis. Schwach pathogene Stämme verursachen in der Maus eine biphasische ZNS-Erkrankung, die sich anfangs als eine „murine Poliomyelitis" darstellt, die dann in eine chronische und entzündliche Erkrankung mit demyelinisierenden Prozessen im ZNS mündet. Diese demyelinisierende Erkrankung der Maus, für die ein Immunpathogenitätsmechanismus durch eine Überempfindlichkeitsreaktion vom verzögerten Typ (Delayed Type Hypersensitivity = DTH) unter Beteiligung von CD4+ T-Zellen (Th1) und MHC-II-Restriktion verantwortlich gemacht wird, ist ein anerkanntes Tiermodell für die Multiple Sklerose. Die Viruspersistenz geht der Demyelinisierung im ZNS voraus. TMEV infiziert Makrophagen und andere ZNS-Zellen, einschließlich Oligodendrozyten während der persistenten Phase der Infektion (Lipton et al. 2005).

Alle Cardioviren werden enteral übertragen. Hauptträger von EMC-Viren sind Mäuse und Ratten, die für einen epizoonotischen Ausbruch von EMCV in Schweinezuchten in New South Wales (Australien) im Jahre 1986 verantwortlich gemacht werden. Infektionen über Ausscheidungen von Mäusen und Ratten können auch zur Übertragung auf den Menschen führen.

Die mit Cardioviren assoziierten Infektionen des Menschen sind beschrieben für Viren der beiden Spezies Enzephalomyokarditis-Virus (EMCV) und Theilovirus. Es wird angenommen, dass die meisten EMCV-Infektionen – wie für Picornaviren typisch – klinisch inapparente Infektionen hervorrufen. Für verschiedene Virusstämme sind fieberhafte Infekte und Erkrankungen des Zentralnervensystems beschrieben. In Fallberichten werden EMC-Viren für aseptische Meningitis, Poliomyelitis-ähnliche Paralyse und Zeichen von Guillain-Barré-Syndrom verantwortlich gemacht. EMC-Viren führten zu Ausbrüchen von „Drei-Tage-Fieber", das 1945 bis 1946 bei Soldaten der US-amerikanischen Truppen auf den Philippinen auftrat. Für 2 bis 3 Tage klagten die Infizierten über starke Kopfschmerzen mit erhöhten Temperaturen, Pharyngitis, steifem Nacken und Starre der Gesäß- und Oberschenkelmuskeln (Kernig-Zeichen). Das Mengovirus wurde von G. Dick in Uganda bei einem Laboratoriumsassistenten 1948 isoliert, nachdem dieser sich in Entebbe (Mengo District, Uganda) bei einem paralytischen Rhesusaffen angesteckt und eine fieberhafte Erkrankung mit Enzephalitis bekommen hatte. EMCV-Übertragung von Nagern auf den Menschen scheint nicht selten zu sein, da EMCV-spezifische Antikörper bei Tierpflegern, die Umgang mit Nagetieren haben, nachgewiesen wurden. EMCV-Infektionen, assoziiert mit fieberhafter Erkrankung, wurden kürzlich bei Patienten in Peru beschrieben (Oberste et al. 2009).

Vor einigen Jahren wurde ein neues Cardiovirus gefunden, das als „Vilyuisk Human Encephalomyelitis Virus" (VHEV = „Vilyuisk-Virus") der Spezies Theilovirus zugeordnet wird und bei Einwohnern in Sibirien (Yakuts) mit einer neurodegenerativen Erkrankung assoziert wird (Lipton 2008). Ein neues Theilovirus, das bei Kindern fiebrige respiratorische und gastrointestinale Symptome hervorruft, konnte aus Stuhl und nasopharyngealen Aspiraten isoliert werden. Diese Viren werden vorläufig als Saffold-Viren bezeichnet, von denen mittlerweile drei Linien in drei unabhängigen Kohorten in Deutschland und Brasilien gefunden wurden (Drexler et al. 2008). Saffold-Virus-Infektionen wurden weiterhin in Kanada und Südasien nachgewiesen.

Die Laboratoriumsdiagnostik, die weltweit nur in wenigen Speziallaboratorien durchgeführt wird, basiert auf den Methoden, wie sie bereits für die Enteroviren beschrieben wurden (s. oben) (Übersichten s. Warren 1979, Grunert u. Zeichhardt 2009). Zum Virusnachweis aus Biopsie-/Autopsiematerialien wird neben dem Nachweis des Virusgenoms mittels RT-PCR nach wie vor die klassische Virusanzüchtung in der Zellkultur eingesetzt. Darüber hinaus besteht für Spezialfragen die Möglichkeit der Virusanzüchtung durch intrazerebrale Inokulation der Maus oder Beimpfung von embryonierten Hühnereiern.

Virustypspezifische Antikörper werden mit dem Neutralisationstest bestimmt, während sich gruppenspezifische Antikörper mit experimentellen Enzymimmunassay nachweisen lassen.

Aphthoviren

Zum Genus Aphthovirus zählen 7 Serotypen des Maul- und-Klauenseuche-Virus (MKS-Virus) (Tab. 42.**1**), das vornehmlich bei Klauentieren wie Rindern, Schafen und Ziegen, aber auch bei Schweinen (gelegentlich auch bei Kamelen und Elefanten) die hoch ansteckende Maul- und Klauenseuche hervorruft (Übersicht s. Mohr 1967, Rowlands 1994, Mahy 2005). Das MKS-Virus führt bei den Tieren zu einer zyklischen Infektion mit charakteristischer Bläschenbildung im Maul und an den Klauen, wobei die

Verluste unter den Tieren beträchtlich sein können. Die Übertragung des Virus zwischen den Tieren geschieht durch Aerosole, Milch, infiziertes Futter, Insemination mit Samen von infizierten Tieren, Kontakt mit kontaminierter Kleidung von landwirtschaftlichem Personal, kontaminierte veterinärmedizinische Instrumente und früher auch durch Impfstoffe gegen die Maul- und Klauenseuche mit Restinfektiosität. Die Krankheit und der Verdacht der Maul- und Klauenseuche ist nach der „Verordnung zum Schutz gegen die Maul- und Klauenseuche" anzeigepflichtig (neue Verordnung in Kraft getreten im Juli 2004). Die Virusübertragung durch Aerosole über bis zu 100 km Entfernung in den gemäßigten Zonen ist bei geeigneten klimatischen Bedingungen möglich. Verschiedene Staaten verbieten die Einfuhr von lebenden Tieren, frischen Fleischprodukten und anderen Tierprodukten aus Ländern, in denen MKS-Virus vorkommt. Infektionen mit dem MKS-Virus, das vor allem in Europa, Asien, Afrika sowie Süd- und Nordamerika vorgekommen ist, konnten in vielen Ländern durch aufwendige Impfaktionen oder das frühzeitige Schlachten von ganzen Herden mit infizierten Tieren entweder eliminiert oder zumindest stark zurückgedrängt werden. Die prophylaktische Impfung wurde Ende 1991 abgeschafft und ist seither in der EU verboten. Zum einem besteht die Gefahr, dass geimpfte Tiere das MKS-Virus verbreiten, zum anderen führen Impfungen zu weitreichenden Handelshindernissen. MKS-Virus-infizierte wie aktiv immunisierte Tiere enthalten Antikörper, die nicht von einander differenziert werden können. Erst der Einsatz von bereits entwickelten „Marker-Impfstoffen" wird es erlauben, infizierte von geimpften Tieren zu unterscheiden.

Die Maul- und Klauenseuche ist eine seltene Zoonose (Bauer 1997, Prempeh et al. 2001). MKS-Virus kann in seltenen Fällen vom infizierten Tier auf den Menschen durch direkten Kontakt oder Kontakt mit virushaltigen Materialien (z. B. bei Stallpersonal, Melkern, Veterinären und Laborpersonal) oder möglicherweise durch den Genuss von unpasteurisierter Milch übertragen werden.

Die Mehrzahl der MKS-Virus-Infektionen verläuft beim Menschen klinisch inapparent. MKS-Virus-Infektionen des Menschen sind selbst-limitierend; eine Übertragung von Mensch zu Mensch ist nicht bekannt. Humane Infektionen sind hauptsächlich durch den Typ O, gefolgt vom Typ C und seltener durch den Typ A bedingt. Beim letzten größeren Ausbruch der Maul- und Klauenseuche bei Tieren in Großbritannien im Jahr 2001 wurden 21 Verdachtsfälle beim Menschen gemeldet. Keiner der humanen Fälle konnte durch PCR-Untersuchungen als positiv für MKS-Virus getestet werden (Brown 2001). In anderen Publikationen wurde jedoch beschrieben, dass die klinische Manifestation bei Kindern stärker als bei Erwachsenen sein kann. Die Inkubationszeit beträgt 2 bis 6 Tage. Die Krankheit äußert sich mit anfänglicher Mattigkeit, sowie Hals-, Kopf-, Kreuz- und Gliederschmerzen mit häufig mäßigem Fieber. Es bilden sich an der Eintrittspforte virushaltige Primärblasen (z. B. im Mund nach einer Infektion durch Milch oder an der Hand nach einer Infektion beim Melken). 1 bis 2 Tage später können an Lippen, Wangenschleimhaut, Rachen und Zunge sowie an Fingern und Zehen, an der Innenhand, den Fußsohlen und den Fußrändern Bläschen auftreten, die von einem roten Hof umgeben sind.

Da einige Coxsackieviren der Gruppe A (A5, A10, A16) und Enterovirus 71 eine Hand-, Fuß- und Mundkrankheit hervorrufen können (s. oben und Tab. 42.**2**), kann eine Differenzialdiagnose notwendig sein. Die Laboratoriumsdiagnostik der Maul- und Klauenseuche wird unter Sicherheitsbedingungen von der Bundesanstalt für Viruskrankheiten der Tiere (Insel Riems) durchgeführt. Das MKS-Virus wird aus Bläschenmaterial durch Virusgenomnachweis in der RT-PCR oder durch Virusantigenbestimmung mittels Enzymimmunassay nachgewiesen. Weiterhin kann das Virus in Zellkultur (in speziellen Fällen im Meerschweinchen bzw. in der Babymaus) angezüchtet werden. Die Bestimmung von virusspezifischen Antikörpern wird im Neutralisationstest und Enzymimmunassay vorgenommen.

Neue Picornaviren

1989 wurde in Japan das so genannte Aichi-Virus entdeckt (Yamashita et al. 1991), das mittlerweile dem neuen Genus Kobuvirus zugeordnet wird (Tab. 42.**1**). Klinische Zeichen beim Menschen können nach dem Genuss von Austern eine nicht bakterielle Gastroenteritis sein. Untersuchungen zur Antikörperprävalenz in Japan zeigten, dass ca. 80% aller Japaner bis zum 35. Lebensjahr mit Aichi-Virus in Kontakt gekommen sind (Yamashita et al. 1993). In Frankreich haben 85% der Altersgruppe der 30- bis 39-Jährigen Antikörper gegen Aichi-Virus (Goyer et al. 2008). Aichi-Virus-Infektionen mit Gastroenteritis wurden auch in Pakistan und Bangladesh sowie in Südostasien (Indonesien, Thailand, Vietnam und Malaysia) beobachtet (Pham et al. 2008).

Die Diagnostik erfolgt durch Erregernachweis mittels RT-PCR mit anschließender Sequenzierung. Zur Virusanzüchtung eignen sich BS-C-1- oder Vero-Zellen. Experimentelle Enzymimmunassays und Mikroneutralisationsteste werden zum Nachweis Aichi-Virus-spezifischer Antikörper eingesetzt.

Ein „Common-Stool-associated-Picornavirus", das als Cosa-Virus bezeichnet wird, wurde bei Kindern in Südasien mit einer akuten schlaffen Lähmung isoliert. Diese Lähmungen sind denen durch Poliovirus bedingten sehr ähnlich und werden als Nicht-Polio akute schlaffe Lähmung (= Non-Polio acute flaccid Paralysis) beschrieben (Kapoor et al. 2008). Epidemiologische Studien zeigten, dass Cosa-Virus auch bei gesunden Kindern in Pakistan vorkommt. Eine weitere Studie bei australischen Kindern mit akuter Diarrhö wies Cosa-Virus in Fäzes nach. Molekulargenetisch ist das Virus mit Cardioviren verwandt.

Literatur

Agol VI. Picornavirus Genetics: An overview. In: Semler BL, Wimmer E, eds. Molecular Biology of Picornaviruses. Washington DC: ASM Press; 2002: 269–284

Bauer K. Foot-and-mouth disease as zoonosis. Arch Virol 1997; 13: 95–97

Blaas D. Human rhinovirus minor group receptors. In: Semler BL, Wimmer E, eds. Molecular Biology of Picornaviruses. Washington DC: ASM Press; 2002: 93–107

Blomqvist S, Paananen A, Savoainen-Kopra C et al. Eight years of experience with molecular identification of human enteroviruses. J Clin Microbiol 2008; 46: 2410–2413

Bodian D. Poliomyelitis: pathogenesis and histopathology. In: Rivers TM, Horsefall LM, eds. Viral and rickettsial infections of man. Philadelphia: J. B. Lippincott; 1959: 479–518

Brown DWG. Foot and mouth disease in human beings. The Lancet 2001; 357: 1463

Buxbaum S, Berger A, Preiser W et al. Enterovirus Infections in Germany: Comparative Evaluation of Different Laboratory Diagnostic Methods. Infection 2001; 29: 138–142

Cello J, Paul AV, Wimmer E. Chemical synthesis of poliovirus cDNA:generation of infectious virus in the absence of natural template. Science 2002; 297: 1016–1018

Chen C-Y, Sarnow P. Initiation of protein synthesis by the eukaryotic translational apparatus on circular RNAs. Science 1995; 268: 415–417

Chumakov K, Ehrenfeld E, Wimmer E et al. Vaccination against polio should not be stopped. Nat Rev. Microbiol 2007; 5: 952–958

Coleman JR, Papamichail D, Skiena S et al. Virus attenuation by genome-scale changes in codon base pair bias. Science 2008; 320: 1784–1787

Colonno RJ, Callahan PL, Long WJ. Isolation of a monoclonal antibody that blocks attachment of the major group of human rhinoviruses. J Virol 1986; 57: 7–12

Colter JS, Bird HH, Moyer AW et al. Infectivity of ribonucleic acid isolated from virus-infected tissues. Virology 1957; 4: 522–532

De Palma AM, Vliegen I, De Clerq E et al. Selective inhibitors of picornavirus replication. Med Res Rev. 2008; 28: 823–884

Diefenthal W, Habermehl K-O. Die Bedeutung mikrokinematographischer Methoden in der Virologie. Res Film 1967; 6: 22–30

Dochez AR, Shibley GS, Mills KC. Studies in the common cold. IV. Experimental transmission of the common cold to arthropoid apes and human beings by means of a filtrable agents. J Exp Med 1930; 52: 701–716

Domingo E, Ruiz-Jarabo CM, Sierra S et al. Emergence and selection of RNA virus variants: memory and extinction. Virus Res. 2002; 82: 39–44

Drexler JF, de Souza Luna LK, Stöcker A et al. Circulation of 3 lineages of a novel Saffold cardiovirus in humans. Emerg Infect Dis 2008; 14: 1398–1405

Dulbecco R, Vogt M. Plaque formation and isolation of pure lines with poliomyelitis virus. J Exp Med 1954; 99: 167–182

Egger D, Gosert R, Bienz K. Role of cellular structures in viral RNA replication. In: Semler BL, Wimmer E, eds. Molecular Biology of Picornaviruses. Washington DC: ASM Press; 2002: 247–255

Eggers HJ, Tamm I. Coxsackie A9 virus: Mutation from drug dependence to drug independence. Science 1965; 148: 97–98

Eggers HJ. Assay Systems: Testing of antiviral drugs in cell culture (in vitro). In: De Clercq E, Walker RT, eds. Antiviral Drug Development, Series A: Life Sciences 143. New York-London: Plenum Press; 1988: 139–148

Ehrenfeld E, Teterina N. Initiation of translation of picornavirus RNAs: Structure and function of the internal ribosomal entry site. In: Semler BL, Wimmer E, eds. Molecular Biology of Picornaviruses. Washington DC: ASM Press; 2002: 159–171

Enders JF, Weller TH, Robbins CF. Cultivation of the Lansing strain of poliomyelitis virus in cultures of various human embryonic tissues. Science 1949; 109: 85–87

Fanconi G. Poliomyelitis. In: Gsell O, Mohr W, Hrsg. Infektionskrankheiten: Krankheiten durch Viren, Band I/1. Berlin, Heidelberg, New York: Springer Verlag; 1967: 13–65

Gibbels E, Scheid W. ECHO-Viruskrankheiten. In: Gsell O, Mohr W, Hrsg. Infektionskrankheiten: Krankheiten durch Viren, Band I/1. Berlin, Heidelberg, New York: Springer Verlag; 1967: 91–121

Gorbalenya AE, Svitkin YV, Kazachkov YA et al. Encephalomyocarditis virus-specific polypeptide p22 is involved in the processing of the viral precursor polypeptides. Febs Lett 1979; 108: 1–5

Goyer M, Abo L-S, Bour J-B et al. Seroprevalence distribution of Aichi virus among a French population in 2006–2007. Arch Virol 2008; 153: 1171–1174

Grunert H-P, Zeichhardt H. Cardioviren. In: Darai G, Handermann M, Sonntag H-G, Tidona C, Zöller L, Hrsg. Lexikon der Infektionskrankheiten des Menschen. 3. Aufl. Heidelberg: Springer Verlag; 2009: 149–154

Hellen CU, Sarnow P. Internal ribosome entry sityes in eukaryotic mRNA molecules. Genes Dev 2001; 15: 1593–1612

Hirst GK. Genetic recombination with Newcastle disease virus, polioviruses and influenza. Cold Spring Harbor Symp Quant Biol 1962; 27: 303–309

Hogle JM, Chow M, Filman DJ. Three-dimensional structure of poliovirus at 2.9A resolution. Science 1985; 229: 1358–1365

Hogle JM, Filman DJ. The antigenic structure of poliovirus. Philos Trans R Soc Lond B Biol Sci 1989; 323: 467–478

Hogle JM, Racaniello VR. Poliovirus receptors and cell entry. In: Semler BL, Wimmer E, eds. Molecular Biology of Picornaviruses. Washington DC: ASM Press; 2002: 71–85

Hogle JM. Poliovirus cell entry: Common structural themes in viral cell entry pathogenensis. Ann Rev. Microbiol 2002; 56: 677–702

Jacobson MF, Baltimore D. Polypeptide cleavages in the formation of poliovirus proteins. Proc Natl Acad Sci USA 1968; 61: 77–84

Jang SK, Davies MV, Kaufman RJ et al. Initiation of protein synthesis by internal entry of ribosomes into the 5' nontranslated region of encephalomyocarditis virus RNA in vivo. J Virol 1989; 63: 1651–1660

Jang SK, Kräusslich HG, Nicklin M et al. A segment of the 5' nontranslated region of encephalomyocarditis virus RNA directs internal entry ofr ribosomes during in vitro translation. J Virol 1988; 62: 2636–2643

Jang SK. Internal initiation: IRES elements of picornaviruses and hepatitis C virus. Virus Res. 2006; 119: 2–15

Jiang P, Faase JA, Toyoda H et al. Evidence for emergence of diverse polioviruses from C-cluster coxsackie A viruses and implications for global poliovirus eradication. Proc Natl Acad Sci USA 2007; 104: 9457–9462

Kandolf R, Klingel K, Zell R et al. Molecular pathogenesis of enterovirus-induced myocarditis: virus persistence and chronic inflammation. Intervirology 1993; 35: 140–151

Kapoor A, Victoria J, Simmonds P et al. A highly prevalent and genetically diversified Picornaviridae genus in South Asian children. Proc Natl Acad Sci USA 2008; 105: 20482–20487

Kew O, Morris-Glasgow V, Landaverde M et al. Outbreak of poliomyelitis in Hispanola associated with circulating type 1 vaccine-derived poliovirus. Science 2002; 296: 356–359

Kew OM, Sutter RW, de Gourville EM et al. Vaccine-derived polioviruses and the endgame strategy for global polio eradication. Annu Rev. Microbial 2005; 59: 587–635

Kitamura N, Semler BL, Rothberg PG et al. Primary structure, gene organization and polypepetide expression of poliovirus RNA. Nature 1981; 291: 547–553

Kräusslich HG, Wimmer E. Viral proteinases. Annu Rev. Biochem 1988; 57: 701–754

Kruse W. Die Erreger von Husten und Schnupfen. Münch Med Wochenschr 1914; 61: 1547

Landsteiner K, Popper E. Uebertragung der poliomyelitis acuta auf Affen. Z Immunitätsforsch 1909; 2: 377–390

Lee W-M, Kiesner C, Pappas T et al. A diverse group of previously unrecognized human rhinoviruses are common causes of respiratory illnesses in infants. PLoS ONE 2007; 2(10): e966. doi:10.1371/journal.pone.0000966

Lee YF, Nomoto A, Detjen BM et al. A protein covalently linked to poliovirus genome RNA. Proc Natl Acad Sci USA 1977; 74: 59–63

Lim KA, Benyesh-Melnick M. Typing of viruses by combinations of antiserum pools: Application to typing of enteroviruses (Coxsackie and Echo). J Immunol 1960; 84: 309–317

Lipton HL, Manoj Kumar AS, Trottier M. Theiler's virus persistence in the central nervous system of mice is associated with continuous viral replication and a difference in outcome of infection of infiltrating macrophages versus oligodendrocytes. Virus Research 2005; 111: 214–223

Lipton HL. Human Vilyuisk encephalitis. Rev. Med Virol 2008; 18: 347–352

Lipton HL. Theiler's viruses. In: Webster RG, Granoff A, eds. Encyclopedia of Virology. Vol. 3. London: Academic Press; 1994: 1423–1430

Loeffler F, Frosch P. Berichte der Kommission zur Erforschung der Maul- and Klauenseuche bei dem Institut für Infektionskrankheiten in Berlin. Zentralblatt für Bakteriologie, Parasitenkunde und Infektionskrankheiten 1898; 23: 371–391

Macejak DG, Sarnow P. Internal initiation of translation mediated by the 5' leader of a cellular mRNA. Nature 1991; 353: 90–94

Mahy BW. Introduction and history of foot-and-mouth disease virus. Curr Top Microbiol Immunol 2005; 288: 1–8

Maizel JV. Preparative electrophoresis of proteins in acrylamide gels. Ann N Y Acad Sci 1964; 121: 382–390

Melnick JL, Wenner HA, Phillips CA. Enteroviruses. In: Lennette EH, Schmidt NJ, eds. Diagnostic Procedures for Viral, Rickettsial and Chlamydial Infections. Washington DC: American Public Health Association; 1979: 471–534

Melnick JL. Enteroviruses. In: Evans AS, ed. Viral Infections of Humans, Epidemiology and Control. New York: Plenum Medical Books; 1982: 187–251

Melnick JL. Enteroviruses: Polioviruses, coxsackieviruses, echoviruses, and newer enteroviruses. In: Fields BN, Knipe DM, Howley PM, Chanock RM, Meinick JL, Monath TP, Roizman B, Straus SE, eds. Virology. 3rd ed., Vol. 1. New York: Lippincott-Raven Press; 1996: 655–712

Mohr W. Maul- und Klauenseuche. In: Gsell O, Mohr W, Hrsg. Infektionskrankheiten: Krankheiten durch Viren, Band I/1. Berlin, Heidelberg, New York: Springer Verlag; 1967: 138–150

Molla A, Jang SK, Paul AV et al. Cardioviral internal ribosomal entry site is functional in a genetically engineered dicistronic poliovirus. Nature 1992; 356: 255–257

Molla A, Paul AV, Wimmer E. Cell-free de novo synthesis of poliovirus. Science 1991; 254: 1647–1651

Moore M, Morens D. Enteroviruses, including polioviruses. In: Belshe RB, ed. Textbook of Human Virology. Littleton MA: PSG Publishing Company; 1984: 407–483

Mosser AG, Rueckert RR. Picornaviruses: Capsid-binding agents. In: Richman DD, ed. Antiviral drug resistance. Chichester: John Wiley & Sons; 1996: 13–40

Mueller S, Papamichael D, Coleman JR et al. Reduction of the rate of poliovirus protein synthesis through large scale codon deoptimization causes attenuation of viral virulence by lowering specific infectivity. J Virol 2006; 80: 9687–9696

Mueller S, Wimmer E, Cello J. Poliovirus and Poliomyelitis: A Tale of Guts, Brains, and an Accidental Event. Virus Res. 2005; 111: 175–193

Mueller S, Wimmer E. Expression of foreign proteins by poliovirus polyprotein fusion:analysis of genetic stability reveals rapid deletions and formation of cardioviruslike open reading frames. J Virol 1998; 72: 20–31

Muir P, Kämmerer U, Korn K et al. Molecular typing of enteroviruses: current status and future requirements. Clin Microbiol Rev. 1998; 11: 202–227

Niklasson B, Almqvist PR, Hörnfeldt B et al. Sudden infant death syndrom and Ljungan virus. Forensic Sci Med Pathol 2009: published online: DOI 10.1007/s12024-009-9086-8

Oberste MS, Gotuzzo E, Blair P et al. Human febrile illness caused by encephalomyocarditis virus infection, Peru. Emerg Infect Dis 2009; 15: 640–646

Oberste MS, Maher K, Flemister MR et al. Comparison of classic and molecular approaches for the identification of untypeable enteroviruses. J Clin Microbiol 2000; 38: 1170–1174

Pallansch M, Roos R. Enteroviruses: polioviruses, coxsackieviruses, echoviruses, and newer enteroviruses. In: Knipe DM, Howley PM, Griffin DE, Martin MA, Lamb RA, Roizman B, Straus SE, eds. Fields Virology. 5th ed., Vol. 1. Philadelphia: Wolters Kluwer, Lippincott Williams & Wilkins; 2007: 839–893

Palmenberg AC, Pallansch MA, Rueckert RR. Protease required for processing picornaviral coat protein resides in the viral replicase gene. J Virol 1979; 32: 770–778

Paul AV, Belov GA, Ehrenfeld E et al. Model of picornavirus RNA replication. In: Gotte M, Raney K, Cameron C, eds. Viral Genome Replication. New York: Springer Publications Company; 2009: [in press]

Paul AV, van Boom JH, Fillipov D et al. Protein-primed RNA synthesis by purified poliovirus RNA polymerase. Nature 1998; 393: 280–284

Paul AV, Yin J, Mugavero J et al. A "slide-back" mechanism for the initiation of protein-primed RNA synthesis by the RNA polymerase of poliovirus. J Biol Chem 2003; 278: 43951–43960

Paul AV. Possible unifying mechanism of picornavirus genome replication. 2002. In: Semler BL, Wimmer E, eds. Molecular Biology of Picornaviruses. Washington DC: ASM Press; 2002: 227–247

Pelletier J, Sonenberg N. Internal initiation of translation of eukaryotic mRNA directed by a sequence derived from poliovirus RNA. Nature 1988; 334: 320–325

Perera R, Daijogo S, Walter BL et al. Cellular protein modification by poliovirus:two faces of poly(rC)-binding protein. J Virol 2007; 81: 8919–8932

Pevear DC, Tull TM, Seipel ME et al. Activity of pleconaril against enteroviruses. Antimicrob. Agents Chemother 1999; 43: 2109–2115

Pham NTK, Trinh QD, Khamrin P et al. Sequence analysis of the capsid gene of Aichi viruses detected from Japan, Bangladesh, Thailand, and Vietnam. J Med Virol 2008; 80: 1222–1227

Prempeh H, Smith R, Müller B. Foot and mouth disease: the human consequences. BMJ 2001; 322: 566–567

Probst C, Jecht M, Gauss-Müller V. Intrinsic signals for the assembly of hepatitis A virus particles. 1999. J Biol Chem 274: 4527–4531

Racaniello VR, Baltimore D. Cloned poliovirus complementary DNA is infectious in mammalian cells. Science 1981; 214: 916–919

Rieder E, Wimmer E. Cellular receptors of picornaviruses: an overview. In: Semler BL, Wimmer E, eds. Molecular Biology of Picornaviruses. Washington DC: ASM Press; 2002: 61–71

Robert Koch-Institut. Ein Meningitis-Ausbruch durch Echovirus 30 in Nordhessen. Epidemiologisches Bulletin 2002; 20: 163–167

Robert Koch-Institut. Empfehlungen der Ständigen Impfkommission (STIKO) am Robert Koch-Institut/Stand: Juli 2008. Epidemiol Bull 2008; 30: 235–254

Robert Koch-Institut. Liste der vom Robert Koch-Institut geprüften und anerkannten Desinfektionsmittel und -verfahren

(Stand vom 31.5.2007). Bundesgesundheitsbl – Gesundheitsforsch – Gesundheitsschutz 2007; 50: 1335–1356.

Robert Koch-Institut. Zum Vorkommen von Enterovirus-Infektionen im Jahr 2000. Epidemiologisches Bulletin 2001; 2: 7–9.

Rossi E. Coxsackie-Virus-Krankheiten. In: Gsell O, Mohr W, Hrsg. Infektionskrankheiten: Krankheiten durch Viren, Band I/1. Berlin, Heidelberg, New York: Springer Verlag; 1967: 66–90

Rossmann MG, Arnold E, Erickson JW et al. Structure of a human common cold virus and functional relationship to other picornaviruses. Nature (London) 1985; 317: 145–153

Rossmann MG. Picornavirus structure overview. In: Semler BL, Wimmer E, eds. Molecular Biology of Picornaviruses. Washington DC: ASM Press; 2002: 27–39

Rott R, Siddell S. One hundred years of animal virology. J Gen Virol 1998; 79: 2871–2874

Rowlands DJ. Foot and mouth disease viruses. In: Webster RG, Granoff A, eds. Encyclopedia of Virology. Vol. 1. London: Academic Press; 1994: 488–496

Rueckert RR. Picornaviridae and their replication. In: Fields BN, Knipe DM, Howley PM, Chanock RM, Meinick JL, Monath TP, Roizman B, Straus SE, eds. Virology. 3rd ed., Vol. 1. New York: Lippincott-Raven Press; 1996: 609–654

Samsioe A, Papadogiannakis N, Hultman T et al. Ljunganvirus present in intrauterine fetal death diagnosed by both immunohistochemistry and PCR. Birth Defects Res A Clin Mol Teratol 2009; 85: 227–229

Schaffer FL, Schwerdt CE. Crystallization of purified MEF-1 poliomyelitis virus particles. Proc Natl Acad Sci USA 1955; 41: 1020–1023

Schiff GM, Sherwood JR. Clinical activity of pleconaril in an experimentally induced coxsackievirus A21 respiratory infection. J Inf Dis 2000; 181: 20–26

Schmidtke M, Wutzler P, Zieger R et al. New pleconaril and [(biphenyloxy)propyl]isoxazole derivatives with substitutions in the central ring exhibit antiviral activity against pleconaril-resistant coxsackievirus B3. Antiviral Res. 2009; 81: 56–63

Scraba DG. Cardioviruses. In: Webster RG, Granoff A, eds. Encyclopedia of Virology. Vol. 1. London: Academic Press; 1994: 205–213

Silva PA, Diedrich S, das Dores de Paula Cardoso D et al. Identification of enterovirus serotypes by pyrosequencing using multiple sequencing primers. J Virol Meth 2008; 148: 260–264

SkernT, Hampolz B, Guarne A et al. Structure and function of picornavirus proteinases. In: Semler BL, Wimmer E, eds. Molecular Biology of Picornaviruses. Washington DC: ASM Press; 2002: 199–213

Stang A, Korn K, Wildner O et al. Characterization of virus isolates by particle-associated nucleic acid PCR. J Clin Microbiol 2005; 43: 716–720

Stanway G, Brown F, Christian P et al. Picornaviridae. Taxonomic structure of the family. In: Fauquet CM, Mayo MA, Maniloff J, Desselberger U, Ball LA, eds. Virus Taxonomy: Eighth Report of the International Committee on Taxonomy of Viruses. Amsterdam: Elsevier Academic Press; 2005: 757–778

Summers DF, Maizel JV. Evidence for large precursor proteins in poliovirus synthesis. Proc Natl Acad Sci USA 1968; 59: 966–971

Svitkin YV, Sonenberg N. A highly efficient and robust translation system for expression of picornavirus and hepatitis C virus RNA genomes. Methods Enzymol 2007 429: 53–82

Tam PE. Coxsackievirus myocarditis: interplay between virus and host in the pathogenesis of heart disease. Viral Immunology 2006; 19: 133–146

Taniguchi T, Palmieri M, Weissmann C. Qβ DNA-containing hybrid plasmids giving rise to Qβ phage formation in the bacterial host. Nature 1978; 274: 223–228

Tapparel C, Junier T, Gerlach D et al. New respiratory enterovirus and recombinant rhinoviruses among circulating picornaviruses. Emerg Infect Dis 2009; 15(5): 719–726

Tomassini JE, Graham D, DeWitt CM et al. cDna cloning reveals that the major group rhinovirus receptor on HeLa cells is intercellular adhesion molecule 1. Proc Natl Acad Sci U S A 1989; 86: 4907–4911

Toyoda H, Nicklin MJ, Murray MG et al. A second virus-encoded proteinase involved in proteolytic processing of poliovirus polyprotein. Cell 1986; 45: 761–770

Turner RB, Couch RB. Rhinoviruses. In: Knipe DM, Howley PM, Griffin DE, Martin MA, Lamb RA, Roizman B, Straus SE, eds. Fields Virology. 5th ed., Vol. 1. Philadelphia: Wolters Kluwer, Lippincott Williams & Wilkins; 2007: 895–909

Uncapher CR, DeWitt CM, Colonno RJ. The major and minor group receptor families contain all but one human rhinovirus serotype. Virology 1991; 180: 814–817

van der Werf S, Bradley J, Wimmer E et al. Synthesis of infectious poliovirus RNA by purified T7 RNA polymerase. Proc Natl Acad Sci USA 1986; 83: 2330–2334

Vignuzzi M, Stone JK, Arnold JJ et al. Quasi species diversity determines pathogenesis through cooperative interactions in a viral population. Nature 2006; 439: 344–348

Warren J. Miscellaneous viruses: Foot-and-mouth disease. In: Lennette EH, Schmidt NJ, eds. Diagnostic Procedures for Viral, Rickettsial and Chlamydial Infections. Washington DC: American Public Health Association; 1979: 1013–1017

WHO. Polio Laboratory Manual. 4th ed. 2004a. Im Internet: www.who.int/vaccines/en/poliolab/WHO-Polio-Manual-9.pdf. Stand: 10.06.2009

WHO. S1. Supplement to the WHO Polio Laboratory Manual. 4th edition, An alternative test algorithm for poliovirus isolation and characterization. 2004b. Im Internet: www.who.int/immunization_monitoring/Supplement_polio_lab_manual.pdf. Stand: 10.06.2006.

Willingmann P, Barnert H, Zeichhardt H et al. Receptor-mediated endocytosis of poliovirus type 1: Recovery of structurally intact and infectious virus from HeLa cells until viral uncoating. Virology 1989; 168: 417–420

Wilson JE, Powell MJ, Hoover SE et. al. Naturally occurring disistronic cricket paralysis virus RNA is regulated by two internal ribosomal entry sites. Mol Cell Biol 2000; 20: 4990–4999

Wimmer E, Agol VI. Poliovirus a pathfinder in virology. [Review]. 2009 [In preparation]

Wimmer E, Hellen CUT, Cao X. Genetics of poliovirus. Annu Rev. Genet 1993; 27: 353–436

Wimmer E, Mueller S, Tumpey TM et al. Synthetic viruses: A new opportunity to understand and prevent viral disease. 2009: [Submitted]

Wimmer E. The test-tube synthesis of a chemical called poliovirus. The simple synthesis of a virus has far-reaching societal implications. EMBO Rep Spec 2006; No: S3–9

Yamashita T, Kobayashi S, Sakae K et al. Isolation of cythopathic small round viruses with BS-C-1 cells from patients with gastroenteritis. J Infect Dis 1991; 164: 954–957

Yamashita T, Sakae K, Ishihara Y et al. Prevalence of newly isolated, cythopathic small round virus (Aichi strain) in Japan. J Clin Microbiol 1993; 31: 2938–2943

Yin J, James MNG. Viral cysteine peptidases and cysteine peptidase inhibitors. In: Wiley Encyclopedia for Chemical Biology. 2009: [in press]

Yin J, Paul AV, Wimmer E et al. Functional dissection of a poliovirus cis-acting RNA element [PV-cre(2C)]: analysis of single and dual-cre viral genomes and proteins that bind specifically to PV-cre RNA. J Virol 2003; 77: 5152–5166

Yogo Y, Wimmer E. Polyadenylic acid at the 3'-terminus of poliovirus RNA. Proc Natl Acad Sci USA 1972; 69: 1877–1882

Zeichhardt H, Grunert H-P. Enteroviren. In: Neumeister B, Geiss HK, Braun RW, Kimmig P, Hrsg. Mikrobiologische Diagnostik. Stuttgart, New York: Thieme Verlag; 2009a: 837–846

Zeichhardt H, Grunert H-P. Enteroviruses. In Armstrong D, Cohen J, eds. Infectious Diseases. London: Mosby Publishers; 1999: 3.1–3.12

Zeichhardt H, Grunert H-P. Parechoviren. In: Neumeister B, Geiss HK, Braun RW, Kimmig P, Hrsg. Mikrobiologische Diagnostik. Stuttgart, New York: Thieme Verlag; 2009b: 846–847

Zeichhardt H, Grunert H-P. Rhinoviren. In: Neumeister B, Geiss HK, Braun RW, Kimmig P, Hrsg. Mikrobiologische Diagnostik. Stuttgart, New York: Thieme Verlag; 2009c: 850–851

Zeichhardt H, Otto MJ, McKinlay MA et al. Inhibition of uncoating of poliovirus by disoxaril (WIN 51711). Virology 1987; 160: 281–285

Zeichhardt H. Enteroviren einschließlich Hepatitis A Virus. In: Burkhardt F, Hrsg. Mikrobiologische Diagnostik. Stuttgart, New York: Thieme Verlag; 1992: 345–358

Zeichhardt H, Schlehofer JR, Wetz K, Hampl H, Habermehl KO. Mouse Elberfeld (ME) virus determines the cell surface alterations when mixedly infecting poliovirus-infected cells. J Gen Virol 1982; 58: 417–428

Zhang P, Mueller S, Morais MC et al. Crystal structure of CD155 and electron microscopic studies of its complexes with poliovirus. Proc Natl Acad Sci USA 2008; 105: 1824–1829

Zurbriggen S, Tobler K, Abril C et al. Isolation of Sabin-Like Polioviruses from Wastewater in a Country Using Inactivated Polio Vaccine. Appl Environ Microbiol 2008; 74: 5608–5614

43 Hepatitis-A-Virus

W. Jilg

43.1 Erreger

Das zur Familie der Picornaviren gehörende Hepatitis-A-Virus (HAV) ist ein kleines, unbehülltes Partikel von etwa 28 nm Durchmesser. Wie die Rhino- und Enteroviren besitzt es ein ikosaedrisches Kapsid, das eine einzelsträngige, 7,5 kb lange RNA positiver Polarität enthält. Das Genom des Virus besteht aus einem nicht translatierenden Bereich von 734 Nukleotiden am 5'-Ende, der eine „Internal Ribosomal Entry Site" (IRIS) besitzt. Daran schließt eine Region (P1), die die Strukturproteine kodiert, sowie die Regionen P2 und P3, die die genetische Information für die sieben Nichtstrukturproteine enthalten. Das 3'-Ende wird wiederum durch einen nicht kodierenden Bereich von 63 Nukleotiden Länge mit einem abschließenden Poly-A-Teil gebildet. Die RNA ist infektiös und damit in der Lage, nach Transfektion in Zellen die Virusproduktion einzuleiten. Direkte intrahepatische Inokulation von HAV-RNA in Primaten führt zu einer aktiven Hepatitis der Tiere (Emerson et al. 1994). Die RNA fungiert dabei als monocistronischer Messenger: sie induziert zunächst die Bildung eines langen Polyproteins, das mittels seiner Proteinaseaktivität in die viralen Struktur- und Nichtstrukturproteine gespalten wird.

Das Viruskapsid besteht aus den drei Proteinen VP1, VP2 und VP3. Das bei allen anderen Picornaviren an der Innenseite des Kapsids lokalisierte Virusprotein VP4 konnte bei HAV bislang noch nicht im Viruspartikel nachgewiesen werden, wahrscheinlich wegen seines im Vergleich zum VP4 anderer Picornaviren wesentlich geringeren Molekulargewichts. Es scheint aber für die Partikelbildung eine wichtige Rolle zu spielen (Probst et al. 1999). VP1 und VP3 bilden zusammen ein konformationelles Epitop auf der Virusoberfläche, das die Zielstruktur für neutralisierende Antikörper darstellt (Lemon 1997, Hollinger u. Emerson 2007).

Das HAV wurde ursprünglich dem Genus Enterovirus als Typ 72 zugewiesen. Wegen beträchtlicher Unterschiede gegenüber den anderen Enteroviren bezüglich Kapsidstruktur, Aminosäuresequenz einzelner Proteine und seines Replikationsverhaltens gilt das HAV heute als einziger Vertreter der neu geschaffenen Gattung „Hepatovirus". Eine besonders auffällige Eigenschaft des Erregers, die ihn von allen anderen Enteroviren unterscheidet, ist seine außergewöhnliche Stabilität. HAV bleibt auch bei pH 1 mehrere Stunden stabil, ist resistent gegenüber 20 % Äther oder Chloroform und übersteht Erhitzen auf 60 °C für ca. 60 Minuten; selbst nach 10 bis 12 Stunden bei dieser Temperatur lässt sich noch Restinfektiosität nachweisen (Hollinger u. Emerson 2007). Anhand genetischer Unterschiede lassen sich sechs Genotypen unterscheiden (Cristina 2007), die aber alle dem gleichen Serotyp angehören. Eine immunologische Kreuzreaktion mit Enteroviren besteht nicht. Das Virus lässt sich in Kulturen von Primatenzellen einschließlich diploider menschlicher Fibroblasten züchten, vermehrt sich aber relativ langsam (Hollinger u. Emerson 2007).

43.2 Epidemiologie

Das Hepatitis-A-Virus wird fäkal-oral übertragen. Es wird von Infizierten in großer Menge im Stuhl ausgeschieden, wobei sich die höchsten Viruskonzentrationen in der späten Inkubationsphase, kurz vor Ausbruch der klinischen Symptomatik, finden (Abb. 43.**1**) (Lemon 1997, Bell et al. 2005). Die häufigsten Übertragungswege sind der direkte Kontakt mit Infizierten, die Aufnahme fäkal kontaminierten Trinkwassers oder der Genuss kontaminierter Speisen. Von besonderer Bedeutung sind hier Muscheln, Austern und andere Schalentiere. Diese Tiere können Hepatitis-A-Viren in hoher Konzentration enthalten, wenn sie in fäkal kontaminierten Gewässern wachsen. Roh oder nicht völlig durchgekocht verzehrt, stellen sie eine häufige Infektionsquelle dar. Andere lebensmittelassoziierte Infektionen können durch tiefgefrorenes Obst oder Gemüse verursacht werden, das bei der Ernte oder der Verpackung konta-

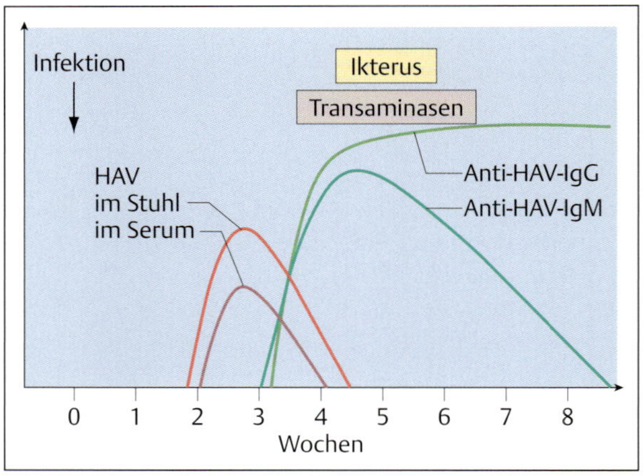

Abb. 43.**1** Verlauf einer akuten Hepatitis A. Virusvermehrung und -ausscheidung beginnen bereits 1 bis 2 Wochen vor dem Auftreten der ikterischen Phase. Die nun erhöhten Transaminasenwerte als Hinweis auf eine Leberzellschädigung sind in erster Linie Folge zellvermittelter Immunreaktionen.

miniert wurde, und schließlich kann eine Übertragung auch durch Speisen erfolgen, die von Infizierten zubereitet wurden (Jilg 2002).

Eine parenterale Übertragung des Erregers ist als Transfusionsfolge bzw. nach der Gabe von kontaminierten Gerinnungspräparaten beschrieben. Sie ist aber sehr selten und spielt epidemiologisch bei nicht inaktivierten Blutprodukten von einzelnen Spendern praktisch keine Rolle (Lemon 1997, Bell et al. 2005) (s.a. Kap. 31). Für die Herstellung von Plasmaproteinpräparaten aus großen Plasmapools, z. B. Gerinnungsfaktoren, wird Ausgangsmaterial verwendet, bei dem eine größere Verunreinigung mit HAV durch PCR-Testung auf HAV-RNA ausgeschlossen wird.

Die Hepatitis A ist weltweit verbreitet. Die höchsten Durchseuchungsraten finden sich dort, wo die hygienischen Verhältnisse mangelhaft sind, vorrangig in Entwicklungsländern (Wasley et al. 2006). In weiten Gebieten Afrikas, Indiens und Südostasiens haben nahezu alle 5-Jährigen bereits eine Hepatitis-A-Infektion durchgemacht. Da die Infektion bei Kleinkindern fast immer inapparent verläuft, stellt die Hepatitis A in diesen Gegenden der Welt für die Einheimischen kaum ein Problem dar; klinisch manifeste Infektionen sind selten. Auch in den meisten anderen Ländern der Tropen und Subtropen und in vielen Gegenden Osteuropas ist der Erreger endemisch. Mit zunehmender Verbesserung der Hygiene verschiebt sich aber der Erstkontakt mit dem Virus in höhere Altersgruppen, in denen es häufiger zu ikterischen Verläufen kommt. Deswegen ist in diesen so genannten Schwellenländern die Hepatitis A eine vergleichsweise häufige Erkrankung, die immer wieder zu kleineren oder auch größeren Ausbrüchen führt (Wasley et al. 2006, Halliday et al. 1991).

Für die Bewohner der westlichen Industrienationen ist die Hepatitis A in erster Linie eine Reisekrankheit (Steffen 2005, Nothdurft et al. 2007). Ein erhöhtes Risiko besteht auch für medizinisches Personal in der Pädiatrie, Betreuungspersonal in Kinderkrippen und Kindergärten, Personal in medizinischen Labors, in denen häufig Stuhluntersuchungen durchgeführt werden, sowie für Kanalisations- und Klärwerksarbeiter (Hofmann et al. 1990, Chriske et al. 1991). Erhöht Hepatitis-A-gefährdet sind auch Benutzer i.v. applizierter Drogen – sowohl wegen der schlechten hygienischen Bedingungen, unter denen viele dieser Menschen leben als auch wegen der mehrwöchigen Virämie – und männliche Homosexuelle (Lemon 1997).

In Deutschland ist die Inzidenz der Hepatitis A seit Jahren rückläufig. Wurden 1997 noch 4591 Fälle von akuter Hepatitis A gemeldet, waren es im Jahr 2008 noch 1067. Etwa 40 % dieser Infektionen dürften im Ausland erworben worden sein (Robert Koch-Institut 2009).

43.3 Erkrankung

Die Inkubationszeit der Erkrankung beträgt 2 bis 6 Wochen. Eine primäre Virusvermehrung im Intestinaltrakt wird diskutiert, Hauptvermehrungsort des Virus ist aber die Leber. Die erst nach einigen Wochen eintretende Leberschädigung ist überwiegend Folge immunologischer Vorgänge, bei denen virusinfizierte Hepatozyten durch unspezifische (NK-Zellen) und spezifische zytotoxische T-Lymphozyten zerstört werden (Vallbracht et al. 1986). Das Virus wird bereits während der späten Inkubationsphase (1 bis 2 Wochen vor Erkrankungsbeginn) in hohen Konzentrationen im Stuhl ausgeschieden. Nach Ausbruch der Symptomatik nimmt die Virusausscheidung – und damit auch die Infektiosität – stark ab. Gegen Ende der Inkubationsphase besteht eine vorübergehende Virämie (Lemon 1997, Hollinger u. Emerson 2007).

Die akute Hepatitis A manifestiert sich klinisch als typische Virushepatitis und unterscheidet sich nicht von den durch die anderen hepatotropen Viren hervorgerufenen akuten Erkrankungen. Bei Kindern bleibt die Infektion häufig inapparent; unter 5-Jährige erkranken zu weniger als 10 %. Auch bei Erwachsenen verlaufen über ein Viertel aller Infektionen klinisch stumm. Fulminante Hepatitiden sind insgesamt sehr selten und treten in weniger als 0,1 % aller Infizierten auf. Allerdings nimmt die Zahl fulminanter Verläufe mit dem Alter deutlich zu; bei über 40-Jährigen liegt der Anteil tödlich endender akuter Hepatitis-A-Infektionen bereits bei ca. 2 %. Auch Menschen mit chronischer Hepatitis B oder C oder aus anderen Gründen vorgeschädigter Leber sind durch eine Hepatitis A stärker gefährdet (Hadler 1991, Vento 2000).

Die Erkrankung heilt mit Ausnahme der seltenen tödlichen Fälle immer aus. Chronische Verläufe kommen nicht vor. In etwa 10 % aller Erkrankungen werden allerdings protrahierte Infektionen beobachtet, bei denen es nach einigen Wochen erneut zu Symptomen wie bei der akuten Erkrankung kommen kann (Sjogren et al. 1987). Eine Hepatitis-A-Infektion hinterlässt eine lebenslange Immunität.

43.4 Diagnostik

Die virologische Diagnose einer Hepatitis A erfolgt üblicherweise durch den Nachweis spezifischer Antikörper gegen den Erreger (Anti-HAV) mittels Enzymimmuntesten (Bell et al. 2005). Der Nachweis von HAV im Stuhl mittels immunologischer (Enzymimmuntest) oder molekularbiologischer (Polymerase-Kettenreaktion) Methoden ist ebenfalls möglich, spielt aber für die Routinediagnostik keine Rolle. PCR-Testverfahren sind aber wichtig für epidemiologische Untersuchungen, etwa zur Nachverfolgung von Infektketten, und zum Nachweis von HAV in Lebensmitteln (Nainan et al. 2006).

Spezifische Antikörper der Klasse IgM und IgG werden bereits in der Prodromal- und frühen Erkrankungsphase gebildet (Lemon 1997). Anti-HAV der IgM-Klasse (Anti-HAV-IgM) ist bereits bei Krankheitsbeginn nachweisbar, verschwindet aber in den nächsten Wochen bis Monaten

Tabelle 43.**1** Diagnostische Marker einer Hepatitis-A-Infektion.

Marker	Definition	Bedeutung
Anti-HAV	Antikörper gegen HAV (IgG und IgM)	Durchseuchungsmarker, zeigt Immunität gegen Hepatitis A an
Anti-HAV-IgM	IgM-Antikörper gegen HAV	beweisend für akute Infektion
HA-Ag	Hepatitis-A-Virus-Antigen (Antigen der Virusoberfläche)	Infektionsmarker (im Stuhl), beweisend für akute Infektion
HAV-RNA	Ribonukleinsäure des Hepatitis-A-Virus	direkter Virusmarker im Stuhl bzw. im Serum, beweisend für akute Infektion und Infektiosität

relativ schnell wieder (Bell et al. 2005). Die Untersuchung einer Serumprobe auf Anti-HAV-IgM genügt daher im Allgemeinen, um eine akute Hepatitis-A-Infektion zu beweisen oder auszuschließen. Allerdings ist Vorsicht geboten bei Personen, die keine typische Symptomatik aufweisen oder bei denen sich anamnestisch kein Hinweis auf einen Kontakt mit dem Erreger findet ist. Hier ist mit einer höheren Rate an falsch-positiven Ergebnissen zu rechnen. Die Untersuchung auf Anti-HAV-IgM sollte daher beschränkt werden auf Patienten mit den typischen Symptomen einer akuten Hepatitis A und auf Personen, die mutmaßlich mit Hepatitis A infiziert wurden, also eine Expositionsanamnese aufweisen. „Screening-Untersuchungen" auf Anti-HAV-IgM sollten nicht durchgeführt werden (Centers for Disease Control and Prevention 2005).

Spezifische Antikörper der Klasse IgG sind bei Erkrankungsbeginn meist ebenfalls schon vorhanden; sie persistieren in der Regel lebenslang (Bell et al. 2005) (Abb. 43.**1**). Sie finden sich auch nach Impfung gegen Hepatitis A. In beiden Fällen beweisen sie Immunität gegen eine Hepatitis-A-Infektion (Tab. 43.**1**).

43.5 Therapie

Eine spezifische Therapie der Hepatitis A existiert bisher nicht.

43.6 Prävention

Zur Prävention stehen die passive und aktive Immunisierung zur Verfügung.

Die passive Immunisierung erfolgt mit normalem Immunglobulin zur intramuskulären Injektion. In Deutschland für die Prophylaxe zugelassene Präparate enthalten spezifische Antikörper (Anti-HAV) in einer Konzentration von mindestens 100 IE pro ml. Innerhalb von 10 Tagen nach Kontakt mit Hepatitis-A-Virus kann die Gabe von Immunglobulin die Infektion oder zumindest eine Erkrankung verhindern (Advisory Committee on Immunization Practices 2007, Victor et al. 2007).

Die aktive Immunisierung wird mit einem Totimpfstoff durchgeführt. Er enthält in menschlichen Zellen gezüchtetes, mit Formalin inaktiviertes Hepatitis-A-Virus. Für eine Grundimmunisierung sind zwei Dosen notwendig, eine zu Beginn und eine zweite 6 bis 18 Monate später. Mit einer Schutzwirkung ist bereits wenige Tage nach der ersten Impfung zu rechnen (Jilg 2005). Derzeit geht man von einer Schutzdauer nach kompletter Impfung von zehn bis zwanzig Jahren aus (Van Damme u. Van Herck 2007). Hauptindikation für die Impfung sind längere oder häufigere Aufenthalte in einem Endemiegebiet (s. oben). Daneben sollten beruflich oder durch besondere Lebensumstände exponierte Menschen gegen diese Infektion geschützt werden. Darunter fallen Personal medizinischer Einrichtungen, z. B. in Pädiatrie, Infektionsmedizin, in Laboratorien für Stuhluntersuchungen; Personal in Kinderkrippen, Kindergärten und Kinderheimen, in Einrichtungen für geistig Behinderte, sowie Kanalisations- und Klärwerksarbeiter (Robert Koch-Institut 2007). Die Impfung kann auch zur Postexpositionsprophylaxe innerhalb der ersten Tage nach Erregerkontakt verwendet werden (Advisory Committee on Immunization Practices 2007, Victor et al. 2007).

Der Impfstoff ist sehr gut verträglich; spezifische Kontraindikationen gibt es nicht. Zeitabstände zu anderen Impfungen brauchen nicht eingehalten zu werden.

Literatur

Advisory Committee on Immunization Practices (ACIP), Centers for Disease Control and Prevention (CDC). Update: Prevention of hepatitis A after exposure to hepatitis A virus and in international travelers. Updated recommendations of the Advisory Committee on Immunization Practices (ACIP). MMWR Morb Mortal Wkly Rep 2007; 56: 1080–1084

Bell BP, Anderson DA, Feinstone SM. Hepatitis A Virus. In: Mandell GL, Bennett JE, Dolin R, eds. Principles and Practice of Infectious Diseases. 6th ed. Philadelphia: Elsevier Churchill Livingstone; 2005: 2162–2185

Centers for Disease Control and Prevention (CDC). Positive test results for acute hepatitis A virus infection among persons with no recent history of acute hepatitis – United States, 2002–2004. MMWR Morb Mortal Wkly Rep 2005; 54: 453–456

Chriske HW, Abdo R, Richrath R et al. Hepatitis-A-Infektionsgefährdung bei Kanal- und Klärwerksarbeitern. Arbeitsmed Sozialmed Präventivmed 1990; 25: 285–287

Cristina J, Costa-Mattioli M. Genetic variability and molecular evolution of hepatitis A virus. Virus Res. 2007; 127: 151–157

Emerson SU, Lewis M, Govindarajan S et al. In vivo transfection by hepatitis A virus synthetic RNA. Arch Virol 1994; 9 (Suppl.): 205–209

Hadler SC. Global impact of hepatitis A virus infection changing patterns. In: Hollinger FB, Lemon SM, Margolis HS, Hrsg. Viral hepatitis and liver disease. Baltimore: Williams & Wilkens; 1991: 14–20

Halliday ML, Kang LY, Zhou TK et al. An epidemic of hepatitis A attributable to the ingestion of raw clams in Shanghai, China. J Infect Dis 1991; 164: 852–859

Hofmann F, Köster D, Schrenk C et al. Die Hepatitis A – Arbeitsmedizinisches Risiko bei Beschäftigten im Gesundheitsdienst? Arbeitsmed Sozialmed Präventivmed. 1990; 25: 76–79

Hollinger FB, Emerson SU. Hepatitis A virus. In: Knipe DM, Howley PM, eds. Fields Virology. 5th ed. Philadelphia: Wolters Kluver; 2007: 911–947

Jilg W. Hepatitis-A-Infektionen durch Lebensmittel. Bundesgesundheitsbl-Gesundheitsforsch-Gesundheitsschutz 2002; 45: 543–548

Jilg W. Schutzimpfungen gegen Hepatitis A und B. In: Spiess H, Heininger U, Hrsg. Impfkompendium. 6. Aufl. Stuttgart: Georg Thieme; 2005: 253–271

Lemon SM. Type A viral hepatitis: epidemiology, diagnosis, and prevention. Clin Chem 1997; 43: 1494–1499

Nainan OV, Xia G, Vaughan G et al. Diagnosis of hepatitis a virus infection: a molecular approach. Clin Microbiol Rev. 2006; 19: 63–79

Nothdurft HD, Dahlgren AL, Gallagher EA et al. Ad hoc Travel Medicine Expert Panel for ESENEM. The risk of acquiring hepatitis A and B among travelers in selected Eastern and Southern Europe and non-European Mediterranean countries: review and consensus statement on hepatitis A and B vaccination. J Travel Med 2007; 14: 181–187

Probst C, Jecht M, Gauss-Müller V. Intrinsic signals for the assembly of hepatitis A virus particles. J Biol Chem 1999; 274: 4527–4531

Robert Koch-Institut. Empfehlungen der Ständigen Impfkommission (STIKO) am Robert Koch-Institut; Stand Juli 2007. Epidem Bull 2007; 30: 267–286

Robert Koch-Institut. Infektionsepidemiologisches Jahrbuch meldepflichtiger Krankheiten für 2008. Berlin 2009

Sjogren MH, Tanno H, Fay O et al. Hepatitis A virus in stool during clinical relapse. Ann Int Med 1987; 106: 221–226

Steffen R. Changing travel-related global epidemiology of hepatitis A. Am J Med 2005; 118 (Suppl. 10A): 46S–49S

Vallbracht A, Gabriel P, Maier K et al. Cell-mediated cytotoxicity in hepatitis A virus infection. Hepatology. 1986; 6: 1308–1314

Van Damme P, Van Herck K. A review of the long-term protection after hepatitis A and B vaccination. Travel Med Infect Dis 2007; 5: 79–84

Vento S. Fulminant hepatitis associated with hepatitis A virus superinfection in patients with chronic hepatitis C. J Viral Hepat 2000; 7 (Suppl. 1): 7–8

Victor JC, Monto AS, Surdina TY et al. Hepatitis A vaccine versus immune globulin for postexposure prophylaxis. N Engl J Med 2007; 357: 1685–1694

Wasley A, Fiore A, Bell BP. Hepatitis A in the era of vaccination. Epidemiol Rev. 2006; 28: 101–111

44 Hepatitis-E-Virus

S. Schaefer

44.1 Erreger

Das Hepatitis-E-Virus (HEV) ist das einzige Mitglied der Virusfamilie Hepeviridae. Die Hepeviridae sind taxonomisch anderen Taxa nicht näher zugeordnet, jedoch besteht in Genomorganisation, Transkriptions- und Replikationsstrategie die stärkste Ähnlichkeit mit dem Rubellavirus, einem Mitglied der Togaviridae. Im Gegensatz zu den behüllten Togaviren sind infektiöse HEV-Partikel aber unbehüllt (Abb. 44.**1**a).

44.2 Genomorganisation

Das HEV-RNA-Genom besteht aus einer 7,2 kB Einzelstrang-RNA mit Plusstrang-Orientierung. Das HEV-Genom weist alle Merkmale einer zellulären mRNA auf. Am 5'-Ende befindet sich eine Cap-Struktur, während das 3'-Ende polyadenyliert ist. Die drei offenen Ableserahmen (engl. ORF) des HEV werden von regulatorischen, nicht transkribierten Regionen (UTR) flankiert (Abb. 44.**1**b). Die Länge der 5'-UTR variiert je nach HEV-Genotyp stark, ist jedoch mit 25 bis

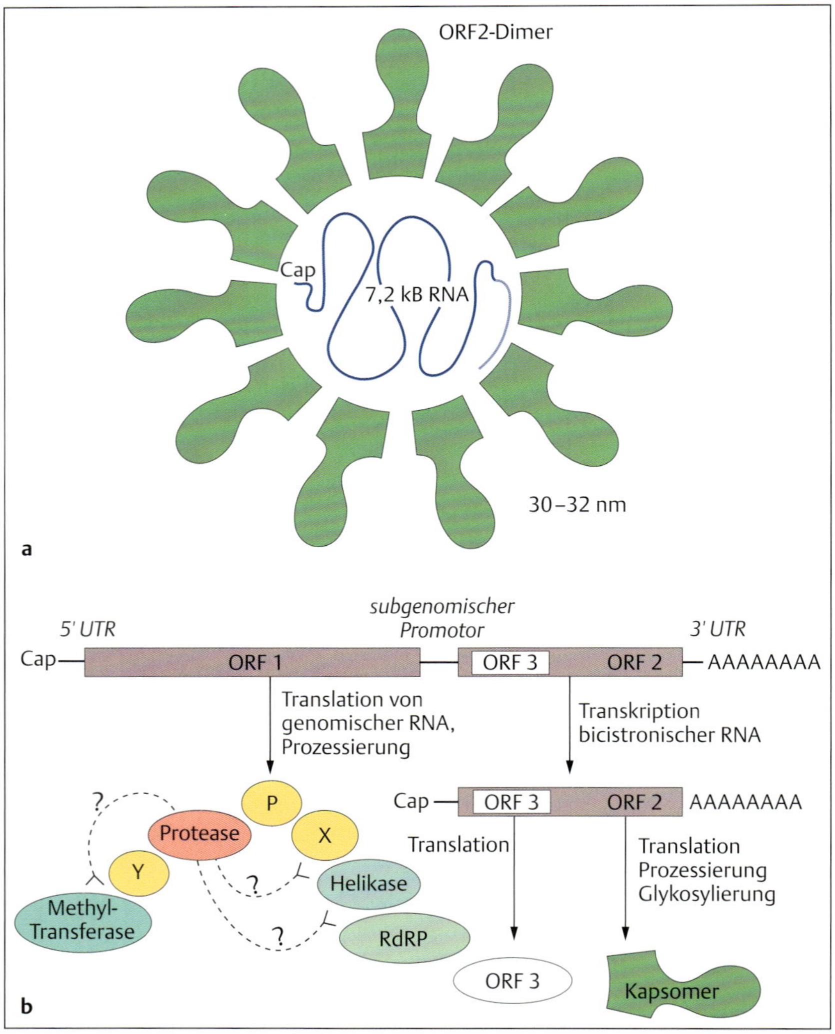

Abb. 44.**1a, b** Strukturmodell **(a)** und Genomorganisation **(b)** des Hepatitis-E-Virus. 30 Dimere von ORF2 bilden das Kapsid, das das virale Einzelstrang-Genom mit positiver Polarität umgibt. Das HEV-Genom **(b)** kodiert für drei Proteine. ORF2 und 3 werden von einer subgenomischen RNA translatiert. Das virale Polyprotein ORF1 wird nach Translation durch Proteasen in funktionelle Untereinheiten prozessiert. RdRP: Ribonukleotid-abhängige RNA-Polymerase.

35 nt bei HEV-Genotyp 1, 3 und 4 vergleichsweise kurz. Für das einzige Isolat von HEV-2 wurden nur 3 Basen der 5'-UTR identifiziert. Die 3'-UTR weist eine Länge von 65 bis 75 nt auf. Der am 5'-Ende gelegene ORF-1 kodiert für ein Nichtstruktur-Polyprotein mit mehreren funktionellen Domänen (Abb. 44.**1**b). Die durch Sequenzmotive identifizierten Domänen für die virale Helikase, Protease, RNA-abhängige RNA-Polymerase (RdRP) sowie Methytransferase werden in noch nicht vollständig aufgeklärter Weise prozessiert. Mit hoher Wahrscheinlichkeit ist die virale Protease an der Prozessierung beteiligt. Ob zelluläre Proteasen an der Aufspaltung des Polyproteins beteiligt sind und welche Untereinheiten exakt proteolytisch gespalten werden, ist Gegenstand weiterführender Untersuchungen. ORF-1 wird vom viralen Genom translatiert, während die Translation von ORF2 und ORF3 von einer subviralen RNA erfolgt. Von einem nicht exakt kartierten subgenomischen Promotor wird vom viralen Genom eine subvirale, bicistronische mRNA transkribiert.

Die Funktion von ORF3 ist unklar. ORF3-Protein bindet an das Zytoskelett (Zafrullah et al. 1997). Man könnte darüber spekulieren, dass diese ORF3-Zytoskelett-Interaktion die Voraussetzung für die Bildung einer „Virus-Fabrik" sein könnte. Derartige „Virus-Fabriken" sind bei vielen Virusfamilien beschrieben und dienen dazu, hohe lokale Konzentrationen viraler Proteine aber auch zellulärer Strukturen wie z. B. Mitochondrien und Ribosomen in geordneter Weise zu vereinigen. Weiterhin konnte gezeigt werden, dass das ORF3-Protein zelluläre Kinasen bindet. Es regelt die Akutphasen-Reaktion von Leberzellen herab und behindert so die angeborene Immunabwehr (Chandra et al. 2008).

Das Kapsidprotein ORF2 ist das einzige bislang identifizierte Strukturprotein von HEV. Die Translation von ORF2 führt zu einem etwa 72 kD großen Protein, das durch Glykosylierung als Glykoprotein mit einer relativen Masse von 88 kD im Polyacrylamidgel nachweisbar ist. In vitro und in vivo wurden sehr viele kleinere Spezies von ORF2 abgeleiteten Proteinen beschrieben, deren Bedeutung noch unklar ist. 10 % der Aminosäuren im aminoterminalen Bereich von ORF2 werden von Argininen ausgemacht. Dieser basische Bereich erkennt und neutralisiert die negativ geladene virale RNA bei der Assemblierung des Virus. Assemblierte HEV-Kapside bestehen aus 30 Dimeren von ORF2. Zur Dimerisierung ist nahezu der komplette Ableserahmen von ORF2 notwendig. In vitro konnte gezeigt werden, dass alle getesteten Deletionen die Dimerisierung von ORF2 verhinderten. Nur die 127 N-terminalen Aa des ORF2 sind für die Dimerisierung entbehrlich.

Durch phylogenetische Untersuchungen werden 4 Genotypen, HEV 1 bis 4 unterschieden, die wahrscheinlich serologisch einheitlich sind. Die Divergenz auf Genomebene zwischen den HEV-Genotypen beträgt 22 bis 27 %. Innerhalb der Genotypen werden noch Subtypen unterschieden. Die stärkste Diversität wird beim HEV-Genotyp 3 angetroffen, bei dem 10 Subtypen (3a bis 3i) unterschieden werden. Genotyp 1 wird in 1a bis 1d, Genotyp 2 in Subtyp 2a und 2b und Genotyp 4 in die Subtypen 4a bis 4g unterteilt.

Die HEV-Genotypen zeigen eine geografische Prävalenz (Abb. 44.**2**). HEV1 und 2 werden nur beim Menschen in endemischen Gebieten Asiens, Afrikas und Mittelamerikas gefunden. Die HEV Genotypen 3 und 4 gibt es häufig bei Schweinen, in Europa und Amerika HEV 3, in Asien HEV4. Menschliche Infektionen durch infektiöse Schweineprodukte sind wiederholt beschrieben worden.

44.3 Der virale Replikationszyklus

Die hauptsächliche Übertragung von HEV erfolgt fäkal-oral. Nach Passage des Magens gelangt das säureresistente HEV in den Dünndarm, von wo es über das Pfortaderblut in die Leber transportiert wird. Ob eine vorherige Vermehrung in den Enterozyten des Dünndarms erfolgt, ist nicht gesichert. Über unbekannte Rezeptoren wird HEV an der baso-lateralen Membran der Hepatozyten aufgenommen. Nach Freilegung des viralen Genoms im Zytoplasma kann die Translation von ORF1 direkt vom viralen Genom erfolgen. Die Translationsregulation erfolgt wahrscheinlich durch zelluläre und virale RNA-bindende Proteine. Die translatierte virale RdRP bindet die virale 5'-UTR des Plus-Strangs und führt die Synthese des viralen Gegenstrangs aus. Die Translation von ORF2 und ORF3 erfolgt von einer subgenomischen RNA. An welcher Stelle im Zytoplasma die Replikation und das „Assembly" des Virus erfolgen, ist nicht bekannt. Die Freisetzung des Virus erfolgt wohl in überwiegender Weise an der apikalen Oberfläche der Hepatozyten in die Gallengangskanäle, von wo HEV in den Stuhl gelangt. Jedoch wird auch eine teilweise Freisetzung über baso-laterale Domänen diskutiert. Letzteres würde die passagere Virämie in der Inkubationszeit und der frühen symptomatischen Phase erklären.

44.4 Übertragung und Epidemiologie

In Endemiegebieten erfolgt die Infektion überwiegend oral durch fäkal kontaminiertes Wasser, weiterhin durch rohes oder unzulänglich erhitztes Fleisch von Schweinen, Wildschweinen oder Hirschen. Daneben sind parenterale Übertragungen dokumentiert, z. B. bei Transfusionen, sowie vertikal von der Mutter auf das Kind.

Eine horizontale Mensch-zu-Mensch-Übertragung ist möglich, aber sehr selten.

In weiten Bereichen Asiens und Afrikas sind HEV-Infektionen endemisch und machen dort > 25 % der klinisch symptomatischen Hepatitiden aus (Abb. 44.**2**). Viruskontaminiertes Wasser kann Endemien von riesigen Ausmaßen mit tausenden HEV-Erkrankungen hervorrufen. In diesen Gebieten erfolgt die Infektion im Kindes- und Jugendalter

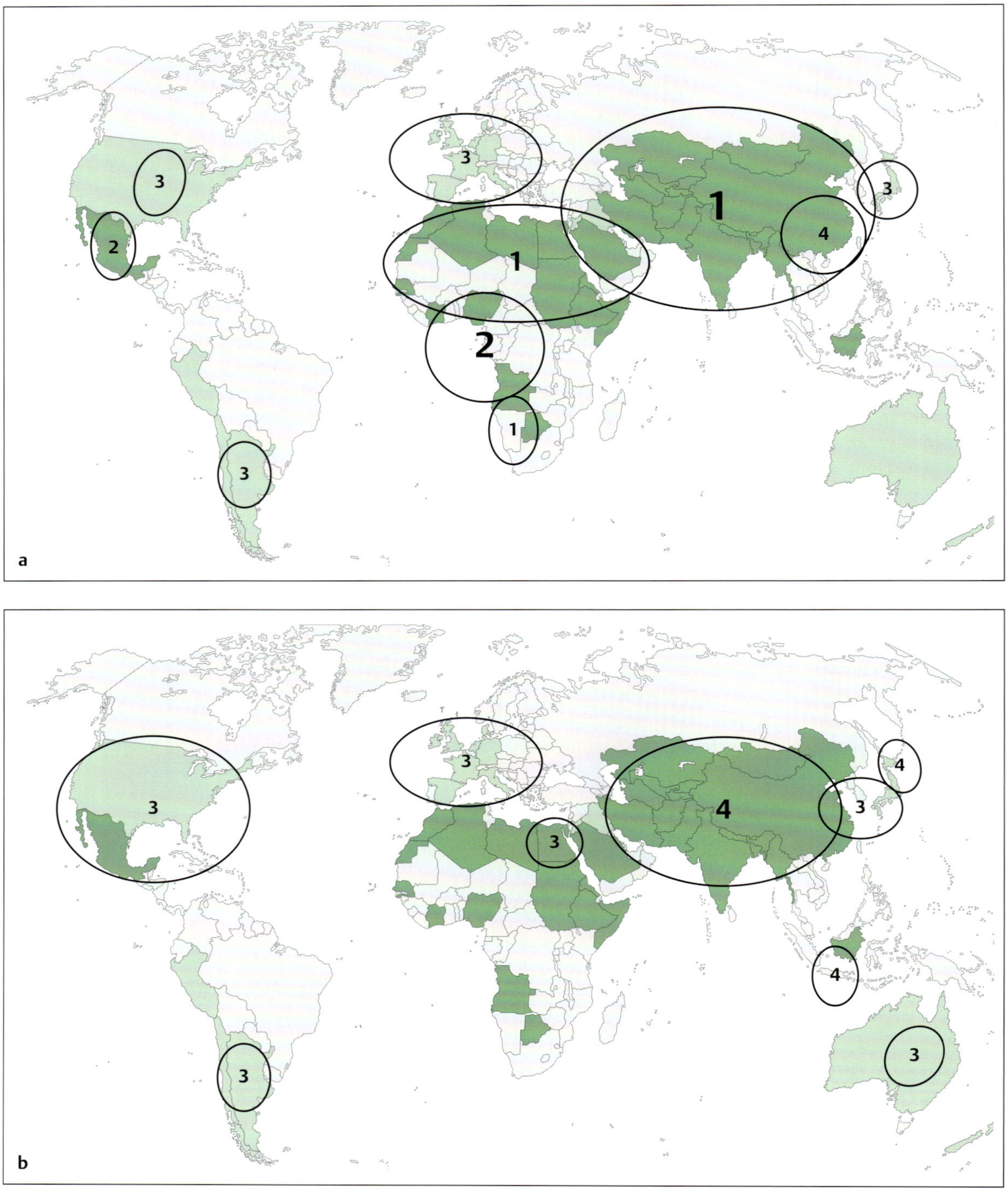

Abb. 44.**2a, b** Prävalenz der Hepatitis-E-Virus-Genotypen bei Infektionen des Menschen **(a)** und beim Schwein **(b)**. Regionen mit sporadischen HEV-Infektionen sind hellgrün, Regionen mit epidemischen HEV-Infektionen dunkelgrün markiert.

meistens asymptomatisch, sodass bis zu 90 % der Erwachsenen Antikörper gegen HEV aufweisen.

In Amerika, Japan und Europa treten HEV-Infektionen nur sporadisch auf. Die Übertragung erfolgt hier zoonotisch oder wurde aus endemischen Gebieten importiert. In Deutschland werden etwa die Hälfte der gemeldeten HEV-Infektionen in Endemiegebieten erworben. Die genauen Übertragungswege der sporadisch erworbenen HEV-Infektionen sind nur teilweise erforscht. Eine Übertragung von HEV durch unzulänglich erhitztes Fleisch (insbesondere

Schweineleber) ist nachgewiesen. Experimentell wurde bestätigt, dass Schweineleber aus Lebensmittelgeschäften in den USA infektiöses HEV enthielt. Jedoch muss angenommen werden, dass auch der Kontakt mit HEV-infizierten Tieren und deren virushaltigem Kot zur HEV-Übertragung führen kann. Schweinehalter und Tiermediziner, die beruflich häufig Kontakt mit Schweinen haben, weisen eine etwa doppelt so hohe Prävalenz von HEV-Antikörpern auf wie Vergleichgruppen ohne derartige Exposition. In Regionen mit sporadischen HEV-Infektionen erfolgt die Durchseuchung langsamer als in Endemiegebieten und betrifft eher Erwachsene. Die Seroprävalenz ist deutlich niedriger als in Endemiegebieten, weist aber bemerkenswerte Unterschiede auf. Während in Schweden über eine Antikörperprävalenz von 13% berichtet wird, liegt diese in Frankreich und Spanien bei 3%. Aus Deutschland liegen Zahlen nur aus Mecklenburg-Vorpommern vor. Von 451 Untersuchten waren 2% übereinstimmend in zwei unterschiedlichen anti-HEV-Testen positiv. Autochthone – in Deutschland erworbene – HEV-Fälle sind mehrfach beschrieben worden und wurden durch Infektion mit HEV Genotyp 3 verursacht. HEV Genotyp 3 ist der in Europa bei infizierten Haus- und Wildschweinen prävalente Genotyp. In anderen Regionen wurden HEV-Infektionen auch bei Hirschen gefunden. Daneben wurde über serologische Hinweise auf HEV-ähnliche Viren bei einer Vielzahl von anderen Tierarten berichtet, u.a. bei Ratten.

44.5 Klinik, Pathogenese und Therapie

Nach einer Inkubationszeit von 15 bis 56 Tagen (meist 28 bis 40 Tage) manifestiert sich eine akute Hepatitis, die sich klinisch nicht von einer durch die anderen hepatotropen Viren hervorgerufenen Hepatitis unterscheidet. Die akute HEV-Infektion verläuft in der Regel selbstlimitierend. Fieber, Vomitus und Diarrhö sind häufige Begleitsymptome in der akuten Phase. Asymptomatische Verläufe sind nicht selten und folgen möglicherweise einer Infektion mit niedriger Virusmenge. Zumindest im Tierreich konnte gezeigt werden, dass erst hohe Infektionsdosen symptomatische Infektionen auslösten, während niedrige Infektionsdosen inapparente Verläufe zeitigten. Wenige Tage nach Abklingen der akuten Symptomatik enden bei immunkompetenten Patienten die Virämie und die fäkale Virusausscheidung. Eine über Jahre persistente Virämie wurde bei immundefizienten Patienten nach Lebertransplantation beobachtet.

Mit 1 bis 4% ist die Letalität im Vergleich zur Hepatitis-A-Infektion relativ hoch. Während in den HAV-Infektionen der Anteil komplizierter Verläufe mit zunehmendem Alter ansteigt, scheint die Alterskorrelation bei HEV-Infektionen gering zu sein. Schwerere Verläufe wurden nach Infektion mit Genotyp 4 beobachtet. Ebenso scheinen die sporadischen, autochthonen, wahrscheinlich zoonotisch erworbenen HEV-3-Fälle in Europa schwerer zu verlaufen als importierte Infektionen mit Genotyp 1 und 2.

HEV-Infektionen in der Schwangerschaft verlaufen häufig sehr schwer. Todesfälle bei Mutter, Fetus oder Neugeborenen sind in etwa 20% aller HEV-Infektionen insbesondere im letzten Trimenon der Schwangerschaft beschrieben worden. Die Gründe für die in der Schwangerschaft drastisch erhöhte Letalität durch HEV sind weitestgehend unklar.

Die Pathogenese der Leberschädigung durch die HEV-Infektion ist nicht endgültig geklärt. Neben zytotoxischen T-Zellen, die HEV-infizierte Hepatozyten eliminieren, sind auch Antigen-Antikörper-Komplexe als ursächlich für die Hepatitis beschrieben worden.

Eine spezifische Therapie steht nicht zur Verfügung. Die Behandlung erfolgt symptomatisch.

44.6 Diagnose

Die Diagnostik der HEV-Infektion kann serologisch oder über Nachweis der viralen RNA erfolgen. Kurz nach Beginn der Symptomatik sind IgG- und IgM-Antikörper gegen ORF2- und ORF3-Antigene nachweisbar. Während die IgG-Antikörper jahrelang persistieren, ist HEV-IgM nach 1 bis 3 Monaten in der Regel nicht mehr nachweisbar (Abb. 44.**3**) und gilt daher als Marker einer frischen Infektion.

Serologisch ist ein Nachweis einer akuten HEV-Infektion in der Regel möglich. Allerdings können in bis zu 10% der Infektionen IgM-Antikörper fehlen oder erst Tage nach Beginn der Symptomatik gebildet werden. Umgekehrt kann gelegentlich das anti-HEV-IgM noch 6 Monate nach Krankheitsausbruch persistieren. Daher hat der Nachweis einer Virämie über die RT/PCR der viralen RNA den größten Stellenwert in der Diagnostik der Virushepatitis E. Wegen der geringen Durchseuchung macht jedoch der positive HEV-Antikörpertest bei Vorliegen eindeutiger klinischer Symptome die HEV-Infektion wahrscheinlich, insbesondere wenn eine HAV-, HBV- und HCV-Infektion

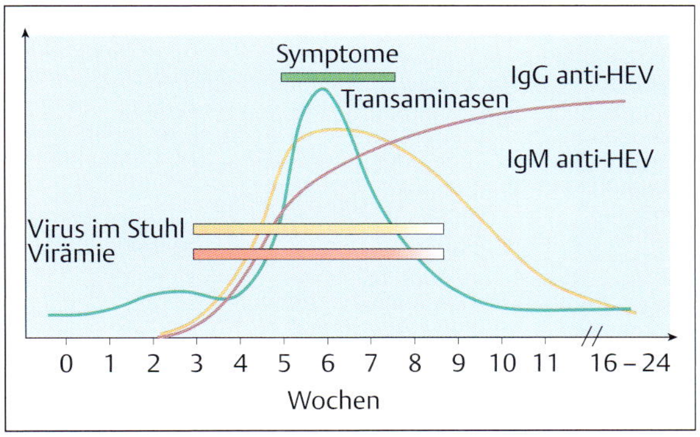

Abb. 44.**3** Typischer Verlauf einer Hepatitis-E-Virus-Infektion.

ausgeschlossen sind. Zur Absicherung der serologischen Diagnose wird eine erneute Testung nach 8 bis 10 Tagen empfohlen, um den Antikörperanstieg zu belegen. Ergänzend kann ein HEV-Genom-Nachweis aus Stuhl oder Serum die serologische Diagnose sichern. Bei immunsupprimierten Patienten mit Transaminasenerhöhungen und histologischen Zeichen einer Hepatitis sind jahrelang persistierende HEV-Infektionen beschrieben worden (Kamar et al. 2008). Da diese Infektionen nicht selten serologisch stumm verliefen, stellt die PCR oder eine andere NAT die einzige Möglichkeit zum Nachweis einer chronischen, oft „okkulten" HEV-Infektion dar.

Mit der PCR lässt sich der Erreger schon eine Woche vor Ausbruch der klinischen Symptomatik im Stuhl und im Serum nachweisen. Aufgrund der Variabilität des Erregers, der zurzeit bekannten 4 Genotypen sowie einer Vielzahl von Subgenotypen ist die Auswahl der Primer von essenzieller Bedeutung, um falsch negative PCR-Ergebnisse durch Basenaustausche im Bereich der Primerbindungsstelle zu vermeiden. In der akuten Phase sind im Serum und Stuhl etwa 10^3 bis 10^6 Genomäquivalente/ml bzw. g nachweisbar. Auch nach Abklingen der akuten Symptomatik kann gelegentlich über Tage bis wenige Wochen HEV-RNA im Blut und noch etwas länger im Stuhl gefunden werden.

44.7 Prophylaxe

Die beste Prophylaxe gegen Virushepatitis E ist die Wasserhygiene, da HEV-RNA in mehreren Ländern aus ungeklärten Abwässern isoliert werden konnte. In Ländern mit hygienisch einwandfreier Trinkwasserversorgung treten HEV-Infektionen nur sporadisch auf. HEV-Partikel sind hitzeempfindlicher als HAV. Erhitzen für eine Minute bei 90 °C bzw. 10 Min. bei 70 °C führt zum vollständigen Verlust der Infektiosität. Bei einstündigem Erwärmen auf 45 bis 50 °C wird nur die Hälfte der Viren inaktiviert. Somit ist ein sicherer Schutz vor HEV-Übertragung durch potenziell HEV-infizierte tierische Nahrungsmittel wie Schweineleber am besten durch kurzes vollständiges Erhitzen auf 100 °C zu erreichen.

Zurzeit gibt es keine in Europa zugelassene Vakzine gegen HEV. Jedoch ist ein Impfstoff eines bedeutenden Herstellers in weit fortgeschrittener Entwicklung. Virusartige Partikel aus verkürztem ORF2-Protein schützten sicher vor experimenteller Infektion und in Feldstudien, die in einem Endemiegebiet (Nepal) durchgeführt wurden (Shrestha et al. 2007). Ob und wann dieser viel versprechende Impfstoff zugelassen wird, ist noch unklar.

Literatur

Chandra V, Kar-Roy A, Kumari S et al. The HEV ORF3 protein modulates EGFR trafficking, STAT3 translocation and the acute phase response. J Virol 2008; 82: 7100–7110

Kamar N, Selves J, Mansuy J-M et al. Hepatitis E Virus and Chronic Hepatitis in Organ-Transplant Recipients. N Engl J Med 2008; 358: 811–817

Lu L, Li C, Hagedorn CH. Phylogenetic analysis of global hepatitis E virus sequences: genetic diversity, subtypes and zoonosis. Rev. Med Virol 2006; 16: 5–36

Mushahwar IK. Hepatitis E virus: molecular virology, clinical features, diagnosis, transmission, epidemiology, and prevention. J Med Virol 2008; 80: 646–658

Panda SK, Thakral D, Rehman S. Hepatitis E virus. Rev. Med Virol 2007; 17: 151–180

Péron JM, Mansuy JM, Izopet J et al. Une hépatite émergente: l'hépatite E. Cahiers Santé 2006; 13: 239–243

Purcell RH, Emerson SU. Hepatitis E: An emerging awareness of an old disease. J Hepatol 2008; 48: 494–503

Schaefer S, Arvand M, Gärtner B et al. Diagnostik von Infektionen der Leber. In: Mauch H, Podbielski A, Herrmann M, Kniehl E, Hrsg. MiQ 25 (Mikrobiologisch-infektiologische Qualitätsstandards). München, Jena: Urban und Fischer; 2006

Shrestha MP, Scott RM, Joshi DM et al. Safety and Efficacy of a Recombinant Hepatitis E Vaccine. N Engl J Med 2007; 356: 895–903

Stellungnahmen des Arbeitskreises Blut des Bundesministeriums für Gesundheit. Hepatitis E Virus. Bundesgesundheitsbl-Gesundheitsforsch-Gesundheitsschutz 2008; 51: 90–97

Zafrullah M, Ozdener MH, Panda SK et al. The ORF3 protein of hepatitis E virus is a phosphoprotein that associates with the cytoskeleton. J Virol 1997; 71: 9045–9053

45 Caliciviren

J. Rohayem, A. Rethwilm

45.1 Einführung

Zur Familie der Caliciviridae gehören 4 Genera: Vesivirus und Lagovirus, die ausschließlich nicht humanpathogene Caliciviren beinhalten, und die Genera **Norovirus** und **Sapovirus**, die sowohl humanpathogene als auch tierpathogene Caliciviren beinhalten. In den folgenden Abschnitten soll auf die humanen Caliciviren (HuCV) eingegangen werden, insbesondere die Vertreter des Genus Norovirus.

Der Prototyp der Noroviren ist das Norwalk-Virus, benannt nach der Stadt „Norwalk" (Ohio, USA). Dort verursachte das Virus im Jahre 1968 einen großen Ausbruch an Durchfallerkrankungen. Das Norovirus ist das erste humanpathogene Calicivirus, das elektronenmikroskopisch nachgewiesen und später molekularbiologisch charakterisiert wurde. Norovirus-Infektionen sind seit dem 01.01.2001 in Deutschland meldepflichtig (IfSG § 42).

45.2 Taxonomie

Die Klassifizierung der humanpathogenen Caliciviren basiert auf der phylogenetischen Analyse der strukturellen und nicht strukturellen Proteine. Der Grund dafür liegt hauptsächlich im fehlenden Zellkultursystem zur Isolierung und Serotypisierung der Viren. Für die Klassifizierung der HuCV werden daher **Genogruppen** und **Genotypen** verwendet, deren Einteilung auf den Homologien im viralen Genom (vor allem auf der Sequenz des Kapsidgens) beruht. Die humanpathogenen Norovirus-Stämme gehören zu den Genogruppen I, II und IV und die Sapovirus-Stämme umfassen die Genogruppen I, II und III. Diese Genogruppen werden weiter unterteilt in eine unterschiedliche Anzahl stammspezifischer Genotypen.

45.3 Virusmorphologie

Die Bezeichnung Caliciviren basiert auf der Morphologie in der Elektronmikroskopie, da ihre Oberfläche eine kelchartige Struktur aufweist (Calix = Blütenkelch) (Abb. 45.**1**). Caliciviren sind nicht umhüllt und haben einen Durchmesser von ca. 30 nm am Rand der kelchartigen Oberflächenstrukturen und von 27 nm am Kelchgrund. HuCV gehören damit zu den kleinsten bekannten Viren und wurden daher in den letzten Dekaden zusammen mit anderen Erreger der viralen Gastroenteritis, wie z. B. den Astroviren, als Small round structured Viruses (SRSV) gekennzeichnet.

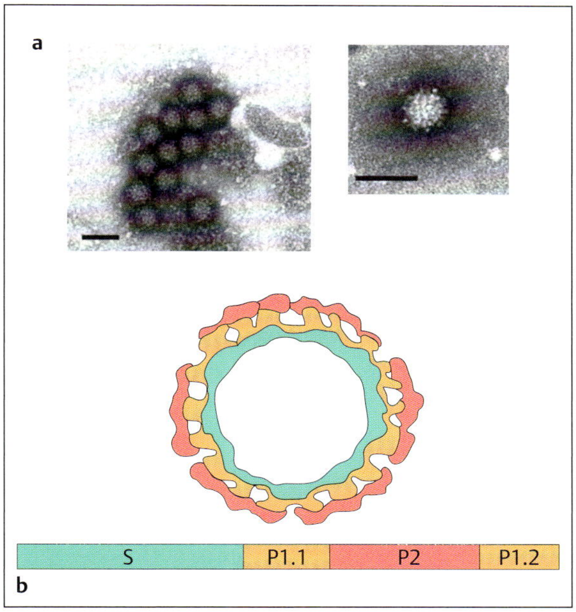

Abb. 45.**1** Morphologie von Caliciviren.
a Elektronenmikroskopische Aufnahme des humanen Norovirus. Die kelchartige Struktur an der Oberfläche der Viren ist erkennbar (Maß = 50 nm).
b Struktur des VP1-Proteins des Norwalk-Virus. Die Unterteilung in S- und P1.1-, P2-, P1.2-Domänen ist dargestellt (s. Text für Details).

Die icosahedrischen Kapside bestehen aus 90 Kapsomeren (Dimere aus VP1). Das VP1-Protein ist in zwei Domänen unterteilt: die sog. „Shell"-Domäne (S) und die sog. „Protruding"-Domäne (P-Domäne), die sich in drei Subdomänen unterteilt: P1.1-, P2- und P1.2. Die P2-Subdomäne bildet die Oberfläche der kelchartigen Struktur, sie weist strukturelle und immunologische Merkmale auf, die Genus-spezifisch sind. Neben VP1 enthalten die Virionen geringe Mengen des VP2, das offensichtlich für die Bildung infektiöser Partikel erforderlich ist.

45.4 Genom-Struktur und -Organisation

Caliciviren haben ein einzelsträngiges RNA-Genom von positiver Orientierung und 7,3 bis 8,5 kb Länge. Die Struktur und Organisation des Calicivirus-Genoms wird am

Beispiel der Genera Norovirus und Sapovirus erläutert (Abb. 45.**2**).

- Das Genom des humanen Norovirus weist **drei offene Leseraster** („Open Reading Frame“, ORF) auf. Im ORF1 befinden sich die kodierenden Sequenzen für nicht strukturelle Proteine (NS-Proteine) des Virus (in der 5'-3'-Reihenfolge): das N-terminale Protein (NS1–2), das Helikase-ähnliche Protein (NS3), das NS4-Protein, das VPg-Protein („Virion Protein, Genome associated“; NS5), das Protease-ähnliche Protein (NS6) und die RNA-abhängige RNA-Polymerase („RNA-dependent RNA-Polymerase“, RdRp; NS7). Neben den nicht strukturellen Proteinen werden zwei strukturelle Proteine translatiert: das Kapsidprotein (Virus Protein 1; VP1) und ein basisches Protein unbekannter Funktion (Virus Protein 2; VP2). Das VP1 wird im ORF2 kodiert, und das VP2 im ORF3. ORF1 und 2, sowie 2 und 3 befinden sich in unterschiedlichen Leserastern. Am 5'-Ende des Genoms befindet sich das kovalent gebundene VPg-Protein, das neben seiner Funktion als Primer für die Transkription auch die Funktion der Cap-Struktur eukaryotischer mRNAs bei der Translation übernimmt. Am 3'-Ende des Genoms befindet sich eine untranslatierte Region (UTR) von ungefähr 50 bis 80 nt gefolgt von einem Poly-A-Schwanz.
  Neben der genomischen RNA entsteht während der viralen Replikation eine subgenomische RNA. Die **subgenomische RNA** dient exklusiv der Herstellung struktureller Proteine und besitzt ebenfalls am 5'- und 3'-Ende das VPg und einen Poly-A-Schwanz.
- Das Genom des humanen Sapovirus ist prinzipiell ähnlich aufgebaut, weist aber nur zwei ORFs auf, da sich die kodierende Sequenz für das VP1-Kapsid-Protein im Gegensatz zu Noroviren ebenso im ORF1 befindet. Die kodierende Sequenz des VP2 ist im ORF-2 lokalisiert. Das VP1-Kapsid-Protein wird von den nicht strukturellen Proteinen proteolytisch freigesetzt. Am 5'- und am 3'-Ende des Genoms finden sich ein VPg-Protein und eine untranslatierte Region gefolgt von einem Poly-A-Schwanz.
  Während der viralen Replikation wird ebenfalls eine subgenomische RNA gebildet, die der Translation struktureller Proteine dient (Abb. 45.**2**).

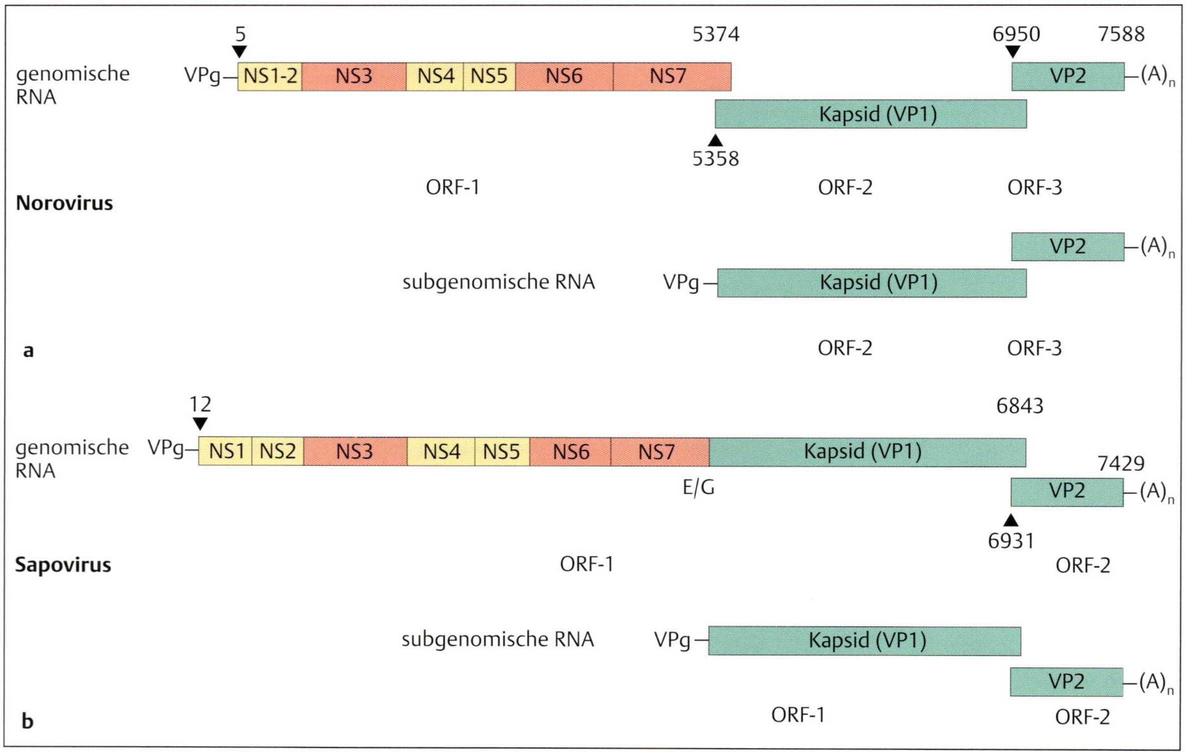

Abb. 45.**2** Genomorganisation des Norovirus (GenBank acc. No. AY741811) und Sapovirus (GenBank acc. No AY694184).
a Genomorganisation des Norovirus. Die Start-Kodons des ORF1 (Position 5), ORF2 (Position 5358) und ORF3 (Position 6950) sind dargestellt.
b Genomorganisation des Sapovirus. Die Start-Kodons des ORF1 (Position 12) und ORF2 (Position 6931) sind dargestellt. Die Spaltstelle E/G, an der das VP1-Protein von den NS-Proteinen katalytisch freigesetzt wird, ist dargestellt. Die viralen Enzyme der Replikation (die NS3-NTPase, die NS6-Protease und die NS7-RNA-abhängige RNA-Polymerase) sind rot markiert.

45.5 Intrazellulärer Lebenszyklus

Die Replikation der Caliciviren ist Anfang der 1990er Jahren für das Vesivirus (Spezies felines Calicivirus) untersucht worden. Im Gegensatz zu den humanen Caliciviren lässt sich das Vesivirus im Zellkultursystem anzüchten. Diese Tatsache ermöglichte eine Vielzahl von Arbeiten, die von der Herstellung infektiöser cDNA-Klone bis zu Struktur-Funktions-Analysen des Calicivirus-Genoms führten. In den letzten 5 Jahren ist es allerdings durch gentechnische (sog. „Reverse Genetic") Verfahren gelungen, auch Replikationsmerkmale des Norwalk-Virus sowie des murinen Norovirus zu untersuchen.

Das Calicivirus-Genom besitzt sieben wichtige Eigenschaften hinsichtlich seiner Replikation:

1. Wie bei allen RNA-Viren mit positiv orientiertem Genom ist auch das Genom der Caliciviren per se infektiös, was bedeutet, dass seine Translation zu infektiösen Partikeln führt.
2. Durch die kotranslationale proteolytische Spaltung des Polyprotein-Vorläufers werden die nicht strukturellen Proteine bereitgestellt.
3. Für die Spaltung des Vorläuferproteins spielt die virale Protease (NS6) eine essenzielle Rolle.
4. Die virale RdRp führt die Transkription der genomischen in die antigenomische RNA durch.
5. Dabei wird die RNA-Synthese nach Uridylylierung des VPg-Proteins durch die virale RdRp initiiert.
6. Die antigenomische RNA dient als Schablone für die Herstellung der genomischen RNA und der subgenomischen RNA durch die virale RdRp.
7. Die Translation der strukturellen Proteine findet von der subgenomischen RNA statt und ermöglicht eine gesteigerte Expression des Kapsidproteins.

Die Replikation des Calicivirus-Genoms kann in neun Schritten unterteilt werden (Abb. 45.**3**). Nach Eindringen des viralen Genoms in das Zytoplasma der Zelle und Anheftung des 5'-terminalen VPg-Proteins an eIF4 (eukaryontischer Initiationsfaktor 4) erfolgt die Translation des ORF1 zu einem Polyprotein. Das Polyprotein wird durch die autokatalytisch freigesetzte virale Protease prozessiert. Dies führt zur Freisetzung der viralen Replikationsenzyme, die sich wiederum zu einem **Replikationskomplex** zusammenlagern. Der Replikationskomplex ermöglicht die Transkription der genomischen RNA in eine antigenomische RNA. Die antigenomische RNA dient als Matrize für die Generierung der subgenomischen RNA mit einer Größe von ungefähr 2200 Nukleotiden. Die Organisation der sugbgenomischen RNA am 5'- und 3'-Ende ist der Organisation der genomischen RNA ähnlich, mit einem kovalent gebundenen VPg-Protein am 5'-Ende und einer UTR gefolgt vom poly(A)-Schwanz am 3'-Ende. Die subgenomische RNA führt nach Translation zur Herstellung der strukturellen Proteine VP1 und VP2.

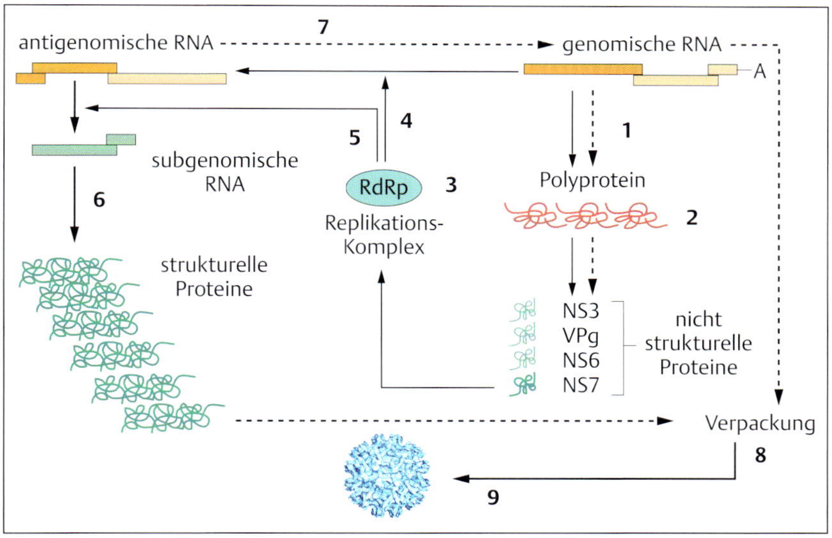

Abb. 45.**3** Replikationszyklus HuCV am Beispiel des Norovirus. Die Replikation kann in 9 Schritte unterteilt werden. 1) Das virale Genom wird im Zytoplasma der Zelle freigesetzt und zu einem Polyproteinvorläufer translatiert. 2) Der Polyproteinvorläufer wird durch die virale Protease (NS6) prozessiert, was zur Freisetzung der viralen Enzyme der Replikation führt. 3) Nach Prozessierung des Polyproteinvorläufers werden die viralen Enzyme der Replikation (RdRp, Protease, VPg, Helikase) generiert und anschließend zu einem membrangebundenen Replikationskomplex zusammengelagert. 4) Die antigenomische RNA wird aus der genomischen RNA mithilfe der RNA-abhängigen RNA-Polymerase (RdRp, NS7) transkribiert. 5) Die antigenomische RNA dient als Schablone für die Transkription der subgenomischen RNA. 6) Die subgenomische RNA wird translatiert und führt zur Generierung der strukturellen Proteine (VP1, VP2). 7) Die antigenomische RNA wird zur genomischen RNA transkribiert, die wiederum zum Polyproteinvorläufer translatiert und prozesiert wird (s. 1. Schritt). 8) Nach mehreren Replikationszyklen wird die genomische RNA in das Kapsidprotein verpackt. 9) Das reife Virion verlässt die Zelle.

Die antigenomische RNA dient ebenfalls als Matrize für die Herstellung der genomischen RNA, die anschließend mithilfe der strukturellen Proteine in Virionen verpackt und aus der infizierten Zelle freigesetzt wird. Der genaue Mechanismus der Freisetzung bleibt bis heute ungeklärt.

45.6 Immunität

Die Regulation der Immunität gegenüber den humanpathogenen Caliciviren ist bislang ungeklärt. Jedoch haben experimentelle Studien an freiwilligen Probanden gezeigt, dass humane Caliciviren, insbesondere Noroviren, zwei Formen der Immunität hervorrufen: eine kurzfristige und eine längerfristige Immunität. Die kurzfristige humorale Immunität ist Virusstamm-(Genotyp-)spezifisch, d. h. dass eine infizierte Person bis zu 14 Wochen nach Infektion immun gegen denselben Virusstamm ist. Eine längerfristige, möglicherweise T-Zell-vermittelte Immunität, die ein Th1-dominierendes Muster zeigt und etwa 34 Monate dauert, ist ebenfalls bekannt. Aufgrund dieser Immunitätslage sind Mehrfachinfektionen mit dem gleichen Virusstamm möglich.

45.7 Klinisches Bild

Die Inkubationszeit der Krankheit liegt in der Regel bei 12 bis 24 Stunden, gefolgt von einem abrupten Beginn mit allgemeinen Symptomen wie Unwohlsein, Müdigkeit und Fieber. Das Hauptmerkmal der Erkrankung ist das akute Auftreten von **Erbrechen**, welches manchmal zur Dehydrierung führt. Durchfälle werden oft beobachtet. Die Symptome dauern etwa 2 Tage und verlaufen in der Regel ohne Komplikationen. In einzelnen Fällen (< 0,1 % der Infektionen) ist von einer Dehydrierung bis hin zum tödlichen Verlauf bei polymorbiden oder älteren Patienten berichtet worden. Auch längere als zweitägige Krankheitsverläufe sind vor allem bei Infektionen im Kindesalter nicht selten.

45.8 Pathogenese

Die Pathogenese der Norovirus-Infektion ist in experimentellen Studien an freiwilligen Probanden, aber auch im Tiermodell an nicht menschlichen Primaten charakterisiert worden. Nach oraler Aufnahme wandern die Virionen zu den Epithelzellen des Dünndarms. Dort verursachen Noroviren eine **Diarrhö** vom sekretorischen Typ. Der genaue Mechanismus der Übelkeit bleibt bislang ungeklärt, obwohl eine abnormale Motilität des Darmes als Ursache postuliert wurde. Es ist auch postuliert worden, dass die Freisetzung von Zytokinen und Entzündungsfaktoren zur Entstehung von Fieber und Übelkeit in der akuten Phase der Infektion führt.

45.9 Umweltresistenz

Das VP1-Kapsidprotein der HuCV spielt eine wichtige Rolle in der Resistenz der Virionen gegenüber Umwelteinflüssen. Dieses Protein widersteht sowohl sehr niedrigen pH-Werten (pH 2 bis 3) als auch hohen Chlor-Konzentrationen im Trinkwasser (3,65 bis 10 mg/l), obwohl solche Chlor-Konzentrationen zur Reduktion der Infektiosität anderer Agenzien der akuten Gastroenteritis (z. B. Rotavirus) führen. Diese Umweltresistenz ermöglicht den HuCV, die sehr niedrigen pH-Werte des Magens zu überstehen, und nach Ausscheidung aus dem Organismus ihre Infektiosität für bis zur 4 Wochen im biologischen Material zu erhalten. Die Umweltresistenz begünstigt auch die Übertragung der HuCV während der Gastroenteritis-Ausbrüche. Übertragungen durch Oberflächenwasser (Badeseen) oder kontaminierte Trinkwasserversorgungen sind berichtet worden.

45.10 Übertragung

Humanpathogene Caliciviren werden in dem meisten Fällen **fäkal-oral** übertragen, obwohl eine Übertragung durch **virushaltige Aerosole** beim Erbrechen auch beschrieben wurde. Die Übertragung wird von der Umweltresistenz der HuCVs als auch ihrer hohen Infektiosität mit einer ansteckenden Dosis von 10 bis 100 Virionen begünstigt. Eine Virusausscheidung mit dem Stuhl kann auch noch 14 Tage nach Sistieren der Symptome nachgewiesen werden.

Die Infektion mit Noroviren hängt vom Blutgruppenantigen der Patienten ab, da das Norovirus-VP1-Protein an die **Blutgruppenantigene** (BGA) AB0 und Lewis bindet. Die BGA befinden sich auf der Oberfläche der Epithelzellen des Dünndarmepithels, und stellen die Eintrittspforte des Virus in die Zelle dar. Es bleibt derzeit allerdings noch unklar, ob die BGA der zelluläre Rezeptor oder Korezeptor für Noroviren sind. Die Bindung des VP1-Proteins an die Zelle erfolgt am RGD-Motif der P2-Subdomäne und führt zur unterschiedlichen Empfindlichkeit von Individuen gegenüber Norovirus-Infektionen.

Die Bindung des Norovirus VP1-Proteins an die BGA hängt vom Phänotyp der Patienten bzgl. deren Status als Blutgruppenantigen-„Sekretor“ vs. –„Nicht-Sekretor“ ab. Diese Klassifizierung basiert auf dem Genotyp des Fucosyl-Transferase-Enzyms (FUT), das einen Fucosyl-Rest am N-Acetylglukosamin der BGA konjugiert. Individuen mit fehlendem FUT-Enzym werden „Nicht-Sekretoren“ genannt, da AB0-Blutgruppenantigene in deren Körperflüssigkeiten und Speichel nicht ausgeschieden werden. Individuen mit funktionellem FUT-Enzym werden „Sekretoren“ genannt und scheiden die Blutgruppenantigene A, B und Lewis^b in den Körperflüssigkeiten und Speichel aus.

Individuen mit einem „Sekretor“-Phänotyp sind für Norovirus empfindlich. Dagegen sind „Nicht-Sekretor“-Individuen insbesondere der BGA Lewis^b gegen die

Mehrheit der Norovirus-Stämme unempfindlich. Der „Nicht-Sekretor“-Phänotyp findet sich in etwa 20 % der europäischen und nordamerikanischen Bevölkerung. Interessanterweise binden die Sapovirus-Stämme der GG I und GG V die AB0-Blutgruppenantigene nicht, was wiederum auf eine differenzielle Infektiosität innerhalb der humanpathogenen Caliciviren hinweist.

45.11 Epidemiologie

HuCV sind eine der häufigsten Ursachen viraler Gastroenteritiden weltweit. Sie befallen alle Altersgruppen und verursachen ungefähr ein Drittel der viralen Gastoenteritis-Ausbrüche in den USA. HuCV zeichnen sich epidemiologisch durch eine **hohe Infektiosität und Morbidität** aus, die sich in Fehlzeiten der Patienten und allgemeinen patientenbezogenen Kosten niederschlagen. Besonders für Einrichtungen mit Gemeinschaftsverpflegung sind HuCV-Infektionen hoch problematisch und daher von großem hygienischem und damit gesundheitspolitischem Interesse.

Die Infektionen mit HuCVs finden hauptsächlich in den Monaten Oktober bis Mai statt, mit einem saisonalen Gipfel in den Wintermonaten („Winter Vomiting Disease“), obwohl auch Ausbrüche in den Sommermonaten, vor allem auf Kreuzfahrtschiffen, zu verzeichnen sind. Mehr als 95 % der Ausbrüche sind auf Norovirus-Stämme der Genogruppe II (Genotyp II.4) zurückzuführen. Andere Genogruppen (I und IV) wurden ebenfalls in den letzten Dekaden nachgewiesen und charakterisiert, stellen aber den geringeren Anteil an Infektionen dar. Diese Tatsache führte zu der Fragestellung, ob die erhöhte Prävalenz der Infektion mit dem NV Genotyp II.4 auf eine bessere Übertragung, Pathogenese und/oder Replikation zurückzuführen ist.

Eine weitere Fragestellung bezieht sich auf das Auftreten neuer Norovirus-Stämme in den letzten Jahren, sowie den Anstieg der Anzahl an Infektionen (Abb. 45.**4**). Hierbei spielen zwei molekulare Mechanismen der Evolution eine wichtige Rolle: Rekombination und Mutation. Unter Rekombination versteht man den Austausch eines Genomabschnittes zwischen 2 viralen Stämmen. Unter Mutation sind punktuelle Veränderungen im viralen Erbgut gemeint. Beide Mechanismen sind bei Noroviren beschrieben worden, obwohl derzeit ungeklärt bleibt, welcher der beiden Mechanismen die Evolution des viralen Genoms entscheidender beeinflusst und möglicherweise zur Veränderung der Virulenz der HuCV beiträgt.

Eine weitere Fragestellung betrifft die potenzielle Übertragung humaner Caliciviren auf andere Säugetiere, insbesondere Schweine und Kühe (und umgekehrt), obwohl bis heute keine schlüssigen Beweise für eine zoonotischen Transmission von HuCVs vorhanden sind.

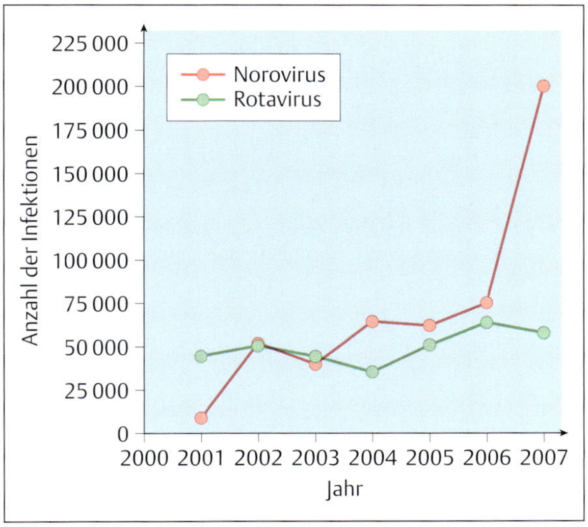

Abb. 45.**4** Dynamik der Norovirus-Infektion von 2001 bis 2007. Jährliche, an das RKI gemeldete Norovirus-Infektionen in Deutschland. Die Anzahl der Rotavirus-Infektionen ist zum Vergleich abgebildet.

45.12 Diagnostik

Für die Diagnose von Norovirus-Infektionen stehen drei Methoden zur Verfügung: der direkte Nachweis viraler Antigene durch ELISA, der direkte Nachweis der viralen RNA durch RT-PCR und der direkte Nachweis der Virionen durch Elektronmikroskopie. Die Anwendung der verschiedenen Verfahren hängt vom Erkrankungskontext ab (Ausbruch oder sporadische Fälle), vom technologischen Know-How des Labors (molekularbiologisches Labor oder Standard-Diagnostik-Labor) und den Kosten.

- Bei Norovirus-Ausbrüchen empfiehlt sich die Verwendung eines **Antigen-ELISAs** für den Nachweis des Virus. Die Gründe dafür liegen erstens in der anzunehmenden hohen Viruslast einiger Proben, die das Verwenden eines Antigen-ELISAs mit einer Nachweisgrenze von 10^4 bis 10^6 Virionen/ml ermöglicht, zweitens in der einfachen, kostengünstigen und schnellen Durchführbarkeit des Testes im Vergleich zur RT-PCR, und drittens in der Tatsache, dass positive Befunde in Stuhlproben von mindestens 3 erkrankten Patienten die Diagnose eines Ausbruches ermöglichen. Hierbei ist zu betonen, dass nur Antigen-ELISAs mit einer hohen Spezifität (> 95 %) zu verwenden sind.
- Bei sporadischen Norovirus-Infektionen empfiehlt sich die Verwendung der **RT-PCR mit Hybridisierungs-Nachweis**. Die Gründe dafür liegen erstens in der mittleren bis niedrigen Viruslast einzelner Proben, die das Verwenden eines Verfahrens wie der RT-PCR mit einer Nachweis-Grenze von 10 bis 10^2 Virionen/ml unerlässlich machen und zweitens in der Notwendigkeit der genauen Diagnose und Differenzialdiagnose der Infektion, die nur mit hochspezifischen und sensitiven

Verfahren möglich ist, um eine weitere Ausbreitung frühzeitig zu verhindern.

- Bei Gastroenteritis-Ausbrüchen mit unklarer Ursache empfiehlt sich bei negativem Antigen-ELISA sowie RT-PCR und, wenn der Nachweis von anderen bekannten viralen Erregern nicht erfolgreich war, die Durchführung der **Elektronenmikroskopie**. Die Gründe dafür liegen erstens in der guten Spezifität des Verfahrens hinsichtlich des typischen Erscheinungsbildes der Virionen, welche die vorläufige Diagnose „akute virale Gastroenteritis" ermöglichen, und zweitens in der einfachen Durchführbarkeit. Ein Vorteil ist auch, dass das Verfahren im Gegensatz zur PCR unempfindlich gegenüber Mutationen ist und auch andere virale Erreger mit typischer Morphologie (Rota-, Adeno-, Coronaviren) erkannt werden können. Hier ist anzumerken, dass eine erfolgreiche Diagnose das Vorhandensein eines Elektronenmikroskops vor Ort sowie einen erfahrenen Experimentator voraussetzt. Die Elektronenmikroskopie bleibt deswegen speziellen Einrichtungen vorbehalten, obwohl deren Wertigkeit bei der Klärung viraler Gastroenteritis-Ausbrüche unklarer Genese nicht zu unterschätzen ist.

45.13 Therapie und Prophylaxe

Die Behandlung der Infektion mit dem humanpathogenen Calicivirus erfolgt **symptomatisch** durch Substitution der Elektrolyt- und Wasser-Verluste, ggf. durch parenterale Rehydrierung. Die positive Wirkung von Nitazoxanide bei der Bekämpfung der Norovirus-Infektion ist ebenfalls beschrieben worden. Weitere Forschungsansätze wie z. B. die Blockierung der Bindung der Noroviren an die AB0-Blutgruppenantigene durch Inhibitoren werden zurzeit verfolgt.

Im Rahmen von Gastroenteritis-Ausbrüchen spielen strikte **Isolierungsmaßnahmen** die entscheidende Rolle. Hierfür sollen erkrankte Patienten in Zimmern mit eigenem WC isoliert sowie das Personal und die Patienten hinsichtlich der korrekten Handhygiene belehrt werden. Für das Personal ist eine zimmer- und personenbezogene Schutzkleidung vorzusehen. Eine strikte Reinigung und Desinfektion der kontaminierten Flächen sowie Pflegeutensilien, Bett- und Leibwäsche muss durchgeführt werden. Derzeitige Regelungen sehen vor, dass infiziertes Personal bis 2 Tage nach Symptomfreiheit von der Arbeit freizustellen ist.

Ein weiterer Weg der Bekämpfung von Infektionen mit humanen Caliciviren stellt die Entwicklung von Impfstoffen dar. Die Impfstoff-Entwicklung der letzten 3 Jahre hat sich hauptsächlich auf Norovirus fokussiert. Klinische Studien der Phase I haben gezeigt, dass die Verabreichung von rekombinant hergestellten sog. „Virus-like Particles" eine Immunantwort bei freiwilligen Probanden hervorrufen kann. Obwohl diese Untersuchungen noch experimentellen Charakter haben, wird erwartet, dass die Norovirus-Infektion in Zukunft durch innovative Therapie- und Prophylaxe-Maßnahmen effizienter bekämpft werden kann als bislang.

Literatur

Chen R, Neill JD, Noel JS et al. Inter- and intragenus structural variations in caliciviruses and their functional implications. J Virol 2004; 78: 6469–6479

Green KY. Caliciviridae: The Noroviruses. In: Knipe DM, Howley PM, Griffin DE, Lamb RA, Martin MA, Roizman B, Straus SE, eds., Fields Virology. 5th ed. Philadelphia: Lippincott Williams & Wilkins; 2007: 950–977

Höhne M, Schreier E. Detection and characterization of norovirus outbreaks in Germany: Application of a one-tube RT-PCR using a fluorogenic real-time detection system. J Med Virol 2004; 72: 312–319

Koopmans M. Outbreaks of viral gastroenteritis: what's new in 2004? Curr Opin Infect Dis 2005; 18: 295–299

Lopman B, Vennema H, Kohli E et al. Increase in viral gastroenteritis outbreaks in Europe and epidemic spread of new norovirus variant. Lancet 2004; 363: 682–688

Lopman BA, Reacher MH, Van Duijnhoven Y et al. Viral gastroenteritis outbreaks in Europe, 1995–2000. Emerg Infect Dis 2003; 9: 90–96

Rabenau HF, Stürmer M, Buxbaum S et al. Laboratory diagnosis of norovirus: which method is the best? Intervirology 2003; 46(4): 232–238

Rohayem J, Munch J, Rethwilm A. Evidence of recombination in the norovirus capsid gene. J Virol 2005; 79: 4977–4990

Tan M, Huang P, Meller J et al. Mutations within the P2 domain of norovirus capsid affect binding to human histo-blood group antigens: evidence for a binding pocket. J Virol 2003; 77: 12562–12571

Tan M, Jiang X. Norovirus and its histo-blood group antigen receptors: an answer to a historical puzzle. Trends Microbiol 2005; 13: 285–293

Zheng DP, Ando T, Fankhauser RL et al. Norovirus classification and proposed strain nomenclature. Virology 2006; 346: 312–323

46 Coronaviren

J. Ziebuhr

46.1 Einführung

Coronaviren sind umhüllte Viren mit den größten bekannten RNA-Genomen. Humane Coronaviren wurden erstmals Mitte der 1960er Jahre von Patienten mit akuten respiratorischen Infektionen isoliert. Im Jahre 1965 wurden die Viren zunächst in embryonalen Trachea-Organkulturen angezüchtet. Kurze Zeit später gelang es, einige dieser Viren auf humanen embryonalen Nierenzellen zu vermehren, wobei einer der Prototyp-Stämme humaner Coronaviren, das Humane Coronavirus 229E (HCoV-229E), isoliert wurde. Eine Reihe weiterer humaner Coronaviren (u. a. HCoV-OC43) konnten hingegen zunächst nur auf Organkulturen vermehrt werden.

Während Coronaviren beim Menschen vor allem als Erreger akuter respiratorischer Erkrankungen von Bedeutung sind, verursachen sie bei Haus- und Nutztieren vielfältige Erkrankungen, zum Beispiel Gastroenteritis, Hepatitis, Enzephalitis sowie respiratorische, urogenitale und andere Infektionen, die häufig sehr schwer, mitunter auch tödlich verlaufen können. Humane Coronaviren galten hingegen bis vor wenigen Jahren als relativ harmlose Erreger. Diese Einschätzung hat sich spätestens seit der SARS-Epidemie des Jahres 2003 geändert, bei der ein bis zu diesem Zeitpunkt unbekanntes Coronavirus eine weltweite Epidemie auslöste, die zu mehr als 800 Todesfällen infolge eines „Schweren akuten Atemwegssyndroms" (engl. Severe Acute Respiratory Syndrome, SARS) führte. Es gilt inzwischen als gesichert, dass ein in bestimmten Fledermausarten (Genus Rinolophus) endemisches Coronavirus das ursprüngliche Reservoir für das SARS-Coronavirus (SARS-CoV) bildete. An der Übertragung auf den Menschen und der Anpassung dieses SARS-CoV-ähnlichen Virus auf seinen neuen Wirt waren vermutlich weitere Zwischenwirte, z. B. der Larvenroller (Paguma larvata) aus der Familie der Schleichkatzen, beteiligt. Fledermäuse sind inzwischen als bedeutsames Reservoir für Coronaviren erkannt worden. Eine beeindruckende Vielzahl neuer Coronavirusspezies wurde in den letzten Jahren aus verschiedensten Fledermausarten auf mehreren Kontinenten isoliert und teilweise charakterisiert.

In den letzten Jahren sind weitere humane Coronaviren entdeckt worden (HCoV-NL63, HCoV-HKU1), und jüngere epidemiologische Studien beweisen, dass humane Coronaviren zu den häufigsten Erregern akuter respiratorischer Erkrankungen gehören, wobei eine Mitbeteiligung der unteren Atemwege nicht selten ist. Coronaviren besitzen darüber hinaus interessante biologische Charakteristika. Beispielsweise sind coronavirale Genome zwei- bis viermal größer als die Genome der meisten anderen RNA-Viren, und die coronavirale RNA-Synthese basiert auf außergewöhnlich komplexen molekularen Mechanismen und einer Reihe hochspezialisierter Enzyme, wie man sie bei anderen RNA-Viren nicht findet.

46.2 Taxonomie

Coronaviren bilden das Genus Coronavirus in der Familie Coronaviridae. Die Familie enthält außerdem noch ein zweites Genus, Torovirus, das bisher wenig charakterisiert wurde. Die Familie der Coronaviridae bildet zusammen mit zwei weiteren Familien, Arteriviridae und Roniviridae, die Ordnung der Nidovirales. Diese übergeordnete taxonomische Kategorie wurde Mitte der 1990er Jahre eingeführt, um die besonderen Merkmale von Coronaviren und ihren nächsten Verwandten auch innerhalb der Virusklassifikation herauszustellen.

Entsprechend der gegenwärtig anerkannten Virusklassifikation unterscheidet man innerhalb des Genus Coronavirus drei genetische Gruppen, die in der Literatur gelegentlich in weitere Untergruppen unterteilt werden. Die Zuordnung einzelner Virusspezies and Isolate zu einer der drei Gruppen war in den 1980er Jahren zunächst auf der Grundlage serologischer Untersuchungen vorgenommen worden. Die heutige Klassifikation hat ihre Basis in der Sequenzanalyse kompletter Virusgenome, entspricht jedoch weitgehend den früheren serologischen Gruppen. Humane Coronaviren (HCoV) findet man in der Coronavirus-Gruppe 1 (Subgruppe 1b: HCoV-229E, HCoV-NL63) und Gruppe 2 (Subgruppe 2a: HCoV-OC43, HCoV-HKU1; Subgruppe 2b: SARS-CoV). Die beiden Gruppen 1 und 2 enthalten darüber hinaus zahlreiche andere säugerspezifische Coronaviren, für die einige Beispiele in Tab. 46.**1** gegeben werden. Die Gruppe 3 enthält vor allem Coronaviren, die Vögel infizieren (Huhn, Fasan, Taube, Ente u. a.). Vor kurzem wurde jedoch auch ein Gruppe-3-Coronavirus aus Beluga-Walen isoliert.

46.3 Virusmorphologie und Strukturproteine

Coronaviruspartikel haben eine kugelförmige Struktur mit einem Durchmesser von ca. 80 bis 120 nm. Im Elektronen-

Tabelle 46.1 Humane und ausgewählte animale Coronaviren der genetischen Gruppen 1 bis 3.

Gruppe Virusspezies	Abkürzung (engl.)	Wirt	zellulärer Rezeptor	klinisches Bild
Gruppe 1				
Gruppe 1a				
Virus der übertragbaren Gastroenteritis	TGEV	Schwein	Aminopeptidase N	Gastroenteritis
Felines Coronavirus	FCoV, FIPV	Katze	Aminopeptidase N	Enteritis, Peritonitis
Gruppe 1b				
Humanes Coronavirus 229E	HCoV-229E	Mensch	Aminopeptidase N	ARE[1]
Humanes Coronavirus NL63	HCoV-NL63	Mensch	Angiotensin-konvertierendes Enzym 2 (ACE2)	ARE, Laryngotracheitis (Pseudocroup)
Virus der porcinen epidemischen Diarrhö	PEDV	Schwein	Aminopeptidase N	Enteritis
Gruppe 2				
Gruppe 2a				
Murines Hepatitisvirus	MHV	Maus	Carcinoembryonales-Antigen-verwandte Zelladhäsionsmoleküle (CEACAM)	Enteritis, ARE, Hepatitis, Enzephalitis (spezielle Stämme)
Bovines Coronavirus	BCoV	Rind	Sialinsäure	Enteritis, ARE
Humanes Coronavirus OC43	HCoV-OC43	Mensch	Sialinsäure	ARE
Humanes Coronavirus HKU1		Mensch	?	ARE
Humanes enterales Coronavirus	HECoV	Mensch	?	Enteritis
Gruppe 2b				
SARS-Coronavirus	SARS-CoV	Mensch	Angiotensin-konvertierendes Enzym 2 (ACE2)	schweres akutes Atemwegssyndrom (engl. SARS)
Fledermaus-Coronavirus	Bt-CoV-133/2005	Fledermaus	?	keine klinische Symptomatik
Gruppe 3				
Virus der infektiösen Bronchitis	IBV	Huhn	Sialinsäure	Bronchitis, Pneumonie, Nephritis, Infektion des Intestinal- und Genitaltraktes

[1] Akute respiratorische Erkrankung

mikroskop sieht man auf der Virusoberfläche einen Ring trommelschlägelartiger Fortsätze (Abb. 46.1), der entfernt an eine Krone (lat. Corona) erinnert und die spätere Namensgebung der Viren bestimmt hat. Coronaviren besitzen eine Lipidhülle (engl. Envelope), in die drei Hauptstrukturproteine des Virus (S, M und E) eingelagert sind. Das S-Protein (engl. Spike Protein) ist ein Typ-I-Membranprotein mit einer großen N-terminalen Ektodomäne, einer Transmembrandomäne und einer kleinen C-terminalen Endodomäne. Das Protein hat zwei Hauptfunktionen. Es vermittelt erstens die Bindung des Virus an spezifische Rezeptormoleküle auf der Oberfläche der Wirtszelle und zweitens die Fusion viraler und zellulärer Membranen, die für die Einschleusung des viralen Nukleokapsids in das Zytoplasma der Wirtszelle erforderlich ist. Die Fusionsaktivität coronaviraler S-Proteine wird vielfältig reguliert, beispielsweise durch zelluläre oder extrazelluläre Proteasen oder den pH-Wert im extrazellulären Milieu bzw. Endosom. Coronavirale S-Proteine bilden Trimere, die mit ihren N-terminalen globulären Ektodomänen die oben beschriebenen charakteristischen Fortsätze auf der Virusoberfläche bilden. Zahlreiche konservierte Cysteinreste im S-Protein bilden Disulfidbrücken, die an der korrekten Faltung des Proteins beteiligt sind, was wiederum Voraussetzung für den Transport des Proteins vom ER über den Golgi-Komplex zur Zellmembran ist. Während dieses Transportes erfolgen zahlreiche N-Glykosylierungen, bei manchen Coronavirus-S-Proteinen auch Palmitoylierungen. Die meisten (wenn nicht sogar alle) coronaviralen S-Proteine werden durch zelluläre Proteasen in zwei Untereinheiten (S1, S2), die mittels nichtkovalenter Bindungen verbunden bleiben, gespalten. Die Spaltung coronaviraler S-Proteine kann erfolgen: erstens während des Reifungs- und Ausschleusungsprozesses, z. B. durch Proteasen, die multibasische Peptidsequenzen spalten, zweitens im extrazellulären Milieu (z. B. im Darm durch Trypsin) oder drittens nach dem Entritt in die Wirtszelle durch endosomale Proteasen mit Aktivitätsoptimum im sauren Milieu. Während die N-terminale, globuläre S1-Untereinheit des S-Proteins an den spezifischen zellulären Rezeptor bindet, hat die C-terminale S2-Untereinheit eine Schlüsselrolle bei der nachfolgenden Fusion der Virushülle mit zellulären Membranen.

Das M-Protein (Membranprotein) ist der mengenmäßig wichtigste Proteinbaustein der Coronavirushülle und bestimmt deren Struktur. Das Protein hat eine molekulare Masse von etwa 25 bis 30 kDa. Es besitzt eine kleine, glykosylierte Ektodomäne auf der Außenseite des Virions sowie drei Transmembrandomänen und eine große Endodomäne. Das M-Protein interagiert mit anderen Strukturproteinen (S, E und N) mittels seiner Transmembran- und Endodomänen.

Das E-Protein (Hüllprotein, engl. Envelope Protein) ist ein kleines integrales Membranprotein von ca. 9 bis 12 kDa. Es wird nur in sehr wenigen Kopien in die Virushülle eingelagert, hat jedoch wichtige Funktionen bei der Viruspartikelbildung. Die Synthese infektiöser Virionen in Abwesenheit des E-Proteins ist zwar möglich, führt jedoch zu einer drastisch verringerten Anzahl von Viruspartikeln. Die Transmembrandomänen des E-Proteins bilden pentamere helikale Bündelstrukturen mit kationenselektiven Ionenkanalfunktionen. Die physiologische Bedeutung dieser Ionenkanal- bzw. „Viroporin"-Funktion ist bisher nicht bekannt.

Das N-Protein ist ein Phosphoprotein von etwa 43 bis 50 kDa. Es bildet den Proteinbestandteil des helikalen Nukleokapsids im Inneren des Virions. Man vermutet, dass N-N- und N-RNA-Interaktionen eine perlenkettenähnliche Struktur erzeugen, die als Grundbaustein des helikalen Nukleokapsids dient. Neben seiner Rolle als viralem Strukturprotein besitzt das N-Protein wahrscheinlich weitere Funktionen, zum Beispiel innerhalb der viralen RNA-Synthese, der Regulation des Zellzyklus und als Typ-I-Interferon-Antagonist.

Einige Viren der Gruppe 2, einschließlich des humanen Coronavirus HCoV-OC43, kodieren ein fünftes Strukturprotein, das Hämagglutinin- und Acetylesterase-Aktivität besitzt und daher als Hämagglutinin-Esterase-Protein (HE-Protein) bezeichnet wird. Das HE-Protein ist für die Bildung infektiöser Viruspartikel in vitro nicht essenziell, hat jedoch eine pathogenetische Bedeutung in vivo, wie Studien mit murinen Coronaviren gezeigt haben. Das Protein ist stark glykosyliert und bildet Dimere, deren Protomere mittels Disulfidbrücken kovalent verknüpft sind. Das HE-Protein von HCoV-OC43 hydrolysiert den Sialinsäure-9-*O*-acetyl-Rest. Diese rezeptorzerstörende Aktivität des HE-Proteins könnte eine reversible Bindung des Virus an seinen zellulären Rezeptor ermöglichen, wie sie für andere Esterase-kodierende Viren typisch ist.

46.4 Genomstruktur

Das coronavirale Genom ist eine positivsträngige RNA von etwa 30 000 Nukleotiden, die 3'-polyadenyliert ist und eine 5'-terminale Cap-1-Struktur ($^{7Me}GpppN_{2'\text{-}OMe}$) besitzt (Abb. 46.**1**). An den 5'- und 3'-Enden des Genoms befinden sich nichttranslatierte Regionen (NTRs) mit cis-aktiven Elementen, die von der viralen Polymerase und weiteren Hilfsproteinen spezifisch erkannt werden und an denen die virale RNA-Synthese initiiert wird. Die genauen Funktionen einzelner konservierter Sequenzmotive und RNA-Sekundärstrukturelemente coronaviraler NTRs sind bisher nicht bekannt.

Die mRNA-(Positivstrang-)Funktionalität der Genom-RNA erlaubt die Translation der beiden großen 5'-terminalen offenen Leserahmen 1a und 1b unmittelbar nach der Freisetzung der Genom-RNA aus dem viralen Nukleokapsid. Die Leserahmen 1a und 1b werden auch als „Replikase-Gen" bezeichnet. Sie beanspruchen etwa zwei Drittel des Genoms (mehr als 20 000 Nukleotide) und kodieren bis zu 16 nichtstrukturelle Proteine, von denen die meisten direkt oder indirekt an der viralen RNA-Synthese beteiligt sind. Das verbleibende Drittel des Genoms enthält Gene für die viralen Strukturproteine (S, E, M und N) und bis zu 8 akzessorische Proteine, die jedoch nicht oder nur innerhalb eng verwandter Viren oder Virusgruppen konserviert sind. Akzessorische Proteine werden für die Virusreplikation in Zellkultur nicht benötigt. Sie sind jedoch in spezifischen Wirten oder Organen von pathogenetischer Bedeutung, wenngleich über die spezifischen biologischen Funktionen der meisten akzessorischen Proteine bisher wenig bekannt ist. Einige Proteine werden in Virionen eingebaut, haben also Strukturproteinfunktion, während andere Proteine Aktivierungs- und Effektormechanismen der angeborenen Immunität der Wirtszelle (z. B. das Typ-I-Interferon-System) unterdrücken.

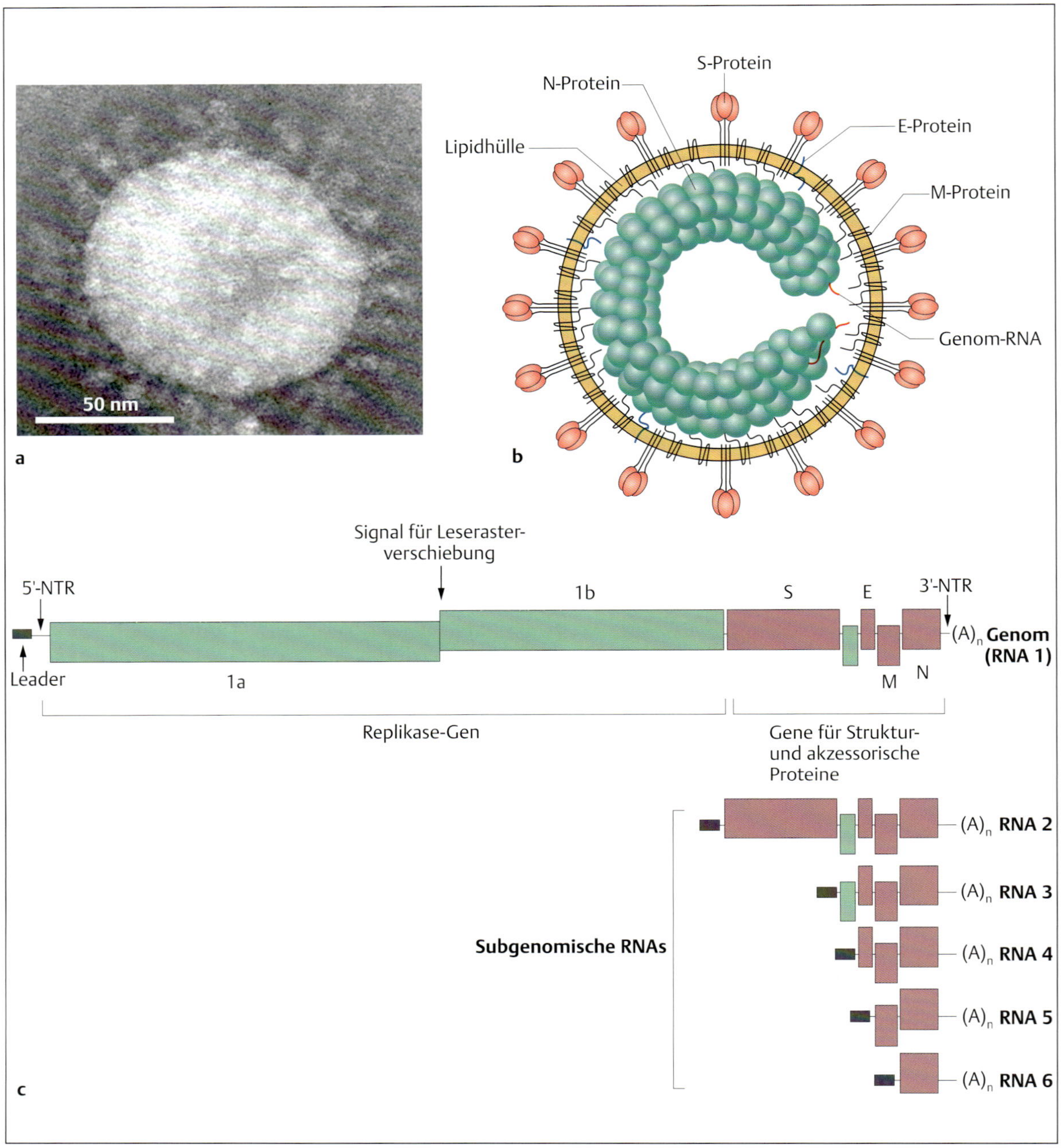

Abb. 46.1 Coronavirus-Struktur und RNAs.

a Elektronenmikroskopische Aufnahme von SARS-CoV.

b Strukturmodell eines Coronavirus. Dargestellt sind das Nukleokapsid, das aus der positivsträngigen Genom-RNA und dem viralen Nukleokapsidprotein gebildet wird, und die in die Virushülle integrierten Strukturproteine. Zusätzlich zu den hier gezeigten Strukturproteinen kodieren manche Coronaviren ein Hämagglutinin-Esterase-Protein.

c Coronavirale RNAs. Dargestellt sind die offenen Leserahmen in der Genom-RNA und den subgenomischen RNAs am Beispiel von HCoV-NL63, einem Virus, das lediglich 1 akzessorisches Protein kodiert, während andere Coronaviren bis zu 8 akzessorische Proteine kodieren. Subgenomische RNAs werden für die Expression der 3'-proximal gelegenen Gene benötigt, jedoch nicht in Virionen verpackt. Leserahmen, die die viralen Strukturproteine (S, E, M, N) kodieren, sind violett unterlegt. Für die Expression jedes offenen Leserahmens gibt es eine eigene RNA, da in der eukaryotischen Zelle normalerweise nur der erste (5'-gelegene) Leserahmen translatiert wird. Eine Ausnahme bildet der Leserahmen 1b. Etwa 20 bis 30% aller Ribosomen wechseln kurz vor Erreichen des 1a-Stopkodons in den 1b-Leserahmen, was die Fortführung der Translation und damit die Synthese des Polyproteins pp1ab ermöglicht. Erfolgt diese Leserasterverschiebung nicht, wird die Translation am 1a-Stopp-Kodon beendet, was zur Bildung des Polyproteins pp1a führt. Alle coronaviralen RNAs tragen eine Leader-Sequenz von etwa 65 bis 100 Nukleotiden an ihrem 5'-Ende, die mit dem 5'-Ende des Genoms identisch ist (s. Text).

Tabelle 46.2 Coronavirale Proteine.

Protein	molekulare Masse (in kDa)	Eigenschaften und Funktionen
Strukturproteine[1]		
S-Protein	150–200 (als glykosyliertes Monomer)	Oberflächenglykoprotein (engl. Spike Protein oder Surface Glycoprotein); glykosyliertes Typ-I-Membranprotein; Trimer; vermittelt Bindung an zellulären Rezeptor und Fusion zwischen zellulären und viralen Membranen; coronavirale S-Proteine werden von zellulären Proteasen in 2 Untereinheiten (S1, S2) gespalten
M-Protein	25–30	glykosyliertes Membranprotein; wichtigster Proteinbestandteil der Virushülle; besitzt drei Transmembran-Domänen im N-terminalen Bereich; interagiert mit N-Protein
N-Protein	43–50	Nukleokapsidprotein; Phosphoprotein; bildet zusammen mit der Genom-RNA ein helikales Nukleokapsid; hat weitere Funktionen im viralen Lebenszyklus
E-Protein	8–12	Hüllprotein (engl. Envelope Protein); nichtglykosyliertes integrales Membranprotein; bildet Multimere mit möglicher Ionenkanal-Funktion (Viroporin); nur wenige E-Protein-Moleküle im Virion; wichtige Funktion bei der Partikelbildung
HE-Protein	65 (als glykosyliertes Monomer)	Hämagglutinin-Esterase-Protein; glykosyliertes Typ-I-Membranprotein; bildet Homodimere über Disulfidbrücken; HE-Proteine von BCoV und HCoV-OC43 hydrolysieren den 9-O-Acetyl-Rest von Sialinsäure („rezeptorzerstörende Aktivität"); nur bei einigen Gruppe-2-Coronaviren vorhanden; für Virusreplikation in Zellkultur nicht erforderlich
Nichtstrukturproteine[1]		
nsp1	12–27	mögliche regulatorische Funktionen in der Wirtszelle
nsp2	65–87	gering konserviertes Protein unbekannter Funktion; für Virusreplikation in Zellkultur nicht erforderlich
nsp3	177–222	Multidomänenprotein: aminoterminale saure Domäne; ADP-Ribose-1''-Phosphatase mit zusätzlicher Poly(ADP-ribose)-Bindefunktion; ein oder zwei papainähnliche Cysteinproteasen ($PL1^{pro}$, $PL2^{pro}$); mehrere zinkbindende Domänen; Transmembrandomäne (TM1)
nsp4	54–56	Transmembranprotein (TM2)
nsp5	33–34	Hauptprotease (engl. Main Protease, M^{pro})
nsp6	32–34	Transmembranprotein (TM3)
nsp7	9–10	interagiert mit nsp8; je acht nsp7- und nsp8-Moleküle bilden zusammen einen Hexadecamer-Superkomplex
nsp8	22–23	RNA-Polymerase mit möglicher Primasefunktion
nsp9	12	Einzelstrang-RNA-Bindeprotein
nsp10	14–15	RNA-Bindeprotein, Homododecamer
nsp11	1–2	nicht charakterisiert
nsp12	105–108	RNA-abhängige RNA-Polymerase
nsp13	66–67	RNA-Helikase (trennt Doppelstrang-RNA in Einzelstränge); NTPase; RNA-5'-Triphosphatase
nsp14	58–60	3'→5'-Exoribonuklease; vermutlich an einem Korrekturlesemechanismus (engl. Proofreading) der viralen RNA-Polymerase beteiligt
nsp15	38–42	uridylatspezifische Endoribonuklease; Hexamer; biologisch relevantes Substrat nicht bekannt
nsp16	33–34	Ribose-2'-*O*-Methyltransferase; vermutliche Hauptfunktion: katalysiert letzten Reaktionsschritt bei der Synthese der Cap1-Struktur am 5'-Ende coronaviraler RNAs

[1] Neben den hier aufgeführten Proteinen kodieren Coronaviren eine Reihe von spezies- oder gruppenspezifischen Proteinen. Keines dieser so genannten akzessorischen Proteine ist essenziell für die virale RNA-Synthese und die Bildung infektiöser Virionen in Zellkultur.

46.5 Viraler Lebenszyklus

46.5.1 Zelluläre Rezeptoren und Eintritt in die Wirtszelle

Der coronavirale Infektionszyklus wird durch Bindung des in die Virushülle integrierten S-Proteins an den zellulären Rezeptor eingeleitet (Abb. 46.**2**). Zelluläre Rezeptoren sind für eine Reihe von Coronaviren identifiziert worden (Tab. 46.**1**). Dazu zählen die Aminopeptidase N, die als Rezeptor für die meisten Gruppe-1-Coronaviren (einschließlich HCoV-229E) dient. Andere humane Coronaviren nutzen das Angiotensin-konvertierende Enzym 2 (HCoV-NL63, SARS-CoV) bzw. Sialinsäure (HCoV-OC43) als Rezeptor.

Nach der Rezeptorbindung erfolgt die Einschleusung des viralen Nukleokapsids in das Zytoplasma, entweder durch Fusion der Virushülle mit der Zellmembran oder nach Endozytose des Virions und anschließender Fusion der Virushülle mit der endosomalen Membran. Das S-Protein befindet sich zunächst in einem energetisch „metastabilen Zustand". Nach Überschreiten einer postulierten energetischen Schwelle werden eine Reihe von Konformationsänderungen induziert, die zur Exposition und anschließenden Insertion eines hydrophoben „Fusionspeptids" in die zelluläre Membran und zur strukturellen Reorganisation des S-Proteins führen, wodurch die Annäherung und spätere Verschmelzung der beiden Membranen ermöglicht wird. Als entscheidende Auslöser dieser Konformationsänderungen gelten die proteolytische Spaltung des S-Proteins, die (in Abhängigkeit vom jeweiligen Virus) pH-abhängig oder pH-unabhängig erfolgen kann, und die Bindung an den Rezeptor. Beide Prozesse beeinflussen die Art der Wechselwirkungen zwischen S1 und S2, wodurch eine strukturelle Reorganisation der S2-Untereinheit ausgelöst wird. Von besonderer Bedeutung sind hierbei 2 konservierte Strukturelemente in S2, die man als Heptad Repeats 1 und 2 (HR1 und HR2) bezeichnet. Im Gefolge der Fusionsaktivierung führen die HR1-HR2-Interaktionen im S-Protein-Trimer zu einer kompakten Bündelstruktur (engl. Six-helix Bundle), die typisch für den stabilen, sogenannten „Post-Fusionsstatus" des S-Proteins ist. Es ist möglich, die HR1-HR2-Interaktion und damit den Eintritt des Virus in die Zelle spezifisch zu hemmen.

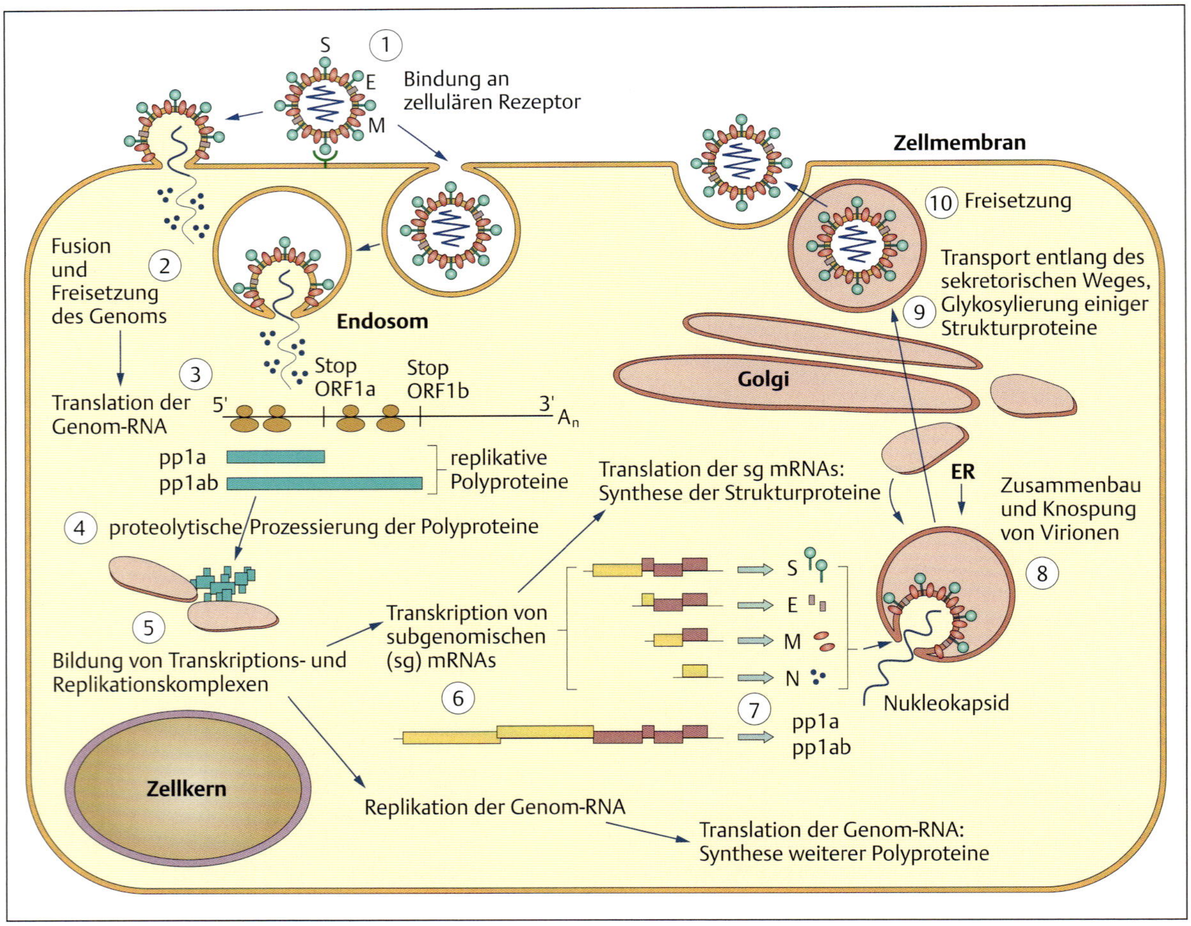

Abb. 46.**2** Coronaviraler Replikationszyklus.

46.5.2 Virale Polyproteine und Bildung des Replikationskomplexes

Die Translation des am 5'-Ende des Genoms gelegenen offenen Leserahmens 1a führt zur Synthese eines Proteins von ca. 450 kDa, das als Polyprotein 1a (pp1a) bezeichnet wird (Abb. 46.**2** und Abb. 46.**3**). Etwa 20 bis 30 % der Ribosomen wechseln kurz vor Erreichen des 1a-Translationsstopp-Kodons aus dem 1a- in den 1b-Leserahmen. Die Fortsetzung der Translation bis zum 1b-Stopp-Kodon führt zur Bildung des Polyproteins 1ab (pp1ab, ca. 750 kDa), das eine C-terminal verlängerte Version des pp1a darstellt. Die ribosomale Leserasterverschiebung am 1a/1b-Übergang wird durch eine komplexe RNA-Struktur (Pseudoknoten) induziert und erfolgt innerhalb der Sequenz 5'-UUUAAAC-3', die sich stromaufwärts des Pseudoknotens befindet.

Die beiden Polyproteine pp1a und pp1ab werden autoproteolytisch durch virale Proteasen, die selbst Bestandteile dieser Polyproteine sind, in 16 reife Proteine gespalten. Letztere bezeichnet man als Nichtstrukturproteine (nsp) 1 bis 16 (Abb. 46.**3**). Eine oder zwei papainähnliche Cysteinprotease(n) (engl. Papain-like Protease, PL^{pro}), die Subdomänen des nsp3 sind, spalten im N-terminalen Bereich von pp1a und pp1ab an drei Stellen. Einige coronavirale papainähnliche Proteasen besitzen außerdem Deubiquitinierungsaktivität und sind an Mechanismen beteiligt, die die antivirale Immunantwort der Zelle unterdrücken. Die virale Hauptprotease (engl. Main Protease, M^{pro}) ist Teil des nsp5 und prozessiert 11 konservierte Spaltstellen in den viralen Polyproteinen. Wegen ihrer entfernten Ähnlichkeit mit den picornaviralen 3C-Proteasen werden coronavirale Hauptproteasen häufig auch 3C-ähnliche Proteasen genannt (engl. 3C-like Protease, $3CL^{pro}$). Coronavirale Hauptproteasen sind Cysteinproteasen, die eine katalytische Dyade aus Cystein und Histidin besitzen und deren Aktivierung eine Dimerisierung erfordert. Die beiden N-terminalen Domänen der Hauptprotease bilden fassartige β-Faltblattstrukturen (Beta-Barrel), die an Chymotrypsin, also eine Serinprotease, erinnern, während eine dritte, C-terminale Domäne eine helikale Struktur hat. Coronavirale Hauptproteasen besitzen eine gut konservierte Spezifität und strukturell ähnliche Substratbindungstaschen, weshalb diese Enzyme als attraktive Zielmoleküle für zukünftige anticoronavirale Therapieansätze gelten.

Die Produkte der pp1a/pp1ab-Prozessierung bilden einen Multiproteinkomplex, den man – entsprechend seiner Hauptfunktion(en) – meist als Replikationskomplex, gelegentlich auch exakter als Replikations- und Transkriptionskomplex bezeichnet. Der Replikationskomplex wird mittels der in nsp3, nsp4 und nsp6 vorhandenen Transmembranregionen in Membranen des ER verankert. Der Komplex enthält vielfältige Enzymaktivitäten und Hilfsproteine, die in ihrer Gesamtheit die virale RNA-Synthese steuern und wahrscheinlich noch weitere Funktionen besitzen (Tab. 46.**2**, Abb. 46.**3**). Teil des Komplexes sind beispielsweise die RNA-abhängige RNA-Polymerase (RdRp, nsp12), eine zweite nsp8-vermittelte RNA-Polymerase-Aktivität, die wahrscheinlich als Primase arbeitet und kurze RNA-Primer für die RdRp synthetisiert, eine Helikase (nsp13), eine Reihe von RNA-bindenden Proteinen (nsp3, nsp9, nsp10), und eine Ribose-2'-*O*-Methyltransferase (nsp16).

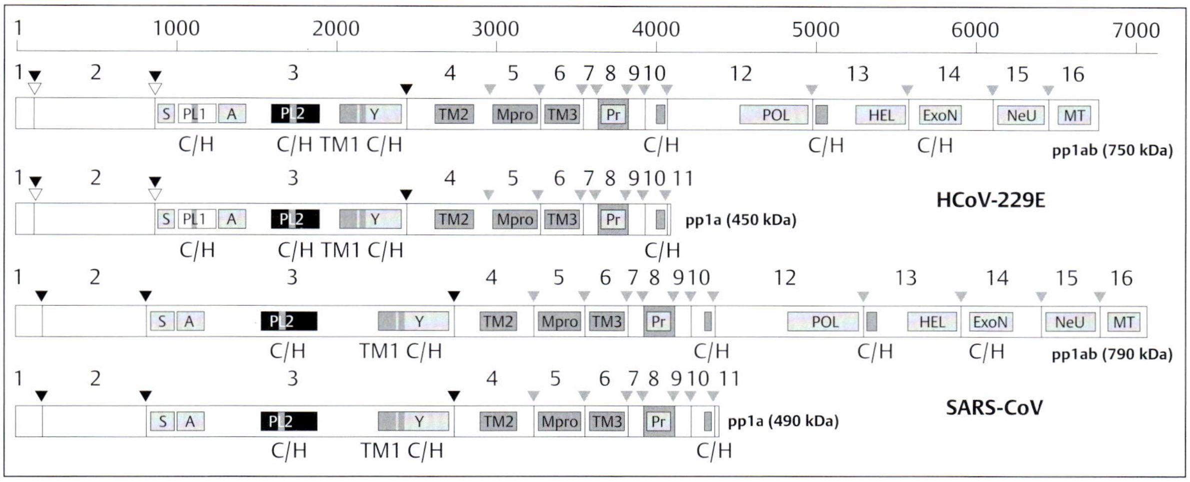

Abb. 46.**3** Domänenstruktur der nicht strukturellen Polyproteine pp1a und pp1ab von HCoV-229E und SARS-CoV. Die Polyproteine werden ko- und posttranslational von viralen Proteasen gespalten. Die Endprodukte der proteolytischen Prozessierung sind die 16 Nichtstrukturproteine (nsp1 bis nsp16). Spaltstellen der papainähnlichen Proteasen 1 und 2 (PL1, PL2) sind durch weiße bzw. schwarze Pfeilspitzen gekennzeichnet. Spaltstellen, die von der Hauptprotease (Mpro) prozessiert werden, sind grau dargestellt. Weitere Abkürzungen: S, saure Domäne; A, ADP-Ribose-1''-Phosphatase (ADRP); Y, Y-Domäne (konservierte Domäne unbekannter Funktion); Pr, putative Primase; POL, RNA-abhängige RNA-Polymerase; HEL, Helikase; ExoN, 3'→5'-Exoribonuklease; NeU, uridylatspezifische Endoribonuclease (NendoU); MT, Ribose-2'-*O*-Methyltransferase; TM1, 2, 3, Transmembrandomänen, die den Replikationskomplex an ER-Membranen verankern; C/H, Regionen mit konservierten Cystein- und Histidinresten (bekannte oder putative Zink-bindende Domänen).

Letztere ist an der Synthese der am 5'-Ende des Genoms vorhandenen Cap1-Struktur beteiligt.

Die Entdeckung, dass Coronaviren mit ihren riesigen RNA-Genomen zwei RNasen exprimieren, war zweifellos eine Überraschung, und es kann als sicher gelten, dass die Aktivitäten dieser beiden RNasen in nsp14 und nsp15 stringent reguliert werden müssen. Beide Enzyme haben wichtige Funktionen im viralen Replikationszyklus. Nsp14 ist eine 3'→5'-Exoribonuklease, die vermutlich an einem Korrekturlesemechanismus (engl. Proofreading) der viralen RNA-Polymerase beteiligt ist. Es gibt Hinweise, dass dieser – für RNA-abhängige RNA-Polymerasen einzigartige – Mechanismus bei RNA-Genomen dieser außergewöhnlichen Größe erforderlich ist, um die Fehlerrate der Polymerase unter einer postulierten kritischen Schwelle zu halten. Die zweite RNase ist eine uridylatspezifische Endoribonuklease (engl. **N**idovirus **Endo**ribonuclease, **U**-specific, NendoU). Sie ist bei allen Nidoviren, jedoch keinem anderen Virus, konserviert, weshalb man NendoU als „genetischen Marker" dieser Viren bezeichnet. Die genaue biologische Rolle des Enzyms ist bisher nicht bekannt. Die entfernte Verwandtschaft von NendoU mit zellulären Enzymen, die an der Produktion kleiner nukleolärer RNAs (snoRNAs) beteiligt sind, lässt vermuten, dass NendoU spezifische Funktionen in der Wirtszelle haben könnte.

Eine weiteres coronavirales Enzym ist die ADP-Ribose-1''-Phosphatase (ADRP) in nsp3. Neben ihrer katalytischen Aktivität hat ADRP auch eine poly(ADP-Ribose)-Bindefunktion. Die biologische Funktion der ADRP-Domäne ist nicht bekannt. Obwohl ADRPs in allen Corona- und Toroviren konserviert sind, ist die Phosphoesteraseaktivität für die Virusreplikation in Zellkultur nicht essenziell. Einige wenige Coronaviren besitzen darüber hinaus ein weiteres nichtessenzielles Enzym, eine putative zyklische Phosphodiesterase, die jedoch bisher nicht charakterisiert wurde.

Die Größe des Replikase-Gens und die Vielfalt der Enzymfunktionen offenbart eine für RNA-Viren außergewöhnliche Komplexizität. Es liegt nahe, zu spekulieren, dass die Evolution von Coronaviren spezielle Mechanismen hervorgebracht hat, die für die Replikation und Expression von RNA-Genomen dieser außergewöhnlichen Größe erforderlich waren.

46.5.3 Virale RNA-Synthese

Bei der Genom-Replikation wird zunächst eine negativsträngige Kopie der Genom-RNA synthetisiert, die anschließend als Matrize für die Synthese positivsträngiger RNAs genomischer Länge dient. Letztere werden als Genome für die Produktion neuer Viren benötigt. Wie oben dargestellt, hat die Genom-RNA auch eine mRNA-Funktion bei der Expression der Leserahmen 1a und 1b.

Der Begriff der coronaviralen „Transkription" beschreibt die Synthese positivsträngiger subgenomischer (sg) RNAs, die häufig auch als virale mRNAs bezeichnet werden, da sie nicht in neue Virionen verpackt werden, sondern ausschließlich der Expression der akzessorischen und Strukturprotein-Gene dienen. Jeder dieser 3'-proximalen Leserahmen wird von einer eigenen sg mRNA exprimiert, da das Ribosom in der eukaryotischen Zelle normalerweise nur den am 5'-Ende einer RNA gelegenen offenen Leserahmen translatiert. Bei manchen Coronavirus-sgRNAs werden jedoch auch spezielle Mechanismen genutzt (z. B. interner Ribosomeneintritt), die die Expression von weiter stromabwärts gelegenen Leserahmen ermöglichen.

Alle sgRNAs besitzen an ihrem 5'-Ende eine sogenannte Leader-Sequenz, die mit dem 5'-Ende des Genoms identisch ist. Eine komplementäre Kopie dieser 5'-Leadersequenz („Antileader") wird als letzter Schritt der Negativstrangsynthese an die 3'-Enden der subgenomischen Negativstränge angefügt, was einen Matrizenwechsel während der Synthese subgenomischer Negativstränge erfordert. Man bezeichnet diesen Prozess als „diskontinuierliche Extension" von Negativsträngen. Der Matrizenwechsel während der Negativstrangsynthese wird durch komplementäre Basenpaarungen unter Beteiligung sogenannter transkriptionsregulierender Sequenzen (TRS) ermöglicht, die sich stromabwärts des Leaders und stromaufwärts aller 3'-gelegenen Gene befinden. Die Antileader-enthaltenden sg-Negativstränge werden anschließend als Matrizen für die Synthese positivsträngiger sgRNAs verwendet. Die coronavirale RNA-Synthese ergibt einen charakteristischen Satz von RNAs, die zwar eine unterschiedliche Anzahl offener Leserahmen enthalten (Abb. 46.**1**), jedoch alle eine Leadersequenz an ihrem 5'-Ende sowie das N-Gen, die 3'-NTR und eine poly(A)-Sequenz in ihrem 3'-Bereich besitzen. Man bezeichnet diesen Satz 5'- und 3'-coterminaler RNAs im Englischen als „Nested Set", wovon der Name der Nidoviren (lat. nidus für Nest) abgeleitet wurde.

46.5.4 Bildung und Freisetzung neuer Viruspartikel

Die von den subgenomischen mRNAs kodierten viralen Strukturproteine S, M und E werden in Membranen des ER integriert und zum ER-Golgi-intermediären Kompartiment (ERGIC) transportiert. Positivsträngige RNAs genomischer Länge bilden mit N-Proteinen ein helikales Nukleokapsid. Wechselwirkungen des Nukleokapsids mit den membrangebundenen Strukturproteinen lösen einen Knospungsprozess (engl. Budding) aus, in dessen Folge Viruspartikel abgeschnürt und in das ERGIC-Kompartiment entlassen werden. Diese Partikel werden anschließend in Golgi-Vesikeln an die Zelloberfläche transportiert und aus der Zelle ausgeschleust. Während des Transportes zur Zellmembran erfolgen weitere Reifungsprozesse der viralen Strukturproteine (s. oben).

46.6 Immunantwort

Coronavirusinfektionen induzieren ein komplexes Netzwerk von Immunreaktionen, die bisher vor allem bei animalen Coronaviren, insbesondere MHV, untersucht wurden. Coronaviren haben effiziente Strategien zur Unterdrückung der Typ-I-Interferonantwort entwickelt. So induzieren sie beispielsweise in verschiedenen Zelltypen (Makrophagen, konventionelle dendritische Zellen, Fibroblasten, Lungenepithelzellen u. a.) keine oder nur sehr geringe Mengen von Typ-I-Interferonen, was auf die Interferon-Antagonistenfunktionen einiger Struktur- und Nichtstrukturproteine zurückzuführen ist. Coronaviren sind jedoch (mäßig) empfindlich gegenüber der Wirkung von Typ-I-Interferonen, und nicht in der Lage, die massive Interferonproduktion plasmazytoider dendritischer Zellen (pDCs) zu unterdrücken. Offenbar haben diese Zellen eine wichtige Rolle bei der Sofortabwehr und Begrenzung von Coronavirusinfektion auf bestimmte Eintrittsorte, bevor dann die Mechanismen der zellulären und humoralen Immunität die entscheidende Rolle bei der Infektabwehr übernehmen. Wie auch bei anderen Virusinfektionen erfolgt die T-Zell-Aktivierung vor der Induktion der humoralen Antwort, und es erfolgt ein koordinierter Übergang von proinflammatorischen Zytokinen (IFN-γ u. a.) auf Zytokine mit Helferfunktion für die humorale Immunantwort (IL-4 u. a.) und antiinflammatorische Zytokine. Wichtige T-Zell-Epitope wurden vor allem in den N- und S-Proteinen animaler und humaner Coronaviren identifiziert, und Studien mit murinen Coronaviren haben die essenziellen, jedoch unterschiedlichen Funktionen von CD4- und CD8-T-Zellen für die Virus-Clearance nachgewiesen. Bei der humoralen Immunantwort spielt das S-Protein eine zentrale Rolle. Neutralisierende Antikörper sind nahezu ausnahmslos gegen das S-Protein gerichtet, wobei häufig Konformationsepitope in der S1-Untereinheit, häufig in räumlicher Nähe zur Rezeptorbindungsstelle, erkannt werden. Die Glykosylierung ist ein weiterer wichtiger Faktor bei der Erkennung und Bindung dieser Epitope durch neutralisierende Antikörper.

46.7 Übertragung

Humane Coronaviren werden in der Regel durch Tröpfcheninfektion übertragen. Infektionen mit HCoV-229E, aber auch anderen humanen Coronaviren, führen häufig zu starkem wässrigen Schnupfen, Niesen und Husten, was die Verbreitung durch Tröpfchen erleichtert. Die Übertragung des SARS-CoV erforderte einen relativ engen Kontakt und ging insbesondere von schwerkranken und beatmungspflichtigen Patienten aus, sodass vor allem medizinisches Personal und Familienangehörige gefährdet waren. Obwohl eine fäkal-orale Übertragung nicht ausgeschlossen werden konnte, spielte sie wahrscheinlich eine deutlich geringere Rolle, auch wenn das Virus im Stuhl einiger SARS-Rekonvaleszenten noch nach mehreren Wochen nachweisbar war. Enterale Coronaviren, wie das humane enterale Coronavirus, werden fäkal-oral übertragen.

46.8 Epidemiologie und klinisches Bild

Infektionen mit humanen Coronaviren (NL63, 229E, OC43, HKU1) treten vor allem in den Wintermonaten auf und sind für etwa 5 bis 30 % aller akuten respiratorischen Erkrankungen verantwortlich. Die zyklische Wiederkehr spezifischer Coronavirusstämme im Abstand von 2 bis 4 Jahren ist typisch. Koinfektionen von Coronaviren mit anderen respiratorischen Viren (v. a. Rhino- und Parainfluenzaviren) sind häufig und führen zu einem deutlich schwereren Krankheitsbild, häufig auch zu stationärer Behandlung. Mehr als 80 % aller Erwachsenen besitzen Antikörper gegen humane Coronaviren. Vorausgegangene Infektionen hinterlassen jedoch nur eine geringe protektive Immunität, und Reinfektionen nach nur einem Jahr mit demselben Stamm sind möglich. Neugeborene besitzen in aller Regel coronavirusspezifische Antikörper, die nach 3 Monaten nicht mehr nachweisbar sind. Die Serokonversion erfolgt meist vor Abschluss des 3. Lebensjahres. Coronavirusinfektionen rufen meist eine typische „Erkältungssymptomatik" hervor (wässriger Schnupfen, Husten, Kopfschmerz, Fieber, Schüttelfrost, allgemeines Krankheitsgefühl). Die Inkubationszeit beträgt 2 bis 4 Tage, und die Krankheitssymptome klingen nach etwa 7 Tagen ab. Coronavirusinfektionen betreffen nicht selten auch den unteren Respirationstrakt. Stationäre Behandlungen von akuten Infektionen des unteren Respirationstraktes (Pneumonie, Bronchiolitis, Bronchitis) sind bei Kindern in etwa 8 % (bei Erwachsenen 5 %) der Fälle auf Coronaviren zurückzuführen. Coronavirusinfektionen im Kleinkindalter, die durch NL63 ausgelöst werden, führen überdurchschnittlich häufig zu einer Laryngotracheitis (Pseudocroup). Darüber hinaus führen Coronavirusinfektionen zu akuten Exazerbationen von Asthma bronchiale.

Es gilt als gesichert, dass Coronaviren, wie etwa das humane enterale Coronavirus, Enteritiden hervorrufen können. Über die klinische und epidemiologische Bedeutung dieser Infektionen ist jedoch wenig bekannt.

Für eine gelegentlich diskutierte Rolle von humanen Coronaviren bei akuten und chronischen zentralnervösen Erkrankungen gibt es bisher keinen überzeugenden Beweis, wenngleich RNA von HCoV-229E und HCoV-OC43 in einigen Fällen im ZNS nachgewiesen werden konnte. Ein klarer Zusammenhang mit einer spezifischen Erkrankung wurde jedoch nicht hergestellt.

Serologische Studien haben gezeigt, dass SARS-CoV vor der SARS-Epidemie 2002/2003 in keinem nennenswerten Umfang in der menschlichen Population zirkuliert haben. Während der Epidemie erkrankten etwa 8000 Menschen, von denen etwa etwa 800 verstarben. Nach dem Ende der

Epidemie im Sommer 2003 sind lediglich 17 Fälle von SARS (und keiner nach dem Juni 2004) bestätigt worden. Es gilt als sicher, dass SARS-CoV nicht mehr in der menschlichen Population zirkuliert. Angesichts der weiten Verbreitung von SARS-CoV-ähnlichen Viren in tierischen Reservoiren, insbesondere bestimmten Fledermausarten, kann die Evolution „neuer" humanpathogener Coronaviren, einschließlich SARS-CoV-verwandter Viren, jedoch nicht ausgeschlossen werden.

Infektionen mit SARS-CoV verursachen ein lebensbedrohliches Krankheitsbild. Typische Symptome sind plötzliches Fieber, Myalgien, trockener Husten, schweres Krankheitsgefühl und Schüttelfrost, jedoch kein Schnupfen oder Halsschmerzen. Im weiteren Verlauf der Erkrankung können Atemnot, Tachypnoe, mangelhafte Sauerstoffsättigung und Durchfälle das klinische Bild bestimmen. Während der Epidemie des Jahres 2003 mussten 20 bis 30% der Patienten intensivmedizinisch behandelt werden, und etwa 10% der Infizierten verstarben. Das Virus infiziert in erster Linie die Zellen des Alveolarepithels, insbesondere Typ-1-Pneumozyten, war jedoch häufig auch in anderen Organen, zum Beispiel Niere, Leber und Dünndarm, nachweisbar. Die Ursachen der massiven Lungenschädigung sind nicht ganz klar. Es gibt jedoch Hinweise, dass neben den durch die Virusreplikation bedingten zytolytischen Effekten auch immunpathologische Mechanismen die Pathogenese maßgeblich prägten. Da die SARS-CoV-Infektion von Makrophagen, konventionellen dendritischen Zellen und vielen anderen Zellen nicht zur Induktion einer Typ-I-Interferon-Antwort führt, vermutet man, dass ein Versagen der immunologischen Sofortantwort den beobachteten starken Anstieg der Virusreplikation während der ersten 10 Tage erlaubte, bevor die adaptiven Immunmechanismen voll aktiviert wurden und in den meisten Fällen die Virusreplikation unter Kontrolle brachten. Zu diesem späten Zeitpunkt war bereits ein massiver Einstrom von Makrophagen und neutrophilen Granulozyten erfolgt, der von einer starken Erhöhung von Zyto- und Chemokinen begleitet war. Das histopathologische Bild zeigte eine diffuse alveoläre Schädigung, die Ablösung von Pneumozyten, massive inflammatorische Infiltrationen, Ödeme und die Bildung hyaliner Membranen. Diese massive Schädigung der Lungenalveolen gilt als Hauptursache der hohen Mortalität.

46.9 Labordiagnostik

Humane Coronaviren der OC43-Gruppe lassen sich nur selten in Zellkultur anzüchten und erfordern Organkulturen. Zellkulturadaptierte Viren können jedoch auf Rhabdomyosarkom-Zellen (RD-Zellen) angezüchtet werden. Viren der 229E-Gruppe wachsen auf humanen embryonalen Lungenfibroblasten (WI-38, MRC-5) oder embryonalen Nierenzellen. NL63 lässt sich auf LLC-MK2 oder Vero-Zellen anzüchten, und SARS-CoV wird in der Regel auf Vero- oder Vero-E6-Zellen kultiviert. Die charakteristische Morphologie der Viren erlaubt häufig bereits eine Verdachtsdiagnose aus elektronenmikroskopischen Untersuchungen infizierter Zellkulturen oder sogar direkt in klinischem Untersuchungsmaterial. Der Nachweis coronavirusähnlicher Partikel ist jedoch keineswegs ausreichend für die sichere Diagnose einer akuten Coronavirusinfektion.

Für die serologische Diagnostik von Coronavirusinfektionen sind zahlreiche Tests entwickelt worden, z. B. Immunfluoreszenzverfahren, Neutralisationstest und ELISA. Die größte praktische Bedeutung für den Nachweis Coronavirus-spezifischer Antikörper haben inzwischen ELISA-Tests, die auf rekombinanten Virusproteinen (S- oder N-Protein) basieren. Sie werden vor allem für epidemiologische Studien und die Forschung eingesetzt. Der Nachweis akuter Coronavirusinfektionen beruht nahezu ausschließlich auf sensitiven und spezifischen RT-PCR-Techniken, meist unter Verwendung von Oligonukleotid-Primern, die in hochkonservierten Regionen des Replikase-Gens, vor allem der Polymerase- oder Helikase-Region, binden. Zunehmend kommen auch Multiplex-PCR-Verfahren zum Einsatz, insbesondere beim Screening auf respiratorische Viren bei akuten respiratorischen Erkrankungen und epidemiologischen Studien.

46.10 Therapie und Prophylaxe

Die Therapie von Infektionen mit humanen Coronaviren erfolgt symptomatisch. Eine etablierte virusspezifische Therapie gibt es bisher nicht. Die therapeutische Wirksamkeit von Interferonen ist begrenzt. Es gibt jedoch einige viel versprechende Ansätze für zukünftige Therapeutika, die an verschiedenen viralen Targets angreifen und in In-vitro-Studien erfolgreich getestet wurden. Dazu zählen beispielsweise Inhibitoren der viralen Hauptprotease, darunter auch Inhibitoren mit einem breiten Wirkungsspektrum gegenüber Coronaviren aus allen genetischen Gruppen. Erste Inhibitoren mit In-vitro-Wirksamkeit gibt es auch für andere essenzielle replikative Enzyme, z. B. die papainähnliche Protease oder die Helikase. Darüber hinaus gibt es interessante Ansätze für die Entwicklung von Fusionsinhibitoren, humanisierten S-Protein-Antikörpern, Pyrimidinnukleosid-Analoga und Inhibitoren der E-Protein-Ionenkanalfunktion.

Intensive Forschungsaktivitäten der letzten Jahre haben zur Entwicklung zahlreicher SARS-CoV-Impfstoffkandidaten geführt, z. B. inaktivierter Totimpfstoffe, Untereinheiten-Vakzine (in der Regel S-Protein), genetisch manipulierter (attenuierter) SARS-CoV-Lebendimpfstoffe und verschiedener Expressionssysteme auf der Basis von DNA oder rekombinanten Vektoren. Die meisten dieser Vakzine haben eine ausgezeichnete protektive Immunantwort in verschiedenen Tiermodellen erzeugt. Einige wenige Impfstoffe sind auch an Freiwilligen getestet worden, wobei eine zuverlässige Serokonversion erfolgte und erkennbare

Nebenwirkungen ausblieben. Aufgrund der gegenwärtigen epidemiologischen Situation wurden bisher keine weiteren Studien zur Wirksamkeit und Langzeitsicherheit an freiwilligen Probanden durchgeführt. Bei Bedarf stehen jedoch eine Fülle sehr gut charakterisierter Impfstoffkandidaten bereit, die relativ schnell weiterentwickelt und zum Einsatz am Menschen zugelassen werden könnten.

Literatur

Cinatl J jr., Michaelis M, Hoever G et al. Development of antiviral therapy for severe acute respiratory syndrome. Antiviral Res. 2005; 66: 81–97

Enjuanes L, DeDiego ML, Alvarez E et al. Vaccines for severe acute respiratory syndrome virus and other coronaviruses. In: Perlman S, Gallagher T, Snijder EJ, eds. Nidoviruses. Washington DC: ASM Press; 2008

Lai, MMC, Perlman S, Anderson LJ. Coronaviridae. In: Knipe DM, Howley PM, Griffin DE et al., eds. Fields Virology. 5th ed. Philadelphia: Lippincott Williams & Wilkins; 2007

Nicholls J, Peiris JSM, Perlman S. Severe acute respiratory syndrome: epidemiology, pathogenesis, and animal models. In: Perlman S, Gallagher T, Snijder EJ, eds. Nidoviruses. Washington DC: ASM Press; 2008

Siddell SG, Ziebuhr J, Snijder EJ. Coronaviruses, toroviruses, and arteriviruses. In: Mahy BWJ, ter Meulen V, eds. Topley & Wilson's Microbiology & Microbial Infections. London: Hodder Arnold; 2005

van der Hoek L. Human coronaviruses: what do they cause? Antivir Ther 2007; 12: 651–658

Ziebuhr J. Coronavirus replicative proteins. In: Perlman S, Gallagher T, Snijder EJ, eds. Nidoviruses. Washington DC: ASM Press; 2008

47 Astroviren

U. Desselberger, I. Brierley

47.1 Einleitung

Astroviren sind in vielen Säugetieren und auch im Menschen als Pathogen identifiziert worden, vor allem als Ursache der akuten Gastroenteritis (AGE). Ihre charakteristische sternförmige Erscheinung im elektronenmikroskopischen Bild hat die Namensgebung veranlasst (astron, griech. = Stern; Madeley u. Cosgrove 1975). (Abb. 47.**1a**). Im Gegensatz zu humanen Noroviren können humane Astroviren gut in Zellkulturen propagiert werden (Lee u. Kurtz 1981), was die Erforschung der molekularen Biologie erleichtert. In Kindern sind Astroviren nach Rotaviren und Noroviren die dritthäufigste Ursache von AGE und können auch größere Krankheitsausbrüche hervorrufen.

47.2 Klassifizierung

Astroviren bilden eine eigene Familie, die Astroviridae. Für humane Astroviren können acht Typen unterschieden werden, sowohl serologisch (durch Neutralisationstest, Immunfluoreszenztest oder Immunelektronenmikroskopie) als auch mit molekularen Techniken (Reverse Transkription-Polymerasekettenreaktion, RT-PCR). Astroviren sind von Jungtieren von Lamm, Rind, Schwein, Nerz, und Katze isoliert worden und werden in dem Genus Mamastrovirus zusammengefasst; Astroviren, die sich in Hühnern, Enten und Truthähnen vermehren, gehören dem separaten Genus Avastrovirus an (Monroe et al. 2005).

47.3 Struktur und Genom

Astroviren sind kleine runde Partikel ikosaedrischer Symmetrie ohne Hülle mit einem Durchmesser von 28 bis 34 nm. Kryo-Elektronenmikroskopie und Bildrekonstruktion zeigen eine geriffelte Oberflächenstruktur des Kapsids mit 30 dimerischen Protrusionen (Abb. 47.**1b**; Mendez u. Arias 2007). Die genaue Proteinzusammensetzung des Kapsids ist nicht bekannt. Sequenzvergleiche haben gezeigt, dass die N-terminale Hälfte des Kapsidprotein-Vorläufers VP90 (s. unten) höher konserviert ist als die C-terminale Hälfte; dies führte zur Hypothese, dass die C-terminale Hälfte nach außen ausgerichtet ist (Krishna 2005). Die

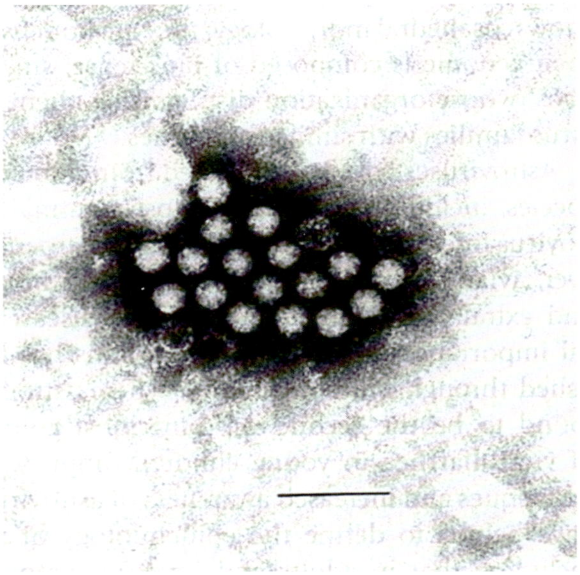

a

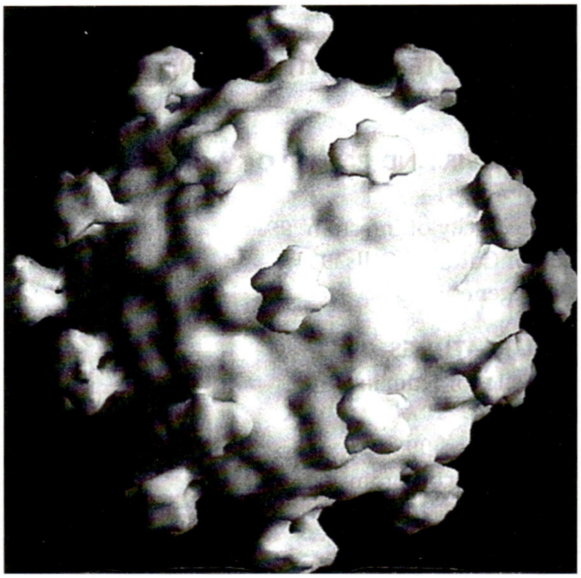

b

Abb. 47.**1**
a Elektronenmikroskopische Aufnahme eines humanen Astrovirus in einer Stuhlprobe. Der Kalibrierungsbalken ist 100 nm. Mit freundlicher Genehmigung von J. Kurtz.
b Außenansicht der dreidimensionalen Rekonstruktion eines humanen Astrovirus des Serotyps I (Oxford Strain), die nach Aufreinigung durch isopyknische Gradienten-Ultrazentrifugation und kryoelektronenoptische Darstellung erreicht wurde. Der externe Durchmesser (einschließlich der Protrusionen) beträgt ungefähr 43 nm (mit freundlicher Genehmigung von M. Yeager). (Quelle: Mendez u. Arias 2007).

virale RNA ist einzelsträngig, von positiver Polarität und 6,4 bis 7,3 Kilobasen (kb) lang (je nach Stamm). Das Genom hat 3 offene Leserahmen (ORF): ORF1a und ORF1b, die Nichtstrukturproteine kodieren (die RNA-abhängige RNA-Polymerase [RdRp], eine Protease [pro] und einige andere Proteine), und ORF2, der das Kapsid-Polyprotein VP90 kodiert (Abb. 47.**2**).

47.4 Replikation

Nackte virale RNA, die entweder von infektiösen Viruspartikeln isoliert oder von komplementärer DNA (cDNA in einem geeigneten Klon) transkribiert werden kann, ist infektiös, wenn sie in humane Zell-Linien eingeschleust (transfiziert) oder in diesen exprimiert wird (Geigenmüller et al. 1997). Nach natürlicher Infektion von empfänglichen Zellen werden zwei Arten von RNA synthetisiert: die genomische RNA in voller Länge und eine „subgenomische" RNA, die 2,4 kb lang ist und das Kapsid-Polyprotein kodiert (Abb. 47.**2**). Es ist wahrscheinlich, dass der Replikation der Astroviren die gleiche Strategie wie bei den Alphaviren zugrunde liegt, gemäß der zunächst mithilfe der RdRp ein RNA-Minusstrang in voller Länge von der genomischen RNA transkribiert wird, von dem wiederum die plussträngige genomische RNA (in voller Länge) und subgenomische RNA abgeschrieben werden, die als mRNAs fungieren (Geigenmüller et al. 2003). Astroviren werden exklusiv im Zytoplasma vermehrt, und die mRNAs besitzen wie die der Noroviren keine „caps". Da die nicht translatierten 5'-Enden (5'UTRs) von genomischer und subgenomischer RNA kurz sind (85 nt und 11 nt), ist nicht genügend Raum für konventionelle interne Ribosomen-Eintrittssequenzen (IRES) vorhanden, die die Funktionen von „caps" für die Translation übernehmen könnten. Ähnlich wie bei den Caliciviren ist das 5'-Ende der genomischen RNA wahrscheinlich durch ein kovalent gebundenes virales Protein (VPg, kodiert durch ORF1a) modifiziert, was wichtig ist für die virale Proteinsynthese (Al-Mutairy et al. 2005). Bisher ist ein solches kovalent gebundenes Protein nicht direkt nachgewiesen worden. Die Translation der RNA mit voller Länge liefert die Nichtstrukturproteine (NSP) NSP1a, kodiert von dem ORF1a, und ein NSP1a/NSP1b-Fusionsprotein (NSP1ab), das durch ORF1a und ORF1b kodiert wird. Diese primären Translationsprodukte (Polyproteine) werden anschließend modifiziert (gespalten), sodass eine virale Protease (pro, von ORF1a) und eine RdRp (von ORF1b) entstehen (Geigenmüller et al. 2003, Mendez et al. 2003) (Abb. 47.**2**). Die Expression des NSP1ab-Proteins ist durch ein -1 ribosomales Frameshifting programmiert (Jiang et al. 1993, Übersicht in Brierley et al. 2007). Die primäre und sekundäre Struktur der RNA, die diesen Vorgang erlauben, sind im Detail charakterisiert worden (Marczinke et al. 1994, Lewis u. Matsui 1996); (schematisch gezeigt

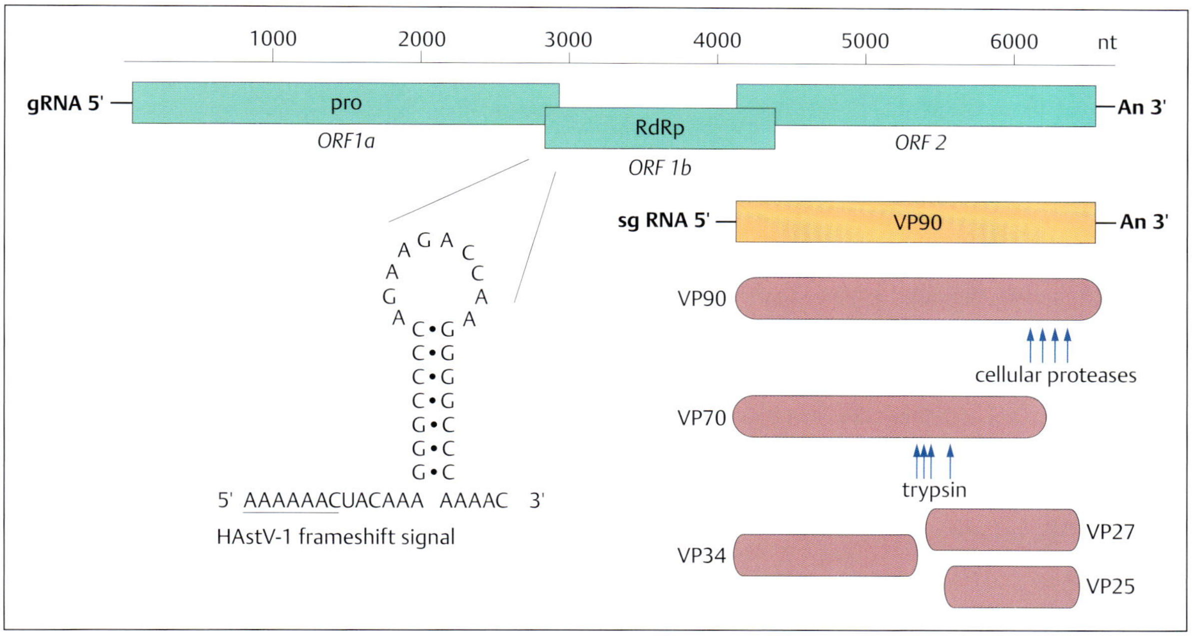

Abb. 47.**2** Genom-Organisation und Prozessierung des strukturellen Polyprotein-Vorläufers VP90 eines humanen Astrovirus des Typs 1. Gezeigt sind die genomische RNA (gRNA) mit den Positionen der offenen Leserahmen (ORF) ORF1a, ORF1b und ORF2 und die subgenomische RNA mit dem ORF2. Die Protease (pro) und die RdRp (RNA-abhängige RNA-Polymerase) sind von den ORF1a und ORF1b kodiert. ORF1b ist durch einen programmierten -1 „Frameshift" translatiert. Das Signal dafür sitzt in der gRNA wie gezeigt. ORF2 kodiert für VP90, das nach der Translation intrazellulär auf die Größe von VP70 verdaut und als solches in die Viruspartikel eingebaut wird. Danach erfolgt eine weitere Aufspaltung in die Komponenten VP25/VP27 (C-terminal) und VP34 (N-terminal). (Quelle: Mendez u. Arias 2007).

in Abb. 47.**2**). Die Translation der subgenomischen RNA liefert das Kapsid-Polyprotein, das nach der Primärsynthese in mehrere Untereinheiten gespalten wird (Mendez et al. 2003). Intrazellulär wird der VP90-Vorläufer vom C-terminalen Ende her durch Caspasen abgebaut zu VP70, das in die Viruspartikel eingebaut wird. Nur nach weiterer Aufspaltung von VP70 durch extrazelluläre Proteasen (z. B. Trypsin) in die Komponenten VP25 (C-terminal), VP27 (C-terminal) und VP34 (N-terminal) erreichen die Viruspartikel maximale Infektiosität (Abb. 47.**2**; Mendez et al. 2007, Lee u. Kurtz 1981, Mendez et al. 2004).

Während bekannt ist, dass das Virus reife Epithelzellen der Dünndarmzotten infiziert und auch, dass es mittels der hypervariable Region des Kapsids an die Zelloberfläche bindet (Krishna 2005), ist der zelluläre Rezeptor noch nicht identifiziert worden. Astroviren lösen in Caco-2-Zellen (einer von einem Kolon-Karzinom abstammenden Zell-Linie) apoptotische Vorgänge aus, wahrscheinlich durch ein Peptid, das von dem NSP1a-Protein abgespalten wird (Guix et al. 2004, Mendez et al. 2004). Es ist kürzlich gezeigt worden, dass das virale Kapsidprotein die zelluläre Permeabilität erhöhen kann; diese Aktivität könnte zur Entstehung der Astrovirus-Diarrhö beitragen (Moser et al. 2007). Weiterhin wurde gefunden, dass sowohl Astroviruspartikel als auch isoliertes Astrovirus-Kapsidprotein die Aktivierung der Serum-Komplement-Komponente C1 in vitro hemmen (Bonaparte et al. 2008); die biologische Relevanz dieser Beobachtung bleibt abzuklären. Insgesamt bestehen noch große Wissenslücken hinsichtlich des Replikationszyklus der Astroviren und der spezifischen Virus-Wirtszell-Beziehungen.

47.5 Klinische Erkrankung

Nach einer Inkubationszeit von 36 Stunden bis 4 Tagen beginnt die Erkrankung mit Diarrhö (70 bis 100 % der infizierten Kinder), Erbrechen (20 bis 70 %) und Abdominalkrämpfen (50 %), die 2 bis 3 Tage anhalten (Walter u. Mitchell 2003). Dieser Krankheitsverlauf wurde in einer Studie an freiwillig Infizierten bestätigt (Kurtz et al. 1979). Generell verläuft die Astroviruserkrankung milder als die durch Rotavirus bedingte, und die Hospitalisierungsrate liegt unter 10 % (Walter u. Mitchell 2003). In immunsupprimierten oder immuninsuffizienten Patienten können Astroviren chronische Infektionen mit chronischem Durchfall verursachen (Grohmann et al. 1993).

47.6 Diagnose

Die Diagnose der Astrovirusinfektion ist nicht allzu schwierig, da eine große Anzahl von Viruspartikeln (10^{10} bis 10^{11}/ml Stuhl) während der akuten Krankheitsphase ausgeschieden werden. Sowohl Elektronenmikroskopie als auch ELISAs werden erfolgreich angewendet (Herrmann et al. 1990). Dennoch werden wegen ihrer hohen Empfindlichkeit und Spezifität molekulare Techniken wie die RT-PCR zunehmend auch in der Routine benutzt (Noel et al. 1995, Saito et al. 1995, Walter et al. 2001, Logan et al. 2007).

47.7 Behandlung

Da Astrovirus-Diarrhöen in der Regel relativ mild und zeitlich begrenzt ablaufen, ist eine spezifische Therapie normalerweise nicht nötig. Bei schwerem Durchfall ist oraler oder intravenöser Flüssigkeitsersatz angebracht. Eine Behandlung von immuninsuffizienten Patienten mit spezifischen Antikörpern kann zur Elimination des Virus und Ausheilung der chronischen Durchfallserkrankung führen (Björkholm et al. 1995).

47.8 Epidemiologie

Astrovirusinfektionen bei Kindern sind häufig und verlaufen oft inapparent (Koopmans et al. 1998). Wiederholte Infektionen mit verschiedenen Astrovirus-Serotypen sind nicht selten. Infektiöse Astrovirus-Partikel sind stabil bei pH 3 und resistent gegenüber einer Anzahl von Desinfektionsmitteln, jedoch empfindlich gegenüber 90 % Alkohol und 0,1 % Propiolactone (Schultz-Cherry et al. 2001). Das Virus wird meistens fäkal-oral übertragen, kontaminierte Kleidungsstücke, Speisen und Wasser können als Vehikel fungieren. Nach Rotaviren und Caliciviren (Noro- und Sapoviren) sind Astroviren mit einer Inzidenzrate von 5 bis 7 % die dritthäufigste virale Ursache der akuten Diarrhö bei Kleinkindern (Cruz et al. 1992, Palombo u. Bishop 1996). Astroviren können die Ursache von epidemieartigen Krankheitshäufungen sein, die mehrere tausend Personen erfassen (Oishi et al. 1994). Die Maximalinzidenz von Astrovirus-Diarrhöen wird in Ländern mit gemäßigtem Klima während der Wintermonate und in tropischen Ländern während der Regenzeit beobachtet. In Ländern mit gemäßigtem Klima sind Astroviren des Typs I am häufigsten, aber die relative Prävalenz verschiedener Astrovirus-Typen kann sowohl geografisch als auch zeitlich schnell wechseln. Während die gegenwärtigen nicht humanen Astroviren sich von den humanen eindeutig in ihrer Genomzusammensetzung unterscheiden, sind Interspezies-Übertragungen in der Vergangenheit wahrscheinlich vorgekommen (van Hemert et al. 2007).

47.9 Prävention

Am wichtigsten sind die Unterbrechung von Infektionsketten, v. a. in Hospitälern, Kindertagesstätten etc., und die Einhaltung strikter hygienischer Allgemeinmaßnahmen. Gegenwärtig existiert keine Astrovirus-Vakzine.

Literatur

Al-Mutairy B, Walter JE, Pothen A et al. Genome prediction of putative genome-linked viral protein (VPg) of astroviruses. Virus Genes 2005; 31(1): 21–30

Björkholm M, Celsing F, Runarsson G et al. Successful intravenous immunoglobulin therapy for severe and persistent astrovirus gastroenteritis after fludarabine treatment in a patient with Waldenström's macroglobulinemia. Int J Hematol 1995; 62(2): 117–120

Bonaparte RS, Hair PS, Banthia D et al. Human astrovirus coat protein inhibits serum complement activation via C1, the first component of the classical pathway. J Virol 2008; 82(2): 817–827

Brierley I, Pennell S, Gilbert RJ. Viral RNA pseudoknots: versatile motifs in gene expression and replication. Nat Rev. Microbiol 2007; 5(8): 598–610

Cruz JR, Bartlett AV, Herrmann JE et al. Astrovirus-associated diarrhea among Guatemalan ambulatory rural children. J Clin Microbiol 1992; 30(5): 1140–1144

Geigenmüller U, Ginzton NH, Matsui SM. Construction of a genome-length cDNA clone for human astrovirus serotype 1 and synthesis of infectious RNA transcripts. J Virol 1997; 71(2): 1713–1717

Geigenmüller U, Mendez E, Matsui SM. Studies on the molecular biology of human astrovirus. In: Desselberger U, Gray J, eds. Viral Gastroenteritis. Amsterdam: Elsevier; 2003: 573–586

Grohmann GS, Glass RI, Pereira HG et al. Enteric viruses and diarrhea in HIV-infected patients. Enteric Opportunistic Infections Working Group. N Engl J Med 1993; 329(1): 14–20

Guix S, Bosch A, Ribes E et al. Apoptosis in astrovirus-infected CaCo-2 cells. Virology 2004; 319(2): 249–261

Herrmann JE, Nowak NA, Perron-Henry DM et al. Diagnosis of astrovirus gastroenteritis by antigen detection with monoclonal antibodies. J Infect Dis 1990; 161(2): 226–229

Jiang B, Monroe SS, Koonin EV et al. RNA sequence of astrovirus: distinctive genomic organisation and a putative retrovirus-like ribosomal frameshifting signal that directs viral replicase synthesis. Proc Natl Acad Sci USA 1993; 90(22): 10539–10543

Koopmans MP, Bijen MH, Monroe SS et al. Age-stratified seroprevalence of neutralizing antibodies to astrovirus types 1 to 7 in humans in The Netherlands. Clin Diagn Lab Immunol 1998; 5(1): 33–37

Krishna NK. Identification of structural domains involved in astrovirus capsid biology. Viral Immunol 2005; 18(1): 17–26

Kurtz JB, Lee TW, Craig JW et al. Astrovirus infection in volunteers. J Med Virol 1979; 3(3): 221–230

Lee TW, Kurtz JB. Serial propagation of astroviruses in tissue culture with the aid of trypsin. J Gen Virol 1981; 57: 421–424

Lewis TL, Matsui SM. Astrovirus ribosomal frameshifting in an infection-transfection transient expression system. J Virol 1996; 70(5): 2869–2875

Logan C, O'Leary JJ, O'Sullivan N. Real-time reverse transcription PCR detection of norovirus, sapovirus and astrovirus as causative agents of acute viral gastroenteritis. J Virol Methods 2007; 146(1–2): 36–44

Madeley CR, Cosgrove BP. 28 nm particles in faeces in infantile gastroenteritis. Lancet 1975; ii (7932): 451–452

Marczinke B, Fisher R, Vidakovic M et al. Secondary structure and mutational analysis of the ribosomal frameshift signal of Rous sarcoma virus. J Mol Biol 1998; 284(2): 205–225

Méndez E, Aguirre-Crespo G, Zavala G et al. Association of the astrovirus structural protein VP90 with membranes plays a role in virus morphogenesis. J Virol 2007; 81(19): 10649–10658

Méndez E, Arias CF. Astroviruses. In: Knipe DM, Howley PM et al., eds. Fields Virology, 5th ed. Philadelphia PA: Wolters Kluwer Health/Lippincott Williams & Wilkins; 2007: 981–1000

Méndez E, Salas-Ocampo E, Arias CF. Caspases mediate processing of the capsid precursor and cell release of human astroviruses. J Virol 2004; 78(16): 8601–8608

Méndez E, Salas-Ocampo MP, Munguía ME et al. Protein products of the open reading frames encoding nonstructural proteins of human astrovirus serotype 8. J Virol 2003; 77(21): 11378–11384

Monroe SS, Carter MJ, Herrmann J et al. In: Fauquet CM, Mayo MA, Maniloff J, Desselberger U, Ball LA, eds. Virus Taxonomy, Eighth Report of the International Committee on Taxonomy of Viruses. Amsterdam etc.: Elsevier Academic Press; 2005: 859–864

Moser LA, Carter M, Schultz-Cherry S. Astrovirus increases epithelial barrier permeability independently of viral replication. J Virol 2007; 81(21): 11937–11945

Noel JS, Lee TW, Kurtz JB et al. Typing of human astroviruses from clinical isolates by enzyme immunoassay and nucleotide sequencing. J Clin Microbiol 1995; 33(4): 797–801

Oishi I, Yamazaki K, Kimoto T et al. A large outbreak of acute gastroenteritis associated with astrovirus among students and teachers in Osaka, Japan. J Infect Dis 1994; 170(2): 439–443

Palombo EA, Bishop RF. Annual incidence, serotype distribution, and genetic diversity of human astrovirus isolates from hospitalized children in Melbourne, Australia. J Clin Microbiol 1996; 34(7): 1750–1753

Saito K, Ushijima H, Nishio O et al. Detection of astroviruses from stool samples in Japan using reverse transcription and polymerase chain reaction amplification. Microbiol Immunol 1995; 39(10): 825–828

Schultz-Cherry S, King DJ, Koci MD. Inactivation of an astrovirus associated with poult enteritis mortality syndrome. Avian Dis 2001; 45(1): 76–82

van Hemert FJ, Berkhout B, Lukashov VV. Host-related nucleotide composition and codon usage as driving forces in the recent evolution of the Astroviridae. Virology 2007; 361(2): 447–454

Walter JE, Mitchell DK, Guerrero ML et al. Molecular epidemiology of human astrovirus diarrhea among children from a periurban community of Mexico City. J Infect Dis 2001; 183(5): 681–686

Walter JE, Mitchell DK. Astrovirus infection in children. Curr Opin Infect Dis 2003; 16(3): 247–253

Doppelstrang-RNA-Viren

48 Reoviren: Rotaviren

U. Desselberger, J. Gray

48.1 Einführung

Rotaviren wurden 1973 als Ursache menschlicher Erkrankung entdeckt (Bishop et al. 1973, Flewett et al. 1973). Sie sind heute weltweit als eine Hauptursache der akuten Gastroenteritis (AGE) von Säuglingen und Kleinkindern unter 5 Jahren erkannt und sind die Todesursache von mehr als 600 000 Kleinkindern pro Jahr, v.a. in Entwicklungsländern (Parashar et al. 2003, Parashar et al. 2006b). Rotaviren führen auch bei Jungtieren vieler Säugetierarten (Kälber, Ferkel, Fohlen, Lämmer, usw.) zur akuten Diarrhö. Seit 2006 sind Rotavirus-Impfstoffe in mehr als 100 Ländern zugelassen, und man erhofft sich einen signifikanten Rückgang schwerer Rotavirus-Diarrhöen nach mehreren Jahren universaler Impfung.

48.2 Struktur, Genome und Gen-Protein-Zuordnung der Rotaviren

Elektronenmikroskopisch ist die Rad-Struktur der Rotaviren charakteristisch (Abb. 48.**1**) und hat die Namensgebung angeregt (rota lat. = Rad). Das Genom der Rotaviren besteht aus 11 Segmenten doppelsträngiger RNA (ds-RNA), die 6 Strukturproteine (VP1, VP2, VP3, VP4, VP6 und VP7) und 6 Nichtstrukturproteine (NS1 bis NS6) kodieren. Das

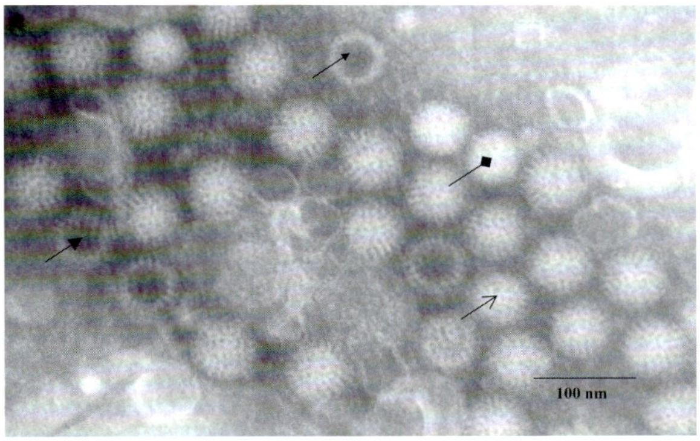

Abb. 48.**1** Elektronenmikroskopische Aufnahme von Rotavirus-Partikeln aus dem Stuhl eines Kindes mit akuter Gastroenteritis. Man sieht: dreischichtige Partikel (TLPs = Virions, die infektiösen Partikel —>); doppelschichtige Partikel (DLP —◆), die RNA enthalten; TLPs ohne RNA („empty" TLP —►); DLPs ohne RNA („empty" DLP —•). (Mit freundlicher Genehmigung von Dr. Hazel Appleton und Brian Megson, Health Protection Agency, London, 2005).

Genom befindet sich in einem ikosaedrischen Kapsid, das aus 3 Schichten (Layers) besteht: die innere Schicht (auch „Core" genannt, bestehend ausVP2) schließt das Genom und zwei Proteine ein, die für die Transkription und Replikation zuständig sind (VP1, VP3), die mittlere Schicht (VP6) formt das innere Kapsid, und die äußere Schicht (VP4, VP7) das äußere Kapsid (Abb. 48.**2**). Die dreidimensionale Struktur des Virus ist gut erforscht (für Details siehe: Prasad et al. 1988, Shaw et al. 1993, Prasad et al. 1996, Lawton et al. 1997, Crawford et al. 2001, Pesavento et al. 2001, Yeager et al. 1990, Yeager et al. 1994, Mathieu et al. 2001, Dormitzer et al. 2002, Dormitzer et al. 2004, Monnier et al. 2006, Yoder u. Dormitzer 2006). Danach sind die Kapsid-Schichten ikosaedrisch angeordnet mit 5-, 3- und 2-fachen Symmetrieachsen. Verbindungen zwischen dem „Core" und der Umgebung werden durch 132 Kanäle (in 3 Symmetrieachsen) gewährleistet. Eine komplette Zuordnung der viralen Proteine mit ihren bekannten Funktionen zu den sie kodierenden Genom-Segmenten ist für mehrere Rotavirusstämme erstellt worden (Tab. 48.**1** enthält die Daten für den Rotavirusstamm SA11).

48.3 Klassifizierung

Rotaviren konstituieren das einzige der 15 Genera in der Familie **Reoviridae** mit großer humanmedizinischer Bedeutung. Vertreter des Genus Orthoreovirus rufen bei Menschen milde Infektionen hervor deren klinische Relevanz fraglich ist (reo = respiratory enteric *orphan*). Verteter der Genera Orbi- und Coltivirus rufen vektorübertragene fieberhafte Erkrankungen bei Tieren hervor, einige davon auch selten beim Menschen. Die detaillierte Klassifizierung der Rotaviren richtet sich hauptsächlich nach den antigenen (serologischen) Eigenschaften von 3 viralen Proteinen (VP7, VP4, VP6) und der molekularen Verwandtschaft der sie kodierenden Gene (Estes u. Kapikian 2007):

1. Gemäß der serologischen und genetischen Verwandtschaft werden 7 Gruppen (A bis G) unterschieden; innerhalb der Gruppe A bestehen 2 Untergruppen (I, II) (Iturriza-Gómara et al. 2002c).
2. Beide Proteine der äußeren Kapsids, VP7 und VP4, stimulieren die Produktion von neutralisierenden Antikörpern, die vor Infektion und Krankheit in vivo schützen. Daher wurde – ähnlich wie bei Influenzaviren – eine binäre Klassifikation etabliert (bisher nur für Stämme der Gruppe A), in der G-Typen (VP7-spezifisch, G für Glykoprotein) und P-Typen (VP4-spezi-

Tabelle 48.**1** Gene, Gen-Protein-Zuordnung und Funktionen der Proteine von Rotaviren der Gruppe A (Quelle: Estes u. Kapikian 2007).

RNS-Segment		Proteinprodukt					
No.	Größe (bp)	Benennung	Molekulargewicht (kDa)	Lokalisierung (Vorkommen als Oligomer)	Anzahl der Moleküle pro Virion	Protein-Modifizierung	Funktionen
1	3302	VP1	125,0	innerhalb des Core	12	–	RNS-abhängige RNS-Polymerase, bindet ssRNS, bildet Komplex mit VP3
2	2690	VP2	94,0	Core	120	Myristylierung	bindet RNS, ist essenziell für die Replikase-Aktivität von VP1
3	2591	VP3	88,0	innerhalb des Core	12	–	Guanylyltransferase, Methyltransferase, bindet ssRNA, bildet Komplex mit VP1
4	2362	VP4	86,8	äußeres Kapsid (Trimer)	120	proteolytische Spaltung in VP5* und VP8*	Hämagglutinin, bewirkt Bindung an Zellrezeptor, neutralisationsspezifisches Antigen (Antikörper schützen), fusogenes Protein; erhöhte Infektiosität nach proteolytischer Spaltung, Virulenzfaktor
5	1611	NSP1 (VP5)	58,7	Nichtstrukturprotein	NA[3]	–	bindet RNS, Virulenzfaktor, anti-Interferon-Protein (degradiert IRF-3), nicht essenziell für die Replikation von einigen Stämmen
6	1356	VP6	44,8	inneres Kapsid (Trimer)	780	Myristylierung	Gruppen- und Untergruppen-spezifisches Antigen, Antikörper (IgA) schützen (durch intrazelluläre Neutralisation?), essenziell für die Transkription
7[1]	1059	NSP3 (VP9)	34,6	Nichtstrukturprotein (Dimer)	NA	–	bindet RNS (3'-Ende), konkurriert mit zellulärem PABP um Interaktion mit EIF4G1 (Translation), hemmt Wirtszell-Translation
8[1]	1104	NSP2 (VP8)	36,7	Nichtstrukturprotein (Oktamer)	NA	–	bindet RNS, NTPase, Helikase, packt +Strang-RNS in Cores, bildet Viroplasmen mit NSP5, Virulenzfaktor
9[1]	1062	VP7	37,4[2]	äußeres Kapsid (trimer)	780	Abspaltung einer Signalsequenz, Glykosylierung	neutralisationsspezifisches Antigen (Antikörper schützen), bindet Ca^{2+}
10	751	NSP4 (VP12)	20,3	Nichtstrukturprotein	NA	Glykosylierung (→ VP10, NS28), Proteolyse, gefolgt von Fragment-Sekretion	intrazellulärer Rezeptor für DLPs, Rolle in Morphogenese, Interaktion mit Viroplasmen, moduliert Transkription, virales Enterotoxin, Virulenzfaktor
11	667	NSP5 (VP11)	21,7	Nichtstrukturprotein (Dimer)	NA	O-Glykosylierung, Hyperphosphorylierung	bindet RNS, Proteinkinase; bildet Viroplasmen mit NSP2; interagiert mit VP1 und NSP6
		NSP6	12,0	Nichtstrukturprotein	NA	–	interagiert mit NSP5

[a] *Diese Gen-Protein-Zuordnung gilt für den Rotavirusstamm SA11*
[2] *Ein zweites Initiations-Kodon im gleichen Leserahmen befindet sich 30 Kodons abwärts (abgeleitetes Molekulargewicht 33,9 kDa)*
[3] *NA, nicht anwendbar*

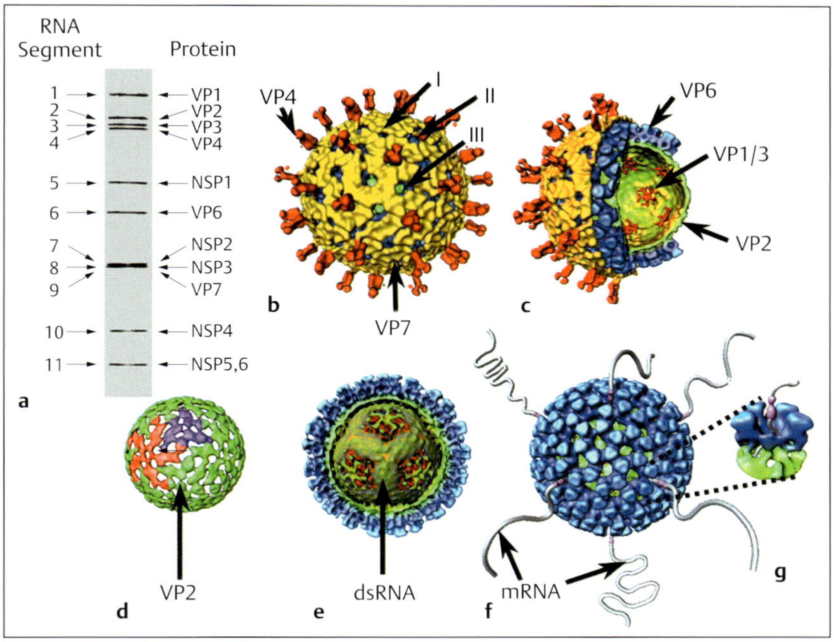

Abb. 48.**2** Struktur der Rotaviren. b–g: Schematische Repräsentation der Virusstruktur, abgeleitet von kryo-elektronenmikroskopischen Aufnahmen und mathematischen Rekonstruktionen (Quelle: Pesavento et al. 2003), (mit freundlicher Genehmigung von Dr. B.V. Prasad, Baylor College of Medicine, Houston, USA).

a Polyacrylamide Gel, auf dem die 11 RNA-Segmente eines Rotavirus separiert sind, mit der Gen-Protein-Zuordnung auf der rechten Seite.

b Oberfläche von Rotaviren. Kanäle der Klassen I bis III sind bezeichnet, die VP4-Protrusionen sind in rot, die VP7-Kapsidschicht in gelb dargestellt.

c Partiell geöffnetes Partikel mit der intermediären Schicht (bestehend aus VP6, blau), dem Core (bestehend aus VP2, grün), und den blütenförmigen VP1/VP3-Komplexen (rot), die an der Innenseite des Core nahe der Öffnung der Klasse-I-Kanäle lokalisiert sind.

d Struktur der VP2-Schicht.

e Struktur der Genom-RNA. Die VP6- und VP2-Schichten sind teilweise geöffnet, um die RNA darzustellen.

f Struktur des DLP im Stadium der aktivierten Transkription, bei der neu synthetisierte mRNAs (grau) durch die Klasse-I-Kanäle ausgeschleust werden.

g Detail von einem der Ausschleusungskanäle.

fisch, P für Protease-sensitives Protein) unterschieden werden. Bisher wurden 19 G- und über 30 P-Typen identifiert. Während für die G-Typen die Benennung von Serotypen und Genotypen identisch ist, gibt es für die P-Typen keine vollständige Zuordnung von Genotypen und Serotypen. Daher werden Serotyp und Genotyp für P individuell bezeichnet (der Serotyp mit einer freien arabischen Zahl, der Genotyp mit Zahl in eckiger Klammer). So trägt der humane Wa-Stamm die Bezeichnung G1P1A[8], der humane DS-1-Stamm G2P1B[4], der equine L338-Stamm G12P12[18], etc.

3. Für das NSP4-Gen sind bisher 5 Genogruppen („genogroups“, A bis E) unterschieden worden (Estes u. Kapikian 2007).
4. Da Rotaviren häufig reassortieren (s. unten) und die oben beschriebenen, für die Klassifizierung benutzten Proteine von getrennten RNA-Segmenten kodiert sind, werden vielfache Kombinationen dieser Proteine in Rotavirus-Isolaten gefunden. Es ist zu erwarten, dass Klassifizierungskriterien für weitere Gene entwickelt und angewandt werden (Matthijnssens et al. 2008).

48.4 Replikation

Die Rotavirus-Replikation findet in den reifen Epithelzellen an der Spitze der Dünndarm-Villi statt. Da viele Rotaviren sich gut in Zellkulturen anzüchten lassen, ist ihr Vermehrungszyklus relativ gut studiert (Estes u Kapikian 2007). In Kürze (Abb. 48.**3**): Dreischichtige Viruspartikel, die die infektiösen Virusteilchen (= Virions) darstellen, adsorbieren an spezifische Rezeptoren der Wirtszellen und werden entweder durch Rezeptor-bedingte Endozytose oder direkt in das Zytoplasma eingeschleust. Als Rezeptoren sind N-Acetylneuraminsäure (für einige Stämme), Glykoproteine wie das GM1-Gangliosid, mehrere Proteine der Integrin-Familie (Integrin $\alpha 2\beta 1$, $\alpha v\beta 3$, $\alpha x\beta 2$) und das „Heat Shock Protein 70“ (HSP70) erkannt worden; diese interagieren mit VP4 und auch VP7 in kaskadenartiger Abfolge (López u. Arias 2004). Nach Verdauung des äußeren Kapsids durch lysosomale Enzyme beginnen die doppelschichtigen Partikel („Double-layered Particles“, DLPs), im Zytoplasma mithilfe des VP1/VP3-Komplexes mRNAs von allen 11 Segmenten zu produzieren und in das Zytoplasma auszuschleusen. Die mRNAs tragen ein „cap“ am 5'-Ende, sind aber am 3'-Ende nicht polyadenyliert. An Ribosomen werden die mRNAs in Proteine übersetzt, wobei das Nichtstrukturprotein NSP3 eine besondere Rolle spielt (Piron et al. 1998). Die virale Morphogenese geschieht in zytoplasmatischen Einschlusskörperchen, die „Viroplasms" genannt werden. Die beiden mit den Viroplasmen assoziierten viralen Nichtstrukturproteine NSP2 und NSP5 sind dabei essenziell, da bei ihrer Blockierung keine Viroplasmen und somit auch keine neuen Virusteilchen gebildet werden (Silvestri et al. 2004, Vascotto et al. 2004, Campagna et al. 2005). Die Teilschritte der frühen Morphogenese sind nicht genau bekannt; bemerkenswert ist, dass der Einbau von jeweils einem der 11 RNA-Segmente (als [+]-Einzelstränge) in die Virusteilchen einer sehr genauen Kontrolle unterliegt. Die verpackte virale RNA wird im „Core" repliziert, katalysiert durch die virale Polymerase VP1. Die in den Viroplasmen synthetisierten DLPs werden dann in das raue endoplasmatische Retikulum (rER) überführt, wobei das im rER lokalisierte virale Nichtstrukturprotein NSP4 als intrazellulärer Rezeptor funktioniert (Au et al. 1993). Im rER akquirieren die DLPs zeitweilig ein Envelope, das später wieder abgestoßen wird, ein für Rotaviren charakteristischer und einmaliger Vorgang, der auch nicht vollständig analysiert ist. Im rER erhalten die DLPs ihr äußeres Kapsid, bestehend aus VP7 und VP4, das sie zu Virionen macht. Diese verlassen die Zelle entweder nach Zell-Lyse oder mithilfe von Ausschleusung („Budding") durch die Plasmamembran (Delmas et al. 2004). In Zellen, die von zwei verschiedenen Rotavirus-Stämmen gleichzeitig infiziert sind, kommt es während der Morphogenese zu vielfältigen Kombinationen des Genoms der beiden Elternviren in den Nachkommen, ein Vorgang, der „Reassortment" genannt wird und der den hohen Grad der Verschiedenheit kozirkulierender Rotaviren teilweise erklärt. In immuninsuffizienten Kindern und unter speziellen experimentellen Bedingungen können Rotaviren ihr Genom außerdem durch intrasegmentale Rekombination („Genome Rearrangement") umstrukturieren (Desselberger 1996). Einige dieser Viren haben abgeschwächte Virulenz.

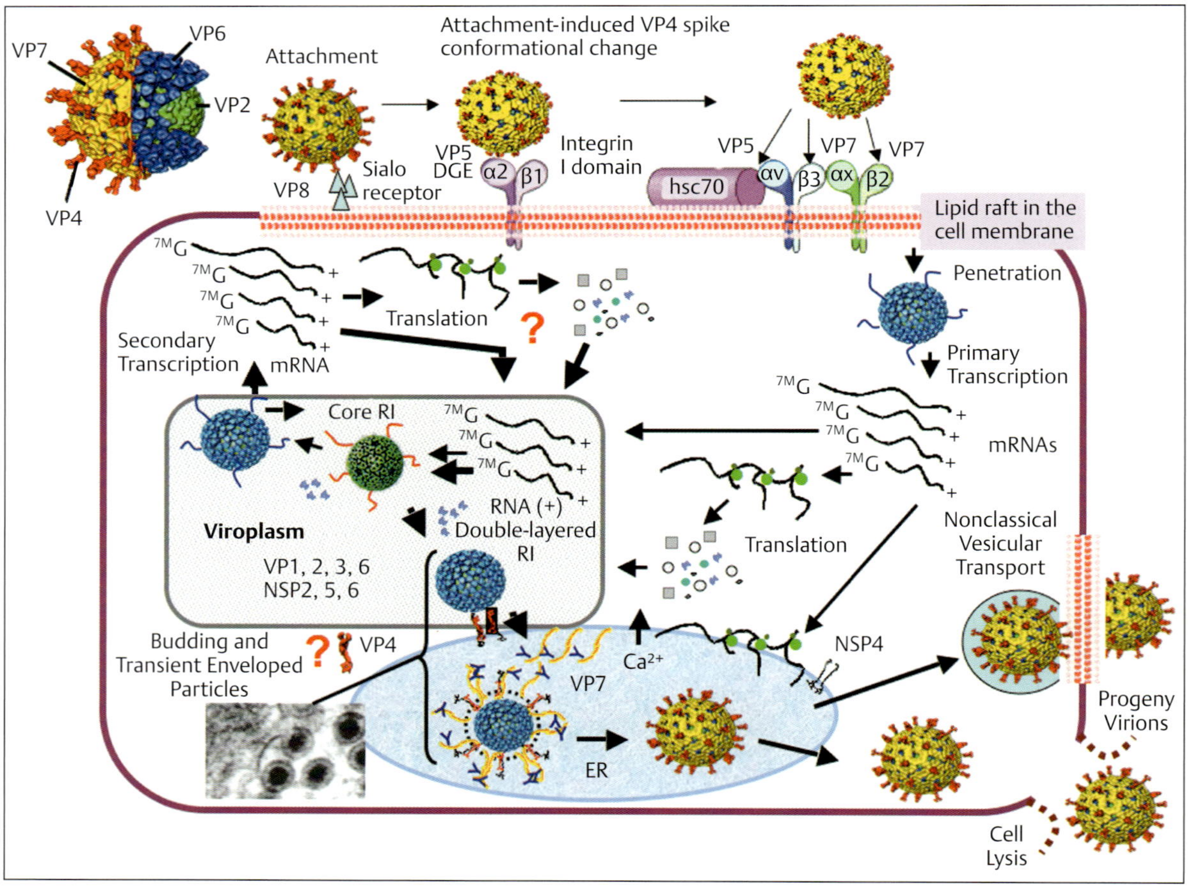

Abb. 48.**3** Schematische Darstellung des Rotavirus-Replikationszyklus. Details sind im Textabschnitt „Replikation" erklärt. Das Einsatzbild (links unten) zeigt eine elektronenoptische Aufnahme von Viruspartikeln mit temporärem Envelope im rER. Viruspartikel verlassen polarisierte Zellen mittels eines ungewöhnlichen vesikulären Transports. Mit freundlicher Genehmigung von M. Estes. (Quelle: Estes u. Kapikian 2007).

48.5 Pathogenese

Extensive Nekrosen der Darmepithelien führen zu einer villösen Atrophie mit Verlust von Verdauungsenzymen, reduzierter Absorption von Nahrungsstoffen, und erhöhtem osmotischem Druck im Darmlumen mit der Folge der Diarrhö. Da es für Rotavirus-Infektionen mit und ohne Krankheitsmanifestation gute Tiermodelle (gnotobiotische Schweine, Mäuse, Ratten, Kaninchen) gibt, konnten verschiedene virale Komponenten als Pathogenitätsfaktoren identifiziert werden (Burke u. Desselberger 1996). Von diesen hat das Nichtstrukturprotein NSP4, das als erstes virales Enterotoxin identifiziert wurde (Ball et al. 1996), die größte Bedeutung erlangt. Ein Fragment dieses Proteins wird früh aus infizierten Zellen sezerniert (Zhang et al. 2000) und über das Darmlumen an nicht infizierte Zellen adsorbiert, in denen es eine Erhöhung des intrazellulären Ca^{2+}-Spiegels bewirkt (Tian et al. 1995), eine Ausschleusung von Cl^--Ionen auslöst und die Dichtigkeit der Zellwände vermindert (Tafazoli et al. 2001). Dies erklärt den alten Befund, dass infizierte Wirte eine Diarrhö zu einem frühen Zeitpunkt entwickeln, wenn noch keine morphologische Schädigung der Darmepithelien festzustellen ist. Auch das autonome Nervensystem des Darmes scheint an der Pathogenese der Diarrhö (durch Rotaviren und andere Mikroben) beteiligt zu sein, da Medikamente, die dieses System hemmen, den Grad der Diarrhö abmildern (Lundgren et al. 2000, Salazar-Lindo et al. 2000, Kordasti et al. 2004). Sowohl Rotavirus-spezifische RNA als auch Proteine wurden in den Seren von Kindern mit akuter Gastroenteritis relativ häufig gefunden (Blutt et al. 2003, Blutt et al. 2007). Da systemische Erkrankungen nach Rotavirus-Infektionen rar sind, ist die pathogenetische Bedeutung der Virämie und Antigenämie bislang umstritten (Dormitzer 2005, Estes u. Kapikian 2007, Ramig 2007).

48.6 Immunologie und Korrelate des Schutzes vor Erkrankung

Nach primärer Rotavirus-Infektion entsteht eine typenspezifische Immunität, die homotypischen Schutz verleiht; spätere Rotavirus-Infektionen bewirken aber zunehmend auch einen heterotypischen Schutz (Velazquez et al. 1996). Obwohl dieser Befund nicht voll erklärt ist und daher die exakten Korrelate des Schutzes nicht bekannt sind, scheint die Konzentration von Rotavirus-spezifischen, sezernierten IgA-Antikörpern im Darmlumen („Copro-Antibodies") mit dem Schutz am besten korreliert zu sein (Coulson et al. 1992, Yuan et al. 1996, Franco et al. 2006). Humorale Antikörper können neutralisieren, wenn sie gegen VP7 und VP4 gerichtet sind, können aber auch Immunschutz bewirken, wenn sie gegen die inneren Proteine der Viruspartikel (VP6, VP2) gerichtet sind. VP6-spezifische Antikörper können mit den DLPs im Zellinneren des Darmepithels (wenn diese die Viroplasmen verlassen) reagieren und eine „intrazelluläre Neutralisation" bewirken (Burns et al. 1996, Corthesy et al. 2006). Da die VP6-Moleküle von Viren der Gruppe A relativ nahe miteinander verwandt sind, mag die Anwesenheit von VP6-spezifischen IgA-Antikörpern die beobachtete Kreuzimmunität teilweise erklären.

48.7 Klinische Symptome

Nach einer kurzen Inkubationszeit (1 bis 2 Tage) beginnt die Krankheit plötzlich mit häufigem wässrigem Stuhlgang und Erbrechen und der Folge einer Dehydratation unterschiedlichen Schweregrades. Hingegen können Infektionen mit so genannten Rotavirus-„Nursery Strains" auch völlig inapparent verlaufen (Gorziglia et al. 1988). Vereinzelt werden Beteiligung des ZNS (Iturriza-Gómara et al. 2002a) und in immuninsuffizienten Kindern chronische Infektionen und Hepatitis (Gilger et al. 1992) beobachtet. Respiratorische Symptome nach Rotavirus-Infektion sind nicht selten, jedoch ist eine Vermehrungsfähigkeit von Rotaviren im respiratorischen Epithel nicht nachgewiesen (Ramig 2007).

48.8 Diagnose

Die Diagnose einer Rotavirus-Infektion ist relativ leicht, da Virusteilchen im akuten Krankheitsstadium in großen Mengen ausgeschieden werden (bis zu 10^{11} Partikel/ml Stuhl). Zur Diagnose werden ELISAs verwendet, aber zunehmend auch molekulare Techniken, die auf der Reverse Transkriptase-Polymerasekettenreaktion (RT-PCR) beruhen und sowohl für den Nachweis als auch die Typisierung geeignet sind (Gouvea et al. 1990, Gentsch et al. 1992, Iturriza-Gómara et al. 2002b, Simpson et al. 2003). Die Anzüchtung von Rotaviren in Zellkulturen spielt für die Routinediagnostik keine Rolle.

48.9 Therapie

Am wichtigsten für die Behandlung ist rechtzeitiger Flüssigkeitsersatz, der meist oral erfolgen kann, in schweren Fällen aber auch intravenös (Desselberger 1999, Bass 2003). Die „Oral Rehydration Solutions" (ORS) (Desselberger 1999) haben mithilfe der WHO weltweite Verbreitung gefunden. Symptomatische Schmerzlinderung sollte gegeben werden. Encephalinase-Inhibitoren haben sich als wirksam erwiesen (Salazar-Lindo et al. 2000, Kordasti et al. 2004). Die orale Gabe von Rotavirus-spezifischen Immunglobulinen kann den Grad der Erkrankung abmildern (Guarino et al. 1994), wird aber nicht routinemäßig angewandt.

48.10 Epidemiologie

Rotaviren werden v.a. fäkal-oral übertragen; Wasser, Handtücher und Kleidung, kontaminierte Oberflächen und gelegentlich Nahrungsmittel können Übertragungsvehikel sein. In temperierten Klimazonen sind Rotaviren sehr resistent gegenüber Umwelteinflüssen. Die hohe Anzahl der Virusteilchen in Stühlen von akut Erkrankten und die geringe 50%-Diarrhö-Dosis (1 DD_{50} = 10 Plaque Forming Units [pfu]; Ward et al. 1986) sichern diesen Viren weite Verbreitung in empfänglichen Wirten, v.a. unter beengten Wohnverhältnissen und unzureichenden hygienischen Bedingungen.

Die Epidemiologie der Rotaviren ist komplex, da Rotaviren unterschiedlicher G- und P-Typen an jedem Ort zu jedem Zeitpunkt kozirkulieren (Gentsch et al. 1996, Desselberger et al. 2001, Santos u. Hoshino. 2005). In geografischen Zonen gemäßigten Klimas herrschen Rotaviren der Gruppe A und der Typen G1P1A[8], G2P1B[4], G3P1A[8], G4P1A[8], und seit Kurzem G9P1A[8] vor, in tropischen Regionen prädominieren dagegen andere G- und P-Typen (Iturriza-Gómara et al. 2000, Desselberger et al. 2001, Ramachandran et al. 1998, van Damme et al. 2007). In Ländern mit gemäßigtem Klima sind ausgesprochene Winter- und Frühjahrsmaxima der Inzidenz von Rotavirus-Gastroenteritis zu beobachten, während in Ländern mit tropischem oder subtropischem Klima Rotavirus-Erkrankungen gleichmäßig über das ganze Jahr verteilt sind. In zunehmendem Maß werden Rotaviren auch im Krankenhaus („nosokomial“) übertragen (Gleizes et al. 2006). Die molekularen Techniken, die für Diagnose und Typisierung eingesetzt werden, erlauben, Übertragungswege von Rotaviren im Krankenhaus zu erkennen (Widdowson et al. 2000, Lee et al. 2001, Linhares et al. 2002, Barnes et al. 2003, Yan et al. 2005, Kang et al. 2006). Gruppe-B-Rotaviren haben zu Krankheitsausbrüchen in Teilen der erwachsenen Bevölkerung in China und Indien beigetragen (Hung 1988, Kobayashi et al. 2001), während Gruppe-C-Rotavirus-Infektionen nur vereinzelt oder in kleineren Ausbrüchen diagnostiziert werden (Caul et al. 1990, Jiang et al. 1995). Als Ursachen der großen Unterschiede kozirkulierender Rotavirusstämme werden die Anhäufung von (oft sequenziellen) Punktmutationen („Genomic Drift“; Iturriza-Gómara et al. 2003) und die nicht seltene Reassortantenbildung (Iturriza-Gómara et al. 2001, Iturriza-Gómara et al. 2003, Maunula u. von Bonsdorff 2002, Matthjinssens et al. 2006) beschrieben. Säugetiere (Kälber, Schweine, Kaninchen, u.a.) werden zunehmend als ein Reservoir für humane Rotaviren erkannt, da animale Rotaviren den Menschen direkt oder über Reassortantenbildung infizieren können (Das et al. 1993, Iturriza-Gómara et al. 2004, Awachat et al. 2005, Matthjinssens et al. 2006).

48.11 Prävention

Seit mehr als 25 Jahren ist an der Entwicklung wirksamer Rotavirus-Impfstoffe gearbeitet worden (Glass et al. 2004, Glass et al. 2006, Angel et al. 2007). Während in vielen Fällen der zu erreichende Schutz vor Infektion und milder Erkrankung nur moderat war (40 bis 50%), konnten Schutzraten von 70 bis 80% gegen schwere Erkrankung mit Dehydratation erzielt werden, wenn Vakzine-„Cocktails“ (Mischungen von Viren verschiedener Typen) angewandt wurden (Rennels et al. 1996, Joensuu et al. 1997, Pérez-Schael et al. 1997). Eine tetravalente abgeschwächte Lebend-Vakzine (hergestellt von Wyeth), die aus einer Mischung von Reassortanten humaner Stämme mit einem Rhesus-Rotavirus bestand und Antikörperbildung gegen humane G1-, G2-, G3- und G4-Stämme hervorrief, wurde im August 1998 von der amerikanischen Food and Drug Administration (FDA) als universale Vakzine zugelassen (Centers for Disease Control and Prevention [CDC] 1999a). Während der folgenden 10 Monate, in denen mehr als 1,5 Millionen Dosen verabfolgt wurden, wurden mehrere Fälle von Darm-Intussuszeption (IS) beobachtet, die in epidemiologisch signifikantem Zusammenhang mit der ersten Vakzine-Dosis standen (Murphy et al. 2001). Die Impfempfehlung wurde daraufhin von der American Academy of Pediatrics zurückgezogen und die Produktion der Vakzine eingestellt (CDC 1999b, CDC 1999c). Eine ausgedehnte Kontroverse über die Rate der impfstoffbedingten IS (Glass et al. 2004, Glass et al. 2006, Angel et al. 2007) verstärkte die enorme Enttäuschung von Ärzten, Wissenschaftlern und Gesundheitsbehörden über diesen Fehlschlag.

Inzwischen wurden Arbeiten an alternativen Rotavirus-Vakzinen fortgesetzt, und zwei dieser Vakzinen erreichten 2006 die Zulassungsreife (Parashar et al. 2006a). Sie sind seitdem in über 100 Ländern lizensiert worden, in manchen auch für universale Anwendung auf ganze Geburtsjahrgänge. Eine dieser Vakzinen (hergestellt von GlaxoSmithKline) ist monovalent und ausgehend von einem abgeschwächten humanen Isolat (89-12) des Typs G1P1A[8] entwickelt, die andere Vakzine (hergestellt von Merck) ist ein Fünffach-Impfstoff, der auf abgeschwächtem bovinen Rotavirus (WC3) basiert und aus 5 Mono-Reassortanten besteht, die die VP7-Moleküle humaner G1-, G2-, G3- und G4-Stämme und das P-Molekül humaner P[8]-Stämme tragen. Beide Vakzinen haben sich in großen klinischen Phase-III-Studien als effektiv und sicher erwiesen, v.a. frei von der gefürchteten Nebenwirkung der Darm-IS (Ruiz-Palacios et al. 2006, Vesikari et al. 2006). Beide Vakzinen schützen effizient vor schwerer Rotavirus-Erkrankung, die durch die Typen G1 bis G4 und G9 verursacht wird (Ruiz-Palacios et al. 2006, Vesikari et al. 2006, Vesikari et al. 2007). Obwohl die Vakzinen z.T. auch in Entwicklungsländern klinisch getestet wurden, bleibt abzuwarten, ob sie den Test universaler Anwendung an Kindern aus den ärmsten Entwicklungsländern bestehen (Desselberger et al. 2006, Glass et al. 2006). Fälle von IS können in zeitlichem Zusammenhang mit Rotavirus-

Impfung auftreten, obwohl die allgemeine Häufigkeit an IS nicht erhöht sein muss (Angel et al. 2007). Daher sind umfassende Überwachungsprogramme während der Einführung dieser Vakzinen angezeigt und auch etabliert.

Weitere Rotavirus-Vakzine-Kandidaten in der Entwicklung sind:

- ein abgeschwächter Lebendimpfstoff, der auf bovinem Rotavirus basiert und aus einer Mischung von 6 Mono-Reassortanten besteht (Kapikian et al. 2005),
- „Virus-like Particles“, die durch Koinfektion von Insektenzellen mit mehreren Baculovirus-Rekombinanten hergestellt werden können (z.B. Conner et al. 1996),
- Vakzinen, die auf Verstärkung der Antigenität von Rotavirusproteinen oder der Effizienz von DNS-Expression durch Enkapsidation basieren (Offit et al. 1994, Chen et al. 1998) und
- Vakzinen, die nach Mikroinjektion von klonierter Rotavirus-spezifischer DNS („Gene Gun“) eine Expression von relevanten Rotavirusproteinen bewirken (Herrmann et al. 1996, Chen et al. 1997, Chen et al. 1998).

Da Rotavirus-Infektionen in Krankenhäusern am Zunehmen sind und auf Säuglings- und Frühgeborenenstationen eine besondere Bedrohung darstellen (Gleizes et al. 2006), kommt hygienischen Allgemeinmaßnahmen besondere Bedeutung zu. Neben der wichtigsten Maßnahme, einer effizienten Händedesinfektion (Zerr et al. 2005), ist die Desinfektion von Stuhlexkreten, Kleidungsstücken, Wäsche und Oberflächen vorzunehmen (Abad et al. 1994, Rao 1995, Bloom et al. 2003, Jusot et al. 2004). Die Infektiosität von Rotaviren ist gegenüber 60 bis 70%igen alkoholischen Lösungen besonders empfindlich (Rotter 1999). Bei größeren Ausbrüchen von Rotavirus-bedingten Durchfallserkrankungen im Krankenhaus können die vorübergehende Schließung von Kinderstationen oder so genanntes „Cohort Nursing“ angezeigt sein (Lam et al. 1999).

Literatur

Abad FX, Pinto RM, Bosch A. Survival of enteric viruses on environmental fomites. Appl Environ Microbiol 1994; 60: 3704–3710

Angel J, Franco MA, Greenberg HB. Rotavirus vaccines: recent developments and future considerations. Nat Rev 2007; 5: 529–539

Au KS, Mattion NM, Estes MK. A subviral particle binding domain on the rotavirus nonstructural glycoprotein NS28. Virology 1993; 194: 665–673

Awachat PS, Kelkar SD. Unexpected detection of simian SA11 in human reassortant strains of rotavirus G3P[8] genotype from diarrhea epidemic among tribal children in Western India. J Med Virol 2005; 77: 128–135

Ball JM, Tian P, Zeng CQY et al. Age dependent diarrhea induced by a rotaviral nonstructural glycoprotein. Science 1996; 272: 101–104

Barnes GL, Callaghan SL, Kirkwood CD et al. Excretion of serotype G1 rotavirus strains by asymptomatic staff: a possible source of nosocomial infection. J Pediatr 2003; 142: 722–725

Bass D. Treatment of viral gastroenteritis. In: Desselberger U, Gray J, eds. Viral Gastroenteritis. Series Perspectives in Medical Virology. Amsterdam: Elsevier Science Publishers; 2003: 93–104

Bishop RF, Davidson GP, Holmes ICH et al. Virus particles in epithelial cells of duodenal mucosa from children with viral gastroenteritis. Lancet i; 1973: 1281–1283

Bloom BT, Craddock A, Delmore PM et al. Reducing acquired infections in the NICU: observing and implementing meaningful differences in process between high and low acquired infection rate centers. J Perinatol 2003; 23: 489–492

Blutt SE, Kirkwood CD, Parreno V et al. Rotavirus antigenaemia and viraemia: a common event? Lancet 2003; 362: 1445–1449

Blutt SE, Matson DO, Crawford SE et al. Rotavirus antigenemia in children is associated with viremia. PLoS Medicine 2007; 4: e121

Burke B, Desselberger U. Rotavirus pathogenicity. Virology 1996; 218: 299–305

Burns JW, Siadat-Pajouh M, Krishnaney A.A. et al. Protective effect of rotavirus VP6-specific IgA monoclonal antibodies that lack neutralizing activity. Science 1996; 272: 104–107

Campagna M, Eichwald C, Vascotto F et al. RNA interference of rotavirus segment 11 mRNA reveals the essential role of NSP5 in the virus replicative cycle. J Gen Virol 2005; 86: 1481–1487

Caul EO, Ashley CR, Darville JM et al. Group C rotavirus associated with fatal enteritis in a family outbreak. J Med Virol 1990; 30: 201–205

Centers for Disease Control and Prevention, Advisory Committee on Immunization Practices (ACIP). Withdrawal of rotavirus vaccine recommendation. Morb Mort Wkly Rep 1999c; 48: 1007

Centers for Disease Control and Prevention. Advisory Committee on Immunization Practices (ACIP). Rotavirus vaccine for the prevention of rotavirus gastroenteritis among children. Morb Mort Wkly Rep 1999a; 48(RR-2):1–22

Centers for Disease Control and Prevention. Advisory Committee on Immunization Practices (ACIP). Intussusception among recipients of rotavirus vaccine – United States, 1998-1999. Morb Mort Wkly Rep 1999b; 48: 577–581

Chen SC, Fynan EF, Robinson HL et al. Protective immunity induced by rotavirus DNA vaccines. Vaccine 1997; 15: 899–902

Chen SC, Jones DH, Fynan EF et al. Protective immunity induced by oral immunization with a rotavirus DNA vaccine encapsulated in microparticles. J Virol 1998; 72: 5757–5761

Conner ME, Zarley CD, Hu B et al. Virus-like particles as a rotavirus subunit vaccine. J Infect Dis 1996; 174 (Suppl.1): S88–S92

Corthesy B, Benureau Y, Perrier C et al. Rotavirus anti-VP6 secretory immunoglobulin A contributes to protection via intracellular neutralization but not via immune exclusion. J Virol 2006; 80: 10692–10699

Coulson BS, Grimwood K, Hudson IL et al. Role of coproantibody in clinical protection of children during reaction with rotavirus. J Clin Microbiol 1992; 30: 1678–1684

Crawford SE, Mukherjee SK, Estes MK et al. Trypsin cleavage stabilizes the rotavirus VP4 spike. J Virol 2001; 75: 6052–6061

Das M, Dunn SJ, Woode GN et al. Both surface proteins (VP4 and VP7) of an asymptomatic neonatal rotavirus strain (I321) have high levels of sequence identity with the homologous proteisn of a serotype 10 bovine rotavirus. Virology 1993; 194: 374–379

Delmas O, Gardet A, Chwetzoff S et al. Different ways to reach the top of a cell. Analysis of rotavirus assembly and targeting in human intestinal cells reveals an original raft-dependent, Golgi-independent apical targeting pathway. Virology 2004; 327: 157–161

Desselberger U, Iturriza-Gómara M, Gray J. Rotavirus epidemiology and surveillance. Novartis Found Symp 2001; 238: 125–147
Desselberger U, Wolleswinkel-van den Bosch J, Mrukowicz J et al. Rotavirus types in Europe and their significance for vaccination. Ped Infect Dis J 2006; 25 (Suppl. 1): S30–S41
Desselberger U. Genome rearrangements of rotaviruses. Adv Virus Res. 1996; 46: 69–95
Desselberger U. Rotavirus infections: guidelines for treatment and prevention. Drugs 1999; 58: 447–452
Dormitzer PR, Nason EB, Prasad BV et al. Structural rearrangements in the membrane penetration protein of a nonenveloped virus. Nature 2004; 430: 1053–1058
Dormitzer PR, Sun ZY, Wagner G et al. The rhesus rotavirus VP4 sialic acid binding domain has a galectin fold with a novel carbohydrate binding site. EMBO J 2002; 21: 885–897
Dormitzer PR. Rotaviruses. In: Mandell GL, Bennett JE, Dolin R, eds. Principles and Practice of Infectious Diseases. 6th ed. Philadelphia: Elsevier; 2005: 1902–1913
Estes MK, Kapikian AZ. Rotaviruses. In: Knipe DM, Howley PM et al., eds. Fields Virology, 5th ed. Philadelphia: Wolters Kluwer Health/Lippincott Williams & Wilkins; 2007: 1917–1974
Flewett TH, Bryden AS, Davies H. Virus particles in gastroenteritis. Lancet ii: 1973; 1497
Franco MA, Angel J, Greenberg HB. Immunity and correlates of protection for rotavirus vaccines. Vaccine 2006; 24: 2718–2731
Gentsch JR, Glass RI, Woods P et al. Identification of group A rotavirus gene 4 types by polymerase chain reaction. J Clin Microbiol 1992; 30: 1365–1373
Gentsch JR, Woods PA, Ramachandran M et al. Review of G and P typing results from a global collection of rotavirus strains: implications for vaccine development. J Infect Dis 1996; 174 (Suppl.1): S30–S36
Gilger MA, Matson DO, Conner ME et al. Extraintestinal rotavirus infections in children with immunodeficiency. J Pediatr 1992; 120: 912–917
Glass RI, Bresee JS, Parashar UD et al. The future of rotavirus vaccines: A major setback leads to new opportunities. Lancet 2004; 363: 1547–1550
Glass RI, Parashar UD, Bresee JS et al. Rotavirus vaccines: current prospects and future challenges. Lancet 2006; 368: 323–332
Gleizes O, Desselberger U, Tatochenko V et al. Nosocomial rotavirus infection in European countries: a review of the epidemiology, severity and economic burden of hospital-acquired rotavirus infections. Pediatr Infect Dis J 2006; 25 (Suppl. 1): S12–S21
Gorziglia M, Green K, Nishikawa K et al. Sequence of the fourth gene of human rotaviruses recovered from asymptomatic or symptomatic infections. J Virol 1988; 62: 2978–2984
Gouvea V, Glass RI, Woods P et al. Polymerase chain reaction amplification and typing of rotavirus nucleic acid from stool specimens. J Clin Microbiol 1990; 28: 276–282
Guarino A, Canani RB, Russo S et al. Oral immuno-globulins for treatment of acute rotaviral gastroenteritis. Pediatrics 1994; 93: 12–16
Herrmann JE, Chen SC, Fynan EF et al. Protection against rotavirus infections by DNA vaccination. J Infect Dis 1996; 174 (Suppl. 1): S93–S97
Hung T. Rotavirus and adult diarrhoea. Adv Virus Res. 1988; 35: 193–218
Iturriza-Gómara M, Auchterlonie IA, Zaw W et al. Rotavirus gastroenteritis and CNS infection: characterisation of the VP7 and VP4 genes of rotavirus strains isolated from paired faecal and CSF samples of a child with CNS disease. J Clin Microbiol 2002a; 40: 4797–4799
Iturriza-Gómara M, Cubitt D, Steele D et al. Characterization of rotavirus G9 strains isolated in the UK between 1995 and 1998. J Med Virol 2002b; 61: 510–517
Iturriza-Gómara M, Desselberger U, Gray J. Molecular epidemiology of rotaviruses: Genetic mechanisms associated with diversity. In: Desselberger U, Gray J, eds. Viral Gastroenteritis. Amsterdam: Elsevier Science; 2003: 317–344
Iturriza-Gómara M, Green J, Brown D et al. Molecular epidemiology of human group A rotavirus infections in the UK between 1995 and 1998. J Clin Microbiol 2000; 38: 4394–4401
Iturriza-Gómara M, Isherwood B, Desselberger U et al. Reassortment in vivo: driving force for diversity of human rotavirus strains isolated in the United Kingdom between 1995 and 1999. J Virol 2001; 75: 3696–3705
Iturriza-Gómara M, Kang G, Mammlen A et al. Characterization of G10P[11] rotaviruses causing acute gastroenteritis in neonates and infants in Vellore, India. J Clin Microbiol 2004; 42: 2541–2547
Iturriza-Gómara M, Wong C, Blome C et al. Molecular characterisation of VP6 genes of human rotavirus isolates: correlation of genogroups with subgroups and evidence of independent segregation. J Virol 2002c; 76: 6596–6601
Jiang B, Dennehy PH, Spangenberger S et al. First detection of group C rotavirus in faecal specimens of children with diarrhea in the United States. J Infect Dis 1995; 172: 45–50
Joensuu J, Koskenniemi E, Pang XL et al. Randomized placebo controlled trial of rhesus–human reassortant rotavirus vaccine for prevention of severe rotavirus gastroenteritis. Lancet 1997; 350: 1205–1209
Jusot JF, Vanhems P, Benzait F et al. The procedures of hygiene to control hospital-acquired diarrhoea in paediatric wards: a multicentre audit. J Hosp Infect 2004; 57: 44–51
Kang JO, Kim CR, Kilgore PE et al. G and P genotyping of human rotavirus isolated in a university hospital in Korea: implications for nosocomial infections. J Korean Med Sci 2006; 21: 983–988
Kapikian AZ, Simonsen L, Vesikari T et al. A hexavalent human rotavirus-bovine rotavirus (UK) reassortant vaccine designed for use in developing countries and delivered in a schedule with the potential to eliminate the risk of intussusception. J Infect Dis 2005; 192 (Suppl. 1): S22–S29
Kobayashi N, Naik TN, Kusuhara Y et al. Sequence analysis of genes encoding structural and nonstructural proteins of a human group B rotavirus detected in Calcutta, India. J Med Virol 2001; 64: 583–588
Kordasti S, Sjövall H, Lundgren O et al. Serotonin and vasoactive intestinal peptide antagonists attenuate rotavirus diarrhoea. Gut 2004; 53: 952–957
Lam BC, Tam J, Ng MH et al. Nosocomial gastroenteritis in paediatric patients. J Hosp Infect 1989; 14: 351–355
Lawton JA, Estes MK, Prasad BVV. Three-dimensional visualization of mRNA release from actively transcribing rotavirus particles. Nat Struct Biol 1997; 4: 118–121
Lee CN, Lin CC, Kao CL et al. Genetic characterization of the rotaviruses associated with a nursery outbreak. J Med Virol 2001; 63: 311–320
Linhares AC, Mascarenhas JD, Gusmão RH et al. Neonatal rotavirus infection in Belém, northern Brazil: nosocomial transmission of a P[6] G2 strain. J Med Virol 2002; 67: 418–426
López S, Arias CF. Multistep entry of rotavirus into cells: a Versaillesque dance. Trends Microbiol 2004; 12: 271–278
Lundgren O, Peregrin AT, Persson K et al. Role of the enteric nervous system in the fluid and electrolyte secretion of rotavirus diarrhea. Science 2000; 287: 409–411
Mathieu M, Petitpas I, Navaza J et al. Atomic structure of the major capsid protein of rotavirus: implications for the architecture of the virion. EMBO J 2001; 20: 1485–1497
Matthijnssens J, Ciarlet M, Heiman E et al. Full genome-based classification of rotaviruses reveals common origin between human Wa-like and poprcine rotavirus strains and human DS-1-like and bovine rotavirus strains. J Virol 2008; 82: 3704–3719

Matthijnssens J, Rahman M, Martella V et al. Full genomic analysis of human rotavirus strain B4106 and lapine rotavirus strain 30/96 provides evidence for interspecies transmission. J Virol 2006; 80: 3801–3810

Maunula L, von Bonsdorff CH. Frequent reassortments may explain the genetic heterogeneity of rotaviruses: analysis of Finnish rotavirus strains. J Virol 2002; 76: 11793–11800

Monnier N, Higo-Moriguchi K, Sun ZY et al. High-resolution molecular and antigen structure of the VP8* core of a sialic acid-independent human rotavirus strain. J Virol 2006; 80: 1513–1523

Murphy TV, Garguillo PM, Massoudi MS et al. Intussusception among infants given an oral rotavirus vaccine. N Engl J Med 2001; 344: 564–572

Offit PA, Khoury CA, Moser CA et al. Enhancement of rotavirus immunogenicity by microencapsulation. Virology 1994; 203: 134–143

Parashar UD, Alexander JP, Glass RI. Advisory Committee on Immunization Practices (ACIP), Centers for Disease Control and Prevention (CDC). Prevention of rotavirus gastroenteritis among infants and children. Recommendations of the Advisory Committee on Immunization Practices (ACIP). MMWR Recommend Rep 2006a; 55(RR-12): 1–13

Parashar UD, Gibson CJ, Bresse JS et al. Rotavirus and severe childhood diarrhea. Emerg Infect Dis 2006b; 12: 304–306

Parashar UD, Hummelman EG, Bresee JS et al. Global illness and deaths caused by rotavirus disease in children. Emerg Infect Dis 2003; 9: 565–572

Pérez-Schael I, Guntiñas MJ, Pérez M et al. Efficacy of the rhesus rotavirus-based quadrivalent vaccine in infants and young children in Venezuela. N Engl J Med 1997; 337: 1181–1187

Pesavento JB, Estes MK, Prasad BVV. Structural organization of the genome in rotavirus. In: Desselberger U, Gray J, eds. Viral Gastroenteritis. Amsterdam: Elsevier Science; 2003: 115–127

Pesavento JB, Lawton JA, Estes MK et al. The reversible condensation and expansion of the rotavirus genome. Proc Nat Acad Sci USA 2001; 98: 1381–1388

Piron M, Vende P, Cohen J et al. Rotavirus RNA binding protein NSP3 interacts with eIF4GI and evicts the poly(A) binding protein from eIF4F. EMBO J 1998; 17: 5811–5821

Prasad BVV, Rothnagel K, Zeng CQ et al. Visualization of ordered genomic RNA and localization of transcriptional complexes in rotaviruses. Nature 1996; 382: 471–473

Prasad BVV, Wang GJ, Clerx JP et al. Three-dimensional structure of rotavirus. J Mol Biol 1988; 199: 269–275

Ramachandran M, Gentsch JR, Parashar UD et al. Detection and characterization of novel rotavirus strains in the United States. J Clin Microbiol 1998; 36: 3223–3229

Ramig RF. Systemic rotavirus infection. Exp Rev. Anti-Infect Ther 2007; 5: 591–612

Rao GG. Control of outbreaks of viral diarrhea in hospitals – a practical approach. J Hosp Infect 1995; 30: 1-6

Rennels MB, Glass RI, Dennehy PH et al. Safety and efficacy of high-dose rhesus-human reassortant rotavirus vaccines-report of the multicenter trial US rotavirus vaccine efficacy group. Pediatrics 1996; 97: 7–13

Rotter ML. Handwashing and hand disinfection. In: Mayhall GG, ed. Hospital Epidemiology and Infection Control. Baltimore, MD: Williams & Wilkins; 1999: 1339–1355

Ruiz-Palacios GM, Perez-Schael I, Velazquez FR et al. Human Rotavirus Vaccine Study Group. Safety and efficacy of an attenuated vaccine against severe rotavirus gastroenteritis. N Engl J Med 2006; 354: 11–22

Salazar-Lindo E, Santisteban-Ponce J, Chea-Woo E et al. Racecadotril in the treatment of acute watery diarrhea in children. N Engl J Med 2000; 343: 463–467

Santos N, Hoshino Y. Global distribution of rotavirus serotypes/genotypes and its implication for the development and implementation of an effective rotavirus vaccine. Rev. Med Virol 2005; 15: 29–56

Shaw AL, Rothnagel R, Chen D et al. Three-dimensional visualization of the rotavirus haemagglutinin structure. Cell 1993; 74: 693–701

Silvestri LS, Taraporewala ZF, Patton JT. Rotavirus replication: plus-sense templates for double-stranded RNA synthesis are made in viroplasms. J Virol 2004; 78: 7763–7774

Simpson R, Aliyu S, Iturriza-Gomara M et al. Infantile viral gastroenteritis: on the way to closing the diagnostic gap. J Med Virol 2003; 70: 258–262

Tafazoli F, Zeng CQY, Estes MK et al. The NSP4 enterotoxin of rotavirus induces paracellular leakage in polarized epithelial cells. J Virol 2001; 75: 1540–1546

Tian P, Estes MK, Hu Y et al. The rotavirus nonstructural glycoprotein NSP4 mobilizes Ca2+ from the endoplasmic reticulum. J Virol 1995; 69: 5763–5772

Van Damme P, Giaquinto C, Maxwell M et al. REVEAL Study Group. Distribution of rotavirus genotypes in Europe 2004–2005: the REVEAL Study. J Infect Dis 2007; 195 (Suppl. 1): S17–S35

Vascotto F, Campagna M, Visintin M et al. Effects of intrabodies specific for rotavirus NSP5 during the virus replicative cycle. J Gen Virol 2004; 85: 3285–3290

Velasquez FR, Matson DO, Calva JJ et al. Rotavirus infection in infants as protection against subsequent infection. N Engl J Med 1996; 355: 1022–1028

Vesikari T, Karvonen A, Prymula R et al. Efficacy of human rotavirus vaccine against rotavirus gastroenteritis during the first 2 years of life in European infants: randomised, double-blind controlled study. Lancet 2007; 370: 1757–1763

Vesikari T, Matson DO, Dennehy P et al. Rotavirus Efficacy and Safety Trial (REST) Study Team. Safety and efficacy of a pentavalent human-bovine (WC3) reassortant rotavirus vaccine. N Engl J Med 2006; 354: 23–33

Ward RL, Bernstein DI, Young EC et al. Human rotavirus studies: Determination of infectious dose and serological response to infection. J Infect Dis 1986; 154: 871–880

Widdowson MA, van Doornum GJ, van der Poel WH et al. Emerging group-A rotavirus and a nosocomial outbreak of diarrhoea. Lancet 2000; 356: 1161–1162

Yan H, Abe T, Phan TG et al. Outbreak of acute gastroenteritis associated with group A rotavirus and genogroup I sapovirus among adults in a mental health care facility in Japan. J Med Virol 2005; 75: 475–481

Yeager M, Berriman JA, Baker TS et al. Three-dimensional structure of the rotavirus haemagglutinin VP4 by cryo-electron microscopy and difference map analysis. EMBO Journal 1994; 13: 1011–1018

Yeager M, Dryden KA, Olson NH et al. Three-dimensional structure of rhesus rotavirus by cryoelectron microscopy and image reconstruction. J Cell Biol 1990; 110: 2133–2144

Yoder JD, Dormitzer PR. Alternative intermolecular contacts underlie the rotavirus VP5* two- to three-fold rearrangement. EMBO J 2006; 25: 1559–1568

Yuan LZ, Ward LA, Rosen BI. Systemic and intestinal antibody secreting cell responses and correlates of protective immunity to human rotavirus in a gnotobiotic pig model of disease. J Virol 1996; 70: 3075–3083

Zerr DM, Allpress AL, Heath J et al. Decreasing hospital-associated rotavirus infection: a multidisciplinary hand hygiene campaign in a children's hospital. Pediatr Infect Dis J 2005; 24: 397–403

Zhang M, Zeng CQY, Morris PA et al. A functional NSP4 enterotoxin peptide secreted from rotavirus-infected cells. J Virol 2000; 74: 11663–11670

Negativstrang-RNA-Viren

49 Paramyxoviren

49.1 Grundlagen

C. Krempl, S. Schneider-Schaulies

49.1.1 Geschichte

Die Familie der Paramyxoviren umfasst eine Reihe wichtiger Krankheitserreger wie das Masernvirus, das Mumpsvirus sowie verschiedene Erreger respiratorischer Erkrankungen (s. unten).

Bereits die alten Griechen kannten offensichtlich Infektionen mit dem Mumpsvirus, wie aus Beschreibungen von Hippokrates aus dem 5. Jahrhundert n. Chr. hervorgeht. Ausgang des 18. Jahrhunderts wurde dann der erste Mumpsfall in der wissenschaftlichen Literatur beschrieben. Es dauerte jedoch noch bis zum ersten Drittel des 20. Jahrhunderts, bevor die Mumpserkrankung 1934 als Virusinfektion definiert werden konnte. Die danach entdeckten biologisch-chemischen Eigenschaften des Virus wie Hämagglutination und Neuraminidaseaktivität erbrachten dann nach 1940 wesentliche Beiträge zum Verständnis der Pathogenese.

Auch beim Masernvirus finden sich erste Berichte, die zum Bild der Maserninfektion passen könnten, schon in vorchristlicher Zeit. Erste Beschreibungen der Masern kommen aus dem arabischen Schrifttum und datieren ca. aus dem Jahre 1000 v. Chr. Aus dem 17. und 18. Jahrhundert gibt es verschiedene Berichte über Masernepidemien in Europa. Schon früh wurden die Masern durch die Konquistadoren, genauso wie die Pocken, nach Süd- und Mittelamerika eingeführt, wo sie zu schlimmen Epidemien führten.

Es gibt Hinweise darauf, dass das Masernvirus aus dem Rinderpestvirus durch Adaptation auf den Menschen hervorgegangen ist. Nach heutigem Kenntnisstand stellt der Mensch jedoch das einzige Reservoir für das Masernvirus dar, gleichzeitig hinterlässt die überstandene Infektion eine lebenslange Immunität. Es ist daher vorstellbar, dass das Masernvirus sich erst mit der Entstehung größerer Menschenansammlungen verbreiten konnte, da nur auf diesem Weg sein Überleben gesichert werden konnte. Auf solchen Überlegungen beruhen auch derzeitige Vorstellungen, dass es, ähnlich wie beim Pockenvirus, möglich sein wird, das Masernvirus durch konsequente Impfung auszurotten.

Obwohl bereits im 18. Jahrhundert erste Übertragungsversuche mit dem Blut Masernerkrankter durchgeführt wurden, dauerte es bis zur Mitte des 20. Jahrhunderts, bis durch die Kultivierung des Virus in Zellkulturen die eigentliche Natur des Masernvirus definiert werden konnte. Die Möglichkeit der In-vitro-Kultivierung und Attenuierung des Virus führte dann innerhalb weniger Jahre zur Entwicklung eines wirksamen Impfstoffs.

1965 wurde in morphologischen Arbeiten und durch Isolierung des Masernvirus gezeigt, dass in seltenen Fällen Masernvirus die Ursache einer subakuten sklerosierenden Panenzephalitis (SSPE) sein kann.

Die Parainfluenzaviren als weitere wichtige Gruppe der Paramyxoviren wurden in kurzer Folge nach 1956 entdeckt, als es gelang, Paramyxoviren in Zellkultur anzuzüchten. Das mauspathogene Sendai-Virus war allerdings schon einige Jahre vorher durch Übertragung einer Autopsieprobe eines Kindes mit einer Respirationstraktinfektion auf Mäuse entdeckt worden. Erst später stellte sich heraus, dass das Sendai-Virus ein in erster Linie mauspathogenes Virus ist und beim Menschen normalerweise keine Krankheitssymptome verursacht. Es zeigte sich allerdings auch hier, dass Paramyxoviren immer wieder von Tieren auf Menschen übertragen werden können.

49.1.2 Struktur und Klassifikation

Zu den Paramyxoviridae zählen klinisch relevante humanpathogene Erreger wie Parainfluenzaviren (PIV), Mumpsvirus (MV), Masernvirus (MV), Respiratorisches Synzytialvirus (RSV) und Humanes Metapneumovirus (HMPV), zoonotische Erreger, die im Menschen schwere Krankheitsbilder verursachen (Henipaviren) sowie eine Vielzahl animalpathogener, ökonomisch bedeutsamer Erreger (z. B. Newcastle-Disease-Virus, Rinderpest-Virus). Zusammen mit den Borna-, Rhabdo- und Filoviren bilden die Paramyxoviridae die Ordnung der Mononegavirales, deren namensgebendes Charakteristikum ein einzelsträngiges nicht segmentiertes RNA-Genom von negativer Polarität ist. Paramyxoviridae haben eine weitgehend identische Replikationsstrategie und eine prinzipiell konservierte Genanordnung, die jedoch ebenso wie ihre Morphologie und biologische Aktivitäten ihrer Genprodukte Variationen aufweist, aufgrund derer sie in zwei Unterfamilien, Paramyxovirinae und Pneumovirinae, mit fünf respektive zwei Genera unterteilt werden (Tab. 49.**1**). Genera innerhalb der Paramyxovirinae unterscheiden sich hinsichtlich der An- (Respirovirus, Rubulavirus) oder Abwesenheit (Morbillivirus, Henipavirus) einer Neuraminidase-Aktivität, der Länge und des Konservierungsgrades der intergenischen Regionen, der Organisation und Kodierungskapazität des

Tabelle 49.**1** Unterfamilien und Genera der Paramyxoviridae mit charakteristischen Vertretern.

Ordnung Mononegavirales Familie Paramyxoviridae			
Unterfamilie Paramyxovirinae		**Unterfamilie Pneumovirinae**	
Genus Rubulavirus	• Mumpsvirus (MuV) • Parainfluenzavirus 5 (PIV5, früher SV5) • Humane Parainfluenzaviren Typ 2 und Typ 4a, 4b (HPIV2, HPIV4a, b)	Genus Pneumovirus	• Humanes Respiratorisches Synzytialvirus (HRSV) • Bovines Respiratorisches Synzytialvirus (BRSV) • Pneumonievirus der Mäuse (PVM)
Genus Avulavirus	• Newcastle-Disease-Virus (NDV)		
Genus Respirovirus	• Sendai-Virus (SeV) • Humane Parainfluenzaviren Typ 1 und Type 3 (HPIV1, HPIV3) • Bovines Parainfluenzavirus 3 (BPIV3)	Genus Metapneumovirus	• Humanes Metapneumovirus (HMPV) • Aviäres Metapneumovirus (AMPV)
Genus Henipavirus	• Hendravirus (HeV) • Nipahvirus (NiV)	**unklassifizierte paramyxovirale Erreger** • Tupaia-Paramyxovirus (TPMV) • Beilong-Virus • Mossman-Virus • Nariva-Virus • Salem-Virus (SaV)	
Genus Morbillivirus	• Masernvirus (MV) • Canine-Distemper-Virus (CDV) • Rinderpest-Virus		

P-Gens, die Genera innerhalb der Pneumovirinae hinsichtlich der Präsenz von NS1- und NS2-Genen sowie ihrer Gen-Anordnung.

Noch nicht eindeutig bestimmten Genera zugeordnet wurden die innerhalb der letzten Jahre aus Nagern (z.B. Nariva-, Mossman- oder Tupaia-Virus), Reptilien oder Pferden (Salem-Virus) isolierten Paramyxoviren von bislang weitgehend unbekanntem pathogenetischen Potenzial.

49.1.3 Morphologie und generelle Charakteristika

Paramyxoviridae sind zumeist sphärische umhüllte Partikel mit einem Durchmesser von 150 bis 400 nm, in deren wirtszell-abgeleiteter Lipidhülle zwei elektronenmikroskopisch als Spike-Strukturen erkennbare Glykoproteine inseriert sind. Zweite Struktureinheit ist der Ribonukleoprotein-Komplex (RNP-Komplex), der generell aus mit Nukleokapsid-Protein (N-Protein) kondensiertem helikalen RNA-Genom und dem assoziierten Polymerasekomplex (phosphorylierter Co-Faktor [P-Protein] und Polymeraseprotein [L-Protein], zusammen auch als RNA-dependent RNA Polymerase Complex, RdRp bezeichnet), der eine typische fischgräten-ähnliche Struktur besitzt (Abb. 49.**1**). Das Ribonukleoprotein mit dem RNA-Genom weist in CsCl eine Dichte von 1,3 g/cm^3 auf. Die 1,18 bis 1,2 g/cm^3 dichten Partikel mit einem Lipidgehalt von bis zu 25 %, einem Proteingehalt von ca. 70 % und einem Kohlehydratgehalt von ca. 5 % verlieren ihre Infektiosität durch

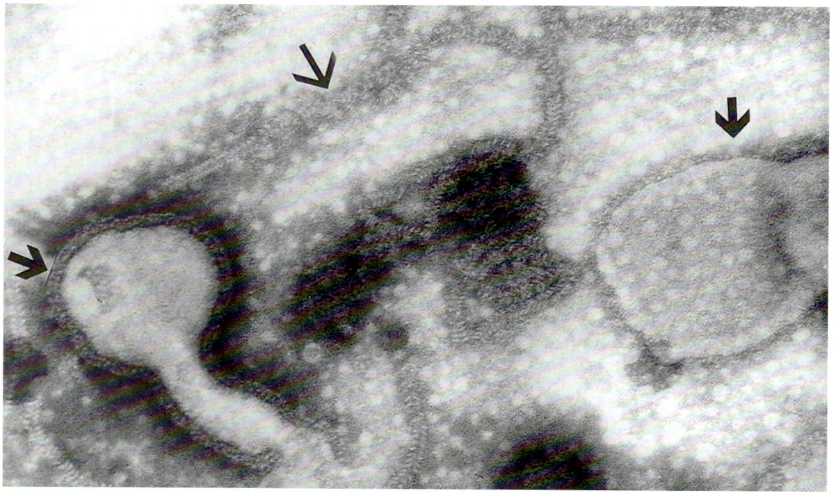

Abb. 49.**1** Elektronenmikroskopische Aufnahme von Mumpsvirus; ➞ = Virion; → = Nukleokapsid (mit freundlicher Genehmigung von J. Kühn, Münster).

Behandlung mit organischen oder oxidierenden Lösungsmitteln, Detergenzien und Formaldehyd, sowie UV-Licht, Hitze oder Austrocknen. Langfristige Lagerung ist nur bei Temperaturen von unter -70 °C möglich.

49.1.4 Genomstruktur und Organisation

Die Genomlänge der Paramyxoviridae beträgt zwischen 15 000 und 18 000 nt. Für Paramyxovirinae, nicht jedoch für Pneumovirinae, beträgt die Anzahl der Nukleotide generell ein Multimer von 6 („rule of six"), was durch die Kondensation von jeweils 6 Nukleotiden durch ein N-Protein bedingt und für die effiziente Replikation des Genoms unerlässlich ist. Die Anordnung der Gene (N-P-M-F/HN/G-L) ist streng konserviert, ausgenommen für zwei Rubulaviren (Mumpsvirus; Parainfluenzavirus 5) und ein Avulavirus (aviäres Parainfluenzavirus 6), die jeweils ein zusätzliches, für ein kleines hydrophobes Protein (SH) kodierendes Gen zwischen den F- und HN-Genen enthalten (Abb. 49.**2**). Alle Genome der Pneumovirinae haben SH- und M2-Gene, deren Positionen innerhalb der Genordnung der Pneumo- und Metapneumoviren jedoch differieren. Innerhalb der Genome der Pneumoviren ist die klassische Abfolge der Glykoprotein-kodierenden Gene invertiert (G vor F). Darüber hinaus enthalten sie am 3'-Ende zwei zusätzliche Gene, NS1 und NS2 (Abb. 49.**2**).

Die 3' und 5' flankierenden nicht kodierenden Regionen des Genoms, als „Leader" respektive „Trailer" bezeichnet, enthalten die Promotoren für Transkription und/oder Replikation. Die 12 bis 15 terminalen zueinander partiell komplementären Nukleotide sind innerhalb eines Genus hoch konserviert. Nicht kodierend und cis-agierend sind ebenfalls die die Gene separierenden Kontrollsequenzen, die Transkriptionsterminations- und Polyadenylierungssignale, für ein Genus jeweils meist konservierte intergenische Trinukleotidsequenzen und darauf folgend, Transkriptionsstartsignale als Elemente aufweisen. Es gibt jedoch zahlreiche Ausnahmen: Bei Rubulaviren und Pneumovirinae variieren die Kontrollregionen hinsichtlich Länge und Konservierungsgrad stark. Bei den Morbilliviren sind die offenen Leseraster für M und F durch eine 1 kb lange, nicht kodierende Region separiert, und bei den Henipaviren sind die Kontrollregionen in der Regel länger als bei anderen Paramyxoviridae.

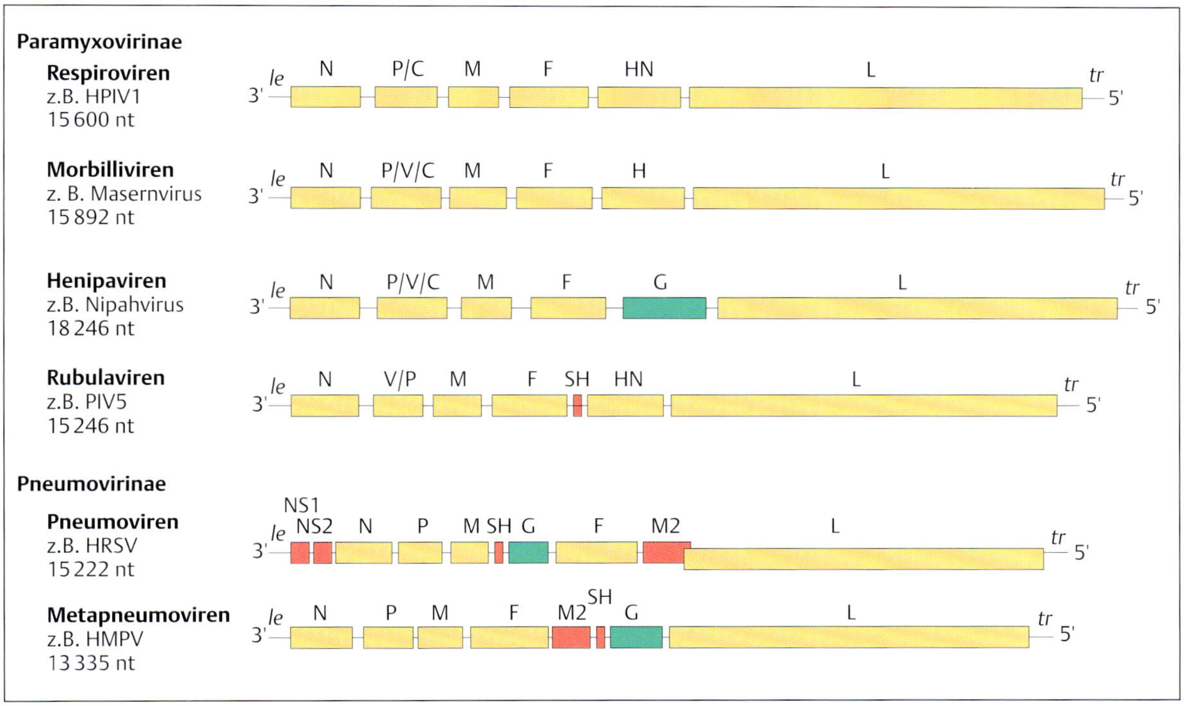

Abb. 49.**2** Genomorganisation typischer Vertreter der Paramyxoviridae. Die Genomlängen sind angeben und ungefähr maßstabsgetreu mit 3'-Leader (le) und 5'-Trailer (tr), sowie rechteckigen Boxen für die jeweiligen Gene, dargestellt. Gene charakteristisch für Pneumovirinae (M2, SH, G) bzw. für bestimmte Genera (SH – Rubulaviren, G – Henipaviren, NS1/NS2 – Pneumoviren) sind farblich hervorgehoben.

49.1.5 Virusproteine: Struktur und Funktion

Core-Komplex

N-Protein

Mit Ausnahme des Genus Pneumovirus ist das zwischen 391 und 553 Aminosäuren lange N-Protein, bedingt durch seine Kodierung innerhalb des ersten Gens am 3'-Ende des Genoms der Paramyxoviridae, das abundanteste virale Protein in infizierten Zellen und im Viruspartikel, was sich aus der strikten Notwendigkeit dieses Proteins für die Verpackung naszierender viraler Genome und Antigenome erklärt. Über die so vermittelte Protektion des viralen RNA-Genoms hinausgehend, rekrutiert das N-Protein über Bindung des P-Proteins die RdRp. Das Protein oligomerisiert effizient und bildet auch in Abwesenheit viraler RNA nukleokapsidähnliche Strukturen aus. Vor allem zu späteren Zeitpunkten des Infektionszyklus sind in infizierten Zellen neben prominenten zytosolischen auch nukleäre N-Protein-Aggregate nachweisbar. In Abwesenheit anderer viraler Proteine lokalisiert das N-Protein der Paramyxovirinae partiell im Kern, wird jedoch bei Ko-Expression des P- oder V-Proteins im Zytoplasma zurückgehalten, wodurch die Fähigkeit des N-Proteins, heterooligomere Komplexe zu bilden belegt und die Interaktionsdomäne innerhalb der P- bzw. V-Proteine in deren Aminoterminus lokalisiert wird. Eine zusätzliche Interaktion mit dem M-Protein ist wahrscheinlich und zeichnet möglicherweise für die transkriptionsregulatorische Aktivität des M-Proteins verantwortlich. Strukturell gliedern sich N-Proteine in einen relativ konservierten, etwa 80 % der Gesamtlänge umfassenden Core-Bereich und einen negativ geladenen C-Terminus. Innerhalb des Core-Bereichs liegen alle bekannten Interaktionsstellen mit den entsprechenden viralen Proteinen und der RNA, sowie auch B- und T-Zell-Epitope. Dagegen enthält der C-Terminus die Phosphorylierungs- und Interaktionsstellen für zelluläre Proteine (für Masernvirus sind dies IRF-3 und Hsp72) und weist eine ungeordnete Struktur auf (Abb. 49.3). Wie elektronenmikroskopisch darstellbar,

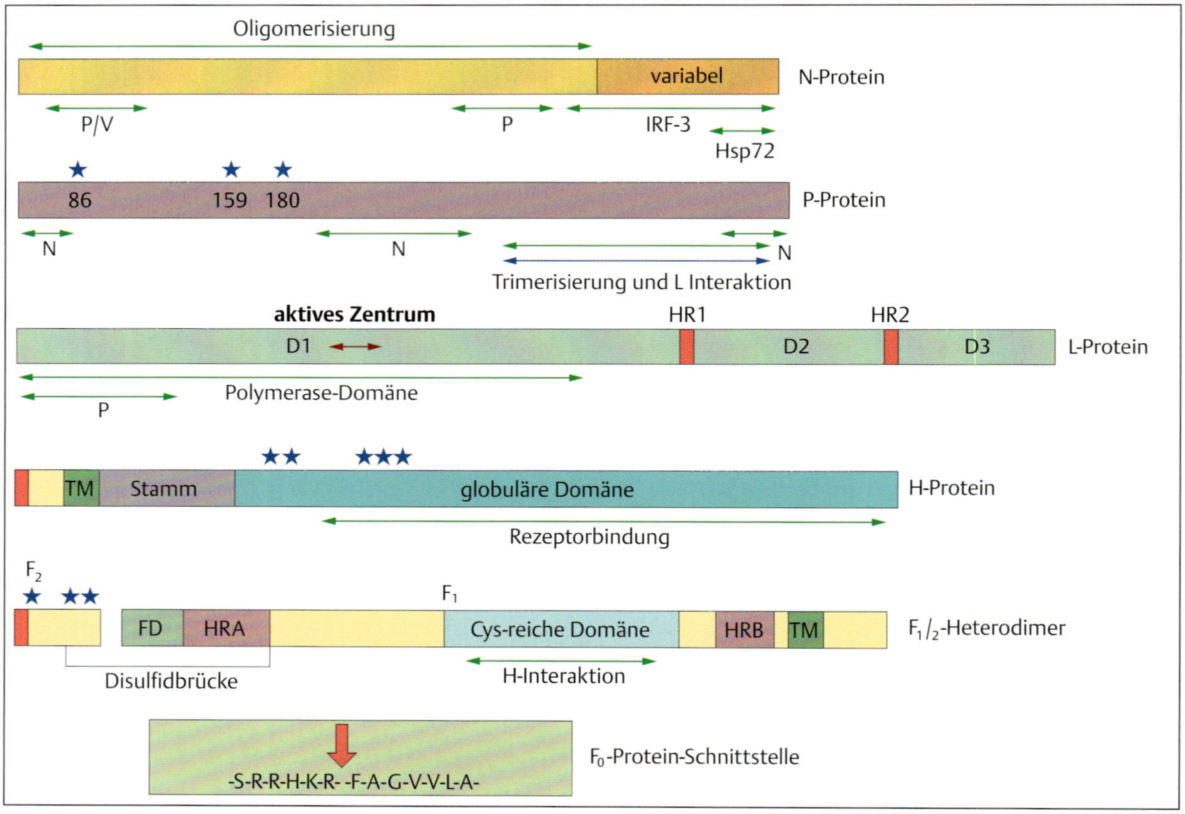

Abb. 49.**3** Funktionelle Domänen innerhalb paramyxoviraler Strukturproteine. Dargestellt am Beispiel des Masernvirus sind die bisher kartierten funktionellen Domänen innerhalb der Strukturproteine des Cores (N-, P-, und L-Protein) sowie der Glykoproteine. Domänen, die für Homo- bzw. Heterooligomerisierung bzw. Interaktion mit zellulären Proteinen wesentlich sind, sind durch blaue bzw. grüne Pfeile markiert. Schwarze (im P-Protein) und blaue Sterne (in H und F_2) markieren Phosphorylierungs- bzw. Glykosylierungsstellen, rote Boxen innerhalb des L-Proteins oder N-terminal der F- und H-Proteine die „Hinge"- respektive Signalsequenzen. Abkürzungen: D1–D3 innerhalb des L-Proteins steht für Domänen 1–3; TM innerhalb der Glykoproteine für Transmembrandomäne, sowie HRA bzw. HRB für Heptad Repeats A bzw. B und FD für Fusionsdomäne (beides innerhalb des $F_{1/2}$-Heterodimers).

ragt er aus dem kondensierten N-RNA-Komplex heraus. Er weist einen geringen Konservierungsgrad innerhalb der Paramyxoviridae, jedoch auch innerhalb deren einzelner Genera und deren individuellen Mitgliedern auf. Aufgrund ihrer hohen Variabilität kann die C-terminale Sequenz des N-Gens zur Klassifizierung von Genotypen dienen (zum Beispiel für MV).

P-Protein

Die Kodierungskapazität ihrer P-Gene differenziert grundsätzlich Pneumo- und Paramyxovirinae: während bei ersteren das P-Gen nur für das gleichnamige Protein kodiert (mit Ausnahme von PVM), wird die Kodierungskapazität dieses Gens bei letzteren durch Mechanismen wie alternative Benutzung mehrerer klassischer (AUG) und nicht klassischer Translationsinitiationscodons, sowie RNA-Editing (s. unten) um die C- und V-Proteine (s. unten) erweitert. Hierbei sind P-Proteine, ausgenommen rubulaviraler, stets Translationsprodukte nicht editierter mRNAs. P-Proteine sind innerhalb der Paramyxoviridae wenig konserviert (20 bis 40% auf Aminosäure-Ebene) und von unterschiedlicher Größe (241 bis 709 Aminosäuren). Da sie jedoch essenzielle Bestandteile der jeweiligen RdRps sind, bestehen dennoch starke Ähnlichkeiten bezüglich funktioneller Domänen. P-Proteine homo-oligomerisieren zu Tri- bzw. Tetrameren, die deren aktive Form darstellen, und hetero-oligomerisieren mit L-Proteinen. Diese Interaktionen, sowie die P-Protein-Bindung an den N-RNA-Komplex wird durch dessen C-terminale Domäne vermittelt, die in keinem Translationsprodukt editierter mRNAs vorhanden ist. Dagegen wird die Interaktion mit dem N-Protein durch eine N-terminale Domäne vermittelt (Abb. 49.**3**). Obgleich für die deutlich kleineren P-Proteine der Pneumovirinae (241 Aminosäuren bei HRSV) nicht in gleichem Umfang untersucht, entsprechen deren funktionelle Domänen weitgehend denen der Paramyxovirinae. Jedoch binden deren P-Proteine zusätzlich das M2-1-Protein, wobei diese Interaktion essenziell für die Funktion des letzteren zu sein scheint (siehe unten).

Die 231 bis 403 Aminosäure lange, saure N-terminale Domäne der P- (und somit auch V-) Proteine der Respiro-, Morbilli- und Henipaviren enthält die namensgebenden Phosphorylierungsstellen für zelluläre Serin/Threoninkinasen. Hingegen sind die Aminotermini rubula- und avulaviraler P-Proteine deutlich kürzer (134 bzw. 164 Aminosäuren) und eher basisch, was eine funktionelle Konvergenz mit den ebenfalls basischen C-Proteinen der anderen Genera der Paramyxoviridae vermuten lässt.

Large-Proteine (Polymerase-Proteine)

Am extremen 5'-Ende des Genoms wird bis zu 50% der gesamter Kodierungskapazität von den L-Genen beansprucht, welche die 2000 bis 2300 Aminosäuren großen Large- oder Polymeraseproteine kodieren. Diese multifunktionellen Proteine besitzen alle enzymatischen Aktivitäten der RdRp für Transkription und Genomreplikation, d. h. Initiation, Elongation und Termination der Ribonukleotid-Polymerisierung, sowie Reifung der mRNAs durch 5'-Capping und Methylierung, bzw. 3'-Polyadenylierung. Für letztere dienen kurze poly(U)-Sequenzen innerhalb der Transkriptions-Terminationssignale jedes Gens als Matrizen für ein „Stottern" des Proteins und damit die Addition von poly(A). Auch die Fähigkeit der Paramyxovirinae, kotranskriptionell zu editieren, ist eine intrinsiche Aktivität der L-Proteine. Die RdRp der Paramyxovirinae bindet das P-Protein, wahrscheinlich mit einer Stöchiometrie von 2 L zu 8 P. Die Bindungstellen für Homo- und Hetero-Oligomerisierung mit den P-Proteinen innerhalb der L-Proteine sind für Morbilli- und Respiroviren kartiert. Aufgrund der verfügbaren L-Protein-Sequenzen lassen sich Domänen definieren, die wahrscheinlich funktionelle Einheiten der paramyxoviralen Polymerasen sind, und putative Matrizen-, ATP- oder Nukleotid-Bindungstellen darstellen. Ein hochkonserviertes, von Glutaminresten flankiertes GDN-Motiv in Domäne III ist wahrscheinlich das katalytische Zentrum für die Phosphodiester-Bindung. Die konservierten Domänen sind durch so genannte „Hinge"-Regionen getrennt, die keinerlei Sequenzkonservierung aufweisen (Abb. 49.**3**).

Von wenigen Ausnahmen abgesehen, zeigen nur homologe Kombinationen aus RdRp und N-RNA effiziente Transkriptionsaktivität. Aufgrund der offensichtlichen Ko-Evolution der Komponenten des viralen Core-Komplexes ist die experimentelle Einführung von Mutationen innerhalb des L-Gens zumeist mit einer Attenuierung der jeweiligen rekombinanten Paramyxoviren assoziiert und wird daher als mögliche Strategie für die rationale Entwicklung verbesserter Lebendimpfstoffe diskutiert.

Hüllproteine

F-Protein

F-Proteine sind Typ-I-Glykoproteine, die als Homotrimere die Fusion zwischen Virus- und Wirtszellmembran, bzw. zwischen infizierten Zellen (Synzytienbildung) bei neutralem pH vermitteln. Obwohl es keine Bereiche extensiver Aminosäuresequenzhomologien zwischen den Proteinen der verschieden Genera der Paramyxoviren gibt, so sind sie doch hinsichtlich ihrer Struktur und funktioneller Domänen weitgehend identisch. Während der Synthese entsteht zunächst ein als F_0 bezeichnetes Vorläuferprotein, mit N-terminalem, im ER getrimmtem Signalpeptid, das dann proteolytisch zu glykosylierten $F_{1/2}$-Heterodimeren prozessiert wird. Dabei ist die F_2-Untereinheit über eine Disulfidbrücke mit der F_1-Untereinheit verbunden (Abb. 49.**3**). Diese Transmembran-Proteine besitzen kurze zytoplasmatische Domänen (20 bis 40 Aminosäuren) und sind über eine C-terminale Domäne der F_1-Untereinheit in der Membran verankert. Anzahl und Positionierung der Cysteine innerhalb der Ektodomäne des F_1-Proteins sind für die Paramyxoviren stark konserviert, was auf Ähnlichkeiten ihrer Struktur schließen lässt. Dies wurde mittlerweile durch Raumstrukturaufklärung für NDV-, HPIV3- und PIV5-F_1-Proteine bestätigt.

Proteolytische Prozessierung des F_0-Proteins in die $F_{1/2}$-Untereinheiten ist essenzielle Voraussetzung für die Fusogenität des Glykoprotein-Komplexes. Damit bestimmt auch die Verfügbarkeit der jeweiligen Protease in nicht unerheblichem Maße den Gewebs- und Wirtstropismus sowie die Effizienz der Dissemination. Grundsätzlich werden mono- oder multibasische Protease-Schnittstellen innerhalb der F-Proteine unterschieden. F-Proteine mit multibasischen Schnittstellen (RXK/RR), wie zum Beispiel bei MV, werden durch ubiquitäre, im Trans-Golgi residente subtilisin-ähnliche Endoproteasen (z. B. Furin) prozessiert.

Die F-Proteine der RS-Viren (HRSV, BRSV) unterscheiden sich von denen der anderen Paramyxoviren, indem sie zwei Furin-Erkennungssequenzen enthalten, welche auch beide benutzt werden und für eine effiziente Synzytienbildung notwendig sind. Infolge der doppelten Prozessierung entstehen Spaltprodukte von 27 AS (pep27), die wahrscheinlich sezerniert werden. Die Funktion des HRSV-pep27 ist unbekannt. Dagegen enthält pep27 des bovinen RSV-F-Proteins ein Tachykinin-Motif mit immunmodulatorischen Eigenschaften. Deletion der zusätzlichen Spaltstelle und der pep27-Sequenz hat keinen Einfluss auf die Vermehrung von BRSV in vitro und in vivo, was bedeutet, dass Spaltstelle und Peptid für eine effiziente Replikation der Pneumoviren nicht von Bedeutung sind.

F-Proteine mit monobasischen Erkennungsstellen werden durch in der Plasmamembran lokalisierte Proteasen (zum Beispiel Tryptase Clara für Sendai-Virus-F-Protein) prozessiert. Unabhängig von Furin oder exogenen Proteasen geschieht die Prozessierung der Henipavirus-F-Proteine, die vielmehr nach Transport an die Plasmamembran in ein mildes saures Kompartiment endozytiert und dort durch Cathepsine prozessiert werden. Ungewöhnlich ist für diese F-Proteine ebenfalls, dass die F_1-Proteine N-terminale Leucine statt, wie die aller anderen Paramyxoviren, Phenylalanine tragen. Die N-Termini der F_1-Proteine sind hydrophob und wirken als Fusionsdomänen. Ihre Sequenzen sind für Paramyxoviriniae hoch, zwischen Pneumovirinae und beiden Subfamilien der Paramyxoviridae jedoch wenig konserviert. Die F_1-Proteine der Paramyxovirinae enthalten zwei „Heptad Repeats“ (HR), Domänen in denen jeweils 7 Aminosäuren mit einer typische Abfolge der Hydrophobizität viermal nacheinander vorliegen, wobei HR-A am N-Terminus proximal zum Fusionspeptid und HR-B proximal zur Transmembrandomäne lokalisiert ist. Zwischen beiden HR-Domänen ist eine Interaktionsdomäne für das H/HN-Protein innerhalb des F_1 kartiert. Diese ist essenziell für die infolge der Rezeptor-Bindung des H/HN-Proteins vermittelten Konformationsänderung des F_1-Proteins, während der das Fusionspeptid exponiert und in die Membran der Zielzelle inseriert wird und HR-A und HR-B-Domänen intramolekular interagieren (Abb. 49.**3**). Die angenommene Konformation ist energetisch stabiler und essenziell für die Membranfusion. In Übereinstimmung mit diesem Modell sind exogen zugegebene HR-A- und HR-B-Peptide fusionsinhibitorisch, da sie mit der intramolekularen Strukturänderung interferieren. Die F_1-Proteine der Paramyxovirinae ähneln hinsichtlich trimerer Struktur, proteolytischer Aktivierung, sowie Vorhandensein, Positionierung und Funktion von HR-Domänen strukturell und funktionell fusionsaktiven Proteinen anderer Viren wie Filo-, Orthomyxo- und HI-Viren.

Rezeptorbindungsproteine (H/HN, G)

Rezeptorbindende Proteine der Paramyxoviren sind Typ-II-Glykoproteine und, ebenso wie die F-Proteine, Hauptantigene für virusneutralisierende Antikörper. Sie werden, da hämagglutinierend, für Morbilliviren als H-Proteine, da hämagglutinierend und Neuraminsäure-spaltend, für Respiro-, Rubula- und Avulaviren als HN-Proteine und für Henipa- und Pneumoviren, die keine der beiden Aktivitäten besitzen, als G-Proteine bezeichnet. Da Rezeptorbindungsproteine der Pneumovirinae und Paramyxovirinae wenig Ähnlichkeiten zeigen, werden sie im Folgenden getrennt dargestellt.

Innerhalb der **Paramyxovirinae** divergieren henipavirale G-Proteine von den beträchtliche Sequenzhomologien aufweisenden H/HN-Proteinen. Die zwischen 602 und 617 Aminosäuren großen henipaviralen G- und morbilliviralen H-Proteine und die zwischen 565 und 582 Aminosäuren großen HN-Proteine werden (ausgenommen das NDV-HN-Protein) nicht wie die F-Proteine proteolytisch prozessiert. Sie sind an bis zu 8 Stellen innerhalb eines Moleküls N-glykosyliert, was von wesentlicher Bedeutung für ihre korrekte Faltung ist. Ihre generelle Struktur umfasst eine N-terminale, zytoplasmatische Domäne, gefolgt von einer Transmembran- und einer ektoplasmatischen Stamm-Domäne, auf die eine globuläre, sechsflügelige Propellerstruktur aufgesetzt ist (Abb. 49.**3**). G/H/HN-Proteine homodimerisieren während ihres Membrantransportes und liegen letztendlich als Tetramere, in Assoziation mit $F_{1/2}$-Trimeren, als Glykoprotein-Komplexe auf der Plasmamembran vor. Neben der Rezeptor-Bindung positionieren H/HN- und G-Proteine infolge dieser Wechselwirkung den Fusionskomplex in optimale Distanz zur Zielzell-Membran und katalysieren durch Induktion seiner Konformationsänderung die Fusionsaktivität ihres jeweilig homologen oder eng verwandten orthologen F-Proteins. Einzig das Rubulavirus SV5 (PIV 5) vermag in Abwesenheit des HN-Proteins Membranen zu fusionieren.

Innerhalb ihrer membrandistalen globulären Domänen sind die Sialinsäure- oder Protein-Bindungsstellen der

HN- bzw. H-Proteine lokalisiert. Respirovirale HN-Proteine enthalten mit einem konservierten NRKSKS-Motiv eine der Influenzavirus-Neuraminidase ähnliche Sequenz, die für deren Neuraminidase-Aktivität verantwortlich zeichnet. Morbilliviren haben spezifische Protein-Rezeptoren: für RPV, CDV und MV ist dies das jeweils speziesspezifische CD150 (SLAM; Signaling Lymphocyte Activation Molecule) und für attenuierte MV-Stämme zusätzlich CD46 (s. unten). Die für die Interaktion relevanten Aminosäure-Reste der globulären Propellerdomänen im MV-H-Protein sind charakterisiert und binden an die membrandistalen Domänen der Rezeptoren. H/HN-Proteine agglutinieren, namensgebend, Erythrozyten, wobei dies für das MV-H-Protein CD46 abhängig ist. So erklärt sich, dass H-Proteine von MV-Wildtyp-Isolaten, welche CD46 nicht binden, nicht hämagglutinierend sind, und die attenuierter MV-Stämme zwar Affen-, nicht aber humane Erthrozyten agglutinieren, die das ansonsten ubiquitär exprimierte CD46 nicht tragen. Auch für Henipaviren wurden innerhalb der letzten Jahre Protein-Rezeptoren (Ephrin B2- bzw. B3 Liganden) und interaktionsrelevante Domänen definiert.

Die Rezeptorbindungsproteine der **Pneumovirinae** (G-Proteine) sind deutlich kleiner als die der Paramyxovirinae, und einzig das PVM-G-Protein kann hämagglutinieren. G-Proteine liegen als Tri- oder Tetramere vor, die nicht durch kovalente Bindung stabilisiert sind. Die Aminosäure-Sequenz der G-Proteine ist auch innerhalb der Genera wenig konserviert. Allen gemein ist jedoch ein ähnlich hoher Anteil an Serin-, Threonin- und Prolin-Resten, der 30% des Aminosäure-Gehalts ausmachen kann, sowie eine extensive O-Glykosylierung. Daher wird angenommen, dass die G-Proteine eine ungefaltete Sekundärstruktur besitzen, ähnlich der von Muzinen. Zusätzlich können die Proteine mit bis zu 7 N-glykosidisch gebundenen Zuckerseitenketten, die ko-translational angefügt werden, modifiziert sein. Als RSV-spezifische Besonderheit werden diese G-Proteine zusätzlich in einer sezernierten Form synthetisiert, die durch Translationsinitiation an einem internen Startcodon gefolgt von proteolytischer Prozessierung entsteht. Eine weitere Besonderheit des humanen RSV-G-Proteins ist eine zentral in der Ektodomäne lokalisierte stark konservierte Domäne, die durch vier Cysteine charakterisiert ist. Disulfidbindung zwischen C1/4 und C2/3 bewirkt eine Rückfaltung des Proteins zur so genannten „Cystine Noose“. Diese zentrale Domäne hat als Teil des sezernierten HRSV-G-Proteins immunmodulatorische Eigenschaften. Im Gegensatz zu den Rezeptorbindungsproteinen der Paramyxovirinae sind die G-Proteine der Pneumovirinae nicht essenziell für die Virusvermehrung in vitro, was ihre Eigenschaft als „Rezeptorbindungsproteine“ etwas in Frage stellt. Sämtliche bisher beschriebene G-Deletionsmutanten von Pneumoviren sind jedoch deutlich in vivo attenuiert. Die G-Proteine der RS-Viren binden Heparansulfat. Spezifische (Protein-)Rezeptoren sind jedoch nicht bekannt.

M-Protein

M-Proteine sind multifunktionale Linker, die mit viralen (N-RNA-Komplex und zytoplasmatische Domänen der Glykoproteine) und zellulären Proteinen interagieren. Sie sind zwischen 245 und 375 Aminosäuren groß, nicht durch Phosphat- oder Zuckerreste modifiziert und amphipatisch. Sie haben neben den bereits ausgeführten fusionsregulatorischen möglicherweise auch transkriptionsregulatorische Eigenschaften. Ihre effiziente Oligomerisierung in hochmolekulare Strukturen sowie ihre trotz fehlender Transmembrandomäne ausgeprägte Assoziation mit zellulären Plasmamembranen ist sehr wahrscheinlich von Bedeutung für die Knospung viraler Partikel, da sie die Deformation der Membran an spezialisierten Membranmikrodomänen ermöglicht, was durch ihre autonome Fähigkeit zur Bildung virusähnlicher Partikel unterstrichen wird. M-Proteine sind, möglicherweise über Interaktionen mit Zytoskelettstrukturen, essenziell für die Sortierung des RNP-Core-Komplexes an die Plasmamembran und definieren die Knospungsstelle, sowohl in polarisierten wie nicht polarisierten Zellen. M-Proteine einiger Paramyxoviridae sind, ebenso wie ihre funktionellen Orthologe (zum Beispiel die filoviralen VP40-Proteine), in der Lage, zelluläre Proteine zu rekrutieren, die den Partikelformationsprozess (und damit einen späten Schritt der Virusreifung) unterstützen. Dies sind vorwiegend Komponenten des ESCRT-Multiprotein-Komplexes (Endosomal Sorting Complex required for Transport), die, namensgebend, den gerichteten Transport für die Sortierung zellulärer Proteine im endolysosomalen Weg vermitteln. Rekrutierung dieses Sortierungskomplexes erfordert spezifische Sequenzmotive (PT/SAP, PPxY, YMFL) innerhalb der M-Proteine, die ursprünglich für VP40- und HIV-Gag-Proteine definiert wurden und in Anlehnung an ihre Notwendigkeit für einen späten Schritt der Partikelmorphogenese als „Late Domains“ bezeichnet werden. Für das PIV5-M-Protein wurde mit FPIV eine funktionelle „Late Domain“ identifiziert, deren Ablation mit der Produktion virusähnlicher Partikel interferierte. Die Bedeutung der M-Proteine für multiple Schritte des paramyxoviralen Replikationszyklus wird dadurch unterstrichen, dass sie, im Allgemeinen relativ sequenzstabil, in persistierenden Infektionen oft durch Mutationen funktionell inaktiviert oder in ihrer Expression stark reduziert sind.

M2-1-Proteine

Alle Pneumovirinae haben ein M2-Gen, das für M2-1-und M2-2-Proteine kodiert. Das RSV-M2-1-Protein (früher als 22K-Protein bezeichnet) ist ein 194 Aminosäuren langes, hydrophiles und phosphoryliertes, mit dem RNP-Komplex assoziiertes Strukturprotein, das essenziell für die prozessive Transkription, nicht aber Genomreplikation ist. In Abwesenheit von M2-1 terminiert die virale Polymerase die Transkription innerhalb weniger hundert Nukleotide

(Antiterminationsfaktor). Ebenso führt M2-1 zur effizienteren Transkription 5'-distaler Gene, wahrscheinlich durch Erhöhung der Produktion bi- bzw. polycistronischer Transkripte. Für seine Funktion essenziell ist die N-terminale Komplexierung von Zink-Ionen.

Nichtstrukturproteine

SH-Proteine

Die Rubulaviren PIV5 und Mumpsvirus, das Geflügelparamyxovirus 6 (Avulavirus) und alle Pneumovirinae kodieren für kleine hydrophobe Proteine (Small hydrophobic Proteins, SH), die alle integrale Membranproteine sind, sonst aber wenig Gemeinsamkeiten aufweisen. Sie sind zwischen 44 und 183 Aminosäuren groß, Typ-I- (Mumpsvirus) oder Typ-II-Membranproteine, können bei Pneumovirinae glykosyliert sein und sind überwiegend Nichtstrukturproteine, nicht aber bei PIV5 und RSV, wo sie auch Bestandteil von Virionen sind. Mutations- oder experimentell ablationsbedingter Verlust der SH-Genprodukte resultiert in vivo, nicht jedoch in vitro in eingeschränkter Replikationskompetenz. Die SH-Proteine von PIV5 und HRSV besitzen anti-apoptotische Aktivitäten. Zudem scheint das HRSV-SH-Protein Oligomere, mindestens aber Pentamere, zu bilden. Computeranalysen (Molecular Modeling) deuten an, dass das SH-Protein ein kanalbildendes Viroporin sein könnte.

NS1- und NS2-Proteine

Als erste Leseraster am 3'-Ende des Genoms lokalisert, werden die pneumoviralen Nichtstrukturproteine NS1 (136 bis 139 Aminosäuren) und NS2 (124 Aminoäuren) in hoher Konzentration in infizierten Zellen produziert. Die NS-Proteine der RS-Viren sind Antagonisten der Typ-I-Interferon-Antwort. So inhibieren beide NS-Proteine die Induktion der Synthese von Typ-I-Interferonen (IFN) und wahrscheinlich IFN-λ, indem sie die Phosphorylierung und Translokation von IRF3 („Interferon Regulatory Factor") inhibieren. Dabei ist, im Fall von HRSV, NS1 in humanen Zellen der effektivere Inhibitor, während NS2 eher additiv dazu wirkt. Die NS-Proteine von HRSV inhibieren zusätzlich die infolge der IFN-α/β-Rezeptorbindung vermittelte Signaltransduktion und damit die Expression oder Aktivierung antiviral wirkender Genprodukte (Abb. 49.**4**, für Details s. Kap. 5). HRSV induziert die Proteasom-abhängige Degradierung von STAT2, wobei das NS2-Protein effizienter als das NS1-Protein zu sein scheint. Entsprechend dieser Aktivität führt die Ablation der Leseraster eines oder beider NS-Proteine zur Attenuierung der RS-Viren in Interferon-kompetenten Zellen, sowie in vivo. Als weitere Funktion gibt es experimentelle Hinweise, dass das HRSV-NS1- und, in geringerem Maße, -NS2-Protein die virale Transkription und Replikation inhibiert.

M2-2-Proteine

Das pneumovirale M2-2-Protein wird von einem zweiten, den offenen Leseraster für M2-1 überlappenden Leseraster des M2-Gens translatiert. Das bei RSV 90 Aminosäuren lange M2-2-Protein reguliert wahrscheinlich die Balance zwischen Transkription und Genomreplikation der Pneumovirinae. M2-2 ist für die Virusreplikation in vitro nicht essenziell, wobei Ablation der Expression zur Erhöhung der Transkriptionsrate, verbunden mit Verringerung der Genomreplikation, führt. Daher sind Virusmutanten mit ablatierter M2-2-Expression in vitro und in vivo attenuiert.

V-Proteine und andere Editing-Produkte

Mit Ausnahme von HPIV1 editieren alle Paramyxovirinae ihre P-Gene. V-Proteine sind Fusionsproteine, die einen kurzen, für Rubulaviren basischen, alle anderen Paramyxovirinae sauren cysteinreichen C-Terminus besitzen, der eine Zink-Bindungsdomäne darstellt und N-terminal kolinear zu ihren jeweiligen P-Proteinen sind. Rubulavirale V-Proteine unterscheiden sich von ihren Orthologen auch durch ihre nukleäre Lokalisation in infizierten Zellen, das Vorhandensein einer RNA-Bindungsstelle und ihrer Inkorporation in Virionen. Ablation ihrer V-Leseraster zeigt wenig Einfluss auf die Replikation rekombinanter Rubula- und Morbilliviren in transformierten Zell-Linien, hingegen ist diese in vivo deutlich beeinträchtigt. Dies korreliert mit dem Verlust der interferon-antagonistischen Aktivität dieser Genprodukte, die diese durch Komplexierung oder Degradation von STAT1- und STAT2-Proteinen vermitteln und so die Signalkette des Typ-I-IFN-Rezeptors blockieren (Abb. 49.**4**). Ob dem Virulenzverlust V-Protein defizienter Viren noch andere Mechanismen wie der Verlust ihrer transkriptionsregulatorischen Aktivität zugrunde liegen ist nicht bekannt.

Mehrere Paramyxoviren sind in der Lage, mehr als ein G an der Editing-Sequenz einzufügen, sodass weitere Leseraster adressiert werden können. Dies geschieht für unterschiedliche Viren mit unterschiedlicher Frequenz, und zumeist sind die Funktionen dieser zusätzlichen Genprodukte (zum Beispiel W-Protein des Sendai-Virus und D-Protein des humanen oder bovinen PIV3) unbekannt.

C-Proteine

Die 156 bis 215 Aminosäuren großen basischen C-Proteine der Respiro-, Morbilli- und Henipaviren werden von das Leseraster des P-Proteins am 5'-Ende überlappenden Leserastern kodiert. Während Morbilli- und Henipaviren nur ein Genprodukt (C-Protein) kodieren, werden in Respiroviren bis zu 4 ko-terminale Proteine durch Benutzung alternativer, einschließlich auch nicht-AUG-Translationsstarts von

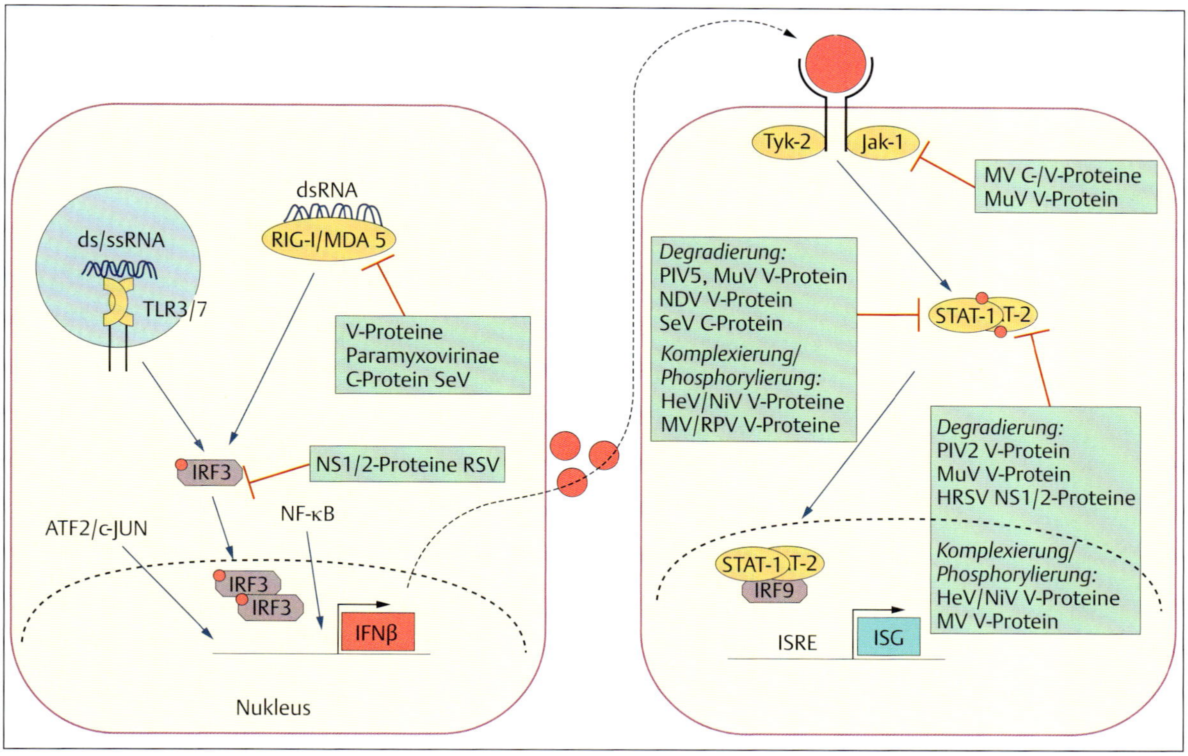

Abb. 49.**4** Hemmung der Interferonantwort durch Nicht-Strukturproteine der Paramyxoviridae. Die Induktion, Synthese und Signaltransduktion von IFN-β ist zur Vereinfachung stark stilisiert dargestellt. Gezeigt sind Schritte der Interferonantwort, an denen eine Hemmung erfolgt, involvierte Virusproteine sowie Vertreter der Paramyxoviridae, für die der Interferenzmechanismus charakterisiert wurde. Bemerkenswert ist, dass viele der Nichtstrukturproteine multifunktionell wirken. Abkürzungen: ATF – „Activating Transcription Factor"; IFN – Interferon; IRF – „Interferon Regulatory Factor"; ISG – „Interferon stimulated Gene"; ISRE – „Interferon stimulated Responsive Element"; Jak – „Janus/Just another Kinase"; MDA-5 – „Melanoma-Differentiation-associated-Gene-5"; RIG-I – „Retinoic Acid-inducible Gene-I"; STAT – „Signal Transducer and Activator of Transcription"; Tyk – Tyrosinkinase.

diesem ORF synthetisiert (C', C, Y1 und Y2). C-Proteine sind zumeist nicht-strukturell, obgleich sie für Sendai und MV auch in geringer Konzentration im Virion detektierbar sind. Ebenso wie V-Proteine sind C-Proteine für die Replikation in vitro nicht notwendig, sind jedoch Virulenzfaktoren in vivo. Sie können, ebenso wie V-Proteine, die Interferonantwort antagonisieren, und, wie für C-Proteine von Sendai und MV gezeigt, virale Transkription und Replikation negativ regulieren.

49.1.6 Replikation

Rezeptorbindung und Penetration

Die Bindung der Viruspartikel an die Wirtszellmembran wird durch die G-, H- oder HN-Proteine vermittelt (definiert durch eine nachweisbare Hämagglutinations- oder Neuraminidase-Aktivität [H bzw. N]). Die Rezeptorstrukturen auf den jeweiligen Zielzellen divergieren stark für Paramyxoviridae: während Respiro- und Rubulaviren an sialinsäurehaltige Proteine und Lipide und Pneumoviren an Heparin- oder Chondroitin-Sulfat modifizierte Glykosaminoglykane binden, haben Henipa- und Morbilliviren spezifische Protein-Rezeptoren. Für Masernvirus sind dies CD46, ein Mitglied der Komplement-Regulator-Familie, das auf allen kernhaltigen menschlichen Zellen exprimiert ist, jedoch nur von attenuierten MV-Stämmen effizient benutzt wird, und CD150, einem Mitglied der Immunglobulin-Superfamilie, dessen Expression auf Zellen des hämatopoetischen Systems restringiert ist, und alle bekannten MV-Stämme einschließlich Wild-Typ-Isolate bindet. Übereinstimmend mit der Bedeutung des Expressionsmusters von CD150 für den ausgeprägten Tropismus für Zellen hämatopoetischen Ursprungs von Masern-, jedoch auch Hundestaupe-Virus (CDV) und Rinderpest-Virus (RPV), benutzen letztgenannte dessen caninen bzw. bovinen CD150-Orthologe als Bindungsrezeptoren. Der hohe Interspezies-Konservierungsgrad von Ephrin B2/B3 Liganden hingegen ist wahrscheinlich einer der wesentlichen Ursachen für das im Gegensatz zu anderen Paramyxovirinae breite Wirtsspektrum von Henipaviren.

Die G/H/HN-vermittelte Bindung des Viruspartikels an seine jeweiligen Rezeptoren auf der Zelloberfläche katalysiert wahrscheinlich eine Konformationsänderung im Fusionsprotein (F), das die Fusion zwischen viraler und Zellmembran bei neutralem pH initiiert (s. oben) und damit die Freisetzung des RNP-Komplexes ins Zytoplasma der Wirtszelle ermöglicht.

Die Interaktion zwischen dem paramyxoviralen Glykoprotein-Komplex und seinen Rezeptoren kann jedoch auch unabhängig vom Infektionsvorgang signalübertragend wirken. So sind für Masernvirus und RSV Interaktionen mit Pathogen-Muster Erkennungsrezeptoren von antigenpräsentierenden Zellen, insbesondere dendritischen Zellen (Toll-ähnliche Rezeptoren, TLRs, und DC-SIGN [Dendritic Cell specific Integrin grabbing Non-integrin]) beschrieben, die selbst keine Aufnahmerezeptoren sind, jedoch die Infektion verstärken können (DC-SIGN) bzw. die Aktivierung der Zellen katalysieren (TLRs). Zudem sind beide Viren in der Lage, infektionsunabhängig, jedoch abhängig vom Kontakt mit noch nicht definierten Rezeptoren, die stimulierte Proliferation von Lymphozyten zu hemmen. Diese Interaktionen sind, zusätzlich zur Infektion hämatopoetischer Zellen, wahrscheinlich von essenzieller Bedeutung für das Verständnis der Masernvirus-induzierten Immunsuppression. Ob der Bindung von Ephrin-B-Liganden (hochkonservierte transmembrane Rezeptor-Tyrosinkinase-Liganden) durch Henipaviren neben der Virusaufnahme auch signalübertragende Wirkung zukommt ist nicht geklärt.

Transkription und Replikation

Der virale Polymerasekomplex (RdRp) bestehend aus dem L- und dem P-Protein ist integraler Bestandteil des Virions und erkennt den viralen N-RNA-Komplex als Matrize. Die Interaktion des RdRp mit dem (für Paramyxovirinae) innerhalb der ca. 90 bis 110 nt langen nicht kodierenden 3'-genomischen Promotorregion lokalisierten Transkriptionsstartsignal initiiert die sequenzielle Synthese monocistronischer Transkripte. Die Transkripte werden im Allgemeinen an definierten, als erstes Element der Kontrollregion fungierenden Stopp-Sequenz terminiert und polyadenyliert (Abb. 49.**5**). Dies geschieht durch Einfügen genomisch nicht kodierter Adenosin-Reste, und ist, ebenso wie die Addition einer 5'-Cap-Struktur und Methylierung, eine enzymatische Aktivität des L-Proteins. Im Transkriptionsmodus überspringt die RdRp die intergenische Oligo-Nukleotidsequenz und startet an der Initiationssequenz des in 5'-Richtung folgenden Gens dessen Transkription. Aufgrund ineffizienter Termination, bzw. Überlesen der Transkriptionsterminationssignale, entstehen auch bi- oder polycistronische polyadenylierte Transkripte, deren 5'-proximales offenes Leseraster translatiert wird. Mit gewisser, auch durch Wirtszellfaktoren beeinflussten Wahrscheinlichkeit, dissoziieren die RdRps im Standard-Transkriptionsmodus an den Kontrollregionen von der N-RNA-Matrize, um am einzigen Transkriptionspromotor (am 3' Ende des Genoms) zu reinitiieren. Infolge dessen akkumulieren die viralen monocistronischen Transkripte nicht äquimolar, sondern, bedingt durch ihre jeweilige Entfernung vom 3'-Ende, mit sinkender Effizienz (Transkriptionsgradient), sodass, in Übereinstimmung mit dem Bedarf am jeweiligen Translationsprodukt, die N-spezifische mRNA in hoher, die L-spezifische in niedriger Kopienzahl synthetisiert wird (Abb. 49.**5**). Die Regulation auf transkriptioneller Ebene reflektiert die relative Abundanz der entsprechenden Translationsprodukte und ist wesentlich für die Effizienz der viralen Replikation. Dies ist eindeutig durch die Attenuierung rekombinanter Viren belegt, in denen Gene umgeordnet oder zusätzliche Leseraster (insbesondere am 3'-Ende vor dem N-Gen) eingebracht wurden. Die RdRps aller Paramyxovirinae besitzen eine Editing-Aktivität, aufgrund derer sie an hochkonservierten definierten GC-reichen Sequenzen innerhalb der P-Gene genomisch nicht kodierte Guanosine in die naszierenden Transkripte einfügen können. Aufgrund der so erzeugten Leserasterverschiebung entstehen Translationsprodukte (V-Proteine), die N-terminal identisch mit, C-terminal jedoch unterschiedlich zu denen nicht editierter Transkripte sind (P-Proteine). Eine Ausnahme bilden hier die Rubulaviren, für die die Synthese des P- und nicht des V-Proteins editierungsabhängig erfolgt. Für die Pneumovirinae, mit einer Ausnahme, ist das P-Protein das einzige Translationsprodukt des P-Gens.

Die Akkumulation primärer Translationsprodukte katalysiert den funktionellen Wechsel der RdRp in den Replikationsmodus und ist für Sendai-Virus am besten charakterisiert. Zwei den Transkriptionspromotor flankierende Elemente (Promotor-Elemente I und II; PrE-I und PrE-II) sind essenziell für die Initiation der Replikation der genomischen Matrize, die ein Überlesen der intergenischen Stop-Start-Signale, sowie die Kondensation des entstehenden antigenomischen Transkriptes mit N-Protein erfordert. PrE-I- und -II-Sequenzen (und damit ein Replikationspromotor) sind auch innerhalb der am 5'-Ende des Genoms lokalisierten Kontrollregion enthalten und von essenzieller Bedeutung für die Synthese der genomischen negativsträngigen RNA, die ebenfalls ko-transkriptionell enkapsidiert wird und als Matrize für die sekundäre Transkription dient. Es ist noch unklar, welche Bedeutung der Verfügbarkeit von N-Protein zur kontinuierlichen Enkapsidierung für den funktionellen Wechsel der RdRp vom Transkriptions- in den Replikationsmodus zukommt.

Partikelbildung

Generierung infektiöser Partikel ist ein Mehrschrittprozess, der die Termination der Replikation, Kondensation des RNP, dessen gerichteten Transport an spezialisierte Membrandomänen, Rekrutierung der viralen

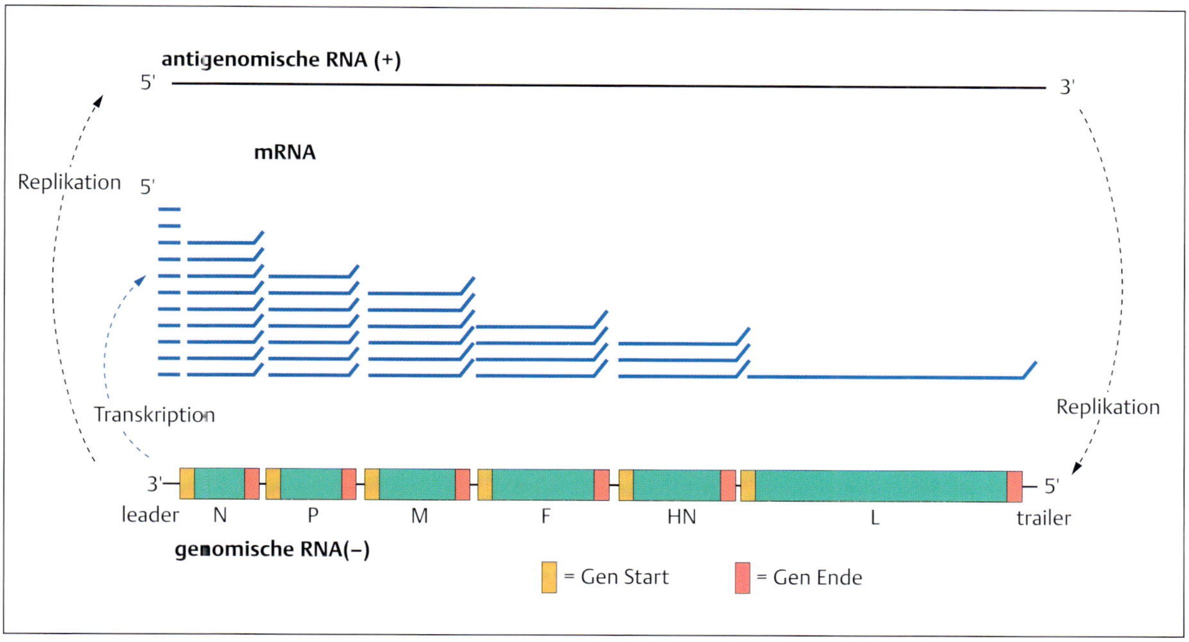

Abb. 49.**5** Transkription und Genomreplikation der Paramyxoviridae. Die RdRp bindet an den Promotor der „Leader"-Sequenz am 3'-Ende des Genoms. Im Transkriptionsmodus wird die Transkription an definierten Transkriptionsinitiationssignalen initiiert und folgt einem sequenziellen Stopp-Restart-Mechanismus, d. h. die Transkription muss zuerst an einer definierten Transkriptionsstopsequenz terminiert werden, bevor sie, nach Überlesen der intergenischen Sequenz, am Transkriptionsstartsignal des nächsten, in 5'-Richtung folgenden Gens reinitiiert werden kann. Dieser Vorgang der Termination-Reinitiation ist nicht immer erfolgreich. So können, zum einen, durch ineffiziente Termination der RdRp polycistronische mRNAs entstehen (nicht dargestellt), zum anderen kann die RdRp mit gewisser Wahrscheinlichkeit nach der Termination von der N-RNA-Matrize dissoziieren. Dadurch entsteht ein vom 5'-Ende zum 3'-Ende hin kontinuierlich abnehmender Transriptionsgradient an mRNA-Produkten. Im Replikationsmodus, d. h. wenn z. B. genügend N-Protein zur Verpackung des entstehenden RNA-Transkriptes in der infizierten Zelle vorliegt (aber auch weitere Faktoren sind involviert), werden die Transkriptionskontrollelemente überlesen und es entsteht eine durchgehende positivsträngige RNA, die das genaue Komplement der genomischen RNA ist und daher als „Antigenom" bezeichnet wird. Das Antigenom dient als Matrize zur Synthese neuer negativsträngiger viraler Genome.

Membranproteine und, schließlich, den Knospungs- und Abschnürungsprozess der fertigen Partikel beinhaltet. Die Kondensation des RNP (stabile Assoziation des RdRp mit der N-RNA) im Zytoplasma wird durch bislang unverstandene Mechanismen reguliert. Für Paramyxoviriniae postuliert, jedoch mechanistisch nicht charakterisiert, ist eine Interferenz des M-Proteins mit der viralen Transkription und/oder Replikation. Synthese und Transport der viralen Glykoproteine erfolgt in Analogie zu der zellulärer Membranproteine und, ebenso wie diese, reifen sie während dieses Transports, was komplexe, in der Majorität N-Glykosylierung und, für das F-Protein proteolytische Prozessierung in das fusionskompetente $F_{1/2}$-Protein-Heterodimer involviert. Die Lokalisation der Glykoproteine innerhalb der Plasmamembran, die für Paramyxoviriniae als wahrscheinlich während des Transport formierte hetero-oligomere $F_{1/2}$/H/HN-Komplexe vorliegen, bestimmt in der Regel nicht die Assemblierungs- und Knospungsstellen. Für den gerichteten Transport an basolaterale oder apikale Membranen in polarisierten Zellen und für die Freisetzung an Membranmikrodomänen mit in der Regel definierten Lipidzusammensetzungen („Lipid Rafts", reich an Cholesterol und Sphingolipiden) kommt vielmehr den M-Proteinen eine wesentliche Bedeutung zu. Die Bedeutung dieser Proteine für die eigentliche Partikelbildung ist noch nicht vollständig verstanden. Die für einige M-Proteine der Paramyxovirinae dokumentierte Fähigkeit, bei rekombinanter Expression die Freisetzung virusähnlicher Partikel zu katalysieren, belegt ihre zentrale Bedeutung für den späten Schritt der Partikelbildung („Late Function"). Ein weiterer Beleg ist auch die Fähigkeit von M-Proteinen, durch physische Interaktion mit den zytoplasmatischen Domänen der Glykoproteine deren Fusogenität und damit die Weitergabe des RNPs durch Zell-Zell-Fusion zugunsten der Produktion infektiöser Partikel zu inhibieren. Welchem Mechanismen der finale Abschnürungsprozess des Partikels von der Membran unterliegt ist noch unbekannt.

49.2 Diagnose, Klinik und Prävention

R. W. Braun, M. Eggers

49.2.1 Parainfluenzaviren

Epidemiologie

Das erste Parainfluenzavirus wurde 1956 von einem Kind mit Krupp (Croup) isoliert, danach wurden die weiteren pathogenen Parainfluenzaviren in rascher Folge gefunden. Man unterscheidet die Typen 1 bis 4 der menschlichen Parainfluenzaviren (HPIV 1 bis 4), die alle Infektionen des Respirationstrakts verursachen, wenn auch mit einem etwas unterschiedlichem Krankheitsbild. HPIV 2 und 3 sind in der Regel mit einer kruppartigen Symptomatik assoziiert, während HPIV 1 meist eine Bronchiolitis, teilweise mit Pneumonie, hervorruft. HPIV 4 mit den Subtypen A und B verursacht nur leichte klinische Symptome und ist in Europa weniger häufig. HPIV 1 und 3 gehören zum Genus Respirovirus, während HPIV 2 und 4 zum Genus Rubulavirus gehören, wo auch das Mumpsvirus eingeordnet wird, was bei serologischen Kreuzreaktionen zu beachten ist.

Parainfluenzaviren sind weltweit verbreitet und treten jedes zweite Jahr gehäuft auf, meistens im Herbst und Winter. Die Übertragung geschieht durch Tröpfcheninfektion oder direkten Kontakt. Bereits in frühem Kindesalter findet sich eine hohe Durchseuchung. Nahezu 100% aller Kinder haben bis zum 5. Lebensjahr eine Infektion mit einem der HPIV-Typen durchgemacht. Hierbei steht die Infektion mit HPIV 3 mit über 90% im Vordergrund, während Infektionen mit HPIV 1 (Durchseuchung von 75%), HPIV 2 (60%) und HPIV 4 (50%) etwas seltener sind. Die durchgemachte Infektion hinterlässt nur eine sehr kurz anhaltende Immunität (ca. 3 Monate), sodass Reinfektionen v. a. mit HPIV 3 häufig vorkommen. Diese verlaufen jedoch wesentlich leichter als die Primärinfektion. HPIV 3 kursiert in vielen Gebieten endemisch während des ganzen Jahres, wohingegen bei den Typen 1 und 2 ein Häufigkeitsgipfel im Herbst gesehen wird.

Die Inkubationszeit beträgt 2 bis 6 Tage, eine Ausscheidung besteht über 3 Tage bis 2 Wochen, bei Reinfektionen deutlich kürzer.

Pathogenese

Die Parainfluenzaviren infizieren zunächst die Schleimhäute der Nase und des Rachens und können sich von dort aus in die Bronchien und die Lunge ausbreiten. Die durch die eigentliche Virusreplikation bedingte Zellschädigung ist relativ gering und begrenzt sich auf die oberflächlichen Schichten der Schleimhaut und der Epithelzellen. Eine Synzytienbildung wird nur bei schweren T-Zelldefekten festgestellt. Allerdings wird durch die Virusinfektion eine Entzündungsreaktion eingeleitet, die zu einer ödematösen Schwellung des Gewebes und zur Bildung von Interferon-γ, IL2, TNF-α u. a. Mediatoren führt. Während HPIV 4 im Wesentlichen auf den Nasen-Rachen-Raum beschränkt bleibt, breiten sich Typ 1 und 2 distal zu Larynx und Trachea aus und führen damit häufiger zum Krupp. HPIV 3 infiziert auch die Schleimhaut der Bronchien und führt dann zur Bronchitis oder Pneumonie. Eine Virämie kommt aufgrund der lokalen Replikation des Virus nur selten vor und wird dann vor allem bei Patienten mit zellulären Immundefekten angetroffen.

Für die Pathogenese der Erkrankung spielt offenbar das F-Protein eine wesentliche Rolle. Um aktiv zu werden und damit eine Ausbreitung der Infektion in weitere Zellen zu erlauben, muss die Vorläuferform F_0 proteolytisch in F_1 und F_2 gespalten werden. Die Effektivität dieser Spaltung ist abhängig von trypsinähnlichen Proteasen der Wirtszelle sowie von Mutationen im F-Protein selbst. Dies wurde in verschiedenen Tiersystemen gezeigt und trifft wohl auch auf die Infektion beim Menschen zu. So kann sich das höher pathogene HPIV 3 ohne weitere Hilfsstoffe in Zellkulturen vermehren, während das geringer pathogene HPIV 1 in denselben Zellen zur effizienteren Spaltung von F_0 exogen zugesetztes Trypsin benötigt.

Allerdings scheinen auch immunologische Faktoren eine wesentliche Rolle zu spielen. So wurde gezeigt, dass Kinder, die auf eine HPIV-Infektion mit der Entwicklung eines Krupp reagieren, virusspezifische IgE-Antikörper in höheren Titern und für eine längere Zeit bilden als Kinder, die keine Kruppsymptome entwickeln. Auch das Ausmaß der lokalen Histaminproduktion unterscheidet sich zwischen diesen beiden Gruppen signifikant. Ähnlich wie nach RSV-Infektionen kann eine Hyperreaktivität der Atemwege nach HPIV-Infektion lange bestehen bleiben.

Klinisches Bild

Das typische klinische Bild der HPIV-Infektion besteht aus Fieber von ca. 39 °C über 2 bis 3 Tage, Rhinitis, Pharyngitis, leichter Tonsillitis und Bronchitis. Die Erkrankung ist innerhalb von 5 bis 6 Tagen abgeklungen. Schwerere Infektionen mit einer Kruppsymptomatik verlaufen etwas länger und mit höheren Temperaturen. Eine leichte interstitielle Pneumonie kann, besonders bei Infektionen mit HPIV 3, vorkommen. Bei Patienten mit zellulären Immundefekten oder Kindern mit Immunsuppression kann sich eine schwere interstitielle Pneumonie mit tödlichem Verlauf ausbilden.

Komplikationen sind bei normalem Verlauf selten und bestehen im Wesentlichen aus einer häufig sekundär bakteriellen Otitis media.

Infektionen in der Schwangerschaft und beim Neugeborenen

Aufgrund der bereits vielfach durchgemachten anamnestischen Infektion spielen Infektionen mit Parainfluenzaviren in der Schwangerschaft keine Rolle. Nach der Geburt scheint es außer bei HPIV 3 einen gewissen Nestschutz zu geben, da Infektionen bei Säuglingen bis zu 3 Monaten eher leicht verlaufen.

Differenzialdiagnose

Bei normalen Infektionsverläufen kommen differenzialdiagnostisch vor allem Infektionen mit Rhinoviren und Adenoviren in Betracht. Bei schweren Verläufen, vor allem mit einer Kruppsymptomatik oder Pneumonie, sollten z. B. Influenzaviren, RSV, Metapneumovirus, Haemophilus influenzae (b und non-b), Pneumokokken, Chlamydien und Mykoplasmen bedacht werden.

Labordiagnostik

Virusnachweis

Eine Virusisolierung kommt aus Nasen- und Rachenabstrichen, aus Sputum und Trachealsekret oder Bronchiallavage in Betracht. Wenn möglich, sollen im Abstrichmaterial Zellen enthalten sein. Dies erhöht die Isolierungsrate. Ein schneller Transport ins Labor, nach Möglichkeit bei 4 °C, ist anzustreben. Ein Einfrieren der Proben soll nur dann erfolgen, wenn Transportzeiten von über 3 Tagen zu erwarten sind, da die Viren durch Einfrieren geschädigt werden.

Zur Anzucht sind primäre Affennierenzellen am besten geeignet, aber auch verschiedene Affennierenzelllinien können für die Anzucht eingesetzt werden. Da sich auch bei erfolgreicher Infektion der Zellkultur nicht immer der typische CPE mit Bildung von Synzytien entwickelt, wird zum Nachweis der Virusinfektion nach ca. 1 und 2 Wochen ein Hämadsorptionstest mit Hühner- und Meerschweinchenerythrozyten durchgeführt. Eine Virusidentifizierung kann bei positiver Reaktion mit dem Hämadsorptionsinhibitionstest oder einem entsprechenden IFT erfolgen.

Da die Virusisolierung keine schnellen Ergebnisse liefert, wird in der Praxis ein speziell entwickelter ELISA oder die RT-PCR zum Erregernachweis eingesetzt. Für die RT-PCR existieren sowohl typübergreifende als auch subtypspezifische Nachweismethoden (s.a. Kap. 9 u. 10). Beide Teste liefern zuverlässige Resultate mit guter klinischer Übereinstimmung. Der Vorteil der PCR besteht in ihrer hohen Sensitivität sowie in der Tatsache, dass auch zu relativ späten Abnahmezeitpunkten noch virale RNA nachgewiesen werden kann. Ein ebenfalls mit gutem Erfolg eingesetzter indirekter Immunfluoreszenztest (IIFT) bleibt aufgrund fehlender kommerzieller Verfügbarkeit Speziallaboratorien vorbehalten.

Serologie

Der serologische Nachweis einer HPIV-Infektion ist grundsätzlich problematisch, da insbesondere die Reinfektion mit HPIV aufgrund ihrer lokalen Begrenzung häufig zu keinem messbaren Anstieg der humoralen Immunantwort führt. Auch bei ausgedehnterer Infektion bleibt zumindest die IgM-Antwort außer bei der Primärinfektion meist aus. Weiterhin zeigen die Parainfluenzaviren untereinander und, speziell das HPIV 2 mit dem Mumpsvirus, starke Kreuzreaktionen, sodass eine serologische Erregerzuordnung nicht verlässlich vorgenommen werden kann. Nach Möglichkeit ist daher der Erregernachweis vorzuziehen. Für die routinemäßig durchgeführte Serodiagnostik erscheint die KBR (s. u.) noch am besten geeignet.

Hämagglutinationshemmungstest (HHT, HIT)

Auf die spezifischen Merkmale des HHT wird bei anderen Paramyxoviren ausführlich eingegangen (s. unten). In der Diagnostik der HPIV-Infektionen spielt der HHT keine wesentliche Rolle, da zur Diagnose ein Titeranstieg abgewartet werden muss. Kreuzreaktionen zwischen HPIV 1 und 2, sowie zwischen 3 und 4 kommen vor, sodass eine Typzuordnung nur bedingt möglich ist. Auch von dieser Seite ist der Einsatz des HHT limitiert.

Neutralisationstest (NT)

Prinzip und Eigenschaften des NT werden bei Mumps und Masern beschrieben. Zur Differenzierung zwischen Antikörpern gegen die verschiedenen HPIV-Typen und zur Feststellung anamnestischer Antikörper ist der NT am besten geeignet. Er ist jedoch aufwendig und benötigt zur Diagnose der akuten Infektion 2 im Abstand von 7 bis 10 Tagen gewonnene Serumproben. Er wird daher nur von wenigen Speziallabors durchgeführt.

Komplementbindungsreaktion (KBR)

Auf die grundsätzlichen Eigenschaften der KBR wird im Abschnitt Mumps und Masern ausführlich eingegangen.

Für die Serodiagnostik der HPIV-Infektion besitzt die KBR auch heute noch einen hohen Stellenwert. Eine Unterscheidung zwischen den einzelnen HPIV-Typen ist mit der KBR zwar nicht zuverlässig möglich, dafür reagiert die KBR jedoch bereits früh während einer floriden Infektion, auch wenn es sich um eine Rezidivinfektion handelt. Dies gilt zumindest dann, wenn der Infektionsherd etwas umfangreicher ist. Da es für die klinische Beurteilung oft unerheblich ist, mit welchem HPIV-Typ eine Infektion erfolgt, ist vor allem die Möglichkeit der serologischen Diagnose mit **einer** Serumprobe ein Vorteil der KBR. Titer von 1:64 oder höher rechtfertigen die Verdachtsdiagnose einer floriden oder kürzlichen Infektion, sofern eine Infektion oder kürzliche Impfung mit dem Mumpsvirus ausgeschlossen werden kann.

Enzymimmunassays (EIA, ELISA)

Mit dem ELISA können virusspezifische Antikörper verschiedener Klassen wie IgG, IgA oder IgM nachgewiesen werden. Der ELISA für HPIV wird vor allem für die klinisch wichtigen Typen 1 bis 3 klassenspezifisch durchgeführt. Allerdings kommt es beim ELISA ebenso wie beim HHT oder der KBR zu Kreuzreaktionen innerhalb der Parainfluenzavirusgruppe sowie mit Mumpsantikörpern. Insgesamt ist der ELISA deutlich sensitiver als die KBR und etwas sensitiver als der HHT. Er zeigt daher im positiven Fall bei der floriden Infektion Antikörper auch früher an als die KBR. Im Gegensatz zur KBR können im ELISA auch persistierende IgG-Antikörper als Ausdruck der durchgemachten Infektion nachgewiesen werden.

Für die Diagnostik der akuten Primärinfektion gilt, dass die Mehrzahl der HPIV-Primärinfektionen zu einem signifikanten Titeranstieg im ELISA führt. Die Primärinfektion führt in aller Regel auch zu einem nachweisbaren Anstieg der IgM-Antikörper, der jedoch bei der Reinfektion häufig ausbleibt. Zur Erfassung der Reinfektion ist daher der IgA-Nachweis besser geeignet. Da im individuellen Einzelfall nicht bekannt ist, ob es sich um eine Primär- oder Reinfektion handelt, hat es sich als günstig erwiesen, den IgG-, IgM- und IgA-Nachweis parallel durchzuführen. Allerdings werden hierdurch hohe Kosten verursacht, die durch den Antigennachweis ggf. reduziert werden können.

Therapie

Die Infektion verläuft in der Regel leicht und selbstlimitierend. Bei ausgeprägtem Krupp kann die Inhalation von Kortikoiden (Dexamethason) oder β-Mimetika (Epinephrin) indiziert sein. Bei Pneumonie muss durch Sauerstoffgabe eine Hypoxämie vermieden werden. Bei schwerem Verlauf mit Pneumonie und nachgewiesener Infektion in immunsupprimierten Patienten kann die Inhalationstherapie mit Ribavirin (Cave: Nebenwirkungsprofil) als Hemmstoff der viralen RNA-Polymerase versucht werden, es wird aber für „normale" Patienten nicht empfohlen. Weitere antivirale Substanzen mit höherer Spezifität und verbesserter Wirksamkeit befinden sich in der klinischen Entwicklung.

Prophylaxe

Eine Aktiv- oder Passivimmunsierung gegen Parainfluenzaviren existiert nicht. Bisherige Impfversuche mit attenuierten HPIV-Stämmen verliefen nicht Erfolg versprechend. Erfolgreicher waren Impfversuche mit attenuiertem Rinderparainfluenzavirus Typ 3 bei Kindern. Für Kinder mit intaktem Immunsystem ist die Gefährdung durch die Infektion jedoch gering. Bei Infektionen im Krankenhaus sollen gründliche Desinfektionsmaßnahmen erfolgen. Für Kinder mit Immunsuppression oder Immundefekten wird empfohlen, während eines Ausbruchs von HPIV-Infektionen Gemeinschaftseinrichtungen wie Schulen oder Kindergärten zu meiden.

49.2.2 Mumpsvirus

Epidemiologie

Um innerhalb einer gegebenen Bevölkerung dauerhaft überleben zu können, benötigt das Mumpsvirus eine Population von mindestens 200 000 Menschen. Solche Menschenansammlungen wurden erst ca. 2000 Jahre v. Chr. erreicht. Aus dieser Zeit stammen auch die ersten Beschreibungen eines Krankheitsbilds, welches dem Mumps entspricht. Der Mensch ist der einzige Wirt!

Mumps (Parotitis epidemica) ist weltweit verbreitet. Im Alter von über 15 Jahren ließen sich vor Einführung der Impfung bei mehr als 90 % der Bevölkerung Antikörper nachweisen, bei Kindern bis zu 5 Jahren immerhin bereits bei 42 %. Alle 3 bis 5 Jahre kommt es zu erhöhten Inzidenzraten, vor allem in den Winter- und Frühjahrsmonaten. Die Inzidenz der Infektion ist jedoch relativ niedrig und lag bei Einführung der Impfung 1968 bei ca. 0,076 %. Seit Einführung der Impfung ist die Inzidenz noch weiter zurückgegangen und liegt jetzt in den USA bei unter 1:100 000.

Inzidenzangaben sind allerdings dadurch problematisch, dass ca. 30 % der Infektionen, besonders bei Kleinkindern, subklinisch verlaufen und auch in Ländern mit Meldepflicht nicht alle Fälle gemeldet werden. Die tatsächliche Inzidenz in Deutschland kann daher als etwas höher angenommen werden.

Die Impfrate bei Kindern ist in den USA mit über 90 % sehr hoch, in Deutschland muss sie als etwas niedriger angenommen werden.

Schwere Verläufe betreffen vor allem das ZNS. In Fällen von Mumpsenzephalitis steigt die normalerweise geringe Letalität von ca. 3/10 000 um das 100-fache auf ca. 1 bis 2 % an.

Bei den Mumpsviren werden die Genotypen A bis L unterschieden. In Europa kommen in erster Linie die Genotypen C bis E, G und H vor.

Pathogenese

Die Infektion erfolgt durch Tröpfcheninfektion mit initialer Vermehrung des Virus in Nasen- und Rachenepithel. Die Inkubationszeit beträgt 18 Tage, mit einer Varianz von 2 bis 4 Wochen. Kontagiosität des Patienten besteht 7 Tage vor und bis zu 9 Tagen nach Auftreten der Symptome. Das Virus wird mit dem Speichel ausgeschieden und zwar unabhängig vom klinischen Auftreten einer Parotitis. Die Ausscheidung wird mit der beginnenden Sekretion von IgA-Antikörpern in den Speichel, die vermutlich zur Neutralisierung führen, beendet.

Der Manifestationsindex der Infektion liegt nur bei ca. 70 %.

Nach Infektion des Mukosaepithels kommt es zur Replikation des Virus in den lokalen Lymphknoten und von da aus zur Virämie mit Organbefall (Hoden, Nebenhoden, Pankreas, ZNS). Die typische Parotitis entsteht durch Virusreplikation im Epithel der Parotis und darauf folgender Entzündungsreaktion mit interstitiellem Ödem.

Die nach Auftreten der ersten Symptome häufig für mehrere Wochen beobachtete Virusausscheidung mit dem Urin entspricht im Wesentlichen einer Virusreplikation im Nierengewebe, welche aber in der Regel ohne wesentliche Schädigung des Organs abläuft.

Insgesamt kommt es in ca. der Hälfte aller Infektionen zur Beteiligung des ZNS und zwar unabhängig vom klinischen Auftreten einer Parotitis. Die Infektion erfolgt hier vermutlich über den Plexus chorioideus, entweder direkt oder durch infizierte Monozyten und darauf folgende Replikation des Virus im Epithel des Plexus. Eine Persistenz des Virus im ZNS ist die Ausnahme.

Die gefürchtete Mumpsorchitis kommt beinahe ausschließlich nach der Pubertät vor. Aus der Tatsache, dass sich das Mumpsvirus bei einseitiger Orchitis nur aus dem betroffenen Hoden isolieren lässt, schließt man auf die direkte Pathogenese der Orchitis. Hierbei wird die Replikation des Virus in den Samentubuli für wahrscheinlich gehalten, Nekrosen der Spermatogonien sind beschrieben. Im Anschluss an die Infektion kommt es zu Hyalinisierung und narbigen Abheilung, die zur Infertilität führen kann. Hieran sind in erster Linie Drucknekrosen durch die feste Tunica albuginea beteiligt.

Tierversuche und Zellkulturexperimente legen weiterhin eine Replikation des Mumpsvirus in den pankreatischen β-Zellen nahe. Dem entspricht auch der bei Mumpsinfektionen häufig beobachtete epigastrische Schmerz. Noch nicht geklärt ist die Beziehung der Mumpsvirusinfektion zur Genese eines Typ-I-Diabetes. Einzelne Arbeiten zeigen die Entwicklung eines Typ-I-Diabetes in Kindern nach Mumpsvirusinfektion mit starker pankreatischer Symptomatik. Insgesamt sind die Daten zu einem solchen Zusammenhang jedoch uneinheitlich und bedürfen weiterer Abklärung.

Eine leichte Myokarditis wird bei der Mumpsvirusinfektion häufig beobachtet. Diese entspricht einer lymphozytären interstitiellen Myokarditis, gelegentlich auch mit Symptomen einer Perikarditis. Mumpsvirus lässt sich hierbei regelmäßig im Gewebe nachweisen.

Die eher seltene Begleitarthritis ist demgegenüber in ihrer Pathogenese nicht geklärt. Ein Virusnachweis aus der Synovialflüssigkeit gelingt nicht. Die Mumpsarthritis wird daher zu den parainfektiösen Symptomen gezählt.

Klinisches Bild

Wie oben dargestellt, verlaufen nur ca. ⅔ der Infektionen unter dem typischen klinischen Bild einer Mumpsvirusinfektion. Bei symptomatisch verlaufenden Infektionen kommt es, mit Ausnahme von Säuglingen, in 95 % der Fälle zur typischen Parotitis, zu 90 % beidseitig. Schwellung und Schmerzen erreichen ihr Maximum nach 2 Tagen und halten 7 bis 10 Tage an. Typisch erscheinen die aufgrund der Parotisschwellung abstehenden Ohren. Die Temperatur kann bis auf 40 °C steigen. Die Submandibular- und Sublingualdrüsen können von der Infektion ebenso betroffen sein.

Zusätzlich kann es zur Infektion weiterer Organsysteme kommen. Obwohl das ZNS in bis zu 50 % der Infektionen mit betroffen ist, kommt es nur in ca. 5 bis 10 % zu klinischen ZNS-Symptomen, meist in Form einer meningitischen Reizung, seltener in Form einer Meningoenzephalitis oder Enzephalitis (0,1 %). Bis zu 4 % der Patienten mit ZNS-Symptomen entwickeln eine Akustikusneuritis, die als Spätfolge zur Taubheit führen kann. Die Inzidenz der Mumpsmeningitis nimmt mit dem Lebensalter zu.

Die Infektion des ZNS führt in der Regel zu den klinischen Zeichen einer Meningitis (90 %), eine Enzephalitis, bzw. Meningoenzephalitis (10 %) kommt jedoch vor. In seltenen Fällen kann es durch Beteiligung der Kochlea zur Taubheit kommen.

Wenn es zum Auftreten von ZNS-Symptomen kommt, stehen Übelkeit und Erbrechen im Vordergrund. In bis zu 30 % der Fälle treten Krämpfe auf. Das EEG zeigt jedoch nur geringe Auffälligkeiten. Auffällig ist, dass bei der Mumpsmeningitis eine Parotitis in bis zur Hälfte der Fälle fehlt. In einer umfangreichen finnischen Studie, noch vor Beginn der Impfungen, an Kindern war die Mumpsinfektion mit 27 % eine der häufigsten ZNS-Infektionen und war zu 40 % Ursache viral bedingter Meningitiden. Wenn keine weiteren Risikofaktoren vorliegen, ist der Verlauf in der Regel günstig und kurz (2 bis 4 Tage). Die Liquorpleozytose von 100 bis 1000 Zellen kann richtungsweisend für die Diagnostik sein. Aufgrund der gestörten Blut-Liquor-Schranke kommt es zu einem Anstieg des Liquoreiweißes, der lange nachweisbar bleibt. In 90 % der Patienten mit ZNS-Symptomen lassen sich Mumpsvirus-IgG-Antikörper, bei bis zu 50 % IgM-Antikörper im Liquor nachweisen. Bei ca. 30 % der Patienten werden im Liquor oligoklonale Immunglobulin-Banden als Zeichen der intrathekalen Immunantwort gesehen.

Gefürchtet ist die Mumpsorchitis und die Mumpsepidydimitis, die nach der Pubertät in ca. 25 % der Fälle auftreten. Die Orchitis kann bei ungünstigem Verlauf zur Infertilität (s. oben) führen, was jedoch selten ist und häufig überschätzt wird. Ebenso kommt bei weiblichen Patienten bis zu 15 % eine Mastitis sowie bei ca. 5 % eine Oophoritis vor, über deren Spätfolgen wenig bekannt ist. Ebenfalls in 5 % der Fälle kommt es zu einer Pankreatitis. Auch andere Organe wie Nieren, Prostata, Leber, Milz,

Schilddrüse, Herz, Lungen und Gelenke können betroffen sein.

Im Gegensatz zu anderen Infektionen gibt es nur wenige Prädispositionsfaktoren für die Mumpsinfektion. So entwickelt sich die Mumpsmeningitis vor allem im Alter von 5 bis 10 Jahren sowie signifikant häufiger bei Jungen als bei Mädchen. Eine Immunsuppression oder Immundefizienz führt jedoch nicht zu einem schwereren Krankheitsverlauf.

Infektion in der Schwangerschaft und beim Neugeborenen

Eine Mumpsvirusinfektion in der Schwangerschaft (und in der Frühphase auch die Impfung) kann zur Infektion der Plazenta und zur Infektion des Feten führen. Die Infektion im ersten Trimester kann in seltenen Fällen möglicherweise zum Spontanabort führen. Die Infektion folgt dann dem Alles-oder-Nichts-Gesetz, Missbildungen sind nicht beschrieben. Eine Indikation zur Interruptio besteht daher nicht.

Bei Mumpsinfektionen der Mutter zum Zeitpunkt der Geburt kann es beim Kind zu einer schwerer verlaufenden neonatalen Mumpsinfektion kommen. In diesen Fällen kann die Anwendung von Immunglobulinen (z.B. Beriglobin 0,2 ml/kg Körpergewicht) zur passiven Prophylaxe der Erkrankung innerhalb von 72 Stunden nach Exposition von Vorteil sein.

Eine Impfung in der Schwangerschaft sollte aus grundsätzlichen Erwägungen nicht erfolgen, da es sich um einen Lebendimpfstoff handelt. Sollte eine akzidentelle Impfung erfolgt sein, so sind nach bisherigem Kenntnisstand keine Komplikationen zu erwarten. Eine Indikation zur Interruptio ergibt sich hieraus nicht.

Obwohl das Mumpsvirus während der Infektion auch mit der Muttermilch ausgeschieden wird, finden sich klinisch nur selten Fälle von perinatalen Mumpsvirusinfektionen, wie überhaupt der typische Krankheitsverlauf in den ersten beiden Lebensjahren selten ist. In dieser Zeit verläuft die Infektion besonders häufig subklinisch oder unter dem Bild einer uncharakteristischen Atemwegsinfektion. Dies weist auch auf eine gewisse Immunpathogenese der Infektion hin.

Differenzialdiagnose

Die typischen klinischen Zeichen einer Mumpsinfektion sind nicht zu verkennen. Bei Verläufen mit atypischer Symptomatik, z.B. bei Säuglingen, bei Symptomen nach Impfung oder der Frage nach Impfversagern, müssen andere potenzielle Erreger mitbedacht werden. Hierzu gehören in erster Linie Infektionen mit Coxsackie-Viren, Parainfluenza-Typ-1-, 2- und -3-Viren, Influenza-A-Virus und LCM-Virus.

Labordiagnostik

Virusnachweis

Eine Isolierung und Anzucht des Mumpsvirus erfolgt aus Speichel oder Abstrichen der Wangenschleimhaut innerhalb der ersten 4 bis 5 Tage nach Auftreten der Symptome. Die Anzucht aus dem Urin gelingt bis zu 2 Wochen nach Symptombeginn, vor allem, wenn das Virus durch Ultrazentrifugation angereichert wird. Auch aus Blut (vorzugsweise EDTA-Blut) bzw. Plasma ist eine Anzucht möglich. Bei meningitischen Symptomen kann auch eine Anzucht aus dem Liquor innerhalb der ersten Woche erfolgreich sein. Eine Anzucht gelingt auf verschiedenen Zellkulturen, wobei Nierenzell-Linien von grünen Meerkatzen (Vero-Zellen) die weiteste Verbreitung finden. Primäre Affennierenzellen und menschliche embryonale Nierenzellen sind noch etwas suszeptibler, allerdings aufwendiger in der Gewinnung und Handhabung. Auch Hela-Zellen und Hühnerembryofibroblasten können eingesetzt werden.

Wichtig ist, dass aufgrund der Instabilität des Virus der Transport ins Labor sofort und nach Möglichkeit bei 4 °C erfolgt. Ein Einfrieren der Probe (nach Möglichkeit −70 °C) ist aufgrund des resultierenden Aktivitätsverlusts nur indiziert, wenn eine Aufbewahrungsdauer von mehr als 2 Tagen notwendig wird.

Typischerweise bilden sich nach Infektion mit Mumpsvirus innerhalb von einigen Tagen Riesenzellen. Bei manchen Isolaten können diese jedoch fehlen und ein uncharakteristischer CPE auftreten, der mikroskopisch nicht immer einwandfrei erkennbar ist. Es empfiehlt sich daher, vor der endgültig negativen Beurteilung von Zellkulturen einen Hämadsorptionstest vorzunehmen.

Aufgrund des hohen Aufwands und der relativ langen Zeitdauer bis zum Erhalt von Ergebnissen wird die Virusanzucht heute nur noch in besonderen Fällen durchgeführt (z.B. Verdacht auf Impfkomplikation).

Von einigen Labors wird der Antigennachweis mithilfe der indirekten Immunfluoreszenz durchgeführt. Hierbei wird Abstrichmaterial auf Objektträgern fixiert und mit Mumpsvirus-spezifischen Antikörpern inkubiert. Die Bindung der Antikörper an Mumpsvirus-Antigen wird anschließend über einen zweiten, fluoreszenzmarkierten Antikörper sichtbar gemacht. Da zwischen dem Mumpsvirus und den Parainfluenzavirus Typen 2 und 4 ausgesprochen starke Kreuzreaktionen existieren, sollten nur entsprechend geprüfte monoklonale Antikörper für diesen Test verwendet werden.

Durchgesetzt für den raschen und sensitiven Mumpsvirus-Nachweis hat sich in den letzten Jahren die PCR in Verbindung mit einer reversen Transkription der Virus-RNA (RT-PCR). Mit dieser Methode kann Virus innerhalb eines Tages sensitiv und spezifisch in allen Materialien nachgewiesen werden. Aufgrund der Probleme beim Antikörpernachweis im Liquor bei Mumpsmeningitis (s. oben) ist die

PCR hier die Methode der Wahl und sollte bei Verdacht auf Mumpsmeningitis immer zum Einsatz kommen.

Serologie

Zur Erfassung anamnestischer Impftiter und florider Infektionen hat sich die serologische Diagnostik weitgehend durchgesetzt. Sie beruht auf dem Nachweis virusspezifischer Antikörper, ggf. separat für die Klassen IgG, IgM und IgA. Hierfür existiert eine Vielzahl von Methoden, die in unterschiedlichem Maß für den Nachweis akuter oder durchgemachter Infektionen geeignet sind (s. unten).

In der Praxis gilt es in erster Linie, Fragen nach einer Immunität, akuten Infektion, Impfinfektion oder Reinfektion zu beantworten. Zur Beurteilung des Immunstatus wird neben dem klassischen HHT und NT heute in erster Linie der ELISA auf IgG-Antikörper herangezogen.

Hämagglutinationshemmungstest (HHT, HIT)

Das Mumpsvirus besitzt wie die meisten Paramyxoviren auf der Oberfläche ein Hämagglutinin (H, V-Antigen), mit dem es in der Lage ist, Erythrozyten zu agglutinieren. Sind in einer Serumprobe Antikörper gegen das Hämagglutinin vorhanden, so binden diese an das Virus und die Hämagglutination wird verhindert. Durch Einsatz mehrerer geometrischer Verdünnungsstufen (meistens Zweierstufen) des Serums in den Test kann ein Grenztiter angegeben werden. Der HHT wird nach Beginn der Symptome frühzeitig positiv und misst sowohl IgG- als auch IgM-Antikörper.

Da er jedoch zwischen beiden Antikörperklassen nicht differenziert, gilt nur ein mindestens vierfacher Titeranstieg zwischen 2 im Abstand von 7 bis 10 Tagen gewonnenen Serumproben als beweisend für eine akute Infektion. Der HHT ist jedoch geeignet, eine durchgemachte Infektion bzw. Antikörpertiter nach Impfung nachzuweisen.

Neutralisationstest (NT)

Mumpsvirus vermehrt sich in vielen Zellkulturen (s. oben) und erzeugt in diesen einen zytopathischen Effekt bzw. kann seine Vermehrung durch Hämadsorption nachgewiesen werden. Wird eine definierte Menge Virus vor Verimpfung auf die Zellkultur mit einer Serumprobe gemischt und inkubiert, die Antikörper gegen das Virus enthält, so wird die Infektiosität des Virus neutralisiert, sofern neutralisierende Antikörper in der Probe enthalten sind. Durch serielle Verdünnung des Serums ergibt sich ein Grenztiter. Der Neutralisationstest misst vorwiegend Antikörper der Klasse IgG mit Aktivität gegen das HN-Protein, weniger gegen das F-Protein. Er ist damit der Goldstandard zur Feststellung einer Immunität, einer durchgemachten Infektion oder einer Impfanamnese. Der NT ist jedoch ungeeignet zur Erfassung einer akuten Infektion, da die neutralisierenden Antikörper zu spät auftreten.

Enzymimmunassays (EIA, ELISA)

Enzymimmunassays zum Nachweis von Mumpsvirusantikörpern existieren in einer Vielzahl unterschiedlicher Formate und Spezifitäten. Gebräuchlich sind sog. Sandwich-EIA, bei denen die Vertiefungen einer Mikrotiterplatte mit Virusantigen beschichtet werden, anschließend mit der zu untersuchenden Serumprobe inkubiert und sodann gewaschen werden. Hierdurch bleiben lediglich antigengebundene Antikörper in der Kavität der Platte gebunden. Diese Antikörper werden in einem weiteren Schritt durch Inkubation mit einem zweiten, enzymmarkierten Antikörper und anschließende Zugabe eines entsprechenden Substrats nachgewiesen. Der photometrisch gemessene Farbumschlag des Substrats innerhalb einer bestimmten Zeit ist dabei äquivalent der Menge von gebundenem zweiten Antikörper. Diese wiederum hängt ab von der Anzahl und Avidität gebundener Serumantikörper, sodass unter standardisierten Bedingungen, ausgehend von der Höhe der Extinktion bei einer bestimmten Serumverdünnung, eine Rückkalkulation auf die Menge gebundener Serumantikörper möglich ist. Dies macht sich die sog. Alphamethode zunutze, bei der ausgehend von der gemessenen Extinktion verschiedener Serumverdünnungen in Vorversuchen daher ein Antikörpertiter angegeben werden kann. Die Methode ist gut automatisierbar und gut standardisiert, sodass ihr Einsatz weit verbreitet ist.

Problematisch bleiben beim EIA derzeit noch verschiedene Punkte: So kann der EIA zwischen Antikörpern unterschiedlicher Epitopspezifität und Affinität nur eingeschränkt differenzieren. Im EIA gemessene Titer korrelieren daher nur bedingt mit den Ergebnissen des NT oder HHT. Weiterhin kann es durch Kreuzreaktionen mit anderen Parainfluenzaviren zu falsch positiven Ergebnissen kommen.

Beim Nachweis von IgM-Antikörpern kann ein hoher IgG-Titer des Serums aufgrund von Bindungskompetition zu falsch negativen Ergebnissen führen. Umgekehrt führt das Vorhandensein von IgM-Rheumafaktoren ggf. zu falsch positiven Resultaten. Zuverlässigere und auch sensitivere Resultate werden daher mit der sog. anti-μ-Capture-Technik erzielt, bei der zunächst ein Anti-Human-IgM-Antikörper an die Festphase gebunden wird. Nach Inkubation mit einer Serumprobe werden hierdurch zunächst spezifisch die IgM-Antikörper gebunden. Der Nachweis mumpsspezifischer IgM-Antikörper erfolgt dann durch weitere Inkubation mit enzymmarkiertem Mumpsvirus-Antigen. Diese sog. ELA-Technik hat sich auch im praktischen Einsatz gut bewährt und ist weniger aufwendig als die Isolierung der Serum IgM-Antikörper vor Durchführung eines konventionellen ELISA (s. a. Kap. 9).

Therapie

Die Behandlung der Mumpsinfektion erfolgt generell symptomatisch. Kausale Therapiemöglichkeiten existieren derzeit nicht. Die Gabe von Immunglobulin **während** der Erkrankung hat sich nicht bewährt und sollte vermieden werden. Bei starken Schmerzen kann lokal Procainhydrochlorid appliziert werden. Die Gabe von Steroiden zur Verminderung der Schwellung hat ebenfalls keinen messbaren Effekt.

Prophylaxe

Aktivimmunisierung

Lebendimpfstoff

Derzeit wird zur Aktivimmunisierung in Deutschland praktisch ausschließlich der Virusstamm Jeryl Lynn B verwendet. Es handelt sich dabei um ein Patientenisolat, welches bereits vor Jahrzehnten zunächst in embryonierten Hühnereiern, später in Hühnerembryozellen passagiert und gezüchtet wurde. Die Mutationen im Virusgenom, die die verringerte Pathogenität des Impfvirus bewirken sind nicht bekannt.

Der attenuierte Stamm zeichnet sich dadurch aus, dass es nach Impfung zwar zur Virusvermehrung, aber zu keiner klinischen Symptomatik kommt. Die Mumpsimpfung ist damit eine Lebendimpfung. Sie wird zusammen mit Masern und Röteln als trivalente (z. B. M-M-RVax, MMR-Triplovax) oder mit Varizellen als tetravalente Impfung (Priorix Tetra) verabreicht.

Die Impfung erfolgt i.m. oder s.c. in einer Dosis von 0,5 ml. Zu anderen Impfungen mit attenuierten Erregern ist ein Abstand von 4 Wochen einzuhalten, nach Gabe von Immunglobulinen eine Karenzzeit von 3 Monaten, da es sonst zu einer (partiellen) Neutralisierung des Impfvirus kommen kann und kein aktiver Schutz eintritt.

Üblich ist die Impfung mit dem trivalenten Impfstoff ab dem 15. Lebensmonat mit Wiederimpfung ab dem 6. Lebensjahr, um Impf- und Immunitätslücken zu schließen. Eine Impfung ab dem 6. Monat kann erfolgen, wenn die epidemiologische Situation dies erfordert.

In diesem Fall muss eine Zweitimpfung ab dem 15. Lebensmonat durchgeführt werden.

In Studien wurde gezeigt, dass innerhalb von 2 Wochen nach Impfung neutralisierende Antikörper nachweisbar sind. Die Serokonversionsraten wurden mit mehr als 90% angegeben. Es steht jedoch zu vermuten, dass die Schutzraten unter Praxisbedingungen niedriger liegen. Eine Virusausscheidung nach Impfung erfolgt nicht.

Bisherige Untersuchungen zeigen, dass die Schutzdauer nach erfolgreicher Lebendimpfung bei 15 Jahren oder länger liegt. Primäre Impfversager werden jedoch in einer Häufigkeit von ca. 10% nach einmaliger Impfung beobachtet. Die Ursachen für ein primäres Impfversagen sind vielfältig und reichen von fehlerhafter Handhabung und Lagerung des Impfstoffs bis hin zu Applikation in das Fettgewebe. Auch Resttiter von Immunglobulinen oder mütterlichen Antikörpern (Nestschutz) bei zu früher Impfung können ein primäres Impfversagen herbeiführen. Als sekundäres Impfversagen wird eine unzureichende Immunität nach korrekt erfolgter Impfung bezeichnet. Hier spielt das Absinken der Antikörperantwort im Verlauf der Jahre eine wesentliche Rolle, aber auch eine passagere Immunsuppression oder Defizienz kann beteiligt sein. Man geht davon aus, dass 90% der symptomatischen Reinfektionen nach Impfung auf ein primäres Impfversagen und ca. 10% der Reinfektionen auf ein sekundäres Impfversagen zurückzuführen sind. Da Reinfektionen gelegentlich beobachtet werden, kann auch in höherem Lebensalter eine Wiederimpfung erwogen werden. Das Alter stellt hierfür keine Kontraindikation dar.

Impfnebenwirkungen

Nebenwirkungen der Mumpsimpfung sind selten und bestehen aus einer gelegentlich auftretenden leichten Parotitis und Fieber. Die in einzelnen Publikationen berichteten Nebenwirkungen einer Mumpsimpfung in Form von aseptischer Meningitis und Fieberkrämpfen wurden im Wesentlichen bei Impfung mit dem in Deutschland nicht gebräuchlichen Urabe-Am-9-Stamm beobachtet.

Anaphylaktische Reaktionen auf die Mumpsimpfung sind in einer Frequenz von ca. 1:2 Mio. Dosen ebenfalls eine Seltenheit. Entsprechende Untersuchungen lassen vermuten, dass sich die allergische Reaktion am ehesten gegen galenische Hilfsstoffe richtet und nicht, wie vielfach vermutet, auf Restbestandteile von Hühnereiweiß. Insofern stellt eine bestehende Hühnereiweißallergie keine Kontraindikation zur Impfung mehr dar. Aus grundsätzlichen Erwägungen kann jedoch bei Patienten mit Hühnereiweißallergie auf einen in menschlichen Zellen hergestellten und über die internationalen Apotheken beziehbaren Impfstoff (Triviraten-Berna) ausgewichen werden. Ggf. kann auch eine fraktionierte Impfung erfolgen (s. unten, Abschnitt Masern).

Kontraindikationen

Gesicherte Allergien gegen Formulierungsbestandteile des Impfstoffs (s. oben) stellen eine Kontraindikation für eine Impfung dar. Ebenso sollte eine Impfung in der Schwangerschaft unterbleiben. Da es sich um einen Lebendimpfstoff handelt, sollten weiterhin Patienten unter immunsuppressiver Therapie, Tumor- und Leukämiepatienten sowie Patienten mit schweren T-Zell- oder kombinierten T-/B-Zelldefekten nicht geimpft werden. Da die Immunität bei der Mumpsinfektion im Wesentlichen von der T-Zellimmunität abhängt, kann eine Impfung bei humoralen Immundefekten und HIV-Infizierten ohne Immundefizienz erfolgen.

Passive Immunisierung

Eine passive Immunisierung bei nicht immunen Patienten ist bis 72 Stunden nach der Exposition sinnvoll, danach nicht mehr. Zu beachten ist, dass Patienten bereits ca. 1 Woche vor Auftreten der Symptome das Virus ausscheiden und infektiös sind. Die passive Immunisierung kann mit einem normalen Immunglobulin i.m. erfolgen. Die Präparate enthalten, auch wenn entsprechende Angaben fehlen, bei Gabe von z. B. 0,25 ml/kg i. m. Beriglobin meist ausreichende neutralisierende Antikörpertiter gegen Mumps. Die Schutzwirkung des Immunglobulins ist bei Mumps jedoch schlechter als bei Masern.

49.2.3 Masernvirus

Epidemiologie

Ähnlich wie Mumps sind die Masern eine Viruserkrankung, deren einziges Reservoir der Mensch darstellt. Die Kontagiosität der Infektion ist sehr hoch und der Verlauf akut, sodass das Virus größere zusammenlebende Populationen benötigt, um auf Dauer überleben zu können. Solche Populationsdichten wurden erst in den letzten Jahrtausenden erreicht. Die ersten Beschreibungen der Masernvirusinfektion erfolgten ca. 1000 Jahre n. Chr. Erste detaillierte Beschreibungen aus Europa und die Abgrenzung der Masern vom Krankheitsbild der Pocken stammen aus dem 17. Jahrhundert. Ähnlich wie Mumps wurden auch die Masern durch die Europäer mehrfach in die Neue Welt eingeschleppt und führten dort zu verheerenden Krankheitsausbrüchen und zum Untergang ganzer Volksstämme.

Die Maserninfektion ist mittlerweile mit Ausnahme abgelegener Gebiete weltweit verbreitet. In Gebieten mit hoher Durchimpfung (z. B. USA) kommen Masern jedoch nur noch als Einschleppinfektion oder bei nachlassender Impftätigkeit vor. Eine Übertragung der Masern erfolgt durch Tröpfcheninfektion („fliegende Infektion") bis in eine Entfernung von 5 m, in der Regel über den Respirationstrakt, aber auch den Oropharynx oder die Konjunktiven. Eine Übertragung durch Oberflächen und Stäube ist zwar möglich, aufgrund der Umweltsensitivität des Masernvirus jedoch keine wesentliche Verbreitungsquelle. Ansteckungsfähigkeit besteht ca. 1 Woche vor Ausbruch des Exanthems bis 3 bis 4 Tage danach. Die Inkubationszeit der Infektion beträgt ca. 11 (8 bis 12) Tage bis zum Auftreten der ersten Prodromalsymptome und ca. 14 Tage bis zum Auftreten des Exanthems. Die Kontagiosität der Infektion ist hoch, der Kontagiositätsindex liegt bei 98 %. Der Manifestationsindex beträgt annähernd 100 %, asymptomatische Verläufe kommen bei der Primärinfektion ohne Vorliegen von Antikörpern nicht vor: Falls Antikörper vorliegen (z. B. maternale Antikörper oder durch Passivimmunisierung), kann ein asymptomatischer oder symptomarmer Verlauf resultieren. Die Patienten sind trotzdem infektiös. Nach überstandener Infektion besteht lebenslange Immunität.

Ohne Impfung beträgt die Durchseuchung in Entwicklungsländern bis zum 2. Lebensjahr 50 %, bis zum 5. Lebensjahr 100 %. In Industrieländern liegt der Infektionsgipfel mit 5 bis 9 Jahren etwas später, mit 15 Jahren ist eine Durchseuchung von 95 % erreicht.

Nach der Geburt besteht durch mütterliche Antikörper für einige Monate ein Nestschutz, der jedoch bei Frühgeborenen und bei Unterernährung der Mutter deutlich geringer ausgeprägt ist. Durchschnittlich kann die Dauer des Nestschutzes mit 6 Monaten angenommen werden, er kann in Einzelfällen jedoch auch länger (bis zu einem Jahr) bestehen.

Unter normalen Bedingungen liegt die Letalität der Infektion bei ca. 1:1000. Bei hoher Infektionsdosis, Mangelernährung, Immunsuppression und T-Zelldefekten kann sie jedoch deutlich höher sein und liegt in Entwicklungsländern mit schwierigen Lebensbedingungen bei ca. 10 %. Man schätzt, dass in diesen Ländern aufgrund fehlenden Impfschutzes, schlechter hygienischer Verhältnisse und Ernährungsdefizite die Masern jährlich zu 1 bis 2 Mio. Todesfällen führen.

Gehäuft treten Maserninfektionen alle 3 bis 5 Jahre auf, da nach dieser Zeit innerhalb einer Population wieder genügend empfängliche Individuen vorhanden sind. Die entsprechenden Kleinepidemien dauern 3 bis 4 Monate und werden vor allem von Januar bis April beobachtet. Die Einführung der Impfung 1963 hat jedoch solche Ausbrüche stark reduziert.

Die gefürchtete subakut sklerosierende Panenzephalitis (SSPE) wird nach Masernerkrankung mit einer Häufigkeit von bis zu 1:5000 beobachtet. Die Hälfte der SSPE-Erkrankungen findet sich bei Kindern mit Masern vor dem 2. Lebensjahr und ist bei Jungen dreimal häufiger als bei Mädchen. 85 % der SSPE-Fälle treten vor dem 14. Lebensjahr auf. Durchschnittlich entwickelt sich die SSPE 6 bis 8 Jahre nach überstandener Maserninfektion. Die Masernimpfung führt mutmaßlich nicht zu einer SSPE. Ein Nachweis des Impfvirus gelang bisher nicht.

Beim Masernvirus werden 8 Hauptstämme (A bis H), sog. Claden mit mindestens 22 verschiedenen Genotypen unterschieden. Impfvirusstämme gehören im Wesentlichen zum Hauptstamm A.

Pathogenese

Eintrittspforte für das Virus sind die Epithelzellen des Respirationstrakts, des Nasopharynx oder die Konjunktiven. Hierbei ist der **untere** Respirationstrakt für die Virusinfektion am empfänglichsten. Nach Infektion kommt es zunächst zur Replikation des Virus in den Mukosaepithelien und nach 2 bis 4 Tagen, möglicherweise durch Verschleppung durch Makrophagen, zur Replikation in den lokalen Lymphknoten, welche zusammen mit der Verschleppung des Virus durch Leukozyten Ursache für die erste virämische Phase ist. In dieser ersten virämischen Phase gelangt das Virus in die Organe des retikuloendothelialen Systems, insbesondere in weitere Lymphknoten und die Milz. Hier kommt es zur Virusreplikation vor allem in Monozyten und Makrophagen, aber auch Lymphozyten, die durch Lymphknotenhyperplasie und die Bildung retikuloendothelialer Riesenzellen (Warthin-Finkeldey-Zellen) mit eosinophilen zytoplasmatischen Einschlusskörperchen gekennzeichnet ist. Diese entstehen durch Fusion infizierter mit umliegenden nicht infizierten Zellen. Im Zuge dieser zweiten Stufe der Virusreplikation kommt es dann zu einer zweiten virämischen Phase, an der insbesondere aktivierte Lymphozyten entscheidend beteiligt sind. Durch den folgenden Untergang dieser Riesenzellen kommt es kurz nach Ausbruch des Exanthems zur Leukopenie bzw. Lymphopenie. Diese Leukopenie sowie die Infektion und Zerstörung von Thymus- und T-Zellen in Milz, Lymphknoten und Peyer-Plaques ist wiederum Grundlage für die bei einer Maserninfektion beobachtete Immunsuppression, die mehr als 2 Monate anhalten kann. In dieser Zeit ist die Reaktion auf Recall-Antigene, wie z. B. in der Tuberkulinreaktion, deutlich eingeschränkt. Diese Immunsuppression begünstigt wiederum weitere Infektionen. Wesentlichen Anteil an dieser durch das Virus ausgelösten Immunsuppression hat das F-Protein, bzw. der F/H-Protein-Komplex (s. Kap. 49.1).

Während der zweiten Virämiephase werden, abzugrenzen von den Warthin-Finkeldey-Riesenzellen, epitheliale Riesenzellen gebildet, die Dutzende Zellkerne enthalten können.

Diese besitzen invariabel intranukleäre und intrazytoplasmatische eosinophile Einschlusskörperchen. Diese epithelialen Riesenzellen finden sich in allen Schleimhäuten und können auch im Nasensekret nachgewiesen werden. Die Maserninfektion der Mukosa des Respirationstrakts macht diese besonders anfällig für bakterielle Superinfektionen.

Ausgehend von den epithelialen Riesenzellen kommt es weiterhin zur Infektion des Endothels, oberflächlicher Kapillaren und von Epithelzellen der Haut. Der Untergang dieser Riesenzellen und die durch die Infektion verursachte Nekrotisierung des Gewebes stellt das morphologische Korrelat des Masernexanthems und der Koplik-Flecken der Mundschleimhaut und Bronchialmukosa dar. Diese werden ca. 2 Tage vor Auftreten des generalisierten Exanthems beobachtet und finden sich an allen Schleimhäuten, inklusive Gastrointestinaltrakt und Vagina.

Zum Zeitpunkt des Auftretens des Exanthems finden sich die Riesenzellen nicht mehr. Schon am zweiten Tag nach Exanthembeginn kann Virus aus dem Blut oder Respirationstrakt nicht mehr angezüchtet werden. Gleichzeitig mit dem Auftreten des Exanthems finden sich masernspezifische Antikörper sowie eine ausgeprägte zelluläre Immunreaktion, die zum Untergang der virusinfizierten Zellen führt. Wird keine T-Zellimmunität entwickelt, so bleibt das Exanthem aus. Es kommt dann zur Proliferation des Bronchialepithels mit verstärkter Bildung von Riesenzellen und der Ausbildung der sog. Hecht'schen-Riesenzellpneumonie. Auch im retikuloendothelialen System schreitet die Infektion voran und streut in verschiedene Organe. Bei diesen Patienten wird daher auch eine progressive Form der Masernenzephalitis häufig beobachtet.

Die SSPE entsteht aufgrund von Virusmutanten, die bei einer disseminierten Infektion der Immunantwort entkommen und sich innerhalb des ZNS direkt von Zelle zu Zelle ausbreiten. In Gewebsschnitten können die typischen eosinophilen Einschlusskörperchen sowie Virusnukleokapside und virale Nukleinsäure nachgewiesen werden. Die eigentliche Ursache der SSPE ist noch nicht endgültig geklärt. Während einige Arbeiten auf Variationen des M-Proteins und eine verminderte Antikörperantwort gegen das M-Protein hinweisen, zeigen sich in anderen Untersuchungen Defekte der H- und F-Proteine. Einen Masernvirusstamm, der besonders häufig mit einer SSPE assoziiert ist, scheint es nicht zu geben.

Klinisches Bild

Nach Ablauf der Inkubationszeit, in der außer einer Leukopenie als Ausdruck der zweiten virämischen Phase meist keine Symptome beobachtet werden, treten 8 bis 12 Tage nach Infektion die ersten Prodromi in Form von Fieber, Appetitlosigkeit, Rhinitis, Konjunktivitis, Lichtscheu und Heiserkeit auf. Ein Laryngospasmus (Krupp) bzw. Laryngitis können ebenfalls auftreten. In dieser Prodromalperiode findet sich ein moderater Fieberanstieg sowie ab dem 11. Tag das typische Enanthem der Mundschleimhaut mit den Koplik-Flecken, beginnend auf Höhe des 2. Molaren, von wo eine rasche Ausbreitung erfolgen kann. Die Koplik-Flecken sind jedoch häufig nur über ca. 3 Tage zu beobachten (Abb. 49.**6**).

Meist kommt es am dritten Tag nach Auftreten der Prodrome zu einer Fiebersenkung und deutlicher subjektiver Besserung. Bereits am 4. Tag kommt es zum Beginn des Exanthems und einer weiteren, stärkeren Fieberphase, die am 5. bis 6. Tag ihren Höhepunkt erreicht und dann rasch abklingt.

Das intensiv rote makulopapulöse Exanthem tritt zunächst im Kopfbereich, häufig hinter den Ohren, im Nacken im Bereich des Haaransatzes oder auf der Stirn auf. Von dort breitet es sich kontinuierlich auf den Stamm und die unteren Extremitäten aus, die am dritten Tag erreicht werden. Gleichzeitig beginnt die Besserung des Kopfexanthems, die sich in der Reihenfolge des Erscheinens fortsetzt. Nach 4 bis 5 Tagen ist das Exanthem in der Regel abgeklungen. Am längsten persistieren die katarrhalischen Symptome, die erst 10 Tage nach Auftreten der Prodrome verschwunden sind.

Aufgrund der Replikation des Virus in Lymphozyten und entsprechender Gewebsschädigung wird häufig eine

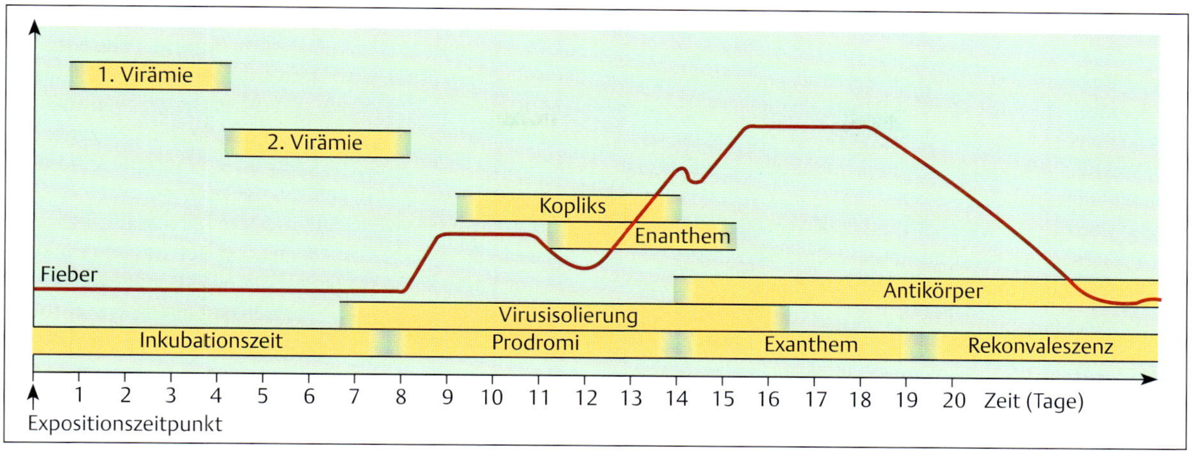

Abb. 49.**6** Krankheitsverlauf bei Masern.

generalisierte Lymphadenopathie und eine Milzvergrößerung beobachtet. Auch die häufig beobachtete Pseudoappendizitis ist hierauf zurückzuführen. Beim Erwachsenen kommt es, im Gegensatz zu Kindern, nicht selten zu einer Begleithepatitis.

Komplikationen

Mangelernährung

Die in Entwicklungsländern häufig anzutreffende Mangelernährung führt zu einer stärkeren Ausprägung des Krankheitsbilds mit einer Stomatitis und Enteropathie, die wiederum den Zustand der Mangelernährung noch begünstigt. Die Erkrankung verläuft daher auch länger, die Virusausscheidung hält länger an und die Letalität ist deutlich erhöht. Wenn ein Vitamin-A-Mangel vorliegt, kann es neben der Konjunktivitis auch zur Keratitis und zur Erblindung kommen.

Otitis media und Otosklerose

Die Mittelohrentzündung ist eine der häufigsten Masernkomplikationen und tritt in 5 bis 10% der Fälle auf. Sie ist in aller Regel durch eine bakterielle Superinfektion bedingt und bedarf daher einer entsprechenden antibiotischen Behandlung. Neuere Daten weisen daraufhin, dass die Maserninfektion die wesentliche Ursache einer später auftretenden Otosklerose ist. In entsprechend entnommenem sklerotischen Herden ist Masernvirus-RNA nachweisbar, in der Perilymphe sind die Masernvirusantikörper stark erhöht.

Pneumonie

Bei den im Gefolge einer Maserninfektion in 1 bis 6% der Fälle auftretenden Pneumonien muss zwischen einer Masernpneumonie (Riesenzellpneumonie), einer atypischen Masernpneumonie und einer Pneumonie durch bakterielle Superinfektion unterschieden werden. Es können jedoch auch mehrere Ursachen kombiniert vorliegen.

Die Pneumonie durch bakterielle Superinfektion ist dann anzunehmen, wenn typische physikalische Zeichen vorliegen und die Maserninfektion ihren normalen Verlauf mit Auftreten eines Exanthems nimmt.

Bei Vorliegen zellulärer Immundefekte oder Immunsuppression, auch iatrogen, bleibt das Exanthem aus oder verläuft atypisch in Form eines an Händen und Füßen beginnenden Erythems, welches sich von dort zum Stamm hin ausbreitet. In dieser Situation kommt es in Abhängigkeit von der Schwere des Immundefekts häufig (bis über 50%) zur Entwicklung einer Riesenzellpneumonie, die in ca. 30% der Fälle tödlich verläuft. Bei diesen Patienten wird bei verlängertem Krankheitsverlauf das doch noch erfolgende Auftreten der Koplik-Flecken und des typischen Exanthems als prognostisch günstig gewertet.

Zu einem ebenfalls atypischen Verlauf der Masern (sog. atypische Masern) kann es bei Patienten kommen, die vor mehr als 25 Jahren den damals gebräuchlichen inaktivierten Totimpfstoff erhielten. Mittlerweile weiß man, dass das Inaktivierungsverfahren zur Veränderung der Antigenstruktur des Virus führte und somit keine Immunität gegen das F-Protein entstand. Bei diesen Personen liegt daher eine Teilimmunität gegen das H-Protein vor, die zu atypischen Krankheitsverläufen führt. Neben dem atypischen Exanthem steht die atypische Masernpneumonie im Vordergrund, die jedoch nicht der Riesenzellpneumonie entspricht, sondern einen Autoimmunprozess im Sinne einer DTHR („Delayed Type Hypersensitivity Reaction“) bzw. einer Arthus-Reaktion darstellt. Der Verlauf dieser atypischen Pneumonie ist daher langwierig und therapieresistent.

Enzephalitis

Ähnlich wie bei der Pneumonie gibt es auch verschiedene Formen der Masernenzephalitis. Abzugrenzen sind die akute postinfektiöse Enzephalitis, die infektiöse akut progressive Enzephalitis und die subakut sklerosierende Panenzephalitis (SSPE).

Die akute postinfektiöse Masernenzephalitis entspricht am ehesten einer Autoimmunreaktion. Infektiöses Virus findet sich meist nicht. Die ersten Symptome treten in der Regel innerhalb der ersten Woche nach Auftreten des Exanthems auf, werden in manchen Fällen jedoch auch schon früher beobachtet. Es kommt zu hohem Fieber, Krampfanfällen und meningitischen Zeichen. Die Häufigkeit liegt bei ca. 1:1000, die Letalität auch heute noch bei 15%. In ca. 25% der Fälle kommt es zu bleibenden Defekten.

Die akut-progressiv infektiöse Form der Masernenzephalitis tritt praktisch ausschließlich bei Patienten mit Immundefekten oder Immunsuppression auf (s. auch Riesenzellpneumonie). Aufgrund der mangelnden Immunantwort kommt es zu einer massiven Virusreplikation im ZNS. Die Prognose hängt von der Schwere des Immundefekts ab.

Die SSPE stellt eine persistierende Infektion des ZNS mit Mutanten des Masernvirus dar. Sie ist insgesamt selten (bis 1:5000). Die Symptome entwickeln sich allmählich mit einer Latenzzeit von 6 bis 15 Jahren, zunächst mit mentalen Defiziten, dann zunehmend mit Myoklonien, Ataxien und Spastik. Die meist zusätzlich vorhandene Retinitis führt zur Blindheit. Die Erkrankung führt fast immer zum Tod.

Superinfektionen

Die durch die Maserninfektion bedingte Immunsuppression bedingt eine erhöhte Anfälligkeit des Organismus gegenüber weiteren Infektionen. Grundsätzlich resultieren bei allen gleichzeitig auftretenden Infektionskrankheiten schwere Verläufe. Besonders gut dokumentiert ist eine erhöhte Anfälligkeit für Tuberkulose (Miliar-Tb), Scharlach, Diphtherie und Pertussis.

Masern in der Schwangerschaft

Die von manchen Autoren beschriebenen Zusammenhänge zwischen einer Maserninfektion in der Schwangerschaft und späteren kindlichen Missbildungen halten einer kritischen Überprüfung nicht stand und können in neueren Untersuchungen nicht bestätigt werden. Auch der Zusammenhang zwischen einer Maserninfektion in der Schwangerschaft und der Entwicklung eines späteren Morbus Crohn ist nicht ausreichend belegt. Eine Maserninfektion in der Schwangerschaft stellt daher keine Indikation zur Interruptio dar. In seltenen Fällen kann jedoch ein Abort oder ein intrauteriner Fruchttod eintreten.

Daher sollte bei unklarer Immunitätslage zunächst der Antikörperstatus bestimmt werden. Bei positivem Befund besteht kein Infektionsrisiko, weitere Maßnahmen sind nicht notwendig. Bei negativem Befund kann ein Immunglobulin (z. B. Beriglobin 0,2 ml/kg Körpergewicht) innerhalb von 72 Stunden nach Kontakt gegeben werden. Innerhalb dieses Zeitraums wird die Infektion mit hoher Sicherheit verhindert. Bei Gabe bis 1 Woche nach Kontakt erfolgt eine Mitigierung der Infektion.

Von gewisser Bedeutung ist die perinatale/frühpostnatale Infektion, die beim Neugeborenen ohne Nestschutz schwer verlaufen kann. In dieser Situation sollte daher nach Geburt ebenfalls die Gabe eines Immunglobulins in obiger Dosierung zur Prophylaxe oder Mitigierung der Infektion erfolgen.

Differenzialdiagnose

Bei differenzialdiagnostischen Überlegungen sind insbesondere Erkrankungen in Erwägung zu ziehen, die ebenfalls mit einem makulopapulösen Exanthem sowie Respirationstraktsymptomen einhergehen.

Hierzu gehören insbesondere Infektionen mit Rötelnvirus, Parvovirus B19, Mycoplasma pneumoniae sowie Infektionen mit A-Streptokokken und HHV-6. Ebenfalls zu bedenken sind Infektionen mit Adenoviren, EBV und CMV. Auch das Kawasaki-Syndrom sowie medikamentenbedingte Exantheme sollen in die differenzialdiagnostischen Überlegungen einbezogen werden. Untersuchungen zeigen, dass von 100 Patienten mit Verdacht auf Maserninfektion ca. 20% Masern, ca. 30% Röteln und ca. 25% Parvovirusinfektionen hatten. Der Rest verteilt sich auf andere Ursachen.

Labordiagnostik

Virusnachweis

Obwohl die Masern ein relativ typisches klinisches Bild bieten, kommt es in den letzten Jahren vermehrt zu atypischen Verläufen und damit zu diagnostischen Schwierigkeiten (s. oben). Eine Bestätigung der Verdachtsdiagnose durch das Labor ist daher in jedem Fall angebracht.

Der Virusnachweis kann aus verschiedenen Körpermaterialien erfolgen. Geeignet sind Abstriche von Rachen, Wangenschleimhaut, Nase und Konjunktiven, Sputum, Blut (EDTA-Blut), Urin sowie bei der Masernenzephalitis oder SSPE Liquor. Der Probentransport soll gekühlt (4 °C) und möglichst rasch erfolgen, da das Virus nicht sehr stabil ist.

Für eine Virusanzucht geeignet sind in erster Linie primäre Zellen, vor allem menschliche embryonale Nierenzellen, primäre Affennierenzellen sowie mit geringerer Empfindlichkeit entsprechende Zelllinien (z. B. Vero-Zellen). Sehr gut geeignet ist auch die EBV-transformierte B-Zell-Linie B95-8. Nach Verimpfung des Untersuchungsmaterials auf die Zellkultur entwickelt sich innerhalb einiger Tage der typische zytopathogene Effekt, gekennzeichnet durch die Entstehung von Synzytien und Spindelzellen. Ein Virusnachweis kann dann durch Hämadsorption auf den Zellen oder entsprechende Antikörper erfolgen. Die Virusisolierung in Zellkultur ist bei Masern jedoch nicht besonders sensitiv, sodass negative Resultate auf keinen Fall als Infektionsausschluss interpretiert werden dürfen. Die höchsten Isolierungsraten werden im Prodromalstadium erzielt. Der Versuch der Virusisolierung mehr als 2 Tage nach Auftreten des Exanthems ist in der Regel nicht Erfolg versprechend.

Da die Virusisolierung aufwendig ist und bis zum Erhalt von Ergebnissen bis zu 2 Wochen vergehen, ist in unkomplizierten Fällen der Antigendirektnachweis aus dem Abstrichmaterial mithilfe der indirekten Immunfluoreszenz besser geeignet. Ergebnisse können hier innerhalb eines Tages erwartet werden.

Insbesondere bei ZNS-Komplikationen und Liquoruntersuchungen hat sich in den letzten Jahren die RT-PCR zum schnellen und sensitiven Nachweis von Masernvirus-RNA durchgesetzt. Zum Nachweis werden in der Regel Sequenzen aus dem N-Gen ausgewählt, da dieses die höchste Konservierung aufweist.

Serologie

Zur Diagnose der akuten Infektion in unkomplizierten Fällen sowie zum Nachweis eines Impftiters oder Immunstatus nach einer durchgemachten Infektion werden serologische Untersuchungen herangezogen. Mithilfe moderner Immunassays, insbesondere dem ELISA, können virusspezifische Antikörper getrennt nach den Immunglobulinklassen IgG, IgM und IgA bestimmt werden. Bei atypischen Masern überwiegt die Immunantwort gegen das M-Protein gegenüber neutralisierenden Antikörpern gegen F und H. In der Rekonvaleszenzphase kommt es zu einer transienten Anti-Aktin-IgM-Erhöhung, die ein durch die Maserninfektion ausgelöstes Autoimmunphänomen darstellt.

Hämagglutinationshemmungstest (HHT, HIT)

Wie alle Morbilliviren besitzt das Masernvirus ein Hämagglutinin, mit dem es bestimmte Erythrozyten (allerdings nicht die des Menschen) agglutinieren kann. Beim Masernvirus muss der Hämagglutinationshemmungstest daher mit Affenerythrozyten durchgeführt werden. Hierbei wird eine Serumprobe in geometrischer Verdünnung zunächst mit einer bestimmten Virusmenge versetzt und inkubiert, anschließend werden die Erythrozyten zugegeben. Befinden sich in der Serumprobe Antikörper gegen das Hämagglutinin des Masernvirus, so bleibt darauf folgend eine Hämagglutination aus. Angegeben wird der Grenztiter. Der HHT weist Antikörper sowohl der Klasse IgG als auch IgM nach, weshalb er zur Erfassung einer durchgemachten Infektion und des Immunstatus geeignet ist. Bei akuter Infektion wird er ebenfalls frühzeitig positiv, hier muss jedoch zur Differenzierung von einem anamnestischen Infekt ein entsprechender Titeranstieg abgewartet werden.

Neutralisationstest (NT)

Wenn es um die Bestimmung anamnestischer und protektiver Antikörpertiter geht, ist der Neutralisationstest nach wie vor der Goldstandard. Erfasst werden Antikörper, die die Infektiösität des Virus neutralisieren und somit gegen die Glykoproteine F und H gerichtet sind. Der Neutralisationstest eignet sich vorrangig für die Bestimmung von IgG-Antikörpern, IgM-Antikörper werden aufgrund ihrer geringen Affinität nur schlecht erfasst.

Zur Durchführung wird eine definierte Menge Virus mit seriellen Serumverdünnungen gemischt und anschließend auf empfängliche Zellkulturen überimpft. Das Ausbleiben eines zytopathischen Effekts zeigt Neutralisation in der entsprechenden Serumverdünnung an. Angegeben wird der Grenztiter, bei dem 50% des infektiösen Virus neutralisiert sind.

Der Neutralisationstest hat sich gegenüber dem HHT, aber auch gegenüber moderneren Methoden wie dem ELISA als sensitiver in der Antikörper-Bestimmung erwiesen. Er ist daher der beste Test zur Erfassung einer anamnestisch durchgemachten Infektion und dient zur Wertbemessung von Immunglobulinpräparaten.

Enzymimmunassays (EIA, ELISA)

Aufgrund der einfachen Handhabung und recht guten Automatisierbarkeit haben sich heute in der Praxis mit Ausnahme von kritischen Fragestellungen ELISAs zum serologischen Nachweis der akuten oder durchgemachten Infektion durchgesetzt. Hierzu existiert eine Vielzahl unterschiedlicher Formate, die von Kompetitionstests über anti-µ-Capture-Teste bis hin zur weit verbreiteten Sandwichtechnik reichen.

Allerdings kann der ELISA nicht zwischen Antikörpern gegen die verschiedenen Virusantigene unterscheiden, sodass aufgrund hoher Extinktionen im ELISA für den Einzelfall nicht immer auf eine hinreichende protektive Immunität geschlossen werden kann. I.d.R. erlaubt jedoch der eindeutig positive Test die Aussage einer durchgemachten (Impf-)Virusinfektion, die i.a. Immunität hinterlässt. Weiterhin können, insbesondere in der IgM-Diagnostik, durch verschiedene Einflussfaktoren falsch positive oder falsch negative Testresultate entstehen (s. auch Mumpsvirus). Insbesondere zum sicheren und spezifischen Nachweis von IgM-Antikörpern ist daher die sog. ELA-Technik mit enzymmarkiertem Antigen oder eine Abtrennung der Serum-IgM-Fraktion im Einzelfall von Vorteil und der konventionellen Sandwich-Technik mit festphasengebundenem Antigen und markierten Anti-μ-Antikörpern überlegen.

Aviditätstestung

Durch Zugabe erhöhter Salz- oder Harnstoffkonzentrationen im ELISA werden nur Antikörper mit erhöhter Avidität gebunden. Durch vergleichende Testung kann in gewissen Grenzen auf den Infektionszeitpunkt rückgeschlossen werden.

Immunoblot (IB)

Beim Immunoblot werden zunächst die verschiedenen Masernvirusproteine durch Elektrophorese entsprechend ihrer Molmasse getrennt und nach der Trennung auf eine Filtermembran übertragen. Die Filtermembran wird im Weiteren mit der Serumprobe inkubiert, die Bindung der Serumantikörper an die einzelnen Virusproteine ebenfalls mit einem zweiten, enzymmarkierten Antikörper nachgewiesen. Das Verfahren besitzt den Vorteil, dass Antikörper gegen einzelne Virusproteine zweifelsfrei nachgewiesen werden können und auch zwischen spezifischen und weniger spezifischen Antikörpern unterschieden werden kann. Eine klare Zuordnung der Antikörper zu den einzelnen Proteinen, z. B. H, F, M oder NP, ist damit möglich. Allerdings kann aus dem Vorliegen von Antikörpern gegen F oder H nicht zwangsläufig auf neutralisierende Aktivität geschlossen werden. Nachteilig ist, dass durch die Denaturierung Konformationsepitope der Virusproteine verloren gehen und entsprechende Antikörper hiergegen nicht nachgewiesen werden können.

Therapie

Eine standardisierte Therapie für die Maserninfektion existiert nicht. Auftretende Superinfektionen werden erregerabhängig mit Antibiotika behandelt, Fieber und Krampfanfälle mit Antipyretika und Chloralhydrat oder Valium. Vitamin A (max. 200 000 U p.o. über 2 Tage) scheint zu einem milderen Krankheitsverlauf beizutragen. Bei lebensbedrohlichen Verläufen kann eine Ribavirintherapie i.v. in einer Dosierung von 20 bis 30 mg/kg KG und Tag über 7 Tage erwogen werden (Cave: Nebenwirkungen!). Obwohl das Virus in vitro sensitiv gegenüber Ribavirin ist, bleibt der klinische Nutzen umstritten. Bei Auftreten einer SSPE hat bislang keine antivirale Therapie (Ribavirin, Interferon u. a.) eindeutige Erfolge erbracht; allerdings weisen neuere Berichte die Interferonbehandlung zumindest als vorübergehend wirksam aus.

Prophylaxe

Aktivimmunisierung

Die Infektion mit dem Masernvirus hinterlässt eine lebenslange Immunität, wobei eine gewisse Persistenz des Virus in B-Lymphozyten wesentlich zu sein scheint.

In der Vergangenheit wurde für die Impfung zunächst ein inaktivierter Totimpfstoff eingesetzt, der sich jedoch aufgrund ungenügender Immunogenität und späterer atypisch verlaufender Durchbruchinfektionen nicht bewährt hat (s. oben). Seit ca. 1970 sind jedoch über Hühnerembryozellen attenuierte Impfvirusstämme verfügbar, die eine Lebendimpfung erlauben. Derzeit wird im Wesentlichen der Stamm More Attenuated Enders und der Stamm Schwarz (Genotyp A) verwendet. Die Impfung mit diesen Stämmen wird in Deutschland ab dem 15. Lebensmonat durchgeführt, in den angelsächsischen Ländern bereits ab dem 12. Monat. Diese frühe Impfung ist auch Ursache für die in den USA etwas häufiger beobachteten primären Impfversager, da zu diesem Zeitpunkt in manchen Fällen noch maternale Antikörper vorhanden sind, die die Ausbildung eines ausreichenden Impfschutzes behindern. Bei besonderer Exposition oder besonderem Risiko kann eine Impfung bereits ab dem 6. Lebensmonat erfolgen. In diesem Fall muss jedoch im 15. Monat eine Zweitimpfung durchgeführt werden, um dauerhaften und sicheren Impfschutz zu erreichen. Eine aktive Expositionsimpfung innerhalb von 72 Stunden nach Kontakt (Riegelimpfung) ist ebenfalls mit gutem Erfolg möglich.

In Deutschland wird die Masernimpfung zur primären Vakzination in der Regel als Kombinationsimpfung zusammen mit Mumps und Röteln (MMR-Impfung) durchgeführt. Gegeben werden 0,5 ml Impfstoff i.m. oder s.c.

Eine Wiederholungsimpfung ist im 6. Lebensjahr zu empfehlen, um eine höhere Serokonversionsrate durch Erfassung primärer Impfversager und einen dauerhafteren Schutz zu gewährleisten. Der Abstand zu anderen Lebendimpfungen beträgt 4 Wochen, zur Gabe von Immunglobulinen 3 Monate, da hierdurch ein primäres Impfversagen induziert werden kann.

Nach der ersten Impfung beträgt die Serokonversionsrate über 90 %, nach der zweiten Impfung bis 98 %. Ursache für ein primäres Impfversagen sind im Wesentlichen fehlerhafte Injektionen (z. B. auch Desinfektionsmittelrückstände auf der Haut, die zur Inaktivierung des Virus führen) und fehlerhafte Handhabung (Lagerungsbedingungen) sowie Resttiter von Immunglobulinen (z. B. Nestschutz).

Ein sekundäres Impfversagen ergibt sich im Wesentlichen aus einem Absinken der Antikörpertiter und der Immunität im Laufe der Zeit. Für die Masernimpfung wurde jedoch mittlerweile gezeigt, dass der Schutz für mehr als 20 Jahre anhält. Sekundäres Impfversagen ist somit selten. Unter allen Impfversagern machen die sekundären Fälle lediglich ca. 10 % aus. Hier kommt es häufig zu einem mitigierten Krankheitsverlauf, während beim primären Impfversagen der Infektionsverlauf typisch ist. Die Impfung hat die Zahl der Maserninfektionen und der SSPE in den USA und anderen Ländern dramatisch reduziert (von 500 000 Fällen auf 300 pro Jahr in den USA). Trotzdem kommen Einschleppinfektionen immer wieder vor. Vor allem in Deutschland ist die Impfrate mit ca. 80 % zu gering, sodass eine ungenügende Gruppen-Immunität existiert und Masernausbrüche die Regel sind. Möglicherweise lässt sich durch eine Masernimpfung auch einer späteren Otosklerose vorbeugen.

Impfnebenwirkungen

Bei ca. 5 % der Geimpften kommt es ca. 1 Woche nach Impfung zur Ausbildung der sog. Impfmasern mit Fieber, Exanthem und Konjunktivitis, die abortiv verlaufen und nicht infektiös sind. Dies stellt keine Komplikation dar. Eine Enzephalitis wird nach Impfung nicht häufiger beobachtet als in Kontrollgruppen (ca. 1:1 000 000), sollte jedoch Anlass zum Versuch der Virusisolierung auch für andere Erreger (Enteroviren, HSV, VZV) sein.

Anaphylaktische Reaktionen treten auf, sind aber eine Seltenheit. Sie richten sich fast immer gegen Formulierungsstoffe wie Neomycin oder Gelatine.

Kontraindikationen

Da es sich um eine Lebendimpfung handelt, sollte eine Impfung in der Schwangerschaft vermieden werden. Eine akzidentelle Impfung in der Schwangerschaft bedingt jedoch kein erhöhtes Risiko, die Infektion scheint die Plazentaschranke nicht zu passieren. Bei ausgeprägter Immunsuppression ist von einer Impfung abzusehen. Dies gilt jedoch nicht für die HIV-Infektion ohne deutlichen CD4-Verlust. Eine Hühnereiweißallergie und eine Tuberkulose stellen ebenfalls keine Kontraindikation dar (s. oben).

Sicherheitshalber kann jedoch bei Hühnereiweißallergie mit einer Impfstoffverdünnung s.c. von 1:100 vorgetestet und anschließend im Abstand von je 30 Minuten fraktioniert geimpft werden (0,05 ml, 0,1 ml, 0,2 ml, Rest). Auch die Impfung mit einem auf humanen diploiden Zellen gezüchteten Impfstoff (Triviraten Berna) ist eine Alternative.

Passive Immunisierung

Bei Kindern mit Immundefizienz und in besonderen Situationen (s. oben) kann es notwendig sein, eine Passivprophylaxe durchzuführen, da dann die Inkubationsimpfung nicht in Betracht kommt. Dies ist innerhalb von 72 Stunden nach Kontakt durch i.m. Verabreichung eines normalen Humanimmunglobulins in einer Dosis von 0,2 bis 0,5 ml/kg KG (max. 15 ml) möglich oder mit i.v. Gabe von 1 bis 2 ml/kg KG eines i.v. Immunglobulins. Bei Gabe bis zum 7. Tag nach Infektion kann eine Mitigierung des Krankheitsverlaufs erreicht werden. Auf die dann verlängerte Inkubationszeit ist zu achten.

49.2.4 Respiratory-Syncytial-Virus (RSV)

Epidemiologie

Bereits 1939 wurden bei Kindern vermutlich virale Pneumonien beschrieben, die nosokomial auftraten, zu Todesfällen führten und in ihrer Charakteristik den heute bekannten RSV-Infektionen entsprachen. Das RSV selbst wurde 1956 erstmals von Schimpansen isoliert und bereits kurze Zeit später von Kindern mit Infektionen des unteren Respirationstrakts. Aus Neapel ist Ende der 1970er Jahre eine RSV-Kleinepidemie beschrieben, die zu über 50 Todesfällen bei Kindern führte.

Der Name des Virus ergibt sich aus seinem Standort im Respirationstrakt sowie der ausgeprägten Fähigkeit zur Synzytienbildung sowohl in vivo als auch in vitro.

Gemäß seroepidemiologischen Studien liegt die Durchseuchung mit RSV in allen geografischen Regionen der Erde im Erwachsenenalter nahe bei 100 %. Obwohl deshalb die meisten Neugeborenen maternale Antikörper besitzen, genügen diese nicht, um einen sicheren Nestschutz zu gewähren. Im Gegenteil ist in Abhängigkeit vom Expositionsrisiko die Inzidenz der Erkrankung im Alter von 2 Monaten am höchsten. Im Alter von einem Jahr haben bereits 50 % der Kinder, im Alter von 2 Jahren über 95 % eine RSV-Infektion durchgemacht. Da die Infektion keine sichere Immunität hinterlässt und daher Reinfektionen die Regel sind, ist auch die Inzidenz hoch und kann, je nach Altersgruppe und epidemiologischer Situation, zweistellige Prozentraten erreichen. Der Manifestationsindex der Infektion ist ebenfalls hoch und liegt bei Kindern bei über 50 %. Die Infektion mit RSV ist die häufigste Ursache für schwere Atemwegsinfektionen bei Kleinkindern und die häufigste Ursache für Klinikeinweisungen aus diesem Grunde. RSV ist in dieser Patientengruppe verantwortlich für 50 % aller Fälle von Bronchiolitis (die oberhalb eines Alters von 12 Monaten stark abnehmen) und für 25 % aller Pneumonien bei Kindern bis 7 Jahre.

Die Infektion hat einen deutlichen Häufigkeitsgipfel zwischen November und März, aber auch davor und danach können einzelne Ausbrüche auftreten. Weiterhin kann es, da meist verschiedene Stämme zur selben Zeit in der Bevölkerung kursieren, innerhalb einer Saison zu mehrfachen Infektionen kommen. Hierbei sind die Subgruppen A (aufgrund der etwas höheren Pathogenität von A) und B des Virus meist im Verhältnis 3:1 bis 5:1 verteilt. Entsprechend fallen nach verschiedenen Studien bis zu 30 unterschiedliche Virusstämme auf die Subgruppe A und 5 bis 12 Stämme auf die Subgruppe B, die gleichzeitig zirkulieren. Reinfektionen führen zu keiner erhöhten Pathogenität. Stämme der Subgruppe A hinterlassen eine kurzzeitige (1 bis 2 Jahre) Immunität gegenüber Infektionen mit Viren der gleichen Subgruppe, nicht jedoch mit Viren der Subgruppe B. Molekularbiologisch sind die Unterschiede zwischen Typ A und Typ B im Wesentlichen einer Sequenz- und Strukturänderung in den G- und F-

Proteinen zuzuschreiben. Die Letalität der Infektion bei stationärer Behandlung ist in den letzten Jahren deutlich gesunken und liegt derzeit bei ca. 0,3 %.

Die Übertragung des Virus erfolgt mehr durch Autoinokulation (Hand-Auge, Hand-Nase) als durch Tröpfcheninfektion auf die Nasen- oder Konjunktivalschleimhaut mit einer Inkubationszeit von ca. 4 (2 bis 7) Tagen. Die perorale Übertragung ist weniger effektiv und daher wohl weniger häufig. Primär an einer RSV-Infektion erkrankte Patienten sind mit dem Auftreten der ersten Symptome infektiös und scheiden Virus bis zu einer Dauer von 3 Wochen aus. Bei bereits mehrfach Infizierten ist die Ausscheidungsphase mit ca. 8 Tagen kürzer. Erwachsene Personen mit geringen Infektionssymptomen sind immer wieder Überträger, auch auf Säuglingsstationen, wo es auf diesem Weg häufig zu nosokomialen Infektionen kommt.

Pathogenese

Das Virus vermehrt sich zunächst in den Epithelien des oberen Respirationstrakts und breitet sich dann direkt durch Synzytienbildung oder indirekt auf den unteren Respirationstrakt aus. Da es hierbei auch zu ausgedehnten Nekrosen des Zilienepithels und einem peribroncheolären Ödem kommt, kann Schleim nicht mehr abtransportiert werden, was zu einer Verstopfung der Atemwege führt. Gleichzeitig verengen sich die Atemwege aufgrund des Ödems. Bei Bronchien mit 4 mm Durchmesser führt eine Schleimhautschwellung von 1 mm zu einer 75 %igen Reduktion der Fläche und zu einer Zunahme des Atemwiderstands von 1500 %!

Säuglinge bilden erst ab einem Alter von 6 Monaten neutralisierende und damit schützende Antikörper. Demgegenüber kommt es bei einer RSV-Infektion im frühen Säuglingsalter, vermutlich aufgrund einer überwiegenden Th2-Antwort mit folgend vermehrter IL-4- und IL-5-Synthese, zu einer vermehrten Bildung von IgE-Antikörpern, die ihrerseits zur vermehrten Ausschüttung von Histaminen, Leukotrienen und anderen Entzündungsmediatoren (IL-8, IL-11) führen. Eine RSV-Infektion unterhalb eines Lebensalters von 2 Jahren führt damit zu einer deutlichen Verschlechterung eines Bronchialasthmas und hinterlässt eine jahrelange bronchiale Hypersensitivität.

Klinisches Bild

In den ersten 4 Lebenswochen verlaufen RSV-Infektionen, wohl aufgrund eines partiellen Nestschutzes, noch relativ mild. Auch gestillte Kinder haben aufgrund sekretorischer IgA-Antikörper der Mutter meist weniger schwere Krankheitsverläufe. Experimentell konnte gezeigt werden, dass bereits die F(ab)2-Fragmente von Antikörpern Schutz vermitteln, wenngleich weniger gut als komplette Antikörper. Nach dieser Periode kommt es im Allgemeinen zu Symptomen einer oberen Respirationstraktinfektion mit Rhinitis, Husten und Fieber. Eine Konjunktivitis und eine Mittelohrentzündung durch Aufsteigen der Infektion und nachfolgende bakterielle Superinfektion ist ebenfalls häufig. 30 bis 50 % der Patienten zeigen jedoch auch Symptome einer tiefen Respirationstraktinfektion im Sinne einer Bronchitis, Bronchiolitis, Pneumonie oder selten Pseudokrupp. Häufig zeigt sich eine asthmaähnliches Bild. Die Infektion des unteren Respirationstrakts erfolgt mit einer Zeitverzögerung von 1 bis 3 Tagen. Man schätzt, dass in Abhängigkeit vom Alter 40 bis 70 % aller Bronchiolitisfälle einer RSV-Infektion zuzuschreiben sind.

Im Röntgenbild findet sich eine interstitielle Pneumonie, häufig mit Überblähung, perihilärer Streifung und Verdickung der Bronchien.

Hinsichtlich einer RSV-Infektion besonders gefährdet sind Kinder mit zystischer Fibrose, Immundefizienz und mit kongenitalen Herzfehlern. Die ausschlaggebende Größe ist hierbei das Ausmaß der pulmonalen Hypertension. Bei diesen Kindern kommt es besonders häufig zu einer irreversiblen Hypoxämie. Die Letalität der Infektion beträgt bei diesen Patienten bis zu 75 %.

Eine Generalisierung der Infektion erfolgt in der Regel nicht, wenn keine Immunsuppression vorliegt. Insoweit sind Symptome einer generalisierten Infektion wie Myokarditis oder ein Reye-Syndrom selten, jedoch in Einzelfällen beschrieben.

Die RSV-Infektion wird immer wieder mit dem plötzlichen Kindstod (Sudden Infant Death Syndrom; SIDS) in Verbindung gebracht. Bei genauer Überprüfung lässt sich eine Korrelation zwischen RSV-Infektion und SIDS jedoch nicht bestätigen.

Beim Erwachsenen führt die RSV-Infektion in der Regel nur zu einer wenig dramatischen Infektion des oberen Respirationstrakts. Lediglich alte Patienten und immunsupprimierte Patienten sind stärker gefährdet.

Nosokomiale Infektion

Wie bereits ausgeführt, wird RSV von Patienten und Personal mit geringer Symptomatik immer wieder in Krankenhäuser eingeschleppt. Während einer Kleinepidemie außerhalb des Krankenhauses kann die Rate nosokomialer Infektionen über 20 % erreichen. Besonders gefährdet sind Säuglingsstationen sowie Stationen mit immunsupprimierten Patienten, z. B. Tumor- und Transplantatpatienten. RSV bleibt ohne Desinfektion vor allem an unbelebten Oberflächen über einige Stunden stabil, sodass auch von hier Infektionen erfolgen können. Bei bekannten RSV-Infektionen im Krankenhaus sind daher geeignete Maßnahmen (Mundschutz, Desinfektion von Oberflächen und Türklinken, Isolierung) zu ergreifen, um eine weitere Ausbreitung auf gefährdete Patienten zu verhindern. Im Gegensatz zur natürlichen Infektion ist die nosokomiale Infektion mit einer deutlich höheren Pneumonierate (40 %)

und einem schwereren Krankheitsverlauf verknüpft. Bei Patienten mit Knochenmarkstransplantation wurde eine Letalität von bis zu 50 % beschrieben.

Differenzialdiagnose

Bei Symptomen einer Infektion des unteren Respirationstrakts sind insbesondere Adenoviren, Parainfluenzaviren, Metapneumoviren, sowie Mycoplasma pneumoniae und Chlamydia pneumoniae in die differenzialdiagnostischen Überlegungen einzubeziehen. Grundsätzlich gilt, dass innerhalb des ersten Lebensjahres bei Bronchiolitis Infektionen mit RSV am häufigsten sind, danach jedoch vor allem zugunsten von Mykoplasmeninfektionen abnehmen.

Labordiagnostik

Virusnachweis

Zum Virusnachweis stellt Nasenspülwasser das beste Material dar. Bei ausgeprägter Rhinitis ist ein tiefer Nasenabstrich bzw. ein Rachenabstrich ebenfalls geeignet. Wichtig ist, dass der Transport des Materials und die Verimpfung auf die Zellkultur schnell erfolgen, da das RSV nicht besonders stabil ist. Eine Versendung erfolgt am besten bei 4 °C, eine Langzeitlagerung unterhalb von –70 °C.

Auch heute noch ist der Goldstandard die Virusisolierung in Zellkultur. Geeignet sind in erster Linie 1 bis 2 Tage alte, semikonfluente Hep-2-Zellen. Andere Zellen wie HEL-, Affennierenzellen etc. können benutzt werden, sind aber etwas weniger sensitiv. In Abhängigkeit vom Inokulum entwickelt sich innerhalb von 3 bis 7 Tagen ein zytopathischer Effekt (CPE), der durch die Bildung von vielkernigen Synzytien mit eosinophilen Einschlusskörperchen gekennzeichnet ist. Die Virusidentifizierung erfolgt dann durch entsprechend spezifische Antikörper.

Aufgrund des Aufwands und der vergleichsweise langen Zeit bis zum Erhalt von Ergebnissen wird die Zellkultur heute nur noch zur Bestätigung anderer Befunde eingesetzt. Durchgesetzt in der Praxis haben sich verschiedene Schnellteste zum Antigennachweis, wie der indirekte Immunfluoreszenztest (IIFT) oder der Antigen-ELISA. Im Vergleich zur Zellkultur zeigt der Antigennachweis im IIFT oder ELISA eine Spezifität von 95 % und eine Sensitivität von ca. 85 %, die in der Praxis jedoch höher liegen dürfte, da mit dem ELISA auch Antigene von transportbedingt nicht mehr infektiösen Viren nachgewiesen werden. Auch alternativ entwickelte Verfahren wie der reverse passive Hämagglutinationstest sind ähnlich spezifisch und sensitiv. Lediglich die RT-PCR erreicht eine höhere Sensitivität, die auch über der der Virusanzucht liegt. Wie IIFT und ELISA besitzt sie auch den Vorteil der schnellen Durchführbarkeit.

Da einerseits bei RSV-Infektionen im Säuglingsalter die Immunantwort noch unvollständig ausgebildet ist, andererseits in späterem Alter Reinfektionen ohne ausreichenden Anstieg der IgM- oder IgA-Antikörper die Regel sind, sollte zur schnellen und sicheren Infektionsdiagnostik immer der Virusnachweis dienen. Er ist eine Voraussetzung für die Behandlung mit Ribavirin.

Serologie

Serologische Verfahren sind zur Diagnose der akuten Infektion nur bedingt geeignet, da die Immunantwort bei Säuglingen stark variiert und erst ca. eine Woche nach Beginn der Symptome positiv wird. Bei den in höherem Alter immer wieder auftretenden Reinfektionen werden aufgrund der schon mehrfach abgelaufenen Immunantwort nicht immer IgM-Antikörper gebildet. Auch die Bildung von IgA-Antikörpern bleibt in diesen Situationen häufig aus. Tests zur Erfassung dieser Antikörperklassen wie ELISA sind daher nur im positiven Fall aussagekräftig.

Soll eine akute Infektion serologisch erfasst werden, so eignet sich hierfür die Komplementbindungsreaktion (KBR), bei der neben IgM-Antikörpern vor allem auch die sog. frühen IgG-Subklassen erfasst werden. Titer von 1:64 und höher können als Verdacht auf akute Infektion auch im Einzelserum gewertet werden. Die KBR ist allerdings nicht sehr sensitiv und kann vor allem aufgrund des nach überstandener Infektion erfolgenden Titerabfalls zur Erfassung anamnestischer Antikörper nicht eingesetzt werden. Ebenfalls geeignet sind die sensitiveren ELISA-Verfahren, bei denen allerdings, mit Ausnahme positiver IgM-Teste, ein Titeranstieg abgewartet werden muss.

Zur Erfassung anamnestisch erworbener Antikörper eignet sich in erster Linie der Neutralisationstest, bei dem die Neutralisierung der Virusinfektiosität durch Serumantiköper in der Zellkultur gemessen wird. IgG-ELISAs können ebenfalls zum Nachweis einer Serumnarbe herangezogen werden, vermögen jedoch nicht zwischen neutralisierenden und nicht neutralisierenden Antikörpern zu unterscheiden.

Therapie

Die Therapie der RSV-Bronchiolitis ist symptomatisch (Sauerstoffzufuhr, Freihalten der Atemwege; ggf. β-Mimetika, Parasympatolytika). Nur in schweren Fällen oder bei besonderem Risiko und nachgewiesener RSV-Infektion (Antigennachweis!) kann kausal mit aerosolisiertem Ribavirin (Virazole) behandelt werden. Als Risikofälle gelten Frühgeborene, Kinder mit zystischer Fibrose, Kinder mit kongenitalen Herzfehlern und Immundefizienz. Schwere Erkrankungsfälle sind durch O_2-Partialdrücke von < 65 mm gekennzeichnet. Gegeben wird eine Ausgangslösung von 60 mg/ml Ribavirin über 3 × 2 Stunden am Tag in einem speziell entwickelten Inhalator unter einer Haube. Eine höhere Verdünnung (20 mg/ml) bei längerer Inhalationszeit (12 bis 20 Stunden) unter einer Sauerstoffmaske kann von Vorteil sein. Hierbei müssen besondere Filter vorgeschaltet werden. Die Risiken der Substanz, die ein hohes teratogenes Potenzial und bei oraler Einnahme eine gewisse Toxizität (Anämie) aufweist, müssen bei der Indikationsstellung strikt beachtet werden. Schwangere sollen mit Ribavirin nicht in Berührung kommen. In einer kürzlichen Studie wurde bei Erkrankten auch aerosolisiertes Immunglobulin mit klinischem Erfolg eingesetzt (s. unten, passive Immunisierung.)

Prophylaxe

Aktivimmunisierung

Eine zugelassene Aktivimpfung gegen RSV gibt es derzeit nicht. In der Vergangenheit wurden experimentell ein formalininaktivierter Impfstoff, sowie verschiedene ts-Mutanten und attenuierte Lebendvakzinen intranasal eingesetzt. Die ts-Mutanten und attenuierten Lebendvakzinen waren jedoch entweder zu virulent oder nicht infektiös oder erzeugten, ähnlich wie die Wildvirusinfektion, nur eine ungenügende Immunität. Die Erfahrungen mit der formalininaktivierten Vakzine waren noch ungünstiger. Zwar wurden nach Impfung hohe Antikörperspiegel gebildet, diese waren jedoch nicht protektiv. Im Gegenteil entwickelten die geimpften Kinder sogar stärkere Krankheitssymptome und höhere Virustiter als Kinder in der ungeimpften Kontrollgruppe. Möglicherweise wurden durch die Formalinbehandlung neutralisationsrelevante Epitope auf den Glykoproteinen G und F so verändert, dass keine Antikörper dagegen ausgebildet werden konnten. Die Vielzahl nicht neutralisierender Antikörper mag später zur Blockierung der Bindung neutralisierender Antikörper und somit zu einer Verlängerung der Krankheitsdauer geführt haben. Aus Tierexperimenten weiß man, dass vor allem Antikörper gegen F, in geringerem Ausmaß auch Antikörper gegen G, schützend sind. Es gibt aber auch Hinweise darauf, dass durch die Art der Impfung in erster Linie eine Th2-Immunantwort erzeugt wurde, die mit der sonst Th1-betonten humoralen und zellulären Immunreaktion interferierte. Nach den mit diesem Impfstoff gemachten negativen Erfahrungen wird die derzeitige Impfstoffentwicklung mit großer Vorsicht betrieben. Hoffnungen richten sich vor allem auf neue rekombinante Impfstoffentwicklungen.

Passive Immunisierung

Bei Säuglingen und Kindern mit erhöhtem Infektionsrisiko, z. B. bei bronchopulmonaler Dysplasie, können seit Kurzem humane Antikörper gegen RSV (RespiGam) i.v. prophylaktisch verabreicht werden. Das Präparat ist bis auf Weiteres unter Beachtung der entsprechenden Regeln über die internationalen Apotheken zu beziehen.

Weiterhin wurde in Deutschland kürzlich ein humanisierter monoklonaler RSV-Antikörper für die RSV-Prophylaxe bei Frühgeborenen und Risikokindern unter zwei Jahren zugelassen. Dieser Antikörper Palivizumab (Synagis) bindet an das F-Protein von RSV und verhindert damit die Fusion. Neutralisation von RSV durch Palivizumab wurde an mehr als 500 Isolaten gezeigt.

49.2.5 Humanes Metapneumovirus (hMPV)

Epidemiologie

Das humane Metapneumovirus wurde im Jahr 2001 von niederländischen Wissenschaftlern entdeckt. Es bildet innerhalb der Subfamilie der Pneumovirinae ein eigenes Genus.

Ähnlich wie bei anderen Paramyxoviren ist die Durchseuchung bis zum 5. Lebensjahr nahezu komplett. Bei Patienten, insbesondere Kindern mit Infektionen der unteren Luftwege, wird hMPV bei bis zu 12 % gefunden. Im Gegensatz zu RSV sind Reinfektionen mit hMPV zwar ebenfalls häufig, verlaufen aber im Vergleich zur Primärerkrankung deutlich milder, sofern keine zusätzlichen Risiken vorliegen. Eine Häufung von hMPV-Infektionen wird während der Winter- und Frühjahrsmonate beobachtet, Co-Infektionen mit RSV kommen vor.

hMPV ist ähnlich wie RSV weltweit verbreitet.

Im gesunden Patienten kommen Todesfälle durch hMPV im Gegensatz zu RSV so gut wie nie vor.

Pathogenese

Insgesamt ist die Pathogenese von hMPV ähnlich zu RSV. Ein Tierreservoir für hMPV gibt es nicht. Die Inkubationszeit beträgt vermutlich 4 bis 5 Tage, die Ausbreitung des Virus folgt der von RSV. Infektiosität der Patienten besteht noch Wochen nach Ausbruch der ersten Symptome.

Klinisches Bild

Die klinischen Zeichen einer hMPV-Infektion gleichen denen der RSV-Infektion mit Bronchiolitis, typischer Pneumonie oder Exazerbation eines bestehenden Asthmas. Husten wird in der Regel angetroffen, Dyspnoe bei schwererem Verlauf. Eine bakterielle Superinfektion ist nicht typisch mit Ausnahme einer bakteriellen Otitis media.

Labordiagnostik

Virusnachweis

hMPV kommt in den Subtypen hMPV-A und hMPV-B vor.

Ein Virusnachweis in Zellkultur unter Zusatz von Trypsin ist möglich, aber schwierig und zeitaufwendig. Insoweit ist auch hier der RT-PCR der Vorzug zu geben.

Insgesamt bietet es sich an, PCR-Verfahren so aufzubauen, dass RSV und hMPV gleichzeitig nachgewiesen werden können und eine Differenzierung möglich ist.

Serologie

Aufgrund der hohen Durchseuchung mit hMPV spielt die Serologie in der Akutdiagnostik der Infektion eine untergeordnete Rolle. ELISA-Verfahren existieren zwar, werden aber aufgrund der Überlegenheit der RT-PCR nur selten eingesetzt.

Therapie

Ähnlich wie bei RSV beschränkt sich die Therapie im Regelfall auf symptomatische Maßnahmen. Ribavirin ist zwar in vitro aktiv gegen hMPV, der klinische Einsatz jedoch nicht validiert.

Eine Impfung gegen das Virus ist derzeit nicht verfügbar.

49.2.6 Infektionen mit weiteren Paramyxoviren

Hendra-Virus (HeV)

Beim HeV handelt es sich um ein Virus, das erst 1994 in Australien (Hendra) entdeckt wurde. Zunächst schien das Virus nur in Pferden eine Respirationstraktinfektion zu verursachen, allerdings mit einer ausgesprochen hohen Letalität von über 50%. Mittlerweile weiß man, dass das Virus auch auf Menschen übertragen werden kann. Von den bisher ca. 400 bekannt gewordenen Infektionen beim Menschen zeigten zwei einen Verlauf mit Meningoenzephalitis und tödlichem Ausgang. Das Virus selbst, obwohl in einigen Eigenschaften dem Masernvirus ähnlich, ist erheblich größer als dieses. Das natürliche Reservoir dieses Virus scheinen Flughunde zu sein, die nicht erkranken. Man erwartet, dass mit der jetzigen Kenntnis über diesen Erreger auch die Zahl der diagnostizierten Fälle ansteigen wird.

Nipah-Virus (NiV)

Auch in Malaysia wurde kürzlich ein weiteres, dem Hendra-Virus sehr ähnliches Virus entdeckt, welches nach dem Bezirk Sungai Nipah benannt ist. Das Virus kommt jedoch auch in anderen Regionen, wie z. B. in Bangladesh, vor. Bislang, so wird vermutet, sind mindestens 117 Menschen an der Infektion mit diesem Virus gestorben. Seine Ähnlichkeit mit dem HeV gab zunächst zur Verwechslung mit diesem Virus Anlass. Allerdings lässt sich das Nipah-Virus vom HeV abgrenzen. So besitzt es ein wesentlich breiteres Wirtsspektrum, welches vor allem Schweine, aber auch Pferde und Hunde einschließt. Offensichtlich genügt bereits der Kontakt mit Körpersekreten für die Übertragung der Infektion. Auch hier liegt das Reservoir in Flughunden. Bei Infektionen mit Nipah-Virus wurde Ribavirin erfolgreich zur Therapie eingesetzt. Eine Übertragung von Mensch zu Mensch scheint nicht vorzukommen. Die Infektion verläuft wie beim Hendra-Virus beim Menschen unter dem Bild einer fieberhaften Meningoenzephalitis und hat eine hohe Letalität.

Newcastle-Disease-Virus (NDV)

Das NDV ist ein Paramyxovirus des Geflügels und der Vögel. Das Virus umfasst verschiedene Stämme mit unterschiedlichem Tropismus und unterschiedlicher Pathogenität. Manche Stämme induzieren in infizierten Tieren eine Letalität bis zu 90%.

Infektionen beim Menschen sind selten und beruhen auf Aerosolinhalation in Schlachthöfen oder Autoinokulation über die Konjunktiven. Der Krankheitsverlauf beim Menschen ist unkritisch und besteht meist lediglich aus einer einseitigen Konjunktivitis. Nur ausnahmsweise resultieren Allgemeinsymptome mit Fieber und Myalgie, die innerhalb einer Woche abklingen.

Neben dem NDV existiert noch eine Reihe weiterer vogelpathogener Paramyxoviren, die hier nicht näher besprochen werden sollen.

49.2.7 Respiratory-Syncytial-Virus- und Parainfluenzavirusinfektionen bei Tieren

Von vielen untersuchten Tierspezies wurden RSV und Parainfluenzaviren isoliert, die vom RSV und Parainfluenzaviren des Menschen unterschiedlich sind. Eine humanmedizinische Bedeutung besitzen diese Viren nicht. Veterinärmedizinisch wichtig ist das Rinderparainfluenzavirus Typ 3 (BPIV 3), das insbesondere bei Kälbern Infektionen der unteren Atemwege und die sog. „Shipping Disease“ verursacht.

Literatur

American Academy of Pediatrics. Reassessment of the indications for ribavirin therapy in respiratory syncytial virus infections. Pediatrics 1996; 97: 137–140

Casasnovas JM, Larvie M, Stehle T. Crystal structure of two CD46 domains reveals an extended measles virus-binding surface. EMBO J 1999; 18: 2911–2922

Centers for Disease Control and Prevention. Mumps surveillance – United States, 1988–1993. Morbid Mortal Weekly Rep 1995; 44 (SS-3): 1–14

Chen BJ, Lamb RA. Mechanisms for enveloped virus budding: can some viruses do without an ESCRT? Virology 2008; 372: 221–232

Collins PL, Chanock RM, McIntosh K. Parainfluenza viruses. In: Knipe DM, Fields BN et al., eds. Fields Virology. Philadelphia: Lippincott Raven; 1996: 1205–1241

Collins PL, Crowe JE. Respiratory Syncytial Virus and Metapneumovirus. In: Knipe PM, Howly PM, Griffin DE, Lamb RA, Martin MA, Roizman B, Straus SE, eds. Fields Virology. Vol. 2. Philadelphia PA: Lippincott Williams & Wilkins, a Wolters Kluwer Business; 2007: 1601–1646

Collins PL, Graham BS. Viral and host factors in human respiratory syncytial virus pathogenesis. J Virol 2008;. 82: 2040–2055

Cordey S, Roux L. Transcribing paramyxovirus RNA polymerase engages the template at its 3' extremity. J Gen Virol 2006; 87: 665–672

Cowton VM, McGivern DR, Fearns R. Unravelling the complexities of respiratory syncytial virus RNA synthesis. J Gen Virol 2006; 87: 1805–1821

Eaton BT et al. Hendra and Nipah viruses: different and dangerous. Nat Reviews 2006; 4: 23–35

Eaton BT, Mackenzie JS, Wang L. Hendra and Nipahvirus. In: Knipe PM, Howly PM, Griffin DE, Lamb RA, Martin MA, Roizman B, Straus SE, eds. Fields Virology. Vol. 2. Philadelphia PA: Lippincott Williams & Wilkins, a Wolters Kluwer Business; 2007: 1587–1600

Forni AL, Schluger NW, Roberts RB. Severe measles pneumonitis in adults: evaluation of clinical characteristics and therapy with intravenous ribavirin. Clin Infect Dis 1994; 19: 454–462

Fugier-Vivier I, Servet-Delprat C, Ricailler P et al. Measles virus suppresses cell-mediated immunity by interfering with the survival and function of dendritic cells. J Exp Med 1997; 186: 813–823

Griffin DE. Measles virus. In: Knipe PM, Howly PM, Griffin DE, Lamb RA, Martin MA, Roizman B, Straus SE, eds. Fields Virology. Vol. 2. Philadelphia PA: Lippincott Williams & Wilkins, a Wolters Kluwer Business; 2007: 1551–1586

Horvath CM. Silencing STATs: lessons from paramyxovirus interferon evasion. Cytokine Growth Factor Rev. 2004; 15: 117–127

Horvath CM. Silencing STATs: lessons from paramyxovirus interferon evasion. Cytokine Growth Factor Rev. 2004; 15: 117–127

Iorio RM, Mahon PJ. Paramyxoviruses: different receptors – different mechanisms of fusion. Trends Microbiol 2008; 16: 135–137

Kolakofsky D, Roux L, Garcin D et al. Paramyxovirus mRNA editing, the "rule of six" and error catastrophe: a hypothesis. J Gen Virol 2005; 86: 1869–1877

Lamb RA, Jardetzky TS. Structural basis of viral invasion: lessons from paramyxovirus F. Curr Opin Struct Biol 2007; 17: 427–436

Lamb RA, Parks GD. Paramyxoviridae: The Viruses and Their Replication. In: Knipe PM, Howly PM, Griffin DE, Lamb RA, Martin MA, Roizman B, Straus SE, eds. Fields Virology. Vol. 2. Philadelphia PA: Lippincott Williams & Wilkins, a Wolters Kluwer Business; 2007: 1449–1496

Lee B. Envelope-receptor interactions in Nipah virus pathobiology. Ann N Y Acad Sci 2007; 1102: 51–65

Rota JS, Heath JL et al. Molecular epidemiology of measles virus: identification of pathways of transmission and implications for measles elimination. J Infect Dis 1996; 173: 32–37

Rota PA, Bankamp B, Bellini WJ. General properties of paramyxoviruses. In: Mahy BWJ, ter Meulen V, eds. Virology. Vol. 1. 10th Ed. Topley & Wilson's Microbiology & Microbial Infections. Washington DC: Hodder Arnold ASM Press; 2005: 699–711

Schneider-Schaulies S, Dittmer U. Silencing T cells or T-cell silencing: concepts in virus-induced immunosuppression. J Gen Virol 2006; 87: 1423–1438

Tatsuo H, Ono N, Yanagi Y. SLAM (CDw150) is a cellular receptor for measles virus. Nature 2000; 406: 893–897

Van den Hoogen BG, De Jong JC, Groen J et al.: A newly discovered human pneumovirus isolated from young children with respiratory tract disease. Nat Med 2001; 7: 719–724

50 Rhabdoviren

50.1 Grundlagen

K.-K. Conzelmann

50.1.1 Einführung

Die Familie der Rhabdoviridae umfasst nahezu 200 strukturell ähnliche Viren von Pflanzen, Insekten, Fischen, Reptilien und Säugern (Fu 2005). Rhabdoviren werden natürlicherweise von Insekten übertragen, mit Ausnahme der Fisch-Rhabdoviren und der Mitglieder des Lyssavirus-Genus (s. unten) von denen das neurotrope Tollwutvirus von herausragender humanmedizinischer Relevanz ist.

! Die Tollwut (Rabies) ist eine der ältesten bekannten Infektionskrankheiten. Sie wird üblicherweise durch infizierte Tiere auf den Menschen übertragen und ist damit eine klassische Zoonose.

Während auf der nördlichen Hemisphäre vor allem Wildtiere (in Europa Füchse, Dachse, Marder; in Amerika Kojoten, Waschbären, Stinktiere und Fledermäuse) als Reservoire der „silvatischen" Tollwut bekannt sind, übertragen im Süden hauptsächlich Hunde die „urbane Tollwut" auf den Menschen. Durch kontinuierliche Impfaktionen mit oralen Lebendimpfstoffen konnte die Fuchstollwut weitgehend kontrolliert werden, sodass humane Tollwutfälle in Europa heute fast ausschließlich auf Importe zurückzuführen sind. Obwohl moderne, also effektive, Impfstoffe verfügbar sind und auch die Möglichkeit einer Postexpositionsprophylaxe gegeben ist, sind weltweit 40 000 bis 50 000 Opfer pro Jahr zu beklagen, die Mehrzahl davon in Indien (s. Kap. 50.2).

Das Tollwutvirus gelangt über Bissverletzungen der Haut oder über Schleimhäute vermutlich direkt in motorische Neuronen. Durch retrograden axonalen Transport erreicht das Virus das Zentralnervensystem (ZNS), wo es sich in unterschiedlichen Bereichen des limbischen Systems wie Hippocampus und Amygdala und des Neocortex vermehrt. Gravierende degenerative und entzündliche pathologische Veränderungen und Hämorrhagien, wie sie bei anderen akuten Virusinfektionen des ZNS zu beobachten sind, treten selten auf. Die Tollwut-Symptome sind eher auf Funktionsänderungen in den Neuronen zurückzuführen. Bei der häufigeren enzephalitischen Form der Tollwut kommt es zu Funktionsausfällen mit wechselnden Bewusstseinsstörungen, Hydrophobie, Aerophobie, Aggression, Spasmen und Überfunktion des limbischen Systems (Speichelfluss). Die Symptome der paralytischen Form sind denen des Guillain-Barré-Syndroms mit aufsteigenden Lähmungserscheinungen sehr ähnlich. Die Inkubationszeit beträgt in der Regel 2 bis 10 Wochen, in Ausnahmefällen auch Jahre. Nach Auftreten von Symptomen (d. h. Involvierung des ZNS) tritt Koma und Tod innerhalb weniger Tage ein (Dietzschold et al. 2005). Die Empfänglichkeit verschiedener Spezies für die Tollwut ist unterschiedlich, ob humane Infektionen in der Peripherie abortiv sein können, ist nicht geklärt.

Louis Pasteur gelang es erstmals, Straßen-Rabies-Viren (Wildtyp) an Labortiere zu adaptieren und dadurch zu attenuieren („virus fixe") sowie erste Konzepte für eine protektive Impfung zu entwickeln. Am 6. Juli 1885 erhielt der 9-jährige Joseph Meister nach Bissverletzungen durch einen tollwütigen Hund die erste erfolgreiche Postexpositionsprophylaxe mit Pasteurs Impfstoff aus entwässertem Rückenmark infizierter Kaninchen. Impfstoffe aus infiziertem Hirngewebe, die bis ca. 1960 weltweit verabreicht wurden, verursachten allerdings Probleme durch nicht ausreichend inaktivierte Viren und allergische Reaktionen bis hin zur Neuroparalyse. Gegenwärtige Impfstoffe bestehen aus zuverlässig inaktivierten Viren, die in humanen diploiden Zelllinien hergestellt werden. Die prophylaktische Impfung ist problemlos (3 Dosen i.m.) und effektiv. Die postexpositionelle Prophylaxe (PEP) umfasst die gleichzeitige Gabe des Impfstoffs und von humanem Anti-Tollwut-Immunglobulin (s. Kap. 50.2).

50.1.2 Taxonomie

Die Familie Rhabdoviridae und die Bornaviridae, Paramyxoviridae und Filoviridae sind in der Ordnung Mononegavirales zusammengefasst, einer monophyletischen Virusgruppe mit zahlreichen Gemeinsamkeiten in der Organisation des Genoms, den Expressionsmechanismen und im Aufbau der Virionen. Das Genom besteht aus einer einzelnen, nicht segmentierten RNA negativer Polarität (d. h. die Sequenz ist komplementär zur mRNA) und liegt stets in Form eines stabilen, helikalen Ribonukleoproteins (RNP; auch Nukleokapsid, NC) vor. Die umhüllten Viruspartikel entstehen durch Knospung an zellulären Membranen.

Das Tollwutvirus und verwandte Viren bilden den Genus Lyssavirus, der weiter in Serotypen auf der Basis von serologischen Kreuzreaktionen der viralen Antigene und zunehmend in Genotypen (GT), d. h. nach Sequenzhomologien aufgeteilt wird (Delmas et al. 2008). Der GT 1 (Rabies-Virus) umfasst die Mehrzahl der Tollwutviren, die weltweit von terrestrisch lebenden Wildtieren sowie in Nord- und Südamerika von Fledermäusen übertragen werden. Die GT 2 bis 4 umfassen die Afrikanischen Lagos bat (Fledermaus)-Viren (GT 2), Mokola-Viren (GT 3) und Duvenhage-Viren (GT 4), deren Reservoire und Bedeutung als humane Krankheitserreger bisher unbestimmt sind. Im Hinblick darauf, dass GT 2 bis 4 Viren durch Rabies-Immunseren nur schwach neutralisiert werden, stellen sie jedoch eine latente Bedrohung dar. Die Vertreter der Europäischen Fledermaus-Lyssaviren (*bat*; EBLV-1 und EBLV-2; GT 5 und 6) sind mit dem Duvenhage-Virus (GT 4) näher verwandt, wobei gegenüber EBLV-1 ein Schutz nach Impfung besteht, gegenüber EBLV-2 vermutlich nicht. Das kürzlich beschriebene Australische Fledermaus-Lyssavirus (ABLV) ist mit dem klassischen Rabies-Virus sehr nahe verwandt und es besteht perfekter Impfschutz durch Tollwut-Impfstoffe. Die Sequenzen der N-, L- und M-Proteine der Lyssaviren sind zu über 90% identisch, das variabelste Protein im Genus ist das Phosphoprotein (P) mit ca. 80% Identität.

Der Genus Vesiculovirus umfasst von Insekten übertragene Tierviren wie das prototypische Modellvirus VSV und verwandte Viren. VSV kann schwere Erkrankungen bei Rindern und Schweinen hervorrufen, die klinisch an die Maul- und -Klauenseuche erinnern, und die enorme wirtschaftliche Schäden verursachen können. Das durch Sandmücken übertragene Chandipura-Virus besitzt auch besonderes humanpathogenes Potenzial. Es besteht eine direkte Korrelation mit auf dem indischen Subkontinent epidemisch auftretenden Fällen akuter Enzephalitis bei Kindern mit einer Mortalitätsrate von bis zu 75% (Basak et al. 2007). Die Mitglieder des Genus Ephemerovirus sind Pathogene von Rindern und Büffeln. Typische Rhabdoviren von Fischen bilden das Novirhabdovirus-Genus. Die Pflanzen-Rhabdoviren sind nach dem Ort der intrazellulären Replikation in die Genera Cytorhabdovirus und Nucleorhabdovirus eingruppiert (Fu 2005).

50.1.3 Struktur der Virionen

Tollwut- und VSV-ähnliche Viren sind umhüllte Partikel mit einer typischen Konus- oder Geschoss-Form („bullet") mit einem abgeflachten und einem abgerundeten Ende (Abb. 50.**1**). Die RNA bildet mit dem Nukleoprotein (N) ein stabiles, helikales Ribonukleoprotein (RNP), in dem die RNA in ca. 1 100 Kopien des N-Proteins komplett eingeschlossen ist (Albertini et al. 2008). Die komplette Unzugänglichkeit erklärt die bekannte Stabilität der Rhabdovirus-RNA gegenüber Degradierung durch RNasen und gegenüber RNA-Interferenz durch siRNAs. Mit dem VSV-RNP assoziiert sind ca. 400 Moleküle des Phosphoproteins (P), das als Chaperon bei der Verpackung der RNA in N

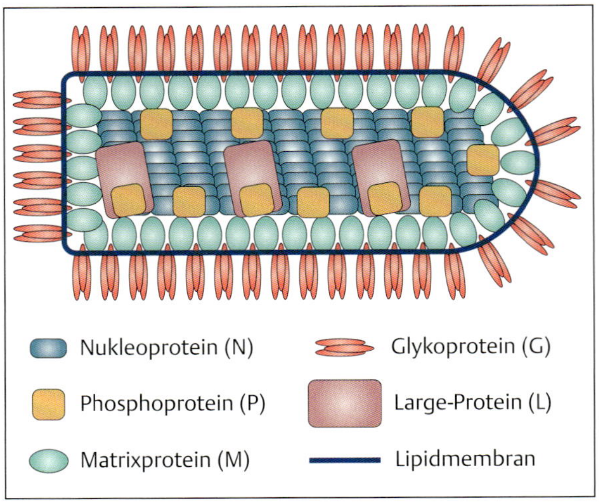

Abb. 50.**1** Struktur des Tollwutvirus. Die in Nukleoprotein (N) verpackte RNA liegt in Form einer RNP-Superhelix vor, mit der die Polymerase (L) und das Phosphoprotein (P) assoziiert sind. Die Helix wird durch das Matrixprotein (M) stabilisiert und von einer Membran umhüllt, in der das Transmembran-Glykoprotein (G) trimere Spikes bildet.

und als Polymerase-Kofaktor fungiert, sowie ca. 50 Kopien der viralen RNA-Polymerase (L; für „Large"-Protein). Die RNPs liegen im Zytoplasma von Wirtszellen in relaxierter, transkriptionell bzw. replikativ genutzter Form vor, in den Virionen dagegen als eine vom Matrix-Protein (M) stabilisierte, kondensierte Superhelix, die weitgehend die Form des reifen Viruspartikels bestimmt. In der Hüllmembran liegt das Transmembran-Glykoprotein G in Form von trimeren Spikes vor.

50.1.4 Genomorganisation

Die Negativ-Strang RNA Genome der Vesiculoviren und Lyssaviren sind mit 11 bis 12 kb Länge und 5 Genen für die 5 Strukturproteine die kleinsten der Mononegavirales (Abb. 50.**3**). Die Enden der RNA bestehen aus 50 bis 150 b langen nicht translatierten Regionen (NTR), deren terminale Nukleotide exakt komplementär sind, d. h. die 3'-Enden von Genom und Antigenom sind in diesem Bereich identisch. Die auch als „Leader"- und „Trailer"-Region (le: Leader) bekannten NTR sind Bestandteile des viralen Promotors und dienen als Matrize für die Synthese von kurzen nicht polyadenylierten, Triphosphat-RNAs („Leader"-RNA und „Trailer"-RNA).

! Die Reihenfolge der 5 auf die „Leader"-Region folgenden Protein-kodierenden Gene 3'-le-N-P-M-G-L-5' ist streng konserviert und bestimmt die relative Expressionshöhe der Proteine (Abb. 50.**3**).

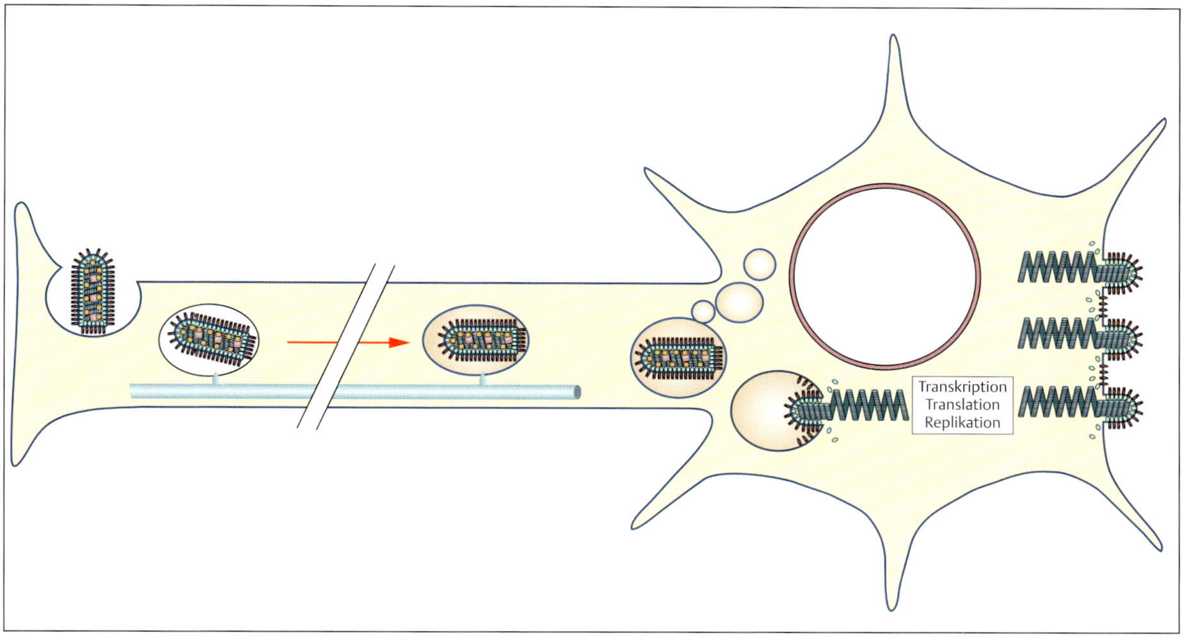

Abb. 50.**2** Infektion von Neuronen. Nach Endozytose wird das Tollwutvirus in Transportvesikeln an Mikrotubuli retrograd transportiert. Nach Ansäuerung erfolgt die Membranfusion und Freisetzung des RNPs. Mit der Dissoziierung des M-Proteins nimmt das RNP eine relaxierte, syntheseaktive Form ein. Die Neubildung von Virionen erfolgt an der Zellmembran durch Kondensierung der RNPs durch das M-Protein und Membran-Budding.

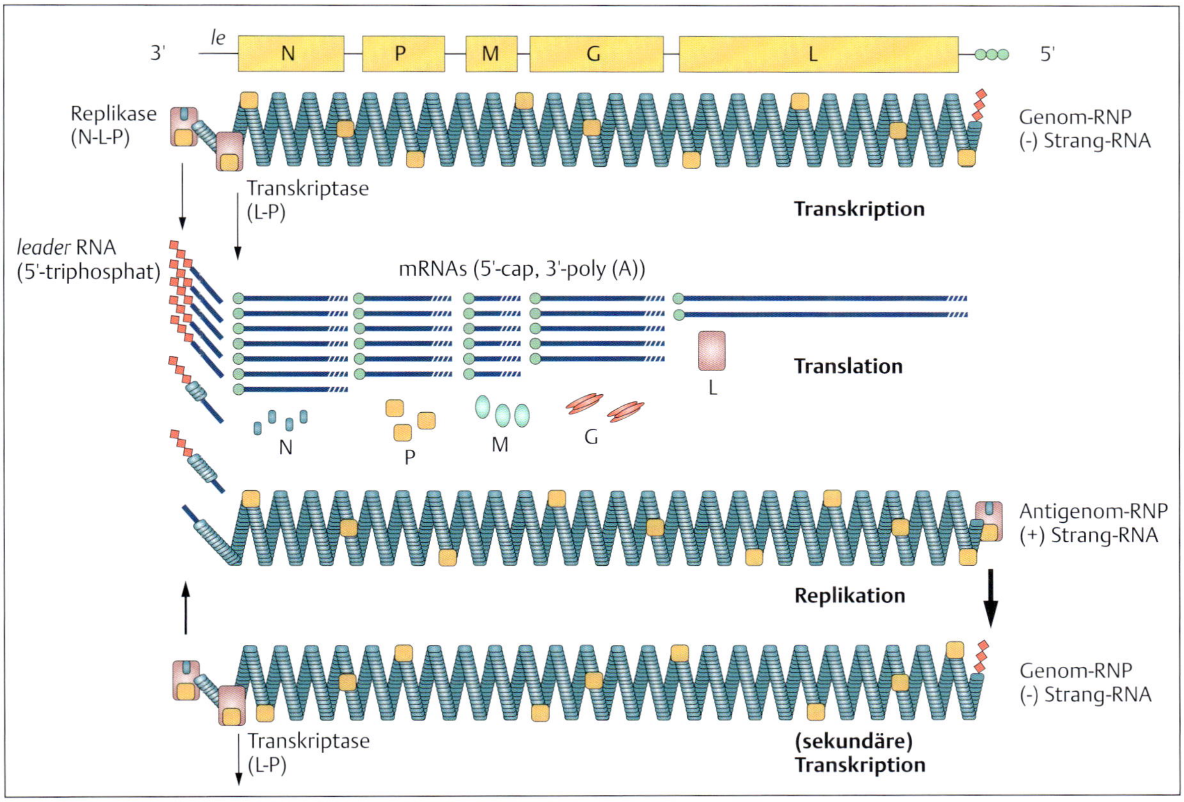

Abb. 50.**3** RNA-Synthese. Die Transkription von mRNAs durch die Transkriptase (L-P) beginnt an der Leader/N-Gengrenze und ist obligatorisch sequenziell. Durch Dissoziation der Transkriptase an den Gengrenzen entsteht ein mRNA-Gradient. Die Replikation von RNPs ist von der vollständigen Verpackung der naszierenden RNA in neu synthetisiertes N-Protein aus N-P-Komplexen durch die Replikase (N-L-P) abhängig (Details s. Text).

Die Gengrenzen werden ähnlich wie bei anderen Vertretern der Mononegavirales durch konservierte Transkriptionssignale, die den Genstart (GS) und das Genende (GE) definieren, bestimmt. Typischerweise befinden sich zwischen GE und GS aufeinander folgender Gene kurze, vermutlich nicht transkribierte Intergenregionen (IG). Dieser modulare Aufbau des Genoms aus einzelnen Cistrons und die helikale Natur des RNP, die keine definierte Verpackungsobergrenze vorgibt, ermöglicht die Aufnahme von zusätzlichen Genen und stellt vermutlich einen Grund für die enorme Anpassungsfähigkeit der Rhabdoviren an die unterschiedlichsten Wirte und Nischen dar. Bereits die den Vesiculoviren verwandten Ephemeroviren besitzen bis zu sechs zusätzliche Gene zwischen G- und L-Gen, die z.T. auf Genduplikationen zurückzuführen sind (Fu 2005). Auch die gentechnische Einführung von multiplen, zusätzlichen Genen in die Genome von rekombinanten Rhabdoviren ist dadurch leicht möglich (Conzelmann 2004).

Die Rhabdovirus-Gene sind mit Ausnahme des P-Gens monocistronisch. Das P-Gen von VSV kodiert in einem alternativen Leseraster kurze C- und C'-Proteine, die möglicherweise eine Rolle bei der Infektion von Insekten spielen. Vom Leseraster des Rabies-Virus-P-Gens werden durch alternative Initiation der Translation N-terminal verkürzte Proteine (P2, P3, P4) synthetisiert.

50.1.5 Intrazellulärer Lebenszyklus des Tollwutvirus

Die Internalisierung der Virionen durch die Wirtszelle erfolgt durch Endozytose und die Freisetzung der RNPs in das Zytoplasma durch Membranfusion. Nach einer initialen Transkriptionsphase (primäre Transkription), bei der subgenomische mRNAs und virale Proteine produziert werden, werden RNPs amplifiziert (Replikation), die wiederum für die Transkription (sekundäre Transkription), weitere Replikation, sowie die Bildung von Nachkommen-Virionen durch Knospung an der Zellmembran dienen können.

Das Glykoprotein G ist als Anheftungs- und Membranfusions-Protein notwendig für die Infektion von Wirtszellen. Die Eigenschaften des G bestimmen im Wesentlichen die ausgeprägte Neuroinvasivität des Rabies-Virus. Als Rezeptoren wurden zahlreiche neuronale Moleküle beschrieben wie Ganglioside, Phospholipide, der nikotinische Acetylcholin-Rezeptor (nAChR), das neuronale Zelladhäsionsmolekül (NCAM; CD56) und der p75-Neurotrophin-Rezeptor (p75NTR). Die Permissivität nicht neuronaler Zellinien und Primärzellen deutet darauf hin, dass auch ubiquitäre schwach affine Rezeptoren genutzt werden können (Lafon 2005b). Nach der Primärbindung werden die Virionen endozytiert, typischerweise in Clathrin-umhüllten Vesikeln. Konformationsänderungen im G, welche letztlich zur Membranfusion und Freisetzung des RNPs in das Zytoplasma führen, werden durch Absenkung des pHs in den Endo/Lysosomen induziert. Die G-Proteine des Rabies-Virus und des VSV können in mindestens drei definierten Konformationen vorliegen und unterscheiden sich von den Typ-1-Membranfusionsproteinen anderer Viren, die bei saurem pH fusionieren, durch die Reversibilität der Konformationsänderungen (Roche et al. 2008).

Neuere Arbeiten mit fluoreszenzmarkierten Viren weisen darauf hin, dass der retrograde Langstreckentransport des Tollwutvirus auf der Mitnahme von umhüllten Viren im Lumen von axonalen Transportvesikeln beruht (Klingen et al. 2008) und erst nach Erreichen des Zellkörpers und Ansäuerung der Transportvesikel die Membranfusion und damit die produktive Infektion des Neurons erfolgt (Abb. 50.**2**). Die selektive Auswahl der retrograd gerichteten Vesikel erfolgt vermutlich über Bindung des G an in diesen Vesikeln angereicherte Membranproteine, wie z.B. p75NTR. Die weitere Ausbreitung des Tollwutvirus in vivo erfolgt fast ausschließlich über synaptische Verbindungen. Auch hierfür ist das G unentbehrlich, wobei noch nicht geklärt ist, ob für die Infektion der präsynaptischen Neuronen die Bildung von umhüllten Virionen notwendig ist, oder ob RNPs auch über G-vermittelte Mikrofusion der synaptischen Membranen transferiert werden können (Etessami et al. 2000, Wickersham et al. 2007).

50.1.6 RNA-Synthese

Mit der Fusion der viralen und zellulären Membran dissoziert das die RNP-Superhelix stabilisierende M-Protein, sodass ein relaxiertes transkriptionsaktives RNP in das Zytoplasma freigesetzt wird. Nach dem weitgehend akzeptierten Stop/Start Modell ist die Transkription der mRNAs obligatorisch sequenziell und erfolgt durch eine „Transkriptase"-Form der im L-Protein vorhandenen Polymerase, an der Wirtszellproteine wie das EF-1a beteiligt sind (P-L-EF1). Am GE-Signal wird die neu synthetisierte mRNA durch repetitives (stotterndes) Ablesen eines (U)7-Bereichs polyadenyliert und freigesetzt. Bleibt die Polymerase an die Matrize gebunden, kann sie die Transkription des nächsten Gens am GS-Signal initiieren. Dies beinhaltet den Einbau einer typischen 5'-Methylguanosin-*cap*-Struktur, allerdings nach einem unkonventionellen Mechanismus. Dabei transferiert die Guanylyltransferase des L-Proteins GDP auf das 5'-Ende einer monophosphorylierten mRNA, während bei allen Eukaryonten GMP mit einer 5'-Diphosphat-Acceptor-RNA verknüpft wird. Der Zugang dissoziierter oder neu synthetisierter Polymerase zur in N verpackten RNA ist nur am 3'-terminalen Promotor des RNPs möglich, sodass in der Folge ein mRNA-Gradient entsteht und die Produkte der 3'-proximalen Gene (N) weitaus stärker exprimiert werden als die der distalen (L). Dies ist eine einfache und effektive Methode zur Steuerung der bedarfsgerechten Produktion der viralen Proteine, die allen Mononegavirales gemeinsam ist (Abb. 50.**3**).

Der Beginn der Genom-Replikation ist von der Neusynthese der viralen Proteine N und P abhängig und beinhaltet die ko-transkriptionelle Verpackung der RNA durch die Polymerase, die nun vermutlich in Form eines Replikase-Komplexes vorliegt (N-P-L). Das P-Protein nimmt dabei eine wichtige Rolle als Chaperon für das N-Protein ein, da die spezifische Verpackung der RNA in N-Protein nur von N-P-Komplexen ausgeht. Die Transkriptionssignale der Genom-RNA werden im Replikationsmodus ignoriert, sodass zunächst ein Anti-Genom-RNP voller Länge entsteht. Das Anti-Genom-RNP fungiert als Matrize für die Synthese eines hohen Überschusses an Genom-RNPs, aufgrund eines starken 3'-terminalen Promotors. Von den Genom-RNPs können sowohl mRNAs transkribiert werden („sekundäre Transkription") als auch RNPs repliziert werden, sofern N-P- und N-P-L-Komplexe in ausreichender Menge vorhanden sind. Generell bleibt jedoch die Transkription die überwiegende Art der RNA-Synthese. Die Synthese der 3'-terminal kodierten Triphosphat-Leader-RNA, die teilweise in verpacktem Zustand vorliegt, resultiert vermutlich aus abortiver Replikation, die an der Leader/N-Gengrenze in den Transkriptionsmodus übergeht (Whelan et al. 2004). Ob die Initiation der mRNA-Transkription dort direkt durch die Transkriptase erfolgen kann, oder ob die Synthese der Leader-RNA obligatorisch ist, ist Gegenstand aktueller Forschung. Die Genexpression und Replikation des Tollwutvirus erfolgt hauptsächlich im Bereich mikroskopisch sichtbarer zytoplasmatischer Einschlusskörpern, den von Negri in Neuronen bereits 1903 beschrieben „Negri Bodies".

50.1.7 Morphogenese

Nach Akkumulation von RNPs und viralen Hüllproteinen werden neue Virionen vor allem an der Zellmembran durch Knospung gebildet. Das Tollwutvirus G ist ein typisches Typ-I-Membranprotein, dessen kotranslationale Translokation in das Lumen des ER durch ein N-terminales Signalpeptid gesteuert wird. Über einen hydrophoben Transmembranbereich im C-terminalen Bereich des G wird das Protein in der ER-Membran verankert, gelangt über den sekretorischen Weg durch den Golgi-Apparat, an dem die Zuckerketten modifiziert werden und die Trimerisierung erfolgt, an basolaterale Zellmembranen, wo es vermutlich in Detergens-löslichen Lipid-Mikrodomänen vorliegt. Das Matrixprotein wird im Zytoplasma translatiert und verbleibt größtenteils dort als lösliches Protein. Lediglich an der Zellmembran ist eine deutliche Bindung des M an RNPs zu beobachten, die zu deren Kondensierung zur Superhelix führt. Die zytoplasmatischen Bereiche der Glykoproteine interagieren mit der das RNP umhüllenden Matrix um das RNP und werden bevorzugt in die Virushülle eingebaut. Zwar können auch in Abwesenheit des G „spikelose" Virionen gebildet werden, seine Anwesenheit fördert jedoch die Virusknospung (Mebatsion et al. 1996).

An der Knospung und Abschnürung der umhüllten Viren sind vermutlich verschiedene zelluläre membranaktive Systeme beteiligt, wie z. B. die ESCRT-Komplexe (ESCRT: **E**ndosomal **S**orting **C**omplex **r**equired for **T**ransport), mit denen das M-Protein über so genannte „Late"-Domänen interagieren kann.

50.1.8 Pathogenetische Strategie des Tollwutvirus

Das G-Protein des Tollwutvirus ist das einzige Antigen, das die Ausbildung virusneutralisierender Antikörper (VNA) stimulieren kann. Das RNP stimuliert CD4+ T-Helfer-Zellen, wodurch die Produktion von VNA und Gedächtniseffekte verstärkt werden. Die Immunisierung mit inaktivierten Viren führt zu einer lange (ca. 10 Jahre) anhaltenden, schützenden Immunität. Nach einer natürlichen Infektion erscheinen Antikörper zu spät, um das Virus zu eliminieren.

! Die immunsubversive Strategie pathogener Tollwutviren besteht darin, Inflammation zu minimieren und die Integrität des Nervensystems und der Neuronen zu erhalten, um in das immunprivilegierte ZNS zu gelangen (Dietzschold et al. 2005, Lafon 2005a, Finke u. Conzelmann 2005).

Pathogene Tollwutviren unterscheiden sich von attenuierten apathogenen Stämmen hauptsächlich durch ihre Neuroinvasivität, d. h. die Fähigkeit, aus der Peripherie in das ZNS zu gelangen. Daran sind multiple Faktoren beteiligt, wie die Determinanten des G-Proteins, die Rezeptor-abhängige Endozytose, axonalen Transport in Vesikeln und Membranfusion am richtigen Ort bestimmen. Attenuierte Stämme, wie das in Deutschland als Fuchstollwut Impfstoff eingesetzte SAD B19-Virus können durch Austausch des G-Gens ihre Neuroinvasivität und Virulenz zurückgewinnen. Die Mutation eines Arginins an Position 333 der Aminosäuresequenz des G führt bei manchen Stämmen zur verzögerten Aufnahme der Viren in Neuronen und zum Verlust der Virulenz.

Typischerweise ist die Neuroinvasivität von Rabies invers korreliert mit der Induktion von Apoptose und mit der intrazellulären RNA-Syntheserate (s. unten). Als ein Apoptose-induzierender Faktor wurde das G identifiziert, das Apoptose durch Akkumulation im ER auslösen kann. Die Rate der RNA-Synthese wird durch multiple Funktionen der N-, P-, L- und M-Proteine sowie durch die cis-aktiven Sequenzen der viralen RNA bestimmt. Die Steigerung der RNA-Synthese durch Veränderungen in diesen Proteinen resultiert in erhöhter Zytopathogenität, Immunogenität und in der Attenuierung der Viren in vivo.

! Die Fähigkeit des Tollwutvirus, die Funktion des Typ-I-Interferon-Systems des Wirtes zu blockieren, ist essenziell für die Etablierung einer Infektion.

Die Transkription von IFN-α/β wird nach Erkennung von pathogenspezifischen Mustern (Pathogen-associated Molecular Pattern; PAMP) durch Musterrezeptoren induziert. Das freigesetzte IFN vermittelt über den IFN-Rezeptor und Aktivierung von JAK/STAT-Signalkaskaden die Expression von antiviralen und immunstimulierenden Genen. Die Tollwutvirus-RNA, v.a. die Leader-RNA, wird zunächst anhand ihres 5'-terminalen Triphosphats durch den Musterrezeptor RIG-I als fremd erkannt (Hornung et al. 2006) und aktiviert eine Signalkaskade, in deren Verlauf die latenten Transkriptionsfaktoren IRF3 und IRF7 durch die Kinasen TBK-1 und IKKe phosphoryliert und damit aktiviert werden. Das Tollwutvirus-P-Protein interferiert mit der Signalübertragung, indem es die Phosphorylierung der IRFs und damit die Transkription von IFN mRNAs verhindert. Daneben inhibiert das P die Signalübertragung vom IFN-Rezeptor, indem es an phosphorylierte STAT-Moleküle bindet und deren Import in den Zellkern und damit die Transkription von IFN-stimulierten Genen verhindert. Bereits der Verlust der IRF-inhibierenden Funktion führt zur kompletten Attenuierung der Viren in IFN-kompetenten Wirten.

Die schnell replizierenden, stark zytopathogenen VSV und Chandipura-Viren verfolgen dagegen eine völlig andere Strategie. Die Expression des M-Proteins führt hier zu einer generellen Inhibition der Wirtszell-Transkription und des Exports von zellulären mRNAs, inklusive der IFN-mRNAs (Brzózka u. Conzelmann 2009).

50.2 Diagnose, Therapie und Prävention

R. S. Roß, M. Roggendorf

50.2.1 Einleitung

Die Tollwut (auch Rabies oder Lyssa) gilt als eine der am längsten bekannten Zoonosen überhaupt, und die Beschäftigung der Humanmedizin mit dieser unheimlichen Erkrankung währt nachweislich schon mehrere Jahrtausende. Vieles, was unseren Vorfahren unbekannt war und sie bisweilen in eine schier irrationale Furcht vor der Erkrankung trieb, ist noch immer unvollständig verstanden. Gleichwohl ergaben sich im Laufe der Jahrhunderte bedeutende Fortschritte in der Diagnostik menschlicher Tollwuterkrankungen und – mehr noch – in deren effizienter Prävention, während noch immer keine wirksame Therapie existiert (Roß u. Roggendorf 1999, Winkle 2005).

50.2.2 Labordiagnostik

Eine „Tollwut-Diagnostik“ sollte nur dann erfolgen, wenn ein begründeter Verdacht auf das Vorliegen der Erkrankung besteht. Dies ist insbesondere bei Patienten der Fall, die an einer Meningoenzephalitis oder Myelitis unklarer Genese leiden und sich in zeitlich relevantem Zusammenhang mit dem Beginn der neurologischen Symptomatik in einem Tollwutendemiegebiet aufgehalten haben. Häufig liefern

Tabelle 50.**1** Diagnostische Verfahren zum direkten und indirekten Tollwutvirus-Nachweis (Quelle: Mertens et al. 2004).

diagnostisches Prinzip	Methode	Untersuchungsmaterial	Ergebnis
Nachweis viraler Antigene	Immunfluoreszenztest	Nackenhautbiopsie (intra vitam); Gehirngewebe (post mortem)	positiv/negativ
Charakterisierung von Virus-Isolaten	Zellkultur, Immunfluoreszenztest	in Zellkultur vermehrte Viren	positiv/negativ
Virusisolierung	Zellkultur, Immunfluoreszenztest	Speichel, Liquor cerebrospinalis (intra vitam); Gehirngewebe (post mortem)	positiv/negativ
Nachweis viraler RNA	Nukleinsäureamplifikation	Nackenhautbiopsie, Speichel, Liqour cerebrospinalis (intra vitam); Gehirngewebe (post mortem)	positiv/negativ oder quantitativ (Kopien/ml)
Charakterisierung von Virus-Isolaten	Sequenzierung, phylogenetische Analyse	Nukleinsäureamplifikate	Nukleinsäure-Sequenz, phylogenetischer Baum
Nachweis antiviraler Antikörper	Rapid Fluorescent Focus Inhibition Test (RFFIT)	Serum, Liquor cerebrospinalis	Konzentration neutralisierender Antikörper (IU/ml)
	Immunoassay	Serum	Antikörperkonzentration (IU/ml)

die Reiseanamnese und Informationen über etwaige vorangegangene Expositionen, nach denen ausdrücklich zu fragen ist, die entscheidenden diagnostischen Hinweise.

Zum direkten und indirekten Nachweis des Tollwutvirus als des ätiologischen Agens' existieren derzeit verschiedene diagnostische Verfahren, die in Tab. 50.**1** zusammengefasst genannt sind.

Nachweis viraler Antigene. Von mehreren Gewebeproben, beispielsweise aus dem Hirnstamm, dem Thalamus, dem Kleinhirn und dem hippocampalen Ammonshorn, werden im Rahmen der Post-mortem-Diagnostik Abklatsch- oder „Schmier"-Präparate angelegt, anschließend mit kaltem Azeton überschichtet und schließlich mit einem anti-Rabiesvirus-Antikörper-FITC-Konjugat inkubiert. Als Kontrollen sind stets Proben aus Gehirnen tollwutvirusinfizierter und „virusfreier" Tiere mitzuführen. Die Tollwutvirus-Antigene imponieren unter dem Fluoreszenzmikroskop als apfelgrüne bis grüngelbe intrazelluläre Strukturen unterschiedlicher Größe (Meslin et al. 1996, World Health Organisation 2005, World Organisation for Animal Health 2008). Von Nackenhautbiopsien sollte man im Zuge der Intra-vitam-Diagnostik mindestens 20 „Schnitte" anfertigen und fluoreszenzmikroskopisch auf die Anwesenheit von Tollwutvirus-Antigen an der Basis der Haarfollikel prüfen. Der Einsatz von Kornea-Abklatsch- oder Abstrich-Präparaten wird nicht mehr empfohlen. Von intra vitam durchgeführten rein diagnostischen Hirnbiopsien sollte ebenso abgesehen werden wie vom heute obsoleten histologischen Nachweis der nach Adelchi Negri (1876–1912) benannten intrazytoplasmatischen Einschlusskörperchen (World Health Organisation 2005, World Organisation for Animal Health 2008).

Virusisolierung. Zur Isolierung des Tollwutvirus dienen meist Neuroblastom-Zell-Linien. Vom homogenisierten Untersuchungsmaterial stellt man eine sorgfältig durchmischte 10 %ige Suspension in PBS her und setzt nach einer Stunde 10 µl des klaren Überstands in einer 1:10 Medium-Verdünnung in die Kultur ein. Es schließt sich eine meist zwei-, seltener viertägige Inkubation bei 35 bis 36 °C an. Nach Zugabe eines anti-Rabiesvirus-Antikörper-FITC-Konjugats erscheinen mit dem Tollwutvirus infizierte Zellen unter dem Fluoreszenzmikroskop wiederum als apfelgrüne bis grüngelbe Strukturen. Um ein negatives Ergebnis zu bestätigen, sollte man die Zellkultur mindestens dreimal „passagieren" (Meslin et al. 1996, World Organisation for Animal Health 2008).

Charakterisierung von Rabiesvirus-Isolaten mit monoklonalen Antikörpern. Zunächst erfolgt die In-vitro-Vermehrung des Erregers aus dem Untersuchungsmaterial. Zur eigentlichen Typisierung dienen monoklonale Antikörper gegen Epitope des Rabiesvirus-Nukleo- oder des Rabiesvirus-Glykoproteins, die eine Unterscheidung von „Feldisolaten" des Rabiesvirus und attenuierten „Impfstämmen" ebenso ermöglichen wie eine Zuordnung zu einer bestimmten Vektor-Spezies.

Amplifikation der Rabiesvirus-RNA und phylogenetische Analyse. Der direkte Nachweis des Pathogens durch „Vermehrung" viraler Nukleinsäuren ist vor allem für die Intra-vitam-Diagnostik bedeutsam. Die meisten diagnostischen RT-PCRs amplifizieren RNA aus dem für das Nukleoprotein kodierenden Gen. Die Sequenzierung der erhaltenen Produkte gestattet den Vergleich mit bekannten Rabiesvirus-Isolaten aus der Gen-Bank. Hierzu bewährt sich neben einem orientierenden einfachen „Alignment" vor allem die phylogenetische Analyse.

Nachweis von anti-Rabiesvirus-Antikörpern. Im so genannten „Rapid Fluorescent Focus Inhibition Test" (RFFIT), der als Methode der Wahl zur Detektion neutralisierender Antikörper gegen das Rabiesvirus gilt, werden 100 $TCID_{50}$/100 µl/well CVS-11-Virus-Suspension und konstant aufsteigende Verdünnungen der hitzeinaktivierten Seren eingesetzt. Als Kontrollen dienen Seren, die keine Rabiesvirus-spezifischen Antikörper enthalten, sowie Proben mit bekannten „Titern". Zusätzlich muss in jedem Ansatz eine erneute Titration des CVS-11-Virus mitgeführt werden (Abb. 50.**4**). Nach 48 Stunden Inkubation sind die Zellen mit kaltem Azeton zu fixieren und danach mit einem anti-Rabiesvirus-FITC-Konjugat zu überschichten. Die Konzentration Rabiesvirus-neutralisierender Antikörper entspricht definitionsgemäß derjenigen Serumverdünnung, bei der 50 % der bis zu 20 unter dem Fluoreszenzmikroskop beurteilten Gesichtsfelder eine oder mehrere mit dem Virus infizierte Zellen enthalten. Die Auswertung erfolgt meist durch eine Probit-Regressionsanalyse. Über das Verhältnis zu einer im selben Test mitgeführten Referenzpräparation mit bekanntem Antikörper-„Titer" (2. Internationaler Standard für humanes anti-Rabies-Immunglobulin) erhält man die Antikörper-Konzentration in IU/ml (Meslin et al. 1996, World Organisation for Animal Health 2008).

Zur Bestimmung von Antikörpern gegen das Tollwutvirus stehen auch kommerzielle ELISAs zur Verfügung, die allerdings eine geringere Sensitivität als der RFFIT aufweisen (World Organisation for Animal Health 2008).

Befundinterpretation. Der direkte Immunfluoreszenztest zum Tollwutvirus-Antigennachweis besitzt in post mortem gewonnenem nativen Hirngewebe eine diagnostische Sensitivität von 99 %. Im Rahmen der Intra-vitam-Diagnostik wird die Aussagekraft des Immunfluoreszenztests jedoch entscheidend durch mehrere Faktoren beeinflusst. Zu nennen sind in diesem Zusammenhang vor allem die Phase der Erkrankung, die im Zuge der Infektion einsetzende Antikörperbildung, die nur intermittierende Ausscheidung des Tollwutvirus in den Speichel und andere Körperflüssigkeiten sowie die Qualität des Untersuchungsmaterials selbst. Daher gilt prinzipiell, dass ausschließlich ein positiver Befund die Tollwutinfektion zu Lebzeiten eines

	1	2	3	4	5	6	7	8	9	10	11	12
A	S 1	zunehmende Verdünnung					S 5 →					
B	S 1 →						S 5 →					
C	S 2 →						CVS-11 →					
D	S 2 →						CVS-11 →					
E	S 3 →						WHO →					
F	S 3 →						WHO →					
G	S 4 →						PK	PK	NK	NK	Zellen	Zellen
H	S 4 →						PK	PK	NK	NK	Zellen	Zellen

S: Serum; CVS-11: Rabiesvirus-Stamm CVS-11; WHO: 2. Internationaler Rabies-Immunglobulin-Standard oder gegen diese Präparation kalibrierte Sekundärstandards; PK: laborinterne Positiv-Kontrolle; NK: laborinterne Negativ-Kontrolle; Zellen: BHK-21 C 13-Zellen.

Abb. 50.**4** Mögliche „Belegung" einer Mikrotiter-Platte zur Durchführung des „Rapid Fluorescent Focus Inhibition Tests" (RFFIT).

Patienten sichert, während selbst wiederholt negative Untersuchungen an seriell gewonnen Materialien den bestehenden Krankheitsverdacht intra vitam nicht entkräften. Rabiesvirus-spezifische Antikörper finden sich in niedrigen „Titern" durchschnittlich erst acht Tage nach Beginn der klinischen Symptomatik und lassen sich im Liquor cerebrospinalis allenfalls sporadisch nachweisen.

Für die Überprüfung der Immunität nach vorangegangener Impfung gegen das Tollwutvirus eignet sich nur der infektionsbiologische Assay, beispielsweise in Form des RFFIT, und nicht der (immunchemische) ELISA, der zwar mit dieser Referenzmethode hinlänglich übereinstimmen, aber durchaus falsch negative wie falsch positive Resultate liefern kann (Roß u. Roggendorf 2004, World Health Organisation 2005, World Organisation for Animal Health 2008).

50.2.3 Therapie

Versuche zur Therapie menschlicher Tollwuterkrankungen reichen zurück bis weit in das Altertum und finden sich unter anderem bereits niedergelegt in den Hippokratischen Schriften als Überlieferung der griechischen Heilkunde für den Zeitraum von 450 bis 350 v. Chr. Die dort vorgeschlagene Behandlung beinhaltete Maßnahmen wie das Ausbrennen der Bissstelle, das Anlegen von Schröpfköpfen und die Gabe von Enzian, Osterluzei, Blasenkäfern sowie Nieswurz zur Ableitung des „Tollwutgiftes" vom Gehirn. Diesen und ungezählten weiteren über die Jahrhunderte entwickelten Therapie-Regimen blieb jedoch bis in die jüngste Vergangenheit jeglicher Erfolg versagt, denn beispielsweise auch Interferon zeigte keinerlei Wirkung auf den Verlauf menschlicher Tollwuterkrankungen, obwohl sich nach intravenöser bzw. intrathekaler Gabe ausreichend hohe Wirkstoffkonzentrationen einstellten. Das Gleiche galt für Interferon-Induktoren, Cytarabin, Ribavirin, therapeutische Vakzinierungen und zahlreiche andere „antivirale Ansätze" (Jackson et al. 2003, Roß u. Roggendorf 1999, Rupprecht et al. 2006, Winkle 2005).

Angesichts dieser jahrtausendelangen therapeutischen Erfolglosigkeit erfuhr die erste im Jahr 2004 bekannt gewordene „Heilung" einer manifest an Tollwut erkrankten jungen Patientin ein ungeheures Echo nicht nur in der medizinischen Fachwelt. Das in diesem Fall verfolgte und später so genannte „Milwaukee-Protokoll" sah neben einer umfassenden intensivmedizinischen Betreuung die Induktion eines therapeutischen Komas mit hohen Dosen Ketamin und Benzodiazepinen sowie die Anwendung von Ribavirin und Amantadin vor. Auf eine postexpositionelle Tollwutprophylaxe oder andere „Immunstimulanzien" wurde bewusst verzichtet. Die junge Frau überlebte die Erkrankung, wenn auch mit initial erheblichen neurologischen Ausfallserscheinungen, die sich im Verlauf nur langsam besserten (Willoughby et al. 2005). Bezeichnenderweise wies die Patientin schon kurz nach ihrer Einweisung in das „Medical College of Wisconsin" hohe Konzentrationen an Rabiesvirus-spezifischen neutralisierenden Antikörpern sowohl im Serum als auch im Liquor cerebrospinalis auf, sodass es von Anfang an nicht an Stimmen fehlte, die den Therapieerfolg bezweifelten und auf die Möglichkeit der Elimination des Virus infolge der ungewöhnlich früh und vehement einsetzenden endogenen Immunantwort verwiesen. Die Skepsis dem Protokoll gegenüber verstärkte sich in den folgenden Jahren noch dadurch, dass es trotz intensiver Bemühungen weltweit nicht gelang, die erste erfolgreich praktizierte Therapie bei anderen an Tollwut erkrankten Patienten zu wiederholen (Wilde et al. 2008). Bis heute wurden, soweit ersichtlich, mindestens 17 Infizierte nach dem „Milwaukee-Schema" oder einer Modifikation dieses Vorgehens behandelt. Zwar stellte sich im Vergleich mit unbehandelten Erkrankten eine deutliche Verlängerung der Überlebensdauern unter intensivmedizinischen Bedingungen ein, doch verliefen letztlich alle Erkrankungen letal (Wilde et al. 2008). Daher müssen menschliche Tollwutinfektionen in ihrer überwältigenden Mehrheit unverändert als nicht erfolgreich therapierbar angesehen werden, und es bleibt derzeit nur zu hoffen, dass Weiterentwicklungen etwa des „Milwaukee-Protokolls" bzw. gänzlich neuartige Therapie-Strategien zukünftig einen Weg aus dieser frustranen Situation weisen werden.

Die gegenwärtig allgemein praktizierte Therapie menschlicher Tollwuterkrankungen erschöpft sich daher notwendigerweise in supportiven Maßnahmen und der Beherrschung eintretender Komplikationen, solange die Diagnose einer Rabiesinfektion noch nicht zweifelsfrei gestellt ist. Die Patienten sollten in ruhiger Umgebung intensivmedizinisch betreut und mit Sedativa versorgt werden, um die klinische Symptomatik und den erheblichen Leidensdruck zu lindern (Wilde et al. 2008, Wolrd Health Organisation 2005).

50.2.4 Prävention

Impfstoffe und Hyperimmunglobuline

Zur Verhinderung von Tollwutinfektionen beim Menschen stehen heute hoch wirksame Impfstoffe und Hyperimmunglobulin-Präparationen zur Verfügung (Tab. 50.**2**). In den Industrienationen sind ausschließlich so genannte Zellkulturvakzinen zugelassen, zu deren Herstellung man verschiedene Rabiesvirusstämme beispielsweise auf diploiden humanen Lungenfibroblasten oder gereinigten embryonalen Hühnerzellen kultiviert. Auch Nierenzell-Linien des Affen dienen als Substrat zur Tollwutvirusanzucht. Die Inaktivierung der Erreger erfolgt mit β-Propiolakton. Abgesehen von den Virusstämmen und den Kultursubstraten bestehen zwischen den Impfstoffen zudem produktionstechnische Unterschiede vor allem bezüglich der angewandten Reinigungs- und Konzentrierungsverfahren (Rupprecht u. Gibbons 2004, World Health Organisation 2005). Dessen ungeachtet entfalten die existierenden Zellkulturimpfstoffe auf der Basis inaktivierter Tollwutviren eine praktisch identische biologische Wirksamkeit und sind daher gleichsam austauschbar. Sie lassen bei fast allen Empfängern nach spätestens 35 Tagen einen belastbaren Immunschutz entstehen, sodass eine mit einem bestimmten Präparat begonnene Immunisierung bedenkenlos mit einer anderen Zellkulturvakzine fortgesetzt werden kann.

Da alle heute zur Prävention der Tollwutinfektion in der Humanmedizin eingesetzten Impfstoffe auf dem klassischen Rabiesvirus (Genotyp 1) gründen und somit sicheren Schutz vor demjenigen Erreger bieten, den es bei der überwältigenden Mehrheit aller weltweit vorkommenden „Tollwut-Expositionen" zu bekämpfen gilt, ist ihre Wirksamkeit gegenüber anderen Lyssavirus-Genotypen gleichwohl eingeschränkt und die Entwicklung einer „Pan-Lyssavirus-Vakzine" daher noch immer wünschenswert. Die derzeit zugelassenen „Immunogene" induzieren eine erhebliche „Kreuzprotektion" gegen die übrigen Vertreter der Lyssavirus-Phylogruppe I (Genotypen 4 bis 7: Duvenhage-Virus, europäische Fledermaus-Lyssaviren 1 und 2 sowie australisches Fledermaus-Lyssavirus), sind jedoch ausweislich tierexperimenteller Befunde nahezu wirkungslos gegenüber den Erregern der Phylogruppe II (Lagos-Bat- und Mokola-Virus) und den bislang noch nicht endgültig klassifizierten Rabies-ähnlichen Viren (Aravan-Virus, Khujand-Virus, Irkut-Virus und West-Caucasian-Bat-Virus) (Nel u. Markotter 2007, Rupprecht et al. 2006).

Humanes Rabies-Immunglobulin (HRIG) stammt von Probanden, die zuvor mit Zellkulturimpfstoffen gegen Tollwut immunisiert wurden. Wie auch die Vakzinen selbst, schützen die verfügbaren Immunglobulin-Präparationen

Tabelle 50.**2** In Deutschland verfügbare Impfstoffe Hyperimmunglobuline und gegen Tollwut (Quelle: Rote Liste Service 2007).

Präparat	Hersteller
Impfstoff	
Rabipur – eine Impfdosis enthält > 2,5 IE inaktiviertes Tollwutvirus (Stamm Flury-LEP, vermehrt in Hühner-Fibroblasten-Zellkulturen [PCEC])	Novartis Behring
Tollwut-Impfstoff (HDC) inaktiviert – eine Impfdosis enthält mindestens 2,5 IE inaktivierte Tollwutviren (Stamm WISTAR PM/WJ 38-1503-3M, kultiviert in humanen diploiden Zellen [HDC])	Sanofi Pasteur MSD
Hyperimmunglobulin	
Berirab – 1 ml enthält 100–170 mg Protein vom Menschen (mindestens 95 % Immunglobulin) mit Antikörpern gegen das Tollwutvirus (mindestens 150 IE)	ZLB Behring
Tollwutglobulin Merieux P – 1 ml enthält 130 ± 30 mg Protein vom Menschen (mindestens 90 % Immunglobulin), entsprechend 150 IE Antikörpern gegen das Tollwutvirus	Sanofi Pasteur MSD

somit hervorragend gegen das Rabiesvirus, doch gelten in Bezug auf ihre Effizienz anderen Lyssavirus-Genotypen gegenüber die bereits dargelegten Restriktionen (Nel u. Markotter 2007, Rupprecht et al. 2006). Die Gewinnung und Herstellung hoch wirksamer HRIG-Präparate gestaltet sich aufwendig und folglich kostenintensiv. Daher sind diese Arzneimittel in vielen der so genannten Entwicklungs- oder Schwellenländer, die zugleich häufig als „Hyperendemiegebiete" der Tollwutinfektion gelten müssen, entweder gar nicht oder nur in weit unzureichendem Maße erhältlich. Abhilfe aus dieser fatalen Situation könnten zukünftig vergleichsweise preiswert herzustellende monoklonale Antikörper schaffen, deren kombinierter Einsatz sich in experimentellen Untersuchungen bereits als sehr effektiv erwies und der Wirksamkeit von Rabies-Hyperimmunglobulinen nicht nachstand.

Im Gegensatz zu den heute obsoleten „Nervengewebe-Impfstoffen", die gemäß einer nachdrücklichen, aber noch immer unvollständig realisierten Empfehlung der Weltgesundheitsorganisation nicht mehr zur Prophylaxe menschlicher Tollwutinfektionen eingesetzt werden sollten (World Health Organisation 2005), sind moderne Zellkulturvakzinen gegen das Tollwutvirus sehr gut verträglich. Bei 1 bis 10 % der Impflinge können lokale Reaktionen an der Einstichstelle wie Rötungen, Verhärtungen oder Juckreiz sowie systemische Affektionen auftreten. In Einzelfällen wurden allergische Komplikationen beobachtet. Noch weit seltener entwickelten sich in zwar zeitlich relevantem, kausal aber nie bewiesenem Zusammenhang zur Impfung Mono- oder Polyneuritiden einschließlich des Guillain-Barré-Syndroms, die sich jedoch folgenlos zurückbildeten. Auch humanes Tollwut-Immunglobulin gilt als sichere und von den Impflingen meist gut tolerierte Präparation (Jilg 2005).

Präexpositionelle Immunisierung

Das Schema zur präexpositionellen Immunisierung gegen Tollwut sieht die Gabe von drei Impfstoffdosen in den M. deltoideus an den Tagen 0, 7, und 21 bzw. 28 vor (Abb. 50.**5**) und sollte bei Personen mit einem permanent erhöhten Tollwutexpositionsrisiko angewandt werden, zu denen Tierärzte, Jäger, Forstpersonal oder Angestellte in Laboratorien zählen, die mit Tollwutviren arbeiten. Auch Reisende in Regionen mit einem hohen Expositionsrisiko stellen eine potenzielle Klientel für eine präexpositionelle Tollwutprophylaxe dar (Ross et al. 2006, Ständige Impfkommission am Robert Koch-Institut 2008). Die Intervalle für Auffrischimpfungen nach einer einmal erfolgten Grundimmunisierung sollten sich prinzipiell an den einschlägigen nationalen und internationalen Empfehlungen orientieren

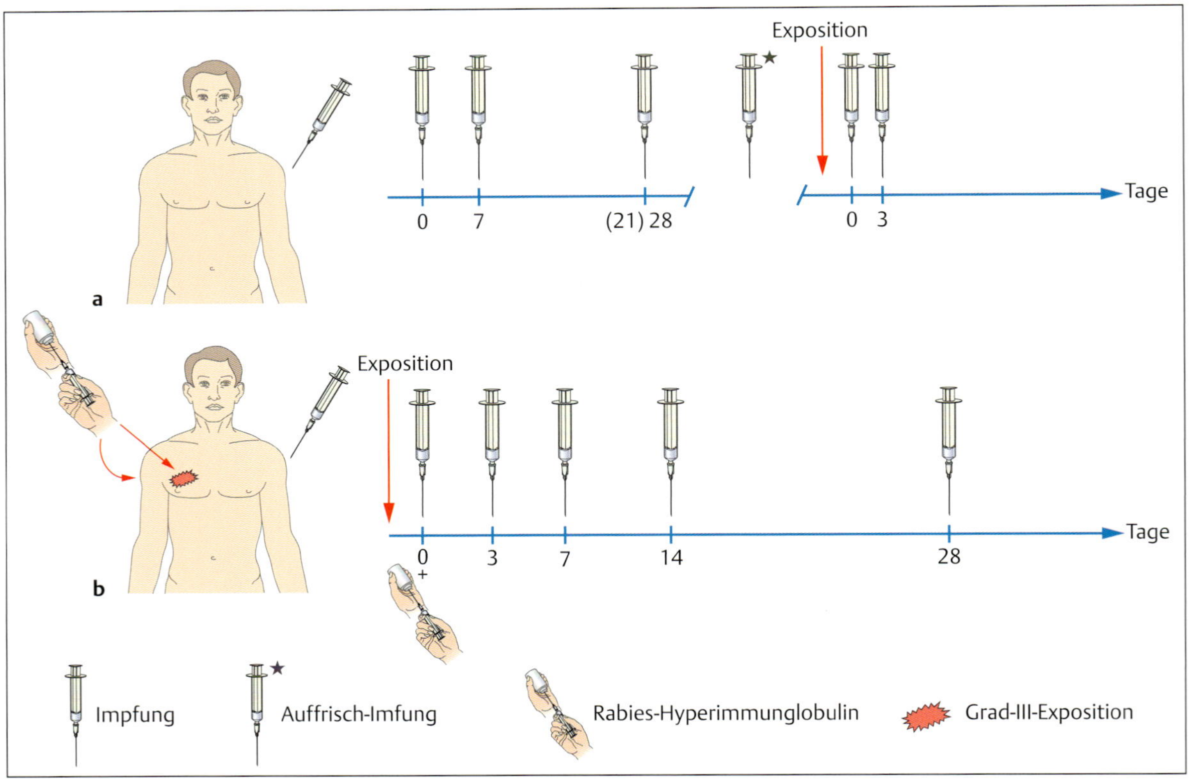

Abb. 50.**5** Impfschemata für die Tollwutprophylaxe beim Menschen.
a Präexpositionelle Prophylaxe.
b postexpositionelle Prophylaxe (nach Grad-III-Expositionen).

und sich idealerweise an die aktuell ermittelte Konzentration Rabiesvirus-spezifischer Antikörper anlehnen, die eine „Boosterung“ dann zwingend verlangt, wenn der „Titer“ auf < 0,5 IU/ml abgesunken ist (Ständige Impfkommission am Robert-Koch-Institut). Dass dieses derzeitige Vorgehen eine möglicherweise „überprotektive“ Strategie darstellen könnte, zeigen unter anderem Analysen, die eine Persistenz der zellulären Immunantwort nachweisen, selbst wenn die Impfungen gegen eine Rabiesvirus-Infektion bereits Jahrzehnte zurückliegen.

Postexpositionelle Prophylaxe (PEP)

Die Entscheidung, ob eine Tollwutexposition vorliegt und mithin zwingend eine PEP zu beginnen ist, hängt im Wesentlichen ab von der Art des Kontakts zu einem potenziell infizierten Tier, der Tierspezies sowie schließlich der lokalen Tollwutsituation (Abb. 50.**6**). Tollwutrelevante Expositionen bestehen bei jeglichen Kratz- oder penetrierenden Bissverletzungen sowie Kontaminationen von Schleimhäuten mit dem Speichel potenziell infizierter Tiere. Die PEP ist möglichst unverzüglich nach der Exposition zu beginnen. Warten bis zum Vorliegen eines Tollwutbefundes bei demjenigen Tier, das für die Exposition verantwortlich war, ist ebenso wenig angebracht, wie die Entscheidung über den Beginn einer Wutschutzbehandlung von der Frage abhängig zu machen, ob etwa der Verletzung durch das Tier ein erklärbarer Anlass zugrunde lag. Kontraindikationen bestehen in Anbetracht des letalen Ausgangs einer manifesten Tollwuterkrankung nicht.

Die konkrete Durchführung der PEP orientiert sich abhängig vom Expositionsgrad an den Empfehlungen der Weltgesundheitsorganisation und den von ihnen abgeleiteten Richtlinien der Ständigen Impfkommission beim Robert Koch-Institut (Ständige Impfkommision am Robert Koch-Institut 2008, World Health Organisation 2005). Die lokale desinfizierende Wundbehandlung (mindestens 15-minütige Spülung mit Wasser sowie Seife, Detergenzien oder anderen zur Virusinaktivierung geeigneten Substanzen) wird bei Tollwutexpositionen des Grades II ergänzt durch eine aktive Immunisierung mit Tollwutzellkulturimpfstoff (M. deltoideus) an den Tagen 0, 3, 7, 14 und 28 („Essen-Schema“). Bei Grad-III-Expositionen ist eine Simultanprophylaxe mit HRIG in einer Konzentration von 20 IU/kg Körpergewicht zeitgleich zur ersten Impfdosis erforderlich, wobei möglichst viel Hyperimmunglobulin in und um die Wunde zu infiltrieren ist (Abb. 50.**5**) (Ständige Impfkommision am Robert Koch-Institut 2008). Neben dem „Essen-Schema“, das gleichsam den „goldenen Standard“ der postexpositionellen Wutschutz-Behandlung bildet, und einem verkürzten intramuskulären „2-1-1- bzw. Zagreb-Regime“ existieren auch noch zwei ebenfalls von der WHO zur PEP empfohlene intradermale Immunisierungsstrategi-

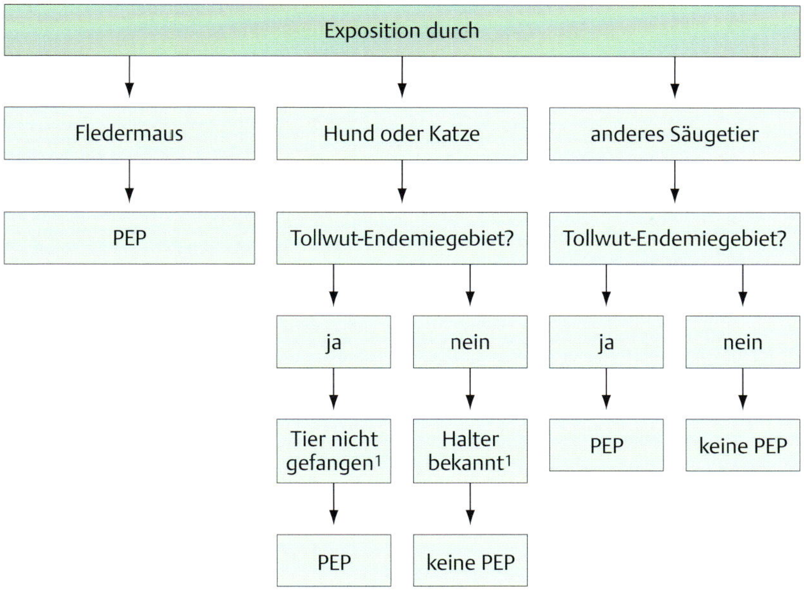

1 Kann der Hund oder die Katze unter Beobachtung gestellt werden, so sollte bei Expositionen in Endemiegebieten bzw. unbekanntem Halter in Nicht-Endemiegebieten eine PEP begonnen und nach 10 Tagen dann abgebrochen werden, wenn das Tier unverändert gesund ist.

Abb. 50.**6** Risikoevaluation und Vorgehen nach Tollwutexpositionen. PEP: Postexpositionelle Tollwutprophylaxe (Quelle: Bundesamt für Gesundheit et al. 2004, Roß u. Roggendorf 1999).

en („2-2-2-0-1-1-" und „8-0-4-0-1-1-Schema"), die impfstoffsparend ausgelegt sind und daher aus Kostengründen hauptsächlich in den so genannten Entwicklungs- oder Schwellen-Ländern Beachtung finden (World Health Organisation 2005).

Ein „Impfversagen" im Rahmen der PEP geht fast ausnahmslos auf eine nicht lege artis durchgeführte Behandlung zurück und wurde insbesondere beschrieben nach fehlender Gabe von Tollwuthyperimmunglobulin bei Grad-III-Expositionen, falscher oder gänzlich unterbliebener Wundversorgung und somit mangelhafter lokaler Virusinaktivierung, Verabreichung des Tollwuthyperimmunglobulins 12 bis 24 Stunden vor der ersten aktiven Immunisierung, verspätetem Beginn der PEP sowie schließlich Impfungen, die nicht in den M. deltoideus, sondern beispielsweise in den M. gluteaus erfolgten (Roß u. Roggendorf 1999, Rupprecht u. Gibbons 2004, Wilde 2007, World Health Organisation 2005).

Eine bereits vollständig prä- oder postexpositionell mit einer empfohlenen Zellkulturvakzine geimpfte Person muss sich nach einer Tollwutexposition nur einer verkürzten PEP (je eine Impfstoffdosis an den Tagen 0 und 3) unterziehen (Abb. 50.**5**). Die Gabe von HRIG ist in diesen Fällen nicht notwendig. (Rupprecht u. Gibbons 2004, World Health Organisation 2005)

50.2.5 Ausblick

Versucht man, die kommenden Jahre vorausschauend zu überblicken, so sind zunächst auf dem Feld der virologischen Rabiesvirus-Diagnostik kaum Fortschritte zu erwarten. Diese pessimistische Einschätzung basiert auf der Tatsache, dass sich die vor allem problematische Intra-vitam-Diagnostik nicht etwa aus der mangelnden analytischen Sensitivität der verfügbaren Tests erklärt, sondern ihre Ursache vielmehr in der Pathogenese der Infektion selbst findet, die zu Lebzeiten der Erkrankten lediglich in einer intermittierenden, niedrig konzentrierten Ausscheidung des Virus in diagnostisch leicht zugängliche Körperflüssigkeiten resultiert (World Health Organisation 2005).

Therapeutisch wird man – mangels besserer Alternativen – für absehbare Zeit zu entscheiden haben, ob man dem so genannten „Milwaukee-Protokoll" folgen oder es doch bei lediglich supportiven Maßnahmen bewenden lassen will. Dass sich eine derartige Option angesichts der horrenden Therapiekosten von mehreren hunderttausend Euro faktisch nur in den Industrienationen ergibt, muss einstweilen ebenso dahingestellt bleiben wie die Feststellung, dass man anstelle einer unter Umständen erfolglosen Behandlung nach dem besagten Schema rund 16 000 Personen in Rabies-„Hyperendemiegebieten" einer präexpositionellen Immunisierung würde zuführen können (Wilde et al. 2008).

In Bezug auf die präventiven Möglichkeiten wird es in vorhersehbarer Zukunft kaum eine „Pan-Lyssavirus-Vakzine" geben. Bisher unternommene Anstrengungen lassen jedoch ebenso wie projektierte Aktivitäten der Hoffnung Raum, dass es bald gelingen könnte, die obsoleten „Nervengewebe-Impfstoffe" weltweit zu bannen und durch Zellkulturvakzinen zu ersetzen. Zudem sollte es möglich sein, kostengünstige Alternativen zur Applikation humanen Tollwut-Hyperimmunglobulins zu entwickeln und so endlich auch eine adäquate postexpositionelle Versorgung von Personen in Rabies-Hochendemiegebieten sicherzustellen (Rupprecht et al. 2006).

Literatur

Albertini A.A., Schoehn G, Weissenhorn W et al. Structural aspects of rabies virus replication. Cell Mol Life Sci 2008; 65(2): 282–294

Basak S, Mondal A, Polley S et al. Reviewing Chandipura: a vesiculovirus in human epidemics. Biosci Rep 2007; 27(4–5): 275–298

Brzózka K, Conzelmann KK. IFN escape of Rhabdoviruses. In: Brasier A, Garcia-Sastre A, eds. Cellular signaling and innate immune responses to RNA virus infections. Washington: ASM Press; 2009

Bundesamt für Gesundheit, Arbeitsgruppe Tollwut, Schweizerische Kommission für Impffragen. Prä- und postexpositionelle Tollwutprophylaxe beim Menschen 2004. Im Internet: www.bag.admin.ch/themen/medizin/00682/00684/02535/index.html?lang=de&download=M3wBPgDB/. Stand: 19. Oktober 2009.

Conzelmann KK. Reverse genetics of mononegavirales. Curr Top Microbiol Immunol 2004; 283: 1–41

Delmas O, Holmes EC, Talbi C et al. Genomic diversity and evolution of the lyssaviruses. PLoS ONE 2008; 3(4): e2057

Dietzschold B, Schnell M, Koprowski H. Pathogenesis of rabies. Curr Top Microbiol Immunol 2005; 292: 45–56

Etessami R, Conzelmann KK, Fadai-Ghotbi B et al. Spread and pathogenic characteristics of a G-deficient rabies virus recombinant: an in vitro and in vivo study. J Gen Virol 2000; 81(Pt 9): 2147–2153

Finke S, Conzelmann KK. Replication strategies of rabies virus. Virus Res. 2005; 111(2): 120–131

Fu ZF. Genetic comparison of the rhabdoviruses from animals and plants. Curr Top Microbiol Immunol 2005; 292: 1–24

Hornung V, Ellegast J, Kim S et al. 5'-Triphosphate RNA is the ligand for RIG-I. Science 2006; 314(5801): 994–997

Jackson AC, Warrell MJ, Rupprecht CE et al. Management of rabies in humans. Clin Infect Dis 2003; 36: 60–63

Jilg W. Tollwutschutzimpfung. In: Spiess H, Heininger U, Hrsg. Impfkompendium. Stuttgart, New York: Georg Thieme Verlag; 6. Aufl. 2005: 304–314

Klingen Y, Conzelmann KK, Finke S. Double-Labeled Rabies Virus Live tracking of enveloped virus transport. J Virol 2008; 82(1): 237–245

Lafon M. Modulation of the immune response in the nervous system by rabies virus. Curr Top Microbiol Immunol 2005a; 289: 239–258

Lafon M. Rabies virus receptors. J Neurovirol 2005b; 11(1): 82–87

Mebatsion T, Konig M, Conzelmann KK. Budding of rabies virus particles in the absence of the spike glycoprotein. Cell 1996; 84(6): 941–951

Mertens Th, Haller O, Klenk H-D, Hrsg. Diagnostik und Therapie von Viruskrankheiten. Leitlinien der Gesellschaft für Virologie. München: Elsevier; 2. Aufl. 2004

Meslin F-X, Kaplan MM, Koprowski H, Hrsg. Laboratory techniques in rabies. Geneva: WHO; 4th ed. 1996

Nel LH, Markotter W. Lyssaviruses. Clin Rev Microbiol 2007; 33: 301–324

Roche S, Albertini A.A., Lepault J et al. Structures of vesicular stomatitis virus glycoprotein: membrane fusion revisited. Cell Mol Life Sci 2008; 65(11): 1716–1728

Roß RS, Roggendorf M. Rabies. In: Henkes H, Kölmel W, Hrsg. Die entzündlichen Erkrankungen des Zentralnervensystems. Landsberg: Ecomed; 1999: 1–33

Roß RS, Roggendorf M. Rhabdoviridae, Rabies. In: Adam D, Doerr HW, Link H, Lode H, Hrsg. Die Infektiologie. Berlin: Springer; 2004: 847–849

Ross RS, Wolters B, Viazov S et al. Awareness of rabies risks and knowledge about preventive measures among experienced German travel health advisors. J Travel Med 2006; 13: 261–267

Rote Liste Service. Rote Liste 2007. Arzneimittelverzeichnis für Deutschland (einschließlich EU-Zulassungen und bestimmter Medizinprodukte). Frankfurt (Main): Rote Liste Service GmbH; 2007: Hauptgruppe 75 – Sera, Immunglobuline und Impfstoffe

Rupprecht CE, Gibbons RV. Prophylaxis against rabies. N Engl J Med 2004; 351: 2626–2635

Rupprecht CE, Willoughby R, Slate D. Current and future trends in the prevention, treatment and control of rabies. Expert Rev Anti Infect Ther 2006; 4: 1021–1038

Ständige Impfkommission (STIKO) am Robert Koch-Institut. Empfehlungen der Ständigen Impfkommission (STIKO) am Robert Koch-Institut. Stand: Juli 2009. Epidemiol Bull 30/2009: 279–298. Im Internet: http://www.rki.de/cln_169/nn_1493928/DE/Content/Infekt/EpidBull/Archiv/2009/30__09,templateId=raw,property=publicationFile.pdf/30_09.pdf. Stand: 19. Oktober 2009

Whelan SP, Barr JN, Wertz GW. Transcription and replication of nonsegmented negative-strand RNA viruses. Curr Top Microbiol Immunol 2004; 283: 61–119

Wickersham IR, Lyon DC, Barnard RJ et al. Monosynaptic restriction of transsynaptic tracing from single, genetically targeted neurons. Neuron 2007; 53(5): 639–647

Wilde H, Hemachudha T, Jackson AC. Viewpoint: management of human rabies. Trans R Soc Trop Med Hyg 2008; 102: 979–982

Wilde H. Failures of post-exposure rabies prophylaxis. Vaccine 2007; 25: 7605–7609

Willoughby RE, Tieves KS, Hoffman GM et al. Survival after treatment of rabies with induction of coma. N Engl J Med 2005; 352: 2508–2514

Winkle S. Geißeln der Menschheit. Kulturgeschichte der Seuchen. Düsseldorf, Zürich: Artemis und Winkler; 2005

World Health Organization (WHO). WHO expert consultation on rabies. First report. WHO Technical Report Series 931. Geneva: WHO; 2005. Im Internet: http://www.who.int/rabies/trs931_%2006_05.pdf. Stand: 19. Oktober 2009

World Organization for Animal Health (OIE). Manual of diagnostic tests and vaccines for terrestrial animals. Paris: OIE; 2008: ch. 2.1.13. Im Internet: http://www.oie.int/Eng/Normes/Mmanual/2008/pdf/2.01.13_RABIES.pdf. Stand: 19. Oktober 2009.

Allgemeine Virologie | Klinische Virologie | Spezielle Virologie

51 Filoviren

S. Becker

51.1 Einführung

Die Filoviren Marburg- und Ebola-Virus lösen **hämorrhagische Fieber** mit einer außerordentlich hohen Letalität aus. Filoviren sind in Zentralafrika endemisch und lösen im Jahresrhythmus dramatische Ausbrüche aus, die die betroffenen Regionen empfindlich beeinträchtigen. In Europa spielen Filoviren eine Rolle als importierte Infektionen und als mögliche Agenzien, die zu bioterroristischen Zwecken missbraucht werden können.

51.2 Taxonomie

Die Familie der Filoviridae gehört zur Ordnung Mononegavirales, deren Vertreter alle ein nicht segmentiertes negativ-strängiges RNA-Genom besitzen. In die Familie Filoviridae sind zwei Genera eingeordnet, Marburg-ähnliche Viren und Ebola-ähnliche Viren (Abb. 51.**1**). Von Ebola-Virus sind bislang 5 Spezies bekannt. Das Genus Marburg-ähnliche Viren besteht nur aus dem Marburg-Virus Lake Victoria. Die bislang während der Marburg-Virus Ausbrüche identifizierten Isolate sind einander so ähnlich, dass keine unterschiedlichen Spezies bestimmt wurden.

51.3 Virusmorphologie

Filoviren haben eine charakteristische **fadenförmige Gestalt**, die sie deutlich von anderen Viren unterscheidet. Die Virionen haben einen Durchmesser von 80 nm und eine variable Länge, die bei Marburg-Virus durchschnittlich 600 nm und bei Ebola-Virus 800 nm beträgt. Im Inneren der Partikel lässt sich ein elektronendichter Zentralkörper ausmachen, der das helikale Nukleokapsid repräsentiert. Der Durchmesser der Nukleokapsid-Helix beträgt 50 nm. In die Virushülle sind Trimere des Oberflächenglykoproteins GP inseriert, welche die ca. 8 nm großen Spikes bilden, die aus dem Partikel herausragen (Abb. 51.**2**).

51.4 Genomorganisation

Das Genom der Filoviren besteht aus etwa 19 000 Nukleotiden und besitzt eine negative Orientierung. Auf dem Genom sind die Gene für die viralen Strukturproteine in linearer Form in der folgenden Reihenfolge angeordnet (Abb. 51.**3**): 3'-NP-VP35-VP40-GP-VP30-VP24-L-5'. Die 3'- und 5'-Enden des Genoms enthalten Sequenzen, die die Replikation und die Transkription des Genoms steuern. Zwischen den einzelnen Genen befinden sich wie bei den anderen Viren der Ordnung Mononegavirales nicht transkribierte Sequenzen, die wahrscheinlich die Stabili-

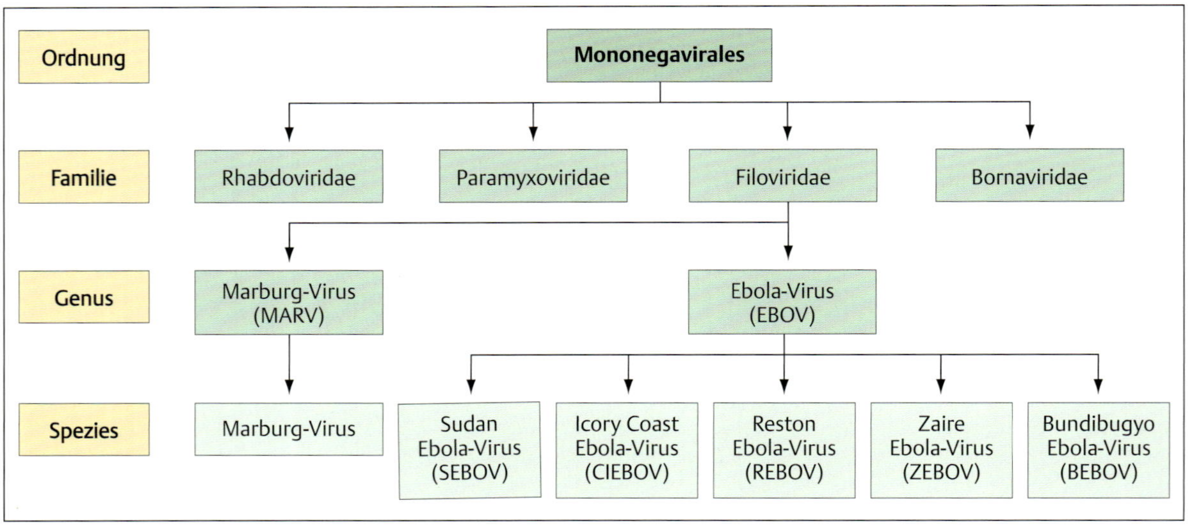

Abb. 51.**1** Taxonomie der Filoviridae (Quelle: van Regenmortel et al. 2000, ICTVdB Management).

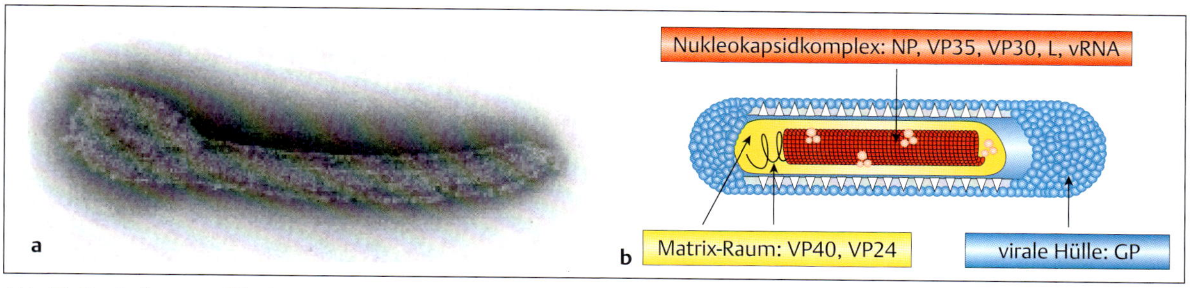

Abb. 51.2 Aufbau von Filoviren.
a Elektronenmikroskopische Aufnahme eines Ebola-Virus. (Quelle: Larissa Kolesnikova)
b Schematische Darstellung eines Filovirus.

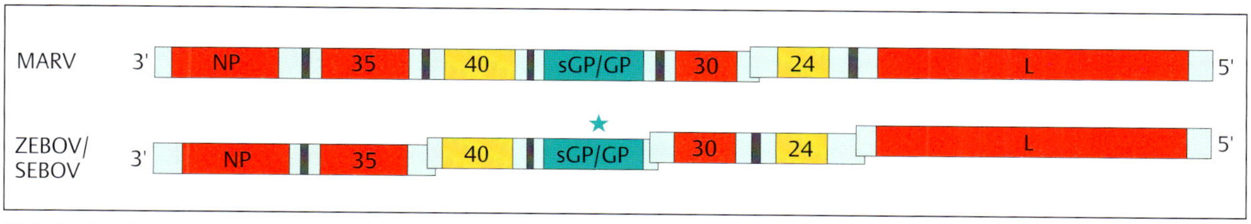

Abb. 51.3 Genomorganisation der Filoviren. Grau schattiert: Nicht translatierte Bereiche des Genoms mit Start- und Stopp-Stellen für die Transkription am Beginn bzw. Ende des Bereichs. Farbig: Offene Leserahmen. Schwarze Balken: Intergenische Regionen. Blauer Stern: Transkriptionales Editing des GP-Gens bei Ebola-Virus. Ineinandergeschobene Bereiche: Genüberlappungen.

tät der viralen mRNA beeinflussen und Steuersignale für die viruseigene Polymerase (L) darstellen. Alle filoviralen Gene werden durch konservierte Transkriptionsstart- und Stoppsignale flankiert. Sowohl bei Marburg- als auch bei Ebola-Virus überlappen bei manchen Genen die Transkriptionsstopp- und Startsignale, die Funktion dieser Überlappungen ist noch nicht verstanden. Das Filovirusgenom umfasst sieben Transkriptionseinheiten, die bei Marburg-Virus sieben, bei Ebola-Virus acht mRNAs erzeugen. Die achte Ebola-Virus-spezifische mRNA wird erzeugt, indem die Ebola-Virus-Polymerase bei der Transkription des GP-Gens durch den zusätzlichen Einbau eines Adeninrests in 20% der Fälle Transkripte synthetisiert, die für das Volle-Länge-Glykoprotein GP kodieren. Die überwiegende Anzahl der GP-spezifischen mRNAs kodiert für ein verkürztes, lösliches GP.

51.5 Virale Proteine

Das Genom des Marburg-Virus kodiert für sieben Proteine. Das Genom des Ebola-Virus, wegen des oben beschriebenen transkriptionellen Editings, für acht Proteine. Vier der vom Genom kodierten Strukturproteine gehören dem **Nukleokapsidkomplex** an, der die genomische RNA umschließt (Nukleoprotein, VP35, VP30 und L). VP40 und VP24 bilden die **Matrix** zwischen dem Nukleokapsid und der Virushülle. Das **Oberflächenglykoprotein GP** schließlich ist in die Virusmembran inseriert.

Das **Nukleoprotein** (NP) ist das mengenmäßig häufigste Protein der Filoviren. NP besteht aus 695 (Marburg-Virus) oder 715 (Ebola-Virus) Aminosäuren und ist für die Verpackung des viralen Genoms verantwortlich. Es besitzt zahlreiche Phosphorylierungsstellen, die vorwiegend auf dem C-Terminus verteilt sind. Die Phosphorylierung scheint die Verpackung oder Ausschleusung von Nukleokapsiden zu beeinflussen, da in den Virionen nur phosphorylierte NP-Moleküle zu finden sind. Das Nukleoprotein interagiert mit sich selbst und den Nukleokapsidproteinen VP35 und VP30 und ist über das VP35 mit dem großen L-Protein verbunden, welches die enzymatischen Funktionen der viralen Polymerase wahrnimmt. Ferner interagiert NP noch mit VP40 und VP24, stellt also ein für die Morphogenese der Virionen zentrales Protein dar.

Das **VP35** der Filoviren entspricht dem P-Protein der anderen Mononegavirales. Es ist der Kofaktor der viralen Polymerase, der den Polymerasekomplex an das Nukleokapsid bindet. Gleichzeitig ist VP35 eine strukturgebende Komponente des Nukleokapsids. Dies bedeutet, dass die dynamischen Funktionen des VP35, die die Polymerase an dem Nukleokapsid entlanggleiten lassen und so die Transkription und Replikation des viralen Genoms ermöglichen und die strukturgebenden Funktionen, die die Integrität des Nukeokapsids gewährleisten, reguliert werden müssen. Das VP35 spielt ferner eine wichtige Rolle bei der Unterdrückung der zellulären Typ-1-Interferonantwort, die normalerweise die Virusvermehrung verhindern soll.

Das **VP40** ist das Hauptmatrixprotein der Filoviren, welches die Freisetzung von neu gebildeten Virionen maßgeblich steuert. Auch bei rekombinanter Expression induziert VP40 virusähnliche Partikel, die in ihrer Morphologie den Filovirus-Partikeln sehr stark gleichen.

Das **Oberflächenglykoprotein** GP wird vom vierten Gen des Genoms kodiert. Bei Marburg-Virus wird nur eine GP-spezifische mRNA synthetisiert, die für das Volle-Länge-Protein kodiert, während bei Ebola-Virus mindestens zwei mRNA gebildet werden, die zum einen für ein lösliches Glykoprotein kodieren, welches in den Zellüberstand sezerniert wird, und zum anderen für das in der Virushülle verankerte GP, welches für die Infektion der Zielzellen essenziell ist. Das GP der Filoviren ist hochglykosyliert und enthält neben N-glykosidisch gebundenen Zuckerseitenketten zahlreiche O-glykosidisch gebundene Zuckerseitenketten.

VP30 ist ein stark phosphoryliertes Protein, welches bei Ebola-Virus als viraler Transkriptionsaktivator dient. Auch bei Marburg-Virus scheint VP30 die virale Transkription zu unterstützen, allerdings ist der Effekt nicht so deutlich wie bei Ebola-Virus.

Die Funktion des **VP24** ist von allen filoviralen Proteinen am wenigsten verstanden. Es ist ein peripheres Membranprotein, essenziell für den Transport von Nukleokapsiden und wahrscheinlich auch beteiligt an der Bildung von funktionellen Nukleokapsiden. Des Weiteren inhibiert VP24, wie VP35, die zelluläre Typ-1-Interferonantwort und unterläuft damit die zelluläre Abwehr der Virusinfektion.

Das größte filovirale Protein **L** repräsentiert den katalytischen Teil der RNA-abhängigen RNA-Polymerase. L transkribiert und repliziert das filovirale Genom und besitzt eine Capping-Aktivität, die bewirkt, dass die viralen mRNAs mit einer Cap-Struktur versehen werden. L wird über den Kofaktor VP35 mit dem Nukleokapsid verbunden.

51.6 Viraler Lebenszyklus

Der virale Replikationszyklus beginnt mit dem **Andocken** des Virus an die Zielzelle. Auf Seite des Virus ist für diesen Vorgang das Oberflächenglykoprotein GP essenziell, welches an Proteine in der Plasmamembran der Zielzellen bindet. In der Vergangenheit wurden eine Reihe von Plasmamembranproteinen identifiziert, die als Rezeptorkandidaten in Frage kommen. Dabei handelt es sich meistens um Lektine, die an bestimmte Zuckerstrukturen des GP binden können. Es wird momentan diskutiert, ob die Bindung der Filoviren an Lektine tatsächlich die entscheidende Rezeptorfunktion ist oder ob die identifizierten Lektine vorwiegend zur Konzentrierung der Viren auf der Zielzelle dienen. Die gebundenen Viren werden dann möglicherweise auf den eigentlichen, noch unbekannten Rezeptor übergeleitet.

Nach der Anheftung werden Filoviren über eine **Rezeptor-vermittelte Endozytose** in die Zielzellen aufgenommen, der genaue Mechanismus und die beteiligten zellulären Stoffwechselwege sind noch unbekannt.

Das in das Zytoplasma eingeschleuste Nukleokapsid dient als Matrize für die **initiale Transkription** der viralen mRNA durch die viruseigene Polymerase L. Die viralen mRNA werden dann durch zelluläre Ribosomen translatiert und die gebildeten Proteine setzen sich später, nach erfolgter Replikation, zu neuen Virionen zusammen. Zunächst bilden sich durch die Selbstinteraktion von NP helikale Nukleokapsidvorläufer, die im perinukleären Bereich akkumulieren. Durch Interaktion der Nukleokapsidvorläufer mit VP35, VP30 und L wird das **funktionelle Nukleokapsid** gebildet.

Die **Replikation** des viralen Genoms produziert zunächst ein positiv-strängiges Antigenom, das dann als Matrize für die Synthese der negativ-strängigen genomischen RNA dient. Als Matrize für virale Transkription und Replikation dient ausschließlich genomische RNA, die in dem Nukleokapsid verpackt ist. Voraussetzung für die Synthese von neuen replikationsfähigen Genomen ist deshalb die Produktion der Nukleokasidproteine, die die neu synthetisierte RNA verpacken.

Reife Nukleokapside werden zur Plasmamembran transportiert, ein Vorgang, der durch die Matrixproteine VP24 und VP40 beeinflusst wird. Gleichzeitig wird das Matrixprotein VP40 separat über einen retrograden endosomalen Stoffwechselweg zur Plasmamembran transportiert. GP wird am rauen ER synthetisiert und anschließend über den klassischen sekretorischen Stoffwechselweg transportiert. Die **Freisetzung der Virionen** erfolgt an der Plasmamembran.

51.7 Klinische Symptomatik

Die Inkubationzeit mit Marburg-Virus beträgt beim Menschen 5 bis 9 Tage. Die Krankheit beginnt plötzlich mit schwerem Krankheitsgefühl, hohem Fieber, Kopf- und Gliederschmerzen sowie Erbrechen und nicht blutigen Durchfällen. Schon initial treten zum Teil neurologische Symptome, insbesondere Verwirrtheitszustände, auf.

Bei der klinischen Untersuchung imponiert ein Enanthem und pathognomonisches makulopapulöses Exanthem, welches sich in der ersten Krankheitswoche entwickelt, auch Konjunktivitis und Lymphadenopathie sind beschrieben. Nach Abklingen des Exanthems wird eine Hautschuppung beobachtet. Die Zeichen der hämorrhagischen Diathese mit Blutungen der Nasenschleimhaut, des Gaumens und des gesamten Gastrointestinaltraktes korrelieren mit dem Ausmaß des Thrombozytenabfalls, der obligatorisch im Verlauf der Erkrankung auftritt. An weiteren pathologischen laborchemischen Parametern sind erhöhte Serumtransaminasen (ALT, AST) als Zeichen der auftretenden Hepatitis, weniger häufig auch Amylasämie sowie frühzeitig erhöhte Nierenretentionswerte festzustellen.

Der Verlauf wird vom Ausmaß der bei etwa einem Drittel der Erkrankten schweren Hämorrhagie bestimmt. Bei der namensgebenden Epidemie 1967 in Marburg betrug die Letalität 22 %. Die letal verlaufenden Fälle waren durch hämorrhagischen Schock mit Verbrauchskoagulopathie und Multiorganversagen gekennzeichnet. Bei den Überlebenden dauerte die Erkrankung zwischen 12 und 22 Tage.

51.8 Ebola-Virus

Der Übertragungsweg des Ebola-Virus ist wie beim Marburg-Virus der Kontakt mit dem Blut von erkrankten Patienten. Die Inkubationszeit mit Ebola-Virus beträgt im Durchschnitt 8 Tage. Die Krankheit beginnt ebenso wie bei der Marburg-Virus-Infektion mit plötzlichem hohem Fieber, Kopf- und Gliederschmerzen, Erbrechen, häufig abdominellen Beschwerden. Auch Halsschmerzen und Mundtrockenheit treten auf. Bei manchen Patienten treten neurologische Begleitsymptome auf, die sich vorwiegend in Verwirrtheitszuständen äußern.

Bei der klinischen Erstuntersuchung wird eine auffallende Apathie beschrieben, nur bei der Hälfte der Fälle ein rubeoliformes Exanthem, welches im späteren Krankheitsverlauf eine Hautschuppung zur Folge hat. Hämorrhagische Manifestationen finden sich bei 70 bis 80 % der Erkrankten und betreffen vornehmlich den Gastrointestinal-, selten den Urogenitaltrakt. Der dafür verantwortliche Thrombozytenabfall ist ebenso wie eine Serumtransaminasenerhöhung an pathologischen Laborwerten feststellbar. Ebenso wie bei der Marburg-Virus-Infektion treten in den letal verlaufenden Fällen eine Verbrauchskoagulopathie und Schock auf.

Bei den Überlebenden dauerte die Erkrankung durchschnittlich 12 bis 22 Tage. Die Letalität betrug bei Ebola-Virus-Sudan 50 % und bei Ebola-Virus Zaire 80 %.

Während sich beide Filoviren in der Spermaflüssigkeit noch nach 2 Monaten direkt nachweisen lassen, kann der klinische Verlauf mit persistierender Erschöpfung und Inappetenz noch länger anhalten; selbst 2 Jahre nach der Erkrankung sind noch andauernde Arthralgien und Myalgien beschrieben worden.

51.9 Infektionsverlauf

Durch Experimente mit nicht menschlichen Primaten, ist der Infektionsverlauf von Filovirus-Infektionen gut dokumentiert. Zunächst werden Zellen des monozytärphagozytären Systems infiziert. Diese wandern zu den lokalen Lymphknoten, wo durch die produktive Infektion der Monozyten/Makrophagen weitere Immunzellen infiziert werden. Als nächstes lassen sich infizierte sessile Makrophagen in der Leber und in der Milz nachweisen. Fünf Tage nach der Infektion finden sich Filoviren auch in Endothelzellen und in vielen anderen Geweben des betroffenen Organismus. Überlebende Tiere und Menschen zeigen noch mehrere Wochen nach der Klärung des Virus aus der Blutzirkulation residuale Virusreservoire in der Samenflüssigkeit und in der vorderen Augenkammer.

51.10 Molekulare Pathologie

Zellbiologische Untersuchungen zur molekularen Pathogenese von Filovirusinfektionen wurden bisher an Endothelzellen, Makrophagen und dendritischen Zellen durchgeführt. Virales Antigen lässt sich bei pathologischen Untersuchungen in allen drei Zelltypen nachweisen. Da die Filovirusinfektion im terminalen Stadium mit einer Schock-Symptomatik einhergeht, liegt der Verdacht nahe, dass die Permeabilität des vaskulären Endothels erhöht ist. Es ist allerdings unwahrscheinlich, dass die direkte Infektion der Endothelzellen hierbei eine wesentliche Rolle spielt, da diese erst in sehr späten Stadien der Infektion nachzuweisen ist. Zudem scheint die Schädigung des Endothels auch nicht so ausgeprägt zu sein, als dass dadurch die gravierenden Hämorrhagien erklärt werden könnten. Bedeutsam ist hierbei, dass die Infektion von Makrophagen, die in vivo zu den Hauptzielzellen der Filoviren gehören, eine erhöhte Ausschüttung von proinflammatorischen Zytokinen, besonders von Tumornekrosefaktor α, zur Folge hat, der als Mediator einer Schock-Symptomatik gilt. In-vitro-Untersuchungen zeigen, dass die Überstände Marburg-Virus-infizierter Makrophagen, die noch keine Tochtervirionen enthalten, die Permeabilität von Endothelzellen erhöhen. Dieser Befund weist darauf hin, dass die mutmaßlich erhöhte Permeabilität der Endothelien im infizierten Wirt erzeugt werden kann, ohne dass die Zellen direkt infiziert sein müssen. Infizierte dendritische Zellen sind dagegen in der Ausschüttung von Zytokinen gehemmt und können T-Lymphozyten nicht aktivieren. Sowohl Makrophagen als auch Monozyten und dendritische Zellen unterstützen eine produktive Filovirusinfektion.

B- und T-Lymphozyten werden von Filoviren nicht infiziert. Jedoch bewirkt die Infektion des Organismus die Apoptose von B- und T-Lymphozyten, was zu einer dramatischen Einschränkung der Antikörperproduktion führt. Insofern legt die Filovirusinfektion sowohl die angeborene als auch die erworbene Immunabwehr des infizierten Organismus lahm.

51.11 Übertragung

Die Übertragung von Filoviren erfolgt, soweit nachvollziehbar, durch direkten Kontakt mit kontaminierten Körperflüssigkeiten. Aerogene Übertragungen sind zwar im Tierexperiment nachgewiesen, spielen aber für die menschlichen Ausbrüche keine Rolle.

Eine nosokomiale Übertragung ist für viele Ausbrüche in Zentralafrika nachgewiesen. In vielen Krankenhäusern können hier aus ökonomischen Gründen auch basale Hygienemaßnahmen nicht eingehalten werden, was dazu führt, dass Filovirusinfektionen sich schnell ausbreiten können. Die Einführung einfacher „Barrier Nursing"-Techniken dämmt in den meisten Fällen den nosokomialen Ausbruch schnell ein. Um eine Ausbreitung der Filovirusepidemie in der Bevölkerung zu verhindern, ist die gezielte Aufklärung über Ursache und Übertragungswege der Erkrankung entscheidend.

51.12 Epidemiologie, natürlicher Wirt

51.12.1 Marburg-Virus-Ausbruch 1967

Filoviren sind in Zentralafrika endemisch, wo sie regelmäßig kleinere Ausbrüche und Epidemien auslösen. Trotzdem fand der erste bekannte durch Marburg-Virus verursachte Ausbruch in Deutschland statt. In der zweiten Hälfte des Jahres 1967 erkrankten in Marburg Laborarbeiter und Tierpfleger, die Kontakt zu Blut oder Organen von grünen Meerkatzen (Cercopithecus aethiops) hatten. Die Affen waren zur Produktion von Poliovirus-Impfstoff aus Uganda importiert worden. Insgesamt erkrankten in Marburg 32 Personen an einem hochfieberhaften Infekt mit schweren hämorrhagischen Symptomen. In sieben Fällen verlief die Erkrankung letal. Wenige Monate später konnte als auslösendes Agens der Epidemien ein bislang unbekanntes Virus isoliert werden, das Marburg-Virus. Schon diese erste beschriebene Filovirus-Epidemie wies alle Merkmale auf, die auch spätere Ausbrüche begleiten sollten: Eine hohe Mortalitätsrate, ein großes öffentliches Interesse, eine relativ kurze Dauer und Eindämmung durch einfache hygienische Maßnahmen.

51.12.2 Ebola-Virus Zaire und Sudan, 1976

Ein weiteres Filovirus wurde 1976 isoliert. Anlässlich zweier annähernd zeitgleich verlaufenden Epidemien in Zaire und im Sudan konnten Viren isoliert werden, die dem Marburg-Virus morphologisch sehr ähnelten, serologisch jedoch keine Kreuzreaktivität zeigten. Die Viren wurden nach dem Ebola-Fluss benannt, der in der Nähe eines der Epidemiegebiete in Zaire fließt. In Zaire wurden insgesamt 318 Menschen infiziert, die Letalitätsrate lag bei 88%. Im Sudan starben von 234 Infizierten 124 (53%). Die Ausbrüche waren, trotz ihrer zeitlichen Nähe, unabhängige Ereignisse. Zwar wurden beide isolierte Viren als Ebola-Viren identifiziert, jedoch als unterschiedliche Subtypen, Zaire und Sudan, klassifiziert. Die Subtypen sind auf Nukleotid- und Aminosäureebene sehr verschieden (Homologie auf Nukleotidebene im GP-Gen: 58%).

51.12.3 Weitere Filovirusausbrüche

In den folgenden Jahren nahm die Häufigkeit von Filovirusausbrüchen zu. Es kam zum Auftreten von Ebola-Virus in Gabun und Uganda und Ausbrüche von Marburg-Virus wurden aus der Demokratischen Republik Kongo und Angola gemeldet. Das Verbreitungsgebiet der Filoviren reicht von Elfenbeinküste bis nach Uganda. Betroffen von Ebola-Virus-Infektionen sind in den afrikanischen Endemiegebieten nicht nur Menschen sondern auch nicht menschliche Primaten, wie Gorillas und Schimpansen. In manchen Nationalparks wurde die Gorillapopulation durch Ebola-Virus-Infektionen um 80 bis 90% dezimiert.

Ein Ausbruch von Ebola-Virus, Subtyp Reston, unter nicht menschlichen Primaten, der sich 1989 in Reston, Pennsylvania ereignete, erhöhte schlagartig die Aufmerksamkeit der Weltöffentlichkeit für Filovirusinfektionen. Da mehrere Tierpfleger mit Kontakt zu infizierten Affen eine Serokonversion durchliefen, aber nicht erkrankten, besteht die Vermutung, dass der Reston-Subtyp nicht humanpathogen ist. Die Affen, die mit Reston-Ebola-Virus infiziert waren, wurden von den Philippinen in die USA exportiert. Jüngere Befunde zeigen, dass Reston-Ebola-Virus-Infektionen auf den Philippinen nicht auf Affen beschränkt sind. Auch in Schweinen wurde dieser Ebola-Virus-Subtyp gefunden, was beträchtliche Unruhe verursachte. Bislang wurde jedoch von keiner menschlichen Erkrankung z. B. unter Schweinehaltern berichtet, was die Vermutung erhärtet, dass Reston-Ebola-Virus eine deutlich niedrigere Pathogenität für den Menschen besitzt.

51.12.4 Natürliches Reservoir

Der natürliche Wirt von Marburg- und Ebola-Virus war über 40 Jahre unbekannt. Zwar verdichteten sich die Hinweise darauf, dass möglicherweise verschiedene Fledermausarten als Wirte für Filoviren in Frage kommen, da sie suszeptibel für Marburg oder Ebola-Virus waren, das Virus mit dem Kot ausschieden, jedoch keine Symptome einer Erkrankung zeigten. Kürzlich konnten Filovirusgenome in verschiedenen Fledermausspezies aus endemischen Gebieten nachgewiesen werden, und es gelang die Isolierung von Marburg-Virus aus Rousettus aegyptiacus, einem fruchtfressenden Flughund, der in den Filovirusendemiegebieten verbreitet ist.

51.13 Seroepidemiologische Untersuchungen

Die Antikörperprävalenz gegenüber Filoviren ist in Teilen Zentralafrikas beträchtlich. Die Untersuchungen ergaben in ausgewählten Populationen bis zu 5% Seropositivität gegenüber Ebola- oder Marburg-Virus. Oft ist bei den positiv getesteten Probanden anamnestisch keine hämorrhagische Erkrankung zu ermitteln. Diese Ergebnisse sind schwer zu interpretieren und könnten auf die Zirkulation unbekannter nicht oder niedrig pathogener Filoviren in Teilen Zentralafrikas hinweisen, die mit den Tests erfasst werden.

51.14 Diagnostik

Der Nachweis von Filoviren ist **Speziallaboren** vorbehalten, die über die notwendigen Sicherheitsvoraussetzungen verfügen (BSL-4). Das Probenmaterial der Wahl ist Serum. Filoviren können aber auch in Schleimhautabstrichen aus dem Mund und im Urin nachgewiesen werden. Der Probentransport erfolgt bei einem Verdacht auf Filoviren unter höchsten Sicherheitsbedingungen, was einen sehr hohen Organisations- und Kostenaufwand bedeutet. Die Methode der Wahl zum Nachweis von Filoviren ist die **Polymerasekettenreaktion (PCR)**. Aktuell wird eine quantitative Real time-PCR angewandt. Dazu werden Primerpaare verwendet, durch die alle bislang bekannten Marburg- oder Ebola-Virus-Subtypen amplifiziert werden können. Weiterhin wird für die Detektion von Filoviren die Elektronenmikroskopie eingesetzt. Aufgrund der charakteristischen Gestalt von Filoviren lassen sich die Viruspartikel im Niederschlag zentrifugierter Seren im Elektronenmikroskop gut erkennen. Außerdem existiert eine Reihe von Antigennachweisen, die mittels immunologischer Methoden die Proteine der Filoviren detektieren. Diese sind im ELISA-Format oder als Schnelltest für eine Diagnostik unter Feldbedingungen zu erhalten. Ein positiver Befund mit einer der oben genannten Methoden erfordert dann immer auch die Anzucht von Filoviren aus Patientenproben auf Zellkulturen (Vero-Zellen), was den endgültigen Beweis von infektiösen Filoviren in einer Probe darstellt.

Die **Serologie** spielt zur Abklärung eines Verdachtsfalls auf Filovirus-bedingtes hämorrhagisches Fieber eine untergeordnete Rolle. Die Antikörperproduktion ist bei den tödlich verlaufenden Fällen stark eingeschränkt, sodass ein negativer Befund keine Aussagekraft hat.

Für epidemiologische Untersuchungen im Rahmen eines Filovirusausbruchs spielen serologische Nachweisverfahren allerdings eine wichtige Rolle.

51.15 Prophylaxe

Filovirusausbrüche verlaufen immer unter dramatischen Bedingungen, weil die Angst in der Bevölkerung vor Infektionen sehr groß ist. Teilweise kommt es zur massenhaften Flucht von Patienten aus den betroffenen Krankenhäusern in Zentralafrika und zur Stigmatisierung der Patienten und deren Angehörigen. Diese Angst ist nur bedingt berechtigt, da sich Filovirusausbrüche durch eine konsequente Einhaltung von normalen Hygienebedingungen und dem so genannten „Barrier Nursing“ schnell eindämmen lassen. Filoviren sind durch alle gängigen Dekontaminationsmittel mit begrenzter Viruzidie zu inaktivieren.

Gegenwärtig stehen **keine zugelassenen Impfstoffe** gegen Filoviren zur Verfügung. Im tierexperimentellen Stadium befinden sich rekombinante Impfstoffe auf Basis von Vesikulärem Stomatitis-Virus und replikationsdefizientem Adenovirus, die die jeweiligen Oberflächenglykoproteine der Filoviren exprimieren. In Versuchen mit nicht menschlichen Primaten vermittelten die Impfstoffkandidaten einen vollständigen Schutz gegenüber Infektionen mit dem homologen Virus. Kreuzprotektionen wurden für verschiedene Marburg-Virus-Isolate erzielt, jedoch nicht für die verschiedenen Subtypen des Ebola-Virus.

Infizierte Patienten müssen sich einer **strikten Quarantäne** unterziehen. In Deutschland sind der Verdacht auf das Vorliegen einer Filovirusinfektion und der Nachweis von Filoviren **meldepflichtig**.

51.16 Therapie

Die Therapie des Filovirus-bedingten hämorrhagischen Fiebers erfolgt symptomatisch, soweit möglich unter intensivmedizinischen Bedingungen zur Beherrschung des hypovolämischem Schocks. Experimentell wird versucht, die Erkrankung durch einen Hemmstoff der durch extravasalen Gewebefaktor (Tissue-Faktor) verursachten Gerinnung zu behandeln.

Literatur

Daddario-DiCaprio KM, Geisbert TW, Ströher U et al. Postexposure protection against Marburg haemorrhagic fever with recombinant vesicular stomatitis virus vectors in non-human primates: an efficacy assessment. Lancet 2006; 367(9520): 1399–1404

Dolnik O, Kolesnikova L, Becker S. Filoviruses: Interactions with the host cell. Cell Mol Life Sci 2008; 65(5): 756–776

Hoenen T, Groseth A, Falzarano D et al. Ebola virus: unravelling pathogenesis to combat a deadly disease. Trends Mol Med 2006; 12(5): 206–215

Leroy EM, Kumulungui B, Pourrut X et al. Fruit bats as reservoirs of Ebola virus. Nature 2005; 1; 438(7068): 575–576

Sanchez A, Khan AS, Zaki SR et al. Filoviridae: Marburg and Ebola viruses. In: Knipe DM, Howley PM, eds. Fields Virology. 4th ed. Philadelphia: Lippincott, Williams & Wilkins Company; 2001: 1279–1304

van Regenmortel MHV, Fauquet CM, Bishop DHL et al., eds. The Seventh Report of the International Committee on Taxonomy of Viruses. San Diego: Academic Press; 2000

52 Bunyaviren I: Hantaviren

D. H. Krüger

52.1 Einführung

Infektionen durch Hantaviren rufen zwei Krankheitsbilder hervor: in Europa und Asien das **Hämorrhagische Fieber mit Renalem Syndrom (HFRS)** und in Amerika das **Hantavirus Cardiopulmonale Syndrom (HCPS)**. Die Viren werden mit den Ausscheidungen infizierter Nagetiere auf den Menschen übertragen, weshalb beispielsweise Waldarbeiter und Soldaten im Felde wegen der höheren Kontaktwahrscheinlichkeit mit den Erregern zu den Risikogruppen für die Infektion zählen. So gehen das von deutschen Militärärzten im 2. Weltkrieg beobachtete „Infektiöse Schlammfieber" oder die in Russland in der ersten Hälfte des vorigen Jahrhunderts beschriebene „Infektiöse Nephroso-Nephritis" mit hoher Wahrscheinlichkeit auf Hantavirusinfektionen zurück.

Im Koreakrieg 1950–53 erkrankten etwa 3 000 US- und alliierte Soldaten mit dem Symptomenkomplex hohes Fieber, Schüttelfrost, Kopf-, Muskel-, Bauch- und Rückenschmerz, sowie hämorrhagischen und renalen Manifestationen. Etwa 10% der Betroffenen starben an Schock oder Nierenversagen. Erst über 20 Jahre später gelang dann Ho-Wang Lee und Mitarbeitern die Isolierung des verantwortlichen Virus aus der Brandmaus. Carleton Gajdusek stellte als erster eine kausale Verbindung zwischen diesen in Korea, Russland und China auftretenden hämorrhagischen Fiebern mit einer ähnlichen, aber milder verlaufenden Erkrankung in Finnland und Skandinavien, der Nephropathia epidemica, her. Er schlug den klinischen Sammelbegriff HFRS (s. oben) vor, den die WHO im Jahre 1983 für die Hantaviruserkrankungen in Eurasien akzeptierte. Der Terminus Hantavirus als neues Genus der Familie Bunyaviridae wurde 1985 inauguriert.

1993 wurde im Südwesten der USA in Eingeborenenreservaten ein bisher unbekanntes akutes Lungenversagen beobachtet, das für die Erkrankten mit einer Letalität von 50% einherging. Hier gelang es innerhalb weniger Wochen, ein neuartiges Hantavirus als Erkrankungsursache und eine Neuweltmaus-Spezies (Hirschmaus) als Virusüberträger zu identifizieren.

Die Erforschung der Hantavirusinfektionen bildet einen relativ jungen und – verglichen mit den „klassischen Virusinfektionen" – noch wenig entwickelten Zweig der molekularen und medizinischen Virologie. Die Arbeit mit diesen Viren wird zudem dadurch erschwert, dass sie bei den meisten Hantaviren unter Stufe-3-Sicherheitsbedingungen erfolgen muss. Einige hoch virulente Hantaviren sind in die Liste der Erreger mit potenziellem bioterroristischem Einsatz eingeordnet. Auch Hantaviren, die einen milderen Verlauf der klinischen Infektion auslösen, sind von Bedeutung: So gehörte das HFRS im Jahre 2007 zu den 5 häufigsten meldepflichtigen Viruserkrankungen in Deutschland.

52.2 Taxonomie, Virusstruktur

Hantaviren sind umhüllte RNA-Viren mit einem Durchmesser von 80–110 nm (Abb. 52.**1a, b**). Die sphärischen Partikel tragen eine Lipid-Doppelschicht-Hülle, die Heterodimere der viralen Glykoproteine G1 (auch Gn genannt) und G2 (auch Gc genannt) tragen. Die Hülle umgibt die drei helikalen Nukleokapside, die jeweils aus einem der genomischen RNA-Segmente mit assoziiertem Nukleokapsidprotein sowie der virionassoziierten RNA-abhängigen RNA-Polymerase (RdRp) bestehen.

Die Viren bilden ein eigenes Genus Hantavirus innerhalb der Familie Bunyaviridae (s. Kap. 53). Das Genus kann in verschiedene Spezies unterteilt werden, die den verschiedenen „Virustypen" entsprechen. Tab. 52.**1** gibt einen Überblick über einige wichtige Hantavirus-Spezies.

Die Hantavirus-Spezies werden entsprechend den Empfehlungen des Internationalen Komitees zur Virustaxonomie durch folgende Kriterien voneinander abgegrenzt:

- Die einzelnen Virusspezies besiedeln jeweils definierte Reservoirwirte, wobei die verschiedenen Virusspezies von unterschiedlichen Wirtsspezies bzw. -subspezies beherbergt werden.
- Es besteht ein jeweils mindestens 7-prozentiger Unterschied in der Aminosäure-Identität sowohl der kompletten Glykoprotein- als auch Nukleokapsidprotein-Sequenzen.
- Es besteht eine mindestens vierfacher Titerunterschied in der Neutralisierbarkeit der Viren durch homologe und heterologe Antiseren (als Kreuzneutralisierbarkeit in beiden Richtungen).
- Vertreter verschiedener Spezies zeigen kein natürliches genetisches Reassortment.

52.3 Genomorganisation

Das Hantavirusgenom besteht aus 3 einzelsträngigen RNA-Segmenten in Negativstrang-Orientierung, die als

Tabelle 52.1 Hantaviren in Europa und anderen Kontinenten (Auswahl).

Virus	Reservoirwirt	geografische Verbreitung der Erkrankung	Erkrankung des Menschen	klinischer Verlauf	Letalität
Puumala	Rötelmaus (Myodes glareolus)	Europa	HFRS	leicht	< 1 %
Dobrava (mitteleuropäische Variante, DOBV-Aa)	Brandmaus (Apodemus agrarius)	Mittel- und Osteuropa	HFRS	leicht/moderat	~ 1 %
Dobrava (südosteuropäische Variante, DOBV-Af)	Gelbhalsmaus (Apodemus flavicollis)	Südosteuropa (Balkan)	HFRS	schwer	9–12 %
Dobrava (südrussische Variante, DOBV-Ap)	Schwarzmeerwaldmaus (Apodemus ponticus)	Südosteuropa (Krim)	HFRS	moderat	~ 6 %
Tula (TULV)	Feldmaus (Microtus arvalis)	Europa	HFRS	leicht	erst ein Fall beschrieben (Deutschland)
Hantaan (HTNV)	Brandmaus (Apodemus agrarius)	(Südost-)Asien	HFRS	schwer	10–15 %
Seoul (SEOV)	Ratten (Rattus rattus, Rattus norvegicus)	Asien und möglicherweise weltweit	HFRS	leicht/moderat	1–2 %
Sin Nombre (SNV)	Hirschmaus (Peromyscus maniculatus)	Nordamerika	HCPS	schwer	~ 40 %
Andes (ANDV)	„Reisratte“ (Oligoryzomys longicaudatus)	Südamerika	HCPS	schwer	~ 40 %
Sangassou (SANGV)	Afrikanische Waldmaus (Hylomyscus simus)	Westafrika	noch unklar	noch unklar	noch unklar

L-, M-, und S-Segmente (L: Large, M: Medium, S: Small) bezeichnet werden (Abb. 52.**1b, c**). Alle drei Segmente tragen die hoch konservierten terminalen Nukleotidsequenzen 3'-AUCAUCAUCUG bzw. 5'-UAGUAGUAUGC, die weitestgehend zueinander komplementär sind. Diese terminalen Nukleotidsequenzen sind typisch für die Mitglieder des Genus Hantavirus, differieren aber deutlich von den terminalen Sequenzen anderer Genera in der Familie Bunyaviridae. Durch die Zusammenlagerung der komplementären Sequenzen entstehen „Pfannenstiel“-Strukturen und jeweils eine nicht kovalente Zirkularisierung der einsträngigen viralen RNA-Moleküle.

Das L-Segment kodiert für die virale RNA-abhängige RNA-Polymerase (RdRp) mit einem Molekulargewicht von 246 kD. Die RdRp-kodierende Sequenz ist die am höchsten konservierte Nukleotidsequenz zwischen allen Hantavirus-Species. Das M-Segment trägt ebenfalls nur einen ORF, vom kodierten Messenger kommt es aber ko-translatorisch zur Prozessierung des kodierten Primärproteins durch die zelluläre Wirtszell-Signalase in die danach glykosylierten Hüllproteine Gn (68–76 kD) und Gc (52–58 kD). Das S-Segment ist zwar das kürzeste der 3 Segmente, trägt aber die längste 3'-nichtkodierende Region, die über 700 nt lang sein kann. Vom ORF wird das Nukleokapsidprotein kodiert (50–54 kD). Einige Hantaviren besitzen im S-Segment in einem überlappenden Leserahmen ein weiteres (kürzeres) ORF, das für ein Nichtstrukturprotein (NSs) kodieren könnte. Derartige NSs-Proteine wurden aber in mit diesen Hantaviren infizierten Zellen bisher nicht nachgewiesen. Abb. 52.**1c** zeigt die Längen der 3 vRNA-Segmente, ihrer ORFs sowie der jeweiligen 5'- und 3'-nichtkodierenden Regionen.

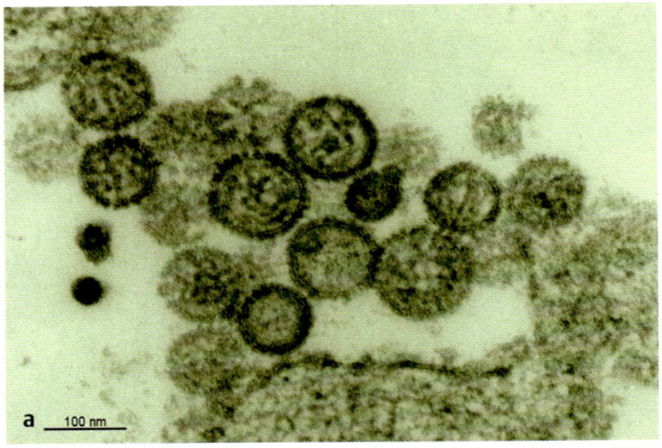

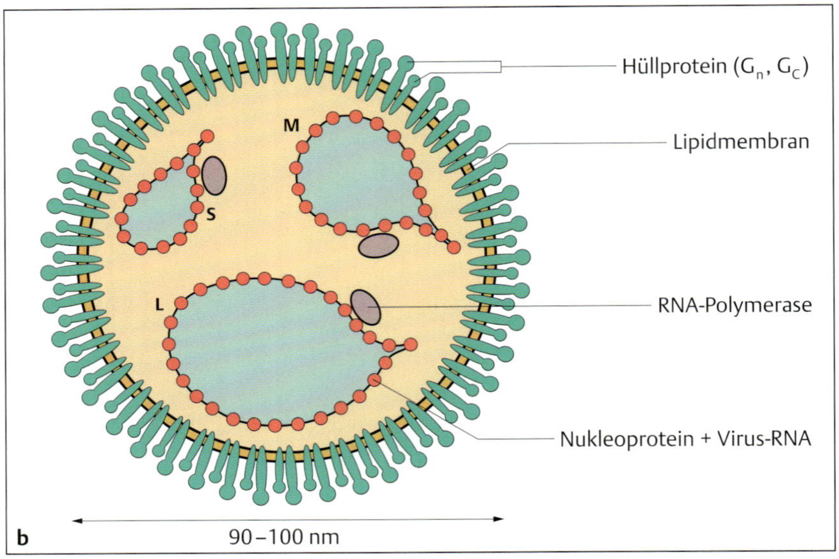

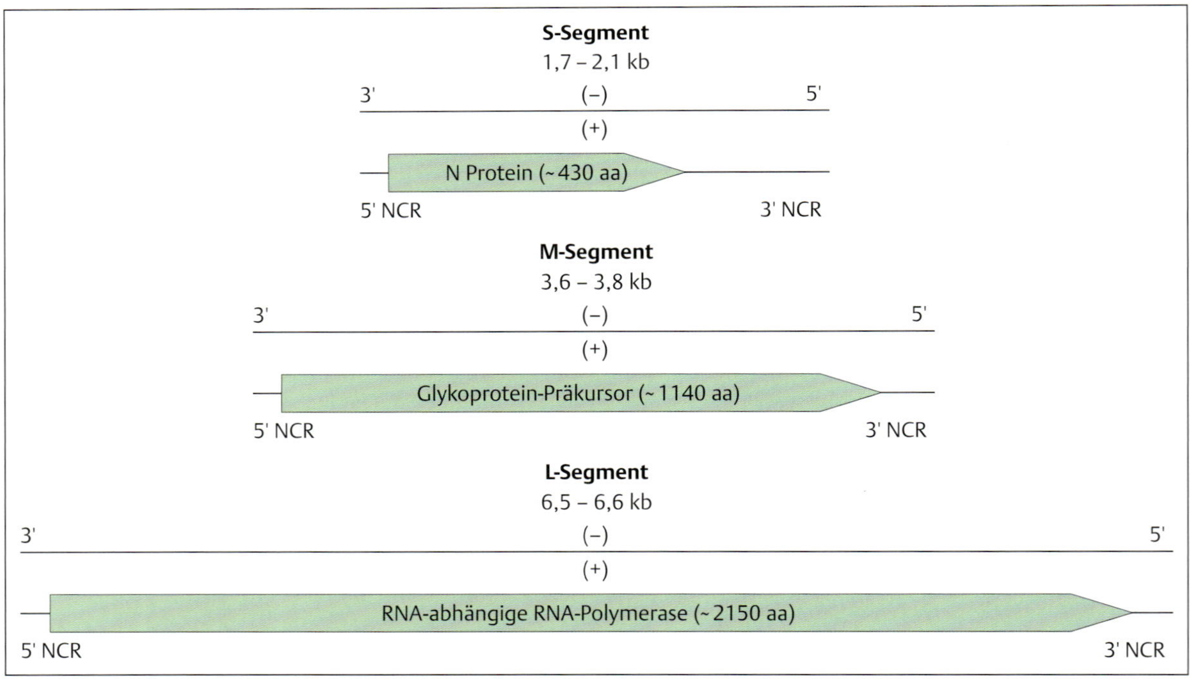

Abb. 52.**1** Struktur der Hantaviruspartikel und Kodierungskapazität ihrer 3 RNA-Segmente.

a Elektronenmikroskopische Darstellung von Puumalaviren (mit freundlicher Genehmigung von Hans Gelderblom).

b Schematische Darstellung eines Hantavirus mit den 3 Genomsegmenten S, M und L, die in (nicht kovalent) zirkularisierter Form vorliegen, von Nukleokapsidprotein umgeben sind sowie außerdem RNA-Polymerase-Moleküle angelagert haben. Die Virushülle trägt die heteromeren Gn/Gc-Glykoproteine.

c Schematische Darstellung der linearisierten 3 viralen RNA-Segmente mit negativer Polarität (-) sowie ihrer entsprechenden Transkripte (+). Die Boxen symbolisieren die offenen Leserahmen für die jeweiligen Virusproteine, die Pfeilspitzen deren Orientierung. kb, Kilobasen; aa, Aminosäuren; NCR, nicht kodierende Region. (Mit freundlicher Genehmigung von Boris Klempa).

52.4 Replikationszyklus

Hantaviren infizieren die Zielzellen über die Rekrutierung von Integrinen der Zelloberfläche, so der humanen Integrine αIIaβ3 auf Thrombozyten und αvβ3 auf Endothelzellen. Auch Ko-Rezeptoren, wie DAF/CD55, wurden inzwischen beschrieben. Hantaviren ohne Humanpathogenität scheinen andere Rezeptoren (α5β1) als die pathogenen Vertreter zu benutzen. Die Internalisierung geschieht über einen Clathrin-abhängigen Endozytosemechanismus. Es wird angenommen, dass die in Pfannenstiel-Form zusammengelagerten, hoch konservierten 3'- und 5'-terminalen Sequenzen für die Initiation der Transkription (mittels zellulärer Primer-Sequenzen) und Replikation durch die virale RdRp bedeutsam sind. Die Transkripte scheinen etwa 100 Nukleotide kürzer zu sein als die vRNA-Matrizen, ihnen fehlt ein polyA-Schwanz und die 5'-Caps stammen von zellulären mRNA-Molekülen („Cap Snatching"). Die Neusynthese der vRNA geschieht über eine cRNA-Zwischenstufe offensichtlich ohne Nutzung von zellulären Primern. Die Reifung der Viruspartikel an Zellkompartimenten (einschließlich der Glykosylierung der dimerisierten Gn- und Gc-Proteine) vollzieht sich im Golgiapparat, für Neuweltviren möglicherweise auch direkt an der Zellmembran. Vom Golgi werden die Viruspartikel in Vesikeln zur Zelloberfläche transportiert und dann ausgeschieden.

52.5 Virus-Wirt-Interaktion auf zellulärer Ebene

Hantaviren infizieren verschiedene Zellarten, darunter dendritische Zellen, Makrophagen/Monozyten und Endothelzellen. Die Störung der Permeabilität des Endothelzellverbandes in den Blutgefäßen führt zur erhöhten vaskulären Permeabilität, die als zentrales Pathogenese-Ereignis bei der Entstehung von HFRS und HCPS angesehen wird. Auf der anderen Seite konnte zumindest in vitro kein zytopathogener Effekt bei der Infektion von Endothelzellen durch Hantaviren gefunden werden. Dies ist einer der Gründe, warum eher von einer Immunpathogenese bei der Hantaviruserkrankung ausgegangen wird (s.a. Abschnitt „Pathogenese im Organismus").

Die Suche nach den zellulären Pattern Recognition Receptors (PRRs) für Hantaviren, über die die angeborene Immunabwehr ausgelöst wird, wird gegenwärtig intensiv vorangetrieben. Gesichert scheint, dass humanpathogene (besser als apathogene) Hantaviren sowohl mit der PRR-vermittelten Signaltransduktion als auch mit der Induktion Interferon-stimulierter Gene interferieren können. Auf diese Weise ist vorstellbar, dass die pathogenen Hantaviren ein Zeitfenster eröffnen, während dessen sie sich vermehren und im Endothelzellverband ausbreiten können. Auf diese Weise können durch pathogene Viren mehr Endothelzellen infiziert werden als durch apathogene, und eine größere Zahl von Endothelzellen kann Target einer T-Zell-Attacke werden (s. unten).

Die überschießende Synthese inflammatorischer Zytokine/Chemokine trägt ebenfalls zur Pathogenese bei. Es ist bekannt, dass beispielsweise TNF-α, welcher vor allem von aktivierten Makrophagen und dendritischen Zellen gebildet wird, endotheliale Barrierefunktionen über zunehmende Leukozytenadhäsion, Erhöhung der transendothelialen Migration sowie Förderung vaskulärer Durchlässigkeit und Thrombenbildung zu beeinträchtigen vermag.

52.6 Adaptive Immunität

Über die Infektion und Reifung dendritischer Zellen kommt es zur Stimulierung der T-Zell-Antwort gegen Hantaviren. Im Gegensatz zu vielen anderen Viren scheinen Hantaviren dabei keine Immunevasionsmechanismen zu besitzen. Die Infektion führt unter anderem zu einer robusten und lang anhaltenden Induktion zytotoxischer T-Zellen. T-Zell-Epitope wurden auf allen Hantavirus-Strukturproteinen (N, G1, G2) nachgewiesen, jedoch scheint das Nukleokapsidprotein das Haupttarget der antiviralen T-Zell-Antwort zu sein.

Neben der zellulären Immunantwort wird durch die Hantavirusinfektion auch eine starke humorale Immunität ausgelöst. Immunglobuline der Klassen IgM, IgA und IgG sind nachweisbar (s.a. Abschnitt „Diagnostik"), wobei auch in der Antikörperantwort das Nukleokapsidprotein das Hauptantigen darstellt. Der humoralen Immunität kommt – im Gegensatz zur zytotoxischen T-Zell-Antwort – eine weitaus deutlichere protektive Rolle zu, wodurch der Virusausbreitung im Organismus entgegen gewirkt wird. Wegen des stabilen Antikörpergedächtnisses geht man nach durchgemachter Infektion/Erkrankung von einem langjährigen und möglicherweise lebenslangen Schutz gegenüber einer Zweitinfektion aus, wobei das Ausmaß einer Kreuzprotektivität gegenüber Infektion mit heterologen Hantavirustypen unklar ist.

52.7 Erregerreservoir

Humanpathogene Hantaviren werden von Nagetieren auf den Menschen übertragen. Die Nagetiere bilden die natürlichen Reservoirwirte für die Viren, wobei es eine recht stabile Assoziation der verschiedenen Hantavirus-Typen mit bestimmten Nager-Spezies gibt (Tab. 52.**1**). Nagetiere, die Hantaviren tragen, gehören verschiedenen Unterfamilien der Familien Muridae und Cricetidae an: den Murinae (z. B. Apodemus-Spezies als Wirte von Hantaan- und Dobrava-Belgrad-Virus), Arvicolinae (z. B. Myodes glareolus als Wirt des Puumalavirus oder Microtus-Spezies als Wirte des Tulavirus), Neotominae (z. B. Peromyscus-Spezies als Wirte des Sin Nombre-Virus) und Sigmodontinae (z. B. Oligoryzomys-Spezies als Wirte des Andesvirus). Die enge

Assoziation der Virustypen mit definierten Wirtsspezies spricht für eine lange Ko-Evolution zwischen Virus und Wirt.

Während der „Fehlwirt“ Mensch durch die Infektion mit (pathogenen) Hantaviren erkrankt, zeigen die infizierten Reservoirwirte (Nagetiere) in der Regel durch die Infektion keine Beeinträchtigung. Offensichtlich ist es in der Ko-Evolution von Virus und natürlichem Wirt zu einer optimalen gegenseitigen Anpassung gekommen, sodass die beim Menschen postulierte Immunpathogenese im Nager ausbleibt – möglicherweise durch die Funktion regulatorischer T-Zellen der Tiere.

In letzter Zeit wird auch verstärkt über das Vorkommen von Hantaviren in Insektenfressern (z. B. in Spitzmäusen und Maulwürfen, die im Übrigen keine Nagetiere sind) berichtet. Diese neu entdeckten Hantaviren unterscheiden sich in ihrer molekularphylogenetischen Einordnung deutlich von den Nagetier-assoziierten Viren. Ihre klinische Relevanz ist noch unklar.

52.8 Erkrankungen

Akute Infektionen treten je nach Virustyp mit unterschiedlichen klinischen Schweregraden und unterschiedlichen Organmanifestationen auf, persistierende Infektionen sind beim Menschen im Gegensatz zu den Nagetieren nicht bekannt.

In Mitteleuropa wird in der Regel eine milde bis moderate Verlaufsform des **HFRS**, die so genannte Nephropathia epidemica, beobachtet. Die Inkubationszeit wird mit durchschnittlich zwei (ein bis sechs) Wochen angenommen. Die klassischen Stadien der schweren HFRS-Verlaufsform, die in Asien nach Infektion mit dem Hantaanvirus auftritt (Abb. 52.**2**), sind bei der Nephropathia epidemica nicht in dieser Deutlichkeit ausgeprägt; oberflächliche Hämorrhagien werden beispielsweise nur sehr selten gesehen und die zum Schock führende schwere Hypotension fehlt meist.

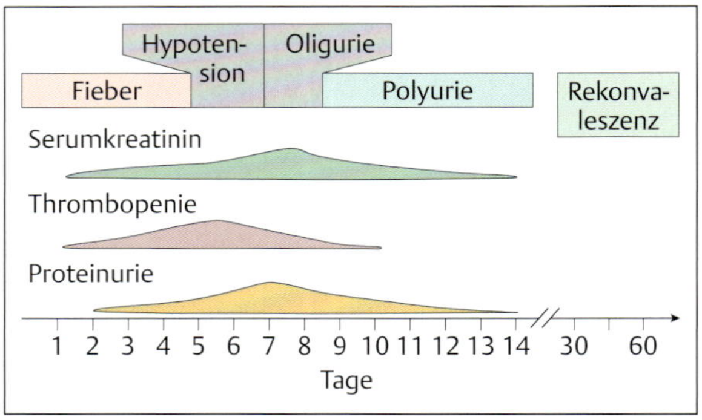

Abb. 52.**2** Klinische Stadien und charakteristische Befunde beim HFRS. Die einzelnen Phasen können insbesondere bei der Nephropathia epidemica in ihrer Länge variieren und auch unterschiedlich deutlich ausgeprägt sein.

Die Erkrankung beginnt abrupt mit hohem Fieber, das über drei bis vier Tage anhält und zunächst mit unspezifischen „grippeähnlichen“ Allgemeinsymptomen wie Kopfschmerz, Myalgien, Schüttelfrost und Konjunktivitis einhergeht. Auch Sehstörungen werden beschrieben. Häufig werden in diesem ersten Stadium der Erkrankung Analgetika, Antipyretika oder Antibiotika verabreicht, die für die im weiteren Verlauf auftretende infektionsbedingte Niereninsuffizienz dann fälschlicherweise verantwortlich gemacht werden. Wenige Tage nach Fieberbeginn treten infolge der Nierenbeteiligung starke, oft kolikartige Flankenschmerzen auf. Auch abdominale Schmerzen, Nausea und Erbrechen kommen vor. Diese zweite Krankheitsphase ist durch die Hypotension und weitere hämostatischen Störungen gekennzeichnet, die sich beispielsweise im Auftreten von konjunktivalen Einblutungen und Hautpetechien manifestieren können.

Die dritte Phase der Erkrankung ist vor allem durch das akute Nierenversagen charakterisiert. Bereits während der Fieberphase beginnt ein Anstieg der Nierenretentionswerte, die etwa vier bis zehn Tage nach Fieberbeginn ihr Maximum erreichen (in der Hälfte der bekannten Fälle Anstieg des Serumkreatinins auf mehr als 530 µmol/l) und meist mit einer ausgeprägten Proteinurie und Mikrohämaturie einhergehen. Außerdem bestehen zu diesem Zeitpunkt in der Regel Thrombozytopenie und Leukozytose. Bei einem Teil der betroffenen Patienten kann aufgrund einer Urämie und Oligo-/Anurie eine passagere Hämodialysebehandlung notwendig werden, bis schließlich eine polyurische Phase die Rekonvaleszenz einleitet. Die Rekonvaleszenz kann mehrere Wochen anhalten und von einer renalen Hypertonie begleitet sein.

In einigen Fällen lassen sich bei HFRS-Patienten auch extrarenale Manifestationen beobachten, z. B. eine Begleithepatitis sowie vereinzelt Myokarditis, Thyreoiditis oder ZNS-Beteiligung. Pulmonale Symptome können auch beim HFRS auftreten! Dennoch sollte selbst bei schwerer Lungenbeteiligung der Terminus HFRS für alle Hantaviruserkrankungen benutzt werden, die durch Altweltmaus-Viren (Asien, Europa) verursacht werden. Im Gegensatz dazu wird das **HCPS**, bei dem Schock und pulmonales Ödem mit Tachypnoe, Dyspnoe und nicht produktivem Husten im Mittelpunkt des klinischen Geschehens stehen, durch Hantaviren verursacht, die durch Neuweltmäuse (Amerika) übertragen werden.

Die klinische Symptomatik von **HFRS** ist keineswegs pathognomonisch, daher ist zur Erstellung der klinischen Diagnose ein virusdiagnostischer Infektionsnachweis notwendig. Ein Verdacht auf Hantavirusinfektion – und damit die Notwendigkeit der Einleitung der virologischen Diagnostik – besteht, wenn **mindestens vier** der nachfolgend aufgeführten Kriterien für den Patienten zutreffen:

- akuter Krankheitsbeginn mit Fieber > 38,5 °C
- Rücken- und/oder Abdominalschmerz, Kopfschmerz
- Proteinurie und/oder Hämaturie
- Serumkreatinin-Erhöhung

- Thrombozytopenie
- Oligurie bzw. nachfolgend Polyurie

Differenzialdiagnostisch kommen unter anderem in Betracht: akutes Nierenversagen unklarer Genese, akute Pyelonephritis„ „schwere Grippe“, Non-A-Non-B-Hepatitis, Leptospirose, Appendicitis acuta (!). Die akut lebensbedrohlichen Komplikationen bestehen in Schock sowie Nieren- bzw. Lungenversagen. Beim HFRS ist die renale Hypertonie als mögliche Spätfolge in der Diskussion.

52.9 Pathogenese im Organismus

Während die persistent infizierten Nager, die als Reservoirwirte dienen, nicht erkranken, führt die Infektion des Menschen mit einem klinischen Manifestationsindex von 10–20% zur Erkrankung.

Die Pathogenese beruht bei den beiden menschlichen Erkrankungen durch Hantavirusinfektion (HFRS und HCPS) auf ähnlichen Mechanismen, und ist durch die vaskuläre Schädigung (Permeabilitätsstörung der Kapillaren und Vasodilatation, die zum Schock führen kann), intravasale Koagulation und Gerinnungsstörung sowie das Auftreten interstitieller Ödeme in inneren Organen gekennzeichnet. Ausdruck der pathologischen Prozesse sind Befunde wie Thrombozytopenie, Proteinurie, Leukozytose und der Nachweis aktivierter Lymphozyten im peripheren Blut. Spezifische T-Zellaktivierung und die Infiltration aktivierter CD8-positiver Zellen in das Gewebe sind bekannt, ebenso die vermehrte Ausschüttung pro-inflammatorischer Zytokine.

Pathologisch-anatomisch findet sich beim HFRS in den Nieren eine hämorrhagische interstitielle Nephritis, die Glomeruli und Tubuli einschließt. Beim HCPS dominiert die interstitielle Pneumonie mit mononukleären Infiltraten. Hantavirusantigene lassen sich im Kapillarendothel verschiedener Organe nachweisen.

Da kein direkter zytopathogener Effekt von Hantaviren in Endothelzellen nachgewiesen worden ist, werden indirekte Mechanismen für die (Immun-) Pathogenese verantwortlich gemacht. So gilt es als wahrscheinlich, dass virusspezifische zytotoxische T-Zellen und inflammatorische Zytokine die Integrität des (infizierten) Endothelzellverbandes stören. Die Stärke der CD8-Antwort scheint mit der Schwere des Krankheitsbildes zu korrelieren. Wir nehmen an, dass sich Hantaviren unterschiedlicher Virulenz auch unterschiedlich effizient im Gewebe ausbreiten können – dadurch wird die Zahl virusinfizierter Zellen, die Target der CD8-Antwort werden können, beeinflusst.

52.10 Epidemiologie

Die meisten HFRS- Fälle (jährlich etwa 200 000) kommen in Asien, und hier hauptsächlich in China und Korea, vor. In Nord-, Mittel- und Südamerika tritt das HCPS auf. Die erfasste Erkrankungszahl an dieser durch Neuweltmäuse übertragenen Infektion liegt bei einigen Hundert pro Jahr, es handelt sich hier meist um schwere klinische Verläufe mit hoher Letalität.

Seit 2001 in Deutschland sind Hantavirus-Erkrankungen nach dem Infektionsschutzgesetz meldepflichtig (Abb. 52.**3**). Im Jahr 2005 wurde eine Zahl von 448 klinischen Fällen (Inzidenz 0,5 Fälle pro 100 000 Einwohner) erfasst, womit erstmals die jährliche Fallzahl z. B. an Frühsommermeningitis (426 Meldungen) übertroffen wurde. Der bisherige Rekord wurde mit 1687 gemeldeten Fällen im Jahre 2007 erreicht; damit gehörte die Hantavirus-Erkrankung (HFRS) in diesem Jahre zu den 5 häufigsten meldepflichtigen Viruserkrankungen in Deutschland.

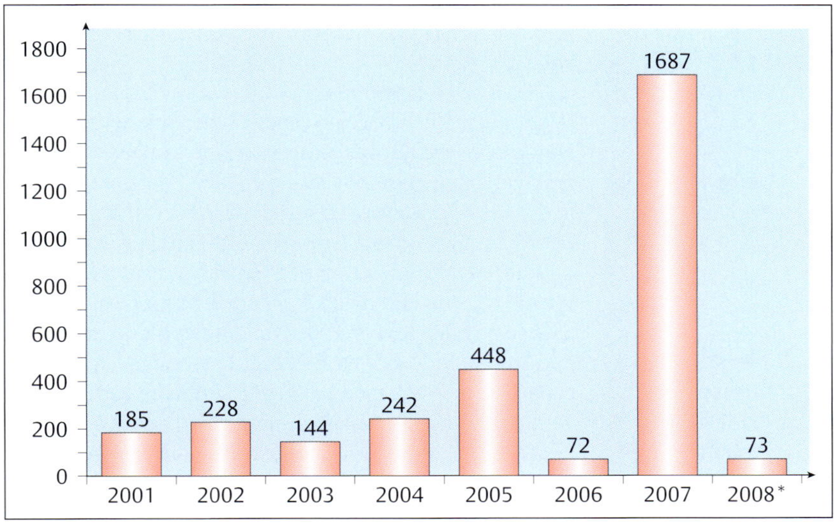

Abb. 52.**3** Meldezahlen über Hantavirus-Erkrankungen in Deutschland *Fallzahl bis 09.04.2008. (Quelle: RKI).

In Europa zirkulieren verschiedene humanpathogene Hantaviren, von denen die Virustypen Puumala und Dobrava die größte Bedeutung haben (Tab. 52.**1**). In Deutschland sind die Rötelmaus (Myodes glareolus) und die Brandmaus (Apodemus agrarius) Träger dieser Viren. Wegen der Verbreitung der Brandmaus ausschließlich im Norden und Osten Deutschlands werden dort die meisten Dobravavirus-Infektionen nachgewiesen, während in den übrigen Teilen des Landes Infektionen durch das Puumalavirus überwiegen. In bisher einem Fall konnte eine Hantavirus-Erkrankung in Deutschland auch mit einem weiteren Hantavirus, dem Tulavirus, in Verbindung gebracht werden. Dieses wird von der Feldmaus (Microtus arvalis) übertragen.

Die durchschnittliche Seroprävalenz in der deutschen Bevölkerung liegt bei 1 %, wobei in Südwestdeutschland (z. B. Schwäbische Alb) Gebiete mit weitaus höherer Seroprävalenz existieren. Der klinische Manifestationsindex liegt wahrscheinlich bei etwa 10–20 % der Neuinfizierten. Die Zahl der Erkrankten schwankt zwischen den einzelnen Jahren deutlich, da sie von der jeweiligen Dichte der Mäusepopulation und deren Durchseuchung abhängt – je höher diese Werte sind, desto wahrscheinlicher ist die Übertragung des Virus auf den Menschen. Die Erkrankungshäufigkeit weist auch innerhalb eines Jahres jahreszeitliche Schwankungen auf; die meisten klinischen Fälle werden in Deutschland im Sommer und Frühherbst beobachtet, was wohl mit der Dichte der Mäusepopulation sowie dem häufigeren Aufenthalt des Menschen im Freien im Zusammenhang steht.

52.11 Übertragung

Übliche Eintrittspforte für das Virus ist der menschliche Respirationstrakt. Die Virusübertragung erfolgt durch Kontakt mit Nagetieren und ihren Ausscheidungen (Urin, Fäzes, Speichel), selten durch Biss. Das Virus wird durch den Menschen eingeatmet (sowie möglicherweise auch oral aufgenommen). Der Mensch ist als „Fehlwirt" anzusehen, da das Virus nicht in der menschlichen Population zirkuliert. Für die Infektion beim Menschen muss das Virus also immer wieder von Nagetieren übertragen werden.

Lediglich für das Andesvirus sind einzelne Fälle von Mensch-zu-Mensch-Übertragung beschrieben worden.

52.12 Diagnostik

Die Labordiagnostik der akuten Infektion erfolgt durch Nachweis von IgM oder signifikantem Titeranstieg (Serumpaar) von IgG. In Nicht-Endemiegebieten wird schon der einmalige gesicherte Nachweis von IgG im Zusammenhang mit der klinischen Symptomatik als beweisend für die Infektion angesehen. Die Bestätigung von ELISA-Daten durch ein unabhängiges Verfahren zum Antikörpernachweis (Immunblot, IFA) wird empfohlen.

Die Labordiagnostik von Hantavirusinfektionen beruht im Regelfall auf **serologischen Verfahren**. Dabei sind durch neu entwickelte Testformate die ELISA-Verfahren in den letzten Jahren in den Mittelpunkt gerückt. Sie bauen auf dem Einsatz rekombinanter Nukleokapsidproteine als diagnostische Antigene auf und gestatten den Nachweis von IgM, IgG und IgA. Derartige rekombinante Antigene sind auch für Immunoblot-Analysen einsetzbar. Auf der Basis virusinfizierter Zellen sind zudem Immunfluoreszenz (IF)-Untersuchungen zum IgG- und IgM-Antikörpernachweis möglich. Letztere haben den Nachteil, dass die Herstellung der infizierten Zellen im Sicherheitslabor erfolgen muss, während bei der Gewinnung rekombinanten Antigens in pro- oder eukaryoten Produzentenzellen kein Infektionsrisiko besteht. Es hat sich gezeigt, dass die diagnostische Qualität von eukaryotisch hergestellten Antigenen (z. B. aus Hefe- oder Insektenzellen) der des in Escherichia coli produzierten Antigens überlegen ist.

Bei der überwiegenden Mehrzahl hantavirusinfizierter Patienten sind Antikörper der Klasse IgM schon bei Beginn der klinischen Symptomatik nachweisbar. Nur in wenigen Fällen wird eine verzögerte IgM-Antwort beobachtet. Die IgM-Titer verschwinden nach wenigen Monaten, jedoch konnte IgM in einigen Fällen auch noch zwei Jahre nach der akuten Phase der Infektion nachgewiesen werden. Die spezifische IgA-Antwort ähnelt in ihrer Kinetik sehr derjenigen der IgM-Antwort. In wenigen Fällen infizierter Personen wurde jedoch eine isolierte IgM- bzw. IgA-Antwort gefunden, sodass sich beide Tests zum sicheren Nachweis akuter Infektionen ergänzen können. Die beste Verifikation von IgM- und/oder IgA-positiven Fällen ist der simultane Nachweis von IgG. In einigen Fällen tritt jedoch IgG im akuten Infektionsgeschehen nur verzögert auf. Ein weiteres Problem besteht im Nachweis von unspezifischem IgM, wodurch IgM-positive, IgG-negative Konstellationen entstehen können. Bei dem IgG handelt es sich um einen stabilen, über viele Jahre nachweisbaren Antikörper. Man geht davon aus, dass das IgG lebenslang persistieren kann.

Das Nukleokapsidprotein ist das immundominante virale Antigen im infizierten Organismus. Nukleokapsidprotein-spezifische Antikörper weisen eine relativ hohe Kreuzreaktivität zwischen den verschiedenen Hantaviren auf, die in der Regel umso ausgeprägter ist, je verwandter das zur Gewinnung des diagnostischen Antigens genutzte Virus und das für die Infektion des Patienten verantwortliche Virus sind. Umfangreiche Studien haben aber gezeigt, dass allein das „homologe" Antigen für die Antikörperdiagnostik optimal ist und bei Verwendung „heterologer" Virusantigene in den Testformaten einige eigentlich positive Seren der Detektion entgehen können. Zur Hantavirusdiagnostik in Europa sollten also zumindest Antigene der beiden hier wichtigsten Hantaviren – Puumala und Dobrava – in den Tests verwendet werden. Die ersatzweise Verwendung von Antigen des nahe verwandten Hantaanvirus anstelle von Dobravavirus stellt eine mögliche, aber suboptimale Variante des Vorgehens dar.

In der Regel sind Puumala- und Dobravavirusinfektionen durch die dominante Reaktion des entsprechenden Antigens mit dem Serum unterscheidbar. Es gibt aber auch einzelne Fälle, in denen IgM- und IgG-ELISAs sowie sogar Immunfluoreszenztest und Immunblot keine sichere Typisierung des Patientenserums zulassen.

Die **neutralisierenden Virusantikörper** richten sich gegen die Glykoproteine der Virushülle. Sie sind weniger kreuzreaktiv als die gegen Nukleokapsidprotein gerichteten Antikörper. Die Typisierung des für die Infektion verantwortlichen Virus erfolgt deshalb über die Charakterisierung der neutralisierenden Antikörper des Patienten im so genannten Fokusreduktionsneutralisationstest (FRNT). Hierbei werden verschiedene vermehrungsfähige Hantavirusstämme (die verschiedene Virustypen repräsentieren) einer Laborkollektion auf ihre Neutralisierbarkeit durch ein Patientenserum verglichen. Die Durchführung dieser Methode ist zeit- und arbeitsaufwendig und benötigt Laborsicherheitsbedingungen der Stufe BSL-3. Außerdem ermöglicht der FRNT nicht die Identifizierung von Infektionen mit (neuen) Hantaviren, die in der Laborkollektion (noch) nicht enthalten sind – in einem solchen Falle würde dasjenige Laborvirus am besten neutralisiert werden, das dem neuen Virus am ähnlichsten ist, ohne aber mit ihm identisch zu sein.

Aus diesem Grunde ist die **Charakterisierung viraler Nukleotidsequenzen** die einzige Methode zur Virustypisierung mit sicherer Aussagekraft, die zudem noch über die Erstellung phylogenetischer Stammbäume eine „Feinzuordnung" des Virusstammes ermöglicht. Da die Virämie/RNAämie bei HFRS-Patienten nur kurzzeitig auftritt und zudem durch fluktuierende RNA-Titer charakterisiert ist, spielen molekulargenetische Verfahren in der Routinediagnostik bisher keine Rolle. Sie erfolgt im Speziallabor mittels Polymerasekettenreaktion nach reverser Transkription der viralen RNA (RT-PCR). Die Nukleotidsequenzanalyse bestimmter amplifizierter Abschnitte des Virusgenoms ermöglicht dann eine Zuordnung oder Abschätzung verwandtschaftlicher Beziehungen zu bereits bekannten Virusspezies. Die RNA-Gewinnung kann aus dem Blut, aber auch aus Autopsie- oder Biopsiematerial erfolgen. Aus dem Blut gelingt der Nukleinsäurenachweis nur während der ersten Tage nach Beginn der Erkrankung. Wenn eine RNA-Diagnostik versucht werden soll, sind also die Asservierung und Tiefkühlung von Patientenserum bzw. EDTA-Blut schon in den ersten Krankheitstagen entscheidend.

Es scheint ein Zusammenhang zwischen der Höhe der in den ersten Krankheitstagen mittels **quantitativer RT-PCR** bestimmten RNA-Konzentrationen und der Schwere des klinischen Verlaufes zu bestehen, sodass die Bestimmung viraler RNA-Titer möglicherweise prognostische Bedeutung haben kann.

Für die Durchführung der beschriebenen Tests sind folgende **Untersuchungsmaterialien** erforderlich:

- ELISA, IFA, Blot: Serum mit dem üblichen Transport.
- FRNT: Serum möglichst aus der klinischen Post-Akutphase.
- PCR: Plasma oder Serum (aus den ersten Tagen nach Krankheitsbeginn!) bzw. Bioptatmaterial sollten zur Vermeidung des RNA-Abbaus sofort nach Abnahme gefroren und unter Vermeidung jedes zwischenzeitlichen Auftauens transportiert werden. Alternativ ist die Aufnahme des Materials in RNase-hemmenden Stabilisierungspuffer möglich.

Die **Virusanzucht** gelingt nur in Ausnahmefällen, sie ist wegen der geringen Effizienz und Störanfälligkeit sowie des großen Zeitbedarfs kein Verfahren zur Routinediagnostik.

52.13 Prophylaxe

Hantavirusinfektionen könnten weitestgehend verhindert werden, wenn der Kontakt mit Mäusen und deren Ausscheidungen vermieden wird. An erster Stelle steht jedoch die Bekämpfung von Mäusen innerhalb und in der Umgebung menschlicher Behausungen. Bei Tätigkeit in Räumlichkeiten, in denen Mäuse gehaust haben können (z. B. Stallungen, Schuppen, Reinigung von Sommerhäusern nach der Winterpause) sollten Einweghandschuhe und möglichst Mundschutz getragen werden, eine Aufwirbelung von Staub bei der Entfernung von Mäusekot oder Nestmaterial ist zu vermeiden. Beim Aufenthalt im Freien (z. B. Camping, Tätigkeit in Wald und Feld) sollten ebenfalls Kontakte mit Mäusenestern und Mäuseausscheidungen vermieden werden. Weitere Maßnahmen sind die sichere Aufbewahrung von Nahrungsmitteln innerhalb und außerhalb menschlicher Wohnungen sowie die Desinfektion und Entsorgung von gefangenen bzw. toten Mäusen. Da die Infektion auch durch im Labor gehaltene Nagetiere übertragen werden kann, sollten diese auf eine mögliche persistierende Hantavirusinfektion untersucht werden.

Internetadresse

- Informationen zur Vermeidung von Hantavirus-Infektionen. Herausgegeben vom Konsiliarlaboratorium für Hantaviren (Institut für Virologie der Charité) und dem Robert-Koch-Institut, Berlin 2008. www.charite.de/virologie/hantapraev.pdf; www.rki.de

Impfung. In Europa ist kein Impfstoff zur aktiven Immunisierung zugelassen. In der vorklinischen Entwicklungsphase befinden sich rekombinante und DNA-Impfstoffe auf der Basis von Antigenen bzw. Gensequenzen der beiden wichtigsten in Europa zirkulierenden Hantaviren, Puumala und Dobrava. In mehreren Ländern Asiens sind verschiedene inaktivierte Virusvakzine im routinemäßigen Einsatz oder in Phasen der klinischen Testung. Diese Totimpfstoffe basieren auf Hantaan- und/oder Seoulviren, die in Nagerhirnen oder Zellkulturen hergestellt und anschließend inaktiviert worden sind.

52.14 Therapie

Die Therapie ist symptomatisch, wobei der Erhalt der kardiovaskulären Stabilität sowie der Nieren- bzw. Lungenfunktion im Mittelpunkt steht. Bei Nierenversagen kann Dialysebehandlung notwendig werden. Es gibt bisher kein für die Therapie von Hantavirusinfektionen zugelassenes antivirales Chemotherapeutikum. Das einzige Mittel, das sich in bisherigen Zellkultur- und Tierversuchen sowie in einzelnen klinischen Studien als wirksam erwies, ist das Ribavirin. Untersuchungen mit anderen Substanzen, wie Typ-I-Interferonen, Steroiden und Cyclophosphamid, zeigten keine überzeugenden Ergebnisse.

Literatur

Klempa B, Tkachenko EA, Dzagurova TK et al. Hemorrhagic fever with renal syndrome caused by 2 lineages of Dobrava hantavirus, Russia. Emerg Infect Dis 2008, 14: 617–625

Krüger DH, Ulrich R, Lundkvist A. Hantavirus infections and their prevention. Microbes Infect 2001, 3: 1129–1144

Krüger DH, Ulrich R, Schütt M et al. Hantavirusinfektionen als Ursache des akuten Nierenversagens. Deut Ärztebl 2002, 99: A645–651

Lee HW, van der Groen G. Hemorrhagic fever with renal syndrome. Progr Med Virol 1989, 36: 62–102

Maes P, Clement J, Gavrilovskaja I et al. Hantaviruses: immunology, treatment, and prevention. Viral Immunol 2004, 17: 481–497

Meisel H, Wolbert A, Razanskiene A et al.Development of novel IgG, IgA and IgM enzyme immunoassays based on recombinant Puumala and Dobrava hantavirus nucleocapsid proteins. Clin Vaccine Immunol 2006, 13: 1349–1357

RKI. Epidemiologisches Bulletin. Zahl der Hantavirus-Erkrankungen erreichte 2007 in Deutschland einen neuen Höchststand – Untersuchungsergebnisse aus dem Konsiliarlaboratorium für Hantaviren. Epidemiologisches Bulletin Nr. 19/2008 vom 09.05.2008. www.rki.de

Schmaljohn CS, Nichol S. Bunyaviridae. In: Knipe DM et al., eds. Fields Virology, 5th edition. Philadelphia, PA: Wolters Kluwer/Lippincott Williams & Wilkins; 2007: 1741–1789

Zöller L, Faulde M, Meisel H et al. Seroprevalence of hantavirus antibodies in Germany as determined by a novel recombinant enzyme immunoassay. Eur J Clin Microbiol Infect Dis 1995, 14: 305–313

53 Bunyaviren II

S. Günther

53.1 Taxonomie und Übertragungszyklen

Die Familie der Bunyaviridae ist in fünf Genera unterteilt: Orthobunyavirus, Nairovirus, Phlebovirus, Hantavirus und Tospovirus. Während Vertreter der ersten vier Genera Vertebraten infizieren, sind Tospoviren Pflanzenpathogene. Mit weit über 100 Virusspezies, die sich wiederum in eine Vielzahl von Subspezies und Isolate aufgliedern, sind die Bunyaviridae eine der größten Virusfamilien. Es handelt sich ausnahmslos um zoonotische Erreger, d. h. auch die humanpathogenen Viren haben ihren Ursprung im Tierreich. Die Mehrzahl der Bunyaviren wird durch Arthropoden von einem infizierten Tier auf weitere Tiere oder auf den Menschen übertragen (Arboviren von arthropod borne): Orthobunyaviren durch Stechmücken oder Gnitzen, Phleboviren durch Stechmücken oder Sandmücken (sandflies) und Nairoviren durch Zecken. Hantaviren haben dagegen Nagetiere als Reservoir und werden nicht durch Vektoren, sondern direkt übertragen (s. Kap. 52).

Viele Wild- und Nutztiere können am Vektor-Wirt-Vektor-Zyklus teilnehmen. Sie entwickeln nach Infektion eine Virämie, die in Stärke und Dauer hinreicht, um neue Vektoren bei einer Blutmahlzeit zu infizieren. Nach Elimination des Virus sind die Tiere immun und kommen als Wirt nicht mehr in Frage. Besonders Kleinsäuger und Nagetiere spielen aufgrund ihrer hohen Reproduktionsrate eine wichtige Rolle bei der Aufrechterhaltung einer empfänglichen Wirtspopulation. Daneben können einige Bunyaviren auch innerhalb der Vektorpopulation vertikal (vom infizierten Arthropodenweibchen auf das Ei) weitergegeben werden. Vertikale Übertragung ermöglicht eine Viruspersistenz im Eistadium unter Bedingungen, die für ausgewachsene Arthropoden ungünstig sind, wie Winter- oder Trockenzeiten. Nach Überwinterung oder nach Ende der Trockenzeit schlüpfen infizierte Vektoren aus den Eiern, die dann einen neuen Vektor-Wirt-Vektor-Zyklus in Gang setzen können. Die Einbindung der Viren in bestimmte Ökosysteme erklärt ihre begrenzte geografische Verbreitung. Das Vorkommen der Wirtstiere und Vektoren legt zwar die maximal mögliche Ausdehnung eines Endemiegebiets fest, es wird aber oft durch weitere Faktoren ko-determiniert, die nicht bekannt sind.

Der Mensch ist Endglied der Infektionskette. Angesichts der großen Zahl bekannter Bunyaviren sind es vergleichsweise wenige Vertreter, die humanmedizinische Bedeutung haben (Tab. 53.**1**). Das Spektrum der klinischen Manifestationen reicht von benignen fieberhaften Erkrankungen über Meningitis bis zu Enzephalitis und hämorrhagischem Fieber. Renales und kardiopulmonales Syndrom sind spezifisch für Hantaviren (s. Kap. 52 sowie Kap. 24). Neben dem Menschen können auch Nutztiere

Tabelle 53.**1** Humanpathogene Bunyaviren (außer Hantaviren, s. Kap. 52).

Genus	Virus	Krankheit	Vektor/Reservoir	Vorkommen
Nairovirus	Krim-Kongo hämorrhagisches Fieber-Virus	hämorrhagisches Fieber	Zecke	Afrika, Südeuropa, Asien
Phlebovirus	Rift-Valley Fieber-Virus	hämorrhagisches Fieber, Meningoenzephalitis, Retinitis	Stechmücke	Afrika, Arabische Halbinsel
	Sandmückenfieber-Virus Toskana, Sizilien und Neapel	fieberhafte Erkrankung, Meningitis	Sandmücke	Mittelmeerraum
Orthobunyavirus	Oropouche-Virus	fieberhafte Erkrankung	Gnitze	Brasilien, Panama, Peru
	La Crosse- und California-Enzephalitis-Virus	Enzephalitis	Stechmücke	USA
	Cache-Valley-Virus	Enzephalitis	Stechmücke	USA
	Tahyna- und Inkoo-Virus	fieberhafte Erkrankung	Stechmücke	Europa, Sibirien
	Ngari-Virus	hämorrhagisches Fieber	Stechmücke	Afrika

erkranken, sodass sich unter den Bunyaviren auch veterinärmedizinisch wichtige Erreger finden (z. B. Rift-Valley Fieber-Virus).

Bunyaviren können in der Regel nicht von Mensch zu Mensch übertragen werden. Ausnahmen bilden das Krim-Kongo hämorrhagische Fieber-Virus (Nairovirus) und das Andes-Virus (Hantavirus). Hier besteht das Risiko einer nosokomialen Übertragung, sodass bei der Pflege von Erkrankten besondere Vorsichtsmaßnahmen erforderlich sind.

53.2 Genomstruktur und Replikation

Bunyaviren gehören zu den segmentierten Negativstrang-RNA-Viren. Das Genom besteht aus drei Segmenten, dem S-RNA-Segment (Small; 1 bis 3 kb), dem M-RNA-Segment (Medium; 3 bis 5 kb) und dem L-RNA-Segment (Large; 6 bis 12 kb). Das S-Segment kodiert für das Nukleoprotein (N). Bei Orthobunya- und Phleboviren kodiert das S-Segment zusätzlich für ein Nichtstrukturprotein (NSs), das die Typ-I-Interferonsynthese der Zelle hemmen kann. Das M-Segment kodiert für den Glykoproteinvorläufer, der posttranslational zu Gn und Gc gespalten wird. Das L-Segment kodiert für das multifunktionelle L-Protein, das die für Transkription und Genomreplikation wichtige RNA-abhängige RNA-Polymerase enthält. Die Virusreplikation findet im Zytoplasma statt. Neue Viruspartikel entstehen durch Budding am Golgi-Apparat. Die Virionen sind mit einer Lipidmembran umhüllt und enthalten im Inneren die an N- und L-Protein gebundenen RNA-Segmente (Abb. 53.**1**). Da das Genom segmentiert ist, kann durch Austausch der RNA-Segmente zwischen zwei Viren ein neues Bunyavirus entstehen (Reassortante).

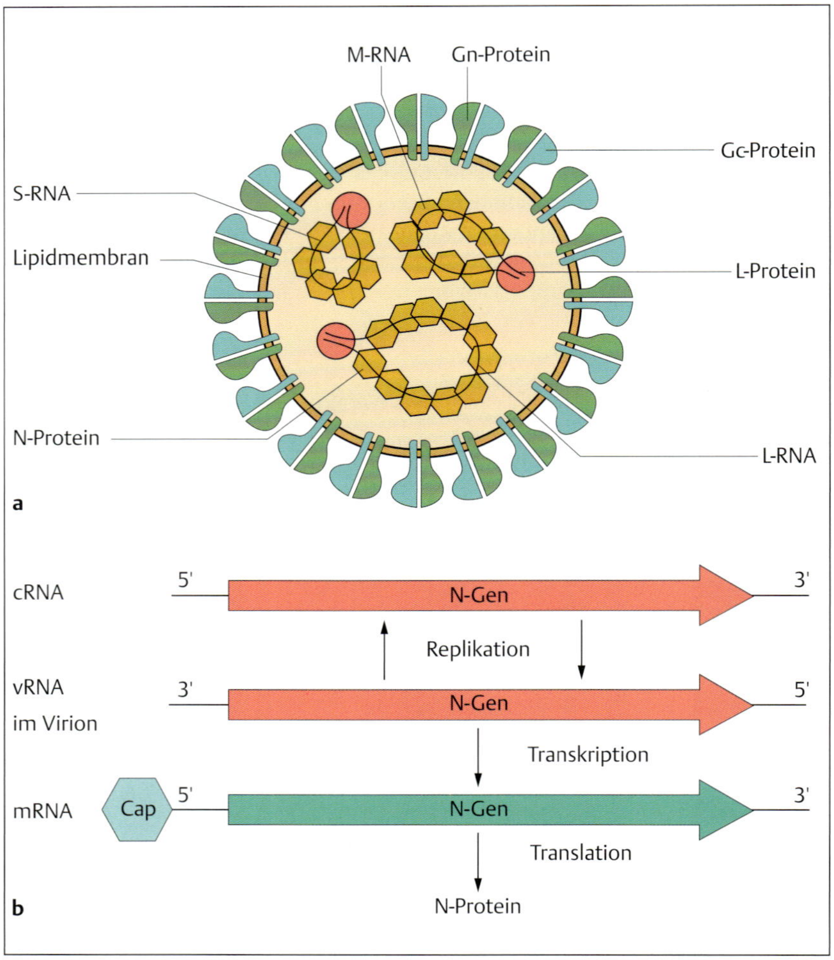

Abb. 53.**1** Aufbau eines Bunyaviruspartikels.
a Die Glykoproteine Gn und Gc bilden Heterodimere. Die RNA-Segmente S, M, und L sind an N-Protein gebunden. L-Protein bindet vermutlich an den viralen Promoter, der durch die zusammengelagerten 3'- und 5'-Enden der RNAs gebildet wird.
b Replikation und Transkription des Bunyavirusgenoms am Beispiel des S-RNA Segmentes der Nairoviren. Die vRNA wird bei der Infektion aus dem Virion ins Zytoplasma freigesetzt. Das Gen ist auf der vRNA in negativer Orientierung (3'-5') angeordnet. Die virale RNA-abhängige RNA-Polymerase (L-Protein) synthetisiert von der vRNA zwei neue RNA-Spezies im Zytoplasma: erstens komplementäre RNA (cRNA), die als Intermediat bei der Genomreplikation dient, und zweitens, Cap-Struktur enthaltende RNA (mRNA), die zur Translation in die Virusproteine dient. Von der cRNA werden wiederum neue vRNA-Moleküle synthetisiert, die in die Nachkommenviren verpackt werden. Die Cap-Struktur wird vermutlich durch eine virale Endonuklease (Untereinheit des L-Proteins?) von zellulären mRNAs abgespalten und dient als Primer für die virale mRNA-Synthese.

53.3 Pathogenese hämorrhagischer Fieber

Die Pathogenese der durch Bunyaviren und Arenaviren (s. Kap. 54) hervorgerufenen viralen hämorrhagischen Fieber (VHF) ist nur wenig verstanden. Initiale Replikationsorte der Viren sind häufig Immunzellen wie dendritische Zellen und Makrophagen. Dies scheint zu einer virusvermittelten Immunsuppression beizutragen, die den Viren eine nahezu ungehemmte Vermehrung ermöglicht. Zeichen einer Immunsuppression ist auch die oft fehlende Antikörperantwort bei schweren Verläufen. Außerdem zeigen viele VHF-Erreger einen ausgesprochenen Pantropismus, das heißt, sie können in vielen Geweben und Organen replizieren. Innerhalb weniger Tage werden sehr hohe Virustiter erreicht, und die Höhe der Virämie korreliert mit einer schlechten Prognose. Die Entzündungsreaktion im Gewebe (Lymphozyteninfiltration) ist gering bis fehlend. Eine direkte Zellschädigung durch das Virus spielt vermutlich nur bei Rift-Valley-Fieber eine Rolle, bei allen anderen VHF sind Gewebsnekrosen selten von einer Stärke, dass sie den Tod erklären könnten. Die pathogenetische Endstrecke der VHF scheint der einer Sepsis sehr ähnlich sein: disseminierte intravasale Gerinnung (DIC), Multiorganversagen und Schock. Obwohl namensgebend, treten Blutungen nur bei wenigen Patienten auf und sind oft zu diskret, um einen Schock auszulösen. Bei der Genese der Blutungen können Mangel an Gerinnungsfaktoren durch Leberschädigung, DIC, Thrombozytopenie und erhöhte Kapillarpermeabilität durch Freisetzung proinflammatorischer Zytokine wie Interleukin-6 (IL-6) und Tumornekrosefaktor-alpha (TNF-α) eine Rolle spielen.

53.4 Allgemeine Labordiagnostik von Bunyavirusinfektionen

Für die Diagnostik von Bunyavirusinfektionen stehen generell drei Techniken zur Verfügung: Virusanzucht in Zellkultur, RT-PCR und Antikörpernachweis. Die Methode der Wahl zum Nachweis einer akuten Infektion ist die RT-PCR. Als Material eignet sich Serum und bei ZNS-Symptomatik auch Liquor. Bunyaviren replizieren in vielen Zell-Linien. Zur Anzucht werden häufig Vero-Zellen verwendet. IgM und IgG treten im späteren Krankheitsverlauf oder in der Rekonvaleszenz auf. Ihr Auftreten oder ≥ 4-facher Titeranstieg gelten als beweisend für eine akute Infektion. Zur VHF-Differenzialdiagnostik s. Kap. 32.

53.5 Nairoviren

53.5.1 Krim-Kongo hämorrhagisches Fieber-Virus

Epidemiologie

Die Geschichte des Krim-Kongo hämorrhagischen Fiebers (CCHF) beginnt 1944, als auf der Krim sowjetische Soldaten an einem hämorrhagischen Fieber erkranken. Erst 1967 gelang die Isolierung des Virus. Es zeigte sich, das das „Krim-Virus" identisch zum „Kongo-Virus" war, das wenige Jahre zuvor in Belgisch-Kongo, der heutigen Demokratischen Republik Kongo (DRC), entdeckt worden war, was dann in der Namensgebung Berücksichtigung fand.

CCHF-Virus ist das geografisch am weitesten verbreitete, durch Zecken übertragene Virus. Wichtigster Vektor sind Zecken des Genus Hyalomma. Die geografische Verbreitung von CCHF entspricht im Wesentlichen der der Zecken. In mehr als 30 Ländern Afrikas, Asiens, Südosteuropas und des Nahen Ostens ist das Virus endemisch. In der Literatur sind seit 1944 ca. 3500 Fälle dokumentiert. Der größte Ausbruch in jüngster Zeit wurde mit ca. 500 Fällen in der Türkei registriert.

Neben dem Menschen können eine Vielzahl von Vertebraten (Wild- und Nutztiere) infiziert werden, wobei die Tiere im Gegensatz zum Menschen nicht erkranken.

Übertragung

CCHF-Virus zirkuliert innerhalb eines enzootischen Zyklus zwischen Zecke und Vertebratenwirt. Außerdem kann das Virus auch von der Mutterzecke auf das Ei übertragen werden (transovarielle Übertragung). Es verbleibt während der verschiedenen Reifestadien (Larve → Nymphe → ausgewachsene Zecke) im Organismus (transstadielle Übertragung). Das Virus wird bei einer Blutmahlzeit übertragen. Wirtstiere, in denen sich das Virus vermehren kann, sind einerseits Wildtiere wie Hase oder Igel und andererseits Haus- und Nutztiere, wie Hunde, Rinder, Pferde, Esel, Schafe, Ziegen oder Schweine. Vögel sind offenbar nicht infizierbar; eine Ausnahme bilden Strauße. Wirtstiere erkranken nicht, entwickeln aber eine mehrere Tage andauernde Virämie. Während dieser Zeit kann das Virus wieder auf nicht infizierte Zecken übertragen werden.

Die Übertragung auf den Menschen erfolgt entweder durch Zeckenbiss oder Kontakt zu infizierten Tieren. Hohes Risiko für Zeckenbissübertragung haben Personen, die sich in endemischen Gebieten überwiegend im Freien aufhalten (Landwirte, Soldaten, etc.). Die Übertragung durch inapparent infizierte Tiere betrifft Nutztierhalter, Tierärzte und Schlachter. Die wahrscheinliche Infektionsquelle ist das virushaltige Blut der Tiere. CCHF-Virus kann auch von Mensch zu Mensch übertragen werden. Mehrere nosokomiale Ausbrüche mit hoher Letalität sind dokumentiert.

Die Übertragung erfolgt durch direkten Kontakt zu infiziertem Blut oder anderen Körperflüssigkeiten.

Klinik und Pathogenese

Die Inkubationszeit beträgt 3 bis 7 Tage. Sie scheint nach Zeckenbiss kürzer zu sein als nach Kontakt zu infizierten Tieren oder Menschen.

Die Erkrankung beginnt unspezifisch mit Fieber, Schüttelfrost, Kopfschmerzen und Myalgie. Gastrointestinale Symptome wie Übelkeit, Erbrechen und Durchfall können auftreten. Relativ frühe und prominente Zeichen der Infektion sind Thrombozytopenie und disseminierte intravasale Gerinnung (DIC), die zu profunden Blutungen aus Körperöffnungen führen können. An der Haut manifestieren sich die Hämorrhagien als petechiale Blutungen oder Ekchymosen. Die Leberenzyme sind erhöht (GOT > GPT). Klinische Komplikationen, die bei letalem Ausgang beobachtet wurden, sind zerebrale Blutungen, schwere Anämie, prolongierte Diarrhö, Lungenödem, Pleuraerguss und Schock. Patienten sterben im terminalen multiplen Organversagen, einschließlich Leber- und Nierenversagen. Die Letalität der Erkrankung liegt zwischen 10 und 50 %.

Histopathologische Veränderungen der Leber reichen von vereinzelten Nekroseherden bis zu massiver Nekrose mit geringer oder fehlender Entzündungsreaktion. Die Virämie liegt bei letalem Verlauf mit durchschnittlich 10^9 Virus-Genomkopien/ml deutlich höher als bei Patienten, die überleben. Auch proinflammatorische Zytokine wie IL-6 und TNF-α sind bei letalem Verlauf höher.

Labordiagnostik

Eine Virämie ist durch RT-PCR bereits in den ersten Krankheitstagen nachweisbar (10^4 bis 10^{10} Genomkopien/ml Blut). Bei günstiger Prognose fällt der Virustiter dann ab und liegt nach 2 bis 3 Wochen unter der Nachweisgrenze der PCR. Die Anzucht in Zellkultur muss in einem Sicherheitslabor der Stufe 4 erfolgen. Die traditionelle Methode der Virusisolierung ist intrakranielle oder intraperitoneale Inokulation von neugeborenen Mäusen.

Bei schweren Verläufen werden oft keine Antikörper gebildet. Bei Überlebenden treten IgM und IgG 1 bis 2 Wochen nach Krankheitsbeginn auf. IgM persistiert nur wenige Monate.

Therapie und Prävention

Die Behandlung ist in erste Linie supportiv. Unkontrollierte Studien sprechen für eine Wirksamkeit von Ribavirin. In Deutschland stehen spezialisierte Behandlungszentren für VHF-Patienten zur Verfügung.

Personen mit Risikoberufen in endemischen Gebieten sollten den ungeschützten Kontakt mit Blut von Nutztieren vermeiden. Daneben gelten übliche Maßnahmen, um das Risiko eines Zeckenbisses zu minimieren: lange Kleidung und feste Schuhe; die Haut nach Zecken absuchen und diese ggf. schonend entfernen. Die Mensch-zu-Mensch Übertragung im Krankenhaus kann durch „barrier nursing" (einfache Schutzmaßnahmen zur Verhinderung von Übertragungen auf Personal und Mitpatienten) und das Vermeiden direkten Kontaktes mit Körperausscheidungen Infizierter verhindert werden.

Bei Auftreten eines CCHF-Falles müssen Kontaktpersonen identifiziert werden. Personen mit hohem Risiko kann Ribavirin als Postexpositionsprophylaxe angeboten werden. Eine für den Menschen zugelassene Impfung gibt es nicht.

Um Verbreitung des Virus über potenziell infizierte Tiere zu verhindern, können diese vor dem Import unter Quarantäne gestellt werden.

53.6 Phleboviren

53.6.1 Rift-Valley-Fieber-Virus

Epidemiologie

Rift-Valley Fieber-Virus (RVF-Virus) wurde 1931 als Erreger einer Tierseuche aus Schafen im Rift-Tal in Kenia isoliert. Seitdem traten zahlreiche Epizootien (Epidemien bei Tieren) in Afrika auf, bei denen es gleichzeitig zu Infektionen beim Menschen kam. Einer der größten Ausbrüche war 1950–51 in Kenia, dem 100 000 Schafe zum Opfer fielen. Ausbrüche waren zunächst auf Afrika südlich der Sahara begrenzt, bis das Virus 1977 in Ägypten zu einem Ausbruch mit geschätzten 200 000 humanen Infektionen und 600 Toten führte. Der erste große Ausbruch in Westafrika ereignete sich 1987 im Zusammenhang mit Überflutungen beim Bau des Senegal-Staudamms. Im Jahre 2000 manifestierte sich das Virus erstmals außerhalb Afrikas in Saudi Arabien und Jemen. Der jüngste Ausbruch ereignete sich 2006/07 in Kenia/Somalia/Tansania mit über 300 Todesfällen. Bei Epidemien kann bis zu einem Drittel der Bevölkerung infiziert werden. Da die meisten Infektionen mild verlaufen, liegt die Gesamtsterblichkeit bei 1 %.

Übertragung

Vektoren des RVF-Virus sind verschiedene Culex- und Aedes-Mücken. Das Virus wird von einigen Aedesspezies auch transovarial an die Nachkommen weitergegeben. RVF-Epidemien treten häufig nach Regenfällen oder Überschwemmungen auf, was mit dem Ausbrüten infizierter Eier und einer Vermehrung der Mücken erklärt wird. Während der Ausbrüche zirkuliert das Virus zwischen Mücke und Vertebratenwirt. Obwohl das Virus verschiedene Tierspezies infizieren kann, sind Nutztiere wie Schafe, Ziegen oder Rinder die wichtigsten Wirtstiere. Ein Ausbruch manifestiert sich üblicherweise zuerst bei den Tieren. Menschen werden entweder durch die Mücke infiziert oder durch Kontakt zu infizierten Tieren (d.h. zu Blut und anderen Körperflüssigkeiten), z.B. beim Schlachten oder bei der Beseitigung verstorbener Tiere. Es gibt keine Hinweise auf eine horizontale Mensch-zu-Mensch-Übertragung. Vertikale Übertragung von der Mutter auf das Kind wurde im Einzelfall beschrieben.

Klinik und Pathogenese

RVF-Virus verursacht eine schwere Erkrankung bei Schafen, Ziegen und Rindern. Bei fast allen infizierten schwangeren Tieren treten Aborte auf. Die Letalität ist hoch und erreicht nahezu 100% bei Jungtieren, insbesondere bei Lämmern. Die Leber ist das wichtigste Zielorgan. Der Tod tritt infolge der Lebernekrose ein, was der Erkrankung auch den Namen „enzootische Hepatitis" gab.

Beim Menschen liegt die Inkubationszeit bei etwa 2 bis 6 Tagen. Die Mehrzahl der Infektionen verläuft mild mit Fieber und grippeähnlicher bzw. gastrointestinaler Symptomatik. Labordiagnostisch finden sich Thrombozytopenie, erhöhte Transaminasen und erhöhtes Kreatinin als Zeichen einer Leber- bzw. Nierenbeteiligung. Nur 1 bis 10% der Patienten entwickeln eine schwere hämorrhagische Verlaufsform. Als Spätkomplikationen treten bei 1 bis 10% eine Retinitis und ebenfalls bei 1 bis 10% eine Meningoenzephalitis auf.

Dem hämorrhagischen Verlauf liegt ein Leberversagen mit hepatischer Enzephalopathie, Blutungen, Nierenversagen und Schock zugrunde. Neben den oben genannten Laborveränderungen finden sich hohe Bilirubinwerte, pathologische Gerinnungsparameter und Zeichen einer DIC. Die Sterblichkeit bei der schweren Verlaufsform kann 50% betragen. Die Pathogenese ist wenig untersucht. Man vermutet eine direkte Zellzerstörung durch das Virus, insbesondere der Hepatozyten (histopathologisch Lebernekrosen). Initial hohe Virämie ist mit schlechter Prognose assoziiert.

Die okuläre Beteiligung kann 1 bis 3 Wochen nach Fieberbeginn auftreten. Die Patienten klagen über reduziertes Sehvermögen. Ophthalmologisch finden sich Retinaläsionen, die durch Einblutungen, Ödeme, Vaskulitis und Gefäßverschlüsse gekennzeichnet sind. Wenn die Makula betroffen ist, bleibt bei 50% der Patienten eine Blindheit zurück.

Die Meningoenzephalitis entwickelt sich 1 bis 4 Wochen (oder noch später) nach Krankheitsbeginn. Die Letalität ist gering, aber Residuen sind häufig. Retinitis und Meningoenzephalitis liegt vermutlich eine zellvermittelte Immunpathogenese zugrunde.

Labordiagnostik

Die Virämie ist in den ersten Krankheitstagen am höchsten. Die Viruslast liegt bei letalen Verläufen ca. 1000 fach höher als bei nicht letalen Verläufen und fällt vor dem Tod nur wenig ab. Bei günstiger Prognose fällt der Virustiter schnell ab und liegt nach 1 bis 3 Wochen unter der Nachweisgrenze der PCR. Bei milden Verläufen kann die Virämie auch in der akuten Phase zu gering für einen PCR-Nachweis sein.

IgM und IgG treten sehr früh – oft innerhalb der ersten Woche – auf, und sind daher besonders zur Akutdiagnostik von milden Verläufen geeignet. IgM persistiert nur wenige Monate. Bei letalen Verläufen sind Antikörper nicht immer nachweisbar. In endemischen Regionen besteht eine hohe Prävalenz von IgG-Antikörperträgern.

Therapie und Prävention

Schwere Verläufe werden supportiv behandelt. Bei Nierenversagen ist eine Hämodialyse erforderlich. Im Affenmodell zeigten Ribavirin, IFN-α und neutralisierende Antikörper bei früher Applikation therapeutische Wirksamkeit.

Schlachthausarbeiter, Viehhalter und Veterinäre haben ein hohes Infektionsrisiko, wenn sie in Epidemiegebieten arbeiten. Diese Personengruppen müssen ungeschützten Kontakt zu Blut und Körperflüssigkeiten von potenziell infizierten Tieren, Tierkadavern oder Abortmaterial vermeiden. Für Reisende gilt der übliche Schutz vor Insektenstichen. Ein inaktivierter Impfstoff (TSI-GSD 200) befindet sich in der klinischen Testung (Phase II).

53.6.2 Sandmückenfieber-Viren

Die Sandmückenfieber-Viren (SFV) werden taxonomisch in zwei Komplexe eingeteilt, SFV-Neapel und SFV-Sizilien. Die namensgebenden Viren SFV-Neapel und SFV-Sizilien lösen im Wesentlichen ein benignes Fieber aus. Beide Viren kommen im gesamten Mittelmeerraum vor, entsprechend der geografischen Verbreitung ihres Vektors, der Sandmücke Phlebotomus papatasi.

Von besonderer Bedeutung ist das **Toskana-Virus**, das genetisch und serologisch zum SFV-Komplex Neapel gehört. Es verursacht eine aseptische Meningitis. Die Erkrankung dauert ca. 1 Woche und die Prognose ist günstig. Sehr selten werden schwere Verläufe mit Meningoenzephalitis (Koma, Hydrozephalus) beobachtet. Der Vektor des Toskana-Virus ist die Sandmücke Phlebotomus perniciosus. Tierische Wirte des Toskana-Virus sind nicht bekannt. Vermutlich wird es transovariell innerhalb der Sandmückenpopulation weitergegeben. Toskana-Virus kommt im nördlichen Mittelmeerraum vor. In den letzen Jahren wurden Infektionen in Italien, Spanien, Portugal, Frankreich und Zypern beobachtet. Sie treten vor allem im Sommer auf und sind in Italien eine der häufigsten Ursachen aseptischer Meningitis. Oft sind auch Reiserückkehrer betroffen. Die Diagnose kann serologisch oder durch Erregernachweis im Liquor gestellt werden.

53.7 Orthobunyaviren

Oropouche-Virus verursacht eine akute fieberhafte Erkrankung. Infektionen wurden in Trinidad, Brasilien, Panama und Peru beobachtet. Überträger des Virus ist die Mücke (Gnitze) Culicoides paraensis. Oropouche-Virus kann im städtischen Bereich Epidemien mit bis zu 100 000 Betroffenen auslösen. Während der Epidemien scheint der Übertragungszyklus des Virus nur zwischen Mensch und Mücke abzulaufen (urbaner Zyklus). Vermutlich zirkuliert das Virus zwischen den Epidemien innerhalb eines sylvatischen Zyklus, wobei unklar ist, welche Vektoren und Wirtstiere dort teilnehmen. Klinisch manifestiert sich die Infektion mit Fieber und respiratorischer oder gastrointestinaler Symptomatik. Die akute Phase dauert bis zu einer Woche. Allerdings kann es nach Abklingen des Fiebers zu einer Rekurrenz der Symptome kommen.

California Enzephalitis-Virus wurde 1943 aus Mücken in Kalifornien isoliert. Es war namensgebend für die California-Serogruppe, die eine Reihe von Bunyaviren zusammenfasst, die Enzephalitis auslösen können (La Crosse, Snowshoe Hare und Jamestown Canyon in den USA). Von größter Bedeutung ist **La Crosse-Virus**, während das ursprüngliche California Enzephalitis-Virus klinisch kaum in Erscheinung tritt. Vektor des La Crosse-Virus sind Stechmücken der Spezies Aedes triseriatus. Wirtstiere sind Erd- und Baumhörnchen. Da der Vektor präferenziell im Wald brütet, wird das Virus überwiegend auch dort auf den Menschen übertragen. Hauptinfektionszeit ist der Sommer. Endemiegebiet ist vor allem der Osten und Mittlere Westen der USA. Die Inkubationszeit beträgt 1 bis 2 Wochen. Die meisten La Crosse-Virusinfektionen verlaufen milde oder inapparent. Von der enzephalitischen Verlaufsform sind praktisch ausschließlich Kinder betroffen. Die Behandlung erfolgt intensivmedizinisch. Bei klinischer Verschlechterung (Status epilepticus, generalisierte Krämpfe, tiefes Koma, erhöhter Hirndruck) ist künstliche Beatmung erforderlich. Tödliche Verläufe sind möglich. Neurologische und mentale Spätfolgen sind bei Kindern beschrieben.

Tahyna- und Inkoo-Virus sind europäische bzw. russische Vertreter der California-Serogruppe. Infektionen mit beiden Viren verlaufen vermutlich überwiegend mild oder inapparent. Tahyna-Virus wurde erstmalig in der früheren Tschechoslowakei aus Aedes-Mücken isoliert. Die Seroprävalenz in Mitteleuropa ist zum Teil sehr hoch. Infektionen können mit Fieber und respiratorischer oder gastrointestinaler Symptomatik einhergehen. Inkoo-Virus wurde in Finnland, Schweden und Russland isoliert. Es wird ebenfalls von Aedes-Mücken übertragen. Die Seroprävalenz gegen das Virus ist in Finnland sehr hoch. ZNS-Manifestationen wurden berichtet.

Cache-Valley-Virus wird von Mücken in Nordamerika übertragen. Klinisch schwere Infektionen charakterisiert durch Meningitis, Enzephalitis und Multiorganversagen wurden bisher nur in Einzelfällen berichtet. Hohe Seroprävalenzen in einigen Regionen lassen im Allgemeinen einen milden oder inapparenten Verlauf vermuten.

Ngari-Virus ist eine natürliche Reassortante zwischen dem Prototyp der Orthobunyaviren, dem **Bunyamwera-Virus** (S- und L-Segment), und **Batai-Virus** (M-Segment). Ngari-Virus zirkuliert in weiten Bereichen Afrikas südlich der Sahara. Überträger sind verschiedene Mückenspezies. Ngari-Virus kann hämorrhagisches Fieber auslösen. Obwohl es bereits 1979 isoliert wurde, wurde es erst 20 Jahre später bei einem Ausbruch in Kenia und Somalia mit hämorrhagischem Fieber in Verbindung gebracht.

54 Arenaviren

S. Günther

54.1 Taxonomie und Übertragung

Die Familie der Arenaviridae umfasst mehr als 25 Spezies, die sich geografisch und phylogenetisch in Arenaviren der Neuen Welt (Nord- und Südamerika) und der Alten Welt (Afrika und Europa) aufteilen. In Asien wurden bisher keine Arenaviren entdeckt. Humanpathogene Vertreter finden sich unter den Neuweltviren (Junin-, Guanarito-, Machupo- Sabia- und Chapare-Virus) und unter den Altweltviren (Lassa-Virus und Lymphozytäres Choriomeningitis-Virus [LCMV]) (Tab. 54.**1**). LCMV verursacht eine milde aseptische Meningitis, während die anderen humanpathogenen Vertreter ein hämorrhagisches Fieber auslösen können. Zur Pathogenese der Blutungen s. Kap. 53, Abschnitt „Pathogenese hämorrhagischer Fieber". Zur VHF-Differenzialdiagnostik s. Kap. 32.

Das natürliche Reservoir der Arenaviren sind fast ausschließlich Nagetiere, wobei eine Virusspezies immer mit einer bestimmten Nagetierspezies assoziiert ist. Die geografischen Grenzen für das Vorkommen der einzelnen Arenavirusspezies werden durch die Verbreitung der entsprechenden Reservoirtiere bestimmt. Nur LCMV ist auf mehreren Kontinenten verbreitet, da die Hausmaus der natürliche Wirt des Virus ist. In den Reservoirtieren persistieren die Viren längere Zeit ohne Krankheit zu verursachen, und werden horizontal oder vertikal an die Nachkommen weitergegeben. Die Übertragung auf den Menschen erfolgt direkt oder indirekt über Körperflüssigkeiten der Tiere. Vektoren gibt es nicht. Mensch-zu-Mensch-Übertragung ist nur für Lassa- und Machupo-Virus beschrieben.

54.2 Genomstruktur und Replikation

Arenaviren gehören zu den segmentierten Negativstrang RNA-Viren. Das Genom besteht aus zwei Segmenten, dem S-RNA-Segment (Small; 3 kb) und dem L-RNA-Segment (Large; 7 kb). Jedes Segment enthält jeweils zwei Gene, die gegenläufig orientiert sind, eine Kodierungsstrategie, die als „Ambisense" bezeichnet wird. Das S-Segment kodiert für den Glykoproteinvorläufer (GPC) und das Nukleoprotein (NP); das L-Segment kodiert für das kleine Z-Protein, das mit der Funktion eines Matrixproteins für

Tabelle 54.**1** Humanpathogene Arenaviren.

Komplex	Virus	Krankheit	Nagetier Reservoir	Vorkommen	Mensch-zu-Mensch Übertragung	Impfung
Altwelt	Lymphozytäres Choriomeningitis-Virus (LCMV)	Meningitis; intrauterine Fruchtschädigung (teratogen); generalisierte Infektion bei Immunsupprimierten	Mus musculus (Hausmaus)	Nordamerika, Europa	nein	nein
	Lassa-Virus	Hämorrhagisches Lassa-Fieber	Mastomys natalensis	Westafrika	ja	nein
	Lujo-Virus	Hämorrhagisches Fieber	?	Sambia	ja	nein
Neuwelt	Junin-Virus	Argentinisches Hämorrhagisches Fieber	Calomys musculinus	Argentinien	nein	ja
	Machupo-Virus	Bolivianisches Hämorrhagisches Fieber	Calomys callosus	Bolivien	ja	nein
	Guanarito-Virus	Venezuelanisches Hämorrhagisches Fieber	Zygodontomys brevicauda	Venezuela	nein	nein
	Sabia-Virus	Hämorrhagisches Fieber	?	Brasilien	?	nein
	Chapare-Virus	Hämorrhagisches Fieber	?	Bolivien	?	nein

das „Budding“ (Sprossung) der Viren erforderlich ist, und das multifunktionelle L-Protein, das die für Transkription und Genomreplikation wichtige RNA-abhängige RNA-Polymerase enthält. Die Virusreplikation findet im Zytoplasma statt. GPC wird posttranslational in die beiden Oberflächenproteine GP1 und GP2 gespalten. Neue Viruspartikel entstehen durch „Budding“ an der Zellmembran. Die Virionen sind mit einer Lipidmembran umhüllt und enthalten die an NP- und L-Protein gebundenen RNA-Segmente (Abb. 54.**1**).

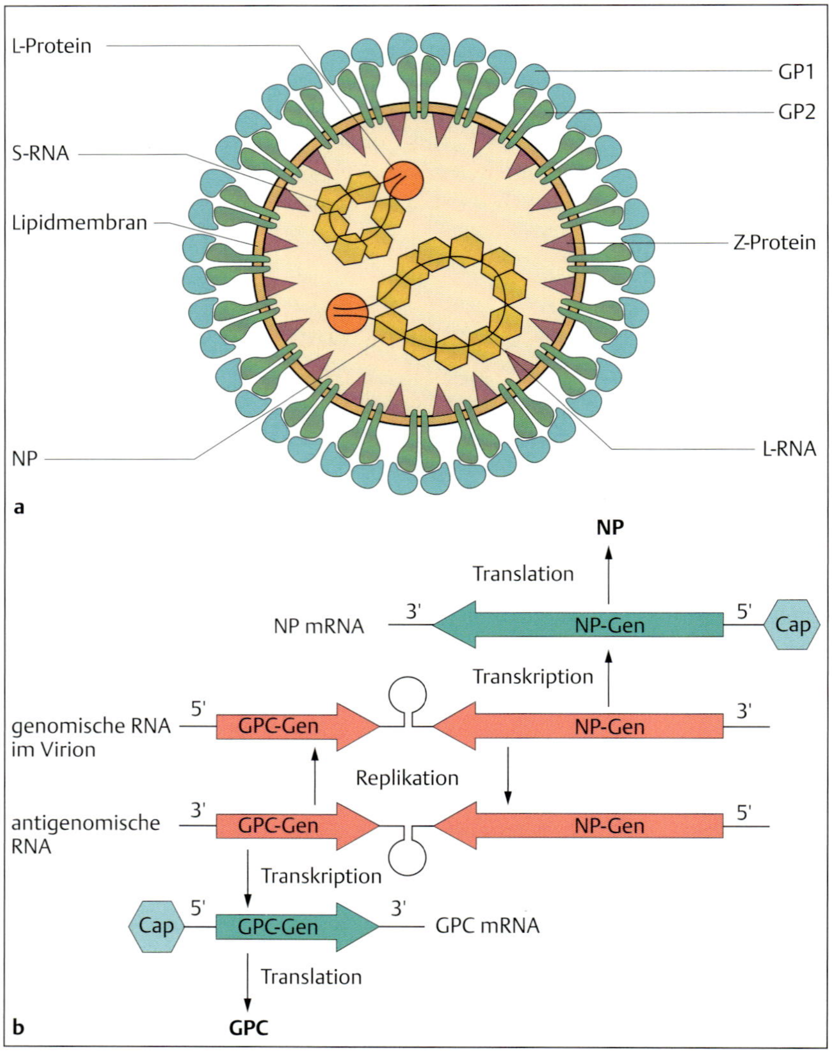

Abb. 54.**1** Aufbau eines Arenaviruspartikels.
a Die Glykoproteine GP1 und GP2 bilden Oligomere. GP1 ist peripher an das Transmembranprotein GP2 gebunden. Z-Protein interagiert vermutlich mit der Innenseite der Virushülle. Die RNA-Segmente S und L sind an Nukleoprotein (NP) gebunden. L-Protein bindet vermutlich an den viralen Promoter, der durch die zusammengelagerten 3’- und 5’-Enden der RNAs gebildet wird.
b Replikation und Transkription des Arenavirusgenoms am Beispiel des S-RNA-Segmentes. Die genomische RNA wird bei der Infektion aus dem Virion ins Zytoplasma freigesetzt. Das Segment enthält zwei Gene, die gegeneinander orientiert sind, eine Kodierungsstrategie, die als „Ambisense“ bezeichnet wird. Zwischen den Genen bildet die RNA eine Haarnadelstruktur, die bei der Termination der mRNA-Synthese eine Rolle spielt. Die virale RNA-abhängige RNA-Polymerase (L-Protein) synthetisiert von der genomischen RNA zunächst zwei neue RNA-Spezies im Zytoplasma: erstens antigenomische RNA, die als Intermediat bei der Genomreplikation dient, und zweitens Cap-Struktur enthaltende NP-mRNA, die zur Synthese des NP dient. Von der antigenomischen RNA werden wiederum zwei neue RNA-Spezies synthetisiert: erstens neue genomische RNA, die in die Nachkommenviren verpackt wird, und zweitens die Cap-Struktur enthaltende GPC-mRNA, die zur Synthese des Glykoproteinvorläufers (GPC) dient. Die Cap-Strukturen werden vermutlich durch eine virale Endonuklease (Untereinheit des L-Proteins?) von zellulären mRNAs abgespalten und dienen als Primer für die virale mRNA-Synthese.

54.3 Altwelt-Arenaviren

54.3.1 Lymphozytäres Choriomeningitis-Virus

LCMV ist der Prototyp der Arenaviren. Es wurde in den 1930er Jahren erstmals isoliert. Das natürliche Wirtstier ist die Hausmaus (Mus musculus). Infektionen werden vor allem in Europa und Nordamerika beobachtet, obwohl von einer weltweiten Verbreitung des Virus auszugehen ist. Die Übertragung auf den Menschen erfolgt vermutlich durch Kontamination von Gegenständen des täglichen Gebrauchs oder Nahrungsmitteln, oder die Inhalation virusbeladener Staubpartikel. Häufig sind Mäuse oder Hamster, die als Haustiere verkauft werden, die Infektionsquelle.

LCMV-Infektionen des Menschen verlaufen zumeist inapparent oder mit grippeähnlicher Symptomatik. Selten manifestiert sich die Infektion als aseptische Meningitis oder Meningoenzephalitis. Neurologische Komplikationen wie Taubheit oder Hydrozephalus können auftreten. Die Letalität ist sehr gering.

LCMV ist ein wichtiges Teratogen (s. Kap. 29). Eine kongenitale Infektion während des 1. Trimesters der Schwangerschaft führt vermutlich zum Abort. Infektionen im 2. und 3. Trimester führen entweder zum Tod des Fetus oder zu schweren kindlichen Schäden wie Hydrozephalus, psychomotorische Retardierung, Krampfleiden und Blindheit. Kongenitale LCMV-Infektionen wurden auch in Deutschland beschrieben.

LCMV-Übertragung durch Organtransplantation führt zur generalisierten Infektion mit hoher Letalität. Histopathologisch finden sich Nekrosen in vielen Geweben ohne entzündliche Infiltrate. Ribavirin kann zur Behandlung schwerer Infektionen eingesetzt werden, obwohl es keinen Beweis für seine klinische Wirksamkeit gibt.

Die Diagnostik der LCMV-Infektion beruht auf IgM- und IgG-Antikörperbestimmung in Serum und Liquor. Der Nachweis des Virus im Liquor durch PCR ist meist nicht erforderlich.

54.3.2 Lassa-Virus

Epidemiologie

Lassa-Fieber ist nach einer Stadt im Nordosten Nigerias benannt, wo 1969 die Erkrankung beschrieben und das Virus erstmals isoliert wurde. Es gibt zwei etablierte Endemiegebiete: Sierra Leone, Guinea und Liberia im Westen und Nigeria im Osten. Daneben ist das Virus in weiteren Ländern Westafrikas endemisch. Ein importierter Lassa-Fieberfall (die Reiseanamnese während der Inkubationszeit umfasste Ghana, Elfenbeinküste und Burkina Faso) zeigte, dass das Virus auch in der Region zwischen Sierra Leone und Nigeria vorkommt.

Der natürliche Wirt des Virus ist das afrikanische Nagetier Mastomys natalensis. Obwohl es im gesamten Afrika südlich der Sahara vorkommt, sind nur Tiere in Westafrika mit Lassa-Virus infiziert. Mastomys natalensis lebt in ländlichen Regionen in und um menschliche Siedlungen. In einigen Dörfern tragen zwischen 50 bis 100 % der Tiere das Virus, in anderen sind es deutlich weniger. Daher variiert die Lassa-Virus-Seroprävalenz beim Menschen selbst in der Endemieregion zwischen 2 % und 55 %. Die meisten Lassa-Virusinfektionen verlaufen mild oder asymptomatisch. Es wird geschätzt, dass sich jährlich 100- bis 300 000 Menschen mit Lassa-Virus infizieren, von denen 1 bis 2 % an Lassa-Fieber versterben.

In hochendemischen Zonen macht Lassa-Fieber ca. 15 % der Krankenhausaufnahmen aus. Die Fallsterblichkeit bei hospitalisierten Patienten liegt zwischen 10 % und 20 %. Bei nosokomialen Epidemien liegt die Sterblichkeit bei bis zu 60 %. Eventuell werden Ausbrüche durch besonders virulente Virusstämme verursacht.

Erreger und Übertragung

Das Virus wird im Urin von Mastomys natalensis ausgeschieden. Die Übertragung auf den Menschen erfolgt vermutlich indirekt durch Kontamination von ungeschützt gelagerten Lebensmitteln, die den Tieren als Nahrung dienen, oder Gegenständen des täglichen Bedarfs. Virushaltige Aerosole, die bei der Urinausscheidung entstehen könnten, oder kontaminierte Staubpartikel werden ebenfalls als Infektionsquelle vermutet. In der Trockenzeit kann das Infektionsrisiko höher sein, da sich Mastomys natalensis dann präferenziell in Häusern aufhält, während es in der Regenzeit die umliegenden Pflanzungen besiedelt. In einigen Teilen Westafrikas dient Mastomys auch als Nahrungsquelle für den Menschen. Fangen und Zubereiten der Tiere, bei dem direkter Kontakt zu infektiösem Blut oder Organen besteht, ist ein Risikofaktor. Die Möglichkeit, Arenaviren oral oder in Form von Aerosol zu übertragen, ist tierexperimentell nachgewiesen worden.

Das Virus kann ebenfalls von Mensch zu Mensch übertragen werden, was im Wesentlichen unter nosokomialen Bedingungen erfolgt. Ursache sind mangelnde Hygienestandards. Krankenhauspersonal ist oft in die Epidemien einbezogen. Für die Übertragung ist ein direkter Kontakt mit infektiösen Körperflüssigkeiten wie Blut, Speichel oder Urin erforderlich. Eine Übertragung durch Tröpfchen, z. B. durch Anhusten, ist ebenfalls möglich. Es gibt aber keinen Beweis, dass Aerosole bei der Mensch-zu-Mensch-Übertragung eine wesentliche Rolle spielen.

Während der Inkubationszeit kann ein infizierter Reisender das Virus in nicht endemische Länder „importieren". Es sind ca. 30 nach Japan, Kanada, USA und Europa (einschließlich Deutschland) importierte Lassa-Virusinfektionen dokumentiert. Bisher wurden keine klinisch apparenten Sekundärinfektionen beobachtet. Lassa-Virus ist zumindest vor Erreichen des klinischen Endstadiums und unter den in Europa üblichen hygienischen Standards schwer übertragbar.

Klinik und Pathogenese

Das Spektrum möglicher klinischer Manifestationen des Lassa-Fiebers ist breit. Die Mehrzahl der Infektionen verläuft subklinisch oder milde.

Die Inkubationszeit beträgt 3 bis 21 Tage. Die Krankheit beginnt schleichend mit Fieber und unspezifischen grippeähnlichen und gastrointestinalen Symptomen wie retrosternalen Schmerzen, Kopfschmerzen, Konjunktivitis, Myalgien, Husten, Übelkeit, Erbrechen und Durchfall. Relativ spezifisch ist eine ulzerierende Pharyngitis. Sonst unterscheidet sich das frühe Krankheitsbild nicht von anderen Infektionskrankheiten in einem westafrikanischen Hospital. Zeichen eines schweren Verlaufs sind Ödeme des Gesichts, Pleuraergüsse, Blutungen und Anurie. Das Zentralnervensystem kann mit einer Enzephalopathie beteiligt sein, die sich mit Krämpfen oder Somnolenz bis zum Koma manifestiert. Der Tod tritt im Durchschnitt 12 Tage nach Krankheitsbeginn im Schockzustand mit Organversagen ein. Die Kombination von GOT-Erhöhung mit hoher Virämie ist prognostisch ungünstig.

Ein spezifisches klinisches Bild bei Kindern aller Altersgruppen ist das „Swollen Baby Syndrome“, das durch ausgeprägte Ödeme, Blutungen und hohe Letalität gekennzeichnet ist. Ebenso verlaufen Infektionen in der Schwangerschaft besonders schwer. Die Infektion des Fötus führt praktisch unausweichlich zu seinem Tod und verschlechtert die Prognose der Mutter. Eine Uterusexkavation erhöht die Überlebenschance der Mutter.

Die Genesung setzt ab der 2. Krankheitswoche ein. Neurologische Symptome wie sensorineurale Taubheit und Ataxie können in der Rekonvaleszenz auftreten.

Die Transaminasen sind erhöht (GOT > GPT), können aber vor einem letalen Ausgang bereits wieder abfallen. Pankreas und Nierenbeteiligung in der Spätphase zeigen sich durch Anstieg von Lipase und Kreatinin im Serum sowie Proteinurie. Gerinnungsparameter können pathologisch verändert sein, wobei eine DIC nicht typisch für Lassa-Fieber ist.

Das Virus kann in allen Organen nachgewiesen werden. Die höchste Viruslast findet sich in Leber, Lunge, Milz und Pankreas. Je höher die Viruslast im Blut ist, umso ungünstiger ist die Prognose. Histopathologisch findet sich eine mittelgradige hepatozelluläre Nekrose mit Makrophagenaktivierung aber nur minimaler lymphozytärer Infiltration, sowie interstitielle Pneumonitis, Nephritis und Myokarditis. Bei dem einzigen humanen Fall, der bisher untersucht wurde, fand sich direkt vor dem Tod ein deutlicher Anstieg proinflammatorischer Zytokine wie IFN-γ und TNF-α.

Labordiagnostik

Nach Krankheitsbeginn ist mit einem kontinuierlichen Anstieg der Virämie zu rechnen, die bei letalen Verläufen ein Plateau von 10^3 bis 10^8 infektiösen Einheiten pro ml erreicht. Bei günstiger Prognose wird der Gipfel der Virämie um den 4. bis 9. Tag erreicht, danach fällt die Virämie wieder ab.

Die Methode der Wahl zum Nachweis einer akuten Lassa-Virusinfektion ist die RT-PCR. Das Virus kann auch in Zellkultur angezüchtet werden; dies muss in einem Sicherheitslabor der Stufe 4 erfolgen. Lassa-Virus kann in Blut, Speichel, Urin, Liquor oder Pleuraflüssigkeit nachgewiesen werden. Die Virurie kann monatelang andauern.

Die Bestimmung der Antikörper ist in der frühen Phase des Lassa-Fiebers von untergeordneter Bedeutung, da nur ein Teil der Patienten positiv ist und bei schweren Verläufen oft keine Antikörper gebildet werden. In der Rekonvaleszenz sind fast alle Patienten IgM- und IgG-positiv. Ein Auftreten von IgG und/oder IgM oder ≥ 4-facher Titeranstieg gelten als beweisend für eine akute Infektion.

Therapie und Prävention

Das einzige Medikament mit nachgewiesener Wirksamkeit ist das Nukleosidanalogon Ribavirin. Je früher es gegeben wird, umso effektiver ist es. In den ersten sechs Tagen nach Fieberbeginn kann es die Letalität bei Patienten mit ungünstiger Prognose von 60 bis 80% auf unter 10% reduzieren. Danach ist der therapeutische Effekt geringer. Auch moderne intensivmedizinische Behandlung kann einen letalen Ausgang nicht verhindern, wie importierte Fälle von Lassa-Fieber zeigen. Einzelberichte zeigen die Wirksamkeit einer passiven Immuntherapie mit Rekonvaleszentenserum, das einen hohen Titer neutralisierender Antikörper enthält. Allerdings enthalten die meisten Rekonvaleszentenseren keinen hinreichenden Titer. Eine für den Menschen zugelassene Impfung gibt es nicht.

Das Risiko einer Übertragung von Lassa-Virus auf den Menschen kann durch Schutz der Lebensmittel gegenüber Mastomys natalensis bzw. durch Kontrolle der Nagetierpopulation in und um menschliche Behausungen verringert werden.

Die Mensch-zu-Mensch-Übertragung im Krankenhaus in Afrika kann durch einfache „Barrier Nursing“-Maßnahmen, wie Tragen von Kittel, Handschuhen, Mundschutz und Brille, die Einhaltung minimaler Hygienestandards und das Vermeiden direkten Kontaktes mit Körperausscheidungen Infizierter verhindert werden. In Deutschland stehen spezialisierte Behandlungszentren für Lassa-Fieber-Patienten zur Verfügung.

Bei Auftreten eines Lassa-Fieberfalles müssen Kontaktpersonen identifiziert und entsprechend der Enge des Kontaktes klassifiziert werden. Kontakten mit hohem Risiko (direkter ungeschützter Kontakt zu Körperflüssigkeiten des Indexpatienten) wird Ribavirin als Postexpositionsprophylaxe empfohlen. Die Effizienz von Ribavirin für diesen Zweck ist in Affenversuchen gezeigt worden. Die häufigste Nebenwirkung von Ribavirin ist eine reversible, dosisabhängige, hämolytische Anämie. Schwere und irreversible Nebenwirkungen sind bisher nicht im Zusammenhang mit Postexpositionsprophylaxe oder Behandlung von Lassa-Fieber berichtet worden.

54.3.3 Lujo-Virus

Lujo-Virus verursacht ein hämorrhagisches Fieber und kann von Mensch zu Mensch übertragen werden. Es trat bisher einmalig im Jahr 2008 bei einem Krankenhausausbruch mit einer Fallsterblichkeit von 80% auf. Der Ursprung des Virus liegt in Sambia. Verbreitungsgebiete und Wirtstiere sind nicht bekannt.

54.4 Neuwelt-Arenaviren

54.4.1 Südamerikanische hämorrhagische Fieber-Viren

Epidemiologie

Die drei wichtigsten Erreger südamerikanischer hämorrhagischer Fieber sind Junin-, Machupo- und Guanarito-Virus, die in verschiedenen Nagetieren persistieren.

Junin-Virus wurde in den 1950er Jahren als Erreger des Argentinischen Hämorrhagischen Fiebers in der Buenos-Aires-Provinz in Argentinien entdeckt. Das natürliche Reservoir-Tier ist Calomys musculinus. Jährlich treten schätzungsweise 100 bis 1000 Fälle auf. Infektionen treten gehäuft während der Erntezeit bei Landarbeitern auf, die in dieser Zeit Kontakt zu den Nagetieren oder ihren Ausscheidungen haben.

Das Bolivianische Hämorrhagische Fieber wurde erstmals 1959 in Bolivien beschrieben. Das natürliche Reservoir des Erregers – **Machupo-Virus** – sind Nagetiere der Spezies Calomys callosus. In den 1960er Jahren gab es mehrere Epidemien mit Sterblichkeitsraten um 20%. Jetzt liegt die Inzidenz durch Kontrolle der Nagetiere deutlich niedriger; man rechnet mit weit unter 100 Erkrankungen jährlich. Machupo-Virus kann von Mensch zu Mensch übertragen werden und nosokomiale Epidemien auslösen.

Das Venezuelanische Hämorrhagische Fieber wurde erstmals 1989 in Venezuela beschrieben und wird durch **Guanarito-Virus** hervorgerufen. Reservoir-Wirt ist Zygodontomys brevicauda. Es wird mit weniger als 100 Erkrankungen jährlich gerechnet.

Weniger bedeutsam sind **Sabia-Virus** in Brasilien und **Chapare-Virus** in Bolivien. Beide Viren verursachen ein hämorrhagisches Fieber, traten aber bisher erst einmalig auf. Die natürlichen Wirtstiere sind nicht bekannt.

Klinik und Diagnostik

Klinisch sind die südamerikanischen hämorrhagischen Fieber kaum zu unterscheiden. Die Inkubationszeit beträgt 1 bis 3 Wochen. Der Krankheitsbeginn ist allmählich mit Fieber und unspezifischen Allgemeinsymptomen, wie Kopfschmerzen, Myalgien, Übelkeit, Erbrechen und Durchfall. Die wichtigsten Komplikationen sind Blutungen und zentralnervöse Störungen, die gemeinsam oder getrennt auftreten können. Hämorrhagien präsentieren sich als Petechien oder Blutungen aus Körperöffnungen. Neurologische Komplikationen manifestieren sich in Tremor, generalisierten Krämpfen und Koma. Terminal tritt häufig ein Schock auf. Die Letalität bei unbehandelten Fällen liegt bei 15 bis 30%. Der Tod tritt 1 bis 2 Wochen nach Krankheitsbeginn ein. Laborchemisch zeigen sich Leukopenie, Thrombozytopenie und Proteinurie. Die Labordiagnostik entspricht der des Lassa-Fiebers.

Therapie und Prävention

Ribavirin ist vermutlich auch bei den südamerikanischen Arenaviren wirksam, die Behandlungszahlen sind allerdings zu klein, um valide Aussagen zu treffen. Beim Argentinischen Hämorrhagischen Fieber hat die frühzeitige Verabreichung neutralisierender Antikörper (Rekonvaleszenten-Plasma) einen deutlichen therapeutischen Effekt.

Junin ist das einzige Arenavirus, für das ein wirksamer Impfstoff (Candid-1) für den Menschen zur Verfügung steht. Es handelt sich um einen attenuierten Lebendimpfstoff, der in Argentinien hergestellt und verimpft wird, in Deutschland aber nicht zugelassen ist.

55 Orthomyxoviren (Influenzaviren)

H.-D. Klenk

55.1 Einleitung

Influenzaviren sind segmentierte Negativstrang-RNA-Viren, die sich durch eine hohe genetische Variabilität auszeichnen und bei Mensch und Tier in großer Mannigfaltigkeit vorkommen. Sie sind die Erreger der Influenza (Grippe), einer in Form von Epidemien oder Pandemien periodisch auftretenden, akuten Infektionskrankheit des Respirationstrakts, von der regelmäßig weite Teile der menschlichen Bevölkerung befallen werden. Influenzaausbrüche lassen sich bis ins Altertum zurückverfolgen. Besonders verheerend war die sog. Spanische Grippe, der in den Jahren 1918 und 1919 weltweit rund 50 Millionen Menschen zum Opfer fielen. In den 1930er Jahren des vorigen Jahrhunderts konnten die Influenzaviren als Erreger der Grippe bei Mensch und Schwein identifiziert werden. 20 Jahre später fand man, dass Influenzaviren auch bei Vögeln vorkommen. Damit war es möglich geworden, diese Krankheitserreger systematisch zu erforschen. Es zeigte sich, dass sowohl die Spanische Grippe wie auch die Pandemien der Jahre 1957 und 1968 durch bis dahin beim Menschen nicht aufgetretene Viren hervorgerufen wurden, die ihr Genom vollständig oder partiell von aviären Influenzaviren übernommen hatten. Der zoonotische Hintergrund und die ausgeprägte Anpassungsfähigkeit der Erreger stellen die Bekämpfung der Influenza vor besondere Herausforderungen.

55.2 Klassifizierung und Aufbau der Influenzaviren

Die Influenzaviren gehören zur Familie der Orthomyxoviridae. Man unterscheidet 3 verschiedene Genera, die Influenza-A-Viren, die Influenza-B-Viren und die Influenza-C-Viren. Die Influenza-A-Viren zeichnen sich darüber hinaus durch besondere Vielfalt aus, die sich in 16 Hämagglutinin-Subtypen (H1 bis H16) und 9 Neuraminidase-Subtypen (N1 bis N9) manifestiert. Die Subtypen spalten sich wiederum in verschiedene Linien auf.

Das Virusgenom besteht bei Influenza-A- und -B-Viren aus 8 und bei Influenza-C-Viren aus 7 einsträngigen RNA-Molekülen, die negative Polarität besitzen und die genetische Information für die verschiedenen Proteine enthalten. Das Gesamtgenom der Influenza-A-, -B- und -C-Viren hat eine Größe von 13 600, 14 600 bzw. 12 900 Nukleotiden. Die einzelnen RNA-Segmente liegen im Viruspartikel in Ringform vor, die durch Basenpaarung am 3'- und 5'-Ende zustande kommt. Die Segmentierung des Genoms ist von besonderer biologischer Bedeutung, da sie eine wesentliche Voraussetzung für die außerordentliche Variabilität der Influenzaviren darstellt. Das RNA-Genom bildet zusammen mit dem NP-Protein und den Polymeraseproteinen PB1, PB2 und PA im Inneren der Virusteilchen das helikale Nukleokapsid (Abb. 55.**1**). Dieses ist von einer lipidhaltigen Hüllmembran umgeben, die an ihrer Innenseite von einem Matrixprotein (M1) ausgekleidet wird und an ihrer Oberfläche Glykoprotein-Spikes trägt. Bei den Influenza-A- und -B-Viren unterscheidet man Hämagglutinin-Spikes (HA-Spikes), die Rezeptorbindungs- und Fusionseigenschaften besitzen, und Neuraminidase-Spikes (NA-Spikes), die eine rezeptorzerstörende Funktion haben. Voraussetzung für die Fähigkeit von HA, Virus und Zellmembranen zu fusionieren, ist die Spaltung des Glykoproteins durch zelluläre Proteasen in 2 Untereinheiten und eine sich daran anschließende pH-abhängige Konformationsänderung. Durch diesen Aktivierungsprozess wird die Fusionsdomäne von HA so exponiert, dass sie in die endosomale Zielmembran eindringen und damit den Fusionsprozess in Gang setzen kann. Influenza-C-Viren besitzen ein einziges, trifunktionelles Spike-Glykoprotein (HEF). Neben Hämagglutinin- und Fusionseigenschaften hat HEF die Funktion einer Neuraminat-O-Acetylesterase, die hier an die Stelle der Neuraminidase tritt. Influenza-A-Viren besitzen als drittes Membranprotein das M2-Protein, das Ionenkanalfunktion hat. Das NS1-Protein der Influenza-A-Viren ist ein Interferonantagonist. Es hemmt außerdem die Prozessierung zellulärer mRNA. Das NS2-Protein leistet beim Export viraler Ribonukleoproteinkomplexe aus dem Zellkern Hilfestellung. Die Funktion des PB1-F2-Proteins ist noch nicht aufgeklärt.

Die Matrix- und Nukleokapsidproteine der Influenzaviren zeigen typspezifische Antigenität und erlauben so die serologische Differenzierung in die Typen A, B und C. Die Oberflächenglykoproteine sind Träger von subtyp- und stammspezifischen Antigendeterminanten, die zur Bildung einer zum Schutz führenden Immunität beitragen. Während das Hämagglutinin Epitope trägt, die die Bildung neutralisierender Antikörper induzieren, hemmen neuraminidasespezifische Antikörper die Ausschleusung neu gebildeter Viruspartikel aus der Zelle und damit deren Ausbreitung im Organismus.

Neu isolierte Influenzaviren erhalten nach einer internationalen Übereinkunft Bezeichnungen, aus denen der Typ (z. B. A), der Fundort (z. B. Hamburg), die laufende Nummer des Isolats (z. B. 6), die beiden letzten Ziffern des Iso-

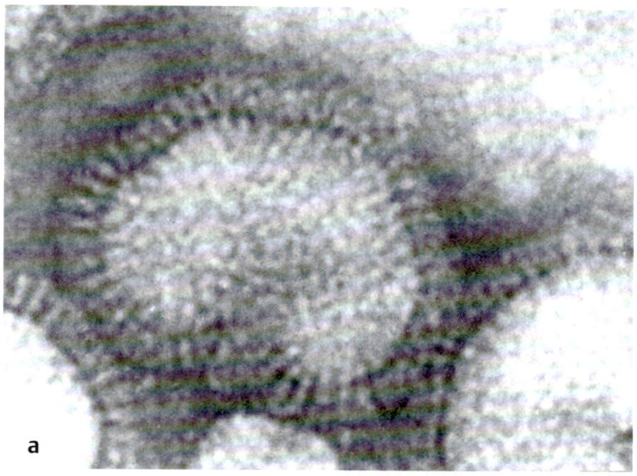

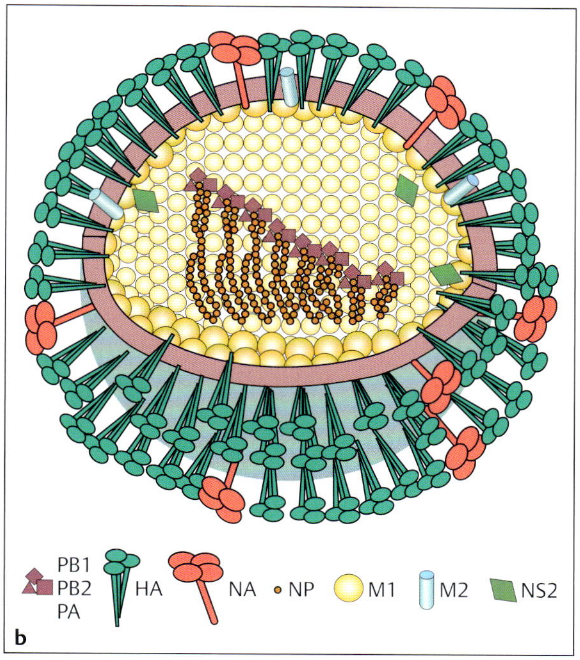

Abb. 55.**1** Struktur des Influenza-A-Virus.
a Elektronenmikroskopische Aufnahme eines Viruspartikels (Durchmesser ca. 100 nm). Die Spikes an der Oberfläche (Länge 10 nm) sind deutlich erkennbar.
b Schematischer Aufbau eines Partikels. Die Hülle enthält Hämagglutinin- und Neuraminidase-Spikes (HA-, NA-Spikes), sowie das M2-Protein. Im Inneren findet man 8 Ribonukleoproteine, die aus den genomischen RNA-Segmenten, dem Nukleokapsidprotein NP, sowie den Polymeraseproteinen PB1, PB2 und PA bestehen. Die Innenseite der Membran ist vom Matrixprotein M1 ausgekleidet. Das NS2-Protein liegt in geringen Mengen vor. NS1 und PB1-F2 sind Nichtstrukturproteine.

lierungsjahres (z. B. 06) und die Subtypen von Hämagglutinin (z. B. H3) und Neuraminidase (z. B. N2) ablesbar sind. Daraus ergibt sich dann die Bezeichnung A/Hamburg/6/06 (H3N2) für ein im Jahre 2006 in Hamburg isoliertes Influenza-A-Virus des Subtyps H3N2. Bei Influenzaisolaten von Tieren wird zusätzlich die Tierart angegeben, z. B. A/duck/Minnessota/1525/81 (H5N1).

55.3 Replikationszyklus

Das Hämagglutinin vermittelt Adsorption und Penetration der Influenzaviren, indem es zunächst an Neuraminsäure-haltige Rezeptoren auf der Zelloberfläche andockt und dann nach rezeptorvermittelter Endozytose der Viruspartikel die Fusion von Virushülle und Endosomenmembran herbeiführt (Abb. 55.**2**). Über den M2-Ionenkanal ist es dabei in den Endosomen bereits zu einer pH-Senkung im Inneren der Viruspartikel gekommen, die für das Uncoating von essenzieller Bedeutung zu sein scheint. Der nächste Schritt im Vermehrungszyklus besteht im Transport der Ribonukleoproteinsegmente in den Zellkern, in dem Transkription und RNA-Replikation ablaufen. Das virale Ribonukleoprotein dient dabei als Matrize für 2 verschiedene RNA-Spezies. Einmal handelt es sich um komplementäre RNA (cRNA), eine genaue Kopie der viralen RNA (vRNA), zum anderen um mRNA, die am 5'-Ende eine Cap-Struktur trägt und bei der die 3'-terminalen Nukleotide der cRNA durch einen Poly-A-Schwanz ersetzt sind. Der Promotor für die Synthese von mRNA und cRNA liegt in der nicht kodierenden Region am 3'-Ende der vRNA. Die cRNA dient wiederum als Matrize für die Synthese neuer vRNA-Tochterstränge. Die Cap-Strukturen der viralen mRNA stammen von zellulären mRNA-Molekülen ab.

Die virale mRNA nutzt die zelluläre Translationsmaschinerie zur Synthese der viralen Proteine. Dem Virus stehen dabei verschiedene Mechanismen zur Verfügung, mit denen die Kodierungskapazität seines Genoms vergrößert werden kann. Dazu gehören Spleißen, die Expression zweier hintereinander geschalteter Cistrons, sowie der Translationsstart an 2 verschiedenen Initiationskodons. Die Translation von NP, Polymeraseproteinen und Matrixprotein erfolgt an freien Polysomen. Diese Proteine werden dann zunächst aus dem Zytoplasma in den Kern transportiert, den sie nach der Zusammenlagerung mit genomischer RNA zu Nukleokapsiden wieder verlassen. Die Proteine der Virushülle werden am rauen endoplasmatischen Retikulum translatiert und von dort mithilfe des Exozytoseapparats der Zelle zur Plasmamembran transportiert, an der die neuen Viruspartikel in einem Knospungsprozess gebildet werden. Während des Transports werden diese Proteine modifiziert. Zu diesen Modifikationen gehören Glykosylierung, Acylierung sowie die proteolytische Spaltung des Hämagglutinins.

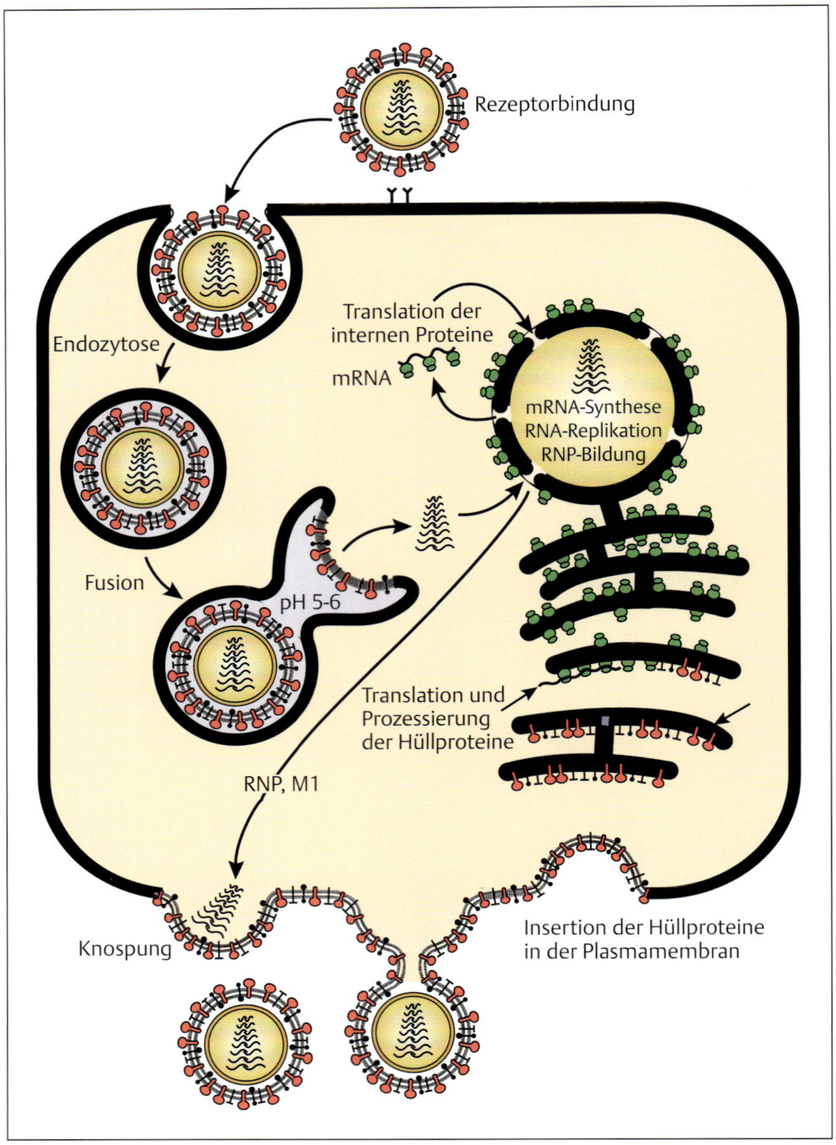

Abb. 55.**2** Vermehrungszyklus der Influenzaviren. Erklärung im Text.

55.4 Epidemiologie

55.4.1 Ökologie und Evolution

Von grundlegender Bedeutung für die Epidemiologie der Grippe ist die hohe genetische Variabilität der Influenzaviren. Besonders augenfällig ist diese bei den Influenza-A-Viren mit ihrer Vielzahl von Hämagglutinin- und Neuraminidase-Subtypen (Tab. 55.**1**). Während bei Mensch, Schwein, Pferd und einer Reihe anderer Säuger bislang nur ein Teil dieser Subtypen beobachtet wurde, findet man bei Vögeln das gesamte Spektrum. Wir können heute davon ausgehen, dass Wasservögel (Gans, Ente, Möwe) die natürlichen Wirte der Influenza-A-Viren sind. Von den 144 möglichen Subtypen (= 16 HA- mal 9 N-Modifikationen, s. Tab. 55.**1**) wurden 105 in diesen Tieren entdeckt. Influenza-B- und -C-Viren kommen dagegen in der Regel nur beim Menschen vor. Auch kann man hier nicht zwischen verschiedenen Subtypen (sondern nur Varianten) unterscheiden.

Die meisten aviären Influenzaviren rufen keine oder nur milde Krankheitssymptome hervor. Diese niedrig pathogenen Viren müssen von den hoch pathogenen aviären Influenzaviren, herkömmlicherweise auch als Geflügelpestviren bezeichnet, unterschieden werden. Hierbei handelt es sich um Viren der Subtypen H5 und H7, die bei experimentell infizierten Hühnern eine Letalitätsrate von mindestens 75 % zeigen und als wichtigsten molekularen Pathogenitätsmarker ein Hämagglutinin mit einer multibasischen Spaltstelle (s. u.) besitzen. Alle aviären Influenzaviren, die dieser Definition nicht entsprechen, gelten als niedrig pathogen. Die hoch pathogenen Erreger entstehen, wenn niedrig pathogene Viren der Subtypen H5 und H7 von Wasservögeln auf Hühner übertragen werden und dann im neuen Wirt mutieren. In der Regel kommen hoch pathogene Viren natürlicherweise nicht bei Wasservögeln vor, jedoch scheint es vor einigen Jahren zu einer Rückübertragung von H5N1-Viren von Hühnern auf Wassergeflügel gekommen zu sein.

Dass die Wirtsbarriere für Influenza-A-Viren kein unüberwindbares Hindernis darstellt, zeigt sich auch dadurch, dass sie nicht nur zwischen verschiedenen Vogelspezies, sondern auch von Vögeln auf Säuger übertragen werden. Meistens sind diese Übertragungen transient, sodass der Ausbruch nach kurzer Zeit wieder erlischt. In seltenen Fällen kommt es jedoch zur Adaption an den neuen Wirt und zur Bildung einer neuen Viruslinie. Die Adaption beruht auf zahlreichen Mutationsvorgängen sowie auf dem Genaustausch mit anderen Influenzaviren (Genreassortierung).

Obwohl die direkte Transmission von Influenza-A-Viren von Wassergeflügel auf den Menschen vorkommt (s. u.), geht man davon aus, dass in der Regel anderen Tierspezies eine wichtige Rolle als Zwischenwirt zukommt. So gibt es Hinweise dafür, dass Viren, die aus Enten stammen, Rezeptorspezifität für menschliche Zellen (s. u.) erwerben, wenn sie sich in Hühnern oder Wachteln als Zwischenwirte vermehren. Diese Viren sind dann in der Lage, menschliches Gewebe zu infizieren. Durch weitere Mutationen oder durch Genaustausch mit einem menschlichen Virus wird die Vermehrungsfähigkeit im Menschen schließlich optimiert. Ein anderer Zwischenwirt könnte das Schwein sein, in dem aviäre Viren wiederum Mutationen im Hämagglutinin und eventuell auch in den internen Proteinen erwerben, die die Übertragung auf den Menschen erleichtern. Alternativ könnte das Schwein als Mischgefäß dienen, in dem es zur Genreassortierung zwischen menschlichen und aviären Viren und so zur Bildung eines neuen menschlichen Virus kommt. Jeder dieser Wege kann zu einem Virus mit neuen Oberflächenglykoproteinen und damit

Tab. 55.1 Hämagglutinin- und Neuraminidase-Subtypen von Influenza-A-Viren bei Mensch und Tier.

Subtyp	Mensch	Schwein	Pferd	Wal	Seehund	Nerz	Vögel
Hämagglutinin							
H1	+	+		+			+
H2	+						+
H3	+	+	+				+
H4					+		+
H5	(+)						+
H6							+
H7	(+)		+		+		+
H8							+
H9	(+)						+
H10						+	+
H11							+
H12				+			+
H13				+			+
H14							+
H15							+
H 16							+
Neuraminidase							
N1	+	+					+
N2	+	+		+			+
N3				+			+
N4						+	+
N5					+		+
N6							+
N7	(+)		+		+		+
N8			+				+
N9				+			+

(+) Viren dieser Subtypen traten bislang nur vereinzelt beim Menschen auf.

einer deutlich veränderten Antigenität führen. Wenn ein Virus, das einen derartigen Antigensprung (Antigen Shift) durchlaufen hat, beim Menschen auftaucht, kommt es zur Pandemie.

55.4.2 Influenza beim Menschen

Die Influenza tritt beim Menschen in Form der in der Regel jährlichen saisonalen Epidemien sowie in Form der selteneren, aber schwerer verlaufenden Pandemien auf (Abb. 55.**3**). Epidemien werden durch Influenza-A- und -B-Viren hervorgerufen, während Pandemien nur durch Influenza-A-Viren verursacht werden.

Pandemien

Die Spanische Grippe (H1N1). Diese Pandemie war der schwerste Seuchenausbruch überhaupt, der bislang die Menschheit in einer relativ kurzen Zeitspanne heimsuchte. Ausgangspunkt waren vermutlich die USA, wo die ersten Krankheitsfälle im Frühjahr 1918 beobachtet wurden. Von dort breitete sich die Pandemie innerhalb der nächsten 12 Monate in 3 Wellen über den ganzen Globus aus. Während der ersten Welle verlief die Krankheit noch relativ milde, um dann aber während der zweiten und dritten Welle zunehmend schwerer zu werden. Die Sterblichkeitsrate, die schließlich erreicht wurde, lag bei 3% der Erkrankten und damit ganz erheblich über der Rate von 0,1% bei den üblichen Ausbrüchen. Ungewöhnlich war auch, dass vorwiegend Jugendliche und junge Erwachsene von der Krankheit befallen wurden. Die Haupttodesursache war Lungenentzündung, die oft mit einer bakteriellen Superinfektion einher ging. Weltweit forderte die Pandemie 50 Millionen Todesopfer. Vor wenigen Jahren ist es gelungen, mit Hilfe gentechnischer Methoden den Erreger der Spanischen Grippe aus archiviertem Gewebe Verstorbener zu rekonstruieren. Es zeigte sich, dass das Virus vermutlich ohne Genreassortierung direkt oder auf dem Umweg über das Schwein auf den Menschen übertragen wurde. Weiterhin konnte nachgewiesen werden, dass HA, der Polymerasekomplex und PB1-F2 wesentlich zur Pathogenität beitragen und dass HA und PB2 eine wichtige Rolle bei der Transmissibilität des Erregers spielen. Eine Überreaktion des angeborenen Immunsystems, die in Tierexperimenten beobachtet wurde, könnte ebenfalls pathogenetische Bedeutung haben.

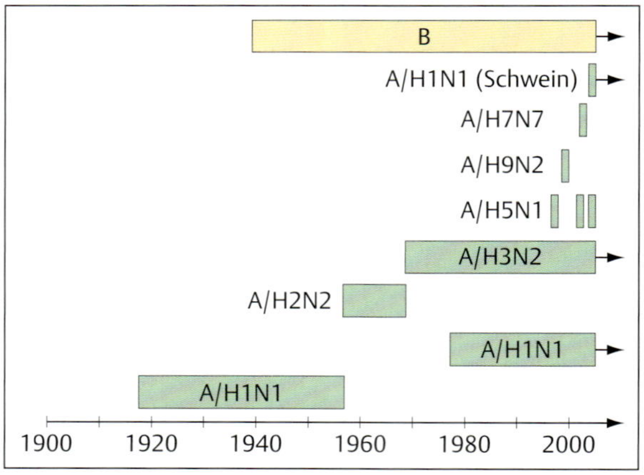

Abb. 55.**3** Influenza-A- und -B-Perioden beim Menschen. Influenza-B-Viren zirkulierten bereits vor ihrer Entdeckung im Jahr 1940. In den letzten Jahren hat man immer wieder Übertragungen aviärer Influenzaviren (H5N1, H9N2, H7N7) auf den Menschen beobachtet. Diese Viren haben sich bislang nicht an den Menschen angepasst.

Die Asiatische Grippe (H2N2). Diese Pandemie begann Anfang 1957 in Süd-China und breitete sich dann über andere Teile Ost-Asiens nach Nordamerika und Europa aus, die im Herbst erreicht wurden. Der Erreger war aus dem H1N1-Virus der vorhergehenden Jahre durch Austausch der HA, NA und PB1-Gene mit einem aviären Virus entstanden. Mit weltweit einer Million Toten war das H2N2-Virus deutlich weniger pathogen als das Virus von 1918.

Die Hong Kong Grippe (H3N2). Das Virus wurde zuerst im Juli 1968 in Hong Kong isoliert. In den folgenden 2 Wintern erreichte die Pandemie ihre Höhepunkte. Das H3N2-Virus ging aus einer Genreassortierung zwischen dem vorhergehenden H2N2-Virus und aviären Viren hervor, die das HA- und das PB1-Gen lieferten. Hinsichtlich Mortalität war die Hong Kong-Pandemie wie ihre Vorläuferin relativ mild.

Die Russische Grippe (H1N1). Im Mai 1977 führte das H1N1-Virus, das seit 1957 verschwunden war, im russisch-chinesischen Grenzgebiet erneut zu einem Ausbruch. 1978 erreichte die Pandemie Nordamerika. Das Virus, das Isolaten aus den 50er Jahren ähnelte, verdrängte 1977 das H3N2-Virus nicht, sodass bis jetzt beide Subtypen kozirkulierten.

Der Ausbruch von 1946-1947 (H1N1). Ein vergleichender Überblick über die Ausbrüche von 1918, 1957, 1968 und 1977 (Abb. 55.**3**) legte die Schlussfolgerung nahe, dass Pandemien nur dann entstehen, wenn ein neuer Virussubtyp in der menschlichen Bevölkerung auftaucht. Dabei wurde oft übersehen, dass zumindest in der Theorie ein pandemisches Virus durchaus demselben Subtyp wie das bislang zirkulierende angehören kann, wenn es sich von diesem in seiner Antigenität deutlich unterscheidet. In der Tat hielt man den Influenzaausbruch der Jahre 1946 und 1947 ursprünglich für eine Pandemie, da man keine serologische Kreuzreaktion zwischen dem neuen Erreger und den Viren der vorher gehenden Jahre beobachtete. Auch schützte die Impfung gegen diese Viren nicht vor dem neuen Erreger. Das Virus der Jahre 1946–1947 verlor jedoch seinen pandemischen Status, nachdem später gezeigt wurde, dass es wie seine Vorläufer dem Subtyp H1N1 angehörte. Erst neuere Untersuchungen, in denen Virusisolate aus den Jahren 1943 und 1947 in detaillierten Sequenz- und Antigenitätsanalysen miteinander verglichen wurden, wiesen deutliche strukturelle und antigene Unterschiede vor allem beim HA beider Viren auf. Diese Befunde zeigten, dass es sich bei beiden Viren nicht um Antigendrift-Varianten (s. u.) handelte.

Die Schweinegrippe 2009 (H1N1). Das Konzept, dass eine Pandemie nicht notwendigerweise durch einen neuen Virussubtyp hervorgerufen werden muss, wird schließlich durch den Ausbruch des Jahres 2009 bestätigt, dessen Ursache ein vermutlich vom Schwein stammendes H1N1-Virus ist. Das Virus wurde zuerst im Februar 2009 in Mexiko beobachtet und breitete sich innerhalb der nächsten 6 Monate über den ganzen Globus aus. Bislang verlief die Krankheit relativ mild. Die Sterblichkeitsziffer liegt jedoch mit 0,3% etwas über derjenigen eines saisonalen Ausbruchs. Ob der Ausbruch an Schwere zunimmt und wie er sich im Vergleich zu anderen Pandemien verhält, bleibt abzuwarten. Der Erreger entstand vermutlich durch Genreassortierung von H3N2- und H1N1-Viren und deren Reassortanten, die z. Zt. in Nordamerika bei Schweinen zirkulieren, mit einem eurasischen Schweinevirus vom Subtyp H1N1. Die PB2- und PA-Gene stammen von nordamerikanischen aviären Viren, das PB1-Gen von einem menschlichen H3N2-Virus, die HA-, NP- und NS-Gene vom klassischen H1N1-Schweinevirus, und die NA- und M-Gene von dem eurasischen H1N1-Schweinevirus. Obwohl das neue Virus zum gleichen Subtyp wie das saisonale H1N1-Virus gehört, unterscheiden sich die Hämagglutinine beider Viren deutlich voneinander, da sie aus verschiedenen H1-Linien stammen.

Saisonale Epidemien

Saisonale Grippeepidemien verlaufen in der Regel weniger dramatisch als Pandemien, stellen jedoch ebenfalls immer wieder ein erhebliches Gesundheitsproblem für die Bevölkerung dar. Die Erreger, die Epidemien hervorrufen, entstehen durch Antigendrift aus pandemischen Viren. Unter Antigendrift versteht man kleinere Veränderungen der Antigenität, die auf Mutationen in HA und NA beruhen. Solche Mutationen treten mit einer Frequenz von ≤ 1% im Jahr auf. Die epidemischen Viren zirkulieren in der Regel 2 bis 5 Jahre lang in der menschlichen Bevölkerung, bis sie dann von einer anderen Driftvariante abgelöst werden.

Übertragung aviärer Influenzaviren auf den Menschen.

Lange Zeit nahm man an, dass hoch pathogene aviäre Influenzaviren keine Humanpathogenität besitzen. In den vergangenen Jahren hat man jedoch beim Menschen Infektionen mit hoch pathogenen aviären Viren der Subtypen H5 und H7 sowie mit niedrig pathogenen H9N2-Viren beobachtet, die oft mit schwerer Krankheit einhergingen. Bislang hat sich keines dieser Viren an den Menschen angepasst. Von den Erregern geht ein erhebliches pandemisches Risiko aus, da der Mensch ihnen bislang nicht ausgesetzt und somit immunologisch naiv war.

Die Übertragung hoch pathogener H5N1-Viren auf den Menschen wurde zuerst während eines epizootischen Ausbruchs in Hong Kong im Jahre 1997 beobachtet, als 18 Personen mit klassischen Grippesymptomen erkrankten. Sechs dieser Patienten verstarben. Das Virus, das von infizierten Hühnern auf den Menschen übertragen wurde, war verwandt mit einem H5N1-Virus, das bereits 1996 bei Gänsen isoliert wurde. Ähnliche H5N1-Viren zirkulierten zwischen 1997 und 2001 bei Vögeln in Süd-China, ohne dass es zu menschlichen Übertragungen kam. Das änderte sich 2003. Seitdem werden in Vietnam, Thailand, Indonesien, China und anderen Ländern Asiens immer wieder schwere H1N1-Ausbrüche bei Geflügel mit sporadischen Infektionen beim Menschen beobachtet. Vergleichende Untersuchungen zeigten, dass es sich bei den Erregern um zahlreiche durch Genaustausch entstandene Varianten handelte, die alle das Hämagglutinin des im Jahre 1996 isolierten H5N1-Virus besaßen. Weiterhin konnte nachgewiesen werden, dass Hausenten und Hühner in Süd-China vermutlich eine entscheidende Rolle bei der Entstehung dieser Viren spielten und Wildvögel für ihre weite Verbreitung verantwortlich waren. Die Bedeutung von Zugvögeln wurde besonders deutlich, als sich das Virus nach einem Ausbruch in einem Vogelschutzgebiet im Nordwesten Chinas im Frühjahr 2005 innerhalb weniger Monate über Sibirien nach Europa und Afrika ausbreitete. Nicht ausgeschlossen werden kann allerdings, dass auch der internationale Geflügelhandel zu dieser massiven Verbreitung beitrug. Eine besondere Eigenart dieser Viren ist ihre Fähigkeit, die Wirtsbarriere relativ leicht zu überspringen und bei zahlreichen Säugern einschließlich des Menschen schwere Infektionen mit häufig letalem Verlauf zu verursachen. Beim Menschen zeichnet sich die Infektion durch eine schwere Lungenentzündung aus, wobei es gelegentlich auch zu systemischer Virusausbreitung kommt.

Die Übertragung hoch pathogener H7N7-Viren auf den Menschen wurde ebenfalls beobachtet. So kam es 2003 in den Niederlanden bei einem Geflügelausbruch zu zahlreichen menschlichen Infektionen. In 83 Fällen handelte es sich um eine relativ milde grippeähnliche Symptomatik mit Konjunktivitis. Einer der Patienten erkrankte jedoch an einer schweren Pneumonie, der er schließlich erlag. Seroepidemiologische Untersuchungen ergaben, dass es darüber hinaus eine große Zahl klinisch unauffälliger Infektionen und vermutlich auch Übertragungen von Mensch zu Mensch gab.

1999 und 2003 wurden auch H9N2-Infektionen beim Menschen beobachtet. Eines dieser Viren zeigte Verwandtschaft mit dem H5N1-Virus des Jahres 1997. H9N2-Viren treten in weiten Teilen Europas und Asiens enzootisch auf.

55.5 Determinanten von Pathogenität und Wirtsbereich

55.5.1 Pathogenitätsdeterminanten

Zu den Unterschieden in Organtropismus und Schweregrad der Erkrankung tragen viele biologische Eigenschaften der Influenzaviren bei, wie z. B. Vermehrungseffizienz, Gewebstropismus, Infektionsausbreitung und Empfindlichkeit gegenüber den Abwehrmechanismen des Wirts. So sind der Immunstatus der menschlichen Bevölkerung und das Ausmaß der Antigenunterschiede zwischen den verschiedenen Erregern wesentliche Ursachen dafür, dass neue pandemische Viren in der Regel zu schwereren Verlaufsformen führen als interpandemische Erreger. In jeder Phase des Vermehrungszyklus gehen die verschiedenen Virusproteine spezifische Wechselwirkungen mit Wirtsfaktoren ein, z. B. mit Zellrezeptoren, Kernproteinen und Proteasen. Sowohl die Virus- wie auch die Wirtskomponenten können dabei die Rolle von Pathogenitätsdeterminanten (als Virulenz- und Resistenzfaktoren) einnehmen. Besonders deutlich wird dies bei der proteolytischen Aktivierung von HA. Untersuchungen an Influenzaviren haben gezeigt, dass sich die Erreger hinsichtlich der Spaltbarkeit ihrer Hämagglutinine in 2 Gruppen einteilen lassen. Die eine Gruppe bilden die Influenza-A-Viren des Menschen und der Säugetiere sowie die apathogenen aviären Influenzaviren. Das Hämagglutinin dieser Viren wird an einer aus einem einzelnen Arginin bestehenden Spaltstelle durch Proteasen aktiviert, die nur in ganz speziellen Geweben vorkommen. Bei den apathogenen aviären Viren handelt es sich dabei vermutlich um Proteasen des Darms, bei den humanen Influenzaviren um Enzyme der Tracheobronchialepithelien. Die Infektion bleibt deswegen auf den Verdauungstrakt bzw. die Atemwege beschränkt. Im Gegensatz dazu besitzen die hoch pathogenen aviären Influenzaviren mehrere basische Aminosäuren an der Spaltstelle. Diese Viren werden durch Furin oder verwandte Proteasen aus der Familie der Subtilisin-ähnlichen Proprotein-Konvertasen aktiviert, die in praktisch allen Geweben vorkommen. Diese Viren breiten sich deswegen systemisch im Organismus aus. Die proteolytische Aktivierung des Hämagglutinins ist somit eine wichtige Determinante für Organtropismus und Pathogenität der Influenzaviren. Die Beobachtung, dass alle H5N1- und H7N7-Viren, die beim Menschen tödlich verlaufende Infektionen verursachen, hoch spaltbare Hämagglutinine besitzen, steht damit in Einklang. Interessanterweise sezernieren auch bestimmte Bakterien, z. B. Staphylococcus aureus, Streptococcus pneumoniae und Haemophilus influenzae HA-aktivierende Proteasen. Bei Koinfektion mit derartigen Bakterien zeigen Influenzavirusinfektionen deswegen ebenfalls eine besonders schwere Verlaufsform.

Andere wichtige Pathogenitätsfaktoren sind die Polymerase, von der die Effizienz der Virusreplikation abhängt, und das NS1-Protein, das als Interferonantagonist eine zentrale Rolle bei der Ausschaltung des angeborenen Immunsystems spielt.

55.5.2 Wirtsbereichsdeterminanten

Aviäre Influenzaviren vermehren sich in der Regel nicht oder nur sehr ineffizient im Menschen. Wenn sich ein aviäres Virus an den Menschen anpasst, muss es also die Wirtsbarriere überwinden. Der Wirtsbereich wird durch zahlreiche Faktoren determiniert, unter denen die Rezeptorspezifität des Hämagglutinins besonders wichtig ist. Der Rezeptor ist N-Acetyl-Neuraminsäure (NANA), die an Galaktose (Gal) gebunden ist. Auf den Darmepithelzellen der Ente liegt dieses Disaccharid in α-2,3-Bindung vor. Das Hämagglutinin aviärer Influenzaviren bindet deswegen spezifisch an NANA-α-2,3-Gal. Im menschlichen Bronchialepithel überwiegt dagegen die α-2,6-Bindung. Der Rezeptor der menschlichen Influenzaviren ist deswegen NANA-α-2,6-Gal. In geringerem Umfang kommt im (unteren) menschlichen Respirationstrakt allerdings auch NANA-α-2,3-Gal vor. Dies könnte erklären, warum in seltenen Fällen aviäre Influenzaviren den Menschen infizieren und dann meist auch eine Pneumonie auslösen. Für die „reguläre" Adaption eines aviären Virus an den Menschen ist jedoch eine Änderung der Rezeptorspezifität des HA notwendig. In der Tat hat man bei den pandemischen Viren der Jahre 1918, 1957 und 1968 einen derartigen Spezifitätswechsel sowie die damit verbundenen Mutationen in der Rezeptorbindungsstelle des Hämagglutinins nachgewiesen.

Eine andere Determinante des Wirtsbereichs ist die Viruspolymerase, die im Zellkern Transkription und Replikation katalysiert. Es konnte gezeigt werden, dass die wirtsspezifische Adaption der Polymerase an den Kernimportapparat der Zelle ebenfalls eine wichtige Rolle beim Wirtswechsel spielt.

55.6 Krankheitsbild

Die Influenza ist eine hoch kontagiöse Erkrankung, die durch Tröpfcheninfektion übertragen wird. Die Virusvermehrung erfolgt in den Epithelien des Atmungstrakts und erreicht 2 bis 3 Tage nach der Infektion ihren Höhepunkt. Virus wird in der Regel 7 Tage lang ausgeschieden, bei Erstinfektionen im Kindesalter auch über 2 Wochen hinweg. Nach einer Inkubationszeit von 1 bis 5 Tagen stellen sich akute respiratorische Krankheitssymptome mit Kopfschmerz, Schnupfen und Husten ein, denen hohes Fieber, Muskelschmerz, Appetitlosigkeit und allgemeines Schwächegefühl folgen. Schwerere Verlaufsformen zeichnen sich häufig durch eine primäre Influenzapneumonie oder durch eine kombinierte bakterielle Pneumonie (s. oben) aus. Besonders gefährdet sind Personen ab dem 65. Lebensjahr, sowie Patienten mit Herz-Kreislauferkrankungen, Stoffwechselstörungen oder einer Immunsuppression. Man darf davon ausgehen, dass in Deutschland jährlich mehrere tausend, zumeist ältere Menschen einer Influenzapneumonie zum Opfer fallen, wobei sich diese Zahl bei schwereren Epidemien oder Pandemien drastisch erhöhen kann. So verstarben in den Jahren 1918 und 1919 2,5 % der an der Spanischen Grippe Erkrankten, während die Letalität bei anderen Ausbrüchen in der Regel bei 0,1 % liegt. Weitere Komplikationen sind Myositiden, Myokarditiden, sowie das Reye-Syndrom, eine meist tödlich verlaufende Krankheit im Kindesalter mit schwerer Hirn- und Leberschädigung. Die klassische Influenza hat in der Regel eine verlängerte Rekonvaleszenzzeit im Unterschied zum grippalen Infekt.

55.7 Differenzialdiagnose

Verschiedene virale Atemwegsinfektionen können ähnliche Symptome wie die Influenza zeigen („grippaler Infekt"), dazu gehören die Erkrankungen durch Infektion mit RSV, Adenoviren, Parainfluenzaviren, Coronaviren und Enteroviren. Die labordiagnostische Abklärung ist Voraussetzung für eine gezielte Therapie.

55.8 Labordiagnostik

55.8.1 Probengewinnung und Probentransport

Für den **Direktnachweis** von Influenzaviren eignen sich Rachen- und Nasenabstriche wegen der einfachen Gewinnung sehr gut. Bei der Entnahme von Rachenabstrichen ist besonders auf die Abstrichtechnik zu achten: Der Tupfer wird unter leichtem Druck mit drehender Bewegung über den geröteten Bereich an der hinteren Rachenwand geführt, um auch einige Epithelzellen zu entnehmen. Nasopharyngealaspirate und Broncheoalveolärlavage-Flüssigkeit sind ebenso geeignet. Sie enthalten in der Regel ausreichende Mengen von Epithelzellen. Viren sind schon einen Tag nach Infektion bei beginnender Symptomatik nachzuweisen. Der Abstrich ist also so früh wie möglich abzunehmen. In den ersten vier Krankheitstagen ist die Virusausscheidung am größten, danach sinkt sie wieder ab. Rachenabstriche dürfen auf keinen Fall austrocknen. Das Probenmaterial wird für den Transport in Virustransportmedium gegeben, ein Flüssigmedium, das eine gepufferte, pH-neutrale Salzlösung mit stabilisierenden Anteilen enthält. Käufliche Standard-Transportmedien für die Bakteriologie sind für den Virentransport nicht geeignet. Die Probe sollte schnell, möglichst gekühlt (4 bis 10 °C) zum Labor gebracht werden. Zur längeren Lagerung werden Influenzaviren bei –70 °C aufbewahrt. Biopsiematerial (Trachealschleimhaut, Lungengewebe, Myokardgewebe) wird möglichst bald nach Entnahme bei –70 °C eingefroren.

Für den **serologischen Nachweis** werden Vollblut-, Serum- oder Plasmaproben verwendet. Am besten sind Probenpaare, die im frühen Stadium der Erkrankung und 14 Tage später gewonnen werden. Blutproben können ungekühlt versandt werden. Serum wird bei 4 °C aufbewahrt oder besser bei –20 °C eingefroren.

55.8.2 Verfahren zum Virusnachweis

Die **Reverse-Transkriptase-PCR** ist eine schnelle Methode mit sehr hoher Spezifität und Sensitivität. Sie ermöglicht bei entsprechender Primer-Auswahl neben dem Nachweis auch die Typisierung und Subtypisierung der Influenzaviren. Viren können innerhalb von 1 bis 2 Stunden qualitativ und quantitativ nachgewiesen werden. Die PCR ist die Methode der Wahl für den schnellen sicheren Nachweis einer Influenza.

Der **Antigen-Immunofluoreszenztest** (IFT) ist wie die PCR zum schnellen Nachweis einer akuten Influenzainfektion innerhalb von ca. 2 Stunden geeignet. Beim IFT werden infizierte Zellen an Glasträger gebunden. Das in den Zellen enthaltene Antigen wird mit spezifischen Antikörpern nachgewiesen, die entweder selbst mit Fluoreszenzfarbstoff konjugiert sind (direkter IFT) oder durch einen mit Farbstoff gekoppelten Anti-Antikörper sichtbar gemacht werden (indirekter IFT). Bevorzugt wird allgemein der indirekte IFT, da gepoolte Antikörper-Lösungen verwendet werden können und der Test eine höhere Sensitivität als der direkte IFT aufweist. In Bezug auf Sensitivität und Spezifität ist die PCR dem IFT überlegen. Die Beurteilung des IFT ist subjektiv und abhängig von der Erfahrung des Untersuchers.

Bei **Enzymimmunoassays** (EIA) werden virale Antigene an Mikrotiterplatten gebunden, die mit monoklonalen Antikörpern beschichtet sind. Ein zweiter enzymgekoppelter Antikörper dient zum Nachweis des Antigens. Die Sensitivität des Assays liegt bei 50 bis 90 %; die Durchführungszeit beträgt etwa 2 bis 4 Stunden.

In den letzten Jahren wurden **Schnelltests** zum Nachweis der Influenzaviren eingeführt, die die Diagnose am Krankenbett oder in der Praxis ermöglichen sollen. Die Tests sind vergleichbar mit den EIA und IFT. Es handelt sich um membrangebundene EIAs mit spezifischen monoklonalen Antikörpern gegen Influenzaviren allgemein oder gegen die beiden Typen A und B getrennt. Die Sensitivität liegt in der Regel nicht über 70 %.

Die **Virusanzucht** ist auch heute noch eine unerlässliche Methode, um verschiedene Influenzavirusvarianten zu erkennen, die zur gleichen Zeit in einer Saison auftreten können. Die Differenzierung gibt über die individuelle Diagnostik hinaus Aussagen zur epidemiologischen Situation und Hinweise für die Impfstoffzusammensetzung in der nächsten Saison. Im Rahmen der Influenza-Surveillance werden weltweit in den nationalen Referenzzentren Virusisolierungen durchgeführt. Eine Virusisolierung gelingt am sichersten in Proben aus den ersten Krankheitstagen. Ein positives Ergebnis ist ab dem dritten Tag nach Ansatz der Proben zu erwarten. Zur Virusisolierung werden jetzt in der Regel MDCK-Zellkulturen (Hundenieren) mit Trypsin-haltigem Medium verwendet. Die Isolierung ist aber auch in embryonierten Hühnereiern und in LLC-MK2-Zellkulturen (Affennieren) möglich. Die Virusvermehrung in MDCK-Zellen ist durch einen CPE nur schwer zu erkennen, da er uncharakteristisch ist und Syncytien nicht auftreten. Viruswachstum wird deswegen ab dem 2. Tag durch Hämadsorption mit Meerschweinchenerythrozyten oder durch Hämagglutination in Mikrotiterplatten nachgewiesen. Bei positivem Test wird zur Identifizierung des Erregers ein quantitativer Hämagglutinationstest in der Mikrotiterplatte durchgeführt. Bei Influenza-A-Viren gelingt die Erstanzüchtung in der Allantoishöhle von 10 bis 12-tägig bebrüteten Hühnereiern recht einfach. Auch in Zellkulturen angezüchtete Stämme lassen sich gut in der Allantoishöhle passagieren. Sonst kann auch die Anzucht in der Amnionhöhle versucht werden.

Die **Feintypisierung** der Virusisolate (über HA-Sequenzierung und Antigenanalyse) und den Vergleich mit aktuellen Varianten führt das Nationale Referenzzentrum für Influenza (NRZ) durch. Die Ergebnisse der Nationalen Influenzazentren werden zentral von der WHO gesammelt und ausgewertet. Auf dieser Grundlage werden im Februar und September jeden Jahres die aktuellen Impfstoffe formuliert.

55.8.3 Serologische Diagnostik

Für die schnelle Diagnose einer akuten Influenza sind serologische Tests wenig hilfreich, da häufig Reinfektionen auftreten und zwei Seren für eine sichere Aussage nötig sind: eines aus der akuten Phase der Erkrankung und eines aus der Rekonvaleszenzphase nach etwa 14 Tagen. Titeranstiege sichern die Diagnose. Als virologische Marker zum Nachweis einer Protektion gegen Influenza kommen somit Tests in Frage, die neutralisierende Antikörper bestimmen. Dazu eignen sich der Neutralisationstest (NT), der Hämagglutinationshemmtest (HHT) und der Single-Radial-Hemolysis-Test (SRH). Da der HHT relativ leicht durchzuführen und preiswert ist, hat er sich zur Bestimmung der protektiven Kapazität eines Serums durchgesetzt. Außerdem wird die Komplementbindungsreaktion (KBR) in der Serodiagnostik der Influenza angewendet.

Die **Komplementbindungsreaktion** (KBR) weist sowohl IgM- als auch IgG-Antikörper nach. Die Methode ist typspezifisch. Eine Titererhöhung um 2 Titerstufen (= 4-facher Titeranstieg) in Serumpaaren, abgenommen am Erkrankungsbeginn und etwa 14 Tage später, ist beweisend für eine Influenzaerkrankung. Mit nur einer Blut- oder Serumprobe kann auch bei hohem Antikörpertiter die Erkrankung nicht sicher nachgewiesen werden, da es bei Influenza häufig zu Reinfektionen kommt und ein hoher Titer auch durch eine länger zurückliegende Erkrankung bedingt sein kann.

Der **Hämagglutinationshemmtest** (HHT) ist sensitiver als die KBR. Er beruht auf der Fähigkeit der Antikörper, die Agglutination von Erythrozyten durch Influenzaviren zu inhibieren. Der HHT kann spezifische Antikörper gegen eine bestimmte Virusvariante erkennen. Der Test wird benutzt, um den Titer nach einer Influenzaimpfung zu bestimmen. Titer von 1:40 zeigen eine Schutzrate von 50% an, bei höheren Titern (≥ 1:160) besteht ein sehr guter Schutz (90%). Der HHT wird nicht nur zum Antikörpernachweis gegen bekannte Virusstämme, sondern auch zur Identifizierung von Isolaten (s. Antigennachweis) mit bekannten Immunseren durchgeführt. Zur Bestimmung der Antikörper bei akuten Erkrankungen müssen die aktuellen Virusvarianten als Antigen mitgeführt werden. Der HHT versagt, wenn die aktuelle Variante noch nicht bekannt ist.

Der **Single-Radial-Hemolysis-Test** (SRH) basiert auf der Lyse von Antigen-bedeckten Erythrozyten in Gegenwart von Komplement. Er ist nicht ganz so stammspezifisch wie der HHT, aber sehr gut reproduzierbar. Benötigt werden hohe Konzentrationen von hoch gereinigtem Antigen. Der Test wird deswegen vorwiegend bei der Impfstoffherstellung eingesetzt.

Neben diesen Flüssigphasentests sind auch für die Influenzavirusserologie Solid-Phase-Immunoassays eingeführt worden (IFT, ELISA), die eine Ig-Klassen-differenzierte typspezifische Antikörperdiagnostik ermöglichen. Auch mit diesen Testverfahren können neu gebildete Antikörper erst ab der ersten Krankheitswoche nachgewiesen werden.

55.9 Therapie

Für die Therapie der Influenza stehen **Neuraminidaseinhibitoren** und **M2-Ionenkanal-Inhibitoren** zur Verfügung. Neuraminidaseinhibitoren hemmen die Vermehrung von Influenza-A- und -B-Viren, indem sie sowohl die Infektion der Zelle wie auch die Freisetzung neugebildeter Viren unterbinden. Die Medikamente sind gut verträglich und wirken am besten, wenn sie möglichst zu Beginn der Erkrankung eingesetzt werden. 48 Stunden nach dem Auftreten der ersten Symptome sind sie nicht mehr wirksam. Zanamivir (Relenza) wird inhaliert, während Oseltamivir (Tamiflu) oral appliziert wird.

Amantadin und Rimantadin blockieren den M2-Ionenkanal der Influenza-A-Viren und sind deswegen nur gegen diese Erreger wirksam. Bei prophylaktischer Anwendung bieten sie einen 70 bis 90%igen Schutz. Ein gewisser Schutz kann auch noch erreicht werden, wenn die Medikation während der ersten 48 Stunden nach Beginn der Krankheit erfolgt. Eine relativ hohe Nebenwirkungsrate schränkt die Anwendung dieser Substanzen allerdings ein. Auch haben sehr viele Influenza-A-Viren Resistenz gegen Amantadin entwickelt.

55.10 Prophylaxe und Impfung

55.10.1 Impfung

Indikation

Die Impfung ist die derzeit wirksamste Maßnahme der Grippebekämpfung. Die STIKO empfiehlt eine jährliche Impfung für folgende Personengruppen:

- Personen über 60 Jahre,
- Kinder, Jugendliche und Erwachsene mit erhöhter gesundheitlicher Gefährdung infolge eines Grundleidens – wie z. B.
  - chronische Krankheiten der Atmungsorgane (inklusive Asthma und COPD),
  - chronische Herz-Kreislauf-, Leber- und Nierenkrankheiten,
  - Diabetes und andere Stoffwechselkrankheiten,
  - Multiple Sklerose mit durch Infektionen getriggerten Schüben,
  - Personen mit angeborenen oder erworbenen Immundefekten mit T- und/oder B-zellulärer Restfunktion, HIV-Infektion,
  - Bewohner von Alters- oder Pflegeheimen,
- alle Personen mit erhöhter Gefährdung, z. B.
  - medizinisches Personal,
  - Personen in Einrichtungen mit umfangreichem Publikumsverkehr,
  - Personen, die als mögliche Infektionsquelle für von ihnen betreute ungeimpfte Risikopersonen fungieren können.
- Personen mit erhöhter Gefährdung durch direkten Kontakt zu Geflügel und Wildvögeln.
  Eine Impfung bietet zwar keinen direkten Schutz vor Infektionen durch den Erreger der aviären Influenza, sie kann jedoch Doppelinfektionen mit den aktuell zirkulierenden Influenzaviren verhindern
- Für Reisende aus den oben genannten Personengruppen, ist die Impfung generell empfehlenswert, für andere Reisende ist eine Influenza-Impfung nach Risikoabwägung entsprechend Exposition und Impfstoffverfügbarkeit sinnvoll.

Diese Personengruppen, zu denen fast die Hälfte der Menschen in Deutschland gehören, sind selbst einem erhöhten Infektionsrisiko ausgesetzt, gefährden andere im besonderen Maße oder sind sehr häufig von Komplikationen betroffen. Beim Auftreten einer Epidemie empfiehlt die STIKO die Grippe-Schutzimpfung für die ganze Bevölkerung.

Verwendet werden inaktivierte Impfstoffe, die aus infizierten Hühnereiern gewonnen werden. Sie enthalten als schützende Komponenten die Oberflächenantigene HA und NA und werden jedes Jahr an die zirkulierenden Influenza-A- und -B-Stämme angepasst. Die Impfung bietet wegen der ständigen Veränderung der Influenzaviren nur Schutz gegen bereits bekannte Erreger, sie sollte deswegen jährlich erneuert werden. Bei gesunden Erwachsenen liegt der Infektionsschutz bei 70 bis 90 %. Bei älteren Personen, d. h. der wichtigsten Zielgruppe für die Impfung, ist er niedriger. Lebendimpfstoffe, die sich in ihrer Wirksamkeit vorteilhaft von den inaktivierten Impfstoffen unterscheiden, sind bisher nur in den USA zugelassen. Zum Schutz vor einer drohenden Grippepandemie werden neue Impfstoffe und neue Herstellungsverfahren (präpandemische Impfstoffe, pandemische Impfstoffe) entwickelt.

Impfkomplikationen

Bei einer – selten vorkommenden – Überempfindlichkeit gegen Hühnereiweiß können Komplikationen auftreten. In diesem Falle darf nicht geimpft werden.

Während einer Immunisierungskampagne, bei der in den Jahren 1976/1977 in den USA 45 Millionen Personen gegen ein so genanntes Schweineinfluenzavirus geimpft wurden, kam es zu einem gehäuften Auftreten des Guillain-Barré-Syndroms (Polyneuroradikulitis). Da seitdem ein ursächlicher Zusammenhang zwischen einer Grippeimpfung und diesem neurologischen Krankheitsbild nicht mehr beobachtet wurde, handelte es sich vermutlich um ein einmaliges Ereignis, das auf den damals verwendeten Impfstoff zurückzuführen ist.

55.10.2 Chemoprophylaxe

Eine Chemoprophylaxe ist mit Neuraminidasehemmern möglich.

55.10.3 Hygienemaßnahmen

Die Händedesinfektion ist eine wichtige Maßnahme zur Vermeidung von Infektionen. Bei einer Influenzaepidemie kann das Tragen von Mund- und Augenschutz ratsam sein.

55.11 Meldepflicht

In Deutschland besteht namentliche Meldepflicht beim direkten Nachweis von Influenzaviren (IfSG, § 7).

Literatur

Allwinn R et al. Laboratory diagnosis of influenza – virology or serology? Med Microbiol Immunol 2002; 191: 157–160

Cox NJ, Neumann G, Donis RO et al. Orthomyxoviruses: Influenza. In: Mahy BWJ, ter Meulen V, eds. Topley and Wilson's Microbiology and Microbial Infections, Virology, Volume 1.10th Ed. London: Hodder Arnold; 2005: 635–698

Kawaoka Y, ed. Influenza Virology: Current Topics. Wymondham: Caister Academic Press; 2006

Klenk HD, Matrosovich MN, Stech J, eds. Avian Influenza, Monographs in Virology, Volume 27. Basel: Karger; 2008

Nicholson KG, Webster RG, Hay AJ, eds. Textbook of influenza. London: Blackwell Science; 1998

DNA-Viren

56 Parvoviren

S. Modrow

56.1 Taxonomie

Die Familie der Parvoviridae (parvus = klein) umfasst zwei Unterfamilien (Tab. 56.**1**): die Parvovirinae und die Densovirinae. Zu Ersterer gehören fünf Genera. Die Dependoviren mit den adenoassoziierten Viren (AAV) infizieren auch den Menschen. Sie können sich nur dann replizieren und einen produktiven Infektionszyklus einleiten, wenn die Zellen zugleich mit einem Helfervirus (Adeno-, Vaccinia- oder Herpesvirus) infiziert sind. Ihre produktive Vermehrung ist also auf die Koinfektion mit diesen Viren angewiesen. Alternativ können die Dependoviren latente Infektionen etablieren, während derer sie sich in das Wirtszellgenom integrieren. Alle anderen Genera benötigen für ihre Vermehrung keine Helferviren, auch ist bei ihnen die Integration der viralen Genome in die chromosomale DNA der Wirte nicht beschrieben. Das Genus Erythrovirus umfasst autonome Parvoviren, die einen ausgeprägten Tropismus für die Infektion von Vorläuferzellen der roten Blutkörperchen besitzen. Hierzu zählt das Parvovirus B19, das die Ringelröteln verursacht und vermutlich auch das PARV4-Virus, von dem zwei Genotypen exisisteren. Es wurde in menschlichen Plasmapools und Blutprodukten gefunden. Infektionen der Vertreter des Genus Bocavirus verursachen Erkrankungen der Atemwege und des Gastrointestinaltrakts. Neben etlichen tierpathogenen Spezies wie dem Bovinen Parvovirus und dem Canine-minute-Virus entdeckte man kürzlich das Humane Bocavirus, dessen Infektionen beim Menschen mit Erkrankungen verbunden sein können. Zu den Viren des Genus Parvovirus zählen ausschließlich tierpathogene Erreger, die bei Haus- und Nutztieren schwere Erkrankungen, vor allem Enteritiden und Myokarditiden verursachen können. Neben dem caninen Parvovirus, das heute die wichtigste Infektionskrankheit des Hundes verursacht, und dem felinen Panleukopenievirus, dem Erreger der Katzenseuche, ist hier besonders das porcine Parvovirus zu nennen: Es ist für wirtschaftlich bedeutende Fruchtbarkeitsstörungen beim Schwein verantwortlich. Das Genus Amdovirus enthält ebenfalls ausschließlich Viren, die Tiere infizieren. Als Hauptvertreter gilt das Aleutian-mink-disease-Virus, das Nerze infiziert und für die Pelztierhaltung von wirtschaftlicher Bedeutung ist. Andere Parvoviren sind von untergeordneter Bedeutung, auch wenn sie im Einzelfall eine klinisch apparente Infektion bei der betreffenden Tierart induzieren können. Die zweite Unterfamilie der Parvoviridae, die Densovirinae, gliedert sich in drei Genera und umfasst die Parvoviren der Insekten.

Tabelle 56.**1** Taxonomie und Einteilung der Parvoviren.

Unterfamilie	Genus	Mensch	Tier
Parvovirinae	Parvovirus		Felines Panleukopenievirus (FPV) Canines Parvovirus (CPV) Porcines Parvovirus (PPV)
	Erythrovirus	Parvovirus B19 (B19 V) PARV4	Parvovirus der Javaneraffen Parvovirus der Rhesusaffen Parvovirus der Schweinsaffen Parvovirus des Streifenhörnchens (Chipmunk)
	Bocavirus	Humanes Bocavirus (HBoV)	Bovine Parvoviren (BPV) Canine-minute-Virus (CaMV)
	Amdovirus		Aleutian-mink-disease-Virus (AMDV)
	Dependovirus	adenoassoziierte Viren (AAV-2, -3, -5)	Bovines AAV AAV-1, AAV-4 (Affen)
Densovirinae	Densovirus		Culex-pipiens-Densovirus (CpDNV)
	Iteravirus		Bombyx-mori-Densovirus (BmDNV)
	Brevidensovirus		Aedes-aegypti-Densovirus (AaDNV)

56.2 Virusmorphologie

Die Viruskapside haben einen ikosaedrischen Aufbau und einen Durchmesser von 18 bis 26 nm, sie sind nicht von einer Membran umhüllt (Abb. 56.**1**). Die Partikel bestehen aus 60 Kapsomeren, beim Parvovirus B19 bestehen sie zu 95% aus VP2 (58 kDa, Major Capsid Protein) und zu fünf Prozent aus VP1 (82 kDa, Minor Capsid Protein). VP2 ist sequenzidentisch mit dem carboxyterminalen Bereich von VP1. VP2 fehlt eine Proteindomäne, die am aminoterminalen Ende von VP1 zusätzliche 227 Aminosäuren umfasst und als VP1-unique region bezeichnet wird. Beim Humanen Bocavirus ist die VP1-unique region mit 129 Aminosäuren deutlich kürzer. Für einige Parvoviren wurde Kapsidstruktur durch Röntgenstrukturanalyse geklärt. Dabei zeigte sich, dass den Kapsiden des Parvovirus B19 die etwa 7 nm langen Proteinvorsprünge an den Ecken fehlen, welche bei anderen Parvoviren üblich sind. Im Inneren der Kapside ist das virale Genom über jeweils elf Basen mit den auf der Partikelinnenseite exponierten Aminosäuren der VP2-Proteine komplexiert.

56.3 Genomstruktur

Parvoviren besitzen ein einzelsträngiges, lineares DNA-Genom mit einer Länge von etwa 5 500 Basen (5 594 Basen beim Parvovirus B19). In den Virionen des Parvovirus B19 findet man DNA-Stränge beider Polaritäten in etwa gleichem Verhältnis, für das Humane Bocavirus und PARV4 ist noch unbekannt, inwieweit DNA-Stränge beider Polaritäten verpackt werden. An den 5'- und 3'-Enden der Genome finden sich palindromische Sequenzabschnitte, die als ITR-Regionen (Inverted Terminal Repeats) bezeichnet werden und beim Parvovirus B19 eine Länge von 383 Basen aufweisen. Sie können sich zu T- oder Y-förmigen Strukturen zurückfalten und ermöglichen die Ausbildung von haarnadelartigen, doppelsträngigen Abschnitten an den Genomenden; die 3'OH-Enden dieser Doppelstrangstrukturen dienen als Primer bei der Initiation der Genomreplikation. Beim Parvovirus B19 sind die ITR-Sequenzen an den Enden komplementär zueinander, können miteinander hybridisieren und das Genom in einer quasizirkulären, pfannenstielähnlichen Form halten.

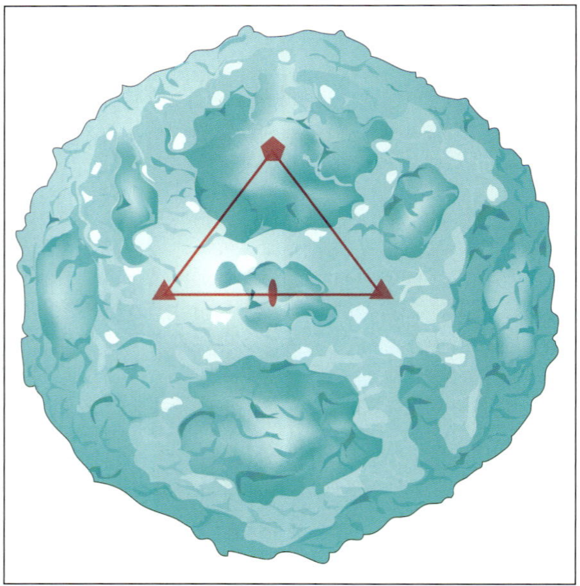

Abb. 56.**1** 3D-Struktur eines Parvovirus B19-Partikels nach Röntgenstrukturanalyse (Quelle: Kaufmann et al. 2008).

56.4 Genomorganisation

Die Anordnung der viralen Gene auf der einzelsträngigen DNA ist bei allen Parvoviren ähnlich (Abb. 56.**2**): Auf dem genomischen Strang der DNA, der komplementär zur gebildeten mRNA ist, befinden sich zwei große offene Leserahmen. Der in der 3'-Hälfte gelegene kodiert für die Nichtstrukturproteine, die an der Replikation der viralen DNA und der Regulation der Genexpression beteiligt sind. Beim Parvovirus B19 handelt es sich um das Nichtstrukturprotein NS1 sowie um ein kleines Protein von 7,5 kDa, das von einer gespleißten mRNA unter Verwendung eines alternativen Startcodons in einem anderen Raster abgelesen wird; seine Funktion ist unklar (Abb. 56.**2a**). Beim Humanen Bocavirus finden sich die offenen Leserahmen für die Nichtstrukturproteine NS1 und NP1 (Abb. 56.**2b**). Die 5'-Hälfte der DNA enthält bei beiden Viren die Gene für die Synthese der Kapsidproteine VP1 und VP2. Beim Parvovirus B19 gibt es einen weiteren kurzen, offenen Leserahmen im Bereich des 5'-Endes des Genoms, der für ein weiteres Nichtstrukturprotein NS2 (11 kDa) unbekannter Funktion kodiert. Für das PARV4-Virus sind noch keine Daten zu den Details der Genomorganisation veröffentlicht.

Beim Parvovirus B19 werden alle RNA-Spezies von einem gemeinsamen Promotor (p6-Promotor) im Bereich des 3'-Endes des Genoms an Position 6 initiiert, vermutlich wird auch die Genexpression des Humanen Bocavirus in ähnlicher Weise von einem Kontrollelement aus reguliert. Die mRNA-Moleküle, von denen die verschiedenen Struktur- und Nichtstrukturproteine translatiert werden, entstehen durch alternatives Spleißen (Abb. 56.**2a**). Im Genom dieses Virus findet man zwei Polyadenylierungsstellen, von denen eine am 5'-Ende und eine in der Mitte des Genoms gelegen ist. Nur das phosphorylierte, multifunktionelle NS1-Protein (71 kDa beim Parvovirus B19) wird von einer nicht gespleißten mRNA translatiert, die an dem zentralen Polyadenylierungssignal im Genom endet, es übt seine Aktivitäten im Zellkern aus. Ähnlich wie bei den tierpathogenen Parvoviren konnte man für die NS1-Proteine des Parvovirus B19 in vitro eine ATP-abhängige Helikaseaktivität zeigen, die vermutlich bei der Replikation der viralen DNA benötigt wird. Weitere Konsensussequenzen deuten auf eine Nukleotidbindungs- und eine ATPase-Aktivität hin. Daneben wirkt das NS1-Protein des Parvovirus B19 als Transaktivator und induziert in Wechselwirkung mit Zellfaktoren (u. a. Sp1, Sp3, YY1) den viralen p6-Promotor und wahrscheinlich auch zelluläre Regulationselemente, wie beispielsweise den IL-6-Promotor. Die zelltoxische Aktivität von NS1 steht vermutlich mit der Fähigkeit des Proteins in Verbindung, in den infizierten Zellen die Aktivität der zellulären Caspasen 3, 6 und 8 zu induzieren und die TNF/Fas-abhängige Apoptose einzuleiten. Vermutlich haben die NS1-Proteine des Humanen Bocavirus und des PARV4 ähnliche Funktionen; im Detail wurde dies aber noch nicht gezeigt.

Die Transkripte für die Synthese aller anderen Proteine entstehen durch alternatives Spleißen. Auch für die Produktion von VP2 wird die VP1-spezifische mRNA gespleißt, wobei mit dem mehrere Hundert Basen langen Intron das Startcodon des Proteins VP1 entfernt wird. Die Synthese des VP2 beginnt somit an einem anderen AUG, jedoch im gleichen Leseraster (Abb. 56.**2a**). Die für die Partikelbildung notwendigen Bereiche befinden sich im VP2-Protein beziehungsweise im VP2-spezifischen Anteil von VP1. Deswegen sind beide Proteine als Kapsomere in den Virionen vertreten. Die VP1-unique region von Parvovirus B19 ist an der Oberfläche der Kapside exponiert. In ihrem aminoterminalen Bereich finden sich gehäuft Variationen der Aminosäuresequenz. Gegen Epitope in dieser Domäne sind die meisten der neutralisierenden Antikörper gerichtet, aber ein Teil der neutralisierenden Immunantwort richtet sich auch gegen den VP2-Anteil. Im carboxyterminalen Abschnitt der VP1-unique region befindet sich beim Parvovirus B19 und auch bei allen anderen bisher untersuchten Parvoviren eine zellulären Phospholipasen A_2 ähnelnde Enzymaktivität.

56.5 Viraler Lebenszyklus

Parvoviren können sich nur in Zellen vermehren, die sich in der S-Phase des Zellzyklus befinden, sie können ruhende Zellen nicht zur Teilung anregen. Ihre Genexpression und die Genomreplikation sind in hohem Maße von Fakto-

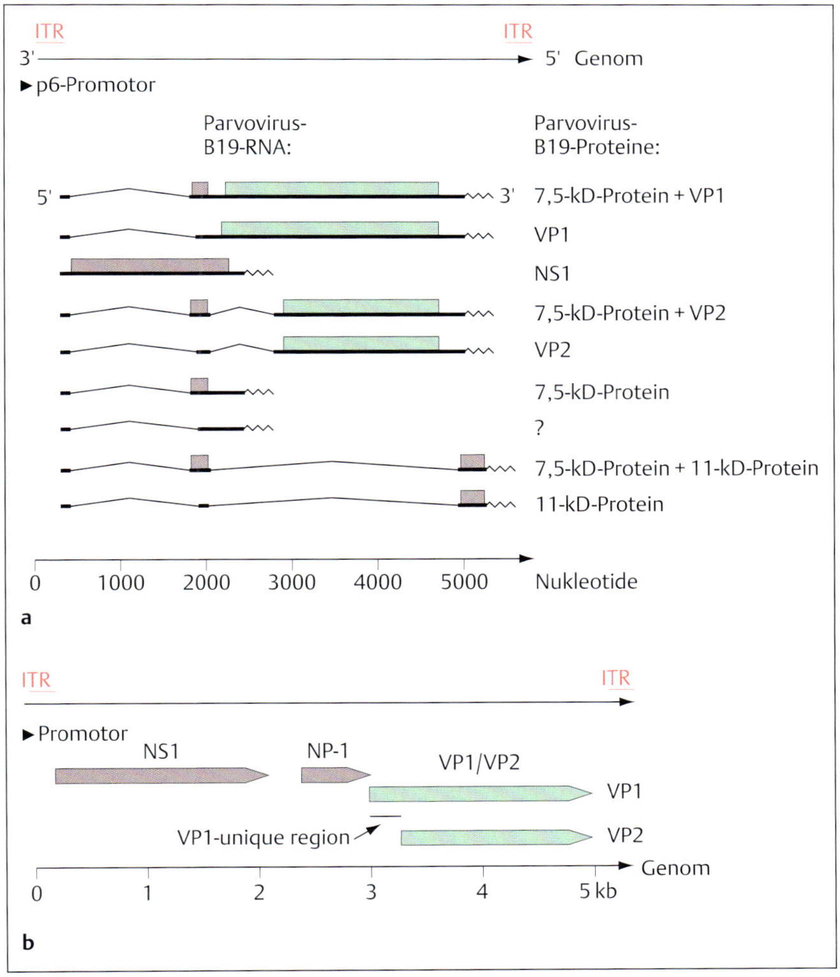

Abb. 56.**2** Genomorganisation, Transkription und Translation bei Parvoviren.

a Parvovirus B19. In den Teilabbildungen sind oben die Genome mit der Lage der ITR-Elemente und der Promotoren dargestellt, welche die Transkription regulieren. Darunter sind die verschiedenen Transkripte angegeben, von welchen die viralen Proteine (lila: Nichtstrukturproteine, grün: Strukturproteine) translatiert werden. Die Exons sind mit dicken, die herausgespleißten Introns mit dünnen Strichen angedeutet, die 3'-Poly(A)-Regionen durch die gezackten Linien. Die Bereiche der mRNAs, die für Proteine kodieren, sind als Balken dargestellt. Die 7,5- und 11-kD-Proteine von Parvovirus B19 konnten bisher noch nicht endgültig nachgewiesen werden.

b Genomorganisation des Humanen Bocavirus.

ren der Wirtszelle abhängig. Parvovirus B19 infiziert die erythroiden Vorläuferzellen im Knochenmark (Burst- und Colony-forming Units, Erythroblasten). Da man Zellen dieses Differenzierungsstadiums nicht kultivieren kann, ist bislang auch die In-vitro-Züchtung dieses Virus nicht möglich – dies erschwert die Untersuchung der funktionellen Aktivitäten der Virusproteine und den Ablauf des Infektionszyklus. Parvovirus B19 interagiert über die Oberflächenstrukturen der Kapsidproteine VP2 mit dem Blutgruppenantigen P (Globosid), einem Glykosphingolipid, das auf der Oberfläche der erythroiden Vorläuferzellen exponiert ist. Als Korezeptoren sind Integrine $\alpha_5\beta_1$ sowie das Autoantigen Ku80 beschrieben. Bezüglich der zellulären Rezeptoren für das Humane Bocavirus und PARV4-Virus existieren keine Daten. Bei tierpathogenen Parvoviren ist gezeigt, dass sich die gebundenen Viruspartikel in den Bereichen der Clathrin-coated Pits und der Clathrin-coated Vesicles anreichern und das Dynamin, ein Bestandteil der intrazellulären Filamente, an der Partikelaufnahme beteiligt ist. Die mit den VP1-Proteinen assoziierte Phospholipase-A_2-ähnliche Aktivität ist für die Entlassung der Viren aus den Vesikeln ins Zytoplasma beteiligt. Über den weiteren Transport in den Zellkern, den Ort der viralen Genexpression und Genomreplikation, weiß man nur wenig.

Im Kern wird das einzelsträngige DNA-Genom unter Verwendung der OH-Gruppe am 3'-ITR als Primer zum Doppelstrang ergänzt und von der zellulären RNA-Polymerase II transkribiert; alle Transkripte verwenden den gleichen Startpunkt, ihre Synthese wird durch die Aktivität des p6-Promotors (bei Parvovirus B19) kontrolliert. Die mRNAs werden gecappt, teilweise gespleißt und polyadenyliert. Nach der Translation erfolgt der Transport der verschiedenen Nichtstruktur- und Strukturproteine in den Kern. Dort sind vor allem die NS1-Proteine für die DNA-Replikation und die Verstärkung der Transkription notwendig; sie sind für den weiteren Replikationsablauf, der in abgrenzbaren Kernbereichen (Parvovirus-associated Replication Bodies) abläuft, unerlässlich.

Die Vorgänge bei der Genomreplikation wurden vor allem an den Modellsystemen der tierpathogenen Parvoviren untersucht (Abb. 56.**3**). Ob sie in allen Punkten auf die humanpathogenen Parvoviren übertragbar sind, weiß man nicht. Im Gegensatz zur zellulären DNA-Synthese werden für die Replikation des Virusgenoms keine RNA-Primer benötigt. Diese Funktion übernimmt die 3'OH-Gruppe der ITR-Region am 3'-Ende des einzelsträngigen DNA-Genoms, die als Primer für die ersten Polymerisationsreaktionen dient. Die Synthese der DNA-Stränge wird vermutlich vom Komplex der zellulären DNA-Polymerase δ katalysiert. Als Zwischenprodukt entsteht ein doppelsträngiges, bis auf einzelne Nukleotide im Bereich der T-förmigen ITR-Strukturen vollständig in Basenpaarung vorliegendes, kovalent geschlossenes Molekül. Anschließend schneidet die mit dem NS1-Protein assoziierte Endonuclease sequenzspezifisch an den trs-Stellen (trs: Terminal Resolution Sites) im Bereich des 5'-ITRs. An dem entstehenden 3'-OH-Ende werden unter Auflösung der Sekundärstrukturen weitere Nukleotide anpolymerisiert, sodass bei gleichzeitiger Verdrängung des ursprünglichen genomischen Stranges durch die ATP-abhängige Helikase des NS1-Proteins ein neuer Gegenstrang gebildet werden kann. Die Replikationsgabel bewegt sich weiter über das Molekül, sodass ein Replikationsintermediat entsteht, das zwei Genome in Doppelstrangkonfiguration umfasst. Die NS1-Endonuclease schneidet die dimeren Genomformen an den entsprechenden trs-Sequenzen, und die entstehenden 3'-OH-Enden werden für die Initiation einer neuerlichen Polymerisations- und Strangverdrängungsreaktion benutzt. Die verdrängten DNA-Stränge interagieren mit den Strukturproteinen und bilden Vorformen der Kapside. Die neu gebildeten Kapside sind schon wenige Stunden nach der Infektion als Einschlusskörperchen im Zellkern nachweisbar. Später findet man sie auch im Zytoplasma und in Ausstülpungen der Zellmembran, über welche die Partikel zum Teil von der Zelle abgegeben werden. In diesen Vesikeln sind die Viren vor dem Angriff durch das Immunsystem geschützt und können sich leicht im Organismus ausbreiten. Der Großteil der Virionen wird aber durch Apoptose der infizierten Zelle durch die Funktionen der NS1-Proteine freigesetzt.

56.6 Pathogenese

Das Parvovirus B19 gelangt bei der Übertragung auf die Schleimhäute des Mund- und Rachenbereichs. Welche Zellen primär infiziert werden, ist ebenso unklar wie der Weg des Virus zu seinen Zielzellen im Knochenmark, den erythroiden Vorläuferzellen der Differenzierungsstadien BFU-E (Erythrocyte Burst Forming Unit), CFU-E (Erythrocyte Colony Forming Unit) und den Erythroblasten. Während der Frühphase der Infektion, in der sich das Virus in den Vorläuferzellen der roten Blutkörperchen vermehrt, liegt es in hohen Konzentrationen (10^{11} bis 10^{13} Partikel pro Milliliter) im peripheren Blut vor. Diese virämische Phase wird durch die Produktion von neutralisierenden Antikörpern, welche die weitere Virusausbreitung verhindern, und durch die virusbedingte Eliminierung der für die Infektion permissiven erythroiden Vorläuferzellen eingedämmt. Die Patienten werden durch die Zerstörung der erythroiden Vorläuferzellen kurzzeitig anämisch. Bei Personen mit genetischen Störungen der Bildung von roten Blutkörperchen (beispielsweise Sichelzellanämie, Thalassämie, Kugelzell-Anämie) kann die Schädigung dieser Zellpopulation zu schweren aplastischen Anämien führen, weil sie die Erythrozyten nicht schnell regenerieren können.

Das Exanthem entwickelt sich gleichzeitig mit den virusspezifischen Antikörpern. Man vermutet daher, dass Immunkomplexe an seiner Ausbildung beteiligt sind. Alternativ hierzu gibt es Hypothesen, denen zufolge der Hautausschlag durch die Infektion von Endothelzellen entsteht, in denen sich das Parvovirus B19 jedoch nicht vermehren kann.

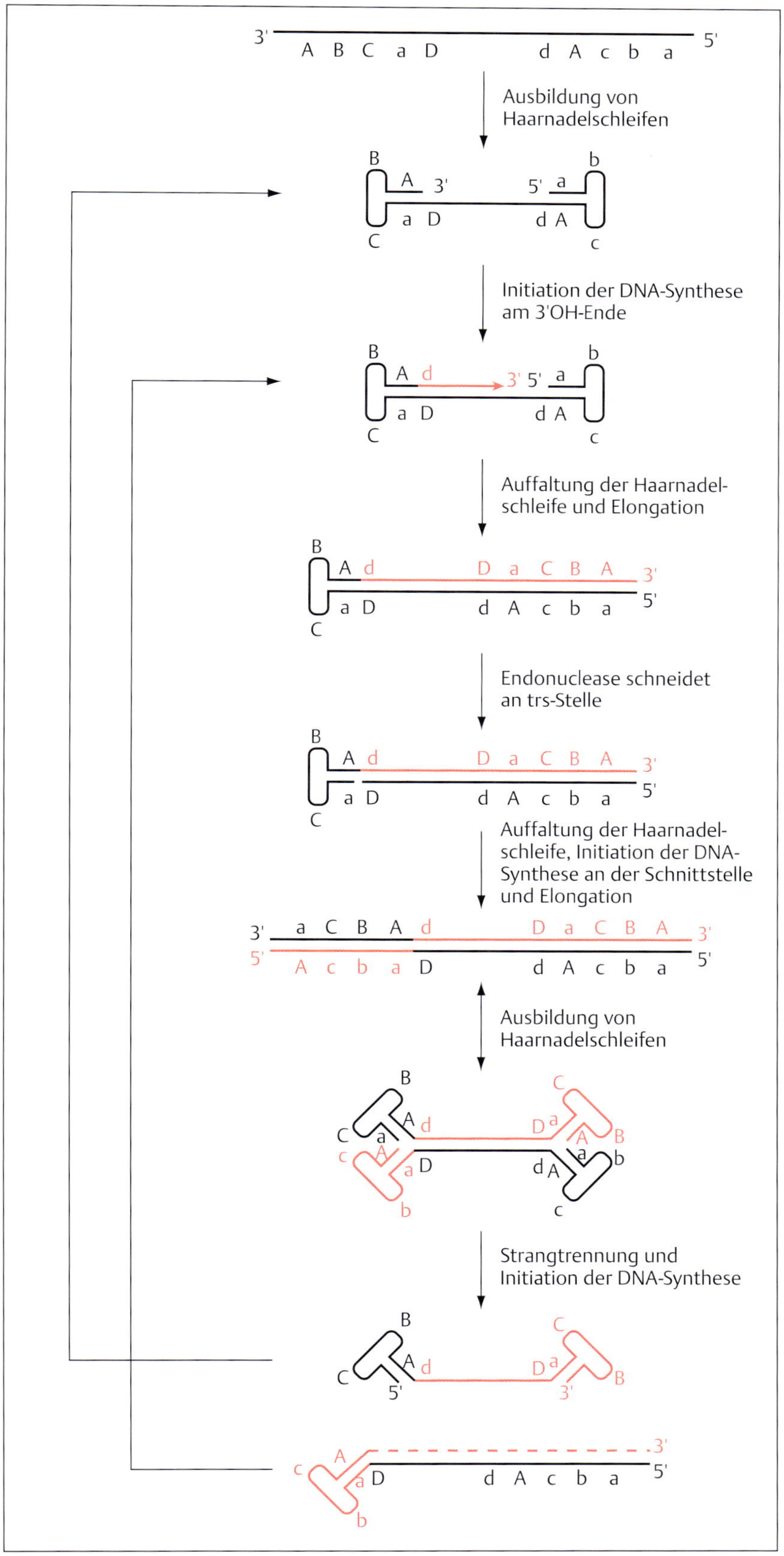

Abb. 56.**3** Modell zur Genomreplikation der Parvoviren. Die DNA-Synthese wird von zellulären Enzymen katalysiert und beginnt am 3'-OH-Ende des zu einer Haarnadelschleife gefalteten ITR-Elements. Bei fortschreitender Elongation wird die Sekundärstruktur des 5'-ITR aufgelöst und die DNA-Synthese bis zum Genomende fortgesetzt. Am Übergang des nun doppelsträngigen 3-ITR zu den einheitlichen Genomsequenzen befindet sich die Erkennungsstelle für die Endonukleasefunktion des NS1-Proteins (trs = Terminal Resolution Dite), das den DNA-Einzelstrang hier schneidet. Dadurch entsteht ein 5'- und ein 3'-OH-Ende; an Letzterem wird erneut die DNA-Synthese initiiert und bis zum Genomende fortgesetzt. Es liegt nun ein über alle Bereiche doppelsträngiges DNA-Genom vor. In der Folge falten sich die Genomenden erneut zu Haarnadelschleifen und bilden damit neue Initiationsstellen für die Polymerisation. In der Abbildung sind die neu synthetisierten Sequenzfolgen jeweils in rot angedeutet.

Wie das Parvovirus B19 die anderen vielfältigen Erkrankungsbilder auslöst, ist ungeklärt. Immunsupprimierte Patienten entwickeln häufig eine chronische Anämie, die mit einer persistierenden Parvovirus-B19-Produktion verbunden ist. Aber auch immunologisch gesunde Personen etablieren Infektionsverläufe, bei denen man über längere Zeiträume Parvovirus B19 in Mengen von 10^3 bis 10^5 Partikel/ml Blut nachweisen kann. Das Vorliegen von NS1-spezifischen Antikörpern weist auf eine längere andauernde, chronisch-persistierende Infektion hin. Man vermutet, dass das Virus in diesen Fällen nicht-permissive Zellen befällt und in ihnen einen abortiven Infektionsverlauf induziert, der mit der Synthese von NS1-Proteinen endet. Diese Zellen bilden zwar kaum infektiöse Nachkommenviren, die verschiedenen Funktionen des NS1-Proteins könnten sich aber äußern.

So stehen auch die lang anhaltenden Arthritiden und Arthralgien mit persistierenden Parvovirus-B19-Infektionen in Verbindung: In der Synovialflüssigkeit der entzündeten Gelenke kann man virale DNA und mit Antikörpern komplexierte Viruspartikel nachweisen. Letztere können die Entzündungsreaktionen bewirken. Auch ist die mit den VP1-Proteinen der Viruspartikel assoziierte Phospholipase A_2 möglicherweise für die Aufrechterhaltung der Entzündungsreaktionen und für die Induktion von Autoimmunreaktionen verantwortlich. Zelluläre Phospholipasen A_2 haben die Aufgabe, Arachidonsäure von Phosphatidylcholin und anderen Phospholipiden in der Zellmembran abzuspalten. Aus der Arachidonsäure entstehen dann in einem mehrstufigen Prozess Entzündungsmediatoren wie Prostaglandine und Leukotriene. Ähnliche Aktivitäten wurden für die viralen Enzyme des Parvovirus B19 und des Humanen Bocavirus gefunden. Die pathogenetischen Vorgänge bei Infektionen mit dem Humanen Bocavirus und dem PARV4-Virus sind jedoch kaum untersucht.

Nach der Infektion bleiben die Virusgenome, insbesondere diejenigen des Parvovirus B19 in den Zellen verschiedener Gewebe vermutlich lebenslang erhalten und nachweisbar. Daher findet man virale DNA auch bei gesunden Personen im Myokard, in der Leber, der Haut, den Tonsillen, in der Synovia und auch im Knochenmark. Die Viruslast kann dabei Werte von bis zu 1000 Genomkopien pro eine Million Zellen erreichen. In Leberbiopsien fand man auch latent vorliegende PARV4-Genome. Ob ausgehend von diesen latenten Virusgenomen zusammen mit anderen Erkrankungen oder bei Immunsuppression die Virusproduktion reaktiviert werden kann, ist unbekannt.

56.7 Infektionsverlauf

56.7.1 Parvovirus B19

Die Inkubationszeit der Infektion beträgt durchschnittlich ein bis zwei Wochen (Abb. 56.**4**). In dieser Phase ist der Patient bereits hoch virämisch (10^{11} bis 10^{13} Partikel/ml Blut) und überträgt das Virus. Insbesondere bei Kindern verläuft die Infektion häufig asymptomatisch, meist entwickeln sie das Erythema infectiosum (auch als Ringelröteln oder Fünfte Krankheit bekannt). Es ist durch grippeähnliche Symtome mit leichtem Fieber gekennzeichnet. Später, meist nach der Hochvirämiephase bildet sich ein Exanthem aus, das zunächst auf den Wangen auftritt und sich im weiteren Verlauf an den inneren Seiten von Armen und Beinen ausbreitet; es dauert meist ein bis zwei Tage an. Durch die virusbedingte Infektion und Zerstörung der Erythrozytenvorläuferzellen entsteht bei allen Infizierten eine vorübergehende Anämie. Gelegentlich treten bei der akuten Parvovirus-B19-Infektion auch die Bilder des Gloves-and-Socks-Syndrom, Thrombo- und Neutropenien oder Hepatitiden und Myokarditiden auf, in Einzelfällen wurde auch eine Enzephalitis beschrieben (Tab. 56.**2**). Werden Personen mit einer gestörten Bildung und Reifung der roten Blutkörperchen (z. B. mit Sichelzellenanämie) infiziert, so kann es durch die virusbedingte Zerstörung der Erythrozytenvorläufer zu schweren, zum Teil lebensbedrohenden, aplastischen Krisen kommen.

Oft schließen sich meist drei bis vier Wochen nach der akuten Infektion sowohl bei Kindern wie bei Erwachsenen Arthralgien und Arthritiden an, die einige Wochen andauern. In Einzelfällen verursachen sie über Jahre hinweg Beschwerden und ähneln dann einer rheumatoiden Arthritis. Bei diesen Fällen der lang anhaltenden parvovirusassoziierten Gelenkentzündung handelt es sich um persistierende Parvovirus-B19-Infektionen, die Viren sind über lange Zeit in der Synovialflüssigkeit der entzündeten Gelenke vorhanden. Des Weiteren findet man aber, dass sich in Folge der Parvovirus-B19-Infektion eine Reihe weiterer Autoimmunerkrankungen entwickeln können, die neben den Gelenken das Gefäßsystem und Blutzellen betreffen können (Tab. 56.**2**). Dies ist ein Anzeichen dafür, das Parvovirus B19 ein hohes Potenzial zur Auslösung von Entzündungsreaktionen besitzt.

Persistierende Infektionen treten auch in Verbindung mit anderen Symptomen auf, vor allem bei immunsupprimierten Patienten, sie entwickeln bevorzugt auch die schweren Erkrankungsbilder. Die virale DNA kann dabei andauernd im Blut nachgewiesen werden.

Weitere Probleme entstehen durch Parvovirus-B19-Infektionen von schwangeren Frauen. Akute Infektionen in der Frühschwangerschaft bewirken gelegentlich Spontanaborte, die Rate ist bei Schwangeren mit akuten Infektionen um etwa fünf bis sechs Prozent im Vergleich zu Nichtinfizierten erhöht. Akute Infektionen bis einschließlich der 20. Schwangerschaftswoche können vor allem im zweiten Trimester einen Hydrops fetalis verursachen. Der Hydrops fetalis tritt bei etwa 4% der akuten Parvovirus-B19-Infektionen während der Schwangerschaft im werdenden Kind zwischen der 14. und 28. Schwangerschaftswoche auf, meist um vier bis acht Wochen verzögert zur akuten Infektion der Schwangeren. Das Virus

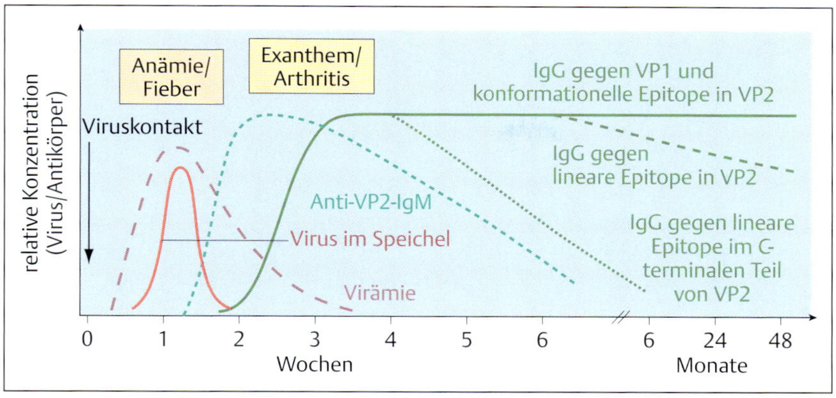

Abb. 56.**4** Serologischer Verlauf der Parvovirus-B19-Infektion.

wird dabei diaplazentar auf den Embryo übertragen und infiziert die Pronormoblasten der fetalen Leber. Schwere Anämien, Durchblutungsstörungen und Ansammlungen großer Flüssigkeitsmengen im Embryo, die mit Ödemen, Anämie, Hydrämie und Leberversagen verbunden ist, sind die Folge. In einem Teil der Feten entwickelt sich zusätzlich eine Myokarditis, die häufig zu seinem Tod führt.

56.7.2 Humanes Bocavirus

Infektionen mit dem Humanen Bocavirus wurden vor allem bei Kindern mit Erkrankungen der unteren Atemwege (Bronchitis, Lungenentzündung) beschrieben. Gelegentlich wurde es auch in Kindern mit Gastroenteritiden nachgewiesen. Vor allem Kleinkinder im Alter von unter drei Jahren scheinen von der Infektion betroffen zu sein. Ob das Humane Bocavirus kausal an der Ausbildung der Symptome beteiligt ist, ist noch nicht endgültig geklärt; in vielen Fällen wurde es bei erkrankten Kindern nachgewiesen, die auch mit anderen Pathogenen infiziert waren.

56.7.3 PARV4-Viren

Bisher sind kaum akute PARV4-Infektionen beschrieben; man fand das Virus in einem Patienten in den USA, der die Symptome einer schweren Infektion hatte. Da das Virus gehäuft in Hepatitis-C-Patienten oder Drogenabhängigen gefunden wurde, vermutet man, dass es durch kontaminiertes Blut übertragen wird. Der Infektionsverlauf und die damit möglicherweise verbundenen Symptome sind völlig unklar.

56.8 Übertragung

Die Übertragung des Parvovirus B19 erfolgt überwiegend durch Tröpfcheninfektion, ist aber auch durch kontaminierte Blutkonserven und Blutprodukte möglich. In den Tagen vor dem Auftreten der Symptome sind große Mengen an Viruspartikeln in Speichel, Blut und anderen Körperflüssigkeiten der infizierten Personen (bis zu 10^{13} Partikel pro Milliliter Blut) vorhanden. Wegen seiner hohen Stabilität ist das Virus schwer zu inaktivieren. Es behält eine Rest-Infektiosität in allen aus menschlichem Blut gewonnenen Produkten (Blutgerinnungsfaktoren, z. B. Faktor VIII- und Faktor IX-Präparate; Serumalbumin; Immunglobuline) trotz gleichzeitig vorhandener neutralisierender Antikörper, wenn die Viruslast im Plasmapool > 10^4 Genomäquivalente/ml liegt. Infiziert das Parvovirus B19 schwangere Frauen, so kann es diaplazentar auf den Fetus übertragen werden und Hydrops fetalis verursachen.

Das Humane Bocavirus wird ebenfalls oral durch Tröpfcheninfektion übertragen und ist im Blut der infizierten Personen nachweisbar. Da das Humane Bocavirus aber vor allem Kinder im Alter von unter drei Jahren infiziert, spielt die iatrogene Übertragung keine Rolle. Für PARV4 gibt es noch kaum verwertbare Daten: da es vor allem im Blut von Personen gefunden wurde, die auch mit Hepatitis-C-Virus infiziert sind, vermutet man einen iatrogenen, an Blut gebundenen Übertragungsweg. Es wurde auch in Plasmapools und in Blutgerinnungsfaktoren nachgewiesen.

56.9 Epidemiologie

Parvovirus B19 ist der Erreger der Ringelröteln (Erythema infectiosum) und weltweit verbreitet. Von ihm existieren drei verschiedene Genotypen, die regional unterschiedlich verbreitet sind: Während in Mittel- und Südeuropa sowie in Nordamerika der Genotyp 1 vorherrscht, fand man den Genotyp 2 bevorzugt in Nordeuropa sowie den Genotyp 3 in Frankreich und in Westafrika. Die Seroprävalenz der Erwachsenen liegt in Deutschland bei durchschnittlich etwa 72 %, sie steigt von 65 % bei den 18-Jährigen auf 80 % bei den Älteren an.

Das Humane Bocavirus ist ebenfalls weltweit verbreitet, man fand es vor allem bei kleinen Kindern mit Atemwegsinfektionen. Erste Daten zur Seroprävalenz zeigten, dass in über 90 % der Kinder bereits im Alter von sechs Jah-

Tabelle 56.2 Erkrankungen im Zusammenhang mit der Parvovirus-B19-Infektion.

A. Erkrankungen und Symptome, die in Verbindung mit der Parvovirus-B19-Infektion auftreten können	
immunkompetente Personen	
häufig	• unspezifisches Kranksein • Ringelröteln (Erythema infectiosum) • transiente Anämie • transiente Mono- oder Polyarthritis • transiente Arthralgien
selten	• Thrombozytopenie • Granulozytopenie • Panzytopenie • akutes Leberversagen/Hepatitis • Pseudoappendizitis/mesenteriale Lymphadenitis • Myositis • Myokarditis • Meningitis • Enzephalitis • Guillain-Barré-Syndrom • zerebelläre Ataxie
Personen mit hämatologischen Grunderkrankungen	
	• schwere Anämie • aplastische Krise
Schwangere	
	• Spontanabort • Hydrops fetalis
immunsupprimierte Personen	
	• chronische Anämie • Erythroblastopenie (Pure Red Cell Aplasia) • chronische Thrombozytopenie • chronische Granulozytopenie • chronische Panzytopenie • Myokarditis/Perikarditis/akutes Herzversagen • akutes Leberversagen/Hepatitis • Meningitis/Enzephalitis
B. Autoimmunerkrankungen im Zusammenhang mit der Parvovirus-B19-Infektion	
Gelenke	• Arthralgie • Arthritis • Monoarthritis, Oligoarthritis, Polyarthritis • juvenile idiopathische Arthritis
Bindegewebe, Gefäßsystem	• systemischer Lupus erythematodes (SLE) • Vaskulitis • leukoklastische Vaskulitis • Purpura Schönlein-Henoch • Handschuh-Socken-Syndrom (Papular-purpuric Gloves-and-Socks Syndrome, PPGSS) • Kawasaki Disease? • Riesenzellarteriitis (Giant Cell Arteriitis, GCA)? • Polyarteriitis nodosa • Wegener'sche Granulomatose • Glomerulonephritis • Hashimoto-Thyreoiditis
Blutzellen	• Autoimmun-Neutropenie • Autoimmun-Thrombozytpenie • idiopathische thrombozytopenische Purpura (ITP) • autoimmune hämolytische Anämie • virusassoziiertes hämophagozytäres Syndrom (VAHS)

ren Antikörper gegen die Virusstrukturproteine nachweisbar sind. Bezüglich der Epidemiologie der PARV4-Infektion gibt es noch kaum Werte. Das Virus ist vor allem im Blut von Personen nachgewiesen worden, die auch mit dem Hepatitis-C-Virus infiziert sind.

56.10 Immunantwort und Diagnostik

Die Diagnose der Parvovirus-B19-Infektion erfolgt durch den Nachweis von Antikörpern gegen die viralen Strukturproteine im ELISA oder Western Blot sowie durch den Nachweis von viraler DNA mittels der PCR (Abb. 56.**4**). IgM ist gewöhnlich nur bei frischen B19-Virusinfektionen nachweisbar. IgG weist bei gleichzeitig negativer PCR auf eine abgelaufene Infektion hin. Partikuläre Formen der Strukturproteine VP2 bilden das bevorzugte Antigen, da IgG gegen konformationelle VP2-Epitope lange nachweisbar bleiben. IgG gegen lineare VP2-Epitope zeigen eine erst kürzlich erfolgte, etwa sechs Monate zurückliegende Infektion an.

Bei persistierenden Infektionen kann man im Serum mittels der PCR niedrige bis mittelhohe Mengen viraler DNA (10^3 bis 10^5 geq/ml) nachweisen. Antikörper gegen das NS1-Protein von Parvovirus B19 fand man bisher bevorzugt bei Patienten mit persistierenden Infektionsverläufen und verzögerter Viruseliminierung.

Außer der Bildung von spezifischen Antikörpern kann man in Personen mit akuten und zurückliegenden Infektionen zelluläre Immunantworten gegen die Strukturproteine von Parvovirus B19 nachweisen. Überwiegend handelt es sich dabei um CD4-abhängige T-Helferzellen, die bei Kontakt mit den Virusproteinen Proliferationsaktivität zeigen.

Akute Infektionen mit den Humanen Boca- und PARV4-Viren werden üblicherweise mittels PCR nachgewiesen. Erste ELISA-Teste zum Nachweis von Bocavirus-spezifischen Antikörpern sind beschrieben, kommerziell aber nicht verfügbar. In Erwachsenen mit einer zurückliegenden Infektion mit dem Humanen Bocavirus kann man zusätzlich zu IgG-Antikörpern gegen die Strukturproteine auch T-Zellproliferation gegen VP2-Proteine finden.

56.11 Prophylaxe

Parvoviren sind äußerst stabil und können nur schwer inaktiviert werden. Aufgrund der fehlenden Lipidhülle kann die üblicherweise zur Abtötung membranumhüllter Viren eingesetzte Behandlung mit Lösungsmitteln und Detergenzien die Infektiosität von Parvoviren nicht zerstören. Daher sind alkoholische Händedesinfektionsmittel oder auch kurzzeitiges Erhitzen auf 80 bis 100 °C nur eingeschränkt wirksam. Neben der Tröpfcheninfektion können folglich Schmierinfektionen mit Speichel, Blut oder anderen Körperflüssigkeiten eine Quelle für die die Übertragung der Infektion sein. Besonders in Kinderarztpraxen und -kliniken, in welchen gehäuft mit infizierten Patienten zu rechnen ist, aber auch in Kinderkrippen und Kindergärten muss daher besonderer Wert auf Hygiene gelegt werden, um diese Art der Virusübertragung durch kontaminierte Einrichtungsteile und Gegenstände zu vermeiden.

Parvovirus-B19-seronegative Schwangere, die beruflich Kontakt zu Kindern unter sechs Jahren haben, werden bis einschließlich der 20. Schwangerschaftswoche mit einem Beschäftigungsverbot belegt.

Aufgrund der hohen Mengen, in welchen Parvovirus B19 bei akut Infizierten im Blut vorhanden ist, werden von den meisten Blutspendediensten die Blutspenden mittels PCR auf das Vorhandensein von hohen Viruslasten (> 10^6 Genomäquivalente/ml) getestet. Plasmapools, die mehr als 10^4 Genomäquivalente/ml von Parvovirus-B19-DNA enthalten, sollen nicht verarbeitet werden.

56.12 Impfung

Vakzinen zur Verhinderung von Infektionen mit humanpathogenen Parvoviren existieren nicht.

56.13 Therapie

Es gibt keine spezifisch wirkenden antiviralen Chemotherapeutika. Schwangere mit einer diagnostisch nachgewiesenen akuten Parvovirus-B19-Infektion müssen engmaschig mittels Dopplersonografie untersucht werden, um eine im werdenden Kind erfolgte Infektion mit entstehender Anämie frühzeitig zu erkennen. Sinkt im Fetus der Hämoglobinwert unter 8 bis 10 mg/dl ab, kann man durch Erythrozytentransfusion über die Nabelschnurvene die Ausbildung des Hydrops fetalis und den Tod des Kindes meist verhindern. Es entstehen keine Embryopathien oder Spätfolgen.

Immunsupprimierte Patienten (Transplantationsempfänger etc.) mit chronischen Anämien und Erythroblastopenien durch persistierende Parvovirus-B19-Infektionen können mit einer hochdosierten Immunglobulintherapie (0,4 g IgG/kg Körpergewicht/Tag an fünf aufeinander folgenden Tagen) behandelt werden. Ein Hyperimmunglobulinpräparat existiert nicht. Die Behandlung ermöglicht in den meisten Fällen eine deutlich Absenkung der Virustiter und eine Normalisierung der Blutwerte. In Einzelfällen zeigten derartige Gaben von Immunglobulinen auch bei Patienten, die an einer Parvovirus-B19-assoziierten Arthritis litten, Erfolge.

Literatur

Allander T. Human bocavirus. J Clin Virol 2008; 41: 29–33

Corcoran A, Doyle S. Advances in the biology, diagnosis and host-pathogen interactions of parvovirus B19. J Med Microbiol 2004; 53: 459–475

de Jong EP, de Haan TR, Kroes AC et al. Parvovirus B19 infection in pregnancy. J Clin Virol 2006; 36: 1–7

Franssila R, Hedman K. Infection and musculoskeletal conditions: Viral causes of arthritis. Best Pract Res Clin Rheumatol 2006; 20: 1139–1157

Fryer JF, Kapoor A, Minor PD et al. Novel parvovirus and related variant in human plasma. Emerg Infect Dis 2006; 12: 151–154

Kaufmann B, Chipman PR, Kostyuchenko VA et al. Visualization of the externalized VP2 N termini of infectious parvovirus B19. J Virol 2008; 82: 7306–7312

Kerr JR, Modrow S. Human and Primate Parvovirus Infections and Associated Disease. In: Berns K et al., eds. Parvoviruses. London, UK: Arnold Publishers, Hodder; 2006: 385–416

Lehmann HW, Modrow S. Human parvovirus B19 infection: An infectious agent with the potential to induce and trigger rheumatic disease. Current Rheumatology Reviews 2006; 2: 159–175

Lindner J, Modrow S. Human Bocavirus – A Novel Parvovirus to Infect Humans. Intervirology 2008; 51: 116–122

Manning A, Willey SJ, Bell JE et al. Comparison of tissue distribution, persistence, and molecular epidemiology of parvovirus B19 and novel human parvoviruses PARV4 and human bocavirus. J Infect Dis 2007; 195: 1345–1352

Modrow S, Gärtner B. Parvovirus B19-Infektion in der Schwangerschaft. Deutsches Ärzteblatt, 2006; 103(43): A2869–2876

Parsyan A, Candotti D. Human erythrovirus B19 and blood transfusion – an update. Transfus Med 2007; 17: 263–278

Röhrer C, Gärtner B, Sauerbrei A et al. Seroprevalence of parvovirus B19 in the German population. Epidemiol Infect 2008; 16: 1–12

Schneider B, Fryer JF, Reber U et al. Persistence of novel human parvovirus PARV4 in liver tissue of adults. J Med Virol 2008; 80: 345–351

Young NS, Brown KE. Parvovirus B19. N Engl J Med 2004; 350: 586–597

57 Anello- und Circoviren

S. Modrow

57.1 Taxonomie

Circoviren sind virale Pathogene in Pflanzen und verschiedenen Tieren (Affen, Schweinen und Geflügel). Die Vertreter der Familie der Circoviridae werden den Genera Anello-, Circo- und Gyrovirus zugeordnet (Tab. 57.**1**). Die Circo-und Gyroviren umfassen tierpathogene Erreger: Das Chicken-Anaemia-Virus (CAV), das Beak-and-Feather-Disease-Virus (BFDV) sowie zwei Typen des Porcinen Circovirus (PCV-1 und PCV-2). Das bisher einzige aus Menschen isolierte Circovirus ist das TT-Virus, das 1997 aus einem japanischen Patienten mit den Initialen T. T. isoliert wurde, der nach Bluttransfusionen eine Hepatitis entwickelte. Die heute gebräuchliche Abkürzung für das TT-Virus wird allerdings mit „torque-teno" (lateinisch: gedrehter Ring, gedrehte Schnur) interpretiert; der Begriff ist als Hinweis für das zirkuläre einzelsträngige DNA-Genom des Virus gedacht. Mit den TT-Viren verwandt sind die TTM-Viren (torque-teno-Mini-Virus). Weder die TT- noch die TTM-Viren kann man in Kultur züchten. Daher gibt es nur wenige Daten zum Replikations- und Infektionszyklus

57.2 Virusmorphologie

Die Partikel der Circoviren sind nicht von einer Hüllmembran umgeben, bestehen vermutlich aus nur einem Kapsidprotein (VP1) und haben eine ikosaedrische Struktur. Ihr Durchmesser liegt zwischen 17 und 22 nm. Details des Partikelaufbaus sind bisher nicht bekannt.

57.3 Genomstruktur und -organisation

Das Genom der Circoviren besteht aus einer zirkulär geschlossenen, einzelsträngigen DNA mit einer Länge von 1759 (Porcine Circoviren), 2319 (Chicken-Anaemia-Virus) und 2900 Nukleotiden beim TTM-Virus. Das Genom des TT-Virus ist mit 3852 Basen (Isolat TA278) deutlich länger. Die Genomorganisation ist bei allen ähnlich: In der Sequenz des TT-Virus findet man zwei große (ORF1, ORF2) und zwei kleinere offene Leserahmen (ORF3, ORF4), die teilweise an den Enden miteinander überlappen (Abb. 57.**1**). Zwischen den Leserahmen ORF4 und ORF2 liegt ein nicht für Proteine kodierender Sequenzabschnitt (UTR, Untranslated Region), der etwa 1200 Basen umfasst und einen GC-reichen Sequenzabschnitt aufweist. Er enthält vermutlich die für die Transkription und die Genomreplikation notwendigen Kontrollelemente (Promotor, Polyadenylierungssignal, Origin of Replication). Sowohl beim TT- wie auch beim TTM-Virus liegen die in den Partikeln enthaltenen Genome in Negativstrang-Orientierung vor.

Der große Leserahmen ORF1 kodiert vermutlich für das Kapsidprotein VP1 des TT-Virus, das unter Berücksichtigung der gesamten Länge des Leserahmens für die Synthese eines Proteins von 770 Aminosäuren Länge verantwortlich sein könnte. Im Leserahmen ORF2 vermutet man die Informationen für ein Nichtstrukturprotein, das für die virale Genomreplikation im Rolling-Circle-Mechanismus wichtig ist. Es hat bei Berücksichtigung von genotypspezifischen Unterschieden eine Länge von 120 bis über 200 Aminosäuren. Möglicherweise existieren zusätzliche Varianten dieses Nichtstrukturproteins, die durch die Verwendung von Spleißdonor- und Akzeptorstellen entstehen. Dadurch könnten die in den Leserahmen ORF3 und ORF kodierenden Abschnitte mit denjenigen des ORF2 verbunden werden. Ob das Produkt des Leserahmens ORF3 des TT-Virus, das je

Tabelle 57.**1** Taxonomie der Circoviren.

Genus	Mensch	Tier
Gyrovirus		Chicken-Anaemia-Virus
Circovirus		Porcines Circovirus-1 Porcines Circovirus-2 Beak-and-Feather-Disease-Virus
Anellovirus	TT-(torque-teno)-Virus TTM-(torque-teno-mini)-Virus	TT-Virus/TTM-Virus von Schimpansen, Makaken, Rhesusaffen, Nachtaffen, Rindern, Hühnern, Schweinen, Hunden, Schafen etc.

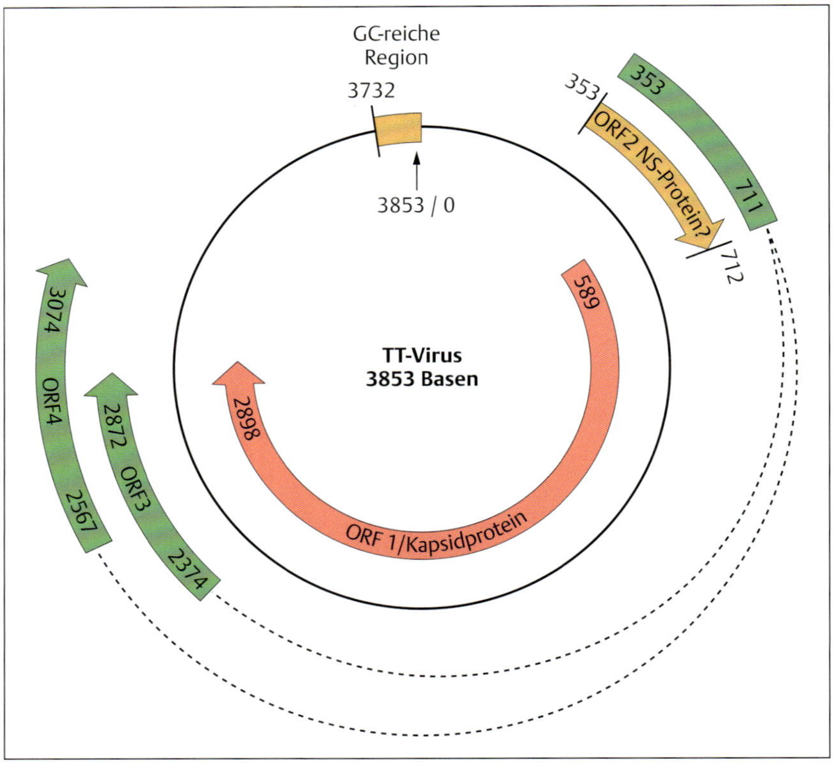

Abb. 57.**1** Genomstruktur und Genomorganisation des TT-Virus. Die Kontrollsequenzen für die Transkription befinden sich in den nicht für Proteine kodierenden Abschnitten (in der Abbildung oben). Es wird nur der genomische DNA-Negativstrang transkribiert. Beim TT-Virus können von den offenen Leserahmen bis zu drei Proteine gebildet werden, die in ihrer Funktion wenig untersucht sind. Unter der Annahme von Spleißereignissen kann der Leserahmen ORF2 mit den Sequenzen der Leserahmen ORF3 und ORF4 verbunden werden. Die entsprechenden Versionen der Nichtstrukturproteine sind allerdings während der Infektion bisher nicht nachgewiesen worden.

nach Virusisolat über 57 bis 105 Aminosäuren verfügt, eine ähnliche Funktion hat wie das VP3-Protein des Chicken-Anaemia-Virus, ist nicht endgültig geklärt. Beim Chicken-Anaemia-Virus löst das VP3 (13 kDa, auch als Apoptin bekannt) in einer Vielzahl von transformierten Zellen oder Tumorzellen in einem p53-unabhängigen Mechanismus die Apoptose aus; die physiologische Rolle des Apoptins ist allerdings unbekannt.

57.4 Viraler Lebenszyklus

Zum Ablauf der Replikation des TT-Virus existieren keine Daten. Von den tierpathogenen Circoviren weiß man, dass die Genomvermehrung im Kern der infizierten Zellen abläuft. Die Circoviren sind ähnlich wie auch die Parvoviren dabei auf die Präsenz zellulärer Proteine angewiesen, die während der S-Phase des Zellzyklus gebildet werden. Vermutlich im ersten Schritt der Virusvermehrung wird das einzelsträngige DNA-Genom mit einem dazu komplementären Strang zu einem dann doppelsträngigen Virusgenom ergänzt. Beim Chicken-Anaemia-Virus fand man die Synthese eines vermutlich polycistronischen Transkripts von 2000 Basen Länge. Dagegen wurden in Zellen, die mit der genomischen DNA des TT-Virus transfiziert wurden, drei Transkripte mit Längen von 3000, 1200 und 1000 Basen identifiziert, die alle die gleichen 5'- und 3'-Enden aufweisen und Spleißereignissen unterworfen sind. Die Genomreplikation scheint nach dem Rolling-Circle-Mechanismus abzulaufen. Der Zusammenbau der verschiedenen Komponenten zu neuen Viruspartikeln findet im Zytoplasma der Zellen statt, ihre Freisetzung erfolgt vermutlich durch Zell-Lyse als Folge apoptotischer Vorgänge.

57.5 Pathogenese

Die Zielzellen des TT-Virus sind unbekannt. Es scheint die mononukleären Zellen des peripheren Blutes und bestimmte Zellen in der Leber zu infizieren. In der Leber lassen sich mit der PCR bei der Genomreplikation entstehende Zwischenprodukte nachweisen, auch findet man in der Leber höhere DNA-Lasten als in anderen Geweben. Einen Anstieg der Transaminasen oder histologische Veränderungen in der Leber findet man aber nicht.

57.6 Infektionsverlauf

Bisher hat man keine Erkrankungen gefunden, die eindeutig mit der TTV- und/oder TTMV-Infektionen assoziiert werden konnten. Es gibt einige Hinweise, dass in Patienten mit schweren idiopathischen Myopathien, Krebserkrankungen und Lupus erythromatodes höhere Mengen an Virusgenomen zu finden sind. In Kindern mit akuten Atemwegsinfekten fand man Anzeichen für Virusreplikation.

57.7 Übertragung

Das TT-Virus und vermutlich auch das TTM-Virus werden durch Tröpfcheninfektion oral übertragen. Virus-DNA fand man auch im Sperma, der Tränen- und Gallenflüssigkeit sowie im Stuhl. Neben der Übertragung durch Tröpfchen- und Schmierinfektionen kann die Weitergabe des physikalisch sehr stabilen Virus auch durch Blut und Blutprodukte erfolgen. Ein Hinweis darauf ist auch die überproportional hohe Durchseuchung der Hämophilie- und Transplantationspatienten sowie der vom Gebrauch intravenöser Drogen abhängigen Personen mit dem TT-Virus.

57.8 Epidemiologie

Das TT-Virus ist weltweit in der menschlichen Bevölkerung verbreitet. Über 90% der Menschen sind sowohl mit TT- wie mit TTM-Viren infiziert. Sie induzieren persistierende Infektionen, die Genome findet man im Speichel, Blut und in verschiedenen Geweben. Die Virusisolate sind genetisch sehr heterogen, wobei sich die hochvariablen Bereiche auf die zentralen Regionen des ORF1 konzentrieren: Hier findet man bis zu 70% Unterschiede in der Aminosäuresequenz. Bis heute wurden mehr als 20 Genotypen gefunden, die fünf Gruppen zuordnet werden; zu ihnen zählen auch die SANBAN- und SEN-Viren. Sowohl von TTV wie von TTMV findet man die gleichzeitige Präsenz von bis zu fünf verschiedenen Genotypen in einem Menschen. Phylogenetische Analysen weisen auf häufige Rekombinationsereignisse hin, die zur Variabilität der Isolate beitragen. Da sie bisher nicht eindeutig mit Erkrankungen assoziiert werden, vermutet man, dass es sich möglicherweise um Viren handelt, die sich an die Lebensgemeinschaft mit dem Menschen gut angepasst haben und ihn dabei nicht schädigen. Auch aus dem Blut verschiedener Tiere (Schimpansen, Schweine, Rinder, Schafe und Hühner) ließen sich virale Sequenzen nachweisen, die von den menschlichen Isolaten nicht unterscheidbar sind. Das legt nahe, dass das TT-Virus als zoonotischer Erreger von Haustieren auf dem Menschen übertragen wird.

57.9 Immunantwort und Diagnostik

Über die immunologischen Reaktionen gegen Virusproteine ist nichts bekannt. Es existieren keine ELISA- oder Western-Blot-Tests. Der diagnostische Nachweis der Infektion erfolgt ausschließlich über die PCR, wobei die hohe genetische Variabilität des Virus ein besonderes Problem darstellt.

Addendum

Das Genus Anellovirus ist kürzlich (November 2009) als eigene Familie Anelloviridae eingeordnet worden. Die größeren TT-Viren Typ 1–28 des Menschen, einschließlich des SEN-Virus, bilden das neue Genus Alphatorquevirus, die TT-Miniviren Typ 1–9 des Menschen bilden das Genus Betatorquevirus. Daneben gibt es zur Zeit 7 weitere Genera bei verschiedenen Tierarten.

Literatur

Hino S, Miyata H. Torque teno virus (TTV): current status. Rev. Med Virol 2007; 17: 45–57

Irshad M, Joshi YK, Sharma Y et al. Transfusion transmitted virus: A review on its molecular characteristics and role in medicine. World J Gastroenterol 2006; 12: 5122–5134

Sagir A, Kirschberg O, Heintges T et al. SEN virus infection. Rev. Med Virol 2004; 14: 141–148

58 Papillomviren

G. Steger, H. Pfister

58.1 Einleitung

Die Familie Papillomaviridae umfasst nicht umhüllte Viren mit ikosaedrischen Kapsiden (Durchmesser ca. 55 nm) und einem ringförmig geschlossenen, doppelsträngigen DNA-Genom von etwa 8000 bp. Alle viralen Proteine sind auf einem DNA-Strang kodiert. Papillomviren (PV) sind weit verbreitet beim Menschen und bei vielen Säugetieren. Es wurden mehr als 100 humane Papillomvirus-Typen (HPV) identifiziert, die in 5 Genera (Alpha, Beta, Gamma, Mu und Nu) eingeteilt werden. Sie weisen per Definition weniger als 90% Sequenzhomologie innerhalb des Hauptstrukturproteingens L1 auf. Subtypen und Varianten eines HPV-Typs unterscheiden sich in der Regel in weniger als 5% ihrer L1-Sequenz. HPV infizieren Epithelzellen der Haut oder Schleimhaut und induzieren dort **primär benigne Tumoren** (Warzen, Papillome, Kondylome), die sich häufig, wahrscheinlich infolge einer zellvermittelten Immunreaktion, spontan zurückbilden. Oft bleiben die Infektionen subklinisch. Genetisch nah verwandte HPV Typen verursachen häufig ähnliche klinische Bilder. Die Vielzahl der beim Menschen induzierten Krankheitsbilder ist in Tab. 58.**1** zusammengefasst.

Manche HPV-Typen können nach Primärinfektion jahrelang persistieren. In diesen Fällen können sie zur **malignen Progression** der epithelialen Tumoren im Bereich des Anogenitaltrakts, des Respirationstrakts sowie der Haut beitragen. Umfangreiche molekularbiologische und epidemiologische Studien belegten, dass HPV-16 und HPV-18 sowie mindestens 11 weitere so genannte Hoch-Risiko-HPV-Typen (High Risk Types) notwendige Auslöser von **Gebärmutterhalskrebs** (Zervixkarzinom) sind, der weltweit zu den häufigsten Krebserkrankungen bei Frauen gehört. Diese Erkenntnisse führten zur Entwicklung von Impfstoffen zur Verhütung von HPV-16 und HPV-18 Infektionen.

58.2 Genomorganisation und Genexpression

Im Genom lassen sich drei Regionen unterscheiden (Abb. 58.**1**):

1. eine frühe, „Early"-Region, deren offene Leserahmen (ORFs E1 bis E7) für regulatorische Proteine kodieren,

Tabelle 58.**1** HPV-induzierte Krankheitsbilder beim Menschen.

Tumor	HPV-Typ	
	häufig	selten
Hautwarzen		
plantare Warzen	1	2, 4, 63
vulgäre oder Mosaikwarzen	2, 27	1, 4, 7, 26, 28, 29, 57, 60, 65, 75–78
flache Warzen	3, 10	2, 26–29, 41, 49
palmoplantare Zysten	60, 65	
EV-spezifische Hautläsionen	5, 8, 17, 20	9, 12, 14, 15, 19, 21–25, 36, 47, 50
benigne Tumoren des Kopfes und des Halses		
orale Papillome und Leukoplakie	2, 6, 11, 16	7, 57, 72, 73
fokale epitheliale Hyperplasie Heck	13, 32	
Larynxpapillome	6, 11	
Konjunktivapapillome	6, 11	
nasale Papillome		6, 11, 57

Fortsetzung Tabelle 58.**1**

Tumor	HPV-Typ	
	häufig	**selten**
anogenitale Tumoren		
Condyloma acuminatum	6, 11	2, 16, 30, 40, 41, 44, 45, 54, 61, 70–72, 83, 89, 90, 101–103, 106
CIN, VAIN, VIN, PIN, AIN	6, 11, 16, 18, 31	30, 33–35, 39, 40, 42–45, 51, 52, 56–59, 61, 62, 66, 67, 69, 71, 81–86, 97
Bowenoide Papulose	16	2, 34
maligne Tumoren		
Hautkarzinome von EV-Patienten	5, 8	14, 17, 20, 47
Zervix-Karzinom	16, 18, 31, 45	26, 33, 35, 39, 51, 52, 56, 58, 59, 66, 68, 73, 82
nicht zervikale anogenitale Karzinome	16	6, 11, 18, 31, 33, 97
Buschke-Löwenstein-Tumor	6, 11	
Larynxkarzinome		6, 11, 16, 18, 30
orale Karzinome		3, 6, 11, 16, 18, 57
Tonsillen-/Pharynx-Karzinome	16	18, 33
Speiseröhrenkrebs		6, 11, 16, 18
nasale Karzinome		16, 57

CIN zervikale intraepitheliale Neoplasie
VAIN vaginale intraepitheliale Neoplasie
VIN intraepitheliale Neoplasie der Vulva
PIN intraepitheliale Neoplasie des Penis
AIN anale intraepitheliale Neoplasie
EV Epidermodysplasia verruciformis

die für Transkription, Replikation und Pathogenese notwendig sind;
2. eine späte, „Late“-Region mit zwei ORFs, die für das Hauptstrukturprotein L1 und die weitere Kapsidkomponente L2 kodieren;
3. eine nicht kodierende Region (NCR), auch „Long Control Region“ (LCR) genannt, die die meisten Kontrollelemente für Transkription und Replikation enthält.

Die Transkription der Papillomviren wird typischerweise an mehreren Promotoren initiiert. Die genitalen Hoch-Risiko-HPV-Typen besitzen 2 Hauptpromotoren, den frühen Promotor vor dem E6-Gen und den späten Promotor im E7-ORF. Durch differenzielles Spleißen entstehen multiple mRNAs für die verschiedenen viralen Proteine. Die Aktivität des frühen Promotors, der unter anderem für die Expression der viralen Onkogene E6 und E7 verantwortlich ist, wird sehr streng kontrolliert. Der im Zentrum der NCR liegende Enhancer (Abb. 58.**1**) enthält Bindestellen für eine Reihe von ubiquitär und keratinozytenspezifisch exprimierten Transkriptionsfaktoren und ist verantwortlich für die Zelltypspezifität der Viren. Das virale E2-Protein und der zelluläre Faktor YY1 binden hauptsächlich im Promotor-proximalen Bereich der NCR und reprimieren im Wesentlichen den frühen Promotor.

Der späte Promotor wird erst im Verlauf der Keratinozytendifferenzierung induziert. Die dafür verantwortlichen Sequenzelemente liegen im Bereich der ORFs E6 und E7 und werden wahrscheinlich von Transkriptionsfaktoren gebunden, deren Aktivität im Verlauf der Keratinozytendifferenzierung zunimmt. An diesem Promotor initiierte Transkripte kodieren nicht nur für die Strukturproteine L1 und L2 sondern auch für E4.

58.3 Der virale Lebenszyklus

HPV gelangen vermutlich über kleine Wunden oder Abschürfungen zu den primären Zielzellen in der Basalschicht des Epithels und adsorbieren dort an Heparansulfat oder an $\alpha6\beta4$-Integrin. Nach Endozytose und Uncoating gelangt die virale DNA zusammen mit L2 in den Zellkern. Bedingt durch ihre geringe Größe kodieren PV zur Replikation ihrer DNA nur die Proteine E1 und E2 und benötigen darüber

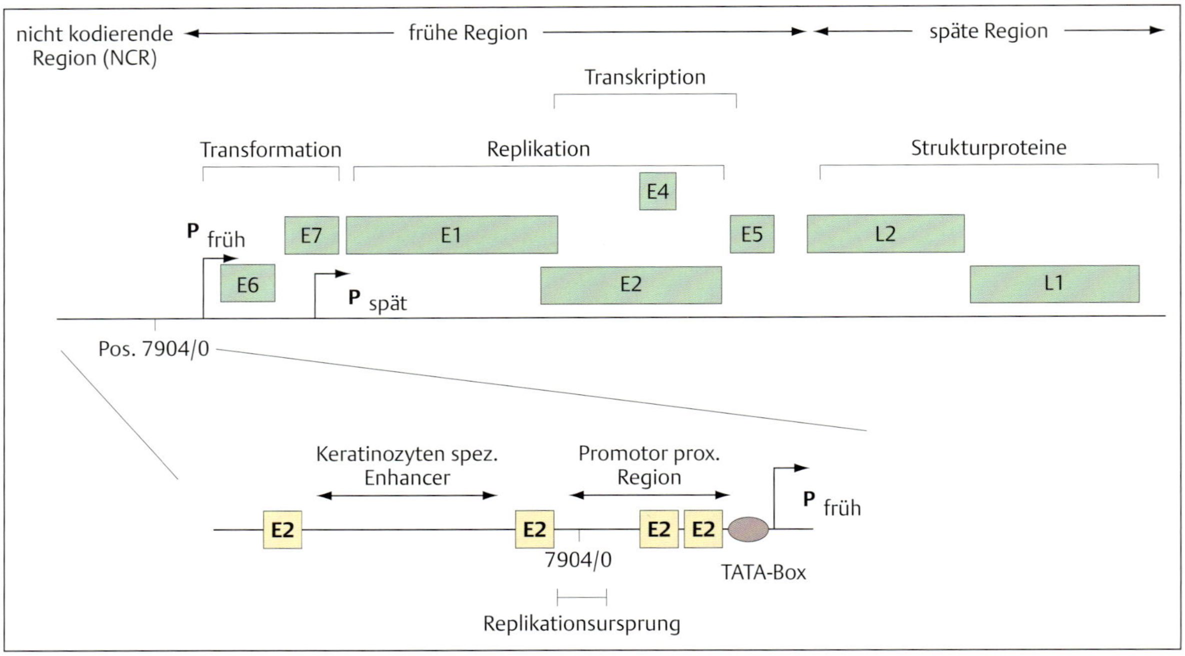

Abb. 58.**1** Genomorganisation von HPV-16. Das Genom lässt sich in eine frühe Region, die für die Proteine E1–E7 kodiert, und eine späte, für die Strukturproteine L1 und L2 kodierende Region einteilen. Die Proteine E5, E6 und E7 spielen eine Rolle bei der Transformation der Wirtszelle, E1 und E2 sind notwendig für die Replikation der viralen DNA, darüber hinaus ist E2 ein Regulator der viralen Genexpression. Die ca. 1000 bp große nicht kodierende Region (NCR) ist im unteren Teil der Abbildung vergrößert dargestellt. Hier befinden sich insbesondere im Bereich des Keratinozyten-spezifischen Enhancers und der Promotor-proximalen Region Bindestellen für zelluläre Transkriptionsfaktoren und das virale E2-Protein, sowie die TATA-Box des frühen Promotors, an der die Ausbildung des Präinitiationskomplexes durch Bindung des TATA-bindenden Proteins initiiert wird. Weiterhin ist die Position des Replikationsursprungs eingezeichnet. $P_{früh}$ und $P_{spät}$: früher und später Promotor.

hinaus Faktoren proliferierender Zellen. Wundheilung sowie die Aktivität der frühen viralen Proteine E5 und E7 (s. unten) helfen daher dem Virus, sich nach der Infektion in den normalerweise ruhenden Zellen zu etablieren. In den Zellen der Basalschicht können virale DNA und Transkripte nur in sehr geringen Mengen nachgewiesen werden. Die vegetative virale DNA-Synthese und der produktive Vermehrungszyklus sind streng an die Differenzierung der Keratinozyten gekoppelt (Abb. 58.**2**). In den Zellen des Stratum spinosum und granulosum nimmt die Expression

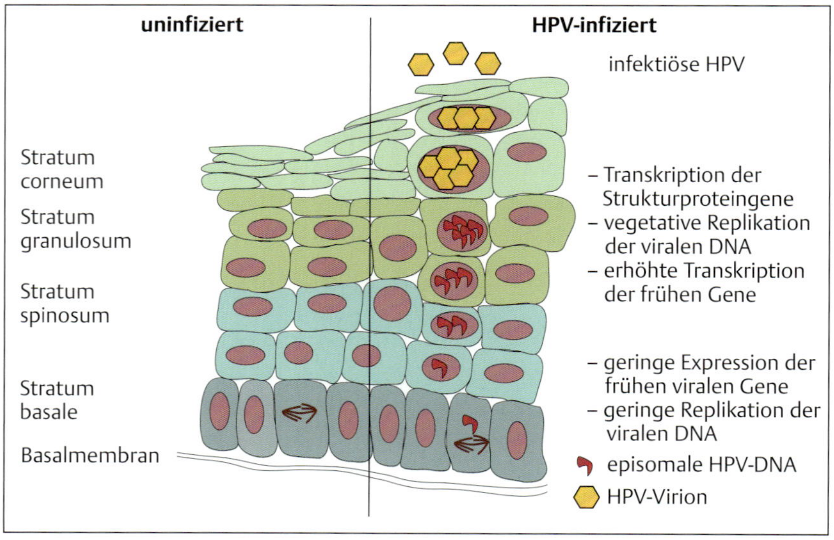

Abb. 58.**2** Vermehrungszyklus von Papillomviren in den verschiedenen Differenzierungsstadien der Epidermis (rechts). Im linken Teil ist die uninfizierte Epidermis schematisch dargestellt.

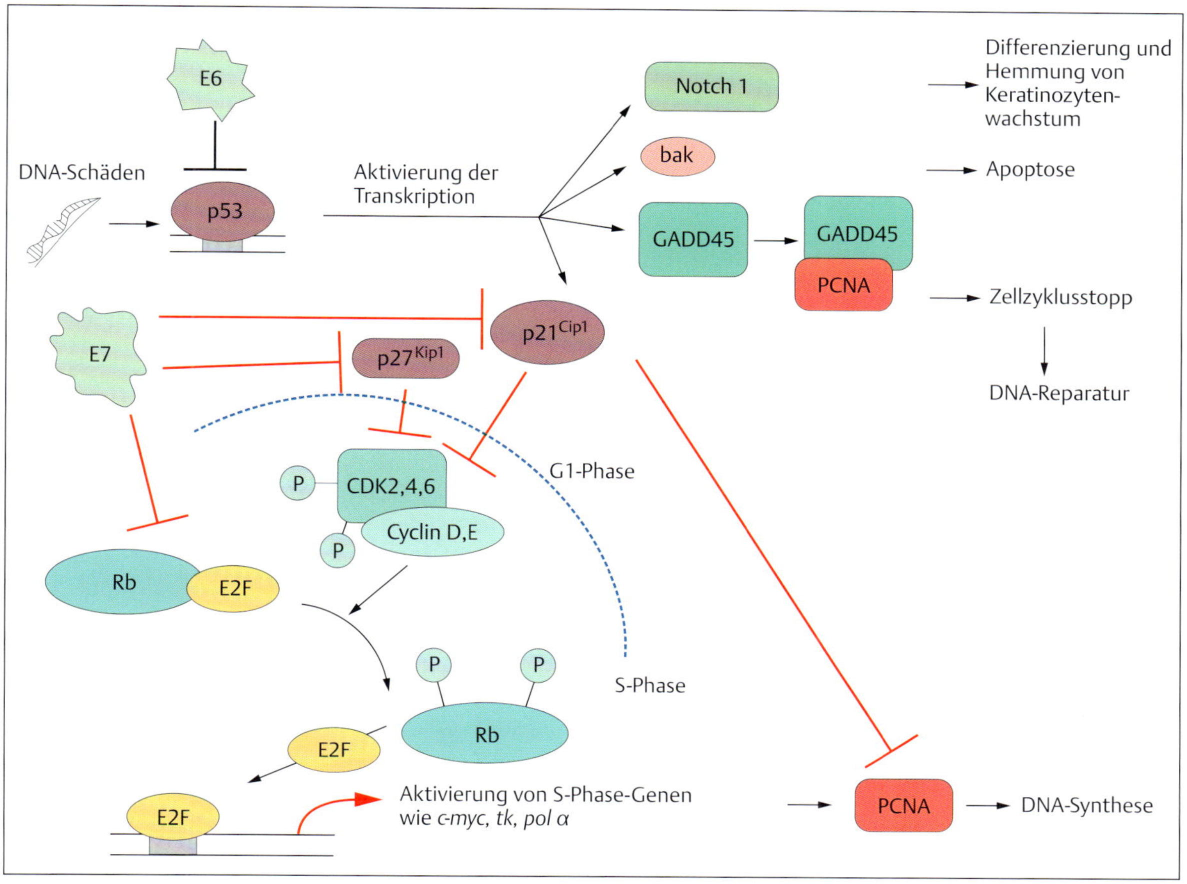

Abb. 58.**3** Regulation des Zellzyklus und Rolle der Tumorsuppressorproteine Rb und p53 in der Zelle. In der G1-Phase des Zellzyklus bindet nicht phosphoryliertes Rb E2F. Die Phosphorylierung von Rb durch CDKs (Cycline dependent Kinases), gebunden von Zyklinen, führt zur Freisetzung von E2F, das wiederum seine Zielgene aktiviert, deren Produkte an der zellulären und viralen DNA-Replikation und dem Nukleotidtriphosphat-Stoffwechselweg beteiligt sind. P53, aktiviert durch Schäden in der DNA, stimuliert die Expression seiner Zielgene, $p21^{Cip1}$, GADD45 und Bak. Es wird ein Zellzyklusstopp induziert, während die Reparatur der beschädigten DNA erfolgt. Notch 1 spielt eine Rolle bei der Differenzierung der Keratinozyten und agiert als Tumorsuppressor in der Epidermis. Das durch p53 induzierte $p21^{Cip1}$, sowie $p27^{Kip1}$ hemmen die Aktivität der CDKs und bewirken so einen Zellzyklusstopp. Durch Bindung von $p21^{Cip1}$ an PCNA steht dieses nicht mehr für die Replikation zur Verfügung. Zusammen mit dem p53-induzierten GADD45 ist PCNA an der Reparatur der beschädigten DNA beteiligt. Die Bindung der E6- und E7-Proteine von PV an zelluläre Proteine ist eingezeichnet. (→ entspricht einer Aktivierung, während ⊥ eine Hemmung der Aktivität bedeutet).

der regulatorischen Proteine, einschließlich der viralen Onkoproteine E6 und E7, zu.

! Die Expression des E7-Proteins induziert in Zellen des Stratum spinosum einen außerplanmäßigen Eintritt in die S-Phase des Zellzyklus und schafft somit geeignete Bedingungen für die Amplifikation der viralen Genome.

In normalem Gewebe kommt es bei verstärkter Proliferation zu Apoptose, um die Homöostase aufrechtzuerhalten. Diese Induktion des Zelltods ist abhängig vom Tumorsuppressorprotein p53 (Abb. 58.**3**). Einer frühzeitigen Apoptose der durch E7 zur DNA-Synthese angeregten Zellen wirkt E6 durch Ausschalten des p53 entgegen. Die Synthese der Kapsidproteine und die Virusreifung erfolgen erst in terminal differenzierenden Plattenepithelzellen. Komplette Virionen sind abhängig vom Virustyp in sehr unterschiedlichen Mengen in den obersten Zell-Lagen nachzuweisen (Abb. 58.**2**).

58.4 Pathogenese

! Durch die Expression der E6- und E7-Proteine in den differenzierenden Keratinozyten des Stratum spinosum und granulosum verzögern PV das normale Differenzierungsprogramm, was zu einer Verdickung des Epithels und damit letztlich zum benignen Tumor führt (Abb. 58.**2**).

Innerhalb der weiter differenzierten Epithelschichten sind charakteristische, HPV-induzierte zytopathische Effekte zu beobachten (zytoplasmatische Keratohyalineinschlüsse, basophile Kerneinschlüsse, perinukleäre Vakuolen, Koilozytose mit atypischen Kernen, Doppelkernen und Vakuolen). In den gutartigen HPV-induzierten Tumoren sind noch alle Schichten des differenzierten Epithels vorhanden.

Im Verlauf einer malignen Entartung bei persistierenden Hoch-Risiko HPV-Infektionen kommt es zum fortschreitenden Verlust der normalen Differenzierung. Je nach Grad der Entdifferenzierung unterscheidet man am Gebärmuttermund milde Dysplasien, auch als zervikale intraepitheliale Neoplasien des 1. Grades (CIN1) bezeichnet (die untersten suprabasalen Schichten sind durch Zellen ersetzt, die nicht differenzierten Basalzellen ähneln), moderate Dysplasien bzw. CIN2 (⅔ des Epithels undifferenziert) und schwere Dysplasien bzw. CIN3 oder Carcinoma in situ (die gesamte Dicke des Epithels besteht aus proliferierenden, undifferenzierten Zellen). Nach Durchbruch der Basalmembran handelt es sich um ein invasives Karzinom.

58.5 Molekulare Grundlagen der HPV-induzierten Onkogenese

Zur Etablierung der Infektion und für die vegetative Replikation entwickelten PV verschiedene mitogene und antiapoptotische Aktivitäten. Diese potenziell onkogenen Funktionen werden von den Proteinen E5, E6 und E7 vermittelt.

Das E5-Protein ist ein kleines, hydrophobes Protein, das in intrazelluläre Membranen des Golgi-Apparates und des endoplasmatischen Retikulums eingelagert wird. E5 verstärkt den mitogenen Signaltransduktions-Weg des epidermalen Wachstumsfaktors (EGF) und wirkt synergistisch mit ihm.

Das E7-Protein interagiert mit wichtigen Regulatoren des Zellzyklus, mit dem Retinoblastomprotein Rb (einem Tumorsuppressorprotein) sowie den verwandten Proteinen p107 und p130, mit $p21^{Cip1}$ und $p27^{Kip1}$. Normalerweise erlaubt die Phosphorylierung des Rb durch Cyclin-abhängige Kinasen (CDK) das Fortschreiten des Zellzyklus. Rb liegt in ruhenden Zellen nicht phosphoryliert vor und bindet so zelluläre Transkriptionsfaktoren, z. B. aus der Familie der E2F-Faktoren, die dadurch inaktiv sind. Im Übergang von der G1-Phase zur S-Phase wird Rb durch den CDK4/Cyclin-D1-Komplex phosphoryliert, was zur Freisetzung von E2F führt. Freies E2F aktiviert die Transkription einer Reihe von Genen, deren Produkte für DNA-Replikation und den Nukleotidtriphosphat-Stoffwechsel notwendig sind (Abb. 58.**3**). In HPV-infizierten Zellen interferiert E7 mit dieser Kontrolle, indem es das nicht phosphorylierte Rb bindet. Dies führt zur Freisetzung von E2F und nachfolgend zum Eintritt in die S-Phase des Zellzyklus. Eine E7-induzierte, gesteigerte Degradation von Rb verstärkt zusätzlich die Freisetzung von E2F. Die E7-Proteine genitaler HPVs mit niedrigem onkogenem Potenzial („Low Risk"-HPV) binden Rb mit geringerer Affinität und sind auch weniger effizient in der Induktion der Replikation der zellulären DNA. In uninfizierten differenzierten Keratinozyten sind die intrazellulären Spiegel von $p21^{Cip1}$ und $p27^{Kip1}$ erhöht, die beide als Inhibitoren des CDK/Cyclin-Komplexes die Replikation der DNA verhindern und Differenzierung erlauben. Durch Interaktion von E7 mit $p21^{Cip1}$ und $p27^{Kip1}$ verlieren diese ihre Fähigkeit, die Aktivität von CDK/Cyclin zu inhibieren (Abb. 58.**3**).

Das E6-Protein bindet p53 mittels eines weiteren Proteins, des E6-assoziierten Proteins (E6AP), einer Ubiquitin-Ligase. Es kommt zur Ubiquitinierung und nachfolgend zum proteolytischen Abbau von p53. Die E6-Proteine von „Low Risk"-HPV-Typen haben nur geringe Affinität zu p53 und induzieren nicht dessen Degradation.

Bei produktiven HPV-Infektionen werden E6 und E7, z. B. in milden Dysplasien der Cervix uteri, nur in suprabasalen, differenzierenden und nicht mehr proliferationskompetenten Keratinozyten verstärkt exprimiert, wo keine Gefahr einer onkogenen Transformation besteht. Dagegen beobachtet man in prämalignen und malignen Tumoren regelmäßig eine Überexpression der Onkogene E6 und E7 in allen proliferationskompetenten Zellen. Dies spricht dafür, dass **eine Deregulation der E6/E7-Expression eine entscheidende Rolle bei der Keratinozytentransformation und der Karzinogenese** spielt. In vitro konnte experimentell bestätigt werden, dass die Expression von E6 und E7 notwendig und hinreichend ist für die Immortalisierung von primären Keratinozyten. Kritische Funktionen von Hoch-Risiko-HPV-E6-Proteinen bei der Immortalisierung humaner Zellen sind die Steigerung der Telomeraseaktivität (wahrscheinlich über die E6-E6AP vermittelte Degradation eines Repressors der Expression der katalytischen Untereinheit der Telomerase) sowie die Degradation zellulärer PDZ-Domänen-haltiger Proteine. PDZ-Proteine sind bedeutsam für Zell-Zellkontakte und unterstützen die intrazelluläre Signaltransduktion. **Von größter Bedeutung für die Tumorprogression ist die genetische Instabilität E6- und E7-exprimierender Keratinozyten** mit dem Risiko einer unkontrollierten Aktivierung von Onkogenen und einer Inaktivierung von weiteren Tumorsuppressorgenen. Eine maligne Progression von PV-induzierten Tumoren korreliert stets mit einer Anhäufung von Mutationen im Wirtsgenom. Die Expression von E6 und E7 führt zu chromosomaler Instabilität durch Störung der Mitose. Darüber hinaus ist genetische Instabilität maßgeblich bedingt durch E6-vermittelte Degradation von p53 aufgrund dessen zentraler Rolle bei der Reparatur der beschädigten DNA.

Das p53 wird normalerweise bei DNA-Schäden als Transkriptionsfaktor aktiv und induziert u. a. $p21^{Cip1}$, GADD45, das proapoptotische Protein Bak und den epidermalen Tumorsuppressor Notch I. Durch Aktivierung von $p21^{Cip1}$

wird der Zellzyklus angehalten und durch Bindung von p21[Cip1] an den zellulären Replikationsfaktor PCNA wird die DNA-Replikation gehemmt. Zusammen mit GADD45 ist PCNA dann an der Reparatur der beschädigten DNA beteiligt. Liegen in der Zelle nicht reparierbare DNA Schäden vor, induziert p53 Apoptose (Abb. 58.**3**).

„High Risk"-E6- und -E7-Proteine interagieren mit einer noch wachsenden Zahl weiterer Proteine, deren Bedeutung für die onkogene Transformation bislang weitgehend unklar ist.

58.6 Klinik

58.6.1 PV-induzierte benigne und maligne Hauttumoren

Die sehr häufig auftretenden vulgären Warzen (Verrucae vulgares) sind scharf umschriebene, meist verruköse, hyperkeratotische Papeln, die besonders an den Extremitäten, Nase oder Kinn vorkommen. Die Morphologie kann durch die Lokalisation beeinflusst sein. So erscheinen sie an den Handinnenflächen und den Fußsohlen, bedingt durch mechanische Alteration, mosaikartig. Plantarwarzen (Verrucae plantares) sind meist durch den Druck flach ausgebildet und bohren sich oft dornartig in die Fußsohle. HPV-1 liegt im Allgemeinen in Plantarwarzen, HPV-2 oder -27 meist in vulgären und Mosaikwarzen vor. Plane juvenile Warzen (Verrucae planae juveniles) sind kleine, flache, rundliche bis ovale Warzen mit stumpfer Oberfläche und treten bei Kindern und Jugendlichen oft in großen Mengen auf. Sie können über Monate bis Jahre persistieren und heilen dann meist narbenlos ab. Die häufigsten Virustypen sind hier HPV-3 und -10. Alle genannten **Hautwarzen haben eine hohe Tendenz zur Selbstheilung**, und es kommt selbst bei sehr langer Persistenz und Exposition gegenüber Sonnenlicht kaum zu maligner Entartung.

Bei der seltenen autosomal-rezessiv vererbten Krankheit Epidermodysplasia verruciformis (EV) entwickeln sich chronisch persistierende, flache Warzen und charakteristische, EV-spezifische, makulöse, rötlich-braune Hautläsionen oder schuppige, Pityriasis versicolor-ähnliche Läsionen, die meist über den ganzen Körper verbreitet sind. In den EV-spezifischen Läsionen kann eine große Anzahl von HPV-Typen des Genus Beta gefunden werden (die so genannten EV-assoziierten HPV Typen 5, 8, 9, 12, 14, 15, 17, 19–25, 36, 47). Bei 30 bis 60% der EV-Patienten entwickeln sich Plattenepithelkarzinome der Haut, hauptsächlich an sonnenexponierten Körperstellen. Während in den benignen EV-Läsionen eine große Gruppe von HPV-Typen zu finden ist, sind in 90% der EV-assoziierten Plattenepithelkarzinome HPV-5 oder HPV-8 nachweisbar, was auf ein besonderes onkogenes Potenzial dieser HPV-Typen hinweist.

Die Rolle von HPV bei der Entstehung von nicht melanozytärem Hautkrebs (präkanzeröse aktinische Keratosen, intraepitheliale Bowen-Karzinome, Plattenepithelkarzinome und Basaliome) ist abgesehen von dem Syndrom EV noch unklar. DNA-Sequenzen von EV-HPV und nahe Verwandten aus dem Genus Beta wurden mithilfe der Polymerasekettenreaktion in bis zu 85% der aktinischen Keratosen und in 30 bis 50% der Plattenepithelkarzionome nachgewiesen.

! Organtransplantatempfänger erfahren aufgrund ihrer Immunsuppression ein etwa 100-fach erhöhtes Risiko für die Entwicklung von kutanen Plattenepithelkarzinomen und in bis zu 90 % dieser Tumoren ist ein breites Spektrum von HPV-Typen nachweisbar.

In Hauttumoren von Nicht-EV-Patienten ist keine Häufung bestimmter HPV-Typen zu beobachten. Die Menge der viralen DNA in Karzinomen ist sehr gering. Sie ist interessanterweise signifikant höher in aktinischen Keratosen. Dies ist vereinbar mit der Rolle von HPV speziell in frühen Stadien der Tumorgenese.

58.6.2 Tumoren des Kopfes und des Halses

Schleimhautpapillome können im Mundbereich an den Lippen, auf der Zunge oder der Wangenschleimhaut einzeln oder auch in disseminierter Form auftreten. Die Oberfläche kann aus fingerartigen Fortsätzen bestehen, die Farbe geht von weiß bis rosa, abhängig vom Ausmaß der Keratinisierung und Vakuolisierung. HPV-6 oder HPV-11 sind am häufigsten nachweisbar.

Der Morbus Heck (fokale epitheliale Hyperplasie) ist gekennzeichnet durch multiple, knotige Erhöhungen der Mundschleimhaut. Obwohl Morbus Heck weltweit vorkommt, tritt er endemisch in Mittel- und Südamerika, Alaska und Grönland auf. In den Tumoren im gesamten Bereich der Mundhöhle finden sich HPV-13 oder -32.

Larynxpapillome, die durch HPV-6 oder HPV-11 verursacht werden, sind Maulbeer-ähnliche, knotige Tumoren. Sie können bei Kindern multipel auftreten und bei entsprechender Größe zu Atembehinderung führen. Nach chirurgischer Abtragung kehren sie häufig wieder (rekurrierende respiratorische Papillomatose). Entartung ist sehr selten, war jedoch öfter nach Bestrahlung zu beobachten. Bei Erwachsenen treten diese Papillome gewöhnlich einzeln auf und entarten in 20% der Fälle.

In ca. 50% von Tonsillenkarzinomen findet sich HPV-16-DNA. Dies spricht dafür, dass die Infektion mit „High Risk"-HPV-Typen eine ursächliche Rolle bei der Entstehung eines Teils von Tonsillenkarzinomen darstellt. Patienten mit HPV-positiven Tonsillenkarzinomen haben offensichtlich eine bessere Prognose als Patienten mit HPV-negativen Tumoren.

58.6.3 Anogenitale Tumoren

Spitze Kondylome (Condylomata acuminata) sind multiple, papillomatöse Tumoren an der Schleimhaut oder feuchten Haut der äußeren Geschlechtsorgane (Penis, Vulva, Introitus vaginae), am Perineum und perianal. Die anfangs einzeln stehenden Papillome können beetartig verschmelzen. In mehr als 95 % der Condylomata acuminata liegt HPV-6 oder -11 vor. Es kommt in der Regel nicht zu einer malignen Entartung.

Buschke-Löwenstein-Tumoren (Condylomata gigantea) erreichen Blumenkohlgröße und treten im Anal-, Präputial- oder Vulvabereich auf. Sie sind wie spitze Kondylome HPV-6 oder -11 positiv, zeigen Papillomatose und ausgeprägte Hyperkeratose, wachsen destruierend, aber metastasieren selten.

HPV verursachen Dysplasien oder intraepitheliale Neoplasien (IN) an der Cervix uteri (CIN), Vagina (VAIN), Vulva (VIN), am Penis (PIN) und in der Analregion (AIN). Ehe ein Zervixkarzinom entsteht, werden dysplastische Vorstufen unterschiedlichen Schweregrades durchlaufen (CIN1 bis CIN3). Jedes CIN-Stadium kann sich spontan zurückbilden, dies geschieht jedoch mit zunehmendem Schweregrad immer seltener. So sind CIN1-Veränderungen oft reversibel, während unbehandelte CIN2/3 in 30 % der Fälle maligne entarten. Der Zeitraum zwischen primärer HPV-Infektion und der Karzinomentstehung variiert typischerweise zwischen 15 bis 20 Jahren.

In CIN1 findet sich ein breiteres Spektrum an HPV-Typen als in CIN2 und 3. Die Prävalenz einzelner HPV-Typen in milden bis schweren Dysplasien bzw. Karzinomen wurde als Ausdruck eines unterschiedlichen onkogenen Potenzials interpretiert und führte zur Einteilung in

- **„High Risk"-HPV** mit bevorzugtem Auftreten in hochgradig veränderten Läsionen und in Karzinomen HPV 16, 18, 31, 33, 35, 39, 45, 51, 52, 56, 58, 59, 66, 68 und
- **„Low Risk"-HPV**, die häufig in gutartigen und sehr selten in malignen Tumoren gefunden werden HPV 6, 11, 40, 42, 43, 44, 54, 61, 70, 72, 81).

Diese Einteilung wird durch biochemische Charakteristika der jeweiligen Onkoproteine (s. oben) und unterschiedliche Fähigkeit zur Immortalisierung menschlicher Keratinozyten in vitro unterstützt.

HPV16 ist weltweit der in den Karzinomen der Cervix uteri vorherrschende HPV Typ, gefolgt von HPV18 und HPV45, die häufiger in Adenokarzinomen als in Plattenepithelkarzinomen auftreten.

Die HPV-Prävalenz in Analkarzinomen liegt bei über 80 % und in Vaginalkarzinomen bei 60 %. Bei Vulvakarzinomen und Peniskarzinomen unterscheidet man verhornende und undifferenzierte Tumoren, wobei Letztere zu mehr als 50 % mit HPV assoziiert sind. HPV-16 ist mit großem Abstand der häufigste Virustyp in all diesen Tumoren. Allein beim Peniskarzinom wurden gelegentlich HPV-6 oder -11 identifiziert. Das Entartungsrisiko ist bei VIN, VAIN und PIN geringer als bei CIN.

Bei Bowenoider Papulose findet man einzelne oder gruppierte, rötliche bis bräunliche Papeln im Bereich der Vulva oder am Penis mit dem histologischen Bild eines Carcinoma in situ (aktuelle Bezeichnung: VIN3 bzw. PIN3). Die Veränderungen bilden sich, trotz des Vorliegens von HPV-16 oder -18, oft spontan zurück.

58.7 Übertragung

HPV werden durch direkten oder indirekten Hautkontakt, sexuell oder perinatal übertragen. Inkubationszeiten variieren für spitze Kondylome von 3 Wochen bis zu 8 Monaten, bei Warzen von 2 Wochen bis zu mehr als 1 Jahr.

HPV, die Hautwarzen verursachen, werden gewöhnlich durch Kontakt mit den infektiösen Tumoren oder mit kontaminierten Gegenständen bzw. Oberflächen (Boden in öffentlichen Bädern) übertragen.

Anogenitale Infektionen werden im Allgemeinen durch sexuellen Kontakt weitergegeben. Die Zervix ist hierbei das am häufigsten infizierte Gewebe. Bei ca. 40 bis 60 % der männlichen Partner von Frauen mit zervikaler HPV-Infektion lassen sich klinische oder subklinische HPV-Infektionen am Penis diagnostizieren. Genitale HPV zählen zu den am häufigsten sexuell übertragenen Erregern. Im Fall von Kondylomen bei Kindern besteht der Verdacht auf sexuellen Missbrauch. Es wurden jedoch auch Virusübertragungen im Rahmen der Babypflege beschrieben.

Larynxpapillome verursachende HPV werden zum Teil perinatal weitergegeben. Das Risiko eines Kindes einer HPV6- oder 11-positiven Mutter, Larynxpapillome zu entwickeln, ist jedoch relativ gering (1:80 bis 1:1500).

Kontaminierte Gegenstände, insbesondere gynäkologische Instrumente, können nur durch viruzide Desinfektionsmittel dekontaminiert werden. Bei Laser-Vaporisation von HPV-induzierten Tumoren muss entsprechende Schutzkleidung, sowie Mundschutz und Schutzbrille getragen werden, um die Übertragung von infektiösem Virus zu vermeiden.

58.8 Epidemiologie

Hautwarzen werden bei 10 bis 20 % der Schulkinder gefunden, jedoch kaum bei Kindern unter 5 Jahren. Bei bis zu 50 % der Jugendlichen (oder jungen Erwachsenen) finden sich Antikörper gegen HPV-1. Die Infektion mit Beta-HPV erfolgt sehr früh im Leben. HPV-Typen des Genus Beta findet man auf der Haut aller Menschen als kommensale Flora, aber die Infektionen bleiben hier in der Regel inapparent.

Die Prävalenz von Condylomata acuminata liegt zwischen 0,24 und 15 %, abhängig vom Alter und sexueller Aktivität. Aufgrund des Nachweises spezifischer HPV-Antikörper wird die Durchseuchung mit genitalen HPV-Typen bei der jungen, sexuell aktiven Bevölkerung in den USA auf über 50 % geschätzt. Ca. 10 bis 15 % der jungen Frauen in Deutschland sind latent mit genitalen HPV-Typen infiziert, belegt durch den Nachweis von HPV-DNA ohne klinische, zytologische oder histologische Befunde. Der Gipfel der HPV-Prävalenz liegt bei Frauen zwischen 15 und 25 Jahren und nimmt mit zunehmendem Alter ab. Nur bei ca. 10 bis 20 % der HPV-positiven Frauen sind zytologische Veränderungen feststellbar.

Das Zervixkarzinom ist weltweit mit ca. 500 000 neuen Fällen pro Jahr die dritthäufigste Krebserkrankung der Frau. In Deutschland ist nach Einführung von Früherkennungsprogrammen die Inzidenz des Zervixkarzinoms gesunken. Es repräsentiert hier 4 % aller Krebserkrankungen der Frau. In einigen Entwicklungsländern ist es der häufigste Krebs mit mehr als 85 neuen Fällen pro 100 000 Frauen jährlich im Vergleich zu 10/100 000 in den meisten entwickelten Ländern. Zervixkarzinome entstehen hauptsächlich in der 4. Lebensdekade und später.

58.9 Immunantwort

Das Immunsystem reagiert nur verhalten auf HPV-Infektionen, da sich die Viren weitgehend unbemerkt ausschließlich im Epithel vermehren, ohne die Wirtszelle zu lysieren und so Entzündungsreaktionen auszulösen. Darüber hinaus haben HPV ähnlich wie andere Viren Strategien entwickelt, das angeborene Immunsystem zu umgehen und die Aktivierung der adaptiven Immunität zu verzögern. So interferieren „High Risk"-E6- und -E7-Proteine sowohl mit der Aktivierung der Typ-I-Interferon-Expression als auch mit der Interferon-Signaltransduktion. Trotzdem werden die meisten HPV-Infektionen und produktiven Tumoren im Laufe von 1 bis 2 Jahren eliminiert.

Für die Regression ist offensichtlich die zellvermittelte Immunantwort entscheidend, da bei anhaltender Suppression der T-Zell-Immunität z. B. bei Organtransplantierten, ein erhöhtes Risiko für Warzen, Hautkrebs, CIN und Zervixkarzinom besteht. Auch HIV-Infizierte leiden deutlich häufiger unter HPV-Infektionen und HPV-assoziierten Neoplasien als HIV-negative Personen. Hauptsächlich CD4+ T-Zellen, aber auch CD8+ zytotoxische T-Lymphozyten und Makrophagen infiltrieren HPV-induzierte Tumoren bei Regression und es kommt zur Synthese pro-inflammatorischer Zytokine wie IL-12, TNF-α und IFN-γ. Bei HPV-16 richtet sich die T-Zell-Antwort insbesondere gegen Epitope der frühen Proteine E2, E6 und E7.

Die effiziente Präsentation von HPV-Peptiden durch MHC-Klasse-I- und -II-Moleküle ist entscheidend für die T-Zell-Erkennung. Dies kann den beobachteten Zusammenhang erklären zwischen dem Vorliegen bestimmter MHC-Haplotypen und einem erhöhten bzw. verminderten Risiko für die Entstehung eines Zervixkarzinoms. Bei mangelhafter Aktivierung von T-Zellen kommt es zur Etablierung persistierender HPV-Infektionen mit dem Risiko der malignen Progression.

Auch die humorale Immunantwort entwickelt sich bei HPV nur zögerlich. Sie ist wahrscheinlich ohne Bedeutung bei der Tumorregression, da bei einem Teil der Patienten zu diesem Zeitpunkt noch gar keine Antikörper nachweisbar sind. Neutralisierende Antikörper gegen virale Strukturproteine können theoretisch die weitere Ausbreitung einer persistierenden Infektion und die Gefahr einer späteren Reinfektion reduzieren. In der Tat schützen hohe Titer neutralisierender Antikörper nach Impfung vor Infektion (s. unten). Die niedrigen Antikörpertiter nach natürlicher Infektion verleihen jedoch keinen signifikanten Schutz gegen Reinfektion.

Sowohl zellvermittelte als auch humorale Immunität sind weitgehend HPV-Typ spezifisch.

58.10 Diagnose

Warzen und Kondylome können im Allgemeinen klinisch diagnostiziert werden. Vor allem HPV-Infektionen der Zervix uteri werden neben der klinischen Untersuchung auch durch Labormethoden diagnostiziert. Bei der zytologischen Beurteilung von Zervixabstrichen erfolgt in Deutschland überwiegend eine Klassifikation nach Papanicolaou (Pap I bis V). Zervixbiopsien werden histologisch in CIN1–3 und invasives Zervixkarzinom eingeteilt. Während die heute praktizierte zytologische Bewertung von Zervixabstrichen zum Teil in über 30 % der Fälle falsch negative Befunde liefert, kann die Sensitivität durch einen zusätzlichen Test auf HPV-DNA auf nahezu 100 % verbessert werden. Wegen der hohen HPV-Prävalenz und der hohen Spontanregression bei jungen Frauen sollte der **HPV-DNA Test** zur Früherkennung von Zervixkarzinomvorstufen erst jenseits von 30 Jahren eingesetzt werden. Dann jedoch ist er eine sinnvolle **Ergänzung zur Zytologie bei Screening-Untersuchungen.** Er ist auch indiziert bei **Kontrolluntersuchungen nach Therapie und als Entscheidungshilfe bei unklaren oder niedriggradigen zytologischen Befunden.** Der Nachweis und die Typisierung von HPV in Biopsiematerial oder Schleimhautabstrichen erfolgt über den kommerziell erhältlichen Hybridisierungstest Hybrid Capture II oder durch die sensitivere Genus-spezifische Polymerasekettenreaktion (PCR) in Verbindung mit Hybridisierung an typspezifische Sonden. Beim Nachweis von Hochrisiko-HPV-Typen im Genitalbereich von Frauen mittleren oder höheren Alters sind kürzere Intervalle zwischen gynäkologischen Kontrolluntersuchungen selbst bei zytologisch unauffälligem Befund angezeigt. Umgekehrt könnten bei negativem „High Risk"-HPV-Befund und unauffälliger Zytologie die Untersuchungsintervalle ohne Risiko für die Patientin verlängert werden.

Ein interessanter histologischer Biomarker für präkanzeröse Dysplasien ist $p16^{INK4a}$, das infolge der „High Risk"-E7-vermittelten Rb-Inaktivierung überexprimiert wird.

58.11 Vakzine

Es wurden prophylaktische HPV-Impfstoffe auf der Basis sog. „Virus like Particles“ (VLP) entwickelt. Diese DNA-freien, nicht infektiösen Viruskapside bestehen aus dem Hauptstrukturprotein L1 und werden gentechnisch in Hefe oder Insektenzellkulturen hergestellt.

! In den Ländern der Europäischen Union sind zwei Impfstoffe zugelassen, die L1-VLP von HPV-16, -18, -6 und -11, bzw. nur VLP von HPV-16 und -18 enthalten.

In den Zulassungsstudien schützten sie immunisierte Frauen bis zu 100% vor persistierenden Infektionen mit den vom Impfstoff abgedeckten Typen und vor Dysplasien und Krebsvorstufen, die auf diese HPV-Typen zurückzuführen sind. In Deutschland wird die Impfung gegen die HPV-Typen 16 und 18 für alle Mädchen von 12 bis 17 Jahren empfohlen und die gesetzlichen Krankenkassen übernehmen die relativ hohen Impfkosten. Die Grundimmunisierung erfolgt mittels drei intramuskulärer Injektionen im Abstand von ein bzw. zwei und sechs Monaten. Der Impfschutz ist grundsätzlich typspezifisch, aber eine begrenzte Kreuzprotektion bezüglich der mit HPV-16 und HPV-18 nahe verwandten HPV-Typen 31 und 45 ist möglich. Infektionen mit anderen Hoch-Risiko-HPV-Typen werden nicht verhindert. Deshalb ist die Teilnahme an den regelmäßigen Vorsorgeuntersuchungen trotz Impfung unbedingt notwendig.

Die prophylaktische Impfung ist nicht geeignet zur Therapie bereits bestehender persistierender HPV-Infektionen und HPV-induzierter Tumoren. Ziel potenziell therapeutischer Impfstoffe ist die Induktion von zytotoxischen T-Lymphozyten gegen frühe virale Antigene, die zur Eliminination von Tumorzellen führen kann. Erste Ergebnisse von klinischen Studien sind noch wenig Erfolg versprechend.

58.12 Therapie

Eine spezifische antivirale Therapie gibt es soweit bei HPV nicht. Warzen und milde Dysplasien der Genitalschleimhaut heilen oft innerhalb von 0,5 bis 2 Jahren spontan ab und sind deshalb gewöhnlich nicht therapiebedürftig. Höhergradige, präkanzeröse Dysplasien müssen in der Regel operativ entfernt werden, insbesondere zur Prävention des Zervixkarzinoms (s. auch gynäkologische Fachliteratur). Ausgedehnte, persistierende Warzen bei immundefizienten Patienten, stark proliferierende Genitalwarzen bei Schwangeren und üppig wuchernde Larynxpapillome bei Kindern sind leider meist therapierefraktär. Therapieziel ist die Entfernung oder Zerstörung der Läsion mit möglichst geringer Schädigung des umliegenden Gewebes. Die Wahl der Therapie hängt von der Art und Lokalisation der Läsion ab. Grundsätzlich lassen sich HPV-induzierte Tumoren durch chirurgische Abtragung (Kürettage, Skalpell, Schere, Elektrochirurgie, Loop-Exzision, Laser), Kryotherapie oder chemische Zerstörung (Salicylsäure zur Keratolyse von Verrucae vulgares und plantares, Trichloressigsäure; Podophyllotoxin) entfernen.

Bei Condylomata acuminata kann auch eine lokale Zytostase mit 5-Fluorouracil eingesetzt werden. Die Gabe von **Immunmodulatoren** wie Interferon-α,β oder Imiquimod hat sich ebenfalls als wirksam erwiesen. Die Interferon-Behandlung ist allerdings teuer und nur bedingt wirksam, z. B. selten bei Immunsupprimierten. Imiquimod ist in Deutschland zur Therapie von Kondylomen und Basaliomen und in den USA auch für die Behandlung von aktinischen Keratosen zugelassen. Bei Larynxpapillomen wird eine intraläsionale Injektion von Interferon-α oder Cidofovir, die systemische Gabe von Interferon, chirurgische Abtragung oder eine Kombination dieser Methoden angewandt, wobei bei allen Therapieansätzen Rezidive vorkommen.

Literatur

Campo MS, ed. Papillomavirus research. Wymondham, England: Caister Academic Press; 2006

Garland SM, Hernandez-Avila M, Wheeler CM et al. Quadrivalent vaccine against human papillomavirus to prevent anogenital diseases. N Engl J Med 2007; 356: 1928–1943

Howley PM, Lowy DR. Papillomaviruses. In: Knipe DM, Howley PM, eds. Fields, Virology. 5. Aufl. Philadelphia: Lippincott Williams & Wilkens; 2007: 2299 ff.

IARC Monographs on the evaluation of carcinogenic risks to humans. Vol. 90. Human Papillomaviruses. Lyon, Frankreich: IARC; 2007

Klussmann JP, Dinh S, Guntinas-Lichius O et al. HPV-assoziierte Tonsillenkarzinome. Ein Update. HNO 2004; 52: 208–218

Kreuter A, Potthoff A, Brockmeyer NH et al. Imiquimod leads to a decrease of human Papillomavirus DNA and to a sustained clearance of anal intraepithelial neoplasia in HIV-infected men. J Invest Dermatol 2008; 128: 2078–2083

Paavonen J, Jenkins D, Bosch FX et al. Efficacy of a prophylactic adjuvanted bivalent L1 virus-like-particle vaccine against infection with human papillomavirus types 16 and 18 in young women: an interim analysis of a phase III double blind, randomised controlled trial. Lancet 2007; 369: 2161–2170

Pfister H. HPV und Neoplasien der Haut. Der Hautarzt 2008, 59: 26–30

Schiffmann M, Castle PE, Jeronimo J et al. Human papillomaviruses and cervical cancer. Lancet 2007; 370: 890–907

zur Hausen H. Papillomaviruses and cancer: from basic studies to clinical application. Nat Rev. Cancer 2002; 2: 342–350

59 Polyomaviren

K. Dörries

59.1 Grundlagen

59.1.1 Historie

Polyomaviren wurden in einer Vielzahl von Tierarten, von Vögeln über Nager bis zu den Primaten nachgewiesen. Das erste Polyomavirus wurde in den 1950er Jahren entdeckt und die zwei weltweit verbreiteten humanen Vertreter, das humane Polyomavirus Typ 1, JC-Virus (JCV) und Typ 2, BK-Virus (BKV) wurden dann in den 1970er Jahren isoliert. Zur Benennung der beiden Virusspezies wurden die Initialen der beiden ersten Patienten benutzt. Die späte Entdeckung ist vermutlich darauf zurückzuführen, dass die Infektion im gesunden Organismus regelmäßig asymptomatisch verläuft und, wenn überhaupt, nur unter schwerer und lang andauernder Immunsuppression gravierende Erkrankungen des Zentralnervensystems (JCV) und des Urogenitaltraktes (BKV) hervorruft. Eine höhere Zahl von Fällen wurden erst nach dem Auftreten des AIDS und, in einer zweiten Stufe, nach Entwicklung der modernen immunsuppressiven und immunmodulatorischen Therapeutika in der Transplantationsmedizin beschrieben.

Obwohl in den 1960er Jahren das Affenvirus SV40 als kontaminierendes Agens der Poliovakzine weltweit verimpft wurde, hat erst die Anwendung moderner molekularbiologischer Nachweismethoden die Vermutung unterstützt, dass das Affenvirus sich in der menschlichen Bevölkerung horizontal und möglicherweise sogar vertikal verbreiten kann. Zwar wurde bis heute keine Verbindung zu Erkrankungen entdeckt, die Anwendung der PCR-Methodik hat aber 2007 zur Entdeckung von drei neuen Polyomaviren geführt, von denen das KI (KiPyV) und das WU (WuPyV) in bis zu 7% respiratorischer Proben entdeckt wurden (s. Kap. 10). Vermutlich handelt es sich hier um persistierende Infektionen, die bisher mit keiner Erkrankung in Verbindung gebracht wurden. Im Gegensatz dazu wurde der dritte Vertreter in einem seltenen, aber außerordentlich aggressiven neuroendokrinen Hauttumor, dem Merkelzell-Karzinom entdeckt, der dem Virus auch den Namen gab (MCPyV). Im Gegensatz zu JCV und BKV war das virale Genom integriert, und 6 von 8 untersuchten Tumoren zeigten ein klonales Integrationsmuster, was als Hinweis auf eine mögliche Rolle von MCPyV bei der Entstehung dieser Tumoren gewertet wurde. Da MCPyV-DNA inzwischen auch als persistierendes Genom in respiratorischen Proben nachgewiesen wurde, müssen zunächst grundlegende Fragen der viralen Biologie und der Virus-Wirts-Beziehungen geklärt werden, bis die Rolle der neuen Polyomaviren in Persistenz und Pathogenese von Polyomavirus-assoziierten Erkrankungen eingeschätzt werden kann.

59.1.2 Klassifizierung

Der historische Ausdruck „Papova" ist ein Akronym, mit dem zunächst Papillomviren und Polyomaviren einschließlich dem „vakuolisierenden Agens", später das Affenpolyomavirus SV40, in eine Virusfamilie Papovaviridae eingeordnet und in zwei Genera unterteilt wurden. Die fortschreitende molekulare Charakterisierung hat jedoch eine Teilung in zwei Familien nötig gemacht. Im Jahr 2000 wurden daher die Polyomaviridae mit zunächst nur einem Genus gebildet. Mit der Entdeckung weiterer Mitglieder der Polyomaviridae wird es vermutlich zu einer weiteren taxonomischen Differenzierung kommen.

59.1.3 Morphologie und Struktur

Die Polyomaviren bilden ikosaedrische Kapside ohne Hülle mit einem Durchmesser von 40 bis 45 nm (Abb. 59.**1**). In Zellen mit hoher Replikationsrate können sich Kapside sowohl zu Filamenten als auch zu kristallinen Arrays zusammenlagern. Das Ikosaeder mit der Triangulationszahl T = 7 besteht aus 72 Pentameren, also insgesamt 360 Molekülen, des Hauptstrukturproteins VP1. Die kleinen Kapsidproteine VP2 und VP3 stabilisieren diese Struktur und bewirken die

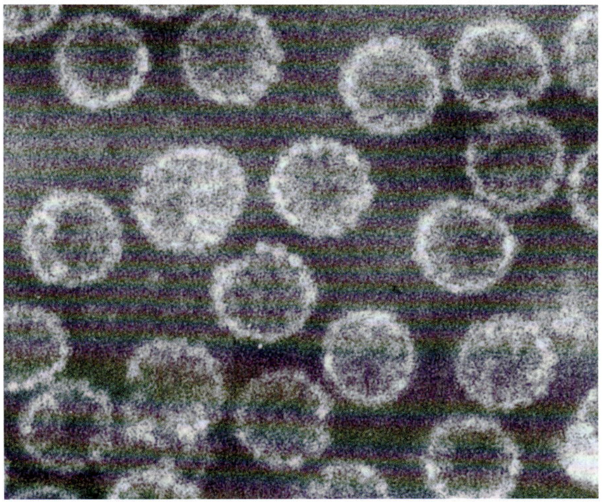

Abb. 59.**1** Viruskapside des humanen Polyomavirus JC.

Verpackung des Genoms, ein Minichromosom aus zirkulärer kovalent geschlossener doppelsträngiger DNA (engl. cccDNA) von rund 5000 Basenpaaren, das durch zelluläre Histonmoleküle komplexiert wird.

59.1.4 Genomorganisation und Replikation

Das Genom ist in drei Bereiche unterteilt, die frühe und späte kodierende Region mit jeweils etwa 2400 Basenpaaren und eine nicht kodierende Region, die die virale Replikation und Expression reguliert (Abb. 59.**2**). Die frühe Region wird vor der DNA-Replikation transkribiert und kodiert für die frühen regulatorischen Proteine, die so genannten Tumorantigene (s. Kap. 7), das große T-Antigen (T Ag), deren Spleiß-Varianten T „primes" und das kleine t-Antigen (t Ag), die alle sehr unterschiedliche Länge haben. Es sind multifunktionelle Proteine, die eine Vielzahl von unterschiedlichen Aufgaben im viralen Expressionszyklus übernehmen. Das T Ag bereitet die Zelle zunächst durch Deregulation des Zellzyklus auf die virale Replikation vor, dann wirkt es als Helikase an der DNA-Replikation mit und später wird es zu einem Transkriptionsfaktor, der die Umschaltung von früher zu später Genexpression orchestriert. Das kleine t Ag und die T'-Proteine sind überwiegend mit den onkogenen Eigenschaften der Polyomaviren assoziiert. Die späte Region kodiert für das späte regulatorische Agnoprotein, dessen mögliche Funktion noch nicht abschließend geklärt ist, und die Strukturproteine VP1, VP2 und VP3, die als einzige virale Proteine im Virion vorhanden sind.

Aktivität und Spezifität der DNA-Replikation und der viralen Transkription werden durch die nicht kodierende Kontrollregion bestimmt, die zwischen der frühen und späten kodierenden Region lokalisiert ist. Sie ist aus dem Origin der DNA-Replikation mit T Ag-Bindungsstellen und hochvariablen Promotor/Enhancer-Elementen mit einer Vielzahl von Bindungsstellen für zelluläre Transkriptionsfaktoren zusammengesetzt. Sie bestehen aus einer funktionellen Basiseinheit sowie Einheiten, die zellspezifische und immunregulatorischen Funktionen vermitteln und damit für den viralen Lebenszyklus und die Virus/Wirtsinteraktion in vivo wesentlich sind.

59.1.5 Varianten, Subtypen

Schon früh, bevor die ersten Genome von JCV und BKV sequenziert wurden, fiel auf, dass die Länge des viralen Genoms einzelner Isolate sehr unterschiedlich sein konnte. Heute werden zwei Typen von genetischen Varianten unterschieden: Subtypen der Kontrollregion und Genotypen der kodierenden Regionen. DNA-Sequenzierungen machten deutlich, dass im kodierenden Bereich fast ausschließlich geringfügige Einzelmutationen zu finden sind, während groß angelegte Rearrangements die transkriptionellen Kontrollregion betreffen und für die Längenunterschiede von mehr als 200 bp verantwortlich sind. Subtypen zeichnen sich durch Veränderungen der strukturellen Organisation und Zahl der Promotor/Enhancer-Elemente, bei gleichbleibender Sequenz der Faktorbindungstellen, aus. Es werden so genannte Archetypen mit singulären Bindungsstellen neben solchen mit Duplikationen, Deletionen und Insertionen beobachtet. Rearrangierte Enhancer-Elemente mit erhöhter Zahl von Bindungsstellen für Transkriptions-

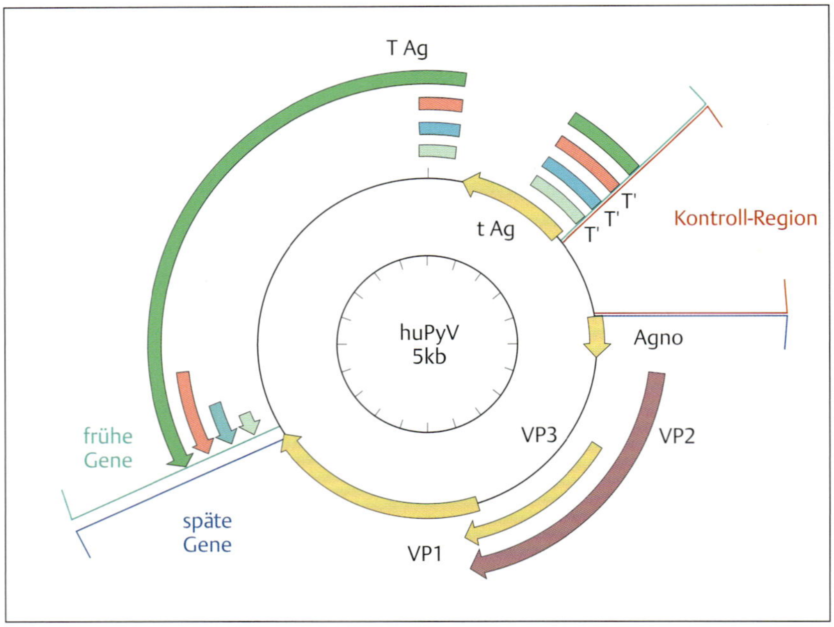

Abb. 59.**2** Struktur der genomischen DNA der humanen Polyomaviren (huPyV). Genomlänge etwa 5 kB. Frühe Region mit Leserastern für die Spleißvarianten der Tumorantigene. Späte Region mit den Kapsidproteinen und dem regulatorischen Agnogen. Die nicht kodierende Kontrollregion umfasst den Origin der DNA-Replikation und die Promotorelemente.

faktoren wurden zuerst bei PML-Patienten beschrieben. Daraus wurde die These entwickelt, dass die Rearrangements die Virulenz der Subtypen beeinflussen und damit für die Pathogenese bedeutsam sind. Nach Jahren von Sequenzanalysen und In-vitro-Studien muss man heute aber davon ausgehen, dass es keine virulenten Subtypen gibt und die Varianz keine prognostische und diagnostische Bedeutung hat.

Im Gegensatz dazu sind Genotypen sehr stabil und bilden die Grundlage der multiplen Genotypen, die auf Sequenzveränderungen beruhen und auch der antigenen Variation bei BKV, mit bisher 4 bekannten Serotypen. Genotypen haben eine definierte geografische Verteilung und treten unabhängig von den Subtypen auf, sodass jeder Genotyp theoretisch mit jedem genomischen Subtyp kombinieren kann. Bei Genotypen werden in der Regel Basenmutationen beobachtet, die nur selten Veränderung der Aminosäurezusammensetzung der Proteine zur Folge haben. Darüber hinaus ist es bis heute nicht gelungen, eine Verbindung zwischen Genotyp und Virulenz einzelner Isolate herzustellen.

59.1.6 Lebenszyklus

Der virale Vermehrungszyklus wird eingeleitet durch die Adsorption der beiden Viren an das gleiche Zielmolekül, Sialinsäure, allerdings mit unterschiedlichen Bindungen und verschiedenen Proteinbestandteilen. JCV bindet zunächst an 2–6-verknüpfte Sialinsäure und danach an den Serotoninrezeptor $5HT_{2A}$, der eine Clathrin-abhängige Endozytose erlaubt. BKV scheint 2–3-verknüpfte Sialinsäure und die Ganglioside GD1b und GT1b zu nutzen. Während JCV sehr schnell aufgenommen wird, erfolgt der Eintritt in die Zelle bei BKV langsam durch Caveolae-vermittelte Endozytose. Nach Transport der Virionen durch das Zytosol an das ER erfolgt auf ungeklärte Weise die Freisetzung der Virusgenome in den Nukleus. Dort läuft unter strenger zeitlicher Regulation die frühe Transkription der T-Antigene, die virale DNA-Replikation und die späte Transkription des Agnoproteins ab. Der Expression der viralen Strukturproteine folgt der Import in den Nukleus und der Zusammenbau der Virionen. Nach Transport der Virionen durch Kernmembran und Zytosol kommt es zum Freisetzen durch Zytolyse, die Ursache der symptomatischen histopathologischen Veränderungen ist. Allerdings wurde Ausschleusung auch durch Sekretion von Virionen von der Plasmamembran intakter Zellen beobachtet. Dies könnte eine Erklärung für das Auftreten von zirkulierendem Virus bei der asymptomatischen Polyomavirusinfektion in vivo sein.

59.1.7 Epidemiologie

Die Seroprävalenz von JCV liegt in unterschiedlichen Ländern zwischen 44 und 92 %. Es gibt darüber hinaus geografisch isolierte Populationen, die JCV-frei sind, und andere mit einer Seropositivität von 100 %. Es scheint keine Korrelation von BKV- und JCV-Durchseuchung zu geben. In unterschiedlichen Populationen lässt sich eine deutliche Altersabhängigkeit ableiten. JCV kann übereinstimmend mit BKV im frühen Kindesalter akquiriert werden, die Seroprävalenz kann aber auch kontinuierlich bis ins hohe Erwachsenenalter ansteigen. Mit einer deutlichen Altersabhängigkeit hat BKV eine Seroprävalenz von 55 bis 85 % insgesamt. Sie steigt vom 2. Lebensjahr bis in die späte Kindheit steil an und erreicht im Alter zwischen 5 und 10 Jahren Erwachsenenlevel, die bis zu 90 % betragen können. Damit ist BKV eine Infektion der frühen Kindheit. Dies wird bestätigt durch die Antikörpertiter, die während der ersten 5 Lebensjahre am höchsten sind. BKV und JCV zirkulieren unabhängig in der Bevölkerung. BKV-seropositive Personen können daher durchaus seronegativ für JCV sein und umgekehrt. In der Konsequenz ist der Serostatus eines Patienten in der Diagnostik nicht verwertbar.

Die hohe Inzidenz von BKV-Infektionen in der frühen Kindheit und die Persistenz von JCV und BKV in der Niere ließ den Urin als Übertragungsmedium und Schmierinfektionen als die hauptsächliche Verbreitungsroute erscheinen. Während bei JCV die Exkretionsraten in jedem Alter sehr hoch sind, sprechen BKV-Virurieraten von etwa 25 % bis maximal 40 % für zusätzliche Transmissionswege. Der Nachweis von Virus in städtischen Abwässern in Spanien, den USA und Indien legt die Möglichkeit einer fäkal-oralen Transmission nahe. PCR-Analysen von Blut, Samenflüssigkeit und genitalem Gewebe weisen auf eine mögliche Übertragung durch Blut oder Blutprodukte und eine sexuelle Transmission hin. Die Persistenz in der gesunden Niere deutete bereits darauf hin, dass bei Transplantation BKV durch das Spenderorgan übertragen werden kann. Die Übertragungshäufigkeit wird auf etwa 30 % innerhalb der ersten 3 Monate nach Transplantation geschätzt.

59.1.8 Pathogenese

Persistenz. Polyomavirus-Infektionen in gesunden Individuen sind durch eine sehr niedrige Vermehrungsrate gekennzeichnet, die nur selten zu Zellzerstörung oder unkontrollierter Vermehrung führt. Über den Verlauf der primären Infektion ist wenig bekannt, da er weitgehend asymptomatisch ist. Nach dem Primärkontakt etablieren Polyomaviren eine lebenslang persistierende Infektion, die in gesunden Personen ebenfalls asymptomatisch verläuft. Als Organe der Persistenz beider Viren können heute der Urogenitaltrakt, das ZNS, der Verdauungstrakt, sowie Zellen des hämatopoetischen Systems angesehen werden, wobei eine enge Assoziation von JCV mit dem ZNS und von BKV mit dem Urogenitalsystems besteht. Nur unter Einschränkung der Immunkompetenz kann es transient zu Vermehrung in den Zielorganen der Persistenz kommen. Die Viruslast in der aktivierten persistierenden Infektion erreicht deutlich niedrigere Werte als im Erkrankungszustand. Als Auslöser für eine transiente Aktivierung werden Schwangerschaften sowie inflammatorische und proliferative Erkrankungen beobachtet, wobei die lang andauernde Einschränkung der zellulären Immunitätslage durch eine entsprechende Basiserkrankung oder durch therapeutische Maßnahmen als Hauptrisikofaktor für die Erkrankung angesehen werden muss.

Neuerdings deutet sich an, dass die virale Vermehrung in Abhängigkeit von der Wirtsreaktion in unterschiedlichen reversiblen Aktivitätsstufen abläuft, die im immunkompetenten Wirt eine niedrige Replikationsaktivität ohne histopathologische Organveränderungen erlaubt. Eine weitergehende Aktivierung wird erst möglich, wenn es zu Veränderungen der immunologischen Signalübertragung kommt, bei denen über die immunologischen Signalkaskaden Transkriptionsfaktoren exprimiert werden, deren Interaktion mit den viralen Promotoren Voraussetzung für eine effektive virale Expression ist, die aber normalerweise nicht zur Verfügung stehen. Greift die immunologische Abwehr, wird die virale Replikation vermutlich sowohl durch Elimination infizierter Zellen als auch Veränderungen lokaler Zytokinkonzentrationen limitiert. Auf der Basis dieser Zusammenhänge könnte sich das erhöhte Erkrankungsrisiko durch die Behandlung mit immunmodulatorischen oder immunsuppressiven Therapeutika erklären.

59.2 Erkrankungsbilder

Die wichtigsten Erkrankungen der humanen Polyomaviren JC und BK sind in Tab. 59.**1** zusammengefasst.

59.2.1 Klinik und Pathogenese

Progressive multifokale Leukenzephalopathie (PML)

Die Ursache der PML ist eine sich zunächst langsam ausbreitende, progressive JCV-Infektion des ZNS, die vorwiegend bei Patienten mit lang andauernder Immundefizienz, insbesondere beim AIDS, beobachtet wird. Der Charakter neurologischer Symptome ist von Lokalisation und Ausmaß der Läsionen abhängig. Läsionen liegen vorwiegend in der weißen Substanz, nahe der Grenze zum Kortex. Ursache

Tabelle 59.**1** Humane Polyomaviren JC und BK in Persistenz und Erkrankung.

persistierend infizierte Organe	HuPyV-assoziierte Erkrankungen		häufigste Basiserkrankung
	JCV	BKV	
Oropharynx			
Tonsillen	keine bekannt	keine bekannt	
Waldeyer Rachenring	keine bekannt	keine bekannt	
Lunge			
nicht untersucht	keine bekannt	interstitielle Pneumonitis	AIDS
Urogenitalsystem			
Samenflüssigkeit	keine bekannt	keine bekannt	
genitales Gewebe	keine bekannt	keine bekannt	
Blase	selten Zystitis	hämorrhagische Zystitis	Transplantation
Niere	selten Nephropathien	BKV-assoziierte Nephropathie (PVAN)	Transplantation
		Harnleiterstenose	Transplantation
Gastrointestinaltrakt			
Kolon	keine bekannt	keine bekannt	
lymphoides System			
Knochenmark	keine bekannt	keine bekannt	
zirkulierende Blutzellen	keine bekannt	keine bekannt	
ZNS	progressive multifokale Leukenzephalopathie (PML)	BKV-assoziierte subakute Meningoenzephalitis	AIDS

des Gewebszerfalls ist die Zerstörung der Oligodendroglia-zellen durch zytolytische JCV-Vermehrung, die zu einer hohen zentralnervösen Viruslast, Verlust der Myelinscheiden und Gewebszerstörung führt. Läsionen unterschiedlicher Größe werden in der Peripherie umrandet von vergrößerten Oligodendrozyten, die nukleäre Einschlusskörper mit einzelnen Viruspartikeln, kristalline Ansammlungen oder filamentöse JCV-Strukturen enthalten. Im demyelinisierten Zentrum der Läsionen werden reaktive Astrozyten beobachtet, die vergrößerte, gelappte Kerne und sogar Mitosen aufweisen. Seltener werden Viruspartikel beobachtet, dabei scheint es sich eher um eine semipermissive Infektion oder phagozytotisch aufgenommene Partikel zu handeln. Zeichen einer inflammatorischen Reaktion wurden nur selten beschrieben.

Polyomavirus-assoziierte Nephropathie (PVAN)

Im ersten Jahr nach Nierentransplantation ist die Polyomavirus-assoziierte Nephropathie (PVAN) eine häufige Ursache für Funktionseinschränkungen. Meistens ist BKV der beteiligte Erreger, es werden aber auch vereinzelte Fälle mit JCV-Vermehrung beobachtet. Nach zunächst fokaler viraler Vermehrung breitet sich die zytolytische Infektion im Urothel aus, wobei der Grad der tubulären Verletzungen das morphologische Korrelat für die Organdysfunktion darstellt.

Späte, lang andauernde hämorrhagische Zystitis (HC)

Die BKV-assoziierte hämorrhagische Zystitis (HC) gilt als späte Komplikation nach hämatopoetischer Zelltransplantation. Sie wird nach vorausgehender Schädigung des Blasenepithels durch therapeutische Maßnahmen und nachfolgender Vermehrung des BKV in Epithelzellen als Hauptpathogen verursacht. Obwohl Dauer und Schwere von HC-Episoden stark variieren, limitiert sich die Vermehrung in den meisten Fällen von selbst. Nähere Informationen zu den transplantationsabhängigen Erkrankungen s. Kap. 30.

59.2.2 Laboratoriumsdiagnostik

Screening und Diagnose der PVAN

PVAN wird häufig erst bei Nierenbiopsie zur Diagnose einer Dysfunktion festgestellt. Dies ist bereits die Spätfolge der BKV-Infektion, daher wird neuerdings ein Screening der BKV-Replikation empfohlen, um Patienten mit erhöhtem Risiko für PVAN zu identifizieren. Nachweis viraler DNA mit PCR und von BKV-infizierten Decoy-Zellen in Serum oder Urin stellen nicht invasive Methoden dar, frühe Formen der PVAN zu diagnostizieren. Hierbei muss bedacht werden, dass BKV-Exkretion auch im Zusammenhang mit Toxizität und Abstoßung beobachtet wird. Das Vorliegen von mehr als 10 Decoy-Zellen/Zytospin wird als indikativ für PVAN angesehen. Monitoring sollte alle 3 bzw. 6 Monate nach Transplantation und während der Abstoßungsepisoden engmaschiger durchgeführt werden. Bei Exkretion und begründetem Verdacht wird die Viruslast bestimmt. PVAN-Grenzwerte liegen bei > 10^7 BKV-DNA-Kopien/ml Urin, 6,5 × 10^5 BKV-mRNA-Kopien/ng Gesamt-RNA oder 10 000 Kopien/ml im Plasma. Ein Überschreiten der Grenzwerte über einen Zeitraum von > 3 Wochen spricht für PVAN (s. a. Kap. 30, S. 295). Die Bestätigung erfolgt regelmäßig durch Biopsie. Pathognomonisch für PVAN ist die Beteiligung von BKV am Geschehen, die durch immunhistologische Methoden zum Nachweis viraler Proteine, In-situ-Hybridisierungen zum Nachweis viraler DNA oder durch elektronenmikroskopischen Nachweis von Polyomaviruspartikelstrukturen bewiesen werden kann. Es wird empfohlen, 2 Biopsieproben aus dem Hauptzielbereich, dem medullären Parenchym, zu untersuchen. Das fokale Auftreten der PVAN beinhaltet, dass negative Biopsieergebnisse PVAN nicht vollständig ausschließen können. Bei prolongiertem Auftreten von BKV-Viruslasten über dem Grenzwert wird daher zu erneuter Biopsie geraten. Die Ausheilung der PVAN wird durch das Verschwinden von Virus in Plasma und Urin sowie von infizierten Zellen in Kortex und Medulla nachgewiesen.

Diagnose der BKV-assoziierten HC

Der Nachweis von BKV durch PCR, Elektronenmikroskopie oder Virusisolierung aus Urin zeigt die Beteiligung von BKV am Krankheitsgeschehen. Mit der quantitativen PCR wird die indikative BKV-Viruslast mit Grenzwerten von 10^8 bis 10^{10} BKV-DNA-Kopien/ml Urin bei HC bestimmt. Mit Viruslasten von etwa 10^7 DNA-Kopien/ml steigt das Risiko einer HC deutlich an. Dagegen sind Lasten von 10^4 und 10^5 DNA-Kopien bei asymptomatischen Patienten als typisch anzusehen. Bei virämischen Patienten liegt die indikative Viruslast bei > 10^4 DNA-Kopien/ml Plasma.

59.2.3 Therapie

Obwohl Polyomavirus-assoziierte Erkrankungen schon lange bekannt sind, ist es bis heute nicht gelungen, standardisierte prophylaktische und therapeutische Interventionen mit spezifischen antiviralen Therapeutika zu entwickeln. Dies ist vor allem darauf zurückzuführen, dass Polyomaviren sehr kleine Viren sind, die zur eigenen Vermehrung weitgehend auf zelluläre Funktionen angewiesen sind. Dies bedeutet auch, dass ein direkter Eingriff in den viralen Lebenszyklus mit tief greifenden Nebenwirkungen auf zelluläre Stoffwechselvorgänge einhergeht. Die am häufigsten angewendete Strategie zielt auf die Reduktion des immunsuppressiven Status, um die virale Abwehr wiederherzustellen. Es gibt allerdings auch Einzelberichte über erfolgreiche therapeutische Interventionen mit einer Reihe von etablierten Medikamenten.

In vitro wurden z. B. die inhibitorischen Effekte von Cidofovir, Cytosin-Arabinosid (ARA-C) und Zidovudin auf die JCV-Infektion, sowie von Ganciclovir, Brivudin, Ribavirin und Foscarnet auf die murine Polyomavirusinfektion untersucht. Dabei wurde klar, dass die Potenz und Selektivität der Wirkstoffe in hohem Maß zwischen den Virusspezies variiert. Dies machte deutlich, dass der antivirale Effekt auf das Wachstum von individuellen Mitgliedern der Polyomavirusfamilie sehr unterschiedlich ist, und dass die Mechanismen der Virusreplikation auf der Virusebene individuell auf die chemischen Verbindungen reagieren. Damit haben solche Analysen für eine Beurteilung der Wirkung dieser Medikamente auf eine humane Polyomavirus Infektion in vivo nur sehr begrenzte Aussagekraft.

59.2.4 Prävention

Humane Polyomaviren sind weltweit verbreitet und haben einen sehr hohen Durchseuchungsgrad. Infektionen sind lebenslang persistierend und verlaufen regelmäßig asymptomatisch in gesunden Individuen. Daher werden keine spezifischen Präventionsmaßnahmen empfohlen. Die nicht umhüllten Viren sind nur schwierig zu desinfizieren.

Literatur

Bossolasco S, Calori G, Moretti F et al. Prognostic significance of JC virus DNA levels in cerebrospinal fluid of patients with HIV-associated progressive multifocal leukoencephalopathy. Clin Infect Dis 2005; 40(5): 738–744

Doerries K. Human polyomavirus JC and BK persistent infection. Adv Exp Med Biol 2006; 577: 102–116

Hirsch HH, Drachenberg CB, Steiger J et al. Polyomavirus-associated nephropathy in renal transplantation: critical issues of screening and management. Adv Exp Med Biol 2006; 577: 160–173

Imperiale MJ, Major EO. Polyomaviruses. 5th ed. Philadelphia: Lippincott, Williams & Wilkins; 2007

Knowles WA. Discovery and epidemiology of the human polyomaviruses BK virus (BKV) and JC virus (JCV). Adv Exp Med Biol 2006; 577: 19–45

Nickeleit V, Mihatsch MJ. Polyomavirus nephropathy in native kidneys and renal allografts: an update on an escalating threat. Transpl Int 2006; 19(12): 960–973

Randhawa PS, Gupta G, Vats A et al. Immunoglobulin G, A, and M responses to BK virus in renal transplantation. Clin Vaccine Immunol 2006; 13(9): 1057–1063

Zu Rhein GM. Association of papova-virions with a human demyelinating disease (progressive multifocal leukoencephalopathy). Prog Med Virol 1969; 11: 185–247

60 Adenoviren

60.1 Grundlagen

T. Sieber, M. Nevels, T. Dobner

Auf der Suche nach einem geeigneten Zellkultursystem zur Vermehrung von Polioviren experimentierten Rowe und Kollegen 1953 mit exzidierten Rachenmandeln (Adenoiden). Hierbei beobachteten sie ein infektiöses Agens, dass wenig später als Virus erkannt wurde und seit 1956 zusammen mit verwandten Isolaten die Gruppe der Adenoviren bildet.

60.1.1 Taxonomie

Heute (2009) umfassen die Adenoviridae mehr als 130 serologisch unterscheidbare Virustypen, die Wirbeltiere vom Fisch bis zum Menschen infizieren. Sie werden in fünf Gattungen (Genera) eingeteilt. Während die Aviadenoviren nur Vögel, und die Mastadenoviren Säuger infizieren, zeichnen sich die Atadenoviren (Reptilien, Säuger und Vögel) und die Siadenoviren (Amphibien und Vögel) durch breitere Wirtsspektren aus. Nach der Identifikation eines Stör Adenovirus wurde darüber hinaus die Gattung der Ichtadenoviren eingeführt.

Aufgrund ihres breiten Wirtsspektrums wird vermutet, dass die modernen Adenoviren auf einen gemeinsamen Vorläufer zurückgehen, der vor ca. 350 bis 400 Mio. Jahren existierte (Abb. 60.**1**). Strukturelle und funktionelle Homologien mit dem Phagen PRD1 deuten sogar auf eine Entstehung in präeukaryotischer Zeit hin.

Die humanen Adenoviren zählen zu den Mastadenoviren und umfassen derzeit 54 Virustypen (HAdV-1 bis 54) Diese werden – basierend auf verschiedenen Kriterien wie Sequenzhomologie, Hämagglutination usw. – in sieben humane Adenovirus-Spezies (früher: Subgruppen) A

Tabelle 60.**1** Charakteristika humaner Adenovirustypen. Nicht für alle Virustypen sind alle in der Tabelle aufgeführten Eigenschaften untersucht, die dargestellten Werte beziehen sich auf die verfügbaren Daten. DNA-Homologie und GC-Gehalt wurden anhand der komplett-genomischen Sequenzen der Typen 1–7, 9, 11, 12, 16, 17, 26, 31, 34, 35, 37, 40, 41, 46–50, 52 bestimmt. (Quelle: Adrian et al. 1986, Wadell et al. 1980).

Spezies	Typen	Fiberlänge (nm)	DNA-Homologie (%)[1]	GC-Gehalt (%)	Anzahl der SmaI-Fragmente	Onkogenität in Nagern[2]	Erythrozyten Hämagglutination
A	12, 18, 31	28–31	48–53 (85)	46–47	4–5	hoch	Ratte (inkomplett)
B	3, 7, 16, 21, 50 (BI)[3]; 11, 14, 34, 35 (BII)[3]	9–11	49–76 (84–92)	49–51	8–10	niedrig	Affe
C	1, 2, 5, 6	23–31	51–60 (95–96)	55–56	10–12	nicht gezeigt	Ratte (inkomplett)
D	8–10, 13, 15, 17, 19, 20, 22–30, 32, 33, 36–39, 42–49, 51, 53, 54	12–13	47–66 (94–95)	56–57	14–18	nicht gezeigt (nur 9 und 10: Brusttumoren)	Ratte (komplett oder atypisch), zum Teil auch Mensch, Maus, Affe, Meerschweinchen, Ente
E	4	17	48–76	58	19	nicht gezeigt	Ratte (inkomplett)
F	40, 41	28–33	49–54 (85)	51	9–11	nicht gezeigt	Ratte (inkomplett)
G	52		50–66	55			

[1] *DNA-Homologie zwischen Typen unterschiedlicher Adenovirusspezies berechnet aus der paarweisen Distanz (Kimura-Modell), in Klammern Werte für DNA-Homologie innerhalb der Spezies*
[2] *„nicht gezeigt": für keine der darauf untersuchten Spezies konnte Onkogenität gezeigt werden*
[3] *Subspezieseinteilung BI und BII durch Restriktionsanalyse*

bis G eingeteilt (Tab. 60.1). Humane Adenoviren der gleichen Spezies sind phylogenetisch miteinander verwandt, wohingegen die Nummerierung der Typen nur historisch durch das Datum der Erstbeschreibung bedingt ist.

! Es sind > 130 Adenovirustypen bekannt. Sie infizieren ein breites Spektrum an Wirtsorganismen. Unter ihnen sind 54 humanpathogen: sie werden in die Spezies A bis G eingeteilt.

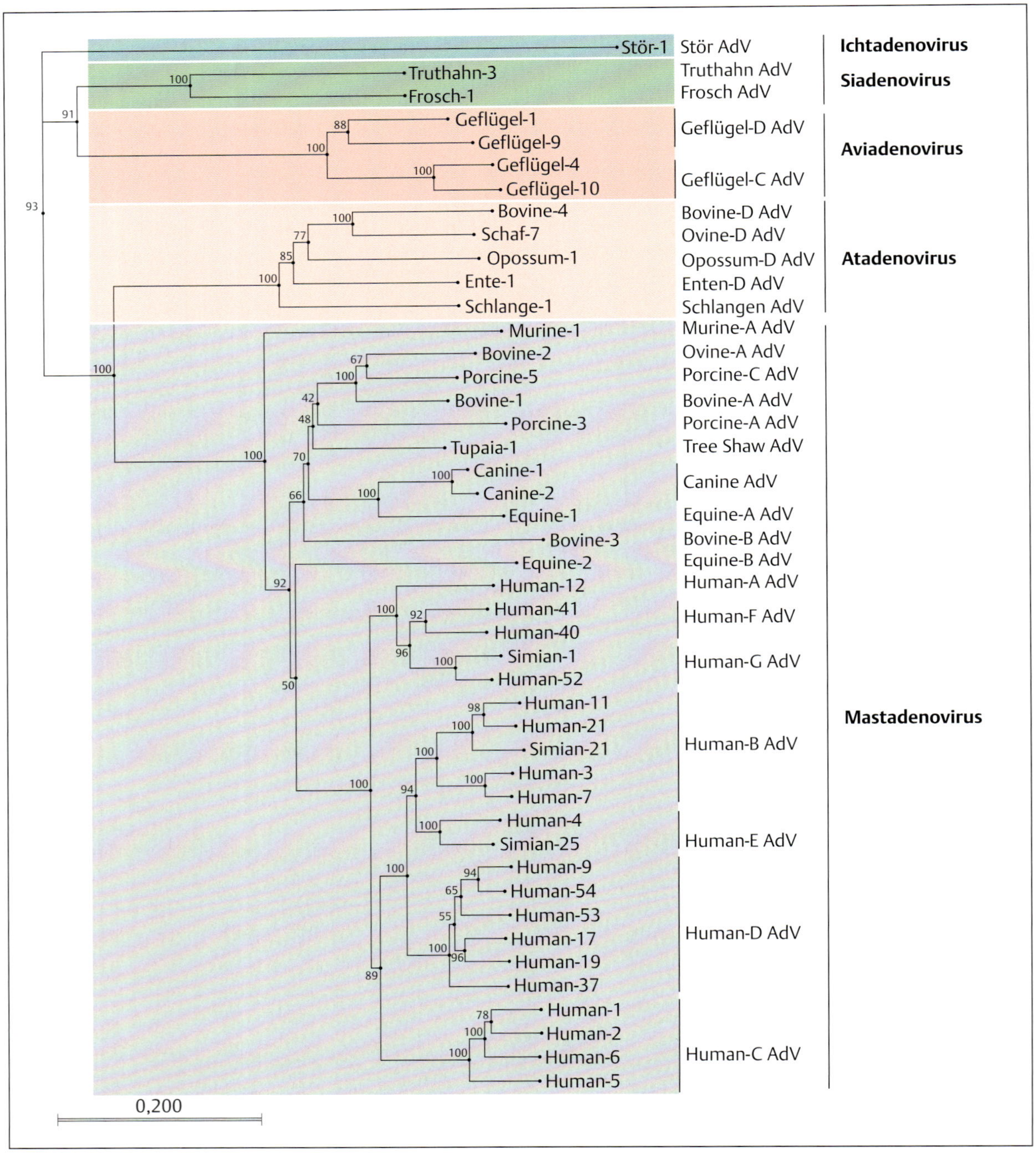

Abb. 60.1 Phylogenetischer Stammbaum der Adenoviren des Menschen und der Tiere.
Das Diagramm wurde basierend auf bekannten Hexon Proteinsequenzen mit Hilfe der CLC-Bio Main Workbench erstellt. Die Berechnung erfolgte nach der Neighbor-Joining-Methode. Bootstrap-Werte (basierend auf 100 Re-samplings) sind über den Verzweigungen dargestellt. Die Adenoviren wurden je mit Wirtsorganismus und Nummer des Typs angegeben.

60.1.2 Partikelstruktur und Genomorganisation

Adenoviren besitzen ein 80 bis 110 nm großes, unbehülltes ikosaedrisches Proteinkapsid, in dem ein DNA-Genom verpackt ist (Abb. 60.**2a**). Die Flächen des Ikosaeders werden aus 240 Hexon-Trimeren aufgebaut. An den zwölf Ecken befindet sich jeweils ein Pentamer von Pentonbasisproteinen, an die ein Fiber-Protein-Trimer gekoppelt ist. Diese antennenartigen Fortsätze vermitteln die Adsorption des Virus an die Wirtszelle. Neben den genannten Hauptstrukturproteinen gibt es noch weitere, kleinere Strukturproteine (IIIa, VI, VIII und IX). Im Inneren des Kapsids bildet das Genom zusammen mit den Core-Proteinen den Nukleoproteinkomplex (Core).

Adenoviren besitzen ein lineares, doppelsträngiges DNA-Genom von 26 bis 45 kBp Länge, dessen Enden von invertierten Sequenzwiederholungen (Inverted Terminal Repeats, ITR) gebildet werden (Abb. 60.**2b**). Die 5'-Enden sind jeweils „blockiert", d. h. kovalent über eine Phosphodiester-Brücke mit einer Hydroxylgruppe eines Tyrosins im Terminalen Protein (TP, s. unten) verbunden.

Mindestens 16 Proteine scheinen allen bekannten Adenoviren gemeinsam zu sein. Sie erfüllen die grundlegenden Funktionen der viralen Replikation und stellen die Strukturproteine des Virions. Daneben gibt es weitere Genprodukte, die nicht von allen Genera oder Typen kodiert werden und die scheinbar Anpassungen an den jeweiligen Wirtsorganismus darstellen. Die Genomorganisation humaner Adenoviren ist weitgehend einheitlich; sie wurde ursprünglich anhand der engverwandten Virustypen 2 und 5 untersucht. Typ 5 kodiert etwa 40 verschiedene Regulator- und Strukturproteine, deren Gene in neun Transkriptionseinheiten organisiert sind. Diese werden anhand ihrer Expressionskinetik als frühe (E: Early; E1A, E1B, E2early, E3, E4), intermediäre (IX, IVa2, E2late) oder späte (MLTU: Major Late Transcription Unit) Einheiten bezeichnet. Aufgrund extensiver Spleißprozesse und

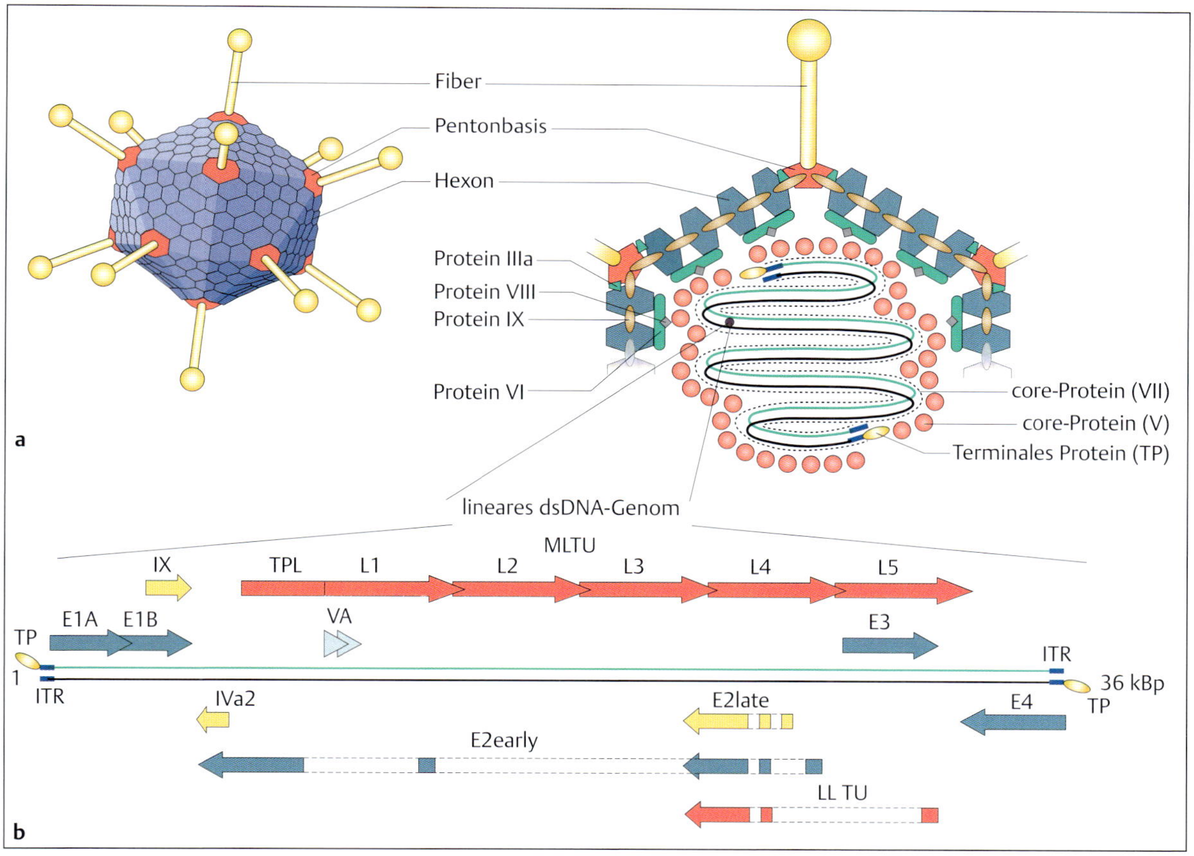

Abb. 60.2 Struktur humaner Adenoviren.
a Modell eines humanen Adenovirus mit Hauptstrukturproteinen sowie Querschnitt durch das Virion mit allen Strukturproteinen und verpacktem Genom.
b Schematische Darstellung des linearen doppelsträngigen DNA-Genoms von Typ 5. Eingezeichnet sind Lage und Orientierung (Pfeilrichtung) der fünf frühen (E1A, E1B, E2early, E3 und E4), der drei intermediären (E2late, IVa2, IX) und der späten Transkriptionseinheiten (MLTU: Major Late Transcription Unit unterteilt in L1–L5; sowie LLTU: Late L-strand Transcription Unit). Ferner sind auch die beiden virusassoziierten mRNAs (VA), die invertierten Sequenzwiederholungen (ITR), sowie die an die 5'-Enden gebundenen Terminalen Proteine (TP) dargestellt.

der Nutzung unterschiedlicher poly(A)-Stellen lassen sich fünf Gruppen später Gene (L1 bis L5) unterscheiden. Für humane Adenoviren der Spezies C wurde 2007 noch eine weitere späte Transkriptionseinheit (LLTU: Late l-strand Transcription Unit) beschrieben. Neben Proteinen kodieren die Genome humaner Adenoviren auch ein bis zwei virusassoziierte RNAs (VA-RNAs), die von der RNA-Polymerase III transkribiert werden.

! Adenoviren sind 80 bis 110 nm große, unbehüllte Viren mit ikosaedrischer Struktur. An ihren Ecken befinden sich Fiber, die die Interaktion mit der Zelle initiieren. Adenoviren besitzen ein doppelsträngiges, lineares DNA-Genom (ca. 26 bis 45 kBp) dessen 5'-Enden mit einem Terminalen Protein verknüpft sind. Humane Adenoviren weisen eine weitgehend einheitliche Genomorganisation auf und kodieren ca. 40 verschiedene Proteine sowie ein bis zwei VA-RNAs.

60.1.3 Viraler Replikationszyklus

Adsorption und frühe Phase

Die lytische Adenovirus-Infektion (Berk 2007) wird in eine frühe und eine späte Phase unterteilt (Abb. 60.**3**). Die frühe Phase beginnt mit der Adsorption des Viruspartikels an die Zelloberfläche. Diese Reaktion wird durch die Interaktion der carboxyterminalen Knopf-artigen Domänen am Ende der Fiber-Proteine mit zellulären Rezeptoren, meist mit dem Coxsackie/Adenovirus-Rezeptor, vermittelt. Jedoch scheinen zumindest einige Vertreter der Spezies B und D andere Rezeptoren (CD46, CD80/CD86 oder Sialinsäure) zu nutzen.

Im Anschluss an die Adsorption kommt es zur Interaktion zellulärer Integrine mit den Pentonbasisproteinen. Dies induziert die Abtrennung der Fiber-Proteine und die Endozytose der Virionen. Nach Ansäuerung der Endosomen wird das adenovirale VI-Protein aus dem Inneren des Kapsids freigesetzt und löst die Endosomenmembran auf. Die freigesetzten Kapside werden entlang den Mikrotubuli zum Zellkern transportiert. Die viralen Genome gelangen durch die Kernporen in den Nukleus und assoziieren mit der nukleären Matrix. Anschließend wird die Expression der frühen viralen Proteine eingeleitet, die in der Zelle geeignete Bedingungen für die Synthese der Nachkommenviren in der späten Phase schaffen.

Die ersten viralen Genprodukte, die gebildet werden sind die multifunktionellen Proteine der E1A-Region, die eine Vielzahl zelluläre Interaktionspartner in ihrer Funktion beeinflussen. Sie fungieren u. a. als Transaktivatoren der frühen adenoviralen Gene und induzieren den S-Phasenübergang ruhender Zellen, da in G0/G1 wichtige Molekülbausteine für die Virusvermehrung fehlen. Letzteres geschieht zumindest zum Teil durch die Interaktion von E1A mit den Proteinen der pRb-Familie (**R**etino**b**lastom) und die damit verbundene Aktivierung zellulärer Transkriptionsfaktoren. Im Zuge der E1A-induzierten, dysregulierten Zellproliferation werden antiproliferative Schutzmechanismen der Zelle aktiviert. Die Produkte der E1B- und der E4-Region wirken diesen Mechanismen

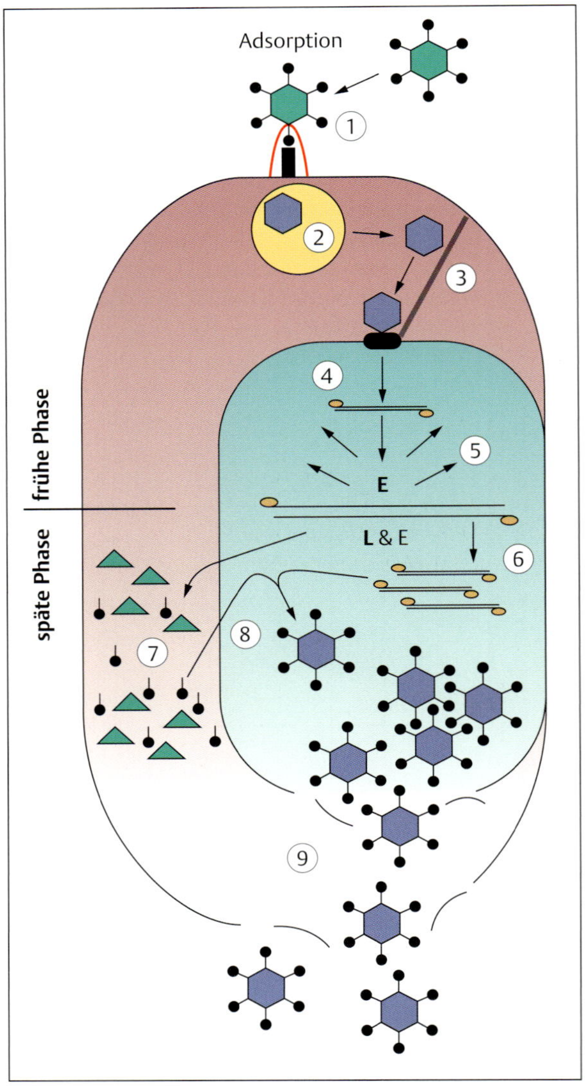

Abb. 60.**3** Lytischer Replikationszyklus humaner Adenoviren. Mit der Adsorption der Viren an zelluläre Rezeptoren (1) beginnt die frühe Phase der Infektion. Die Viren werden unter Verlust der Fiber endozytiert (2), befreien sich aus den angesäuerten Endosomen und werden entlang der Mikrotubuli zum Kern transportiert (3). Das Genom wird durch die Kernporen in den Kern eingebracht (4) und die Expression der frühen Gene „E" initiiert (5). Mit der viralen DNA-Replikation beginnt die späte Phase der Infektion (6), in der hauptsächlich die späten Genprodukte „L" exprimiert werden (7). Nach Assoziation der Strukturproteine zu Kapsomeren werden diese in den Kern transportiert wo die Nachkommenviren gebildet werden (8). Die Freisetzung der Viren erfolgt durch virusvermittelte Zelllyse (9).

entgegen und erfüllen darüber hinaus zahlreiche Funktionen, die zum effizienten Ablauf der viralen Replikation beitragen. Unter anderem bilden die Proteine E1B-55K und E4orf6 zusammen mit zellulären Faktoren einen Ubiquitin-Ligase-Komplex, der p53 und Komponenten der zellulären DNA-Schadensantwort dem proteolytischen Abbau zuführt und auch den selektiven Export viraler mRNAs während der späten Phase der Infektion vermittelt.

Die E2-Region kodiert Faktoren, die für die Replikation des viralen Genoms benötigt werden, z. B. die virale DNA-Polymerase und das Terminale Protein. Die Proteine der E3-Region dienen in erster Linie der Immunevasion und sind für die Virusvermehrung in Zellkultur nicht essenziell.

Späte Phase

Mit der viralen DNA-Replikation (Abb. 60.**4**) beginnt per definitionem die späte Phase der Infektion. Die Replikation des Genoms erfolgt dabei semikonservativ und beginnt mit der kovalenten Bindung eines dCMP-Moleküls an einen Vorläufer des Terminalen Proteins (pTP). dCMP-pTP interagiert mit der adenoviralen DNA-Polymerase und einem kovalent an das 5'-Ende des Genoms gebundenen TP. Nun wird an der 3'-OH-Gruppe der Desoxyribose des dCMPs die Polymerasereaktion induziert. Für die Replikation sind neben viralen Proteinen auch die zellulären Kernfaktoren NF-I bis III (Nuclear Factor) notwendig. Im Zuge der Synthese wird der Altstrang verdrängt und vom adenoviralen DNA-bindenden Protein E2A komplexiert. Wahrscheinlich hybridisieren hierbei die ITRs an den Enden des Einzelstranges miteinander, sodass eine „Pfannenstiel"-artige Struktur entsteht. An dieser Struktur kann erneut die Replikation des Genoms initiiert werden. Die E2A-Proteine werden dabei vom neu synthetisierten DNA-Strang verdrängt. pTP wird erst nach Beendigung der Replikation durch die Wirkung der adenoviralen L3-Protease zu TP umgesetzt.

In der späten Phase werden neben reduzierten Mengen der frühen Genprodukte insbesondere die Produkte der intermediären (IX, IVa2, E2late) und der späten Transkriptionseinheit (MLTU) in großen Mengen exprimiert. Die intermediären Gene IX und IVa2 kodieren zwei kleinere Strukturproteine, die u. a. Transaktivatoren der MLTU sind. Die späten Proteine sind größtenteils Strukturproteine des Virions, jedoch werden auch Faktoren gebildet, die an der Abschaltung der Synthese zellulärer Proteine (Host Shutoff) und am Zusammenbau der Nachkommenviren beteiligt sind. So inhibiert L4-100K in infizierten Zellen den normalen Translationsprozess, bei dem die an den Cap-Strukturen der mRNA aufgebauten Ribosomen in 5'-3'-Richtung nach dem ersten Startkodon suchen (Scanning) und dort die Proteinsynthese einleiten. Die Translation der späten adenoviralen mRNAs ist davon allerdings nicht betroffen, da sich an ihren 5'-Enden eine Tripartite Leader-Sequenz befindet, die eine Translation durch Ribosome Shunting ermöglicht. In diesem Prozess

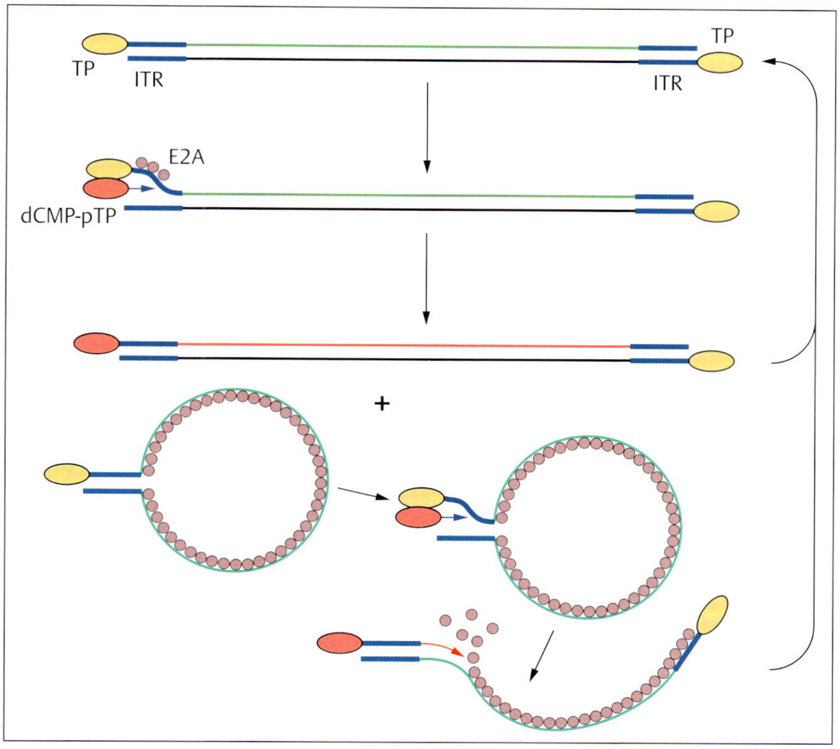

Abb. 60.**4** Adenovirale DNA-Replikation. Ein Vorläufer des Terminalen Proteins (pTP) an den ein dCMP gekoppelt ist (dCMP-pTP) interagiert mit einem ans 5'-Ende des Genoms gebundenen Terminalen Protein (TP) und induziert die Replikation durch die adenovirale DNA-Polymerase. Der verdrängte Strang nimmt eine quasizirkuläre Struktur ein, wobei die invertierten Sequenzwiederholungen (ITR) an den Enden des Genoms kurze Doppelstränge bilden und die einzelsträngigen Bereiche mit DNA-bindenden Proteinen (E2A) komplexiert werden. Am doppelsträngigen Bereich mit TP lagert sich von neuem dCMP-pTP an und innititert die Replikation. Die neu generierten Einzel- und Doppelstränge können erneut als Vorlage dienen.

werden wohl ebenfalls an den Cap-Strukturen Ribosomen aufgebaut, jedoch werden sie durch die Wirkung der vom Tripartite Leader ausgebildete RNA-Struktur direkt und ohne Scanning zum Startkodon gebracht und initiieren dort die Translation. Ribosome Shunting unterscheidet sich somit auch von einer Translationsinitiation durch interne Ribosomen-Eintrittsstellen (Internal Ribosomal Entry Site: IRES), bei der die Ribosomen innerhalb eines RNA-Stranges aufgebaut werden und von dort mit dem Scanning beginnen. Das in der LLTU kodierte „U-Exon-Protein" unterstützt wahrscheinlich die virale DNA-Replikation und/oder Transkription.

Der Zusammenbau der Kapside beginnt im Zytoplasma. Hier assoziieren Hexon, Pentonbasis und Fiber durch die Wirkung viraler und zellulärer Faktoren zu Kapsomeren, die in den Kern transportiert werden. Im Nukleus werden schließlich die vollständigen Virionen gebildet. In Zellkultur endet ein lytischer Zyklus nach ca. 24 Stunden mit dem Tod der Zellen. Pro infizierter Zelle werden je nach Virustyp bis zu 10 000 Nachkommenviren produziert. Die Lyse wird u. a. durch die Wirkung des in E3 kodierten Adenovirus-Death-Proteins ausgelöst.

Latente Infektion

Es wird vermutet, dass neben dem lytischen Infektionszyklus auch eine latente Infektion mit humanen Adenoviren möglich ist (s. Kap. 60.2). Ein aktuelles Modell geht davon aus, dass das virale Genom dabei transkriptionell weitgehend inaktiv ist und mit den Zellkernen vermehrt wird. Da in den infizierten Zellen nur sehr wenig virales Protein enthalten ist, sind sie für das Immunsystem nur schwer zu erkennen. Kommt es dennoch zu einer Immunreaktion, werden die protektiv-wirkenden E3-Proteine exprimiert (s. unten), da ihr Promoter durch das im Zuge einer Immunreaktion gebildete NFκB aktiviert wird.

> **!** Die lytische Infektion gliedert sich in eine frühe, vorbereitende Phase und eine späte Phase, in der das Genom repliziert und Nachkommenviren gebildet werden. Wahrscheinlich ist auch eine latente Infektion möglich.

60.1.4 Virus-Wirts-Interaktion

Adenoviren haben effektive Mechanismen entwickelt um die Immunantwort zu behindern, sodass eine Infektion häufig ohne wesentliche Immunpathogenese abläuft. Dennoch aktivieren Adenoviren und insbesondere aus ihnen abgeleitete Gen-Expressionsvektoren das innate und adaptive Immunsystem. So wird bereits durch die Bindung und Aufnahme der Viruspartikel eine Typ-1-Interferon-Antwort und die Expression verschiedener pro-inflammatorischer Zytokine und Chemokine induziert. Diesen Immunreaktionen wirken verschiedene immunsuppressive virale Faktoren entgegen. Die direkt zu Beginn der Infektion gebildeten E1A-Proteine beeinflussen die Transkription immunregulatorischer zellulärer Gene, u. a. inhibieren sie durch transkriptionelle Repression die Induktion einer Typ-1-Interferon-Antwort, die Expression von IL-6 und die Aktivierung IL-6-regulierter Gene.

Auch die VA-RNAs tragen zur Überwindung antiviraler Mechanismen bei. So bindet und inhibiert VA1 während der späten Phase der Infektion die Doppelstrang-RNA-abhängige Proteinkinase, um der von ihr induzierten generellen Translationshemmung entgegenzuwirken. Darüber hinaus unterbinden VA1 und VA2 die Interferon-vermittelte Inhibition der Translation. Auch scheinen zumindest die VA-RNAs von Typ 5 als mikroRNAs zu fungieren und in die Regulation der zellulären Genexpression einzugreifen.

Der Hauptteil der Faktoren, die an der Immunevasion durch humane Adenoviren beteiligt sind, ist jedoch in der E3-Region des Genomes kodiert (Davison et al. 2003). Die verschiedenen Virustypen unterscheiden sich dabei in Art und Anzahl der erzeugten E3-Proteine. Im Folgenden sind einige wichtige Faktoren aufgeführt, die u. a. bei den Typen 2 und 5 vorkommen.

E3/19K kann die Eliminierung infizierter Zellen durch zytotoxische T-Zellen und Natürliche Killerzellen verhindern, da es die für die Erkennung notwendigen Membranproteine MHC-I (Major Histocompatibility Class I Complex) sowie die MHC-I-verwandten Proteine MICA und MICB (MHC-I related Protein A und B) im Endoplasmatischen Retikulum zurückhält. Der RID-Komplex (Receptor Internalization and Degradation Complex), der aus den Proteinen E3 RID-α und -β besteht, inhibiert die TNF-α- und Fas-Ligand-induzierte Apoptose durch Internalisierung und lysosomale Degradation der zugehörigen Rezeptoren. E3/14,7K hemmt TNF-α- und TLR-induzierte Apoptose (TLR: Toll-like Receptor) sowie Inflammationssignale, da es die Signalkaskaden durch Inhibition der transkriptionellen Aktivität von NFκB stört.

> **!** Adenoviren exprimieren Faktoren, die eine Immunevasion vermitteln, diese sind hauptsächlich in der E3-Region kodiert.

60.1.5 Onkogenes Potenzial in Nagern

Adenoviren waren die ersten humanpathogenen Viren, für die tierexperimentell kanzerogene Eigenschaften nachgewiesen wurden (Endter u. Dobner 2004). So konnten Trentin und Mitarbeiter 1962 zeigen, dass humane Adenoviren nach Injektion in neugeborene Nagetiere Sarkome erzeugen. Heute ist bekannt, dass das onkogene Potenzial humaner Adenoviren in Tieren auf Vertreter der Spezies

A und B beschränkt ist. Viren der Spezies C bis F gelten als nicht onkogen. Eine Ausnahme bilden dabei die Virustypen 9 und 10 der Spezies D, die mammakarzinomähnliche Tumoren in weiblichen Ratten induzieren. Im Unterschied zur Tumorinduktion in Tieren transformieren alle humanen Adenoviren, die auf diese Eigenschaft hin getestet wurden, primäre Nagerzellen in Gewebekultur. Humane Zellen in Kultur können hingegen nur in Ausnahmefällen (meist embryonale Zellen) transformiert werden.

Auf molekularer Ebene sind an der adenoviralen Transformation Produkte der frühen Transkriptionseinheiten E1A, E1B sowie E4 beteiligt. Die E1A-Genprodukte können unabhängig von anderen viralen Proteinen Zellen immortalisieren und die Ausprägung einiger weiterer Eigenschaften transformierter Zellen induzieren. Hierfür ist wohl ihre Fähigkeit zur Induktion des Zellzyklus und zur Überwindung wachstumsinhibitorischer sowie Seneszenz-vermittelnder Signale von zentraler Bedeutung. Durch E1A kommt es zwar auch zur Induktion p53-abhängiger und -unabhängiger Apoptosemechanismen, diesen stehen jedoch Produkte der E1B- und E4-Region entgegen.

E1B-19K fungiert als virales Homolog eines antiapoptotischen zellulären Bcl2-Proteins und inhibiert effizient die Permeabilisierung der äußeren Mitochondrienmembran und somit einen späten Schritt der Apoptoseinduktion. E1B-55K interagiert mit p53 und ist durch seine Transkriptionsrepressionsdomäne in der Lage, die transaktivierenden Funktionen des Tumorsuppressors und damit Zellzykluskontrolle und Apoptoseregulation effizient zu stören. Wie bereits erwähnt, kann E1B-55K in Kooperation mit E4orf6 den proteolytischen Abbau von p53 sowie von Faktoren der DNA-Schadensantwort induzieren. Zusätzlich fördern sowohl E1B-55K als auch eine Spleißvariante des Proteins (E1B-156R) über noch nicht gänzlich geklärte, p53-unabhängige Mechanismen die Transformation.

Die E4-Region von Typ 5 kodiert mindestens sechs Proteine, von denen drei (E4orf1, E4orf3 und E4orf6) in die virusvermittelte Onkogenese eingreifen. E4orf1 und eine nicht kodierende Funktion im Bereich von E4orf2 wirken speziell in den Virustypen 9 und 10 als alleinige Onkogene und induzieren Brusttumoren in weiblichen Ratten. Auf molekularer Ebene beruht die E4orf1-vermittelte Transformation offenbar auf der Interaktion mit mindestens vier zellulären Faktoren mit so genannter PDZ-Domäne.

E4orf3 und E4orf6 fördern unabhängig voneinander die stabile Transformation primärer Rattenzellen durch die E1A-Genprodukte. Darüber hinaus können sie die Effizienz der E1A/E1B-vermittelten Transformation synergistisch steigern. Rattenzelllinien, die E1A, E1B und E4orf3 oder E4orf6 exprimieren, weisen im Vergleich zu lediglich E1-transformierten Zelllinien zusätzliche Merkmale hoch onkogener Zellen auf.

Neben der funktionellen Kooperation mit E1B-55K besitzt E4orf6 auch individuelle Funktionen, so kann es p53 binden und dessen transkriptionsaktivierende Funktionen hemmen. Es ist davon auszugehen, dass dies zur Inaktivierung des Tumorsuppressors beiträgt und so die onkogenen Aktivitäten des viralen Proteins ganz oder teilweise vermittelt. Die molekularen Grundlagen des onkogenen Potenzials von E4orf3 sind bislang noch unklar, jedoch könnten die Wechselwirkungen mit dem transkriptionellen Koaktivator p300 und/oder intranukleären Multiproteinkomplexen (PML-Körper) eine Rolle spielen.

In den meisten Nagetierzelllinien, die durch Infektion mit humanen Adenoviren oder durch Transfektion adenoviraler DNA-Fragmente generiert wurden, finden sich virale Proteine und ins Genom integrierte virale DNA. In Abhängigkeit vom Virustyp können dies vollständige Genome oder subgenomische Fragmente sein. Dies entspricht dem klassischen Konzept der viralen Onkogenese. Es besagt, dass die dauerhafte Expression viraler Proteine eine Störung zellulärer Funktionen (z. B. Zellzyklusregulation) verursacht und so eine zelluläre Transformation induziert.

Neben solchen „klassisch“ transformierten Zellen wurden aber immer wieder Nagerzellen beobachtet, die scheinbar durch die Wirkung von Adenoviren oder adenoviralen DNA-Sequenzen transformiert wurden, ohne dass in ihnen nach der Transformation virales Material detektierbar ist. So scheint die transiente Expression von Typ-5-E1A zusammen mit E4orf3 oder E4orf6 ausreichend zu sein, um eine Transformation nach dem „Hit & Run“-Modell (Nevels et al. 2001) zu induzieren. Nach diesem Modell können z. B. mutagen wirkende virale Proteine in der Zelle Veränderungen induzieren, die einen selbsterhaltenden Transformationsprozess initiieren („Hit“). Im weiteren Verlauf können die viralen Faktoren verloren gehen, ohne dass es zum Verlust des transformierten Phänotyps kommt („Run“). Das „Hit & Run“-Modell konnte noch nicht eindeutig bewiesen werden, doch wurden auch bei der Transformation durch verschiedene Herpes-, Hepatitis-, Polyoma- und Papillomviren immer wieder Hinweise auf einen solchen Mechanismus gefunden.

Neben einer Transformation durch die Expression adenoviraler Proteine werden als weitere Transformationsmechanismen genetische (z. B. Insertionsmutagenese) und epigenetische Veränderungen diskutiert, die infolge der viralen DNA-Integration auftreten. Letztere betreffen das Methylierungsmuster und die Chromatinstruktur der Wirts-DNA.

! Einige humane Adenoviren können in Nagern Tumoren erzeugen. Die an der Transformation beteiligten Proteine finden sich in der E1- und E4-Region.

60.1.6 Onkogenes Potenzial im Menschen

Bisher konnte noch kein zweifelsfreier Zusammenhang zwischen humanen Adenoviren und Tumorerkrankungen im Menschen gezeigt werden. Jedoch wurden insbesondere in den letzten Jahren immer wieder Hinweise auf eine solche Assoziation gefunden. So konnte in einer aktuellen Studie pädiatrischer Tumoren in mehr als 60% der überprüften Ependymome, Glioblastome und Oligodendrogliome adenovirale DNA in einer Subpopulation der Zellen nachgewiesen werden. Eine andere Studie fand eine positive Korrelation zwischen dem Auftreten adenoviraler DNA im Blut von Neugeborenen und der späteren Entwicklung einer akuten lymphoblastischen Leukämie (ALL). In Zelllinien, die aus den ALLs isoliert wurden konnte jedoch keine adenovirale DNA nachgewiesen werden.

Diese Daten deuten zwar auf eine mögliche Beteiligung von Adenoviren an der Tumorentstehung im Menschen hin, sie reichen aber aufgrund des nur sporadischen Auftretens adenoviraler DNA nicht aus, um ein onkogenes Potenzial zu beweisen. Jedoch wird eine Transformation nach dem „Hit & Run"-Modell diskutiert, da auch bei den etablierten Tumorviren HPV und EBV virales Material häufig nur in Teilen der induzierten Tumoren nachweisbar ist.

> **!** Bisher konnte keine klare Verbindung zwischen humanen Adenoviren und Tumoren beim Menschen gezeigt werden. Über die Möglichkeit einer Transformation nach dem „Hit & Run"-Modell wird diskutiert.

60.1.7 Adenovirale Vektoren

Adenoviren dienen aufgrund ihres breiten Zelltropismus, ihrer einfachen Vermehrung in Zellkultur zu hohen Titern und ihrer guten Manipulierbarkeit als potente Vektorsysteme für vielfältige Anwendungen (Bangari u. Mittal 2006); s. a. Kap. 8.

Die adenoviralen Vektoren induzieren bei Applikation eine dosisabhängige inflammatorische Reaktion, die hauptsächlich durch Erkennung des Kapsides durch Makrophagen und dendritische Zellen initiiert wird. Die hierbei aktivierten Signalkaskaden induzieren u. a. die Expression zahlreicher pro-inflammatorischer Zytokine und Chemokine. Im weiteren Verlauf kommt es zu einer deutlichen zellulären sowie humoralen Immunantwort. Gegen die Kapsidproteine gerichtete Antikörper neutralisieren virale Partikel und erschweren den mehrfachen Einsatz von Konstrukten, die auf demselben humanen Adenovirus-Typ basieren (Vektorimmunität). Zytotoxische T-Zellen eliminieren zudem infizierte Zellen und limitieren so die Expressionsdauer eingebrachter Transgene.

Die Mehrheit der adenoviralen Vektoren, die heute zur Expression von Transgenen in gentherapeutischen Anwendungen und Vakzinierungen erprobt werden, wurde so konstruiert, dass sie ihr Genom in den Zielzellen nicht vermehren können, sie sind also replikationsdefizient. Es werden verschiedene Klassen unterschieden: In Vektoren der 1. Generation wurden die E1A- und E1B-Region sowie häufig auch die E3-Region entfernt bzw. durch das Transgen ersetzt. Wurde zusätzlich die E2- oder die E4-Region deletiert oder durch Mutation inaktiviert, spricht man von Vektoren der 2. Generation. In der 3. Vektorgeneration (High Capacity- oder Gutless-Vektoren) wurden alle adenoviralen Sequenzen mit Ausnahme der ITRs deletiert, die für Replikation und Verpackung des Genoms benötigt werden. Die Vektoren der 3. Generation weisen im Vergleich zu denen der 1. und 2. Generation eine verringerte Immunogenität und eine längere Transgenexpression auf. Durch die Weiterentwicklung der Vektoren konnten zudem Transgenkapazität (ca. 7 kb bis > 30 kb) und Vektorsicherheit deutlich gesteigert werden.

Andere Entwicklungen sind replikationskompetente Vektoren (z. B. nur E3-deletiert), die mit geringeren Applikationsdosen wirksam sein sollen, sowie Hybrid-Vektoren (Adenovirus/Lentivirus und Adenovirus/EBV). Daneben werden auch konditional replikationskompetente Vektoren, die sich nur in transformierten Zellen vermehren und diese zerstören sollen, für die Tumortherapie erprobt. Auch gibt es Versuche, Vektoren mit verändertem Zelltropismus zu gewinnen, um präexistierende Immunantworten zu umgehen. Hierzu werden existierende Vektoren chemisch oder biochemisch modifiziert und neue Vektorsysteme aus weiteren humanen und tierpathogenen Adenoviren entwickelt.

> **!** Es existieren verschiedenste adenovirale Vektoren für den Einsatz in Gentherapie, Vakzinierung und Tumortherapie.

60.2 Klinik, Diagnostik und Therapie

A. Heim

60.2.1 Klinische Bedeutung von Adenovirusinfektionen

Humane Adenoviren verursachen eine Vielzahl von Krankheitsbildern (Wadell 1990), wobei einzelne Typen mit bestimmten Krankheitsbildern assoziiert sind. Zum Beispiel sind die Typen 40 und 41 (Spezies F) ausschließlich für Gastroenteritis, zumeist im Kleinkindalter, und die Typen 8, 19, 37, 53 und 54 (Spezies D) für fast alle Fälle von epidemischer Keratokonjunktivitis verantwortlich. Weitere Adenovirus-assoziierte Erkrankungen des Auges sind die follikuläre Konjunktivitis und die Pharyngokonjunktivitis, die meist durch andere Typen (3, 4 und 7) hervorgerufen werden. Die Assoziation ist hier jedoch weniger eng, da die Typen 3, 4 und 7 auch große Bedeutung als Erreger respiratorischer Infekte haben. Einen Überblick über häufige klinische Manifestationen von Adenovirusinfektionen und die dominierenden Typen gibt die Tab. 60.**2**. Außerdem wird für eine Reihe schwerer Krankheitsbilder eine ätiologische Beteiligung von Adenoviren vermutet, die aber noch nicht ausreichend belegt ist, z. B. bei der chronisch obstruktiven Lungenerkrankung und bei verschiedenen Gehirntumoren, wie z. B. Glioblastomen.

Einige Typen mit hoher Endemizität (z. B. 1, 2 und 5 der Spezies C) führen unter meist mäßiger respiratorischer und gastrointestinaler Symptomatik zu einer endemischen Durchseuchung im Kindesalter mit nachfolgender monate- und jahrelangen Viruspersistenz und gelegentlicher Virusausscheidung. Dies wird heute meist als **„latente" Infektion** vor allem der Adenoide und Tonsillen, evtl. des Darmtrakts und peripherer T-Lymphozyten mit gelegentlichen Reaktivierungen angesehen. Klinisch relevante Reaktivierungen werden nur bei Immunsupprimierten beobachtet. Außerdem können einige Adenovirustypen (11, 34, 35) der Spezies B in der Niere persistieren und bei **Immunsuppression** als Nephritis und hämorrhagische Zystitis reaktivieren.

Schwerste Krankheitsverläufe mit hoher Letalität (20 bis 85 %) werden in der Neonatalperiode, bei immunsupprimierten Patienten (Organtransplantation, Stammzelltransplantation) und bei AIDS-Patienten beobachtet. Typisch ist dabei der Befall mehrerer Organe, sepsisartige Symptome und hohe Adenovirus-DNA-Konzentrationen im Blut (zum Teil über 10^9 Kopien/ml).

Außerdem sind akute Adenovirus-Pneumonien wegen ihrer hohen Letalitätsrate gefürchtet, bei Immungesunden allerdings nur durch wenige Typen (3, 4 und 7) und unter besonderen Umständen (z. B. militärische Grundausbildung) zu beobachten. Ein neuer pneumotroper Subtyp (14a) verursachte in den USA 2006/2007 aber auch Kleinepidemien mit hoher Letalität in der Normalbevölkerung.

Die Typen 1, 2, 3, 11, 31 und 41 wurden in den letzten Jahren häufig in Deutschland nachgewiesen, die Typen 4, 5, 6, 8, 12, 19, 22, 30 und 40 gelegentlich. Viele Adenovirustypen der Spezies D werden nur sehr selten nachgewiesen, ein Teil dieser Typen wurde überhaupt nur bei AIDS-Vollbildpatienten gefunden. Dies schließt aber deren Zirkulation nicht aus, sondern kann auch daran liegen kann, dass wegen nahezu asymptomatischer Infektionen bei Immunkompetenten keine Diagnostik durchgeführt wird.

Tabelle 60.**2** Klinische Bedeutung von Adenoviren (Quelle: Wadell 1990).

Organsystem	Syndrome	Haupttypen (Spezies)	Risikogruppe
Respirationstrakt	Tonsillitis, Pharyngitis	1, 2, 5 (C); 3, 7 (B)	Kleinkinder (endemisch)
	Pneumonie, ARDS	4 (E); 7, 14, 21 (B)	Militärrekruten (epidemisch)
Auge	Pharyngokonjunktivalfieber	3, 7 (B)	Schulkinder (epidemisch)
	epidemische Keratokonjunktivitis (KCE)	8, 19, 37, 53, 54 (D)	überwiegend Erwachsene (epidemisch)
	follikuläre Konjunktivitis	3, 7 (B); 4 (E)	alle Altersgruppen
Gastrointestinaltrakt	Gastroenteritis	40, 41 (F); 1, 2, 5 (C)	Kleinkinder (epidemisch und endemisch)
		31 (A)	Kinder (epidemisch)
	Darminvagination	1, 2, 5 (C)	Kleinkinder (selten)
Urogenitaltrakt	hämorrhagische Zystitis, Urethritis	11, 34, 35 (B)	alle Altersgruppen, gehäuft bei Immunsuppression
	genitale Ulzera	19, 37 (D)	Erwachsene
sonstige	u. a. Hepatitis, Myokarditis, Nephritis, Enzephalitis	1, 2, 5 (C); 7, 11, 34, 35 (B); 31 (A)	vorwiegend immunsupprimierte Patienten, Neugeborene
disseminierte Infektion	sepsisartiges Krankheitsbild, multiples terminales Organversagen	1, 2, 5 (C); A (31)	schwer immunsupprimierte Patienten, lymphopene Patienten

! Die Mehrzahl der Adenovirusinfektionen verläuft als nicht lebensbedrohliche Erkrankungen des oberen Respirationstraktes, Auges und Gastrointestinaltraktes oder subklinisch. Einige Typen haben aber einen ausgeprägten Tropismus für bestimmte Organe, höhere Virulenz und verursachen schwere Krankheitsbilder. Adenovirusinfektionen bei Immunsupprimierten können lebensbedrohlich disseminieren und gehen wahrscheinlich meist aus Reaktivierungen von latenten Infektionen hervor.

60.2.2 Übertragungsmechanismen

Adenoviren werden ausschließlich von Mensch zu Mensch übertragen und zwar je nach Typ und Erkrankung überwiegend durch direkten Kontakt, Tröpfcheninfektion (respiratorische Sekrete) und Schmierinfektion (Stuhl, Urin oder Tränenflüssigkeit). Eintrittspforten für Adenoviren sind der Nasen-Rachen-Raum und die Konjunktiven, außerdem gibt es gelegentlich Hinweise auf sexuelle Übertragung. Ein erheblicher Teil der klinisch bedeutenden Erkrankungen bei Immunsupprimierten dürfte auf endogene Reaktivierungen von latenten Infektionen zurückzuführen sein.

Adenoviren verursachen vor allem in Augenarztpraxen, Krankenhäusern, Militäreinrichtungen und Sportstätten Epidemien. Ursache für **nosokomiale** Infektionen in Augenkliniken sind oft kontaminierte Geräte wie Tensiometer. Schmierinfektionen durch infektiösen Stuhl und hoch virushaltige (Augen-)Sekrete dürften auch eine erhebliche Bedeutung für nosokomiale Übertragungen haben.

Humane Adenoviren weisen eine hohe Wirtsspezifität auf, sodass Zoonosen durch tierische Adenoviren noch nie beschrieben wurden. Phylogenetische Untersuchungen an Typ 4 weisen aber auf seine direkte Abstammung von einem Affen-Adenovirus und auf Rekombinationsereignisse zwischen diesem und humanen Adenovirustypen hin.

! Die hohe Virusaussscheidung bei akuten Infektionen und die hohe Tenazität von Adenoviren begünstigen nosokomiale Übertragungen und Ausbrüche in Gemeinschaftseinrichtungen.

60.2.3 Pathogenese

Die Vermehrung des Virus findet vorwiegend in den Schleimhäuten der Luftwege (Nase, Rachen, Larynx und Bronchien), der Konjunktiven, des Gastrointestinaltraktes, des Urogenitaltraktes und in den dazugehörigen Lymphknoten statt. Die Inkubationsperiode beträgt 2 bis 8 Tage. Die Ausscheidungsdauer ist unterschiedlich lang: Rachen 2 bis 5 Tage, Auge bis 2 Wochen (DNA-Nachweis gelegentlich nach 5 Wochen noch möglich), bei generalisiertem respiratorischem Infekt 3 bis 6 Wochen, Gastroenteritis bis 10 Tage, bei immunsupprimierten Patienten aber 2 bis 12 Monate. Adenoviren replizieren zytopathisch und ein erheblicher Teil der beobachteten Symptomatik kann auf die Virusreplikation in den befallenen Organen und auf die Induktion von Zytokinen zurückgeführt werden.

Für die **Dissemination** ist wahrscheinlich die im Pentonbasisprotein lokalisierte Integrinerkennungssequenz „RGD“, die der Spezies F fehlt, essenziell. Auch bei den lebensbedrohlichen disseminierten Infektionen gibt es Hinweise auf eine Assoziation von Adenovirusreplikation und organspezifischer Symptomatik. Zusätzlich kann aber hier auch die Interaktion von Adenoviren mit Blutplättchen und die Bildung von Immunkomplexen zu intravasaler Gerinnung und Störung der Mikrozirkulation führen.

! Die zytopathische Replikation von Adenoviren führt zur Gewebsschädigung, zusätzlich trägt eine Zytokininduktion zur Symptomatik bei. Für die sepsisartige disseminierte Infektion sind auch die Bildung von Immunkomplexen und die Aggregation von Thrombozyten bedeutend.

60.2.4 Diagnostische Methoden

Gewinnung und Transport von Untersuchungsmaterial

Adenoviren werden je nach Krankheitsbild in Sekreten und Abstrichen vom Nasopharynx und Auge sowie aus Stuhl, Liquor, bronchoalveolären Lavagen und Urin nachgewiesen. Wegen der fehlenden Lipidhülle sind Adenoviren sehr stabil. Allerdings empfiehlt sich wegen bakterieller Überwucherung ein gekühlter Versand und der Einsatz antibiotikahaltiger Transportmedien. Adenovirus-DNA kann auch in Biopsien aus Leber, Herz usw. nachgewiesen werden.

Antigennachweisverfahren und Elektronenmikroskopie

Da eine schnelle Diagnose von Adenovirusinfektionen zur Verhütung von nosokomialen Übertragungen wünschenswert ist, werden Antigennachweise (z. B. direkter Immunfluoreszenztest) oft mit Augenabstrichen oder respiratorischen Materialien durchgeführt. Aufgrund der relativ geringen Sensitivität schließt ein negatives Ergebnis hierbei eine Adenovirusinfektion allerdings nicht aus. Bei einer akuten Gastroenteritis können Adenoviren auch mithilfe der Elektronenmikroskopie im Stuhl nachgewiesen werden, allerdings ist auch hier die Sensitivität nur gering. Alternativ werden ELISA oder ähnliche, kommerziell erhältliche Antigenschnelltestverfahren (z. B. Latexagglutination) angewandt. Die Sensitivität und Spezifität dieser (auch CE-markierten) Teste ist jedoch unbefriedigend und der Virusisolation und PCR weit unterlegen, sodass die Ergebnisse mit Virusisolation und PCR bestätigt werden sollten.

Adenovirus-DNA-Nachweis mit der PCR

Für Adenoviren sind eine Vielzahl von PCR-Protokollen entwickelt worden. Für die primäre Diagnostik empfiehlt sich ein generisches PCR-Verfahren, das alle humanen Adenovirustypen nachweist. Aufgrund der hohen Sequenzdiversität war die Entwicklung von generischen PCRs schwierig. Tab. 60.**3** zeigt bewährte Primerkombinationen für diesen Zweck. Besondere Probleme bei der Adenovirus-PCR-Diagnostik sind hoch positive Proben, die zu Kreuzkontaminationsproblemen führen können. Außerdem kann die Interpretation von positiven Ergebnissen schwierig sein, da sensitive PCRs auch bei gesunden Menschen gelegentlich Adenovirus-DNA in Stuhl, respiratorischen Materialien und Blut detektieren. Dies ist durch Adenoviruspersistenz/-latenz zu erklären und diagnostisch nicht wegweisend. Zur Differenzierung zwischen Adenoviruslatenz und ätiologisch bedeutender Virusreplikation eignet sich die quantitative „Real time"-PCR (Tab. 60.**3**). Allgemein anerkannte Grenzwerte für die Differenzierung sind zwar noch nicht festgelegt worden, bei niedrigen Viruslasten ($< 10^3$ Kopien/ml) ist jedoch eine klinisch bedeutsame Adenovirusinfektion weitgehend ausgeschlossen. Für die Untersuchung von Viruslasten im peripheren Blut zur Diagnose der disseminierten Infektion eignen sich EDTA-Vollblut, Plasma und Serum. Hohe Viruslasten ($> 10^4$, meist $> 10^6$ Kopien/ml Blut) sind diagnostisch wegweisend, ebenso Viruslastanstiege > zwei log-Stufen.

Virusisolation

Viren der Spezies A bis E vermehren sich gut in permanenten Zelllinien wie A549, HeLa, KB. Es kann ein Abkugelungs-CPE beobachtet werden, wobei die Zell-Lyse erst spät eintritt (Abb. 60.**5**). Humane Adenoviren der Spezies F (Typ 40 und 41) sind schwieriger zu vermehren, es empfiehlt sich hier die Verwendung von HEK293-Zellen (HAdV5-transformierte Zellen) oder Chang-Konjunktivalzellen.

! Direkte Virusnachweismethoden sind Mittel der Wahl für die Adenovirusdiagnostik. Generische PCR-Protokolle sind für alle diagnostischen Fragestellungen anwendbar und als Primärdiagnostik zu bevorzugen. Die quantitative PCR erleichtert die Diagnostik der disseminierten Infektion. Die Virusisolation erfolgt heute oft noch zu Bestätigungszwecken.

Typisierungstechniken

Durch die typenassoziierte Virulenz kommt der Adenovirustypisierung nicht nur eine epidemiologische Bedeutung zu. Antigene Determinanten sind auf den 3 Kapsidproteinen Hexon (ε- und α-Determinante), Fiber (γ) und Penton (β) lokalisiert. Klassisch werden die Adenovirustypen durch ihr Neutralisationsverhalten mit typspezifischen Antiseren bestimmt, die zum größten Teil gegen die ε-Determinante des Hexons gerichtet sind. Bei unbekannten Isolaten empfiehlt sich primär die Neutralisation mit Antiseren gegen die häufig isolierten Typen 1 bis 7, bei Isolaten aus Stuhl auch Typen 31, 40 und 41 und bei Augenabstrichen Typen 8, 19 und 37. Alternativ kann primär eine Zuordnung zu den Adenovirusspezies durch differenzielle Hämagglutination mit Rhesusaffen-, Ratten- und Menschenerythrozyten versucht werden (Tab. 60.**1**). Nachfolgende Hämagglutinationsinhibitionsteste mit Antiseren gegen die γ-Determinante des Fiberknopfes ermöglichen eine schnellere Typisierung als die Neutralisation, können aber nicht alle Adenovirusisolate differenzieren, da Kreuzreaktivitäten bestehen. Deshalb und wegen der Verfügbarkeit von molekulargenetischen Typisierungsverfahren hat diese Vorgehensweise an Bedeutung verloren.

Als erste Alternative zur serologischen Typisierung von Isolaten wurde die **DNA-Restriktionsanalyse** entwickelt. Die verschiedenen humanen Adenovirusspezies lassen sich nach SmaI-Restriktionsverdau ihrer Genome differenzieren (Tab. 60.**1**), auch die Typisierung einer Vielzahl von Isolaten ist möglich. Durch den Restriktionsverdau mit BamHI (Abb. 60.**6**) können die häufig isolierten Serotypen der Spezies B und C eindeutig identifiziert werden (Adrian et al. 1986).

Da heute aber vielfach die primäre Adenovirusdiagnostik mittels PCR durchgeführt wird, ist eine PCR-basierte Vorgehensweise auch für die Typisierung sinnvoll. Durch Sequenzierung und BLAST-Analyse von PCR-Produkten aus einer üblichen diagnostischen PCR (Tab. 60.**3**), lässt sich die Adenovirus-DNA meist nur auf Speziesebene differenzieren, da diese PCR einen konservierten Hexonabschnitt amplifiziert. Nur in den Spezies A, C, E und F mit ihren wenigen Typen ist auch eine Surrogattypisierung möglich. Dies genügt aber für wichtige diagnostische Fragen, z. B. die Unterscheidung einer prognostisch günstigen Spezies-F-Enteritis von einer Spezies-A- oder -C-Infektion mit Gefahr der Dissemination bei immunsupprimierten Patienten.

Molekularphylogenetische Typisierungskriterien (Sequenzhomologie der hypervariablen ε-Determinante) sind für die genaue Typisierung mittels PCR und Sequenzierung entwickelt worden (Tab. 60.**3**). Durch diese Vorgehensweise ist sichergestellt, dass die molekularen Typisierungsergebnisse mit den klassischen Neutralisationstesten übereinstimmen, diese ergänzen bzw. in Zukunft vollständig ersetzen können. Es genügt die Amplifikation und Sequenzierung des kleineren „Loops 2" der ε-Determinante (Tab. 60.**3**), da dieser eine ausreichende Sequenzdiversität aufweist (Madisch et

Tabelle 60.**3** PCR-Protokolle für die Diagnostik und Differenzierung von Adenoviren.

Typ	Primersequenzen	Primer Annealing; Elongation	Amplimer-Länge	Besonderheiten
generische Diagnostik (konventionell)	GCCSCARTGGKCWTACATCGACATC[1] CAGCACSCCICGRATGTCAAA	55 °C; 20 Sek. 73 °C; 45 Sek.	301 bp	Durch Sequenzierung des Amplimers: • Spezieszuordnung der DNA möglich • Surrogattypisierung für Viren der Spezies A, C, E und F möglich
nested-PCR (zum obigen Protokoll)	GCCCGYGCMACIGAIACSTACTTC[1] CCYACRGCCAGIGTRWAICGMRCYTTGTA	55 °C; 20 Sek. 73 °C; 45 Sek.	171 bp	nested-PCR diagnostisch meist nicht erforderlich, Spezieszuordnung durch Restriktionsverdau möglich
generische Diagnostik, Quantifizierung (Real time-PCR)	GCCACGGTGGGGTTTCTAAACTT GCCCCAGTGGTCTTACATGCACATC Sonde: TGCACCAGACCCGGGCTCAGG-TACTCCGA	55 °C, 10 Sek. 60 °C, 60 Sek.	131 bp	„TaqMan"-markierte Sonde essenziell für Verfahren
Typisierung durch „loop 2"- Sequenzierung der ε-Determinante	Spezies B: TTGACTTGCAGGACAGAAA CTTGTATGTGGAAAGGCAC	54 °C, 20 Sek. 73 °C, 45 Sek.	590 bp	nicht für die primäre Diagnostik geeignet, nur für Typisierung durch Sequenzierung. Primer optimiert für die genannten Spezies, amplifizieren z. T. auch humane Adenoviren anderer Spezies
	Spezies C und D: GTTGACTTGCAAGACAGAAA AAACTCYTCCAYAGGTTGGC	54 °C, 20 Sek. 73 °C, 45 Sek.	322 bp	

[1] *K (G/T), M (A/C), R (A/G), S (C/G), W (A/T), Y (C/T), I (Inosine)*

al. 2005). Hauptvorteil dieser Methode ist, dass Adenovirus-DNA aus diagnostischen Materialien auch ohne vorherige zeitraubende Virusisolation typisiert werden kann.

Rekombinante Adenoviren, die serologische Eigenschaften zweier Typen in sich vereinen (unterschiedliche Typisierungsergebnisse in der Neutralisation und in der Hämagglutination) wurden bereits vor vielen Jahren als Intermediärstämme beschrieben. Rekombinationspartner gehören dabei meist der gleichen Adenovirusspezies (meist D) an. Mit molekularbiologischen Methoden wurde vor Kurzem erstmals die Entstehung eines virulenten Erregers durch multiple Rekombinationsereignisse nachgewiesen (Engelmann et al. 2006). Die **Rekombinationen** führten zu einem Austausch beider Bindungsstellen für die primären und sekundären zellulären Rezeptorproteine. Obwohl dieses Isolat in der ε-Determinante mit Typ 22 identisch war, wurde es später als neuer Typ 53 bezeichnet. Dies zeigt, dass es Adenovirusisolate geben kann, deren Tropismus und Virulenz nicht ausreichend durch ein Typisierungsergebnis beschrieben wird.

! Die molekularegenetische Typisierung durch (Teil-)Sequenzierung der Neutralisationsdeterminante ε ist heute der klassischen Infektionsneutralisation aus Gründen der Schnelligkeit vorzuziehen. Differenzierungen auf Speziesebene sind aber oft schon für viele diagnostische Fragen ausreichend.

Serodiagnostik

Der Nachweis neutralisierender Antikörper ist weitgehend typspezifisch und bei seroepidemiologischen Untersuchungen sinnvoll. Neutralisationsteste sind aber für die Routinediagnostik aufgrund der vielen Typen nicht geeignet. Kreuzreagierende Antikörper gegen die α-Determinante des Hexons, die im Gegensatz zur ε-Determinante auf der Kapsidinnenseite lokalisiert ist, werden in der KBR und im ELISA nachgewiesen. Signifikant ansteigende oder hohe KBR-Titer, IgM-Nachweise oder ansteigende IgG-Titer im ELISA werden als Hinweise auf eine frische Adenovirusinfektion gewertet. Allerdings bleibt meist unklar, ob das Krankheitbild, aufgrund dessen die Diagnostik veranlasst wurde, wirklich dadurch verursacht wird oder ob eine der häufigen interkurrierenden Adenovirusinfektionen nachgewiesen wurde. Auch bei CE-markierten ELISA-Diagnostika wurde eine Korrelation der Ergebnisse mit der Virusisolation oder anderen Virusdirektnachweisen bislang nicht nachgewiesen. Außerdem versagen Antikörpernachweise bei den besonders durch Adenoviren gefährdeten immunsupprimierten Patienten. Deshalb ist die diagnostische Bedeutung der Serologie nur gering und nicht ausreichend etabliert. KBR-Titer und Adenovirus-IgG-ELISAs geben auch keine verwertbaren Hinweise auf die individuelle Immunitätslage oder Seroprävalenz von Adenovirusinfektionen.

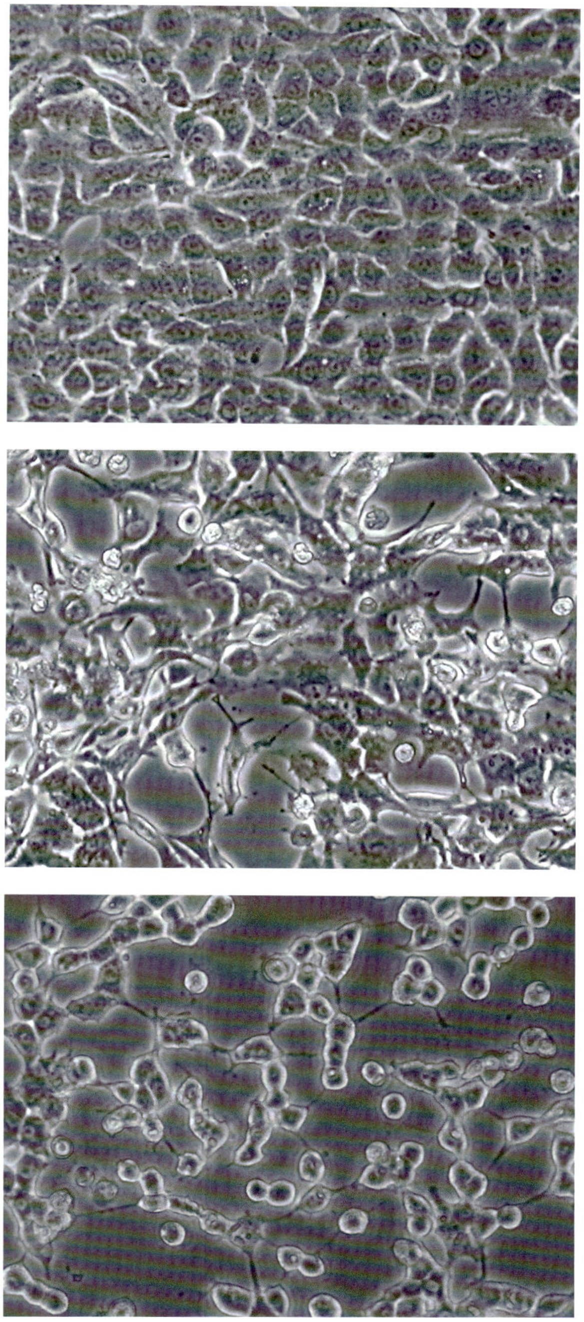

a

b

c

Abb. 60.**5** Zytopathischer Effekt (CPE) von Adenovirus Typ 2 auf A549-Zellen.
a Nicht infizierte Kontrolle.
b Deutlicher Adenovirus-CPE nach 3 Tagen.
c Nahezu vollständig ausgeprägter CPE nach 6 Tagen.

! Die Serologie hat für die Diagnostik von Adenovirusinfektionen keine große Bedeutung.

60.2.5 Prophylaxe

Zur Vermeidung von nosokomialen Infektionen ist nach Nachweis einer Adenovirusinfektion die sofortige Einleitung geeigneter Hygienemaßnahmen erforderlich. Hierzu eignen sich **viruzide** Desinfektionsmittel. Aufgrund der sehr hohen Viruskonzentrationen in Tränenflüssigkeit bei Keratokonjunktivitis, im Stuhl bei Gastroenteritis, im Urin bei hämorrhagischer Zystitis und in respiratorischen Materialien bei Pneumonien können Dekontaminations- und Desinfektionsmaßnahmen allein teilweise nicht ausreichen. Die Isolierung, ggf. Kohortenisolierung betroffener Patienten ist deshalb ratsam. Adenovirusnachweise in Augenabstrichen sind nach Infektionsschutzgesetz meldepflichtig.

60.2.6 Vakzination

Zur Verhütung von akuten Atemwegserkrankungen wurde Anfang 1960 ein Lebendimpfstoff entwickelt, der die nicht attenuierten (!) Typen 3, 4, 7 und 21 in Gelatinekapseln enthielt, um eine vorzeitige Infektion im Nasen-Rachen-Raum zu verhindern. Im Magen wurden die Viren freigesetzt und stimulierten durch primär gastrointestinale, weitgehend asymptomatische Infektion das Immunsystem. Dadurch wurde Schleimhautimmunität sowohl des Magen-Darm-Trakts als auch des Respirationstrakts erreicht. Dieser Impfstoff wurde allerdings nur bei Militärrekruten in den USA angewendet und seine Produktion wurde in den 1990er Jahren eingestellt. Nachfolgend kam es wieder vermehrt zu respiratorischen Infektionen, z. T. auch schweren Pneumonien bei den Rekruten. Eine Wiederaufnahme der Impfstoffproduktion ist angekündigt.

60.2.7 Therapie

Zahlreiche Nukleosid- und Nukleotidanaloga sind in vitro gegen humane Adenoviren aktiv, so z. B. Cidofovir, Didanosine (ddI) und Ribavirin, Letzteres allerdings nur gegen die Spezies C. Klinische Erfahrungen liegen insbesondere für Cidofovir und Ribavirin vor, kontrollierte klinische Studien, die einen therapeutischen Effekt belegen könnten, wurden aber nicht durchgeführt. Die klinische Anwendung entspricht also einem „off label use“ und ist nur für besonders gefährdete immunsupprimierte Patienten zu diskutieren. Bei disseminierten Infektionen zeigten sich nur geringe Senkungen der Viruslasten im Blut und allenfalls Hinweise auf therapeutische Effekte bei frühzeitiger Anwendung. Deshalb ist die Reduktion der immunsuppresiven Therapie essenziell und andere Maßnahmen zur Verbesserung der Immunkompetenz (z. B. Transfusion von Spenderlymphozyten, Transfusion von in vitro expandierten adenovirusspezifischen T-Lymphozyten) zu diskutieren.

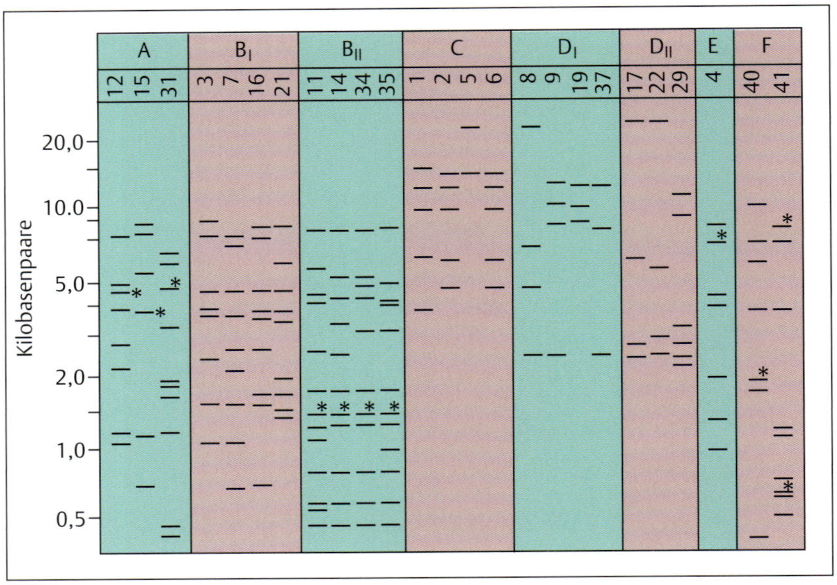

Abb. 60.**6** Schematische Darstellung von Bam-HI-Fragmenten der Serotypen 1 bis 41 (Subgenera A bis F). Der Abstand der Banden wurde densitometrisch ermittelt und mit denen eines Molmassenstandards verglichen. Die Länge der Fragmente ist in Kilobasenpaaren angegeben und im logarithmischen Maßstab gezeichnet; Umrechnungsfaktor: 1 Basenpaar = 660 Da; * = Doppelbande. (Quelle: Adrian et al. 1986).

! Da keine Impfung zur Verfügung steht und auch keine etablierte antivirale Therapie verfügbar ist, kommt Hygienemaßnahmen insbesondere zur Verhinderung nosokomialer Infektionen eine große Bedeutung zu.

Literatur

Adrian T, Wadell G, Hierholzer JC et al. DNA restriction analysis of adenovirus prototypes 1 to 41. Arch Virol 1986; 91(3–4): 277–290

Bangari DS, Mittal SK. Current strategies and future directions for eluding adenoviral vector immunity. Curr Gene Ther 2006; 6(3): 215–226

Berk AJ. Adenoviridae: The viruses and their replication. In: Fields BN, Knipe DM, Howley PM, eds. Virology. New York, NY: Raven Press; 2007: 2355–2394.

Crawford-Miksza L, Schnurr DP. Analysis of 15 adenovirus hexon proteins reveals the location and structure of seven hypervariable regions containing serotype-specific residues. J Virol 1996 70(3): 1836–1844

Davison AJ, Benko M, Harrach B. Genetic content and evolution of adenoviruses. J Gen Virol 2003; 84(Pt 11): 2895–2908

Endter C, Dobner T. Cell transformation by human adenoviruses. Curr Top Microbiol Immunol 2004; 273: 163–214

Engelmann I, Madisch I, Pommer H et al. An outbreak of epidemic keratoconjunctivitis caused by a new intermediate adenovirus 22/H8 identified by molecular typing. Clin Infect Dis 2006; 43(7): e64-6

Madisch I, Harste G, Pommer H et al. Phylogenetic analysis of the main neutralization and hemagglutination determinants of all human adenovirus prototypes as a basis for molecular classification and taxonomy. J Virol 2005; 79(24): 15265–15276

Nevels M, Täuber B, Spruss T et al. „Hit-and-run" transformation by adenovirus oncogenes. J Virol 2001; 75(7): 3089–3094

Wadell G. Adenoviruses. In: Zuckerman AJ, Babtvaaka JE, eds. Principles and practice of clinical virology. Chichester: Johne Wiley and Sons Ltd.; 1990: 267–287

Wadell G, Hammarskjold ML, Winberg G et al. Genetic variability of adenoviruses. Ann N Y Acad Sci 1980; 354: 16–42

Allgemeine Virologie
Klinische Virologie
Spezielle Virologie

61 Herpesviren

61.1 Grundlagen

T. C. Mettenleiter

61.1.1 Einführung

Herpesviren gehören zu den am weitesten verbreiteten viralen Infektionserregern. Sie wurden bei allen fünf Ordnungen der Wirbeltiere (Säugetiere, Vögel, Amphibien, Reptilien, Fische) und bei Wirbellosen (Mollusken) nachgewiesen. Mehr als 200 unterschiedliche Herpesviren wurden bisher beschrieben, wobei die Zahl mit fortschreitenden Untersuchungstechniken noch deutlich zunehmen dürfte. Der Mensch ist Hauptwirt von acht Herpesviren, die formal taxonomisch als **Humane Herpesviren 1 bis 8** bezeichnet werden (Tab. 61.**1**).

Neben den genannten humanen Herpesviren umfasst die Familie der Herpesviren auch eine Vielzahl von veterinärmedizinisch bedeutsamen Erregern. Beispielhaft sollen die Erreger der Aujeszky-Krankheit beim Schwein (Suides Herpesvirus 1 – Pseudorabies-Virus), der infektiösen bovinen Rhinotracheitis beim Rind (Bovines Herpesvirus 1), und der Marek-Tumorerkrankung des Geflügels (Gallides Herpesvirus 2/3) genannt werden. Tierpathogene Herpesviren können unter Umständen auch den Menschen infizieren und dort zu teilweise dramatischen Krankheitsverläufen führen (z. B. Herpes-B-Virus der Makaken).

61.1.2 Taxonomie

Der Name „Herpes“ kommt vom griechischen Wort „herpein“, das „kriechen“ bedeutet und sich auf die Ausbreitung der Herpesviren im Körper, besonders entlang von Nervenbahnen, bezieht. Die Familie der Herpesviridae wird in die Unterfamilien der Alpha-, Beta- und Gammaherpesvirinae unterteilt, die sich in ihrer Biologie unterscheiden. Alphaherpesviren zeigen einen relativ schnellen Replikationszyklus (< 24 Stunden), weisen häufig ein breites experimentelles Wirtsspektrum auf und etablieren Latenz vornehmlich in Neuronen. Betaherpesviren replizieren deutlich langsamer (mehrere Tage), sind streng speziesgebunden und etablieren Latenz in Knochenmark und sekretorischen Drüsen. In der Unterfamilie der Gammaherpesviren werden Erreger zusammengefasst, die vornehmlich Lymphozyten infizieren und hier proliferative Erkrankungen, die zu malignen Tumoren führen können, auslösen. Diese Zellen sind dann auch Träger latenter Viren. Eine Ausnahme bildet das T-Zell-Lymphome induzierende Virus der Marek-Krankheit des Geflügels, das genetisch eindeutig zu den Alphaherpesviren gehört.

Vergleichende Sequenzanalysen kompletter herpesviraler Genome bestätigten diese Unterteilung. Allerdings finden sich innerhalb der Herpesviren konservierte Genblöcke nur bei den Säuger-, Vogel- und Reptilienherpesviren, während sich die Herpesviren von Fischen und Amphibien einerseits und der einzige sequenzierte Vertreter der Molluskenherpesviren (Austern-Herpesvirus) andererseits deutlich abgrenzen. Aus diesem Grund wurde eine neue Ordnung Herpesvirales geschaffen, die neben

Tabelle 61.**1** Humane Herpesviren.

taxonomischer Name	Trivialname	Genus	Unterfamilie
Humanes Herpesvirus 1	Herpes-simplex-Virus 1	Simplexvirus	Alphaherpesvirinae
Humanes Herpesvirus 2	Herpes-simplex-Virus 2	Simplexvirus	Alphaherpesvirinae
Humanes Herpesvirus 3	Varizella-Zoster-Virus	Varicellovirus	Alphaherpesvirinae
Humanes Herpesvirus 4	Epstein-Barr-Virus	Lymphocryptovirus	Gammaherpesvirinae
Humanes Herpesvirus 5	Humanes Zytomegalievirus	Cytomegalovirus	Betaherpesvirinae
Humanes Herpesvirus 6		Roseolovirus	Betaherpesvirinae
Humanes Herpesvirus 7		Roseolovirus	Betaherpesvirinae
Humanes Herpesvirus 8	Kaposi-Sarkom-Herpesvirus	Rhadinovirus	Gammaherpesvirinae

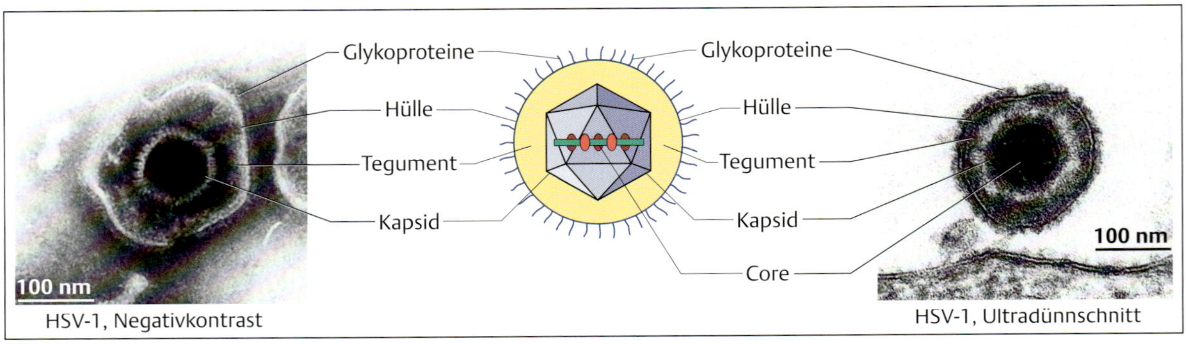

Abb. 61.**1** Elektronenmikroskopische Darstellung eines Herpesvirus (Herpes-simplex-Virus Typ 1). Die Balken entsprechen jeweils einer Strecke von 100 nm. (EM-Aufnahmen dankenswerterweise von Dr. H. Granzow, Friedrich-Loeffler-Institut Insel Riems, zur Verfügung gestellt).

der Familie der Herpesviridae, die die „klassischen" Herpesviren enthält, noch die Familien Alloherpesviridae, in der die Fisch- und Amphibienviren zusammengefasst sind, sowie Malacoherpesviridae für die Herpesviren der Invertebraten umfasst.

61.1.3 Virusmorphologie

In der Familie der Herpesviridae werden Erreger zusammengefasst, die morphologische und biologische Gemeinsamkeiten zeigen. Die im Durchmesser ca. 200 nm großen Herpesvirus-Partikel (Virionen) bestehen aus einem Kern (Core), der das Virusgenom enthält. Dieser bildet mit dem ikosaedrischen Kapsid, das aus 162 Kapsomeren besteht, das Nukleokapsid. Dieses wird von einer von der Wirtszelle abstammenden Lipidhülle (Envelope), in die viruskodierte Proteine, meist Glykoproteine, eingelagert sind, umgeben. Zwischen Nukleokapsid und Hülle liegt eine Proteinschicht, die als Tegument bezeichnet wird und der „Matrix" der RNS-Viren entspricht (Abb. 61.**1**). Ingesamt werden in Herpesvirionen mehr als 30 unterschiedliche virale Proteine, aber auch zelluläre Komponenten wie z. B. Aktin oder Hitzeschockproteine (hsp) nachgewiesen. Das Nukleokapsid wird aus fünf Proteinen gebildet: die Kapsomeren bestehen aus jeweils 6 (Hexone) bzw. 5 (Pentone) Kopien des Hauptkapsidproteins, die durch die beiden so genannten Triplexproteine verbunden werden. Ein Penton ist durch einen Komplex aus 12 Einheiten des Portalproteins ersetzt. Durch diesen Komplex erfolgt die Einschleusung des viralen Genoms in das vorgefertigte Kapsid. Auf den Kapsomeren sitzt ein weiteres, nichtessenzielles Protein.

61.1.4 Genomstruktur

Das Genom der Herpesviren liegt als doppelsträngige, lineare DNS vor, deren Länge zwischen 124 Kilobasenpaaren beim Genom des Varizella-Zoster-Virus (VZV) und annähernd 300 Kilobasenpaaren beim Genom des Koi-Herpesvirus (KHV) variieren kann. Die Anzahl der viruskodierten Proteine liegt dabei zwischen 70 für VZV und 252 vorhergesagten proteinkodierenden Genen für das humane Zytomegalievirus (HCMV). Viele Herpesvirusgenome enthalten neben singulären („unique") Sequenzen umfangreiche repetitive („repeat") Abschnitte, die unmittelbar nebeneinander oder an verschiedenen Stellen des Genoms in gleicher oder inverser Orientierung wiederholt vorkommen. Etwa 40 konservierte Gene und Genprodukte finden sich bei allen Vertretern der Alpha-, Beta- und Gammaherpesviren (Tab. 61.**2**). Sie sind meist in Genblöcken angeordnet. Dazu gehören Proteine, die für Struktur und Reifung des Kapsids verantwortlich sind, sowie einige der Tegument- und Hüllproteine. Auch die Proteine, die die Replikation und Verpackung des viralen Genoms bewerkstelligen, sind bei allen Vertretern der Herpesviridae konserviert, ebenso eine Reihe von Enzymen des Nukleotidstoffwechsels. Interessanterweise werden nicht alle von Herpesviren exprimierten Proteine für die Virusvermehrung benötigt. Etwa die Hälfte der jeweiligen Genprodukte wird operational als „nicht essenziell" bezeichnet, was bedeutet, dass Basisfunktionen der Virusreplikation auch ohne sie ablaufen können. Zu diesen Genprodukten gehören z. B. Proteine, die für die Ausbreitung der Viren im Wirt von Bedeutung sind, u. a. auch diejenigen, die die Immunabwehr des Wirts modulieren.

61.1.5 Viraler Replikationszyklus

Der Replikationszyklus der Herpesviren ist komplex und bis heute nicht in allen Einzelheiten verstanden. Wesentliche Schritte sind in Abb. 61.**2** dargestellt. Die **Adsorption** freier Virionen an die Zielzelle (1) wird durch die Interaktion von in die Virushülle eingebauten viruskodierten, meist glykosylierten Membranproteinen mit zellulären Oberflächenstrukturen vermittelt. Dabei können sowohl zelluläre Kohlehydratpolymere (Glykosaminoglykane, z. B. Heparansulfat) als auch Proteinrezeptoren als Interaktions-

Tabelle 61.2 Bei Alpha-, Beta- und Gammaherpesviren konservierte Gene.

homologes Gen bei HSV-1	Funktion des Genprodukts
Virion	
UL6	Portal-Protein
UL18, UL38	Triplex-Proteine
UL19	Hauptkapsidprotein
UL35	Kapsidprotein
UL7	Tegumentprotein
UL11	myristoyliertes Tegumentprotein
UL13	Proteinkinase
UL14	unbekannt
UL16	Tegument
UL17	Kapsid- oder Tegumentprotein
UL21	Kapsid- oder Tegumentprotein
UL25	Tegumentprotein, „Nuclear Egress“
UL36	großes Tegumentprotein
UL37	Tegumentprotein
UL51	Tegumentprotein
UL1	Glykoprotein L, Virushüllprotein, Fusion
UL10	Glykoprotein M, Virushüllprotein
UL27	Glykoprotein B, Virushüllprotein, Fusion
UL22	Glykoprotein H, Virushüllprotein, Fusion
UL49.5	Glykoprotein N, Virushüllprotein
Virusreifung	
UL12	alkalische Exonuclease
UL15, UL28, UL33	Terminase
UL26, UL26.5	Gerüst/Protease
UL31, UL34	„Nuclear Egress“
UL32	Genomspaltung und -verpackung
DNA-Replikation	
UL5, UL8, UL52	Helikase/Primase-Komplex (3 Untereinheiten)
UL30, UL42	DNA-Polymerase/assoziierter Faktor
UL29	Einzelstrang-DNA bindendes Protein
Nukleotidmetabolismus	
UL2	Uracil-DNA-Glykosylase
UL39	Ribonukleotid-Reduktase
UL50	dUTPase
Genregulation	
UL54	multifunktionales regulatorisches Protein
Unbekannt	
UL24	Lokalisation im Zellkern

partner fungieren. Die Bindung an zelluläre Rezeptoren initiiert die **Fusion von Virushülle und Plasmamembran** der Zielzelle (2), an der die in allen drei Unterfamilien der Herpesviridae konservierten Glykoproteine gB, gH und gL (wobei letztere einen heterodimeren Komplex bilden) essenziell beteiligt sind. Diese Konservierung deutet darauf hin, dass der Fusionsprozess wohl bei allen Herpesviren ähnlich verläuft. Die Fusion erfolgt primär an der Zelloberfläche, kann aber in Abhängigkeit vom Zelltyp auch nach Endozytose der adsorbierten Viruspartikel im Endosom erfolgen. Nach der Freisetzung des Nukleokapsids in das Zytoplasma wird das Kapsid entlang von **Mikrotubuli** an die **Kernporen** transportiert (3), wo es mit einem Vertex des Ikosaeders zur Pore gerichtet andockt. Für diesen Transport sind zelluläre Motorproteine verantwortlich, die vermutlich mit am Kapsid verbleibenden Komponenten des Teguments interagieren. Nach dem Andocken öffnet sich der der Kernpore zugewandte Vertex und die genomische DNA wird durch die Kernpore in den Zellkern geschleust (4). Die molekularen Grundlagen dieses Prozesses sind bisher weitgehend unverstanden.

Nach dem Eintritt in den Zellkern zirkularisiert das vorher lineare Genom und es kommt zur für Herpesviren typischen **kaskadenartig regulierten Expression** verschiedener Gengruppen (5). Zunächst werden sehr frühe (Immediate-early oder α) Gene von der zellulären RNA-Polymerase II unter Mitwirkung von transkriptionsaktivierenden Tegumentproteinen, die mit dem Viruspartikel in die Zelle gelangt sind, transkribiert. Hierfür sind keine weiteren viralen Funktionen notwendig, sodass diese Transkription auch unter Einsatz von Translationsinhibitoren wie z. B. Cycloheximid abläuft. Die gebildeten mRNAs werden im Zytoplasma translatiert und die betreffenden Proteine, die meist selbst Transaktivatoren der Transkription darstellen, zurück in den Zellkern transportiert, wo sie für die Umschaltung von der sehr frühen auf die frühe (Early oder β) Genexpression sorgen. In dieser Phase werden präferenziell solche Gene exprimiert, deren Genprodukte am Nukleotidstoffwechsel und bei der DNA-Replikation beteiligt sind. Danach beginnt die **Vervielfältigung (Replikation)** des Virusgenoms (6). An bestimmten Punkten wird der Doppelstrang (bei den Alpha- und Gammaherpesviren durch sequenzspezifische Bindung eines viralen Proteins) geöffnet. Die entstehenden Einzelstrangbereiche werden vom konservierten Einzelstrang-DNA-bindenden Protein offen gehalten, während am Replikationspunkt ein Komplex aus drei Proteinen den Doppelstrang entwindet (Helikase) und an einem Einzelstrang für die Synthese kurzer RNA-Stücke als Primer für die diskontinuierliche Synthese eines neuen Stranges durch die viruskodierte DNA-Polymerase sorgt (Primase). Der Gegenstrang wird kontinuierlich durch die virale DNA-Polymerase, die mit einem weiteren Faktor assoziiert ist, vervielfältigt. Die Genomreplikation der Herpesviren verläuft also im Grundsatz wie die zellulärer Genome, allerdings wird als Substrat nicht lineare DNA, sondern die sofort nach Eintritt in den Zellkern zirkularisierte virale DNA angenommen. Diese Maschinerie bewegt sich mit fortschreitender Replikation am Genom entlang und führt so zur Vervielfältigung der Matrize. Da als Substrat zirkuläre DNA dient, führt diese Art der Genomreplikation, die auch als „Rolling Circle" bezeichnet wird, zur Synthese von langen Konkatemeren vieler Genome, die beim Verpacken durch viruskodierte Enzyme auf die korrekte Länge geschnitten werden müssen. Die späten (Late oder γ) Gene, die exprimiert werden, nachdem die virale Genomreplikation begonnen hat, kodieren hauptsächlich für Strukturkomponenten der Viruspartikel, so auch für die Kapsid-Proteine. Der Aufbau des Kapsids erfolgt autokatalytisch im Zellkern, wobei um eine Gerüststruktur („Scaffold") das Kapsid gebildet wird. Es besteht aus dem Hauptkapsidprotein, das die einzelnen Kapsomeren, d. h. die Pentone und die Hexone, ausbildet, sowie den verbindenden Triplex-Proteinen. An der Spitze der Hexone sitzen jeweils 6 Kopien eines weiteren Proteins. Eine Pentonstelle wird durch den dodecameren Komplex aus 12 Kopien des Portalproteins gebildet, durch den die Verpackung der replizierten viralen DNA erfolgt. Ein ähnlicher Mechanismus der Bildung von Kapsiden und Verpackung von viralem Genom findet auch bei den Bakteriophagen der Ordnung Caudovirales (z. B. T4 oder T7) statt, weshalb angenommen wird, dass beide einen gemeinsamen evolutionären Ursprung haben, Herpesviren und Caudoviren also von einem gemeinsamen Vorläufer abstammen.

Nach der Bildung der noch DNA-freien **Kapsidvorläufer** (7) wird die Trimmung und Verpackung der viralen Genome durch einen Proteinkomplex eingeleitet, der sich am Portal anlagert und u. a. eine Terminase enthält, welche die Spaltung der in konkatemerer Form vorliegenden replizierten Virus-DNA vornimmt. Zeitgleich mit der Aufnahme des Genoms wird das Gerüst proteolytisch abgebaut und die Bruchstücke werden ausgeschleust, sodass es zum Ersatz des Gerüsts durch die verpackte DNA kommt (8). Die so entstandenen **Nukleokapside** verlassen dann den Kern zur endgültigen Reifung im Zytoplasma. Dies geschieht durch einen **Knospungsprozess** an der inneren Kernmembran (primäre Umhüllung; 9), der durch konservierte Virusproteine vermittelt wird. Dabei erhalten die Nukleokapside eine **erste Hülle**, die aber höchstwahrscheinlich unmittelbar durch Fusion mit der äußeren Kernmembran wieder verlorengeht (10). An das ins Zytoplasma freigesetzte Nukleokapsid lagern sich nun die mehr als 15 Tegumentproteine. Durch einen **zweiten Knospungsprozess** in Vesikel des Trans-Golgi-Netzwerks, in die die viruskodierten Hüllproteine bereits eingelagert sind, erfolgt die endgültige, sekundäre Umhüllung (11). Als Ergebnis dieses Prozesses liegt ein vollständiges, umhülltes Herpesviruspartikel in einem **zellulären Vesikel** vor (12), das dem normalen Sekretionsweg folgend an die Plasmamembran transportiert wird. Nach der Fusion von Vesikel- und Plasmamembran wird das **reife Viruspartikel** entlassen (13) und kann nun einen erneuten Infektionszyklus beginnen.

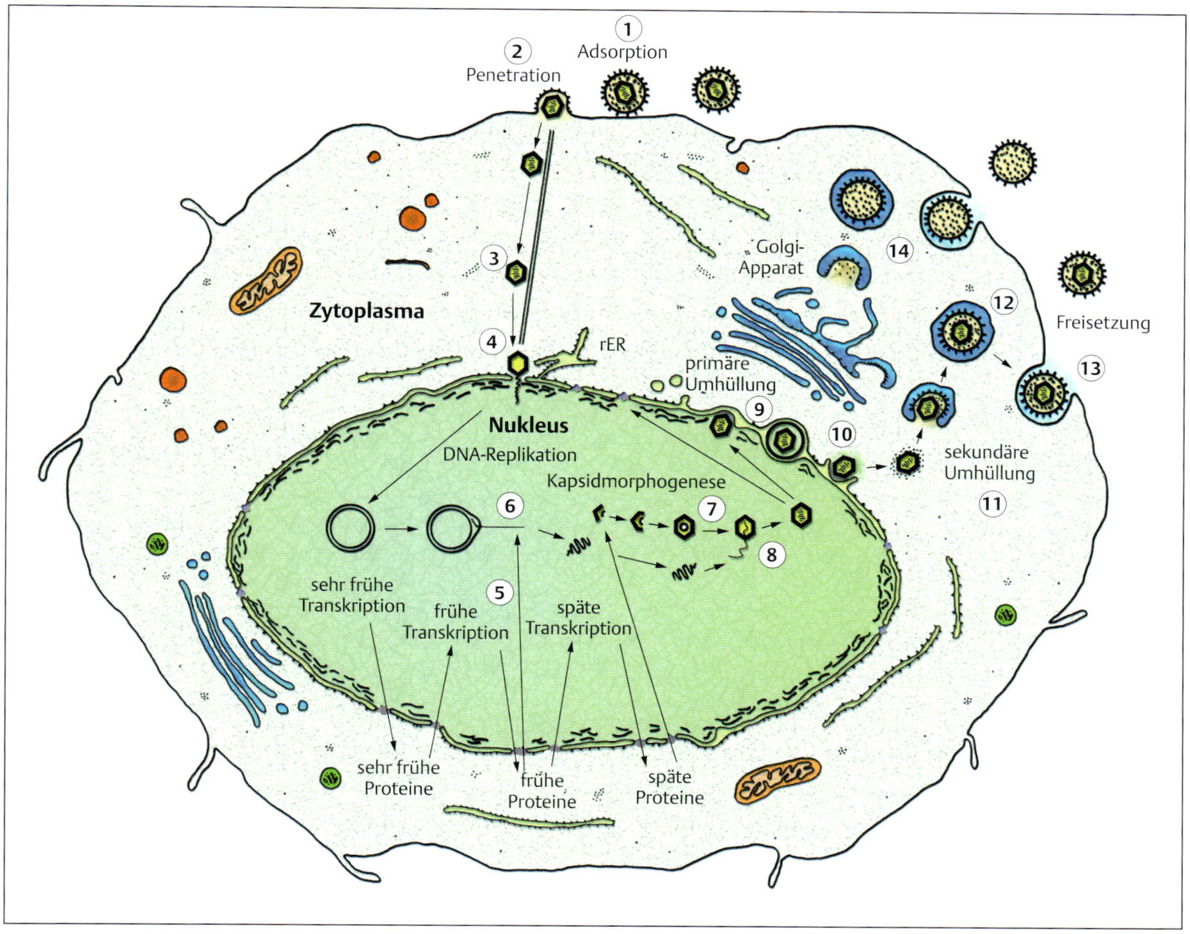

Abb. 61.2 Schematische Darstellung des Herpesvirus-Replikationszyklus. Mit Zahlen bezeichnete Stadien werden im Text erläutert. (Vorlage der Grafik wurde dankenswerterweise von M. Jörn, FLI Insel Riems, erstellt).

Die Ausbreitung von Herpesvirusinfektion kann aber nicht nur durch freie Virionen, sondern auch direkt von Zelle zu Zelle erfolgen. Ob hierbei komplette Virionen notwendig sind oder aber virale Untereinheiten (z. B. Nukleokapside) ausreichen, ist bisher unklar.

Neben reifen, infektiösen Virionen entstehen bei der Herpesvirusreplikation aber auch aberrante, **nicht infektiöse Partikel**. So können sich Tegument und Hülle spontan zu Nukleokapsid-freien Partikeln zusammenfinden (14), die als „leichte" Partikel (bei den Alphaherpesviren) oder „dichte Körper" (Dense Bodies, bei den Betaherpesviren) bezeichnet werden. Diese Formen sind in der Lage, durch die vorhandenen fusionsaktiven Hüllproteine in Zielzellen einzudringen, aber aufgrund der fehlenden genetischen Information kommt es nicht zu einer produktiven Infektion. Sie werden als mögliche Impfstoffe diskutiert.

61.1.6 Virus-Wirts-Interaktion: Latenz

Alle Herpesviren besitzen die Fähigkeit, in besonderen Zielzellen in den Zustand der **Latenz** einzutreten. Führt die Primärinfektion nicht zum Tod, verbleibt der Erreger unweigerlich lebenslang in latentem Zustand im Organismus. Während bei der Persistenz eine kontinuierliche Produktion von infektiösen Virionen stattfindet, wird bei der Latenz kein infektiöses Virus gebildet. Bei der Latenz liegt das Herpesvirusgenom episomal, d. h. in zirkulärer Form im Zellkern vor. Die Genexpression während der Latenz unterscheidet sich grundlegend von der Expression beim lytischen Infektionszyklus. Im Gegensatz zu der komplexen Expression einer Vielzahl viraler Gene und Proteine bei der produktiven, lytischen Infektion ist das Expressionsmuster während der Latenz drastisch eingeschränkt. Dabei kann es nur zur Expression von so genannten Latenz-assoziierten Transkripten (LAT) kommen, ohne dass virale Proteine entstehen. Dies wird z. B. für die Latenz des HSV-1 in Neuronen des trigeminalen

Ganglions angenommen. Im Gegensatz dazu werden beim Epstein-Barr-Virus verschiedene Latenzformen definiert, die sich vor allem hinsichtlich Anzahl und Art der exprimierten viralen Proteine unterscheiden. Verschiedene externe und interne Stimuli können zur **Reaktivierung** des latenten Virusgenoms und zur Initiierung der lytischen Genexpression-Kaskade führen, was dann zur erneuten Bildung infektiöser Virionen führt. Dabei können zwischen der Primärinfektion und der Reaktivierung Wochen (z. B. HSV-1) oder auch Jahrzehnte (z. B. VZV – Gürtelrose) liegen. Besonders weit verbreitet sind rekurrierende Episoden der Reaktivierung von Herpes-simplex-Viren, die in Neuronen des Kopfbereichs (vor allem im Trigeminalganglion) oder Genitalbereichs latent vorliegen. Als externe Stimuli zur Reaktivierung können Umweltfaktoren (z. B. UV-Strahlung), hormonelle Faktoren (Menstruationszyklus), Stress oder auch Immunsuppression wirken.

61.1.7 Immunität

Die erworbene Immunität gegen Herpesvirus-Infektionen ist gegen verschiedene virale Proteine gerichtet, wobei sowohl Virusstrukturproteine als auch ausschließlich intrazellulär vorliegende Regulatorproteine wichtige Antigene darstellen. Neutralisierende Antikörper richten sich gegen Komponenten der Virushülle und verhindern das Andocken der Partikel an die Wirtszelle oder die Fusion zwischen Virushülle und Plasmamembran. Eine überragende Rolle bei der Immunkontrolle spielt aber das zelluläre Immunsystem in Form von zytotoxischen T-Zellen. Allerdings haben Herpesviren eine Vielzahl von Strategien entwickelt, der Immunantwort zu entgehen (Immunevasion). Dazu gehören die Expression von Virusproteinen mit Affinität zu den Fc-Domänen von Immunglobulinen sowie von Proteinen mit der Fähigkeit, mit Komplementfaktoren zu komplexieren und diese damit unwirksam zu machen. Andere virale Proteine interferieren mit der Antigenpräsentation durch die Faktoren der Haupthistokompatibilitätskomplexe (MHC) I und II. Dies beginnt bei der MHC-I-Präsentation durch Inhibition der durch das Proteasom vermittelten proteolytischen Spaltung viraler Proteine, der Blockade der Translokation dieser Peptide in das endoplasmatische Retikulum durch die entsprechenden Transporterproteine (TAP), der Beladung der MHC-I-Moleküle im ER mit den Peptiden sowie der Prozessierung dieser Komplexe und des Transports zur Plasmamembran. Auch die MHC-II-Präsentation wird durch herpesvirale Proteine gestört. Eine besondere Vielfalt dieser Interferenzmechanismen weisen die Betaherpesviren auf, wobei z. B. bei den Zytomegalieviren ein erheblicher Teil des Genoms auf die Kodierung dieser Immunevasions-Faktoren verwendet wird.

61.2 Herpes-simplex-Virus, Varicella-Zoster-Virus

P. Wutzler, A. Sauerbrei

61.2.1 Genomaufbau und Replikation

Das Genom von HSV Typ 1, HSV Typ 2 und VZV besteht aus linearer, doppelsträngiger DNA mit einer Größe von 125 kb (VZV) bzw. 152 kb (HSV). Es wird in 2 Segmente, eine lange Untereinheit U_L sowie eine kurze Untereinheit U_S untergliedert, die von internalen (IR_S, IR_L) bzw. terminalen (TR_L, TR_S) invertierten repetitiven Regionen flankiert werden. Im Unterschied zum HSV sind die Wiederholungseinheiten TR_L und IR_L des VZV sehr kurz. Nach der Anordnung von U_L und U_S untereinander werden 4 isometrische Formen des Virusgenoms unterschieden. HSV-Wildtyp-Stämme bestehen aus äquimolaren Mengen aller 4 Genomformen, während vom VZV meist nur zwei isomere Genomformen vorliegen. HSV-1 und HSV-2 haben zu etwa 85 % homologe Sequenzen, die über das gesamte Genom verteilt sind. Zum VZV bestehen zahlreiche Sequenzhomologien. Trotz ausgeprägter Homogenität lassen sich im VZV-Genom Nukleotidpolymorphismen nachweisen.

Die Viren adsorbieren mit Glykoproteinen an zelluläre Rezeptoren in Form von Heparansulfat (HSV) bzw. Mannose-6-Phosphat (VZV) und penetrieren durch Fusion der Virushülle mit der Plasmamembran in die Zelle. Nach Freisetzung der viralen DNA und Eintritt in den Zellkern vollzieht sich die für Herpesviren typische kaskadenartige Transkription der viralen Gene, verbunden mit DNA-Replikation und Translation. Die Synthese der E-Proteine, zu denen wichtige Enzyme wie DNA-Polymerase und Thymidinkinase gehören, erreicht 5 bis 8 Stunden p. i. den Höhepunkt. Funktionelle IE- und E-Genoprodukte induzieren die Synthese der viralen Strukturproteine, die bis zu 15 Stunden nach der Infektion gebildet werden. Während die Viren die innere Kernmembran durchdringen, erhalten sie ihre Hülle. Über den Prozess der reversen Phagozytose können sie schließlich die Plasmamembran passieren. Bis zu 12 virale Glykoproteine sind in Spikes der Virushülle und an der Oberfläche infizierter Zellen lokalisiert. Da sie gute Immunogene darstellen und im Falle von HSV neben gemeinsamen Komponenten auch solche mit Typenspezifität (gG-1, gG-2) aufweisen, haben sie eine besondere diagnostische Bedeutung. Von diagnostischer Relevanz sind serologische Kreuzreaktionen zwischen HSV und VZV, die auf gemeinsame antigene Determinanten von Glykoproteinen schließen lassen.

61.2.2 Mechanismen von Latenz und Reaktivierung

HSV und VZV etablieren eine latente Infektion in den Hinterwurzel-Spinalganglien hautsensorischer Neurone. Nach axonalem Transport wird die virale DNA in zirkulärer Form in den Kernen der Neuronen gespeichert. HSV verbleibt latent im Trigeminusganglion (meist HSV-1) sowie in den Sakralganglien (überwiegend HSV-2). Ort der VZV-Latenz sind die Neurone aller Hinterwurzel-Spinalganglien und Hirnnervenganglien. Von dort aus können die Viren reaktiviert werden und nach neuralem zentrifugalem Transport rezidivierende Inflammationen auf Haut und Schleimhaut auslösen. Unterschiede zwischen beiden Viren bestehen hinsichtlich der molekularen Mechanismen und den Folgen einer Infektreaktivierung sowie der Rezidivhäufigkeit in Abhängigkeit vom Lebensalter. Im Vergleich zum VZV scheint eine endogene Reaktivierung des HSV häufiger nur subklinisch zu erfolgen, was jedoch zur Boosterung der Infektabwehr beiträgt. Ausgelöst durch hormonellen oder psychischen Stress, sind bei immungenetischer Disposition klinisch manifeste HSV-Rezidive nach der Pubertät häufig. Ihre Zahl nimmt im Alter deutlich ab. Dagegen steigt die kumulative Inzidenz von VZV-Reaktivierungen, die zum Zoster führen, erst im höheren Lebensalter, wobei eine deutliche Korrelation zur schwindenden T-Zell-Immunität besteht.

Die HSV-Latenz wird derzeit noch nicht ausreichend verstanden. Von entscheidender Bedeutung für ihre Etablierung und Aufrechterhaltung scheinen die so genannten LATs (Latency-associated Transcripts) zu sein, die als einzige Region des HSV-Genoms während der Latenz transkribiert werden. Sie kommen in großen Mengen in latent infizierten Neuronen vor, kodieren aber nicht für ein bislang bekanntes Protein. Eine Schlüsselfunktion für die Virusreaktivierung kommt vermutlich dem viralen IE-Gen ICPO zu. Es wird angenommen, dass LAT-RNA als Antisense-RNA zu den Transkripten des ICPO wirkt und auf diese Weise zur Aufrechterhaltung der Latenz beiträgt.

Während der VZV-Latenz lassen sich in Neuronen Virusproteine aus verschiedenen offenen Leserahmen (ORF 4, 21, 29, 62 und 63) nachweisen, wobei die Expression des ORF 63 charakteristisch für die Latenz ist. Die viralen Genprodukte kommen während der Latenz ausschließlich im Zytoplasma der Neurone vor, während der Reaktivierung sind sie auch im Kern nachweisbar. Man geht gegenwärtig davon aus, dass während der VZV-Latenz unter Kontrolle der immunologischen Abwehr ständig eine Virusreplikation auf niedrigem Niveau stattfindet. Ein Nachlassen der Abwehrreaktionen wie z. B. im höheren Lebensalter kann zur Virusreaktivierung führen. Denkbar ist auch, dass die zytoplasmatische Restriktion der viralen Proteine die Replikation der DNA im Zellkern verhindert. Ein Infektionsrezidiv könnte durch Aufhebung dieser Restriktion mit nachfolgender Aktivierung der Virusreplikation im Kern und anschließende Virusübertragung von Zelle zu Zelle ausgelöst werden.

61.2.3 Epidemiologie

Die nur beim Menschen natürlich vorkommenden Infektionserreger HSV und VZV sind weltweit verbreitet. Die Übertragung des HSV erfolgt durch Schleimhaut-/Hautkontakt. Wichtigste Quelle für Primärinfektionen mit HSV-1 sind der rekurrente Herpes labialis sowie asymptomatische Virusausscheidungen über den Speichel. HSV-1 wird auch durch Sexualkontakt übertragen, die entscheidende Rolle spielt hier jedoch das HSV-2. Risikogruppen sind junge sexuell aktive Menschen mit häufigem Partnerwechsel sowie fehlendem Gebrauch von Kondomen, Prostituierte und Homosexuelle. Neugeborene werden in der Regel über den Geburtstrakt bei klinisch manifester oder asymptomatischer mütterlicher Infektion infiziert. Ein hohes Risiko für schwere Infektionen haben Neugeborene, deren Mütter in der Spätschwangerschaft an einem primären Herpes genitalis erkranken. Wegen der geringeren Virusproduktion ist der rezidivierende Herpes genitalis weniger gefährlich.

Entsprechend dem Übertragungsmodus besteht für HSV eine typenabhängige Durchseuchungskinetik. Die HSV-1-Seroprävalenz ist abhängig von sozioökonomischen Faktoren und beträgt bei Erwachsenen 75 bis 95 %, während etwa 15 bis 20 % der Erwachsenen Antikörper gegenüber HSV-2 besitzen. Zwischen HSV-1 und HSV-2 besteht eine partielle klinische Kreuzimmunität, weshalb bei bestehender HSV-1-Immunität eine genitale HSV-2-Primärinfektion auch asymptomatisch verlaufen kann.

Das VZV ist hoch kontagiös und wird überwiegend durch Rachentröpfchen aerogen übertragen. Infektionsquelle sind infizierte Personen am Ende der 2- bis 3-wöchigen Inkubationszeit. Diese scheiden das Virus ab dem 5. Tag vor Ausbruch des Exanthems über Speichel oder Konjunktivalflüssigkeit aus. Hoch infektiös ist auch die Bläschenflüssigkeit der Hauteffloreszenzen. Beim Zoster ist das Infektionsrisiko deutlich niedriger, da nur die Bläschenflüssigkeit infektiös ist. Während in den gemäßigten Klimazonen die Mehrzahl der Kinder vor dem 10. Lebensjahr an einer VZV-Primärinfektion erkrankt, setzt die Durchseuchung in den tropischen Gebieten deutlich später ein. Die VZV-Seroprävalenz in Deutschland beträgt bei 1-Jährigen 7 %, steigt dann schnell auf 88 % bei den 6- bis 7-Jährigen und bis 95 % bei den 16- bis 17-Jährigen an. Eine nahezu 100 %ige Durchseuchung wird mit 40 Jahren erreicht. Bei Frauen im gebärfähigen Alter beträgt die Seroprävalenzrate etwa 95 %. Zu den Risikogruppen für eine lebensbedrohliche VZV-Primärinfektion gehören seronegative Erwachsene, junge Säuglinge seronegativer Mütter, Patienten mit Abwehrschwäche, ungeborene Kinder bei Varizellen in den ersten 5 Schwangerschaftsmonaten und Neugeborene von Müttern mit Varizellen kurz vor oder nach der Geburt. Ein erhöhtes Zoster-Risiko besitzen ältere Menschen, immundefiziente Personen und Kinder nach Windpocken während der Schwangerschaft oder im ersten Lebensjahr. Die in jüngster Vergangenheit zunehmend durchgeführte Genotypisierung des VZV hat neue Erkenntnisse zur geografischen Verteilung und phylogenetischen Analyse unterschiedlicher VZV-Genotypen erbracht.

61.2.4 Pathogenese und Klinik

Herpes-simplex-Virus

Bei der Primärinfektion dringt das Virus über Haut- und Schleimhautläsionen in den Organismus ein und vermehrt sich lokal in Keratinozyten der Haut und in den Epithelzellen der Schleimhaut sowie in den regionären Lymphknoten. Es schließt sich eine kurzzeitige Virämie an. 99% der Infizierten zeigen einen inapparanten Verlauf und nur bei ca. 1% kommt es zu Erkrankungen, die sich vorwiegend am Eintrittsort mit typischen Herpesbläschen manifestieren. Im Anschluss an eine Viruslatenz kann durch verschiedene Provokationsfaktoren wie fieberhafte Infekte, intensive Sonnen- bzw. UV-Bestrahlung, Menstruation, mechanische und psychische Traumen, Stress u.a. das HSV endogen reaktiviert werden. Als Folge kommt es zu einem klinisch manifesten Herpesrezidiv oder einer asymptomatischen Virusausscheidung. Reaktivierungen sind auch bei Personen ohne nachweisbaren Immundefekt nicht selten, die Häufigkeit und vor allem der Schweregrad sind aber bei Immundefizienten deutlich größer.

Abb. 61.**3** zeigt eine Zusammenfassung der Lokalisationen von HSV-Erkrankungen. Im Kindesalter verläuft die Mehrzahl der klinisch manifesten HSV-1-Primärinfektionen als Gingivostomatitis herpetica. Ca. 15 bis 30% der Bevölkerung erkranken an der mit Abstand häufigsten rezidivierenden HSV-Erkrankung, dem Herpes labialis. Eine mit Hornhautgeschwüren einhergehende Herpeskeratitis kann durch Vernarbung der Infektionsherde zur Beeinträchtigung des Sehvermögens führen. Auf der Grundlage eines endogenen Ekzems ist die Entstehung eines Eczema herpeticums möglich. Der Herpes genitalis, der vorwiegend durch HSV-2 hervorgerufen wird, aber auch bis zu einem Drittel durch HSV-1 ausgelöst werden kann, ist eine der häufigsten sexuell übertragenen Infektionen. Der Primärinfektion können regelmäßige Rezidive folgen, wobei genitale Infektionen durch HSV-1 weniger gravierend sind bzw. nur selten zu Rezidiven neigen. Der Herpes genitalis ist ein starker Risikofaktor für eine HIV-Infektion. HSV-Primärinfektionen während der Schwangerschaft können zu Spontanaborten, kongenitalem oder neonatalem Herpes oder zur disseminierten Infektion der Mutter führen. Die Herpesenzephalitis, eine hämorrhagisch-nekrotisierende Entzündung im frontomediobasalen und temporalen Bereich des Gehirns, ist mit einer Letalität von 70% bei unbehandelten Patienten die folgenschwerste HSV-Erkrankung. Sie stellt eine zentripedale Infektion des ZNS dar und tritt in ca. zwei Drittel der Fälle bei einer Reaktivierung und zu einem Drittel im Rahmen einer Primärinfektion auf, insbesondere wenn diese nicht frühkindlich durchgemacht wird. Die Erkrankungshäufigkeit

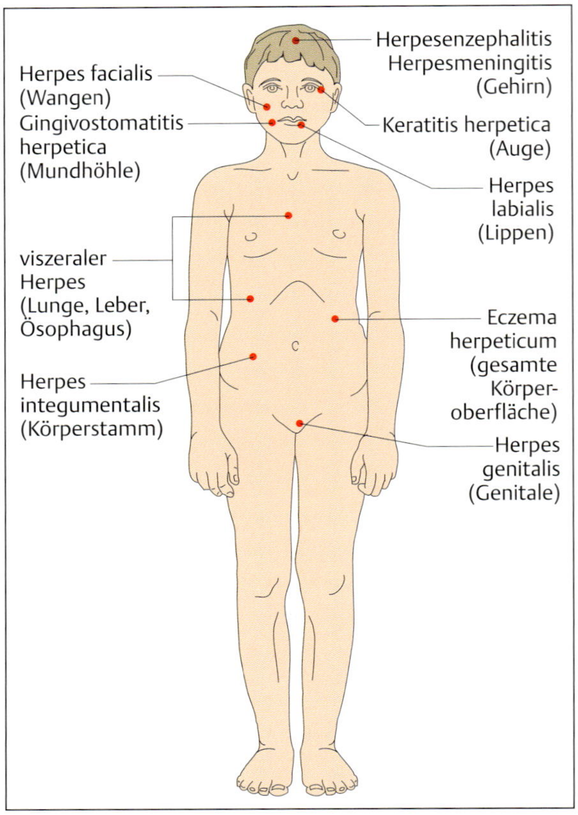

Abb. 61.**3** Lokalisation der HSV-Erkrankungen.

liegt bei ca. 1:200 000 pro Jahr. Problematisch sind HSV-Infektionen bei Patienten mit gestörter Immunabwehr. Bei diesen Personen kommt es häufig zu ausgedehnten, schlecht heilenden Haut- und Schleimhautläsionen, und es kann ein viszeraler Herpes mit Pneumonie, Ösophagitis oder Hepatitis auftreten.

Varicella-Zoster-Virus

Das VZV dringt über die Schleimhäute des oberen Respirationstraktes in den Organismus ein und repliziert sich im lokalen lymphatischen Gewebe, bevor es, an Lymphozyten gebunden, in einer ersten virämischen Phase am 4. bis 6. Tag p. i. andere Organe erreicht. In einer zweiten virämischen Phase 10 bis 14 Tage p. i. gelangen die neu gebildeten, zellassoziierten Viren in die Haut. Die Infektion greift von den Endothelzellen der Hautkapillaren auf die Epithelzellen über und löst eine lokale Entzündungsreaktion aus. Durch die Ansammlung von Gewebsflüssigkeit kommt es zur Entstehung von Vesikeln. Die infizierten Zellen fusionieren und bilden vielkernige Riesenzellen mit eosinophilen intranukleären Einschlusskörpern.

Varizellen

Die primäre VZV-Infektion führt in über 90% zu Varizellen, deren Erkrankungsgipfel in den gemäßigten Klimazonen im Winter und zeitigen Frühjahr liegt. In Abständen von 3 bis 4 Jahren kann es zu lokalen Epidemien kommen. Die klinischen Erscheinungsformen reichen von harmlosen Windpocken im Kindesalter bis zu schweren Krankheitsverläufen bei immungeschwächten Patienten aller Altersstufen. Die Krankheit beginnt plötzlich ohne Prodromi mit einem juckenden Exanthem, bei einem Drittel der Patienten mit mäßig ausgeprägtem Fieber. Das Exanthem besteht anfangs aus kleinen stecknadelkopf- bis linsengroßen roten Flecken, die sich über Papeln, wasserklare Bläschen, gelbliche Pusteln und Krusten weiterentwickeln, bis sie bei unkompliziertem Verlauf narbenlos abheilen. Da innerhalb von 4 bis 5 Tagen mehrere Nachschübe von Effloreszenzen erfolgen, findet man stets verschiedene Stadien des Exanthems gleichzeitig nebeneinander. Sie ergeben ein Bild des „Sternenhimmels“ und sind differenzialdiagnostisch ein bedeutsames Charakteristikum der Varizellen. Bis zum kompletten Abheilen des Exanthems vergehen ungefähr 2 Wochen. Komplikationen sind bei immungesunden Kindern im Vorschulalter relativ selten. Eine besondere Gefährdung stellen Varizellen für solche Patienten dar, bei denen die zellulären Immunfunktionen geschwächt sind wie z. B. Patienten mit onkologischen Erkrankungen, HIV-Infizierte, Stammzell- oder Organtransplantierte, Patienten mit Autoimmunopathien oder angeborenen Immundefekten. Häufigste Komplikationen sind bakterielle Superinfektionen sowie neurologische und hämatologische Manifestationen. Varizellen sind ein besonderes Risiko während der Schwangerschaft. Die bedeutendste Komplikation für die Schwangere ist die Pneumonie. Während der gesamten Schwangerschaft ist es mit einer Wahrscheinlichkeit von bis zu 25% möglich, dass bei mütterlichen Windpocken der Erreger transplazentar auf den Feten übertragen wird. Nach Varizellen zwischen der 5. und 24. Schwangerschaftswoche ist in 1 bis 2% der Fälle mit einem fetalen bzw. kongenitalen Varizellensyndrom zu rechnen, das eine Letalität von ca. 30% besitzt. Wesentliche klinische Symptome sind segmental angeordnete Hautveränderungen, neurologische Erkrankungen, Augenschäden und Skelettanomalien. Bei mütterlichen Windpocken 5 Tage vor bis 2 Tage nach der Entbindung besteht infolge Fehlens mütterlicher Leihantikörper die Gefahr disseminierter neonataler Varizellen, die unbehandelt in bis zu 20% der Fälle zum Tode führen können.

Als neue Erscheinungsform der Windpocken ist die „Impfdurchbruchserkrankung“ anzusehen, die durch das Wildvirus verursacht wird und frühestens 43 Tage p. v. auftritt. Ihre Häufigkeit wird mit 1 bis 4% der jährlich Geimpften angegeben. Die Erkrankung verläuft deutlich milder als natürliche Varizellen. Es treten meist weniger als 50 Effloreszenzen auf, und in etwa der Hälfte der Fälle bleibt das Exanthem makulopapulös. Fieber und die sonst üblichen Varizellenkomplikationen werden äußerst selten beobachtet.

Zoster

Die Erkrankung entsteht immer nach endogener Reaktivierung des latent im Organismus verbleibenden VZV. Meist geht eine 2 bis 5 Tage andauernde Prodromalphase mit milden uncharakteristischen Allgemeinsymptomen voraus. Typisch sind brennende Schmerzen und/oder Sensibilitätsstörungen im Bereich von einem bis drei benachbarten Dermatomen. In dem betroffenen Areal zeigt sich zunächst ein Erythem, gefolgt von charakteristisch gruppiert stehenden Papeln, aus denen sich Bläschen entwickeln. Die Bläschenbildung hält 1 bis 5 Tage an. Danach trocknen diese über 7 bis 12 Tage aus, sodass der Zoster bei immungesunden Patienten nach 2 bis 4 Wochen abgeheilt ist. Bei abwehrgeschwächten Patienten kann die Erkrankung chronisch mit monatelang bestehenden Hautläsionen und wiederholt auftretenden Bläschen verlaufen. Der Zoster ist vorwiegend thorakal lokalisiert. Mit zunehmendem Alter werden häufiger Innervationsgebiete des Nervus trigeminus befallen. Bei immungeschwächten Patienten verläuft der Zoster im Allgemeinen schwerer, und es treten häufiger Komplikationen auf. Zu den wichtigsten Komplikationen des Zosters gehören neurologische Manifestationen, hämorrhagische und nekrotische Hautveränderungen, bakterielle Superinfektionen, Disseminierung der Infektion und Mitbeteiligung des Auges bzw. des Ohres. Infolge der Zosterganglionitis kann es zur Begleitmeningitis kommen. Schmerzen, die länger als 4 Wochen fortbestehen und nach einem schmerzfreien Intervall erneut auftreten, werden als postzosterische Neuralgie (PZN) bezeichnet, deren Ursache irreversible Ganglienzellnekrosen sind. Risikofaktoren sind höheres Lebensalter, dermatomgebundener Schmerz in der Prodromalphase, weibliches Geschlecht, mehr als 50 Effloreszenzen im befallenen Dermatom, hämorrhagische Effloreszenzen und der Befall kranialer oder sakraler Dermatome. Als mögliche Pathomechanismen der PZN werden die Entwicklung einer peripheren Sensibilisierung von nozizeptiven C-Fasern, gefolgt von einer zentralen Sensibilisierung spinaler nozizeptiver Neurone, sowie die Degeneration von nozizeptiven C-Fasern im Rahmen der Entzündung diskutiert. Zoster in der Schwangerschaft schadet dem ungeborenen Kind nicht.

61.2.5 Labordiagnostik

In der Labordiagnostik von HSV- und VZV-Infektionen besitzt der Virusnachweis die größte Bedeutung, weil er die eindeutige Erregerdiagnose ermöglicht (Tab. 61.**3**).

Nachweis viraler Nukleinsäure

Die PCR zum hochsensitiven Nachweis viraler DNA wird heute als Methode der Wahl zur schnellen und zuverlässigen Labordiagnostik von HSV-1/2- und VZV-Infektionen angesehen. Eine besondere Bedeutung hat die PCR zur Liquoruntersuchung bei Verdacht auf akute Infektionen des ZNS sowie bei der Untersuchung des Fruchtwassers im Rahmen der pränatalen Diagnostik nach Windpocken in der Schwangerschaft. Bei immunsupprimierten Patienten mit Zoster kann der Nachweis von VZV-DNA im Blut hilfreich sein, das potenzielle Risiko einer Disseminierung einzuschätzen.

Virusisolierung

Die Virusisolierung stellt eine empfindliche Methode zum Nachweis des HSV dar, da sich das HSV in vielen Zelltypen gut repliziert. Demgegenüber ist die VZV-Isolierung nur in wenigen Zelltypen möglich (humane Fibroblasten, retinale Pigmentepithelzellen), zeitaufwendig und besitzt keine klinisch relevante Sensitivität für den Infektionsausschluss. Wesentlich für eine erfolgreiche Virusisolierung sind eine frühzeitige und sorgfältige Materialgewinnung und ein optimaler Probentransport. Liquor ist zur Virusisolierung meist ungeeignet. Zytopathische Effekte sind fokal angeordnet und bestehen aus großen, abgerundeten, synzytial verschmolzenen, vielkernigen Zellen mit intranukleären Einschlüssen (Abb. 61.**4**). Eine Identifizierung der Isolate wird zweckmäßigerweise unter Verwendung monoklonaler Fluoreszein- oder Enzym-markierter Antikörper mittels Immunfluoreszenz bzw. immunhistologischer Methoden vorgenommen.

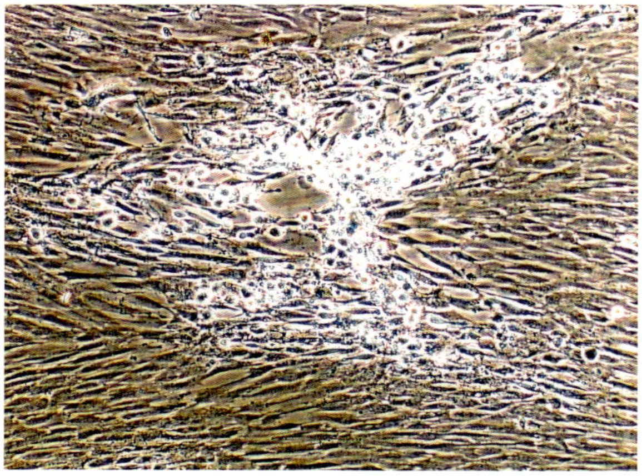

Abb. 61.**4** Typischer fokaler zytopathischer Effekt nach Infektion humaner embryonaler Lungenfibroblasten mit VZV (Phasenkontrast, 200 ×)

Virusdirektnachweis

Der Direktnachweis von HSV- bzw. VZV-Antigenen ist eine häufig eingesetzte und preiswerte Methode, die innerhalb weniger Stunden ein Ergebnis liefert. Die elektronenmikroskopische Darstellung viraler Strukturen erfolgt am effektivsten mittels Negativkontrastierung. Der Virusdirektnachweis kann auch mittels zytomorphologischer Methoden (Tzanck Smear) erfolgen. Zur Darstellung kommen vielkernige Riesenzellen sowie typische intranukleäre Einschlusskörper. Bläscheninhalt (mit Zellen vom Blasengrund) oder Gewebe sind zur Untersuchung geeignet.

Genotypisierung

Eine Unterscheidung des VZV hinsichtlich Wild- und Impfviren (Impfstamm Oka) hat mit der Einführung der Varizellenimpfung Bedeutung erlangt. Es ist möglich, Varizellen oder Zoster-Erkrankungen, die nach Impfung auftreten, ursächlich einer Impf- oder Wildvirus-Infektion zuzuordnen. Die Methode mit dem geringsten Aufwand ist eine Amplifikation von viralen DNA-Sequenzen der offenen Leserahmen 38 und 62, gefolgt von einer Restriktionsenzymanalyse der amplifizierten DNA. Eine Unterscheidung verschiedener VZV-Wildtypen ist nur über eine Sequenzierung geeigneter Genomabschnitte möglich. Die Genotypisierung des HSV ist eine bislang selten beschriebene Methode.

Resistenzbestimmung

Eine phänotypische Bestimmung der Resistenz gegenüber antiviralen Chemotherapeutika ist sowohl für HSV als auch für VZV die Methode der Wahl. Sie setzt jedoch die Anzüchtung des Virus voraus, was mit einem relativ hohen Zeitaufwand verbunden sein kann. Als Testverfahren wird der Plaquereduktionstest eingesetzt. Eine schnellere Alternative bietet die genotypisierende Bestimmung der Resistenz, welche eine Sequenzanalyse des viralen Thymidinkinase- und DNA-Polymerasegens erfordert.

Virusserologie

Die serologische HSV-Diagnostik hat vor allem zum Nachweis der Serokonversion nach Primärinfektion Bedeutung, bei der sich regelmäßig IgM-Antikörper nachweisen lassen. Sie kann für die Betreuung von Schwangeren von Wert sein. Dies gilt auch für die Bestimmung typenspezifischer Antikörper, die aufgrund der sehr engen Verwandtschaft von HSV-1 und HSV-2 nur mit einem ELISA bzw. Immunoblot auf der Basis von Glykoprotein G von HSV-1 (gG1) und HSV-2 (gG2) möglich ist. Die HSV-Serologie kann auch für

Tabelle 61.**3** Prinzipien und Methoden der Labordiagnostik von HSV- und VZV-Infektionen.

Prinzip	Methode	Untersuchungsmaterial/ Transport	Anmerkungen
Virus-DNA-Nachweis	PCR[1]	Liquor, Bläscheninhalt, Gewebe, BAL[2], EDTA[3]-Blut, Fruchtwasser	Methode der Wahl, spezifisch, sensitiv, schnell (ca. 5 Std.), aufwendig
Virusisolierung	Anzüchtung in der Zellkultur, Nachweis mittels monoklonaler Antikörper	Bläscheninhalt, Gewebe, BAL[2]/Transportmedium notwendig	spezifisch, bei VZV langwierig (3 bis 8 Tage) und schwierig
Resistenzbestimmung	Plaquereduktionstest	Virusisolat	schwierig
Virusantigennachweis	IFT[4] mit monoklonalen Antikörpern	zellreicher Bläscheninhalt, Gewebe	schnell (2 bis 3 Std.), sehr materialabhängig, eingeschränkte Sensitivität u. Spezifität
Nachweis von Viruspartikeln	Elektronenmikroskopie	Bläscheninhalt, Gewebe, BAL[2]	schnell u. zuverlässig, keine Unterscheidung von HSV und VZV
Nachweis von Einschlusskörpern	Histologie bzw. Zytologie	Paraffinschnitt oder Zellpräparat auf Objektträger	keine Unterscheidung von HSV und VZV
Differenzierung von Wild- u. Impftyp-VZV	PCR[1], Restriktionsenzymanalyse	Bläscheninhalt, Gewebe, Virusisolat	bei Verdacht auf Varizellen oder Zoster nach Impfung, spezifisch, aufwendig
Antikörpernachweis	ELISA[5], IFT[4], NT[6], Immunoblot (HSV), FAMA[7] (VZV),	Serum, Liquor	HSV: Primärinfektion, typspezifische Antikörper; VZV: Immunitätslage, retrospektive Diagnostik von Varizellen und Zoster

[1] *Polymerasekettenreaktion*
[2] *bronchoalveoläre Lavage (bei Verdacht auf Pneumonie indiziert)*
[3] *Ethylendiamintetraacetat*
[4] *Immunfluoreszenztest*
[5] *Enzyme linked immunosorbent assay*
[6] *Neutralisationstest*
[7] *Fluoreszenz-Antikörper-Membran-Antigen-Test*

eine Ausschlussdiagnostik sinnvoll sein. Als Domäne der VZV-Serologie gilt die Bestimmung des VZV-Immunstatus. Für die Induktion der Immunantwort gegen das VZV werden virale Glykoproteine verantwortlich gemacht. VZV-Glykoprotein-spezifische Antikörper lassen sich mittels Fluoreszenz-Antikörper-Membran-Antigen-Test oder im Neutralisationstest erfassen. In der täglichen Laborpraxis stehen meist ELISA und Immunfluoreszenztest zur Verfügung, die mit Vollvirus-Antigen auf der Basis VZV-infizierter Zellkulturen arbeiten. Anti-VZV-IgM wird in der Praxis häufig zur Bestätigung einer aktiven VZV-Infektion in Form von Varizellen oder Zoster eingesetzt, wobei jedoch nur bei maximal 50 bis 60 % der Zoster-Patienten VZV-spezifisches IgM nachweisbar ist. Anti-VZV-IgA lässt sich relativ häufig bei latent mit VZV infizierten Personen nachweisen, hohe Titerwerte korrelieren nahezu regelmäßig mit einem Zoster. Der Nachweis intrathekaler HSV- bzw. VZV-spezifischer IgG-Antikörper kann für die retrospektive Diagnostik von ZNS-Infektionen genutzt werden.

61.2.6 Therapie

Zur Behandlung von HSV- und VZV-Infektionen steht eine Reihe von Präparaten zur Verfügung, die spezifisch die Virusreplikation hemmen (Tab. 61.**4**). Die Spezifität der antiviralen Wirkung der Nukleosidanaloga beruht darauf, dass diese Hemmstoffe durch die virale Thymidinkinase zum Monophosphat phosphoryliert werden, während die weiteren Phosphorylierungsschritte über das Di- zum Triphosphat von zellulären Enzymen vorgenommen werden. Bei Brivudin erfolgt die Diphosphorylierung ebenfalls durch die virale Thymidinkinase. Das Wirkungsspektrum der Präparate wird somit durch das Vorhandensein des Schlüsselenzyms vorgegeben. Die Triphosphate der Nukleosidanaloga hemmen und fixieren die viralen DNA-Polymerasen bzw. werden als „falsches" Substrat des Enzyms in die wachsende DNA-Kette eingebaut, was bei Aciclovir/Valaciclovir zum Kettenabbruch führt, da die zur weiteren Verknüpfung notwendige Hydroxygruppe in der 3'-Position fehlt. Bei den anderen Hemmstoffen ist eine Inkorporation in die DNA möglich.

Das Pyrophosphatanalogon Foscarnet hemmt die virale DNA-Polymerase zahlreicher DNA- und RNA-Viren durch Unterbindung des Pyrophosphataustausches. Da diese Substanz für die Hemmung der Virusreplikation nicht metabolisiert werden muss, wirkt sie auch gegen Thymidinkinase-negative HSV- und VZV-Stämme, die gegenüber Nukleosidanaloga resistent sind. Eine Resistenz sowohl gegenüber Nukleosidanaloga als auch Foscarnet kann durch Mutationen der viralen DNA-Polymerase bedingt sein.

Bei immunkompetenten Personen hat eine Resistenzentwicklung von HSV und VZV bislang keine klinische Relevanz. Dies liegt vor allem an der geminderten Virulenz resistenter Stämme und an ihrer Unfähigkeit, rekurrierende Infektionen auszulösen. Ein hohes Risiko bezüglich Infektionen durch resistente HSV-Stämme haben immunsupprimierte Patienten mit multiplen rekurrierenden Herpesläsionen, die wiederholt antiviral behandelt wurden.

61.2.7 Prophylaxe

Gegenüber HSV-Infektionen gibt es bislang noch keine wirksame Immunprophylaxe. Ein bereits am Menschen getesteter Glykoprotein-basierter Impfstoff zeigte eine ungenügende Wirksamkeit. Bei Impfstoffen auf der Basis rekombinanter Viren war bisher von Nachteil, dass es zur Etablierung einer latenten Infektion sowie zur Entstehung von Rekombinanten nach Koinfektion mit einem Wildtyp-HSV kam. Derzeit wird an der Entwicklung eines sicheren und effektiven Impfstoffes auf der Basis eines rekombinanten HSV gearbeitet. Zur Prävention der neonatalen Infektion werden Schwangere mit genitalen Herpesläsionen und/oder mit positivem Virusnachweis zum Entbindungstermin mittels Sectio entbunden. Im Falle eines Rezidivs kann eine vaginale Entbindung unter der Gabe von Aciclovir vorgenommen werden. Eine Chemoprophylaxe mit Aciclovir kommt auch bei immunsupprimierten Patienten in Betracht wie z. B. nach Hochdosis-Chemotherapie, Knochenmarktransplantation oder Transplantation solider Organe. Auch zur Rezidivprophylaxe bei häufig rekurrierendem Herpes genitalis ist die Gabe von Aciclovir wirksam.

Die Prophylaxe von Varizellen erfolgt mit einer attenuierten Lebendvakzine auf der Basis des japanischen Oka-Stammes. Sie wird in Deutschland als Standardimpfung für alle Kinder zwischen dem vollendeten 11. und 14. Lebensmonat empfohlen. Die Nachholimpfungen sollten spätestens bei allen 9- bis 17-Jährigen mit negativer Varizellenanamnese erfolgen. Weiterhin wird die Varizellenimpfung empfohlen für seronegative Frauen mit Kinderwunsch, seronegative Risikopatienten und deren Kontaktpersonen, seronegatives Personal im Gesundheitsdienst sowie bei Neueinstellung in Gemeinschaftseinrichtungen für das Vorschulalter. Bei gesunden Personen wird mit der Impfung eine Serokonversionsrate von über 97 % erreicht, bei Risikopatienten liegt diese zwischen 80 und 90 %. Die Impfung ist auch für die postexpositionelle Varizellen-Prophylaxe von Wert. Sie kann bei Exposition empfänglicher Personen mit Kontakt zu Risikopersonen innerhalb von 5 Tagen nach Exposition oder innerhalb von 72 Stunden nach Beginn des Exanthems beim Indexpatienten durchgeführt werden. In Anlehnung an den Varizellenimpfstoff wurde ein Zosterimpfstoff entwickelt, der eine mindestens 14-fach höhere Konzentration des Impfvirus enthält. Es konnte gezeigt werden, dass die Impfung von Erwachsenen eine Reduktion der Zosterinzidenz und der Schwere des

Tabelle 61.**4** Antivirale Chemotherapeutika gegen HSV und VZV.

Chemotherapeutikum	Applikation	Indikation
Aciclovir	i.v.	generalisierte HSV- u. VZV-Infektionen, Zoster insbesondere bei Immunsuppression, Herpes simplex bei Immunsuppression
	oral	Zoster, Varizellen bei Risikopatienten, Herpes genitalis
	lokal	Herpes labialis, Herpes facialis, Herpeskeratitis
Valaciclovir[1]	oral	Zoster, Herpes genitalis
Penciclovir	lokal	Herpes labialis, Herpes facialis
Famciclovir[2]	oral	Zoster, Herpes genitalis
Brivudin	oral	Zoster, HSV-1-Infektionen
Foscarnet	i.v.	Infektionen durch Thymidinkinase-negative HSV- u. VZV-Stämme
	lokal	Herpes labialis, Herpes facialis
Trifluridin	lokal	Herpeskeratitis

[1] *oral applizierbares Prodrug von Aciclovir*
[2] *oral applizierbares Prodrug von Penciclovir*

Zosters um etwa 50% sowie der Häufigkeit der PZN um 67% bewirken kann.

Eine passive VZV-Immunprophylaxe wird für empfängliche abwehrgeschwächte Risikopatienten nach Varizellenexposition empfohlen. Wichtige Voraussetzung dafür ist die rechtzeitige Gabe innerhalb von 72 bis 96 Stunden nach Expositionsbeginn. Zu den empfänglichen Risikopatienten gehören ebenfalls seronegative Schwangere, Neugeborene, deren Mütter 5 Tage vor bis 2 Tage nach der Entbindung an Varizellen erkranken, sowie Frühgeborene. Bei exponierten Personen ist grundsätzlich auch eine Varizellenprophylaxe mit Aciclovir möglich.

Literatur

Gupta R, Warren T, Wald A. Genital herpes. Lancet 2007; 370: 2127–2137

Mertens T, Haller O, Klenk HD. Diagnostik und Therapie von Viruskrankheiten. Leitlinien der Gesellschaft für Virologie. 2. Aufl. München: Elsevier; 2004

Mettenleiter TC, Keil GM, Fuchs W. Molecular biology of animal herpesviruses. In: Mettenleiter TC, Sobrino F, eds. Animal Viruses – Molecular Biology. Norfolk, UK: Caister Academic Press; 2008

Mettenleiter TC, Klupp BG, Granzow H. Herpesvirus assembly: a tale of two membranes. Curr Opin Microbiol 2006; 9: 423–429

Modrow S, Falke D, Truyen U. Molekulare Virologie. Heidelberg: Spektrum Akademischer Verlag; 2003

Pellet PE, Roizman B. The family Herpesviridae: a brief introduction. In: Knipe DM, Howley PE, eds. Fields Virology. 5th Ed. Philadelphia: Lippincott Williams & Wilkins; 2007

Rabenau HF, Doerr HW. Genitaler Herpes und HSV-Transmission bei HIV-Patienten. Hautarzt 2008; 59: 11–17

Roizman B, Knipe DM, Ehitley RJ. Herpes simplex virus. In: Knipe DM, Howley PM, eds. Fields Virology. 5. Aufl. Philadelphia: Lippincott Williams & Wilkins; 2007: 2501–2601

Sauerbrei A, Wutzler P. Herpes simplex and varicella-zoster virus infections during pregnancy – current concepts of prevention, diagnosis and therapy. Part 1: Herpes simplex virus infections. Med Microbiol Immunol 2007; 196: 89–94

Sauerbrei A, Wutzler P. Varicella-Zoster-Virus-Infektionen: Aktuelle Prophylaxe und Therapie. 2. Aufl. Bremen, London, Boston: Uni-Med; 2007

62 Herpesviren: Zytomegalieviren

62.1 Grundlagen

U. Koszinowski

62.1.1 Einführung

Das Humane Cytomegalovirus (HCMV), auch als Humanes Herpesvirus 5 (HHV 5) bezeichnet, ist der prominente Vertreter der β-Herpesviren. Die primäre Infektion verläuft in der Regel asymptomatisch, führt aber wie bei allen anderen Herpesviren zu lebenslanger Erregerpersistenz. HCMV vermehrt sich nur in menschlichen Zellen. Histologisch fallen akut infizierte Zellen durch ein geblähtes Zytoplasma und einen vergrößerten Zellkern mit einem von einem Halo umgebenen Einschluss auf (Eulenaugenzellen). Aufgrund dieses morphologischen Charakteristikums und der assoziierten Erkrankungen war der Erreger schon lange bekannt, bevor er als Virus identifiziert wurde. 1881 entdeckte der Pathologe H. Ribbert in Obduktionsmaterial „protozoenartige" Zellen. 1904 berichteten Jesionek und Kiliomenoglu ebenfalls über einen Befund von „protozoenartigen Gebilden in den Organen eines luetischen Foetus". Später wurden entsprechende histologische Veränderungen vor allem in Speicheldrüsenzellen von Kindern entdeckt (Abb. 62.**1**). Die Bildung von Riesenzellen ist charakteristisch und hat den Namen der Infektionskrankheit geprägt: **Zytomegalie** bzw. engl. Cytomegalic Inclusion Disease (CID). 1956/57 wurde die Virusätiologie der Zytomegalie durch die Arbeiten von M. Smith sowie von W.P. Rowe und T.H. Weller durch Virusisolierung belegt und der Infektionserreger als Mitglied der Herpesvirusgruppe erkannt.

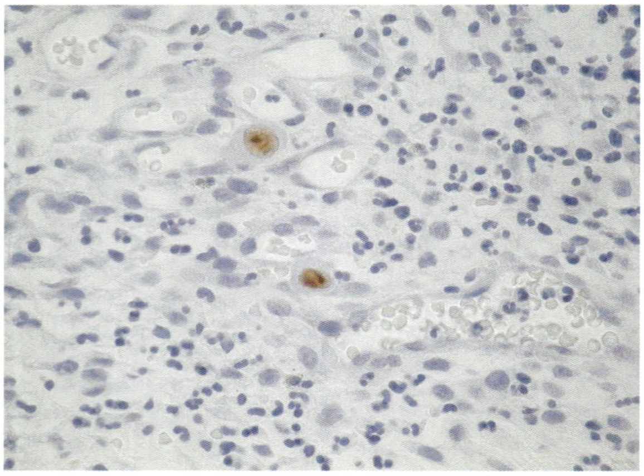

Abb. 62.**1** Immunhistochemischer Nachweis Zytomegalievirus-positiver Eulenaugenzellen (Quelle: Wildenauer et al. 2008).

Während vor Einführung hygienischer Maßnahmen das Virus unter mütterlichem Antikörperschutz wahrscheinlich bereits postnatal mit der Muttermilch und anderen Körpersekreten effizient übertragen wurde, hat sich in medizinisch gut versorgten Gesellschaften der Zeitpunkt der meist subklinisch verlaufenden Primärinfektion auf spätere Lebensphasen verschoben. Auch die Infektionen nach der Kindheit bleiben meist symptomfrei. Nur selten erscheinen sie als **infektiöse Mononukleose** wie bei EBV. Klinische Erkrankungen durch CMV manifestieren sich bei noch fehlender bzw. wieder verlorener immunologischer Kompetenz. Allerdings besteht in der Schwangerschaft ein hohes Risiko schwerster **Fruchtschäden**. Das Virus kann eine Vielzahl verschiedener Gewebe und Zelltypen infizierten, darunter auch das zentrale Nervensystem (ZNS).

! Aufgrund häufiger Reaktivierung, in der Regel aber nach meist asysmptomatischer Primärinfektion der Schwangeren, nachfolgender diaplazentarer Ausbreitung und, neben anderen Organen (Leber, Milz) insbesondere der potenziellen Infektion und Schädigung des ZNS, ist derzeit CMV die medizinisch bedeutsamste kongenitale virale Infektion in der westlichen Welt.

Verschiedene Orte der Viruslatenz werden angenommen, von denen aus Reaktivierungsereignisse stattfinden können. Virusausscheidung ist durch sämtliche Körperflüssigkeiten möglich, insbesondere durch Urin, Speichel und Muttermilch. Weitere Risiken sind die Übertragung der Infektion durch Blut oder Gewebe. Dies führt insbesondere bei immunologisch geschwächten Empfängern, z. B. nach Transplantation oder bei Infektion mit HIV, zu schweren Erkrankungen. Die klinischen Manifestationen bei diesen Patienten sind komplex. Selbst unter Risikobedingungen ist der Ort der Erkrankungsmanifestation kaum vorhersagbar, weil zwischen Viruslast im Serum/Plasma und Viruslast in Organen und Geweben häufig nur ein geringer Zusammenhang besteht. Als Maß für das Erkrankungsrisiko sind daher eher Veränderungen der Viruslast als die Überschreitung von Grenzwerten von Bedeutung.

Die Speziesspezifität unterbindet experimentelle Tiermodelle mit dem humanen CMV. Studien der entsprechenden Viren von Maus, Ratte, Meerschweinchen und

Affen haben wesentlich zu einem besseren Verständnis der Pathogenese und der Bedeutung von CMV-Genen in vivo beigetragen. Die Vergleichbarkeit ist allerdings begrenzt, da sich der Erreger seit ca. 50 Millionen Jahren gemeinsam mit den Spezies divergent entwickelt. Pathogene Zusammenhänge ergeben sich aber nur aus Studien der Erkrankung in vivo und nicht aus der Zytopathogenität in der Gewebekultur. In diesem Beitrag werden auch die Ergebnisse der Forschung über CMV verschiedener Tiere ohne gesonderte Hervorhebung mit referiert. Sofern einzelne virale Gene direkt benannt werden, handelt es sich aber um ein Gen des humanen CMV.

62.1.2 Allgemeine Viruseigenschaften

Mit 235 kb Doppelstrang-DNA hat HCMV das mit Abstand größte Genom unter den humanen Herpesviren, welches für etwa 165 Gene kodiert (Murphy u. Shenk 2008). Für die Herstellung von Virusmutanten wurden effiziente Mutagenesesysteme entwickelt (Ruzsics u. Koszinowski 2008). Die Genomstruktur weist zwei unterschiedlich lange Sequenzen – unique long (U_L) and unique short (U_S) – auf, welche beide durch Regionen mit Wiederholungen (Repeats) flankiert sind. Die an den Enden des Genoms liegenden Repeats werden als terminal bezeichnet, die Repeats, welche U_S und U_L im Genom verbinden, werden als internal bezeichnet. U_L hat also terminal das TR_L und intern das IR_L, U_S weist entsprechend TR_S und IR_S auf. Über die Wiederholungssequenzen sind U_L und U_S kovalent verknüpft. Nur die wenigen in den Repeats gelegenen Gene sind deshalb doppelt vorhanden. Diese komplexe Genomstruktur ist eine typische, aber keine konstituierende Eigenschaft von CMV verschiedener Spezies. Die Nomenklatur der Gene folgt der Lage auf den langen und kurzen Genbereichen. Bei der Replikation werden, wie bei den anderen Herpesviren auch, zunächst einzelne Schaltergene aktiviert, dann folgen eine Reihe von Regulatoren und erst mit Beginn der DNA-Synthese erfolgt die Synthese der Strukturproteine, die das Virion bilden, bzw. die Virusmorphogenese begleiten (s. Kap. 61.1). Für die Virusmorphogenese sind lediglich etwa 45 Gene essenziell. Diese entsprechen den homologen konservierten Genen anderer Herpesviren. Weitere essenzielle Gene modulieren wichtige antivirale Zellfunktionen. Das mengenmäßig häufigste Protein in infizierten Zellen ist **pp65** (UL83), das an der Bildung des bei CMV stark ausgeprägten Teguments beteiligt und in der Diagnostik von besonderer Bedeutung ist. Im Virion werden insgesamt ca. 70 Proteine, darunter mindestens 11 Glykoproteine, gefunden. Auffällig ist die hohe Zahl von über 80 Genen, welche für Glykoproteine oder sezernierte Proteine kodieren, die in der Mehrzahl jedoch keine Bestandteile des Virions darstellen.

62.1.3 Virusisolation und Zellkultur

Obwohl das Virus in auffällig vielen Körpergeweben gefunden wird, kann es in der Zellkultur nur in wenigen Zelltypen vermehrt werden. Die Replikation ist mit 96 bis 120 Stunden ungewöhnlich langsam. Nach Anzucht aus Patientenproben dauert die Bildung typischer morphologischer Veränderungen in der Regel 1 bis 3 Wochen. Zur Virusanzucht aus Patientenproben werden primäre Fibroblasten verwendet. Frische klinische Isolate können meist nur langsam an die Gewebekultur adaptiert werden. Der Adaptationsprozess auf Fibroblasten in der Gewebekultur selektiert Virusmutanten, welche bestimmte, für die Infektion von Endothelzellen benötigte Glykoproteinkomplexe verlieren. Es wird angenommen, dass die Infektion von Zellen wie bei anderen Viren zuerst über die Bindung an zelluläre Haupt- und nachfolgend an Korezeptoren erfolgt. Der Viruseintritt in die Zelle scheint sowohl durch Fusion als auch durch Endozytose zu erfolgen. Über die beteiligten zellulären Rezeptoren, die von den verschiedenen Glykoproteinkomplexen erkannt werden, besteht noch keine Einigkeit.

62.1.4 Virale Kontrolle von zellulären Funktionen und der Virusausbreitung

CMV kann ruhende Zellen infizieren und stimuliert in diesen die Induktion des Zellzyklus, der aber in einer **pseudo-G1/S-Phase** arretiert wird. So induziert das Virus in der Zelle Bedingungen, die für virale DNA-Synthese günstig sind. Virale Funktionen sichern auch das Überleben der infizierten Zelle. Mindestens drei virale Gene blockieren **Apoptose** über unterschiedliche zelluläre Angriffspunkte. Einzelne anti-apoptotische Gene können zwar aus dem Genom entfernt werden, aber gänzlich ohne virale anti-apoptotische Funktionen ist Virusvermehrung nicht möglich.

Auch wenn das Virus eher häufiger zu reaktivieren scheint, wird, zumindest auf Organebene, beim Immungesunden keine persistierende Infektion gefunden. Vielmehr kann CMV den Zustand der **Latenz** etablieren, bei dem kein infektionsfähiges Virus nachweisbar ist. Als Zielzellen der Latenz werden Vorläuferzellen verschiedener myelomonozytärer und dendritischer Zellen angenommen. Latent infizierte Zellen werden in verschiedensten Organen gefunden. Deshalb führt Transplantation von Geweben eines CMV-positiven Spenders auf einen CMV-negativen Empfänger häufig zur Virusübertragung und entsprechend der Intensität der begleitenden Immunsuppression zur symptomatischen Infektion. Auch im Zustand der Latenz werden einzelne Gene wie das virale IL-10 exprimiert, dem eine anti-inflammatorische Rolle zugesprochen wird (Raftery et al. 2000). Selektive Latenzgene wurden aber bisher nicht beschrieben, da die gleichen Gene auch bei produktiver Infektion aktiv sind.

Auch wenn virale Proteine und virale Nukleinsäuren bei akuter Infektion im Plasma gefunden werden, scheint das Virus vorrangig in **Assoziation mit Zellen** verbreitet zu werden. Dabei wird wiederum den Vorläufern von Monozyten, Granulozyten, Makrophagen, Endothelzellen sowie glatten Muskelzellen eine besondere Rolle bei der Virusausbreitung zwischen Organen zugesprochen (Mocarski 2004). Wegen dieser Assoziation mit Zellen des Blutes, der Interaktion von Monozyten mit Endothelzellen und der Einwirkung auf glatte Muskelzellen wird CMV auch als Kofaktor von Gefäßerkrankungen z. B. Atherosklerose, in Verbindung gebracht. Bemerkenswerterweise kann das Virus durch unterschiedliche virale Glykoproteinkomplexe Vermehrung und Ausbreitung in bestimmten Zelltypen steuern. Für Vermehrung und Freisetzung durch Fibroblasten bindet der von den Glykoproteinen gH und gL gebildete Komplex zusätzlich das Glykoprotein gO. Für Infektion und direkte Weitergabe durch Epithelzellen und Endothelzellen, welche das Virus eher zellassoziiert verbreiten, assoziiert der gH/gL-Komplex dagegen mit anderen Glykoproteinen. Hier ist der Komplex der Glykoproteine UL128, UL131 und UL131 beteiligt.

Das Virus sezerniert virale **Chemokine** und **Zytokine** und es wird angenommen, dass hierdurch geeignete Zielzellen angelockt werden (Vink et al. 2001). Chemokine sind kleine lösliche Moleküle, welche auf bestimmte Zellen chemotaktisch wirken, indem sie an Chemokinrezeptoren auf der Zelloberfläche binden. UL146 und UL147 haben die Signatur von CXC-(alpha)-Chemokinen, und könnten damit auf neutrophile Granulozyten einwirken und erklären, warum pp65 in Granulozyten gefunden wird. Das Virus scheint aber auch die Reaktion der infizierten Zelle mit Chemokinen zu verändern. Die viralen Gene UL27, UL28, UL33 und UL78 zeigen nämlich Homologien zu zellulären Chemokinrezeptoren, und die Bindung von bestimmten Chemokinen konnte nachgewiesen werden. Den viralen Chemokinen und viralen Chemokinrezeptoren wird eine Rolle bei der gezielten Virusausbreitung zugesprochen. Im murinen CMV führt Verlust dieser Gene zu veränderter Ausbreitung im Organismus.

62.1.5 Viele CMV-Gene kontrollieren verschiedene Stufen der Immunantwort

Da CMV bei Immunsuppression häufig reaktiviert wird und die abgelaufene Infektion nicht sicher gegen erneute Infektion schützt, ist das Verständnis der Kontrolle der Virus-Wirt-Balance von hohem Interesse. Auf der Seite des Wirtes wird der angeborenen Immunantwort, manifestiert durch die natürlichen Killerzellen (NK-Zellen), eine erste und entscheidende, die Virusmenge begrenzende Funktion zugeschrieben. Bei der adaptiven Immunantwort sieht man die Rolle der virusspezifischen CD4- und CD8-T-Zellen als bedeutsamer an als die Rolle der Antikörper. Die Tatsache, dass in manchen Personen ein hoher Prozentsatz der zirkulierenden T-Zellen Spezifität für CMV-Antigene besitzt, wird als Zeichen der lebenslangen und redundanten subklinischen immunologischen Auseinandersetzung mit diesem Pathogen verstanden.

Erstaunlicherweise besitzen alle CMVs der verschiedenen Säuger-Spezies eine Vielzahl von Genen, welche auf selektive Weise die Immunantwort des Wirtes steuern (Pinto u. Hill 2005). Dabei manifestiert sich die Verwandtschaft der viralen Immunregulatoren aus den CMV verschiedener Spezies eher durch die homologe Wirkung auf bestimmte Zielfunktionen, als durch die Proteinsequenz. Häufig ist selbst der molekulare Mechanismus unterschiedlich. Schließlich ist die Zahl der Gene, die der Kontrolle einer bestimmten immunologischen Funktion gewidmet sind bei den Viren jeweils unterschiedlich, und die Gene sind auch an unterschiedlichen Positionen im Genom zu finden. Die große Anzahl von Genen mit selektiver Wirkung auf unterschiedliche Wirtsproteine wird als Zeichen der gemeinsamen Evolution von CMV mit den jeweiligen Säuger-Spezies verstanden. Durch diese Gene kann das Virus selektiv auf frühe Zellaktivierung und Entzündung, auf die NK-Zell-Antwort und auch auf die spezifische adaptive Immunantwort modulierend einwirken. Diese Genfunktion wird zusammengefasst als **virale Immunevasion** bezeichnet. De facto entgeht das Virus der Immunkontrolle aber nicht, sondern moduliert sie lediglich, da CMV als hoch adaptiertes und absolut speziesspezifisches Virus im immunkompetenten Wirt effizient kontrolliert wird. CMV bedarf allerdings wegen der Neigung zur Reaktivierung beständig und dauerhaft der immunologischen Kontrolle. In der Forschung stellt die CMV-Infektion ein attraktives Beispiel der Virus-Wirt-Balance dar. Diese wird insgesamt wahrscheinlich eher von der Wirtsseite durch individuelle genetische Anlage und immunologische Kompetenz als durch Variabilität von Seiten der Erregerseite moduliert. Viele sequenzierte Isolate unterscheiden sich nur sehr geringfügig.

Virale Mechanismen wirken auf allen Stufen auf die kaskadenförmige Regulation der angeborenen (innate) und adaptiven Immunantwort ein. Bereits zu Beginn der Infektion wird die zur Interferonantwort führende Signalkaskade durch das Virus blockiert. Das virale Interleukin 10 hat eine allgemein immunologisch dämpfende Funktion. Weitere unbekannte virale Proteine hemmen die Expression von CD1-Molekülen auf dendritischen Zellen und behindern die Antigenpräsentation (Mocarski 2004).

Wenn sich die inflammatorische Reaktion im Gewebe durchsetzt und aktivierende zelluläre Liganden für die Rezeptoren der NK-Zellen vermehrt synthetisiert werden, verhindern eine Reihe spezialisierter viraler Gene die Signalübertragung. Dies erfolgt, indem neu gebildete **zelluläre NK-Zell-Liganden** bereits während des intrazellulären Transports zur Zellmembran gebunden und der Proteindegradation zugeführt werden. Derzeit gibt es kein weiteres Virus, das so viele Gene hat, welche die Funktion von NK-Zellen regulieren (Lanier 2008, Wilkinson et al. 2008).

Die Liganden für NK-Zellen können entweder aktivierende oder inhibierende Rezeptoren der NK-Zellen stimulieren. Das murine CMV kodiert u.a. für einen Liganden, welcher in einem bestimmten Mausstamm einen aktivierenden NK-Rezeptor stimuliert und damit diesem Mausstamm eine um eine log 10-Stufe höhere Resistenz gegen letale CMV-Infektion verleiht. Dies Beispiel unterstreicht sowohl die Bedeutung der NK-Zellen für die Abwehr der Virusinfektion auf einer frühen Stufe, als auch die Bedeutung der individuellen genetischen Disposition bei der antiviralen Immunantwort.

Auch wenn sich die NK-Zell-Antwort durchsetzt und sowohl durch Lyse infizierter Zellen als auch durch Freisetzung von weiteren Zytokinen die adaptive T-Zell-Antwort unterstützt, verfügt CMV über weitere Gene, welche die spezifische CD8-T-Zell-Antwort beeinflussen. Dies betrifft die **Hemmung der Präsentation von Peptiden durch MHC-I-Moleküle**. Die Hemmung manifestiert sich auf verschiedenen Stufen, z.B. durch Blockade des Peptidtransportes durch das US6-Produkt in das endoplasmatische Retikulum, durch Blockade des Transportes mit antigenen Peptiden beladener MHC-Moleküle zur Zellmembran, durch Abbau der MHC-Moleküle durch die durch US2 und US11 kodierten Proteine, oder durch Transport eines Komplexes von MHC und viralen Proteinen zur Oberfläche. Für jeden Angriffspunkt stehen ein oder mehrere virale Proteine zur Verfügung. Bemerkenswerterweise können die viralen Inhibitoren auch multifunktionell sein und sowohl auf den intrazellulären Transport von NK-Zell-Liganden als auch auf den Transport der MHC-I-Moleküle einwirken. Für zelluläre MHC-Gene gibt es viele Allele und entsprechend variante Proteine. Die viralen Proteine haben entsprechend eine gewisse Präferenz für bestimmte MHC-Varianten.

Darüber hinaus inseriert CMV Glykoproteine in die Virushülle und die Membran infizierter Zellen welche die Fc-Domäne von IgG binden. Diese Proteine wirken als **konstitutive Fc-γ-Rezeptoren** und hemmen IgG-Effektorfunktionen wie die antikörperabhängige Lyse von Zellen (ADCC), die Komplementaktivierung und die Virusneutralisation.

Schließlich wurde kürzlich entdeckt, dass die meisten Herpesviren für **Mikro-RNAs** (miRNA) kodieren. MiRNA sind kleine RNA-Moleküle mit der Länge von ~22 Nukleotiden, welche in verschiedenen Zellen die Genexpression, und damit Entwicklungs- und Differenzierungsvorgänge, Apoptose, Hormonsekretion etc. post-transkriptionell regulieren. CMV verfügt über mindestens 11 miRNAs. Diese sind nicht konserviert zwischen Herpesviren, nicht einmal bei den CMVs verschiedener Spezies. Ob die miRNAs präferenziell Wirts- oder virale Funktionen regeln ist Thema aktueller Forschung.

62.1.6 CMV-Latenz, -Reaktivierung und Infektionsrisiko

Die gezielte Analyse von CMV-Latenz und CMV-Reaktivierung in vivo ist die Domäne der Tiermodelle. Bei der Maus wurde ein positiver Zusammenhang zwischen Stärke und Dauer der akuten Infektion, der Menge latenter viraler DNA und der Neigung zu Reaktivierungsereignissen gefunden. Reaktivierung folgt grundsätzlich der Genexpressionskaskade, welche die akute Infektion kennzeichnet. Im Unterschied zur akuten Infektion kann allerdings die Kaskade auf verschiedenen Stufen blockiert werden. NK-Zellen und T-Zellen wird eine hemmende Funktion bei der Reaktivierung zugesprochen, während Zytokine, insbesondere solche, die bei Sepsis freigesetzt werden, darunter auch TNF-α, über den Angriff auf den genetischen Hauptschalter des CMV, den Immediate-early-Enhancer/Promoter, die Reaktivierung einleiten. Dieser Promoter ist in latent infizierten Zellen abgeschaltet. Ob nun **dämpfende oder aktivierende Signale** auf diesen Hauptschalter den Ausschlag geben, hängt von Signalstärke und -Dauer ab. CMV nutzt nicht nur undifferenzierte Zellen des Knochenmarks sondern auch in verschiedenen Organen weitere Zelltypen als Orte der Latenz (Reddehase et al. 2002).

Aufgrund individuell variabler latenter Viruslast und der Latenz in verschiedenen Zelltypen kann eine komplexe und variable Regulation der Virusreaktivierung angenommen werden. Auch die Allelspezifität der viralen Immunmodulation trägt zur individuellen Kontrolle der Virusreaktivierung bei. Deshalb ist die Häufigkeit der Virusreaktivierung und Virusausscheidung derzeit nicht vorhersagbar. Da es keinen Impfstoff gegen CMV gibt, und eine chemotherapeutische Prophylaxe wegen der hohen Nebenwirkungen streng indiziert sein muss, ist die rechtzeitige Kenntnis von Infektionsrisiken auf der Empfängerseite und die Einleitung möglicher Vorsichtsmaßnahmen entscheidend.

62.2 Diagnose und Therapie

H.W. Doerr

62.2.1 Einführung

Infektionskrankheiten durch das Humane Cytomegalovirus (HCMV) können beim Menschen ab der Embryonalzeit bis ins hohe Alter auftreten, insbesondere wenn irgendeine Form von Immundefizienz vorliegt. HCMV-Patienten werden daher in vielen medizinischen Fachdisziplinen, wie Gynäkologie, Pädiatrie, Innere Medizin, Transfusions- und Transplantationsmedizin, behandelt. Die CMV-Infektion ist nicht nur seit langem Objekt immunologischer und molekularbiologischer Grundlagenforschung, sondern auch vielfach von Ärzten, Epidemiologen und neuerdings auch wieder von Onkologen intensiv untersucht worden.

62.2.2 Infektionsbiologie

HCMV wird durch Körperflüssigkeiten übertragen (Speichel, Muttermilch, Sexualsekret, Urin, Blut) und infiziert auf dem Blutweg zytopathogen zirkulierende, mononukleäre Zellen, Kapillarendothelien und epitheliale Gewebe aller Körperorgane. Die Infektion verläuft bei der überwiegenden Mehrzahl der Betroffenen subklinisch und geht in eine lebenslange Persistenz über. Wie alle Herpesviren kann auch das HCMV eine proviral-latente Infektion etablieren. Als Latenzort gelten z. B. dendritische Zellen, Blutmonozyten bzw. deren Vorläuferzellen, durch welche das undulierend reaktivierte Virus im Organismus disseminiert wird und eine chronische, mäßige produktive Infektion aufrechterhält, wobei vereinzelt infektionshistologische, zytomegale Veränderungen im Gewebe nachweisbar sind.

Der Mechanismus der HCMV-Infektionsreaktivierung ist intensiv untersucht worden, teils um Komplikationen durch die rezidivierende Zytomegalie bei immungeschwächten Patienten zu vermeiden, teils wegen des onkogenen bzw. onkomodulatorischen Potenziales der persistierenden HCMV-Infektion (s. Kap. 7).

Die Reaktion des infizierten Gewebes auf die HCMV-Infektion wird als „mikroinflammatorisch" beschrieben. Die Infektion wird vom Immunsystem nicht eliminiert, u. a. weil die über MHC I vermittelte Antigenpräsentation reduziert ist. Dies geschieht über spezielle Signalkaskaden in der infizierten Zelle, wobei organspezifische Unterschiede bestehen. Offenbar wird bei HCMV-Trägern fortlaufend ein signifikanter Anteil des zellulären Immunsystems (CD4- und CD8-Lymphozyten) stimuliert. Wird die Balance des Immunsystemes endogen (z. B. durch eine Schwangerschaft) oder exogen verändert (z. B. immunkompromittierende Erkrankung, immunsuppressive Therapie), kommt es zu einer Zunahme der virusproduktiven Infektion, welche zu makroinflammatorischen, symptomatischen Reaktionen führt. Sie werden organspezifisch über verschiedene zelluläre Signalkaskaden angeschaltet und erklären den unterschiedlichen Entzündungsverlauf, z. B. in der Lunge (starke Leukozyteninfiltration) und Retina (mäßige Leukozyteninfiltration, stärkere Nekrotisierung). Dementsprechend findet man bei solchen Patienten – auch in Abhängigkeit von der Art und dem Ausmaß der Immunstörung – ein breites Spektrum von HCMV-assoziierten Krankheitsbildern. Es erfolgt dann eine verstärkte Virusausscheidung über die o. g. Körperflüssigkeiten. Infizierte Neugeborene und insbesondere immunologisch unreife Frühgeborene weisen fast immer – auch ohne Krankheitszeichen – eine starke Virurie auf.

Das HCMV ist weltweit verbreitet mit einer Durchseuchung der erwachsenen Bevölkerung von 50 bis 70 % in westlichen, bis 100 % in weniger entwickelten Ländern. Die Durchseuchung innerhalb der Bevölkerung ist abhängig vom sozioökonomischen Status (Abb. 62.**2**) und erfolgt zweiphasig in der frühen Kindheit (Speichelkontakt zur Mutter, Muttermilch) und postpubertär bei Intimkontakten. Sie ist in Europa seit 25 Jahren stabil, bei speziellen Risikogruppen wie z. B. HIV-Trägern mit über 90 % deutlich größer.

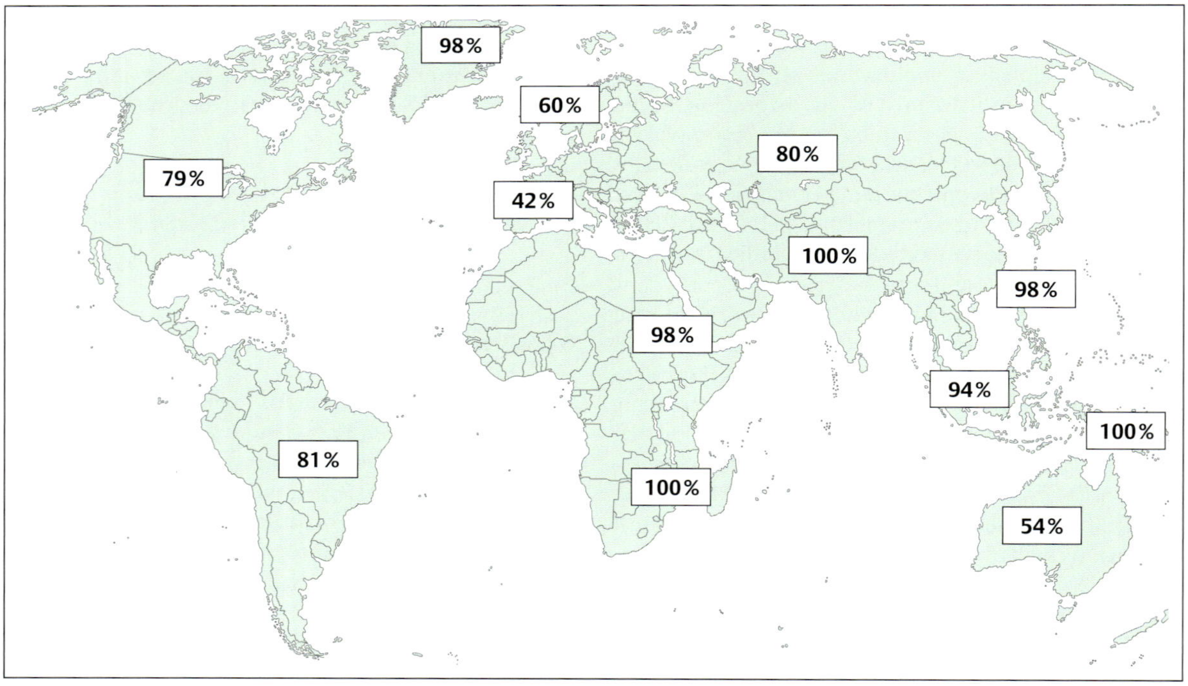

Abb. 62.**2** Weltweite Populationsdurchseuchung mit HCMV (%-Anteil der HCMV-Seropositiven). (Quelle: WHO).

62.2.3 Pathogenese und klinische Diagnostik

Trotz der Vielfalt HCMV-assoziierter Krankheitsbilder gibt es Symptome und Syndrome, die für die Diagnostik der klinisch manifesten Zytomegalie wegweisend sein können. Das ganze Spektrum der klinischen Manifestation einer HCMV-Infektion wurde erst bei der Betreuung von Patienten erkannt, die aus physiologischer (Schwangerschaft, Frühgeborenes), iatrogener (immunsuppressive Therapie, Zytostatikabehandlung, Blutpolytransfusionen) oder pathologischer Ursache (AIDS) eingeschränkte Immunfunktionen aufweisen. Gelegentlich ist die Zytomegalie auch bei Immunkompetenz klinisch manifestiert.

HCMV-Mononukleose

Die HCMV-Mononukleose ist differenzialdiagnostisch oft schwierig von der EBV-verursachten infektiösen Mononukleose (Pfeiffersches Drüsenfieber) abzutrennen. Die fieberhafte Erkrankung heilt in der Regel nach zwei bis drei Wochen ab. Sie wurde erstmals als **Post-Bluttransfusionssyndrom** beschrieben, das es seit der gesetzlich vorgeschriebenen Leukozytendepletion der Blutkonserve kaum noch gibt (Risikopatienten erhalten HCMV-seronegatives Blut, s. Kap. 31). Die Inkubationszeit beträgt 6 bis 7 Wochen.

Nach der Virusübertragung entwickelt sich zunehmend eine Virämie, u. a. mit produktiver Infektion mononukleärer Blutzellen, wodurch der Erreger im Organismus disseminiert wird; die Leber ist bevorzugt betroffen (Hepatitis, Abb. 62.**3**). Immunreaktiv erfolgt eine starke Proliferation zytotoxischer T-Lymphozyten (CD8), die die infizierten Zellen angreifen und weitgehend, aber nicht vollständig eliminieren. Diese T-Lymphozyten-Proliferation kann im Blutbild als „Mononukleose" auffällig werden. Die Belastung des lymphatischen Systemes führt zu einer tastbaren Lymphknotenschwellung (Lymphadenopathie) und Milzvergrößerung. Im Unterschied zum klassischen Pfeifferschen (Lymph)Drüsenfieber durch EBV-Infektion ist die Tonsillitis (Angina) selten (entsprechend unterschiedlicher Eintrittswege in den Körper). Wie bei EBV ist der Manifestationsindex bei älteren Jugendlichen und Erwachsenen höher als bei Kleinkindern, bei denen die Infektion in der Regel subklinisch abläuft. Während bei der EBV-Infektion Autoimmunreaktionen früh als pathogenetisch relevant erkannt worden sind, ist die immunpathologische Komponente der Zytomegalie erst spät erforscht worden, obwohl Autoantikörperproduktion oft nachweisbar ist. Sie spielen allerdings für die Krankheitsdiagnostik im Unterschied zur EBV-Infektion keine Rolle, wo sie praktisch pathognomonisch sind. Der Patient mit CMV-Mononukleose ist im Erythrozytenagglutinationstest (nach Paul-Bunnell) auf „heterophile" Serumantikörper negativ.

HCMV infiziert auch Knochenmarksstammzellen. Zum charakteristischen Blutbild einer klinisch stark manifesten Zytomegalie gehören die Leukopenie und Thrombopenie.

HCMV-Hepatitis

Die HCMV-Hepatitis stellt einen Sonderfall der Zytomegalie-Mononukleose dar. Diese Form der Virushepatitis verläuft oft blande und wird mitunter nur zufällig bei der Erstellung eines klinisch-chemischen Laborstatus im Rahmen einer Gesundheitskontrolle entdeckt. Es handelt sich dann oft um die Folge einer Infektionsreaktivierung bei seropositiven, „latenten" HCMV-Trägern (Rekurrenz). Es gibt jedoch – selbst bei Immunkompetenz – schwerere Krankheitsverläufe, meist als Folge einer HCMV-Primärinfektion, die differenzialdiagnostisch bei jeder Virushepatitis zu berücksichtigen ist.

HCMV-Myokarditis

Nicht allzu selten ist die HCMV-Myokarditis, die sowohl bei der primären als auch rekurrenten Infektion gesehen wird.

Enterokolitis

Die Zytomegalie sollte ähnlich wie bei einer Virushepatitis stets in der Differenzialdiagnose der Enterokolitis bedacht werden, das gilt insbesondere für die Colitis ulcerosa. Da der Darm mit lymphatischem Gewebe reichlich ausgestattet ist, erscheint diese Verlaufsform der Zytomegalie nicht ungewöhnlich. Bei AIDS-Patienten wurden CMV-bedingte ulzeröse Kolonperforationen beschrieben.

Zytomegalie der Niere

Die Zytomegalie der Niere bleibt im Allgemeinen klinisch unauffällig, ist jedoch für die Virurie verantwortlich, die besonders bei Kindern mit pränataler oder perinataler Infektion stark und lang dauernd sein kann. Die HCMV-Infektion der Niere und nierenversorgenden Arterien kann zu Abstoßungskrisen nach Organtransplantation führen (s. unten). Solche Abstoßungskrisen verlaufen oft unter dem Bild eines akut einsetzenden und länger anhaltenden hohen Fiebers und sind differenzialdiagnostisch bei septischen Zuständen zu bedenken. In diesen Fällen entwickelt sich auch eine Nephritis. Im Rattenmodell ist die Atherosklerose RCMV-infizierter Nierenarterien gut belegt. Entsprechende Beobachtungen liegen auch beim Menschen vor. Die HCMV-Infektion von Endothelzellen wird als eine der Ursachen der **Arteriosklerose** diskutiert.

HCMV-Pneumonie

Die (interstitielle) HCMV-Pneumonie ist gefürchtet bei allen Patienten mit eingeschränkter Immunfunktion und war vor Einführung der hochaktiven antiretroviralen Kombinationstherapie (HAART) eine lebensbedrohliche „opportunistische" Lungenerkrankung der AIDS-Patienten. Die Verschiebung der Immunbalance führt zu einer Rekurrenz der latenten HCMV-Infektion, auch aus bereits vorher vereinzelt infizierten Alveolarmakrophagen und interstitiellen Zellen, wodurch aus einer mikro- eine makroinflammatorische Infektion der Lunge entsteht und verschiedene Signalkaskaden des angeborenen („innate") Immunsystemes aktiviert werden. Diese immunpathologische Reaktion („Zytokinsturm") läuft selbst dann ab, wenn es gelingt, die HCMV-Replikation mit einem Virostatikum (Ganciclovir, Foscarnet) zu blockieren. Die Erforschung dieser Pathogenese hat sich auch für das Verständnis der SARS- und Influenza A/H5N1-Pneumonie („Vogelgrippe") als hilfreich erwiesen. Die HCMV-Pneumonie bei AIDS ist oft vergesellschaftet mit einer Infektion durch Pneumocystis und Pilzen (Candida, Aspergillus).

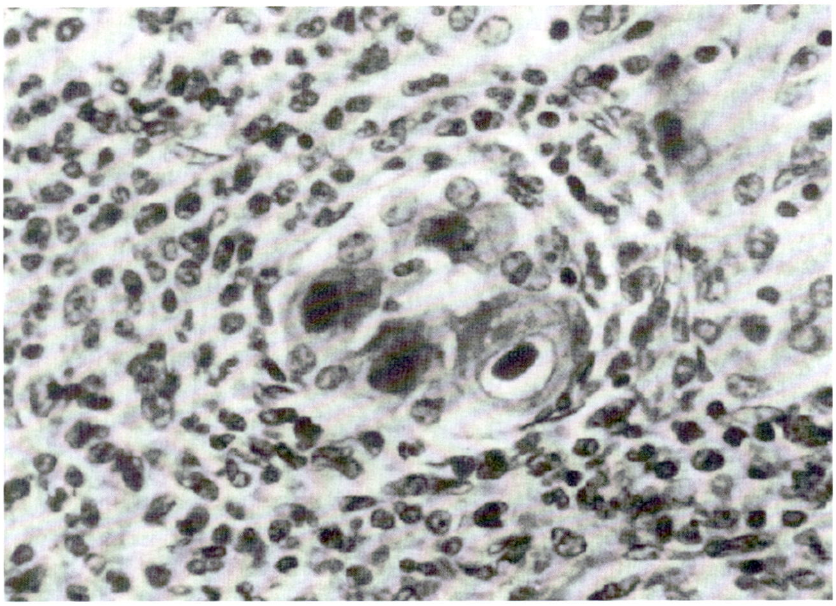

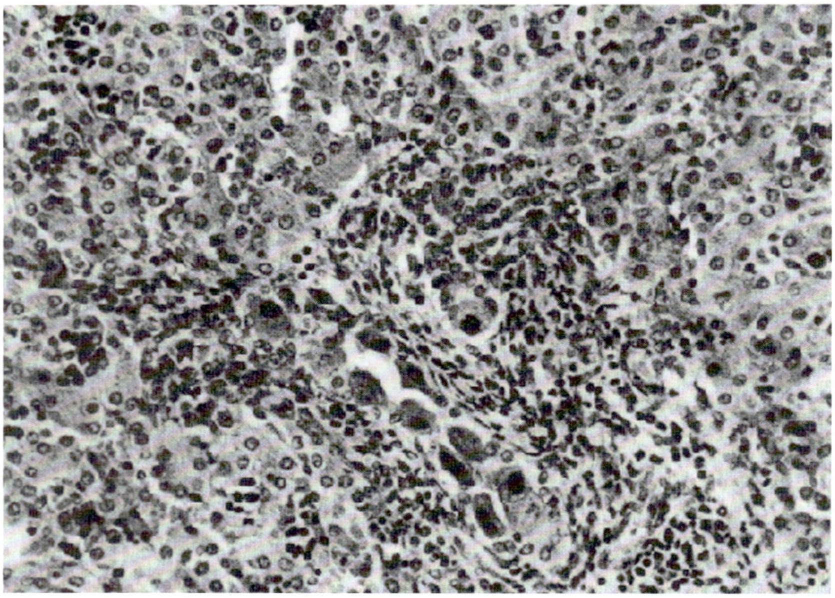

Abb. 62.**3**
a Histologisches Bild (Leber) einer generalisierten Zytomegalie. Portalfeld mit zellulärer Infiltration und Zytomegalie von Gallengangsepithelien (HE, 150 ×).
b Zytomegale Epithelveränderungen eines Duktus mit pericholangischer Zellinfiltration (HE, 500) (Quelle: Bolck u. Machnik 1978).

Meningitis und Enzephalitis

Speziell im Verlauf einer Immunschwäche, selten bei Immunkompetenz werden HCMV-Infektionen des ZNS unter dem Bild einer Meningitis und Enzephalitis beobachtet. Das periphere Nervensystem kann ca. 6 Wochen nach HCMV-Infektion unter dem Bild einer **Polyradikulitis Guillain-Barré** erkranken, die sich im Allgemeinen nach 2 bis 4 Wochen zurückbildet. Eine Sonderform des ZNS-Befalles ist die **CMV-Retinitis** der AIDS-Patienten (seltener bei anderen Immunstörungen). Die infektbedingte Aktivierung von intrazellulären Signalkaskaden erklärt den mehr nekrotisierenden als inflammatorischen Infektionsverlauf. Das ophthalmologische Erscheinungsbild ähnelt der Toxoplasmose-Retinitis.

HCMV-assoziiertes Posttransplantations-syndrom

Das HCMV-assoziierte Posttransplantationssyndrom kann zu einer Transplantationsabstoßung führen. Es ist bei der Knochenmarkstransplantation besonders gefürchtet, bei der es die häufigste infektiöse Komplikation darstellt. Das Risiko ist am größten, wenn das Spenderorgan virushaltig ist und der Empfänger einen HCMV-negativen Immunstatus aufweist. Auch andere exogene HCMV-Infektionen sind für den immunsuppressiv behandelten oder immundeletierten Empfänger eines Organes oder Knochenmarkes lebensbedrohlich. HCMV-seropositive Organempfänger verfügen gegenüber der exogenen Infektion über einen Teilschutz, können aber an einer reaktivierten Zytomegalie erkranken, die im Einzelfall nicht weniger dramatisch verläuft. Über die zytopathogene Infektion mononukleärer Blutzellen kann die Infektreaktivierung in einen Circulus vitiosus einmünden.

Prä- und perinatale Zytomegalieinfektionen

Die Zytomegalie wurde ursprünglich als Nebenbefund bei aus anderen Gründen verstorbenen Neugeborenen entdeckt (s. oben). Heute ist klar, dass HCMV während des ganzen Schwangerschaftsverlaufes und unmittelbar nach der Geburt auf die Leibesfrucht übertragen werden kann und daher eine besondere Rolle in der Perinatalmedizin spielt (Abb. 62.**4**). Man schätzt, dass ca. 0,3 bis 1 % der Neugeborenen pränatal und etwa zehnmal soviel perinatal mit HCMV infiziert werden, wovon jeweils $^{1}/_{10}$ der Virusträger Krankheitszeichen aufweisen. Die Wahrscheinlichkeit der vertikalen Übertragung nimmt erst im Verlauf der Schwangerschaft parallel zu einer physiologischen Immunitätsabsenkung zu, sodass Föten im letzten Trimenon bzw. in der Perinatalperiode am meisten betroffen sind. Die **pränatale Infektion** ist stark neurotrop, kann aber auch alle viszeralen Organe schädigen. Typisch sind intrazerebrale Verkalkungen des Neugeborenen und Hörverlust, wobei differenzialdiagnostisch an Toxoplasmose zu denken ist. Die primäre HCMV-Infektion einer Schwangeren wird zu ca. 30 % vertikal auf die Leibesfrucht übertragen, die sekundär reaktivierte Infektion deutlich seltener. Bei dieser ist die HCMV-Fetopathie dann meist weniger gravierend. Im Einzelfall sind jedoch auch bei sekundärer Schwangerschaftszytomegalie fetopathologisch schwer geschädigte Neugeborene beschrieben worden. Die unter oder kurz nach der Geburt erfolgte **„perinatale“ HCMV-Infektion** präsentiert sich – speziell bei immunologisch unreifen Frühgeborenen – unter dem Bild einer

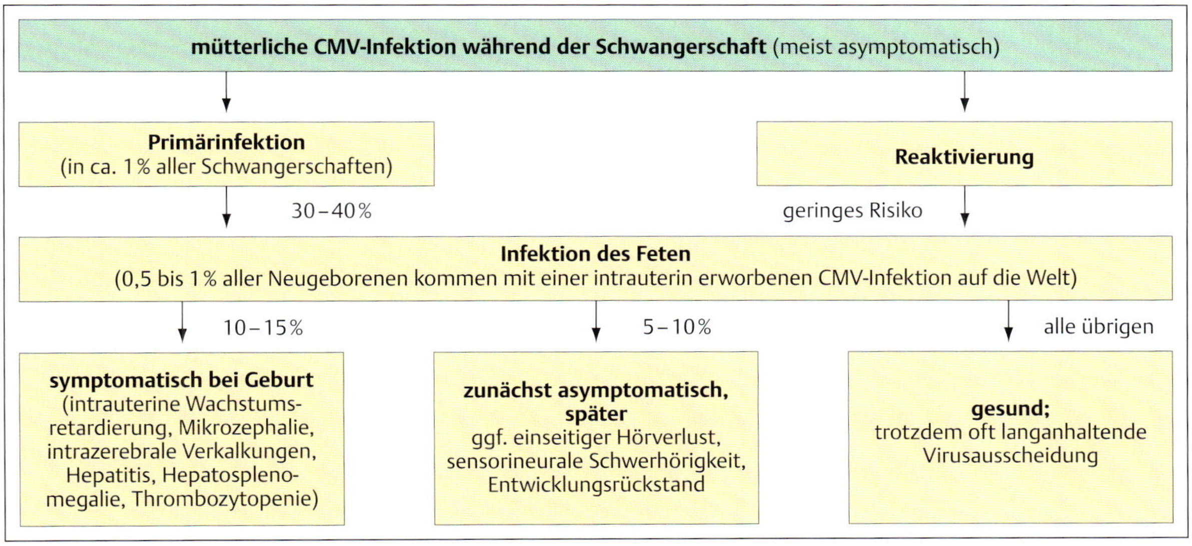

Abb. 62.**4** Risiko der vertikalen Virusübertragung bei HCMV-Infektion in der Schwangerschaft.

Tabelle 62.**1** Labordiagnostische Methoden zum Nachweis von HCMV-Infektion und Immunstatus.

direkter Virusnachweis	indirekter Virusnachweis: Nachweis der Immunantwort
• Virusisolierung auf Zellkultur • modifizierte Virusschnellkultur („Shell Vial Assay") • Virusantigennachweis (Antigenämietest, pp65-Antigen in peripheren Leukozyten) • Nachweis viraler Nukleinsäure (PCR)	• **humoral:** Antikörpernachweis verschiedener Klassen (IgG, IgM, IgA) • **zellulär**: virusspezifische zytotoxische T-Lymphozyten (noch nicht in der Routine etabliert) • **unspezifisch**: Interferone (noch nicht in der Routine etabliert)

interstitiellen Pneumonie, häufig in Verbindung mit einer Pneumocystis-carinii-Infektion ähnlich wie bei AIDS-Patienten (s. oben).

62.2.4 Labordiagnostik der Zytomegalie

Zum Nachweis der HCMV-Infektion steht die ganze Palette virus- und serodiagnostischer Untersuchungsmethoden zur Verfügung (Tab. 62.**1**).

Mikroskopischer Nachweis

Der mikroskopische Nachweis von zytomegalen Zellen wird kaum noch durchgeführt. Als Untersuchungsmaterial dient ein Objektträgerausstrich von Urinsedimentzellen, wobei die virustypischen intranukleären Einschlüsse („Eulenaugen") mit Standardfärbungen (z. B. Hämatoxylin-Eosin) gut darstellbar sind. Die Sensitivität dieses Tests ist niedrig. Mit der elektronenoptischen Untersuchung lässt sich im Urin das HCMV ohne Weiteres als Herpesvirus erkennen. Auch diese Untersuchungsmethode hat eine eingeschränkte Sensitivität.

Virusanzüchtung

Die konventionelle Virusanzüchtung in Zellkultur gelingt aus Urin (Zervikalabstrich), Speichel und Blut („buffy coat") relativ leicht, ist aber zeitraubend (1 bis 2 Wochen nach Inokulation des Untersuchungsmateriales). Der zytopathogene Effekt ist so eindeutig wie in der o. a. Zytologie. Als Zellen stehen im Allgemeinen Kulturen von Fibroblasten aus Vorhautexzisaten oder aus embryonalem Lungengewebe zur Verfügung. Für spezielle (wissenschaftliche) Zwecke dienen Endothel-, Neuroblastom-, Astrozytom-, Glioblastom- und retinale Pigmentepithelzellen. Eine erhebliche Verbesserung des Zellkulturversuches stellt die **„Shell Vial"-Technologie** dar: Dabei wird der virushaltige Zelldetritus der Untersuchungsprobe auf einen Zellrasen zentrifugiert, wodurch eine rasche In-vitro-Infektion erreichbar ist. Bereits wenige Stunden später, in praxi am nächsten Tag, wird die Infektion nachgewiesen durch die Detektion von viralem „Frühantigen" (immediate early bzw. early antigen – IEA bzw. EA) in den Kernen der infizierten Zellen mithilfe Fluorescein- oder Enzym-markierter Antikörper. Die angefärbten Kerne können mikroskopisch leicht gezählt werden und fungieren so als Surrogatmarker für die Mengenbestimmung infektiöser Viren (Virionen). Indem ein definierter HCMV-Laborstamm mit Patientenserum gemischt wird, können neutralisierende Serumantikörper gemessen werden. In entsprechender Weise lassen sich HCMV-Virostatika auf Wirksamkeit in vitro untersuchen (phänotypische Resistenztestung).

pp65-Antigentest

Eine der „Shell vial"-Technik analoge Methode wird mit einem Objektträgerausstrich von isolierten Leukozyten angewandt. Dabei wird das pp65-Protein des viralen Tegumentes in diesen Zellen mit markierten Antikörpern detektiert. Das Ergebnis dieses pp65-Antigentests korreliert recht gut mit einer klinisch manifesten Zytomegalie. Es handelt sich also um einen weitgehend pathognomonischen Labormarker. In Verlaufsuntersuchungen kann der Test noch positv anzeigen, wenn die HCMV-Plasma-PCR negativ ist.

DNA-PCR

Wesentlich sensitiver ist der Virusnachweis mit der DNA-PCR, der in verschiedenen Modifikationen etabliert ist. Als Untersuchungsmaterial kommt in erster Linie Vollblut oder Blutplasma zum Einsatz. Das Ergebnis wird in Genomkopien/ml angegeben (Viruslast, Viral Load). Diese Methode ist hoch sensitiv und zeigt daher meist früher und länger die aktive HCMV-Infektion als der pp65-Antigentest an (Vollblut). Die Methode wird heute bevorzugt für die schnelle Primär- und Verlaufsdiagnostik eingesetzt, insbesondere beim „Monitoring" von organtransplantierten Patienten. Das Ergebnis kann mit der „Real time"-PCR zwei bis drei Stunden nach Materialeingang ermittelt werden. Allerdings sind der apparative Aufwand und die Kosten nicht unbeträchtlich. Der Nachweis von HCMV-mRNA als speziellem Marker einer aktiven Infektion ist von der quantitativen DNA-PCR weitgehend verdrängt worden. Die PCR dient auch zum Virusnachweis in Urin- und Liquorproben. Bei der Untersuchung von Bronchiallavage oder Gewebsproben werden Zellgenomäquivalente (statt ml Flüssigkeit) als Bezugsgröße für die Quantifizierung der Virus-DNA-Menge ermittelt. Ein positives Liquorresultat ist pathognomonisch für eine ZNS-Infektion durch HCMV. Über eine **Sequenzierung des HCMV-Genes** für das Envelope-Glykoprotein gB oder gN kann ein Virusisolat bzw. genomisches Amplifikat eindeutig identifiziert und einem der 4 Genotypen zugeordnet werden. Die Genotypisierung hat epidemiologische Bedeutung für die Konstruktion von Infektionsketten und beim Nachweis einer Doppelinfektion. Mit der Untersuchung der Gene UL97 und UL54, deren Expressionsproteine für die Phosphorylierung (Aktivierung) und Polymerisation von Nukleosiden in die Virus-DNA verantwortlich sind, können gegen virostatische Nukleosidanaloga resistente HCMV-Isolate erkannt werden (genotypische Resistenztestung). Die molekularbiologische Diagnostik der HCMV-Infektion lässt sich durch die „DNA-Microarray"-Technologie weiter automatisieren und miniaturisieren.

Serologie

Zum Nachweis HCMV-spezifischer Antikörper im Blutplasma bzw. -serum sind eine Vielzahl von Testmethoden entwickelt worden (KBR, PHA, IFT, RIA, EIA, NT). Die Standardmethode ist der **EIA,** mit dem die Antikörperklassen-differenzierte Antikörpermessung leicht gelingt. Die Aussage der IgM-, IgG- und IgA-spezifischen Testung zum Nachweis einer akuten, persistierenden und reaktivierenden Infektion ist in Abb. 9.**7** dargestellt. Der Gesamt-Ig oder **IgG-Test** dient zur Überprüfung des Serostatus in der Transfusions- und Transplantationsmedizin, um Spender und Empfänger als HCMV-Träger zu identifizieren oder auszuschließen. Die **IgM/IgA-Diagnostik** „hinkt" dem direkten Virusnachweis bei einer akuten oder reaktivierten HCMV-Infektion um ca. 1 bis 2 Wochen hinterher, wird aber aus Kostengründen routinemäßig eingesetzt, wenn die HCMV-Erkrankung nicht schwerwiegend (z. B. Transplantatabstoßungskrise) oder lebensbedrohlich erscheint. Bei schwerer Immunsuppression (AIDS) mit rekurrierender Zytomegalie ist der virusspezifische IgM-Test oft „falsch" negativ. Der IgA-Test kann dann serodiagnostisch hilfreicher sein. Die Testung wird gelegentlich durch Autantikörperbildung, die bei Zytomegalie häufig ist, gestört werden, insbesondere durch IgM-anti-IgG-Antikörper („Rheumafaktor"). Bei der Diagnostik einer aktiven HCMV-Infektion während der Schwangerschaft oder bei einem immunsupprimierten Organempfänger ohne vorher bekannten Serostatus ist es wichtig, zwischen Primär- und Rekurrenzinfektion zu unterscheiden. Dies gelingt durch den Antikörperaviditätstest (s. Kap. 9.5.4), wobei im Verlaufe der akuten Primärinfektion zunächst weniger avide Antikörper messbar sind, oder durch die Verwendung unterschiedlich immunogener Virusantigene. Die Antikörperbildung gegen das Viruskapsid erfolgt deutlich schneller als gegen das Envelope. Allerdings kann im Einzelfall die Differenzierung schwierig sein. In den letzten Jahren sind verschiedene Methoden zur Messung HCMV-spezifischer T-Lymphozytenreaktionen (CD4, CD8) unter Verwendung der Fluoreszenz-aktivierten Zell-Sortierung (FACS) entwickelt worden, insbesondere auch im Hinblick auf eine therapeutische Immunrekonstitution (s. unten). Für die laufende HCMV-Labordiagnostik sind diese Untersuchungen noch zu aufwendig und wenig standardisiert.

Pränataldiagnostik

Die HCMV-Pränataldiagnostik wird angefordert, wenn während der Schwangerschaft eine aktive HCMV-Infektion nachgewiesen wird. Allerdings zeigen viele seropositive Schwangere eine gegen Ende der Gravidität zunehmende HCM-Virurie ohne Krankheitswert. Zum Nachweis der fetalen Zytomegalie wird in der 20. bis 22. Schwangerschaftswoche per Amniozentese Fruchtwasser entnommen und mit der PCR auf Virus-DNA untersucht. Das pränatal HCMV-infizierte Neugeborene weist in der Regel eine starke Virurie auf, die leicht mit dem Zellkulturversuch oder PCR nachweisbar ist. Der Serum-IgM-Test mit einer Nabelschnurprobe ist nur bei ca. 50 % der Fälle positiv. Wird der Urin erst in der zweiten Lebenswoche positiv, spricht dies für eine perinatale HCMV-Infektion. Prä- und perinatale HCMV-Infektion stimulieren die IgG-Antikörperbildung des Neugeborenen so effektiv, dass ein signifikanter Titerabfall der diaplazentaren maternalen Antikörper, der sonst in 3 bis 6 Monaten erfolgt, nicht nachweisbar ist.

62.2.5 Therapie und Prävention der Zytomegalie

Die Replikation von HCMV kann in vitro und in vivo durch Nukleosidanaloga, wie sie zuerst gegen Herpes simplex und Zoster entwickelt worden sind, gehemmt werden. Als Standardmedikament dient das Guanosin-Analogum **Ganciclovir** zur i.v. Applikation. Diese Substanz wird von HCMV-Enzymen (der UL97-Proteinkinase und der UL54-Polymerase) weitgehend selektiv aktiviert (phosphoryliert) und in die HCMV-DNA eingebaut, wo es einen Kettenabbruch und wegen hoher Substrataffinität die Immobilisation der Viruspolymerase bewirkt. Mit Valinsäure verestert, kann es als **Valganciclovir** auch oral verabreicht werden (die Resorption im Dünndarm steigt dadurch von 10 auf 60 %). Das **Cidofovir** ist ein phosphoniertes Nukleosidanalogon, das von viralen Proteinkinasen unabhängig als Polymeraseblocker aktiv ist. Es zeigt eine breite Wirksamkeit gegen viele verschiedene DNA-Viren, ist aber wesentlich weniger selektiv, d. h. daher auch nebenwirkungsintensiver. Es wird nur bei der HCMV-Retinitis eingesetzt (Injektion ins Augenkammerwasser).

Bei Resistenzmutationen im UL97- bzw. UL54-Gen des HCMV-Genomes dient als Medikament der zweiten Wahl das **Foscavir**, ein Phosphonoformiat, das als „Phosphatanalogon" bezeichnet wird (s. Kap. 12) Es handelt sich ebenfalls um einen Blocker herpesviraler Polymerasen. Die Selektivität gegenüber zellulären Polymerasen ist nicht so hoch wie die der Nukleosidanaloga. Daraus ergeben sich oft beträchtliche, das Knochenmark und die Niere betreffende Nebenwirkungen. Das **Fomivirsen** ist ein in vitro mit HCMV-mRNA reagierendes Anti-sense-Oligonukleotid. Der eigentliche In-vivo-Wirkmechanismus ist nicht vollständig aufgeklärt. In klinischer Erprobung befindet sich das oral applizierbare HCM-Virostatikum **Maribavir**, ein neues Nukleosidanalogum, das zusätzlich mit dem „Assembly" und der Verpackung der viralen DNA in das Kapsid interferiert und die Ausschleusung des Kapsids aus dem Zellkern blockiert.

Die Medikamente werden therapeutisch bei Erkrankung, präemptiv bei Virusnachweis und prophylaktisch vor der Infektion oder Infektionsreaktivierung eingesetzt. Präemptive und prophylaktische Applikationen kommen vor allem bei Transplantationspatienten zum Einsatz. In der Schwangerschaft kann Ganciclovir (aber kein anderes Virostatikum) bei sehr strenger Indikationsstellung appliziert werden. Das Entsprechende gilt für die Behandlung von HCMV-infizierten Neugeborenen. Zur Prävention wird auch die passive Immunisierung mit **HCMV-Hyperimmunglobulin** (zusammengestellt aus Spenderplasma mit hohem Titer neutralisierender Antikörper) durchgeführt. Die Wirksamkeit ist allerdings der Chemoprophylaxe unterlegen.

Neben der passiven Immunisierung mit Antikörperpräparaten ist die **Immunrekonstitution** mit anti-HCMV-zytotoxischen T-Lymphozyten (CD8) bei Patienten mit Knochenmarkstransplantation gegen die Zytomegalieerkrankung thereapeutisch erfolgreich angewandt worden. Allerdings ist der Aufwand dieser Behandlung ungleich aufwendiger als die Chemotherapie.

Zur **aktiven Immunisierung** wurde ein „attenuierter" HCMV-Stamm („Towne") entwickelt, der aber die exogene Superinfektion mit einem „Wildvirus" nicht verhindern kann. Doppelinfektionen mit verschiedenen HCMV-Stämmen sind mehrfach beschrieben, sodass die Aussichten, in konventioneller Weise eine protektive, aktive Impfung gegen Zytomegalie zu entwickeln, gering sind. Moderne Ansätze zielen auf die Stimulation der T-Lymphozyten mit peptidbeladenen dendritischen Zellen, auf die Entwicklung einer DNA-Vakzine und die therapeutische Immunisierung mit CMV-gB- und pp65-Antigenen.

Weiterführende Literatur

Bolck F, Machnik G. Leber und Gallenwege. In : Doerr W, Seifert G, Uehlinger E, Hrsg. Spezielle pathologische Anatomie. Bd. 10. Berlin: Springer; 1978

Lanier LL. Evolutionary struggles between NK cells and viruses. Nat Rev. Immunol 2008; 8(4): 259–268

Mocarski ES, jr. Immune escape and exploitation strategies of cytomegaloviruses: impact on and imitation of the major histocompatibility system. Cell Microbiol 2004; 6(8): 707–717

Murphy E, Shenk T. Human cytomegalovirus genome. Curr Top Microbiol Immunol 2008; 325: 1–19

Pinto AK, Hill AB. Viral interference with antigen presentation to CD8+ T cells: lessons from cytomegalovirus. Viral Immunol 2005; 18(3): 434–444

Preiser W, Fleckenstein C, Doerr HW. [New methods for the diagnosis of cytomegalovirus]. Dtsch Med Wochenschr 2004; 27: 1509–1512

Prösch S, Cinatl J, Scholz M, eds. New Aspects of CMV-Related Immunopathology. Monographs in Virology. Vol. 24. Basel: Karger-Verlag; 2003

Raftery M, Muller A, Schonrich G. Herpesvirus homologues of cellular genes. Virus Genes 2000; 21(1–2): 65–75

Reddehase MJ (Guest Editor). Special Issue: Cytomegalovirus. Medical Microbiology and Immunology 2008; 197: 65–276

Reddehase MJ, Podlech J, Grzimek NK. Mouse models of cytomegalovirus latency: overview. J Clin Virol 2002; 25 (Suppl. 2): S23–S36

Ruzsics Z, Koszinowski UH. Mutagenesis of the cytomegalovirus genome. Curr Top Microbiol Immunol 2008; 325: 41–61

Scholz M, Doerr HW, Cinatl J. Human cytomegalovirus retinitis. pathogenicity, immune evasion and persistence. Trend Microbiol 2003; 11: 171–178

Seifert G. Die Diagnostik der Zytomegalie (CMV) im Biopsie- und Operationsmaterial. Pathologe 1997; 18: 207–217

Shenk TE, Stinski MF, Hrsg. Human Cytomegalovirus. Curr Top Microbiol Immunol 2008; 325

Weinberg A, Lurain N (Guest editors). CMV Special Issue. J Clin Virol 2008; 41: 173–241

Vink C, Smit MJ, Leurs R et al. The role of cytomegalovirus-encoded homologs of G protein-coupled receptors and chemokines in manipulation of and evasion from the immune system. J Clin Virol 2001; 23(1–2): 43–55

Wildenauer R, Suttorp AC, Kobbe P. Cytomegalievirus-Kolitis bei einer polytraumatisierten älteren Patientin. Dtsch Med Wochenschr 2008; 133: 2383–2386

Wilkinson GW, Tomasec P, Stanton RJ et al. Modulation of natural killer cells by human cytomegalovirus. J Clin Virol 2008; 41(3): 206–212

63 Herpesviren: Epstein-Barr-Virus (EBV)

63.1 Grundlagen

W. Hammerschmidt

63.1.1 Einführung

Denis Burkitt beschrieb in den Jahren 1958 bis 1962 einen häufigen bösartigen Tumor bei Kindern in Äquatorialafrika. Das aggressive Lymphom, das bevorzugt am Kiefer und im Bauchraum auftritt, war schon lange bekannt, aber Denis Burkitt stellte erstmals einen Zusammenhang zwischen geografischen Gegebenheiten und seinem Auftreten her: er vermutete ein Virus, das durch Arthropoden vektoriell übertragen wird. Anthony Epstein bekam davon Kenntnis, und er und seine Doktorandin Ivonne Barr begannen, elektronenmikroskopisch nach diesem Virus zu suchen. Sie fanden 1961 Partikel mit der Morphologie von Herpesviren in Zelllinien, die aus diesen Tumorbiopsien etabliert wurden, das Virus ließ sich aber überraschenderweise nicht in Zellkultur propagieren. Gertrud und Werner Henle, Virologen in Philadelphia, begannen, nach den serologischen Spuren dieses Virus zu suchen, sie verwendeten dabei Zelllinien von Anthony Epstein, in denen wenige Zellen die Virussynthese spontan unterstützten. Sehr überraschend fanden die beiden Forscher Antikörper gegen dieses Virus in nahezu jedem Erwachsenen und nicht nur, wie angenommen, bei Tumorpatienten, deren Seren allerdings besonders hohe Antikörpertiter aufwiesen. Ähnlich hohe Titer fanden sich bei Tumorpatienten mit einem anderen häufigen Karzinom in Südostchina, dem Nasopharynxkarzinom. Und noch bei einer ganz anderen akuten Erkrankung fanden die Henles dieses Herpesvirus – bei der Infektiösen Mononukleose. Henles, Volker Diehl und John Pope entdeckten zeitgleich im Jahr 1968, dass dieses Virus eine bis dahin bei Herpesviren nicht bekannte Eigenschaft besitzt: das Virus infiziert primäre humane B-Lymphozyten, aktiviert die Zellen und transformiert sie zu lymphoblastoiden Zelllinien, die in vitro proliferieren. Die Verbindung zwischen Burkitt-Lymphom in Afrika, dem Nasopharynxkarzinom in China und der Detektion viraler Genome in lymphoblastoiden Zellen konnte Harald zur Hausen und seine Mitarbeiter 1970 herstellen. Viele Jahrzehnte zuvor waren animale Tumorviren bei Hühnern und Nagern entdeckt worden, aber mit diesen Befunden wurde erstmals ein menschliches Tumorvirus identifiziert.

Diese Pionierarbeiten haben nahezu alle paradigmatischen Eigenschaften des als Epstein-Barr-Virus (EBV) bezeichneten humanen Herpesvirus 4 (HHV-4) identifiziert: EBV ist ein (i) Tumorvirus und als Gruppe-1-Karzinogen nach Kriterien der WHO klassifiziert. Obwohl dieses Herpesvirus nur sehr selektiv einige (ii) wenige Zelltypen (B-Zellen und bestimmte Epithelzellen) infiziert, sind (iii) mehr als 95% aller Erwachsenen mit EBV lebenslang infiziert. Die Infektion der allermeisten Zellen ist unproduktiv, d.h. EBV etabliert in der Regel (iv) eine latente Infektion. In vivo und in vitro EBV-infizierte B-Zellen (v) proliferieren in der Zellkultur, sie sind „wachstumstransformiert". Welche molekular- und zellbiologischen Charakteristika EBV diese herausragenden Eigenschaften verleihen und es zu einem der „erfolgreichsten", d.h. am weitesten verbreiteten humanen Viren macht, ist teilweise verstanden und fasziniert Virologen, Zellbiologen und Onkologen seit seiner Identifizierung gleichermaßen (Kieff u. Rickinson 2007, Rickinson u. Kieff 2007).

63.1.2 Taxonomie

Acht humane Herpesviren sind bis heute bekannt. EBV, das taxonomisch auch als viertes identifiziertes humanes Herpesvirus 4 (HHV-4) bezeichnet wird, ist ein Mitglied der Unterfamilie „Gammaherpesvirinae", der auch das Kaposi-Sarkom-assoziierte Herpesvirus (KSHV, auch als HHV-8 bezeichnet, Genus Rhadinovirus) angehört. Der Mensch und alle Primaten sind mit EBV oder EBV-ähnlichen Gamma-Herpesviren infiziert, und diese Viren weisen eine sehr hohe Homologie auf Sequenzebene und große Ähnlichkeiten in ihrer Biologie auf. Sie werden taxonomisch im Genus „Lymphocryptovirus" geführt. Ein besonderes Merkmal der Gruppe EBV-ähnlicher Herpesviren ist ein Satz viraler Gene, die in verschiedenen, latent infizierten Zellen in vivo und in vitro in unterschiedlicher Kombination exprimiert sind. Diese so genannten „latenten" Gene umfassen die Familie der EBNAs (Epstein-Barr Virus Nuclear Antigens) und LMPs (Latent Membrane Antigens). Sie sind innerhalb der EBV-ähnlichen Herpesviren der Primaten immer vertreten, fehlen aber anderen Mitgliedern der Herpesvirusfamilie. Die latenten Gene scheinen überwiegend von der menschlichen Wirtszelle abzustammen und verleihen EBV und seinen nächsten Verwandten ihre besonderen biologischen Eigenschaften (s. Abschnitt „Virus-Wirtsinteraktionen"). In der menschlichen Bevölkerung zirkulieren mehrere Feldstämme des EBV, die sich in der Nukleotid- und Aminosäuresequenz der EBNA-Gene, besonders des EBNA2-Gens (Abb. 63.**1**) unterscheiden. Die Bedeutung dieser Unterschiede ist unverstanden.

63.1.3 Genomstruktur und -organisation

Abb. 63.**1** zeigt die Genomstruktur von EBV. Das Genom des EBV-Stamms B95-8, einem prototypischen Typ-1-Laborstamm, wurde bereits 1984 vollständig sequenziert. Wie alle anderen Herpesviren enthalten EBV-Virionen ein doppelsträngiges DNA-Genom, das als einzelnes lineares Molekül ohne Nukleotidmodifikationen wie Methylgruppen und frei von zellulären Chromatinkomponenten im viralen Kapsid verpackt ist. Die Länge des EBV-Genoms beträgt zwischen 164 und 172 kbp. Ähnlich wie andere Herpesviren besteht das EBV-Genom aus repetitiven und nicht repetitiven Abschnitten (Abb. 63.**1**). Zwei Bereiche mit repetitiven Abschnitten der Bam-W-Repeats und die terminalen Repetitionen (TR in Abb. 63.**1**) fallen auf neben weiteren, kleineren repetitiven Bereichen und duplizierten Abschnitten. Nach der Infektion fusionieren die freien Enden der linearen EBV-DNA, die durch die terminalen Repetitionen begrenzt sind, und bilden ein zirkuläres Molekül. In latent infizierten Zellen liegen diese zirkulären DNA-Moleküle als separate, extrachromosomale Minichromosomen vor, so genannten Episomen, die epigenetische Modifikationen und eine Chromatinstruktur ähnlich wie das Wirtszellgenom aufweisen.

Das EBV-Genom enthält cis-aktive Elemente mit essenziellen Funktionen bei der viralen Latenz oder Replikation. In latent infizierten, proliferierenden Zellen replizieren (Abb. 63.**1**) die EBV-Episomen synchron mit der zellulären DNA, der Startpunkt der DNA-Replikation im EBV-Genom in dieser Phase des viralen Replikationszyklus wird als „Plasmid Origin of DNA Replication", oriP, bezeichnet. Ein einziges virales Genprodukt, EBNA1, bindet an Sequenzmotive des oriP und vermittelt dort die Initiation der DNA-Replikation in diesem Element. In latent EBV-infizierten Zellen stabilisiert oriP-gebundenes EBNA1 die episomalen DNA-Moleküle durch Anheftung an das zelluläre Chromatin während der Interphase der Zelle; bei der Mitose führt dies zur Assoziation der Episomen an die Metaphase-Schwesterchromatiden und so zur gleichmäßigen Verteilung der viralen DNA-Moleküle auf beide

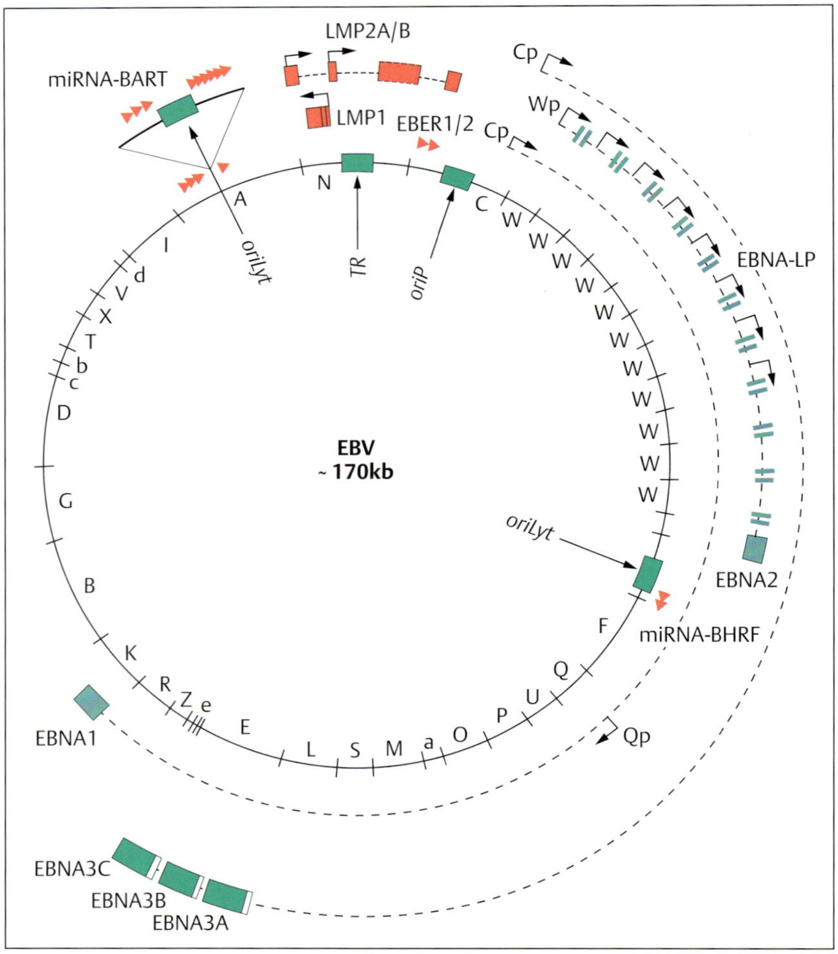

Abb. 63.**1** Die Struktur des EBV-Genoms des prototypischen Laborstamms B95-8 zeigt den Zustand als zirkuläres DNA-Molekül in latent infizierten Zellen. Das Segment oben links ist Teil der Genomstruktur aller EBV-Feldisolate, im B95-8-Stamm ist dieses 12 kbp große DNA-Segment deletiert. Der geschlossene Kreis zeigt die DNA-Fragmente nach Zerlegung des Virusgenoms mit dem Restriktionsenzym BamHI und ihre Bezeichnung. EBVs cis-aktive Elemente (oriP, oriLyt, TR) und kodierende Abschnitte der „latenten" Gene (EBNAs und LMPs) sind zusammen mit den Promotoren der EBNA-Gene (Cp, Wp, Qp) und der Primärtranskripte (gestrichelte Linien) gezeigt. Kleine rote Dreiecke markieren die Lokalisation nicht kodierender Gene (EBER1/2; micro-RNA-Cluster in den BHRF1- und BART-Genloci).

Tochterzellen. Ganz im Gegensatz dazu ist der lytische Ursprung der DNA-Replikation, oriLyt, ausschließlich in der lytischen Phase während der Virusneusynthese aktiv. Das virale Genom trägt in der Regel zwei Kopien des oriLyt (Abb. 63.**1**), sie bewerkstelligen die zellzyklusunabhängige, rasche Amplifikation der viralen DNA. Zusammen mit zellulären Transkriptionsfaktoren bindet ein virales Protein, das vom BZLF1-Gen kodiert wird, an Sequenzmotive in oriLyt und bewirkt dort als viraler Replikationsfaktor die Assemblierung des DNA-Replikationskomplexes. Anders als bei der oriP-vermittelten DNA-Replikation sind die Schlüsselenzyme und Kofaktoren der lytischen DNA-Replikation, wie zum Beispiel DNA Polymerase, Helikase und Primase und DNA-bindende Proteine, viralen Ursprungs. Das Produkt der lytischen DNA-Replikation sind Multimere des Virusgenoms. Innerhalb dieser langen DNA-Moleküle dienen die „terminalen Repetitionen" (TR) als Markierung von Anfang und Ende jeder Virusgenomeinheit, die dort geschnitten und als singuläres lineares DNA-Molekül in präformierte Kapside verpackt wird (Hammerschmidt u. Sugden 2006).

Das EBV-Genom enthält ungefähr 80 virale Gene, die Proteine kodieren. Ihre Nomenklatur orientiert sich historisch an der Zerlegung des EBV-Genoms durch das Restriktionsenzym BamHI in Fragmente, die ihrer Größe nach absteigend sortiert als A, B, C, ... Z, a, b, c ... bezeichnet werden, und ihrer Leserichtung. Dieser Nomenklatur entsprechend befindet sich zum Beispiel der Startpunkt des BZLF1-Gens (BamHI-Z-Fragment, leftward Frame 1) im Fragment Z des Genoms und ist gegen den Uhrzeigersinn nach links orientiert (Abb. 63.**1**). Die Mehrheit dieser Gene der lytischen Phase ist homolog zu anderen Mitgliedern der Herpesfamilie, diese Genprodukte sind beteiligt an der Virusneusynthese, wo sie die virale Genregulation und DNA-Replikation steuern und Strukturproteine für die Virusmorphogenese kodieren. Zusätzlich enthält das EBV-Genom mindestens 10 weitere Gene, die Funktionen in latent infizierten Epithelzellen und B-Zellen wahrnehmen. Neben BARF1 und BART zählen dazu Gene für drei latente Membranproteine (LMP) und sechs nukleäre Antigene (EBNA). Sie sind in der Regel überaus komplex reguliert, einige wie EBNA1 werden als Primärtranskripte mit bis zu 100 kb Länge transkribiert, die durch Spleißen zu reifen mRNAs prozessiert werden (Abb. 63.**1**).

EBER1 und EBER2 sind zwei kurze Transkripte mit ungefähr 150 b Länge, die nicht translatiert werden, aber abundant mit bis zu 10^5 Kopien in jeder latent infizierten Zelle akkumulieren. Darüber hinaus besitzt EBV eine überraschend hohe Anzahl von mehr als 40 nicht kodierende micro-RNAs (miRNAs), die in zwei Clustern im so genannten BART-Lokus und in nicht kodierenden Abschnitten des BHRF1-Gens im EBV-Genom liegen (Abb. 63.**1**).

63.1.4 Viraler Replikationszyklus

Einziger Wirt des EBV ist der Mensch. In vivo infiziert EBV bestimmte Epithelzellen des Nasopharynyx und B-Zellen verschiedener Differenzierungsstadien. Das Virus bindet mit dem viralen Glykoprotein gp350 in seiner Hüllmembran an den zellulären Rezeptor CD21 auf der Zelloberfläche, als weiteres virales Glykoprotein bindet gp42 an HLA-Klasse-II-Moleküle als Ko-Rezeptoren. Wahrscheinlich im Schleimhautepithel des Rachens repliziert EBV bei der initialen Infektion, die Nachkommenviren infizieren B-Zellen in den lymphoiden Organen des Oropharynx. Im Gegensatz zu diesen Epithelzellen sind EBV-positive B-Zellen strikt latent infiziert, sie werden durch die Expression viraler „latenter" Gene aktiviert und proliferieren in der Folge als Lymphoblasten. Diese Situation wird als „Growth Transformation" und das Expressionsprofil viraler Gene als „Latenz III" bezeichnet (Tab. 63.**1**), das die „latenten" Gene EBNA1, EBNA2, EBNA-LP, EBNA3A/B/C, LMP1, LMP2A und B umfasst (Abb. 63.**2**). Viele dieser proliferierenden B-Zellen werden durch eine beginnende T-Zell-Antwort eliminiert, die gegen Epitope aus viralen Proteinen gerichtet ist (Abb. 63.**2**). Einige dieser Zellen entgehen der zellulären Immunantwort, indem sie die Expression latenter Genprodukte einschränken („Latenz I/II") oder nahezu vollständig unterdrücken („Latenz 0"). Es gibt zwei unterschiedliche Vorstellungen davon, in welchem Differenzierungsstadium B-Zellen von EBV bevorzugt infiziert werden:

- Das Hauptziel von EBV könnten naive B-Zellen sein, die durch die virale Zelltransformation unter Umgehung der Keimzentrumsreaktion in sekundären lymphoiden Organen wie Tonsillen und Lymphknoten in Gedächtnis-B-Zellen differenzieren (Abb. 63.**2**). Die Expression von LMP1 und LMP2 könnte den Prozess der Antigen-getriebenen Entwicklung von naiven B-Zellen zu reifen Gedächtnis-B-Zellen simulieren, der durch somatische Hypermutation des B-Zell-Rezeptors charakterisiert ist und den naive B-Zellen im Keimzentrum durchlaufen.
- Alternativ können im Keimzentrum gereifte, antigenselektierte Gedächtnis-B-Zellen auch direkt von EBV infiziert werden.

EBV-positive Gedächtnis-B-Zellen sind durch das virale Expressionsprofil der „Latenz I" charakterisiert (Tab. 63.**1**). Es gibt Hinweise darauf, dass die meisten EBV-positiven peripheren B-Zellen keine mRNA der EBNA1- und LMP2A-Gene exprimieren („Latenz 0"), sie entgehen somit der zellulären Immunantwort gegen EBV-Antigene. Wie EBV das Kompartiment der Gedächtnis-B-Zellen erreicht ist unsicher, es ist aber offensichtlich, dass diese nicht proliferierenden und langlebigen Zellen das Reservoir der latenten EBV-Infektion sind. Unter 10^3 bis 10^5 peripheren B-Zellen gesunder EBV-Infizierter findet sich mindestens eine EBV-positive Zelle, das Reservoir für EBV im menschlichen Organismus ist also groß (Young u. Rickinson 2004).

Die Migration und Differenzierung von Gedächtnis-B-Zellen ist reguliert. Sie nehmen gelegentlich an Keimzentrumsreaktionen teil, um dann wieder in die Peripherie zu wandern, oder sie differenzieren bei Antigenstimulation zu Plasmazellen. Diese Differenzierung führt auch zur Reaktivierung der lytischen Phase des EBV. Findet dieser Vorgang im Oropharynx statt, werden Epithelzellen produktiv infiziert, was zum einen zur Ausscheidung von Nachkommenviren und zur Aufrechterhaltung der EBV-Infektion in der Bevölkerung führt, zum anderen aber auch zur Infektion

Tabelle 63.**1** Expressionsprofile viraler Gene in latent infizierten B-Zellen und Epithelzellen.

Zelltyp	Expressionsprofil	virale Proteine	nicht kodierende RNAs
B-Zellen	Latenz 0	-	EBER1/2 (BARTs[1]?, miRNAs?)
	Latenz 1	EBNA1	EBER1/2; BARTs; miRNAs
	Latenz 2	EBNA1, LMP1, LMP2A/B	EBER1/2; BARTs; miRNAs
	Latenz 3	EBNA1, LMP1, LMP2A/B, EBNA-LP, EBNA2, EBNA3A/B/C	EBER1/2; BARTs; miRNAs
Epithelzellen	ähnlich „Latenz 2"	BARF1, EBNA1, LMP2A/B, (LMP1)	EBER1/2; BARTs; miRNAs

[1] *Transkripte des BART-Gens sind vielfach gespleißt, wahrscheinlich werden sie nicht translatiert, sondern zu miRNAs der BART-Familie prozessiert (Abb. 63.1).*

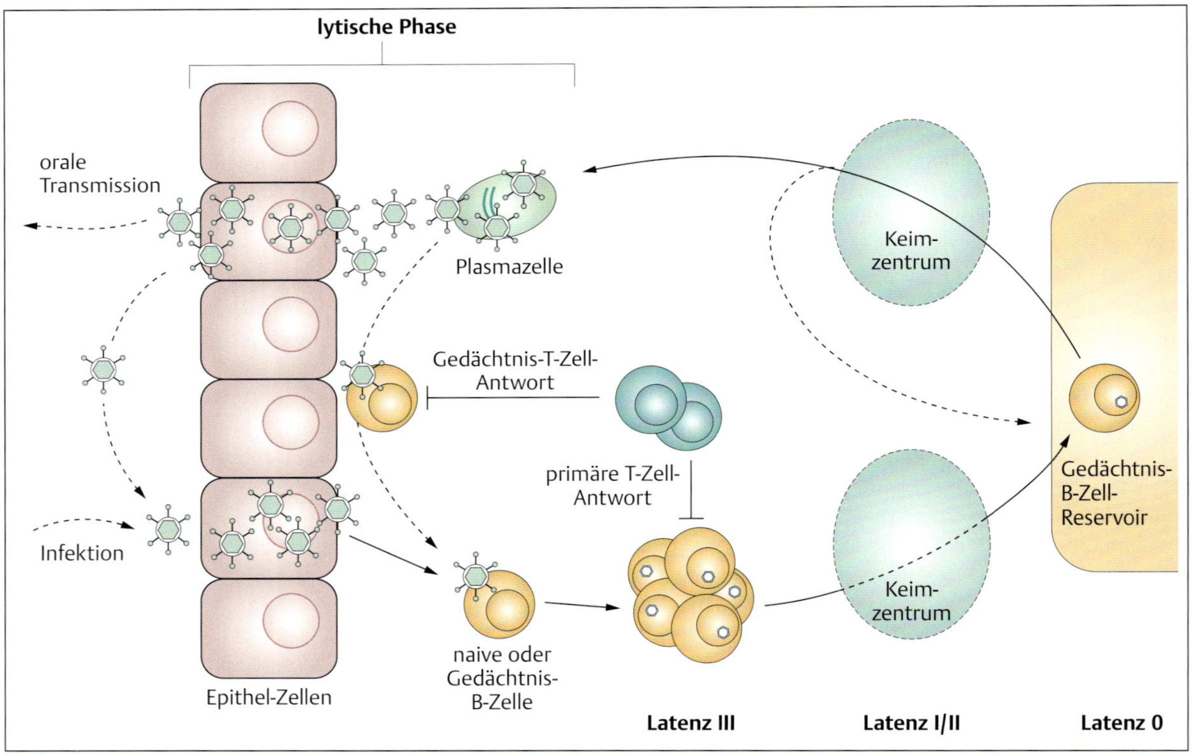

Abb. 63.**2** Infektionszyklus des EBV im Menschen. Die orale Infektion führt initial zur Neusynthese von Viren in den Epithelzellen des Oropharynx. Infektiöse Nachkommenviren infizieren B-Zellen der oralen Mukosa und lymphoider Organe des Rachenraums. Naive und reife Gedächtnis-B-Zellen werden gleichermaßen infiziert, in denen EBV eine stabile, latente Infektion etabliert. Diese latente Infektion ist charakterisiert durch die Expression „latenter" Gene, deren Produkte antigene Zielstrukturen für das Immunsystem enthalten. Die primäre zelluläre Immunantwort eliminiert Zellen, die das erweiterte Genprofil „Latenz III" aufweisen (Tab. 63.**1**). EBV-infizierte B-Zellen mit reduzierter viraler Genexpression (Latenz I/II/0) entgehen zytotoxischen Effektorzellen und bilden ein Reservoir in lang lebenden Gedächtnis-B-Zellen. Diese Zellen zirkulieren und kommen gelegentlich mit Antigen in Kontakt, das ihre Differenzierung in Plasmazellen induzieren kann und die lytische Phase von EBV einleitet. Nachkommenviren infizieren weitere B-Zellen, um das endogene Virusreservoir aufrecht zu erhalten oder sie infizieren Epithelzellen des Oropharynx. Diese Epithelzellen setzen intermittierend infektiöses Virus frei, das über den Speichel auf andere Individuen übertragen werden kann.

von weiteren naiven oder Gedächtnis-B-Zellen, die das Reservoir EBV-infizierter B-Zellen im Organismus erneuern. Dieser Vorgang steht unter effektiver immunologischer Kontrolle, die allermeisten dieser neuinfizierten B-Zellen dürften rasch von antigenspezifischen, zytotoxischen T-Zellen eliminiert werden (Abb. 63.**2**).

63.1.5 Virus-Wirts-Interaktion

EBV hat die einzigartige Eigenschaft, in vivo und in vitro B-Zellen latent zu infizieren. In vitro transformiert EBV ruhende, nicht proliferierende B-Lymphozyten aller Differenzierungsstadien aus dem Blut, aus sekundären lymphatischen Organen oder dem Knochenmark zu lymphoblastoiden Zelllinien, so genannten LCLs, die initial keine Nachkommenviren synthetisieren und das Expressionsprofil der „Latenz III" zeigen (Tab. 63.**1**). Die Transformation primärer B-Zellen und deren latente Infektion mit EBV ist ein wertvolles Modellsystem, das bestimmte, aber nicht alle pathogenetischen Aspekte dieses Tumorvirus in vitro nachstellt. Im Gegensatz dazu induziert die Infektion von humanen Epithelzellen keinen transformierten Phänotyp in vitro und führt nur in Ausnahmefällen zur Virusneusynthese. Die Transformation von primären B-Zellen ist deshalb am besten untersucht und ein bevorzugtes Modell für dieses Herpesvirus und immunologisches Werkzeug.

Alle latent EBV-infizierten Zellen exprimieren virale Gene in vitro. Deren Funktion ist entscheidend für die Etablierung und Aufrechterhaltung der latenten Infektion und für den transformierten Phänotyp. Auch in vivo sind diese Genprodukte für die stabile Virus-Wirts-Interaktion wichtig, sie gewährleisten die lebenslange latente Infektion mit EBV, sind zugleich Ziel der virusspezifischen humoralen und zellulären Immunantwort und von Bedeutung für die Pathogenese von EBV-vermittelten oder assoziierten Erkrankungen. Die Funktionen einiger dieser viralen Genprodukte sind genetisch und zellbiologisch gut analysiert und ihre Rolle für die Virus-Wirts-Interaktion scheint offensichtlich (Tab. 63.**2**). Während die Produkte der latenten EBNA- und LMP-Gene auf Proteinebene keine Homologien mit zellulären Proteinen aufweisen, stammen einige lytische Gene wie das virale IL-10 oder das BZFL1-Genprodukt offensichtlich von zellulären Genen ab. Die Funktionen der latenten Genprodukte haben zentrale Bedeutung für die Aktivierung, Differenzierung oder Homöostase der Zelle und simulieren Funktionen zellulärer Proteine (Tab. 63.**2**). Das molekulare Mimikry viraler Genprodukte ist ein Hinweis auf zelluläre Vorläufergene, die EBV durch DNA-Rekombination erworben hat und die im Lauf der Koevolution von Mensch und EBV weitere, oft konstitutiv aktivierende Eigenschaften gewonnen haben.

EBNA1. Dieses multifunktionelle Protein ist in allen EBV-infizierten Zellen exprimiert, es ist für die Aufrechterhaltung und DNA-Replikation des zirkulären EBV-Genoms essenziell. EBNA1 ist auch ein DNA-bindender Transkriptionsfaktor, der virale und vermutlich auch zelluläre Gene aktiviert. Seine Rolle als Onkogen ist umstritten, obwohl es als einziges virales Protein in Burkitt-Lymphomzellen exprimiert ist und EBNA1-transgene Mäuse B-Zell-Lymphome entwickeln können.

EBNA2. Ein weiterer viraler Transkriptionsfaktor, der mit dem zellulären, sequenzspezifisch bindenden Protein CBF1 oder RBP-Jκ interagiert und zelluläre Zielgene sowie die viralen Schlüsselgene LMP1 und LMP2A aktiviert.

LMP1. Dieses Protein ist das klassische EBV-Onkogen, es induziert Lymphome in transgenen Mäusen und transformiert murine Fibroblasten in vitro. LMP1 verhält sich wie ein Ligand-unabhängiger, konstitutiv aktiver Rezeptor. Funktionell ist LMP1 dem zellulären Oberflächenrezeptor CD40 sehr ähnlich und wie dieser ein Mitglied der „Tumor Necrosis Factor Receptor"-Familie (TNFR). Es aktiviert wie CD40 mehrere Signalwege, die für das Überleben der B-Zelle wichtig sind, ihre Proliferation induzieren und Zytokine freisetzen.

LMP2A. Das Überleben von B-Zellen, die im Keimzentrum die Expression ihres B-Zell-Rezeptors (BCR) durch somatische Hypermutation verlieren, ist strikt von der LMP2A-Expression abhängig. Wie LMP1 ist LMP2A ein konstitutiv aktives Signalmolekül, das einen aktivierten zellulären Rezeptor imitiert – in diesem Fall den BCR. Das für die Signalketten des BCR-Komplexes typische und essenzielle ITAM-Motiv ist auch Teil des LMP2A-Proteins, das BCR-negative B-Zellen vor Apoptose schützt. LMP2A transformiert epitheliale Zellen in vitro.

BZLF1. Homologe Peptiddomänen im DNA-Bindemotiv charakterisieren diesen Transkriptionsfaktor als Mitglied der zellulären AP-1-Familie. BZLF1 bildet zusammen mit BRLF1, einem weiteren „Immediate-early"-Gen, einen molekularen Schalter, der in latent infizierten Zellen die lytische Phase induziert. BZLF1 ist ein Zielgen des BCR-Signalwegs, der nach Antigenkontakt dieses virale Gen aktiviert und die Virusneusynthese initiiert. Das BZLF1-Protein ist wie BRLF1, vIL-10, die anti-apoptotischen Proteine BHRF1 und BALF1 (Tab. 63.**2**) und einige andere lytische Proteine auch initial nach Infektion in ruhenden primären B-Zellen exprimiert, ohne dass eine Virusneusynthese stattfindet. Die Bedeutung dieser frühen abortiv lytischen Phase ist unklar, aber das BZLF1-Genprodukt könnte B-Zellen aktivieren und deren Proliferation induzieren.

vIL-10. Dieses Protein besitzt eine ausgeprägte Homologie zum zellulären Interleukin-10 (IL-10). Das virale IL-10 (vIL-10) ist ebenfalls initial in primären B-Zellen wie auch während der Virusneusynthese im lytischen Zyklus exprimiert und interferiert mit der Antigenpräsentation viraler Proteine.

Tabelle 63.**2** Zellbiologische Funktionen viraler Genprodukte und ihre homologen oder funktionsanalogen zellulären Verwandten.

virales Genprodukt	zelluläres Genprodukt	Funktion
EBNA1	HMGA1a (?)	Chromatinkomponente, DNA Replikation
EBNA2	NOTCH-IC	Transkriptionsfaktor, EBNA2 simuliert ein konstitutives Signal des NOTCH-Signalwegs
LMP1	CD40	Oberflächenrezeptor von B-Zellen, LMP1 simuliert ein konstitutiv aktivierendes Signal des CD40/CD40L-Signalwegs
LMP2A	B-Zell-Rezeptor (BCR)	Antigen-spezifischer Rezeptor jeder B-Zelle, LMP2A vermittelt ein konstitutives, Antigen-unabhängiges Signal des BCR Signalwegs
BZLF1	c-FOS/c-JUN (AP-1)	Transkriptionsfaktor, Aktivierung und Induktion der Proliferation ruhender B-Zellen (?)
vIL-10	IL-10	Zytokin, Unterdrückung der zellulären Immunantwort
BHRF1, BALF1	BCL-2	Anti-apoptotische Funktion in der frühen Phase der Infektion primärer, ruhender B-Zellen

BARF1. Sezerniertes lytisches Protein, das auch in EBV-positiven Karzinomen (Nasopharynxkarzinom, Magenkarzinom) während der latenten Phase exprimiert ist. Das Protein ist dem zellulären, koloniestimulierenden Faktor-1-Rezeptor (CSFR1) ähnlich und hat onkogene Eigenschaften in primären Epithelzellen und murinen Fibroblasten.

Virale miRNAs, EBER1/2. EBV kodiert mehr als 40 verschiedene nicht translatierte RNA-Moleküle (Abb. 63.**1**). Virale micro-RNAs unbekannter Funktion sind in latent infizierten Zellen exprimiert, besonders in Zellen des Nasopharynxkarzinoms. EBER1/2 sind zwei abundante RNAs, die im Komplex mit Nukleoproteinen die Interferon-induzierbare PKR-Kinase inhibieren, die antivirale Funktionen besitzt. Daneben zeigen EBER1/2 anti-apoptotische Effekte und induzieren zelluläres IL-10 in EBV-Tumormodellen.

63.1.6 Epidemiologie, Infektionsverlauf

Mehr als 95 % der Erwachsenen sind lebenslang mit EBV infiziert. Sie sind serologisch positiv und haben Antikörper gegen mehrheitlich Proteine latenter EBV-Gene bzw. das EBV-Genom lässt sich mit PCR-Analyse direkt in peripheren mononukleären Zellen nachweisen. Die vermutlich orale Erstinfektion mit EBV geschieht in der Regel in der (frühen) Kindheit und verläuft asymptomatisch. Die Infektion Erwachsener kann klinisch sehr problematisch sein und wird als Infektiöse Mononukleose (IM) oder im allgemeinen Sprachgebrauch als Pfeiffersches Drüsenfieber (im Englischen auch „Kissing Disease") im allgemeinen Sprachgebrauch bezeichnet. Patienten mit IM scheiden hohe Mengen EBV oral aus, die vermutlich in Epithelzellen des Oropharynx synthetisiert werden (Abb. 63.**2**). Zeitgleich sind zahlreiche latent infizierte B-Zellen in den Tonsillen und anderen lymphoiden Geweben vorhanden, die das „Latenz III"-Expressionsprofil viraler latenter Gene besitzen. Obwohl EBV ähnlich effizient naive oder mature B-Zellen infiziert, etabliert das Virus beim gesunden Träger eine latente Infektion bevorzugt in nicht proliferierenden Gedächtnis-B-Zellen (Abb. 63.**2**). Diese Zellen exprimieren keine („Latenz 0") oder nur sehr eingeschränkt virale Proteine latenter Gene („Latenz I"; Tab. 63.**1**), entgehen deshalb der zellulären Immunantwort und können so das lebenslange Reservoir für EBV bilden. Der Kontakt dieser Zellen mit ihrem Zielantigen kann die lytische Phase von EBV induzieren, infektiöse Nachkommenviren werden in der Regel oral ausgeschieden (Abb. 63.**2**).

63.1.7 Adaptive Immunität

Die primäre Infektion ruft eine vehemente zelluläre Immunantwort hervor, die die Infektion mit EBV unter Kontrolle bringt (Hislop et al. 2007). Bei akuter IM führt die rasche Expansion von T-Zellen zur Lymphozytose, an der vor allem CD8+ aber auch CD4+ T-Zellen beteiligt sind. Bei gesunden, latent infizierten Individuen zeigen bis zu 5 % aller peripheren T-Zellen EBV-Spezifität, was die zentrale Rolle des Immunsystems bei der Kontrolle der latenten EBV Infektion verdeutlicht. Zytotoxische T-Zellen des CD8+-Typs detektieren vor allem Epitope von viralen Nichtstrukturproteinen, die in der frühen lytischen Phase der Virusneusynthese exprimiert werden, sowie einige Epitope latenter Genprodukte. CD8+ T-Zellen, die gegen Epitope der „Immediate-early"- bzw. „Early"-Gene von BZLF1 und BRLF1 bzw. BMRF1 und BMLF1 gerichtet sind, sind häufig. Zytotoxische Effektorzellen erkennen aber auch regelmäßig Peptidepitope des „latenten" LMP2A-Proteins und der EBNA3-Proteine. CD8+ T-Zellen, die Epitope viraler Strukturproteine erkennen, sind selten, vermutlich weil ein virales Protein, das vom „Early"-BNLF2a-Gen während der Virusneusynthese exprimiert wird, die Präsentation von Epitopen später Virusstrukturproteine blockiert. Ähnliche Eigenschaften hat auch vIL-10, das gemeinsam mit BNLF2a den intrazellulären Transport und damit die Beladung der HLA-Klasse-I-Moleküle mit antigenen Peptiden von Virusstrukturproteinen unterdrückt. Epitope aus viralen Strukturproteinen werden aber bevorzugt von CD4+ Effektor-T-Zellen erkannt, die so die Kontrolle dieser immunologischen „Lücke" übernehmen.

63.1.8 EBV-assoziierte Erkrankungen

Neben der akuten Infektionserkrankung Infektiöse Mononukleose verursacht EBV jährlich mehr als 100 000 bösartige Tumoren weltweit. In der Mehrzahl handelt es sich um B-Zell-Lymphome wie Burkitt-Lymphom, Hodgkin-Lymphom und Posttransplantationslymphome (Küppers 2005). Endemische Nasopharynxkarzinome sind in der Regel ebenso EBV-assoziiert wie seltene NK- und T-Zell-Lymphome und Leiomyosarkome. Während EBV in ungefähr 10 % der Fälle bei Magenkarzinomen gefunden wird, scheint dieses Virus entgegen früherer Berichte bei Mammakarzinomen ursächlich nicht beteiligt zu sein (Rickinson u. Kieff 2007).

Post-transplant lymphoproliverative disorder (PTLD). Dieses oft polyklonale B-Zell-Lymphom tritt häufig bei immunsupprimierten Patienten in der Folge einer allogenen Blutstammzell- oder Organtransplantation auf. Obwohl bei transplantierten Patienten die Expression latenter viraler Gene in den Tumoren heterogen sein kann, exprimieren die lymphoblastoiden Tumorzellen in der Regel das virale „Latenz III"-Profil. Da eine effiziente zelluläre Immunüberwachung fehlt, proliferieren sie unkontrolliert. Ähnliche Lymphome findet man bei AIDS-Patienten. Eine effiziente Therapie von AIDS oder die Reversion der iatrogenen Immunsuppression bewirkt häufig die spontane Tumorregression.

Burkitt-Lymphom (BL). Die häufige, EBV-positive Form von BL kommt in Gebieten Afrikas und Neuguineas vor, in denen auch Malaria endemisch ist. Im Gegensatz dazu ist EBV nur bei etwa 15 % der sporadischen Form von BL in der westlichen Welt detektierbar. Auch in immunsupprimierten AIDS-Patienten ist BL ein häufiger Tumor, der in etwa der Hälfte der Fälle EBV-positiv ist. Ein Charakteristikum dieses Tumors sind chromosomale Translokationen, die das Protoonkogen c-myc unter die Kontrolle eines der Immunglobulingene bringen, die in B-Zellen hoch exprimiert sind. Neben anderen genetischen Defekten ist diese chromosomale Aberration, die vermutlich durch den Prozess der somatischen Hypermutation der Immunglobulingene während der Keimzentrumsreaktion von B-Zellen eingeleitet wird, wahrscheinlich für die Tumorgenese verantwortlich. Die Mehrheit der Lymphomzellen zeigt das Expressionsprofil der „Latenz I", in der nur EBNA1 als virales Antigen exprimiert ist. Die Funktion dieses viralen Proteins als Onkogen ist umstritten, es könnte anti-apoptotische Eigenschaften haben oder zelluläre Gene aktivieren.

Hodgkin-Lymphom (HD). Ungefähr 40 % aller klassischen Formen von HD sind EBV-positiv. HD ist ein ungewöhnlicher Tumor, der aus nur wenigen Tumorzellen, den Hodgkin-Reed-Sternberg-Zellen (HRS-Zellen), und einem massiven Infiltrat nicht maligner Zellen besteht. HRS-Zellen sind B-Zellen, die latent mit EBV infiziert sein können und die EBNA1, LMP1 und LMP2 exprimieren, das „Latenz II"-Expressionsprofil von EBV. Der Beitrag von EBV zur Tumorätiologie ist unklar. Die Expression von LMP2A könnte HRS-Vorläuferzellen, die während der B-Zell-Differenzierung im Keimzentrum ihren essenziellen B-Zell-Rezeptor verlieren, vor der Apoptose retten. Die Expression von LMP1 stellt ein CD40-ähnliches Proliferationssignal dar (Tab. 63.**2**), sodass mindestens zwei virale Proteine kausal zur HD-Pathogenese beitragen könnten. Tatsächlich erhöht eine klinisch manifeste IM das Risiko, in der Folge an HD zu erkranken.

Nasopharynxkarzinom (NPC). Dieser Tumor ist häufig in Südostasien und bestimmten geografischen Regionen in China, die Tumorzellen sind fast immer EBV-positiv. Ethnische und unbekannte Umweltfaktoren scheinen eine Rolle zu spielen. Die Expression viraler Gene entspricht dem „Latenz II"-Typ, gelegentlich auch in Kombination mit LMP1. Das BARF1-Genprodukt ist immer nachweisbar und die viralen miRNAs sind besonders hoch in den NPC-Tumorzellen exprimiert. Die Rolle von EBV bei der Ätiologie dieses Tumors ist unklar, da prämaligne Läsionen in der Regel EBV-negativ sind, aber typische genetische Veränderungen aufweisen. Hohe Antikörpertiter gegen EBV haben diagnostische und prognostische Bedeutung, was für eine pathogenetische Beteiligung des EBV spricht.

63.1.9 Offene Fragen

Obwohl wir grundlegende zellbiologische, molekulare und immunologische Mechanismen des EBV und dessen Interaktion mit seinem Wirt kennen, gibt es eine Reihe von nicht verstandenen Beobachtungen. Eine Auswahl dieser offenen Fragen betrifft die Biologie von EBV und seine Rolle als infektiöser Erreger:

- Mehr als 95 % der adulten Bevölkerung weltweit sind mit EBV lebenslang infiziert. Wieso verursacht dieses Virus nur sporadisch Tumoren? Welche (epi-)genetischen Faktoren spielen eine Rolle, welche Kofaktoren tragen zur Tumorgenese bei?
- Was sind die Funktionen der viralen miRNAs und anderer latenter EBV-Genprodukte wie EBNA-LP, EBNA3A/

B/C in der Latenz bzw. Ätiologie EBV-assoziierter Erkrankungen?

- Das menschliche Immunsystem verwendet beständig einen Teil seiner Kapazität dazu, EBV-infizierte Zellen zu erkennen, zu kontrollieren und schließlich zu eliminieren. EBV scheint ein symbiotisches Verhältnis mit dem menschlichen Organismus entwickelt zu haben. Hat die Infektion mit EBV auch Vorteil für seinen Wirt? Hat die Koevolution von Virus und seinem Wirt die Entwicklung unseres Immunsystems beeinflusst?

63.2 Klinik, Diagnose und Therapie

B. Gärtner, N. Müller-Lantzsch

63.2.1 Krankheitsverlauf

Die EBV-Infektion läuft wie bei allen Herpesviren in mehreren Phasen ab. Nach einer Primärinfektion, die meist asymptomatisch verläuft oder als infektiöse Mononukleose, wird ein asymptomatisches Latenzstadium in B-Zellen etabliert. Aus dieser Latenz kann der Erreger jedoch reaktiviert werden. Bei Immungesunden führt dies nicht zu Symptomen, bei Immunsupprimierten dagegen können Errankungen auftreten wie z. B. die orale Haarleukoplakie. Bedeutend ist bei EBV die Tumorentstehung. So ist EBV mit einer ganzen Reihe von Tumoren bei Immungesunden und Immunsupprimierten in unterschiedlichem Ausmaß assoziiert.

63.2.2 Beschreibung der Erkrankungen

Epstein-Barr-Virus verursacht verschiedene Krankheitsbilder, die in ihrer Ausprägung ganz entscheidend vom Immunstatus des Patienten abhängig sind.

Erkrankungen des Immungesunden

Infektiöse Mononukleose. Die infektiöse Mononukleose (IM) (Kissing Disease, Studentenkrankheit, Morbus Pfeiffer bzw. Pfeiffer'sches [Lymph-]Drüsenfieber) ist ein Syndrom, bestehend aus:

1. Lymphknotenschwellungen mit ausgeprägter Tonsillitis (Angina),
2. Hepatitis/Splenitis (Hepatosplenomegalie) und
3. einer charakteristischen Blutbildveränderung, die Mononukleose genannt wird.

Sie ist die am häufigsten mit EBV assoziierte Erkrankung beim Immungesunden. Allerdings ist EBV nicht die einzige Ursache einer IM, sie kann auch bei HIV, CMV, oder HHV-6-Primärinfektion auftreten. Die Manifestation einer EBV-Primärinfektion als Mononukleose ist altersabhängig, sie ist im Kleinkindesalter eine Rarität, aber selbst im höheren Lebensalter tritt nur in 25 % aller Fälle eine Mononukleose auf

Nach einer relativ langen Inkubationszeit von 4 bis 8 Wochen beginnt die Erkrankung mit Allgemeinsymptomen wie Fieber und Lymphadenopathie, begleitet von einer Pharyngitis/Tonsillitis. Häufig findet sich auch eine Hepatosplenomegalie mit einer meist milden Hepatitis. Die Splenomegalie kann im Extremfall zur spontanen Milzruptur führen, die oft durch iatrogene Manipulation noch begünstigt wird. Die infektiöse Mononukleose heilt in der Regel komplikationslos innerhalb von 2 bis 6 Wochen aus. Komplikationen wie neurologische Symptome, z. B. Meningoenzephalitis oder Radikulitis, sind selten. In schweren Fällen werden auch Pneumonien, Anämien und Thrombozytopenien beobachtet.

Die Manifestation der Organsymptome scheint sich mit dem Alter zu ändern, bei Jugendlichen und jungen Erwachsenen dominiert die Lymphadenopathie, bei Älteren hingegen die Hepatitis. Geradezu charakteristisch für eine Mononukleose ist ein Arzneimittelexanthem, das in ca. 80 bis 90 % aller Fälle nach Antibiotikagabe auftritt. Dies sollte nicht mit einer Penicillin-Allergie verwechselt werden. Typisch ist das Blutbild, dem die Erkrankung ihren Namen verdankt. Mononukleäre Zellen und atypische Lymphozyten sind häufig. Wichtig ist, dass nicht die EBV-infizierten B-Zellen diese Blutbildveränderungen verursachen, sondern die aktivierten T-Zellen, die gegen die EBV infizierten Zellen gerichtet sind. Bei Mononukleose können bis zu 40 % aller zirkulierenden T-Zellen gegen nur ein einziges EBV-Epitop gerichtet sein. Dies erklärt auch die Symptomatik der Mononukleose (Symptome einer immunologischen Stimulierung), die lange Inkubationszeit (weil die Immunreaktion Zeit braucht) sowie die altersabhängige Klinik (T-Zell-Reaktivität ist bei kleinen Kindern niedriger).

Neben der zellvermittelten Immunreaktion erfolgt bei der klassischen IM auch die Antigen-unspezifische Stimulation von B-Zellen mit Bildung von typischen Autoantikörpern, die als Krankheitsmarker (s. unten) die Virusdiagnostik ergänzen können.

Nach einer klinisch manifesten Mononukleose kann es zu einer länger anhaltenden postinfektiösen Müdigkeit kommen, die vermutlich Folge der massiven Immunstimulierung während der Mononukleose ist. Verläuft die Primärinfektion hingegen asymptomatisch, kommt es nicht zu einem solchen Zustand. In der Regel ist die Prognose dieser postinfektiösen Müdigkeit gut und die Symptome verschwinden nach einigen Monaten wieder. Diese postinfektiöse Müdigkeit sollte nicht mit einem noch länger währenden chronischen Müdigkeitssyndrom verwechselt werden, bei dem EBV vermutlich keine Rolle spielt.

Chronisch aktive EBV-Infektion (CAEBV). Diese sehr seltene, aber lebensbedrohliche Erkrankung tritt fast nur bei

Kindern auf. Es kommt zu Beginn zu häufig wiederkehrenden Mononukleose-artigen Symptomen und innerhalb von wenigen Jahren zur Ausbildung von Lymphomen. Die Sterblichkeit liegt nach 4 Jahren etwa bei 40 %. Bei dieser Erkrankung sind nicht die B-Zellen, sondern die T-Zellen oder die NK-Zellen EBV infiziert.

Burkitt-Lymphom. Das Burkitt-Lymphom ist ein malignes B-Zelllymphom, das in seiner endemischen Form vor allem im tropischen Afrika und in Neuguinea bei Kindern häufig ist. In seiner sporadischen Form kommt es auch mit niedriger Inzidenz in anderen Regionen der Welt vor. Die Lymphome entwickeln sich vor allem im Hals- und Nasen-Rachenraum, aber auch ein abdomineller Befall kommt vor. Beim endemischen Burkitt-Lymphom kann in ca. 95 % der Fälle EBV in der Tumorzelle nachgewiesen werden, beim sporadischen (nicht endemischen) Burkitt-Lymphom gelingt dies deutlich seltener (ca. 15 %).

Nasopharynxkarzinom. Das Nasopharynxkarzinom stellt einen malignen, undifferenzierten Tumor der Epithelzellen des Oro- oder Nasopharynx dar. Das Nasopharynxkarzinom ist praktisch zu 100 % mit EBV assoziiert. Dabei zeigt sich eine Häufung im südostasiatischen Raum und unter Inuit. Interessanterweise sinkt die Inzidenz des Tumors bei Einwanderern der zweiten Generation in nicht endemische Gebiete. Dies legt nahe, dass neben EBV noch andere Ursachen z. B. Umweltfaktoren oder genetische Faktoren zur Tumorentstehung beitragen.

Weitere Tumoren. Neben den klassischen EBV-assoziierten Tumoren konnten EBV-DNA und EBV-Proteine auch in etwa der Hälfte aller Hodgkin-Lymphomzellen (in Reed-Sternberg-Zellen v. a. beim gemischtzelligen Typ und bei Kindern) und etlichen Non-Hodgkin-Lymphomen nachgewiesen werden. Welche Rolle EBV bei diesen Erkrankungen spielt ist, aber noch unklar. Allerdings gibt es therapeutische Ansätze auf der Ebene der EBV-Infektion (s. unten).

Ebenso gibt es EBV-positive Adenokarzinome des Magens. Hier scheint die EBV-Infektion eher mit einer besseren Prognose assoziiert zu sein.

EBV-Infektionen beim Immunsupprimierten

Beim Immungesunden verhindert das zelluläre Immunsystem die unkontrollierte Proliferation der infizierten B-Zellen. Patienten mit Immundefekten im T-Zellbereich entwickeln dagegen oft EBV-assoziierte Erkrankungen. Diese Tumoren sind im Gegensatz zu den Tumoren der Immungesunden nicht nur monoklonal sondern auch oligo- oder polyklonal. Die T-Zelldefekte können entweder angeboren sein wie beim X-linked-lymphoproliferativen Syndrom oder erworben wie bei HIV oder durch eine iatrogene T-Zellsuppression bedingt wie z. B. nach Transplantationen.

X-linked lymphoproliferatives Syndrom (XLPD). EBV kann bei einem sehr seltenen X-chromosomal rezessiv vererbten Immundefekt, dem sog. „X-linked lymphoproliferative Syndrome", eine meist im Kindesalter tödlich verlaufenden Erkrankung verursachen. Die Jungen versterben häufig im Rahmen einer fulminanten Primärinfektion. Die Überlebenden entwickeln oft Lymphome (z. B. Hämophagozytensyndrom) und/oder eine Hypogammaglubulinämie.

In der Zwischenzeit konnte eine ganze Reihe von Mutationen und Deletionen im Bereich des SAP-Genes (Signaling Lymphocytic Activation Molecule-assoziiertes Protein; SLAM) nachgewiesen werden, die mit XLPD assoziiert sind. Dieses Protein ist auf aktivierten T- und NK-Zellen nachweisbar. Für die Manifestation der Krankheit reichen diese Mutationen jedoch nicht aus. Vermutlich gibt es noch Kofaktoren. Durch die defekte Aktivierung der zellulären Immunantwort wird der Organismus von zahlreichen EBV-infizierten und transformierten Zellen geradezu überschwemmt, die nicht vom Immunsystem erkannt oder eliminiert werden können.

Orale Haarleukoplakie. Die orale Haarleukoplakie ist durch schmerzfreie weißliche Papeln an der Wangenschleimhaut oder auf der Zunge gekennzeichnet. In den entsprechenden Belägen konnte EBV-DNA nachgewiesen werden. Dies ist eine harmlose Erkrankung, die vor allem bei HIV-positiven Patienten mit relevantem Immundefekt auftritt.

Posttransplantations- und AIDS-Lymphome. Typisch sind die EBV-assoziierten Lymphome beim Immunsupprimierten, v. a. nach Transplantation oder bei AIDS. Durch die antiretrovirale Therapie sind AIDS-assoziierte Lymphome seltener geworden, Posttransplantationslymphome (PTLD) hingegen nehmen zu. Diese Lymphome sind in ihrer Häufigkeit vom Grad der T-Zellsuppression abhängig. Zudem ist die EBV-Primärinfektion durch das Transplantat ein Hauptrisikofaktor. Die Mortalität ist unbehandelt sehr hoch. Viele dieser Lymphome manifestieren sich extranodal. Dabei spielen Darm und ZNS eine wichtige Rolle. In der Regel sind es B-Zell-Lymphome, in seltenen Fällen aber auch T-Zell- oder NK-Zell-Tumoren.

63.2.3 Übertragungswege

EBV wird im Wesentlichen durch Speichel im Sinne einer Kontaktinfektion übertragen. Auch in sexuellen Sekreten konnte EBV nachgewiesen werden. Alle asymptomatisch Infizierten scheiden von Zeit zu Zeit EBV im Speichel aus und stellen damit eine Infektionsquelle für andere dar. Übertragungen über lymphozytenhaltige Blutprodukte oder Transplantate kommen ebenfalls vor, spielen aber zahlenmäßig eine untergeordnete Rolle. Die Übertragung durch das Transplantat ist wichtig, da die EBV-Primärinfektion unter Immunsuppression ein Hauptrisikofaktor für die Entwicklung einer PTLD ist.

63.2.4 Epidemiologie

Die Durchseuchung der Bevölkerung mit EBV beginnt im Kleinkindesalter und findet dort weitgehend durch Speichelübertragung statt. In Deutschland sind im Alter von 2 Jahren etwa 50% aller Kinder bereits infiziert, mit 20 Jahren sind es dann 90% und mit 40 Jahren über 99%.

63.2.5 Diagnostik

Diagnostik bei Immungesunden

Eine infektiöse Mononukleose muss immer labordiagnostisch gesichert werden. Dies gilt auch für die sehr typischen Formen der Mononukleose, weil etwa 5 bis 10% der Patienten mit IM keine EBV-Primärinfektion haben. Differenzialdiagnostisch ist an die CMV-Mononukleose zu denken, daneben auch an die HIV-Primärinfektion. Damit eine HIV-Primärinfektion nicht übersehen wird, ist also **in jedem Fall** einer IM-ähnlichen Symptomatik eine Testung auf EBV angezeigt.

Die „Mononukleose" infolge einer EBV-Infektion ist in erster Linie durch eine T-Zell-Proliferation (CD8) bedingt. Daneben kommt es bei Jugendlichen und Erwachsenen (weniger im Kindesalter) zu einer ausgeprägten polyklonalen B-Zell-Stimulation und Produktion von Autoantikörpern, die man „heterophil" über Antigene auf tierischen Erythrozyten per Agglutination erfassen kann (nach Vorabsorption der nicht IM-typischen Gewebsautoantikörper). Heute findet dieser Test in der Infektionsdiagnostik weniger Verwendung, vor allem wegen seiner geringen Sensitivität bei atypischen Verläufen. Problematisch ist zudem, dass der Test nicht EBV-spezifisch, sondern Mononukleose-spezifisch ist, also auch bei HIV-Primärinfektion positiv sein kann.

> **!** Eine Mononukleose muss immer mit EBV-spezifischen Testen untersucht werden, auch wenn sie typisch verläuft. Bei negativem Befund ist an eine HIV-Primärinfektion zu denken.

Für die wesentlichen Fragestellungen der EBV-Diagnostik, die Unterscheidung zwischen Seronegativen (keine Infektion), frischer Infektion und latenter Infektion, sind bei Immungesunden die drei Testparameter VCA-IgG (VCA: Virus-Capsid-Antigen), VCA-IgM und EBNA-1-IgG (EBNA: EBV-nukleäres Antigen) ausreichend (Tab. 63.**3**). Der Nachweis von EA-Antikörpern (EA: Early-Antigen) ist für diese Fragestellung meistens nicht zielführend. Da Antikörper gegen EBNA-1 erst spät gebildet werden, ist eine Primärinfektion mit Nachweis von EBNA-1-Antikörpern ausgeschlossen. IgM-Antikörper sind meist, aber nicht in allen Fällen einer Primärinfektion nachweisbar. Bei unklaren

Tabelle 63.**3** Diagnostische Beurteilung der EBV-Serologie bei verschiedenen Infektionsformen.

Infektionsform	VCA			EBNA-1
	IgG	IgM	IgA	IgG
keine Infektion	–	–		–
akute Infektion	+	+		–
frühere Infektion	+	–		+
Nasopharynxkarzinom	+	–	+++	+

EBNA EBV-nukleäres Antigen
VCA Viruskapsidantigen

serologischen Konstellationen (VCA-IgG isoliert positiv oder VCA-IgG, VCA-IgM und EBNA-1-IgG positiv) kann eine Aviditätsbestimmung sinnvoll sein. Die Avidität spiegelt die Bindungsenergie zwischen Antikörper und Antigen wider. Beim Erstkontakt werden weitgehend Antikörper mit niedriger Bindungsenergie (niedrig avide) gebildet. Bei Reaktivierungen werden dagegen nur hoch avide Antikörper produziert.

> **!** Bei Immungesunden ist je nach Fragestellung eine Bestimmung von VCA-IgG, VCA-IgM und EBNA-1-IgG sinnvoll.

Bei Patienten mit Nasopharynxkarziom hingegen kann die Bestimmung von VCA-IgA und von neutralisierenden Antikörpern gegen die EBV-spezifische DNAse sinnvoll sein: Sie sind bei dieser Tumorerkrankung deutlich erhöht und entsprechen in ihrer Bedeutung hier einem klassischen Tumormarker. Nach Therapie sinken die Antikörper ab und steigen bei Rezidiv oder Metastasierung wieder an. Inwiefern diese Antikörper auch zum Primärscreening geeignet sind, wird derzeit in prospektiven Studien untersucht.

Jedes Ungleichgewicht im Immunsystem kann zu signifikanten Änderungen der EBV-Serologie im Sinne einer **„serologischen"** Reaktivierung führen. Dies hat häufig zum Fehlschluss geführt, dass EBV in diesen Fällen kausal mit der ursächlichen Erkrankung zusammenhängt (z. B. dem chronischen Müdigkeitssyndrom). Bisher konnte aber kein Krankheitsbild mit einer solchen Reaktivierung (z. B. Wiederauftreten von VCA-IgM, Verlust von EBNA-1-IgG oder hohe EA-Antikörper) korreliert werden. Von Bedeutung ist, dass akute EBV-Infektionen regelmäßig zur polyklonalen Stimulierung von B-Zellen führen und dadurch gelegentlich andere Infektionen vortäuschen können (Reaktivierung von IgM-Antikörpern gegen verschiedene Antigene). Dies ist vor allem in der Schwangerenvorsorge beim Auftreten von IgM-Antikörpern z. B. gegen Röteln oder CMV zu bedenken; in diesen Fällen muss eine EBV-Infektion ausgeschlossen werden.

Diagnostik bei Immunsupprimierten

Zur Diagnose bei Immunsupprimierten ist der Virusgenomnachweis die Methode der Wahl. Antikörpertests sind hier sinnlos. Nach Transplantation ist ein regelmäßiges Monitoring der EBV-Viruslast bei Hochrisikopatienten erforderlich, um möglichst schnell therapeutisch eingreifen zu können. Eine negative EBV-PCR im Plasma schließt einen EBV-assoziierten Tumor aber nicht aus, da einige EBV-assoziierte Tumoren hohe Virusmengen im Tumorgewebe zeigen, nicht aber im peripheren Blut. In Zukunft wird die Bestimmung von EBV-spezifischen T-Zellen bei Transplantierten bedeutend werden und die Viruslastmessung ergänzen.

! Bei Immunsupprimierten sind Antikörperteste sinnlos, nur die Viruslast ist richtungsweisend.

63.2.6 Prophylaxe

Eine Expositionsprophylaxe wird bei EBV nicht durchgeführt, da wegen der hohen Durchseuchung der Bevölkerung und der asymptomatischen Virusausscheidung eine Expositionsprophylaxe wenig erfolgreich erscheint. In früheren Jahren gab es Versuche mit verschiedenen Lebendimpfstoffen als EBV-Vakzinen. Vor kurzem konnte gezeigt werden, dass ein rekombinanter gp350-Impfstoff eine Mononukleose in etwa ¾ aller Fälle verhindern konnte, nicht aber die asymptomatische EBV-Infektion. Mit einem marktreifen Impfstoff ist allerdings in den nächsten Jahren nicht zu rechnen. In der Prophylaxe der XLPD wird die Stammzelltransplantation diskutiert.

63.2.7 Therapie

Die Therapie der Mononukleose ist rein symptomorientiert. Antivirale Substanzen (z. B. Aciclovir, Ganciclovir, Foscarnet, Cidofovir – obwohl in vitro wirksam – können zwar die Virusausscheidung reduzieren, nicht aber die Dauer der symptomatischen Erkrankung. Dies ist in der Pathogenese der Erkrankung begründet, da die Mononukleose eine Immunreaktion darstellt. Die Virusreplikation, die durch die antiviralen Substanzen blockiert werden soll, ist deswegen meist schon sehr niedrig, wenn sich die Erkrankung erstmalig manifestiert. Da viele Komplikationen bei EBV-Infektionen erst durch die Reaktion des Immunsystems auf die virusinfizierte Zelle zustande kommen, gibt es sogar einige Indikationen, die den Einsatz von Immunsuppressiva (Kortikosteroide) rechtfertigen: Atemwegsobstruktion, Thrombozytopenie oder hämolytische Anämie. Einzig bei der oralen Haarleukoplakie konnte ein temporärer Rückgang der Symptomatik unter Aciclovirtherapie gezeigt werden.

Bei den Tumoren der Immunsupprimierten wird zum einen angestrebt, über eine Verbesserung des Immunstatus dem Patienten die Kontrolle über die EBV-infizierte Zelle zurückzugeben. Zum anderen wird versucht die Virusbeladung zu reduzieren. Dies ist bisher nur bei den B-Zell-Tumoren möglich. Hier wird der anti-CD20 Antikörper Rituximab mit Erfolg eingesetzt. Im Einzelnen stehen folgenden Therapiestrategien zur Verfügung:

- Bei XLPD ist die Stammzelltransplantation die einzig kurative Option. Daneben kann erfolgreich Rituximab eingesetzt werden.
- Bei den HIV-assoziierten Lymphomen wird die Immunantwort in erster Linie durch HAART stimuliert.
- Bei PTLD ist die Reduktion der iatrogenen Immunsuppression Methode der ersten Wahl gefolgt von Rituximab. Daneben haben die aufwendigen Verfahren wie die Gabe von EBV-spezifischen allogenen oder autologen T-Zellen einen wichtigen Stellenwert. Hierbei werden T-Zellen von Spendern (allogen) oder T-Zellen des Patienten (autolog) ex vivo mit dem EBV-Virus des Patienten stimuliert. Diese T-Zellen werden dann aufgereinigt und dem Patienten verabreicht. Bei Versagen dieser Therapien ist noch eine dosisreduzierte klassische Chemotherapie möglich.

Die EBV-assoziierten Tumoren bei Immungesunden werden nach den gängigen Tumortherapieschemata behandelt. Die immunologischen Therapieverfahren, die bei Transplantierten entwickelt wurden (T-Zell-Transfer), konnten auch bei EBV-positiven Hodgkin-Lymphomen und Nasopharynxkarzinomen mit Erfolg eingesetzt werden.

Literatur

Chien YC, Chen JY, Liu MY et al. Serologic markers of Epstein-Barr virus infection and nasopharyngeal carcinoma in Taiwanese men. N Engl J Med 2001; 345: 1877–1882

Cohen JI. Epstein-Barr virus infection. N Engl J Med 2000; 343: 481–492

Gulley ML. Molecular diagnosis of Epstein-Barr virus-related diseases. J Mol Diagn 2001; 3: 1–10

Hammerschmidt W, Sugden B. Epstein-Barr Virus. In: DePamphilis ML, ed. DNA replication and Human Disease. New York: Cold Spring Harbor Laboratory Press; 2006: 687–705

Hislop AD, Taylor GS, Sauce D et al. Cellular responses to viral infection in humans: lessons from Epstein-Barr virus. Annu Rev. Immunol 2007; 25: 587–617

Hjalgrim H, Askling J, Rostgaard K et al. Characteristics of Hodgkin's lymphoma after infectious mononucleosis. N Engl J Med 2003; 349: 1324–1332

Kieff E, Rickinson AB. Epstein-Barr virus and its replication. In: Knipe DM, Howley PM, Griffin DE, Martin MA, Lamb RA, Roizman B, Straus SE, eds. Fields Virology. Philadelphia: Lippincott, Williams & Wilkins; 2007: 2603–2654

Kimura H, Hoshino Y, Kanegane H et al. Clinical and virologic characteristics of chronic active Epstein-Barr virus infection. Blood 2001; 98: 280–286

Kuppers R. Mechanisms of B-cell lymphoma pathogenesis. Nat Rev. Cancer 2005; 5: 251–262

Rickinson AB, Kieff E. Epstein-Barr virus. In: Knipe DM, Howley PM, Griffin DE, Martin MA, Lamb RA, Roizman B, Straus SE, eds. Fields Virology. Philadelphia: Lippincott, Williams & Wilkins; 2007: 2655–2700

Sumegi J, Seemayer TA, Huang D et al. A spectrum of mutations in SH2D1A that causes X-linked lymphoproliferative disease and other Epstein-Barr virus-associated illnesses. Leuk Lymphoma 2002; 43: 1189–1201

Wei WI, Sham JS. Nasopharyngeal carcinoma. Lancet 2005; 365: 2041–2054

Williams H, Crawford DH. Epstein-Barr virus: the impact of scientific advances on clinical practice. Blood 2006; 107: 862–869

Young LS, Rickinson AB. Epstein-Barr virus: 40 years on. Nat Rev. Cancer 2004; 4: 757–768

64 Herpesviren: Humane Herpesviren 6 und 7 (HHV-6 und HHV-7)

B. Gärtner, N. Müller-Lantzsch

64.1 Einleitung, Morphologie und Taxonomie

Die humanen Herpesviren 6 und 7 sind eng miteinander verwandt und teilen einige genetische und biologische Eigenschaften. HHV-6 wird noch in die Varianten A und B unterteilt, die sich genetisch, in ihrer Epidemiologie, ihrem biologischen Verhalten und ihrer Assoziation mit Krankheiten unterscheiden. Zurzeit sind klinisch relevante Erkrankungen fast nur für die HHV-6-Variante B belegt. Das Genom von HHV-6 und HHV-7 besteht aus einer 145 bis 170 Kbp langen doppelsträngigen DNA. Beide Viren gehören zur Subfamilie der β-Herpesvirinae und werden dort in das Genus der Roseoloviren eingeordnet. Beide Viren zeigen eine hohe Homologie untereinander (etwa 60% Aminosäurehomologie im Hauptstrukturprotein).

64.2 Replikation und Infektionsbiologie

In vivo kann HHV-6 ein relativ breites Spektrum an Zellen infizieren. So wurden HHV-6-DNA oder -Proteine in Lymphozyten, Makrophagen, Monozyten, Tubulusepithelzellen der Niere, Speicheldrüsen und selbst in Nerven- und Gliazellen nachgewiesen. Die Zielzellen für das Latenzstadium beider Viren sind möglicherweise die Makrophagen und T-Zellen. Nachdem HHV-6A die Wirtszelle infiziert hat, fördert es die Produktion bestimmter Zytokine, und auch andere wirtszelleigene Proteine werden noch gebildet. HHV-6B scheint dagegen den Proteinsyntheseapparat der Wirtszelle völlig zu blockieren, sodass nur noch viruseigene Proteine gebildet werden.

Obwohl HHV-6 vornehmlich CD4+ T-Lymphozyten infiziert, ist CD4 nicht der eigentliche Rezeptor für HHV-6, sondern CD46. Aufgrund der Tatsache, dass HHV-6 und HHV-7 die gleichen Zielzelle wie HIV infizieren, wurde eine Kofaktorenrolle bei der HIV-Infektion diskutiert. In zahlreichen Arbeiten konnte in vitro eine Beeinflussung von HIV durch HHV-6 und HHV-7 gefunden werden, die sich gegenseitig, je nach experimentellem Ansatz sowohl positiv wie negativ, regulieren können.

64.3 Epidemiologie und Übertragung

Sowohl mit HHV-6 als auch HHV-7 besteht eine sehr hohe Durchseuchung in der Bevölkerung. Eine Infektion wird bei HHV-6 normalerweise möglich, wenn die mütterlichen Antikörper verschwinden, also mit etwa 4–6 Monaten. Im Alter von 2 Jahren weisen etwa 95% der Bevölkerung Antikörper gegen HHV-6 auf. Bezüglich HHV-7 rechnet man mit dem etwa gleichen Prozentsatz an Infizierten bei Jugendlichen.

Gesichert ist die Übertragung der Viren durch Speichel. Besonders HHV-7 scheint von fast allen Menschen relativ kontinuierlich im Speichel ausgeschieden zu werden. Eine prä- und perinatale Übertragung ist in einigen Fällen gesichert, Krankheitssymptome waren aber nicht nachweisbar. Auch im Genitaltrakt konnte eine Virusausscheidung nachgewiesen werden. Allerdings dürfte eine sexuelle Übertragung wegen der sehr frühen Durchseuchung der Bevölkerung wenig relevant sein. Da beide Viren lymphotrop sind, kommen theoretisch auch Blutübertragungen und Transplantationen als Übertragungswege infrage. Aufgrund der frühen Durchseuchung dürften diese Wege aber ebenfalls keine Rolle spielen.

64.4 Pathogenese

Hauptzielzellen von HHV-6 und HHV-7 sind die CD4+ T-Zellen. Insgesamt kann HHV-6 aber viele Zellen infizieren, die wichtigsten sind dabei NK-Zellen, Endothelzellen, Astrozyten, Oligodendrozyten oder Mikroglia. Das Spektrum der Zielzellen für HHV-7 ist deutlich geringer. Wie alle Herpesviren etablieren auch HHV-6 und HHV-7 nach der Primärinfektion ein Latenzstadium, aus dem sie sehr häufig reaktiviert werden. Beim Immungesunden sind die Reaktivierungen asymptomatisch. Bei Immunsuppression kann es in Einzelfällen bei HHV-6B auch zu klinisch relevanten Erkrankungen kommen.

64.5 Krankheitsbilder

Als einziges gesichertes Krankheitsbild, das mit HHV-6B korreliert ist, gilt das Exanthema subitum (Roseola infantum, Dreitagefieber). Eine eigenständige Erkrankung zu Subtyp A konnte bisher nicht gefunden werden. HHV-6 und

HHV-7 zeigen eine gewisse Verwandtschaft, so erkennen einige gegen HHV-6 sensibilisierte T-Zellen auch Epitope auf HHV-7. Da die Durchseuchung mit HHV-6 früher als mit HHV-7 stattfindet, trifft HHV-7 in den meisten Fällen auf bereits reaktive T-Zellen, die vermutlich in den meisten Fällen das Entstehen einer symptomatischen Erkrankung verhindern. Ähnlich dürften die Verhältnisse auch bei Antikörpern sein, die durch Kreuzreaktionen auch vor HHV-7 einen gewissen Schutz bieten. In seltenen Fällen wurde ein dem Exanthema subitum ähnliches Krankheitsbild gefunden. In wenigen Einzelfällen wurde auch ein mononukleoseartiges Krankheitsbild auf HHV-7 zurückgeführt, doch dürfte die symptomatische HHV-7-Infektion die Ausnahme sein. Für HHV-7 wird eine Assoziation mit der Pityriasis rosea oder neurologischen Symptomen kontrovers diskutiert.

64.5.1 Dreitagefieber

Bereits seit den 1950er-Jahren weiß man, dass dem Dreitagefieber ein infektiöses Agens zugrunde liegt. Aber erst 30 bis 40 Jahre später konnte das entsprechende Virus HHV-6B identifiziert werden. Über 90 % der erstmalig mit HHV-6B Infizierten entwickeln eine fieberhafte Infektion. Nach einer Inkubationsphase von 1 bis 2 Wochen kommt es zur hochfieberhaften Erkrankung über 3 bis 5 Tage gefolgt in etwa 25 % aller Fälle von einem makulären oder makulopapulösen Exanthem, das am Stamm beginnt. Meist findet sich auch eine Lymphadenopathie. Im Rahmen dieser Allgemeinerkrankung kann sich auch eine Beteiligung des Respirations- und Gastrointestinaltrakts zeigen. Als wichtige Komplikation ist die Beteiligung des ZNS zu werten. Zum einen kommen aufgrund der hohen Körpertemperatur Fieberkrämpfe vor, die an sich harmlos sind. Zum anderen ist HHV-6 ein neurotropes Virus und kann Enzephalitiden verursachen, die sich ebenfalls durch Krampfanfälle manifestieren können und in seltenen Fällen auch tödlich verlaufen. Es gibt auch Fälle, in denen die neurologische Symptomatik führend ist und Symptome wie Exanthem oder Fieber ganz fehlen. Es konnte gezeigt werden, dass die HHV-6-Primärinfektion für etwa ca. 15 bis 25 % der schweren fieberhaften Erkrankungen bei Kleinkindern, die zur Krankenhauseinweisung führten, verantwortlich war. Da sich HHV-6B-Erkrankungen in einem Zeitraum manifestieren, in dem viele Routineimpfungen verabreicht werden (4 Monate bis 2 Jahre), ist bei einer fieberhaften Reaktion und/oder Exanthem nach Impfung auch an eine zeitgleich stattfindende HHV-6-Infektion zu denken.

> **!** Bei Fieber und/oder Exanthem nach Impfung im Kleinkindesalter immer an die HHV-6-Infektion denken.

64.5.2 Multiple Sklerose

In einigen Studien wurde ein Zusammenhang zwischen HHV-6 und MS postuliert. Als Mechanismus wird ein immunologisches Mimikry zwischen HHV-6-Proteinen und dem Myelin der Nervenscheiden diskutiert. Möglicherweise spielen die HHV6-Reaktivierungen aber keine kausale Rolle, sondern sind nur als Epiphänomen eines immunologischen Geschehens zu betrachten. Aufgrund der sehr hohen Durchseuchung in der Bevölkerung kann HHV-6 höchstens als Kofaktor gelten.

64.5.3 Erkrankungen bei Immunsupprimierten

Unter den Bedingungen der Immunsuppression, z. B. nach Transplantation, wird HHV-6 und HHV-7 häufig reaktiviert. Diese Reaktivierungen konnten mit Abstoßungsreaktionen in Verbindung gebracht werden. Außerdem wurden schwere Allgemeinerkrankungen mit dem Leitsymptom Pneumonitis oder Enzephalitis, die z. T. tödlich verliefen, im Zusammenhang mit Reaktivierungen der beiden Herpesviren nach Transplantationen gesehen. Ihre Bedeutung ist aber deutlich geringer als die von CMV. HHV-6- und HHV-7-Reaktivierung z. T. mit hoher Viruslast werden dagegen häufig auch bei asymptomatischen Immunsupprimierten gefunden. Daher ist die Bedeutung der HHV-6- und HHV-7-Reaktivierung unter Immunsuppression höchst unklar.

64.5.4 HHV-6 und weitere Erkrankungen

Es wurde immer wieder versucht, einen Zusammenhang zwischen HHV-6 und Kollagenosen wie Lupus erythematodes, Sjögren-Syndrom und rheumatoider Arthritis herzustellen. In mehreren Studien konnte aber belegt werden, dass diese Erkrankungen nicht mit HHV-6 assoziiert sind. Bei Patienten mit Myokarditis findet sich immer wieder HHV-6-DNA im Myokard. Die Bedeutung dieser Befunde ist aber noch unklar. Ebenso konnte HHV-6-DNA in Tumoren nachgewiesen werden, vor allem bei Morbus Hodgkin, Non-Hodgkin-Lymphomen, ALL und verschiedenen Tumorformen im Mundhöhlen- und Halsbereich. Hier ist die Bedeutung von HHV-6 ebenfalls unklar.

64.6 Labordiagnostik

Das Dreitagefieber lässt sich als klassische Kinderkrankheit ohne weiteres klinisch diagnostizieren. Schwieriger sind die Fälle, in denen Exanthem oder Fieber fehlen. Hier kann ein Antikörpernachweis helfen. Zum Antikörpernachweis stehen ELISA- und Immunfluoreszenztests zur Verfügung, mit denen IgG und IgM nachgewiesen werden können. Kein serologischer Test kann zwischen der pathogenen B- und der vermutlich apathogenen

A-Variante von HHV-6 differenzieren. Problematisch ist zudem die Kreuzreaktivität zwischen HHV-6, HHV-7 und vor allem CMV. Daher ist der IgM-Nachweis unzuverlässig. Eine weitere Möglichkeit, eine Primärinfektion nachzuweisen, ist die Antikörper-Aviditätsmessung, die gegenüber dem IgM-Nachweis einige Vorteile hat (z.B. keine Kreuzreaktivität). In der Zwischenzeit gibt es auch kommerzielle HHV-7-Immunfluoreszenzteste, die allerdings noch evaluiert werden müssen. Insgesamt ist die Serodiagnostik noch nicht ausgereift.

Methoden wie Virusisolierung und Antigentest zum Virusdirektnachweis stehen in Speziallaboratorien zur Verfügung. Für die Routine wird die DNA-PCR eingesetzt. Sie sollte immer typspezifisch und quantitativ angelegt sein. Je nach Material ergeben sich unterschiedliche Interpretationen. So ist der Nachweis in Leukozyten wegen der hohen Rate an latent infizierten Zellen wenig aussagekräftig, zumal bei einigen Patienten HHV-6-DNA chromosomal in größerer Kopiezahl – ohne erkennbaren Krankheitswert – integriert ist. Dagegen ist der DNA-Nachweis im Plasma eher mit einer aktiven Virämie korreliert. Die positive PCR mit einer Liquorprobe ist meist, aber nicht immer ZNS-pathognomonisch, weil HHV-6-DNA in kleinen Mengen gelegentlich auch bei Gesunden im Liquor nachweisbar ist. Daher kann zusammengefasst werden, dass der HHV-6- und HHV-7-Viruslastnachweis zwar technisch gut etabliert, aber in besonderem Maße interpretationsbedürftig ist.

! Die HHV-6- und HHV-7-Serologie ist unzuverlässig. Die HHV-6- und -7-PCR sollte immer (sub-)typspezifisch und quantitativ sein und ist in der Interpretation sehr problematisch.

64.7 Prävention und Therapie

Eine Prophylaxe einer HHV-6- oder HHV-7-Infektion ist zurzeit nicht möglich, weil weder aktive noch passive Impfstoffe zur Verfügung stehen. Mit einer Impfstoffentwicklung ist auch in den nächsten Jahren nicht zu rechnen.

Die etablierte Therapie des Exanthema subitums ist rein symptomatisch, wobei fiebersenkende Maßnahmen im Mittelpunkt stehen. Ob beim Immunsupprimierten mit nachgewiesener HHV-6- oder 7-Infektion eine antivirale Therapie notwendig und sinnvoll ist, bleibt im Einzelfall zu prüfen. In der Regel bleibt die antivirale Therapie Patienten mit neurologischen Komplikationen vorbehalten.

In-vitro-Studien zeigen gute antivirale Aktivitäten gegen HHV-6 für Cidofovir, Foscarnet und Ganciclovir, etwas weniger für Aciclovir. Eine Wirksamkeit der genannten Substanzen konnte auch in vivo gezeigt werden, wobei Aciclovir deutlich besser aktiv zu sein schien, als nach den In-vitro-Daten zu erwarten war. Allerdings muss einschränkend bemerkt werden, dass bisher keine kontrollierten Studien, sondern nur Einzelfallberichte zur Therapie von HHV-6 vorliegen. Für HHV-7 zeigen In-vitro-Daten, dass Ganciclovir nicht sinnvoll ist; Cidofovir wie auch Foscarnet hingegen erscheinen einsetzbar.

Literatur

Black JB, Pellett PE. Human herpesvirus 7. Rev. Med Virol 1999; 9: 245–62

Caserta MT, McDermott MP, Dewhurst S et al. Human herpesvirus 6 (HHV6) DNA persistence and reactivation in healthy children. J Pediatr 2004; 145: 478–484

Chan PK, Ng HK, Hui M et al. Presence of human herpesviruses 6, 7, and 8 DNA sequences in normal brain tissue. J Med Virol 1999; 59: 491–495

Dominguez G, Dambaugh TR, Stamey FR et al. Human herpesvirus 6B genome sequence: coding content and comparison with human herpesvirus 6A. J Virol 1999; 73: 8040–8052

Hall CB, Caserta MT, Schnabel KC et al. Congenital infections with human herpesvirus 6 (HHV6) and human herpesvirus 7 (HHV7). J Pediatr 2004; 145: 472–477

Tanaka-Taya K, Sashihara J, Kurahashi H et al. Human herpesvirus 6 (HHV-6) is transmitted from parent to child in an integrated form and characterization of cases with chromosomally integrated HHV-6 DNA. J Med Virol 2004; 73: 465–473

Ward KN. The natural history and laboratory diagnosis of human herpesviruses-6 and -7 infections in the immunocompetent. J Clin Virol 2005; 32: 183–193

Ward KN, Andrews NJ, Verity CM et al. Human herpesviruses-6 and -7 each cause significant neurological morbidity in Britain and Ireland. Arch Dis Child 2005; 90: 619–623

Ward KN, Thiruchelvam AD, Couto-Parada X. Unexpected occasional persistence of high levels of HHV-6 DNA in sera: detection of variants A and B. J Med Virol 2005; 76: 563–570

Zerr DM, Meier AS, Selke SS et al. A population-based study of primary human herpesvirus 6 infection. N Engl J Med 2005; 352: 768–776

65 Herpesviren: Humanes Herpesvirus 8

F. Neipel, B. Fleckenstein

65.1 Einführung

Das humane Herpesvirus-8 (HHV-8) wurde im Jahr 1994 mit der „repräsentativen Differenzanalyse", einer PCR-basierten Methode, im Kaposi-Sarkom entdeckt (Chang et al. 1994). Der einzige bekannte Wirt dieses Virus ist der Mensch. Obwohl HHV-8 der taxonomisch korrekte Name ist, wird es auch nach der Erkrankung, bei der es entdeckt wurde, als **Kaposi-Sarkom-assoziiertes Herpesvirus** (KSHV) bezeichnet. Die heute als klassisches Kaposi-Sarkom bezeichnete Variante der Erkrankung wurde 1872 von dem Wiener Dermatologen Moriz Kaposi unter dem Namen „idiopathisches multiples Pigmentsarkom der Haut" erstmals beschrieben. Das klassische Kaposi-Sarkom (KS) tritt in Nord- und Mitteleuropa sporadisch und nur sehr selten auf. Klare Hinweise auf eine infektiöse Ätiologie des Kaposi-Sarkoms ergaben sich erst aus der Analyse der hohen Inzidenz des Kaposi-Sarkoms bei AIDS-Patienten (AIDS-KS). Insbesondere die auffällig ungleichmäßige Verteilung des AIDS-KS zwischen den unterschiedlichen HIV-Übertragungsgruppen deutete darauf hin, dass neben HIV ein weiteres infektiöses Agens an der Pathogenese des AIDS-KS beteiligt sein muss. Während zu Beginn der HIV-Epidemie über 20% der homosexuellen AIDS-Patienten am KS erkrankten, trat dieser Tumor nur bei ca. 1% der HIV-infizierten Patienten mit Hämophilie auf. HHV-8 ist nicht nur im Gewebe des AIDS-KS vorhanden, sondern regelmäßig ebenso bei allen anderen epidemiologischen Formen dieser Erkrankung. Darüber hinaus ist das HHV-8 regelmäßig beim **primären Effusionslymphom** (PEL) sowie der **multizentrischen Form der Castleman-Erkrankung** (MCS) nachweisbar. Assoziationen mit einigen anderen Erkrankungen (multiples Myelom, Sarkoidose, primäre pulmonale Hypertension) konnten dagegen nicht bestätigt werden.

65.2 Taxonomie und Struktur

HHV-8 (Subfamilie Gammaherpesvirinae) ist das bisher einzige Virus des Menschen aus dem Genus Rhadinovirus. Diese Klassifizierung beruht auf der Homologie zwischen dem Genom des HHV-8 und anderer Rhadinoviren. Zu den am nächsten verwandten Viren bei anderen Spezies gehört das Herpesvirus saimiri der Totenkopfäffchen, das bei zahlreichen anderen Neuweltaffen hochmaligne Lymphome auslösen kann. Der nächste Verwandte des HHV-8 beim Menschen ist bisher das Epstein-Barr-Virus (Genus Lymphocryptovirus), mit dem es auch einige biologische Merkmale teilt. Das Virion gleicht morphologisch dem der anderen Herpesviren: Das ikosaedrische Kapsid besteht aus 162 Kapsomeren (12 Pentone, 150 Hexone) und ist umgeben von Tegument und Lipidhülle. Das Genom des HHV-8 besteht aus einer doppelsträngigen DNA von ca. 170 kbp mit der für die meisten Rhadinoviren typischen Struktur (Neipel et al. 1997): Ein zentrales, kodierendes Fragment (145 kbp) mit relativ niedrigem Anteil der Nukleotide G/C wird an den Enden von jeweils 18 bis 23 Kopien eines sehr GC-reichen Segments von etwa 800 bp flankiert (Abb. 65.**1**). Die dadurch entstehende ungleichmäßige Dichte des Genoms (niedrig im kodierenden mittleren Abschnitt, hoch in den flankierenden Repetition) führt zum Zerbrechen der DNA bei Zentrifugation im Dichtegradienten (griech. rhadinos: zerbrechlich).

65.3 Replikationszyklus

Verglichen mit nahezu allen anderen, schon länger bekannten Herpesviren des Menschen, sind die Schritte des Replikationszyklus bei HHV-8 noch relativ wenig untersucht. Dies liegt nicht nur an der relativ späten Entdeckung dieses Virus, sondern vielmehr auch daran, dass dieses Virus in Zellkultur nur sehr ineffizient repliziert und es aufgrund der hohen Wirtsspezifität kein Tiermodell für die Replikation des kompletten Virus und seine Pathogenese gibt. Die meisten Daten zur Molekularbiologie des HHV-8 wurden unter Verwendung einiger weniger PEL-Zelllinien ermittelt. Wie bei allen Herpesviren gibt es auch bei HHV-8 den typischen Ablauf von Primärinfektion, lytischer Replikation, Etablierung der Latenz und Reaktivierung. Der erste Schritt in der Infektion einer Zelle mit HHV-8 wird durch die Bindung mehrerer Glykoproteine der Virushülle, unter anderem des immunogenen Glykoproteins K8.1 (Abb. 65.**1**), an **Heparansulfat** vermittelt. Die anschließende Aufnahme des Viruspartikels in die Zelle erfolgt bei den bisher untersuchten Zellen durch **Endozytose**, wozu die Bindung an **Integrin** erforderlich ist. Mitbedingt durch die verwendeten Rezeptoren ist das Spektrum der durch HHV-8 in Kultur infizierbaren Zellen relativ groß. Bei immunsupprimierten Patienten findet man HHV-8 vor allem in **CD19-positiven B-Zellen** des peripheren Blutes sowie in den Endothelzellen, Epithelzellen, Monozyten und Keratinozyten im Bereich von Kaposi-Sarkom-Läsionen. Bei allen Zelltypen ist die Infektion überwiegend latent. Bei immunkompetenten Individuen ist dagegen nicht klar, welcher Zelltyp das primäre Ziel der Infektion ist und in welchen Zellen das Virus persistiert. HHV-8-DNA ist bei seropositiven, gesunden Menschen kaum nachweisbar. Dies deutet darauf hin, dass das Virus nur selten reaktiviert wird und erklärt sicherlich auch die ineffiziente Übertragung und relativ niedrige Prävalenz dieses Virus zumindest in den meisten Regionen der gemäßigten Breiten. Als Hauptlatenzort werden – in Analogie zu EBV – B-Lymphozyten angesehen. Für die **Reaktivierung** des lytischen Replikatonszyklus ist das vom offenen Leserahmen 50 (ORF50) kodierte **Rta-Protein** entscheidend. Die Aktivierung dieses zentralen Schalters der HHV-8-Replikation ist experimentell mit einer Reihe von Chemikalien möglich (Tetraphorbolazetat, Natrium-Butyrat, Ionomycin oder auch Hypoxie), die ganz unterschiedliche Wirkmechanismen besitzen. Somit ist klar, dass unterschiedlichste Stimuli zu einer Reaktivierung des Virus führen können. Die physiologische Bedeutung der einzelnen Mechanismen ist unbekannt. Wie bei anderen Herpesviren wird bei der lytischen Replikation die Expression zahlreicher zellulärer Gene gestoppt. Jedoch gibt es einige bemerkenswerte Ausnahmen, wie das Interleukin-6, das in der Pathogenese der HHV-8-assoziierten Erkrankungen eine wichtige Rolle spielt. Ähnlich wie bei EBV gibt es mehrere Muster der latenten Genexpression in Abhängigkeit vom Zelltyp. In allen latent infizierten Zellen werden ein virales Zyklin-Analogon, das **Latenz-assozierte nukleäre Antigen (LANA)**, sowie ein virales anti-apoptotisches Protein (vFLIP) exprimiert. Hierbei ist LANA bei HHV-8 ähnlich wie EBNA-1 bei EBV für die **Aufrechterhaltung des zirkulären viralen Genoms** in latent infizierten Zellen erforderlich. Zumindest in latent infizierten B-Zellen findet man darüber hinaus noch stets den viralen Interferon-regulatorischen Faktor 3 (vIRF-3), sowie in den Zellen der multifokalen Castleman-Erkrankung auch das virale Interleukin-6 (vIL-6) exprimiert. Alle diese Gene spielen bei der Pathogenese durch HHV-8 eine wesentliche Rolle.

65.4 Mechanismen der Pathogenese

Die Bedeutung des **Immunsystems** bei der Entstehung beziehungsweise Verhinderung maligner Erkrankungen wird nirgends deutlicher als beim Kaposi-Sarkom und anderen mit HHV-8 assoziierten Erkrankungen. Das KS tritt **bei Immunsuppression ungefähr 1000-fach häufiger** auf als bei intakter Immunabwehr. Mit Beendigung einer iatrogenen Immunsuppression verschwindet meist auch das KS wieder oder bildet sich stark zurück. Analoges gilt für AIDS und die hochaktive antiretrovirale Therapie

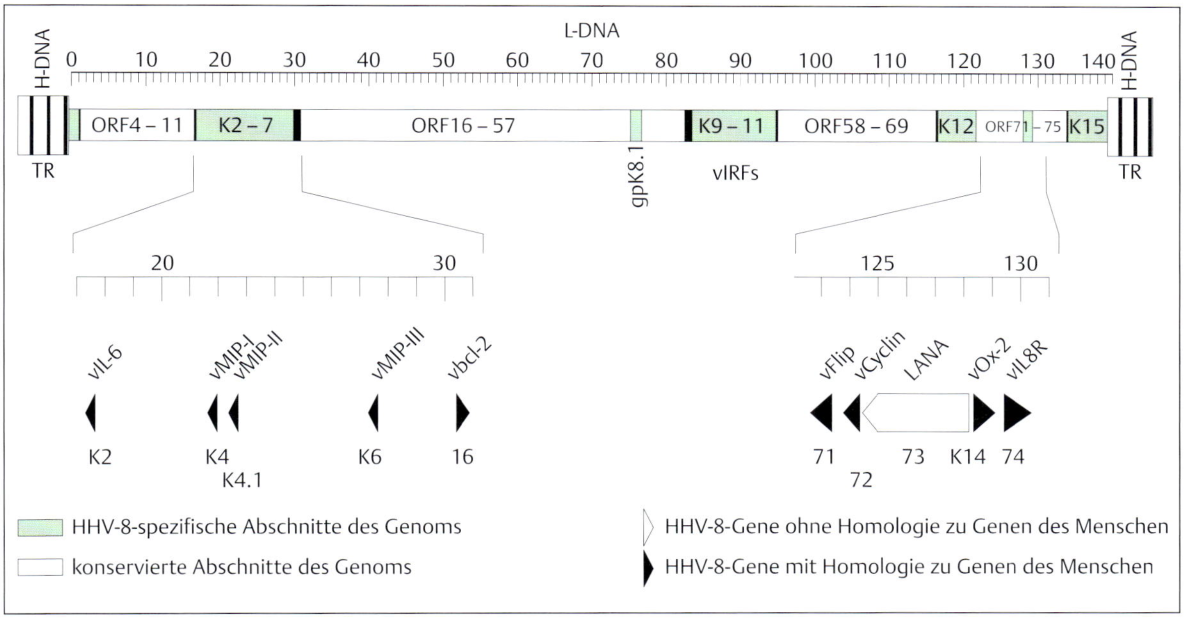

Abb. 65.**1** Schematische Darstellung des HHV-8-Genoms. Ein zentraler Abschnitt mit relativ niedrigem GC-Gehalt (L-DNA) wird flankiert von terminalen Repetitionen (TR) mit hohem GC-Gehalt (H-DNA). Die L-DNA kodiert für mindestens 89 Gene. Zu den meisten dieser Gene des HHV-8 gibt es homologe Gene bei anderen Herpesviren. Diese konservierten Abschnitte (weiß) sind durch Bereiche unterbrochen, in denen HHV-8-spezifische Gene zu finden sind (grün). Einige Gene aus diesem Bereich sind im unteren Abschnitt der Zeichnung vergrößert dargestellt (vIL-6: virales Interleukin-6, vMIP-I bis III: virale Makrophagen-inflammatorische Proteine I bis III, vbcl-2: virales bcl-2, gpK8.1: immunogenes Glykoprotein K8.1, vIRFs: virale Interferon-regulatorische Faktoren, vFLIP: virales FLICE-inhibitorisches Protein, vCyclin: virales Cyclin, LANA: Latenz-assoziiertes nukleäres Antigen, vOx-2: virales CD200/Ox-2, vIL8R: viraler Interleukin-8- oder G-Protein-gekoppelter Rezeptor.

(HAART). Unter HAART bildet sich ein KS meistens zurück. Die Inzidenz des KS bei HIV-Infizierten ging seit Beginn dieser effizienten Therapie um 95 % zurück, ohne dass eine spezifische Therapie gegen KS eingesetzt wurde. Allerdings gibt es erste Anzeichen dafür, dass mit zunehmendem Alter HIV-infizierter, HHV-8-seropositiver Patienten die Inzidenz des KS wieder zunimmt. Dabei tritt diese Spätform bei Patienten unter HAART im Mittel 18 Jahre nach der Infektion und ohne ausgeprägte Immunsuppression auf (Maurer et al. 2007). In diesem Punkt gleicht die Spätform des KS bei HIV-positiven Patienten dem klassischen Kaposi-Sarkom. Beides zeigt, dass HHV-8 bei persistierender Infektion und intaktem Immunsystem in einer präzise austarierten Balance mit dem Wirt steht. Soweit bekannt, werden bei allen Formen der Latenz des HHV-8 einige virale Gene exprimiert. Dennoch vermeidet das Virus eine ausgeprägte Immunantwort, die zur vollständigen Eliminierung des Virus führen könnte. Hierzu bedient es sich zahlreicher Gene, die das Virus im Laufe der Evolution offensichtlich vom Wirt übernommen hat (Tab. 65.**1**). So hemmt HHV-8 unter anderem das Interferonsystem (4 virale Interferonregulatorische Faktoren), die Apoptose (virales Homolog zu bcl-2, virales Flice-inhibitorisches Protein), Antigen-Präsentation (K3, K5, LANA) und Komplementsystem (KCP). Wird dieses Gleichgewicht zwischen Virus und Wirt durch Immunsuppression gestört, dann tragen einige Mechanismen der Immunevasion durch HHV-8 direkt zur Pathogenese bei (Moore u. Chang 2003). Bei allen HHV-8-assoziierten Erkrankungen spielen neben dem zur Aufrechterhaltung des latenten Genoms erforderlichen LANA die zahlreichen Mechanismen der Immunevasion eine Rolle. Darüber hinaus gibt es aber Mechanismen der Pathogenese und somit auch virale Pathogenesefaktoren, die in ihrer Bedeutung für jede der drei HHV-8 assoziierten Erkrankungen spezifisch sind.

Die Epidemiologie von HHV-8 weist sehr deutlich darauf hin, dass dieses Virus bei der Pathogenese des **Kaposi-Sarkoms** der entscheidende Faktor ist. Innerhalb der histologisch komplexen KS-Läsionen findet man das Genom des HHV-8 in den so genannten KS-Spindelzellen. 98 bis 99 % der HHV-8-positiven Spindelzellen einer KS-Läsion sind latent infiziert. Dies ist typisch auch für alle anderen viral induzierten Tumoren. In den letzten Jahren kristallisiert sich jedoch zunehmend heraus, dass beim Kaposi-Sarkom auch die **wenigen lytisch infizierten Zellen** eine entscheidende Rolle spielen. Als wesentlicher Faktor wird hier der **virale Interleukin-8-Rezeptor** angesehen, der auch als viraler G-Protein-gekoppelter Rezeptor bezeichnet wird (vGPCR). Es handelt sich bei diesem Protein um einen konstitutiv aktiven Chemokinrezeptor. vGPCR induziert

Tabelle 65.**1** Funktion pathogenetisch relevanter Gene des HHV-8

ORF	Protein	vermutete Funktion	experimenteller Beleg
K2	virales IL-6	parakrine Wachstumsstimulation, Stimulation der zellulären IL-6-Produktion	Proliferation von B-Zellen, Schutz vor Interferon-induzierter Apoptose
vMIPs (K4, K4.1, K5)	virale Makrophagen-inflammatorische Proteine	Angiogenese	induzieren Angiogenese, binden Chemokin-Rezeptoren
vIRFs	virale Interferon-regulatorische Faktoren	Schutz vor Interferon alpha und beta	vIRF-1: inhibiert IRF-1, vIRF-3: inhibiert IRF-5 und -7, ist erforderlich für die Proliferation von PEL-Zellen
K12	Kaposin A	Transformation	Transformation von Nagerfibroblasten
ORF16	vbcl-2	Stabilisierung produktiv-infizierter Zellen	antiapoptotische Aktivität
ORF71	vFLIP	stabilisiert latent infizierte Zellen	induziert NFκB, Knock-down löst Apoptose aus
ORF72	virales Cyclin D	Deregulation des Zellzyklus	aktiviert cdk6, keine Inhibition durch CDK-Inhibitoren
ORF73	LANA	Aufrechterhaltung des latenten Genoms	bindet an HHV-8-DNA, vermittelt Persistenz des Genoms; für serologische Diagnostik: eines der beiden wesentlichen Antigene des Virus
ORF74	vIL-8R, vGPCR	Angiogenese, Transformation endothelialer Zellen	konstitutiv aktiv, induziert VEGF-Sekretion; transformiert Nager-Fibroblasten; KS-ähnliche Läsionen entstehen in vIL8-R-transgenen Mäusen
gpK8.1	Transmembran-Glykoprotein K8.1	Anlagerung des Virions an die Zielzelle	bindet Heparansulfat für serologische Diagnostik: eines der beiden wesentlichen Antigene des Virus

auch ohne Bindung des entsprechenden Chemokins die Sekretion des vaskulären endothelialen Wachstumsfaktors VEGF und anderer Zytokine. VEGF wurde schon lange vor der Entdeckung des HHV-8 eine wesentliche Rolle bei der KS-Pathogenese zugeschrieben. vGPCR löst so zum einen die Angioneogenese aus, zum anderen verändert vGPCR die Morphologie von Endothelzellen zur Spindelform und stimuliert deren Proliferation. In transgenen Mäusen löst vGPCR eine Erkrankung aus, die in Histologie und Lokalisation einige Merkmale des KS besitzt (Yang et al. 2000). Da vGPCR nur in jenen wenigen Zellen des KS nachweisbar ist, die auch andere Proteine des lytischen Replikationszyklus exprimieren, muss dieser Rezeptor eine **paraendokrine Wirkung** auf die umliegenden Zellen einer KS-Läsion auslösen. Dennoch ist anzunehmen, dass auch die wenigen von latenten Virusgenomen exprimierten Gene pathogenetisch relevant sind. Während in frühen Stadien einer KS-Läsion nur ca. 20 bis 30 % der sog. Spindelzellen HHV-8-infiziert sind, sind es in den späten nodulären Läsionen nahezu alle Spindelzellen. Latent HHV-8-infizierte Zellen müssen also einen Wachstumsvorteil besitzen.

Beim **primären Effusionslymphom** findet man eine andere pathogenetische Situation vor. Beim PEL handelt es sich um ein typisches hochmalignes, monoklonales Lymphom. Auch beim PEL sind 99 % der Zellen latent infiziert. Im Unterschied zum KS kommt es beim PEL auch nach Absetzen einer immunsuppressiven Therapie oder Beginn von HAART meist nicht zur Remission. Interessanterweise sind die meisten PELs nicht nur mit HHV-8, sondern zugleich mit EBV infiziert. Obwohl es außer Frage steht, dass EBV zur Transformation und Immortalisierung von B-Zellen ausreicht, ist klar, dass HHV-8 beim PEL der entscheidende Faktor ist. So gibt es zwar EBV-negative, nicht aber HHV-8-negative Fälle von PEL. Es muss also angenommen werden, dass ähnlich wie bei EBV die latent exprimierten Gene bei der Pathogenese des Lymphoms wichtig sind. Obwohl HHV-8 und EBV nahe Verwandte sind, und die HHV-8-induzierten Lymphome den EBV-assoziierten Lymphomen in vielen Punkten ähneln, so sind doch die pathogenetischen Mechanismen offensichtlich unterschiedlich. Homologe zu den bei EBV an der Pathogenese beteiligten Transmembranproteinen sind bei HHV-8 nicht zu finden. Soweit bisher untersucht, sind für die Proliferation von PEL-Zellen überwiegend nukleäre Proteine des HHV-8 erforderlich. Neben dem stets vorhanden LANA sind dies das **virale FLICE-inhibitorische Protein vFLIP** und der **virale Interferon-regulatorische Faktor 3 (vIRF-3)**. Ausschalten eines dieser beiden latent exprimierten Proteine stoppt die Proliferation der PEL-Zellen in Kulturmodellen (Wies et al. 2008). Welche Rolle das virale Interleukin-6 (vIL-6) bei der Pathogenese des PEL spielt, ist noch strittig. vIL-6 stimuliert zwar die Proliferation dieser Zellen, es kann aber durch das ebenfalls sezernierte zelluläre IL-6 ersetzt werden.

Von besonderer Relevanz ist **vIL-6** dagegen bei der dritten HHV-8-assoziierten Erkrankung, dem Plasmazelltyp der **multizentrischen Castleman-Erkrankung (MCD)**. Auch diese Erkrankung geht von B-Lymphozyten aus, die überwiegend latent HHV-8-infiziert sind. Es gibt jedoch einige wesentliche Unterschiede zum PEL. So ist MCD eine polyklonale Lymphoproliferation und nicht, wie das PEL, monoklonal. Diese Polyklonalität lässt bereits darauf schließen, dass ähnlich wie bei KS parakrine Faktoren eine Rolle spielen. Während beim PEL das vIL-6 nur von relativ wenigen Zellen produziert wird, ist es in den Tumorzellen der MCD fast regelmäßig nachweisbar. vIL-6 wirkt im Gegensatz zum humanen Zytokin auf nahezu alle Zellen. In HHV-8-negativen Zellen induziert vIL-6 die Expression des zellulären IL-6. Es ist schon lange bekannt, dass das zelluläre IL-6 bei MCD überexprimiert wird. Die Schwere der Symptomatik korreliert mit dem IL-6-Niveau. Weitere klare Hinweise auf die pathogenetische Bedeutung der IL-6-Signaltransduktion sind, dass hohe Dosen von IL-6 in Mäusen eine MCD-ähnliche Erkrankung auslösen können und neutralisierende Antikörper gegen IL-6 oder seinen Rezeptor beim Menschen therapeutisch wirksam sind. Diese pathogenetischen Effekte werden überwiegend dem zellulären IL-6 zugeschrieben.

65.5 Epidemiologie

Die **parenterale** und die **sexuelle Übertragung** können bei HHV-8 als gesichert angesehen werden. Die Epidemiologie des Virus deutet auch darauf hin, dass diese beiden Übertragungswege in Gebieten niedriger Seroprävalenz (1 bis 5 %) die Hauptrolle spielen. Da HHV-8 in peripheren B-Lymphozyten persistieren kann, muss im Prinzip von der Übertragung des Virus durch zelluläre Blutprodukte ausgegangen werden, Übertragung des Virus bei Bluttransfusionen konnte in einer umfangreichen Studie in Uganda nachgewiesen werden (Hladik et al. 2006). Daten aus Nordamerika und Europa sind hier weniger eindeutig. Insgesamt ist in Nordamerika und Europa das Risiko gering, HHV-8 mit Bluttransfusionen zu übertragen (Dollard et al. 2005). Dies gilt selbst dann, wenn auf die heute übliche Leukozytendepletion verzichtet wird (Cannon et al. 2009). Die Depletion jener Zellen, in denen das Virus persistiert, dürfte die Infektiosität von Spenderblut weiter verringern. Im Rahmen von Organtransplantationen konnten Übertragungen klar gezeigt werden (Marcelin et al. 2007). Die Primärinfektion mit HHV-8 bei ausgeprägter Immunsuppression führte dabei in einigen Fällen zu einem fulminanten, fatalen Verlauf der Erkrankung (Marcelin et al. 2004). Bisher wird im Blutspende- und Transplantationswesen nicht routinemäßig nach HHV-8 gesucht. Dies liegt zum einen daran, dass HHV-8 ein geringes pathogenetisches Potenzial zugeschrieben wird, was allerdings für immunsupprimierte Patienten nicht zutrifft. Zum anderen existieren bisher keine standardisierten serologischen Testverfahren. Die Verlässlichkeit vieler Tests ist daher noch schwierig zu beurteilen.

Vor allem in Gebieten mit hoher Seroprävalenz, also zum Beispiel im afrikanischen Raum oder manchen Gegenden Südeuropas, müssen aber weitere Übertragungswege relevanter sein. Das Virus ist unter Umständen auch im **Speichel** nachweisbar. Auch die Mutter-Kind-Übertragung geschieht vermutlich mit dem Speichel. Ingesamt ist die Prävalenz der HHV-8 Infektion deutlich geringer als die der meisten anderen Herpesviren des Menschen. In Nordeuropa und den USA liegt sie außerhalb der typischen Riskogruppen für KS vermutlich nicht wesentlich über 1% der Gesamtbevölkerung. In den typischen KS-Risikogruppen erreicht die HHV-8-Seroprävalenz dagegen Werte von bis zu 80%. Auch geografisch korrelliert die HHV-8-Seroprävalenz sehr gut mit dem Risko, an KS zu erkranken. In Südeuropa, vor allem in Süditalien, ist die Inzidenz des KS um etwa den Faktor 5 bis 10 höher als in Nordeuropa. Dies trifft auch auf die Seroprävalenz zu. In vielen Gebieten Zentral- und Ostafrikas ist das KS einer der häufigsten Tumoren überhaupt und dies war auch schon vor Beginn der AIDS-Epidemie so. Die Seroprävalenz von HHV-8 erreicht hier über 80%. Insgesamt kommt HHV-8 – wie alle anderen 7 Herpesviren des Menschen – weltweit und in allen Bevölkerungsgruppen vor, allerdings mit sehr unterschiedlicher Prävalenz. Es ist nicht klar, worauf diese Divergenz zurückzuführen ist. Möglicherweise deutet sie auf seltene Reaktivierung und ineffiziente Übertragung hin.

65.6 Klinische Manifestationen

65.6.1 Primärinfektion

Obwohl HHV-8 erst 1994 entdeckt wurde, zeigen seine weltweite Verbreitung und genetische Analysen, dass dieses Virus schon lange in der Population vorhanden ist. Infolgedessen ist HHV-8, wie alle bekannten Herpesviren, vorzüglich an seinen Wirt angepasst und koexistiert in präziser Balance mit dem Immunsystem des Menschen. Dies hat zur Folge, dass die Primärinfektion normalerweise **asymptomatisch** verläuft. Studien aus Afrika, wo das Virus weit prävalenter ist als in Nordeuropa und mit dem Speichel übertragen wird, zeigen, dass die Primärinfektion gelegentlich mit **Fieber** und einem **makulopapulären Exanthem** einhergehen kann.

65.6.2 Kaposi-Sarkom

Das Kaposi–Sarkom tritt in vier epidemiologischen Varianten auf. Die so genannte **„klassische Form"** betrifft überwiegend männliche Patienten (nur 10% der KS-Fälle kommen bei Frauen vor) jenseits des 60. Lebensjahres. In Nordeuropa liegt die Inzidenz dieser Erkrankung bei etwa 1 : 100 000. In Südeuropa, wo das klassische KS endemisch auftreten kann, ist die Inzidenz zehnmal höher. Auch das **iatrogene KS** bei Transplantatempfängern ist in den Gegenden mit hoher HHV-8-Seroprävalenz entsprechend häufiger. In Südeuropa erkranken bis zu 5% der Transplantat-Empfänger an einem KS. In Nordeuropa tritt das iatrogene KS dagegen nur bei 0,5 bis 1% der Transplantatempfänger auf. Die wesentliche Ursache hierfür ist schlicht in der geringen Prävalenz des Virus zu suchen. In der Mehrzahl der Fälle ist das KS bei Transplantationen die Folge der Reaktivierung des Virus bei bereits vorhandener Infektion (Marcelin et al. 2007). Die Wahrscheinlichkeit der Entstehung eines KS bei seropositiven Transplantatempfänger nimmt mit dem Alter und dem Ausmaß der Immunsuppression zu. Das Risiko liegt im Mittel bei 25% (Marcelin et al. 2007). In einigen Studien wurden auch Raten von über 60% gefunden (Hladik et al. 2006). Die Prävalenz des **endemischen afrikanischen KS** liegt in manchen Gegenden Zentralafrikas bei 12%. Die vierte Form des **KS ist assoziiert mit AIDS**. In den entsprechenden Risikogruppen, insbesondere der der Homosexuellen, weist die Epidemiologie auf sexuelle Übertragung hin.

Die **Symptomatik** aller epidemiologischen Formen des KS ist vergleichbar. KS-Läsionen beginnen als rötlich-violette makuläre Exantheme. Diese Läsionen entwickeln sich weiter zu Plaques und schließlich Knoten, die auch ulzerieren können. In diesem Stadium ist der Patient durch Schmerz beeinträchtigt. Von Anfang an tritt das KS fast zeitgleich an mehreren Stellen auf, oft in einer nahezu symmetrischen Verteilung. Prädilektionsstelle ist die Haut, und zwar vor allem der unteren Extremitäten. Das KS kann aber an nahezu allen Organen auftreten (und tut dies häufig). Lediglich im zentralen Nervensystem wurden noch keine KS-Läsionen beschrieben.

Das klassische KS ist eine chronische Erkrankung, die langsam über Jahre fortschreitet. Die mittlere Lebenserwartung von Patienten mit klassischem KS beträgt bei Diagnosestellung 10 bis 15 Jahre. Die anderen Formen des KS verlaufen dagegen weit aggressiver. Dies gilt auch für einige Varianten des in Afrika endemischen KS ohne gleichzeitige Infektion mit HIV.

Obwohl das KS in vier epidemiologischen Varianten auftritt, sind diese durch einheitliche **Histopathologie** und Pathogenese doch klar als eine Krankheit aufzufassen. Der Begriff Sarkom ist irreführend – es handelt sich beim KS nicht um eine klonale Proliferation. Besser wäre die ursprünglich von Moriz Kaposi selbst vorgeschlagene Bezeichnung „Pseudosarcomatosis multiplex haemorrhagica". KS entsteht stets multifokal und polyklonal. Histologisch weisen KS Läsionen eine sehr komplexe Zusammensetzung auf. Die zentrale, proliferierende Zelle ist die KS-Spindelzelle, so genant nach ihrer Form. Sie geht vermutlich von lymphatischen Endothelzellen aus, was erklären könnte, warum man KS-Läsionen nicht im ZNS findet. Daneben finden sich, vor allem in frühen Stadien, zahlreiche aberrante Blutgefäßneubildungen, die über Hämosiderin-Einlagerung zur typischen Färbung des KS beitragen. Die dritte Komponente des KS besteht aus ausgeprägten entzündlichen

Infiltraten. Im Unterschied zu anderen Sarkomzellen ist die KS-Spindelzelle nicht vollständig immortalisiert. KS-Spindelzellen lassen sich nicht oder nur schwer kultivieren und sind hier stark von inflammatorischen Zytokinen und Wachstumsfaktoren abhängig.

65.6.3 Primäres Effusionslymphom

Das primäre Effusionslympom, im Englischen zum Teil noch als „Body Cavity based Lymphoma“ (BCBL) bezeichnet, ist ein seltenes **Non-Hodgkin-Lymphom**. Es tritt vor allem bei Immunsuppression auf. Im Unterschied zum KS, das Merkmale sowohl einer hyperproliferativen entzündlichen Reaktion als auch einer malignen Neoplasie trägt, ist das PEL ein hochmaligner, monoklonaler Prozess. Wie der Name suggeriert, tritt das PEL vor allem als zellreicher Erguss in Pleura, Peritoneum oder Perikard auf. Es gibt jedoch auch Fälle, bei denen vor allem ein solider Tumor in lymphatischen Organen gefunden wurde. PEL-Zellen sind stets zu 100% mit dem HHV-8 infiziert. In ca. 50 bis 60% der Fälle findet sich zugleich das EBV. PEL-Zellen entsprechen postgerminalen B-Zellen. Sie sind daher mit den Zellen des multiplen Myeloms verwandt, das allerdings entgegen einiger anders lautender Berichte HHV-8-negativ ist. Im Unterschied zu den Zellen des multiplen Myeloms produzieren PEL-Zellen keine Antikörper. Das PEL bei AIDS verläuft fulminant mit einer mittleren Lebenserwartung von 5 bis 7 Monaten nach Diagnosestellung. PEL-Zellen lassen sich, im Unterschied zu den Spindelzellen des KS, sehr gut in Kultur halten. Jede PEL-Zelle trägt 5 bis 20 Kopien des HHV-8-Genoms.

65.6.4 Multizentrische Castleman-Erkrankung

Die MCD ist eine atypische lymphoproliferative Erkrankung. Histologisch tritt sie in zwei Formen auf: dem Plasmazell-Typ und dem hyalin-vaskulären Typ. Nur der erstere ist zu etwa 50% mit HHV-8 assoziiert und tritt nicht selten gemeinsam mit KS oder PEL auf. Klinisch ist die MCD durch generalisierte Lymphadenopathie, Hypergammaglobulinämie und Fieber charakterisiert. Histologisch sieht man in betroffenen Lymphknoten große Follikel mit vergrößerten Keimzentren. Die HHV-8-positiven Zellen der MCD ähneln Immunoblasten und sind vor allem in der Mantelzone der B-Zell-Follikel zu finden. Gelegentlich finden sich hier auch kleine Herde monoklonaler Zellen, die den Übergang von der multiklonalen MCD zu einem Non-Hodgkin-Lymphom darstellen. Die plasmablastische Variante der MCD ist häufig resistent gegen Zytostatika und verläuft nicht selten letal. Symptomatisch kann man die MCD mit Antikörpern gegen IL-6 oder den Rezeptor dieses Zytokins behandeln.

65.7 Diagnostik

Die erste zur Verfügung stehende diagnostische Methode zum Nachweis einer Infektion mit HHV-8 war die **PCR auf die virale DNA in Tumorzellen**. Der Nachweis von Nukleinsäure des HHV-8 gelingt mit dieser Methode zuverlässig bei allen Formen des KS. Ein HHV-8-DNA-negatives Biopsat stammt mit hoher Wahrscheinlichkeit nicht aus einer KS-Läsion. Darüber hinaus findet man DNA dieses Virus regelmäßig nur bei den beiden anderen mit HHV-8 assoziierten Erkrankungen, PEL und MCD. Selbst bei Immunsuppression bleibt die Nachweisbarkeit von HHV-8-DNA meist auf Gewebe dieser drei Erkrankungen begrenzt. HHV-8 persistiert sicherlich auch in peripheren B-Lymphozyten. Allerdings ist die Zahl der latent HHV-8-infizierten Zellen bei immunkompetenten Patienten so niedrig, dass Nukleinsäure des HHV-8 ohne Vorliegen einer HHV-8-assoziierten Erkrankung nur in Ausnahmefällen nachweisbar ist.

Es stehen inzwischen mehrere Verfahren zum **Nachweis von Antikörpern** gegen HHV-8 zur Verfügung. Diese basieren entweder auf den HHV-8 transformierten PEL-Zellen und werden Fluoreszenz-serologisch durchgeführt oder mit isolierten, rekombinanten Antigenen als ELISA. Die beiden wichtigsten Antigene des HHV-8 sind dabei das **Glykoprotein gpK8.1** (Dollard et al. 2005) sowie das **latente nukleäre Antigen LANA**. Sensitivität und Spezifität der besten serologischen Testverfahren liegen zurzeit bei 95 bis 98% (Cannon et al. 2009). Gerade bei KS, MCD oder PEL-Patienten kann man sehr zuverlässig hochtitriges IgG gegen HHV-8 nachweisen. Aber bei den niedrigeren Antikörperkonzentrationen, die bei gesunden Probanden zu finden sind, ist die Sensitivität und Spezifität der serologischen Testverfahren noch strittig. Keines der Verfahren ist bisher allgemein anerkannt und validiert. Auch deswegen wird – trotz des Risikos einer Übertragung und der recht hohen Erkrankungswahrscheinlichkeit seropositiver, immunsupprimierter Patienten – bisher kein generelles „Screening” von Organ- oder Blutspendern durchgeführt.

Es gibt klare Hinweise darauf, dass sowohl ein Anstieg der Antikörpertiter als auch der HHV-8-DNA im Blut der klinischen Manifestation eines KS in der Regel um einige Monate vorausgeht. Da in einigen Studien gezeigt werden konnte, dass bei frühzeitiger Therapie mit Ganciclovir das KS seltener auftritt, könnte das „Monitoring“ von Risiko-Patienten eine Indikation zur HHV-8-Diagnostik darstellen.

65.8 Therapie und Prophylaxe

Die **Therapie** des Kaposi-Sarkoms hängt nicht nur von der Ausdehnung der Läsionen und der Organbeteiligung ab, sondern vor allem von der epidemiologischen Form (Marcelin et al. 2007). Ein Staging-System steht zur Verfügung Das klassische KS wird anfangs nur lokal behandelt. Neben Exzision, Bestrahlung oder lokaler Zytostatika-Therapie zeigt sich in letzter Zeit, dass auch die topische Behandlung mit Toll-like-Rezeptor-Agonisten (Imiquimod, Resiquimod) sehr wirksam ist. Bei weiter fortgeschrittenem Befall kommt dann systemische Chemotherapie zum Einsatz (liposomales Doxirubicin, Bleomycin, Vincaalkaloide). Auch der Einsatz von Interferon-alpha ist wirksam und führt zur Remission bei 30% der Patienten. Iatrogenes KS verschwindet meist nach Absetzen der immunsuppressiven Behandlung, tritt aber bei Wiederaufnahme dieser Therapie wieder auf. Daher wird beim iatrogenen KS, das sehr aggressiv verlaufen kann, in der Regel ebenfalls systemische Chemotherapie zum Einsatz kommen. Die effektivste Behandlung des AIDS-assoziierten KS ist die antiretrovirale Therapie.

Die **Prophylaxe** der HHV-8-Infektion oder Erkrankung mit einem Impfstoff ist zurzeit nicht in Sicht. Es ist jedoch bemerkenswert, dass in mehreren Studien ein prophylaktischer Effekt durch die Behandlung mit Ganciclovir oder Foscarnet beobachtet wurde. Bereits existierende KS-Läsionen lassen sich mit diesen gegen die lytische Replikation des HHV-8 gerichteten Medikamenten zwar nicht zurückdrängen, jedoch treten nach einer Therapie mit Ganciclovir seltener neue Läsionen auf. Noch wirksamer scheint Ganciclovir zu sein, wenn es vor klinischer Manifestation eines KS gegeben wird. In einer Studie wurde bei Patienten, die zuvor wegen einer Cytomegalovirus-Retinitis mit Ganciclovir behandelt worden waren, eine Reduktion der KS-Inzidenz um 75% gesehen. Dies bestätigt molekularbiologische Befunde, wonach auch lytisch infizierte Zellen für die Pathogenese durch HHV-8 relevant sind. Für eine generelle Therapie-Empfehlung reichen die vorliegenden Daten aber noch nicht aus.

Literatur

Cannon M, Operskalski E, Mosley J et al. Lack of Evidence for Human Herpesvirus-8 Transmission via Blood Transfusion in a Historical US Cohort. J Infect Dis 2009; 199(11): 1592–1598

Chang Y, Cesarman E, Pessin MS et al. Identification of herpesvirus-like DNA sequences in AIDS- associated Kaposi's sarcoma. Science 1994; 266: 1865–1869

Dollard SC, Nelson KE, Ness PM et al. Possible transmission of human herpesvirus-8 by blood transfusion in a historical United States cohort. Transfusion 2005; 45(4): 500–503

Farge D, Lebbe C, Marjanovic Z et al. Human herpes virus-8 and other risk factors for Kaposi's sarcoma in kidney transplant recipients. Groupe Cooperatif de Transplantation d'Ile de France (GCIF). Transplantation 1999; 67(9): 1236–1242

Hengge UR, Ruzicka T, Tyring SK et al. Update on Kaposi's sarcoma and other HHV8 associated diseases. Part 1: epidemiology, environmental predispositions, clinical manifestations, and therapy. Lancet Infect Dis 2002; 2(5): 281–292

Hladik W, Dollard SC, Mermin J et al. Transmission of Human Herpesvirus 8 by Blood Transfusion. N Engl J Med 2006; 355(13): 1331–1338

Laney AS, Peters JS, Manzi SM et al. Use of a Multiantigen Detection Algorithm for Diagnosis of Kaposi's Sarcoma-Associated Herpesvirus Infection. J Clin Microbiol 2006; 44(10): 3734–3741

Marcelin AG, Calvez V, Dussaix E. KSHV after an organ transplant: should we screen? Curr Top Microbiol Immunol 2007; 312: 245–262

Marcelin AG, Roque-Afonso AM, Hurtova M et al. Fatal disseminated Kaposi's sarcoma following human herpesvirus 8 primary infections in liver-transplant recipients. Liver Transpl 2004; 10(2): 295–300

Maurer T, Ponte M, Leslie K. HIV-Associated Kaposi's Sarcoma with a High CD4 Count and a Low Viral Load. N Engl J Med 2007; 357(13): 1352–1363

Moore PS, Chang Y. Kaposi's sarcoma-associated herpesvirus immunoevasion and tumorigenesis: Two Sides of the Same Coin? Annual Review of Microbiology 2003; 57(1): 609–639

Neipel F, Albrecht JC, Fleckenstein B. Cell-homologous genes in the Kaposi's sarcoma-associated rhadinovirus human herpesvirus 8: determinants of its pathogenicity? J Virol 1997; 71(6): 4187–4192

Raab MS, Albrecht JC, Birkmann A et al. The immunogenic glycoprotein gp35-37 of human herpesvirus 8 is encoded by open reading frame K8.1. J Virol 1998; 72(8): 6725–6731

Wies E, Mori Y, Hahn A et al. The viral interferon-regulatory factor-3 is required for the survival of KSHV-infected primary effusion lymphoma cells. Blood 2008; 111(1): 320–327

Yang BT, Chen SC, Leach MW et al. Transgenic expression of the chemokine receptor encoded by human herpesvirus 8 induces an angioproliferative disease resembling Kaposi's sarcoma. J Exp Med 2000; 191(3): 445–454

66 Pockenviren

A. Schwantes, Y. Süzer, G. Sutter

66.1 Historie

Die Pocken, eine der wichtigsten Infektionserkrankungen in der Geschichte der Menschheit, wurden erstmals im 4. Jahrhundert in China und im 10. Jahrhundert im Mittelmeerraum verlässlich dokumentiert (Fenner et al. 1988). Die Wirtsspezifität der Menschenpocken lässt jedoch eine bedeutend längere Ko-Existenz des Erregers Variolavirus und dem Wirt Mensch vermuten. Funde von Pustelläsionen auf der mehr als 3000 Jahre alten Mumie von Ramses dem V. scheinen diese Hypothese zu bestätigen. Die oft tödliche Seuche breitete sich vermutlich von Asien über Afrika nach Europa und Nord-Amerika aus, erreichte Australien und war schließlich weltweit gefürchtet. Auswanderungen, Sklavenhandel und zunehmende Mobilität der Weltbevölkerung trugen zur Pocken-Pandemie bei, die noch Mitte des 19. Jahrhunderts ungefähr fünf Millionen Todesfälle pro Jahr forderte. Im Jahr 1956 übernahm die WHO die Leitung einer einzigartigen weltweiten Impfkampagne mit Vacciniavirus, deren erfolgreicher Ausgang mit der Ausrottung der Pocken im Jahr 1980 erklärt werden konnte. Die Pocken sind bis heute die einzige Virus-Erkrankung des Menschen, welche weltweit getilgt werden konnte. Der letzte Fall einer natürlichen Pockenerkrankung wurde 1977 in Somalia und der einer Laborinfektion 1978 in England bekannt.

Variolaviren, die Erreger der Pocken, kommen heute nicht mehr natürlich vor. Alle weltweit bekannten Bestände an Variolaviren sind an zwei Laborstandorten, in Amerika (Centers for Disease Control and Prevention, Atlanta) und Russland (Center of Virology and Biotechnology VECTOR, Koltsovo), eingelagert und nur in diesen Laboratorien darf unter Hochsicherheitsbedingungen noch mit Variolavirus-Isolaten gearbeitet werden. Bevölkerungsweite Impfungen mit dem nahe verwandten Vacciniavirus werden daher nicht mehr durchgeführt. Das ehemalige Pockenimpfvirus spielt jedoch heute eine wichtige Rolle bei der Entwicklung neuartiger biomedizinischer Arzneimittel. Auch treten in jüngerer Zeit wieder vermehrt Fälle von Pockenerkrankungen des Menschen mit anderen humanpathogenen Orthopockenviren auf. Eine zunehmende Anpassung dieser Viren an neue Wirtssysteme einschließlich des Menschen ist nicht auszuschließen. Als direkte Folge der Anthrax-Anschläge in den USA im Jahr 2001 wird die Entwicklung neuer Pockenschutzimpfstoffe auch zur Begegnung einer potenziellen bioterroristischen Nutzung von Orthopockenviren vorangetrieben. Mögliche Szenarien schließen hierbei die Freisetzung von Variolaviren aus möglicherweise nicht erfassten Beständen, die Nutzung anderer humanpathogener Orthopockenviren (z. B. Affenpockenviren) sowie den Einsatz gentechnologisch veränderter bzw. synthetisch hergestellter Pockenviren ein. Aufmerksamkeit in der Klinik und Bereithaltung wirksamer Medikamente bzw. Impfstoffe gegen Orthopocken sind daher angebracht (Übersicht s. Mercer et al. 2007).

66.2 Taxonomie

Die Pockenviren werden in 2 Unterfamilien unterteilt: a) Viren der **Chordopoxvirinae** infizieren Vertebraten und b) Viren der **Entomopoxvirinae** infizieren Insekten. Insgesamt gibt es 8 Gattungen innerhalb der Chordopoxvirinae (Orthopoxvirus, Parapoxvirus, Avipoxvirus, Capripoxvirus, Leporipoxvirus, Suipoxvirus, Molluscipoxvirus und Yatapoxvirus) (Tab. 66.**1**) und 3 Gattungen innerhalb der Entomopoxvirinae (Entomopoxvirus A, B und C). Die Gattung Orthopoxvirus, mit den gut bekannten Vertretern Variolavirus und Vacciniavirus, ist von allen Pockenviren am besten untersucht.

Tabelle 66.**1** Ausgewählte Vertreter der Familie Chordopoxvirinae.

Genus	Spezies	Wirt	Ursprung und Verbreitung
Viren mit engem Tropismus			
Orthopockenviren	Variolavirus	Mensch	weltweit; ausgerottet
	Ektromelievirus	Nager (Maus)	Europa, Amerika
	Kamelpockenvirus	Kamel	Afrika, Asien

Fortsetzung Tabelle 66.**1**

Genus	Spezies	Wirt	Ursprung und Verbreitung
Viren mit breitem Tropismus und Mensch als Wirt			
Orthopockenviren	Vacciniavirus	Mensch, Kaninchen, Rind, Wasserbüffel	weltweit
	Kuhpockenvirus	Nager, Katze, Rind, Zootiere, Mensch	Europa, Westasien
	Affenpockenvirus	Nager, Affe, Zootiere, Mensch, Präriehund	West-, Zentralafrika
Parapockenviren	Orf-Virus	Schaf, andere Wiederkäuer, Mensch	weltweit
	Bovines papuläres Stomatitis-Virus	Rind, Mensch	weltweit
Molluscipockenviren	Molluscum-contagiosum-Virus	Mensch	weltweit
Yatapockenviren	Tanapockenvirus, Yabapox-Affentumorvirus	Mensch, Affe	Afrika

66.3 Morphologie/Genomstruktur/ Replikationszyklus

Pockenviren (alt-engl. poc, Pocc: Pustel) gehören zu den größten Viren und sind schon im Lichtmikroskop sichtbar. Sie haben eine pleomorphe, ziegelsteinförmige (Abb. 66.**1a, b**) oder ovoide Struktur mit einer Größe von bis zu 220 × 450 nm und sind behüllt. Elektronenmikropkopisch gut erkennbar ist das hantelförmige Nukleokapsid (core, Abb. 66.**1b – C**), zwischen deren Konkavitäten und der Oberflächenmembran (Abb. 66.**1b – M**) sich die sog. Lateralkörper befinden (Abb. 66.**1b – L**), deren Funktion noch unbekannt ist.

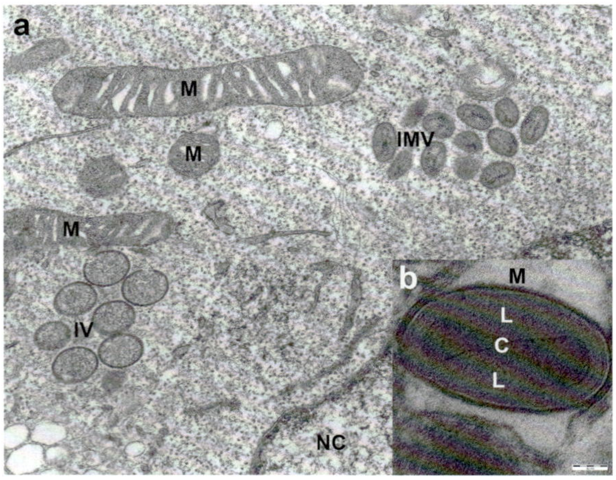

Abb. 66.**1**
a Elektronenmikroskopische Aufnahme einer Vacciniavirus-infizierten Zelle. IV = intrazelluläre unreife Viruspartikel (Immature Virions), IMV = intrazelluläre reife Viruspartikel (Intracellular Mature Virions), M = Mitochondrium, NC = Nukleus.
b Elektronenmikroskopische Aufnahme eines Vacciniavirus-Partikels. C = Core, L= Lateralkörper, M = Oberflächenmembran. Größenmarker 50 nm.

Pockenviren besitzen einen sehr breiten zellulären Tropismus, auch bedingt durch ihre Fähigkeit, verschiedene Formen infektiöser Virionen auszubilden und unterschiedliche Rezeptoren für den Zelleintritt zu nutzen (Mayr et al. 1975, Moss 2006). Der Zelleintritt erfolgt dabei entweder über Fusion an der Zelloberfläche oder durch Endozytose und anschließender Fusion mit der endosomalen Membran gefolgt von der Freisetzung des Virus-Cores in das Zellinnere. Pockenviren replizieren im Gegensatz zu anderen DNA-Viren ausschließlich im Zytoplasma der Zelle. Das Genom der Pockenviren besteht aus doppelsträngiger DNA, die bis zu 300 000 Basenpaare (bp) umfassen kann (bzw. 170 000 bis 240 000 bp bei den Orthopockenviren) und für rund 200 Proteine kodiert. Der zentrale, stark konservierte Genombereich enthält vor allem Gene, welche für die Replikation des Virus essenziell sind, während in den Randbereichen vor allem solche mit regulatorischen und immunmodulatorischen Funktionen zu finden sind. Vermutlich aufgrund der Anpassung an unterschiedliche Wirtsspezies sind die Gensequenzen dieser Randbereiche, die in ihren jeweils äußersten Bereichen Genduplikate (engl.: Inverted Terminal Repeats = ITR) tragen, innerhalb der Pockenvirusfamilie sehr heterogen. Virale Gene werden kaskadenartig in Abhängigkeit voneinander exprimiert und in frühe (engl.: Early; Abb. 66.**2–e**), intermediäre (engl.: Intermediate; Abb. 66.**2–i**) und späte (engl.: Late; Abb. 66.**2–l**) Genklassen unterteilt. DNA-Replikation und Genexpression erfolgen in abgegrenzten zytoplasmatischen Regionen, den so genannten Virus-Fabriken (Viral Factories; Abb. 66.**2–f**). Der gesamte Vermehrungszyklus dauert etwa 12 Stunden und führt zum Zusammenbau der Virionen

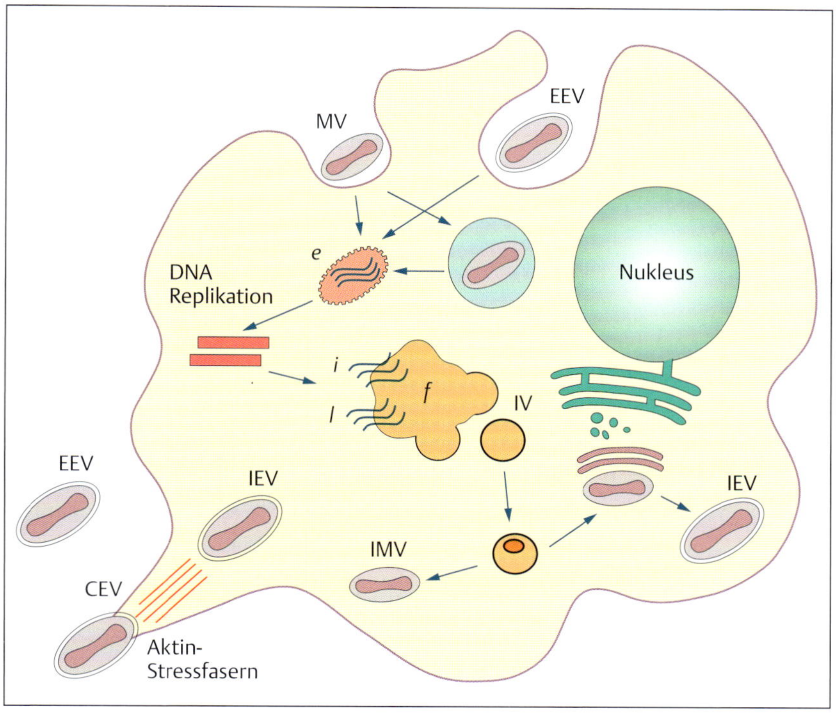

Abb. 66.**2** Schema des Replikationszyklus von Orthopockenviren. e) frühe, i) intermediäre und l) späte Genexpression, f) virale Fabriken, MV = reifes Viruspartikel, IV = intrazelluläre unreife Viruspartikel (Immature Virions), IMV = intrazelluläre reife Viruspartikel (Intracellular Mature Virions), IEV = intrazelluläre behüllte Viruspartikel (Intracellular Enveloped Virions), CEV = zellassoziierte behüllte Viruspartikel (Cell-associated Enveloped Virions), EEV = extrazelluläre behüllte Viruspartikel (Extracellular Enveloped Virions).

über verschiedene Reifungsstadien und infektiöse Virusformen. Unterschieden werden unreife Viren (engl.: Immature Virion, Abb. 66.**1a** und Abb. 66.**2-IV**), intrazelluläre reife Viren (engl.: Intracellular Mature Virion, Abb. 66.**1a** und Abb. 66.**2-IMV**), intrazelluläre behüllte Viren (engl.: Intracellular Enveloped Virion, Abb. 66.**2-IEV**) und extrazelluläre bzw. zellassoziierte behüllte Viren (engl.: Extracellular/ Cell-associated Enveloped Virion, Abb. 66.**2-EEV/CEV**). Die extrazellulären behüllten Virionen knospen von infizierten Zellen und sorgen vorrangig für die Verbreitung des Virus innerhalb eines infizierten Wirtsorganismus. Die intrazellulären infektiösen Viren werden zusammen mit infizierten Zellen bzw. Zellresten freigesetzt und dienen vermutlich der Übertragung auf neue Wirte.

Im Allgemeinen besitzen Pockenviruspartikel eine hohe Tenazität, insbesondere in zellassoziiertem, getrocknetem, wie auch gefrorenem Zustand. Es besteht jedoch eine grundsätzliche Sensitivität gegenüber gebräuchlichen, kommerziell erhältlichen Virusdesinfektionsmitteln, auch begrenzt viruziden, für die das Vacciniavirus, Stamm Elstree, einer der Testviren ist (Leitlinie der DVV 2008), und üblichen Sterilisierungsverfahren.

66.4 Humanpathogene Pockenviren

66.4.1 Variolavirus

Epidemiologie und Pathogenese der Menschenpocken

Die Pockenerkrankung (Variola) des Menschen (engl.: Smallpox) ist seit der weltweiten Tilgung der Variolaviren nicht mehr aufgetreten (WHO-Deklaration, 9. Dezember 1979). Die Erkrankung manifestierte sich in zwei unterschiedlichen Formen, (i) der Infektion mit Variolavirus major, auch klassische oder asiatische Pocken genannt, und (ii) einer milderen Verlaufsform, nach Infektion mit Variolavirus minor, auch als Alastrimvirus bezeichnet. Die Sterblichkeitsrate bei Variola konnte vermutlich in Abhängigkeit vom infizierenden Virusstamm bis zu 30 % betragen. In der Regel am stärksten betroffen waren Kleinkinder und ältere Personen, jedoch zeigten sich Menschen jedes Alters empfänglich für eine Infektion. Die Kontagiosität des Variolavirus ist hoch, geringste Virusmengen reichten für eine erfolgreiche Infektion aus. Die Verbreitung erfolgte primär über Tröpfcheninfektionen durch Virusausscheidungen aus dem oropharyngealen Bereich infizierter Personen, daneben über Kontakt mit Schorfpartikeln von Patienten, durch kontaminierte Gegenstände (Bettwäsche, Kleidung, Briefpapier) und besonders bemerkenswert auch aerogene Übertragungen. Der Höhepunkt der Virusausscheidung wurde in der Regel kurz nach der Eruption der

Pockenvesikel erreicht und ein Patient blieb dann infektiös bis zum Abheilen der Pockenpusteln. Die Variolavirusinfektion induziert eine schützende Immunität ebenso wie die Impfung mit dem heterologen, aber nahe verwandten Vacciniavirus. Wie lange dieser Immunschutz jedoch anhält, ist nicht genau bekannt, eine lebenslange Immunität erfordert sehr wahrscheinlich wiederholte Expositionen bzw. Impfungen.

Viele Kenntnisse zur Pathogenese der Pockenerkrankung des Menschen beruhen neben historischen Beobachtungen in der Klinik auch auf Untersuchungen von ähnlichen Orthopockenvirusinfektionen in Tiermodellen (z. B. Mäusepocken nach Ektromelievirusinfektion) (Buller u. Palumbo 1991, Esteban u. Buller 2005). Die symptomlose Inkubationsphase ist mit 12 bis 14 Tagen relativ lange. Das Virus repliziert vermutlich zunächst in der Mukosa der Mundhöhle oder im oberen Respirationstrakt, der wichtigsten Eintrittspforte. Von dort gelangt es in die regionalen Lymphknoten und erreicht nach weiterer Vermehrung in einer ersten virämischen Phase am Tag 4 bis 5 nach Infektion die inneren Organe, vermutlich Lunge, Leber und Milz. Hier kommt es zu einer massiven Virusreplikation, welche eine zweite virämische Phase zum Ende der Inkubationszeit auslöst und zur dauerhaften, hoch produktiven Infektion des Oropharynx und der Epidermis führt. Nach weiteren 3 bis 4 Tagen treten dann die pockentypischen Hauteruptionen auf begleitet von hohem Fieber (bis 40 °C), starken Gliederschmerzen, Schüttelfrost, gelegentlichem Erbrechen und schweren Ermüdungserscheinungen. Innerhalb 24 Stunden nach Auftreten erster Eruptionen ist der gesamte Körper mit Pockenläsionen übersät. Diese breiten sich von der Mundhöhle und dem Pharynx ausgehend zentrifugal über die Unterarme und schließlich über Körper und Beine aus. Dabei sind auch Handflächen und Fußsohlen betroffen, anders als bei dem zu Anfang ähnlich erscheinenden Windpockenausschlag. Zudem weisen alle Pockenläsionen das gleiche Entwicklungsstadium auf. Die Sequenz reicht von papulösen und vesikulären Stadien bis zur Bildung von Pusteln in der zweiten Krankheitswoche. Das Ausmaß des Ausschlags zum Höhepunkt der Läsionenbildung diente zur klinischen Definition der WHO-Fall-Klassifizierung und war im Allgemeinen proportional zur Mortalitätsrate (von < 10 % bei diskreter Pustelbildung bis zu 75 % bei Patienten mit konfluenten Pustelläsionen). Hämorrhagische Verlaufsformen, Organversagen oder Sekundärinfektionen des Patienten können rasch zum Tode führen. Die Pusteln erscheinen schließlich ringförmig, fest und nach einiger Zeit mit eitriger Flüssigkeit gefüllt. In der dritten Woche nach der Läsionenbildung trocknen die Pusteln ein, verschorfen, fallen ab und hinterlassen meist typische Narben.

66.4.2 Weitere für den Menschen infektiöse Orthopockenviren

Neben den humanspezifischen Variolaviren sind andere nahe verwandte und kreuzimmunisierende Orthopockenviren in der Lage, den Menschen zu infizieren. Diese Viren besitzen einen breiten Wirtstropismus und werden ausschließlich zoonotisch, d. h. vom Tier auf den Menschen, übertragen. Das zunehmend häufigere Auftreten der durch diese Viren ausgelösten Erkrankungen des Menschen ist vermutlich auf stetige Abnahme der Orthopockenvirus-spezifischen Immunität nach Ausrottung des Variolavirus und Einstellung der Impfung mit Vacciniavirus zurückzuführen.

Affenpockenvirus

Affenpockenviren (engl.: Monkeypox Virus) wurden erstmals 1958 bei Makaken in Dänemark identifiziert und sind heimisch in den tropischen Regenwaldgebieten West- und Zentralafrikas. Diese Orthopockenviren können diverse Nagerspezies (verschiedene Eichhörnchenarten sind vermutlich Reservoirwirte) und Primaten infizieren. Affenpockenviren sind gegenwärtig die bedeutendsten Erreger zooanthroponotischer Pockenvirusinfektion, da die Fallzahl in Afrika seit 30 Jahren steigt und die Letalität bis zu 15 % beträgt (Parker et al. 2007). Der Krankheitsverlauf mit typischem Pockenexanthem ähnelt der Variolavirus-Erkrankung mit einer besonders ausgeprägten Lymphadenopathie. Eine Mensch-zu-Mensch Infektkette bricht in der Regel schnell ab, die Effizienz der Übertragung scheint in den letzten Jahren jedoch anzusteigen. Aufmerksamkeit erregte im Jahr 2003 das erstmalige Auftreten von Affenpocken beim Menschen in den USA (73 Fälle) nach Einfuhr des Virus mit Nagetieren aus Afrika und dessen Übertragung auf hoch empfängliche heimische Präriehunde.

Kuhpockenvirus

Kuhpockenviren sind ebenfalls Orthopockenviren mit sehr breitem Wirtstropismus. Sie kommen endemisch in Europa sowie im westlichen Asien vor und können verschiedene Nager, Haus- und Zootiere und den Menschen infizieren. Ursprünglich wurden Infektionen bei Milchkühen beobachtet, welche typische Vesikel an Euter und Zitzen verursachten (historisch bekannt als „echte Kuhpocken") und aufgrund unzureichender Hygiene verbreitet wurden. Beim Menschen kommt es meist nur sporadisch zu lokal begrenzten Kontaktinfektionen. Heutzutage sind Rinder kaum noch infiziert, jedoch treten vermehrt Erkrankungen bei spielenden Kindern durch Virusübertragung von Katzen bzw. Nagern auf. Kleine Hautwunden sind die primären Infektionsorte. Typisch sind die Entwicklung lokaler Hautläsionen an Händen und Armen sowie Allgemeinsymptome in Form einer febrilen Lymphangitis und -adenitis. Generalisierende Infektionen mit z. T. letalem Verlauf sind selten und wurden bisher nur in immunsupprimierten Patienten beschrieben.

Vacciniavirus

Das Vacciniavirus ist der Prototyp der Impfviren gegen die Variolavirusinfektion (s. Abschnitt 66.7, Impfung gegen Orthopockenvirusinfektionen). Vacciniaviren und Kuhpockenviren induzieren ausgeprägte immunologische Kreuzreaktionen. Vacciniaviren sind jedoch eine genetisch eigenständige Art der Orthopockenviren, deren ursprüngliche Herkunft unklar ist. Das Virus besitzt, ähnlich den Kuhpockenviren, ein breites Wirtsspektrum. Bei Rindern und Wasserbüffeln sind zirkulierende Infektionen mit in der Wildbahn persistierenden Vacciniaviren bekannt. Eine Übertragung solcher Viren auf den Menschen kann zu Erkrankungen führen, die den Infektionen mit Kuhpockenvirus gleichen. Vacciniaviren dienen häufig als Werkzeuge in der molekular-, zellbiologischen und immunologischen Forschung. Laborinfektionen nach versehentlicher Inokulation oder Exposition sind dokumentiert und führen in der Regel zu lokalisierten Erkrankungen (z. B. Hautläsionen an Händen, Konjunktivitiden) z. T. mit Allgemeinsymptomatik.

Parapockenviren

Parapockenviren sind Tierpathogene mit zooanthroponotischem Potenzial. Pseudokuhpockenviren (so genannt aufgrund der fehlenden immunisierenden Eigenschaften gegen die Variolavirusinfektion) sind die Erreger der Melkerknotenerkrankung und gehören zusammen mit den Orf-Viren sowie den Bovinen Papulären Stomatitisviren zu den am häufigsten auf den Menschen übertragenen Parapockenviren (Tab. 66.**1**). Die Viren sind weltweit verbreitet und Humaninfektionen spielen vor allem eine Rolle in der Tierhaltung und Fleischindustrie. Überträger sind infizierte Schafe und Ziegen (Orf-Virus) oder Rinder (Pseudokuhpockenvirus), die den Menschen durch Einbringen von Virus in kleinere Läsionen auf Händen oder im Gesicht anstecken. Nach einer Inkubationszeit von 3 bis 5 Tagen entwickeln sich pustuläre Dermatitiden mit Juckreiz und häufig auch regionale Lymphknotenschwellungen. Die Hautläsionen haben (im Gegensatz zu Orthopockenvirusinfektionen) einen proliferativen Charakter und heilen innerhalb von 4 bis 8 Wochen ab. Die Erkrankung zeigt insgesamt einen milden Verlauf und kann vorübergehend niedriges Fieber einschließen. Impfstoffe zur Prophylaxe von Parapockenvirusinfektionen existieren nicht. Immunisierungen mit Vacciniavirus bieten keinen Schutz aufgrund der fehlenden Kreuzimmunität.

Molluscum-contagiosum-Virus

Das humanspezifische und genetisch mit keinem anderen Pockenvirus verwandte Molluscum-contagiosum-Virus ist der einzige Vertreter des Genus Molluscipoxvirus (Tab. 66.**1**). Das Virus ist weltweit verbreitet und verursacht eine gutartige Hauterkrankung beim Menschen (hauptsächlich bei Kindern), die durch kleine perlenartige und fleischfarbene Knötchen der äußeren Haut gekennzeichnet ist. Diese Läsionen sind frei von Entzündungsreaktionen und manifestieren sich vor allem an den Weichteilen. Die Inkubationsphase ist mit 14 bis 50 Tagen sehr lang. Die Veränderungen können Monate bis Jahre persistieren, dann aber spontan (häufig infolge einer Entzündungsreaktion bzw. Traumatisierung) vollständig abheilen. Eine Virusvermehrung ist in derzeit verfügbaren Zell- bzw. Gewebekulturen nicht möglich. Das Virus kann per Schmierkontakt aus aufgekratzten Effloreszenzen, in deren Spitze sich eine flüssigkeitsgefüllte Eindellung befindet („Dellwarze"), weitergegeben werden.

Yatapockenviren

Yabapox-Affentumorvirus und Tanapockenvirus bilden das Genus Yatapockenvirus und treten endemisch bei Primaten im äquatorialen Afrika auf. Humaninfektionen wurden bei Tierpflegern und im Zusammenhang einer möglichen Übertragung durch Insektenbisse beobachtet. Das Wirtsreservoir dieser seltenen Zoonoseerreger ist nicht geklärt. Eine Infektion beim Menschen verläuft im Allgemeinen milde mit einer oder mehreren pockenartigen Hautläsionen und kann von einer fieberhaften Allgemeinerkrankung begleitet sein. Das Exanthem bildet sich nach ein bis zwei Monaten spontan zurück.

66.5 Diagnose

Der erste und sicher schnellste Nachweis einer Pockenvirusinfektion erfolgt in der Regel durch Elektronenmikroskopie von Organmaterial oder Pustelinhalt nach Negativkontrastierung unter der Voraussetzung ausreichend hoher Partikelkonzentrationen (> 10^5 Virionen/ml). Dabei kann morphologisch bereits zwischen Parapockenviren und anderen Pockenviren differenziert werden. Parapockenviren unterscheiden sich in Form und Oberflächenstruktur von den anderen quaderförmigen Pockenpartikeln. Sie sind etwas kleiner (170 × 270 nm), haben eine schlankere und ovoide Form mit regelmäßiger Anordnung ihrer Oberflächenfilamente („Wollknäuel") (Abb. 66.**3**).

In der Differenzialdiagnose ist bei pockenartigen Läsionen vor allem auf Infektionen mit Herpes-simplex- und Varizella-Zoster-Virus zu achten. Aber auch Erythema exsudativum multiforme, Syphilis oder Ekzeme sollten in Erwägung gezogen werden.

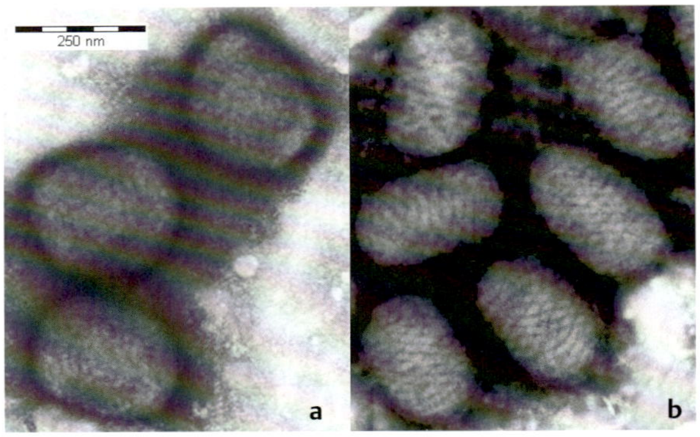

Abb. 66.**3** Elektronenmikroskopische Aufnahmen von Orthopockenviren und Parapockenviren. Größenmarker 250 nm. (Mit freundlicher Genehmigung von A. Jahnke, LMU München).
a Orthopockenviren (Orthopoxvirus bovis, Kuhpockenvirus).
b Parapockenviren (Parapoxvirus ovis, Orf-Virus).

Zur Bestätigung und weiteren Differenzierung werden heute routinemäßig neue molekularbiologische Techniken (insbesondere Nukleinsäure-Amplifikations- und Mikroarrayverfahren) eingesetzt, mit deren Hilfe ggf. auch der Nachweis kleinster Virusmengen gelingen kann. Der Einsatz von virusspezifischen fluoreszenzmarkierten Sonden erlaubt ein Verfolgen der Nukleinsäure-Amplifikation bei Polymerasekettenreaktion (PCR) in Echtzeit (Real-Time-PCR). Dabei kann unter Verwendung von Referenzmaterialien die genaue Quantifizierung der viralen DNA (in Genomäquivalenten) im Ausgangsmaterial erfolgen. Zudem können über die Schmelzkurvenanalyse der Real-Time-PCR-Produkte selbst genetisch nahe verwandte Pockenviren, wie z. B. wichtige Vertreter der Orthopockenviren (Variola-, Kuhpocken- und Vacciniaviren) relativ einfach und sicher unterschieden werden. Als weitere häufig eingesetzte diagnostische Methode dient der Nachweis Orthopockenvirus-spezifischer Serum-Antiköpertiter mittels Immunofluoreszenztest. Die Bestätigung virusspezifischer Serum-Antikörper (IgG und IgM) gelingt auch mit anderen serologischen Verfahren, wie z. B. ELISA, Virus-Neutralisationstest und Hämagglutinationshemmung. Letztere Methoden werden, wie auch Verfahren zur Anzucht und Isolierung von Orthopocken- und Parapockenviren im bebrüteten Hühnerei bzw. in Zellkulturen, in der Regel in auf die Untersuchung von Pockenviren spezialisierten Laboratorien durchgeführt.

Pockenerkrankungen sowie der Nachweis von Pockenviren sind nach dem 2001 in Kraft getretenen Infektionsschutzgesetz in Deutschland nicht mehr meldepflichtig.

66.6 Therapie

Indikationen für eine antivirale Therapie sind insbesondere schwere generalisierende Infektionen mit natürlich auftretenden Orthopockenviren (Vacciniaviren, Kuhpockenviren, Affenpockenviren). Therapeutisch eingesetzt werden können Vaccinia Immunglobulin (VIG) und Cidofovir (Vistide®), ein für die Behandlung von Zytomegalovirus-Retinitis zugelassenes Nukleotidanalogon. VIG ist eine isotonische sterile Lösung der Plasma-Ig-Fraktion von Serum gewonnen aus mit Vacciniavirus immunisierten Personen und wurde früher erfolgreich verwendet, um schwere Nebenreaktionen der Pockenschutzimpfung zu behandeln. Gegenwärtig steht es jedoch nur noch bei besonders schweren Verlaufsformen einer Vacciniavirus-Infektion zur Verfügung. Kontrollierte klinische Studien zur Wirksamkeit von VIG sind allerdings nicht verfügbar. Die Wirksamkeit von Cidofovir gegen Orthopockenviren ist durch In-vitro- und Tier-Versuche belegt, auch existieren Fallberichte über den Einsatz bei Molluscum contagiosum und Ecthyma contagiosum (Orf-Virusinfektion) in immunsupprimierten Patienten. In den letzten Jahren wurde die Entwicklung von verbesserten Pockenvirus-Therapeutika vorangetrieben. Getestet werden z. B. Hexadecyloxypropyl-Cidofovir (CMX001) und ST-246, ein neuartiger, hoch spezifischer Inhibitor der Orthopocken-Virusvermehrung. Letzterer wurde zusammen mit VIG, Cidofovir und Hauttransplantationen erfolgreich bei einem Patienten mit schwerem Ekzema vaccinatum infolge von Kontaktinfektion mit Vacciniavirus eingesetzt (Vora et al. 2008).

66.7 Impfungen gegen Orthopockenvirusinfektionen

Über die erste Form der Immunisierung gegen die Pocken mit Pustelinhalt oder Krustenmaterial von Erkrankten (Variolation) berichtet die chinesische Literatur um 1000 AD. Diese risikoreiche Prozedur, mit welcher häufig ein abgeschwächter Verlauf der Variolavirusinfektion ausgelöst wurde, führte zu solider Immunität bei späteren Pockenepidemien. Die Praxis der eigentlichen Pockenschutzimpfung geht auf den englischen Arzt Edward Jenner zurück (Jenner 1801). Historisch beschrieben ist dabei die Übertragung von Kuhpockenvirusmaterial auf Impflinge, welche den Begriff „Vaccination“ (abgeleitet von vacca, lat. die Kuh) als Bezeichnung für die neue Methode prägte. Interessanterweise basiert aber keiner der bis ins moderne Zeitalter erhaltenen Pockenvirusimpfstoffe auf Kuhpockenvirus. Die genaue Herkunft des Vacciniavirus bleibt ungeklärt, aber es könnte das Überbleibsel einer heute nicht mehr auftretenden Orthopockenvirusinfektion bei Pferden („Pferdepocken“) sein, denn aus der Frühzeit der Pockenschutzimpfung ist auch die alternative Verwendung von „Pferdepockenmaterial“ überliefert. Die wachsende Bedeutung der Pockenschutzimpfung sowie der große Bedarf an Vacciniavirus-Impfstoff motivierten im 19. und 20. Jahrhundert den Aufbau zentraler Impfstoff-Produktionsstätten sowie grundlegender Infrastrukturen im öffentlichen Gesundheitswesen. Zusammen mit standardisierten Verfahren zur Qualitätskontrolle und Impftechnik wurde dadurch die im Mai 1959 von der Weltgesundheitsversammlung initiierte weltweite Impfkampagne zur Ausrottung der Pocken möglich. Eine Vielzahl unterschiedlicher Stämme des Vacciniavirus wurde weltweit für die Impfstoffherstellung eingesetzt. Gegen Ende der WHO-Impfkampagne wurden in Europa der Stamm Elstree (Synonym: Stamm Lister, weltweit das am häufigsten verimpfte Vacciniavirus) und in den USA der New York City Board of Health Stamm (NYCBH, als Grundlage für den einzigen heute noch zugelassenen Impfstoff Dryvax®) bevorzugt. Die Vacciniavirusimpfstoffe wurden intrakutan in die Epidermis eingebracht, bevorzugt mit der zweizackigen Impfnadel, welche mit einem kleinen Tropfen Impfstoff benetzt 15-mal in die Haut an der Außenseite des Oberarms eingestochen wurde. Die dabei gesetzte Infektion sollte auf die Impfstelle begrenzt bleiben und dort nach Abheilen eine kleine Narbe hinterlassen. Dabei gab es gelegentlich unerwünschte Impfreaktionen, z. B. lokale bakterielle Infektionen an der Impfstelle oder die Bildung von Pockenläsionen an anderen Hautstellen (Vaccinia secundaria) und seltener schwerwiegende Impfkomplikationen wie generalisierende Infektionen (Vaccinia generalisata, Ekzema vaccinatum, Vaccinia progressiva) sowie Schädigungen des Zentralnervensystems (postvakzinale Enzephalitis und Enzephalopathie) (Fulginiti et al. 2003). Klassische Kontraindikationen für die Pockenschutzimpfung sind Immunopathien, Ekzeme, Erkrankungen des Zentralnervensystems und Schwangerschaft. Impfungen mit Dryvax®-Vakzine in den Jahren 2002 bis 2003 lassen auch einen kausalen Zusammenhang zwischen Pockenschutzimpfung und schweren Kardiomyopathien (Myokarditis, Perimyokarditis) annehmen. Die US Centers for Disease Control and Prevention (CDC) haben daher den Personenkreis, für den die Impfung kontraindiziert ist, auf Individuen mit Herzerkrankungen und Impfstoff-assoziierten Allergien sowie auf Personen unter 18 Jahren und stillende Mütter erweitert (Cono et al. 2003).

Trotz individuell bestehender Infektionsgefahren durch Viren im Forschungslabor bzw. durch ubiquitär auftretende, zoonotische Orthopockenviren und einer hypothetischen Bedrohung der Allgemeinbevölkerung durch bioterroristische Nutzung birgt die konventionelle Pockenschutzimpfung heute nicht mehr zu tolerierende Risiken. Deshalb wurden neue, weniger gefährliche Vacciniavirus-Impfstoffe entwickelt, deren Wirksamkeit jedoch schwierig zu belegen ist. Der am besten untersuchte Kandidatimpfstoff basiert auf dem hoch attenuierten modifizierten Vacciniavirus Ankara (MVA), welches nach Anpassung an Hühnerzellkulturen seine Replikationsfähigkeit und Virulenz im Säugetierwirt verloren hat (Drexler et al. 2004, McFadden 2005).

66.8 Immunantwort

Unser Wissen über Pockenvirus-spezifische Immunantworten und die durch Impfung induzierte, schützende Immunität ist begrenzt, da die Variolavirusinfektion des Menschen ausgerottet war bevor die Grundlagen der modernen zellulären und molekularen Immunologie etabliert waren. Erst in jüngster Vergangenheit wurden die Wechselwirkungen zwischen Pockenvirusinfektion und Immunsystem im Detail charakterisiert und die Schutzmechanismen der Vakzinierung teilweise aufgeklärt (Amanna et al. 2006, Pickup 2007). Daten aus Tiermodellen zeigen, dass die koordinierte Zusammenarbeit der unspezifischen frühen (innate, angeborenen) und der Antigen-spezifischen späten (adaptive, erworbenen) Immunantwort eine wesentliche Rolle spielt. Insbesondere dendritische Zellen, natürliche Killer-Zellen, Makrophagen und Granulozyten sind an der ersten Auseinandersetzung des Immunsystems mit einem Orthopockenvirus beteiligt. Sie dienen vor allem zusammen mit Interferonen vom Typ I und II (α/β und γ), Chemokinen und Zytokinen vom Typ I (Th1) der frühen Kontrolle der Erregervermehrung.

Die adaptive Immunantwort beginnt bereits wenige Tage nach Infektion mit der Aktivierung antigenspezifischer CD4+ und CD8+ T-Zellen sowie, nur wenig später, mit der Bildung virusspezifischer Antikörper. Infektionsversuche mit Affenpockenvirus in Primaten belegen eindrucksvoll, dass Vacciniavirus-induzierte Antikörper für den Schutz gegen eine letale Orthopockenvirusinfektion essenziell und ausreichend sein können (Edghill-Smith et al. 2005). Daten aus zwei prospektiven Studien in den 1970er Jahren zeigten, dass Kontaktpersonen von Variola-Patienten mit einem Serumtiter Vacciniavirus-neutralisierender Antikörper von $1 : \geq 20$ bzw. $1 : \geq 32$ vor einer Pockenerkrankung geschützt waren (Mack et al. 1972, Sarkar et al. 1975). Wichtige noch offene Fragen sind, gegen welche viralen Antigene schützende Antikörper gerichtet sind, oder ob diese auch bei der Kontrolle einer Erstinfektion eine bedeutende Rolle spielen.

Hinsichtlich der T-Zellimmunantwort und der Bildung und Aufrechterhaltung des immunologischen Gedächtnisses gehört das Vacciniavirus zu den am besten untersuchten Infektionserregern (Amanna et al. 2006). Langlebige Gedächtniszellen von B- und T-Lymphozyten, insbesondere CD4+ T-Zellen tragen zur Aufrechterhaltung von Immunität bei.

Andererseits kodieren Pockenviren für eine ungewöhnlich große Zahl immunmodulatorischer Virusproteine, die insbesondere der frühen, angeborenen Immunantwort entgegenwirken. Hierzu gehören so genannte „Virokine" (Zytokin-Homologe; z. B. IL-6, IL-10) und „Viroceptoren" (meist lösliche Homologe ihrer Rezeptoren; z. B. TNFR, INFγR, IL-1βR, IFNα/βR), Chemokin-Homologe oder ihre Inhibitoren, anti-inflammatorische Serpine, Komplement-Bindeproteine, Wachstumsfaktoren, sowie anti-apoptotisch wirksame Proteine (Pickup 2007, Seet et al. 2003). Einzelne

Pockenviren, wie z.B. das hochattenuierte Vacciniavirus MVA, haben einige dieser Immunmodulatoren verloren, wodurch eine verstärkte Aktivierung des Immunsystems bewirkt werden kann.

66.9 Pockenviren in der experimentellen Medizin

Schon bald nach der Ausrottung der Pocken fanden sich neue Anwendungsbereiche für das Vacciniavirus. Es gehörte zu den ersten Viren, die durch das Einbringen virusspezifisch gesteuerter Fremdgene als so genannte Vektoren verwendet wurden (Moss 1991). Pockenviren können eine beträchtliche Menge an fremder DNA in ihr Genom aufnehmen und rekombinante Vacciniaviren sind seit Langem geschätzte Werkzeuge zur Expression heterologer Proteine in der molekular- und zellbiologischen sowie immunologischen Forschung. Replikationsdefiziente Vacciniaviren wie MVA und NYVAC dienen als Vektoren für neuartige Impfstoffe (Sutter u. Moss 1992, Tartaglia et al. 1992) und durchlaufen bereits klinische Prüfungen der Phasen I bis III. Beabsichtigte prophylaktische bzw. therapeutische Anwendungsgebiete sind Infektionskrankheiten (AIDS, Hepatitis C, Tuberkulose, Malaria) und Tumorerkrankungen (Zervixkarzinom, Mammakarzinom, Kolorektalkarzinom, Malignes Melanom u.a.).

Daneben werden vermehrungsfähige Pockenviren zur selektiven Zerstörung von Tumorzellen (Onkolyse) eingesetzt. Gentechnologisch attenuierte Vacciniaviren haben sich bereits in präklinischen Tumormodellen und ersten Patienten bewährt (Alemany 2008).

Literatur

Alemany R. A smart move against cancer for vaccinia virus. Lancet Oncol 2008; 9(6): 507–508

Amanna IJ, Slifka MK, Crotty S. Immunity and immunological memory following smallpox vaccination. Immunol Rev. 2006; 211: 320–337

Buller RM, Palumbo GJ. Poxvirus pathogenesis. Microbiol Rev. 1991; 55(1): 80–122

Cono J, Casey CG, Bell DM. Smallpox vaccination and adverse reactions. Guidance for clinicians. MMWR Recomm Rep 2003; 52(RR-4): 1–28

Drexler I, Staib C, Sutter G. Modified vaccinia virus Ankara as antigen delivery system: how can we best use its potential? Curr Opin Biotechnol 2004; 15(6): 506–512

Edghill-Smith Y, Golding H, Manischewitz J et al. Smallpox vaccine-induced antibodies are necessary and sufficient for protection against monkeypox virus. Nat Med 2005; 11(7): 740–747

Esteban DJ, Buller RM. Ectromelia virus: the causative agent of mousepox. J Gen Virol 2005; 86(Pt 10): 2645–2659

Fenner F, Henderson DA, Arita I et al. Smallpox and Its Eradication. No.6 ed. Geneva: World Health Organization; 1988

Fulginiti VA, Papier A, Lane JM et al. Smallpox vaccination: a review, part II. Adverse events. Clin Infect Dis 2003; 37(2): 251–271

Jenner E. The origin of the vaccine inoculation. London, Berwick Street, Soho: Shury DN; 1801

Leitlinie der Deutschen Vereinigung zur Bekämpfung der Viruskrankheiten (DVV) e.V.2 und des Robert Koch-Instituts (RKI) zur Prüfung von chemischen Desinfektionsmitteln auf Wirksamkeit gegen Viren in der Humanmedizin Fassung vom 1. August 2008. Springer Medizin Verlag 2008; 51: 937–945

Mack TM, Noble J Jr., Thomas DB. A prospective study of serum antibody and protection against smallpox. Am J Trop Med Hyg 1972; 21(2): 214–218

Mayr A, Hochstein-Mintzel V, Stickl H. Passage History, Properties and Applicability of Attenuated Vaccinia virus Strain MVA. Infection – Journal for the Clinical Study and Treatment of Infection 1975; 3(3): 6–14

McFadden G. Poxvirus tropism. Nat Rev. Microbiol 2005; 3(3): 201–213

Mercer A, Schmidt A, Weber O, eds. Poxviruses. In: Schmidt A, Wolff MH, Kaufmann SHE, eds. Birkhäuser Advances in Infectious Diseases. Basel – Boston – Berlin: Birkhäuser Verlag; 2007

Moss B. Poxvirus entry and membrane fusion. Virology 2006; 344(1): 48–54

Moss B. Vaccinia virus: a tool for research and vaccine development. Science 1991; 252(5013): 1662–1667

Parker S, Nuara A, Buller RM et al. Human monkeypox: an emerging zoonotic disease. Future Microbiol 2007; 2: 17–34

Pickup DJ. Understanding orthopoxvirus interference with host immune responses to inform novel vaccine design. Expert Rev. Vaccines 2007; 6(1): 87–95

Sarkar JK, Mitra AC, Mukherjee MK. The minimum protective level of antibodies in smallpox. Bull World Health Organ 1975; 52(3): 307–311

Seet BT, Johnston JB, Brunetti CR et al. Poxviruses and immune evasion. Annu Rev. Immunol 2003; 21: 377–423

Sutter G, Moss B. Nonreplicating vaccinia vector efficiently expresses recombinant genes. Proc Natl Acad Sci U S A 1992; 89(22): 10847–10851

Tartaglia J, Perkus ME, Taylor J et al. NYVAC: a highly attenuated strain of vaccinia virus. Virology 1992; 188(1): 217–232

Vora S, Damon I, Fulginiti V et al. Severe eczema vaccinatum in a household contact of a smallpox vaccinee. Clin Infect Dis 2008; 46(10): 1555–1561

Ungewöhnliche Agenzien

67 Prionen und übertragbare spongiforme Enzephalopathien

H. M. Schätzl

67.1 Einführung

Die Geschichte der Prion-Erkrankungen geht mindestens 250 Jahre zurück. Damals wurde eine immer tödliche Erkrankung des Schafes beschrieben, die sich zunächst durch Übererregbarkeit und Juckreiz äußerte (**Scrapie**). Scrapie ist Prototyp einer Reihe übertragbarer Krankheiten des Zentralnervensystems (ZNS) von Mensch und Tier, die als übertragbare, schwammartige Enzephalopathien (**TSE**) oder **Prion-Erkrankungen** bezeichnet werden (Tab. 67.**1**). Bereits 1936 konnten Cuillé und Chelle zeigen, dass Scrapie durch Überimpfung von Rückenmark auf gesunde Schafe und Ziegen übertragen werden kann. Fast parallel dazu wurden langsam verlaufende degenerative ZNS-Krankheiten des Menschen beschrieben, 1920/21 die Creutzfeldt-Jakob-Krankheit (**CJD**), 1936 das Gerstmann-Sträussler-Scheinker-Syndrom (**GSS**), später **Kuru** und jüngst die Fatale Familiäre Insomnie (**FFI**). C. Gajdusek lieferte die erste detaillierte Beschreibung von Kuru, was den Scrapie-Forscher W. Hadlow zu der Spekulation bewog, diese Krankheit könnte das menschliche Gegenstück zu Scrapie sein. Er schlug vor, Übertragungsexperimente auf Primaten durchzuführen. Dies gelang Gajdusek, der zunächst Kuru, später CJD und GSS auf Affen übertragen konnte. Somit war der infektiöse Charakter dieser neurodegenerativen menschlichen Erkrankungen gezeigt.

Bald wurde erkannt, dass der Erreger ungewöhnliche Eigenschaften aufweist. Alle Verfahren, die Viren inaktivieren, indem sie die Nukleinsäure zerstören, hatten hier keinerlei Effekt. Bereits damals wurde die Hypothese formuliert, dass dieser Erreger ohne Nukleinsäure auskommt und seine Infektiosität nur durch Proteine weitergibt. Dies wurde später als **Protein-only-Hypothese** von S.B. Prusiner experimentell untermauert (Prusiner 1982, Prusiner 1998). Es gelang in den 1970er Jahren, das infektiöse Agens aus Gehirnen experimentell infizierter Nagetiere anzureinigen: In der Tat handelte es sich um ein Protein, das Prion-Protein (PrP) in der infektiösen Form oder PrP^{Sc} genannt wurde (Prusiner 1982, Prusiner 1998). **PrP^{Sc}** hat besondere biochemische Eigenschaften wie z. B. Unlöslichkeit, Infektiosität und Resistenz gegen Proteasen. 1982 war das Kunstwort **Prion** (aus proteinaceous infectious particle) von Prusiner eingeführt worden, um diesen Erreger klar von Viren oder Viroiden abzugrenzen (Prusiner 1982). 1985 wurde ein normales, zelluläres PrP gefunden (**PrP^{c}**), welches trotz gleicher Aminosäure-Sequenz fundamental andere biochemische und biophysikalische Eigenschaften aufweist. Einige Jahre später fand man, dass die genetischen Formen der TSE beim Menschen mit definierten Mutationen in PrP^{c} segregieren.

In Großbritannien (UK) ist damals eine neue Prion-Erkrankung der Tiere epidemieartig aufgetreten: der Rinderwahnsinn (**BSE; Bovine Spongiforme Enzephalopathie**) (Anderson et al. 1996). Man führt dies auf die Verfütterung von aufgearbeiteten Schlachtabfällen zurück, in denen sich Überreste Prion-infizierter Tiere befanden. Es ist unklar, ob die Krankheit ursprünglich vom Schaf oder von spontan erkrankten Rindern ausging. Eine wichtige Frage in diesem Zusammenhang war sofort, ob der Erreger durch Nahrungsmittel auf den Menschen übertragbar ist. Tatsächlich trat ab 1995 ein neues, variantes CJD-Krankheitsbild im UK auf: die neue Variante der CJD (**vCJD**) (Will et al. 1996). Es ist experimentell gesichert, dass der Erreger von BSE und vCJD identisch ist (Bruce et al. 1997). Beide lassen sich deutlich von anderen Prion-Erregern (z. B. sporadisches CJD) unterscheiden. Somit ist die zoonotische Übertragbarkeit von BSE auf den Menschen in Form von vCJD praktisch bewiesen. Das mögliche Ausmaß dieser Übertragung ist vor allem infolge der sehr langen möglichen Inkubationszeiten derzeit nicht abschätzbar; zurzeit ist die Inzidenz von vCJD allerdings niedrig. In den letzten Jahren zeigte sich zudem, dass vCJD im Gegensatz zu klas-

Tabelle 67.**1** Prion-Erkrankungen (TSE = transmissible spongiforme encephalopathy).

Manifestation	Erkrankungen	Mechanismus
infektiös erworben	Kuru, iatrogenes CJD, Scrapie, BSE, FSE, CWD, vCJD/svCJD	Infektion von außen, exogen
sporadisch	CJD (~90 %) Inzidenz: ~1:1 000 000 weltweit	spontane Konformationsänderung PrP^{c} (?), endogen
genetisch	CJD (~10 %), GSS, FFI	Keimbahnmutation im PrP-Gen, endogen

sischem CJD mehrfach durch Blutprodukte von Mensch zu Mensch übertragen worden ist (sekundäre Form der vCJD; **svCJD**) (Llewelyn et al. 2004).

67.2 Taxonomie und Partikelstruktur

Obwohl Prionen den historischen Virusbegriff hinreichend erfüllen, stehen sie außerhalb der üblichen virologischen Taxonomie. Prionen setzen sich aus vielen Molekülen PrP^{Sc} zusammen. Prion-Partikel mit der höchsten Infektiosität scheinen aus 14 bis 28 PrP^{Sc}-Molekülen zu bestehen. Nach experimenteller Aufreinigung von PrP^{Sc} aus Gehirnen ist eine Fibrillen-Form im EM darstellbar (Scrapie associated Fibrils bzw. Prion Rods). Im Gehirn akkumuliert PrP^{Sc} extrazellulär in pathognomonischen **Amyloid-Plaques** und ist färberisch nachweisbar (analog zur Pflanzenstärke = Amylum).

67.3 Genomstruktur

Prionen beinhalten keine kodierenden Nukleinsäuren, obwohl sie ein infektiöses Agens darstellen. Sie benützen einen **epigenetischen** Mechanismus, um ihre Infektiosität weiterzugeben. In der Zelle benötigen sie dafür PrP^{c}, um dieses in PrP^{Sc} umzuwandeln. Das für PrP kodierende Gen (*PRNP* Mensch) ist hoch konserviert und befindet sich beim Menschen auf Chromosom 20. Alle bekannten Säuger-PrP-Gene, die aus 2 oder 3 Exons bestehen, enthalten den kompletten ORF innerhalb des letzten Exons. Der PrP-Promotor enthält GC-reiche Sequenzen und Bindestellen für Transkriptions-Faktoren, aber keine TATA-Box im eigentlichen Sinn. Die Größe der mRNA bewegt sich zwischen 2,1 bis 2,5 kb und kodiert für ein etwa 250 Aminosäuren großes Translationsprodukt.

Die humanen familiären Prion-Erkrankungen sind mit definierten Punktmutationen oder Insertionen in *PRNP* assoziiert. Die Penetranz des autosomal-dominanten Erbgangs wird mit 100 % angegeben. Zudem gibt es beim Menschen und bei einigen Tierarten (Schaf, Hirsch und Maus) so genannte Polymorphismen, die mit der Empfänglichkeit gegenüber Prion-Erkrankungen korrelieren. So beeinflusst beim Menschen das Kodon 129 (Methionin oder Valin; Normalverteilung Europa 50 % heterozygot, 40 % homozygot für Methionin und 10 % für Valin) sowohl die Empfänglichkeit bzw. Inkubationszeit gegenüber den infektiös erworbenen Formen (iatrogenes CJD, Kuru und vCJD) als auch die Pathologie und Klinik bei sporadischer CJD. Bei der Mutationen am Kodon 178 ist es sogar von der gleich-alleligen Position am Kodon 129 abhängig, ob FFI oder GSS entsteht. Bei Schafen wird die Empfänglichkeit gegenüber Scrapie auch eindeutig von verschiedenen Polymorphismen beeinflusst (Kodon 136, 154 und 171).

67.4 Intrazelluläre Vermehrung

Prionen setzen sich aus der pathologischen Isoform des normalen zellulären Prion-Proteins zusammen. Die Umwandlung der Konformation, assoziiert mit völlig unterschiedlichen biochemischen Eigenschaften, stellt somit das entscheidende pathogenetische Grundprinzip dar. PrP^{c} wird annähernd ubiquitär exprimiert, die höchste Expression findet sich jedoch im ZNS. Ein N-terminales Signalpeptid vermittelt den Import in das ER. Während der Reifung des Proteins im sekretorischen Transportweg wird es glykosyliert und eine Disulfidbrücke wird gebildet. PrP^{c} ist an der extrazellulären Seite der Plasmamembran lokalisiert und über einen GPI-Anker befestigt (Abb. 67.**1**).

Die Funktion von PrP ist unbekannt. PrP-Knock-out-Mäuse zeigten keinen eindeutigen Phänotyp. PrP^{c} wird mit Bindung von Cu^{2+}-Ionen und einer Rolle in der Signaltransduktion in Verbindung gebracht. Derzeit ist eine neuroprotektive Funktion am wahrscheinlichsten. Für die Empfänglichkeit für Prion-Erkrankungen ist PrP^{c} unbedingt notwendig, da $PrP^{0/0}$-Mäuse nach intrazerebraler Inokulation mit Prionen keine Prion-Krankheit entwickeln. PrP^{Sc} entsteht durch Konformationsänderungen im C-terminalen Teil von PrP^{c} mit drastischen Folgen. PrP^{c} ist löslich, vorwiegend α-helical, vollständig sensitiv gegenüber einem Verdau mit Proteinase K und nicht infektiös. PrP^{Sc} hingegen zeichnet sich durch einen hohen β-Faltblatt-Anteil aus, neigt zur Aggregation und ist relativ resistent gegen Proteasen. Für den Mechanismus der Umfaltung von PrP^{c} in PrP^{Sc} existieren zwei Modelle. Das Heterodimer-Modell beinhaltet ein Konversionsintermediat, welches aus PrP^{c} gebildet wird. Das Kristallisations-Modell basiert auf der Vorstellung, dass sich PrP^{c}-Moleküle an PrP^{Sc}-Oligomere anlagern und ohne Bildung eines Faltungsintermediats die PrP^{Sc}-Konformation annehmen (Abb. 67.**2**).

PrP^{c} ist in „Lipid Rafts“ lokalisiert. Ein sehr kleiner Teil (1 bis 2 %) des neu synthetisierten PrP^{c} wird kontinuierlich in PrP^{Sc} umgewandelt (Abb. 67.**3**) (Nunziante et al. 2003). Dies setzt einen direkten physikalischen Kontakt voraus und erfolgt auf der Zellmembran oder in frühen endosomalen Kompartimenten. Inwieweit zelluläre Ko-Faktoren bei der Konversion beteiligt sind, ist unklar. PrP^{Sc} kann nur bedingt von der Zelle abgebaut werden und akkumuliert in Lysosomen (Nunziante et al. 2003). Tatsächlich besitzt die Zelle eine Clearance-Kapazität für Prionen und die zelluläre Autophagie scheint dabei eine Rolle zu spielen. Um daher die Umwandlung nach einem „Domino-Prinzip“ kontinuierlich zu unterhalten und keinen Kettenabbruch zu erlauben, muss auch PrP^{Sc} einem subzellulären Recycling unterliegen. Die Freisetzung von Prionen erfolgt wohl hauptsächlich beim apoptotischen Zelltod. Allerdings ist eine kontinuierliche Freisetzung ohne Zelltod zumindest in Zellkultur naheliegend. Exosomen-vermittelte Wege könnten hierbei eine Rolle spielen. Für die Aufnahme von PrP^{Sc} wurden mehrere Rezeptoren postuliert, wie z. B. der

Laminin-Rezeptor-Präkursor. Infiziert man Zellen in vitro mit Hirnhomogenat, nehmen diese die Infektiosität hauptsächlich über Phagozytose-Mechanismen auf.

Für Prionen sind mittlerweile die Koch'schen Postulate erfüllt worden. Der Erreger lässt sich aus Gehirnen Erkrankter isolieren und in „Reinkultur" in geeigneten

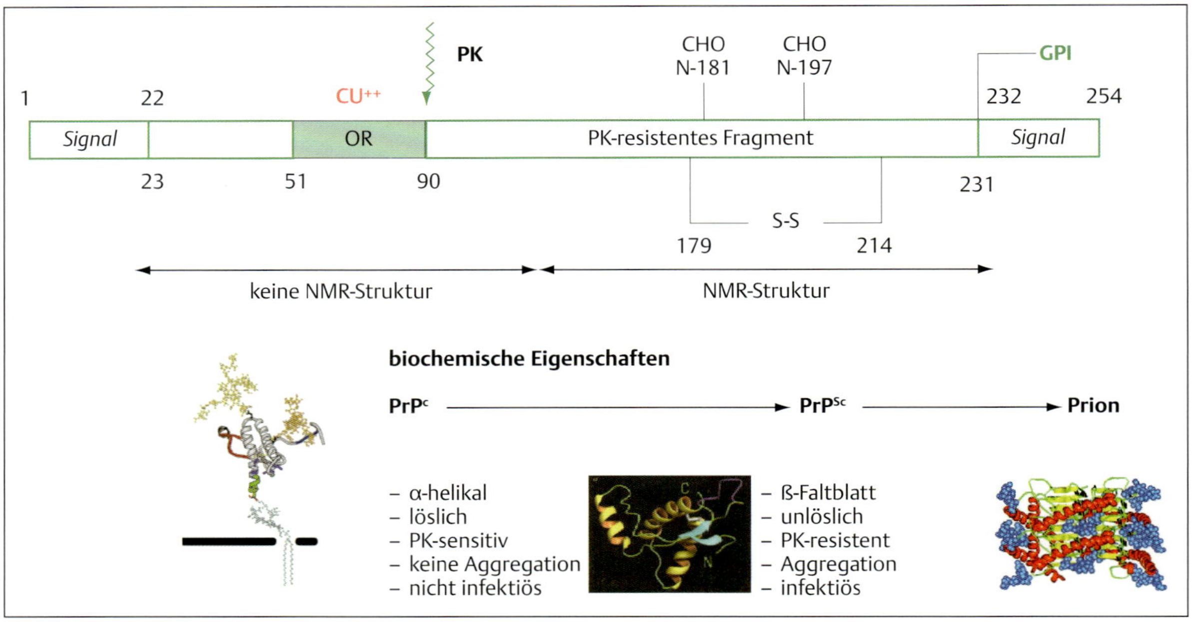

Abb. 67.1 Strukturelle und biochemische Eigenschaften der Prion-Proteine.
Oben: Primär-Struktur und posttranslationale Modifizierungen. OR: Octarepeat-Wiederholung; PK: Proteinase K; CHO: N-Glykan; GPI: Glycosylphosphatidylinositol-Anker. Unten links: potenzielle Struktur von PrP^c auf der Zellmembran. Unten Mitte: NMR-Struktur. Unten rechts: Modell für die räumliche Anordnung von PrP^{Sc}.

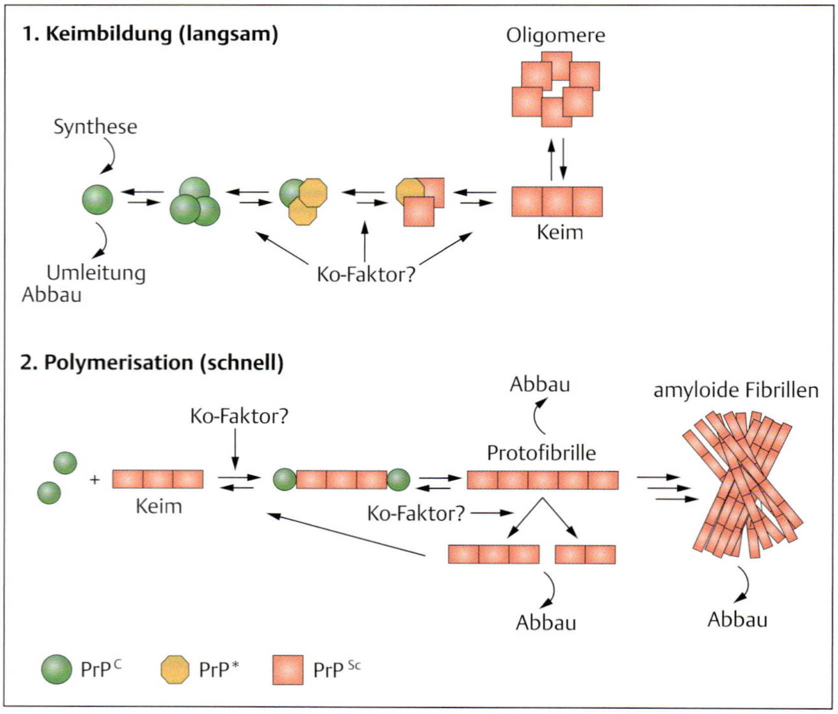

Abb. 67.2 Der Konversionsprozess anhand des Kristallisations-Modells. Die Bildung von Amyloid kann in 2 Schritte getrennt werden. Der initiale Schritt (oben) ist wichtig für die Bildung der Keime (Nuclei), benötigt teilweise entfaltetes Protein und resultiert in kleinen Oligomeren. Diesem seltenen Ereignis folgt eine viel schnellere Elongationsphase (unten), in der native Proteine in den wachsenden Nucleus eingebettet werden (Seeding). Die prolongierten Fibrillen müssen wieder aufgebrochen werden, um neue Keime zu schaffen. Dies führt letztendlich zu einem exponentiellen Wachstum.

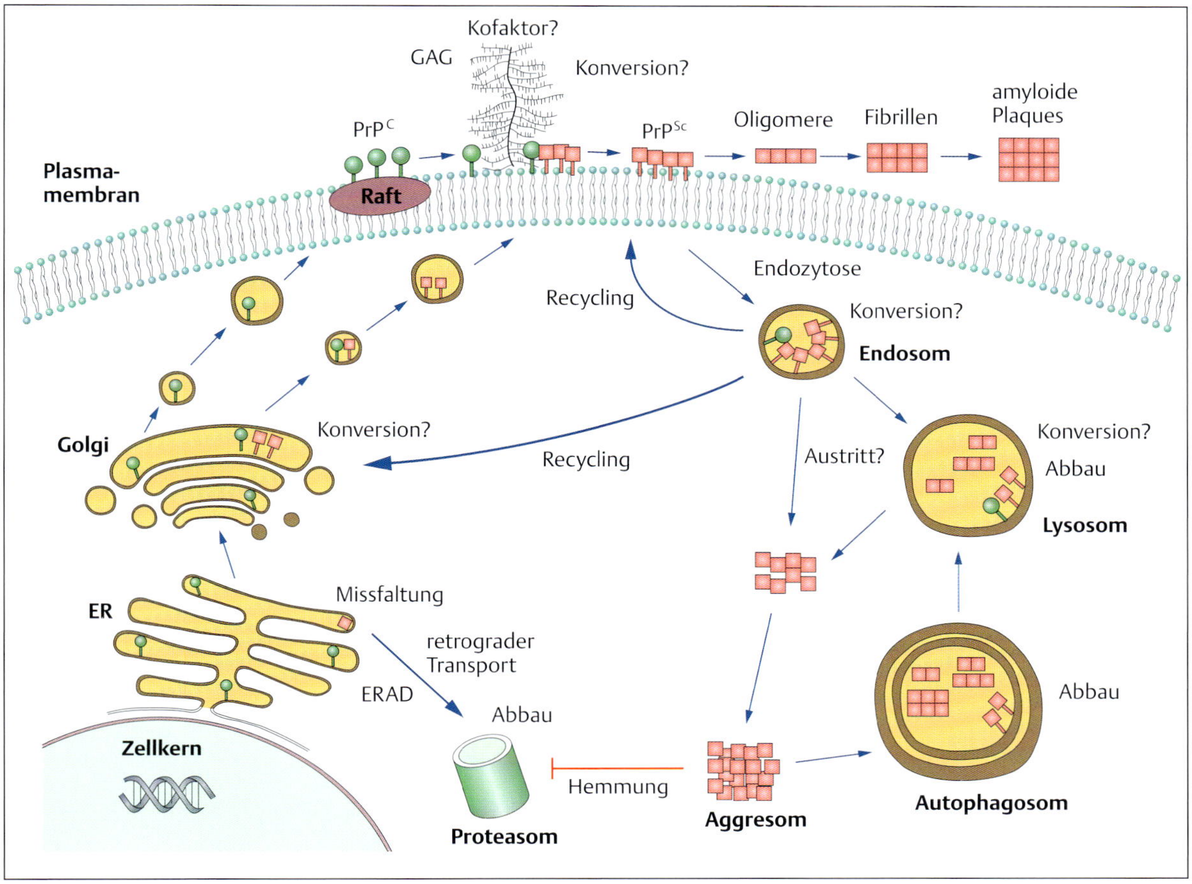

Abb. 67.**3** Zellbiologie von PrP^c und PrP^{Sc}.
Als Membranprotein wandert PrP^c im sekretorischen Weg durch ER und Golgi Richtung äußere Zellmembran, an der es in „Lipid Rafts" angereichert ist. Von dort unterliegt es einem Recycling und wird schließlich im endozytotischen Weg abgebaut. Die konformationelle Umwandlung von PrP^c in PrP^{Sc} findet an der Zellmembran oder in frühen Kompartimenten des endozytischen Wegs statt. Möglicherweise sind Ko-Faktoren involviert wie z. B. Glykosaminoglykane (GAGs). In persistent Prion-infizierten kultivierten Zellen werden 1 bis 5 % von PrP^c kontinuierlich in PrP^{Sc} umgewandelt. PrP^{Sc} wird nur eingeschränkt in Lysosomen abgebaut, weist eine Halbwertszeit von > 24 Stunden auf und akkumuliert schließlich in der Zelle. Wie PrP^{Sc} neurotoxisch wirkt und wie die Infektiosität von Zelle zu Zelle weitergegeben wird ist nicht eindeutig geklärt.

Zellkulturen anzüchten. In diesen Zellen kann er mehrere Jahre propagiert und stetig als PrP^{Sc} nachgewiesen werden. Er kann schließlich wieder in Tiere inokuliert werden, die dann wiederum erkranken.

67.5 Erreger-Wirts-Interaktionen

Den phänotypischen Veränderungen bei der Prion-Infektion wird ein Gain-of-toxic-Function zugrunde gelegt, bedingt durch Neusynthese von PrP^{Sc}. Derzeit wird PrP^{Sc}-Amyloid aber eher als Endprodukt und nicht als eigentliche toxische Komponente angesehen. Für diese Funktion ist ein bei der Umwandlung gebildetes **toxisches Intermediat** wahrscheinlicher. Aufgrund der anzunehmenden neuroprotektiven Funktion von PrP ist aber auch ein Loss-of-Function-Phänotyp denkbar. Neueste Resultate weisen auf Veränderungen des Cholesterol-Stoffwechsels bei der zellulären Prion-Infektion hin. Obwohl Prionen auch außerhalb des ZNS propagieren können, entwickelt sich die Prion-Erkrankung nur im ZNS. Hierdurch gehen die Neuronen, die nicht ersetzt werden können, anscheinend apoptotisch zugrunde. Erst nach massivem Zellverlust, der durch Astrozytose kompensiert wird, kommt es zu den klinischen Erscheinungen. Histopathologisch zeigt sich im Hirngewebe die namensgebende schwammartige (spongiforme) Degeneration (TSE).

67.6 Immunität und Immuntoleranz

Da nur das körpereigene PrP^c als Substrat für die Prion-Konversion benützt wird, weisen neu produzierte Prionen immer die Sequenz des Wirtes auf, sodass dagegen immunologische Toleranz besteht. Charakteristischerweise fehlen daher entzündliche Veränderungen zellulärer oder humoraler Art. Prionen scheinen auch keine PAMPs (Pathogen-associated Molecular Pattern) darzustellen. Allerdings spielen die Komponenten des Immunsystems bei der peripheren Infektion eine wichtige Rolle als Ort der ersten Vermehrung und für den Transport zum Gehirn.

67.7 Zooanthroponotisches Potenzial

Spezies-Überschreitungen sind zumindest bei experimentellen Prion-Infektionen eher Regel als Ausnahme. Das zooanthroponotische Potenzial von BSE auf dem Nahrungsmittelweg zeigte sich eindrücklich. Jedoch war die TSE-Übertragung vom Rind auf den Menschen erst durch gewisse menschliche Eingriffe möglich (s. Kasten unten). Sporadische Formen der Erkrankung sind in Analogie zu sporadischer CJD wahrscheinlich in allen Tierarten in niedriger Frequenz anzunehmen. Durch menschliche Manipulationen kann es zur massiven Weitergabe innerhalb einer Spezies kommen (z. B. BSE durch **„Neo-Kannibalismus"** infolge der Herstellung und Verfütterung von Prion-kontaminiertem Tierkadavermehl), resultierend in epidemieartigen Ausbrüchen. Bei entsprechender Exposition und Disposition kann es auch zum Überschreiten einer Spezies-Grenze kommen, eventuell auch als Zooanthroponose. Wiederum besteht die Gefahr der Weitergabe innerhalb der neu infizierten Spezies (Mensch), wie nunmehr am Auftreten der svCJD erkennbar wurde.

Szenarien der Ausbreitung einer Prion-Infektion am Beispiel BSE

- sporadische/spontane Entstehung (Ko-Faktoren?), z. B. sporadisches BSE
- Intraspezies-Ausbreitung (± Einfluss Mensch), z. B. epidemisches BSE
- Transspezies-Infektion (Zoonose), z. B. vCJD
- Intraspezies-Ausbreitung (z. B. iatrogen), z. B. sekundäres/iatrogenes vCJD (svCJD)

67.8 Erkrankungen und Symptome

67.8.1 Schaf

Ein führendes Symptom bei Scrapie ist der Juckreiz, bei dem die Schafe das Wollkleid abscheuern (to scrape: abreiben), was eventuell zur Ausbreitung beiträgt. Es treten Gangunsicherheiten und progressive Schwäche auf. Diese Phase dauert 2 bis 5 Monate. Gegen Ende treten Schlucklähmung und Festliegen auf. Befallen werden in der Regel Tiere ab dem 2. Lebensjahr. Übertragungen auf den Menschen sind nicht bekannt.

67.8.2 Rind

Die bovine spongiforme Enzephalopathie als neue Seuche brach erstmals 1986 im UK aus. Dort sind bislang über 190 000 Tiere klinisch erkrankt. Die Anzahl der infizierten Tiere dürfte aber weit über einer Million liegen; wobei über 700 000 Tiere in die menschliche Nahrungskette gelangt sein dürften. Die Symptome entsprechen, bis auf den fehlenden Juckreiz, denen von Scrapie. Die Inkubationszeit beträgt 3 bis 5 Jahre, die Erkrankung selbst dauert mehrere Monate. Die BSE-Epidemie im UK erreichte 1992/1993 ihren Höhepunkt und verschwand dann weitgehend bis zum Jahre 2002, nachdem frühzeitig das Tierkadavermehl verboten worden war.

67.8.3 Mensch

Creutzfeldt-Jakob-Erkrankung (CJD)

CJD wurde 1920 von den deutschen Medizinern H.G. Creutzfeldt und 1921 von A.M. Jakob beschrieben. Die Inzidenz ist mit einem Fall pro Million Einwohner und Jahr sehr gering. Die meisten Fälle treten sporadisch auf, ~10% werden familiär mit einem autosomal-dominanten Vererbungsgang weitergegeben. CJD ist im normalen täglichen Umgang nicht ansteckend, allerdings traten iatrogene Mensch-zu-Mensch Übertragungen nach Kornea- und Dura-Mater-Transplantationen auf. Einzelne Fälle wurden auch auf neurochirurgische Instrumente und intrazerebrale Elektroden zurückgeführt. Etwa 200 Fälle wurden bei Patienten beobachtet, die mit Wachstumshormonen substituiert wurden, welche aus Leichenhypophysen gewonnen wurden. Relativ früh wurde die große Schwierigkeit einer wirksamen Desinfektion und Inaktivierung bekannt (Rabenau et al. 2004). Sporadisches CJD beginnt in der Regel im 50. oder 60. Lebensjahr. Von den ersten Erscheinungen bis zum tödlichen Ende vergehen nur wenige Monate, selten wenige Jahre (genetische Formen). Zu den ersten Symptomen gehören psychische Auffälligkeit mit Gereiztheit, Gleichgültigkeit, depressiver Verstimmung oder auch paranoiden Zügen. Bald werden grobe kognitive Leistungseinbußen erkennbar. Zerebelläre Störungen wie Ataxie und Sprachstörungen treten auf. Die terminale Phase ist durch progressive Demenz, Bewegungsunfähigkeit und Einschränkung auf die vegetativen Funktionen charakterisiert.

Gerstmann-Sträussler-Scheinker-Syndrom (GSS)

Dieses 1936 erstmals beschriebene Syndrom ist durch Punktmutationen im PrP-Gen (*PRNP*) bedingt und tritt ausschließlich familiär auf. Die Patienten entwickeln in der Lebensmitte Symptome einer progredienten zerebellären Dysfunktion, die z. B. durch Schwanken, Koordinationsstörungen und zunehmende Gangstörung bis hin zur Ataxie deutlich wird. Im Unterschied zu CJD ist die Demenz meist nur gering ausgeprägt und wird von der Kleinhirndysfunktion überdeckt.

Tödliche familiäre Insomnie (FFI)

Die tödliche familiäre Insomnie (FFI) wurde 1986 entdeckt. FFI zeichnet sich durch nicht zu beeinflussende Insomnie, eine Steigerung des Sympathikotonus und andere autonome Störungen aus. Histopathologisch sind vor allem Thalamuskerne betroffen. Im PrP-Gen findet sich eine Mutation im Kodon 178.

Neue Variante der CJD (vCJD und svCJD)

Seit 1996 tritt dieses vorher nicht bestehende Krankheitsbild im UK auf. Bis 09/2009 waren über 215 Fälle weltweit zu verzeichnen, 169 davon im UK (http://www.cjd.ed.ac.uk/vcjdworld.htm, Stand 30.09.2009) und 23 in Frankreich. Die restlichen Fälle verteilen sich auf europäische Länder, Japan, Saudi-Arabien, Kanada und USA. Bei Letzteren handelt es sich wohl um „Importfälle", die sich im UK infiziert hatten. Deutschland hat bis jetzt keinen vCJD-Fall zu verzeichnen. Typischerweise stehen zu Beginn der Erkrankung ausgeprägte psychiatrische Symptome im Vordergrund. Es sind überwiegend jüngere Menschen betroffen, der klinische Verlauf ist deutlich prolongiert, Ataxie und nicht Demenz steht im Vordergrund. Seit 2004 sind bisher 5 Fälle von sekundärem vCJD (svCJD) durch **Blutübertragungen** aufgetreten. Im Jahre 2009 wurde erstmals die Infektion eines Hämophilie-Patienten mit svCJD im UK beschrieben.

Kuru

Im Hochland von Papua-Neuguinea wurde beim Fore-Stamm eine als **Kuru** oder „lachender Tod" bezeichnete endemische Erkrankung angetroffen. Kuru war am häufigsten unter erwachsenen Frauen und Kindern. Die Erkrankung beginnt mit Koordinationsstörungen, Gangunsicherheit und Tremor (Kuru bedeutet Zittern in der Fore-Sprache), es folgen choreatiforme Bewegungen. Die schließlich hochgradig kachektischen Kranken sterben nach ungefähr einem Jahr an Inanition, Aspirationspneumonie oder an den Folgen der durch die Immobilität verursachten Dekubitalulzera. Kuru wird durch eine bestimmte Form von **rituellem Kannibalismus** übertragen, bei dem die Gehirne von Verstorbenen als Zeichen der Totenverehrung meist von Frauen gegessen wurden, die auch ihre Kinder daran beteiligten. Aufgrund der sehr langen Inkubationszeiten versterben immer noch vereinzelte Kuru-Patienten. Seit 2000 sind 6 Kuru-Patienten verstorben, der letzte im März 2005. Es ist zu keiner Neuerkrankung von Personen gekommen, die nach der Abschaffung des rituellen Kannibalismus geboren wurden.

67.9 Infektionsverlauf und Pathogenese

Prion-Erkrankungen sind einzigartig, da sie in 3 Manifestations-Formen vorkommen: infektiös-erworben, sporadisch und familiär/genetisch (Tab. 67.**1**). Den 3 Manifestationen liegen unterschiedliche Pathomechanismen zugrunde (Prusiner 1982, Prusiner 1998, Weissmann et al. 2001). Bei der infektiös-erworbenen Form ist es der direkte Kontakt von exogenem PrP^{Sc} und PrP^{c} der Empfängerzelle, bei welchem PrP^{c} dann kaskadenartig umgewandelt wird. Bei der genetischen Form geht man davon aus, dass die Austausche destabilisierend auf die Konformation des PrP wirken könnten und somit die spontane Umwandlung erleichtern. Der sporadischen Form könnte ebenfalls eine spontane, wenngleich noch seltener erfolgende Umwandlung zugrunde liegen. Die Vermehrung der Prionen erfolgt nach peripherer Inokulation zunächst in Zellen des lymphatischen Systemes (z. B. Peyer-Plaques, Milz). Über die Kontamination bzw. Invasion von peripheren Nerven, die das lymphatische System versorgen, gelangen die Prionen in das ZNS (Weissmann et al. 2001). Die Neurodegeneration im ZNS ist ein langsamer und stetig fortschreitender Prozess, der irreversibel zum Tod führt.

67.10 Übertragungswege

67.10.1 Scrapie

Bei Schafen wird sowohl eine vertikale als auch eine horizontale Übertragung der Prionen angenommen. Da hohe Erregerkonzentrationen in Plazentaproben nachgewiesen werden konnten, ist eine diaplazentare Infektion der Leibesfrucht anzunehmen. Schafe können sich auch an kontaminierten Weiden infizieren, z. B. über nachgeburtliche Plazentareste. Lange Stabilität des Erregers in der Umwelt erklärt das Neuauftreten der Erkrankung in Beständen, in denen nach Keulung ein Jahr lang keine Schafe gehalten wurden. Das Angehen einer Scrapie-Infektion unterliegt einer genetischen Disposition und nicht alle Schafrassen sind gleichermaßen betroffen.

67.10.2 BSE

Bei Rindern spielt die Übertragung von Tier zu Tier keine Rolle (kein Lymphotropismus), solange keine Verfütterung von infizierten Futtermitteln erfolgt. Eine vertikale Übertragung kann stattfinden, allerdings abhängig vom Inkubationsalter der Mutterkuh nur zu 5 bis 10%.

67.10.3 Chronic Wasting Disease (CWD)

Die Übertragung bei Chronic Wasting Disease (CWD), der Prion-Erkrankung von Hirschen und Elchen in Nordamerika, ähnelt der von Scrapie. Allerdings kommt es hier zu einer starken lateralen Freisetzung von Infektiosität über Speichel, Urin und Faeces. CWD ist sicherlich die auf natürlichem Wege ansteckendste Prion-Erkrankung. Außerdem sind sowohl Gattertiere als auch freilebende Tiere betroffen. Daher ist diese Infektionskrankheit praktisch nicht kontrollierbar.

67.10.4 Humane Prion-Erkrankungen

Bei den klassischen humanen Prion-Erkrankungen außer Kuru gibt es, ausgenommen iatrogener Eingriffe (s. unten), weder eine horizontale noch eine vertikale Übertragung. Dies ist auch für die Verabreichung von Blutprodukten und Kontakt zu Sekreten/Exkrementen (Ausnahme Liquor) bisher nicht bekannt geworden. Bei vCJD ist dies infolge des geänderten Tropismus (lymphatisch) dagegen möglich. Die horizontale Ausbreitung von vCJD innerhalb der Menschen durch Blutprodukte ist in geringem Maß erfolgt, zumindest bevor Maßnahmen zu deren Verhinderung ergriffen wurden (z. B. Blutspender-Restriktionen und Einführung der Lymphozytendepletion bei Blutkonserven).

Experimentell lassen sich Prionen menschlichen und tierischen Ursprungs effizient innerhalb und mit Einschränkungen zwischen Arten übertragen. Die effizienteste Route ist die direkte intrazerebrale Inokulation, gefolgt von der intraperitonealen. Aber auch der orale, intradermale und intravasale Weg ist effektiv.

67.11 Epidemiologie

Die Inkubationszeiten von menschlichen Prion-Erkrankungen variieren von minimal 4 (Kuru und iatrogene CJD-Fälle) bis über 50 Jahre. Die Latenzzeit bei den genetischen Formen liegt in der Regel bei 4 bis 5 Dekaden. Auch Kuru-Fälle mit derart langen Inkubationszeiten wurden jetzt noch vereinzelt beobachtet. Die Inkubationszeit bei vCJD wird mit mindestens 10 Jahren angegeben. Auch hier sind deutlich längere Inkubationszeiten mit 2 bis 3 Dekaden sehr wahrscheinlich.

Die Scrapie-Erkrankung ist endemisch in Europa, Asien und Nordamerika. BSE ist, ausgehend von Großbritannien, ein weltweites Problem geworden. Kürzlich musste dies Kanada leidvoll erfahren. In Europa werden seit 2001 die Rinder für den Verzehr, die älter als 30 Monate sind, auf BSE getestet (ab 2009 48 Monate). In Deutschland wurden seit 2001 über 19 Millionen BSE-Tests durchgeführt. Bis jetzt wurden 413 BSE-Fälle bestätigt, mit stark abnehmender Frequenz (2007 vier und 2008 und 2009 zwei Fälle). Dabei stammten nur etwa ⅓ der Fälle aus der Schlachthoftestung, dagegen aber ⅔ von Tieren mit Symptomen.

Sporadisches CJD kommt weltweit konstant mit einer Inzidenz von ~1:1 000 000 vor. Familiäres CJD/GSS/FFI kommt in verwandtschaftlichen Clustern vor. Regionen mit einer höheren Prävalenz sind in Libyen, Israel, Nordafrika, der Slowakei und im Schwarzwald anzutreffen. Bei Kuru waren mutmaßlich weit über 2500 Fälle zu verzeichnen. Es sind ~200 iatrogene CJD-Fälle durch Wachstumshormon (v. a. in Frankreich) und ~100 Fälle durch Dura-Mater-Transplantate (v. a. in Japan) bekannt. Die Situation zu vCJD wurde weiter oben besprochen.

67.12 Diagnostik

Die Diagnose von Scrapie bzw. BSE wird aufgrund der klinischen Symptome bzw. durch TSE-Tests aus Hirnmaterial gestellt (Abb. 67.**4**).

Die präklinische Diagnostik von CJD ist bei den nicht genetischen Manifestationsformen praktisch nicht möglich. Prionen lassen sich mit den derzeit verfügbaren Methoden weder im Blut noch routinemäßig im Liquor nachweisen. Typischerweise finden sich keine entzündlichen Veränderungen im Gehirn oder im Liquor, nachweisbare Antikörper stehen nicht zur Verfügung. Im Liquor lassen sich zelluläre Zerfallsprodukte nachweisen (adjuvante Tests; z. B. die Proteine 14-3-3, NSE, S100), die allerdings nicht spezifisch für Prion-Erkrankungen sind. Da mit Ausnahme von vCJD ausschließlich das ZNS betroffen ist, ist die Untersuchung einer Hirn-Biospie bzw. Autopsie zur Diagnosesicherung unerlässlich. Aus diesem Material werden die etablierten histologischen und histopathologischen (z. B. PrP-Plaques) Untersuchungen durchgeführt. Als Gold-Standard dienen der histopathologische Nachweis von PrP^{Sc} und der Immunoblot auf PrP^{Sc}. Dabei verwendet man Methoden, bei denen nur PrP^{Sc} und nicht PrP^{c} nachweisbar ist, z. B. nach Verdau mit Proteinase K. Im Immunoblot finden sich für PrP^{c} ohne PK-Verdau typischerweise 3 Bänden der vollen Länge: unglykosyliertes, an einer und an zwei Glykosylierungsstellen glykosyliertes PrP. Nach PK-Verdau ist PrP^{c} nicht mehr nachweisbar. PrP^{Sc} ist dagegen nach PK-Verdau nur N-terminal verkürzt (AS 23-90 werden verdaut), weist aber sonst ein 3-Banden-Muster auf. Nur bei vCJD ist PrP^{Sc} regelmäßig in Biopsien/Autopsien aus lymphatischem Gewebe nachweisbar (z. B. Tonsillen, Lymphknoten, Appendix, Peyer-Plaques). Eine

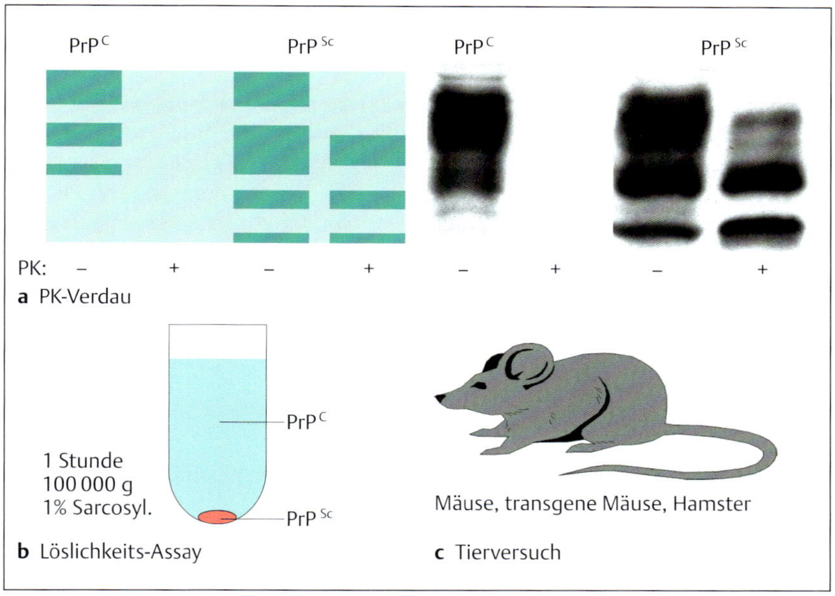

Abb. 67.4 Experimentelle Möglichkeiten zur Unterscheidung von PrP^c und PrP^{Sc}.
a Relative PK-Resistenz von PrP^{Sc}. Lysate von Zellen oder Geweben werden mit Proteinase K (PK) unter definierten Standard-Bedingungen verdaut und im Immunoblot analysiert. PrP^c ist vollständig sensitiv gegenüber PK-Verdau. PrP^{Sc} wird N-terminal verkürzt.
b Eine andere Möglichkeit zur biochemischen Differenzierung basiert auf der Unlöslichkeit von PrP^{Sc} in nicht ionischen Detergenzien.
c Spezifische Prion-Infektiosität kann auch im geeigneten Tierversuch getestet werden.

PCR-ähnliche neue Methode (**PMCA**, Cyclic Amplification of Protein Misfolding), die als Matrize PrP^{Sc} aus dem zu untersuchenden Material und PrP^c aus nicht infiziertem Gehirn als Substrat benützt, hat einen immensen Gewinn an Sensitivität erbracht und kann potenziell ein einziges infektiöses PrP^{Sc}-Molekül nachweisen (Castilla et al. 2005). Diese Methode könnte auch für Blut und Liquor geeignet sein. Aufgrund dieser Sensitivität ergeben sich derzeit aber noch „Spezifitäts"-Probleme, die einen diagnostischen Einsatz in Frage stellen.

67.13 Desinfektion und Prophylaxe

Aufgrund der hohen Stabilität der Prionen gegenüber thermischen oder chemischen Einflüssen gestalten sich die Möglichkeiten der Inaktivierung besonders schwierig (Rabenau et al. 2004). Bei operativen Eingriffen am ZNS und Auge von Patienten mit erhöhtem CJD-Risiko sollten nur Einmalmaterialien verwendet werden. Alle wiederzuverwendenden Materialien sollten mit 1 bis 2 M NaOH oder 2,5-5,0 % Na-Hypochlorit für 24 Stunden oder mit 3 bis 6 M Guanidiniumthiocyanat desinfiziert, gereinigt und anschließend mindestens 1 Stunde bei 134 °C autoklaviert werden. Bei Gerätschaften, die nicht so behandelt werden können, ist bei entsprechender Indikation auf spezielle Gerätepools zurückzugreifen.

67.14 Prävention

Eine prophylaktische Impfung steht nicht zur Verfügung, obwohl in mehreren experimentellen Studien eine imposante Wirkung in aktiven und passiven Vakzinierungs-Protokollen gezeigt werden konnte. Mögliche Nebenwirkungen und die Überwindung der Selbsttoleranz sind hier anzuführen.

Bei Scrapie und BSE hat sich die konsequente **Keulung** infizierter Herden bewährt. Therapeutische Bemühungen sind hier obsolet. BSE scheint durch das konsequente Verbot der Tiermehl/Kadaver-Verfütterung eliminierbar zu sein.

67.15 Therapie

Gegenwärtig gibt es keine Therapie gegen die menschlichen Prion-Erkrankungen, bedingt durch geringe Fallzahlen, den immer raschen, tödlichen Verlauf, und dem Fehlen einer präklinischen Diagnostik. Die pathologischen Veränderungen im ZNS sind im klinischen Stadium bereits massiv und wohl irreversibel. Experimentell gibt es eine Vielzahl von therapeutisch orientierten Ansätzen in diversen In-vitro- und In-vivo-Modellen. Diese zielen z. B. auf den Prozess der Prion-Konversion, die Interaktion der beiden PrP-Isoformen oder auf die Verfügbarkeit von PrP^c als Substrat oder von PrP^{Sc} als Matrize ab (Gilch et al. 2008, Krammer et al. 2009).

Literatur

Anderson RM, Donnelly CA, Ferguson NM et al. Transmission dynamics and epidemiology of BSE in British cattle. Nature 1996; 382: 779–788
Bruce ME, Will RG, Ironside JW et al. Transmission to mice indicate that „new variant CJD" is caused by the BSE agent. Nature 1997; 389: 498–501
Castilla J, Saa P, Hetz C et al. In vitro generation of infectious scrapie prions. Cell 2005; 121: 195–206

Gilch S, Krammer C, Schätzl HM. Targeting prion proteins in neurodegenerative disease. Expert Opinion on Biological Therapy 2008; 8: 923–940

Krammer C, Vorberg I, Schätzl HM et al. Therapy in prion diseases: From molecular and cellular biology to therapeutic targets. Infectious Disorders – Drug Targets 2009; 9: 3–14

Llewelyn CA, Hewitt PE, Knight RS et al. Possible transmission of variant Creutzfeldt-Jakob disease by blood transfusion. Lancet 2004; 363: 417–421

Nunziante M, Gilch S, Schätzl HM. Prion diseases: From molecular biology to intervention strategies. ChemBioChem 2003; 4: 1268–1284

Prusiner SB. Novel proteinaceous infectios particles cause scrapie. Science 1982; 216: 136–144

Prusiner SB. Prions. Proc Natl Acad Sci USA 1998; 95: 13363–13383

Rabenau HF, Cinatl J, Doerr HW, eds. Prions – a Challenge for Science, Medicine and the Public Health System. 2nd Ed. Basel: Karger; 2004

Weissmann C, Raeber AJ, Montrasio F et al. Prions and the lymphoreticular system. Philos Trans R Soc Lond B Biol Sci 2001; 356: 177–184

Will RG, Ironside JW, Zeidler M et al. A new variant of Creutzfeldt-Jacob disease in the UK. Lancet 1996; 347: 921–925

Sachverzeichnis

A

B

C

D

E

H

I

J

K

L

M

N

O

P

Q

R

S

T

U

V

W

X

Y

Z